Student CONSULT
Built with inkling

E books

Any screen.
Any time.
Anywhere.

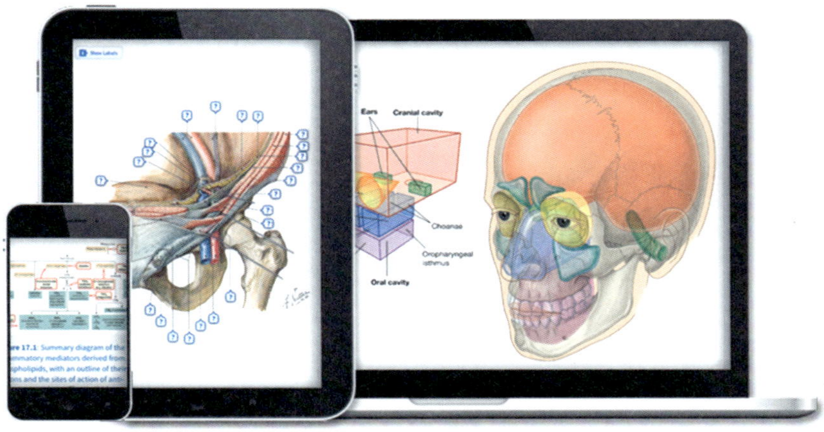

原著（英語版）のeBook版を
無料でご利用いただけます

"Student Consult" ではオンライン・オフラインを問わず，原著（英語版）を閲覧することができ，
検索やコメントの記入，ハイライトを行うことができます

Student Consultのご利用方法

以下のQRコードからも
①のURLにアクセスできます．

1. studentconsult.inkling.com/redeemにアクセスします．
2. 左ページのスクラッチを削り，コードを入手します．
3. "Enter code" にStudent Consult用のコードを入力します．
4. "REDEEM" ボタンをクリックします．
5. Log in（すでにアカウントをお持ちの方）もしくはSign upします（初めて利用される方）．
   ※Sign upにはお名前・e-mailアドレスなどの個人情報が必要となります．
6. "ADDING TO LIBRARY" ボタンを押すと，MY LIBRARY に本書が追加され，
   利用可能になります．

ELSEVIER

テクニカル・サポート（英語対応のみ）:
email studentconsult.help@elsevier.com
call 1-800-401-9962（inside the US）
call +1-314-447-8200（outside the US）

JN218183

アバス－リックマン－ピレ

分子細胞免疫学

原著第9版

著

Abul K. Abbas, Andrew H. Lichtman, Shiv Pillai

監 訳

中尾 篤人

Ninth edition

Cellular and Molecular Immunology

ELSEVIER

ELSEVIER

Higashi-Azabu 1-chome Bldg. 3F
1-9-15, Higashi-Azabu,
Minato-ku, Tokyo 106-0044, Japan

CELLULAR AND MOLECULAR IMMUNOLOGY

ISBN: 978-0-323-47978-3

This translation of ***Cellular and Molecular Immunology, Ninth Edition*** by **Abul K. Abbas, Andrew H. Lichtman and Shiv Pillai**, was undertaken by Elsevier Japan KK and is published by arrangement with Elsevier Inc.

本書，**Abul K. Abbas, Andrew H. Lichtman and Shiv Pillai** 著：***Cellular and Molecular Immunology, Ninth Edition*** は，Elsevier Inc. との契約によって出版されている．

アバス-リックマン-ピレ 分子細胞免疫学　原著第９版 by **Abul K. Abbas, Andrew H. Lichtman and Shiv Pillai.**

ISBN: 978-4-86034-917-2

注　意

本翻訳は，エルゼビア・ジャパンがその責任において請け負ったものである．医療従事者と研究者は，ここで述べられている情報，方法，化合物，実験の評価や使用においては，常に自身の経験や知識を基盤とする必要がある．医学は急速に進歩しているため，特に，診断と薬物投与量については独自に検証を行うものとする．法律のおよぶ限り，Elsevier，著者，編集者，監訳者，翻訳者は，製造物責任，または過失の有無に関係なく人または財産に対する被害および／または損害に関する責任，もしくは本資料に含まれる方法，製品，説明，意見の使用または実施における一切の責任を負わない．

私たちの学生，同僚，

そして家族に捧げる

原著第 9 版　著者序文

『分子細胞免疫学』(*Cellular and Molecular Immunolgoy*)第 9 版は，大部分を改訂し，この教科書が科学の進歩に乗り遅れないようアップデートしました．同時に旧版の特長である簡潔かつ理解しやすいスタイルを維持するよう努めました．新しい情報を付け加える際には，重要な概念の説明をつねに最優先し，教科書全体のボリュームは増やさないように努めました．さらに，より明瞭で正確かつ完全な教科書をめざすため多くの章を書き直しています．

現代の免疫学を貫く思想は，免疫学とはつねに進歩し続けている学問であり，それはいまや免疫応答メカニズムに関する根本原理を確立するだけでなく，それらの原理をもとに病気を理解し新しい治療法を生みだす段階にある，ということです．過去 20 年間の免疫学的治療法の革命的進歩には目をみはるものがあります．そのうちの最もイノベーティブかつ効果的な治療法のいくつかは，基礎研究の発展により，免疫系の活性化や制御メカニズムが詳細に解明されたことから生まれました．このことに私たち免疫学者はとても満足しています．本書第 9 版では免疫学と臨床医学の関連に特別な注意を払い，新しい免疫学的治療法がもたらす効果，その強み，弱点について特に強調して記述しました．

免疫学の臨床応用的側面だけでなく，重要な新しい進歩が得られた基礎免疫学の領域では，その根本的概念をアップデートしました．例えば，自然リンパ球，インフラマソームの活性化，胚中心において濾胞性ヘルパー T 細胞が抗体産生に果たす役割, 新規の記憶 T 細胞サブセット, そしてエフェクター T 細胞の生理的あるいは病理学的な役割については，旧来の見方を改め新しい見解を記述しました．

これまでの版と同様，各章は他章を参照せずそれぞれの章だけを読めば理解できるように書かれています．このためには，各章間で基礎的概念や一般的原理について重複して記述することがときに必要となります．そのような重複は非常に有用であると私たちは感じています．それによって読者は学習内容を確実に記憶し，そして各章についての記述を他章とは独立して理解できます．このような試みは学部で本書を使った教育を行う際にも役に立つと思います．各章を 1 回 1 回の講義のなかで，それぞれ独立して教えることが可能となるからです．

文章だけでなくイラストレーションも，本書はつねに改善させています．すべてのイラストレーションは視覚的により深くかつ明瞭に理解できるように改訂しました．新しい図を加え，以前に使用されていた図は再評価し，時には正確さを期すために入れ替えました．本書を読みやすくするためのデザイン上の工夫はこれまでどおりとしました．例えば“テイクホームメッセージ(take-home-message)”を際立つものにするために太字でイタリック体(訳者注：日本語版では太字)のテキストを使用しています．参照文献のリストは，最近の総説を取り上げ，意欲的な読者が特定のトピックを掘り下げて理解できるようにしました．その参照文献のリストはテーマごとに設定し，読者にとって最も役に立つ総説や原著を見つけやすくしました．またこの第 9 版には，読者がアクセスできるオンライン上のリソースについてのリストも含めています．

個々のトピックについて私たちを補助してくれた人たちをアルファベット順に記します．Drs. Mark Anderson，Jason Cyster，Andrew Gross，Richard Locksley，Miriam Merad，Michael Rosenblum，Wayne Shreffler，and Catherine Wu；彼らは皆，私たちに快くアドバイスやコメントを与えてくれました．イラストレーターである David と，DNA のイラストを描いた Alexandra Baker はつねに本書のパートナーであり明瞭さや正確さについてかけがえのない助言をくれました．Elsevir 社のスタッフはとても重要な役割を果たしています．編集者である James Merritt はつねに私たちを支持し励ましてくれました．マネージングエディターの Rebecca Gruliow は本書の準備段階から発行までのすべての過程にかかわってくれました．Ryan Cook はデザインの責任者であり，John Casey は発行までのすべての段階でかけがえのない存在でした．本書執筆にあたり，揺るぎないサポートと執筆への理解を示してくれた私たちの家族にはこのうえなく感謝しています．最後に, 私たちの教え子こそが本書を生み出したインスピレーションであり, 彼らへの感謝を私たちはもち続けています．免疫学というサイエンスの考え方を深め，その知識を明瞭かつ意義がわかるよう最大限に伝えるためにはどうしたら良いか私たちが学んだのは彼らからだからです．

Abul K. Abbas
Andrew H. Lichtman
Shiv Pillai

原著第 9 版　監訳者序文

本書は，ハーバード大学医学部やマサチューセッツ工科大学(MIT)で初版が教科書として使用され，その後も世界中の読者からの絶大な支持のもと版を重ね続けている Abbas，Lichtman，Pillai による免疫学の名著“*Cellular and Molecular Immunology*”(第 9 版)の日本語訳です．

今回の第 9 版は，新しい翻訳者により，旧版までの日本語訳を一新してお届けします．英語は日本語とはリズムやニュアンスが異なるため，翻訳版の教科書は，日本人には読みにくくなりがちです．今回の新しい日本語訳は日本語としての“明快さ”を最優先課題として，医学部や生物系学部の大学生，大学院生が一読して内容が理解出来るよう念入りに文章に配慮しました．著者の意図を汲み取りその意図を過不足なく平易な日本語で表現することはそれほど容易なことではありません．このために第 9 版では，1)免疫学・細胞生物学分野でそれぞれの担当章の内容を熟知する研究者に翻訳をお願いし，2)可能な限りシンプルな口語的日本語表現を目指し，3)監訳者が責任をもって全体の統一感に注意を払いました．生まれ変わった第 9 版が，皆さんの免疫学の理解に貢献することを願って止みません．

監訳者からみて，本書が教科書として卓越していると感じるのは，現在の研究状況において“ほぼ明らかになったこと”，“明らかになりつつあるがまだ普遍的とは言えないこと”，“未だ明らかでないこと”についての線引きが明瞭なことです．例えば“アレルギー”の章では，アレルゲンのもつ酵素活性の病因的意義について“多くのアレルゲンは酵素であるが，アレルゲンとしての役割に対する酵素活性の重要性は知られていない”ときっぱり言い切っています．確かに動物実験レベルではアレルゲンのもつ酵素活性の重要性を示すデータは数多く存在しますがヒトのデータ(エビデンスレベルとして最高)は現状あまりありません．一般的にいうと，研究者とそうでない人との違いは“わかっていること(known)”と“わかっていないこと(unknown)”を明瞭に意識しているかどうかです．通常この意識づけは多くの論文を読むことによって得られるものですが，明快に“known”と“unknown”，およびその中間を区分けした本書は，読者が将来研究者として自立するための近道も提供してくれます．また既に研究に従事している人には，本書の中で歯切れが悪い部分を，研究ネタの宝庫と考え，新しいテーマを見つける助けにすることも可能です．

本文中にも指摘されていますが，免疫学では 1990 年代から新しい重要な発見が相次いでいて，全体像がその都度書き換えられています．最新版の本書によって監訳者の学生時代とはまったく異なる様相を示している免疫系の細胞や分子群が織りなす複雑系の生体ネットワークのダイナミズムや可塑性，このような巧妙な仕組みを生み出した生命の進化の“奇跡”を感じていただければ監訳者として望外な喜びです．ぜひ本書を手に取りエキサイティングな免疫の世界へ足を踏み入れてください．

なお今回(第 9 版)の翻訳はエルゼビア・ジャパンの担当者の方々の多大なご協力なくしては成り立ちませんでした．この大変な作業を楽しくおこなうことができたのは彼ら彼女らのおかげです．この場を借りて深く感謝いたします．

中尾篤人

平成 30 年 1 月 8 日
成人式の日，多くの晴れ着姿の若者の姿を
甲府駅前のスターバックスで見つつ記す．

訳者一覧

監訳者

中尾　篤人　山梨大学 医学部 免疫学講座 教授

訳　者 （50 音順）

浅島　弘充　筑波大学 医学医療系内科（膠原病・リウマチ・アレルギー）講師［第 19 章］

安部　沙織　筑波大学 医学医療系内科（膠原病・リウマチ・アレルギー）［第 19 章］

井上　　修　山梨大学 医学部附属病院 感染制御部 病院教授［第 16 章］

内田浩一郎　順天堂大学 大学院医学研究科 アトピー疾患研究センター 助手［第 17 章］

小川　陽一　山梨大学大学院 医学工学総合研究部 医学学域臨床医学系 皮膚科学講座 助教［第 6 章］

柏木麻里子　Massachusetts General Hospital/ Harvard Medical School Cutaneous Biology Research Center/ Department of Dermatology, Instructor［第 9 章］

河合　利尚　国立成育医療研究センター 生体防御系内科部 免疫科 医長［第 21 章］

河上　　裕　慶應義塾大学 医学部 先端医科学研究所 所長 細胞情報研究部門 教授［第 18 章］

河野　洋平　東京医科歯科大学 大学院医歯学総合研究科 免疫アレルギー学研究室 助教［第 12 章］

川原　敦雄　山梨大学大学院 総合研究部　医学教育センター 発生生物学 教授［第 3 章］

川村　龍吉　山梨大学大学院 医学工学総合研究部 医学学域臨床医学系 皮膚科学講座 教授［第 6 章］

木村　元子　千葉大学大学院医学研究院 免疫細胞医学 准教授［第 10 章］

近藤　裕也　筑波大学 医学医療系内科（膠原病・リウマチ・アレルギー）講師［第 19 章］

住田　孝之　筑波大学 医学医療系内科（膠原病・リウマチ・アレルギー）教授［第 19 章］

高橋　広行　筑波大学 医学医療系内科（膠原病・リウマチ・アレルギー）病院講師［第 19 章］

竹田　　潔　大阪大学大学院 医学系研究科 免疫制御学 教授［第 4 章］

坪井　洋人　筑波大学 医学医療系内科（膠原病・リウマチ・アレルギー）講師［第 19 章］

出澤　真理　東北大学大学院 医学系研究科 細胞組織学分野 教授［第 2 章］

中尾　篤人　山梨大学 医学部 免疫学講座 教授［第 1 章］

中嶋正太郎　山梨大学 医学部 免疫学講座 助教［用語解説］

中野　信浩　順天堂大学大学院 医学研究科 アトピー疾患研究センター 助教［第 13 章］

中村　勇規　山梨大学 医学部 免疫学講座 講師［付録Ⅰ～Ⅲ］

中山　俊憲　千葉大学大学院医学研究院 免疫発生学 教授［第 10 章］

中山　勝文　東北大学学際科学フロンティア研究所 新領域創成研究部 准教授［第 11 章］

西山 千春（にしやま ちはる） 東京理科大学 基礎工学部 生物工学科 教授［第 5 章］
長谷 耕二（はせ こうじ） 慶應義塾大学 薬学部 生化学講座 教授［第 14 章］
細井 純一（ほそい じゅんいち） 株式会社資生堂 グローバルイノベーションセンター シニアサイエンティスト［第 9 章］
穂積 勝人（ほづみ かつと） 東海大学 医学部 基礎医学系 生体防御学 教授［第 8 章］
三木 春香（みき はるか） 筑波大学 医学医療系内科（膠原病・リウマチ・アレルギー）助教［第 19 章］
村上 正晃（むらかみ まさあき） 北海道大学 遺伝子病制御研究所 大学院医学研究科 分子神経免疫学 教授［第 15 章］
八木 良二（やぎ りょうじ） 千葉大学大学院医学研究院 免疫発生学 特任准教授［第 10 章］
八代 拓也（じしろ たくや） 東京理科大学 基礎工学部 生物工学科 助教［第 5 章］
横須賀 忠（よこすか ただし） 東京医科大学 免疫学分野 主任教授［第 7 章］
善本 知広（よしもと ともひろ） 兵庫医科大学 免疫学講座 主任教授［第 20 章］

歴代監訳者・訳者一覧 （50 音順）

監訳者

松島 綱治　山田 幸宏

訳 者

阿部 淳　飴谷 章夫　今村 剛朗　入村 達郎　上羽 悟史　垣見 和宏
笠原 忠　鳥山 一　北澤 春樹　北畠 正大　熊本 牧子　小枤 芳郎
沢登 祥史　島岡 猛士　少作 純平　白木 文子　伝田 香里　遠田 悦子
永井 重徳　橋本 真一　方堂 祐治　松岡 良典　松下 博和　村上 龍一
山﨑 信行　百合野秀朗　吉川宗一郎

オンラインリソース

オンラインテキスト

オンライン上でテキストを閲覧することができます．英語版はStudentConsult（StudentConsult.com）から利用可能です．オンラインテキストには検索機能があり書籍版と同じすべての図が掲載されています．それらの図の多くで多彩な機能，例えばクリックで図が拡大されたり，スライドショー形式で各図の部分部分を見ることなどが可能です．日本語版はElsevier eLibrary（www.elsevier-elibrary.com）から閲覧できます．キーワード検索の他，ブックマークやノート，ハイライトの登録などが可能です．ご利用の方法については，本書の見返し部分をご覧ください．

臨床症例

5つの臨床症例をStudentConsult.comから閲覧することができます．それぞれの症例は本書の対応箇所（で表示されています）にリンクしています．これらの臨床症例の提示は，免疫系が関与するさまざまな病気を紹介し，免疫学のサイエンスがヒトの病気の理解に貢献している様を具体的に示すことを目的としています．各症例は典型的な病気の事例を紹介し，その病気の診断に使われる検査や一般的な治療法について紹介しています．各症例には問題と解答および解説をつけて読者の理解の助けとしています．

自己評価テスト

読者は自己評価のための135個の選択式問題をStudentConsult.comから利用できます．

アニメーション

いくつかのトピックに関するアニメーションをStudentConsult.comから閲覧できます．個々のアニメーションのトピックは以下のとおりです．

クローン選択（第1章）
リンパ球の成熟過程（第2章）
樹状細胞によるタンパク質抗原の捕捉と提示（第6章）
細胞性免疫の誘導とエフェクター相（第10章）
T細胞依存性免疫反応（第10章）
ヘルパーT細胞依存性抗体応答が誘導されるまでの一連の過程（第12章）
抗体によるオプソニン化と微生物の貪食（第13章）
補体活性化の経路（第13章）
T細胞における中枢性免疫寛容（第15章）
腫瘍に対するCD8陽性T細胞応答の誘導過程（第18章）
即時型過敏症（第20章）

それぞれのアニメーションは，本文中ので示されている箇所から閲覧可能です．

目　次

第 9 章　T 細胞の活性化　217

第 10 章　CD4 陽性エフェクター T 細胞の分化と機能　233

第 11 章　CD8 陽性エフェクター T 細胞の分化と機能　253

第 12 章　B 細胞活性化と抗体産生　263

第 17 章 移植免疫 393

第 18 章 腫瘍免疫 419

第 19 章 過敏症 439

第 20 章 アレルギー 459

第 21 章 先天性および後天性免疫不全症 481

用語解説 513

付 録I サイトカイン 543

付 録II 代表的な CD 分子群の主な特徴 547

付 録III 免疫学でよく用いられる実験技術 553

索 引 569

第1章

免疫応答の特徴と概要

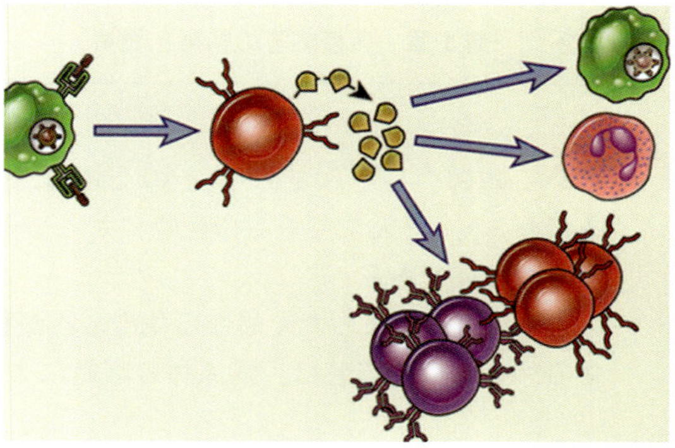

免疫(immunity)という言葉はラテン語の *immunitas* に由来する．この言葉はローマ帝国の元老院に属する貴族たちに在職中与えられた特権(法的訴追からの免除)を意味する言葉である．その後，この言葉(immunity)は病気から“免除”されること，特に感染症から“免除”(防御)されることを意味するようになった．この“免疫”に関与する細胞や分子群が**免疫系**(immune system)を構成し，それらが外来性異物に出会った時に示す集団的で協調的な反応を**免疫応答**(immune response)とよぶ．

免疫系の生理的な役割は感染性微生物に対して体を防御することである．しかしながら非感染性の外来性異物や傷害された細胞から産生される物質も免疫応答を惹起することができる．さらに感染症から私たちを守り外来性異物を排除するこの機序が，通常とは異なるある状況下では組織を傷害したり病気を起こしたりする．したがって“免疫応答”をより広く定義すると，微生物および外来性と認識される分子に対する反応であり，そのような反応が生理的に有用であるか病理的な結果をもたらすかは問わない．例えば，ある特定の条件下では自己由来の分子でさえも免疫応答を惹起することが可能である(いわゆる“自己免疫疾患[autoimmune disease]”)．免疫学とは，このような広義の免疫応答について理解する学問であり，生物が微生物や外来性の高分子に曝露された時，免疫系の細胞や分子が体内で示す反応について研究する学問である．

歴史家は，ペストに対する“免疫”について世界で初めて言及した人物として紀元前5世紀のアテネの**トゥキディデス**(Thucydides)を挙げることが多い(ただしそれは私たちが今日認識している腺ペストとはおそらく異なっていると思われる)．しかしながら免疫の概念はそれよりもっと以前から存在していたかもしれない．例えば，古代中国では子どもたちに天然痘の抵抗をもたせるため，天然痘感染から回復した患者の皮膚病変痕から粉末をつくり子どもたちに吸引させることを習慣にしていたようである．現代の免疫学は実験科学の1つであり，免疫学的な現象は，実験的な観察とそこから導き出される結論に基づいて説明される．そのような実験的規律をもとにした免疫学の“進化”を評価するには，免疫系の機能を人為的にコントロールできるようになったかどうかがとても重要である．

歴史的にみると，エドワード・ジェンナー(Edward Jenner)が行った**天然痘**(small pox)に対するワクチンが，これまでの記録上最も劇的で人為的な免疫制御の最初の明らかな成功例であった．英国の医師であったジェンナーは，**牛痘**(cow pox)に罹患した牛の乳搾りに従事する人たちは牛痘から回復したあと重症の天然痘に決して罹患しないことに気がついた．この観察に基づいて彼は牛痘の膿を8歳の少年の腕に注射した．この少年はその後，天然痘を意図的に接種されたが病気を発症しなかった．ジェンナーの**ワクチン**(vaccination)(ラテン語の *vaccinus*“牛”から由来)に関するこのランドマーク的偉業は1798年に公表された．その後，ワクチンは感染症に対する免疫を誘導するための方法として広く受け入れられ，現在でも依然として感染症を最も効果的に防ぐ唯一の方法である(**表1.1**)．世界保健機関(WHO)は1980年に天然痘はワクチン・プログラムによって世界中から駆逐された最初の病気であると発表した．これは免疫学が人類にとってどれほど重要であるかを雄弁に示す事例である．

1960年代以降，免疫系およびその機能についてのわれわれの理解は大きく進歩した．細胞培養技術(モノクローナル抗体[monoclonal antibody]作製を含む)，免疫化学，組換えDNA技術, X線結晶解析, 遺伝子改変動物の樹立(特にトランスジェニックマウス[transgenic mouse]や遺伝子ノックアウトマウス[knockout mouse])といった数々の技術的進歩によって，免疫学は，現象論的な学問から分子構造や生化学的用語を用いて多彩な免疫現象を説明する科学に変貌した．特に1990年代以降，免疫学的に最も重要な発見がいくつかなされた．その結果，免疫系のさまざまな要素を標的とした治療法が，明確な科学的根拠に基づいて発展した．それらの治療法は現在ヒト炎症性疾患やがんの進行を劇的に変え，われわれに恩恵をもたらしている．

本章では免疫応答の一般的特徴について説明し，現代免疫学の礎となる概念を紹介する．これらの概念は本書の中で繰り返し言及される．

自然免疫と獲得免疫

微生物に対する防御反応は自然免疫と獲得免疫とよばれる連続かつ協調的に行われる反応によって担われている(**図1.1**，**表1.2**)．**自然免疫**([innate immunity]，**先天免疫**[natural immunity，native immunity])は，感染成立後の最初の数時間から数日の間，すなわち獲得免疫が発達する前の期間に，宿主を微生物感染から防御するために不可欠な反応である．自然免疫は，感染成立前から体内に準備されている防御のしくみであり(そのため**自然**[innate]免疫とよばれる),侵入してくる微生物に対して迅速に反応することが可能である.

自然免疫とはまったく異なる免疫応答が私たちには存在する.この免疫応答は,病原体の曝露によって刺激され,頻回の病原体曝露に応じて,その反応の大きさや強さを増強させることができる.このタイプの免疫応答は,特定の感染によって獲得されその感染防御にのみ特化しているために**獲得免疫**(adaptive immunity)とよばれている(**特異的免疫**[specific immunity]あるいは**適応免疫**[acquired immunity]ともよばれている).獲得免疫系は莫大な数の微生物や非微生物性の物質を認識し反応する.それらは**抗原**(antigen)とよばれる.多くの病原体は進化の過程で自然免疫応答に抵抗性を示すようになったが,獲得免疫応答は,より強く特殊化しているため,そのような病原体も排除することが可能である.また自然免疫と獲得免疫は独立したものではなく,数多くの密接なつながりがある.微生物に対する自然免疫応答は初期の**危険シグナル**(danger signal)を発し獲得免疫を刺激する.逆に獲得免疫の働きによって,自然免疫はその防御機序を増強し,病原微生物と効果的に戦えるようになる.

個人の免疫系は多くの外来性抗原(非自己)を認識し,反応し,それらを排除することが可能である.しかし通常,自分自身の体内にある抗原や組織(自己)に反応することはない.自然免疫系と獲得免疫系が健康な自己自身の細胞へ反応することを防ぐためにさまざまな異なる機序が使われている.

リンパ球や他の免疫細胞は多くの組織を循環することができるため"免疫"は全身的な反応である.つまりある局所における防御的な免疫反応は,その局所とは離れた場所も防御することが可能である.ワクチンの"成功"にはこ

表 1.1 一般的な感染症に対するワクチンの有効性

感染症	これまでの最大症例数(年間)	2014年症例数	変化率(%)
ジフテリア	206,939(1921)	0	−99.99
麻疹	894,134(1941)	669	−99.93
おたふくかぜ(流行性耳下腺炎)	152,209(1968)	737	−99.51
百日咳	265,269(1934)	10,631	−95.99
ポリオ(麻痺性)	21,269(1952)	0	−100.0
風疹	57,686(1969)	2	−99.99
破傷風	1,560(1923)	8	−99.48
インフルエンザB型菌	~20,000(1984)	34	−99.83
B型肝炎	26,611(1985)	1,098	−95.87

この表は,効果的ワクチン開発後の米国における代表的な感染症罹患率の著しい減少を示している〔Orenstein WA, Hinman AR, Bart KJ, Hadler SC: Immunization. In Mandell GL, Bennett JE, Dolin R (eds): *Principles and practices of infectious diseases*, ed 4, New York, 1995, Churchill Livingstone; and *Morbidity and Mortality Weekly Report* 64, No. 20, 2015. のデータより引用〕.

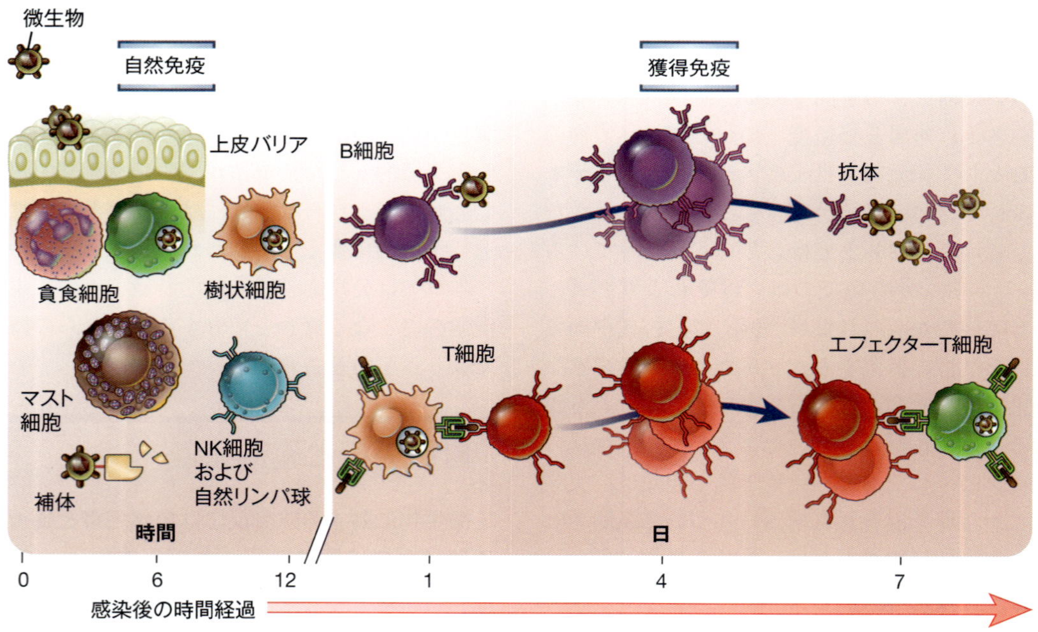

図 1.1 自然免疫と獲得免疫

自然免疫応答は感染症に対する初期の防御を担う.獲得免疫応答は自然免疫応答のあとで誘導され,リンパ球の活性化を必要とする.図示している自然免疫および獲得免疫応答の時間経過は大まかなものであり,感染の種類によって異なる.代表的な免疫細胞のみを示す.

NK細胞:ナチュラルキラー細胞(natural killer cells)

表 1.2　自然免疫と獲得免疫の特徴

	自然免疫	獲得免疫
特徴		
特異性	微生物の種別に共有されている分子または傷害を受けた宿主細胞で産生される分子	微生物または非微生物抗原
多様性	制限あり：遺伝子によってコードされた（生殖系列の）分子による認識	制限なし：リンパ球における遺伝子再構成によって形成された受容体遺伝子による認識
記憶	ない，または限られている	あり
自己に対する非応答性	あり	あり
構成要素		
細胞性および化学的バリア	皮膚，粘膜上皮，抗菌分子	上皮間リンパ球，上皮表面に分泌される抗体
血液タンパク質	補体，レクチン，アグルチニン	抗体
細胞	貪食細胞（マクロファージ，好中球），樹状細胞，ナチュラルキラー細胞，マスト細胞，自然リンパ球	リンパ球

の特徴が不可欠である．つまり上腕の皮下や筋肉に注射されたワクチン(vaccine)により，上腕だけでなくどんな組織においても感染を防ぐことができる．

免疫応答は，その応答を増幅させるポジティブフィードバック系と，病気を惹起する不適切な免疫応答をコントロールする機序によって制御されている．リンパ球が活性化される時は，その応答をより大きくする機序が惹起される．このポジティブフィードバック系は体内に少数しか存在しないある微生物に特異的なリンパ球が，その感染を根絶するための大きな免疫応答を惹起するのに重要である．免疫応答時には多くの制御機序が活性化し，リンパ球の過剰な活性化を抑制することで，正常組織への損傷や自己抗原への免疫応答を防いでいる．

宿主を病原微生物から守る機序はすべての多細胞生物に存在している．進化系統的に最も古い宿主防御の機序は自然免疫であり植物や昆虫にも備わっている．約5億年前に，無顎魚類はリンパ球に似た細胞をもつ免疫系を発達させた．このリンパ球様の細胞は，より進化した種族でみられるリンパ球と同様の機能をもち抗原に反応できると考えられている．このリンパ球様細胞の抗原受容体タンパク質の多様性(diversity)は限定されているが多くの抗原を認識可能である．しかしながらその多様性は，その後の進化の結果生まれた抗体(antibody)やT細胞受容体(T cell receptor)とは比較にならないほど小さい．より高度に特殊化した獲得免疫の防御機構は脊椎動物だけに存在する．獲得免疫系の多くの構成要素，高度な多様性をもつ抗原受容体をもつリンパ球，抗体，特殊なリンパ組織は，約3億6千万年前に有顎脊椎動物（例えばサメ）において短時間の間に同時に進化したと考えられている．

自然免疫：初期の防御反応

自然免疫系は微生物や傷害された細胞に対して即時に反応し，それらに繰り返し曝露されても，つねに同一の反応が惹起される．自然免疫系細胞の受容体は，微生物の種類に応じて共有される分子構造に対して特異的に反応し，個々の微生物間の微細な違いは区別しない．自然免疫系は(1)機械的，化学的なバリア（上皮や上皮表面で産生される抗菌化学物質など，(2)貪食細胞（好中球[neutrophil, polymorphonuclear leukocyte：PMN]，マクロファージ[macrophage]），樹状細胞(dendritic cell)，マスト細胞(mast cell)，ナチュラルキラー細胞(natural killer cells：NK cells)，その他の自然リンパ球(innate lymphoid cells：ILCs)，(3)血液中のタンパク質，例えば補体系を構成するタンパク質やそれ以外の炎症メディエーターによって構成される．マクロファージや樹状細胞，マスト細胞といった自然免疫系細胞の多くは組織に常在しており侵入してくる微生物の見張り役として働いている．自然免疫系は微生物に対して2つの方法で戦う．1つは貪食細胞や他の白血球を呼び寄せ，微生物を**炎症**(inflammation)とよばれるプロセスを通じて破壊する．もう1つは炎症反応を起こさずに，ウイルス増殖を阻害したりウイルス感染細胞を殺傷する．この自然免疫系の特徴，機序，さまざまな構成要素については**第4章**で説明する．

獲得免疫

獲得免疫はリンパ球とよばれる細胞とその産生物質によって担われる．リンパ球は膨大な数の抗原を認識することを可能とする高度に多様化された受容体を発現している．リンパ球は**T細胞**(T lymphocyte)と**B細胞**(B

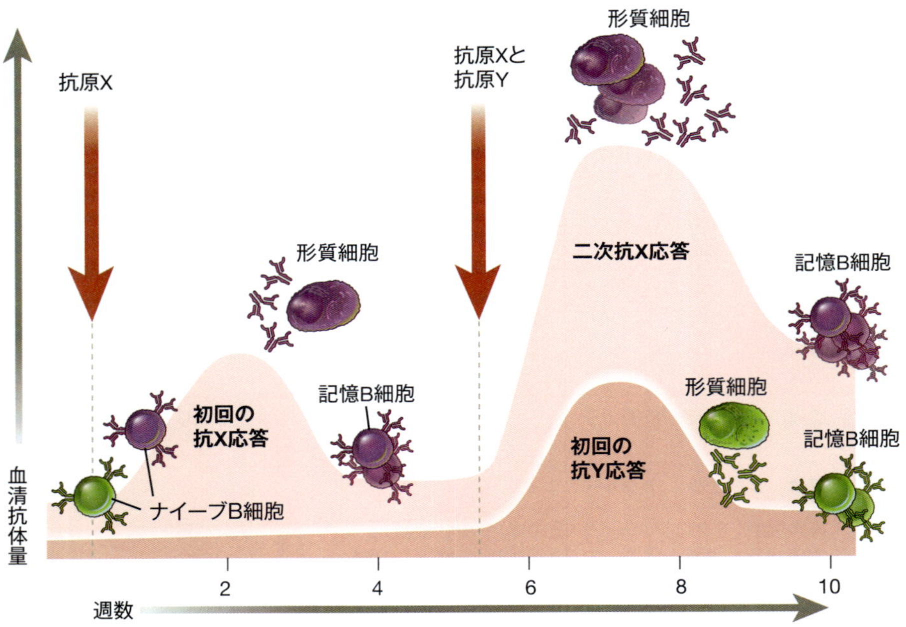

図 1.2 獲得免疫応答の特異性，記憶，収束

抗原 X と Y は異なる抗体産生を誘導する（特異性）．抗原 X に対する二次免疫応答は初回の免疫応答より，より迅速でかつ大きな反応を示す（記憶）．抗体量は個々の抗原感作からの時間が経つにつれて減少する（収束：恒常性を維持するしくみ）．T 細胞が主体となる免疫応答においても同じような反応がみられる．

lymphocyte）という 2 つの細胞に大別され，それぞれ異なるタイプの獲得免疫応答に寄与している．本章では最初に獲得免疫系の重要な特徴を要約し，その後，異なるタイプの獲得免疫応答について概説する．

獲得免疫応答の主たる特徴

獲得免疫応答の本質的な特徴はこの応答を担うリンパ球の特性を反映している．

- **特異性と多様性**．免疫応答は個々の抗原に対して特異的な反応である．時には，複雑なタンパク質，多糖類，その他の分子量の大きな分子の中に存在する異なる部分構造の 1 つ 1 つに対しても特異的な反応を示すことができる（**図 1.2**）．リンパ球によって特異的に認識される複雑な抗原の部位は**抗原決定基**（determinants）あるいは**エピトープ**（epitope）とよばれる．この精緻な特異性（specificity）が成り立つ理由は，個々のリンパ球が異なるエピトープにおける微細な構造上の違いを見分けることができる受容体を発現しているからである．異なる抗原特異性をもつリンパ球のクローンが抗原感作されていない人たちに既に存在しており，外来性の抗原を認識し反応することができる（**図 1.3**）． この根本的な概念は**クローン選択**（clonal selection）とよばれている．この概念は 1957 年にマクファーレン・バーネット（Macfarlane Burnet）によって提唱された仮説である．この仮説は，免疫系が膨大な数の多様性に富んだ抗原に対して反応可能な理由について簡潔に説明することができた．この仮説（現在では獲得免疫の特徴の 1 つとして証明されている）の前提は，抗原特異的なリンパ球クローンは，抗原曝露される以前に抗原曝露とは無関係に体内で準備されていることである．抗原は体内に侵入すると，既に存在する抗原特異的なリンパ球クローンに結合（選択）しそれらを活性化するのである．結果として抗原特異的なリンパ球は増殖し同じ抗原特異性をもつ数千のリンパ球を生み出す．このプロセスを**クローン拡大**（clonal expansion）とよぶ．ある個人に存在する抗原特異的なリンパ球の種類（リンパ球レパートリー［lymphocyte repertoire］）は全体として非常に大きな数になる．例えば，ある個人の免疫系は，1 千万から 10 億くらいの異なる抗原を見分けることができると推定されている．このような非常に多くの抗原を認識可能なレパートリーをリンパ球が備えられる（**多様性**［diversity］）のは，抗原に結合するリンパ球受容体が多様な構造をもっているからである．言い換えれば，数多くの異なるリンパ球のクローンが体内に存在し，1 つ 1 つのクローンが独自の抗原受容体をもち，それによって 1 つのクローンは常に 1 つの抗原に対する特異性を保つことが，全体として非常に多様なリンパ球レパートリーの形成につながっているのである．異なる T 細胞や B 細胞クローンには異なる受容体が発現しているので，これらの受容体はクローン性に分布しているといわれる．そのような多様性をもつ抗原受容体を生み出す分子機構は**第 8 章**において説明

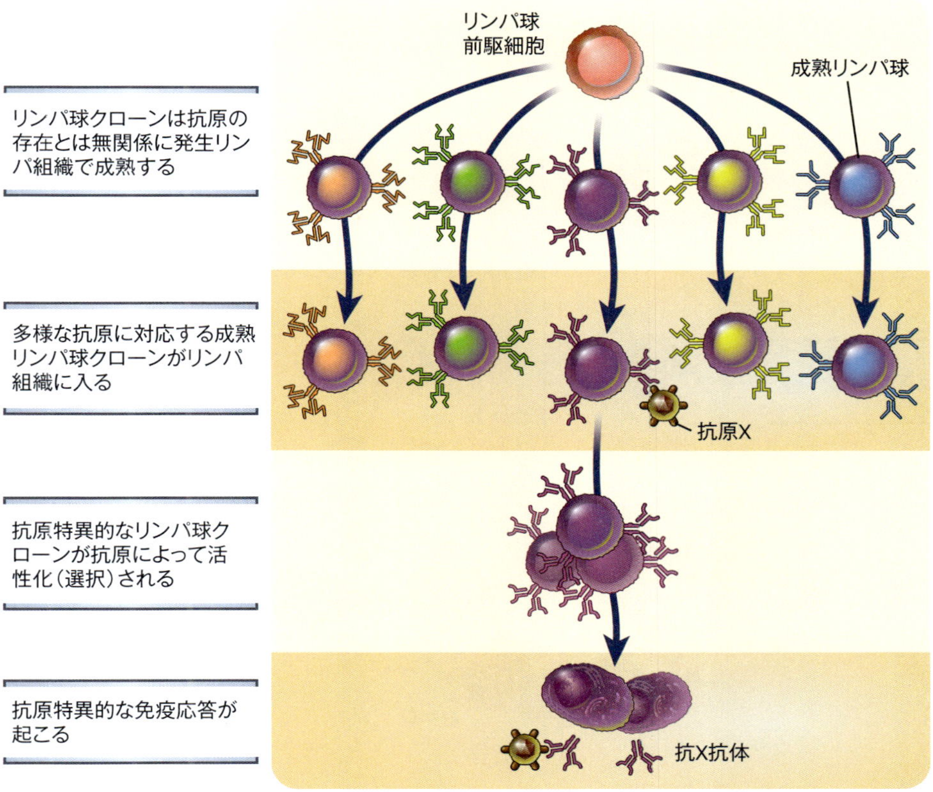

図 1.3　クローン選択

抗原 X は体内に既に存在している抗原 X 特異的リンパ球クローンを選択し，そのクローンの増殖と分化を誘導する．図は，クローン選択の例として，特定の B 細胞クローンが抗原によって選択され抗体分泌細胞に分化し抗体を産生するまでの経過を示している．同様のクローン選択の原理は T 細胞にもあてはまる．

する．多様性は環境中に存在する数多くの潜在的な病原体から私たちの身を守るために不可欠の特徴である．

- **記憶(memory)**．ある外来性抗原に曝露されると免疫系は再び同じ抗原に曝露した時にその応答能力を増強させることができる．ある抗原に 2 度目(あるいは何回も曝露された時)に起こる二次免疫応答(secondary immune response)とよばれる反応は，最初にその抗原に曝露された時の反応(一次免疫応答[primary immune response])より迅速かつ量的にも大きく，質的にもしばしば異なる反応となる(**図 1.2** 参照)．このような免疫学的な記憶は，抗原曝露によって長期生存の抗原特異的な**記憶細胞**(memory cells)がつくられることによって起こる．二次免疫応答がつねに一次免疫応答より強い理由は既に記憶細胞が集積しており，抗原が最初に曝露した時きに存在する抗原特異的なリンパ球(ナイーブリンパ球細胞)より記憶細胞がずっと数多く存在すること，記憶細胞がナイーブリンパ球よりすばやくかつ強く抗原に反応できることの 2 つの理由による．記憶をもつことによって，何回も曝露する抗原に対して免疫系は強い反応を示すことができる．このため環境中に広く存在するため持続的に何度も遭遇する微生物による感染と戦うことができる．
- **自己に対する非反応性(自己寛容)**．免疫系で最も著明な特徴の 1 つは，それが数多くの外来性抗原(非自己)を認識し，反応し，排除する能力をもつ一方で，自分自身の抗原(自己)には反応せず自身に対して被害を与えることがないことである．この免疫学的不応答性は**寛容**(tolerance)とよばれる．自己抗原に対する寛容，すなわち自己寛容(self-tolerance)はいくつかの機序によって維持されている．それらには，自分自身の抗原に特異的に反応する受容体をもつリンパ球を排除することや他の細胞(制御性細胞)の作用によってそのようなリンパ球を不活性化することなどが含まれている．自己寛容の誘導や維持に異常をきたすと自己抗原に対する免疫応答が惹起され，**自己免疫疾患**(autoimmune disease)とよばれる病気を引き起こすことがある．自己寛容の機序とその破綻は**第 15 章**で説明する．

体液性免疫と細胞性免疫の概要

獲得免疫には 2 つのタイプがあり体液性免疫と細胞性免疫とよばれている．これらは異なるリンパ球によって誘

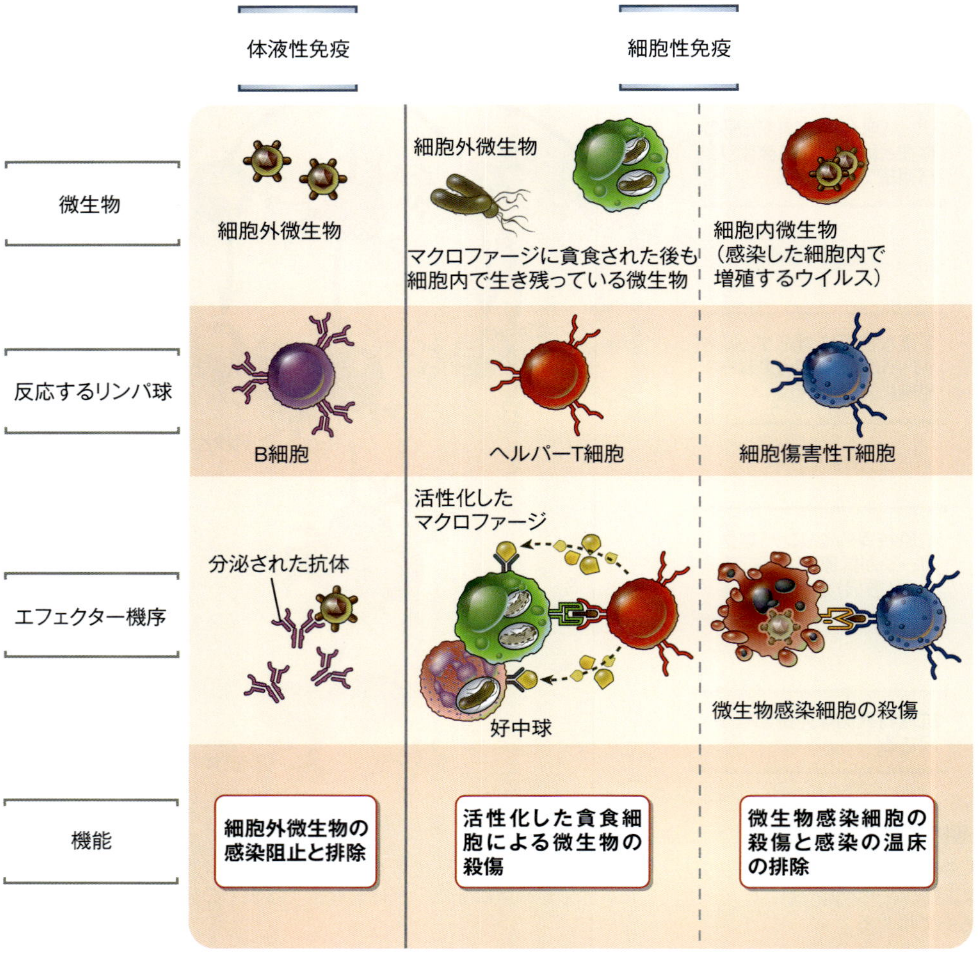

図 1.4 異なる種類の獲得免疫
体液性免疫では，B 細胞は抗体を分泌することによって感染を防ぎ，細胞外微生物を体内から排除する．細胞性免疫では，ヘルパー T 細胞がマクロファージや好中球を活性化し，マクロファージが貪食したが細胞内でいまだ生き延びていた微生物を殺傷させる．また細胞傷害性 T 細胞は直接的に微生物が感染した細胞を殺傷する．

導され，異なるタイプの微生物を体から排除する機能をもつ（**図 1.4**，**図 1.5**）．**体液性免疫**（humoral immunity）は血液や粘膜の分泌物中に存在する分子（**抗体**[antibody]とよばれる）によって担われる．抗体は **B 細胞**が産生する．抗体は微生物抗原を認識し，微生物の感染性を消失させ，微生物を貪食細胞や補体系の標的にして排除する．体液性免疫は，細胞外（例：消化管内腔や気道や血液中）に存在する微生物やそれらが産生する毒素に対する主たる防御機構である．その場所で分泌された抗体は微生物や毒素に結合し，それらの作用を阻害し，それらの排除を促進する．

細胞性免疫（[cell-mediated immunity：CMI]あるいは**細胞免疫**[cellular immunity]）は **T 細胞**によって担われている．多くの微生物は貪食細胞に貪食されるが細胞内で生存する．またある種の微生物，特にウイルス（virus）はさまざまな宿主細胞に感染し細胞内で複製する．この場合，微生物は血中の抗体と接触しない．そのような感染に対する防御が細胞性免疫であり，貪食細胞中でしぶとく生き残っている微生物の破壊を促進し，さらに微生物感染細胞を殺すことによって感染症の温床となる微生物の“貯蔵庫”を体内から一掃する．

微生物に対する防御免疫は，その微生物に対する宿主免疫反応によって誘導されるが，微生物に対する防御抗体を外部から移入することによっても誘導可能である（**図 1.6**）．外来性の抗原に曝露することによって起こる免疫を**能動免疫**（active immunity）とよぶ．なぜなら個々のヒトが抗原に対して能動的な役割を担っているからである．これまでにまったくある抗原に遭遇したことがない個人あるいはリンパ球のことは**ナイーブ**（naive）とよび，免疫学的な“経験”がないことを示す．ある微生物抗原に反応したことがあり，さらなる微生物曝露に対して抵抗性となっている人は**免疫がある**（immune）という．

ある抗原に対して免疫がある人から免疫がない人に抗体を移入することによって免疫を賦与することができる（**図 1.6** 参照）．そのような抗体移入を受けた人はその抗原

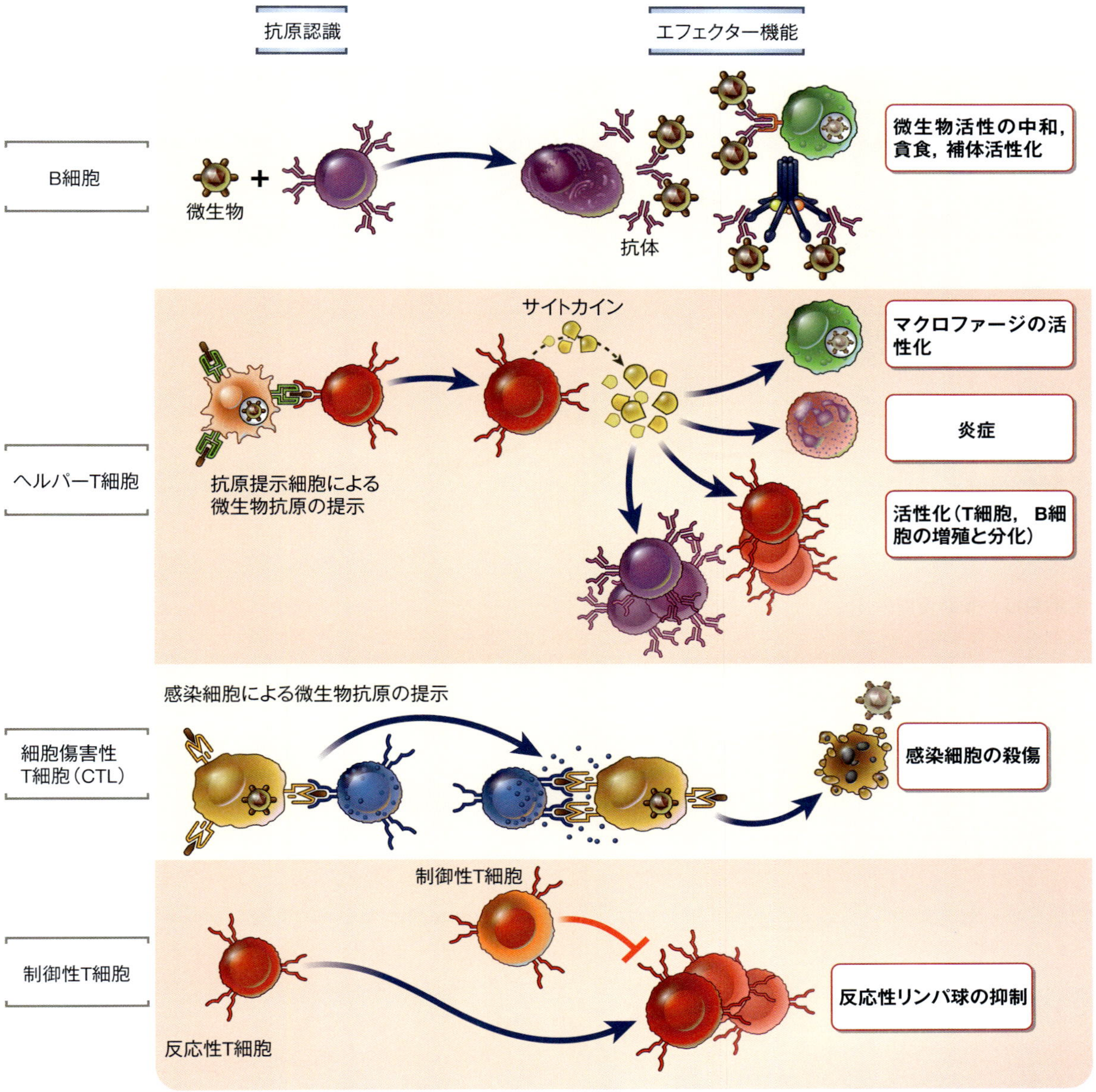

図 1.5　リンパ球の分類

B 細胞はさまざまな異なる種類の抗原を認識し抗体分泌細胞に分化する．ヘルパー T 細胞は抗原提示細胞上の抗原を認識しサイトカインを分泌し，さまざまな免疫反応や炎症反応を誘導する．細胞傷害性 T 細胞は微生物が感染している細胞を認識しそれらの細胞を殺す．制御性 T 細胞は免疫応答を抑制する（例：自己抗原への免疫応答など）．

に対して以前に曝露し反応したことがなくても免疫をもつことになる．それゆえ，このタイプの免疫のことを**受動免疫**（passive immunity）とよぶ．生理学的に重要な受動免疫の 1 例は妊婦の抗体が胎盤を介して胎児へ移行することであり，これによって新生児は彼ら自身が抗体を自分でつくる能力を発達させるまでの数ヵ月間感染と戦うことができる．受動免疫は医学的にも重要で，感染に対する抵抗性を迅速に賦与する方法の 1 つであり，能動的な免疫応答が起こるのを待つ必要がない．致死的で危険な毒素に対して，それらに対する抗体を感作動物やヒトから得て患者に投与することは狂犬病の感染や毒蛇による咬傷から命を救う治療になる．ある種の遺伝的な免疫不全症の患者では，健康なドナーからプールされた抗体を移入して受動的に免疫を賦与している．

体液性免疫の歴史上最初の例示はベーリング（Emil von Behring）と北里柴三郎が 1890 年に行った受動免疫による治療である．彼らは変性処置したジフテリア毒素を動物に免疫し，その血清をジフテリア毒素にさらされたことがない動物に移入すると，その動物はジフテリア特異的に感染への抵抗性を示すことを実験的に証明した．血清中にあるこの抵抗性に関与する分子はジフテリア毒素の活性を中和することから抗血清とよばれた．この発見が，致死的なジフテリア感染症に対して抗血清を注射するという治療法を生み出した．この偉業によってベーリングは第 1 回ノーベ

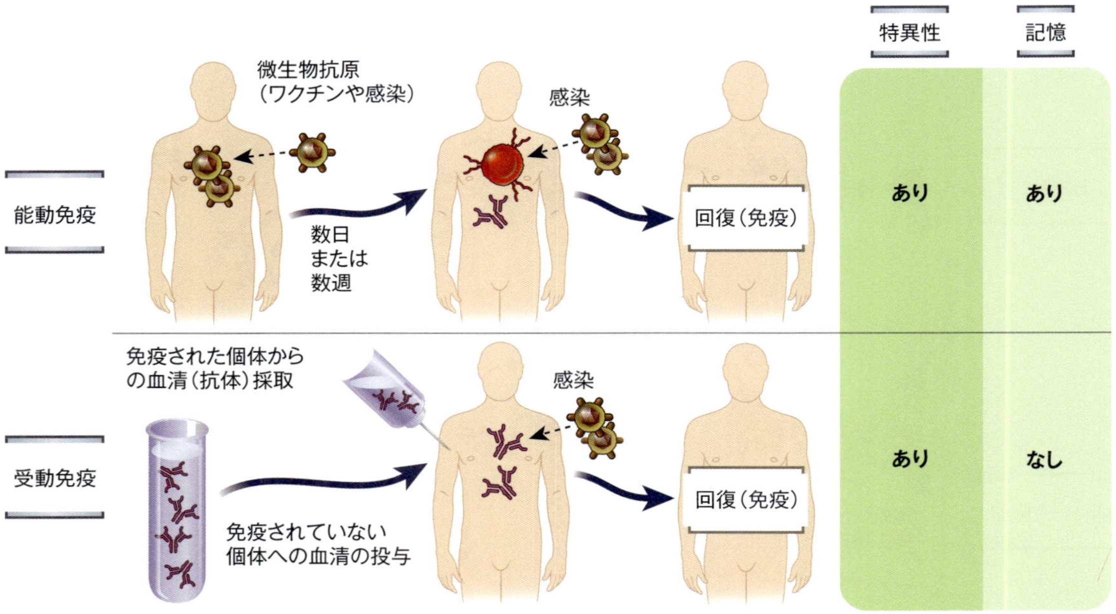

図 1.6 能動免疫と受動免疫

能動免疫は微生物や微生物抗原に対する宿主の応答によって賦与されるが，受動免疫は抗体や微生物特異的なT細胞を体内に移入することによって賦与される．両方のタイプの免疫とも，感染に対する抵抗性を宿主にもたらし，微生物抗原に対して特異的であるが，能動免疫のみが免疫学的記憶を誘導する．抗体(リンパ球ではなく)を治療目的で移入することは臨床では日々行われており，また妊娠時には自然に起こっている(母から胎児への抗体の移行)．

ル医学生理学賞を受賞した．1890年代には，パウル・エーリッヒ(Paul Ehrlich)が免疫細胞は微生物毒素を認識する受容体(彼は側鎖とよんだ)をもっていて，この受容体を微生物と戦うために分泌するのであると主張した．彼はまた毒素などの外来性の物質に結合するタンパク質を抗体(ドイツ語で *antikörper*)とよび抗体を生み出すもとの物質を抗原とよんだ．抗原を現代的に定義すると，リンパ球における特異的受容体に結合する分子のことであり，それらが免疫応答を誘導するか否かは問わない．より厳格な定義では，免疫応答を刺激する物質は**免疫原**(immunogen)とよばれる．しかし抗原という言葉はしばしば免疫原という言葉と同義に使われている．抗体や抗原の特性については**第5章**で述べられる．エーリッヒの提唱した概念は獲得免疫の特異性を説明するのに非常に簡便なモデルである．抗体に関するこれら初期の研究によって免疫の体液性理論が広く受け入れられ，感染に対する宿主の防御機能は体液中に存在する物質によって担われていると考えられるようになった．

メトニコフ(Élie Metchnikoff)は細胞性免疫理論の創始者であり，宿主の細胞が免疫の主たる担い手であると主張した．1883年に彼は，半透明のヒトデ幼生に刺さった植物のトゲを取り巻く貪食細胞像を報告した．これは細胞が外来からの侵入者に反応していることを示すおそらく最初の実験的証拠であった．免疫についてのそれらの根本原理を打ち立てたことによりエーリッヒとメトニコフは1908年にノーベル賞を共同で受賞した．1900年代初頭に，ライト卿(Sir Almroth Wright)は免疫血清中の因子が細菌に結合し貪食細胞による貪食(phagocytosis)を増強することを観察した．このプロセスは**オプソニン化**(opsonization)とよばれ，抗体は細菌の貪食を促進するという主張を支持した．これらの初期の細胞生物学者たちは微生物に対する特異的な免疫反応が細胞によって担われるということを証明することはできなかった．宿主防御反応における細胞性免疫の重要性は1950年代に確立された．この時，細胞内寄生性細菌(intracellular bacterium)である**リステリア菌**(*Listeria monocytogenes*)に対する抵抗性は血清ではなく細胞を動物に移入することで賦与することが示されたのである．現在では，細胞性免疫の特異性はT細胞によって担われ，T細胞は貪食細胞などの他の細胞と協力して，微生物を排除していると理解されている．

臨床現場では過去に遭遇した微生物に対する免疫の有無は，免疫応答の結果生まれた産物(血清中の微生物特異的な抗体など)を測定するか，微生物から抽出した抗原を投与しそれに対する免疫応答を測定することによって間接的に評価する．抗原に対する免疫反応は過去にその抗原に遭遇したことがある人だけに検出可能である(初めて抗原に遭遇した時の免疫反応は通常はきわめて小さく検出不可能である)．このような人たちは，抗原に**感作**(sensitization)されているという．検出される免疫反応は抗原に“感作”状態であることを示している．微生物抗原に感作された人でみられる強い抗原特異的な反応は，彼らがその微生物に対する強い免疫応答を起こすことができることを意味している．

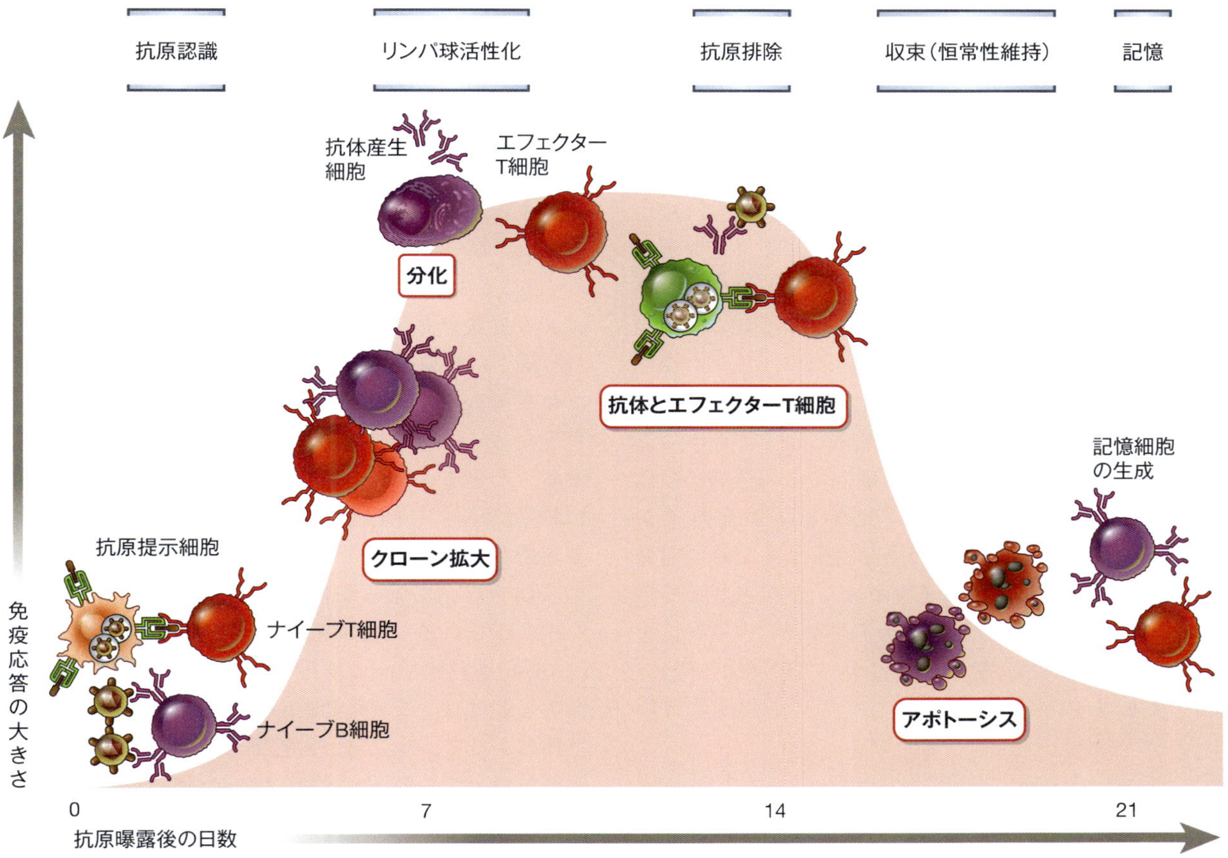

図 1.7　獲得免疫応答の展開

獲得免疫応答はいくつかの異なるステップで成り立っている．最初の３つは，抗原の認識，リンパ球の活性化，そして抗原の排除（エフェクター相）である．獲得免疫応答は抗原によって刺激されたリンパ球がアポトーシスによって死滅することによって徐々に収束（減衰）し，それによって定常状態に回復する．一部の抗原特異的なリンパ球は生き残り，免疫学的記憶の形成に関与する．個々の免疫応答相の時間経過は免疫応答の種類によってまちまちである．Y 軸は免疫応答の大体の大きさを示している．これらの原理は体液性免疫（B 細胞が担う）においても細胞性免疫（T 細胞が担う）においてもあてはまる．

獲得免疫応答の始動と展開

獲得免疫応答はいくつかのステップに分かれている．最初のステップは抗原を捕捉することであり，抗原特異的なリンパ球の活性化が続いて惹起される（**図 1.7**）．

多くの微生物や他の抗原は上皮によって形成されたバリアから侵入し，末梢リンパ組織（二次リンパ組織）で獲得免疫応答を刺激する．獲得免疫応答が開始されるには抗原が捕捉され特異的なリンパ球に提示されることが必要である．この役目を担う細胞を**抗原提示細胞**（antigen-presenting cell：APC）とよぶ．最も専門化した抗原提示細胞は**樹状細胞**（dendritic cell）であり，外部から侵入した微生物抗原を捕捉しこの抗原をリンパ組織に運びナイーブT細胞に提示し免疫応答を開始させる．他のタイプの細胞も細胞性免疫や体液性免疫のさまざまな段階で抗原提示細胞として機能する．抗原提示細胞の機能については**第 6 章**で説明する．

抗原に反応したことがないリンパ球は**ナイーブリンパ球**（naive lymphocyte）とよばれる．抗原によってこれらのリンパ球は活性化され増殖し，抗原特異的なクローンの大きさが増加することになる．これは**クローン拡大**とよばれる．その後，活性化したリンパ球は抗原排除能をもった細胞に分化する．この細胞は**エフェクター細胞**（effector cells）とよばれる．その理由は，エフェクター細胞が免疫応答の最終的効果（エフェクト）を担う細胞であるからである．また活性化したリンパ球は，長寿命で頻回に出会う抗原に対して強く反応する能力をもつ記憶細胞にも同時に分化する．抗原を排除するにはしばしばマクロファージや好中球といった非リンパ球系の細胞の協力が必要であり，それらの細胞も場合によってエフェクター細胞とよばれる．これらのリンパ球活性化過程には通常 2 〜 3 日が必要であり，つまり獲得免疫応答が機能するまでには時間がかかる．そのため自然免疫応答が初期の防御反応を担う必要がある．

獲得免疫が感染を終息させたあとは，リンパ球活性化刺激は消失し大部分のエフェクター細胞は死滅し，免疫応答は減衰していく．一方で記憶細胞は残存し，再び同じ感染が起これば，強く反応するよう準備を整えている．

自然免疫や獲得免疫の初期相や効果相において免疫系の細胞は，免疫細胞同志または免疫系以外の宿主細胞と相互作用する．これらの相互作用の多くはサイトカインによって行われる．**サイトカイン**(cytokines)は多様な構造と機能をもった分泌タンパク質の大きなグループであり，自然免疫と獲得免疫の活性を制御しそれらを協調させている．すべての免疫細胞は少なくとも数種類のサイトカインを分泌するとともに数種類のサイトカインに対する特異的受容体を発現している．本書で説明するサイトカインの役割の多くは，免疫細胞の分化や増殖を促進したり，リンパ球や貪食細胞のエフェクター機能を活性化したり，免疫細胞が血中から組織あるいは組織間を移動することを促進することに関係する．細胞の遊走や運動を制御する構造的に類似した大きなサイトカインのサブセットは**ケモカイン**(chemokine)とよばれる．免疫疾患を治療するために開発された最も効果的な薬剤はサイトカインを標的としている．この事実は免疫応答におけるサイトカインの重要性を反映している．本書では，免疫応答について説明する際に，個々のサイトカインの機能についてそのつど説明していく．

体液性免疫

B細胞は抗原を認識すると増殖し，形質細胞に分化する．形質細胞は異なる機能をもったさまざまなタイプの抗体を産生する．B細胞クローンの１つ１つは細胞表面に細胞膜結合型の抗原特異的な受容体を発現している．タンパク質や多糖類，脂質，低分子などの異なるタイプの抗原が，B細胞から抗体産生を誘導することができる．B細胞がタンパク質抗原に対して反応するためにはCD4陽性T細胞から活性化シグナルを受けなくてはならない(歴史的にこの活性化シグナルを与えるT細胞のことを**ヘルパーT細胞**[helper T cell]とよぶ)．B細胞は他の非タンパク質性抗原にはヘルパーT細胞がなくても反応することができる．個々の形質細胞(plasma cell)は抗体を分泌する．抗体は，抗原を最初に認識する細胞表面の抗原特異的受容体と同一の抗原結合部位をもつ．多糖類や脂質は，**免疫グロブリンM**(immunoglobulin M：IgM)とよばれるクラスの抗体産生を主として誘導する．タンパク質抗原はさまざまなクラスの抗体(IgG，IgA，IgE)を１つのB細胞クローンから誘導する．これらの異なるタイプの抗体はそれぞれ異なった作用をもっている．これについてはあとで言及する．ヘルパーT細胞は，強い抗原親和性をもつ抗体の産生をB細胞に促す作用ももっている．**親和性成熟**(affinity maturation)とよばれるこのプロセスによって体液性免疫応答の質が向上する．

体液性免疫はさまざまな手段を用いて微生物と戦っている．抗体は微生物に結合しそれらが細胞に感染することを妨げ，微生物の活性を**中和**(neutralization)している．抗体による中和作用は，感染症が成立することを防ぐために獲得免疫が有する唯一の機序である．このことが，ワクチン成功のカギは，強力な抗体産生を誘導することである理由である．IgGは微生物の表面を被いそれらを貪食細胞の標的とする．なぜなら貪食細胞(好中球やマクロファージ)はIgG分子の一部に結合する受容体をもっているからである．IgGとIgMは補体系を活性化し，補体成分は貪食細胞による貪食を促進し微生物を破壊する．IgAは粘膜上皮から分泌され粘膜組織に囲まれた空間，例えば気道や腸管内，に存在する微生物の活性を中和する．これにより呼吸や食事を介して体内に取り込まれる微生物が宿主に侵入し感染することを防いでいる．妊婦のIgGは胎盤を通して積極的に胎児に移行し，新生児自身の免疫系が成熟するまで彼らを感染から防御する．大部分のIgG抗体は約３週間の血中半減期をもっているが他のクラスの抗体の血中半減期は２～３日である．抗体を産生する形質細胞は骨髄(bone marrow)や粘膜組織に移行し，何年間も，抗体を少しずつ産生し続ける．これらの長寿命の形質細胞から分泌される抗体によって，微生物が再感染した時の防御反応が迅速に行われる．さらに，微生物により記憶細胞が再活性化され，数多くの形質細胞に分化することで，より効率的な感染防御が行われる．

細胞性免疫

細胞性免疫を担うT細胞は，細胞表面に提示された微生物抗原を認識する．T細胞はいくつかの異なる機能をもつサブセットに分かれていて，貪食細胞が微生物を殺傷することを補助したり，直接，微生物に感染している細胞を殺傷する．T細胞は抗体分子を産生しない．T細胞の抗原受容体は細胞膜結合型分子であり抗体と構造的に似通っているが異なるものである(**第７章参照**)．T細胞は抗原に対して限定された特異性をもつ，すなわちT細胞は**主要組織適合遺伝子複合体**(major histocompatibility complex：MHC)分子と結合した外来性タンパク質由来のペプチドを認識する．主要組織適合遺伝子複合体分子は細胞表面に発現している分子である．結果としてT細胞は細胞表面に結合している非可溶性抗原を認識し反応する(**第６章参照**)．

T細胞は機能的に異なる種別に分類される．最も明確な分類は，**ヘルパーT細胞**と**細胞傷害性T細胞**(cytotoxic [cytolytic] T lymphocyte：CTL)である．ヘルパーT細胞の機能は主としてサイトカインを分泌することであり，細胞傷害性T細胞は他の細胞を殺傷する分子を産生することである．ある種のT細胞は**制御性T細胞**(regulatory T cells)とよばれ主として免疫応答を抑制する機能をもつ．リンパ球の特徴については**第２章**およびそのあとの章でより詳細に説明する．異なるタイプのリンパ球は細胞表面に発現するタンパク質によって区別することができる．それらタンパク質の多くはCD4やCD8といった個々に“CDナンバー”(第2章参照)が与えられている．

二次リンパ組織で活性化したあと，ナイーブT細胞はエフェクター細胞に分化し，その多くは二次リンパ組織から離れ感染が起きている場所に遊走する．これらのエフェクターT細胞が感染局所で，細胞表面に提示されている抗原を再び認識すると，再度活性化しその機能を発揮することで微生物を排除する．ある種のCD4陽性ヘルパーT細胞はサイトカインを分泌し白血球を局所に呼び寄せるとともに，貪食細胞中の微生物殺傷物質の産生を刺激する．これによりCD4陽性ヘルパーT細胞は貪食細胞が感染性微生物を殺傷することを促進する．他のCD4陽性ヘルパーT細胞はB細胞がIgEタイプの抗体産生を促進するサイトカインを分泌し，好酸球(eosinophil)とよばれる白血球を活性化し，貪食しにくい大きな寄生虫を殺傷することができる．さらに他のCD4陽性ヘルパーT細胞はリンパ組織にとどまりB細胞の抗体産生を刺激する．

CD8陽性の細胞傷害性T細胞は細胞質に存在する微生物を殺傷する．これらの微生物は，多種類の細胞に感染するウイルスや，マクロファージによって貪食されたものの貪食小胞から出て細胞質中(貪食細胞のもつ貪食作用は小胞に限定されているため細胞質内では細菌を殺傷できない)へと逃れた細菌などである．微生物が感染している細胞を破壊することによって細胞傷害性T細胞は感染症の温床を一掃する．細胞傷害性T細胞は，非自己と認識される抗原を発現する腫瘍細胞も殺傷できる．

この本の他の部分でより詳細に自然免疫系，獲得免疫系の抗原認識，活性化，制御機構，エフェクター相(effector phase)について説明する．本章で紹介したいくつかの原則は繰り返しこの本の中で触れられることになる．

本章のまとめ　Summary

微生物に対する防御免疫は自然免疫による初期反応と獲得免疫による後期の反応によって担われる．自然免疫応答は，微生物の種類に応じて共有される分子構造や傷害された宿主細胞が発現する分子群によって誘導される．獲得免疫応答はさまざまな微生物抗原あるいは非微生物抗原に対して抗原特異的に誘導され，それらの抗原に繰り返し曝露されることで増強される(免疫学的記憶)．

獲得免疫の多くの特徴が，その機能を担うため基本的に重要である．それらには異なる抗原に対する特異性，さまざまな抗原を認識することが可能な多様なレパートリー，抗原曝露に対する記憶，ならびに外来性の抗原と自分自身の抗原を区別できる能力などが含まれる．

免疫は，抗原に対する反応として獲得されるが(能動免疫)，抗体やエフェクター細胞を移入することでも賦与することができる(受動免疫)．

リンパ球は抗原を特異的に認識することが可能な唯一の細胞であり，獲得免疫応答のカギとなる細胞である．リンパ球全体のポピュレーションは，固有の抗原を認識する受容体をもち抗原特異的な反応を示す多くのクローンによって構成されている．リンパ球はB細胞とT細胞という2つの主要なサブセットに分かれており，それらは異なる抗原受容体や機能をもっている．

獲得免疫は，抗原特異的なリンパ球が外来抗原を認識することによって開始される．抗原提示細胞は微生物由来の抗原を捕捉しそれらの抗原をリンパ球に提示する．抗原に反応したリンパ球は増殖しエフェクター細胞に分化する．それらは抗原を排除したあと記憶細胞に変わり，抗原に再び曝露された時に免疫応答はより増強した反応を示す．抗原を排除するにはしばしばさまざまなエフェクター細胞が協力することが必要である．

体液性免疫は，B細胞が分泌する抗体によって担われ，細胞外微生物に対して体を防御する機序である．抗体は微生物の感染性を中和(ブロック)し，貪食細胞や補体系を活性化することによって微生物の排除を促進する．

細胞性免疫はT細胞およびT細胞が産生する分子(サイトカインなど)によって担われ，細胞内寄生性の微生物に対して体を防御する機序として重要である．CD4陽性のヘルパーT細胞は貪食した微生物をマクロファージが消化することやB細胞が抗体産生を行うことを促進する．CD8陽性の細胞傷害性T細胞は病原体が感染している細胞を殺傷し，その結果，体内の病原体“貯蔵庫”を一掃する．

参考文献

歴史的なアイデア

Burnet FM. A modification of Jerne's theory of antibody production using the concept of clonal selection. *Australien J Sci*. 1957; 20: 67–69.

Cohn M, Mitchison NA, Paul WE, et al. Reflections on the clonal selection theory. *Nat Rev Immunol*. 2007; 7: 823–830.

Jerne NK. The natural-selection theory of antibody formation. *Proc Natl Acad Sci USA*. 1955; 41: 849–857.

Silverstein AM. Cellular versus humoral immunology: a century-long dispute. *Nat Immunol*. 2003; 4: 425–428.

免疫系の進化

Boehm T, Swann JB. Origin and evolution of adaptive immunity. *Annu Rev Anim Biosci*. 2014; 2: 259–283.

Flajnik MF, Du Pasquier L. Evolution of innate and adaptive immunity: can we draw a line? *Trends Immunol*. 2004; 25: 640–644.

Litman GW, Rast JP, Fugmann SD. The origins of vertebrate adaptive immunity. *Nat Rev Immunol*. 2010; 10: 543–553.

第2章

免疫系の細胞と組織

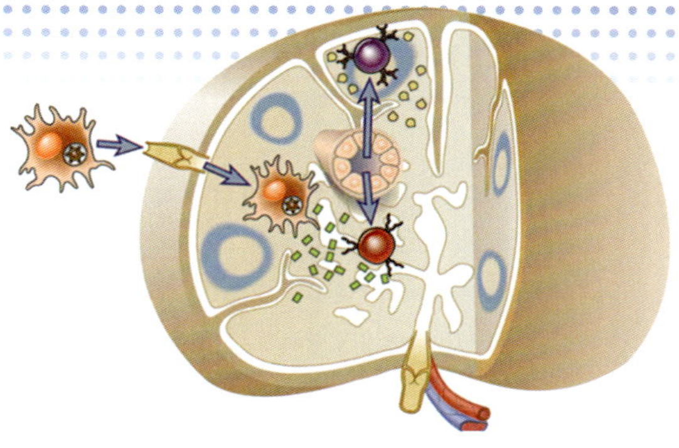

自然免疫や獲得免疫(adaptive immunity)にかかわる細胞は，血液，リンパ液，リンパ組織の中を循環し，ほぼすべての組織の中に分布する．リンパ組織におけるこれらの細胞の組織学的構成や，血液やリンパ液から組織内に出入りする能力は，免疫応答(immune response)を担ううえで重要である．まず生体のすべての場所において，侵入してきた病原体に対して，それが少数であっても多様であっても迅速に反応しなくてはならない．また獲得免疫においては，ごくわずかな数のナイーブリンパ球が，1つ1つの抗原(antigen)を特異的に認識し反応をしなくてはならない．さらには，獲得免疫系を担う抗体(antibody)やエフェクターT細胞は，免疫応答が惹起された場所とは遠く離れた部位で病原体を破壊しなくてはならない場合もある．このような要件を満たし適切な効果を発揮してこそ，生体を防御するしくみとなりうるのであり，またそれは免疫細胞による迅速かつ多様な反応，リンパ系組織での構成様式，そしてある組織から別の組織に遊走できる能力，によって支えられているのである．

本章では免疫系(immune system)を構成する細胞と組織について説明する．**第3章**では，リンパ球や白血球の生体内での動態と遊走機構について説明する．

免疫系の細胞

自然免疫および獲得免疫に関与する細胞はマクロファージ，樹状細胞(dendritic cells)，抗原特異的リンパ球，そして抗原を除去する多様な白血球から構成される．これらの細胞については**第1章**で紹介したように，ほぼすべてが骨髄(bone marrow)中の造血幹細胞(hematopoietic stem cell：HSC)由来であり，そこからそれぞれ分化してきたものである．前駆細胞は共通の細胞であることから，免疫細胞は貪食系細胞と樹状細胞とを含む骨髄系細胞，そしてリンパ球系が含まれるリンパ系細胞とにおおまかに分類される．**表2.1**では，これらの細胞種のうち代表的な血液中の数を示す．免疫系細胞の大半は血液中にあるものの，抗原に対する免疫細胞の反応は，通常リンパ組織や他の組織で惹起される．したがって，血液中のリンパ球の数は免疫応答を必ずしも正確には反映しないのである．

免疫系におけるそれぞれの細胞群は細胞膜に発現する多様な膜タンパク質によって識別・同定される．例えば，ヘルパーT細胞(helper T cells)はCD4という膜表面タンパク質を発現しており，細胞傷害性T細胞(cytotoxic T lymphocyte：CTL)はCD8という別の膜表面タンパク質を発現する．この2つだけでなく，他の多様な種類の膜表面タンパク質は“マーカー”とよばれ，細胞種を識別するのに用いられる．またマーカーとよばれるものは単に自然免疫や獲得免疫におけるそれぞれのクラスの細胞を識別するだけでなく，実際に多様な機能も担っている．ある特定のマーカーが細胞膜上に発現しているのかを検証するには，そのマーカーに対する特異的な抗体を反応させて，細胞が抗体によって標識されるかによって確認することができる．このようにして，それぞれのマーカーに対する抗体は，研究者や臨床医が免疫細胞を解析する際に用いる重要なツールなのである．現在，数百種類にも上るマーカーに特異的に結合する精製モノクローナル抗体(monoclonal antibody)が販売されており，しかも抗体には特定のプローブをあらかじめつけているものもあり，適切なプロトコールに従って行えば比較的簡単にマーカー検出ができる(モノクローナル抗体に関しては**第5章**で説明する．また細胞における標識抗体の検出方法については**付録Ⅲ**で説明する)．cluster of differentiation(CD)分子の命名は特定の系統の細胞や分化段階，形態に応じて統一的になされており，モノクローナル抗体によって識別される．したがって，すべての細胞種はCD1，CD2というように，それぞれ特定のCD分子をもつ．本来CD分子は血液中を循環している白血球などの免疫細胞のサブタイプを分別するために設定されたものではあるが，免疫系以外の生体のさまざまな細胞にも発現されている．またCD分子は免疫応答において重要な役割を担っており，炎症性疾患やがん治療のための有用な治療用抗体にもなる．**付録Ⅱ**では本書で触れられている白血球CD分子群(CD molecules)の現時点でのリストを掲載する．

食細胞

好中球やマクロファージなどの食細胞は病原体の捕食・破壊と傷害組織の除去が主たる機能である．宿主の生体防御における食細胞の機能はいくつかのステップからなる．まず感染部位への遊走，病原体の認識とそれに続く自身の活性化，貪食(phagocytosis)による病原体の捕食，そして取り込んだ病原体の破壊，である．加えて細胞同士の直接的な接触やサイトカイン(cytokine)分泌を通じて，他の細胞種とコミュニケーションをとり，免疫応答を促進したり抑制するなどの調整を行う．

好中球（neutrophil, polymorphonuclear leukocyte：PMN）と単球（monocyte）は両方とも骨髄でつくられ，末梢血中を循環し，炎症部位に遊走し，活発な食作用をもつという点においては共通であるが，いくつかの点において異なる（**表 2.2**）．好中球は病原体に対してすばやく反応するが，細胞の寿命は短い．一方単球は組織に入るとマクロファージ（macrophage）に分化し，長らく組織内で生存するため，マクロファージによる反応は長期間持続することが可能である．また好中球は細胞内骨格の再構成と酵素凝集によってすばやく一過性の反応をもたらすが，マクロファージは新たな遺伝子発現を引き起こして反応性を獲得する．これらの食細胞の機能は**第 4 章**で述べるように自然免疫（innate immunity）において非常に重要であり，また**第 10 章**で述べるようにいくつかの獲得免疫応答においても重要な役割を果たす．まず好中球とマクロファージの形態と機能について説明をする．

表 2.1　正常な血球数

	平均数 /mm^3	正常範囲
白血球	7400	4500 ～ 11,000/mm^3
好中球	4400	40 ～ 60%
好酸球	200	1 ～ 4%
好塩基球	40	＜ 1%
リンパ球	2500	20 ～ 40%
単球	300	2 ～ 8%

好中球

好中球は末梢血中を巡る白血球の中で最も多くの比率を占め，炎症反応において主体となる細胞である．好中球は球形の細胞でその直径は 12 ～ 15μm であり，細胞表面には多数の突起を有する．核は 3 つから 5 つに分葉し，分葉した核同士は連結されている（**図 2.1A**）．核の特徴的な形態から別名，**多形核白血球**（polymorphonuclear leukocyte：PMN）ともよばれる．細胞質内には 2 つのタイプの膜結合型顆粒がある．1 つは特殊顆粒といわれ，リゾチーム，コラゲナーゼ，エラスターゼなどの酵素を含む．これらの顆粒は塩基性あるいは酸性のいずれの色素でも染まらず，そのために**好塩基球**（basophil）や**好酸球**（eosinophil）などの他の顆粒球とは区別される．もう 1 つはアズール顆粒といわれるものであり，酵素やディフェンシン（defensins）やカテリシジン（cathelicidins）などの抗菌作用をもつ物質から構成される．これらについては**第 4 章**で詳しく述べる．好中球は単球と共通の前駆細胞から骨髄で産生される．好中球の産生は顆粒球コロニー刺激因子（G-CSF）と顆粒球単球コロニー刺激因子（granulocyte-macrophage colony-stimulating factor：GM-CSF）によって活性化され，成人では 1 日に 1×10^{11} の好中球がつくられ，しかもそれらは数時間から数日をかけて

表 2.2　好中球とマクロファージの性質の違い

	好中球	マクロファージ
起原	骨髄中の造血幹細胞（HSC）	炎症性マクロファージ：骨髄中の造血幹細胞 多くの組織常在性マクロファージ：卵黄嚢あるいは胎生期の肝臓にある造血幹細胞（発生初期）
組織内での寿命	1 ～ 2 日	炎症性マクロファージ：数日または数週間 組織常在性マクロファージ：数年
活性化刺激に対する応答	迅速，短命，酵素活性	より遅延し遅い，しばしば新たな遺伝子転写発現を必要とする
貪食	迅速な微生物の捕食	より持続的な微生物，死細胞，損傷組織片，外来性異物の捕食
活性酸素種	食細胞オキシダーゼ複合体の形成によって急速に誘導される（呼吸バースト）	あまり検出されない
一酸化窒素	低レベルあるいは検出できない	iNOS の転写活性化後に誘導される
脱顆粒	主要な応答：細胞内骨格の再構成による誘導	認められない
サイトカイン産生	1 細胞あたりの産生能は低い	主要な機能，1 細胞あたりの産生能は大，サイトカイン遺伝子の転写活性化を要する
NET 形成	核内容物の放出によって迅速に誘導される	認められない
リソソーム酵素の分泌	顕著	少ない

この表では好中球とマクロファージとの主要な相違点を挙げる．上記の反応については本文で詳述した．この 2 つの細胞種は貪食能，走化性，血管から組織に移動する能力などの多くの機能を共有する．
HSC：造血幹細胞（hematopoietic stem cell），iNOS：誘導性一酸化窒素合成酵素（inducible nitric oxide synthase），NET：好中球細胞外トラップ（neutrophil extracellular trap）．

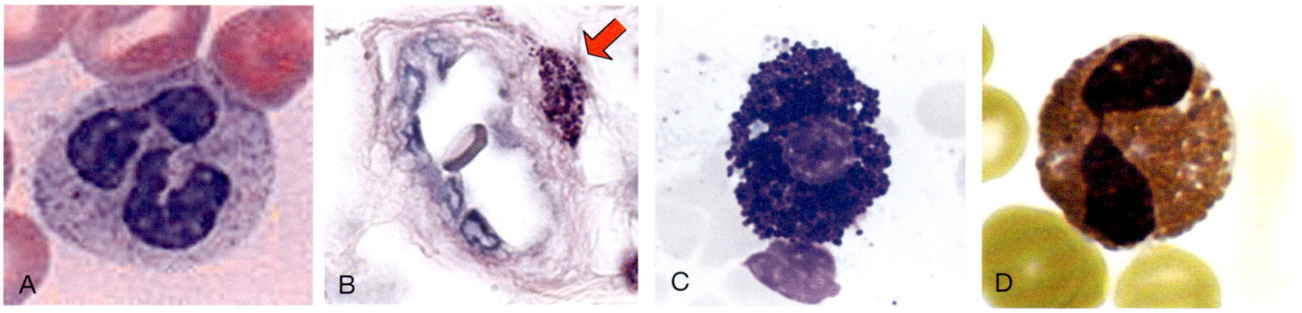

図 2.1　好中球，肥満細胞，好塩基球，好酸球の形態

(A)ライト－ギムザ染色された好中球の光学顕微鏡像．多形核白血球とよばれるように，分葉化した核と薄く染まる細胞質内顆粒がみられる．(B)皮膚のライト－ギムザ染色．赤血球を中に含む小血管に隣接するマスト細胞(矢印)．細胞質内にある紫色に染まる顆粒にはヒスタミンや他のメディエーターが入っており，これらが放出されると隣接する血管は血流が上昇し，血漿タンパク質や白血球の組織への移動を亢進させる〔Dr. George Murphy, Department of Pathology, Brigham and Women's Hospital, Boston, Massachusetts のご厚意による〕．(C)ライト－ギムザ染色された好塩基球の光学顕微鏡像．青く染まる細胞内顆粒がみられる〔Dr. Jonathan Hecht, Department of Pathology, Brigham and Women's Hospital, Boston, Massachusetts のご厚意による〕．(D)ライト－ギムザ染色された好酸球の光学顕微鏡像．赤く染まる細胞内顆粒と特徴的な 2 分葉した核がみられる．

血中をめぐる．好中球は病原体が生体に侵入すると，その部位に速やかに駆けつけて病原体を除去する．いったん組織に入ると好中球は 1 ～ 2 日の間，機能を果たして死ぬ．

好中球の主な機能は病原体を捕食することであり，特にオプソニン化された病原体を積極的に捕食する．また病原体だけでなく，ホストの壊死細胞から出される有害物質も分解したり抗菌物質を産生することで病原体を殺す作用ももつ．ただし，このような作用はホストの組織に対してもある一定の傷害を与えてしまう．

単核性貪食細胞

単核性貪食細胞(mononuclear phagocytes)の中には末梢血中を循環する単球が含まれている．これは組織に入るとマクロファージとなり，さらにその一部は常在マクロファージとなって組織の中に維持される．胎生期に造血系の前駆細胞から分化する(図 2.2)．

単球とマクロファージの発生

マクロファージはほぼすべての臓器と結合組織に分布する．成人では単球／マクロファージ系の細胞はマクロファージコロニー刺激因子(M-CSF)の刺激を受けて，骨髄の前駆細胞から分化する．刺激を受けた前駆細胞は単球へと成熟し，末梢血中へ流れていく(図 2.2 参照)．そして組織の中，特に炎症を起こしている部位へと入り，マクロファージへと成熟していく．多くの組織には，長らく組織中に留まっている**常在**(resident)マクロファージが分布している．常在マクロファージは卵黄嚢あるいは胎生期の肝臓にある前駆細胞から派生し，各臓器に分布した後，それぞれの臓器に応じてさらに特殊化していく(図 2.2 参照)．その例として，肝臓の洞様血管の中にあるクッパー細胞，肺の肺胞マクロファージ，あるいは脳のミクログリアなどが挙げられる．

単球のサブセット

単球は直径が 10 ～ 15μm で空豆型の核を有し，細胞内にはリソソーム(lysosome)を内包する顆粒，貪食性空胞，細胞骨格のフィラメントなどが含まれる(図 2.3)．単球はきわめて多様な集団であり，いくつかの異なったサブセットから構成される．それぞれのサブセットは細胞表面に発現されている CD マーカーとそれに伴う機能も異なるが，形態的にはほぼ同じである．ヒトとマウスの両方において，大多数の単球が**古典的単球**(classical monocytes)あるいは**炎症性単球**(inflammatory monocytes)とよばれ，炎症を引き起こすメディエーターを産生し，感染や組織傷害を起こした場所に速やかに移動する．これらの単球は脾臓(spleen)にも存在し，これらも全身的な炎症刺激によって血液中に動員される．ヒトの単球は CD14 の強発現と CD16 が陰性であること，そして CCR2 ケモカイン受容体(chemokine receptors)の発現によって同定される．一方，マウスの古典的単球は Ly6 と CCR2 の高発現によって同定される．第 2 の単球は**非古典的単球**(nonclassical monocytes)といわれ，炎症や組織傷害が起きた後，それらの組織へと動員され，修復に寄与する単球である．非古典的単球は血管内皮の表面を伝って遊走することが知られており，これは**パトローリング**(patrolling)といわれる．ヒトにおいて非古典的単球は血中単球の中のごくわずかの比率に相当し，CD14 が低く，CD16 とケモカイン受容体である CXCR13 が高発現することで見分けられる．マウスでは Ly6 は低発現となっている．第 3 の単球は CD14 が陽性で，なおかつ中程度の CD16 を発現するもので，炎症にかかわる作用をもつことが知られている．

マクロファージの機能

組織マクロファージは自然免疫および獲得免疫においていくつかの重要な機能を有する．

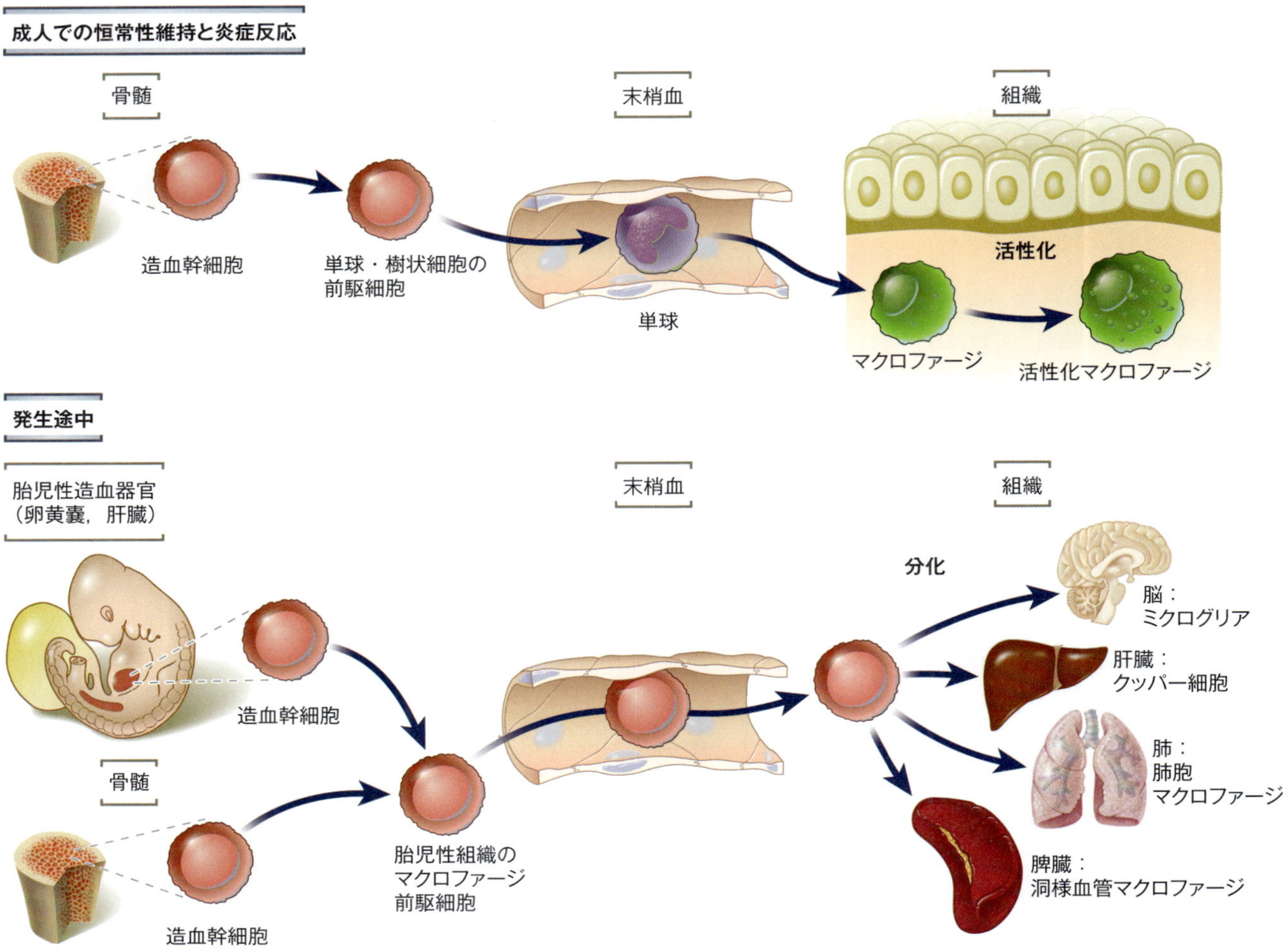

図 2.2 単核球性貪食細胞の成熟過程

成人の定常状態や炎症反応では，骨髄の前駆細胞が循環血中の単球を作り出している．これらの単球は末梢組織に入り，局所で活性化されるマクロファージへと成熟する．個体の初期発生においては，卵黄嚢や胎児肝臓にある前駆細胞が血流にのって各臓器に入り，それぞれの組織に応じた組織常在マクロファージとなる．

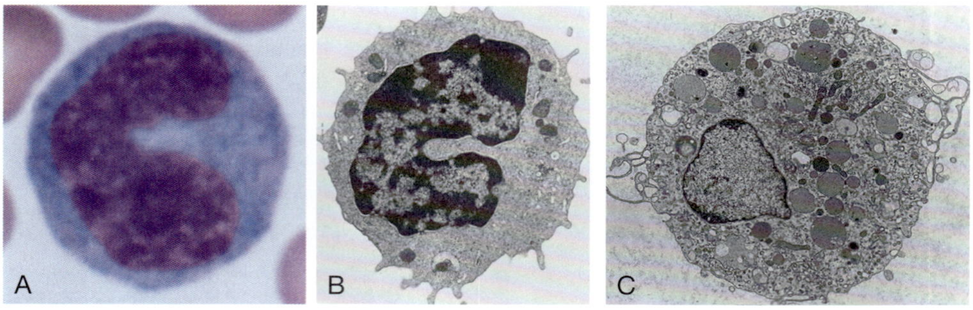

図 2.3 単核球性貪食細胞の形態

(A)血液スメアにおける単球の光学顕微鏡像．(B)単球の電子顕微鏡像〔Dr. Noel Weidner, Department of Pathology, University of California, San Diego のご厚意による〕．(C)活性化された組織マクロファージの電子顕微鏡像．豊富な細胞内小器官と貪食した空胞がみられる．

- 生体防御におけるマクロファージの主立った機能のなかに，病原体を貪食によって捕獲し殺傷することが挙げられる．貪食と殺傷の機能については**第4章**で詳しく述べるが，その一連の過程には病原体を含む形質膜で包まれた細胞小器官の形成，これらの小器官とリソソームの融合，そのなかでの活性酸素や活性窒素の反応，そしてタンパク質分解酵素による病原体の殺傷，が含まれる．
- 病原体の捕獲・捕食のほかに，毒素，組織傷害，血流の途絶，感染による好中球の集積と死滅などによって死んだ宿主の細胞を捕獲し清掃することも機能として備わっている．このような清掃作業は感染や組織傷害の後に引き続いて行われる．マクロファージはまた細胞死の過程にある前の段階の細胞を捕獲し浄化する作用ももつ．死細胞は細胞内の内容物や炎症反応を引き起こすような物質を放出してしまう．そのためにマクロファージはそれらをあらかじめ除去しなくてはならない．身体の機能を維持し個体として生存するためには，時には望まない細胞を細胞死によって体内から除去することも必要である．そのために，発生や成長のプロセス，あるいは健常な組織のリニューアルにおいては，死細胞はマクロファージによって除去されていく．

- マクロファージは病原体による刺激でいくつかの種類のサイトカインを分泌する．それらのうちのいくつかは血管内皮に作用し，単球や他の種類の白血球が血管をすり抜けて感染の場に移動することを補助する．このような過程を経て病原体に対する生体防御がなされる．マクロファージの出す他のサイトカインには白血球に作用し，感染部位あるいは傷害部位への遊走を積極的に支持するものがある．マクロファージ由来のサイトカインについては**第4章**で詳しく説明される．
- マクロファージはまた，抗原提示細胞(antigen-presenting cell：APC)としても機能し，抗原タンパク質の一部をT細胞に提示する働きをもつ．この機能はT細胞による免疫応答のエフェクター相において重要な働きをもつ(**第6章**，**第10章**参照)．
- マクロファージは新たな血管新生(angiogenesis)を活性化させることで組織傷害からの修復をもたらすことが知られている．同時にまた，コラーゲンに富む細胞外マトリックスの合成も誘導する．マクロファージから産生されるサイトカインは，さまざまな組織の構成細胞に対して作用する．

マクロファージは好中球と同様に病原体に対して迅速に反応するが，一方，好中球とは異なり炎症の起きた場所に長らく生存することが可能である．また好中球とは異なりマクロファージは最終分化したものではなく，炎症部位に遊走したあと，その場で細胞分裂が可能である．したがって感染が起きてから数日経った自然免疫の後期において，マクロファージはその効果を発揮することができる．

マクロファージの受容体およびその活性化

マクロファージは，多様な病原体由来の分子や，感染や傷害に伴って出てくる宿主の分子を認識し，活性化されて機能を果たす．これらの多様な活性化分子はマクロファージの表面あるいは細胞内にある特異的なシグナル受容体に結合する．受容体の一例としてToll様受容体(Toll-like receptor：TLR)がある．これは自然免疫で重要な役割をもち，**第4章**で詳しく述べられる．マクロファージは病原体の表面にオプソニン(opsonin)が結合していると，それを目印に活性化される．オプソニンとはターゲットとなる分子を覆い目印(Tag)をつけることで貪食を可能にするものである．オプソニン受容体の例として補体受容体が挙げられ，病原体の表面に結合している補体分子や免疫グロブリン(immunoglobulin：Ig)のFc受容体(Fc receptor)に結合することが可能である．これに関しては**第11章**で詳しく述べる．獲得免疫ではマクロファージはサイトカインあるいはT細胞の膜タンパク質によって活性化される．これについては**第10章**で詳しく述べる．

マクロファージのサブセット

マクロファージは活性化刺激に応じて特定の能力を獲得していく．その例として，T細胞のサブセットごとにつくられる異なるサイトカインによってマクロファージの反応が異なってくることが挙げられる．そのようなサイトカインによる活性化の一例として**古典的な活性化**(classical activation)という病原体を有効に殺すことができるマクロファージの活性化があり，それらはM1マクロファージ(M1 macrophages)とよばれる．もう1つのタイプは，組織の再構築や修復を促す作用をもつ**代替マクロファージ活性化**(alternative macrophage activation)で，それらの細胞はM2マクロファージ(M2 macrophages)とよばれる．これらの2つの異なる活性化経路とサイトカインに関しては**第10章**で詳しく述べる．血中の単球とマクロファージのそれぞれのサブタイプとの関連に関してはまだ不明な部分がある．しかし炎症性の古典的単球とM1マクロファージは同じ機能を共有している．マクロファージは病原体のような外部からの刺激に対して活性化されると特徴的な別の形態に移行する．例えばある種のマクロファージは皮膚の上皮細胞に似た細胞質に富む形態になり，このような細胞を類上皮細胞(epithelioid cell)ともいう．またマイコプラズマ感染や消化できないような外来異物に対して，活性化されたマクロファージは融合し多核の巨大細胞となることがある．

マスト細胞，好塩基球，好酸球

これら3つの細胞は自然免疫および獲得免疫において役割を果たす細胞種である．いずれも活性化によって炎症や抗菌作用を有する細胞内の顆粒を放出するという共通の特性をもつ．もう1つの共通の特徴として，寄生虫から宿主を守る免疫応答およびアレルギー反応に関与することである．これらに関しては**第20章**で詳しく述べる．

マスト細胞

マスト細胞は骨髄に由来し，皮膚や粘膜上皮に分布する．活性化されると炎症性メディエーターを放出し，寄生虫の感染から生体を防御したりアレルギー反応を引き起こす．

幹細胞因子(stem cell factor)(c-kit リガンド[c-kit ligand])というサイトカインはマスト細胞(mast cell)の分化に必須である．通常，成熟マスト細胞は血液中に見出されないが，組織には存在し，小さな血管や神経の周囲にいる(**図 2.1B** 参照)．この細胞の細胞質には膜に包まれた顆粒がたくさん含まれており，顆粒のなかには炎症性メディエーターであるヒスタミン(histamine)や塩基性の色素に結合する酸性プロテオグリカンが含まれている．そのために特殊な染色によってマスト細胞の顆粒は暗い青色に染まることで識別できる．さまざまな刺激がマスト細胞を活性化し，細胞内にある顆粒の細胞外への放出，さらにはサイトカインや炎症性メディエーターの合成を促す．ヒスタミンやその他のメディエーターはマスト細胞から放出されると，血管の透過性を変化させ，炎症(inflammation)を引き起こす．マスト細胞は IgE とよばれる細胞膜受容体を発現している．IgE 抗体がマスト細胞表面で抗原と結合すると，マスト細胞自身の活性化を引き起こす．また病原体の産物を認識すると，IgE とは関係なく細胞は活性化され，組織の見張り役のような働き，すなわち自然免疫としての役割を果たすようになる．

好塩基球

好塩基球は末梢血中を循環する顆粒球であり，マスト細胞に構造的にも機能的にも類似する．他の顆粒球と同様に造血系前駆細胞から発生し，骨髄の中で成熟するが，マスト細胞とは別の系統として発生する．成熟が完成すると骨髄から末梢血中へと移動する．好塩基球はすべての末梢血中の白血球の 1%未満を構成する(**表 2.1** 参照)．通常は組織中に存在しないが，炎症が起きると組織の中に入っていく．好塩基球も青い色素に染まる顆粒をもち(**図 2.1C** 参照)，マスト細胞と同様に炎症性メディエーターを合成する．また細胞表面に IgE 受容体をもっており，受容体が IgE と結合すると細胞内に活性化シグナルがもたらされる．組織内における好塩基球の数は少ないので，宿主の防御やアレルギー反応における重要性はまだよくわかっていない．

好酸球

好酸球は顆粒球に属し，寄生虫の細胞膜を傷害する酵素を細胞内顆粒の中に含む．この酵素は寄生虫だけでなく，宿主の組織も同様に傷害する．好酸球の顆粒は多くの塩基性タンパク質を有し，これらはエオジンのような酸性の色素に結合する．したがって血液スメアや組織染色において赤い色素で染まる細胞としてみられる(**図 2.1D** 参照)．好酸球も骨髄由来であり，末梢血中を循環し，必要に応じて組織の中に入って行く．GM-CSF，インターロイキン(interleukin)-3(IL-3)，IL-5 などのサイトカインは骨髄の前駆細胞から好酸球への成熟を促進する．呼吸器系，消化器系，泌尿生殖器系の粘膜に常在しているものもあり，感染などを起こせば血液から動員されて組織内の数がさらに増加する．

樹状細胞

樹状細胞は組織に内在すると同時に末梢血中にも存在する．病原体の侵入を検知して T 細胞に病原体のタンパク質の一部を提示し，獲得免疫応答に貢献する．樹状細胞のこのような機能は，特に感染の見回りに役立つという意味において，免疫系のなかでも特異な位置づけをもつ．また，迅速な自然免疫応答を惹起すると同時に，自然免疫と獲得免疫を連結させる役割も担っている．樹状細胞が自然免疫と獲得免疫の両方において働くことは十分に可能である．それは，Toll 様受容体や病原体の分子を認識する受容体を発現し，それらが病原体と結合することによってサイトカインを分泌し，自然免疫あるいは獲得免疫に関係する細胞群を感染部位に動員するからである．樹状細胞は病原体抗原の捕獲において特に有効なシステムを有しており，病原体由来の抗原を細胞内で分解し，T 細胞に提示するのである．自然免疫はこの樹状細胞による抗原提示を増強し，獲得免疫を強化するためにも働きかける．これらについては**第 4 章**と**第 6 章**で詳しく述べる．ここでは樹状細胞の一般的な特性について紹介する．

樹状細胞の分化

樹状細胞は長い突起をもち，貪食能がある．粘膜上皮やリンパ組織，臓器実質に幅広く分布している(**図 2.4**)．多くの樹状細胞は，単球が分化してくる前駆細胞と共通の細胞から発生し，骨髄系に分類される(**図 2.5**)．樹状細胞の成熟は，Flt3 リガンドとよばれるサイトカインによってもたらされる．Flt3 リガンドは樹状細胞の前駆細胞において，Flt3 リガンドチロシンキナーゼ受容体に結合する．樹状細胞の 1 つである**ランゲルハンス細胞**(Langerhans cells)は皮膚の上皮層に分布するが，胎生期における卵黄嚢，あるいは肝臓の前駆細胞から分化し，生まれる前に皮膚に移動してそこに定着する．すべての樹状細胞は主要組織適合遺伝子複合体分子(major histocompatibility complex molecule：MHC)クラスⅠとクラスⅡを発現する．これらは両方とも CD8 陽性ならびに CD4 陽性 T 細胞に対し抗原提示を行う時に必須となるものである．

樹状細胞サブセット

樹状細胞はその機能と形態的特徴から大きく 2 つに分けられる(**表 2.3**)．この機能的な分類はサイトカインの種類や組織内での局在などの違いと相関する．

- **古典的樹状細胞(コンベンショナル樹状細胞ともよばれる)は，上皮内に侵入してきた病原体の抗原タンパク質を捕獲し，T 細胞に提示する働きをもつ．**このタイプの

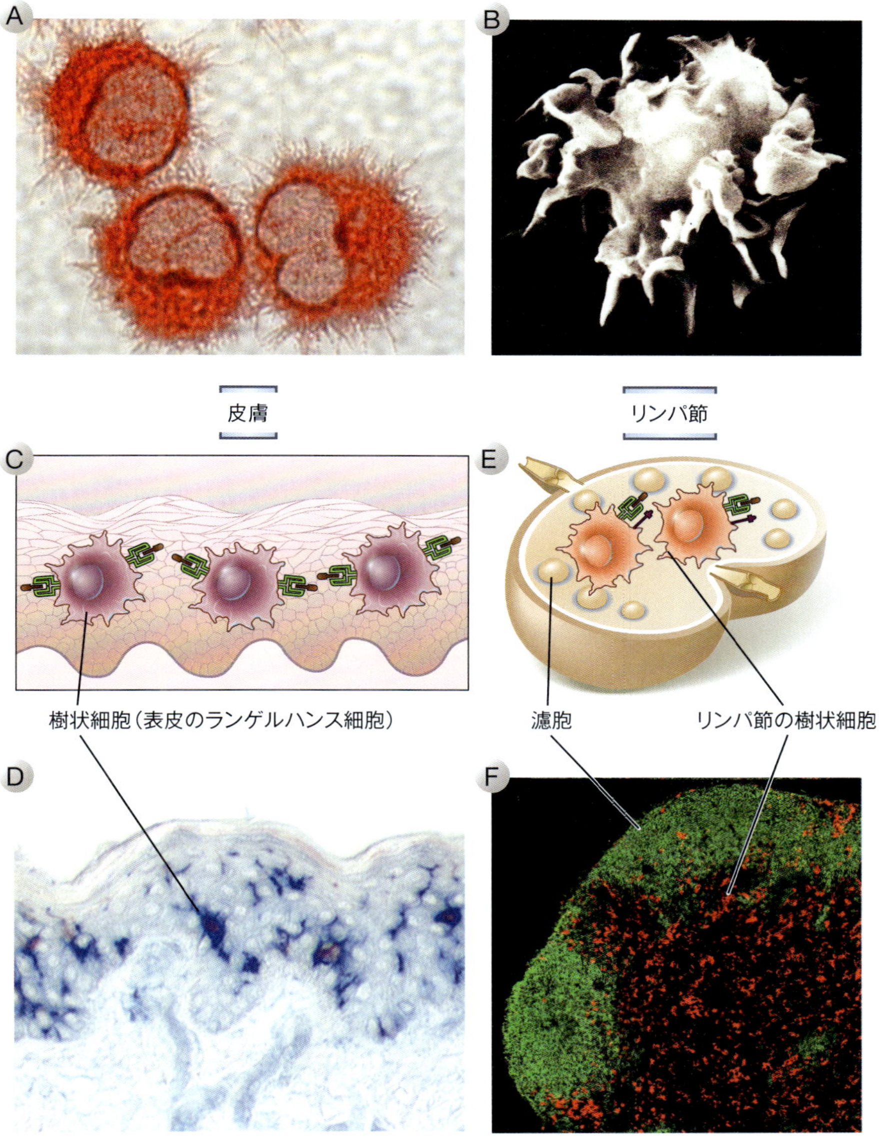

図 2.4　樹状細胞

(A)骨髄の前駆細胞由来の培養樹状細胞の光学顕微鏡像．(B)樹状細胞の走査電子顕微鏡像．長い突起がみられる．(C と D)C は皮膚内にある樹状細胞のイラスト．D は皮膚をランゲルハンス細胞に標識するマーカーでの染色像．青が酵素反応で標識された樹状細胞．(E と F)リンパ節にある樹状細胞．E はイラスト．F はリンパ節の免疫染色像．濾胞にある B 細胞は緑の蛍光で，T 細胞領域にある樹状細胞は赤い蛍光で標識されている〔A，B，D は Dr. Y-J Liu, MD, Anderson Cancer Center, Houston, Texas. F，Drs. Kathryn Pape and Jennifer Walter, University of Minnesota School of Medicine, Minneapolis のご厚意による〕.

樹状細胞は，特徴的な形態と T 細胞に対する強い活性化力がきっかけで最初に発見され，その後上皮やリンパ組織に幅広く分布するということがわかってきた．ほとんどの樹状細胞は骨髄性前駆細胞に由来する．骨髄で分化・成熟をし，その後リンパ組織あるいは非リンパ組織へと移動し，常在樹状細胞として組織内に組み込まれる．組織マクロファージと同様に，彼らは自分のいる環境のサンプル採取を定期的に行っている．例えば腸管では樹状細胞は上皮細胞層を突き抜けて長い突起を内腔まで伸ばし，腸管腔内のさまざまな抗原を採取して回っていると考えられている．また皮膚の表皮にあるランゲルハンス細胞も同じような働きを行っていると考えられている．

古典的樹状細胞はさらに 2 つのサブセットに分類される(**図 2.4**，**表 2.3** 参照)．すべてのタイプの古典的樹状細胞は MHC クラスⅡ抗原と CD11c を発現しているが，おのおののサブセットは他のマーカーによって識別することができる．最も主要なサブセットは，ヒトでは BDCA1/CD1c を，マウスでは CD11b インテグリン(integrins)を発現している．さらには IRF4 という転写因子は CD4 陽性 T 細胞の反応を最も強く惹起することが知られている．もう一方のサブセットはヒトでは

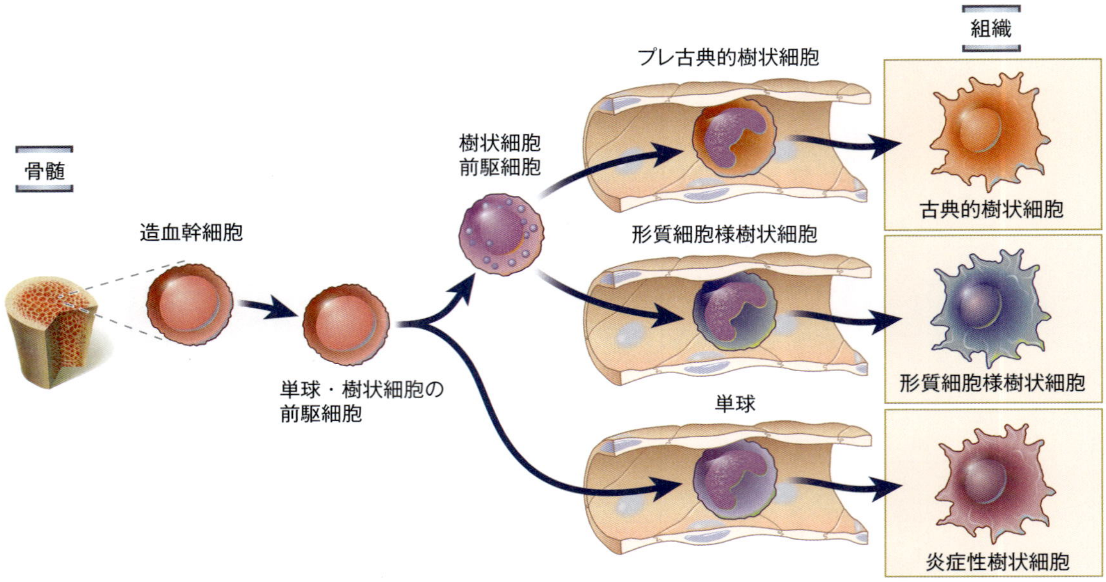

図 2.5 樹状細胞の成熟

樹状細胞は骨髄の共通の前駆細胞から発生し，それぞれのサブセットに分化する．最も主要なものが古典的樹状細胞と形質細胞様樹状細胞である．炎症性樹状細胞は炎症組織にある単球が分化してできる．

表 2.3 ヒト樹状細胞サブセット

それぞれの特徴	古典的(コンベンショナル)樹状細胞		形質細胞様樹状細胞
	主要サブセット	クロスプレゼンテーション能力を有するサブセット	
表面マーカー	CD11c BDCA-1(CD1c) デクチン 1(CLEC7A) デクチン 2(CLEC6)	CD11c BDCA-3(CD141)CLEC9A XCR1⁺	BDCA-2(CD303) BDCA4(CD304) CD123
TLRs の発現	多様	多様	TLR7，TLR9 の高い発現
転写因子	IRF4	IRF8	E2-2
主要なサイトカイン産生	IL-12，他	IL-23	Ⅰ型 IFN
主要な機能	自然免疫：炎症性サイトカイン供給源 獲得免疫：抗原の捕獲および主に CD4 陽性 T 細胞に対する抗原提示	獲得免疫：抗原の捕獲および CD8 陽性 T 細胞に対する抗原のクロスプレゼンテーション	抗ウイルス免疫：初期の自然免疫応答，抗ウイルス T 細胞に対するプライミング

ヒト樹状細胞サブセット，特に組織内の樹状細胞サブセットに関する知見は現段階では不十分であり，研究が進んでいるマウス樹状細胞サブセットと比較すると数多くの違いが認められる．他のヒト樹状細胞サブセットについては，多様な表面マーカーの発現または組織部位からの遊走性に基づいて本書では記載している(例：皮膚の表皮にあるランゲルハンス細胞と他の組織における間質性樹状細胞)．すべての樹状細胞は MHC クラスⅡを発現する．CD14 と DC-SIGN を発現する単球由来の樹状細胞は上記のサブセットとは異なり，炎症反応時に生体内で分化誘導されると考えられている．すべてのタイプの樹状細胞は自己抗原を提示し，自己寛容を維持する役割を果たすと想定されているが，これらの機能は表には示していない．
IL：インターロイキン(interleukin)，IFN：インターフェロン(interferon)，TLRs：Toll 様受容体(Toll-like receptors)

BDCA-3，マウスでは CD8 を発現する細胞としてリンパ組織の中で識別され，また末梢組織においては CD103 インテグリンを発現することが認められている．さらに転写因子 IRF8 は CD8 陽性 T 細胞に対して抗原提示をし，そしてこれらの T 細胞を細胞傷害性 T 細胞へと分化促進させる．いくつかの古典的樹状細胞は，炎症の際には組織の中に見出すことができるが，それらはおそらく血中を回っている単球から由来するものと考えられている．

- **形質細胞様樹状細胞はウイルス感染に伴って抗ウイルスサイトカインⅠ型インターフェロン(IFN)を産生し，血中にいる病原体を捕獲し，脾臓において T 細胞に抗原**

提示を行う役割をもつ. これらの樹状細胞は活性化の後，形質細胞に似た形態に変化をすることからこのような名前がつけられた．骨髄の中で古典的樹状細胞と共通の前駆細胞から発生し，その多くは血液中に，また少数はリンパ系の組織の中にいる．形質細胞用樹状細胞はインターフェロン(interferon)といわれるサイトカインの産生源として最も主要なものであり，これは抗ウイルス作用をもつと同時に，ウイルスに対する自然免疫のなかで最も重要な役割を果たしている(**第4章**参照).

濾胞性樹状細胞(follicular dendritic cell：FDC)とよばれる細胞も樹状細胞様の形態をしている．ただこれらは一般的な樹状細胞とは関連のない細胞である．濾胞性樹状細胞は骨髄前駆細胞由来ではなくT細胞に対して抗原提示も行わない．むしろリンパ組織においてB細胞の活性化に関与する細胞と考えられている(**第12章**参照).

リンパ球

リンパ球は獲得免疫においてユニークな働きをもち，それぞれの異なる抗原に対して厳密かつ特異的に結合できる抗体をクローン細胞集団単位で発現する. T細胞とB細胞におけるそれぞれのクローン(clone)は抗原受容体を発現しているが，その抗原受容体は異なるそれぞれのタイプの抗原に対して非常に特異性が高い．後述するが，生体には数百万にも上るリンパ球のクローンが存在し，何百万という対外の抗原をそれぞれ識別ができるしくみになっている．

リンパ球がどのようなしくみで獲得免疫を発揮するのかということに関して，数十年にわたってさまざまな知見が蓄積されてきた．その中の1つに，先天性あるいは後天性の免疫不全の研究から得られた知見がある．これらの疾患ではリンパ組織や末梢血中を循環しているリンパ球の数が減少する．マウスやラットの免疫不全モデルでの実験から，リンパ球の枯渇は予防接種の反応性を阻害すること，またある病原体に対する免疫力をもたない動物に対して免疫能を授けるにはリンパ球が唯一無二の細胞であることがわかった．また培養における抗原によるリンパ球刺激は，生体内における生理的な状態に近い免疫応答のいくつかの特徴を示すことが確認された．リンパ球が液性かつ細胞性免疫力のメディエーターだということがわかって以来，多くの発見が次々となされ，さまざまなタイプのリンパ球が同定されてきた．またそれらの細胞の骨髄や胸腺(thymus)における起源やさまざまな免疫応答における役割，そしてそれらの細胞が欠損した時の状態などが明らかにされてきた．最も重要な発見は，リンパ球がクローンとして存在し，かつ多様な抗原に対して特異的に反応できることがまさにリンパ球によってもたらされるのであり，他のいかなる細胞種であってもその機能を代替できないということである．またこれに関連し，リンパ球の遺伝子，タンパク質，細胞の機能に関する膨大な情報が蓄積されてきた．

リンパ球の最も興味深い特徴の1つは，いかに多種多様な抗原に対して1つ1つ特異的な抗体をつくれるのか，ということである．しかもその多様な抗体は，少ない数の遺伝子からつくられている．現在，リンパ球における抗原受容体の遺伝子は，リンパ球の分化の途中で起きるDNAの組換えによってなされる，ということがわかっている．体細胞のランダムな組換え(somatic recombination)が，数百万もの違った種類の抗体遺伝子を生み出し，それが多種多様な対外の抗原に対して1つ1つ特異的に反応するのである(**第8章**参照).

健常な成人におけるリンパ球の総数は約5×10^{11}細胞である．これらのなかの2%が血液に，2.4%が皮膚に，10%が骨髄に，15%が腸管や呼吸器系の粘膜のリンパ組織に，そして65%が脾臓やリンパ節(lymph node)を主体とするリンパ系臓器に分布する．この章ではリンパ球に関する概要と各リンパ系組織における細胞構成について説明をする．

リンパ球の各クラス

リンパ球はそれぞれのもつ機能とマーカー発現によって分類される(表2.4). リンパ球の主なクラスは**第1章**で紹介された(**図1.5**)．形態学的にはすべてのリンパ球は似通っており，多様な機能を必ずしも反映するものではない．抗体を産生する**B細胞**(B lymphocyte)は，鳥類ではファブリキウス嚢(bursa of Fabricius)という臓器で成熟するということから，このような命名がなされた．哺乳類ではファブリキウス嚢に相当するような臓器はなく，B細胞は骨髄で成熟する．したがって哺乳類での**B細胞**は骨髄(bone marrow)由来というように置き換えられている．**T細胞**(T lymphocyte)は細胞性免疫のメディエーターで骨髄にある前駆細胞に由来し，後に胸腺に移動し成熟する．**T細胞**は胸腺由来のリンパ球といわれるゆえんである．

B細胞サブセット

B細胞およびT細胞はそれぞれ独自の表現型と機能をもつ．B細胞の主なサブセットは濾胞性B細胞，辺縁帯B細胞(marginal zone B cells)，そしてB-1細胞であり，それぞれリンパ組織において特定の部位に位置する．濾胞性B細胞は最も主要なサブセットであり，血液とリンパ組織に分布する．細胞表面にはきわめて多様な抗体が発現され，体液性免疫(humoral immunity)の鍵となるエフェクター分子として作用する．濾胞性B細胞は抗原に対して最も親和性の高い抗体を産生し，後に一部は記憶(memory)B細胞となる．後者は同じ病原体から再感染を防ぐための働きを担う．これに対し辺縁帯B細胞とB-1

表 2.4　リンパ球の分類

分類	機能	抗原受容体および特異性	代表的な表現型マーカー	全リンパ球中での割合(%)*		
				血液	リンパ節	脾臓
αβT 細胞						
CD4 陽性ヘルパーT 細胞	B 細胞の活性化(体液性免疫) マクロファージの活性化(細胞性免疫) 炎症の誘導	αβ ヘテロ二量体 多様なペプチド-MHC クラスⅡ複合体に特異性を示す	CD3 陽性，CD4 陽性，CD8 陰性	35 ～ 60†	50 ～ 60	50 ～ 60
CD8 陽性細胞傷害性T 細胞	細胞内微生物，に感染した細胞や腫瘍細胞の殺傷	αβ ヘテロ二量体 多様なペプチド-MHC クラスⅠ複合体に特異性を示す	CD3 陽性，CD4 陰性，CD8 陽性	15 ～ 40	15 ～ 20	10 ～ 15
制御性T 細胞	他のT 細胞の機能抑制(免疫応答の制御，自己免疫寛容の維持)	αβ ヘテロ二量体 自己抗原といくつかの外来抗原に特異性を示す(ペプチド-MHC クラスⅡ複合体)	CD3 陽性，CD4 陽性，CD25 陽性，FoxP3 陽性(これらは最も一般的なものであり，他の表現型もある)	まれ	10	10
ナチュラルキラーT 細胞(NKT 細胞)	自然免疫および獲得免疫応答の抑制または活性化	αβ ヘテロ二量体 糖脂質-CD1 複合体に限定された特異性を示す	CD56，CD16(IgG の Fc 受容体)，CD3	5 ～ 30	まれ	10
γδT 細胞	ヘルパーおよび細胞傷害性機能(自然免疫)	γδ ヘテロ二量体 限られた種類のペプチドおよび非ペプチド抗原に特異性を示す	CD3 陽性，CD4 陽性／陰性，CD8 陽性／陰性	まれ	まれ	まれ
粘膜関連インバリアントT 細胞(MAIT)	腸管におけるヘルパーおよび細胞傷害性機能	αβ ヘテロ二量体 限られた種類の細菌性代謝産物に対して特異性を示す	CD3陽性, CD8陽性(大多数)	5	まれ	まれ
B 細胞						
濾胞性B 細胞	抗体産生(体液性免疫)	表面 Ig 多様な分子に対して特異性を示す	Fc 受容体，MHC クラスⅡ，CD19，CD23	5 ～ 20	20 ～ 25	40 ～ 45
辺縁帯B 細胞	抗体産生(体液性免疫)	表面 Ig 限られた種類の分子に対して特異性を示す	IgM，CD27	2 ～ 3	3 ～ 5	7 ～ 10
B1 細胞	抗体産生(体液性免疫)	表面 Ig 限られた種類の分子に対して高い特異性を示す	IgM，CD43，CD20，CD27 ただし CD70 陰性	1 ～ 3	まれ	まれ

この表は主要な獲得免疫系細胞の特性をまとめたものである．ここには**第 4 章**で説明されているナチュラルキラー細胞や他の自然リンパ球は含まれない．
*割合はヒトの末梢血液およびマウスのリンパ器官から得たデータに基づく近似値である．肝臓ではリンパ球の約 50%が MAIT 細胞である．
†多くの場合，CD4 陽性 CD8 陰性対 CD8 陽性 CD4 陰性の比は約 2：1 である．
Ig：免疫グロブリン(immunoglobulin)，MHC：主要組織適合遺伝子複合体(major histocompatibility complex)

細胞はB細胞全体のなかの少数であり，産生される抗体の多様性(diversity)も限定的である．辺縁帯B細胞は脾臓の中に，またB-1細胞は粘膜組織，腹腔内，胸腔内に分布する．

T 細胞サブセット

T細胞には2つの主要なサブセットがあり，CD4陽性ヘルパーT細胞とCD8陽性の細胞傷害性T細胞である．これらの細胞は抗原受容体，すなわち**αβT 細胞受容体**(αβ T cell receptor：αβ TCR)を発現し，細胞性免疫のメディエーターとして機能する．CD4陽性ヘルパーT細胞は多様な細胞に作用するサイトカインを分泌する．またそれらのサイトカインは他のT細胞やB細胞，マクロファージにも作用する．CD8陽性細胞傷害性T細胞はウイルスやさまざまな病原体に感染した細胞を認識し，その細胞を殺傷する作用をもつ．また同様にがん細胞も殺傷する能力をもつ．CD4陽性制御性T細胞は第3のサブセットで，αβT細胞容体を発現し，免疫応答を抑える働きをもつ．それに加え，ナチュラルキラーT細胞(natural killer T cells：NKT cells)，粘膜関連インバリアントT細胞(mucosal-associated invariant T cells：MAIT cells)，**γδT 細胞**は全T細胞のなかでも少数であるが，T細胞受容体を発現し，

B-1 細胞がつくるような限定された抗体を産生する．これらの B 細胞と T 細胞の機能に関しては後半で説明する．

リンパ球の発生

他の血液細胞と同様に，リンパ球は生後，骨髄の中の幹細胞(stem cell)から発生する．リンパ球の起源が骨髄の前駆細胞であるということが最初に証明された実験は，放射線照射で誘導された骨髄のキメラ実験によるものである．リンパ球やその前駆細胞は放射線に感受性があり，高いドーズのガンマ照射によって死滅してしまう．ある系統の 1 腹のマウスが放射線照射を受け，そこに別の系統のマウスの少数の造血幹細胞を移植すると，すべてのリンパ球と造血幹細胞は放射線照射を受けた動物においてドナー由来となる．このような実験はリンパ球や他の血液細胞がどのように成熟してくるのかを解析する際によく使われる方法である．

すべてのリンパ球は複雑な成熟過程を経るが，それぞれの発達段階で特異的な抗体受容体を発現し，成熟細胞としての機能と性質を獲得していく(**図 2.6**)．リンパ球が分化する組織学的な部位を中枢リンパ組織とよぶ．この部位はすべてのリンパ球が発生する部位を指し，B 細胞が成熟する骨髄と T 細胞が成熟する胸腺が該当する．B 細胞や T 細胞がどのように成熟していくかについては詳しくは**第 8 章**で述べる．

リンパ球の抗原曝露の有無による分類

骨髄あるいは胸腺で発生した未熟なリンパ球は二次リンパ組織に遊走し，抗原によって活性化され，さらに増殖分化してエフェクター細胞あるいは記憶細胞になる(**図 2.7，表 2.5** 参照)．骨髄や胸腺で分化したばかりの成熟リンパ球は**ナイーブリンパ球**(naive lymphocytes)といわれる．ナイーブリンパ球は機能的にはまだ休眠状態で，抗原によって活性化されると増殖を開始し，機能的にも形態的にも劇的な変化を起こす．ナイーブリンパ球の活性化はいくつかのステップに分けられる．まず新たなタンパク質合成，例えばサイトカイン受容体やサイトカインの合成が起こり，その後に続く分化過程において必要なステップである．その後，細胞は増殖を開始し，サイズが大きくなり，抗原に特異的なクローンを形成する．これらの一連のプロセスは**クローン拡大**(clonal expansion)とよばれる．ある感染においてはその病原体に特異的な T 細胞は 1 週間のうちに 50,000 倍にも増殖する．またその病原体に特異的な B 細胞も 5,000 倍に増殖する．このような迅速な病原体特異的なクローン拡大は病原体の増殖を有効に抑えるのに必要な規模である．増殖と並行して，抗原によって刺激されたリ

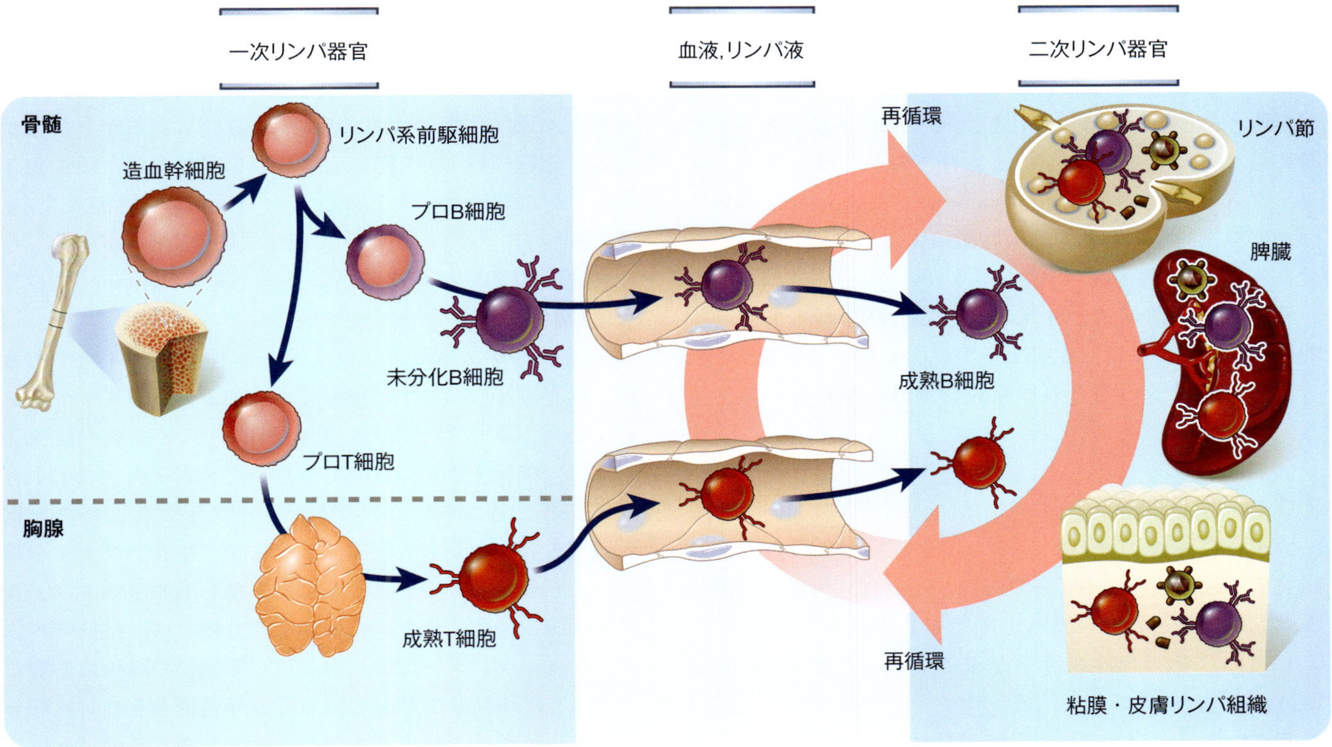

図 2.6　リンパ球の成熟
リンパ球は骨髄の幹細胞から発生し，一次リンパ器官で成熟する．B 細胞は骨髄が，T 細胞は胸腺が一次リンパ器官に相当する．そして，血中に移行し，リンパ節，脾臓，MATL のような各臓器の粘膜リンパ小節などの二次リンパ器官に入っていく．十分に成熟した T 細胞は胸腺を去るが，B 細胞は未分化状態で骨髄を去り，二次リンパ器官に移行してそこで成熟を遂げる．ナイーブリンパ球は二次リンパ器官で外来の抗原に反応したり，胸管リンパ管などを経て再び血中に戻り，他の二次リンパ器官に移動する．

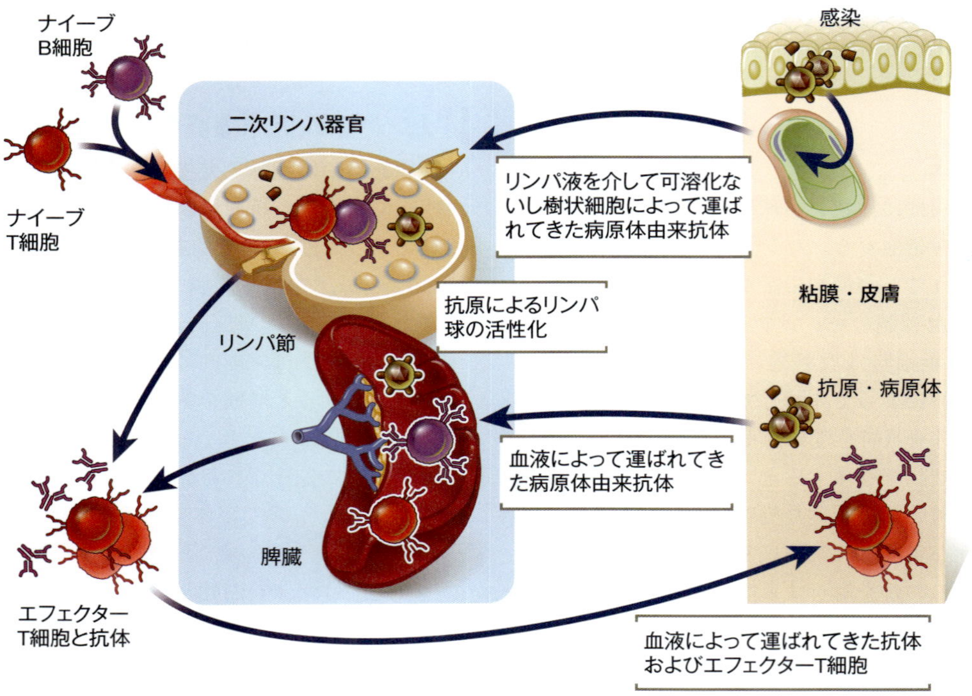

図 2.7 リンパ球活性化のステップ

胸腺から来るナイーブT細胞と骨髄から来る未分化B細胞はリンパ節や脾臓などの二次リンパ器官に遊走する．これらの場でB細胞は成熟を完成する．ナイーブB細胞，T細胞は抗原からの刺激を受けるとエフェクターリンパ球や記憶リンパ球に分化する．エフェクターリンパ球や記憶リンパ球は感染の起きている末梢組織に遊走する．リンパ節，脾臓，骨髄(図示せず)などにあるエフェクターB細胞によってつくられる抗体は血中に入り，感染部位に運ばれていく．

ンパ球は**エフェクター細胞**(effector cells)に分化し，抗原を除去するために機能する細胞となる．抗原刺激B細胞およびT細胞の前駆細胞の一部は，長らく生存可能な**記憶細胞**(memory cells)に分化し，再び病原体に曝露された時に速やかに反応するために保存される．ナイーブ，エフェクター，記憶リンパ球(memory lymphocytes)はいくつかの機能的ないし形態的な特徴によって区別することができる(**表 2.5** 参照)．

リンパ球の活性化と分化，そしてそれぞれの分画の機能の詳細については，本書後半で説明する．ここではそれぞれの分画についてその形態的な特徴について説明をする．

ナイーブリンパ球

ナイーブ(naive)とは免疫学では未経験ということを意味する．したがってナイーブリンパ球とは，外来の抗原に曝露されたことのない成熟T細胞やB細胞のことを指す．これらのリンパ球は血液中と末梢リンパ器官(peripheral lymphoid organs)に分布する．ナイーブと記憶リンパ球はいずれも休眠中であり，活発に分裂せず，エフェクター機能をまだもたない．ナイーブや記憶B細胞あるいはT細胞は形態学的に区別することはできず，血液スメアで観察した時には両方とも小リンパ球とよばれる．大きさは8～10μmであり，濃いヘテロクロマチンが豊富な大きな核を有し，細胞質は乏しく，少数のミトコンドリア，リボゾーム，リソソームを含む．しかしそれら以外の特殊な細胞内小器官は有さない(**図 2.8**)．抗原による刺激の前にナイーブリンパ球は休眠の状態あるいはG0期にあるが，刺激がくると細胞周期のG1期に入り分裂を開始する．活性化されたリンパ球は大きさを増し，10～12μmの大きさとなる．また細胞質，細胞内小器官，細胞質内RNA量が増え，その結果大型リンパ球あるいはリンパ芽球(lymphoblast)となる(**図 2.8** 参照)．

ナイーブリンパ球は通常1～3ヵ月間生存可能であるが，生存維持においては抗原受容体あるいはサイトカインによる刺激が必要である．ただナイーブB細胞の抗原受容体は，抗原刺激がなくても生存シグナルを出すことが可能であると考えられている．ナイーブT細胞は多様な自己抗原を弱いながらも認識し，そこから生存シグナルを得ている．しかしそのシグナルは，増殖を開始させエフェクター細胞に分化するだけの強いものではない．抗原受容体が，ナイーブリンパ球の二次リンパ組織での維持に必要なことは，B細胞やT細胞の抗原受容体遺伝子をリンパ球分化後に欠失させたマウスを用いて示された．このように抗原受容体を欠失したナイーブリンパ球は2～3週間のうちに死んでしまった．

サイトカインはナイーブリンパ球の発生分化おいて必須であり，B細胞もT細胞もサイトカインに対する受容体を

表 2.5 ナイーブリンパ球，エフェクターリンパ球，記憶リンパ球の特徴

	ナイーブリンパ球	活性化または エフェクターリンパ球	記憶リンパ球
T 細胞			
遊走	二次リンパ器官に選択的に遊走する	炎症組織に選択的に遊走する	炎症組織，粘膜組織に選択的に遊走する
特定の抗原に応答する細胞の頻度	非常に低い	高い	低い
エフェクター機能	なし	サイトカイン分泌，細胞傷害活性	なし
細胞周期	なし	あり	±
表面タンパク質発現			
IL-2R(CD25)	低い	高い	低い
L-セレクチン(CD62L)	高い	低い	多様なレベルの発現
IL-7R(CD127)	中程度に高い	低い	高い
接着分子：インテグリン，CD44	低い	高い	高い
ケモカイン受容体：CCR7	高い	低い	多様なレベルの発現
主な CD45 アイソフォーム(ヒトのみ)	CD45RA	CD45RO	CD45RO，多様なレベルの発現
形態	小さい，乏しい細胞質	大きい，豊富な細胞質	小さい
B 細胞			
細胞膜 Ig アイソタイプ	IgM，IgD	IgG，IgA，IgE(高頻度)	IgG，IgA，IgE(高頻度)
産生された Ig の親和性	比較的低い	免疫応答時に親和性が増加	比較的高い
エフェクター機能	なし	抗体分泌	なし
形態	小さい，乏しい細胞質	大きい，豊富な細胞質，形質細胞	小さい
表面タンパク質発現			
ケモカイン受容体：CXCR5	高い	低い	?
CD27	低い	高い	高い

Ig：免疫グロブリン(immunoglobulin)，IL：インターロイキン(interleukin)

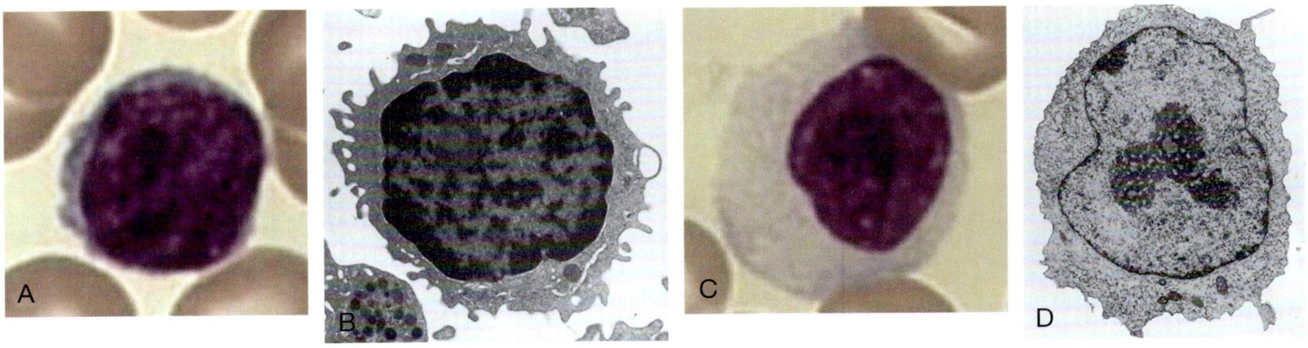

図 2.8 リンパ球の形態

(A)末梢血スメアにおけるリンパ球の光学顕微鏡像〔Jean Shafer, Department of Pathology, University of California, San Diego のご厚意による. Copyright 1995–2008, Carden Jennings Publishing Co., Ltd〕. (B)小リンパ球の電子顕微鏡像〔Dr. Noel Weidner, Department of Pathology, University of California, San Diego のご厚意による〕. (C)大リンパ球(リンパ芽球)の光学顕微鏡像〔Jean Shafer, Department of Pathology, University of California, San Diego のご厚意による. Copyright 1995–2008, Carden Jennings Publishing Co., Ltd.〕. (D)大リンパ球の電子顕微鏡像〔Fawcett DW: Bloom and Fawcett: A Textbook of Histology, 12th ed, New York, NY, 1994, Chapman & Hall. With kind permission of Springer Science and Business Media. より転載〕.

もっている．サイトカインのなかで最も重要なものの1つはIL-7である．これはナイーブT細胞の生存と緩やかなレベルの細胞増殖周期に必要であり，またB細胞活性化因子（BAFF）と腫瘍壊死因子（TNF）ファミリーに属する因子もナイーブB細胞の生存に必要とされる．

定常状態においてはナイーブリンパ球のプール内の数は適度な状態に維持されている．これはリンパ性組織のなかで自発的に死んでいく細胞と新しく産生されていく細胞とのバランスによって保たれているからである．リンパ球の死滅はバランスを保つためにリンパ球の新たな増殖を伴う．このような正常な総リンパ球数の維持機構を恒常的増殖という．もしナイーブリンパ球がリンパ球を欠損した個体の中に入れられると（lymphopenic とよばれる），移植されたリンパ球は増殖を開始し，数を増やし正常動物とほぼ同じ数になるまで増え続ける．このような現象は臨床における白血病や遺伝病における造血幹細胞移植（hematopoietic stem cell transplantation）でもみることができる．恒常的増殖はナイーブリンパ球の発生分化の時とほぼ同じシグナルによって起きると考えられており，自己抗原の弱い認識とIL-7が主なものであると考えられている．

エフェクターリンパ球

ナイーブリンパ球が活性化された後，それらの細胞はサイズを増し，増殖を開始する．それらのうちいくつかの細胞はエフェクターリンパ球となり，外来性の抗原を除去する能力をもつ因子を産生するようになる．エフェクターT細胞にはCD4陽性ヘルパーT細胞とCD8陽性細胞傷害性T細胞が，一方エフェクターB細胞は抗体を分泌する形質細胞が該当する．ヘルパーT細胞はB細胞，マクロファージ，樹状細胞を活性化する．その活性化は細胞膜表面に発現している分子，例えばCD40のリガンドで他の細胞にCD40を提示する役割を果たすCD154や，受容体に結合するサイトカインによってもたらされる．細胞傷害性T細胞は細胞内に顆粒をもっており，放出されると細胞傷害性T細胞が認識する細胞を殺傷することができる．細胞傷害性T細胞の認識する細胞は通常，ウイルスに感染した細胞や腫瘍細胞である．CD4陽性とCD8陽性の両方のエフェクターT細胞は，最近活性化されたことを示すCD25を細胞表面に発現している．この分子はT細胞の増殖因子であるIL-2の受容体である．また細胞が遊走する時には**第3章**に記載されているように，セレクチン（selectin），インテグリン，ケモカイン受容体などが新たに発現されてくる．ナイーブT細胞はエネルギー源としてミトコンドリア呼吸によるATPに依存しているが，エフェクターT細胞に分化すると好気的解糖系に代謝が切り替わる．この代謝は酸素に対するATPの産生効率は低いが，一方でエフェクター細胞の増殖と機能に必要となる

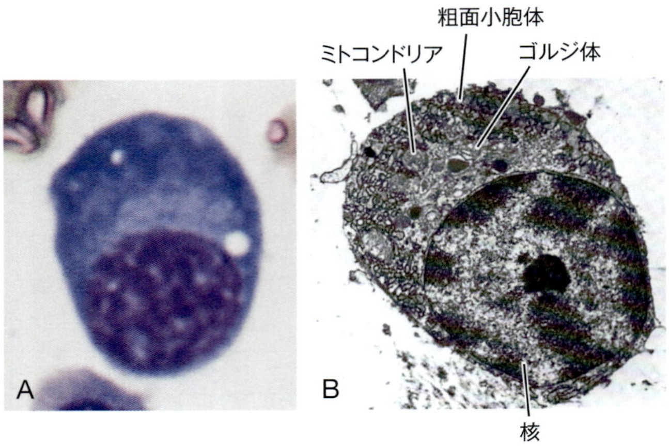

図 2.9　形質細胞の形態

（A）組織中にある形質細胞の光学顕微鏡像．（B）形質細胞の電子顕微鏡像〔Dr. Noel Weidner, Department of Pathology, University of California, San Diego のご厚意による〕．

アミノ酸や脂質を産生することができるためである（**第7章**参照）．多くの分化したエフェクターT細胞は短命で自己複製は行わない．

抗体産生B細胞は形態的に特徴があり，組織切片では**形質細胞**（plasma cells）とよばれ，核が偏在する形態的特徴を有する．また染色体が核膜の周辺に偏在するため，車軸様の染色パターンを有する．細胞質は抗体や分泌タンパク質，膜タンパク質を産生するために，粗面小胞体を多く含んでいる．核の周辺にはゴルジ体があり，抗体分子に最終的な修飾が施され，分泌小胞の中へとパッケージされていく（**図 2.9**）．形質細胞の中のmRNAの半分あるいはそれ以上は抗体をコードするものであり，1つの形質細胞は1秒間に数千の抗体分子を分泌できると推定されている．形質細胞はリンパ系組織の中あるいは感染部位で増殖をし，そのうちの一部は骨髄あるいは粘膜組織に遊走する．そして長期にわたり生存し，抗体を分泌し続け，生体から抗原が除去された後でもその活性を失わない．**形質芽細胞**（plasmablast）は血中を循環する抗体をつくっている細胞であり，形質細胞と同じ性質を有する．形質芽細胞は典型的なB細胞マーカーであるCD19とCD25を低いレベルで発現し，一方CD27とCD38を高いレベルで発現する．定常状態においては血中の中には少数存在するが，これらの形質芽細胞は粘膜組織由来で，IgAといわれる抗体を分泌する（**第12章，第13章**参照）．しかし以前遭遇した病原体に1週間以内に再び感染すると，血中に多数の形質芽細胞が動員されることをみることができる．これらの細胞はIgG抗体を分泌し記憶B細胞由来である．また血液中を循環している形質芽細胞のうちのいくつかは二次リンパ器官から骨髄や粘膜に移動中のものと考えられる．骨髄や粘膜に移動したものは長期間生存する形質細胞として生存する．

記憶リンパ球

記憶リンパ球は感染の間につくられてくるが，病原体が除去された後，数ヵ月あるいは数年にわたって機能的に休眠状態あるいは非常に遅い増殖活性となり生存をする．細胞膜の特異的な発現マーカーによって同定され，ナイーブリンパ球や細菌活性化されたエフェクターリンパ球からは区別される．しかしながらどの表面マーカーが記憶リンパ球の決定的なマーカーであるかはまだよくわかっていない（**表 2.5** 参照）．記憶 T 細胞はナイーブ T 細胞と同様に，IL-7 受容体を高いレベルで発現している．ただこの点はエフェクター T 細胞とは異なる点でもある．また感染部位に遊走するための表面分子を発現している（**第 3 章**）．ヒトにおいては多くのナイーブ T 細胞は分子量 200kD の CD45 アイソフォームを発現している．このアイソフォームにはエクソン A によってコードされているが領域が含まれているため，CD45RA とよばれる．これに対し，多くの活性化 T 細胞あるいは記憶 T 細胞は 180kD の CD45 アイソフォームも発現しており，エクソン A の RNA はスプライシングによってなくなっている．このサブタイプを CD45RO とよぶ．しかしこのようなナイーブ T 細胞と記憶 T 細胞の識別は必ずしも完全なものではなく CD45RA 陽性と CD45RO 陽性の細胞が入れ替わっていることもある．

年齢が上がると，記憶細胞の比率も上がっていくということが知られている．これは環境から来る病原体に絶えずさらされる機会が多くなるからである．新生児の記憶 T 細胞は血液中のすべての T 細胞の 5％以下であるが，成人では 50％あるいはそれ以上となる（**図 2.10**）．後述するが，思春期以降では胸腺おける新たなナイーブ T 細胞の増員による補填がきかなくなってくるため，これを補うために記憶細胞が蓄積されていくのだと考えられている．

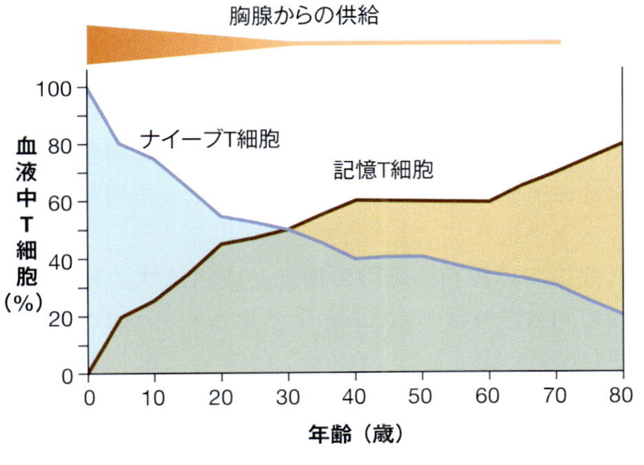

図 2.10　年齢によるナイーブと記憶 T 細胞の比率の推移
ナイーブと記憶 T 細胞の比率は複数の健常者で解析された．“胸腺からの供給”はおよその目安である〔Dr. Donna L. Farber, Columbia University College of Physicians and Surgeons, New York のご厚意による〕．

記憶 B 細胞はある特定の細胞膜 Ig を発現し，アイソタイプ（isotyps）スイッチングによってつくられてくる IgG，IgE，IgA が含まれる．一方ナイーブ B 細胞は IgM と IgD のみを発現する（**第 5 章**，**第 12 章**参照）．ヒトにおいては記憶 B 細胞のマーカーは CD27 である．

記憶細胞はヘテロな集団であり，生体内での分布と遊走能によっていくつかのサブセットに分けることができる．記憶 T 細胞と記憶 B 細胞に関してはそれぞれ**第 9 章**と**第 12 章**で説明される．

ナイーブ，エフェクター，記憶リンパ球のそれぞれの特徴は遺伝子発現にもみられる．その中には転写因子，エピジェネティクスの変化，ヒストンのメチル化やアセチル化，そして染色体のリモデリングなどが含まれる．例えば KLF-2 とよばれる転写因子はナイーブ T 細胞の維持に必要であるが，それとは異なる機能をもつ CD4 陽性エフェクター T 細胞，すなわち Th1 細胞（Th1 cells），Th2 細胞（Th2 cells），Th17 細胞（Th17 cells）は T-bet，GATA-3，RORγT（retinoid-related orphan receptor γ T）という転写因子にそれぞれ依存しており，またサイトカインの遺伝子のエピジェネシスも異なっている（**第 10 章**）．他の種類の転写因子は記憶 B 細胞や記憶 T 細胞の維持に必要とされている．リンパ球の形質とそれぞれに対応するマーカー分子に関してはまだ知見が不完全であり，現在も研究が進められている．

ナチュラルキラー細胞とサイトカイン産生自然リンパ球

自然免疫系には骨髄由来の細胞からつくられ T 細胞と類似したリンパ球様の形態と効果をもつが T 細胞とは異なり T 細胞受容体を欠失する細胞がいくつか存在する． これらの細胞の主な機能は，病原体に対する早期の防御機能，ストレスや傷害を受けた宿主細胞を認識し除去すること，そして獲得免疫応答に影響を与えることである．**ナチュラルキラー細胞**（natural killer cells：NK cells）は CD8 陽性細胞傷害性 T 細胞と類似の細胞傷害作用をもつ．これらの細胞は血中を循環すると同時に多様なリンパ系の組織の中にも分布する．サイトカインを分泌する**自然リンパ球**（innate lymphoid cells：ILCs）は CD4 陽性ヘルパー T 細胞と類似の作用をもつ．**第 10 章**で説明するように，CD4 陽性ヘルパー T 細胞は分泌するサイトカインの種類によって 3 つのグループに分けることができる．自然リンパ球は血液の中ではごくわずかで，ほとんどが肺や消化管などの粘膜組織に局在する．骨髄の中にあるリンパ球の前駆細胞は T 細胞や B 細胞をつくり出すが，これらは同時にナチュラルキラー細胞やサイトカイン産生自然リンパ球の共通の前駆細胞でもある．またナチュラルキラー細胞とサイトカイン分泌自然リンパ球の両者は，系列特異的なマーカーや転写因子においても，同じものを発現している．リンパ組織誘導細胞（lymphoid tissue-inducer cells）は自然リンパ球の亜群であり，リンフォトキシン（lymphotoxin）といわれるサイトカインやTNFなどを産生する．これらは後述するように，二次リンパ組織の構成に必要である．ナチュラルキラー細胞と自然リンパ球に関しては**第4章**で詳しく述べる．

リンパ組織の形態と機能

中枢リンパ器官（generative lymphoid organ），あるいは一次リンパ器官ともよばれる骨髄と胸腺では，リンパ球が初めて抗原受容体を発現し，形態的かつ機能的な成熟性を獲得する場である（**図2.6**参照）．骨髄と胸腺はB細胞とT細胞の成熟器官である．B細胞は骨髄の中で部分的に成熟し，末梢血液中に入り脾臓の中へと遊走し，成熟を完成させ，さらに二次リンパ器官に移動していく．一方T細胞は胸腺で成熟し，循環の中に入り，末梢リンパ器官に移動する．中枢リンパ器官の2つの重要な機能は成長因子とリンパ球の成熟に必要なシグナル分子を供給することであり，また自己抗原を認識させ成熟リンパ球の選別することである（**第8章**参照）．

二次リンパ器官あるいは末梢リンパ器官にはリンパ節，脾臓さらには粘膜免疫系（mucosal immune system）が含まれる．ここではリンパ球は外来抗原にさらされ，教育および分化がなされる（**図2.6**参照）．これらの器官では，獲得免疫を始動させるために必要となる細胞同士の相互作用を可能にする効率的な解剖学的な構築をもっている．すなわちリンパ球と抗原提示細胞とがある特定の領域での同在を可能とし，しかもその領域では運ばれてきた外来性の抗原が濃縮されやすいように構築されているのである．これにより抗原と抗体特異的なナイーブリンパ球が同じ領域に同在することができ，獲得免疫機能が作動できる．このようなリンパ組織の解剖学的な構築は，抗原によって活性化されたT細胞とB細胞の相互作用をも可能にする．**第3章**で述べられるが，多くのリンパ球は何回も血液中を循環することによって血液，二次リンパ組織，各臓器の間を巡っているのである．

骨髄

骨髄は末血中の血液細胞をつくる場所である．それらの中には赤血球，顆粒球，単球が含まれ，またB細胞の成熟がなされる場でもある．造血（hematopoiesis）といわれる血液をつくる作業（**図2.11**）は，胎児期では卵黄嚢の血島と大動脈周囲の間葉組織で行われており，胎生3～4ヵ月で造血の場は肝臓に移行し，最終的には骨髄になる．生後すぐの間は全身の骨において造血がなされているが，年齢とともに扁平骨に限定されていき，思春期後は胸骨，椎骨，腸骨，肋骨に限定されていく．赤脾髄は造血をしている骨にみられ，中は長い骨性の梁と梁の間をスポンジのような網目構造が埋めている．この網目構造の中を血液と連続性の基底膜に覆われた内皮細胞でつくられる洞様血管が満たしている．洞様血管の外にはさまざまな発生段階の血液細胞がクラスターをつくり，しかも脂肪細胞も存在する．血液の前駆細胞は洞様血管の基底膜と内皮細胞の間の空間に遊走・移動し，そこで成熟をする．骨髄が傷害された，あるいは新たな血液が必要となった時には，肝臓や脾臓でも造血を開始することがある．これを髄外造血という．

赤血球，顆粒球，単球，樹状細胞，マスト細胞，血小板，B細胞，T細胞，自然リンパ球はすべて骨髄の中で共通の造血幹細胞からつくられる（**図2.11**参照）．造血幹細胞は多分化能であり，1つの造血幹細胞からすべてのタイプの成熟血液細胞をつくり出すことが可能である．造血幹細胞はまた自己複製が可能で，分裂の度に少なくとも1つの娘細胞をつくって幹細胞を維持する一方，特定の系列の分化細胞もつくる．このような分裂を非対称分裂という．造血幹細胞はCD34とc-Kitの発現があることと，同時に成熟細胞に発現するマーカーは発現していない，ということから同定できる．造血幹細胞はニッチ（niche）とよばれる特定の組織学的微細構造に局在し，骨髄内で維持される．この特殊な場所では非造血系の間質細胞があり，造血幹細胞－間質細胞間の細胞接着に依存したシグナルや成長因子のやり取りを行い，造血幹細胞の分裂を支持している．造血幹細胞は2つの種類の前駆細胞をつくり出す．1つはリンパ系といくつかの骨髄系細胞であり，もう1つは多くの骨髄系細胞と赤血球，血小板である．共通の骨髄リンパ前駆細胞はT細胞，B細胞，自然リンパ球に向かって分化する前駆細胞をつくり出し，また同時に他の骨髄系の細胞もつくる．骨髄系－巨核細胞－赤芽球系に共通の前駆細胞は赤血球系，巨核球系，顆粒球系，単球系の前駆細胞をつくり出し，それらはさらに成熟した赤血球，血小板，好中球や好酸球，好塩基球などの顆粒球，そして単球をつくり出す．大半の樹状細胞は単球系の前駆細胞から分かれて発生してくる．未分化なマスト細胞の前駆細胞は顆粒球と単球の共通の前駆細胞から発生し，骨髄を去り末梢器官においてマスト細胞として成熟していく．

骨髄における前駆細胞の増殖と成熟はサイトカインによって刺激される．これらのサイトカインは**コロニー刺激因子**（colony-stimulating factor：CSF）とよばれる．なぜならばそれらのサイトカインは骨髄から取り出された多種類の白血球系あるいは赤血球系細胞コロニーに対する増殖・分化能を指標として同定されてきたからである．造血を支えるサイトカインは間質細胞とマクロファージによって骨髄の中でつくられ，これらが造血における微小環境となる．これらの因子は抗原によって刺激されたT細胞，サ

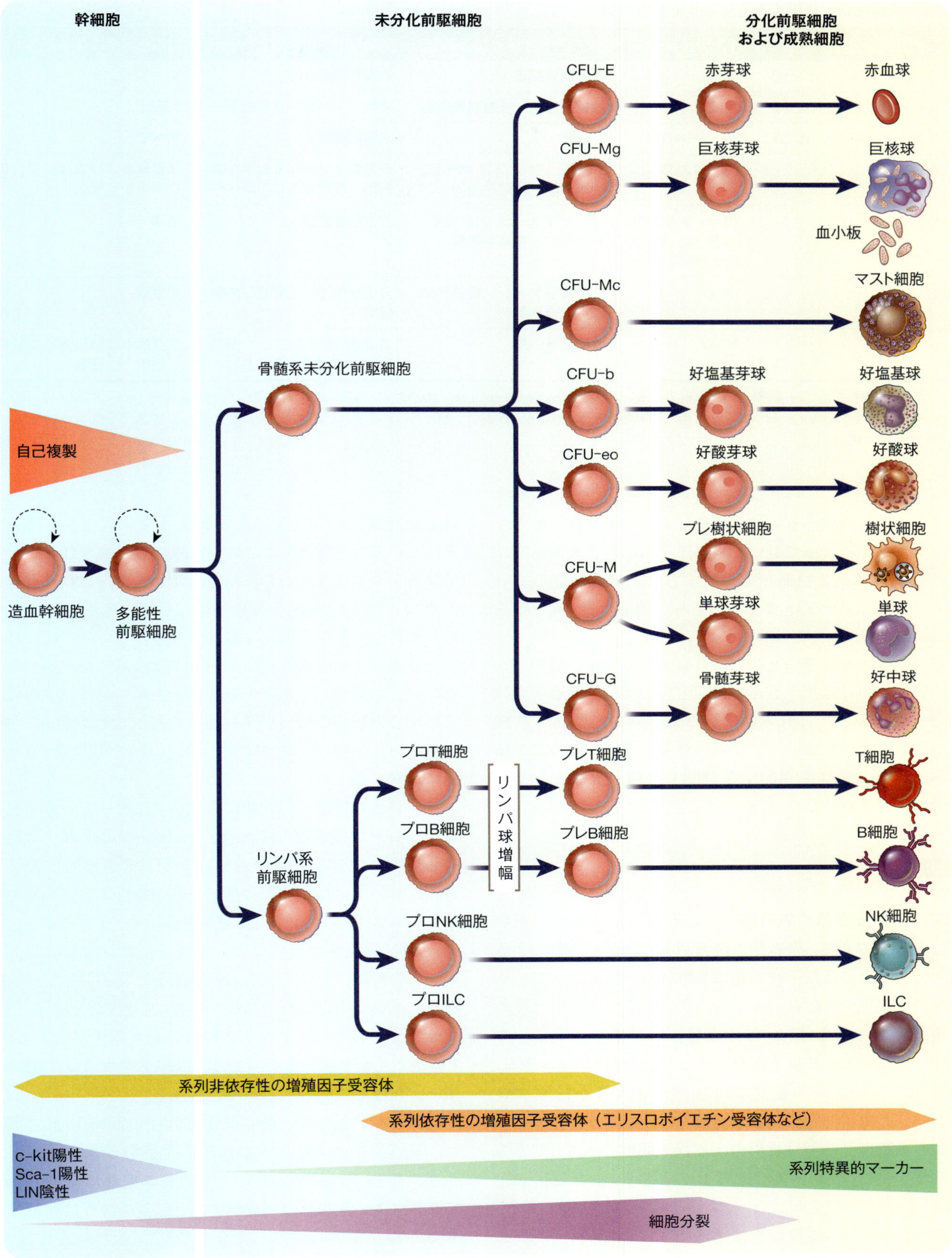

図 2.11　造血

血液の主要な細胞の発生分化は造血系の樹状にみることができる．それぞれの系統の発生を担うサイトカインについては**表 2.6** を参照．リンパ球の分化については**第 8 章**で説明される．

ILCs：自然リンパ球（innate lymphoid cells），NK 細胞：ナチュラルキラー細胞（natural killer celles）

表 2.6 免疫細胞に作用する造血系サイトカイン

サイトカイン	分子量	主要な供給源となる細胞	主要な標的となる未熟細胞	誘導される主要な細胞集団
幹細胞因子(c-kit リガンド)	24kD	骨髄間質細胞	造血幹細胞(HSC)	すべて
インターロイキン-7(IL-7)	25kD	線維芽細胞，骨髄間質細胞	未熟リンパ球系前駆細胞	T 細胞
インターロイキン-3(IL-3)	20 ～ 26kD	T 細胞	未熟前駆細胞	すべて
GM-CSF	18 ～ 22kD	T 細胞，マクロファージ，内皮細胞，線維芽細胞	未熟および分化骨髄系前駆細胞，成熟マクロファージ	顆粒球および単球，マクロファージ活性化
M-CSF	70 ～ 90kD の二量体，40kD のサブユニット	マクロファージ，内皮細胞，骨髄細胞，線維芽細胞	分化前駆細胞	単球
G-CSF	19kD	マクロファージ，線維芽細胞，内皮細胞	分化を開始した顆粒球前駆細胞	顆粒球
Flt3 リガンド	30kD	骨髄間質細胞	造血幹細胞(HSC)，樹状細胞と B 前駆細胞	古典的および形質細胞様樹状細胞，B 細胞

G-CSF：顆粒球コロニー刺激因子(granulocyte colony-stimulating factor)，GM-CSF：顆粒球単球コロニー刺激因子(granulocyte-monocyte colony-stimulating factor)，HSC：造血幹細胞(hematopoietic stem cell)，M-CSF：マクロファージコロニー刺激因子(monocyte colony-stimulating factor)

イトカイン活性化あるいは病原体によって活性化されたマクロファージによってもつくられ，免疫応答と炎症反応によって消費される白血球を補充することにも役立っている．主な造血系サイトカインの名称と機能は**表 2.6** に示されている．

自己複製する幹細胞とそこから発生する前駆細胞のほかに，骨髄の中にはたくさんの長期生存の抗体分泌形質細胞が含まれている．これらの細胞は末梢リンパ器官で B 細胞が刺激を受けて成熟し，骨髄に移動してくるものに由来する．さらに長期生存記憶 T 細胞も骨髄に異動し，長らく骨髄に留まる．

胸腺

胸腺は T 細胞の成熟の場で，前胸部にある 2 つの葉からなる臓器であり，思春期以降は退行し，成人になると萎縮してしまう．それぞれの葉は線維状の中隔によっていくつかの小葉に分けられ，かつ各小葉は中心の髄質と外側の皮質に分けられる(**図 2.12**)．皮質には T 細胞が集積しており，比較的明るく染まる髄質ではリンパ球がまばらにしか存在していない．髄質にはリンパ球のほかにマクロファージと樹状細胞がいる．胸腺の中の微細骨格をつくっている細胞はリンパ球以外の上皮性の細胞であり，この細胞は細胞質に富む．胸腺の**皮質上皮細胞**(cortical epithelial cells)は IL-7 を産生し，これが T 細胞の成熟に必要である．他のサブセットの上皮細胞は髄質にのみ見出され，これを**髄質胸腺上皮細胞**(medullary thymic epithelial cells：MTEC)という．この細胞は発達途中の T 細胞に対し自己抗原を提示する作用をもち，また自己抗体に対して反応してしまう T 細胞を除去する．このようなしくみから生体は自己抗原に対して反応しないようなシステムを獲得する．このことは**第 15 章**において詳しく説明される．髄質ではハッサル小体といわれる構造体がある．これは幾重にも重なった上皮細胞が渦巻き状に層状構造をとったもので，変性した細胞が構成すると考えられている．胸腺は血管と輸出リンパ管が豊富で，それらは縦隔リンパ節へと流れていく．胸腺の上皮性の細胞は胎生期の発達途中の頸部と胸部の外胚葉の細胞が落ち込んで入ってきた鰓嚢に由来する．樹状細胞，マクロファージとリンパ球前駆細胞は骨髄に由来する．

リンパ球の機能が先天的に機能不全になっている疾患を**ディジョージ症候群**(DiGeorge syndrome)とよぶ．これらの患者では T 細胞が欠損しているが，その原因は胸腺の発達において必要とされる遺伝子群が染色体レベルで欠損しているからである(**第 21 章参照**)．ヌードマウス(nude mouse)は免疫学の研究においてよく使われる動物であるが，この動物においてはある転写因子をコードしている遺伝子に変異があるため，胸腺と毛包に必要な上皮細胞が分化せず，そのためにこれらの器官の正常発生が阻害され，T 細胞と毛が欠損するのである．ヌードマウスは T 細胞欠損モデルとして実験上よく用いられる．

胸腺におけるリンパ球は**胸腺細胞**(thymocyte)ともよばれ，発達途中のさまざまな段階の T 細胞が含まれる．未熟な T 細胞が胸腺に入ると，その後の成熟は皮質においてなされる．胸腺細胞が成熟すると髄質のほうに移行してくるため，髄質は成熟した T 細胞によって構成される．成熟したナイーブ T 細胞のみが胸腺から出ていくことが可能であり，血流と末梢リンパ組織に移行していくのである．これらの胸腺細胞の成熟に関しては**第 8 章**で詳しく述べる．

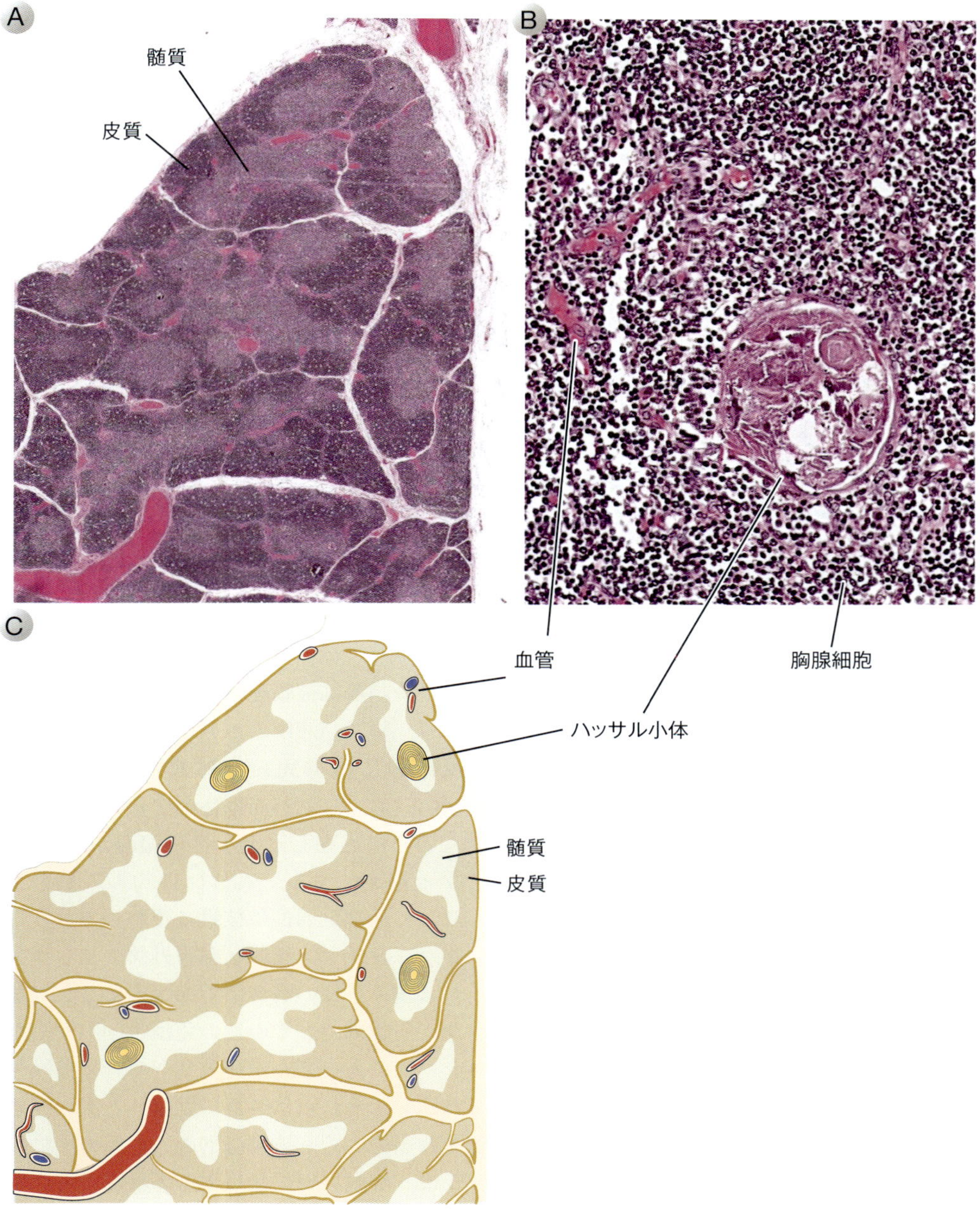

図 2.12　胸腺の組織

(A)低倍の光学顕微鏡像では小葉に分かれた胸腺組織が比較的暗い皮質と明るい髄質をもつのがわかる．(B)胸腺髄質の高倍の光学顕微鏡像．多くの青く染まる小型の細胞は発達途上のＴ細胞であり，これらの細胞を胸腺細胞ともよぶ．大きなピンクの構造体はハッサル小体といわれる．これは胸腺の髄質にのみにある特徴的な構造をもつ小体であるがその機能はまだよくわかっていない．(C)線維状の梁によって区分けされる胸腺の小葉構造をシェーマで示す．

リンパ系システム

リンパ系システム(lymphatic system)は組織から組織液を運んでくる特殊化したリンパ管とリンパ節によって構成される(図 2.13)． リンパ系は組織液の恒常性(homeostasis)の維持と免疫応答において必須のものである．間質液は血管から組織内に血漿が移動することによってつくられ，すべての血流を有する組織において生じるものである．組織が傷害されたり感染を起こすと，このリンパ液の産生は局所的に劇的に増加する．皮膚，上皮，実質臓器においては膨大な数のリンパ管があり，組織を構成する細胞間スペースから組織液が吸収されてくる．リンパ小管は先が盲端になった血管様の構造であり，内皮細胞が重なった状態で構成される．ただ血管と異なり内皮細胞同士にはタイトジャンクション(tight junction)や連続性の基底膜はない．リンパ小管は弾性線維を介して細胞外基質と接し，この弾力性によって組織が浮腫を起こしたり大量の組織液が産生された時には内皮細胞を広げ，組織液がリンパ管に流入することを可能とする．このように血管とは異なった開閉可能な内皮細胞が内側を覆っているため，血管

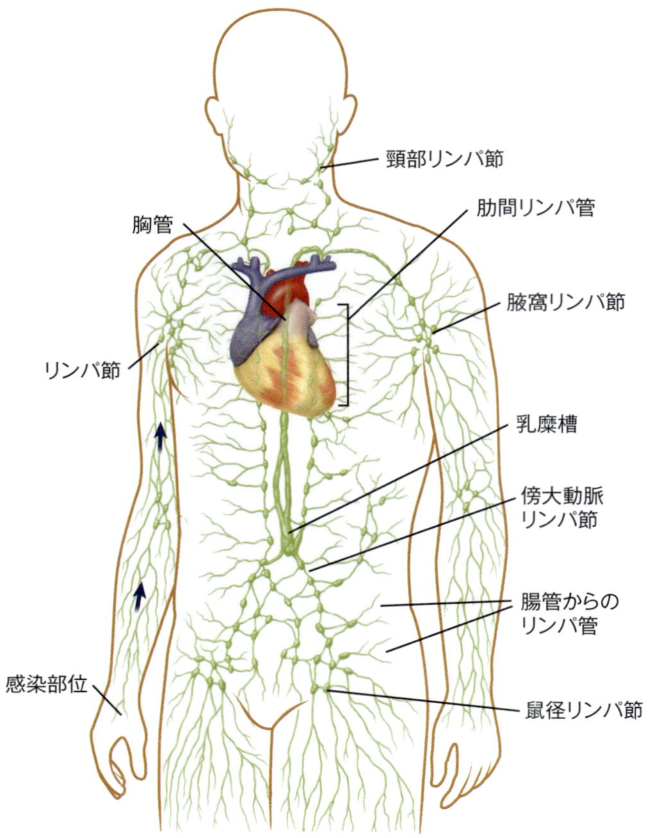

図 2.13 リンパ系
下大静脈および上大静脈(図示せず)に流れ込む主なリンパ管の経路とリンパ節を示す．抗原は感染部位で捕獲され，近傍のリンパ節へ運ばれ，免疫反応を起こす．

のように弁はないが一方向への液の流入を可能とする．吸収された組織液は**リンパ液**(lymph)とよばれ，大きなリンパ管へと合流していく．リンパ液はリンパ管の周りの平滑筋の収縮や骨格筋の動きによる圧力によって中枢に向かって送られていく．その過程において，リンパ液はリンパ節の中へと入っていく．さらに輸出リンパ管からリンパ節の外へと流れ出して行く．リンパ節同士はリンパ管によって結ばれており，リンパ節をいったん出て行った輸出リンパ管は再び別のリンパ節の中に輸入リンパ管となって次のリンパ節の中に入っていく．このように出入りを繰り返し，最終的には最も大きなリンパ管である胸管へと入っていく．胸管に流れ着いたリンパ液は上大静脈に注ぎ込み，再び血流に乗って全身を回る．右の上半身，腕，頭部の右半分のリンパ液は右のリンパ管へと集合し，これも上大静脈の中に注ぎ込む．1 日で約 2 L のリンパ液が体内を循環している．もしもこのリンパ経路の流れが腫瘍や寄生虫などによって阻害されると重篤な組織の浮腫を起こす．

リンパ管は病原体の抗原をリンパ節へと運び獲得免疫を始動させる．病原体は最も多くは皮膚，消化管や呼吸器系から生体へと侵入してくる．これらの組織はすべて上皮によってバリア構造がつくられており，しかもそこには樹状細胞が分布しており，リンパ管へとリンパ液が流れるしくみになっている．樹状細胞は病原体の抗原をキャッチし，基底膜をすり抜けてリンパ管へと入っていく．樹状細胞がリンパ節へ遊走するには，リンパ節から出されるサイトカインが必要である．このしくみについては**第 6 章**で詳しく述べる．他の病原体や可溶性の抗原も樹状細胞とは別にリンパ液の中に入ることが可能である．さらには，炎症部位でつくられたケモカインやサイトカインなどの可溶性の炎症性メディエーターもリンパ管の中に入り，リンパ管の内皮細胞を活性化して樹状細胞のリンパ管内への遊走を誘導するしくみになっている．このようにリンパ管とリンパ管の間に存在するリンパ節はフィルターのような役割を果たし，中に可溶化している抗原や樹状細胞に結合した抗原などを捕獲し，獲得免疫を刺激していく．このプロセスについては**第 6 章**で述べられる．

リンパ節

リンパ節は被膜を被り，血流を有する二次リンパ組織であり，リンパ液によって組織から運ばれてきた抗原情報に反応して獲得免疫を始動するための組織構築をもつ(**図 2.14**)．リンパ節は体中を張り巡らされたリンパシステムの中に点在し，上皮性の組織から運ばれてきた抗原をフィルターする．人体には約 500 個のリンパ節がある．リンパ節は全周性に被膜に覆われており，その下は細網細胞，コラーゲン線維と細胞外マトリックスによって構成される編み目様の洞溝系の構築内にリンパ球，マクロファージ，樹状細胞，その他の免疫系細胞が満たされている．リンパ節に入ってくる輸入リンパ管は被膜のすぐ下の洞に流れ込み，それらはさらに髄質へと流れ，輸出リンパ管から流れ出ていく．被膜直下の辺縁洞の中にあるマクロファージは，細胞表面に発現する多様な受容体を介してリンパ節内に入ってきた病原体などを認識し，捕食する．辺縁洞に接する皮質の領域にはリンパ球に富む領域が存在する．皮質には**濾胞**(follicle)といわれる B 細胞の凝集体があり，濾胞周囲の傍濾胞皮質，あるいは傍皮質，T 細胞ゾーンともよばれる領域は，細胞外マトリックスと線維に富む索を形成し，T 細胞と樹状細胞を内包する．

B 細胞と T 細胞の組織学的な構成

B 細胞と T 細胞はそれぞれリンパ節の皮質において特定の場所に棲み分けがされている(**図 2.15**)．B 細胞は主に皮質の濾胞の中に分布する．濾胞は濾胞性樹状細胞の周囲に位置し，樹状細胞は互いに突起を出して連結することで，密な網目状の構造の枠を形成する．濾胞の中のいくつかは**胚中心**(germinal center)とよばれる中心領域を有し，その領域は組織染色において明るい領域として認識される．胚中心がない濾胞は一次濾胞とよばれ，成熟したナイーブ B

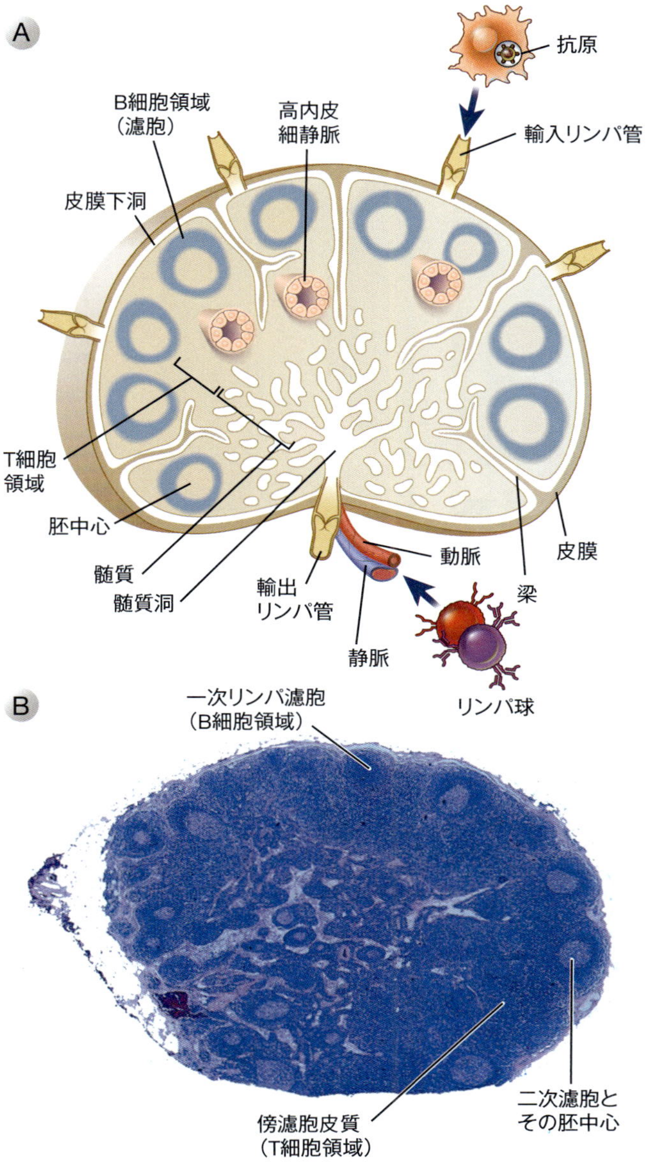

図 2.14 リンパ節の形態

(A)T 細胞と B 細胞がそれぞれ豊富な領域と，リンパ球や抗原(樹状細胞によって捕獲されるものとして図示)の流れてくる経路をシェーマで示す．(B)リンパ節における T 細胞と B 細胞領域を光学顕微鏡像で示す〔Dr. James Gulizia, Department of Pathology, Brigham and Women's Hospital, Boston, Massachusetts のご厚意による〕.

細胞が存在する．胚中心を有する濾胞は二次濾胞とよばれ，活性化された B 細胞が存在する．胚中心は抗原からの刺激を受けて発達してくるものであり，そこでは B 細胞の増殖，抗原に対し高い結合力をもつ抗体をつくる細胞の選別，記憶 B 細胞の発生そして長期生存する形質細胞の存在の場でもある．それぞれの胚中心はセントロブラスト(centroblasts)とよばれる増殖している B 細胞が密に存在する領域であり，比較的明るい部位は増殖を停止し生存と分化に向けたセントロサイト(cenctrocytes)とよばれる B 細胞が局在する場所である．体液性免疫の刺激に対する胚中心の反応については**第 12 章**で説明される.

T 細胞は傍皮質索の濾胞の下，あるいはより中心部に近い領域に位置する．これらの T 細胞に富む領域は**線維芽細胞様細網細胞**(fibroblastic reticular cells：FRC)といわれる特殊な線維芽細胞が網目構造をつくり，それらの多くは FRC 導管とよばれる管腔構造を形成する(**図 2.16**)．他の線維芽細胞と同様に FRC は中胚葉由来であるが，ポドプラニンといわれるタンパク質を発現することで一般的な線維芽細胞とは区別される．これらの細胞が形成する導管の太さは直径 0.2 ～ 3μm であり，細胞外基質がその外側を覆うように構築する．なかでもフィブリリンといわれる微小線維の網目構造の中にコラーゲン線維が導管と並行して束をつくり，FRC がつくる基底膜が外側を被覆する．これらの導管はリンパ節の中へと抗原を輸送するのに使われ，輸入リンパ管が T 細胞の分化する領域に入っていき，また抗原提示をする樹状細胞がアクセスしやすいような構造となっている．このように導管は辺縁洞から始まり，髄質洞リンパ管ならびに**高内皮細静脈**(high endothelial venule：HEV)といわれる皮質の血管へと伸びている．ナイーブ T 細胞は HEV を通じて T 細胞領域に侵入していく．このことは**第 3 章**で詳しく述べる．T 細胞は皮質領域の導管の周囲に密に存在する．皮質領域の T 細胞の約 70％が CD4 陽性ヘルパー T 細胞であるが，少数の CD8 陽性の T 細胞も混在している．ところが感染が起きるとこの比率は劇的に変わる．例えばウイルス感染の場合 CD8 陽性 T 細胞は劇的に増加する．樹状細胞も皮質領域に集積し FRC 導管周囲に集積する.

T 細胞と B 細胞を組織学的に異なる領域に住み分けているのは，リンパ節の中にある間質細胞が分泌するサイトカインの働きによることが知られている(**図 2.15** 参照)．このような B 細胞と T 細胞の住み分けに関与するサイトカインは**ケモカイン**(chemokine)(chemoattractant cytokine)といわれ，リンパ球の膜上のケモカイン受容体に結合する．ケモカインは 8 ～ 10kD のサイトカインからなる 1 つのファミリーを構成しており，細胞の動き，発生，組織構築の維持，そして免疫と炎症反応に幅広くかかわる．**第 3 章**ではケモカインとその受容体の特性に関して詳しく述べる．ナイーブ T 細胞は CCR7 といわれる受容体を発現している．この受容体は T 細胞領域の FRC とその他の間質細胞が産生する CCL19 と CCL21 にも結合する．これらのケモカインはナイーブ T 細胞が HEV からリンパ節実質内への遊走を促進する．病原体によって活性化された樹状細胞は CCR7 を，リンパ節の血管内皮細胞は CCL21 を発現する．これによりなぜ輸入リンパ管から入ってきた樹状細胞が，ナイーブ T 細胞がいる同じ領域に分布するのかということが説明される(**第 6 章**)．ナイーブ B 細胞は CCR7 を低いレベルで，CXCR5 というケモカイン受容体を高いレベルで発現する．この CXCR5 は CXCR13 とよばれるケモカインに結合し，これは濾胞の濾胞性樹状細胞において

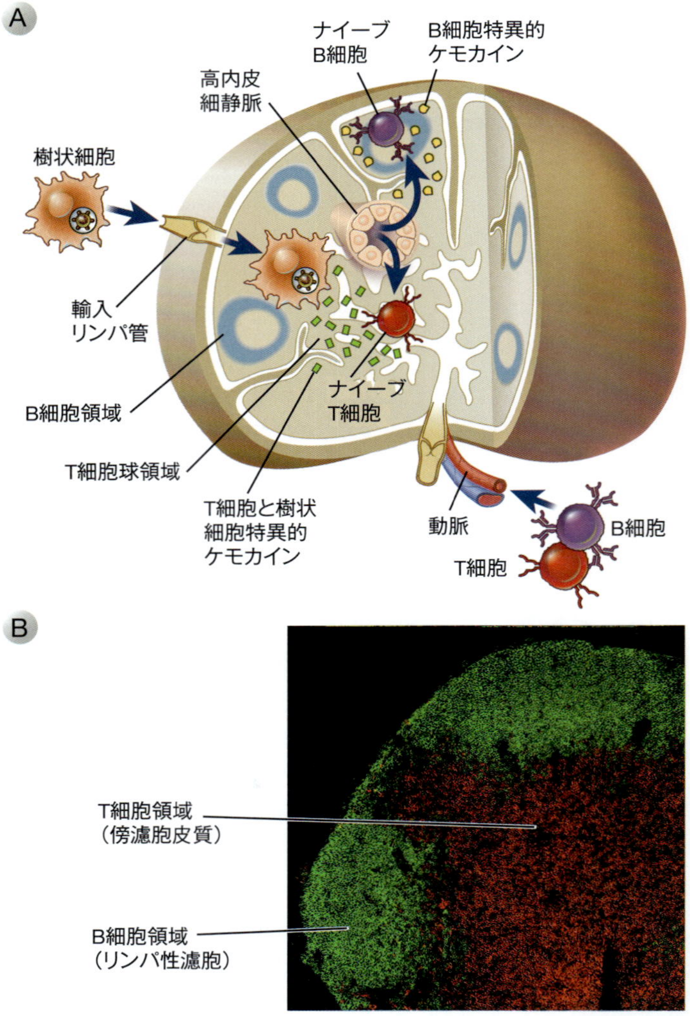

図 2.15 リンパ球における B 細胞と T 細胞の住み分け

(A)シェーマでは T 細胞と B 細胞がどのようにしてリンパ球の中の別々の領域に遊走していくのか，その経路を示す．ナイーブリンパ球は動脈からリンパ節の中に入り，HEV を通って血流からリンパ組織の中に入ってくる．その後，B 細胞と T 細胞はそれぞれの刺激ケモカインに従って所定の場所に遊走し，住み分けする．(B)リンパ節切片における濾胞に局在する B 細胞(緑)と傍濾胞皮質に局在する T 細胞(赤)の免疫蛍光染色像(**付録Ⅲ**を参照)を示す〔Drs. Kathryn Pape and Jennifer Walter, University of Minnesota School of Medicine, Minneapolis のご厚意による〕．脾臓でも T 細胞と B 細胞の組織学的な局在の違いは認められる(**図 2.17** 参照)．

のみつくられる因子である．これらの因子によって，循環しているナイーブ B 細胞は HEV をすり抜けてリンパ節の中に入り，濾胞の方へと導かれる．ケモカインがどのようにしてリンパ球の局在を決め，そして組織構成を保持するのかということに関する膨大な仕事は，主にマウスで解析されてきた．例えば CXCR5 ノックアウトマウスはリンパ節と脾臓において B 細胞を内包すべき濾胞が，CCR7 ノックアウトマウスは T 細胞領域が欠損する．

リンパ節や末梢リンパ器官の発達はいくつかのサイトカイン，ケモカイン，転写因子の働きとリンパ組織誘導細胞によってなされる．胎生期においては，リンパ組織誘導細胞である自然リンパ球細胞群がリンパ節や他の二次リンパ器官の発達を促す．このような機能は誘導細胞に発現されている多様なタンパク質からなされ，その多くはリンフォトキシン-α(LTα)とリンフォトキシン-β(LTβ)によってもたらされる．このいずれかの因子が欠損した場合には，マウスにおいてはリンパ節や腸管における二次リンパ組織が発達できなくなる．これらのマウスにおいては脾臓の白脾髄もうまく形成されてこない．誘導細胞によってつくられる LTβ はさまざまな臓器に分布する二次リンパ器官の間質細胞を刺激し，その間質細胞がさらにケモカインを分泌することで，リンパ器官の構築を促すのである．LTβ によって刺激を受けた濾胞性樹状細胞は CXCL13 というケモカインを産生し，B 細胞の集積を促して濾胞の形成にかかわる．FRC は CCL19 と CCL21 を産生するように刺激され，それが引き金となって T 細胞と樹状細胞を集積させ T 細胞領域を形成する．

組織学的な B リンパ細胞と T 細胞の住み分けは，それぞれの抗原提示細胞(B 細胞では濾胞性樹状細胞，T 細胞では樹状細胞)と緊密に連結することによってなされる．

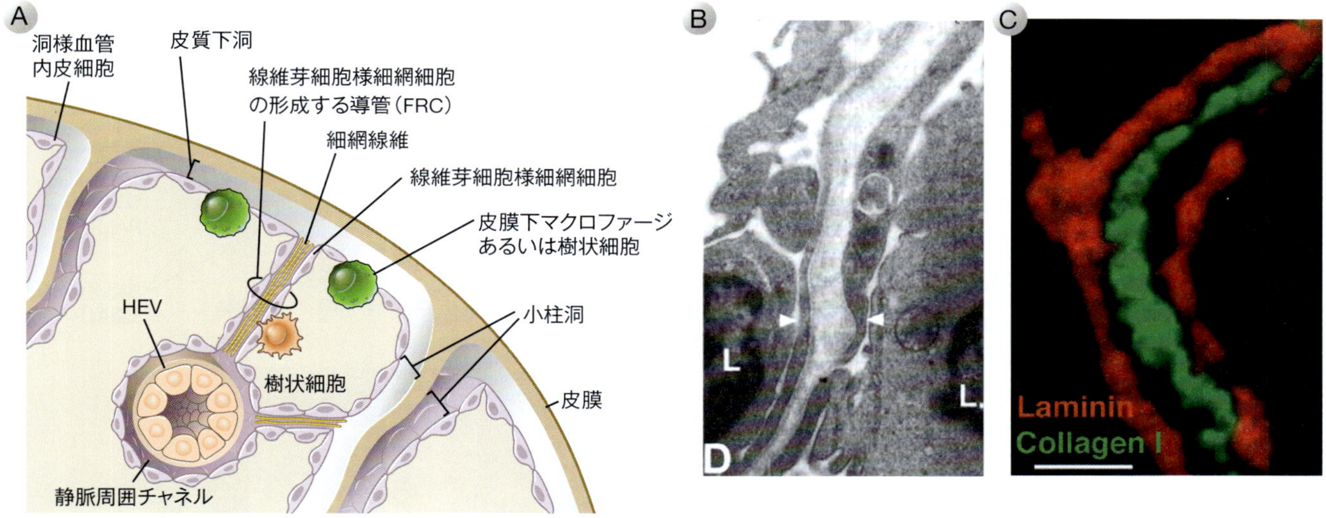

図 2.16 リンパ節皮質の微細形態

(A)リンパ節皮質における辺縁洞から線維性の導管を通って HEV 周辺の血管周囲に至るリンパ液の流路をシェーマで示す.(B)FRC 導管の電子顕微鏡像. 導管は線維芽細胞様細網細胞(矢頭)によって囲まれ, その周囲にリンパ球(L)が隣接する〔Gretz JE, Norbury CC, Anderson AO, Proudfoot AEI, Shaw S: Lymph–borne chemokines and other low molecular weight molecules reach high endothelial venules via specialized conduits while a functional barrier limits access to the lymphocyte microenvironments in lymph node cortex, The Journal of Experimental Medicine 192: 1425–1439, 2000. より引用〕.(C)FRC 導管の免疫蛍光染色像. 基底膜を構成するラミニン(赤)とコラーゲン線維(緑)が示されている〔Sixt M, Nobuo K, Selg M, Samson T, Roos G, Reinhardt DP, Pabst R, Lutz M, Sorokin L: The conduit system transports soluble antigens from the afferent lymph to resident dendritic cells in the T cell area of the lymph node, Immunity 22: 19–29, 2006. Copyright © 2005 by Elsevier Inc. より引用〕.
HEV：高内皮細静脈(high endothelial venule)

またＴ細胞とＢ細胞は機能的な相互作用の必要な時期が来るまで, お互いに相互作用をしないように分離されている. **第 9 章**と**第 12 章**で説明されるが, 抗原タンパク質で刺激された後, Ｂ細胞とＴ細胞はケモカイン受容体の発現量を変化させ, ケモカインやメディエーターのシグナルに従って遊走するように調節されている. 活性化されたＴ細胞はＢ細胞を助けるために濾胞の方に遊走したり, リンパ節から出て行ったり, 循環血に移動したりする. 活性化されたＢ細胞は胚中心に移動し, 形質細胞に分化した後, 骨髄へと戻っていく.

リンパ節を通じた抗原の輸送

リンパ液で組織から運ばれてきた物質はリンパ節の被膜下の辺縁洞に入り, 大きさによって選り分けられ, 樹状細胞, マクロファージ, 濾胞性樹状細胞に運ばれ, Ｔ細胞とＢ細胞の活性化を惹起する. 辺縁洞の底部には洞の中にある細胞が下にある皮質の方に向かって接触したり遊走できるが, 一方可溶性の分子は皮質の中を簡単にすり抜けられないような特殊な構造になっている. 病原体や高分子の抗原は洞の中にあるマクロファージによって取り込まれ, 洞の直下にある皮質Ｂ細胞に提示される. これは抗原によって惹起される最初の抗体反応となる. 低分子の可用性抗原は FRC を通じて洞の外に運ばれていき, 導管の側に位置する常在皮質樹状細胞に引き渡される. 常在樹状細胞は導管の周りを突起で囲み, 導管の内腔にも突起を伸ばし, 可溶性の抗原を捕獲する. このような抗原の輸送はＴ細胞免疫応答の引き金となる. 一方で, 長く持続する免疫応答はリンパ節の中に樹状細胞から抗原提示がもたらされることが必要である. これについては**第 6 章**で説明する.

脾臓

脾臓は血管に富む臓器であり, その主な機能は古くなった赤血球を除去することと, 獲得免疫を通じて血液中でつくり出された免疫複合体(immune complex)やオプソニン化された病原体などを血液から除去することである. 脾臓は成人において約 150 g の重さで, 腹腔上位 1/4 のスペースを占有する臓器である. 脾臓の実質は２つに分けられる. １つは赤脾髄(red pulp)で, 血液に満たされた洞様血管によって構成されるものであり, もう１つが白脾髄といわれ, リンパ球が主要な構成を占める. 脾臓への血流は１本の脾動脈によってもたらされ, 門から入ってきた血管は, 線維性の梁で取り囲まれながら次第に枝分かれをする(**図 2.17**). いくつかの脾動脈の動脈分岐は, 洞様血管へとつながり, そこには大量の赤血球と周りを取り囲むマクロファージなどによって構成される. 洞様血管は小静脈へつながり, それは脾静脈に流れ込み, 門脈血へと合流していく. 赤脾髄にあるマクロファージは, 血液の重要なフィルターのような役割を果たしており, ここでは病原体, 傷害細胞, 抗体に覆われオプソニン化された細胞などを捕獲する. 脾臓がないと肺炎球菌や髄膜炎球菌など莢膜を有する細菌に対する抵抗力が極端に落ちてしまい，全身性の炎症へと広がりやすくなる．その理由として，これらの病原体は多くの場合，オプソニン化(opsonization)および貪食されることにより脾臓で浄化されることが挙げられる．そのため，そのような機能がない場合には重症化する．

白脾髄には血液由来の抗原に対し獲得免疫を惹起させる細胞が含まれている．白脾髄にはさまざまなタイプのリンパ球が密に詰まっており，周辺の洞様血管と対比をなして，白い結節としてみえるのである．白脾髄は中心動脈の周りに形成される．中心動脈は脾動脈の枝であって洞様血管とは区別される．それぞれの中心動脈はさらに小さく枝分かれをし，リンパ球が豊富な領域を通り抜け辺縁洞に向かって流れていく．辺縁洞を囲む特殊化した細胞を**辺縁帯**(marginal zone)とよび，そこは白脾髄と赤脾髄を分ける境界となる．脾臓の白脾髄の構築はリンパ節とほぼ同じであり，B細胞とT細胞が別々に住み分けをしている．マウスの脾臓では，中心動脈はT細胞が幾重にも重なり取り巻いている．これらの解剖学的な特異性から形態学者はこれらのT細胞領域を**動脈周囲リンパ鞘**(periarteriolar lymphoid sheaths：PALS)とよんでいる．B細胞が豊富な濾胞は辺縁洞と動脈周囲リンパ鞘との間を埋めている．リンパ節と同様に脾臓におけるT細胞の占める領域はFRCによって網目がつくられる．辺縁洞のちょうどすぐ外側の周辺領域は，B細胞と特殊化したマクロファージが局在する領域である．辺縁洞のB細胞は濾胞のB細胞とは機能的に異なっており，抗原に対する特異性も限られた種類しかない．ヒトにおける白脾髄の構築は辺縁洞の内側と外側，傍濾胞において，マウスのよりもさらに複雑である．血液中の抗原は循環する樹状細胞によって血液から辺縁洞の細胞によって血液から辺縁洞にもたらされるか，辺縁洞に常在するマクロファージによって捕獲される．

第12章で説明されるが，抗原提示細胞，B細胞，T細胞の白脾髄における組織学的な局在は有効な体液性免疫の発達に必要である．リンパ節と同様にT細胞が動脈周囲リンパ鞘に局在し，またB細胞が濾胞と周辺洞に分布するのは間質細胞の産生するサイトカインやケモカインによるのと同じである．またリンパ節と同様にCXCL13というケモカインとその受容体であるCXCR5はB細胞が濾胞に遊走する際に必要とされ，またCCL19とCCL21はそれらの受容体であるCCR7と同様に，ナイーブT細胞が動脈周囲の鞘に遊走するのに必要である．リンパ系ではない間質細胞からこれらのケモカインが産生されるには，リンフォトキシンというサイトカインの刺激が必要である．

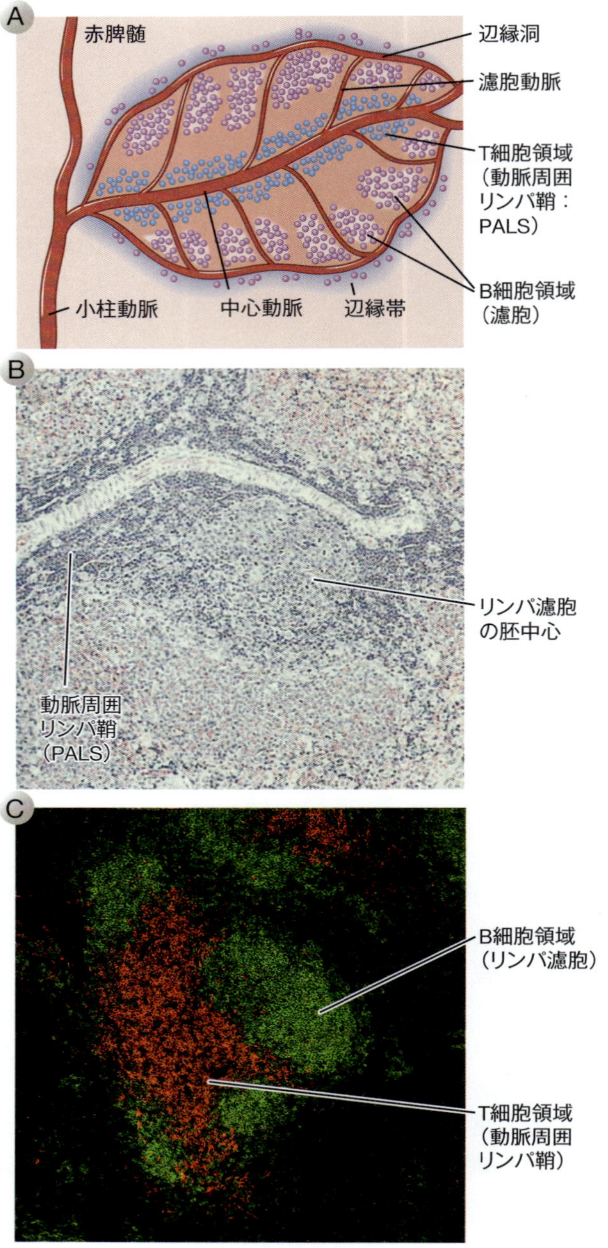

図 2.17　脾臓の組織

(A)白脾髄を形成するT細胞領域とB細胞領域のシェーマ．(B)ヒト脾臓の組織像．脾柱動脈の周囲に傍動脈リンパ球が囲って鞘を形成するのがみえる．またリンパ球濾胞による胚中心も隣接してみえる．これらの領域のすぐ外側に洞様血管に富む赤脾髄が接する．(C)免疫組織化学によって示される動脈周囲のT細胞とB細胞領域．傍動脈リンパ球鞘にあるT細胞(赤)と濾胞にあるB細胞(緑)がみられる〔Drs. Kathryn Pape and Jennifer Walter, University of Minnesota School of Medicine, Minneapolisのご厚意による〕．

皮膚と粘膜のリンパ系

すべての上皮性のバリア，すなわち皮膚，消化管粘膜，呼吸器系粘膜は被膜をもたない独自のリンパ性の構造を有する．そこでは免疫細胞がびまん性に分布し，局所的にバリアを破って侵入してきた病原体に対して，その中で独自に免疫応答を引き起こす．皮膚にある免疫系は外界にある多様な病原体に対処するために進化してきている．消化管や呼吸器系の粘膜に発達した免疫システムは粘膜関連リンパ組織(mucosa-associated lymphoid tissue：MALT)とよばれ，そこでは病原体を捉え免疫応答を引き起こす．皮膚と

MALTにおいては自然免疫と獲得免疫の両方に関連するさまざまな細胞が含まれている．さらに重要なこととして，この部位では共生性の微生物とリンパ球が緊密に局在しており，正常かつ生理的な生体維持に重要である．これらの組織における免疫系は共生生物を排除しないように進化している．この上皮性の免疫系バリアの特別な性質については**第14章**で詳しく述べる．

本章のまとめ　Summary

免疫系における組織学的構成は，有効な自然免疫および獲得免疫応答を惹起するのに重要である．このような組織構成は，体中のいかなる場所に病原体が侵入しようとも，好中球や単球などの自然免疫細胞を感染部位に迅速に運び，またいかなる抗原に対しても特異的に反応できるリンパ球が有効に反応できるようにつくられている．

自然免疫および獲得免疫において主立った効果をもたらす細胞は，好中球やマクロファージなどの貪食細胞，そしてマスト細胞，好塩基球，好酸球，樹状細胞とリンパ球である．

免疫細胞はその分化段階とサブファミリーごとに細胞膜表面に特定の分子が発現されており，それらの分子はCDによって命名されている．

好中球は血液中における最も多い白血球細胞であり核は分葉し，細胞質内はリソソーム顆粒に富み，感染や組織傷害の起きた部位に速やかに移動して貪食機能を発揮する．

マクロファージには組織に内在する常在の細胞と，感染に伴って血液中に動員されてきた単球由来のものとがある．すべてのマクロファージは貪食能があり，病原体や死んだ宿主の細胞を捕獲・殺傷し，ケモカインやサイトカインを分泌して血中からの白血球の動員と傷害組織の修復を始動させる．

樹状細胞はたくさんの突起を有し，体中のほとんどの組織に内在する．自然免疫の活動と同時に，ナイーブT細胞を活性化させるための抗原提示の機能をもつ．

B細胞とT細胞はきわめて多様な抗原に特異的に結合する受容体を発現しており，病原体に対する特異的かつ長く持続する獲得免疫応答に重要な役割を果たす．

自然リンパ球は自然免疫においてサイトカインを産生する働きをもち，T細胞様の形態を有する．これらの細胞はCD4陽性ならびにCD8陽性のエフェクターT細胞と類似する働きをもつ．ナチュラルキラー細胞を含む自然リンパ球はクローン性の抗原受容体を表面上に発現しない．

B細胞球とT細胞の両方は骨髄における共通の前駆細胞から発生する．B細胞のさらなる成熟は骨髄で起きるが，T細胞の前駆体は骨髄から胸腺に移動し，そこで成熟する．成熟の後B細胞とT細胞は骨髄あるいは胸腺を去り，循環血液中に入り，末梢リンパ器官に移動する．

ナイーブB細胞およびT細胞は成熟したリンパ球であるが，まだ特定の抗原にさらされたものではない．これらの細胞が抗原と出会うと増殖を開始し，エフェクターリンパ球へと分化を押し進められ，免疫防御応答に役割を果たす．エフェクターB細胞は抗体を産生する形質細胞である．一方エフェクターT細胞はサイトカインを産生するCD4陽性ヘルパーT細胞，CD8陽性の細胞傷害性T細胞が含まれる．

抗原によって活性化されたB細胞やT細胞のいくつかは，記憶細胞へと分化し，休眠状態で長らく生体内にとどまる．これらの細胞は，次に生体が同じ病原体にさらされた時に速やかに応答する役割を果たす．

免疫系の臓器は2つに分けられる．1つは発生器官あるいは一次リンパ器官といわれるもので，骨髄や胸腺がこれに該当し，リンパ球が成熟する臓器である．もう1つは末梢あるいは二次器官とよばれるもので，リンパ節，脾臓，粘膜系リンパ器官がこれに相当し，ナイーブリンパ球が抗原にさらされる場でもある．

骨髄にはリンパ球を含むすべての血液細胞の元となる幹細胞があり，胸腺で成熟するT細胞以外のすべての細胞の成熟の場でもある．

リンパ液という細胞外液は組織から絶えずリンパ管の中へと流れており，それらはリンパ節そして血液の中へと運ばれている．病原体の抗原は血液の中に可溶性の状態，あるいは樹状細胞に捕獲された形でリンパ液からリンパ節へと運ばれ，そしてリンパ節内のリンパ球によって認識される．

リンパ節は被膜をもつ二次リンパ器官であり，体中のリンパ管に沿って分布する．リンパ節ではB細胞とT細胞が組織からリンパ管を通じて送られてきた抗原に対して反応する．脾臓は被膜をもった腹腔内の臓器であり，古くなった赤血球やオプソニン化された病原体を循環血液から除去し，また血液由来の抗原に対してリンパ球が反応を起こす場でもある．

リンパ節と脾臓の白脾髄は類似の構成をもち，濾胞といわれるB細胞のいる領域とそれとは別個のT細胞の領域から構成される．T細胞のある領域は成熟した樹状細胞がいる場所でもあり，そこではナイーブT細胞を活性化するために樹状細胞が抗原提示を行っている．B細胞領域にある濾胞性樹状細胞はB細胞を活性化させる働きをもつ．二次リンパ組織の発達はリンパ系組織にある誘導細胞から産生されるサイトカインに依存する．

参考文献

免疫系の細胞

Collin M, McGovern N, Haniffa M. Human dendritic cell subsets. *Immunology.* 2013; 140: 22–30.

Davies LC, Jenkins SJ, Allen JE, Taylor PR. Tissue-resident macrophages. *Nat Immunol.* 2013; 14: 986–995.

Fan X, Rudensky AY. Hallmarks of tissue-resident lymphocytes. *Cell.* 2016; 164: 1198–1211.

Farber DL, Yudanin NA, Restifo NP. Human memory T cells: generation, compartmentalization and homeostasis. *Nat Rev Immunol.* 2014; 14: 24–35.

Geissmann F, Manz MG, Jung S, et al. Development of monocytes, macrophages, and dendritic cells. *Science.* 2010; 327: 656–661.

Merad M, Sathe P, Helft J, et al. The dendritic cell lineage: ontogeny and function of dendritic cells and their subsets in the steady state and the inflamed setting. *Annu Rev Immunol.* 2013; 31: 563–604.

Mildner A, Jung S. Development and function of dendritic cell subsets. *Immunity.* 2014; 40: 642–656.

Satpathy AT, Wu X, Albring JC, Murphy KM. Re de fining the dendritic cell lineage. *Nat Immunol.* 2012; 13: 1145–1154.

Shortman K, Sathe P, Vremec D, et al. Plasmacytoid dendritic cell development. *Adv Immunol.* 2013; 120: 105–126.

Surh CD, Sprent J. Homeostasis of naive and memory T cells. *Immunity.* 2008; 29: 848–862.

Swiecki M, Colonna M. The multifaceted biology of plasmacytoid dendritic cells. *Nat Rev Immunol.* 2015; 15: 471–485.

Ziegler-Heitbrock L. Blood monocytes and their subsets: established features and open questions. *Front Immunol.* 2015; 6: 423.

免疫系の組織

Bronte V, Pittet MJ. The spleen in local and systemic regulation of immunity. *Immunity.* 2013; 39: 806–818.

Lane P, Kim MY, Withers D, et al. Lymphoid tissue inducer cells in adaptive CD4 T cell dependent responses. *Semin Immunol.* 2008; 20: 159–163.

Mebius RE, Kraal G. Structure and function of the spleen. *Nat Rev Immunol.* 2005; 5: 606–616.

Mueller SN, Germain RN. Stromal cell contributions to the homeostasis and functionality of the immune system. *Nat Rev Immunol.* 2009; 9: 618–629.

Qi H, Kastenmuller W, Germain RN. Spatiotemporal basis of innate and adaptive immunity in secondary lymphoid tissue. *Annu Rev Cell Dev Biol.* 2014; 30: 141–167.

Ruddle NH, Akirav EM. Secondary lymphoid organs: responding to genetic and environmental cues in ontogeny and the immune response. *J Immunol.* 2009; 183: 2205–2212.

第3章

白血球循環と組織への遊走

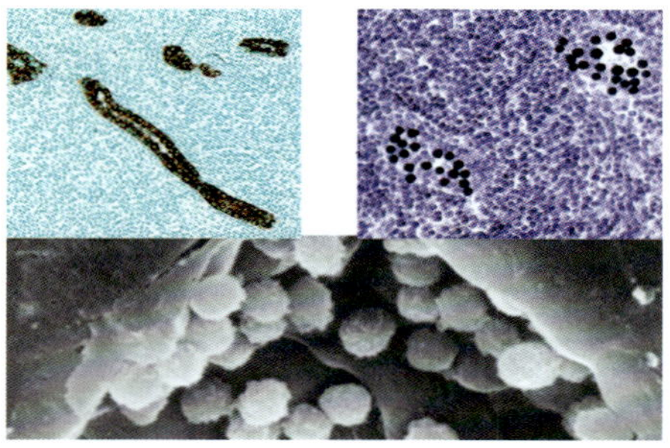

生体のいかなる組織とも区別される免疫系(immune system)のユニークな特性は，主要な成分であるリンパ球が絶えず高度な制御を受けながら血液を通って組織内に遊走し，その後血液中に戻ってくることである．この遊走により次に示す3つの主な機能が果たされる(**図 3.1**)．

- 骨髄系白血球(主に好中球[neutrophil, polymorphonuclear leukocyte：PMN]と単球[monocyte])は，血液循環から感染組織部位または傷害組織部位へ運ばれる．そこで，それらの細胞は，感染性病原体や死んだ組織の除去や損傷の修復などの生体防御機能を担当する．
- リンパ球は，成熟部位(骨髄[bone marrow])または胸腺[thymus])から末梢(二次)リンパ器官へ運ばれる．そこで，リンパ球は，抗原(antigen)を認識し，エフェクターリンパ球と記憶リンパ球(memory lymphocytes)に増殖し分化する．
- 二次リンパ器官由来のエフェクターリンパ球は，あらゆる組織における感染部位に運ばれ，そこで，防御機能を発揮する．

免疫細胞は全身に分布しているので，免疫応答(immune response)は，特定の部位で開始されたとしても，離れた場所においても機能できる．つまり，免疫(immunity)は局所的および全身性に機能している．

白血球の血液から特定の組織への移動および感染または傷害の部位への移動は，白血球の**ホーミング**(homing)とよばれる．白血球が血液から組織へ通常移動するプロセスは，**白血球遊走**(migration)または**白血球動員**(recruitment)とよばれる．リンパ球が二次リンパ器官に繰り返しホーミングし，そこに一時的に定着し血液に戻る能力を**再循環**(recirculation)とよぶ．血液から感染や組織損傷部位への白血球と血漿タンパク質の動員は，炎症反応の主要な部分である．**炎症**(inflammation)は，自然免疫応答における微生物の認識と傷害細胞または死細胞の認識によって引き起こされ，獲得免疫応答の間，その程度や質を改善しながら持続する．炎症応答は，宿主防御を担う細胞と分子を，**原因物質**(offending agents)と戦われなければならない部位に運ぶ．同様なプロセスが組織損傷を引き起こす原因であり，多くの重要な疾患の要因になる．炎症については，**第4章**の自然免疫と**第19章**の炎症性疾患において考察する．

白血球遊走の概要

多様な組織への白血球のホーミングと動員は，いくつかの普遍的な原則によって制御されている．

- ナイーブリンパ球(naive lymphocyte)は，二次リンパ器官に絶えず遊走するが，あらかじめ抗原(例：エフェクターリンパ球)や骨髄性白血球に活性化されたリンパ球は，感染または組織損傷がある組織に優先的にホーミングする．記憶リンパ球は，リンパ系器官，粘膜組織，皮膚と他の組織に遊走する．
- 白血球のホーミングと動員には，白血球(接着分子とケモカイン受容体[chemokine receptors])と内皮細胞(接着分子[adhesion molecule]とケモカイン[chemokines])の両方の膜分子が関与する後毛細管細静脈の内皮層への白血球の接着を必要とする．
- 感染部位と組織損傷部位の内皮細胞は，組織中(樹状細胞[dendritic cells：DCs]，マクロファージ[macrophage]とマスト細胞[mast cell]を含む)のセンチネル細胞によって分泌されるサイトカイン(cytokines)によって活性化され，接着分子とケモカインの発現が増加する．その結果，循環する骨髄性白血球およびこれまでに活性化されたリンパ球に対する内皮細胞の接着性が高まる．
- 微生物と壊死組織は，白血球－内皮細胞間接着を媒介する分子の発現を誘導するので，エフェクター白血球は，主にそれらが必要とされる時間と場所へ内皮を通って移動する．

特定のケモカインと接着分子は，異なった細胞に対して違った部位へと誘導するが，さまざまな白血球(好中球，単球，ナイーブリンパ球とエフェクターリンパ球)を異なるタイプの組織(二次リンパ器官，感染組織)へホーミングする基本的なリンパ球遊走のプロセスは同じである．このプロセスを述べる前に，白血球動員に関与する接着分子とケモカインの特性と機能について述べる．

白血球動員に関与する白血球と内皮細胞における接着分子

循環性白血球の血管内皮細胞への接着は，セレクチン(selectin)とインテグリン(integrins)とよばれる2種類の分子とそれらのリガンドによって調節されている．これら

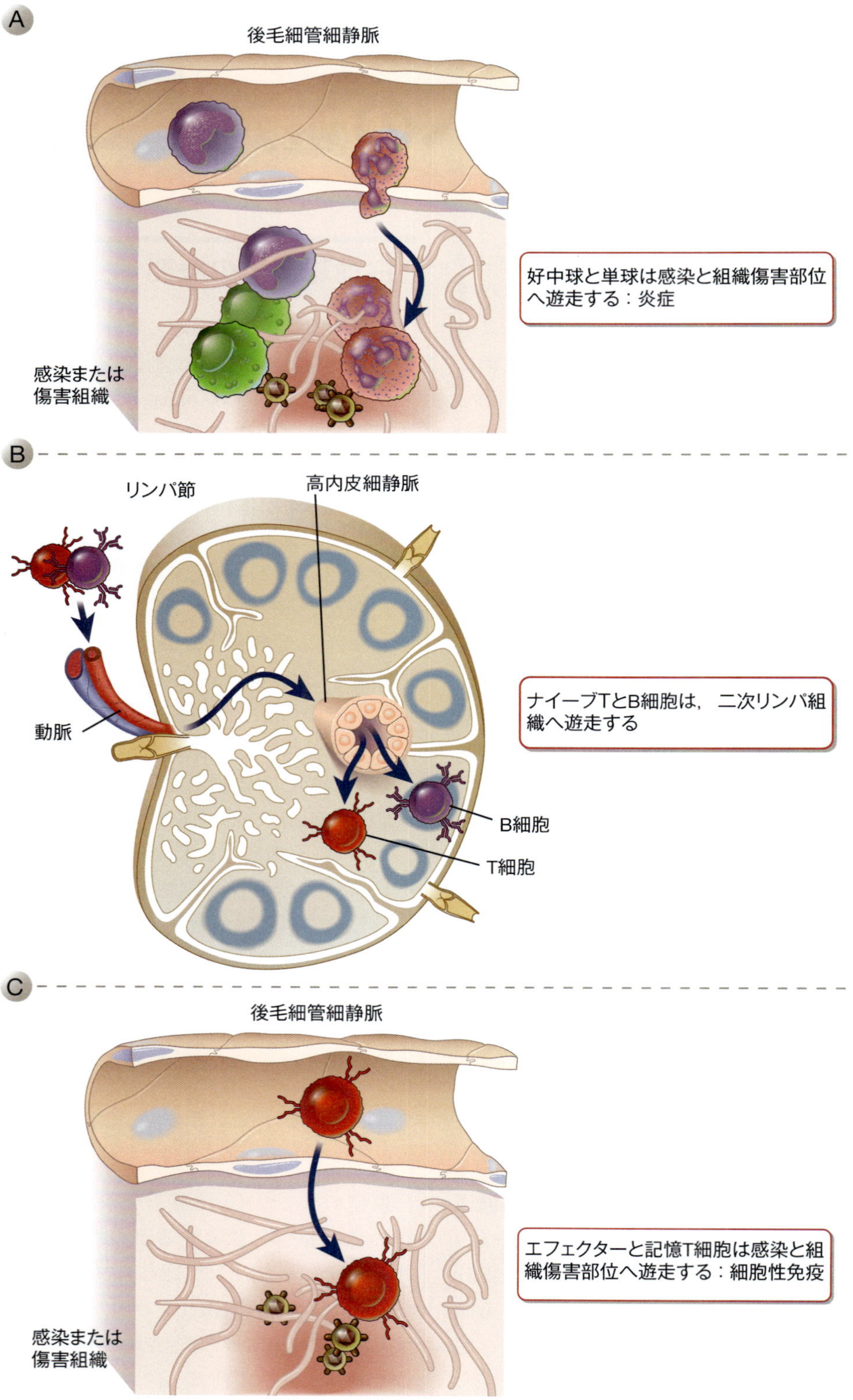

図 3.1 血液から組織への白血球遊走が担う主な機能

(A)骨髄で発生する好中球と単球は，血液中を循環し，感染や傷害を受けた組織部位に動員され，そこで感染病原体や死んだ組織を除去し損傷を修復する．(B)骨髄や胸腺で生成したナイーブリンパ球は，リンパ節(または脾臓，図示せず)などの二次リンパ器官にホーミングし，そこでリンパ球抗原によって活性化され，エフェクターリンパ球に分化する．(C)二次リンパ器官で発生するエフェクターリンパ球は，感染組織部位に移動し，そこで微生物防御に関与する．記憶リンパ球は(図示せず)，血液，二次リンパ器官および正常組織または感染組織の間を移動する．

の分子の発現は，白血球の種類や血管の部位により異なる．

セレクチンとセレクチンリガンド

セレクチンは，循環中の白血球と後毛細血管細静脈を覆う内皮細胞との低親和性接着の初期段階を媒介する，細胞膜の炭水化物結合接着分子である（表 3.1）． セレクチンの細胞外ドメインは，C 型レクチンに似ており，糖鎖構造にカルシウム依存的に結合する（レクチンの定義）．セレクチンとそれらのリガンドは，白血球と内皮細胞上に発現している．

内皮細胞は，**P-セレクチン**（P-selectin，CD62P）と **E-セレクチン**（E-selectin，CD62E）とよばれる 2 種類のセレクチンを発現している．P-セレクチンは，血小板（platelet）で最初に見出されたのでそのようによばれるが，内皮細胞の細胞内顆粒に貯蔵され，血液凝固の過程で生成されたトロンビンとマスト細胞由来のヒスタミン（histamine）に応答して迅速に内腔表面に再分配される．E-セレクチンは，内皮細胞（endothelial cell）で合成され，感染に応答して組織センチネル細胞（樹状細胞とマクロファージ）によって産生されるインターロイキン-1（interleukin-1：IL-1）と腫瘍壊死因子（tumor necrosis factor：TNF）といったサイトカインに応答して 1 ～ 2 時間以内に内皮細胞表面上に発現する．リポ多糖（lipopolysaccharide：LPS）などの微生物産物も内皮細胞上の E-セレクチン発現を誘導する．IL-1，TNF と LPS については，**第 4 章**の炎症に関する考察において述べる．

内皮細胞上の E-セレクチンと P-セレクチンに結合する白血球上のリガンドは，血液型分子のルイス X（Lewis X）やルイス A（Lewis A）ファミリーに関連するシアル酸をもつ複合糖質である．これらの化学構造は，顆粒球，単球，これまでに活性化されたエフェクター T 細胞と記憶 T 細胞のさまざまな表面糖タンパク質上に存在する．これらの中で最も知られたリガンドは，四糖からなるシアリルルイス X である．P-セレクチン糖タンパク質リガンド 1（P-selectin glycoprotein ligand 1：PSGL-1）とよばれる白血球膜糖タンパク質は，P-セレクチンの主要な糖質リガンドとして機能するシアリルルイス X を提示するために翻訳後修飾される．糖タンパク質 PSGL-1 や E-セレクチンリガンド-1 とある種の糖脂質を含む分子は，E-セレクチンに対する糖質リガンドを提示できる．

L-セレクチン（CD62 L）とよばれる第 3 のセレクチンは，白血球（leukocyte）上に発現するが，内皮細胞上には発現されない．L-セレクチンのリガンドは，内皮細胞上のシアロムチンであり，その細胞における発現はサイトカインによる活性化によって増強されうる．L-セレクチンがシアロムチンに結合する主要な認識抗原決定基

表 3.1　主要な白血球－内皮の接着分子

ファミリー	分子	分布	リガンド（分子：細胞種）
セクレチン	P-セクレチン（CD62P）	ヒスタミンやトロンビンにより活性化された内皮	PSGL-1 と他の糖タンパク質上のシアリルルイス X，好中球，単球，T 細胞（エフェクター，記憶）
	E-セクレチン（CD62E）	サイトカイン（TNF，IL-1）により活性化された内皮	糖タンパク質上のシアリルルイス X（例えば CLA-1），好中球，単球，T 細胞（エフェクター，記憶）
	L-セクレチン（CD62L）	好中球，単球，T 細胞（ナイーブ，セントラル，記憶），B 細胞（ナイーブ）	GlyCAM-1 上のシアリルルイス X/PNAd，CD34，MadCAM-1，CD34 他，内皮（HEV）
インテグリン	LFA-1（CD11aCD18）	好中球，単球，T 細胞（ナイーブ，エフェクター，記憶），B 細胞（ナイーブ）	ICAM-1（CD54），ICAM-2（CD102），内皮（サイトカインで活性化されると発現上昇する）
	Mac-1（CD11bCD18）	好中球，単球，樹状細胞	ICAM-1（CD54），ICAM-2（CD102），内皮（サイトカインで活性化されると発現上昇する）
	VLA-4（CD49aCD29）	単球，T 細胞（ナイーブ，エフェクター，記憶）	VCAM-1（CD106），内皮（サイトカインで活性化されると発現上昇する）
	$\alpha_4\beta_7$（CD49dCD29）	単球，T 細胞（腸管ホーミング，ナイーブ，エフェクター，記憶），B 細胞（腸管ホーミング）	VCAM-1（CD106），MadCAM-1，腸管の内皮と腸管関連リンパ組織

CLA-1：皮膚リンパ球抗原 1（cutaneous lymphocyte antigen 1），GlyCAM-1：グルカン含有細胞接着因子 1（glycan-bearing cell adhesion molecule 1），HEV：高内皮細静脈（high endothelial venule），ICAM-1：細胞間接着分子 1（intracellular adhesion molecule 1），IL-1：インターロイキン-1（interleukin-1），LFA-1：白血球機能関連抗原 1（leukocyte function-associated antigen 1），MadCAM-1：粘膜アドレッシン細胞接着分子 1（mucosal addressin cell adhesion molecule 1），PNAd：末梢リンパ節アドレッシン（peripheral node addressin），PSGL-1：P-セクレチン糖タンパク質リガンド 1（P-selectin glycoprotein ligand 1），TNF：腫瘍壊死因子（tumor necrosis factor），VCAM-1：血管細胞接着分子 1（vascular cell adhesion molecule 1），VLA-4：最晩期抗原 4（very late antigen 4） (determinant)は，シリアル6–スルフォルイスXである．好中球上のL–セレクチンは，IL–1，TNFと他の炎症性サイトカインによって活性化される内皮細胞へのこれらの細胞の接着を増強する．獲得免疫(adaptive immunity)では，L–セレクチンは，ナイーブT細胞とB細胞が**高内皮細静脈**(high endothelial venule：HEV)とよばれる特殊な血管を通ってリンパ節(lymph node)にホーミングするために必要とされる．ナイーブリンパ球上のL–セレクチンに結合するHEVs上のシアロムチンリガンドは，総称して末梢リンパ節アドレッシン(peripheral node addressin：PNAd)とよばれる．白血球は，L–セレクチン，P–セレクチンとE–セレクチンに対する糖質リガンドを微小絨毛の先端に発現することにより，内皮細胞表面上の分子との相互作用を促進する．

インテグリンとインテグリンリガンド

インテグリンは，多様なリガンドとの特異的相互作用を介して，他の細胞または細胞外マトリックスと細胞との接着を媒介する細胞表面タンパク質である．インテグリンは，30種類以上が存在しており，それらはすべて15種類以上のα鎖の1つと7種類以上のβ鎖の1つから構成されるヘテロ二量体である．両鎖の細胞外の球状頭部は，リガンドとの結合に重要である．インテグリンの細胞内ドメインは，細胞骨格成分(ビンキュリン，タリン，アクチン，α–アクチニンとトロポミオシンを含む)と相互作用する．このファミリータンパク質に対するインテグリンという名前は，これらのタンパク質が，細胞骨格依存性の運動性，形状変化と貪食反応を有する細胞外リガンドによって誘発されるシグナルを統合する(integrate)ということに由来する．本章ではインテグリンの細胞間の接着機能に焦点を当てるが，インテグリンは多様な細胞種においてさまざまな活性化シグナルを伝達するという役割もある．

免疫系において，白血球上に発現する2種類の重要なインテグリンは，**白血球機能関連抗原1**(leukocyte function associated antigen 1：**LFA–1**)より正確には$\alpha_L\beta_2$またはCD11aCD18と**最晩期抗原4**(very late antigen 4：**VLA–4**)あるいは$\alpha_4\beta_1$，CD49dCD29である(**表3.1**)．LFA–1に対する重要なリガンドは，**細胞間接着分子1**(intercellular adhesion molecule 1：**ICAM–1**，CD54)であり，これは，サイトカインにより活性化された内皮細胞とリンパ球，樹状細胞，マクロファージ，線維芽細胞や上皮細胞の多くで発現している膜糖タンパク質である．ICAM–1の細胞外領域は，免疫グロブリン(immunoglobulin：Ig)ドメインとよばれる球状ドメインからなり，Ig分子にみられるドメインにおいてアミノ酸配列と立体構造が類似している．免疫系の多くのタンパク質がIgドメインをもっており，Igスーパーファミリーに属する(**第5章**参照)．ICAM–1へのLFA–1結合は，白血球－内皮細胞の相互作用(後述)および抗原提示細胞(antigen–presenting cell：APC)と**T細胞**(T lymphocyte)の相互作用(**第9章**参照)にとって重要である．LFA–1に対する他の2つのIgスーパーファミリーリガンドは，内皮細胞上に発現するICAM–2とリンパ球上に発現するICAM–3である．VLA–4は，ある種の組織においてサイトカインにより活性化された内皮細胞上に発現するIgスーパーファミリータンパク質である**血管細胞接着分子1**(vascular cell adhesion molecule：**VCAM–1**，CD106)に結合する．他のインテグリンは，自然免疫と獲得免疫応答においても機能する．例えば，循環単球上のMac–1($\alpha_M\beta_2$，CD11bCD18)はICAM–1に結合し，内皮への接着を制御する．Mac–1は，補体受容体としても機能しており，不活性化型C3b(iC3b)断片(**第4章**と**第13章**で述べる)とよばれる補体活性化の産物でオプソニン化(opsonized)した粒子と結合することにより微生物の貪食(phagocytosis)を増強する．インテグリン$\alpha_4\beta_7$は腸粘膜にホーミングするリンパ球上で発現され，粘膜アドレッシン細胞接着分子1(mucosal addressin cell adhesion molecule 1：MadCAM–1)とよばれる内皮細胞タンパク質に結合する．$\alpha_E\beta_7$(CD103)は，E–カドヘリンとよばれる上皮接着分子に結合するインテグリンである．$\alpha_E\beta_7$は，粘膜の上皮層内にみられるT細胞と樹状細胞のサブセット上に発現される．

インテグリンは，すべてのリンパ球でのケモカインのケモカイン受容体への結合とT細胞での抗原の抗原受容体への結合によって引き起こされる細胞内シグナルに応答して，リガンドに対する親和性(affinity)を急速に増強させる(**図3.2**)．ケモカイン受容体と抗原受容体の活性化は，多様なシグナル伝達経路を活性化する(詳細は**第7章**参照)．これらのシグナルは，最終的にインテグリンタンパク質の細胞内尾部とともにRAPファミリー分子と細胞骨格相互作用タンパク質との結合を誘導し，インテグリンの細胞外ドメインに構造変化をもたらし，親和性が増強する．低親和性状態では，各インテグリンサブユニットの細胞外ドメインの軸が折り曲げられ，リガンドが結合する球状頭部は細胞膜に近接している．細胞内尾部の構造変化に応答して，軸が伸長し，球状頭部が細胞膜から離れて，それらがリガンドとより効率的に相互作用できる配置(高親和性)をとる(**図3.2**参照)．ケモカインまたは抗原に応答して生成された細胞内シグナルがインテグリンの細胞外ドメインの結合能を変化させるプロセスは，インサイドアウトシグナル伝達(inside–out signaling)とよばれる．

ケモカインは，白血球表面上のインテグリンのクラスタリングをも誘導する．これにより，内皮細胞との相互作用部位でインテグリンの局所的濃度が高まり，そこで，ケモカインが提示され，内皮細胞へのインテグリンを介する白血球の結合強度(またはアビディティー[avidity])が増強される．

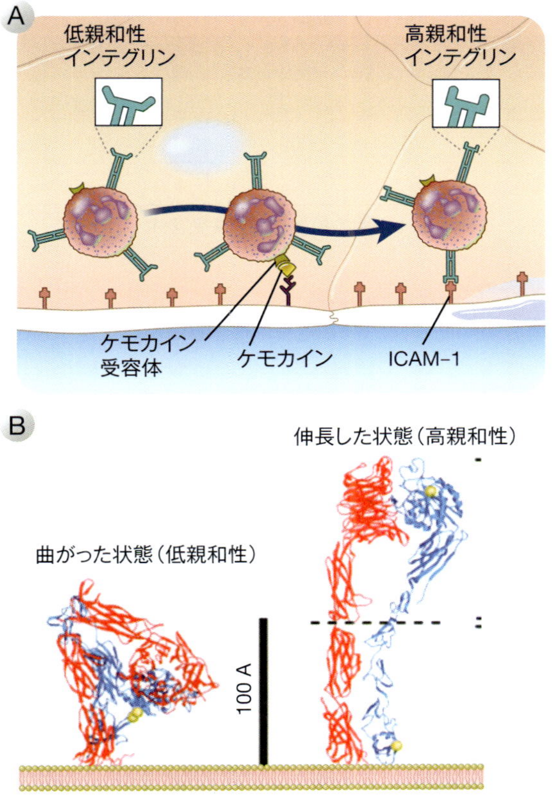

図 3.2　インテグリンの活性化

(A)血液白血球上のインテグリンは，通常は低親和性状態にある．白血球のセレクチン依存性ローリングが起こる場合など，白血球が内皮細胞に近づくと，内皮細胞上に提示されるケモカインは，白血球上のケモカイン受容体に結合することができる．そこで，ケモカイン受容体を介するシグナル伝達が誘導され，これが白血球インテグリンを活性化し，内皮細胞上のそれらのリガンドに対する親和性を増大させる．(B)低親和性と高親和性状態にそれぞれ対応する白血球インテグリンの屈曲型および伸長型コンフォメーションのリボンダイアグラムを示す〔Takagi J, Springer TA: *Integrin activation and structural rearrangement*, Immunological Reviews 186: 141-163, 2002. より引用〕.
ICAM-1：細胞間接着分子 1(intercellular adhesion molecule 1)

ケモカインとケモカイン受容体

ケモカインは，構造的な相同性を示す大きなサイトカインファミリーであり，白血球の遊走を刺激し，血液から組織への白血球の移動を制御する．ケモカイン(chemokine)という名称は，走化性を示すサイトカイン(chemotactic cytokine)を縮めたものである．**第 2 章**では，リンパ系組織形成におけるケモカインの役割を述べた．ここでは，このサイトカインファミリーの普遍的な特性と自然免疫と獲得免疫における多様な機能について解説する．**表 3.2** は，代表的なケモカインとケモカイン受容体の主な特徴をまとめたものである．

ケモカインの構造，生成と受容体

ケモカインの多くは，内部に 2 つのジスルフィド結合を含む 8 ～ 10kD のポリペプチドである．47 種類のヒトケモカインがあり，4 つの保存されたシステイン残基のうち 2 つのシステインの数や位置により 4 つのファミリーに分類される．2 つの主なファミリーは，4 つのシステイン残基のうち特定の 2 つのシステイン残基が隣接して存在する CC ケモカイン(β ケモカインともよばれる)とそれらのシステイン残基が 1 つのアミノ酸で分離される CXC ケモカイン(または α ケモカイン)である．これらの相違によりサブファミリーとして別々の遺伝子クラスターに系統化できる．別のケモカインとしては，単一のシステインからなる C ケモカインファミリーや 3 つのアミノ酸で分離された 2 つのシステインをもつ CX3C ケモカインファミリーがある．CXC モチーフの最初のシステインの直前にグルタミン酸－ロイシン－アルギニンからなるアミノ酸配列(ELR モチーフとよばれる)をもつ CXC ケモカインと ELR モチーフをもたない CXC ケモカインの 2 つの構造的多型が存在する．ELR モチーフを有する CXC ケモカインのみが好中球遊走を支持する．他の CXC ケモカインと CC ケモカインは，単球，リンパ球と他の白血球に作用する．ケモカインは，当初はそれらがどのように同定され，どのような反応が誘導されるかに基づいて命名されたが，正式名称が決まり，ケモカインが結合する受容体の名称とともに統一された(**表 3.2** 参照)．CC ケモカインは，CCL1 ～ CCL28 と命名され，CXC ケモカインは CXCL1 ～ CXCL17 と命名されている．

CC と CXC サブファミリーのケモカインは，白血球および内皮細胞，上皮細胞，常在型マクロファージ，線維芽細胞や他の間質細胞といった数種類の組織細胞によって産生される．これらの細胞の多くでは，ケモカインの分泌は，微生物を自然免疫系(**第 4 章**参照)のさまざまな細胞膜受容体によって認識することによって誘導される．さらに，TNF，IL-1 と IL-17 を含む炎症性サイトカインは，ケモカイン産生を誘導する．ある種のケモカインは，活性化 T 細胞によっても産生され，獲得免疫と炎症性白血球の動員との橋渡しを行う．

ケモカイン受容体は，7 回膜貫通型で G(guanosine triphosphate-binding)タンパク質共役受容体(G protein-coupled receptor：GPCR)スーパーファミリーに属する．これらの受容体は，会合する三量体 G タンパク質(G proteins)を介して細胞内シグナルを伝達する．免疫細胞遊走を媒介するすべてのケモカイン受容体は，G タンパク質との相互作用に必要とされる第 3 の膜貫通ドメインの末端のアミノ酸配列モチーフ(DRYLAIV)を共有する．G タンパク質は，細胞骨格変化，アクチンとミオシンフィラメントの重合といったシグナル伝達を亢進し，細胞運動性を増加させる．前述のように，これらのシグナルは，細胞表面

表 3.2 ケモカインとケモカイン受容体

ケモカイン	原名	ケモカイン受容体	主な機能
CC ケモカイン			
CCL2	MCP-1	CCR2	白血球の動員
CCL3	MIP-1α	CCR1，CCR5	白血球の動員
CCL4	MIP-1β	CCR5	T 細胞，樹状細胞，単球，NK 細胞の動員：HIV 共受容体
CCL5	RANTES	CCR1，CCR3，CCR5	白血球の動員
CCL11	Eotaxin	CCR3	好酸球，好塩基球と Th2 細胞の動員
CCL17	TARC	CCR4	T 細胞の動員
CCL19	MIP-3β/ELC	CCR7	T 細胞と樹状細胞のリンパ節傍濾胞領域への遊走
CCL21	SLC	CCR7	T 細胞と樹状細胞のリンパ節傍濾胞領域への遊走
CCL22	MDC	CCR4	NK 細胞と T 細胞の動員
CCL25	TECK	CCR9	腸管への白血球の動員
CCL27	CTACK	CCR10	皮膚への T 細胞の動員
CXC ケモカイン			
CXCL1	GROα	CXCR2	好中球の動員
CXCL8	IL-8	CXCR1，CXCR-2	好中球の動員
CXCL9	Mig	CXCR3	エフェクター T 細胞の動員
CXCL10	IP-10	CXCR3	エフェクター T 細胞の動員
CXCL12	SDF1	CXCR4	リンパ節への B 細胞の遊走：骨髄への形質細胞の遊走
CXCL13	BCA-1	CXCR5	リンパ節と濾胞への B 細胞の遊走：濾胞への濾胞性ヘルパー T 細胞の遊走
C ケモカイン			
XCL1	Lymphotactin	XCR1	T 細胞と NK 細胞の動員
CX3C ケモカイン			
CX3CL1	Fractalkine	CX3CR1	T 細胞，NK 細胞と単球の動員

IL：インターロイキン（interleukin），NK 細胞：ナチュラルキラー細胞（natural killer cells）

インテグリンの立体構造を変化させ，そのリガンドに対するインテグリンの親和性を増加させる．

さまざまな白血球は，ケモカイン受容体を多様な組み合わせで発現しており，白血球の厳密な遊走パターンを制御している． CC ケモカイン（CCR1 ～ CCR10）に対して 10 種類の受容体が，CXC ケモカイン（CXCR1 ～ CXCR6, CXCR8）に対しては 7 種類の受容体が，C ケモカイン（XCR1）に対しては 1 種類の，CX3CL1（CX3CR1）に対しては 1 種類の受容体が存在する（**表 3.2** 参照）．ケモカイン受容体は，すべての白血球上に発現しており，特に T 細胞では発現量が高く多様性もみられる．ケモカイン受容体は，ケモカインのサブファミリーに対して重複しながらも特異性があり，細胞種におけるケモカイン受容体の発現パターンが，どのケモカインに応答するかを決めている．ある種のケモカイン受容体，特に CCR5 と CXCR4 は，ヒト免疫不全ウイルス（human immunodeficiency virus：HIV）のコレセプター（coreceptor）として作用する（第 21 章参照）．

非定型ケモカイン受容体（atypical chemokine receptors：ACKRs）とよばれるケモカイン受容体は，白血球を活性化するヘテロ二量体 G タンパク質シグナル伝達経路に関与せず，むしろ細胞でのケモカイン応答を阻害または終結することに関与する．4 種類のヒト ACKRs は，多様な炎症性ケモカインに高親和性で結合し，β-アレスチンに依存するシグナル伝達経路を介して，ケモカインの内在化と分解を誘導する．

ケモカインの生物学的作用

ある種のケモカインは，外部刺激に応答して細胞で産生され，炎症反応に機能する．他のケモカインは，組織中に恒常的に産生され，リンパ器官における T 細胞と **B 細胞**（B lymphocyte）の局在化といった組織における細胞の分布を維持する．

- **炎症反応において，ケモカインは，循環する白血球を血管から血管外部位に動員する働きをする．** それぞれのグループのケモカインは，さまざまな細胞上に発現している各ケモカイン受容体に結合し，接着分子と協調して，炎症性浸潤を調節する．

ケモカインは炎症において２つの役割がある．

- **白血球の内皮への接着の増強．** 組織内で産生されたケモカインは，後毛細血管細静脈を覆う内皮細胞上のヘパラン硫酸プロテオグリカンに結合する．結合型ケモカインは，接着分子相互作用を介して内皮細胞表面に付着した循環白血球に提示される．内皮細胞への提示は，ケモカインの濃度を局所的に高め，それらが白血球上のケモカイン受容体に結合することを可能にする．ケモカイン受容体からのシグナルは，インテグリン親和性の増強を導く．これは白血球の強い接着をもたらし，白血球が血管から血管外組織へと移出する重要なステップとなる．
- **白血球の血管から感染／組織損傷の部位への移出．** 血管外組織で産生されたケモカインは，内皮に付着した白血球に作用し，循環系から移出する．ケモカインは供給源の分泌タンパク質による濃度勾配に依存した白血球の遊走を刺激するが，このプロセスは，走化性(chemotaxis)(または化学誘引力[chemoattraction])とよばれる．したがって，白血球は，ケモカインが産生される組織中の感染した細胞と損傷した細胞に向かって移動する．

- **ケモカインは，リンパ器官の発生に関与しており，二次リンパ器官のさまざまな領域を介してリンパ球や他の白血球の移動を制御している．** これらのケモカインは，恒常的に発現されており正常組織の構造を維持しているので，恒常性(homeostatic)とよばれる．**第２章**では，リンパ器官の解剖学的組織化におけるケモカインの機能について説明した．恒常性に機能するケモカインは，炎症条件下でも誘導され，白血球が血管から組織に移出する際に機能する．
- **ケモカインは，感染部位から排出リンパ節への樹状細胞の移動に必要である．** 樹状細胞は，末梢組織中の微生物によって活性化され，リンパ節に移動してＴ細胞に感染したことを知らせる(**第６章**参照)．この移動は，樹状細胞が微生物を認識する際に誘導されるケモカイン受容体 CCR7 の発現に依存しており，そして CCR7 に結合するリンパ系やリンパ組織で産生されるケモカインの発現に依存する．ナイーブＴ細胞も CCR7 を発現しており，これが，なぜ樹状細胞とナイーブＴ細胞がリンパ節の同じ場所に局在するかの理由であり，樹状細胞がＴ細胞に抗原を提示できるようになる．

白血球－内皮細胞相互作用と組織への白血球動員

血液から組織への白血球動員は，白血球の後毛細血管細静脈の内皮層への接着を要し，それから内皮と血管壁を通って血管外組織に移動することで行われる． これは，多段階プロセスからなり，各ステップが異なるタイプの接着分子とケモカインを介し調整している．血流を模倣するインビトロの条件下や，生体内顕微鏡技術を用いたインビボでの白血球と内皮との相互作用に関する研究により，多くの白血球がさまざまな組織へ移動する一連の現象が共通することが明らかとなった(**図 3.3**)．この現象の各ステップを次に示す．

- **内皮上での白血球のセレクチンを介するローリング．** マクロファージ，樹状細胞と血管外組織中の微生物に遭遇する他の細胞は，TNF と IL-1 を含むサイトカインを分泌するように活性化される．これらのサイトカインは，E-セレクチンを発現するように後毛細血管細静脈を覆う内皮細胞を刺激する．内皮細胞は，微生物に活性化されたマスト細胞から放出されるヒスタミンに応答して P-セレクチンも発現するようになり，炎症反応において血液凝固過程におけるトロンビンの産生は頻繁に起こる．炎症部位では，血管が拡張し，血流が遅くなる．その結果，赤血球よりも大きい白血球は，中心軸流から離れ，血管壁に近づく傾向があり，これは辺縁趨向として知られている．これにより，白血球の微絨毛上に発現される E-セレクチンと P-セレクチンのリガンドが，内皮細胞上に誘導されたセレクチンに結合できるようになる．セレクチン－セレクチンリガンド相互作用は，速い解離速度を有する低親和性(K_d ～ 100μm)であるため，それらは血流の剪断力によって容易に解離する．その結果，白血球は，セレクチン－セレクチンリガンドの結合と解離を繰り返し，内皮細胞表面に沿ってローリングする状態となる．この内皮上での白血球が遅くなることで，白血球に作用する多段階でさまざまな刺激を受け取りやすくなる．
- **ケモカインを介するインテグリンの親和性の増強．** 感染部位の後毛細血管細静脈の内皮細胞上に提示されたケモカインは，ローリングしている白血球上のケモカイン受容体に結合する．前述のように，これは，白血球インテグリンの内皮表面上に存在するインテグリンリガンドへの結合の増強をもたらす．
- **安定型インテグリンを介する白血球の内皮上の拘束．** インテグリンの活性化と並行して，内皮細胞上のインテグリンリガンドの発現は，炎症性サイトカインと微生物産物によって増強される．これらのリガンドには，インテグリン VLA-4 に結合する VCAM-1 および LFA-1 と Mac-1 インテグリンに結合する ICAM-1 がある．した

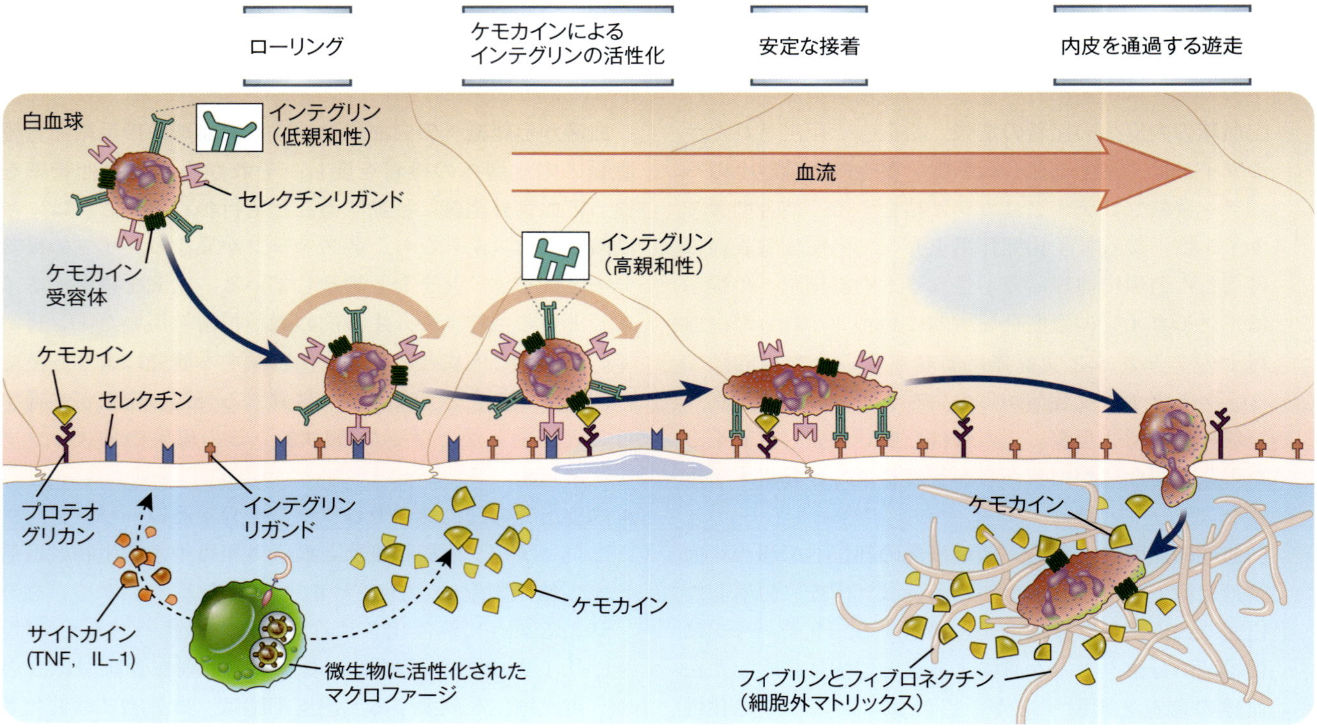

図 3.3 組織への白血球動員を媒介する多段階の白血球－内皮細胞の相互作用

感染部位で微生物に遭遇したマクロファージは，サイトカイン(TNF，IL-1 など)を産生する．それらは，セレクチン，インテグリンのリガンドとケモカインを産生するために，近くの細静脈の内皮細胞を活性化する．セレクチンは，内皮上の血液白血球の弱い拘束を媒介し，血流の剪断力は，白血球を内皮表面に沿ってローリングする．周囲の感染組織や内皮細胞によって産生されたケモカインは，内皮表面上に提示され，ローリングしている白血球上の受容体に結合することで，白血球のインテグリンを高親和性結合状態への活性化をもたらす．活性化されたインテグリンは，内皮細胞上の Ig スーパーファミリーリガンドに結合し，これは白血球の強固な接着を媒介する．白血球は，次に内皮細胞間の接合部に這い出して静脈壁を通って移動する．好中球，単球と T 細胞は，本質的に同じ機序を用いて血液から移出する．

IL-1：インターロイキン-1(interleukin-1)，TNF：腫瘍壊死因子(tumor necrosis factor)

がって，白血球は，内皮に堅固に付着し，その細胞骨格は再構成され，内皮表面上に広がる．

- **内皮を通過する白血球の浸潤．** 白血球は，通常内皮細胞の境界領域の間に浸潤し，血管外組織に到達する．このプロセスは，**傍細胞遊走**(paracellular transmigration)または血管外遊出とよばれる．傍細胞遊走は，白血球上のインテグリンと内皮細胞上のインテグリンリガンドとの相互作用，並びに白血球と内皮細胞上に発現している他のタンパク質，特に CD31 に依存する．このプロセスは，内皮細胞を保持する接着結合タンパク質，主に VE-カドヘリン複合体の一過的で可逆的な解離を必要とする．VE-カドヘリン複合体の解離の機序は，白血球インテグリンが ICAM-1 または VCAM-1 に結合する際に働くキナーゼの活性化の関与が考えられる．そのキナーゼは，VE-カドヘリンの細胞内尾部をリン酸化し，接着複合体の可逆的な解離を促す．白血球は，まれに内皮細胞間隙ではなく内皮細胞を貫通することが観察されており，細胞貫通性遊走とよばれるが，その機序はよく理解されていない．

これらの基本的なステップは，内皮を通過するすべての白血球の遊走において観察される．しかしながら，好中球，単球と複数のリンパ球サブセットは，炎症反応と定常状態において遊走する組織が異なる．後で詳しく述べるが，これら白血球遊走のパターンは，接着分子とケモカイン受容体発現の多様な組み合わせに依存している．

白血球遊走におけるセレクチン，インテグリンとケモカインの重要性を示す証拠は，これらの遺伝子ノックアウトマウス(knockout mouse)から最初に得られ，次いで**白血球接着不全症**(leukocyte adhesion deficiencies：LAD)とよばれる特殊なヒト遺伝性疾患の発見から得られた(**第 21 章**参照)．LFA-1 と Mac-1 の β サブユニットをコードする *CD18* 遺伝子の常染色体劣性遺伝性欠損は，1 型白血球接着不全症(type 1 leukocyte adhesion deficiency：LAD-1)とよばれる免疫不全疾患の原因であり，白血球遊走と免疫応答において顕著な不全が認められている．好中球上の E-セレクチンと P-セレクチンに対する糖鎖リガンドの発現に必要なゴルジ GD-フコーストランスポーターを欠損している患者は，同様の問題を抱えており，2 型白血球接着不全症(type 2 leukocyte adhesion deficiency：LAD-2)とよばれる症候群を呈する．これらの疾患は，細菌感染と真菌感染の再発，感染部位での好中球の蓄積の欠如と接着分子依存性のリンパ球の機能不全といった特徴がみられる．ケモカイン受容体からインテグリンの活性化を結ぶシグナル伝達経路における特殊なヒト突然変異も，白血球の接着と組織への動員に不全をきたし，その結果，3 型白血球接着不全症(type 3 leukocyte adhesion deficiency：LAD-3)症候群とよばれる感染に対する白血球の防御機能に破綻がみられる．

感染部位や組織損傷部位への好中球と単球の遊走

好中球と単球は，骨髄での成熟後，血液中に入り，体内を循環する．これらの細胞は血液中である程度の貪食能を発揮できるが，微生物と死んだ組織細胞の破壊や貪食といった主な機能は，実際には全身のあらゆる血管外の感染部位で行われる．

血液中の好中球と単球は，セレクチン，インテグリンとケモカイン依存性の多段階プロセスを経て，感染や損傷の組織部位に動員される．これは，先に説明されたように，すべての白血球の組織への遊走といった共通する基本経路をたどる．**第 4 章**で詳細に述べるが，好中球は，血液から感染または組織傷害部位に最初に動員される白血球である．単球は，数時間後に動員され，好中球の動員が停止してからもおそらく数日間継続する．さらに，ある種の炎症部位では，好中球はまったく動員されないのに，単球は動員されることがある．これらの運動性の違いは，好中球や単球上の接着分子とケモカイン受容体の相対的な発現変動に影響を受けているようである．好中球は，組織への好中球の遊走を担う ELR モチーフを有する主要なケモカインである CXCL1 と CXCL8(IL-8) に結合する CXCR1 と CXCR2 を発現している(**表 3.2** 参照)．早期の好中球の動員は，感染に応答した組織常在型マクロファージと他の細胞での素早く十分な CXCL8 産生の結果である．好中球とは対照的に，炎症部位に動員される主要な単球である古典的単球(classical monocyte)は，CCR2 を発現する．この受容体は複数のケモカインに結合するが，中でも最も重要なのは単球の動員のために重要な CCL2(MCP-1)である．したがって，感染に応答して常在組織細胞が CCL2 を産生する場合に単球の動員が起こる．

T 細胞の遊走と再循環

リンパ球は，血液，リンパ管，二次リンパ器官と非リンパ系組織を通って絶えず移動する．多様なリンパ球の集団は，これらの部位を通って異なる移動パターンを示す(**図 3.4**)．成熟したナイーブ T 細胞が胸腺から血液に移出すると，リンパ節，脾臓(spleen)または粘膜リンパ組織にホーミングし，これらの二次リンパ組織の T 細胞領域に移動する．T 細胞がこれらの部位で抗原を認識しない場合，T 細胞はナイーブのままであり，リンパ管を通ってリンパ節または粘膜組織を離れ，最終的に血流に戻る．血中に戻ると，ナイーブ T 細胞は，二次リンパ器官への回帰性を繰り返す．**リンパ球再循環**(lymphocyte recirculation)とよばれるナイーブなリンパ球の移動パターンは，特定の外来抗原に特異的な少数のナイーブなリンパ球が，体内のどこに抗原が現れてもそれに出会う機会を最大化することになる．二次リンパ器官内で抗原によって認識され活性化されたリンパ球は，増殖・分化して何千ものエフェクター細胞と記憶細胞を産生する．エフェクターリンパ球と記憶リンパ球は，血流で戻って，非リンパ組織の感染または炎症部位に遊走する．

ある種のエフェクターリンパ球と記憶リンパ球のサブセットは，皮膚や腸のような特定の組織に優先的に遊走する(**第 14 章**参照)．ホーミングパターンが複数存在することにより，リンパ球の異なるサブセットが，多様なタイプの微生物との戦闘の場である組織微小環境に運ばれることを確実にし，不必要な場所にリンパ細胞を無駄に供給しないようにする．

次項では，リンパ球再循環とホーミングの機序と経路について述べる．B 細胞の再循環に関してよりも T 細胞の組織への遊走のほうがより知られているが，多くの場合，同じような機序が両細胞種にあてはまるようである．

血液と二次リンパ器官の間のナイーブ T 細胞の再循環

T 細胞再循環は，ナイーブ T 細胞の血液からリンパ節への流入を調節する機序とナイーブ T 細胞のリンパ節からの移出を調節する分子シグナルに依存する．これら 2 つの機序について個別に述べる．

ナイーブ T 細胞のリンパ節への遊走

ナイーブ T 細胞をリンパ節に導くホーミングの機序は非常に効率的であり，毎日 25×10^9 細胞ほどのリンパ球がリンパ節に流入する．体内のあらゆるリンパ球は，平均して 1 日に 1 回，少なくとも 1 つのリンパ節を通過している．感染に伴う末梢組織の炎症はリンパ節への血流の有意な増加を引き起こし，その結果，炎症部位から排液するリンパ節への T 細胞の流入が増加する．同時に，輸出リンパ管への T 細胞の移出は，後述する機序によって一過的に減少し，T 細胞は他のリンパ節よりも長く炎症の排出部位にあたるリンパ節に留まる．タンパク質の抗原は，リンパ節と他の二次リンパ器官に濃縮し，そこで，ナイーブ T 細胞の応答を最もよく感作できる抗原提示細胞である樹状細胞によって T 細胞に提示される(**第 6 章**参照)．つまり，二次リンパ器官へのナイーブ T 細胞の遊走と一過的な定

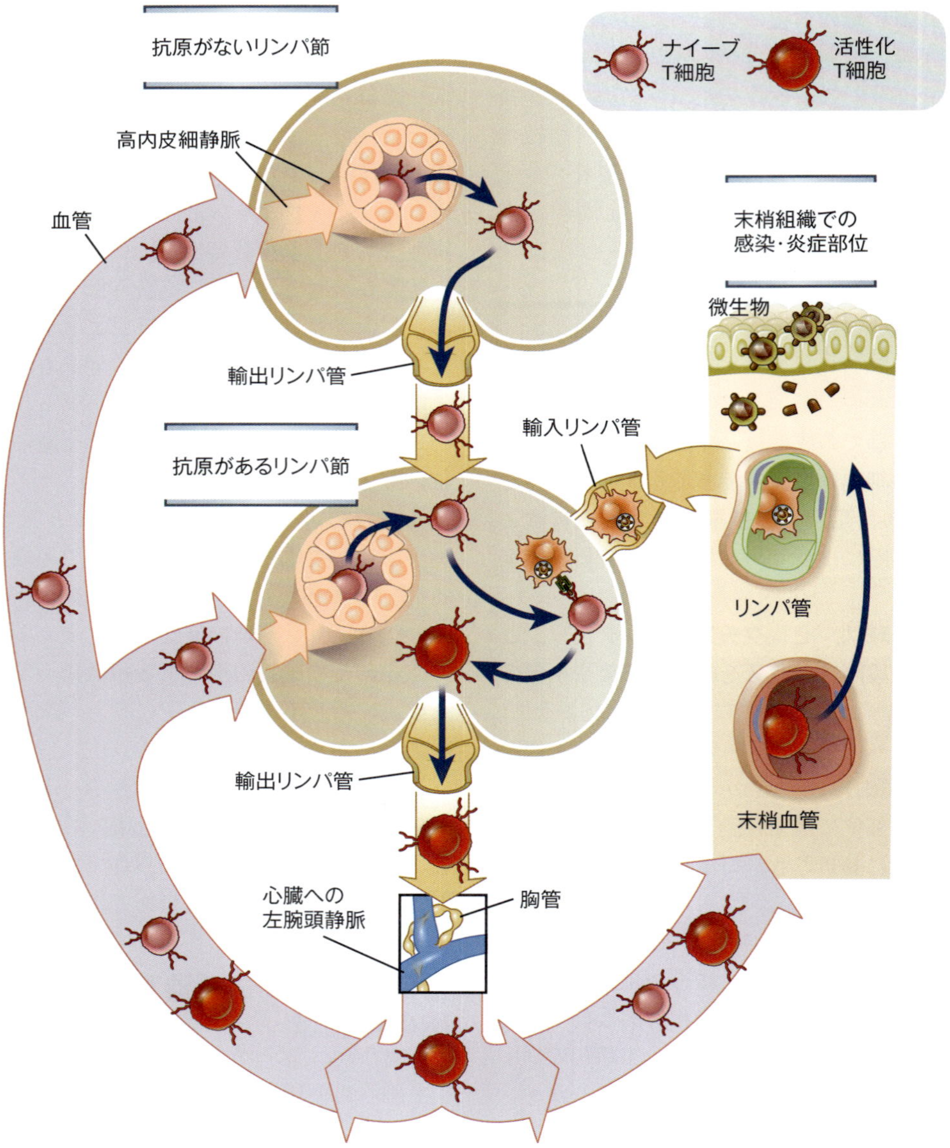

図 3.4 T細胞再循環の経路

ナイーブT細胞は，優先的に血液を離れ，高内皮細静脈を通過してを通過してリンパ節に入る．抗原を取り込んだ樹状細胞は，リンパ管を通ってリンパ節に入る．T細胞が抗原を認識すると，それらは活性化され，輸出リンパ管と胸管を通って循環系に戻り，上大静脈に流入し，次に心臓に入り，最終的には動脈循環に流入する．エフェクターT細胞と記憶T細胞は，優先的に血液を離れ，炎症部位の細静脈を通って末梢組織に入る．リンパ節以外の二次リンパ器官を通る再循環は図示していない．

着は，抗原の捕捉と濃縮とともにT細胞活性化と獲得免疫応答の発動の機会を最大化する．

リンパ節と粘膜関連リンパ組織（mucosa-associated lymphoid tissue：MALT）へのナイーブT細胞のホーミングは，T細胞領域にある特殊な後毛細管HEVsを通って起こる． ナイーブT細胞は，動脈血流によって二次リンパ組織へ到達すると血液循環を離れ，HEVsを通ってリンパ節の間質に移動する．これらの毛細血管は，丸みを帯びた血管内皮細胞で裏打ちされており，他の細静脈にみられる典型的な扁平な血管内皮細胞ではない（**図 3.5**）．このようなHEVsは，消化管のパイエル板（Peyer's patch）などの粘膜リンパ組織にもみられるが，脾臓には存在しない．HEVsの内皮細胞は，特定の接着分子とケモカインを表面上に提示するように特殊化されており，後述するが，ある特定のリンパ球集団を選択的にホーミングしやすいようにしている．リンフォトキシン（lymphotoxin：LT，TNF-β）といった特定のサイトカインは，HEVの発生に必要である．実際に，HEVsは，そのようなサイトカインが長期間産生されるリンパ組織ではない慢性炎症部位で発生することがある．

血液からHEVsを通ってリンパ節実質へ向かうナイーブT細胞の遊走は，接着分子L-セレクチン，LFA-1とケモカイン受容体CCR7を必要とする． このプロセスは，あらゆる白血球の移動について前述した一連のイベントが含

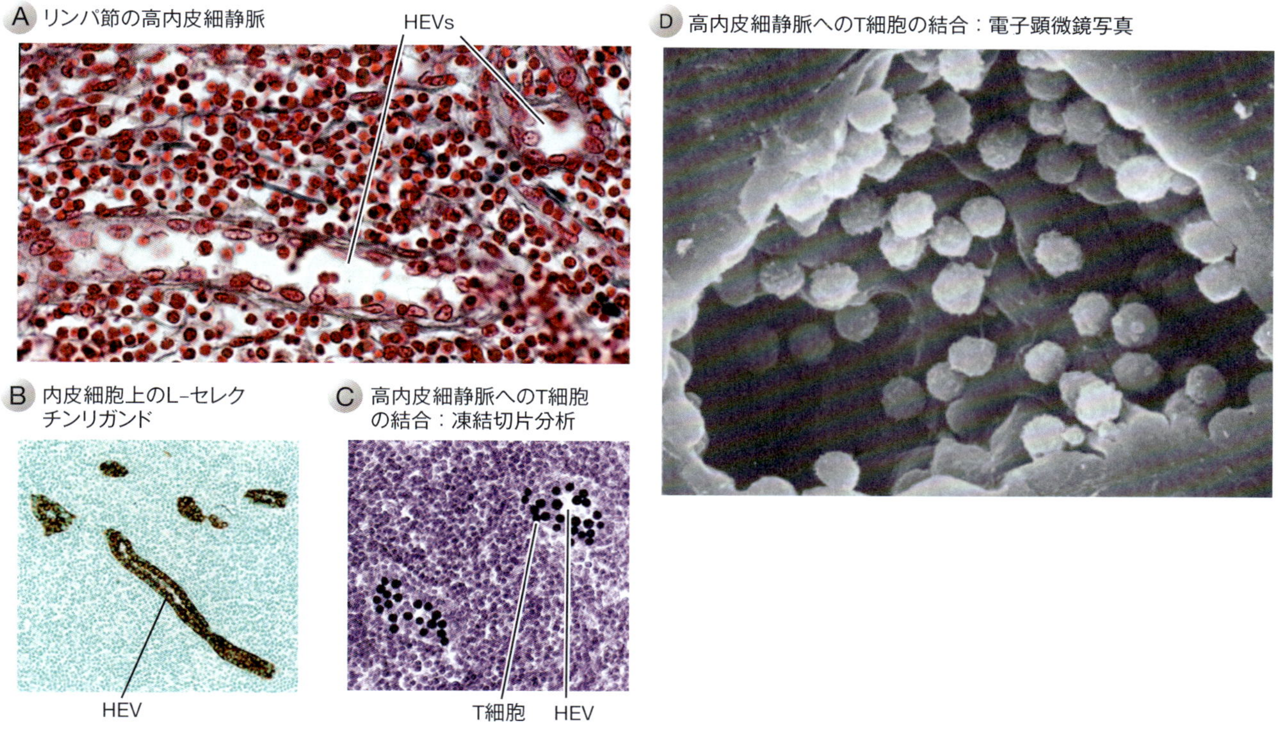

図 3.5　高内皮細静脈

(A)高い内皮細胞を示しているリンパ節における HEV の光学顕微鏡写真〔Dr. Steve Rosen, Department of Anatomy, University of California, San Francisco のご厚意による〕.(B)免疫ペルオキシダーゼ技術により特異的抗体で染色された HEV 上の L-セレクチンリガンドの発現(抗体の位置は，抗体に結合したペルオキシダーゼの茶色の反応生成物によって示されている．詳細は**付録Ⅲ**を参照)．HEVs はリンパ節の T 細胞領域に豊富に存在する〔Drs. Steve Rosen and Akio Kikuta, Department of Anatomy, University of California, San Francisco のご厚意による〕．(C)リンパ球をリンパ節の凍結切片と培養した結合解析．リンパ球(染色された濃い青色)は，選択的に HEVs に結合する〔Dr. Steve Rosen, Department of Anatomy, University of California, San Francisco のご厚意による〕．(D)リンパ球が内皮細胞の管腔表面に付着した HEV の走査電子顕微鏡写真〔J. Emerson and T. Yednock, University of California, San Francisco, School of Medicine. のご厚意による，Rosen SD, Stoolman LM: *Potential role of cell surface lectin in lymphocyte recirculation. In Olden K, Parent J Eds. : Vertebrate lectins. New York, 1987, Van Nostrand Reinhold* より引用〕.
HEV：高内皮細静脈(high endothelial venule)

まれているが(**図 3.3** 参照)，HEVs のリンパ組織への移動は特殊な接着分子とケモカインが関与する(**図 3.6**).

- 二次リンパ器官における HEVs 上でのナイーブ T 細胞のローリングは，HEV 上の PNad に結合するリンパ球上の L-セレクチンによって調節される．PNad は，糖タンパク質の主鎖に結合した硫酸化シアリルルイス X 糖質である．L-セレクチンに結合する PNAd 糖質は，さまざまな組織の HEVs 上の多様なシアロムチンに結合することができる．例えば，リンパ節 HEVs では，L-セレクチンリガンドは，グルカン含有細胞接着因子(glycan-bearing cell adhesion molecule 1：GlyCAM-1)と CD34 とよばれる 2 つのシアロムチンに付着している．腸壁のパイエル板において，L-セレクチンリガンドは MadCAM-1 とよばれる $\alpha_4\beta_7$ インテグリンのリガンドでもある糖タンパク質上に発現される．
- 他の部位での白血球遊走と同様に，後のナイーブ T 細胞の HEVs への強固な接着は，インテグリン，主に LFA-1 によって調節される．
- ナイーブ T 細胞インテグリンを高親和性状態に活性化する主要なケモカインは，リンパ組織の T 細胞領域への白血球ホーミングに関連する CCL19 と CCL21 である(**第 2 章**参照)．CCL19 と CCL21 の主な供給源は，T 細胞領域の細網線維芽細胞であり，CCL21 は HEVs においても常に産生される．これらのケモカインは，HEV の表面に提示され，ローリングしているリンパ球によって認識される．CCL19 と CCL21 は，ナイーブ T 細胞上で高発現しているケモカイン受容体 CCR7 に結合する．このケモカインと CCR7 との相互作用は，ナイーブ T 細胞がインテグリンのアビディティーを増強し，HEVs に強固に接着できるようにする．CCR7 は，樹状細胞のリンパ管からリンパ節への遊走も制御していたように，HEVs 上に提示された CXCL12 に結合するナイーブ T 細胞上の CXCR4 もリンパ系器官へのナイーブ T 細胞の遊走に重要な役割を果たしている．

L-セレクチンとケモカインが二次リンパ器官へのナイーブ T 細胞のホーミングにおいて重要な役割を担うことは，さまざまな実験観察によって支持されている．L-セレクチンノックアウトマウス由来のリンパ球は，末梢リ

A

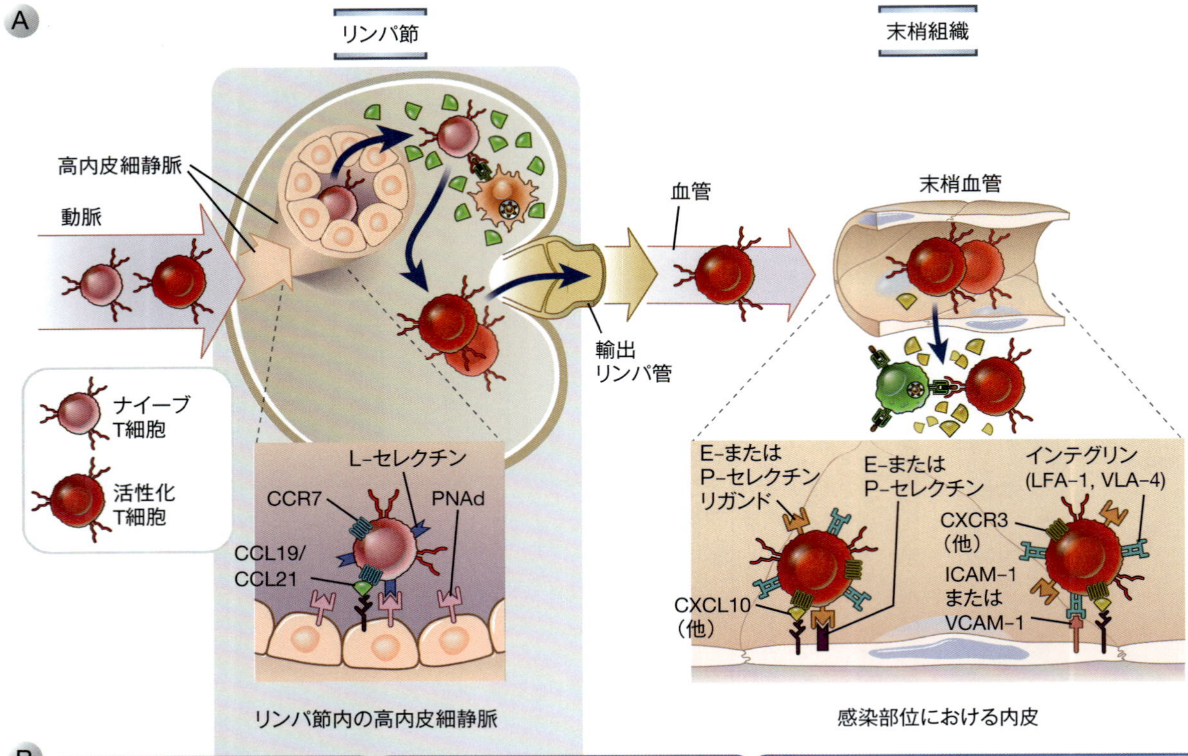

B

T細胞ホーミング受容体	内皮細胞上のリガンド	受容体とリガンドのペアの機能
ナイーブT細胞		
L-セレクチン	PNAd	ナイーブT細胞のリンパ節内の高内皮細静脈への最初の弱い接着
CCR7	CCL19またはCCL21	インテグリンとケモキネシスの活性化
LFA-1（β2-インテグリン）	ICAM-1	リンパ節内の高内皮細静脈上での安定した停止
活性化（エフェクターおよび記憶）T細胞		
E-および P-セレクチンリガンド	E-またはP-セレクチン	末梢の感染部位におけるエフェクターと記憶T細胞のサイトカインで活性化した内皮への最初の弱い接着
CXCR3	CXCL10（他）	インテグリンとケモキネシスの活性化
CCR5	CCL4（他）	インテグリンとケモキネシスの活性化
LFA-1（β2-インテグリン）または VLF-4（β1-インテグリン）	ICAM-1またはVCAM-1	末梢の感染部位におけるサイトカインで活性化した内皮上での安定した停止

図 3.6 ナイーブ T 細胞とエフェクター T 細胞の遊走に関与する分子

（A）ナイーブ T 細胞は，二次リンパ器官にのみ存在する HEV 上の PNAd への L-セレクチンの結合の結果として，それと HEVs 表面に提示された結合ケモカイン（CCL19 および CCL21）の結果としてリンパ節にホーミングする．エフェクター細胞を含む活性化 T 細胞は，末梢組織における感染部位にホーミングするが，この移動は，E-セレクチンと P-セレクチン，インテグリンおよび感染部位で産生されるケモカインによって媒介される．ここで示されたもの以外に付加的なケモカインとケモカイン受容体が，エフェクター／記憶 T 細胞の遊走に関与する．（B）ナイーブ T 細胞とエフェクター／記憶 T 細胞遊走に関与する接着分子，ケモカインとケモカイン受容体が記載されている．

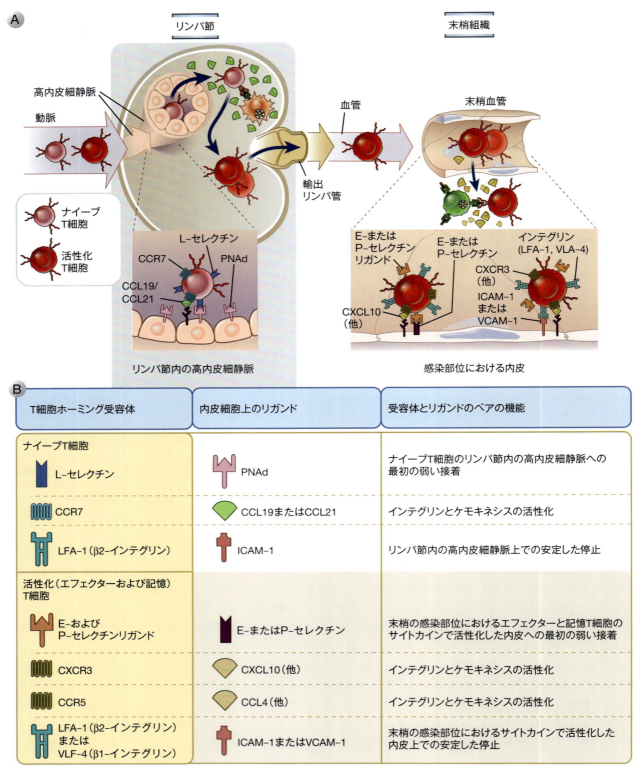

ICAM-1：細胞間接着分子 1（intercellular adhesion molecule 1），LFA-1：白血球機能関連抗原 1（leukocyte function-associated antigen 1），VCAM-1：血管細胞接着分子 1（vascular cell adhesion molecule 1），VLA-4：最晩期抗原 4（very late antigen 4）

ンパ節 HEVs に結合しない．そのノックアウトマウスでは，リンパ節におけるリンパ球数の顕著な減少が認められる．CCL19，CCL21 あるいは CCR7 に遺伝的な欠陥があるマウスのリンパ節では，非常にわずかなナイーブ T 細胞しか存在しない．

二次リンパ器官での T 細胞の遊走

T 細胞と樹状細胞は，リンパ節または粘膜リンパ組織への浸潤後，両細胞が相互作用する機会を最大化するように激しく動き回る．T 細胞を介した免疫応答の発動には，特殊な抗原特異的ナイーブ T 細胞が樹状細胞の表面上に提示される抗原を認識することが必要である．CCR7 の共発現は，両方の細胞種をリンパ節または粘膜リンパ組織の同じ領域に局在化させるが，これらの領域には数千の樹状細胞とナイーブ T 細胞が存在する．しかしながら，ナイーブ T 細胞は，アメーバのように速くとも 12μm/ 分でリンパ節内において顕著な運動性を示す．T 細胞の動きは，CCL21 が T 細胞上の CCR7 に結合することによって活発化する．CCL19 と CCL21 を分泌する細網線維芽細胞(fibroblastic reticular cells：FRCs)は，リンパ節の T 細胞領域を横断する三次元ネットワークを形成し，T 細胞は，これらの FRC トラックに沿って移動する．樹状細胞は，FRC ネットワークに沿っても分散し表面の大部分を覆っており，それらは固着しているが，樹状突起を常にさまざまな方向に伸長している．その結果，各樹状細胞は，1 分間あたり～85 回程の T 細胞に接触することができる．単一のナイーブ T 細胞は，1 つのリンパ節の FRC ネットワークに沿って最長 24 時間動くことが可能であり，したがって，リンパ節に特定の抗原を提示する樹状細胞が存在する場合，リンパ節に侵入した抗原に特異的なナイーブ T 細胞は，おそらくそれら樹状細胞の 1 つに遭遇する．T 細胞は，樹状細胞上の抗原を認識した直後に移動を停止し，樹状細胞との相互作用は安定化され，T 細胞の最大限の活性化が可能になる(**第 9 章**参照)．

リンパ節からの T 細胞の移出

リンパ節にホーミングしたが抗原を認識できず活性化されなかったナイーブ T 細胞は，最終的に血流に戻る．ナイーブ T 細胞が血液へ戻ることで 1 つの再循環のループが完結する．さらにナイーブ T 細胞が二次リンパ器官に入り，もう一度認識可能な抗原を探す機会が与えられる．血液中へ再侵入する主な経路は，輸出リンパ管を通過するが，おそらく同じ系列から他のリンパ節を経由して，その後，胸管を経由して上大静脈に入る経路か，あるいは，右リンパ管を経由して右鎖骨下静脈に入る経路である．

リンパ節からのナイーブ T 細胞の移出は，スフィンゴシン 1-リン酸(sphingosine 1-phosphate：S1P)とよばれる脂質性化学誘引物質に依存する．S1P は，スフィンゴシン 1-リン酸受容体 1(sphingosine 1-phosphate receptor 1：S1PR1)とよばれる T 細胞上の GPCR ファミリー受容体に結合する(図 3.7)．S1P は，組織よりも血液中とリンパ液中に高濃度で存在する．この組織において S1P の濃度が低く維持される理由は，S1P 分解酵素である S1P リアーゼがほとんどの組織に存在し，リンパ液と血液よりも組織内で分解されるためである．S1PR1 は，S1P の濃度勾配に向かって細胞の移動を促進する．循環するナイーブ T 細胞は，細胞表面に S1PR1 をほとんど発現していない．その理由は，S1P の高い血中濃度が S1PR1 の内在化を引き起こすためである．ナイーブ T 細胞が S1P 濃度の低いリンパ節に入ると，S1PR1 は，数時間後には細胞表面に再び発現される．この時間のずれにより，ナイーブ T 細胞が抗原提示細胞と相互作用できるようになる．T 細胞は，S1PR1 が発現された後にリンパ節を離れ，S1P の濃度勾配に沿って輸出リンパ管に移動する．

ナイーブ T 細胞がリンパ節の抗原によって活性化されると，細胞表面での S1PR1 の発現が数日間抑制されるため，S1P の濃度勾配に応答してナイーブ T 細胞がリンパ系器官から移出することが遅れる．この S1PR1 の抑制は，**第 4 章**で述べるように，感染に対する自然免疫応答の過程で産生される I 型インターフェロン(interferon)とよばれるサイトカインによって一部制御される．抗原刺激とインターフェロンは，ともに CD69 タンパク質の発現を増強する．CD69 は，細胞内 S1PR1 と結合し，その細胞表面への発現を減じる．つまり，活性化された T 細胞は，S1P の濃度勾配に対して一過的に非感受性となる．これにより，抗原活性化 T 細胞がリンパ系器官に留まり，クローン拡大(clonal expansion)とエフェクター T 細胞へ分化することを可能とするが，このプロセスは，数日間を要することもある．エフェクター細胞(effector cells)への分化が完了すると，その細胞は CD69 を消失し，S1PR1 は再び細胞表面上に発現される．したがって，エフェクター T 細胞は，S1P の濃度勾配に応答できるようになり，輸出リンパ管へ排出する髄洞を通ってリンパ節から移出する．

S1P と S1PR1 は，胸腺からの成熟 T 細胞の移出および二次リンパ器官からの B 細胞由来の形質芽細胞(plasmablast)の遊走にも必要である．

T 細胞輸送における S1P と S1PR1 の役割が明らかとなったのは，フィンゴリモド(FTY720)とよばれる薬物の研究によるところが大きい．フィンゴリモドは，S1PR1 に結合し細胞表面からの発現の抑制を引き起こす．フィンゴリモドは，リンパ器官からの T 細胞の移出を阻害するので，免疫抑制薬として作用する．フィンゴリモドは，中枢神経系の自己免疫疾患(autoimmune disease)である多発性硬化症の治療薬として承認されている．フィンゴリモドと類似の作用機序をもつ他の薬物は，さまざまな自己免疫疾患や移植片拒絶反応(graft rejection)の治療薬として大きな関

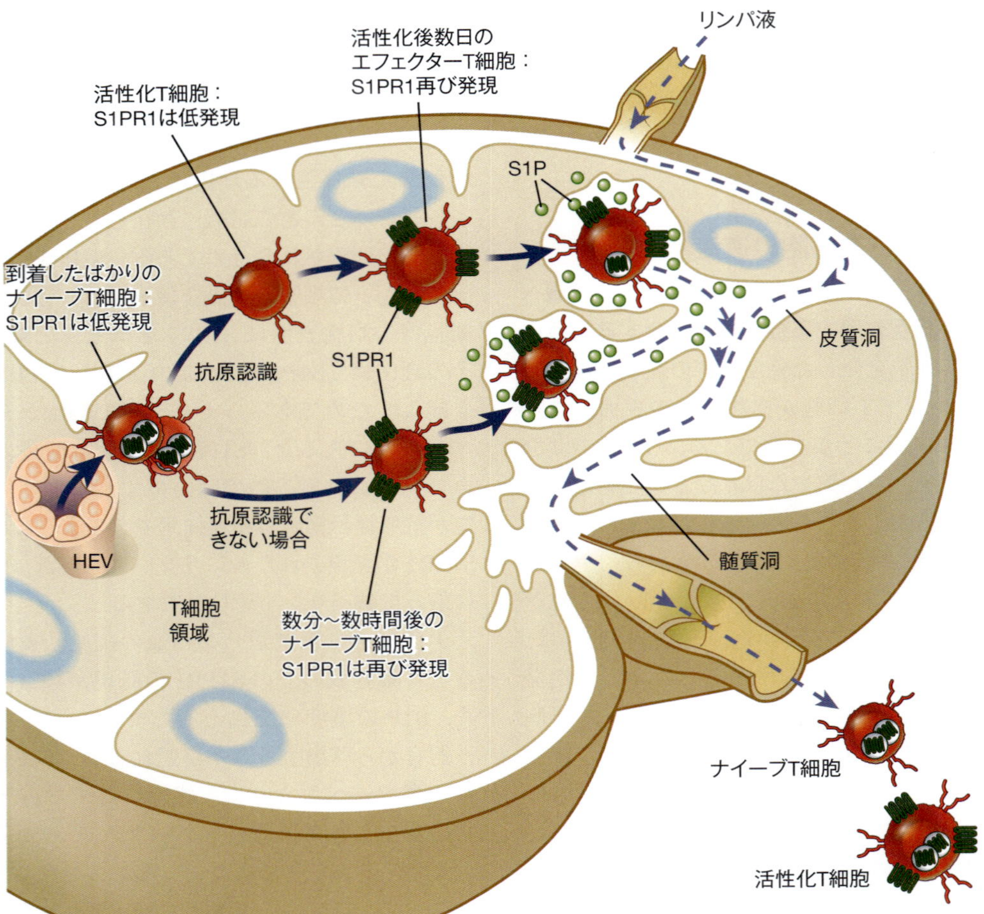

図 3.7 リンパ器官からのリンパ球の移出機序

S1P は，血液とリンパ液に比較的高い濃度で存在し，リンパ系組織内のより低い濃度で存在する．循環性ナイーブ T 細胞は，S1PR1 の発現レベルが低い．その理由は，S1PR1 は血液中の S1P に結合した後に細胞内に取り込まれるからである．したがって，リンパ節に浸潤したばかりのナイーブ T 細胞は，リンパ節の T 細胞領域および髄洞と輸出リンパ管のリンパ液の間の S1P の濃度勾配を感知することができず，これらの T 細胞はリンパ節を移出することができない．S1PR1 の細胞表面での発現は，抗原によるナイーブ T 細胞の活性化の後，数日間抑制され，活性化された細胞もリンパ節を離れることはない．ナイーブ T 細胞については数分から数時間後または活性化され分化したエフェクター T 細胞については数日後，S1PR1 が再び発現され，これらの細胞は S1P の濃度勾配を感知してリンパ節を移出することができる．

心が寄せられている．ナイーブ T 細胞の輸送における S1P のさらなる重要性を示す実験的な証拠は，S1PR1 の遺伝子欠損マウスの研究から得られている．これらのマウスでは，T 細胞が胸腺を離れて二次リンパ器官へ移動することができない．S1PR1 ノックアウトマウス由来のナイーブ T 細胞が他のマウスの血液循環に注入される場合，細胞はリンパ節に入れるが，移出することはできない．

他のリンパ組織を通過する T 細胞の再循環

パイエル板と腸間膜リンパ節を含む消化管関連リンパ組織（gut-associated lymphoid tissue：GALT）へのナイーブ T 細胞のホーミングは，基本的には他のリンパ節へのホーミングと類似しており，T 細胞と HEVs との相互作用に依存する．これらの相互作用は，他の組織と同様，セレクチン，インテグリンとケモカインによって調節される．腸間膜リンパ節とパイエル板へホーミングするナイーブ T 細胞の 1 つの特徴は，Ig スーパーファミリー分子 MadCAM-1 の関与である．MadCAM-1 は，これらの部位の HEVs 上で発現しているが，概して他の場所では発現がみられない．ナイーブ T 細胞上の 2 つのリガンドは，MadCAM-1，L-セレクチンとインテグリン $\alpha_4\beta_7$ に結合する．両方ともナイーブ T 細胞の腸関連リンパ組織へのホーミングに重要な役割を担っている．

白脾髄（white pulp）を介する脾臓へのナイーブ T 細胞の遊走は，リンパ節への移動とは異なる．脾臓には HEVs はなく，開放循環系を介する T 細胞の遊走が調節されていないようであり，セレクチン，インテグリンやケモカインは機能していないようにみえる．そこで T 細胞は，CCR7 結合ケモカインによって白脾髄の T 細胞領域に移動する．

リンパ球の脾臓を通過する速度は非常に速く，24 時間ごとに総循環リンパ球数の約半分が通過する．T 細胞は，白脾髄から赤脾髄(red pulp)に移出し，その循環は S1P と S1PR1 に依存している．

感染部位へのエフェクター T 細胞の遊走

ナイーブ T 細胞が抗原刺激で活性化され分化したエフェクター T 細胞は，二次リンパ器官のリンパ管を通って血液循環に戻る．主要なエフェクター T 細胞の防御的抗菌機能は，感染部位で局所的に発揮されなければならないため, これらの細胞はリンパ系器官から移出する必要がある．ナイーブリンパ球からエフェクターリンパ球への分化過程において，T 細胞は CCR7 の発現を消失し，感染部位で産生される炎症性ケモカインの受容体を発現する．T 細胞は，L–セレクチンの発現も抑え，E–セレクチンと P–セレクチンのリガンドの発現を誘導する．エフェクター細胞への分化が完了すると，S1PR1 の発現が回復する．これらの変化は，リンパ節からリンパ管への細胞の移出を促進する．エフェクター T 細胞は，リンパ管から血液中に放出され，体内を循環する．

循環中のエフェクター T 細胞は，接着分子やケモカイン受容体の発現変動により，リンパ系器官よりむしろ感染の末梢組織部位に優先的にホーミングする．エフェクターリンパ球が感染組織にホーミングするプロセスは，後毛細血管細静脈で起こり，他の白血球で述べられた同様の多段階のセレクチン，インテグリンとケモカインに依存したプロセスによって調節される．循環中のエフェクター T 細胞(ナイーブ T 細胞ではない)は，好中球と単球と同様，活性化された内皮に発現するセレクチン，インテグリンリガンドとケモカインにそれぞれ結合するセレクチンリガンド，インテグリンとケモカイン受容体を発現する(**図 3.6** 参照)．

エフェクター T 細胞の感染組織への遊走は，抗原非依存性であるが，組織内で抗原に遭遇するエフェクター細胞は優先的にそこに留まる．つまり，多様な特異性を示すエフェクター細胞は，感染した組織部位に侵入することができ，それらの細胞が特異的な抗原をみつけ出す機会を最大化する．感染組織におけるエフェクター T 細胞上のインテグリンは，抗原刺激で誘導された活性化と持続的なケモカインの曝露により高親和性状態が保たれる．これらのインテグリンは，細胞外マトリックスタンパク質に強く結合し，抗原を認識するエフェクター T 細胞がその部位に留まるようにする．この定着は，抗原を認識するエフェクター T 細胞が微生物と他の抗原となる原因を排除するように機能する．感染部位に集まるエフェクター細胞の多くは，機能を果たした後に最終的にそこで死に至る．

ある種のエフェクター細胞は，特定のタイプの組織に移動する傾向がある．この選択的な移動能力は，二次リンパ器官におけるナイーブ前駆細胞からエフェクター T 細胞に分化する過程で獲得される．多様なエフェクター T 細胞がさまざまな部位に移動できることにより，獲得免疫系は，特殊なエフェクター機能をもつ細胞を，特定のタイプの感染症に対処するために最適な場所へ導く．エフェクター T 細胞が特定の組織にホーミングすることを示す明瞭な実例は，皮膚へのホーミングや腸管へのホーミング T 細胞であり，それらの移動パターンは，**第 14 章**で詳細に述べられたように，各サブセットにおける接着分子とケモカイン受容体の異なる発現パターンとして現れる．

多様なサブセットのエフェクター T 細胞が存在するが，それぞれが異なる機能をもっており，これらのサブセットは，しばしば重複する遊走パターンを示す．エフェクター T 細胞には，CD8 陽性細胞傷害性 T 細胞(cytotoxic [cytolytic] T lymphocyte：CTL)と CD4 陽性ヘルパー T 細胞(helper T cells)が含まれる．ヘルパー T 細胞は，Th1，Th2 と Th17 サブセットを含み，それぞれ異なるタイプのサイトカインを発現しており，また，異なるタイプの微生物に対して防御する．これらのサブセットの特徴と機能については，**第 10 章**で詳しく述べる．ここでは，サブセットの遊走にはいくつかの違いがあることだけを理解いただきたい．これは，各サブセットで発現されるケモカイン受容体と接着分子の構成が異なり，その結果，多様な感染によって惹起される炎症部位への各サブセットの優先的な動員につながる．

記憶 T 細胞の遊走

記憶 T 細胞は，接着分子とケモカイン受容体の発現パターンおよびさまざまな組織に遊走する傾向において多様性がある．記憶 T 細胞を同定する方法は依然として不完全であるため(**第 2 章**と**第 9 章**参照)，実験系とヒトにおけるエフェクター T 細胞と記憶 T 細胞の区別はたいてい正確ではない．セントラル記憶 T 細胞あるいはエフェクター記憶 T 細胞とよばれる記憶 T 細胞の 2 つのサブセットは，当初は CCR7 と L–セレクチンの発現の違いに基づいて区分された．セントラル記憶 T 細胞は，CCR7 と L–セレクチンを高発現しているヒト CD45RO 陽性血中 T 細胞として定義され，一方，エフェクター記憶 T 細胞は，CCR と L–セレクチンが低い発現レベルであるが炎症性ケモカインに結合する他のケモカイン受容体を発現する CD45RO 陽性血中 T 細胞として定義された．これらの発現様式は，セントラル記憶 T 細胞が二次リンパ系器官に，一方，エフェクター記憶 T 細胞が末梢組織にホーミングすることを示唆している．セントラルおよびエフェクター記憶 T 細胞はマウスにおいても検出することができるが，実験系では，CCR7 の発現が記憶 T 細胞サブセットを識別するための決定的なマーカーではないことがわかった．それにもかかわらず，ある種の記憶T細胞は二次リンパ器官にホーミングする傾向があり，一方，他の記憶T細胞は末梢組織，特に皮膚と粘膜組織に遊走することは明らかである．さらに，ある種の記憶T細胞は，皮膚または粘膜に到達した後，組織常在性記憶細胞となり，これらの組織内に無期限に留まる．これらの常在性T細胞の定着は，CD103のような接着分子とCD69によりリンパ管への遊走が阻害されることによって調節される．末梢組織ホーミングエフェクターT細胞と組織常在性記憶T細胞は，概してエフェクターサイトカインを迅速に産生することによって抗原刺激に応答するが，二次リンパ器官のセントラル記憶細胞は，増殖が盛んでリコール応答のための細胞集団を供給する．

B細胞の遊走

ナイーブB細胞は，ナイーブT細胞と同じ基本的な機序を用い全身の二次リンパ組織にホーミングする．これによりそれぞれの部位で微生物抗原に応答する可能性を高めている（**図3.8**）．未熟B細胞は，血液に入ることで骨髄を離れ，辺縁帯（marginal zone）を通って脾臓に入り，白脾髄の周辺に移動する．B細胞がさらに成熟するにつれて，ケモカイン受容体CXCR5を発現し，CXCL13とよばれるケモカインに応答して白脾髄への移動を促進する．ナイーブ濾胞性B細胞は，白脾髄内で成熟が完了した後，S1P駆動性のプロセスによって循環に再び入り，リンパ節と粘膜リンパ組織にホーミングする．ナイーブB細胞の血液からリンパ節へのホーミングは，前にナイーブT細胞で述べたように，HEVs上でのローリングによる相互作用，インテグリンのケモカイン活性化および接着の安定化を伴う．このプロセスは，ナイーブB細胞上のケモカイン受容体CCR7，CXCR4とCXCR5およびHEVによって提示されるそれぞれのリガンドCCL19/CCL21，CXCL12とCXCL13に依存するが，異なるケモカインと受容体部分的に重複しながら寄与していると考えられる．

再循環しているナイーブB細胞は，二次リンパ器官の間質に入った後に，濾胞（follicle）に移動する．そこで，抗原に遭遇し，活性化される．このナイーブB細胞の濾胞への移動は，CXCL13によって媒介されるが，これは濾胞性樹状細胞（follicular dendritic cells：FDCs）とよばれる非造血系間質細胞によって濾胞中で産生され，ナイーブB細胞上のCXCR5受容体に結合する．CXCL13は，T細胞領域のFRC導管上と濾胞中の濾胞性樹状細胞導管上に表示され，どちらもB細胞の方向性のある移動を誘導する．ナイーブB細胞のパイエル板へのホーミングには，CXCR5とMadCAM-1に結合するインテグリン$\alpha_4\beta_7$が関与する．タンパク質抗原にB細胞が応答する過程では，B細胞はヘルパーT細胞と直接相互作用しなければならず，これは二次リンパ器官内の両細胞の動きが高度に制御されたことで可能になる．これらの局所的な細胞動態とそれらの動きを統合するケモカインについては，**第12章**で詳しく述べる．

二次リンパ器官からのB細胞の移出は，S1Pに依存する．これは，リンパ節と脾臓における分化した抗体分泌型形質細胞（plasma cell）について示されており，これらは抗原活性化によりナイーブB細胞から生成されるが，二次リンパ器官を離れ，骨髄や組織にホーミングする．脾臓の濾胞性B細胞は辺縁部に移動し，流動的に赤脾髄を通って循環中に運ばれる．S1PR1欠損濾胞性B細胞は，脾臓から移出する能力が減弱していた．二次リンパ組織に侵入するが，抗原によって活性化されないナイーブ濾胞性B細胞は，おそらくナイーブT細胞のように血液循環に再び入るが，このプロセスがどのように制御されるかは不明である．脾臓辺縁帯B細胞は，辺縁帯と濾胞との間を行き来するが，げっ歯類では血液循環へ移出しない．ヒトでは，これらの細胞は循環し，リンパ節の周囲の濾胞にも見出される．

特定の抗体産生へ拘束されたB細胞のサブセットは，二次リンパ器官から特定の組織に遊走し，そこで長期生存形質細胞に分化する（**図3.8**参照）．後の章で述べるが，異なる形質細胞の集団は，アイソタイプ（isotype）とよばれる違った型の抗体を分泌するが，それぞれのアイソタイプは，別々のエフェクター機能を示す．二次リンパ器官で生成され，特定の抗体（antibody）のアイソタイプを分泌するように拘束された活性化B細胞は，形質芽細胞とよばれる遊走性の細胞に分化する．これらの細胞は血液循環に入り，骨髄または粘膜組織に遊走し，そこでさらに形質細胞に分化し，長期間抗体を分泌する．骨髄に存在する形質細胞の多くはIgG抗体を産生し，その後，血流を通って体全体に分布する．粘膜関連リンパ組織内のB細胞は，通常，IgAアイソタイプの抗体を発現するようになるが，IgA産生形質芽細胞は，上皮内層粘膜組織に特異的にホーミングする．粘膜関連リンパ組織におけるB細胞のIgA分泌細胞への局所的な分化は，これらの細胞の粘膜へのホーミングと組み合わされて，粘膜バリアによる微生物侵襲に対するIgA防御を最適化する．**第14章**でより詳細に述べるが，IgAは，腸管や気道のような粘膜上皮によって裏打ちされた組織の内腔に効率よく分泌される．

多様なB細胞集団が異なる組織に遊走する機序は，エフェクターT細胞の組織特異的遊走で述べた機序に類似しており，各B細胞サブセット上の接着分子とケモカイン受容体の異なる発現パターンに依存する．例えば，骨髄へホーミングするIgG分泌形質細胞は，VLA-4とCXCR4を発現しており，それぞれ骨髄類洞内皮細胞上に発現されるVCAM-1とCXCL12に結合する．対照的に，粘膜にホーミングするIgA分泌形質細胞は，インテグリン$\alpha_4\beta_7$とCCR9を発現しており，それぞれ粘膜内皮細胞上の

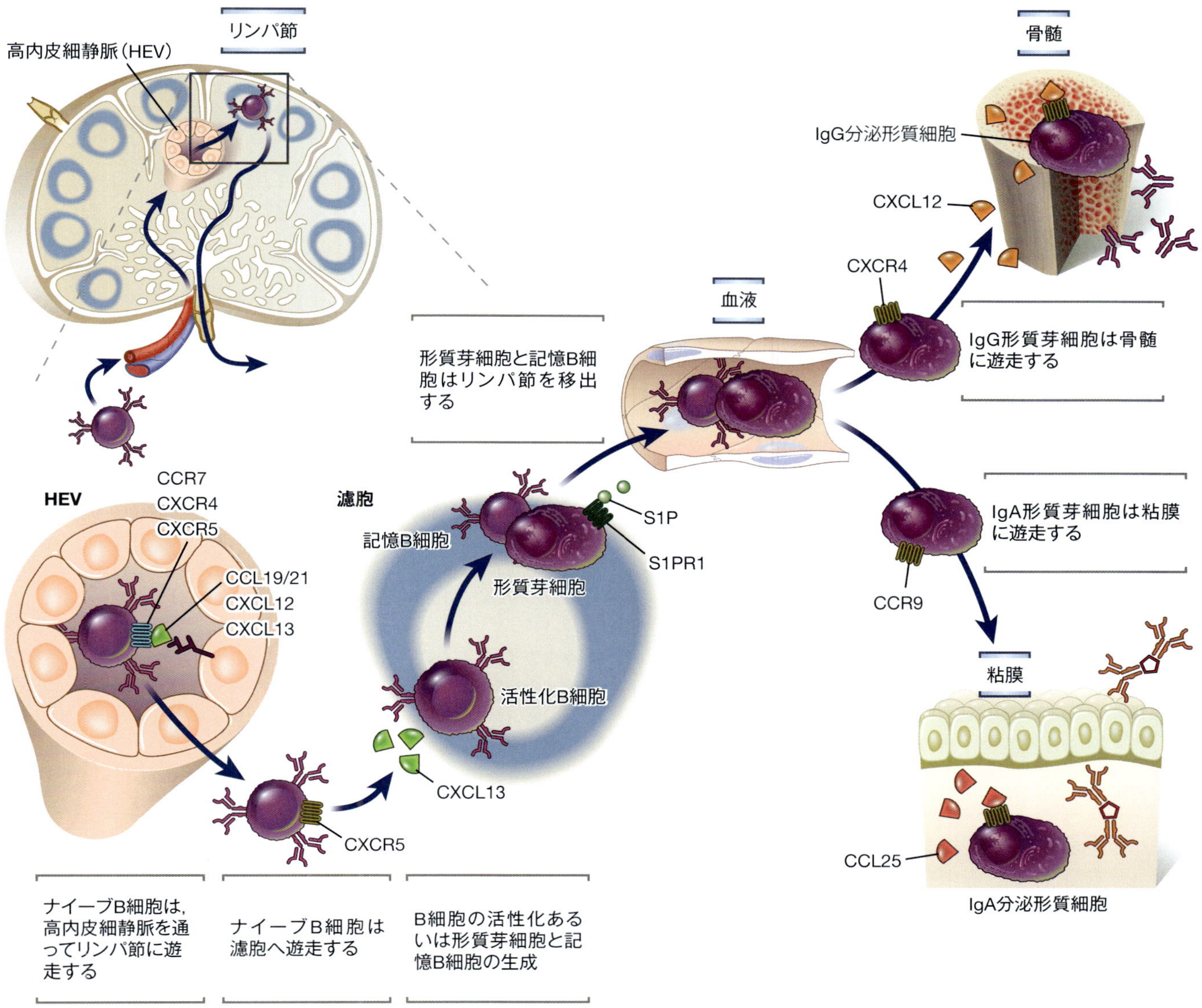

図 3.8　B 細胞の移動

ナイーブ B 細胞は，HEV を介してリンパ節と粘膜関連リンパ組織に入り濾胞に移動し，抗体産生細胞に活性化され分化するようになる．その一部は形質芽球であり，循環系に入り，骨髄または粘膜組織に移動し，形質細胞に分化する．IgG 分泌形質細胞は，いかなるリンパ様組織においても生成されうる．IgA 分泌形質細胞は，主に腸間膜リンパ節または粘膜関連リンパ組織で産生され，粘膜組織にホーミングする．濾胞に入る他の B 細胞は記憶 B 細胞に分化し，その中の一部は循環系に入る．これらの段階に関与するケモカイン受容体とケモカインが図示されている．接着分子は，本文に記載されているように，組織内の HEV と血管からの移出にも関与する．

MadCAM-1 と CCL25 に結合する．IgG 分泌 B 細胞もさまざまな組織の慢性炎症部位に動員され，このホーミングパターンは，B 細胞上の VLA-4 と CXCR3 が，慢性炎症部位の内皮細胞でよくみられる VCAM-1，CXCL9 と CXCL10 に結合することによる．

本章のまとめ　Summary

血液から組織への白血球の遊走は，後毛細血管細静脈を通して起こり，白血球と血管内皮細胞上に発現している接着分子とケモカインに依存する．

セレクチンは，白血球と内皮細胞の低親和性相互作用を調節する糖質結合性の接着分子であり，白血球が血液から組織へ遊走する第 1 段階である．E-セレクチンと P-セレクチンは，活性化された内皮細胞に発現しており，リンパ球のセクレチンリガンドに結合する．L-セレクチンは白血球上に発現しており，内皮細胞上のリガンドに結合する．

インテグリンは，接着分子の大きなファミリーであり，そのなかには白血球の活性化された内皮細胞との強い接着を媒介するものもある．この接着は白血球が血液から組織に遊走する際に不可欠なステップである．重要な白血球インテグリンには，LFA-1 と VLA-4 があり，それぞれ ICAM-1 と VCAM-1 に血管内皮細胞上で結合する．感染部位におけるケモカインと他のシグナルは，白血球上のインテグリンの親和性を増強させ，種々のサイトカイン（TNF, IL-1）は，内皮上のインテグリンリガンドの発現を増加させる．

白血球の血液から組織への遊走は，内皮細胞との連続した相互作用を介するものであり，白血球の内皮細胞への低親和性の結合とローリングに始まる（セレクチンとセレクチンリガンドが関与する）．次に，内皮細胞上に提示されたケモカインは，ローリングしている白血球のケモカイン受容体に結合する．これが白血球インテグリンの親和性を増強させるシグナルを生成する．次いで，白血球が内皮上の Ig スーパーファミリーリガンドに結合するインテグリンと相互作用することにより，白血球が内皮にしっかりと結合する．最後に，白血球は，内皮細胞間の細胞接合部を通って組織内に遊走する．

リンパ球再循環は，ナイーブリンパ球が，血液から HEVs を通って二次リンパ器官に遊走し，リンパ管を通って血液中に戻り，さらに別の二次リンパ系器官に遊走することを連続して行うプロセスである．このプロセスによりナイーブ T 細胞または B 細胞が抗原に出会う機会が最大化される．これが免疫応答の開始に重要である．

ナイーブ B 細胞と T 細胞は，リンパ節に優先的に遊走する．このプロセスは，リンパ球上の L-セレクチンがリンパ節の HEVs 上の末梢リンパ節アドレッシン（addressin）に結合すること，そして，リンパ節で産生されるケモカイン CCL19 と CCL21 がリンパ球上の CCR7 受容体と結合することによって起こる．

ナイーブ T 細胞は，リンパ節の**末梢毛包周囲**（perifollicular）領域内では，FRC ネットワークに沿って絶えず移動し，FRCs に結合した樹状細胞と相互作用する．ナイーブ T 細胞が認識しうる抗原を提示している樹状細胞と相互作用した場合，T 細胞は，活性化されてエフェクター T 細胞と記憶 T 細胞を生成する．ナイーブ T 細胞が数時間以内に抗原に遭遇しない場合，ナイーブ T 細胞は，輸出リンパ管を通ってリンパ節を離れるが，このプロセスは，リンパ球上の S1PR と S1P の濃度勾配に依存する．

二次リンパ組織に入るナイーブ B 細胞は，CXCL13 ケモカインの濃度勾配に応答して濾胞に遊走するが，CXCL13 は，B 細胞上の CXCR5 受容体に結合する．B 細胞は，濾胞内では，濾胞性樹状細胞からなる網状ネットワーク上を移動し，濾胞で他の細胞種によって提示される抗原に結合できる．

ナイーブ細胞が抗原刺激によって生成されるエフェクターリンパ球と記憶リンパ球は，S1P 経路によってリンパ節を移出する．エフェクター T 細胞は，L-セレクチンと CCR7 の発現を減弱させるが，インテグリン，E-セレクチンと P-セレクチンリガンドの発現を増強させ，これらの分子は，末梢炎症部位で内皮への結合を促進する．エフェクターリンパ球と記憶リンパ球は，感染した末梢組織において産生されるケモカインに対する受容体を発現している．

参考文献

接着分子

Hogg N, Patzak I, Willenbrock F. The insider's guide to leukocyte integrin signalling and function. *Nat Rev Immunol*. 2011; 11: 416–426.

Ley K, Laudanna C, Cybulsky MI, Nourshargh S. Getting to the site of inflammation: the leukocyte adhesion cascade updated. *Nat Rev Immunol*. 2007; 7: 678–689.

McEver RP. Selectins: initiators of leucocyte adhesion and signalling at the vascular wall. *Cardiovasc Res*. 2015; 107: 331–339.

Vestweber D. How leukocytes cross the vascular endothelium. *Nat Rev Immunol*. 2015; 15: 692–704.

ケモカイン

Bromley SK, Mempel TR, Luster AD. Orchestrating the orchestrators: chemokines in control of T cell traffic. *Nat Immunol*. 2008; 9: 970–980.

Sallusto F, Baggiolini M. Chemokines and leukocyte traffic. *Nat Immunol*. 2008; 9: 949–952.

Vestweber D. How leukocytes cross the vascular endothelium. *Nat Rev Immunol*. 2015; 15: 692–704.

Zlotnik A, Yoshie O. The chemokine superfamily revisited. *Immunity*. 2012; 36: 705–716.

リンパ系組織を介するリンパ球の遊走

Baeyens A, Fang V, Chen C, Schwab SR. Exit strategies: S1P signaling and T cell migration. *Trends Immunol*. 2015; 36: 778–787.

Bajenoff M, Egen JG, Qi H, et al. Highways, byways and breadcrumbs: directing lymphocyte traffic in the lymph node. *Trends Immunol*. 2007; 28: 346–352.

Cyster JG, Schwab SR. Sphingosine-1-phosphate and lymphocyte egress from lymphoid organs. *Annu Rev Immunol*. 2012; 30: 69–94.

Qi H, Kastenmuller W, Germain RN. Spatiotemporal basis of innate and adaptive immunity in secondary lymphoid tissue. *Annu Rev Cell Dev Biol*. 2014; 30: 141–167.

Rot A, von Andrian UH. Chemokines in innate and adaptive host defense: basic chemokinese grammar for immune cells. *Annu Rev Immunol*. 2004; 22: 891–928.

Sigmundsdottir H, Butcher EC. Environmental cues, dendritic cells and the programming of tissue-selective lymphocyte trafficking. *Nat Immunol*. 2008; 9: 981–987.

Zhang Q, Lakkis FG. Memory T cell migration. *Front Immunol*. 2015; 6: 504.

Zlotnik A, Yoshie O. The chemokine superfamily revisited. *Immunity*. 2012; 36: 705–716.

第4章

自然免疫

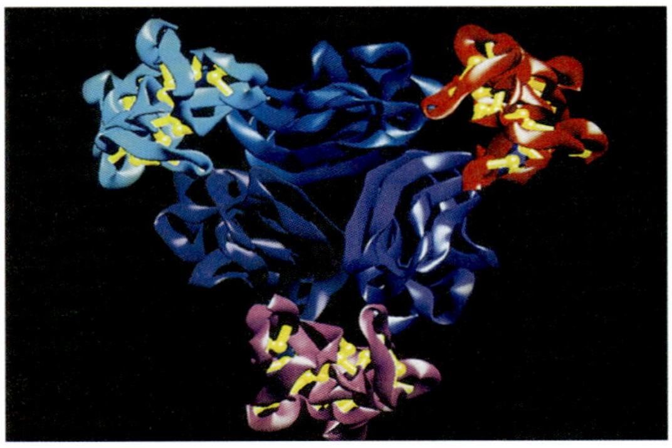

自然免疫の概要

自然免疫(innate immunity)とは微生物や他の攻撃因子に抵抗するために，つねに準備されている防御機構のことを指す．**第1章**で紹介した自然免疫系(innate immune system)は，組織や血液中のさまざまな細胞や液性因子からなり，微生物が侵入し感染を成立させることを絶えず防いでいる．微生物の感染が成立した時には，獲得免疫応答が発達する前に自然免疫応答が早期の防御機構を発揮する(**図1.1**参照)．本章では，自然免疫系の構成要素，特異性(specificity)，抗菌機序について詳しく述べる．後の章では，生体防御や疾患における獲得免疫応答の役割に多くの焦点が当てられているが，ここでは，自然免疫系の獲得免疫応答への影響や自然免疫系の感染防御機構について述べる．

自然免疫応答の機能と反応

自然免疫は，微生物や組織損傷の防御において重要な機能を有している．微生物の侵入を防ぐ上皮細胞，上皮細胞を突破し侵入した微生物を認識し宿主応答を担うマクロファージ(macrophage)，樹状細胞(dendritic cells)，マスト細胞(mast cell)などの組織センチネル細胞，血中より組織に入り，上皮の壁を越え侵入してきた微生物を排除するとともに損傷した宿主細胞を排除する好中球(neutrophil, polymorphonuclear leukocyte：PMN)，単球(monocyte)由来のマクロファージ，ナチュラルキラー細胞(natural killer cells：NK cells)などの白血球，血液循環に入り込んだ微生物に対抗するさまざまな血漿タンパク質が自然免疫系の主要な構成要素である．本章で，後ほどこれらの機能についてそれぞれ述べる．上皮細胞や他の組織細胞などの他の多彩な細胞も，微生物から身を守る機序を有している．

自然免疫応答の機能には，下記のような一般的な特徴がある．

- **自然免疫系は，皮膚や消化器，呼吸器粘膜の上皮バリアにおける物理的，化学的防御機構を維持し微生物の侵入を防いでいる．** 微生物はこの上皮バリアを越えることができると組織に定着する．もし上皮のバリアが損傷したり，微生物が上皮のバリアを越えて侵入してきた時には，自然免疫，獲得免疫応答が活性化され，次なる宿主生体防御システムが作動する．
- **自然免疫応答は，微生物に対する最初の反応であり，病原体による宿主感染を防ぎ，制御し，排除する．** 生体防御における自然免疫の重要性は，自然免疫機序を担ういかなる構成要素の欠損，阻害，消去により，たとえ獲得免疫系が正常で機能的であっても，感染感受性が高まることでも明らかである．多くの病原微生物は自然免疫に抵抗する手段を発達させていて，これらの手段が微生物の病原性に重要になっている．このような微生物に対する自然免疫応答は，獲得免疫(adaptive immunity)が活性化されるまで，感染を監視しているのかもしれない．獲得免疫応答は，より強力で特異的であり，自然免疫の防御機構に抵抗性をもつ微生物を排除することができる．
- **自然免疫は，損傷した細胞を排除し，組織修復プロセスを誘導する．** これらの機能には，ストレスを受け，損傷し，死んだ宿主細胞によって産生，分泌，あるいはこれらの細胞に集積する宿主分子に対する認識および応答が含まれる．このような自然免疫応答を引き起こす損傷は，感染の結果起こる場合と，感染と関係ない細胞や組織の損傷の場合もある．
- **自然免疫応答は獲得免疫応答を誘導し，獲得免疫応答の性質を多様な微生物に対して最も効果的なものにする．** このように，自然免疫は感染初期の防御機構として作用するばかりでなく，獲得免疫系に応答するように危険信号も提供する．さらに，自然免疫系の構成要素は，異なる微生物(例：細胞外細菌と細胞内ウイルス[virus])に対し異なる方法で反応し，その後活性化される獲得免疫応答に影響を及ぼす．この概念については，本章の最後で述べる．
- **自然免疫系の防御反応の2つの主要な柱は，炎症と抗ウイルス反応である．** 炎症(inflammation)は，循環白血球と血漿タンパク質が組織の感染局所に動員され，活性化され，原因因子を破壊し，排除するプロセスである．炎症は，損傷細胞や死細胞および細胞や組織への異常分子の集積に対する主要な反応でもある．抗ウイルス反応は，ウイルスの複製を抑え，感染細胞の殺傷を促すことにより，炎症反応を引き起こさずにウイルス感染の標的細胞を排除する(しかしながら，炎症もウイルスに対する防御に貢献している)．

自然免疫と獲得免疫の特徴の比較

自然免疫と獲得免疫がお互いに相補的に作用し，病原体に対する防御を発揮する機構を理解するため，両者の主な相違点を紹介する．

- 微生物に対する自然免疫応答は迅速で，前もって微生物に曝露されておく必要はない．言い換えると，自然免疫のエフェクター細胞（effector cells）や分子は，感染前から機能的で，微生物により迅速に活性化され，感染を防ぎ，制御し，排除する．一方，新たに侵入した微生物に対する獲得免疫応答は，抗原特異的なリンパ球クローン（clone）が増殖し，機能的なエフェクター細胞に分化するために数日の時間を要する．
- 微生物に対する自然免疫応答は，繰り返し曝露されても反応の質や強度に変化はほとんどない．すなわち，免疫記憶機構が存在しない．一方，繰り返し微生物に曝露されると，獲得免疫応答の迅速さ，強度，効果が増大する．自然免疫に免疫記憶が存在しないことについては，例外も存在する．例えば，ナチュラルキラー細胞のある種のウイルス感染に対する反応は，同じウイルスに曝露されると，応答強度が増加する．この増大した応答がどれだけ特異的か，どれだけの種類のウイルスがこのような反応を誘導できるのか，このような反応が繰り返し感染に対する防御機構を強めることができるのか，などについては明らかになっていない．
- 自然免疫応答は，微生物の成分や損傷細胞あるいは死細胞に発現する限られた分子構造を認識し活性化される．自然免疫系は，微生物や損傷細胞由来のたった1,000種程度の成分を認識するにすぎないものと考えられている．一方，獲得免疫系は何百万種類もの微生物由来の抗原（antigen）を認識することができる．また獲得免疫系は正常組織に存在している自己抗原や外環境に存在する非微生物性の抗原も認識することができる．
- 自然免疫系と獲得免疫系が用いる受容体は，構造や多様性が根本的に異なっていて，これにより2つの免疫系が生体防御において異なる特徴をもつことになっている．自然免疫の受容体について本章で詳しく述べ，獲得免疫の受容体については後の章で述べる．

自然免疫系の進化

第一線の感染防御システムである自然免疫は，系統発生学的に免疫系の最古のものである．自然免疫は，感染から多細胞生物を守るシステムとして微生物とともに進化してきた．哺乳類の自然免疫系のいくつかの構成要素は，植物や昆虫の構成要素と驚くほど似ていることから，これらは進化的にきわめて古い共通の祖先から発達してきたものと考えられている．例えば，ディフェンシン（defensins）とよばれている細菌や真菌に対し毒性を有するペプチドは，植物および哺乳類に存在し，同じような三次構造を有している．**Toll様受容体**（Toll-like receptor：TLR）とよばれる，本章で詳しく述べる受容体は，病原微生物を認識し，抗微生物応答を誘導する．TLRは，昆虫から哺乳類まであらゆる系統の生物が有している．TLRが細胞を活性化するために用いる細胞内シグナル伝達経路は，哺乳類ではNF-κB（nuclear factor κB）経路とよばれているが，これも進化学的に保存されている．実際，本章で述べる自然免疫機序のほとんどは，多細胞生物が最初に進化してきた7億5千年前頃の進化学的にきわめて初期の頃に出現した．一方，獲得免疫が明らかに存在するのは，3億5千～5億年前頃に出現した脊椎動物においてのみである．

自然免疫系については，微生物や損傷細胞を認識するメカニズムから解説を始める．そして次に，自然免疫系のそれぞれの構成要素とそれらの生体防御における機能について述べる．

自然免疫系による微生物や損傷自己の認識

自然免疫による異物（非自己）認識の特異性は，微生物に対抗するために発達し，獲得免疫系の特異性とはいくつかの観点で異なっている（**表4.1**）．

自然免疫系は病原微生物が産生する分子構造を認識する． 自然免疫を活性化する微生物成分はさまざまな微生物間で保存されていることが多く，**病原体関連分子パターン**（pathogen-associated molecular patterns：PAMPs）とよばれている．異なるタイプの微生物（例えば，ウイルス，グラム陰性細菌，グラム陽性細菌，真菌など）は異なるPAMPsを発現している（**表4.2**）．これらの構造には下記のようなものが含まれる．すなわち，ウイルスが複製する際に産生する二本鎖RNAや細菌のゲノムにみられる非メチル化CpG DNA配列など，宿主細胞よりも微生物に多い，核酸または微生物に特有の核酸，*N*-フォルミルメチオニン（*N*-formylmethionine）から開始される細菌タンパク質のような微生物に特有のタンパク質，グラム陰性菌のリポ多糖（lipopolysaccharide：LPS）やグラム陽性菌のリポタイコ酸などの細菌が合成するが宿主細胞は合成しない脂質複合体，細菌にはみられるが宿主細胞にはみられないマンノースが最終修飾残基となるオリゴ糖などの糖鎖などである．自然免疫系は，さまざまな種類の微生物に共通の限られた種類の分子構造を認識するのに対し，獲得免疫系は，きわめて多くの種類の外来基質（抗原）を認識する．抗原の場合は，個々の微生物種に特有であるが，時には元来微生物由来でないものも含まれる．

自然免疫系は，微生物の生存に必須の微生物成分を認識する． このような自然免疫認識の進化的適応はとても重要

表 4.1　自然免疫と獲得免疫の特異性

	自然免疫	獲得免疫
特異性	さまざまな微生物に共通の構造（PAMPs）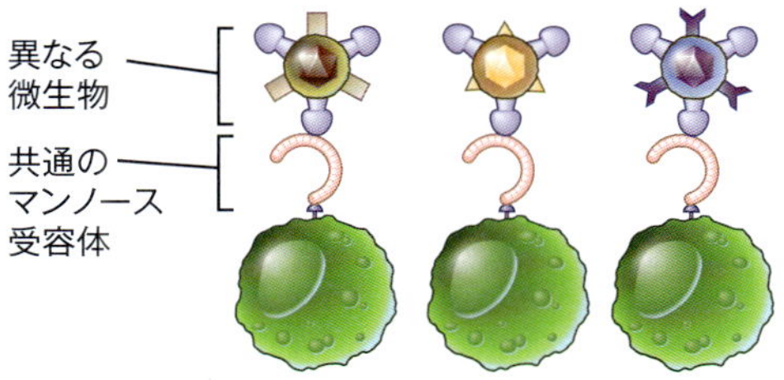	微生物由来分子の微細構造（抗原），微生物以外の抗原を認識する場合もある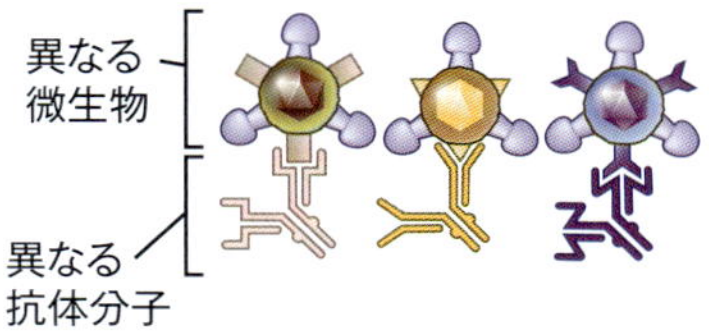
認識する微生物由来分子の数	約 1,000 の分子パターン（推定値）	10^7 以上の抗原
受容体	生殖細胞系列の遺伝子にコードされている，多様性が制限されている（PRRs）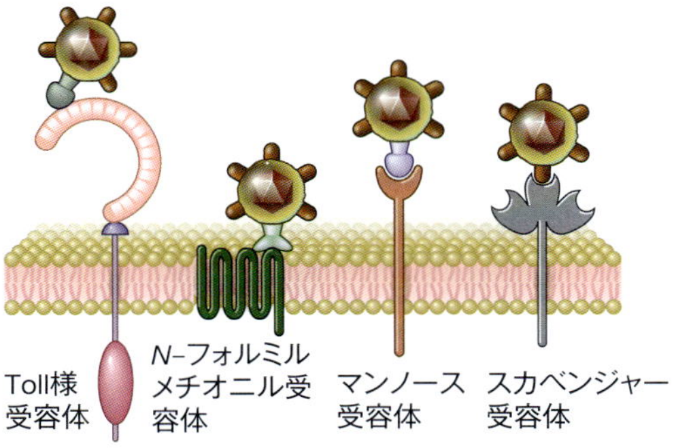	遺伝子再構成により作り出される遺伝子によりコードされている，大きな多様性をもつ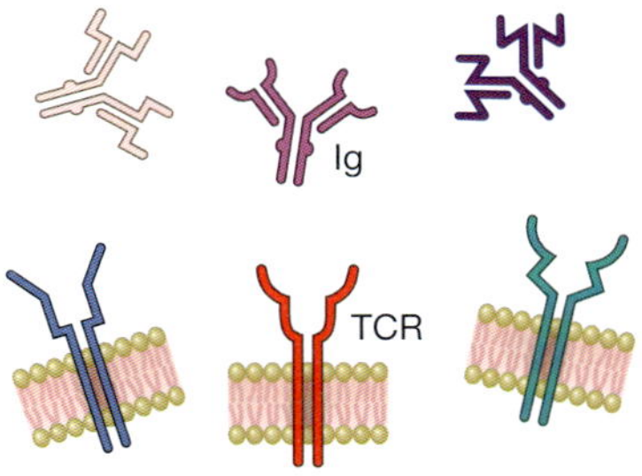
受容体の数とタイプ	100 以下の種類の多様性が限定された受容体	たった 2 種類の受容体（Ig と TCR），それぞれが多様性をもっている
受容体の分布	非クローナル：同系列のすべての細胞に同一の受容体が発現する	クローナル：異なる特異性をもつリンパ球が異なる受容体を発現する
受容体をコードする遺伝子	すべての細胞で生殖細胞系列にコードされる	B 細胞，T 細胞だけで遺伝子再構成により作られる
自己・非自己の識別	あり：健康な宿主細胞は認識されない，あるいは自然免疫応答を回避する分子を発現する	あり：自己反応性のリンパ球を排除あるいは不活性化することによる，不完全（自己免疫疾患を引き起こす）

Ig：免疫グロブリン（immunoglobulin），TCR：T 細胞受容体（T cell antigen receptor）

である．これにより微生物は遺伝子変異で宿主に認識される分子を喪失させ自然免疫から逃避することが事実上不可能になる．微生物の生存に必須である自然免疫の標的分子の典型例は，ウイルスの多くが複製の際に中間体として産生する二本鎖 RNA である．同様に，LPS やリポタイコ酸は自然免疫受容体が認識する細菌細胞壁の構成成分である．一方，**第 16 章**で述べるように，微生物は獲得免疫系によって認識される抗原を変異させたり喪失させたりし，微生物自身の生存に影響を与えることなく獲得免疫応答から逃避する．

自然免疫系は，損傷あるいは死にゆく細胞から産生，分泌される自己分子も認識する．このような成分を**傷害関連分子パターン**（damage–assocaited molecular patterns：DAMPs）とよぶ（**表 4.2** 参照）．DAMPs は感染による細胞損傷により産生されるが，化学毒素，火傷，外傷，血流低下など，さまざまな原因で起こる無菌性の損傷によっても産生される．DAMPs は通常アポトーシス（apoptosis）を起こす細胞からは産生されない．時には，健康な細胞から産生される自己由来分子により細胞が損傷を受けた際に産生され，自然免疫応答を活性化することもある．このような DAMPs は**アラーミン**（alarmin）とよばれ，自然免疫系に，細胞外に細胞死を誘導するような何かが存在することを警告する．

自然免疫系の受容体は，細胞内のさまざまな場所や，血管内や粘膜組織の分泌分子として存在し，PAMPs や DAMPs を認識する（**表 4.3**）．自然免疫系の細胞上の認識分子は，貪食細胞（主にマクロファージや好中球），樹状細胞，宿主と外環境を分け隔てる上皮細胞，マスト細胞，組織内に存在するさまざまな細胞が発現している．PAMPs，DAMPs の細胞受容体は**パターン認識受容体**（pattern

表 4.2 PAMPs，DAMPs の例

		微生物のタイプ
PAMPs		
核酸	ssRNA	ウイルス
	dsRNA	ウイルス
	CpG	ウイルス，細菌
タンパク質	ピリン	細菌
	フラジェリン	細菌
細胞壁脂質	リポ多糖	グラム陰性細菌
	リポタイコ酸	グラム陽性細菌
糖鎖	マンナン	真菌，細菌
	グルカン	真菌
DAMPs		
ストレス誘導性タンパク質	HSPs	–
結晶	尿酸ナトリウム	–
切断された細胞外マトリックス	プロテオグリカンペプチド	–
ミトコンドリアとミトコンドリア構成成分	フォルミルペプチド，ATP	–
核タンパク質	HMGB1，ヒストン	–

ATP：アデノシン三リン酸(adenosine triphosphate)，CpG：cytosine–guanine–rich oligonucleotide，dsRNA：二本鎖 RNA(double-stranded RNA)，HMGB1：high-mobility group box 1，HSP：熱ショックタンパク質(heat shock protein)，ssRNA：一本鎖 RNA(single-stranded RNA)

recognition receptor：PRR)とよばれている．PRR は，さまざまな細胞の細胞膜上，貪食胞，細胞質内など，微生物が存在しうるあらゆる部位に発現している(**図 4.1**)．細胞の PRR が PAMPs や DAMPs に会合すると，細胞内シグナル伝達経路が活性化され，細胞の抗菌性や炎症性機能を誘導される．また，血中や間質液中にも PAMPs を認識するタンパク質が多く存在している(**表 4.3** 参照)．このような分泌分子は，貪食細胞の貪食を促進，あるいは細胞外殺菌機序を活性化することにより，血中や間質液中の微生物の排除を促進する．

自然免疫系の受容体は生殖細胞系列の遺伝子にコードされているのに対し，獲得免疫系の受容体をコードする遺伝子はリンパ球の前駆体で遺伝子が再構成を起こす．その結果，自然免疫系の受容体の多様性(diversity)や特異性の範囲は，獲得免疫系の **B 細胞**(B lymphocyte)，**T 細胞**(T lymphocyte)と比べると小さい．自然免疫による認識は，少数のタンパク質ファミリーの 100 個程度の受容体により行われるのに対し，獲得免疫系では(免疫グロブリン[immunoglobulin：Ig]と T 細胞受容体の)たった 2 つの受容体ファミリーが何百万もの多様性を作り出し，無数の抗原を認識する．さらに，獲得免疫系は同じファミリー内の異なる微生物種あるいはある 1 つの微生物のもつ異なる抗原でさえ識別できるが，自然免疫系は，微生物のファミリーや，健康な細胞と損傷を受けた細胞を識別するにすぎず，微生物の種類や細胞の種類を見分けることはできない．

自然免疫系は，正常の健康な細胞や組織に反応しない．この特徴は，もちろん生物の健康の維持に必須である．下記に挙げる 3 つの主な機序により，健康な自己を認識することがない．正常細胞は，自然免疫受容体のリガンドを産生しない．自然免疫受容体は，認識しうる自己の分子に曝露されることがない細胞分画に局在している．正常細胞に発現する制御分子が，自然免疫のさまざまな成分の活性化を抑制している．本章の後半でこれについて述べる．

このイントロダクションに続いて，PAMPs，DAMPs を認識することができるさまざまな分子について，特に特異性，局在，機能に焦点を絞り述べていく．まず，細胞膜や細胞質内に局在する分子の紹介から始め，次に血中や間質液中の自然免疫の液性認識分子やエフェクター分子について述べる．

自然免疫における細胞性パターン認識受容体とセンサー

ほとんどの種類の細胞はパターン認識受容体(PRRs)を発現しており，自然免疫応答を起こすことができる．貪食細胞，とりわけマクロファージと樹状細胞は，最も多い種類と数の PRRs を発現している．これは，貪食細胞が微生物と損傷細胞を認識，貪食し，破壊すること，樹状細胞が微生物に反応して炎症を誘導するとともに獲得免疫の活性化を導くことと深く関連している．PRRs は，細胞内シグナル伝達経路を活性化し，炎症を誘導する分子や微生物を破壊する分子の産生などさまざまな細胞応答を誘導する．

ここでは，異なる構造を有し，さまざまなタイプの微生物に特異性を有する PRRs について述べる．

Toll 様受容体

Toll 様受容体(TLR)は，進化的に保存された多くの種類の細胞に発現する PRRs で，さまざまな微生物の成分やストレスを受けたり，死にゆく細胞に発現あるいは分泌される分子を認識する．*Toll* は，ショウジョウバエの発生期に背腹軸の形成にかかわる遺伝子として発見された．そして，ショウジョウバエの抗微生物反応も司ることが示された．さらに Toll の細胞質内領域が自然免疫系のサイトカイン(cytokines)であるインターロイキン-1(interleukin-1：IL-1)の受容体の細胞質内領域と相同性が高いことも明らかになった．これらの発見に続いて，ショウジョウバエの Toll の哺乳類のホモログが発見され，Toll 様受容体と名づ

表 4.3　自然免疫系のパターン認識分子

PRRs	発現部位	例	リガンド(PAMPs または DAMPs)
細胞性			
TLRs 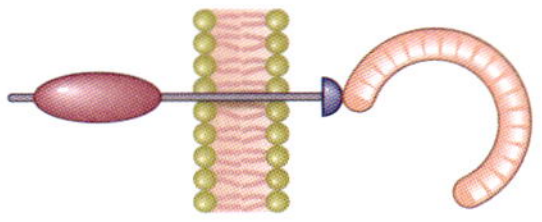	樹状細胞，貪食細胞，B 細胞，内皮細胞などの細胞膜とエンドソーム膜	TLRs 1 ～ 9	細菌の LPS やペプチドグリカンなどのさまざまな微生物成分，ウイルス核酸
NLRs 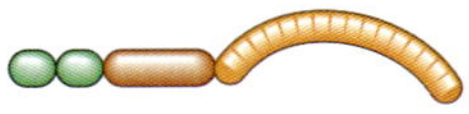	貪食細胞，上皮細胞などの細胞質	NOD1/2	細菌の細胞壁のペプチドグリカン
		NLRP ファミリー(インフラマソーム)	細胞内結晶(尿酸，シリカ)，細胞質内 ATP やイオン濃度の変化，リソソームの傷害
RLRs 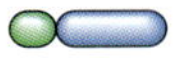	貪食細胞などの細胞質	RIG-1，MDA-5	ウイルス RNA
CDSs 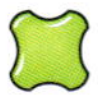	さまざまな細胞の細胞質	AIM2，STING-associated CDSs	細菌，ウイルス DNA
CLRs 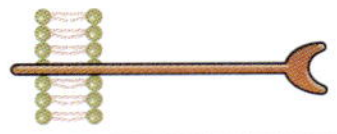	貪食細胞の細胞膜	マンノース受容体 DC-sign	マンノースやフルクトースが末端に付加された微生物細胞表面の糖鎖
		デクチン 1，デクチン 2	真菌や細菌の細胞壁に存在するグルカン
スカベンジャー受容体 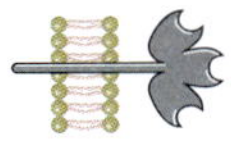	貪食細胞の細胞膜	CD36	微生物のジアシルグリセリド
N- フォルミルメチオニン・ロイシン・フェニルアラニン受容体 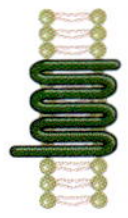	貪食細胞の細胞膜	FPR，FPRL1	*N*- フォルミルメチオニン残基を含む，ペプチド
液性因子			
ペントラキシン 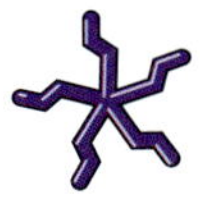	血漿	C 反応性タンパク質	微生物のフォスフォリルコリンやフォスファチジルエタノラミン
コレクチン 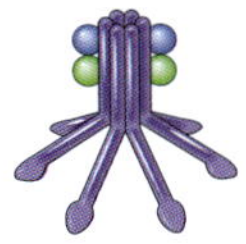	血漿	マンノース結合レクチン	マンノースやフルクトースが末端に付加された糖鎖
	肺胞	サーファクタントタンパク質 SP-A，SP-D	さまざまな微生物の構造
フィコリン 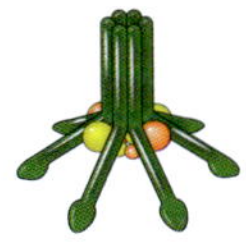	血漿	フィコリン	*N*- アセチルグルコサミンやグラム陽性細菌の細胞壁のリポタイコ酸
補体 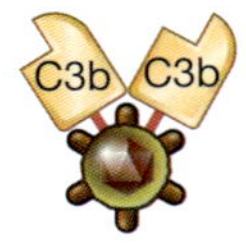	血漿	さまざまな補体タンパク質	微生物表面

AIM2：absent in melanoma-2，CDSs：細胞質内 DNA センサー(cytosolic DNA sensors)，CLRs：C 型レクチン受容体(C-type lectin-like receptors)，DAMPs：傷害関連分子パターン(damage-associated molecular patterns)，MDA：melanoma differentiation-associated gene，NLRs：NOD 様受容体(NOD-like receptors)，NOD：nucleotide oligomerization domain，PAMPs：病原体関連分子パターン(pathogen-associated molecular patterns)，RLRs：RIG 様受容体(RIG-like receptors)，SP-D：サーファクタントタンパク質 D(surfactant protein D)，STING：(stimulator of IFN genes)，TLRs：Toll 様受容体(Toll-like receptors)

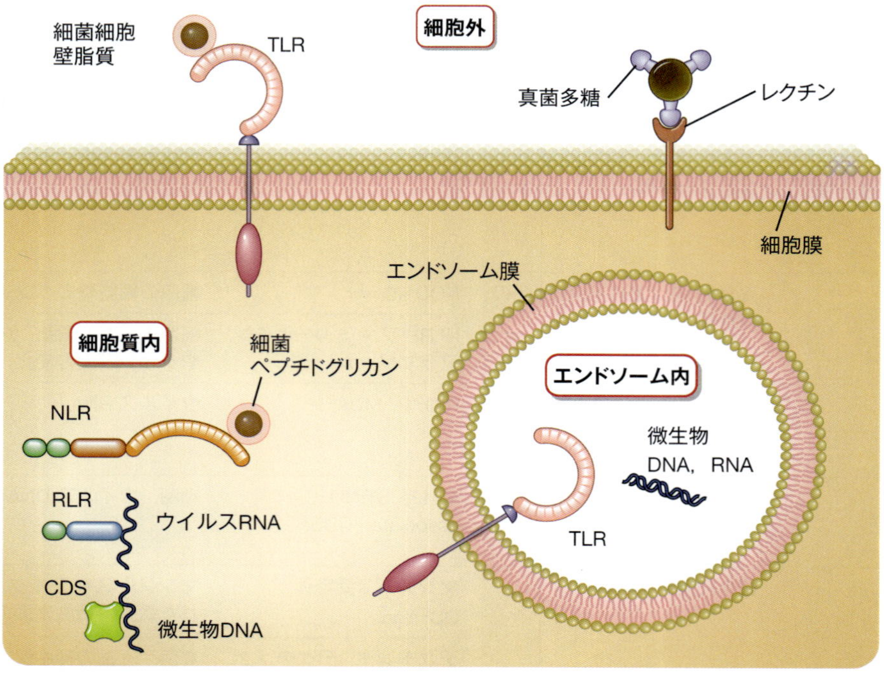

図 4.1 自然免疫系のパターン認識受容体の細胞内局在

TLR ファミリーのメンバー(**図 4.2** 参照)やレクチン受容体などのパターン認識受容体は，細胞膜に発現し，細胞外の病原体関連分子パターン(PAMPs)に会合する．エンドソーム膜に発現する TLR も存在し，これらは貪食された微生物の核酸を認識する．NLR，RLR，CDS など，微生物感染の細胞質内 DNA センサーも存在する．これらの受容体が認識する PAMPs の一例を示している．損傷細胞の産物(DAMPs)および微生物を認識する細胞質内受容体は**図 4.4** に示す．

CDS：細胞質内 DNA センサー(cytosolic DNA sensor)，NLR：NOD 様受容体(NOD-like receptor)，RLR：RIG 様受容体(RIG-like receptor)，TLR：Toll 様受容体(Toll-like receptor)

けられた．ヒトでは，TLR1 ～ TLR9 までの 9 つの機能的な TLR が存在している(**図 4.2**)．

TLR はⅠ型の膜型タンパク質で，細胞外領域にリガンドの会合にかかわるロイシンリッチリピートと基軸部分にシステインリッチモチーフを有している．細胞質内領域には，細胞内シグナル伝達に必須の **Toll/IL-1 受容体[TIR]領域**(Toll/IL-1 receptor[TIR] domain)が存在する．TIR 領域は，サイトカイン IL-1，IL-18 の受容体の細胞質内領域にも存在する．このため，TLR と IL-1，IL-18 の細胞内シグナル伝達は似た経路を用いている．

哺乳類の TLRs は，健康な哺乳類の細胞には発現せず，微生物に発現するさまざまな分子に対する反応にかかわっている． TLRs が認識するリガンドは，構造が多岐にわたり，すべての種類の微生物の成分が含まれる(**図 4.2** 参照)．例えば，TLRs に会合する細菌成分として，先に述べたように細胞壁の構成成分である **LPS** やリポタイコ酸，運動性の高い細菌が有する鞭毛の構成タンパク質である**フラジェリン**(flagellin)が挙げられる．また，TLRs が認識する核酸の例として，以下のものが挙げられる．ある種のウイルスのゲノムを構成したり，ほぼすべてのウイルスが複製する際に産生され，宿主の二本鎖 RNA とは RNA 編集やエンドソームへの局在などで識別されるウイルスの二本鎖 RNA；宿主の転写産物として産生される細胞質内の一本鎖 RNA とはエンドソーム(endosome)内の局在や高いグアノシン，ウリジンの含有量により識別されるウイルスの一本鎖 RNA，そして原核生物には多いが脊椎動物のゲノムにはまれにしか存在しない**非メチル化 CpG ジヌクレオチド**(unmethylated CpG)である．

TLRs は，細胞損傷によって発現や局在が変化する内因性分子への反応にもかかわる． 例えば，さまざまな細胞ストレスにより誘導される**熱ショックタンパク質**(heat shock proteins：HSPs)や，転写や DNA 修復にかかわる DNA 結合タンパク質の1つである **high mobility group box 1**(HMGB1)などが挙げられる．HSPs も HMGB1 も普段は細胞内に存在するが，損傷細胞や死にゆく細胞から細胞外に分泌される．細胞外では，これらのタンパク質は，樹状細胞，マクロファージなどの細胞上の TLR2，TLR4 に作用する．

TLR の特異性の構造的基盤は，PAMPs に直接，あるいは，PAMPs に会合するアダプター分子に結合する細胞外のロイシンリッチリピートに存在する． TLRs には 16 ～ 28 のロイシンの繰り返し配列である**ロイシンリッチリピート**(leucine-rich repeat)が存在する．それぞれのロイシンリッチリピートは，LxxLxLxxN(L：ロイシン，x：任意のアミノ酸，N：アスパラギン)の保存配列と TLRs ごとに異なるアミノ酸を含む 20 ～ 30 のアミノ酸から構成されている．α ヘリックスと β ターンあるいは β ループによって作り出

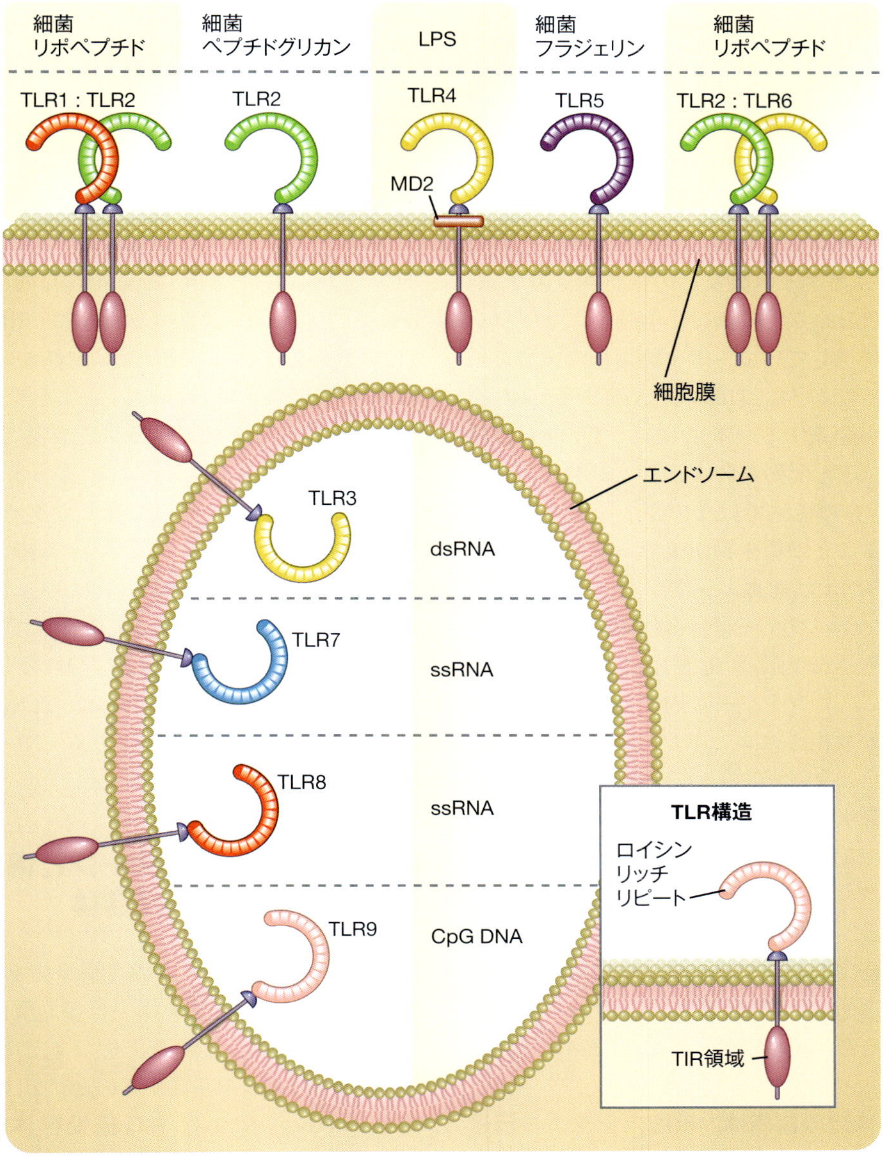

図 4.2　哺乳類の TLR の構造，局在，特異性

TLR には，細胞膜に発現するものとエンドソーム膜に発現するものがある．TLR はホモ二量体を形成するものと，ヘテロ二量体を形成するものがある．

TLR：Toll/IL-1 受容体(Toll/IL-1 receptor)，LPS：リポ多糖(lipopolysaccharide)，dsRNA：二本鎖 RNA(double-stranded RNA)，ssRNA：一本鎖 RNA(single-stranded RNA)

される凸面にリガンドが会合するアミノ酸残基が存在する．このロイシンリッチリピート構造は，細菌の LPS などの疎水性分子への TLRs の会合を司っている．ロイシンリッチリピートへのリガンドの結合により，TLR 分子同士の物理的会合が誘導され，TLR 二量体が形成される．TLR システムの特異性のレパートリーは，TLR がお互いにヘテロ二量体を形成することにより拡大する．例えば，TLR2 は TLR6 と二量体を形成し，ペプチドグリカンを認識する．

TLRs の特異性は，TLR のアクセサリー分子によっても影響を受ける．これは TLR4 の LPS 反応性で最もよく理解されている．LPS は，まず血中や間質液中で可溶性の **LPS 結合タンパク質**(LPS-binding protein)に会合し，この複合体が LPS に反応する細胞の細胞表面に運搬する．**MD2**(myeloid differentiation protein 2)とよばれる細胞外タンパク質が，LPS のリピッド A 部分に会合し，複合体を形成し，TLR4 と会合し，シグナル伝達経路を活性化させる．**CD14** とよばれるタンパク質も LPS 誘導性のシグナル伝達に必要である．CD14 は，血管内皮細胞以外のすべての細胞に分泌型あるいは GPI アンカーによる膜型タンパク質として発現している．CD14 と MD2 は，他の TLRs とも会合することができる．このようにして，TLR 複合体のアクセサリータンパク質の異なる組み合わせにより，自然免疫応答を誘導することができる微生物成分の範囲が広くなっている．

TLRsは細胞表面上や細胞内の膜状に発現しており，細胞の異なる場所で微生物を認識することができる（**図4.2**参照）．TLRs1，2，4，5，6は細胞膜に発現していて，細胞外環境でさまざまなPAMPsを認識する．最も強く自然免疫を刺激する微生物産物は，TLR4，TLR2によってそれぞれ認識されるLPSやリポタイコ酸などの細胞膜上のTLRsに会合する．一方，TLR3，7，8，9は小胞体やエンドソーム膜などの細胞内に発現していて，微生物由来の核酸を認識する．これらの核酸には，TLR3が認識する二本鎖RNA，TLR7，TLR8が認識する一本鎖RNA，TLR9が認識する非メチル化CpG DNA配列が含まれる．一本鎖，二本鎖RNAは微生物に特有の構造ではないが，これらがエンドソーム内に局在することが微生物由来であることを示している．宿主由来のRNAは通常エンドソーム内には存在しないが，好中球，マクロファージ，樹状細胞などが微生物を貪食等により取り込んだ際，微生物RNAはエンドソームに最終的に運ばれる．エンドソーム内で微生物が酵素分解を受けると，核酸が放出されエンドソーム上のTLRsに会合するようになる．このように，エンドソームのTLRsは正常細胞の核酸と微生物の核酸とを細胞内局在の違いにより識別している．UNC-93とよばれている小胞体内のタンパク質は，TLR3，7，8，9のエンドソームへの局在と機能維持に必要である．UNC-94遺伝子の欠損は，単純ヘルペスウイルス性の脳炎など，ウイルス感染に対する感受性が高くなる，このように，TLRsのエンドソームへの局在がウイルスに対する自然免疫応答に重要な役割を果たしている．

TLRによる微生物成分の認識は，細胞内シグナル伝達経路を活性化し，転写因子を活性化する．その結果，炎症反応や抗ウイルス応答にかかわる遺伝子の発現が誘導される（**図4.3**）．細胞内シグナル伝達経路は，細胞膜上，あるいはエンドソーム膜や小胞体膜上のTLRsへのリガンドの結合によるTLRの二量体化により開始される．リガンド誘導性のTLRの二量体化により，細胞質内のTIR領域がお互いに近接するようになる．ここにTIR領域を有するアダプター分子が動員され，次にさまざまなプロテインキナーゼが動員，活性化され，最終的に転写因子が活性化される．TLRシグナル伝達経路で活性化される主要な転写因子は，**NF-κB**（**nuclear factor κB**），**活性化タンパク質1**（activation protein 1：**AP-1**），**インターフェロン応答因子3**（interferon response factor 3：**IRF3**），**IRF7**である．NF-κBとAP-1は，炎症性サイトカイン（**腫瘍壊死因子**［tumor necrosis factor：TNF］，IL-1），ケモカイン（chemokines）（CCL2，CXCL8）や血管内皮の接着分子（adhesion molecule）（E-セレクチン［E-selectin］）（後述する）などの炎症反応を誘導する遺伝子の発現を誘導する．IRF3，IRF7は，抗ウイルス自然免疫応答に重要な**I型インターフェロン**（type I interferon）（IFN-α，IFN-β）の産生を誘導する．

TLRsごとに異なるアダプター分子やシグナル分子を用いられており，これによりTLRsの共通のあるいは特有の効果が発揮される．例えば，細胞膜上に発現するTLRsはアダプター分子**MyD88**に会合しNF-κBを活性化する．その一方で**TRIF**（TIR domain-containing adaptor inducing IFN-β）を用いるシグナル伝達では，IRF3が活性化される．TLR3以外のすべてのTLRsはMyD88を介してシグナルを伝達するため，NF-κBを活性化し炎症反応を誘導する．TLR3はTRIFを介しシグナルを伝達し，IRF3を活性化し，I型インターフェロン産生を誘導する．TLR4はMyD88とTRIFの両アダプターを介しシグナルを伝達するため，両反応を誘導する．エンドソームのTLR7，TLR9は，**形質細胞様樹状細胞**（plasmacytoid DCs）に最も強く発現していて（**第6章参照**），MyD88依存性でTRIF非依存性のシグナルにより，NF-κBとIRF3の両転写因子を活性化する．したがって，TLR7とTLR9は，TLR4のように，炎症反応と抗ウイルス反応を誘導する．NF-κBの活性化の詳細については，**第7章**で述べる．

病原体関連分子パターンと傷害関連分子パターンの細胞質内受容体

細胞外やエンドソーム内で病原体を認識する細胞膜上のTLRsに加えて，自然免疫系は細胞質内で感染や細胞損傷を認識するPRRsを発達させてきた（**図4.1**，**表4.3**参照）．細胞質内のPRRsの主要なものとして，**NOD様受容体**（NOD-like receptors：NLRs），**RIG様受容体**（RIG-like receptors：RLRs［retinoic acid-inducible gene］），細胞内DNAセンサー（cytosolic DNA sensors：CDSs）がある．これらの細胞質内受容体は，TLRsのように，細胞内シグナル伝達経路を活性化し，炎症やI型インターフェロンを誘導する．自然免疫系による細胞質内での感染認識能は，ウイルスの遺伝子翻訳，ウイルス粒子形成などの微生物の生活環の一部が細胞質内で起こっていることから重要である．細菌や真菌のなかには，貪食胞から細胞質内に逃避するものもある．細胞膜やエンドソーム膜の孔を開ける毒素を産生し，微生物由来の分子を細胞質内に注入する微生物も存在する．このような孔は細胞質内のイオンなどの宿主由来の分子の濃度を変化させ，これが感染や細胞損傷のはっきりとしたサインとなり，細胞質内受容体により認識される．

NOD様受容体：NOD1，NOD2

NOD様受容体（NLRs）は20以上の細胞質内受容体タンパク質からなるファミリーで，そのなかにPAMPsやDAMPsを認識する分子があり，他の細胞質内タンパク質

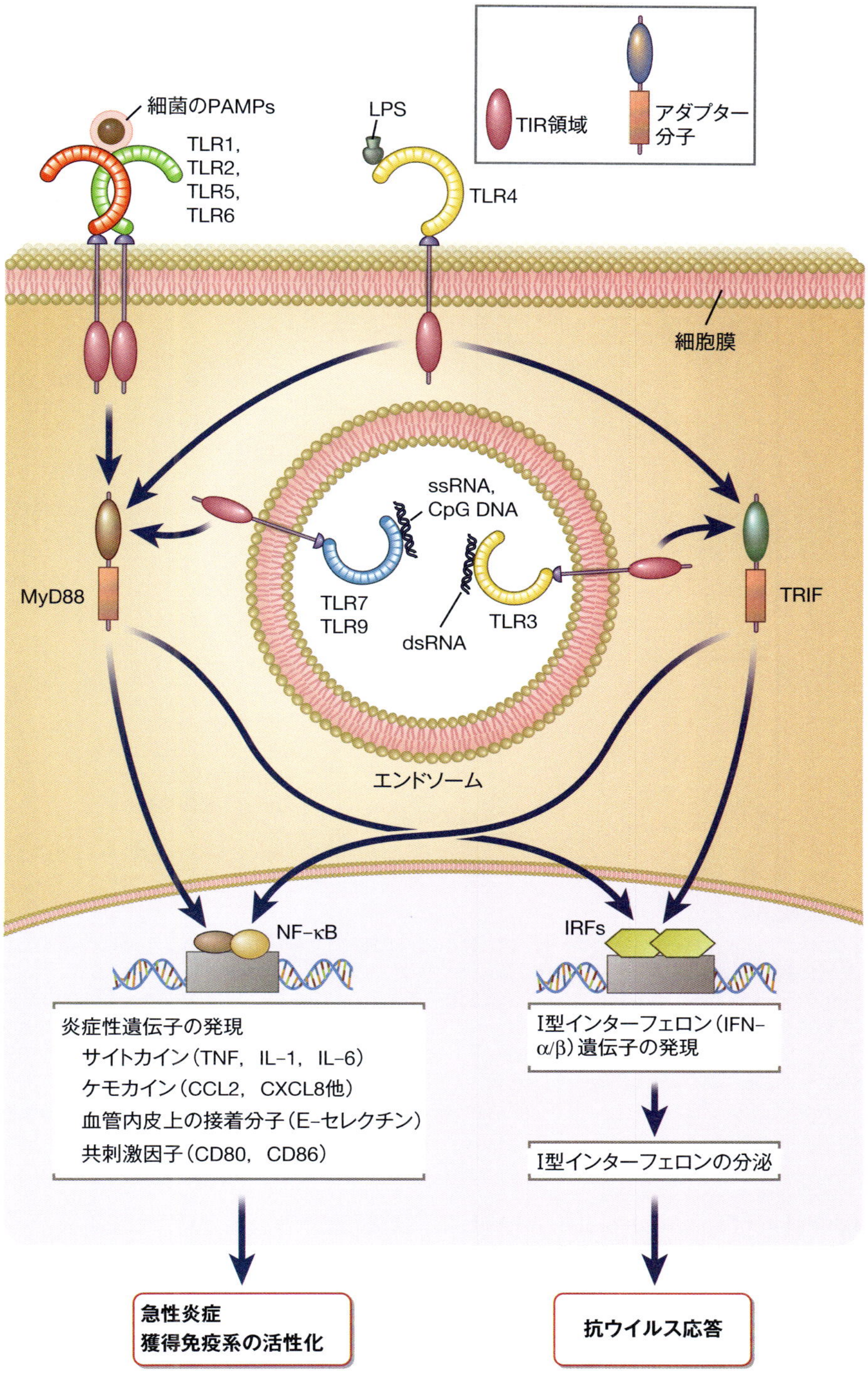

図 4.3　TLR のシグナル伝達経路と機能

TLR1，2，5，6 は，アダプター分子 MyD88 を用いて，転写因子 NF-κB，AP-1 を活性化する．TLR3 はアダプター分子 TRIF を用いて，転写因子 IRF3，IRF7 を活性化する．TLR4 は，両シグナル経路を活性化する．エンドソームの TLR7，9 は，アダプター分子 MyD88 を用いて，転写因子 NF-κB，IRF7 を活性化する．

IFN：インターフェロン（interferon），IRFs：インターフェロン制御因子（interferon regulatory factors），NF-κB：nuclear factor kappa B

を動員し，シグナル伝達複合体を形成することにより炎症を促進する．典型的な NLRs は，C 末端にリガンドの認識を司る**ロイシンリッチリピート**領域を有していて，中央部分に NLR タンパク質同士が会合しオリゴマーを形成するために必要な **NOD**（nucleotide oligomerization domain, NACHT ともよばれる）領域，N 末端のシグナル伝達にかかわる分子群を動員するエフェクター領域を有している（**図 4.4**）．自然免疫受容体として作用する NLR には 3 つのサブファミリーが存在していて，それぞれ異なるエフェクター領域を有していて異なるシグナル伝達経路を活性化す

サブファミリー	例	典型的な領域構造	活性化刺激	機能
NLRA	CIITA	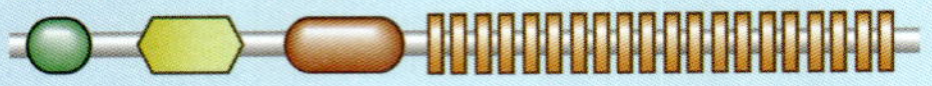	IFN-γ	MHCクラスⅡの発現
NLRB	NAIP	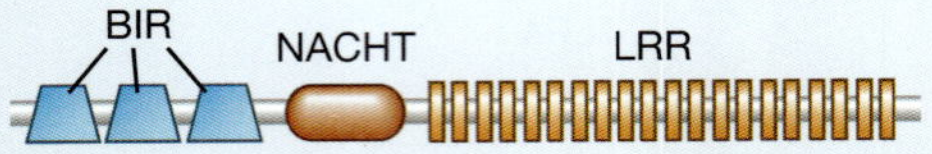	フラジェリン	*Legionella pneumophila* 感染の制御
NLRC	NOD1, NOD2, NLRC3～5	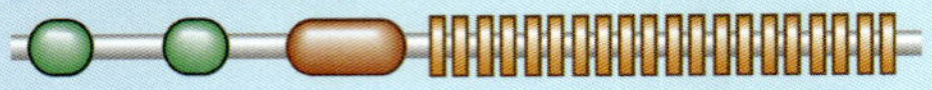	DAP (NOD1)	NF-κB 活性化
			MDP (NOD2)	NF-κB活性化 オートファジー Ⅰ型インターフェロン産生
			フラジェリン (NLRC4)	カスパーゼ1活性化，細胞死
NLRP	NLRPs 1～10	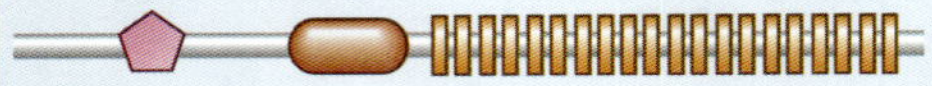	細胞外ATP アラム アスベスト 細菌性毒素 シリカ 尿酸ナトリウム ROS 細胞内カリウムイオンの低下 (NLRP3)	カスパーゼ1活性化
			リポペプチド (NLRP7)	カスパーゼ1活性化

図 4.4 自然免疫にかかわる NLRs

免疫機能にかかわる NLR ファミリーメンバーは，NLRA，NLRB，NLRC，NLRP の 4 種のサブファミリーに分類することができる．それぞれのサブファミリーは，N 末端に異なるエフェクター領域を有する．NLRA は，CIITA としてよく知られているが，N 末端に MHC クラスⅡ遺伝子の発現に必要な転写活性化（transactivation：TA）領域を有する転写因子である．NLRB は，機能がわかっていない BIR（baculovirus inhibition of apoptosis protein repeat）を有する．NLRC は，N 末端に，カスパーゼ 1 の活性化にかかわる CARD（caspase recruitment and activation domain）を有する．NLRP は，カスパーゼ 1 を活性化するパイリン（pyrin：PYD）領域を有する．すべての NLRs は，分子の中央部分に核酸の会合にかかわる NOD，あるいは NACHT（NAIP，CIITA，HET-E，TP1）領域を，C 末端にリガンド認識にかかわるロイシンリッチリピートを有する．

DAP：diaminopimelic acid，LRR：ロイシンリッチリピート（leucine rich repeat），MDP：muramyl dipeptide，NOD：nucleotide oligomerization domain

る．BIR（baculovirus inhibition of apoptosis protein repeat）エフェクター領域を有する **NLRB**，CARDs（caspase recruitment and activation domains）を有する **NLRC**，パイリン（pyrin）領域（この領域は，発熱を誘導するタンパク質にみられるため，この名前がつけられた）を有する **NLRP** である（**図 4.4** 参照）．NLRs はさまざまな細胞に発現しているが，いくつかは発現が限定されている．免疫系や炎症細胞に発現する NLRs のなかで，最もよく解析が進んでいるものは，上皮細胞に発現する NLRs である．まず，細菌性 PAMPs の NLR センサーである NOD1，NOD2 について述べ，次にインフラマソームにかかわる他の NLRs について述べる．

NOD1，**NOD2** は NLRC サブファミリーのメンバーで粘膜上皮細胞，貪食細胞などの細胞種の細胞質内に発現していて，細菌の細胞壁のペプチドグリカンを認識する．NOD2 は小腸の上皮の陰窩に存在するパネート細胞に強く発現していて，病原体に反応してディフェンシンとよばれる抗菌ペプチドの産生を誘導する．NOD1 は主にグラム陰性菌のペプチドグリカンに由来する DAP（diaminopimelic acid）とよばれる糖鎖付加を受けたトリペプチドを認識する．一方，NOD2 は，グラム陰性菌やグラム陽性菌にもみられる MDP（muramyl dipeptide）とよばれるまったく異なる構造を認識する．これらの細菌由来ペプチドは，細胞内寄生，あるいは細胞外の細菌から分泌される．細胞外から分泌される場合は，細菌の特殊なペプチド輸送機序により細胞質内に運ばれる．このような機序に，病原性細菌が毒素を宿主細胞内に輸送する装置として発達させたⅢ型，Ⅳ型分泌装置などがある．NOD オリゴマーが，細菌毒素などのペプチドリガンドを認識すると，NOD オリゴマーの立体構造が変化し，NOD タンパク質の CARD 領域が多分子の RIP2 キナーゼを動員することができるようになり，NOD シグナルソームとよばれるシグナル複合体が形成さ

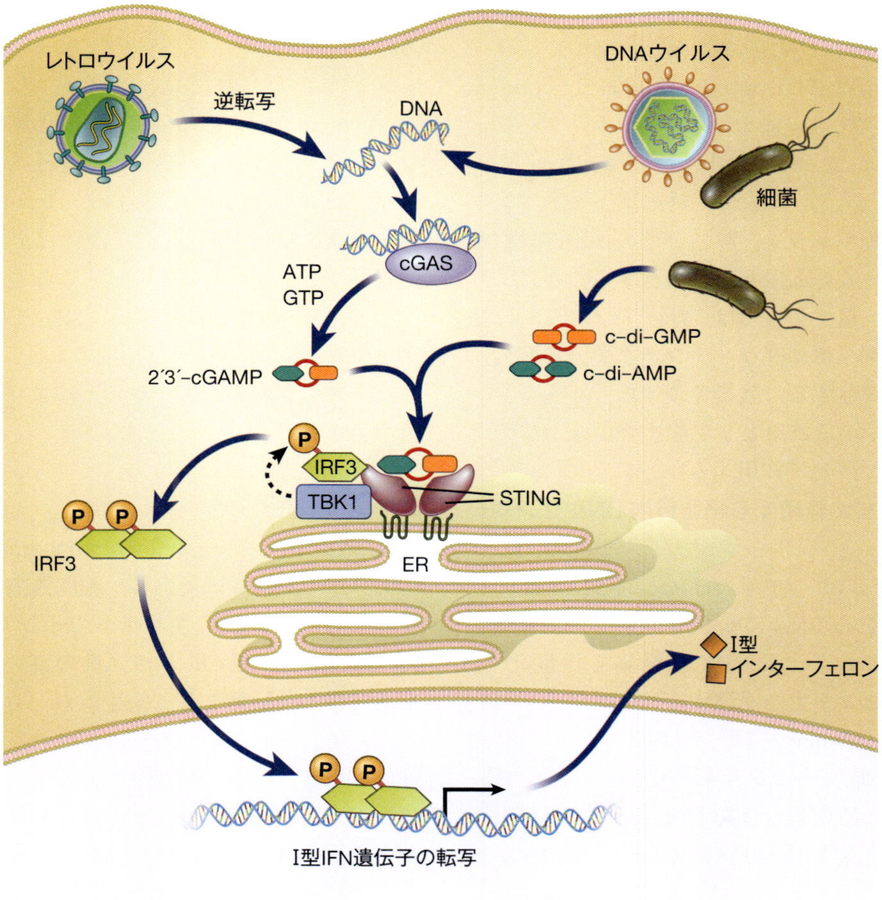

図 4.5　STING 細胞質内 DNA 認識経路

細胞質内の微生物 DNA は，ATP，GTP から環状 GMP–AMP（cGAMP）の合成を行う酵素 cGAS を活性化する．cGAMP は，小胞体膜上の STING に会合し，STING は IRF3 をリン酸化する酵素 TBK1 を動員，活性化する．リン酸化された IRF3 は核内に移動し，I 型インターフェロン遺伝子の発現を誘導する．細菌のセカンドメッセンジャーである環状 di-GMP（c-di-GMP）と環状 di-AMP（c-di-AMP）は，STING により直接認識される．

cGAS：環状 GMP–AMP 合成酵素（cyclic GMP–AMP synthase），IFN：インターフェロン（interferon），IRF3：インターフェロン応答因子 3（interferon response factor 3）

れる．この複合体の RIP2 キナーゼは，NF-κB を活性化し，炎症にかかわるサイトカインや他の分子の産生を促す．これは，上述した TLRs の MyD88 を介した誘導機構ときわめて似ている．NOD1，NOD2 は，*Helicobacter pylori* や *Listeria monocytogenes* などの消化管細菌感染症に対する自然免疫応答に重要である．

NOD2 遺伝子のある種の遺伝子多型（polymorphism）が，炎症性腸疾患であるクローン病で発症リスクを高めることが知られている．このメカニズムとして，NOD2 遺伝子変異により，細菌産物の認識能が傷害され，消化管における共生細菌や病原細菌に対する自然免疫応答が傷害されるためであることが示唆されている．共生細菌や病原性細菌が腸管壁に侵入すると，慢性炎症を誘導することになる．機能獲得性（gain-of-fucntion）の NOD2 の遺伝子変異は，NOD を介したシグナル伝達および NF-κB 活性化が増強し，**ブラウ症候群**（Blau syndrome）とよばれる全身性の炎症疾患の原因となる．

細胞質内 DNA センサーと STING 経路

細胞質内 DNA センサー（CDSs）は，細胞質内で微生物由来の二本鎖 DNA を認識し，I 型インターフェロンやオートファジーなどの抗微生物応答を惹起する分子である．DNA はさまざまな細胞内微生物から細胞質内に放出される．自然免疫系が微生物由来の DNA を認識し反応するが宿主 DNA を認識しない理由は，細胞質内には微生物由来 DNA が存在するが宿主 DNA は存在せず，DNA センサーがこの細胞質内に存在するためであると考えられている．

STING（stimulator of IFN genes）経路は，二本鎖 DNA 誘導性の I 型インターフェロン反応の活性化を誘導する重要な機序である（**図 4.5**）．この経路では，通常微生物に由来する細胞質内の二本鎖 DNA は酵素 **cGAS**（サイクリック GMP–AMP 合成酵素［cyclic GMP–AMP synthase］）を活性化し，**cGAMP**（cyclic GMP–AMP）とよばれるシグナル分子を産生する．STING は，小胞体の膜上に発現するアダプタータンパク質で，cGAMP に会合し，IRF3 転写因子をリン酸化する TBK1 を活性化し，I 型インターフェロン遺伝子の発現を誘導する．STING は，**DAI**(DNA–dependent activator of IFN–regulatory factors)や **IFI16**(interferon inducible protein 16)など，cGAS 以外の CDSs にも反応する．インターフェロンの産生に加えて，STING はオートファジー(autophagy)も誘導する．オートファジーは，ミトコンドリアなどの自己のオルガネラを，膜結合型の小胞内に取り込み，小胞をリソソーム(lysosome)と融合することにより分解する現象である．自然免疫では，オートファジーは細胞質内の微生物を水解小体に運び，タンパク質分解酵素により殺菌することに関与する．獲得免疫では，オートファジーは，T 細胞に提示する抗原として微生物由来ペプチドを産生する機序の 1 つとして作用する．

STING 経路を介さずに作用する細胞質内 DNA センサーも存在する．

- RNA ポリメラーゼ 3 は，AT リッチな二本鎖 DNA に会合し，三リン酸を含む RNA に転写する．三リン酸を含む RNA は，後述するように，RIG–I 経路を活性化し，I 型インターフェロン産生を誘導する．
- AIM2(absent in melanoma–2)は，細胞質内の二本鎖 DNA を認識する細胞質内センサーの 1 つで，インフラマソームとよばれる酵素複合体を形成し，タンパク質の切断により，不活性型の IL–1β 前駆体を活性型のサイトカインに成熟させる．インフラマソームは，後述するように，他の自然免疫センサーでも形成される．

RIG 様受容体

RIG 様受容体(RLRs)はウイルス RNA の細胞質内センサーで抗ウイルス I 型インターフェロンの産生を誘導する． この受容体ファミリーは，*RIG*(retinoid–inducible gene)にちなんで名づけられた．RLRs は，RNA ウイルスのゲノムや RNA ウイルスや DNA ウイルスの RNA 転写体などを含む二本鎖 RNA と RNA–DNA ヘテロ二重構造を認識する．**RIG–I** と **MDA5**(melanoma differentiation–associated gene 5)が最もよく知られている RLRs である．両分子とも，N 末端に他のシグナル分子と会合する CARD を 2 つ，RNA 認識を司る RNA ヘリカーゼ領域と C 末端領域を有している．RIG–I と MDA5 はウイルスに特徴的で哺乳類 RNA 配列としては典型的でないウイルス RNA 配列をそれぞれ認識する．例えば，MDA5 は，正常細胞で一過的に産生されうる二本鎖 RNA より長い，長鎖二本鎖 RNA(1 ～ 6 kb)を認識し，RIG–I は，5′ 末端に三リン酸構造を有する RNA を認識する．5′ 末端の三リン酸構造付加は，哺乳類の宿主の細胞質内 RNA には，7 メチルグアノシンが付加されたり，三リン酸が除去されるため，見受けられない．RLRs は，骨髄(bone marrow)由来の白血球やさまざまな組織細胞など多くの種類の細胞に発現する．したがって，これらの受容体は，RNA ウイルスが感染するさまざまな細胞における自然免疫応答を担っている．

ウイルスの二本鎖 RNA が会合すると，RLRs は **MAVS**(mitochondorial antiviral–signaling)タンパク質によりミトコンドリアの外膜に動員され，プリオン様の分子機構によりフィラメントが形成される．これにより，IRF3，IRF7 および NF–κB のリン酸化，活性化を誘導するシグナル伝達経路が活性化される．これらの転写因子は I 型インターフェロンの産生を誘導する．MDA5 と RIG–I は I 型インターフェロンを誘導するだけでなく，ウイルス RNA とタンパク質の会合を阻害することによりウイルスの複製を直接阻害する．

インフラマソーム

インフラマソーム(inflammasome)は，細胞質内の PAMPs，DAMPs に反応し，細胞質内で形成されるタンパク質複合体で，炎症性サイトカイン IL–1β，IL–18 の活性体を産生する(**図 4.6**)．相同性の高い両サイトカインは，不活性型の前駆体として産生され，カスパーゼ(caspase)1 により切断され，細胞から放出され炎症反応を誘導する活性体になる．インフラマソームは，センサーのオリゴ複合体及びカスパーゼ 1，さらに両者をつなぐアダプター分子から構成され，PAMPs や DAMPs，あるいは感染や損傷を示す細胞内変化をセンサーが認識した時だけ複合体が形成される．このようにして，IL–1β，IL–18 による炎症は，感染や細胞損傷を示す細胞質内の PAMPs や DAMPs の存在を認識することにより誘導される．

インフラマソームは，いくつかの異なるセンサーにより形成される．NLRB, NLRC4 と少なくとも 6 つの NLRP が，インフラマソームを形成する NLR ファミリーセンサーとして作用する(**図 4.4** 参照)．NLR ファミリー以外にインフラマソームを形成する分子に，DNA センサーとして先述した **AIM2**，**IFI16** などの AIM2 ファミリーがある．これらのタンパク質は DNA 認識領域と**パイリン領域**(pyrin domain)を有している．**パイリン**(pyrin)は，N 末端にパイリン領域を有しインフラマソームを形成する NLR 以外のセンサーである．後述するが，パイリンをコードする遺伝子は家族性地中海熱の患者で変異が認められる．

インフラマソームの形成は，細胞質内センサーが直接微生物成分を認識した時に誘導される．また，おそらくもっと一般的には，感染や細胞損傷のサインを間接的に示す細胞質内の内因性分子の量の変化を認識した時に誘導される．PAMPs や間接的なシグナルに反応して，センサータンパク質は，似た領域同士の相互作用により他のタンパク質と会合し，インフラマソーム複合体を形成するようになる．例えば，リガンドの結合後，複数の NLRP3 が会合し，オリゴマーを形成する．そしてオリゴマー内の NLRP3 は，それぞれ ASC(apoptosis–associated speck–like

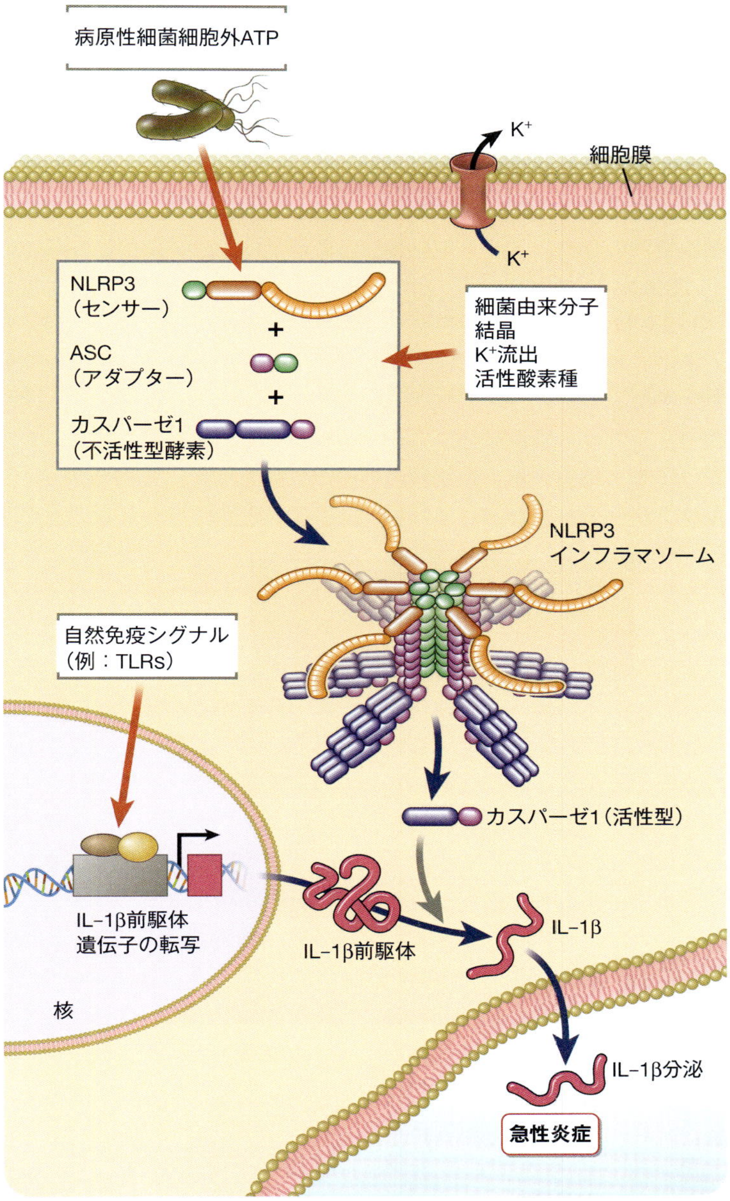

図 4.6　インフラマソーム

IL-1 前駆体を活性型 IL-1 に変換する NLRP3 インフラマソームの活性化を示している．他の NLRP 分子のインフラマソームを同様に機能する．さまざまな PAMPs，DAMPs は，パターン認識受容体のシグナル経路を介し，IL-1β 前駆体の発現を誘導する．

ASC：apoptosis-associated speck-like protein containing a CARD，IL-1：インターロイキン-1（interleukin-1）

protein containing a CARD）とよばれるアダプタータンパク質と会合する．ASC が，NLRP などのセンサーに会合すると，ASC の立体構造が変化し，これがトリガーとなり細胞質内の他の ASC 分子もプリオンタンパク質のような自己伝播性機序により立体構造が変化する．これにより，ASC のフィラメント構造が形成され，集合体となり，プロ・カスパーゼ 1 とよばれる不活性型のカスパーゼ 1 前駆体がそこに動員される．プロ・カスパーゼ 1 が動員され集合体を形成すると，活性型のカスパーゼ 1 が産生される．カスパーゼは，活性部位にシステイン残基を有し，基質タンパク質のアスパラギン酸部位を切断するタンパク質分解酵素である．他のいくつかのカスパーゼはアポトーシスとよばれる細胞死の誘導にかかわるが（**第 15 章**参照），カスパーゼ 1 の主な機能は IL-1β，IL-18 の細胞質内に存在する不活性型の前駆体を切断することである．カスパーゼ 1 による切断により，活性型のサイトカインが産生され，細胞から放出されさまざまな炎症反応を誘導する．IL-1β は，細胞からのほとんどのタンパク質の分泌に必要なシグナルペプチドを有していない．タンパク質の切断後に，細胞から放出される分子機構は不明である．IL-1β，IL-18 の機能と炎症反応の詳細については後ほど述べる．簡単に述べると，IL-1 による炎症は，インフラマソーム形成を誘導する微生物や損傷細胞を排除することにより防御的な役割を果たす.

インフラマソーム活性化は，感染や細胞ストレスと関連するさまざまな細胞質内刺激により誘導される．例えば，微生物成分，環境由来および内因性の結晶や細胞内カリウムイオン(K^+)濃度の低下などがその刺激の例である(**図4.6**参照)．NLRC4は，細胞質内のフラジェリンや細菌のⅢ型分泌装置の構成成分を認識する．NLRP1は，炭疽菌の致死毒素を認識する．NLRP3は，尿酸結晶，ワクチン(vaccine)に用いられる水酸化アルミニウム結晶(アラム)，ミトコンドリアから放出されるアデノシン三リン酸(adenosine triphosphate：ATP)，シリカ，細菌成分，ストレプトコッカスやスタフィロコッカス細菌の毒素，細菌のDNA–RNA複合体，インフルエンザウイルスなど，多数のPAMPs，DAMPsを認識する．NLRP12は，エルシニア細菌由来のPAMPsを認識し，エルシニア細菌感染の制御に関与する．パイリンは，内因性のRhoファミリーGTPaseの転写後修飾を誘導する細菌毒素を認識する．

このような多彩な分子が同じNLRセンサーを活性化する分子機構は不明である．NLRセンサーを活性化する分子は，その構造が分子ごとに多様であることから，NLRタンパク質に直接会合するのではなく，NLRを活性化しうる内因性の細胞質内の一定の状況変化が作用することが考えられている．細菌の孔形成性毒素による細胞内カリウムイオン濃度の低下がインフラマソームを活性化すること，細胞外ATPなどのインフラマソーム活性化因子が細胞からのカリウムイオンの流出を促進することなどから，細胞質内のカリウムイオン濃度の低下などが，その共通の分子機構の一例と考えられる．他のインフラマソーム活性化にかかわる共通の分子機構として，細胞傷害の際に産生される毒性の高い酸素のフリーラジカルである活性酸素種(reactive oxygen species：ROS)なども挙げられる．インフラマソームを活性化する結晶は，リソソーム膜を損傷し，ROSを細胞質内に放出し，放出されたROSをセンサーが認識することにより作用しているものと考えられる．

インフラマソーム活性化は，マクロファージや樹状細胞(好中球や他の細胞ではみられない)で，**ピロトーシス**(pyroptosis)とよばれるプログラム細胞死(programmed cell death)による炎症も誘導する．ピロトーシスが起こると，細胞が膨張し，細胞膜の状態が破綻し，IL–1β，IL–18，TNF，IL–6，IL–8などの炎症性メディエーターが放出される．ピロトーシスは，細胞質内に侵入した微生物の殺菌も誘導する．ピロトーシスは，細胞膜孔の形成を誘導するガスダーミンD(gasdermin D)のカスパーゼ依存性の切断により誘導される．ピロトーシスは，上述したカスパーゼ1依存性の古典的なインフラマソーム活性化と異なるカスパーゼ(げっ歯類ではカスパーゼ11，ヒトではカスパーゼ4あるいはカスパーゼ5)による非古典的インフラマソームの活性化により誘導される．細胞質内のLPSは直接カスパーゼ11に会合し，インフラマソーム活性化，ピロトーシスを誘導する．ピロトーシスによるインフラマソームの増幅は，細菌排除を促進するが，炎症性サイトカインにより深刻な全身性炎症反応の敗血症性ショック(septic shock)も誘導しうる．カスパーゼ11を欠損するマウスでは，LPS誘導性の敗血症性ショックに耐性である．

ある種の結晶がインフラマソームを活性化するという発見は，炎症疾患の概念を変えることになった．**痛風**(gout)は，尿酸ナトリウム結晶の関節への沈着によるものと長く考えられていた激痛を伴う関節炎症である．近年の研究結果から，結晶が貪食されると，結晶が細胞のリソソーム膜に損傷を与え，その結果インフラマソームが活性化され，炎症反応が誘導されることが明らかになった．これらの結果から，従来の抗炎症薬に耐性の重症の痛風に対し，IL–1阻害薬が有効であることが明らかになっている．同様に，偽痛風は，ピロリン酸カルシウム結晶の沈着とインフラマソーム活性化により発症する．職業上，シリカやアスベストを吸入すると，肺の慢性的な線維症になることが知られている．これらの疾患にも，インフラマソームやIL–1の阻害薬の投与が効果的である可能性が期待されている．

インフラマソーム構成分子の常染色体性の機能獲得性遺伝子変異によるインフラマソームの恒常的活性化は，IL–1の過剰な産生を誘導する．これにより，反復性の発熱と，皮膚，関節，腹腔を中心とした限局性の炎症が発症する．このような疾患を，明らかな原因のない自発的な炎症で特徴づけられることから**自己炎症疾患症候群**(autoinflammatory syndrome)とよんでいる．歴史的に最も長く解析されている疾患が，家族性地中海熱で，パイリンをコードする*MEFV*遺伝子の変異により発症する．NLRP3(クライオパイリン[cryopyrin]としても知られている)遺伝子の変異により発症する自己炎症疾患は，クライオパイリン関連周期熱症候群(cryopyrin–associated periodic syndromes：CAPS)とよばれている．CAPS患者に対し，その病態から予想されるように，IL–1阻害薬の投与が効果的である．これら自己炎症疾患は，自己抗原反応性の抗体やT細胞による獲得免疫系の異常である**自己免疫疾患**(autoimmune disease)とは異なる特徴をもっている．

インフラマソームは，さまざまな疾患で組織に沈着した過剰な内因性の因子により活性化されうることが明らかになり，さらに注目されるようになっている．これらの因子として，粥状硬化病変内のマクロファージ内のコレステロール結晶，肥満に伴うメタボリックシンドロームや2型糖尿病の脂肪組織内の遊離脂肪酸や脂質，アルツハイマー病の病変内のβアミロイドなどが含まれる．このような状況下では，すべてインフラマソームが活性化され，IL–1産生および炎症が誘導され，これら疾患の病態に関与して

表 4.4　C 型レクチン受容体

	マンノース受容体(CD206)	デクチン1(CD369)	デクチン2およびミンクル	DC-SIGN(CD209)	ランゲリン(CD207)
リガンド	微生物細胞表面の糖鎖末端のマンノースやフコース	真菌の細胞表面のβ-グルカン	真菌や細菌のマンノース	微生物細胞表面の糖鎖末端のマンノースやフコース	微生物細胞表面の糖鎖末端のマンノース
シグナル	不明	NF-κB を活性化する ITAM/SYK/CARD9 経路	NF-κB を活性化する ITAM/SYK/CARD9 経路	不明	不明
発現細胞	マクロファージ	樹状細胞	樹状細胞	樹状細胞，マクロファージ，洞様内皮細胞	上皮バリア内の樹状細胞
機能	貪食，抗真菌免疫	炎症と抗原提示，Th17 細胞分化，抗真菌免疫	炎症と抗原提示，Th17 細胞分化，抗真菌，抗結核免疫	細胞接着，C 型肝炎ウイルス，HIV-1 感染	貪食，抗原提示

DC-SIGN：dendritic cell-specific intercellular adhesion molecule 3(ICAM-3)-grabbing nonintegrin，ITAM：免疫受容体チロシン活性化モチーフ(immunoreceptor tyrosine-based activation motif)，Mincle：ミンクル(macrophage inducible Ca^{2+} dependent lectin)

いる．これらの知見に基づき，これらの疾患に対する IL-1 阻害薬の臨床応用が期待されている．

他の細胞性パターン認識受容体

他の膜型受容体や細胞質内受容体も TLRs と同様に活性化シグナルを伝達し，炎症反応を誘導して微生物を排除したり，貪食細胞への微生物の取り込みを誘導したりする(**表 4.3** 参照)．

微生物の糖鎖を認識する C 型レクチン受容体

微生物表面の糖鎖を認識する細胞性受容体は微生物の貪食とサイトカイン分泌を促進することにより，炎症誘導と獲得免疫応答を誘導する(**表 4.4**)．このような受容体は，C 型レクチン(C-type lectin)ファミリーに属している．C 型レクチンは，カルシウム依存性に(すなわち，**C 型**[C-type])糖鎖(すなわち，**レクチン**[lectin])に会合することから，命名された．C 型レクチンは，TLRs や他の受容体の命名法に沿って，CLRs(C-type lectin receptors)ともよばれている．これらの受容体は，膜型タンパク質で，マクロファージ，樹状細胞や他の組織細胞の表面に発現している．他のレクチンは，血液中や間質液中に存在する分泌型タンパク質である(後述する)．これらの分子はすべて，糖鎖認識領域を有している．数種類の細胞膜型 C 型レクチンが存在し，マンノース，グルコース，*N*-アセチルグルコサミン，βグルカンなどのさまざまな糖鎖にそれぞれ特異性をもっている．一般的に，これらの膜型 C 型レクチンは微生物の細胞壁には存在するが哺乳類の細胞には存在しない糖鎖構造を認識する．C 型レクチン受容体には，微生物の貪食(phagocytosis)にかかわるものや，宿主細胞の微生物に対する防御反応を誘導する機能をもっているものなどが存在する．

- 膜型 C 型レクチンのなかで，最もよく解析されているのが，微生物の貪食にかかわる**マンノース受容体**(mannose receptor，CD206)である．この受容体は，D マンノース，L フコース，*N*-アセチルグルコサミンなどの微生物表面の糖鎖末端構造を認識する．これらの糖鎖末端構造は，微生物の表面には存在するが，真核生物の細胞表面の糖鎖は，その末端がガラクトースやシアル酸で修飾されている．このように，微生物表面の修飾糖鎖の末端構造は，PAMPs と考えられる．マンノース受容体は，細胞内シグナルを活性化させることはなく，マクロファージや樹状細胞による貪食の第一段階として，微生物に会合する．
- **デクチン**(dectins)(DC-associated C-type lectins[DC-asscoated C 型レクチン])は，いくつかの異なる CLRs が含まれ，ナチュラルキラー細胞受容体群をコードする遺伝子(後述する)も含まれるヒトクロモゾーム 12 のクラスター内の遺伝子によりコードされている．デクチンは，マクロファージ，樹状細胞に発現し，抗真菌応答に重要な役割を果たすばかりでなく，ある種の細菌応答にもかかわっている．デクチン 1(CD369)は，多くの真菌の細胞壁の構成成分であるβグルカンに会合し，カンジダ，アスペルギルス，ニューモシスチスなどのさまざまな病原性真菌に対する免疫応答に重要な役割を果たしている．デクチン 2 とミンクルは，ある種の真菌や細菌の菌糸型形態のマンノースオリゴサッカライドを認識するデクチン領域を 2 つ有している．これらのリガンドに会合すると，これらのデクチンは，樹状細胞やマクロファージのシグナル伝達を活性化し，さまざまな免疫応答を誘導する．デクチン 1 の細胞質内領域は，チロシンキナーゼに会合する免疫受容体チロシン活性化モチーフ(ITAM)を有しており，遺伝子の転写を誘導するシグナルを伝達する．デクチン 2 とミンクル(Mincle)は，

ITAMを有するシグナル伝達サブユニットのFcRγと会合し，シグナルを伝達する．ITAMは，免疫系のさまざまな細胞活性化受容体で用いられていて，そのシグナル伝達機構は**第7章**で述べる．デクチン1，デクチン2，ミンクルにリガンドが会合すると，樹状細胞は炎症や獲得免疫応答を誘導するサイトカインやタンパク質を産生する．誘導されるサイトカインのなかには，真菌やある種の細菌感染に対する防御反応を司るTh17細胞応答を誘導するものも含まれる（**第10章**参照）．

- **ランゲリン**（langerin，CD207）と**DC-SIGN**（CD209）は，樹状細胞に発現するCLRsで，どちらもマンノースに会合し，さまざまな微生物に対する自然免疫，獲得免疫応答を誘導する．ランゲリンは表皮のランゲルハンス細胞や皮膚や他の上皮バリアの樹状細胞サブセットに発現している．DC-SIGNは，多くの樹状細胞やマクロファージ，洞様内皮細胞などに発現している．DC-SIGNは，C型肝炎ウイルスやHIV-1のエンベロープ糖タンパク質（envelope glycoprotein：Env）に会合し，これらのウイルスが感染を拡大させる病原性機能にかかわっている．

スカベンジャー受容体

スカベンジャー受容体（scavenger receptors）は，従来，酸化リポタンパク質を細胞内に取り込む共通の機能を有しているファミリーとして同定された，構造上にも機能的にも多彩な細胞表面タンパク質である．SR-AやCD36など，スカベンジャー受容体のなかには，マクロファージに発現し微生物の貪食にかかわるものがある．さらに，CD36は，TLR2/6のコレセプター（coreceptor）として，細菌由来のリポタイコ酸やジアシルリポペプチドの応答にかかわっている．スカベンジャー受容体に会合するリガンドは，LPS，リポタイコ酸，核酸，βグルカン，タンパク質など多彩な分子構造を有している．スカベンジャー受容体の自然免疫における重要性は，遺伝子欠損マウスの感染感受性が高くなることや，病原微生物がスカベンジャー受容体依存性の認識および貪食を抑制する病原因子を発現する事実に現れている．

フォルミルペプチド受容体

フォルミルペプチド受容体1（formyl peptide receptor-1：FPR1）は，白血球上に発現し，*N*-フォルミルメチオニル残基を含む細菌ペプチドを認識し，細胞の動態を司る．すべての細菌由来タンパク質や，（ミトコンドリア由来の）哺乳類由来のタンパク質のいくつかは，*N*-フォルミルメチオニンにより合成が開始されるため，FPR1は貪食細胞による細菌由来のタンパク質の優先的な認識および反応を可能にしている．この受容体に会合する細菌由来のペプチドリガンドは，白血球の強力な化学走化性因子（ケモアトラクタント［chemoattractant］）の1つである．化学走化性因子のいくつかは，特異的な細胞受容体に会合し，化学走化性因子に向かって細胞を引き寄せる，感染局所で産生される拡散性の分子である．**第3章**で述べたケモカインなどの他の化学走化性因子は，宿主細胞から産生される．FPR1と他の走化性因子受容体は，7回膜貫通型のグアノシン三リン酸（GTP）結合（G）タンパク質共役受容体（GPCR）スーパーファミリーに属する分子である．これらの受容体は，三量体Gタンパク質（G proteins）（**第7章**参照）を介して細胞内シグナル伝達が開始される．Gタンパク質は，細胞動態に必要な細胞骨格の変化など，さまざまな細胞応答を誘導する．

自然免疫系を構成する細胞群

自然免疫系の細胞は，感染に対するバリアとしてだけでなく，組織において微生物や損傷細胞を監視する細胞としても作用し，微生物に対する防御に必須の役割を果たす．自然免疫系の細胞は，これまでに議論してきたように，さまざまなPRRsを発現し，PAMPsやDAMPsを認識し炎症性サイトカインや抗ウイルス分子を産生する．微生物や感染した細胞を殺す細胞も存在する．さらに，自然免疫系の細胞には，獲得免疫系の活性化の誘導に重要な役割を果たす細胞も存在する．

上皮バリア

正常の上皮の表面は，外環境の微生物と宿主組織と間に物理的バリアを構築するとともに，上皮細胞は抗菌性の化学物質を産生し微生物の侵入を防ぐ（**図4.7**）．外環境と哺

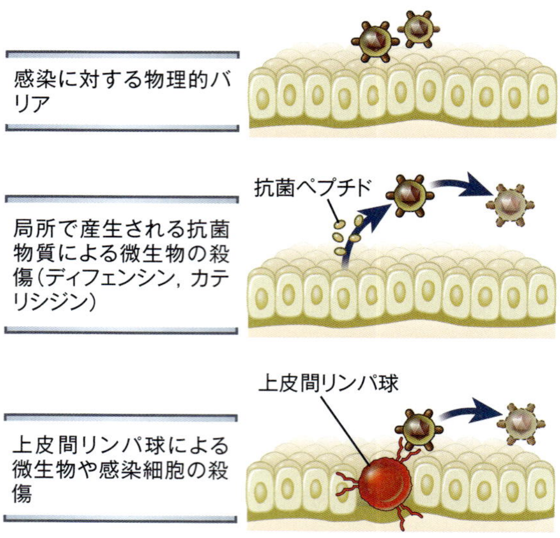

図4.7 上皮バリア
微生物の侵入窓口となる上皮は，生理的バリアを形成し，抗菌物質を産生し，微生物や感染細胞を傷害する上皮間リンパ球を有する．

乳類の宿主との間の主要な境界は，皮膚および，消化器，呼吸器，泌尿生殖器などの粘膜表面である．これらの境界は，さまざまな生理機能を有する上皮細胞層によって覆われている．外傷などによる上皮細胞層の機能低下は，感染への感受性を高めることになる．ここでは，上皮バリアによる主要な防御機構について述べ，上皮バリアによる免疫機能の詳細は**第14章**で述べる．

上皮バリアの防御機構は，その大半が物理的である．上皮細胞は，お互いにタイトジャンクションを構築し，細胞間からの微生物の侵入を防いでいる．皮膚では，表皮細胞(ケラチノサイト)が死んで集まった結果集積するケラチンの最表層が，微生物の表皮の深部への侵入を防いでいる．呼吸器，消化器，泌尿生殖器の上皮細胞は，ムチンとよばれる糖タンパク質を含む粘性の高い分泌液である粘液を産生し，微生物の侵入を防ぐ．これらのバリア機能は，気管支繊毛の運動や消化管の蠕動運動により亢進し，微生物を排除する．これらの物理的機能は生体防御にきわめて重要であるが，他にも上皮の防御機構が物理的バリア機能を補っている．

上皮細胞はある種の白血球と同様に抗菌活性を有するペプチドを産生する． ディフェンシン，カテリシジンという，2つの構造の異なる抗菌ペプチドファミリーが存在している．

- **ディフェンシン**(defensin)は，29～34のアミノ酸からなる小さなペプチドで，陽イオンで疎水性の領域と3つのジスルフィド結合を有している．ヒトディフェンシンには，これらのジスルフィド結合様式に違いにより，α，βの2つのファミリーが存在する．ディフェンシンは，粘膜組織の上皮細胞や，好中球，ナチュラルキラー細胞，細胞傷害性T細胞(cytotoxic T lymphocyte：CTL)などの分泌顆粒を有する白血球から産生される．細胞ごとに異なるタイプのディフェンシンが産生される．小腸の陰窩に存在するパネート細胞は，αディフェンシンの主要な産生細胞である．パネート細胞から産生されるディフェンシンは，しばしばクリプシジン(crypticidin)とよばれ，上皮細胞近辺の管腔内微生物の数を制限している．ディフェンシンは，大腸上皮，呼吸器粘膜細胞，皮膚などからも産生される．恒常的に産生されるディフェンシンも存在するが，サイトカインは微生物成分の刺激によりその分泌はさらに亢進する．サイトカインや微生物成分の刺激により初めてディフェンシンを産生する細胞も存在する．ディフェンシンは，細菌，真菌，エンベロープを有するウイルスなどの微生物に対する直接的な毒性と，微生物に対する炎症反応にかかわる細胞の活性化により，防御機能を発揮する．ディフェンシンは，さまざまな分子機構で微生物を殺すが，主要な機能は微生物の膜内に侵入し膜機能を破壊することによる．
- **カテリシジン**(cathelicidin)は，好中球や，皮膚，消化器，呼吸器の上皮細胞から，18kDの2つの領域をもつ前駆体として産生され，タンパク質分解により2つのペプチドに切断され，それぞれが防御機能を有している．前駆体の産生と前駆体の切断は，炎症性サイトカインや微生物成分により誘導される．活性化カテリシジンは，さまざまな微生物に対する直接的な毒性や，微生物の排除を促進する白血球や他の細胞の活性化の誘導などのさまざまな分子機構で感染防御機構を発揮する．LL-37とよばれるカテリシジンのC末端断片は，TLR4によって認識されるグラム陰性菌の細胞外膜の毒性の高い構成成分であるLPSに会合しその機能を中和する．

バリア上皮には，上皮間リンパ球が存在し，頻回に曝露する微生物を認識し反応する．上皮間リンパ球(intraepithelial lymphocytes)は，皮膚の表皮内や粘膜上皮内に存在している． さまざまなタイプの上皮間リンパ球が，生物種や組織によって，さまざまな割合で存在している．これらのサブセットは，主に発現するT細胞受容体(T cell receptor：TCR)の種類により識別されている．上皮間リンパ球のなかには，リンパ組織や循環血液中に存在するT細胞のほとんどに発現している典型的なαβ型のT細胞受容体を発現するものがある．上皮内には，他にペプチドおよび非ペプチド抗原を認識するγδ型のT細胞受容体を発現するリンパ球が存在する．ほとんどのT細胞は獲得免疫系で作用するが，上皮内T細胞は，獲得免疫系のT細胞と異なり抗原受容体の多様性が限定されている．このような上皮間T細胞は，限られた種類の微生物に共通の構造を認識するものと考えられている．これは，これまで述べてきた自然免疫系のPRRsの典型的な特徴である．また，上皮間リンパ球は抗原受容体により活性化されるだけでなく，ストレスなどにより上皮細胞から産生されるサイトカインや他の分子により活性化される可能性もある．上皮間リンパ球はサイトカイン産生，貪食細胞の活性化，感染細胞の殺傷などにより生体防御機構を発揮する．

貪食細胞

マクロファージや好中球などの貪食機能を兼ね備えた細胞は，上皮バリアを越えて侵入してきた微生物に対する最前線の防御を担う． これらの細胞については**第2章**で述べたが，本章では炎症反応の観点で他の詳細な機能を述べる．貪食細胞が微生物に対する自然免疫応答に重要な役割を担っていることは，血中好中球数が減少する骨髄腫瘍の患者あるいはがんに対する化学療法や放射線治療(骨髄の未熟細胞が傷害を受ける)をうけている患者，または好中球やマクロファージの遺伝的な機能障害をもつ患者は，高い確率で細菌感染や真菌感染が致死的になることからも明らかである．マクロファージは，多くの組織に存在し感染の監視役として機能するが，単球や好中球などの他の貪食細胞は，微生物や監視細胞で誘導されたシグナルにより感染組織に動員される．

樹状細胞

樹状細胞は，組織への局在様式や PAMPs，DAMPs を認識する多くの PRRs を発現することにより，侵入する微生物をすばやく効率よく認識する．樹状細胞は，TLRs や細胞内 PRRs を，他の細胞に比べて多く発現しており，身体で最も機能的な PAMPs，DAMPs の認識細胞となっている．侵入してきた微生物に応答して，血中からの白血球の動員を促進する炎症サイトカインを産生する．形質細胞様樹状細胞は，ウイルス感染の際，抗ウイルス性サイトカイン，I 型インターフェロンの主要な産生細胞として作用する．形質細胞様樹状細胞のこの特徴は，この細胞が，エンドソームで核酸を認識する TLRs（TLR3，7，8，9）や細胞質内の RNA，DNA 認識受容体などの，細胞内でウイルス由来核酸を認識する受容体を高発現していることに相関する．本章の後半で，I 型インターフェロンの抗ウイルス機能について詳しく述べる．

初期の自然免疫応答での微生物に対する樹状細胞の応答は，獲得免疫応答につながる，樹状細胞による T 細胞の活性化誘導を増強する．また，自然免疫応答を誘導する微生物の種類により，樹状細胞はナイーブ T 細胞の IFN-γ 産生性の Th1 細胞（Th1 cells），IL-17 産生性の Th17 細胞（Th17 cells）などのエフェクター T 細胞への分化を制御する．樹状細胞のこのような機能については，本章の後半と，**第 6 章**，**第 10 章**で紹介する．

サイトカイン産生性の自然リンパ球

自然リンパ球（innate lymphoid cells：ILCs）は，**第 2 章**でも紹介したが，骨髄由来のリンパ球様の形態をした，T 細胞受容体をもたないが T 細胞と同様のサイトカインを産生する細胞である．この細胞は T 細胞によく似ているが，T 細胞のようにクローナルな抗原受容体を発現しないため，リンパ球（lymphocytes）ではなくリンパ球様細胞（lymphoid cells）である．ILCs は，B，T 細胞が発生するリンパ球系共通前駆細胞（common lymphoid progenitor：CLP）から分化する．しかしながら，ILC 分化の詳細な分子機構は，特にヒトでは，不明である．明らかになっているのは，分化段階で，CD4 陽性ヘルパー T 細胞（helper T cells）サブセットと同様に，異なるサイトカインを産生する 3 種の“ヘルパー”ILC サブセットに分化する段階があることである．この分化段階には，CD8 陽性細胞傷害性 T 細胞と同様に，IFN-γ を産生するだけでなく，細胞傷害性を有するナチュラルキラー細胞に分化する段階も存在する．ナチュラルキラー細胞については後にして，この

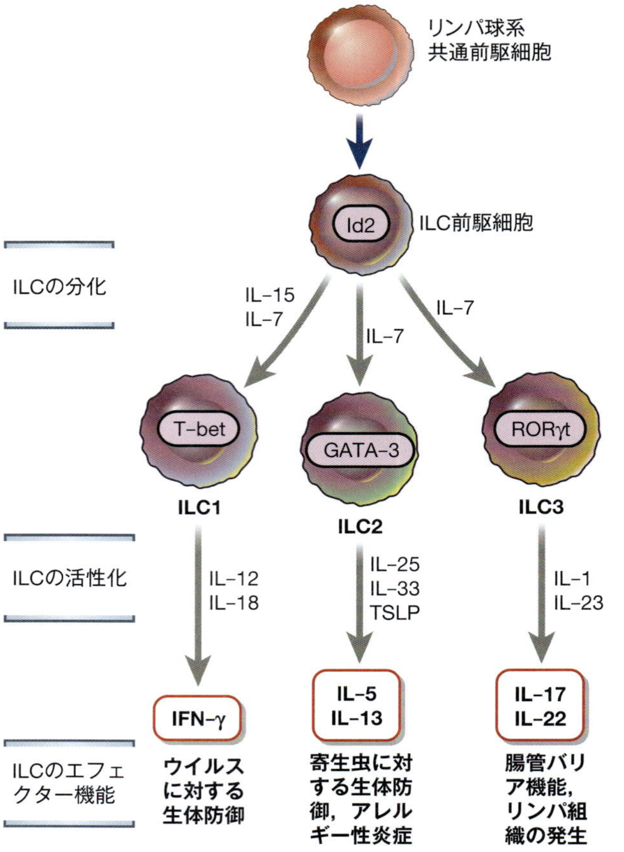

図 4.8 サイトカインを産生する自然リンパ球サブセット

サイトカインを産生する自然リンパ球（ILCs）の 3 つのサブセットは，B 細胞，T 細胞，ナチュラルキラー細胞にも分化する（図示せず）共通のリンパ球系前駆細胞から分化する．転写因子 Id2 を発現する共通の ILC 前駆細胞は，3 種のサイトカイン産生性の ILCs に分化する．各サブセットは，図に示すように，転写因子と産生するサイトカインにより識別される．ILC1, 2, 3 への分化を誘導するサイトカインと，各サブセット特異的サイトカイン産生を促すサイトカインを示している．太字で示しているサイトカインは，**第 10 章**の T 細胞の項目でも説明する．他のサイトカインについては，本章の後半（**表 4.5**）で説明する．すべてのサイトカインは**付録 I** に掲載している．

項では，サイトカイン産生性の ILC サブセットについて述べる．

1 型自然リンパ球（LC1），2 型自然リンパ球（ILC2），3 型自然リンパ球（ILC3）とよばれる 3 種の自然リンパ球は，CD4 陽性 T 細胞における Th1，Th2，Th17 細胞のように，サイトカインの産生や転写因子の発現様式が異なる（**図 4.8**）．それぞれのサブセットが産生するサイトカインにより，生体防御における役割が異なり，各転写因子はそれぞれのサブセットへの分化および機能に必要である．ILC1 は，Th1 細胞のように，IFN-γ を産生し，転写因子 T-bet を発現する．ILC2 は，Th2 細胞（Th2 cells）のように，IL-5，IL-9，IL-13 を産生し，転写因子 GATA-3 を発現する．ILC3 は，Th17 細胞のように，IL-22，IL-17 を産生し，転写因子 RORγt（retinoid-related orphan receptor γ T）を発現する．ILC は T 細胞受容体を発現しないため，ヘルパー

T 細胞とは異なる機序で活性化され，サイトカインを産生する．ILC によるサイトカイン産生を誘導する刺激は，感染や組織損傷に対する自然免疫応答の際に産生されるサイトカインである．それぞれの ILC サブセットは，異なるサイトカインにより活性化される（**図 4.8** 参照）．

ILC の各サブセットは，異なる病原体の感染防御に関与するとともに，炎症性疾患にもかかわる． ILC1 は主に細胞内寄生性微生物に対する生体防御に重要と考えられている．ILC2 は，寄生虫感染に対する感染防御に重要であり，アレルギー性炎症にも関与する．ILC3 は，粘膜組織に存在し，細胞外真菌や細菌に対する感染防御にかかわっていて，上皮のバリア機能の維持にもかかわっている．リンパ組織誘導（lymphoid tissue-inducer：LTi）細胞は，ILC3 の亜型で，IL-17，IL-22 の産生に加えて，膜型のリンフォトキシン（lymphotoxin）α を発現し，TNF を分泌することにより，リンパ組織の形成にかかわる（**第 2 章**参照）．

ILC の生体防御における重要性は，T 細胞からも同じサイトカインが産生されるため，各 ILC や産生されるサイトカインを特異的に欠失させることができず，長く明らかにされてこなかった．ILC の初期の感染防御における重要性は，これらの細胞が上皮バリアに局在し，バリアを越えて侵入してきた微生物にすばやく反応することからも示されている．一方，T 細胞は二次リンパ組織から血中を循環し，微生物に曝露された際に数日をかけてエフェクター細胞に分化した時のみ，組織に動員される．したがって，ILC は，組織に常在する微生物に対する初期応答細胞であり，その後，より特異的に大量にサイトカインを産生するエフェクター T 細胞が分化して，その役割が取って代わられる．

ナチュラルキラー細胞

ナチュラルキラー細胞（natural killer cells：NK cells）は，最初に同定された ILC と考えられているが，主にウイルスや細胞内寄生性細菌に対する自然免疫応答で重要な役割を果たす細胞傷害性細胞である．“ナチュラルキラー”という名称は，この細胞の主要な機能が，獲得免疫系におけるキラー細胞である細胞傷害性 T 細胞と同様に，感染細胞に対する細胞傷害活性を有していて，いったん分化するとさらなる分化・活性化を必要としない（したがってナチュラル）ことに由来する．ナチュラルキラー細胞は IFN-γ も産生し，ILC1 の亜型と考えられている．組織中に存在し血中やリンパ組織には少ないサイトカイン産生性の ILC と異なり，ナチュラルキラー細胞は血中や脾臓（spleen）の単核球の 5 ～ 15％を占めている．ナチュラルキラー細胞は他のリンパ組織にはあまり存在しないが，肝臓や胎盤などの組織には多く存在している．ナチュラルキラー細胞は血中で細胞質内に顆粒を多く含んだ大型リンパ球として認められる．ナチュラルキラー細胞は，B，T 細胞が有している多様でクローナルな抗原受容体を発現していない．その

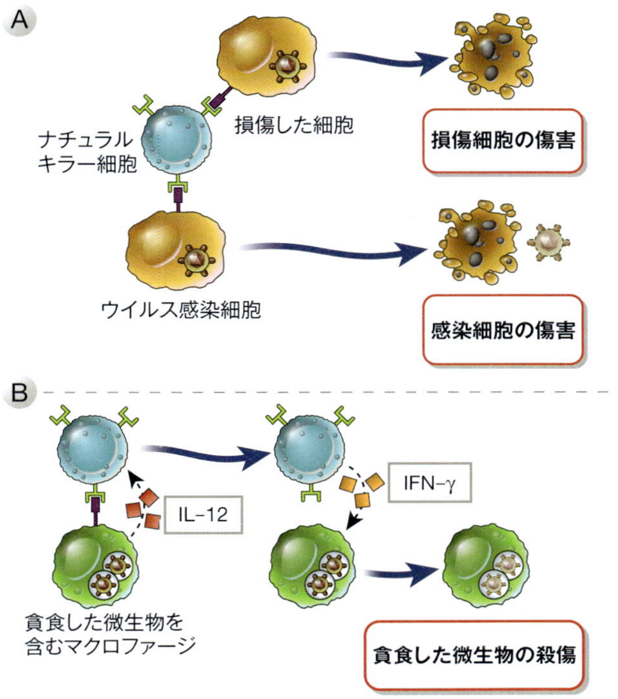

図 4.9　ナチュラルキラー細胞の機能
(A)ナチュラルキラー細胞は，感染細胞やストレスを受けている細胞上のリガンドを認識し，宿主細胞を傷害する．このようにして，ナチュラルキラー細胞は感染細胞や機能低下した細胞を排除する．(B)ナチュラルキラー細胞はマクロファージが産生する IL-12 に反応し，IFN-γ を産生する．IFN-γ は，マクロファージを活性化し，貪食した微生物を殺傷する．

一方で，生殖細胞系の遺伝子にコードされた受容体（後述する）を発現し，健康な細胞と病原体の感染した細胞を識別する．ナチュラルキラー細胞は，血中で CD56 の発現と T 細胞マーカーの CD3 の発現欠如により同定できる．ヒトの血中ナチュラルキラー細胞は，抗体（antibody）の会合した細胞の認識にかかわる CD16 も発現している．

ナチュラルキラー細胞の機能

ナチュラルキラー細胞のエフェクター機能は，感染細胞の細胞傷害性と，マクロファージを活性化し貪食した微生物を殺傷する IFN-γ を産生することである（図 4.9）． ナチュラルキラー細胞の細胞傷害活性の機序は，**第 11 章**で詳しく述べる CD8 陽性細胞傷害性 T 細胞の機序とほぼ同じである．ナチュラルキラー細胞は，細胞傷害性 T 細胞と同様に，標的細胞の細胞傷害活性をもつタンパク質を含む顆粒を有している．ナチュラルキラー細胞が活性化されると，顆粒の開口分泌により，これらのタンパク質が標的細胞の近傍に放出される．ナチュラルキラー細胞の顆粒内タンパク質の 1 つ，**パーフォリン**（perforin）は，他の顆粒内タンパク質，**グランザイム**（granzyme）を標的細胞の細胞質内への動員を促進する．グランザイムは，タンパク質分解酵素で，アポトーシスにより標的細胞の細胞死を誘導

するシグナル経路を活性化する．ウイルスや細胞内寄生細菌に感染した細胞の細胞死を誘導することによりナチュラルキラー細胞は，感染細胞を排除する．ウイルス感染の初期に，ナチュラルキラー細胞は感染細胞上の活性化リガンドの認識およびサイトカインIL–12，IL–15により活性化され増殖し，抗原特異的な細胞傷害性T細胞が最大限活性化される（通常5～7日を要する）までに，感染細胞の細胞死を誘導する．ナチュラルキラー細胞は，ウイルス感染の後期でも，細胞傷害性T細胞による攻撃を主要組織適合遺伝子複合体分子クラスⅠ（class I major histocompatibility complex molecule：MHC molecule）の発現を減弱させることにより回避する感染細胞の細胞死誘導にもかかわっている．血球系の腫瘍は，ナチュラルキラー細胞の活性化を抑制するMHCクラスⅠ分子の発現が弱いことから，ナチュラルキラー細胞の標的となる．

ナチュラルキラー細胞由来のIFN–γは，T細胞から産生されるIFN–γ（**第10章**参照）と同様に，マクロファージが貪食した細菌の殺傷能力を高める．このようなIFN–γ依存性のナチュラルキラー細胞－マクロファージの相互作用により，*Listeria monocytogenes* などの細胞内寄生性細菌（intracellular bacteria）の感染が数日から数週間にわたり制御されていて，その間にT細胞依存性の免疫系が発達し，感染を排除する．リンパ節（lymph node）でナチュラルキラー細胞から産生されるIFN–γは，ナイーブT細胞のTh1細胞への分化を誘導することもできる（**第10章**参照）．ヒトのナチュラルキラー細胞にはCD16を発現せず，細胞傷害性もない細胞が存在するが，大量のIFN–γを産生する．まれにみられるナチュラルキラー細胞の欠損したヒトでは，ある種のウイルスや細胞内寄生性細菌の感受性が高くなる．

ナチュラルキラー細胞の活性化受容体と抑制性受容体

ナチュラルキラー細胞は，感染細胞やストレスを受けた細胞を健康な正常細胞と識別する．また，ナチュラルキラー細胞の機能は，活性化受容体（activating receptor）と抑制性受容体（inhibitory receptor）からの細胞内シグナルのバランスにより制御されている．これらの受容体は，他の細胞上の分子を認識し，活性化あるいは抑制性のシグナルを誘導し，ナチュラルキラー細胞応答を誘導あるいは抑制する．活性化受容体は，下流のシグナル伝達分子をリン酸化するプロテインキナーゼを活性化する．一方，抑制性受容体は，キナーゼ活性を抑制するフォスファターゼ（phosphatase［protein phosphatase］）を刺激する．一般的に，活性化受容体は，感染細胞や損傷細胞上のリガンドを認識し，抑制性受容体は健康な正常細胞上のリガンドを認識する（**図4.10**）．ナチュラルキラー細胞が他の細胞と会合すると，ナチュラルキラー細胞に発現し，他の細胞上のリガンドと結合する抑制性受容体と活性化受容体から発生する細胞内シグナルの統合的バランスによりその応答が制御されている．活性化受容体の結合はナチュラルキラー細胞の細胞傷害活性を誘導し，ストレスを受けた細胞や感染細胞を破壊する．一方，抑制性受容体の結合は，ナチュラルキラー細胞活性を抑制し，正常細胞の破壊を阻止する．この受容体の発現は確率論的に制御されているので，どの個体においても，活性化受容体と抑制性受容体の発現パターンは，ナチュラルキラー細胞ごとにきわめて多様になる．これにより，たとえ同じ個体でも，ナチュラルキラー細胞ごとに反応する微生物や感染細胞のタイプが異なる．

ナチュラルキラー細胞上の活性化受容体は，さまざまなリガンドを認識する．そのリガンドには正常細胞上に発現するものもあるが，大半はストレスを受けた細胞，感染細胞，あるいは腫瘍性細胞上に発現する分子である（図4.11）．ナチュラルキラー細胞活性化受容体は，**第5章**で述べるように，最初に抗体（Igともよばれている）で同定された免疫グロブリン（Ig）様領域を有しているため，**キラー細胞免疫グロブリン様受容体**（killer cell immunoglobulin［Ig］–like receptors：KIRs）とよばれている．Ig領域を有するタンパク質はすべて，Igスーパーファミリーのメンバーである．活性化ナチュラルキラー受容体の主要なメンバーには，本章で既述したCLRsのように糖鎖に会合する活性を有するC型レクチンも含まれる．レクチンファミリーの1つNKG2Dは，ウイルス感染細胞や腫瘍細胞に発現するが正常細胞には発現しないMIC–A，MIC–BなどのMHCクラスⅠ様分子に会合する．NKG2D受容体は，標的細胞に対するナチュラルキラー細胞傷害活性を誘導するシグナルを伝達するDAP10とよばれる分子と会合する．

IgG抗体に対する低親和性受容体であるCD16（FcγRIIIA）もナチュラルキラー細胞の重要な活性化受容体である．抗体分子は，多彩な抗原に強く結合する可変領域と，その逆側には免疫系細胞上のさまざまな分子と会合するFc領域とよばれる定常領域を有している．抗体の構造については，**第5章**で詳しく述べるが，ここでは，CD16がIgG1，IgG3抗体のFc領域に会合することのみ述べておく．CD16は，3つのシグナル伝達サブユニット（FcRγ，ζ，DAP12）のうちの1つと会合する．感染が起こると，獲得免疫系が感染細胞上に発現する微生物由来抗原に会合するIgG1，IgG3を産生し，ナチュラルキラー細胞上のCD16がこれら抗体のFc領域に会合する．その結果，CD16はシグナル伝達サブユニットを介して活性化シグナルを誘導し，抗体によって覆われた感染細胞の細胞傷害を誘導する．このプロセスを**抗体依存性細胞傷害**（antibody–dependent cell–mediated cytotoxicity：ADCC）とよぶ．これは獲得免疫系の主要な機能の1つである．詳細については**第13章**で体液性免疫（humoral immunity）を考察する際に説明する．

ナチュラルキラー細胞の抑制性受容体は，通常身体のすべての健康な有核細胞の表面に発現しているMHCクラス

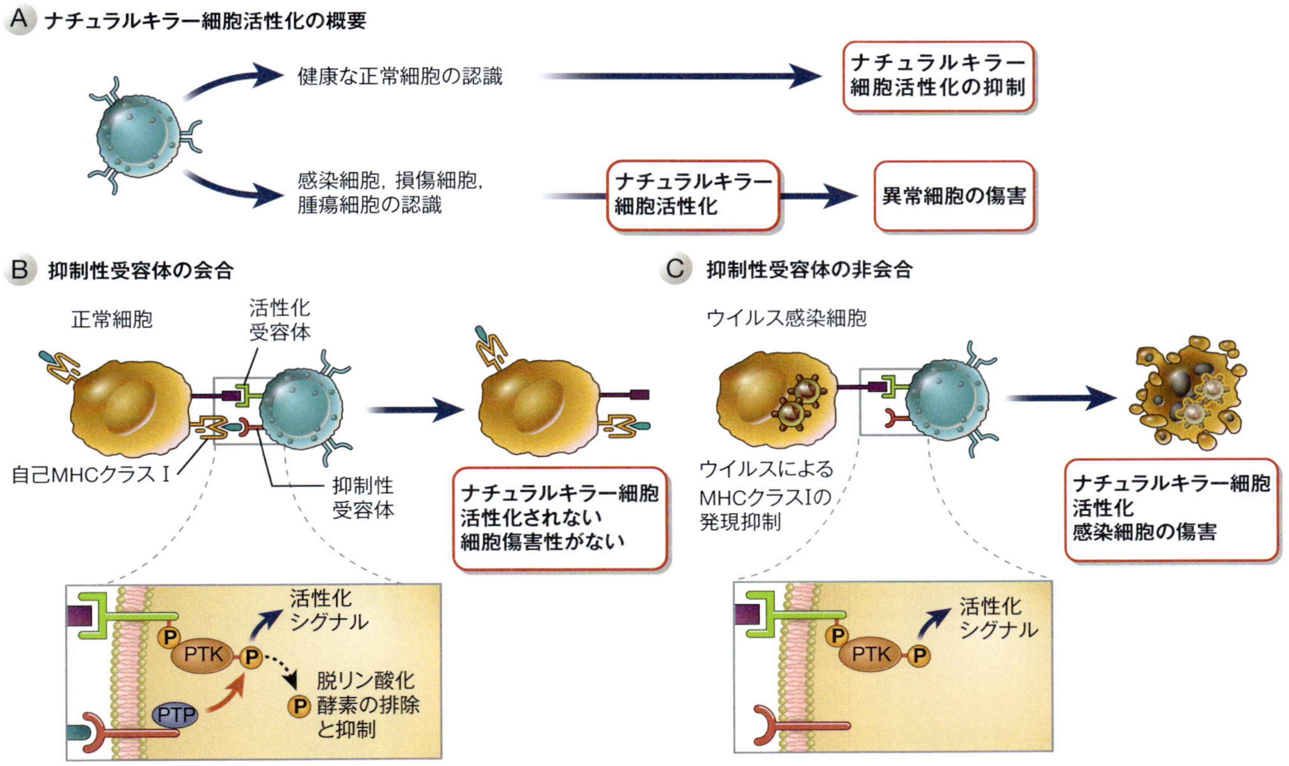

図 4.10　ナチュラルキラー細胞の活性化，抑制性受容体

(A)ナチュラルキラー細胞活性化の概観．(B)ナチュラルキラー細胞の活性化受容体は，標的細胞上のリガンドを認識し，タンパク質チロシンキナーゼ(PTKs)を活性化する．PTKs の活性は，MHC クラスⅠ分子を認識し，タンパク質チロシン脱リン酸化酵素(PTP)を活性化する抑制性受容体により抑制される．ナチュラルキラー細胞は，MHC クラスⅠ分子を発現する健常細胞を傷害しない．(C)ウイルス感染やストレスによりMHC クラスⅠ分子発現が低下するとともに活性化リガンドの発現が亢進すると，抑制性受容体が機能しなくなり，活性化受容体を介し，標的細胞の傷害やサイトカイン産生などのナチュラルキラー細胞応答が誘導される．さらに，感染や癌化などのストレスを受けた細胞では，ナチュラルキラー細胞活性化受容体に会合する活性化リガンドの発現が亢進し，抑制性受容体を介する脱リン酸化を凌駕してチロシンリン酸化が亢進し，ストレスを受けた細胞の傷害を誘導する(図示せず)．活性化，抑制性受容体の構造の詳細とリガンドは，**図 4.9** に示す．

Ⅰ分子を認識する(**図 4.11** 参照)．MHC クラスⅠ分子の主要な機能として，ナチュラルキラー細胞の活性制御以外に，微生物タンパク質を含む細胞質内タンパク質由来のペプチドを細胞表面で CD8 陽性 T 細胞に提示することがある．**第 6 章**で，T 細胞による抗原認識に関連した MHC 分子の構造と機能を紹介する．ここで重要なことは，ナチュラルキラー細胞が，T 細胞が MHC クラスⅠ分子を認識する受容体とは異なる受容体を用いていることである．これらのナチュラルキラー受容体は MHC クラスⅠ分子を認識し，ナチュラルキラー細胞の活性を抑制する．通常の健康な細胞はすべて MHC クラスⅠ分子を発現しており，ウイルス感染やさまざまなストレスにより MHC クラスⅠ分子の発現が消失することから，このシステムが重要である．このようにして，ナチュラルキラー細胞は正常の健康な自己のマーカーとして MHC クラスⅠ分子の存在を認識しており，MHC クラスⅠの消失は感染や損傷のしるしとなる．このようにして，ナチュラルキラー細胞は健康な細胞により活性が抑制され，感染細胞やストレスを受けた細胞からは抑制シグナルを受け取らない．ナチュラルキラー細胞は，同時に活性化受容体を介して，感染細胞やストレスを受けた細胞から活性化シグナルを受け取る．これらの結果，ナチュラルキラー細胞は活性化され，サイトカインを分泌し，感染細胞やストレスを受けた細胞を傷害する．MHC クラスⅠ分子発現の消失した宿主細胞によりナチュラルキラー細胞が活性化されるこの機序を“自己性喪失の認識”とよんでいる．

ナチュラルキラー細胞の抑制性受容体の最も大きなファミリーは，すでに述べた活性化受容体を含む KIR ファミリーである．これらの KIR 抑制性受容体は，さまざまな MHC クラスⅠ分子に会合する．他の抑制性受容体として，HLA-E とよばれる MHC クラスⅠ分子を認識する CD94/NKG2A ヘテロ二量体のレクチンが存在する．HLA-E は他の MHC クラスⅠ分子由来のペプチドを提示するため，複数の MHC クラスⅠ分子の受容体として作用することができる．

ナチュラルキラー細胞の活性化受容体，抑制性受容体は，細胞質内領域に，標的細胞傷害やサイトカイン分泌を促進，抑制する細胞内シグナル伝達を惹起する領域を有している(**図 4.10**，**図 4.11** 参照)．活性化受容体は，リガンドの受容体会合後に細胞質内の酵素によりリン酸化を受けるチロ

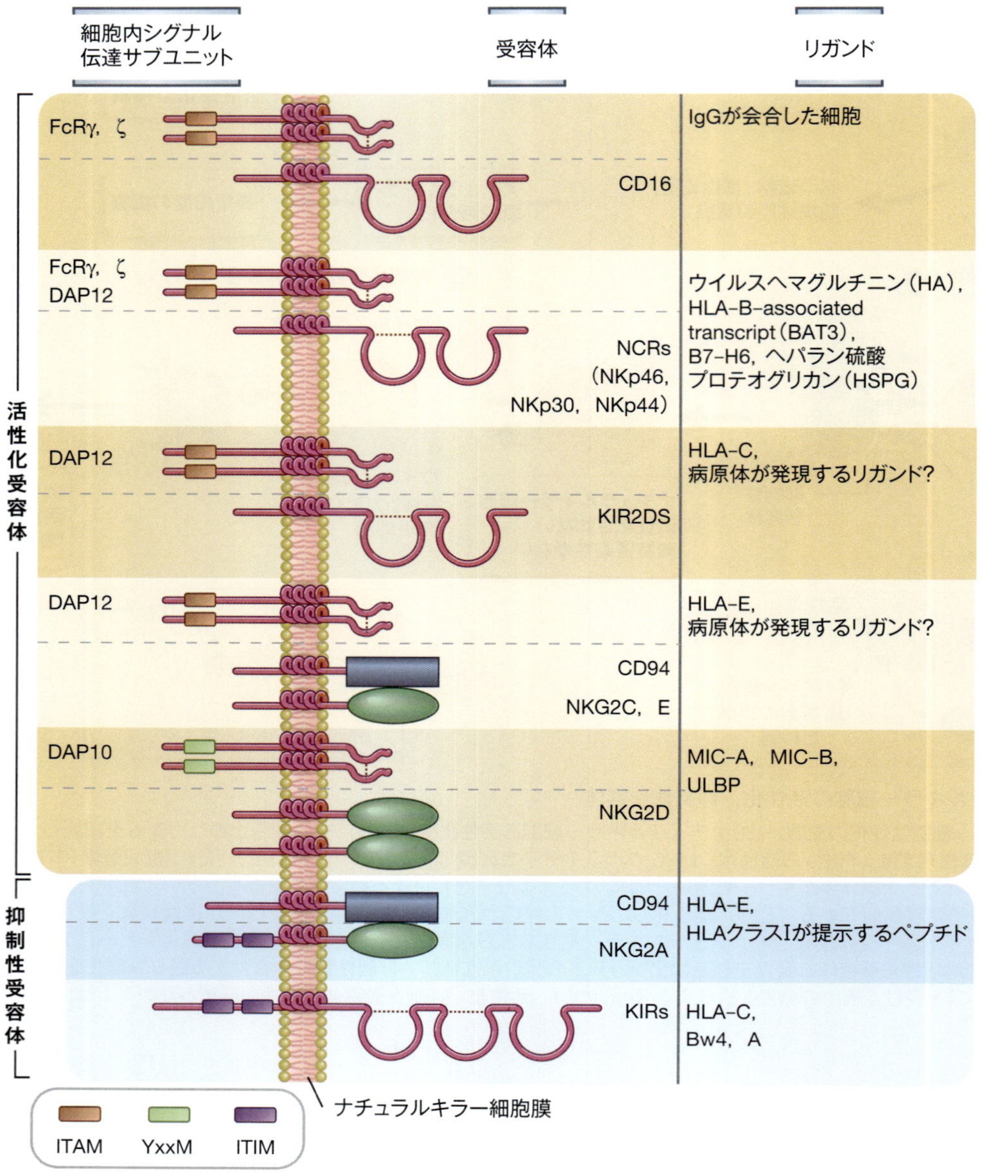

図 4.11 ナチュラルキラー細胞の活性化，抑制性受容体の構造とリガンド

活性化，抑制性受容体は太字で示している．CD16 と NCR は，ζ鎖ホモ二量体，FcRγホモ二量体，あるいは，ζ鎖／FcRγヘテロ二量体と会合する．さまざまな KIR が異なるリガンド特異性を有する．

KIRs：キラー細胞免疫グロブリン様受容体（killer cell immunoglobulin［Ig］-like receptors），MIC：MHC クラスⅠポリペプチド関連配列（MHC class I polypeptide-related sequence），NCR：細胞傷害受容体（natural cytotoxicity receptor），ULBP：UL-16 結合タンパク質（UL-16 binding protein）

シン残基を含んだ，**免疫受容体チロシン活性化モチーフ**（immunoreceptor tyrosine-based activating motif：ITAM）を有している．チロシンリン酸化を受けた ITAM に，さらに他の酵素が動員され，活性化され，さらなるタンパク質のリン酸化を誘導することにより細胞内シグナルを伝達し，細胞傷害性やサイトカイン分泌を誘導する．ITAM は，T，B 細胞の抗原受容体複合体などの他の免疫系のシグナル受容体の細胞質内領域にも存在している．この受容体の構造やシグナル伝達機構については，**第 7 章**で詳細を紹介する．活性化受容体のなかには，1 本の受容体鎖が細胞質内に ITAM と細胞外にリガンド結合領域を有しているものがある．ある種の活性化受容体では ITAM はリガンドを結合しない別のポリペプチド鎖に存在する場合もある．それらのポリペプチド鎖は非共有結合でリガンド結合鎖と会合している．FcRγ，ζ，DAP12 などのポリペプチド鎖がそれにあたる（**図 4.10** 参照）．

ナチュラルキラー細胞の抑制性受容体は，活性化受容体のシグナル伝達を抑制する分子に会合する，**免疫受容体チロシン抑制性モチーフ**（immunoreceptor tyrosine-based inhibition motif：ITIM）を有している（**図 4.10**，**図 4.11** 参照）．ITIM は，抑制性受容体にリガンドが会合するとリン酸化されるチロシン残基を含んでおり，ナチュラルキラー活性化受容体を介したシグナルで産生される脂質やシグナルタンパク質からリン酸基を解離させるフォスファターゼの結合部位として作用する．このようにして，活性化受容体のシグナル機能を抑制する．ITIM はナチュラルキラー抑制性受容体以外の受容体の細胞質内領域にも存在している．これらの受容体の構造と機能については**第 7 章**で詳しく述べる．

KIR 遺伝子は多型性に富み，ヒトで対立遺伝子多型が存在している．そのため，ヒトごとに異なる配列の KIR を発現することになる．KIR のアレル（対立遺伝子［allele］）群は，1 人の親から受け継いでいる．このような遺伝子群を *KIR* ハプロタイプ（haplotype）とよぶ．*KIR* には 2 つの主要なハプロタイプと多少まれなハプロタイプが存在する．ハプロタイプごとに，コードする受容体の数が異なり，ハプロタイプごとに活性化受容体の数が異なる．ハプロタイプのなかには，自然流産やぶどう膜炎などの疾患感受性と相関するものがある．

サイトカインはナチュラルキラー細胞の機能を亢進させる．ナチュラルキラー細胞を活性化させる自然免疫系で重要なサイトカインとして，IL-12，IL-15，IL-18，I 型インターフェロンがある（詳細は後述する）．これらのサイトカインはそれぞれナチュラルキラー細胞の細胞傷害活性を高め，活性化受容体とは関係なくナチュラルキラー細胞からの IFN-γ 産生を誘導する．また，IL-15 はナチュラルキラー細胞の重要な増殖因子である．

多様性の少ない抗原受容体をもつ T，B 細胞

後の章で詳細に述べるが，ほとんどの B，T 細胞は獲得免疫系の構成細胞であり，抗原に対しきわめて多様性の高いレパートリーで特徴づけられる．しかしながら，少数のリンパ球集団には，T 細胞，B 細胞の抗原受容体と同じ構造をもつ受容体をもつが，その多用性が非常に限られている細胞群が存在する．これらの T 細胞，B 細胞は，微生物種に共通に保存された構造を認識しているものと考えられている．多様性の限られた抗原受容体を有する T 細胞として，インバリアントナチュラルキラー T（invariant natural killer T：iNKT）細胞，$\gamma\delta$T 細胞，粘膜関連インバリアント T（mucosa-associated invariant T：MAIT）細胞，$\alpha\beta$T 細胞受容体をもつ上皮間リンパ球（intraepithelial T cells）（既述している）がある．多様性の限られた抗体を産生する B 細胞としては，B-1 細胞や辺縁帯（marginal zone）B 細胞がある．これらの T 細胞，B 細胞は，多様性の高い抗原受容体をもつリンパ球と同じような機能を有するが，これら細胞の抗原特異性は，獲得免疫系の細胞よりも自然免疫系の細胞の特徴を強く反映している．これらの T 細胞，B 細胞については，**第 10 章**，**第 12 章**でそれぞれ紹介する．

マスト（肥満）細胞

マスト細胞は，皮膚，粘膜上皮，結合組織に存在する細胞で，感染や他の刺激により速やかに炎症性サイトカインや脂質メディエーターを分泌する．第 2 章でマスト細胞を紹介したが，さまざまな炎症性メディエーターで充満した顆粒を細胞質内に多数有し，微生物成分や特異的な抗体依存性の機序により細胞が活性化された際に分泌される．この顆粒には，血管拡張や血管透過性を亢進する血管作用性アミン（vasoactive amines）（ヒスタミン［histamine］など）および，殺菌や細菌由来の毒素の中和にかかわるタンパク質分解酵素が含まれている．マスト細胞は，脂質メディエーター（プロスタグランジン［prostaglandin］など）やサイトカイン（TNF など）も合成し分泌する．マスト細胞は通常血管のすぐそばに存在しており（**図 2.1B** 参照），マスト細胞から分泌された顆粒内容物が速やかに血管に作用し，急性炎症を誘導する．マスト細胞は TLRs を発現しており，TLR のリガンドがマスト細胞の脱顆粒を誘導する．マスト細胞を欠くマウスは，おそらく自然免疫応答の低下により，細菌感染に対する感受性が高くなる．マスト細胞の産生物は，蠕虫（helminth）感染に対する生体防御にかかわり，またアレルギー疾患の症状にもかかわっている．アレルギー疾患の観点からのマスト細胞については，**第 20 章**で改めて述べる．

自然免疫系の液性エフェクター分子

微生物を認識し自然免疫応答を誘導する分子群のなかには，血中や細胞外の間質液中に液性因子として存在するものがある．これらの液性因子は血中に入り込んだり，その生活環のなかで宿主細胞の外側に存在する病原微生物に対する初期の防御を担っている．これら自然免疫系の液性エフェクター分子は主に 2 つの方法で機能している．

- 1 つ目は，微生物に会合し，**オプソニン**（opsonin）として作用し，マクロファージや好中球による微生物の貪食能を亢進させる．これは，貪食細胞がオプソニンを特異的に認識する受容体を発現しているからであり，これらの受容体は，オプソニンと微生物の複合体の取り込みを促進し，貪食した微生物の傷害を誘導する．
- 2 つ目は，微生物に会合後，自然免疫系の液性因子は，より多くの貪食細胞を感染局所に動員する炎症反応を促進するとともに，直接殺菌効果を表す場合もある．

液性のエフェクター分子は，抗体によって担われている獲得免疫系における体液性免疫と同様に，自然免疫系の体液性免疫部門ともよばれている．液性の自然免疫系は，補体系，コレクチン，ペントラキシン，フィコリン，から成り立っている．次にそれぞれについて述べる．

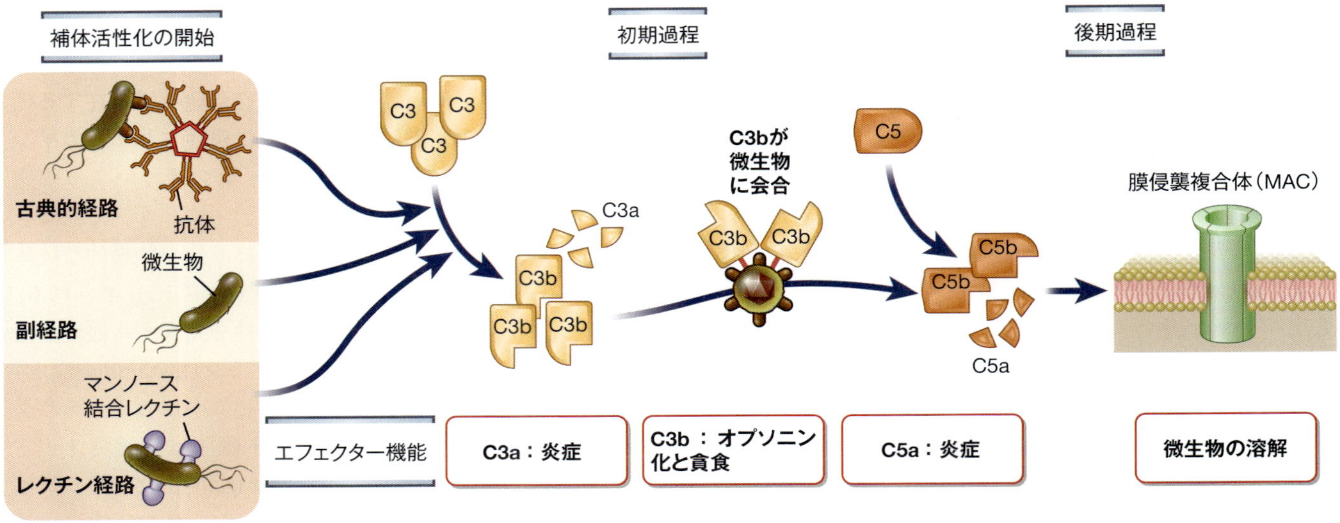

図 4.12 補体活性化経路
補体の活性化は 3 経路により惹起され，すべての経路は，炎症を誘導する C3a と C3b(初期過程)の産生を誘導する．C3b は，補体活性化の後期課程を惹起し，炎症を誘導するペプチド(C5a)や膜侵襲複合体(membrane attack complex：MAC)を形成する C9 ポリマーの産生を誘導する．膜侵襲複合体は，微生物の細胞膜に孔を形成するためこうよばれている(後期過程)．それぞれの過程で産生されるタンパク質の主な機能を示している．補体系の活性化，機能，制御については**第 13 章**で詳しく述べる．

補体系

補体系は，微生物をオプソニン化し，貪食細胞を感染局所に動員し，時には直接殺菌するタンパク質群から成り立っている(**図 4.12**)．補体(complement)は，タンパク質分解のカスケードで活性化され，そのカスケードではチモーゲン(zymogen)とよばれる不活性化型の酵素前駆体が活性型のプロテアーゼとなり，補体系の次のタンパク質を分解し次なるタンパク質分解を誘導する．この酵素カスケードにより，それぞれの段階で産生される分解産物がとてつもない量蓄積する．これらの産物が，補体系のエフェクター機能を有している．補体系のほかに医学的に重要なタンパク質分解カスケードとして，血液凝固経路と血管壁透過性を制御するキニン－カリクレイン系が存在する．

補体系の活性化の最初の段階は，微生物の表面には存在するが宿主細胞には存在しない分子の認識である．これは 3 つの方法により行われ，それぞれ補体系の活性化の経路として理解されている．

- **古典的経路**(classical pathway)は，最初に発見されたのでそうよばれているが，微生物の表面や他の構造物に会合した抗体を認識する C1q とよばれる血漿タンパク質により誘導される(**図 4.12** 参照)．C1q が抗体の Fc 領域に会合すると，C1r，C1s とよばれる C1q に会合したセリンプロテアーゼが活性化され，タンパク質分解カスケードを活性化する．古典的経路は，獲得免疫系の体液性免疫を担っている(**第 13 章**参照)．ペントラキシンとよばれる自然免疫系の液性分子は，後ほど述べるが，C1q に会合し古典的経路を活性化する．
- **副経路**(alternative pathway)は，古典的経路より後に発見されたが系統発生学的には古典的経路より古い．補体系のタンパク質 C3 が LPS などの微生物表面の構造に直接会合した際に活性化される．C3 は液性環境化でつねに弱く活性化され，細胞表面に会合しているが，哺乳類の細胞に存在する制御性分子によりその活性は抑制されている．微生物は，このような制御性分子はないため，自発的な活性化が微生物の表面上で起こる．このように，副経路は正常自己と外来微生物を制御性分子の有無で識別している．
- **レクチン経路**(lectin pathway)は，前述した貪食細胞上のマンノース受容体と同様，微生物の糖タンパク質や糖脂質上のマンノース基を認識するマンノース結合レクチン(mannose-binding lectin：MBL)とよばれる血漿タンパク質により活性化される(**図 4.12** 参照)．マンノース結合レクチンは，古典的経路の C1q と同様に六量体を形成するコレクチンファミリー(後述する)のメンバーである．マンノース結合レクチンが微生物に会合すると，C1r，C1s とよく似た構造の MASP1(mannose-associated serine protease 1)，MASP2 とよばれるチモーゲンがマンノース結合レクチンに会合し，古典的経路と同一の下流の補体タンパク質分解カスケードを活性化する．

補体系の 3 経路による微生物の認識により，補体タンパク質の連続的な動員と集積が起こり，プロテアーゼ複合体が形成される(**図 4.12** 参照)．これら複合体の 1 つに **C3 転換酵素**(C3 convertase)があり，補体系の C3 の中央部分を開裂し，C3a，C3b を産生する．大きなほうの C3b は，微生物表面に共有結合し，補体経路を活性化する．補体系タンパク質の連続的な酵素活性により，大量のC3b分子が産生され，わずか2，3分で微生物表面に大量に会合する．C3bは，オプソニンとして作用し微生物の貪食を促進する．小さなほうのC3aは放出され，炎症を誘導する．炎症は，好中球の化学誘因物質(chemoattractant)として作用すること，マスト細胞の脱顆粒を誘導すること，血管壁の透過性を亢進させ血漿タンパク質の感染部位への漏出を誘導することなどにより誘導される．C3bは他の補体タンパク質に会合し**C5転換酵素**(C5 convertase)とよばれるプロテアーゼを構成する．C5転換酵素は，放出ペプチド(C5a)と微生物細胞表面に会合し続けるC5bを産生する．C5aはC3aと同様の炎症誘導能を有しているが，その効果はC3aより強力である．C5bは，補体タンパク質C6，C7，C8，C9からなる複合体の形成を誘導する．この複合体は，補体系が活性化された部位で微生物の溶解を起こす**膜侵襲複合体**(membrane attack complex：MAC)とよばれる膜孔を形成する．

補体系は，自然免疫系の重要な因子である．C3欠損患者は，反復性の，時に致死的な，細菌感染症を発症する．(補体経路の最終的な産生物である)膜侵襲複合体の遺伝的な欠損は，ある種の微生物感染への感受性が高くなるだけである．例えば，膜侵襲複合体に感受性が高い細胞膜の薄いナイセリア菌などの感染である．補体系の詳細については**第13章**で述べる．

ペントラキシン

微生物を認識し，自然免疫系にかかわる血漿タンパク質には，系統発生学的に古くから存在する五量体を形成する**ペントラキシン**(pentraxin)ファミリーに属するものがある．このファミリーのメンバーに，短いペントラキシンとして，C反応性タンパク質(C-reatcive protein：CRP)，血清アミロイドP(serum amyloid P：SAP)，長いペントラキシンとしてPTX3などがある．C反応性タンパク質と血清アミロイドPは，さまざまな細菌や真菌に会合する．C反応性タンパク質や血清アミロイドPは，それぞれフォスフォリルコリンやフォスファチジルエタノールアミンを認識する．これらのリガンドは，細菌の膜に発現しており，また宿主細胞がアポトーシスを起こした際に細胞表面に曝露される．C反応性タンパク質，血清アミロイドP，PTX3はすべてC1qに会合し，補体系の古典的経路を活性化する．

C反応性タンパク質の血漿中濃度は健常人ではきわめて低いが，感染や炎症刺激により100倍まで上昇する．C反応性タンパク質濃度の上昇は，自然免疫応答により貪食細胞や樹状細胞から産生されるIL-6，IL-1により，肝臓における合成が増加するためである．血清アミロイドPやペントラキシン以外の分子の肝臓での合成，血漿濃度の増加もIL-1，IL-6により誘導される．これらの血漿タンパク質は，急性炎症反応時に血中で濃度が高くなるため，まとめて**急性期反応性タンパク質**(acute-phase reactants)とよばれている．また，これらの産生増加は，感染や損傷の際の**急性期反応**(acute-phase response)の1つである．

PTX3は，TLRリガンドやTNFなどの炎症性サイトカインの刺激により，樹状細胞，マクロファージ，血管内皮細胞などの細胞から産生され，急性期反応性タンパク質の1つと考えられている．PTX3は，好中球中の顆粒内に蓄えられ，好中球が傷害を受けた際に放出される．PTX3は真菌やある種の細菌，ウイルスばかりでなくアポトーシス細胞などに発現するさまざまな分子を認識し，補体系の古典的経路を活性化する．遺伝子欠損マウスの解析から，PTX3はアスペルギルス真菌(*Aspergillus fumigatus*)やインフルエンザウイルスなどの微生物感染に対する防御に重要であることが明らかになっている．

コレクチンとフィコリン

コレクチン(collectin)は，三量体あるいは六量体を形成するタンパク質のファミリーで，それぞれのサブユニットはコラーゲン様の領域と先端にカルシウム依存性の(C型)レクチン頭部を有している．このファミリーの3つのメンバー(マンノース結合レクチン，肺サーファクタントタンパク質[SP-1，SP-D])が，自然免疫系で液性のエフェクター分子として作用する．

マンノース結合レクチンは，その末端がマンノースあるいはフコースの糖鎖に会合するPRRsで，前述した補体活性化レクチン経路(lectin pathway of complement activation)に関与している(**図4.13**)．マンノース結合レクチンは，微生物に会合し，微生物の貪食を促進するオプソニンとしても機能する．既述しているが，オプソニンは，微生物に会合すると同時に，貪食細胞上の受容体にも会合する．マンノース結合レクチンの場合の細胞表面受容体は，マンノース結合レクチンがC1qに会合するため，C1q受容体である．C1q受容体は，マンノース結合レクチンでオプソニン化(opsonization)された微生物を取り込む．マンノース結合レクチンをコードする遺伝子は多型性に富み，三量体形成が傷害を受け，血中濃度が低下するアレル(対立遺伝子)が存在する．マンノース結合レクチン濃度の低下により，特に他の免疫系の傷害があると，さまざまな感染症への感受性が高くなる．

サーファクタント(surfactant)タンパク質A(SP-A)とサーファクタントタンパク質D(SP-D)は，他のサーファクタントと同様に親油性をもったコレクチンである．これらのタンパク質は，肺胞に存在し，肺胞液の表面張力を低下させることにより吸入の際に肺胞の伸張能力を維持する．

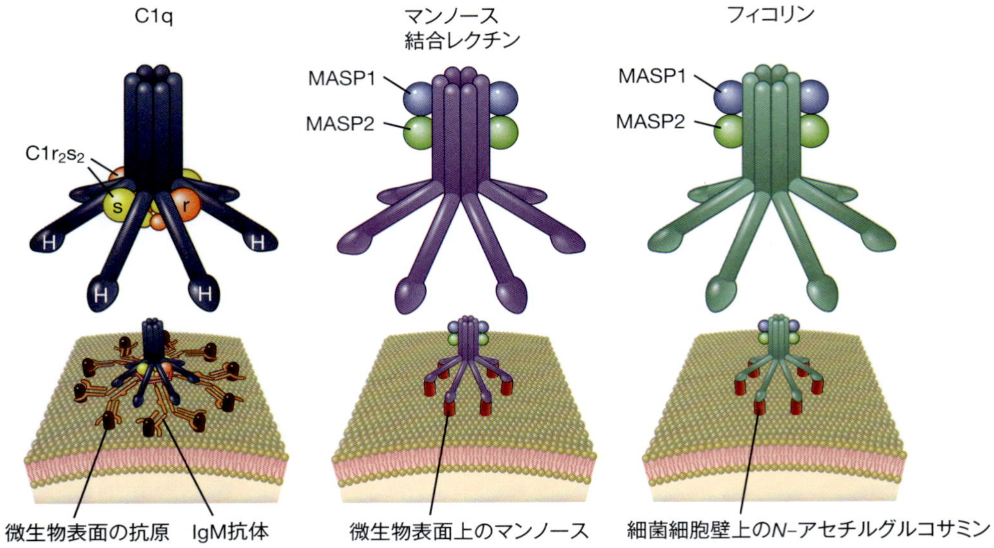

図 4.13　C1，マンノース結合レクチン，フィコリン
これら相同性の高い六量体タンパク質は，細胞表面のリガンドに会合することにより補体経路の活性化を誘導する．C1q やマンノース結合レクチンのコラーゲン様の茎の端に存在する C 型レクチンに似た球形の頭部（H）が，IgM の Fc 領域，微生物の膜状のマンノースにそれぞれ会合する．フィコリンのフィブリノーゲン様の球状頭部は微生物表面上の *N*- アセチルグルコサミンに会合する．会合により，立体構造の変化が起こり，C1q に結合している C1r，C1s，マンノース結合レクチン，フィコリンに結合している MASP1，MASP-2 のセリンプロテアーゼ活性が亢進する．

それと同時に，肺の自然免疫系を担っている．サーファクタントタンパク質は，さまざまな微生物に会合しオプソニンとして肺胞マクロファージによる貪食を促進する．SP-A，SP-D は，細菌の増殖を直接抑制し，マクロファージの活性化も誘導する．SP-A あるいは SP-D の遺伝子欠損マウスは，さまざまな呼吸器感染症に対する感受性が高い．

フィコリン（ficolin）は，コレクチンに似た構造を有する血漿タンパク質である．フィコリンは，コラーゲン様領域をもっているが，C 型レクチン領域の代わりに，フィブリノーゲン様の糖鎖認識領域を有している（**図 4.13** 参照）．フィコリンは，細菌に会合し，オプソニン化し，マンノース結合レクチンの場合と同様に補体系を活性化する．フィコリンのリガンドとして，*N*-アセチルグルコサミンやグラム陽性菌の細胞壁を構成するリポタイコ酸などが知られている．

ここまで，自然免疫系における，細胞，細胞性の病原体認識受容体，液性のエフェクター分子など，さまざまな構成因子の全般的な機能について述べてきて，これらの構成因子が病原体に対する生体防御を発揮する機構を理解してきた．自然免疫系による生体防御の 3 つの主要な機序は，炎症を誘導すること，抗ウイルス応答を惹起すること，獲得免疫系を活性化することである．

炎症反応

自然免疫系が感染や組織損傷に対処する基本的な方法は，急性炎症を誘導することである．急性炎症とは，感染や損傷を起こしている血管外の組織に白血球，血漿タンパク質，血液由来の液体成分が集積することである．微生物に対する自然免疫応答に重要な役割を果たす白血球や血漿タンパク質は，通常血中を循環しており，感染や損傷部位に動員されて，殺菌や損傷組織を治癒するなどの機能を発揮する．例えば，血中から炎症部位に最初に動員される白血球のなかでは，血中に最も多く，走化性因子に対して最も迅速に反応する好中球があげられる．組織でマクロファージに分化する血中の単球は，その後数が増え，反応によっては最も多い細胞となる．炎症部位に動員される血漿タンパク質のなかには，補体系タンパク質，抗体，急性期反応性タンパク質などが含まれる．

細胞やタンパク質の炎症部位への動員は，感染あるいは損傷組織内の血管壁の可逆的な変化に依存している．これらの変化には，血管拡張による組織内への血流量の増加，血管内皮への循環白血球の接着の増加，毛細血管・小静脈の血漿タンパク質や液体の透過性の亢進などが含まれる（**第 3 章**参照）．これらの変化はすべて，マスト細胞，マクロファージ，樹状細胞，血管内皮細胞などの組織内の細胞が PAMPs，DAMPs に反応して産生するサイトカインや小分子メディエーターによって誘導される．炎症プロセスが進むに従って，新たに動員され活性化された白血球や補体系タンパク質に由来するメディエーターも加わってくる．

急性炎症は，数分から数時間で起こり，数日間続く．慢性炎症は，感染が収束しなかったり，組織損傷が遷延した際に，急性炎症から引き続いて起こる．これは，通常，単

表 4.5　自然免疫におけるサイトカイン

サイトカイン	分子量	主な分泌細胞	主な標的細胞と機能
TNF	17kD，51kD のホモ三量体	マクロファージ，T 細胞	内皮細胞：活性化（炎症，凝固） 好中球：活性化 視床下部：発熱 筋肉，脂肪：異化作用（悪液質） さまざまな細胞：アポトーシス
IL-1	17kD 成熟型，33kD 前駆体	マクロファージ，内皮細胞，上皮細胞	内皮細胞：活性化（炎症，凝固） 視床下部：発熱 肝臓：急性期タンパク質合成 T 細胞：Th17 細胞分化
ケモカイン （**表 3.2** 参照）	8 ～ 12kD	マクロファージ，内皮細胞，T 細胞，線維芽細胞，血小板	白血球：ケモタキシス，活性化，組織への動員
IL-12	35kD と 40kD サブユニットのヘテロ二量体	マクロファージ，樹状細胞	T 細胞：Th1 細胞分化， NK 細胞，T 細胞：IFN-γ 合成，細胞傷害活性の亢進
I 型インターフェロン （IFN-α，IFN-β）	IFN-α：15 ～ 21kD IFN-β：20 ～ 25kD	IFN-α：マクロファージ，形質細胞様樹状細胞 IFN-β：線維芽細胞	すべての細胞：抗ウイルス状態，MHC クラス I の発現亢進 NK 細胞：活性化
IL-10	34 ～ 40kD と 18kD サブユニットの二量体	マクロファージ，T 細胞（主に制御性 T 細胞）	マクロファージ，樹状細胞：IL-12，共刺激因子，MHC クラス II の発現抑制
IL-6	19 ～ 26kD	マクロファージ，内皮細胞，T 細胞	肝臓：急性期タンパク質の合成 B 細胞：抗体産生細胞の増殖 T 細胞：Th17 細胞分化
IL-15	13kD	マクロファージ他	NK 細胞：増殖 T 細胞：増殖（記憶 CD8 陽性細胞）
IL-18	17kD	マクロファージ	NK 細胞，T 細胞：IFN-γ 合成
IL-23	19kD サブユニットと IL-12 の 40kD サブユニットのヘテロ二量体	マクロファージ，樹状細胞	T 細胞：IL-17 産生細胞の維持
IL-27	28kD と 13kD サブユニット 0 のヘテロ二量体	マクロファージ，樹状細胞	T 細胞：Th1 細胞分化，Th17 細胞分化の抑制 NK 細胞：IFN-γ の合成

MHC：主要組織適合遺伝子複合体（major histocompatibility complex），IFN：インターフェロン（interferon），IL：インターロイキン（interleukin），TNF：腫瘍壊死因子（tumor necrosis factor），NK 細胞：ナチュラルキラー細胞（natural killer cells）．（**付録 I** も参照のこと）

球やリンパ球の動員と活性化により誘導される．慢性炎症部位は，血管新生（angiogenesis）や線維化など，組織のリモデリングが起こる．自然免疫系の活性が慢性炎症に関与しているが，T 細胞が産生するサイトカインも強力な炎症を誘導するため（**第 10 章**参照），獲得免疫系も関与していると考えられている．急性，慢性炎症に関するさまざまなメディエーターや病理学的特徴の詳細については，病理学関連の教科書に記載されている．ここでは，自然免疫，獲得免疫および免疫関連疾患に関連する急性炎症について述べていく．

自然免疫系における主要な炎症性サイトカイン

感染や組織損傷に対する自然免疫系の初期応答は，組織細胞による急性炎症に重要なサイトカインの分泌である．自然免疫系のサイトカインは，下記のような特徴と機能を一般的に有している（**表 4.5**）．

- 自然免疫系のサイトカインは，主に組織マクロファージや樹状細胞から産生される．マスト細胞，血管内皮細胞，上皮細胞などの細胞からも産生される．
- これらのサイトカインの多くは，産生細胞に近接する細胞に作用する（パラクライン作用）．重症感染症などの際には，大量のサイトカインが産生され，血液循環に入り，遠隔の細胞に作用する（内分泌［エンドクライン］作用）．
- 異なるサイトカインが，同じ機能あるいは似た機能をもつ場合もあるし，特有の機能をもっている場合もある．いったんあるサイトカインが，他のサイトカイン産生を誘導すると，反応を増幅させるあるいは新たな反応を引き起こすカスケードが動き始める．
- 自然免疫系のサイトカインは，下記のような機能を有し

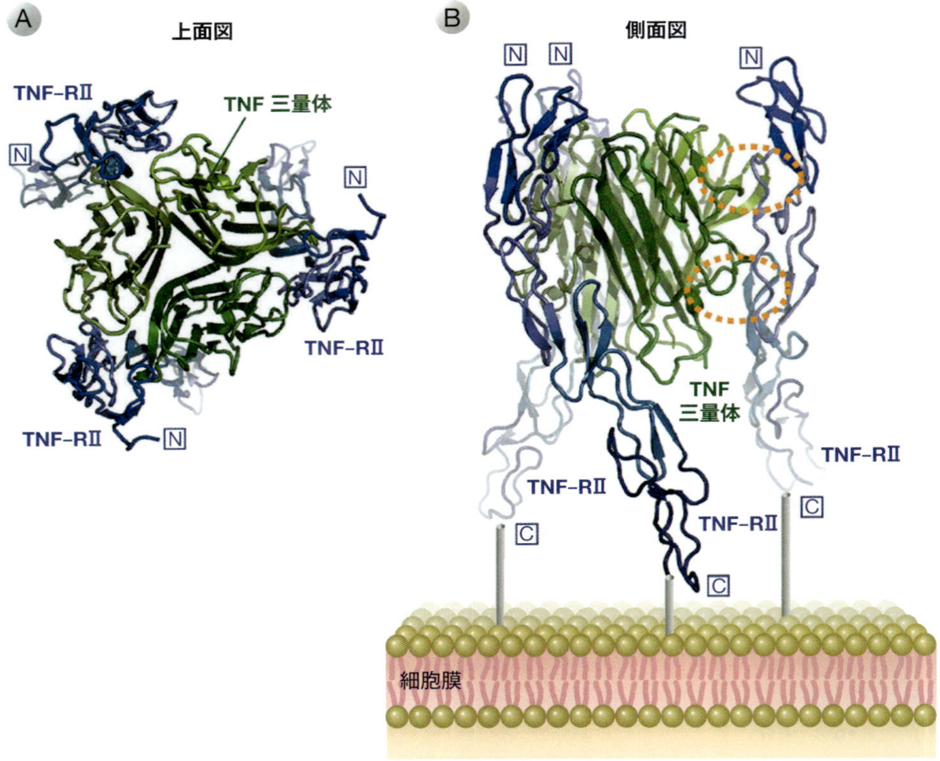

図 4.14 TNF の会合した TNF 受容体の構造

リボン様構造は，X 線構造解析により明らかになったⅡ型 TNF 受容体（TNF-R Ⅱ）の三量体と三量体の TNF 分子の複合体の上面図（A）と側面図（B）を示している．青色で示す三量体 TNF-R Ⅱ複合体は，緑色で示す TNF 三量体複合体に会合する．受容体 1 分子それぞれは，TNF 三量体のうちの 2 分子に会合している．三量体 TNF-R Ⅱの 1 分子が TNF2 分子に会合する部位を側面図においてオレンジ色で示す〔Mukai Y, Nakamura T, Yoshikawa M, et al: Solution of the structure of the TNF-TNFR2 complex, Science Signal 3:ra83, 2010. より改変して引用〕.

ている．すなわち炎症誘導，ウイルス複製の抑制，T 細胞応答の促進，自然免疫応答の抑制などである．これらの機能については，後ほど述べる．

- TNF，IL-17，IL-5，IFN-γ などの自然免疫細胞の産生するサイトカインの多くは，獲得免疫応答の際に T 細胞からも産生される．

自然免疫系で最も重要な 3 つの炎症性サイトカインとして，TNF，IL-1（どちらもこれまでに何度も述べてきた），IL-6 を挙げることができる．急性炎症について述べる前に，これらのサイトカインの主な特徴を，特に TNF，IL-1 に焦点を絞り述べていく．

腫瘍壊死因子（TNF）

TNF は，細菌や他の感染性微生物に対する急性炎症反応のメディエーターである．このサイトカインの名称は，最初に腫瘍の壊死を誘導する血清因子として同定されたことによる．現在は，腫瘍の壊死は，炎症と腫瘍血管の血栓形成の結果であることが明らかになっている．TNF は，リンフォトキシンともよばれる構造のよく似ている TNF-β と区別するため，TNF-α ともよばれている．TNF は，主にマクロファージや樹状細胞などから産生される．マクロファージでは，ある種の TNF 受容体に会合することができる，糖鎖修飾のないⅡ型の膜型の三量体タンパク質として産生される．膜型の TNF は，細胞膜に会合したメタロプロテアーゼにより切断され，ポリペプチドとして放出され，この分泌型三量体ポリペプチドは，三角錐型の循環型 TNF タンパク質となる（**図 4.14**）．TNF の受容体結合部位は三角錐の基部にあり，これにより，受容体 3 分子に同時に結合することができる．

TNF 受容体には，Ⅰ型（TNF-RI）とⅡ型（TNF-RII）が存在する．TNF の受容体への親和性（affinity）は，サイトカインとしてはきわめて低く，TNF-RI への結合は K_d 値がたった～ 1×10^{-9}M で，TNF-RII への結合は約 5×10^{-10}M である．両 TNF 受容体はほとんどの細胞種に発現している．TNF 受容体は，その多くが免疫応答や炎症反応にかかわる TNF 受容体スーパーファミリーの一員である．TNF 受容体は三量体として細胞膜に発現している．TNF-RI, TNF-RII, CD40 などの TNF 受容体スーパーファミリーがリガンドに結合すると，TNF 受容体関連因子（TNF receptor-associated factors：TRAFs）とよばれるタンパク質が受容体の細胞質領域に動員される．TNF 受容体関連因子は NF-κB，AP-1 などの転写因子を活性化する（**第 7 章参照**）．TNF-RI などの受容体の場合には，サイトカインが会合すると，カスパーゼを活性化するアダプタータンパク質を動員し，アポトーシスを誘導する．このように，TNF 受容体は，遺伝子発現の誘導や細胞死の誘導をそれぞれ，場合によっては両者を誘導する．

マクロファージによる TNF 産生は，PAMPs，DAMPs により誘導される．TLRs，NLRs，RLRs，CDSs はすべて TNF 遺伝子発現を NF-κB 転写因子の活性化などを介して誘導することができる．したがってさまざまな微生物成分が TNF 産生を誘導することができる．TLR のリガンドである LPS やリポタイコ酸をそれぞれ発現するグラム陰性菌やグラム陽性菌の感染の際に，大量の TNF が産生される．重症感染症の際の致死的状態である，敗血症性ショックは，大部分 TNF により誘導される．敗血症性ショックについては，本章で後ほど述べる．TNF は，ヒトのさまざまな炎症性疾患における炎症誘導因子であり，抗 TNF 製剤がこれら疾患における主要な治療薬となっている．

インターロイキン-1（IL-1）

IL-1 も急性炎症のメディエーターで TNF と似た作用を有している． TNF と同様，IL-1 の主要な産生細胞は活性化された単核貪食細胞（mononuclear phagocytes）である．TNF と異なり，IL-1 は，マクロファージ以外に好中球，上皮細胞（ケラチノサイト），血管内皮細胞などさまざまな細胞からも産生される．IL-1 には，IL-1α，IL-1β の 2 種類が存在する．両者は，互いの相同性が 30％に満たないが，同じ受容体に会合し，同じ生理活性を有している．感染やさまざまな免疫応答の際に分泌される主要な IL-1 は IL-1β である．

IL-1 産生は，通常 2 種類のシグナルにより誘導される．すなわち，33kD の IL-1β 前駆体（pro-IL-1β）の遺伝子発現を誘導するシグナルと，IL-1β 前駆体を 17kD の成熟 IL-1β に切断するインフラマソームを活性化するシグナルである（**図 4.6** 参照）．本章で記述しているように，IL-1β の遺伝子発現は，NK-κB を活性化する TLR や NLR シグナル伝達経路により誘導され，IL-1β 前駆体の切断はインフラマソームで活性化されるカスパーゼ 1 による．TNF も，貪食細胞や他の細胞からの IL-1 産生を誘導する．これは，似た生理活性を有するサイトカインの活性化カスケードの例でもある．IL-1 は非典型的な経路でも分泌される．なぜなら，他の分泌タンパク質と異なり，IL-1α も IL-1β も，新しく作られたポリペプチドを小胞体膜に輸送するための疎水性のシグナル配列を有していないからである．IL-1β は，ピロトーシスを誘導するカスパーゼ 11 によるタンパク質切断により産生されるガスダーミン D（gasdermin D）とよばれるタンパク質の重合により形成される膜孔から分泌される．

IL-1 は，血管内皮細胞，上皮細胞，白血球などさまざまな細胞に発現する I 型 IL-1 受容体を介して生理活性を発揮する．この受容体は，細胞外のリガンドと結合する Ig 領域と細胞質内の TIR 領域（TLRs の項で TIR について は紹介した）からなる膜型タンパク質である．IL-1 が I 型 IL-1 受容体に会合すると TLRs と似たシグナル伝達が誘導され，NF-κB，AP-1 転写因子群が活性化される（**第 7 章**参照）．II 型 IL-1 受容体とよばれる第 2 の IL-1 受容体は下流の細胞内シグナル伝達を活性化せず，IL-1 の反応を抑制するデコイ受容体として作用する．

インターロイキン-6（IL-6）

IL-6 も，急性炎症にかかわる局所性，全身性の効果をもつサイトカインである．IL-6 は，肝臓における急性期反応性タンパク質の合成を誘導し，骨髄における好中球の産生を誘導し，IL-17 産生性 T 細胞の分化を誘導する．IL-6 は，単核貪食細胞，樹状細胞，血管内皮細胞，線維芽細胞などさまざまな細胞から，PAMPs 刺激や IL-1，TNF の刺激により合成される．IL-6 は，I 型サイトカインファミリーに属するホモ二量体である（**第 7 章**参照）．IL-6 受容体は，サイトカイン結合性のポリペプチド鎖とシグナル伝達サブユニット（gp130 とよばれる）から成り立っている．gp130 は他のサイトカインのシグナル伝達サブユニットとしても作用する．IL-6 受容体は，STAT3 転写因子を活性化するシグナル伝達経路を誘導する（**第 7 章**参照）．IL-6 は，関節リウマチ（rheumatoid arthritis）などのヒトの炎症性疾患の主要なメディエーターとなっている．そのため，IL-6 に対する特異的な抗体が関節炎の治療に応用されている．キャッスルマン病などのリンパ増殖性疾患は，IL-6 のウイルスホモログを産生するヒトヘルペスウイルス 8（human herpesvirus-8：HHV-8）の感染により発症するため，IL-6 抑制が治療に応用されている．

自然免疫応答の際に産生される他のサイトカイン

TNF，IL-1，IL-6 のほかに，PAMPs，DAMPs によって活性化された樹状細胞やマクロファージは自然免疫応答に重要な役割を担うサイトカインを産生する（**表 4.5** 参照）．これらのサイトカインのうち主要なものの特徴と自然免疫応答における役割を本章では述べる．インターフェロンと抑制性サイトカインについては後述する．

IL-12 は，樹状細胞やマクロファージから分泌され，ILC1，ナチュラルキラー細胞，T 細胞の IFN-γ 産生を誘導し，ナチュラルキラー細胞，細胞傷害性 T 細胞の細胞傷害活性を亢進し，Th1 細胞分化を誘導する． IL-12 は，35kD（p35）と 40kD（p40）サブユニットのヘテロ二量体として存在する．p35 サブユニットは，I 型サイトカインファミリーのメンバーである．p40 サブユニットは，Th17 細胞分化にかかわる IL-23 のサブユニットでもある．したがって，p40 に対する中和抗体は，IL-12，IL-23 の両サイトカインの機能をブロックすることにより，IL-12 依存性の Th1 細胞分化，IL-23 依存性の Th17 細胞分化を抑制する．この抗体は，炎症性腸疾患，乾癬などの Th1，Th1/Th17 サイトカインがかかわる炎症性疾患への治療薬として承認されている．

IL-12 は，主に活性化された樹状細胞やマクロファージから産生される．p35 サブユニットはさまざまな細胞が産生するが，p40 サブユニットが樹状細胞やマクロファージから産生されるため，これらの細胞が生理活性をもった IL-12 を産生することになる．微生物に対する自然免疫応答の際に，IL-12 は，細菌性 LPS，リポタイコ酸，ウイルス感染などの微生物の刺激を受けた TLR などの PRR を介し産生される．ナチュラルキラー細胞や T 細胞が産生する IFN-γ は，IL-12 産生を促し，正のフィードバックが起こる．

IL-12 受容体は，I 型サイトカイン受容体ファミリーに属する β1，β2 鎖からなるヘテロ二量体である．両鎖は，IL-12 の高親和性結合や STAT4 転写因子を活性化する細胞内シグナル伝達の活性化に必要である．IL-12 受容体の β2 鎖の発現は，IL-12 刺激によりその発現が誘導される IFN-γ により亢進する．これは，免疫応答の正の増幅回路の一例である．IL-12 受容体の遺伝子欠損マウスやヒトの遺伝子変異患者の解析から，IL-12 がナチュラルキラー細胞や T 細胞による IFN-γ 産生と細胞内寄生性細菌やウイルス感染に対する防御に重要であることが証明されている．例えば，IL-12 受容体 β1 鎖の遺伝子に変異をもつ患者では，サルモネラ菌や非定型抗酸菌などの細胞内寄生性細菌の感染に高感受性である．ナイーブ T 細胞への抗原提示（antigen presentation）の際に，樹状細胞から産生される IL-12 は，Th1 細胞への分化を促し細胞内寄生性微生物の感染防御に重要な役割を担っている（**第 10 章参照**）．これは，自然免疫が獲得免疫を誘導する重要な経路の 1 つである．

IL-18 は，IL-12 と同様にナチュラルキラー細胞の機能を活性化する．IL-1 と同様，IL-18 の産生はインフラマソーム依存的である．IL-1 と同様，IL-18 は TIR 領域を有する受容体に会合する．

IL-15 は，ILC1，ナチュラルキラー細胞，T 細胞の増殖と機能を亢進する．IL-15 は構造上，T 細胞増殖因子である IL-2 と似ており，IL-15 の受容体ヘテロ複合体は，IL-2 受容体複合体の 2 つのサブユニットを共有している．IL-15 は，受容体の α 鎖と会合することにより，細胞表面上に発現し，受容体の β，γ 鎖を発現する近接する細胞に提示され，その細胞を活性化することができる特徴を有している．このようにしてリンパ節で樹状細胞によりナチュラルキラー細胞に提示された IL-15 は，ナチュラルキラー細胞の IFN-γ 産生を誘導するシグナル伝達経路を活性化する．IL-15 は，ナチュラルキラー細胞や記憶（memory）CD8 陽性 T 細胞の生存因子としても作用する．

IL-25，thymic stromal lymphopoietin（TSLP），IL-33 は，分子構造上は異なるが，上皮細胞などの細胞から産生され，ILC2，Th2 細胞，マスト細胞を刺激し，IL-4，IL-5，IL-13 などのサイトカイン産生を誘導する．IL-4，IL-5，IL-13 は，寄生蠕虫感染の防御に重要なサイトカインであるが，同時にアレルギー疾患の病態にもかかわっている（**第 20 章参照**）．IL-33 は，上皮細胞で恒常的に産生され，核内に貯められている．IL-33 は，上皮細胞が損傷を受けた際にきわめて速やかに放出され，自然免疫，獲得免疫を活性化するため，**アラーミン**とよばれている．

ここで紹介したサイトカイン以外にも，自然免疫系や獲得免疫系で重要な役割を担うサイトカインとして，IL-5，IL-7，IFN-γ などが挙げられる．これらサイトカインについては，ヘルパー T 細胞のサブセットと産生するサイトカインについて学ぶ**第 10 章**で詳しく述べる．

白血球の感染局所への動員

血中から組織への多数の好中球，続いて単球の動員は，感染や組織損傷の際の急性炎症の一環として起こる．TNF，IL-1，IL-6 などのサイトカインやケモカインが，感染局所，損傷組織局所で産生され，血管内皮細胞，白血球，骨髄に作用し，感染抵抗性や損傷組織治癒にかかわる細胞の局所への動員を増加させる（**図 4.15**，**図 3.3** 参照）．

TNF と IL-1 は，後毛細血管細静脈の内皮細胞の E-セレクチンの発現や，白血球のインテグリンのリガンドの発現を亢進させる．血管内皮細胞の接着分子の発現変化は，TNF，IL-1 による NF-κB などの転写因子の活性化の結果誘導される．

TNF と IL-1 は，さまざまな細胞を刺激し，好中球および単球にそれぞれ作用する CXCL8，CCL2 などのケモカインの分泌を促す．第 3 章で述べたように，これらのケモカインは，白血球のインテグリンに対する親和性をリガンドとして高め，白血球の動員を亢進する．セレクチン，インテグリン（integrin），ケモカインの発現の亢進により，好中球や単球の血管内皮細胞への接着が亢進し，血管壁から組織への細胞動員が誘導される．白血球は，組織に動員され，炎症性浸潤塊を形成する．TNF の血管内皮細胞や白血球への作用は，微生物に対する局所性炎症の惹起に必須である．適切な量の TNF が産生されないと（例えば，TNF を中和する抗体を投与された患者や，TNF 遺伝子欠損マウス），感染を局所で抑えきれなくなる．

さらに，炎症部位で産生された TNF，IL-1，IL-6 は，血液循環に入り，骨髄に運搬され，コロニー刺激因子（colony-stimulating factor：CSF）とともに前駆細胞からの好中球分化を増加させる．このようにして，これらのサイトカインは，感染局所に動員される細胞の供給を増加させ，炎症反応で消費された白血球を補う役目を担っている．

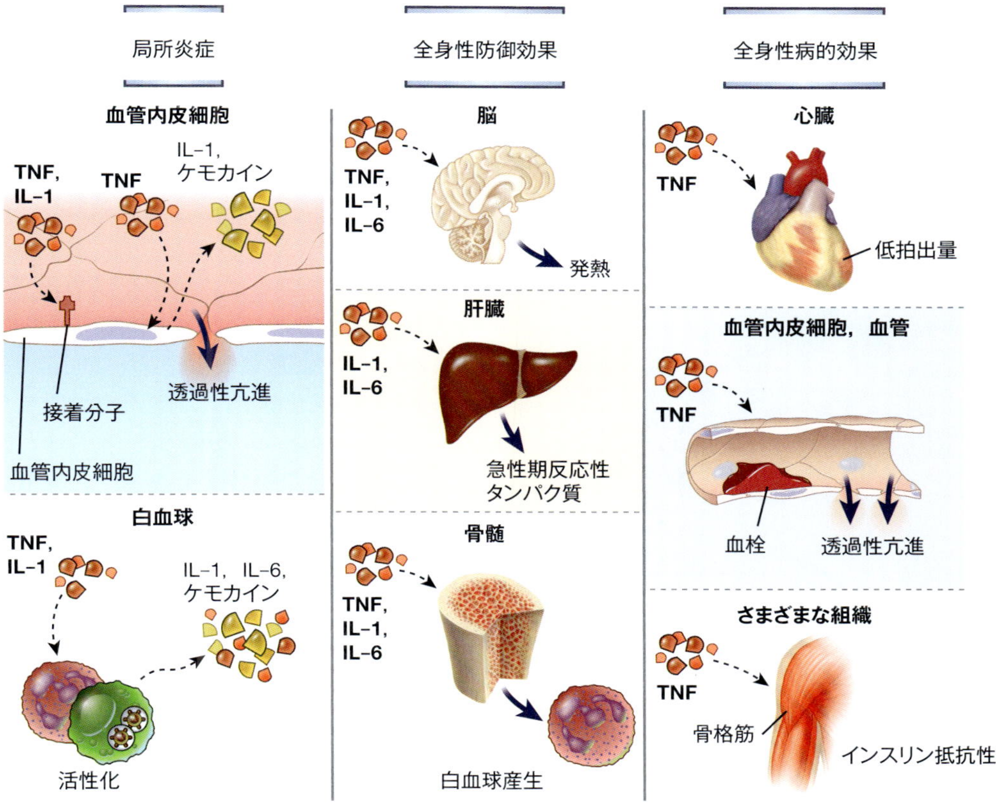

図 4.15　炎症におけるサイトカインの局所性，全身性機能

TNF，IL-1，IL-6 は，局所性，全身性にさまざまな機能を有する．TNF と IL-1 は，白血球や血管内皮細胞に作用し，急性炎症を誘導する．また両サイトカインは，白血球などの細胞からの IL-6 産生を誘導する．TNF，IL-1，IL-6 は，炎症の全身性の生体防御効果を誘導する．これには，発熱，肝臓による急性期反応性タンパク質の合成，骨髄における白血球産生の増加，などが含まれる．全身性の TNF は，病的な影響も誘導することがあり，その際は，心機能低下，血栓，血管透過性亢進，インスリン抵抗性による代謝異常などを伴う敗血症性ショックに陥る．

活性化された貪食細胞による微生物の貪食と殺菌

感染局所に動員された好中球とマクロファージは，貪食(phagocytosis)とよばれるプロセスにより，微生物を小胞内に取り込み，微生物を破壊する(図 4.16)． 貪食は，大きな粒子(> 0.5μm 以上の直径)を小胞内に取り込む能動的な，エネルギーを要するプロセスである．貪食胞は，リソソーム(lysosome)と融合し，ここで取り込んだ粒子が破壊される．貪食細胞を傷害しうるこの殺菌機序は，貪食胞膜により細胞の他の部位から隔離されている．

好中球とマクロファージは微生物を特異的に認識する受容体を発現していて，微生物のこの認識受容体への会合が貪食の第一段階となる． これらの認識受容体には，既述した C 型レクチンやスカベンジャー受容体などの PRRs が含まれる．PRRs は，マンノース受容体の認識するマンノースなど，特有の分子パターンを有する微生物の貪食にかかわっている．貪食細胞は，抗体分子，補体，血漿レクチンなどのオプソニンの高親和性受容体を有していて，これらの受容体はオプソニン化された微生物の貪食を司っている．抗体の微生物への結合は，最も効果的なオプソニン化である．貪食細胞は，IgG とよばれる抗体に特異的な FcγRI とよばれる高親和性 Fc 受容体(Fc receptor)を発現している(**第 5 章，第 13 章参照**)．このように，微生物抗原に対して IgG 抗体を産生することにより感染免疫応答が誘導されると，IgG が抗原に結合し，続いて IgG の Fc 領域が貪食細胞上の FcγRI に会合し，微生物の貪食が効果的に誘導される．抗体依存的な貪食は，自然免疫系と獲得免疫系の橋渡しの 1 つの例である．すなわち，抗体は獲得免疫系(B 細胞)の産物で自然免疫系のエフェクター細胞(貪食細胞)に防御機構を橋渡しする．

微生物や粒子が貪食細胞上の受容体に会合すると，受容体の細胞膜領域が陥入し始め，微生物を取り囲むようにカップ状の形状を形成する．形成され始めた膜のカップ形状が粒子の直径より大きくなるとカップ形状の頂上部分同士がつながることによりカップが閉じ込められ，細胞内に胞体が形成される(**図 4.16** 参照)．この胞体は**ファゴソーム**(phagosome)とよばれ，取り込んだ外来粒子を含み，細胞膜から切り離される．細胞表面上の受容体は，貪食細胞の殺菌効果を高めるシグナル伝達も誘導する．貪食された微生物は次に述べるような機序で破壊される．同時に，微生物タンパク質からペプチドが生成され，T 細

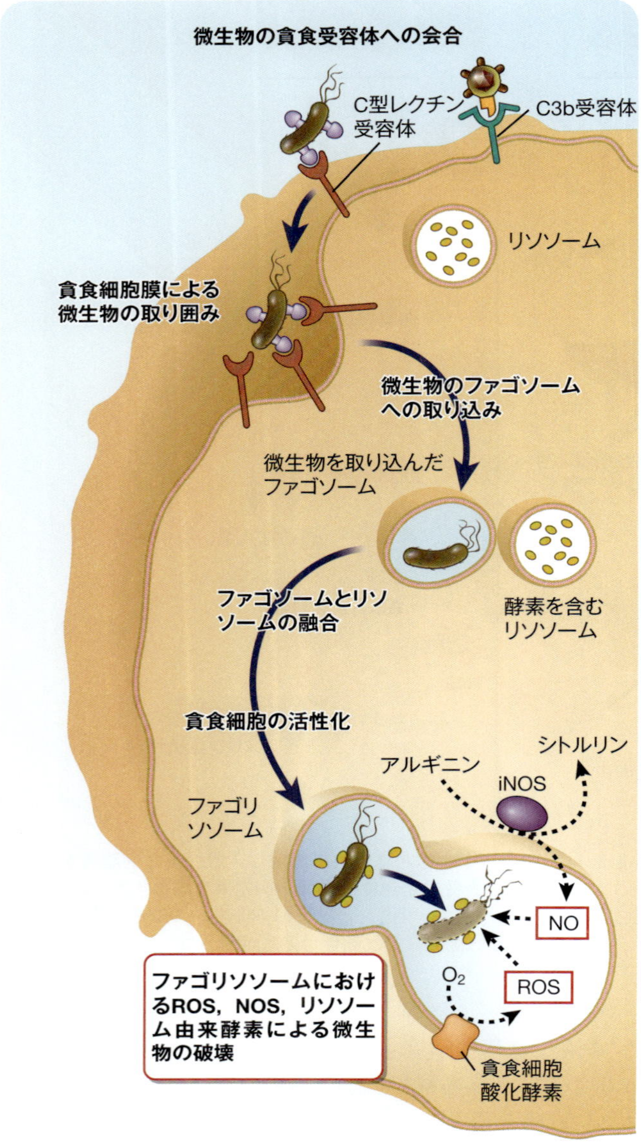

図 4.16　貪食と細胞内における微生物の破壊

微生物は，貪食細胞上のいくつかの膜受容体を介して取り込まれる．この貪食受容体には，微生物に直接会合するものもあれば，オプソニン化された微生物に会合するものもある(図示していないが，Mac-1 インテグリンは，補体によりオプソニン化された微生物に会合する)．ファゴソームは微生物を取り込むと，水解小体と融合し，ファゴリソソームを形成する．ファゴリソソーム内で，微生物は，活性酸素，窒素種，タンパク質分解酵素などにより殺菌される．

iNOS：誘導性一酸化窒素合成酵素(inducible nitoric oxide synthase)，NO：一酸化窒素(nitoric oxide)，ROS：活性酸素種(reactive oxygen species)

胞に提示され獲得免疫系の活性化が誘導される(第6章参照)．

活性化された好中球やマクロファージは，ファゴリソソーム内で抗菌物質の作用により，貪食した微生物を傷害する(図 4.16 参照)．PRRs(TLRs など)，オプソニン受容体(Fc 受容体や C3 受容体など)，サイトカイン受容体(主に IFN-γ)，CD40 などのさまざまな受容体からのシグナルが協調して貪食細胞を活性化し，貪食した微生物を傷害する．ファゴソームとリソソームの融合により，ほとんどの抗菌機序が発揮されるファゴリソソームが生成される．3 種の抗菌分子が最も重要な因子として知られている．

- **活性酸素種(reactive oxygen species：ROS)**．活性化された好中球と，程度は少ないがマクロファージは，酸素分子をフリーラジカルとともに微生物や(他の細胞)を傷害する，きわめて高い酸化誘導因子である活性酸素(ROS)に変換する．フリーラジカルを産生する第一システムが貪食細胞の酸化酵素(oxidase)システムである．貪食細胞の酸化酵素は，活性化された貪食細胞内で，主にファゴリソソームの膜上で，集合体となる複数のサブユニットからなる酵素である．貪食細胞の酸化酵素は，IFN-γ，TLRs からのシグナルなどさまざまな刺激により活性化される．この酵素は，共益因子として作用する還元型のニコチンアミドアデニンジヌクレオチドリン酸(nicotinamide adenine dinucleotide phosphate：NADPH)とともに，酸素分子をスーパーオキシド(superoxide)ラジカルなどの活性酸素に変換する．スーパーオキシドは酵素により過酸化水素(hydrogen peroxide)に分解され，通常不活性化状態のハロゲン化物イオンを殺菌効果を有する次亜ハロゲン酸に変換するミエロペルオキシダーゼに用いられる．活性酸素が産生されるプロセスは，酸素消費(細胞性呼吸)を要するため，**呼吸バースト**(respiratory burst)とよばれている．**慢性肉芽腫症**(chronic granulomatous disease)とよばれる疾患は，貪食細胞の酸化酵素のサブユニットの 1 つの遺伝子異常により発症する．この疾患の患者は，貪食細胞が細菌を傷害する機能に障害が認められる(**第 21 章**参照)．
- **一酸化窒素(nitoric oxide)**．マクロファージは，活性窒素種(reactive nitorogen species)，主に一酸化窒素(nitoric oxide：NO)を，誘導性一酸化窒素合成酵素(inducibel nitoric oxide synthase：iNOS)により産生する．iNOS は，休止状態のマクロファージには発現していないが，TLRs を活性化する微生物産物が特に IFN-γともに作用した際に誘導される細胞質内の酵素である．iNOS は，アルギニンをシトルリンに変換し，その際に遊離性の一酸化窒素ガスが放出される．ファゴリソソーム内で，一酸化窒素は，貪食細胞の酸化酵素により生成される過酸化水素やスーパーオキシドと会合し，微生物を傷害する毒性のきわめて高いペルオキシ亜硝酸ラジカルとなる．活性酸素と一酸化窒素の協調的で重複した機能は，貪食細胞酸化酵素や iNOS の単独欠損マウスよりも，両者を欠くマウスが細菌感染に対して感受性が高くなることからも証明されている．
- **タンパク質分解酵素**．活性化された好中球とマクロファージは，ファゴリソソーム内に微生物を傷害するタンパク質分解酵素を産生する．さまざまな細菌の傷害に

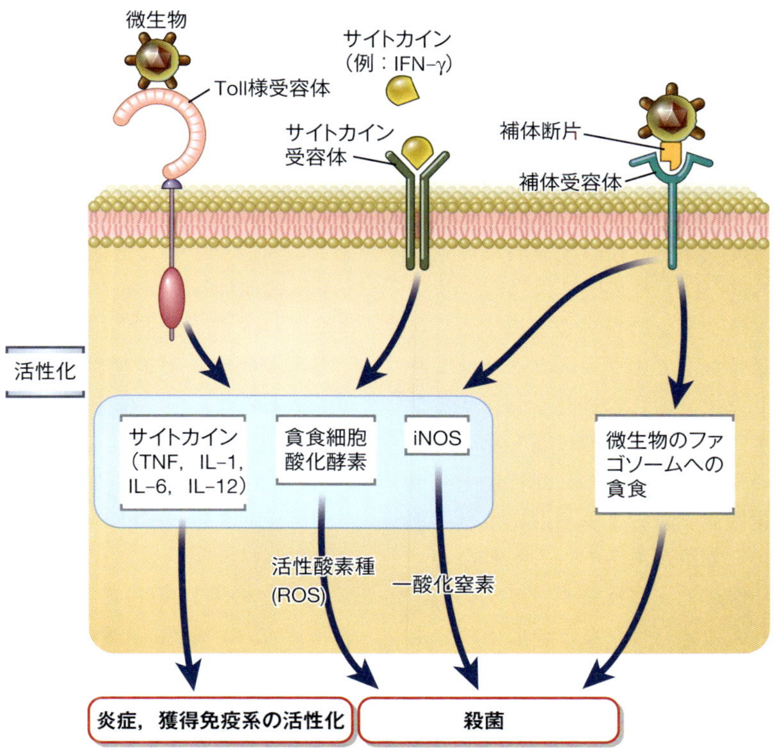

図 4.17　マクロファージの機能

マクロファージは，LPS や NK 細胞由来の IFN-γ などの微生物成分により活性化される．マクロファージの活性化のプロセスで，転写因子が活性化され，さまざまな遺伝子の転写が誘導され，マクロファージの機能を担うタンパク質が合成される．獲得免疫系における細胞性免疫においても，マクロファージは，T 細胞由来の刺激（CD40 リガンドや IFN-γ）により同様に活性化される（**図 10.7** 参照）．マクロファージは，組織修復や線維化を促進する刺激によっても活性化される（図示せず）．

必要なセリンプロテアーゼのエラスターゼ(erastase)は，好中球内に発現する重要なタンパク質分解酵素の 1 つである．他にカテプシン G も重要なタンパク質分解酵素である．これらの酵素の重要性は，それぞれの遺伝子の欠損マウスで，貪食細胞の殺菌機能が傷害されていることからも証明されている．

好中球は DNA や顆粒内容物を押し出すことにより，細胞外の糸状構造物を作り出し，細菌や真菌を捕捉し殺菌を行う． 好中球細胞外トラップ(neutrophil extracellular traps：NETs)とよばれる，押し出されたクロマチン内容物は DNA 鎖とヒストンからなり，リソソーム，エラスターゼ，ディフェンシンなどの抗菌性顆粒内容物が高濃度会合する．NETs は，好中球セリンプロテアーゼ，エラスターゼ，ミエロペルオキシダーゼ，ペプチジルアルギニンデアミナーゼ，貪食細胞の酸化酵素などに加えて，ペプチジルアルギニンデアミナーゼ(PAD4)とよばれる酵素によるヒストンのシトルリン化により形成される．NETs 形成の際の核内容物の放出は，好中球の細胞死を誘導するため，ネトーシス(NETosis)とよばれている．感染に対する自然免疫防御における NETs の重要性は不明であるが，NETs の過剰形成が自己免疫疾患や炎症疾患の病態にかかわっていることが明らかになっている．

活性化マクロファージの他の機能

貪食した微生物の傷害に加えて，マクロファージは感染防御においてさまざまな機能を有している（**図 4.17**）．これらの機能は，マクロファージが産生するサイトカインにより誘導される．貪食細胞が産生する TNF，IL-1，ケモカインが微生物に対する炎症反応を増強し，白血球や血漿タンパク質を引き寄せる機序についてはすでに述べた．活性化マクロファージは，感染や傷害を受けた組織の修復にかかわる線維芽細胞や血管内皮細胞の増殖を誘導する因子も産生する．細胞性免疫(cell-mediated immunity)におけるマクロファージの機能については**第 10 章**で述べる．

マクロファージは，抗菌活性を有する炎症性の機能を有するタイプ，また逆に修復活性を有する抗炎症性の機能を有するタイプの 2 つのタイプに別々に活性化される．このような異なるタイプのマクロファージ活性化は，それぞれ古典的(classical)，代替(alternative)活性化とよばれている．詳細については**第 10 章**で述べる．

炎症が全身的に及ぼす影響とその負の側面

感染や組織損傷に対する自然免疫応答の際に産生される TNF，IL-1，IL-6 は全身性の効果を有しており，感染

や炎症性疾患の臨床的徴候に強く関与している(図 4.15参照).

- **TNF や IL−1 は，視床下部に作用し体温の上昇(発熱)を誘導する．**そのため，これらのサイトカインは内因性パイロゲンとよばれている(宿主由来の発熱因子，外因性[微生物由来]パイロゲンと考えられている LPS と区別するため，名づけられている)．これは歴史的な背景が強く，現在は LPS も TNF，IL−1 の産生を誘導し，視床下部におけるプロスタグランジンの合成を誘導することが知られている．アスピリンなどのプロスタグランジンの合成阻害薬は，サイトカインのこの機能を阻害することにより解熱効果を示す．生体防御における発熱の役割はよく理解されていないが，免疫細胞の代謝機能を亢進することや微生物の代謝機能を障害することにより，感染や組織傷害の悪化を防ぐ効果があるのかもしれない．
- IL−1 と IL−6 は肝細胞に作用し，C 反応性タンパク質，血清アミロイド P，フィブリノーゲンなどの血中に分泌される急性期反応性物質の産生を促す．これらのタンパク質の血漿レベルの上昇は感染や炎症反応の徴候として臨床で使用されている．ペントラキシンである C 反応性タンパク質と血清アミロイド P は，本章ですでに述べたように，感染防御にかかわる．フィブリンの前駆体であるフィブリノーゲンは，止血や組織修復にかかわる．

重症感染症では，TNF は過剰に産生され，全身性の病理的異常を引き起こすことがある．サイトカイン産生のための刺激がきわめて強いと，TNF 濃度が高くなり血中に放出され遠隔組織に作用する(図 4.15 参照)．TNF の全身作用の概要を下記に述べる．

- TNF は心臓の収縮性や血管平滑筋の緊張を抑制し，血圧の劇的な低下あるいはショックを引き起こす．
- TNF は，血管内皮細胞の抗凝固活性を阻害することにより血管内血栓の形成を促進する．TNF は，血管内皮細胞に作用し，強力な凝固活性化因子である組織因子(tissue factor)を誘導し，凝固抑制因子であるトロンボモジュリンの発現を抑制する．血管内皮細胞の変化は，好中球の活性化によって促進され，好中球が血管を塞ぐようになる．
- TNF 産生の遷延は，悪液質(cachexia)とよばれる筋肉や脂肪細胞の消耗の原因となる．悪液質は，TNF による食欲の減退や，循環しているリポタンパク質から組織に利用される脂肪酸を放出するリポタンパク質リパーゼの合成低下を招く．

細菌による重症感染症の全身性の合併症を，発熱，心拍数，呼吸数の増加，代謝異常，精神異常を伴う**敗血症**(sepsis)とよぶ．感染により，血中に微生物自身が流入することもあるが，これはまれなケースである．細菌性敗血症は，多くの場合，血中に入り込んだグラム陰性菌由来の LPS(エンドトキシン[endotoxin]ともよばれる)やグラム陽性菌のリポタイコ酸により誘導される．続いて，さまざまな組織の細胞で LPS やリポタイコ酸により TLR シグナルが活性化され，TNF や IL−12，IFN−γ，IL−1 などのサイトカインが産生される．**敗血症性ショック**(septic shock)とよばれる敗血症の最も深刻な病態では，前述した高産生された TNF による血管壁の崩壊，全身性の血液凝固が発生する．血清中の TNF 濃度は，重症敗血症の徴候となりうる．敗血症性ショックは，動物モデルに LPS，リポタイコ酸，TNF などを投与することにより再現できる．TNF 阻害薬は実験モデルで致死率を低下させることができるが，ヒトの敗血症では TNF 抗体や分泌型 TNF 受容体などの TNF 阻害薬は効果を示さない．ヒト敗血症で効果を示さない機序は不明であるが，他のサイトカインが TNF のような反応を担っているのかもしれない．

敗血症性ショックに似た症候群は，重症の火傷，外傷，膵炎などの非感染性の重症状態の合併症としても発症する．この病態を全身性炎症反応症候群(systemic inflammatory response syndrome：SIRS)とよんでいる．

急性炎症は，貪食細胞が殺菌するエフェクター機序が宿主組織にも傷害性を有するため，組織損傷を誘導する場合がある．微生物が速やかに殺菌されず自然免疫応答を刺激し続けると，感染局所に動員される貪食細胞により産生されるタンパク質分解酵素や活性酸素種が，大量となり，宿主細胞の傷害や細胞がマトリックスの破壊を誘導するようになる．実際，感染に伴う病理変化の少なくとも一部は，微生物の直接的な毒性によるものでなく，炎症反応の結果によって引き起こされている．急性炎症は，自己免疫疾患の範疇での組織傷害も引き起こす．ここでは，好中球やマクロファージが動員され，自己抗原による獲得免疫系の活性化の結果として活性化されている(第 15 章参照)．感染によって惹起される炎症と同様に，TNF，IL−1，IL−6，IL−12 は自己免疫疾患によって起こる炎症の重要な誘導因子である．これらのサイトカインや受容体の阻害薬は，関節リウマチ，炎症性腸疾患，乾癬などの患者の炎症を抑制するために臨床でも用いられている．

抗ウイルス応答

自然免疫系は，主にウイルス複製を抑制するⅠ型インターフェロンを誘導することにより，ウイルス感染を防御する．本章で，TLRs，NLRs，RLRs，CDSs などの PRRs がさまざまな種類の細胞において IFN−α，IFN−β 遺伝子発現を誘導するシグナルを活性化するメカニズムについて，すでに説明してきた．これらのⅠ型インターフェロンは，細胞から分泌され，他の細胞に作用しウイルス感染の拡大を防ぐ．この項では，Ⅰ型インターフェロンの主な機能とこれらのサイトカインの抗ウイルス活性について解説する．

Ⅰ型インターフェロンは，大きなファミリー形成する，ウイルス感染に対する初期自然免疫応答を担うサイトカインである． インターフェロン(interferon)という用語は，このサイトカインがウイルス感染を干渉する(interfere)ことに由来する．多数存在するⅠ型インターフェロンは，構造上相同性が高く，遺伝子がクロモゾーム9に1つのクラスターを形成する．ウイルス感染で最も重要なⅠ型インターフェロンは，IFN-α(実際には，13の相同性の高い異なるタンパク質からなる)とIFN-β(1つのタンパク質)である．形質細胞様樹状細胞がIFN-αの主な産生細胞であるが，単核貪食細胞からも産生される．IFN-βは，ウイルス感染の際にさまざまな細胞から産生される．Ⅰ型インターフェロン合成を誘導する最も強力な刺激はウイルス由来の核酸である．既述しているように，RLRs，CDSs，エンドソーム内のTLR3，7，8，9がウイルス由来の核酸を認識し，IRF転写因子ファミリーを活性化するシグナル伝達を惹起し，Ⅰ型インターフェロン遺伝子の発現を誘導する(**図4.3**参照)．

IFN-αとIFN-βの会合するⅠ型インターフェロンの受容体は，IFNAR1とIFNAR2の2つの相同性の高いタンパク質のヘテロダイマーで，すべての細胞に発現している．この受容体を介した細胞内シグナル伝達では，STAT1，STAT2，IRF9転写因子が活性化され，さまざまな抗ウイルス応答に関与するタンパク質をコードする遺伝子の発現を誘導する．

- **Ⅰ型インターフェロンの受容体を介した細胞内シグナル伝達は，抗ウイルス状態(antiviral state)とよばれるウイルス感染抵抗性を細胞に付与する遺伝子群の発現を誘導する**(**図4.18**)．Ⅰ型インターフェロン誘導性の遺伝子には，ウイルス遺伝子の転写および翻訳を抑制する二本鎖

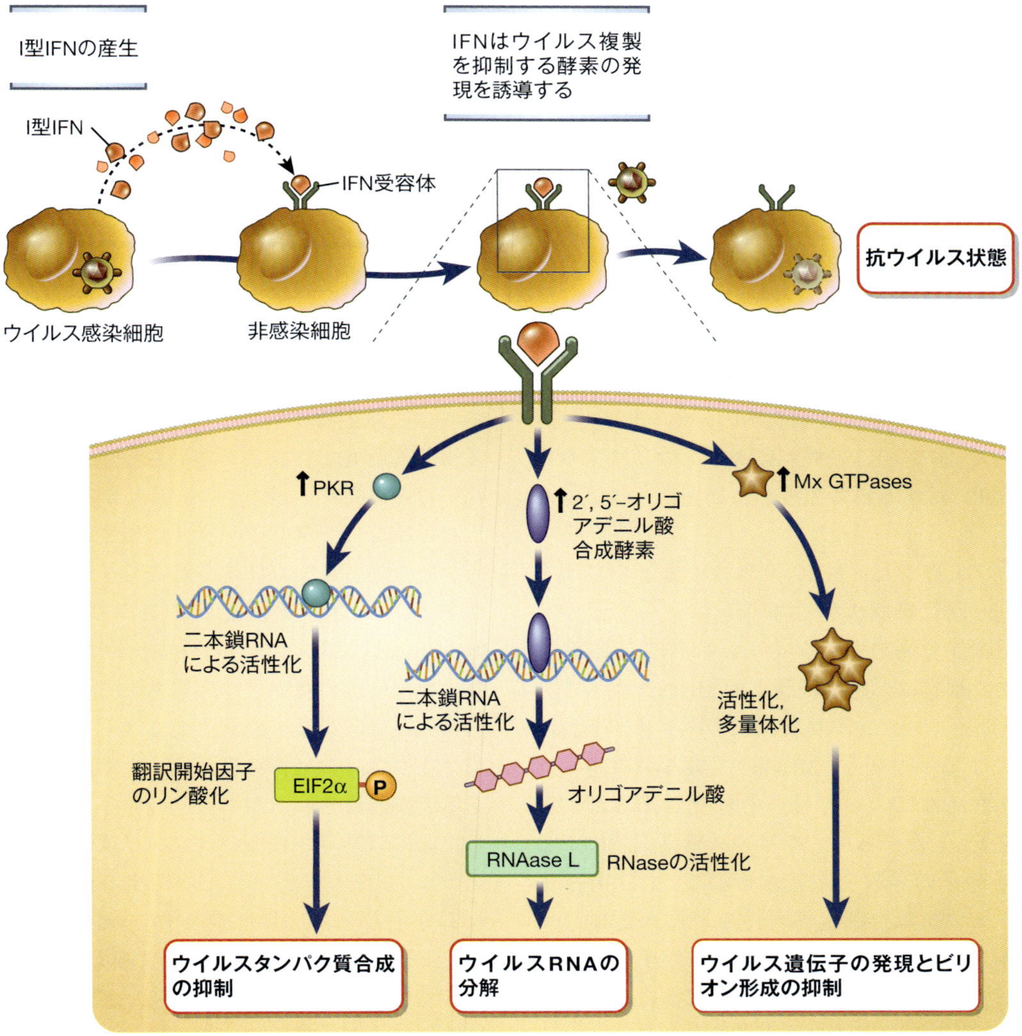

図4.18　Ⅰ型インターフェロンの生物活性

Ⅰ型インターフェロン(IFN-α，IFN-β)は，ウイルス感染細胞から，細胞内TLRシグナルやウイルスRNAのセンサーを介して産生される．Ⅰ型インターフェロンは，隣接する非感染細胞上の受容体に作用し，JAK-STAT経路を活性化し，ウイルス複製を抑制する分子の発現を誘導する．Ⅰ型インターフェロンは，感染細胞上の受容体にも会合し，CTL依存性の細胞傷害に対する感受性を高める分子の発現を誘導する．

PKR：二本鎖RNA依存性プロテインキナーゼ(double-stranded RNA-activated protein kinase)

RNA依存性プロテインキナーゼ(double-stranded RNA-activated serine/threonine protein kinase：PKR)や，ウイルスRNAの分解を促進する2′,5′-オリゴアデニル酸合成酵素(2′,5′-oligoadenylate synthetase)とRNase Lなどが含まれる．I型インターフェロンの抗ウイルス活性は，ウイルス感染細胞がインターフェロンを分泌し，隣接する非感染細胞に作用しウイルス感染を防御する，という観点で，基本的にパラクライン(paracrine)な作用である．I型インターフェロンの作用は，ウイルス遺伝子に限ったものではなく，感染細胞近傍に存在する宿主細胞に毒性を発揮し感染拡大を防ぐ作用も持ち合わせている．感染細胞から産生されたインターフェロンは，オートクライン(autocrine)に感染細胞にも作用し，感染細胞内でのウイルスの複製を抑制する．

- I型インターフェロンには，リンパ球をリンパ節に留まらせる作用があり，これによりウイルス抗原に出会う機会が高まる．I型インターフェロンのこの効果は，スフィンゴシン1リン酸(sphingosine 1-phosphate：S1P)受容体(S1PR1)と会合しその発現を減少させるCD69をリンパ球上に発現誘導することにより発揮される．**第3章**で述べたように，リンパ球は，SIPがS1PR1に会合することにより，リンパ節から流出する．したがって，S1PR1の発現減少により，リンパ球のリンパ組織からの流出が抑えられ，リンパ組織内に長く留まることになる．
- I型インターフェロンは，ナチュラルキラー細胞やCD8陽性細胞傷害性T細胞の細胞傷害活性を高めるとともに，ナイーブT細胞のTh1細胞への分化を促進する．I型インターフェロンのこの機能により，ウイルスや細菌の細胞内感染に対する自然免疫および獲得免疫応答が強まる．
- I型インターフェロンは，MHCクラスI分子の発現を亢進させ，CD8陽性細胞傷害性T細胞によるウイルス感染細胞の認識能を高める．ウイルス特異的なCD8陽性細胞傷害性T細胞は，感染細胞上のMHCクラスI分子に会合したウイルスタンパク質由来のペプチドを認識する(T細胞によるペプチド-MHCの認識と細胞傷害性T細胞細胞傷害活性については，それぞれ**第6章**，**第11章**で述べる)．したがって，ウイルス感染細胞によるMHCクラスI分子の発現を亢進させることにより，I型インターフェロンは，細胞傷害性T細胞が認識し反応するウイルスペプチド-MHCクラスI分子複合体の数を細胞上に増加させる．これらの作用により，ウイルス感染細胞が傷害され，ウイルスが排除される．

このように，I型インターフェロンの主な機能は，ウイルス感染に抵抗するべく発揮される．I型インターフェロン受容体を欠損するマウスは，ウイルス感染に感受性が高い．IFN-αは，ある種のウイルス性肝炎の抗ウイルス薬として実際に臨床で用いられている．IFN-αは，おそらく細胞傷害性T細胞活性を高め細胞増殖を抑制することから，腫瘍に対しても投与されている．IFN-βは，その作用機序は不明であるが，多発性硬化症の治療薬として用いられている．

ウイルス感染抵抗性の一部は，感染細胞の内在性のアポトーシス誘導による細胞死と外因性のアポトーシス誘導因子に対する感受性を高めることによって誘導される．感染細胞で合成されるウイルスタンパク質は，ミスフォールドされ，その蓄積により小胞体ストレス応答(unfolded protein response)が誘導されるが，ミスフォールドされたタンパク質が処理しきれない場合は，感染細胞がアポトーシスを起こすことになる．さらに，ウイルス感染細胞はTNF誘導性のアポトーシスに対する感受性も高い．ウイルス感染に反応した形質細胞様樹状細胞やマクロファージからI型インターフェロンだけでなく大量のTNFが産生される．I型インターフェロン受容体は，炎症誘導性シグナルとアポトーシス誘導シグナルと密接に関連している．TNFの会合により活性化されるシグナル伝達は，反応する細胞のタンパク質合成状態に依存していて，ウイルス感染はこのバランスをアポトーシス誘導シグナルの方に大きく傾ける．

獲得免疫系の活性化

自然免疫応答は，抗原とともに，抗原特異的なT，B細胞の増殖と分化を誘導するシグナルを惹起する．自然免疫応答は，微生物に対する初期防御を繰り広げている間に，獲得免疫応答を作動させ始めもしている．リンパ球の活性化には，2種のシグナルの活性化が必要である．第1シグナルは抗原で，第2シグナルは微生物や損傷細胞に対する自然免疫応答により誘導される分子による(**図4.19**)．この現象を，リンパ球活性化の**2シグナル仮説**(two-signal hypothesis)とよんでいる．抗原(いわゆるシグナル1)により，免疫応答の特異性が確保されている．微生物に対する自然免疫応答により惹起されるさらなる刺激(シグナル2)の存在により，獲得免疫系は，生体にとって危険な感染がある際に誘導されるが，自己抗原などの無害な抗原を認識した際には誘導されない．リンパ球活性化に必要な第2シグナル(シグナル2)として作用する自然免疫応答で誘導される分子として，共刺激因子(costimulator[T細胞に対する])，サイトカイン(B細胞，T細胞に対する)や補体の分解産物(B細胞，T細胞に対する)が挙げられる．リンパ球活性化に必要な第2シグナルについては，**第9章**，**第12章**で再度述べる．

微生物に対する自然免疫応答で誘導される第2シグナルは，獲得免疫応答を強めるだけでなく，獲得免疫応答の性質にも影響を及ぼす．T細胞依存性免疫応答の主要な機

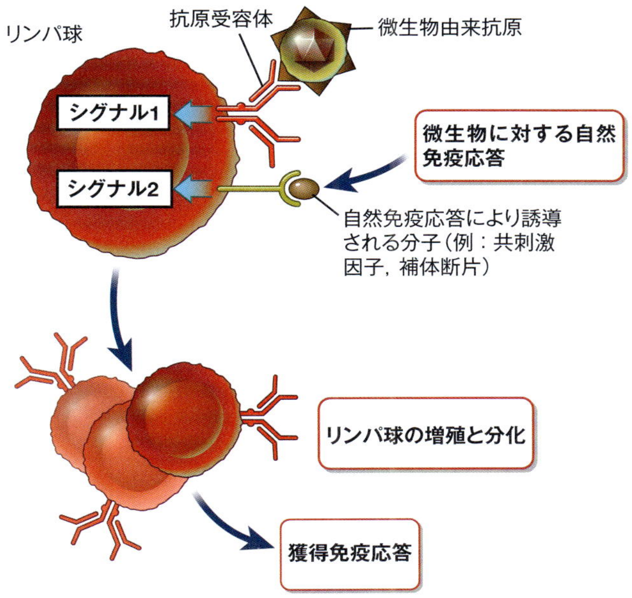

図 4.19 自然免疫系による獲得免疫系の活性化
リンパ球による抗原認識は，リンパ球を活性化するシグナル 1 を惹起し，微生物に対する自然免疫応答で誘導される分子はシグナル 2 を惹起する．この図では，リンパ球は B 細胞を示しているが，この図式は T 細胞にもあてはまる．シグナル 2 の性質は，B 細胞，T 細胞で異なり，この点については後の章で述べる．

能は，マクロファージを活性化し細胞内寄生菌を傷害することと，感染部位に十分な数の貪食細胞を動員し強い炎症反応を誘導することである．樹状細胞や貪食細胞が微生物に出会うと，TLRs や他の PRRs がサイトカイン分泌や T 細胞依存性免疫応答を誘導し，貪食細胞の活性化，動員，そして，微生物の傷害を誘導する．このように，マクロファージの微生物に対する自然免疫応答により，微生物に対して効果的な獲得免疫応答（T 細胞応答）が誘導される．

一方，血流に入る細胞外微生物は，補体の副経路を活性化し，補体活性化により産生される分解産物により B 細胞による抗体産生が誘導される（**第 12 章**参照）．抗体は，微生物をオプソニン化し，好中球やマクロファージによる貪食を促進し，補体依存的な微生物傷害を誘導する．このように，血中に侵入する微生物は自然免疫応答（補体活性化）を誘導し，細胞外病原体を排除する獲得免疫応答を惹起する．

微生物に対する自然免疫応答により産生されるサイトカインは，獲得免疫応答にかかわるリンパ球の増殖と分化を誘導する． 病原体関連分子パターンで刺激された細胞から産生される，B 細胞，CD4 陽性 T 細胞，CD8 陽性 T 細胞を活性化するサイトカインを下記に示す．これらのサイトカインについては既述しており，リンパ球応答における役割の詳細については，後の章で述べる．

- IL-12 は，ナイーブ CD4 陽性 T 細胞の Th1 エフェクター細胞への分化を誘導する（**第 10 章**参照）．
- IL-1，IL-6，IL-23 は，ナイーブ CD4 陽性 T 細胞の Th17 エフェクター細胞への分化を誘導する（**第 10 章**参照）．
- IL-25，IL-33，TSLP は，ナイーブ CD4 陽性 T 細胞の Th2 エフェクター細胞への分化を誘導する．
- IL-15 は，CD8 陽性記憶 T 細胞の生存を促す．
- IL-6 は，活性化 B 細胞による抗体産生を誘導する（**第 12 章**参照）．

アジュバント（adjuvant）は，T 細胞依存性免疫応答を強く誘導するために，精製タンパク質抗原とともに投与する時に必要な物質である（**第 6 章**参照）．アジュバントは，抗原曝露部位で自然免疫応答を誘導する．アジュバントは，免疫学実験でも臨床的なワクチンとしても有用である．研究室で用いられるアジュバントの多くは，殺菌した結核菌や LPS などの TLRs を活性化する微生物成分である．ヒトでワクチンとして最も頻繁に用いられているのがアラム（alum）である．アラムは，水酸化アルミニウム（aluminium hydoroxide）あるいはリン酸化アルミニウム（aluminium phosphate）のどちらかで構成されており，インフラマソームを活性化する．アジュバントの重要な効果として，樹状細胞を刺激し，T 細胞を活性化する抗原（シグナル 1）の一部となる MHC 分子の発現を亢進すること，T 細胞活性化に必要な共刺激因子（シグナル 2）やサイトカインの発現を亢進すること，樹状細胞を T 細胞の待機するリンパ節へ動員することなどが挙げられる．

自然免疫応答の抑制機構

自然免疫応答の強さと時間は，組織損傷を防ぐさまざまな抑制機構により制御されている．炎症反応は，微生物に対する防御にきわめて重要であるが，組織損傷や疾患の引き金となる可能性を秘めている． 炎症を抑えるさまざまな機構が，炎症の惹起と同時か少し遅れて，働き始める．さらに，この制御機構を作動させる刺激は，炎症を誘導する PAMPs や DAMPs である．ここでは，制御機構のいくつかを選択し紹介する．

IL-10 は，活性化されたマクロファージや樹状細胞から産生され，活性を抑制するサイトカインである． IL-10 は，IL-1，TNF，IL-12 など活性化されたマクロファージや樹状細胞から産生される炎症性サイトカインの産生を抑制する．IL-10 は，マクロファージや樹状細胞から産生され，その機能を抑制することから，負のフィードバックの最もよい例として知られている．代替活性化されたマクロファージ（alternatively activated macrophage）は，古典活性化されたマクロファージ（classically activated macrophage）よりも大量の IL-10 を産生する．IL-10 は、非リンパ系細胞（表皮細胞 keratiocytes）や制御性 T 細胞からも産生される．IL-10 の機能の詳細については**第 15 章**

で述べる．IL-10 受容体の機能喪失型遺伝子変異は，幼児期発症型の重症腸炎を引き起こす．

単核貪食細胞は，IL-1 と構造が似ていて同じ受容体に会合するものの生物活性をもたない IL-1 競合阻害分子を産生する．そのため，この分子は **IL-1 受容体アンタゴニスト**（IL-1 receptor antagonist：IL-1RA）とよばれている．IL-1RA の合成は，IL-1 産生を誘導するものと同じ刺激で誘導される．IL-1RA 欠損マウスの解析から，このサイトカインが関節などの組織の炎症抑制に必要であることが示されている．IL-1RA 組換え体が，IL-1 が過剰産生される関節リウマチや家族性発熱症候群（familial fever syndrome）の治療薬として開発されている．IL-1 依存性の炎症は，IL-1 に会合するものの活性化シグナルを惹起しないⅡ型受容体の発現によっても制御されている．Ⅱ型受容体の主要な機能として，Ⅰ型の活性化受容体への IL-1 の結合を競合阻害する“デコイ”としての作用が挙げられる．

さまざまな細胞からの炎症性サイトカインの産生は，オートファジー関連遺伝子の発現により制御されている． オートファジー関連遺伝子の欠損により，さまざまな細胞からの IL-1，IL-18 産生が亢進し，炎症性腸疾患が発症する．オートファジータンパク質がサイトカイン合成を阻害する分子機構は不明である．オートファジータンパク質は，インフラマソームの活性化や活性酸素種の産生を抑制するのかもしれない．炎症性腸疾患患者でオートファジー遺伝子の遺伝子多型が認められるが，これは炎症や上皮機能に障害が出るためであるかもしれない．

さまざまな抑制性シグナル伝達が，PRRs や炎症性サイトカインにより誘導される細胞内活性化シグナルを抑制する． サイトカインシグナル抑制因子（suppressors of cytokine signaling：SOCS）は，サイトカイン受容体の細胞内シグナルを司る JAK-STAT シグナル経路（JAK-STAT signaling pathway）の阻害分子である．マクロファージや樹状細胞の TLR シグナルは，SOCS 分子の発現を誘導し，Ⅰ型インターフェロンなどのサイトカインに対する応答を負に制御する．TLR 依存性の炎症反応は，リンパ球においてさまざまなチロシンキナーゼ依存性のシグナルを抑制するフォスファターゼ（SHP-1）により，制御されている．ほかにも，TLR，NLR，RLR シグナルを抑制するキナーゼやフォスファターゼが存在している．また，自然免疫応答にかかわる分子の発現を抑制する低分子 RNA も存在する．

本章のまとめ　Summary

自然免疫系は，獲得免疫系が活性化される前に，微生物に対する初期防御反応を起こす．自然免疫系は，微生物に出会う以前からすでに用意されている．自然免疫系を担う細胞として，上皮バリア，白血球（好中球，マクロファージ，ナチュラルキラー細胞，インバリアント抗原受容体を有するリンパ球，マスト細胞）が挙げられる．

自然免疫系は，細胞膜，エンドソーム膜，あるいは細胞質内など細胞に発現する PRRs により PAMPs とよばれる微生物の構造を認識する．PRRs が認識する構造は，微生物に共通に存在するが哺乳類には存在せず，生物の生存に必須であり，これにより，微生物は，これらの発現を消失させたり遺伝子変異を加えたりすることにより認識から逃れることができない．PRRs は，宿主細胞が産生する分子も認識するが，その発現は細胞損傷を示しており，DAMPs とよばれている．

細胞膜およびエンドソーム膜に発現する TLRs は，細菌細胞壁構成成分や微生物由来核酸などのさまざまなリガンドを認識する重要な PRRs である．細胞質内の PRRs も存在する．例えば，RLRs はウイルス RNA を認識し，CDSs は微生物 DNA を認識する．NLRs は細菌の細胞壁構成成分を認識するとともに，インフラマソームの活性化を誘導する．

TLRs，NLRs，RLRs などの PRRs は，NF-κB，AP-1 転写因子群を活性化し，サイトカイン，共刺激因子など炎症にかかわる分子の発現を誘導する．また，IRF 転写因子を活性化し，抗ウイルス性のⅠ型インターフェロンの発現を誘導する．

さまざまな PAMPs や DAMPs に反応し形成されるカスパーゼ 1 を含む酵素複合体であるインフラマソームは，NLR，アダプター，カスパーゼ 1 からなる認識分子で，活性型の炎症性サイトカイン IL-1，IL-18 を産生する．

ペントラキシン（C 反応性タンパク質など），コレクチン（マンノース結合レクチンなど）やフィコリンは，血漿中に存在する分泌型の認識・エフェクター分子である．これらの分子は，微生物リガンドに会合し，補体依存的，非依存的な機序で微生物を排除する．

自然リンパ球は，リンパ球の形態をもち，T 細胞と似た機能を発揮するが，T 細胞抗原受容体を発現していない．自然リンパ球の 3 サブセットは，それぞれ Th1，Th2，Th17 細胞と同じサイトカインを産生する．

ナチュラルキラー細胞は自然リンパ球の 1 種で，細胞傷害性 T 細胞と同様に，細胞傷害性を有し，IFN-γ を産生する．ナチュラルキラー細胞は，感染細胞を傷害することとマクロファージを活性化する IFN-γ を産生することにより細胞内の微生物に対する防御反応を担う．感染細胞のナチュラルキラー細胞による認識は，活性化受容体と抑制性受容体のバランスにより制御されている．抑制性受容体は MHC クラスⅠ分子を認識する．これにより，ナチュラルキラー細胞は正常細胞を傷害せず，ウイルス感染細胞など MHC クラスⅠ分子の発現が減少した細胞を傷害する．

補体系は，多数の血漿タンパク質により，タンパク質分解を段階的に誘導し，炎症誘導，微生物貪食を促すオプソニン化にかかわるC3，C5フラグメントを産生する．補体活性化により，細菌の膜に孔が形成され，細菌が傷害される．補体系は，微生物表面で活性化されるが，宿主細胞表面上では活性化されない．これは，細菌には，補体活性化を抑制する分子が存在しないためである．自然免疫応答では，補体系は微生物表面上で主に自発的に活性化され，あるいはマンノース結合レクチンにより活性化され，それぞれ副経路とレクチン経路を活性化する．

自然免疫系の主要な2つの機能は，微生物を傷害する白血球や分泌型のエフェクター分子を血中から組織に動員し炎症を誘導することと，I型インターフェロンの抗ウイルス活性によりウイルス感染を抑制することである．このエフェクター機序は，PAMPsとDAMPsにより誘導される．

マクロファージ，樹状細胞をはじめとした自然免疫細胞により産生されるサイトカインが炎症を誘導する．TNFとIL-1は血管内皮細胞を活性化し，ケモカイン産生を誘導し，骨髄での好中球産生を誘導する．IL-1とTNFは，IL-6産生を誘導し，この3サイトカインが発熱，肝臓における急性期タンパク質産生などの全身性の反応を誘導する．IL-12，IL-18は，ナチュラルキラー細胞，T細胞によるマクロファージ活性化サイトカインIFN-γの産生を誘導する．これらのサイトカインは，自然免疫応答において異なる種類の微生物への応答にかかわっており，IL-1，IL-6，IL-12，IL-18は自然免疫に続く獲得免疫応答を制御する．

好中球と単球（マクロファージの前駆細胞）は，自然免疫応答時に，PAMPs，DAMPsにより活性化された組織細胞から産生されるサイトカイン，ケモカインの作用により，血中から炎症組織に動員される．

好中球とマクロファージは，微生物を貪食し，ファゴリソソーム内で活性酸素種，一酸化窒素や酵素類を産生することにより微生物を傷害する．マクロファージは，サイトカインを産生し，感染局所で炎症を誘導するとともに，組織修復も促進する．貪食細胞は，TLRs，C型レクチン，スカベンジャー受容体，フォルミルペプチド受容体などの受容体により微生物成分を認識し反応する．

自然免疫応答により産生される分子は，獲得免疫系を活性化するとともに，獲得免疫系の性状にも影響を及ぼす．微生物により活性化された樹状細胞は，サイトカインや共刺激因子を発現し，T細胞活性化およびエフェクターT細胞分化を誘導する．副経路で産生された補体フラグメントは，B細胞活性化および抗体産生の第2シグナルを活性化する．

自然免疫応答は，組織損傷を最低限に抑えるための負のフィードバック機構により制御されている．IL-10は，マクロファージと樹状細胞から産生され，その活性を抑制するサイトカインである．炎症性サイトカインの分泌は，オートファジー関連分子により制御されている．PRRsや炎症性サイトカインによる活性化シグナルを抑制する，制御シグナルが存在する．

参考文献

パターン認識受容体（PRRs）

Barbe F, Douglas T, Saleh M. Advances in Nod-like receptors NLR biology. *Cytokine Growth Factor Rev.* 2014; 25: 681–697.

Blasius AL, Beutler B. Intracellular toll-like receptors. *Immunity.* 2010; 32: 305–315.

Buchmann K. Evolution of innate immunity: clues from invertebrates via fish to mammals. *Front Immunol.* 2014; 5: 459.

Cai X, Chiu YH, Chen ZJ. The cGAS-cGAMP-STING pathway of cytosolic DNA sensing and signaling. *Mol Cell.* 2014; 54: 289–296.

Chen G, Shaw MH, Kim YG, Nunez G. NOD-like receptors: role in innate immunity and inflammatory disease. *Annu Rev Pathol.* 2009; 4: 365–398.

Dambuza IM, Brown GD. C-type lectins in immunity: recent developments. *Curr Opin Immunol.* 2015; 32: 21–27.

Eberl G, Colonna M, Di Santo JP, McKenzie AN. Innate lymphoid cells. Innate lymphoid cells: a new paradigm in immunology. *Science.* 2015; 348: aaa6566-1–8.

Elinav E, Strowig T, Henao-Mejia J, Flavell RA. Regulation of the antimicrobial response by NLR proteins. *Immunity.* 2011; 34: 665–679.

Goubau D, Deddouche S, Reis e Sousa C. Cytosolic sensing of viruses. *Immunity.* 2013; 38: 855–869.

Hornung V, Latz E. Intracellular DNA recognition. *Nat Rev Immunol.* 2010; 10: 123–130.

Ip WK, Takahashi K, Ezekowitz RA, Stuart LM. Mannose-binding lectin and innate immunity. *Immunol Rev.* 2009; 230: 9–21.

Jeannin P, Jaillon S, Delneste Y. Pattern recognition receptors in the immune response against dying cells. *Curr Opin Immunol.* 2008; 20: 530–537.

Kawai T, Akira S. Toll-like receptors and their crosstalk with other innate receptors in infection and immunity. *Immunity.* 2011; 34: 637–650.

Osorio F, Reis e Sousa C. Myeloid C-type lectin receptors in pathogen recognition and host defense. *Immunity.* 2011; 34: 651–664.

Paludan SR, Bowie AG. Immune sensing of DNA. *Immunity.* 2013; 38: 870–880.

Radoshevich L, Dussurget O. Cytosolic innate immune sensing and signaling upon infection. *Front Microbiol.* 2016; 7: 313.

Takeuchi O, Akira S. Pattern recognition receptors and inflammation. *Cell.* 2010; 140: 805–820.

Yoneyama M, Onomoto K, Jogi M, et al. Viral RNA detection by RIG-I-like receptors. *Curr Opin Immunol.* 2015; 32: 48–53.

Yuan J, Najafov A, Py BF. Roles of caspases in necrotic cell death. *Cell.* 2016; 167: 1693–1704.

自然免疫系の細胞

Borregaard N. Neutrophils, from marrow to microbes. *Immunity.* 2010; 33: 657–670.

Dale DC, Boxer L, Liles WC. The phagocytes: neutrophils and monocytes. *Blood.* 2008; 112: 935–945.

Juelke K, Romagnani C. Differentiation of human innate lymphoid cells ILCs . *Curr Opin Immunol.* 2016; 38: 75–85.

Lanier LL. NK cell recognition. *Annu Rev Immunol.* 2005; 23: 225–274.

Murray PJ, Wynn TA. Protective and pathogenic functions of macrophage subsets. *Nat Rev Immunol.* 2011; 11: 723–737.

Nauseef WM. How human neutrophils kill and degrade microbes: an integrated view. *Immunol Rev.* 2007; 219: 88–102.

Segal AW. How neutrophils kill microbes. *Annu Rev Immunol.* 2005; 23: 197–223.

Serbina NV, Jia T, Hohl TM, Pamer EG. Monocyte-mediated defense against microbial pathogens. *Annu Rev Immunol.* 2008; 26: 421–452.

Sonnenberg GF, Artis D. Innate lymphoid cells in the initiation, regulation and resolution of inflammation. *Nat Med.* 2015; 21: 698–708.

Underhill DM, Ozinsky A. Phagocytosis of microbes: complexity in action. *Annu Rev Immunol.* 2002; 20: 825–852.

Vivier E, Tomasello E, Baratin M, et al. Functions of natural killer cells. *Nat Immunol.* 2008; 9: 503–510.

Walker JA, Barlow JL, McKenzie AN. Innate lymphoid cells–how did we miss them? *Nat Rev Immunol.* 2013; 13: 75–87.

自然免疫系のエフェクター分子と炎症反応

Bottazzi B, Doni A, Garlanda C, Mantovani A. An integrated view of humoral innate immunity: pentraxins as a paradigm. *Annu Rev Immunol.* 2010; 28: 157–183.

Klotman ME, Chang TL. Defensins in innate antiviral immunity. *Nat Rev Immunol.* 2006; 6: 447–456.

Lamkanfi M, Dixit VM. Inflammasomes and their roles in health and disease. *Annu Rev Cell Dev Biol.* 2012; 28: 137–161.

Linden SK, Sutton P, Karlsson NG, et al. Mucins in the mucosal barrier to infection. *Mucosal Immunol.* 2008; 1: 183–197.

Netea MG, Joosten LA, Latz E, et al. Trained immunity: a program of innate immune memory in health and disease. *Science.* 2016; 352: aaf1098.

Rock KL, Latz E, Ontiveros F, Kono H. The sterile inflammatory response. *Annu Rev Immunol.* 2010; 28: 321–342.

Schroder K, Tschopp J. The inflammasomes. *Cell.* 2010; 140: 821–832.

Selsted ME, Ouellette AJ. Mammalian defensins in the antimicrobial immune response. *Nat Immunol.* 2005; 6: 551–557.

Sims JE, Smith DE. The IL-1 family: regulators of immunity. *Nat Rev Immunol.* 2010; 10: 89–102.

van de Wetering JK, van Golde LM, Batenburg JJ. Collectins: players of the innate immune system. *Eur J Biochem.* 2004; 271: 1229–1249.

自然免疫系が関与する疾患

Angus DC, van der Poll T. Severe sepsis and septic shock. *NEJM.* 2013; 369: 2063.

Cinel I, Opal SM. Molecular biology of inflammation and sepsis: a primer. *Crit Care Med.* 2009; 37: 291–304.

Masters SL, Simon A, Aksentijevich I, Kastner DL. Horror autoinflammaticus: the molecular pathophysiology of autoinflammatory disease. *Annu Rev Immunol.* 2009; 27: 621–668.

Weighardt H, Holzmann B. Role of Toll-like receptor responses for sepsis pathogenesis. *Immunobiology.* 2007; 212: 715–722.

第 5 章

抗体と抗原

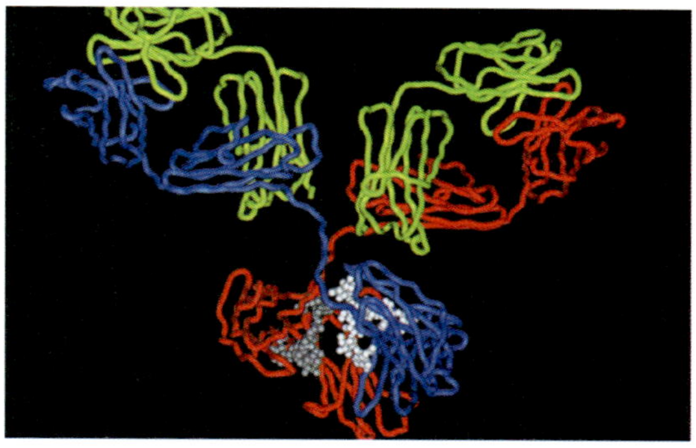

抗体(antibody)は，脊椎動物において，**抗原**(antigen)という外来構造物への曝露に応答して産生され，体内を循環するタンパク質であり，あらゆる種類の微生物に対する体液性免疫(humoral immunity)の主要なメディエーターである．抗体は，外来の分子構造を特異的に認識する能力を有し，非常に多様である．ジフテリア毒素に対して防御機能を示す血清中の分子として発見されたため，当初は抗毒素とよばれていた．その後，微生物毒素だけでなく，多くの物質に対して類似のタンパク質がつくられることが認識されるようになり，現在でも用いられる**抗体**という名が与えられた．抗体の産生を誘起し，抗体によって認識される分子を**抗原**という．抗体と T 細胞受容体(T cell receptor：TCR)は，獲得免疫系における，特異的な抗原の認識と反応にかかわる 2 つの分子群である(**表 5.1**)．主要組織適合遺伝子複合体分子(major histocompatibility complex molecule：MHC molecule)もペプチド抗原を結合するが，特異性は大きく異なるうえに，それらの機能は T 細胞にペプチドを提示することであって，抗原に対する反応ではない(**第 6 章**参照)．抗体は，抗原に結合する最初の分子として発見され，最も広範な抗原構造を認識し，異なる抗原間の違いを識別する能力が高く，また最も強力に抗原と結合する．本章では，抗体の構造と抗原結合の性質に関する記述から始めていく．

抗体は B 細胞系統の細胞によってのみ合成され，2 つの形で存在する．B 細胞(B lymphocyte)の細胞表面で膜結合型抗体として抗原の認識にかかわるか，分泌されて病原菌に対する防御物質として機能するかである．ナイーブ B 細胞上の膜結合型抗体による抗原の認識によって，これらのリンパ球が活性化され，体液性免疫応答(immune response)が開始される．活性化した B 細胞は形質細胞(plasma cell)へと分化し，抗原受容体と同じ特異性をもった抗体を産生する．分泌された抗体は血漿(plasma)(血液の液体部分)，粘膜分泌物，組織の間質液中に存在するようになる．体液性免疫のエフェクター相(effector phase)において，分泌された抗体は微生物の毒素を中和したり，病原菌が体内に侵入して拡散するのを防いだり，微生物を除去するためのいくつかの防御機構を誘導したりする．

抗原の除去には，抗体と，免疫系(immune system)の他の成分，すなわち補体タンパク質などの分子あるいは貪食細胞，マスト細胞(mast cell)などの細胞との相互作用を必要とする．抗体を介したエフェクター機能には，微生物や微生物由来の毒素の中和，補体系の活性化，効率的な貪食作用のための病原体のオプソニン化(opsonization)，自然免疫系の細胞による感染細胞の抗体依存性細胞傷害(antibody-dependent cell-mediated cytotoxicity：ADCC)，寄生虫排除のためのマスト細胞活性化，などがある．これら抗体の機能については**第 13 章**で詳細に述べる．

血液や血漿が凝固して血餅を形成した時，抗体は**血清**(serum)とよばれる残存する液体部分に残る．血清は凝固因子(凝固反応時に消費される)以外の血漿中に存在するタンパク質すべてを含む．ある特定の抗原に結合し，検出可能な抗体分子を含む血清検体は一般に**抗血清**(antiserum)とよばれる．そのため，抗体やその抗原との反応の研究は，古典的には**血清学**(serology)とよばれる．ある特定の抗原に特異的な血清中の抗体分子の濃度は，血清を段階的に希釈し，抗原が検出できなくなるまでに要した回数によって概算される．この方法によって決定された抗体の濃度は**力価**(titer)とよばれる．より多くの希釈が必要な場合，ある特定の抗原に特異的な抗体分子が高力価であるといえる．

体重 70 kg の健康な成人が日々産生する抗体の量は約 2 ～ 3 g である．そのほぼ 2/3 は IgA とよばれる抗体の一種であり，胃腸管に存在する活性化 B 細胞と形質細胞によって産生される．

抗体の構造

抗体の構造を理解することは，機能を知るうえでの重要な手がかりとなる．抗体の構造の解析は，抗原受容体の多様性を解明するうえでも礎になったのだが，それについては**第 8 章**で詳細に解説する．

抗体構造の初期の研究は，さまざまな抗原で免疫した個体の血液から精製した抗体に依存していた．しかしながら，血清は，抗原の異なる部位(**エピトープ**[epitope])に反応した複数の B 細胞クローン(clone)がそれぞれ産生する特異性の異なる抗体の混合物(いわゆる**ポリクローナル抗体**[polyclonal antibody])を含むので，血液から得た抗体を用いる手法では抗体構造を正確に明らかにすることはできなかった．構造を明らかにできる抗体を取得するうえでの重要な突破口は，多発性骨髄腫(multiple myeloma)，すなわち抗体を産生する形質細胞の単一クローンの腫瘍をもつ患者が血中や尿中に生化学的に同一の抗体分子(腫瘍性クローンによって産生される)を大量にもつという発見で

表 5.1　抗原認識分子による抗原結合の特徴

特徴	免疫グロブリン(Ig)	T細胞受容体(TCR)
	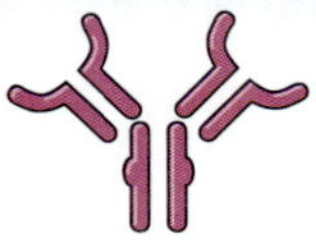	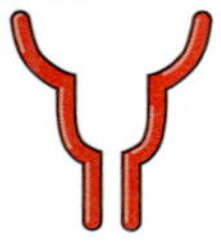
抗原結合部位	V_H ドメインにある3つのCDRと V_L ドメインにある3つのCDRから構成される	Vα ドメインにある3つのCDRとVβ ドメインにある3つのCDRから構成される(最も一般的なTCR型の場合)
結合可能な抗原の性質	高分子(タンパク質, 脂質, 多糖)および低分子化学物質	ペプチド-MHC 複合体
認識される抗原決定基の性質	さまざまな高分子や化学物質の直線状あるいは立体構造をとった決定基	ペプチドの直線状決定基：MHC分子に結合したペプチドのうちの数残基
抗原結合の親和性	$K_d 10^{-7} \sim 10^{-11}$ M, 平均の親和性は免疫応答の間に増加する	$K_d 10^{-5} \sim 10^{-7}$ M
結合速度と解離速度	速い結合速度, さまざまな解離速度	遅い結合速度, 遅い解離速度

TCR 分子の構造と機能に関しては**第7章**で記述する.

CDR：相補性決定領域(complementarity-determining region), K_d：解離定数(dissociation constant), MHC：主要組織適合遺伝子複合体(major histocompatibility complex), V_H：免疫グロブリンH鎖可変ドメイン(variable domain of heavy chain Ig), V_L：免疫グロブリンL鎖可変ドメイン(variable domain of light chain Ig)

あった. 免疫学者はこのような抗体を均一なものとして精製し, 解析できることを見出した. 骨髄腫細胞が単一クローンの免疫グロブリンをつくることがわかり, 本章の後で述べる**モノクローナル抗体**(monoclonal antibody)を生産する手法の開発につながった. 均一な集団の抗体やモノクローナル抗体を産生する形質細胞が得られることになったために, 抗体分子の詳細な構造解析や抗体分子をコードする遺伝子の単離が可能となった. これにより獲得免疫系の理解は大きく進んだ.

抗体構造の一般的特徴

血漿あるいは血清中のタンパク質は, 溶解度に基づいてアルブミンとグロブリンに分離することができ, より正確には, 電荷に基づいて電気泳動という手法を用いて分離することができる. 血漿あるいは血清の電気泳動を用いた分離において, 大部分の抗体は, グロブリンのなかの3番目に速い移動度の群, すなわちギリシャ文字の3番目の文字をつけて**ガンマグロブリン**(gamma globulin)とよばれる群に含まれる(注意すべきは, ガンマグロブリンがIgGだけを含むのではなく抗体のすべてのクラスを含むことである). 抗体のもう1つよく知られた名前が**免疫グロブリン**(immunoglobulin：Ig)であり, グロブリン画分のうち免疫系にかかわるものを指す. 免疫グロブリンと抗体は, 本書では互いに置き換えられる用語として用いる.

すべての抗体分子は共通の構造的特徴をもつが, 抗原を結合する領域においては著しい可変性がある. この抗原結合領域の可変性のために抗体はきわめて多くの構造的に異なる抗原に結合することが可能となる. どの個体でも数百万のB細胞クローンが存在し, それぞれが固有の抗原結合領域をもった抗体を産生しており, 別のB細胞クローンが作り出す抗体とは抗原結合領域が異なる. 抗体のエフェクター機能, および抗体が共通にもつ物理化学的性質は, 抗原結合領域以外の部分と関係しており, そのような部位では異なる抗体であっても比較的変異が少ない.

抗体分子は, 2つの同一のL鎖(light chain)と2つの同一のH鎖(heavy chain)から構成される対称的なコア構造をもつ(**図 5.1**). L鎖もH鎖もともに, およそ110アミノ酸残基の相同な繰り返し単位を含み, 単位ごとに**Igドメイン**(Ig domain)とよばれる球状のモチーフに折りたたまれている(**第3章**および**第4章**参照). Igドメインは2層のβプリーツシートを含み, それぞれの層は3〜5つの逆平行ポリペプチド鎖からなる(**図 5.2**). 2つの層はジスルフィド結合によってつながれており, それぞれのβシートにある隣り合ったポリペプチド鎖は短いループでつながっている. 後で述べるように, 最も変異に富み, 抗原認識に重要なアミノ酸残基は, これらのループの中にある.

H鎖もL鎖も抗原認識に関与するアミノ末端の可変領域(variable [V] region)とカルボキシル末端の定常領域(constant [C] region)からなり, H鎖のC領域は抗体のエフェクター機能に関与する. H鎖においては, V領域は1つのIgドメインからなり, C領域は3つまたは4つのIgドメインからなる. L鎖においては, V領域とC領域ともに1つのIgドメインからなる. 可変領域(variable region)は, 該当するアミノ酸配列が抗体を作り出すB細胞クローンごとに異なるので, そのようによばれる. 1つのH鎖のV領域(V_H)と隣接している1つのL鎖のV領域が抗原結合部位を形成する(**図 5.1** 参照). それぞれの抗体分子の中核となる構造単位は, 2つのH鎖と2つのL鎖からなるので, どの抗体分子も少なくとも2つの抗原結合部位をもつ.

C領域のIgドメインは抗原結合部位ではなく, 抗原認識には関与しない. H鎖のC領域は免疫系の他の分子や細胞と相互作用するため, 抗体の生物学的機能の大部分を仲介する. 加えて, H鎖にはカルボキシル末端の異なる2つの形が存在し, 1つはB細胞の細胞膜に抗体をつなぎとめて膜結合型抗体を形成し, もう1つは分泌型抗体となる. L鎖のC領域はエフェクター機能に関与せず, 細胞膜には直接接触しない.

H鎖とL鎖は, L鎖のカルボキシル末端とH鎖の C_H1

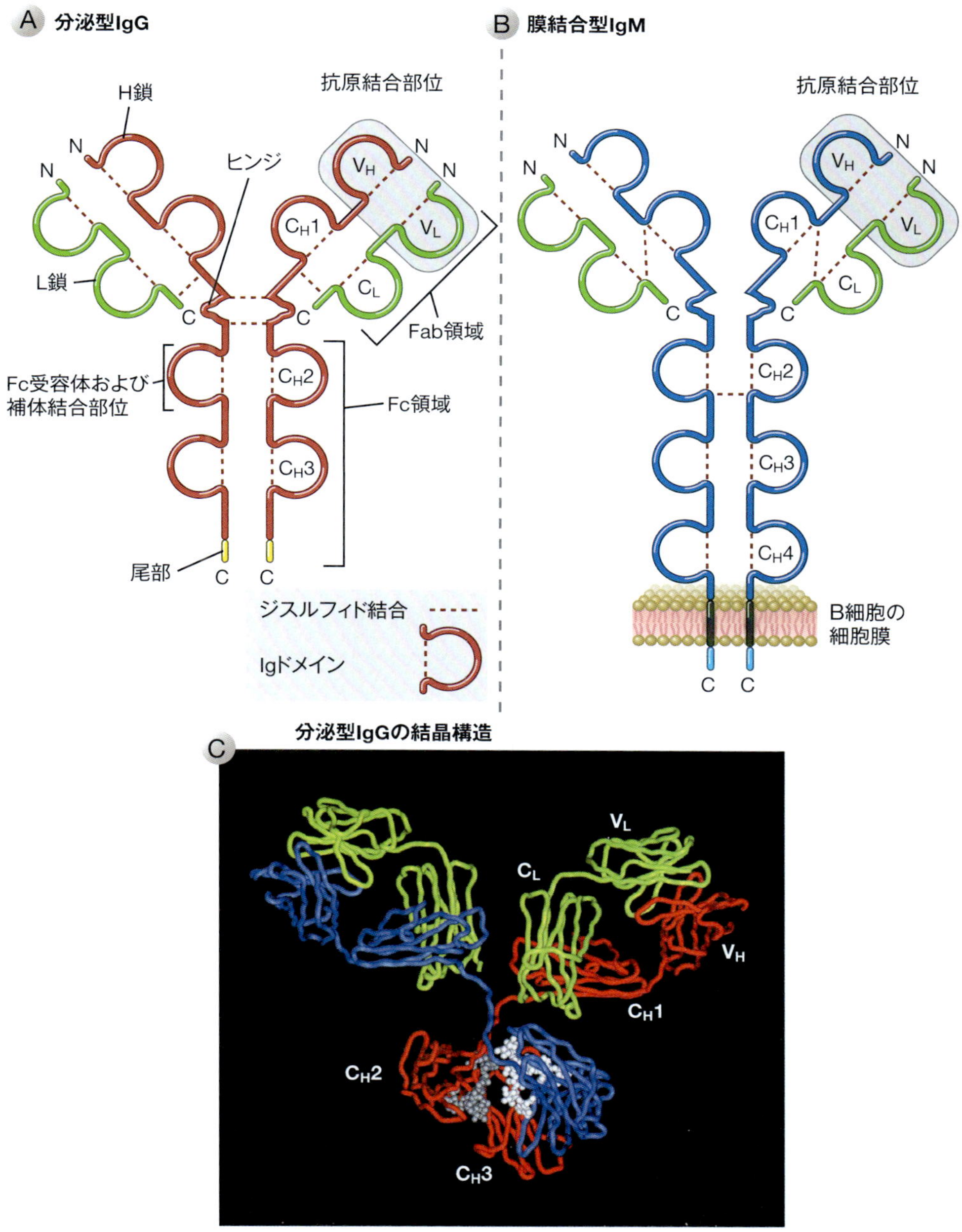

図 5.1 抗体分子の構造

(A)分泌型 IgG 分子の模式図．抗原結合部位は並列した V_L ドメインと V_H ドメインによって形成される．H 鎖定常領域の末端は尾部とよばれる．H 鎖定常領域の補体および Fc 受容体との結合部位は近接している．(B)B 細胞表面上の膜結合型 IgM 分子の模式図．IgM 分子は，IgG よりも 1 つ多い C_H ドメインをもち，膜結合型抗体は C 末端に，細胞膜上に分子をつなぎ止めるための膜貫通領域と細胞内領域をもつ．(C)X 線結晶構造解析によって明らかになったヒト IgG 分子の構造．この分泌型 IgG 分子のリボン図では，同一の H 鎖は青色あるいは赤色で，L 鎖は緑色で，糖は灰色で示される〔Dr. Alex McPherson, University of California, Irvine のご厚意による〕.

ドメインにあるシステイン残基間のジスルフィド結合により共有結合している．V_L ドメインと V_H ドメイン間，および C_L ドメインと C_H1 ドメイン間の非共有結合も H 鎖と L 鎖の会合に関与している．抗体分子の 2 つの H 鎖も，ジスルフィド結合によって共有結合している．あとで詳しく述べるが，異なる種類の抗体はクラスあるいはアイソタイプとよばれ，異なる H 鎖構造をもつ．IgG アイソタイプでは，ヒンジ(後述する)とよばれる領域近傍の C_H2 ドメインにあるシステイン残基間でジスルフィド結合が形成される．他のアイソタイプでは，ジスルフィド結合が異なる位置にある場合もある．非共有結合(例えば，3 つ目の C_H ドメイン[C_H3]間)も H 鎖同士の相互作用に関与する．

抗体分子の抗原結合部位は Fab 領域(Fab region)であり，エフェクター機能にかかわる領域を含む C 末端は Fc 領域(Fc region)である． これらの領域は，ウサギの IgG をタンパク質分解することで見出された．IgG 分子において，H 鎖の C_H1 ドメインと C_H2 ドメインの間にある折りたたまれていないヒンジ領域は最もタンパク質分解を受け

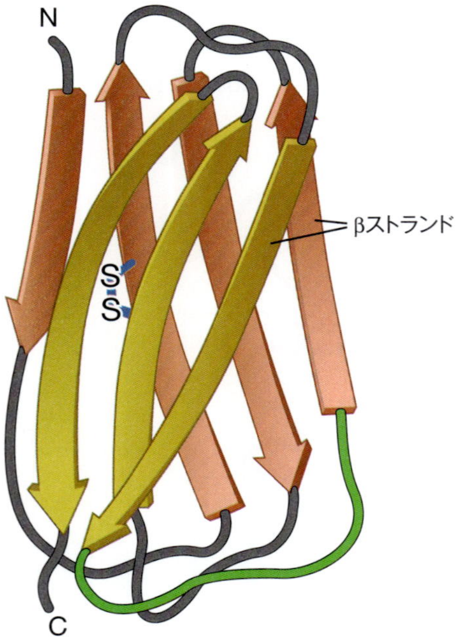

図 5.2 Ig ドメインの構造
それぞれのドメインを黄色と赤色で示す．2組の逆平行βストランドからなり，ジスルフィド結合によって保持された2つのβプリーツシートを形成する．この図は，定常領域の Ig ドメインを表しており，2つの隣接したシートが3本および4本のβストランドからなる．ループはβストランドをつないで Ig ドメインの形成に寄与するが，同一のβシート内をつなぐものもあれば，異なるβシート間をつなぐものもある．

やすい部分である．ウサギの IgG を限定分解の条件下でパパインという酵素で処理すると，酵素はヒンジ領域に作用して IgG を切断し，3つに部分に分ける（**図 5.3A**）．このうち2つは互いに同じもので，H 鎖の V_H–C_H1 断片と完全な L 鎖（V_L と C_L）が結合したものである．これらの断片は，V_L ドメインと V_H ドメインがペアになった部位をもつので抗原に結合する能力があり，**Fab**（部位[fragment]，抗原結合[antigen binding]）とよばれる．パパインによる分解によって得られる3つ目の部分は，H 鎖の C_H2 ドメインと C_H3 ドメインを含む2本の同一のペプチドが，ジスルフィド結合でつながったものである．IgG のこの部位は，自己会合して，格子状に結晶化する性質があるため **Fc**（部位[fragment]，結晶化可能[crystallizable]）とよばれる．パパインの代わりにペプシンを用いてウサギの IgG を限定分解条件下で切断した時，タンパク質分解はヒンジ領域から離れた部位で起こり，IgG のヒンジと鎖間のジスルフィド結合，および2つの抗原認識部位をもった $F(ab')_2$ 断片が生成される（**図 5.3** 参照）．

ウサギ IgG のタンパク質分解の実験から推定された抗体分子の基本構成は，すべての種のすべてのクラスの Ig 分子で共通であり，Fab や $F(ab')_2$，Fc といった用語はヒトやマウスの抗体の同様の部位を指す場合にも使われる．実際，これらの実験は，Ig 分子内の抗原認識機能を担う部位とエフェクター機能を担う部位が別々に存在することを初めて証明した．

免疫系の他の多くのタンパク質は，免疫学的機能が知られていないたくさんのタンパク質同様，Ig 折りたたみ構造，つまり2つの隣接したβプリーツシートがジスルフィド結合によってつながれた構造のドメインをもつ．このようなドメインをもつ分子はすべて **Ig スーパーファミリー**（Ig superfamily）に属するといわれ，これらの分子の Ig ドメインをコードする遺伝子領域はすべて1つの先祖遺伝子から進化したと考えられている．Ig ドメインは，Ig の V ドメインか C ドメインのどちらに近い相同性があるかに基づいて V 様，C 様に分類される．V ドメインは，C ドメインよりも長いポリペプチド鎖からなり，βシートが合わさったサンドイッチ様の形の中に2つ多くβストランドを含む．Ig スーパーファミリーのいくつかのメンバーは**第3章**（内皮接着分子[adhesion molecule]である ICAM-1 や VCAM-1）や**第4章**（ナチュラルキラー細胞のキラー細胞免疫グロブリン様受容体）で紹介済みである．免疫系にかかわる Ig スーパーファミリーのメンバーを**図 5.4** に示す．

抗体の可変領域の構造的特徴

異なる抗体間の配列の違いや可変性のほとんどは，H 鎖の V 領域にある3つの短い領域，および L 鎖の V 領域にある3つの短い領域に限定される．こうした高度に多様な領域は**超可変領域**（hypervariable region）として知られており，Ig の H 鎖と L 鎖の V ドメインを形成するβシートの隣り合ったストランドをつないでいる3つの突出したループに相当する（**図 5.5**）．超可変領域はそれぞれ約10残基のアミノ酸からなり，V 領域の Ig ドメインを構成する保存されたフレームワーク領域によって保持されている．抗体分子において，V_L ドメインの3つの超可変領域と V_H ドメインの3つの超可変領域は，共同で抗原結合を担う領域を形成する．超可変領域のループは，それぞれの可変領域から突き出た指に見立てることができ，H 鎖と L 鎖から3本ずつ伸びた指が抗原結合部位を形成する（**図 5.6**）．これらの配列は，結合した抗原の三次元構造に相補的な分子表面を形成するので，超可変領域は**相補性決定領域**（complementarity–determining regions：CDR）ともよばれる．これらの領域は，V_L または V_H のアミノ末端側から順に CDR1，CDR2，CDR3 とよばれる．V_H 領域と V_L 領域の CDR3 は，CDR のうちで最も可変性に富む．**第8章**に記述するように，CDR1 や CDR2 に比べて，CDR3 ではより多様な配列を作り出す特別な機序が存在する．抗体分子ごとの CDR 間の配列の違いが，異なる分子構造を形成するため，個々の抗体の特異性が産み出される．CDR に隣接したフレームワーク領域が保存されているため，V 領域は Ig ドメインを形成することができる．配列の可変性をこ

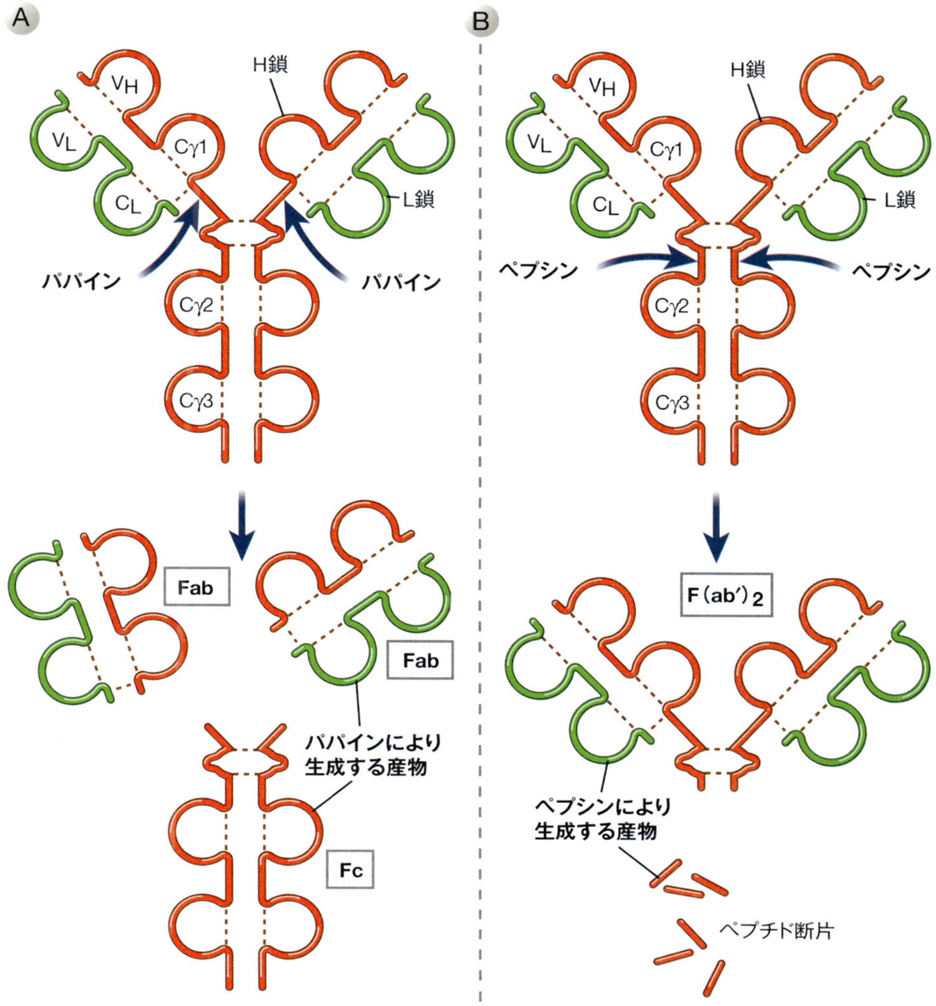

図 5.3　IgG 分子のタンパク質分解によって得られる断片

ウサギ IgG 分子は，パパイン（A）およびペプシン（B）によって矢印で示した部位で切断される．パパインによる分解では，2 つの抗原結合部位（Fab 領域）と，補体や Fc 受容体との結合部位（Fc 領域）に分けられる．ペプシンによる分解では，二価の抗原結合部位である $F(ab')_2$ を生じる．

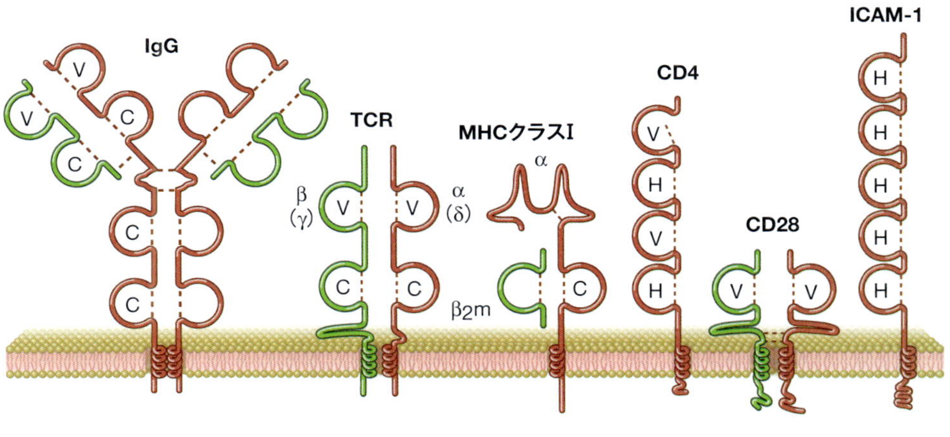

図 5.4　Ig スーパーファミリーに属する免疫系のタンパク質の例

膜結合型の IgG 分子，T 細胞受容体，MHC クラスⅠ分子，T 細胞の補助受容体である CD4，T 細胞上の共刺激受容体である CD28，接着分子である ICAM-1 を示す．

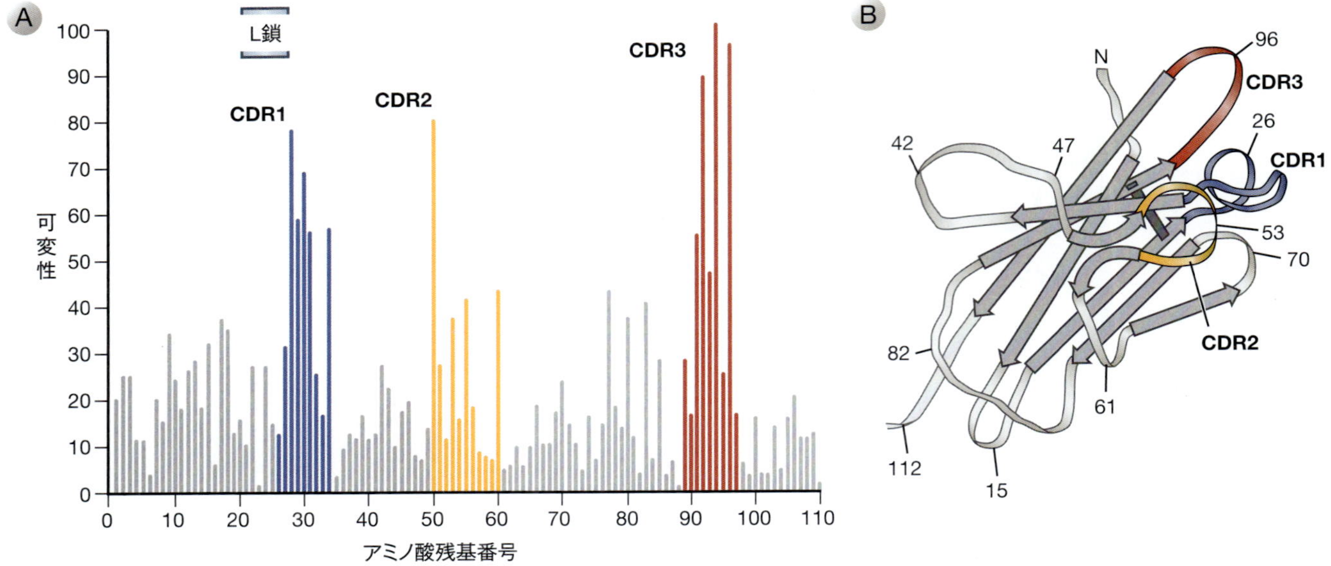

図 5.5 Ig 分子の超可変領域

(A)垂直方向の線は変異の程度を示す．さまざまな IgL 鎖のアミノ酸配列を独立して解読し，異なるアミノ酸の数から値を算出して，アミノ末端からのアミノ酸残基数に対してプロットした．この解析により，最も可変性のあるアミノ酸残基は3つの超可変領域に集中していることがわかる．これらの領域は青色，黄色，赤色で示され，それぞれ，CDR1，CDR2，CDR3 に対応する．3つの超可変領域は H 鎖にも存在する(図示せず)．この Ig 分子におけるアミノ酸の可変性の表示方法は，Kabat-Wu プロットとよばれ，2人の科学者によって考案された〔Dr. EA. Kabat, Department of Microbiology, Columbia University College of Physicians and Surgeons, New York のご厚意による〕．(B)L 鎖 V ドメインの超可変 CDR ループの三次元図．L 鎖 V ドメインの CDR1，CDR2，CDR3 を，それぞれ青色，黄色，赤色で示す．これらのループは，(A)に示した可変プロットの超可変領域と一致する．H 鎖の超可変領域(図示せず)にも3つのループがあり，合計6つのループが抗体分子中で並んで抗原と結合するための分子表面を形成している(**図 5.6** 参照)．**図 5.2** に示した定常領域の Ig ドメインには CDR がない．

れら3つの短い領域に限局することによって，抗体の基本構造は維持しつつ，さまざまな抗原に対する特異性を産み出すことが可能となる．

抗原抗体複合体の結晶解析によって，超可変領域のアミノ酸残基は，抗原と複数の箇所で接触することが示されている(**図 5.6** 参照)．最も広範囲の接触部位は，3つ目の超可変領域，つまり CDR3 である．ただ，抗原結合には，CDR だけでなくフレームワーク領域のアミノ酸残基も関与している．また，いくつかの抗原との結合においては，1つないしは複数の CDR が抗原との接触部位の外側に位置し，抗原との結合に関与しないこともある．

抗体の定常領域の構造的特徴

抗体分子は H 鎖 C 領域の構造の違いに基づいてクラスとサブクラスに分類される． 抗体分子のクラスは**アイソタイプ**(isotype)ともよばれ，IgA，IgD，IgE，IgG，IgM と名付けられている(**表 5.2**)．ヒトにおいて IgA と IgG は，IgA1 と IgA2 および IgG1，IgG2，IgG3，IgG4 というよく似たサブクラスあるいはサブタイプにさらに分けられる(免疫応答の研究によく用いられるマウスでは，IgG アイソタイプがヒトと異なり，IgG1，IgG2a，IgG2b，IgG3 のサブクラスに分けられる．C57BL/6 を含むある系統のマウスでは，IgG2a の遺伝子を欠損しており，IgG2c という関連したアイソタイプをつくる)．あるアイソタイプやサブタイプに属するすべての抗体分子の H 鎖 C 領域は同じアミノ酸配列をもつ．この配列は異なるアイソタイプやサブタイプに属する抗体では異なる．H 鎖は抗体のアイソタイプに対応するギリシャ文字で表される．IgA1 は α1H 鎖をもち，IgA2 は α2 を，IgD は δ を，IgE は ε を，IgG1 は γ1 を，IgG2 は γ2 を，IgG3 は γ3 を，IgG4 は γ4 を，IgM は μ をもつ．ヒトの IgM 抗体と IgE 抗体では，C 領域が4つの直列に並んだ Ig ドメインで構成されている(**図 5.1** 参照)．一方，IgG と IgA，IgD では，C 領域が3つの Ig ドメインで構成されている．これらのドメインは一般的に C_H ドメインとよばれ，アミノ末端側からカルボキシル末端側へ順に，C_H1，C_H2 といった具合に番号がつけられている．それぞれのアイソタイプにおいてこれらの領域はより特異的に名づけられている(IgG の場合，Cγ1，Cγ2 といったように)．

抗体のアイソタイプやサブタイプの違いによって，エフェクター機能も変わる． その理由は，ほとんどのエフェクター機能が，貪食細胞やナチュラルキラー細胞，マスト細胞などの異なる細胞上の Fc 受容体(Fc receptor)に対して，あるいは補体タンパク質などの血漿タンパク質に対して，H 鎖 C 領域が結合することによって介在されるからである．抗体のアイソタイプやサブタイプによって C 領域が異なるため，結合するものや，誘導するエフェクター機能が変わる．それぞれの抗体のアイソタイプによって誘

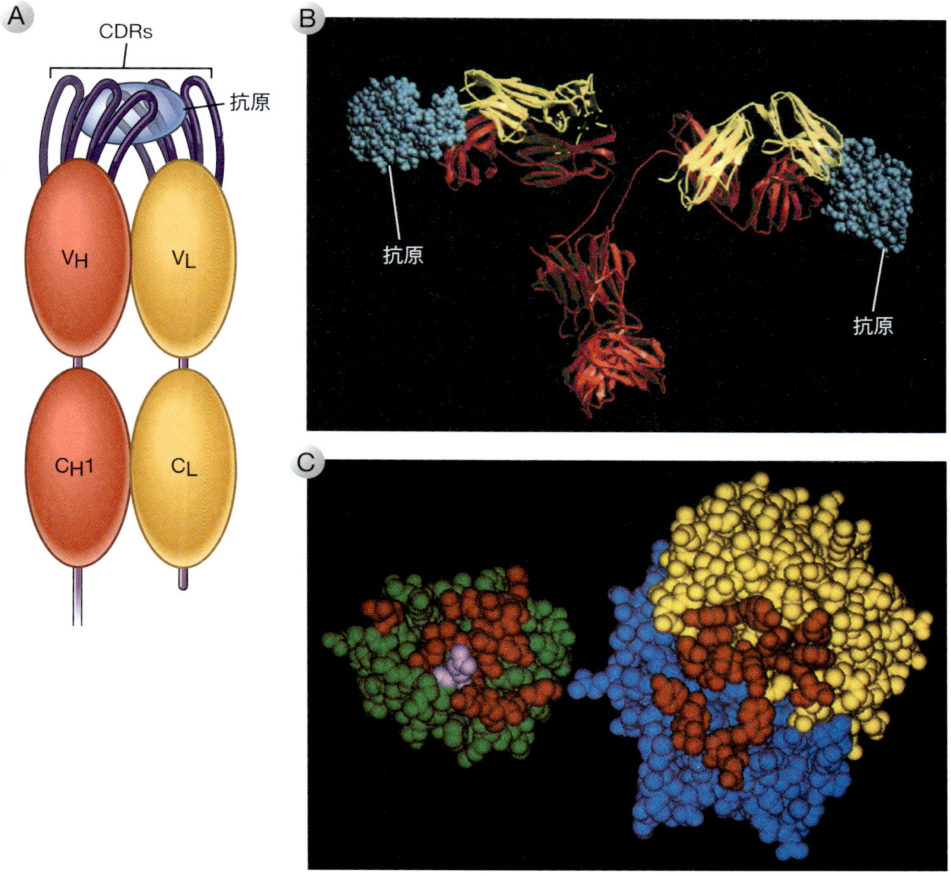

図 5.6　抗体による抗原の結合

(A)抗原結合部位を形成する相補性決定領域(CDR)の模式図．H 鎖および L 鎖の CDR は，それぞれの IgV ドメインから突き出たループ状であり，抗原結合部位を形成する．(B)この球状のタンパク質(ニワトリ卵白リゾチーム)に抗体が結合しているモデルによって，抗原結合部位が，どのように立体構造をとった(折りたたまれた)可溶性高分子に結合するのかを示す．抗体の H 鎖は赤色で，L 鎖は黄色で，抗原は青色で示される〔Dr. Dan Vaughn, Cold Spring Harbor Laboratory, Cold Spring Harbor, New York のご厚意による〕．(C)ニワトリ卵白リゾチーム(緑色)と，ニワトリ卵白リゾチームに対するモノクローナル抗体の Fab 領域(V_H が青色，V_L が黄色)間の相互作用を示した図．リゾチームと Fab 領域間の相互作用にかかわるそれぞれのアミノ酸残基を赤色で示す．リゾチーム中のグルタミン残基(赤紫色)が，抗体の溝にはまる〔Amit AG, Mariuzza RA, Phillips SE, Poljak RJ から許可を得て転載．Three dimensional structure of an antigen antibody complex at 2.8A resolution. Science 233:747–753, 1986. Copyright 1986 by AAAS〕．

導されるエフェクター機能を**表 5.2** に掲載しており，本章と**第 13 章**でより詳細に記述する．

抗体分子には柔軟性があり，異なる抗原に結合することも可能である．すべての抗体は，少なくとも 2 つの抗原認識部位を有し，それぞれは V_H ドメインと V_L ドメインの 1 対のペアで構成されている．多くの Ig 分子は，平面(例えば細胞表面)上で 2 つの抗原分子を一度に結合するために，抗原認識部位を動かすことができる(**図 5.7**)．この柔軟性は多くの場合，C_H1 と C_H2 の間に位置する**ヒンジ領域**(hinge region)に依存している．アイソタイプによってヒンジ領域の長さは，10 ～ 60 以上のアミノ酸残基と違いがある．この配列の部位は，折りたたまれておらず柔軟性のある立体構造をとるため，C_H1 と C_H2 の間の分子運動が可能となる．IgG サブクラスの定常領域における最も大きな違いは，ヒンジ領域に集中している．これにより IgG サブタイプの全体構造の違いが生まれる．加えて，それぞれの V_H ドメインが，隣接する C_H1 ドメインに対して回転できることも，抗体分子の柔軟性に寄与している．

L 鎖には，κ あるいは λ とよばれる 2 つのクラス，すなわちアイソタイプがあり，それらはカルボキシル末端の定常領域が異なる．1 つの抗体分子は，2 本の同一の κL 鎖あるいは 2 本の同一の λL 鎖のいずれかをもつ．ヒトでは，約 60％の抗体が κL 鎖をもち，約 40％が λL 鎖をもつ．B 細胞腫瘍の患者においては，1 つの B 細胞クローンに由来する腫瘍細胞が多く存在するようになり，同じ L 鎖をもった 1 種類の抗体分子が産生されるため，この比率が著しく変化する．実際，κ 鎖をもつ細胞と λ 鎖をもつ細胞の比率の偏りが，B 細胞リンパ腫(lymphoma)の臨床診断にしばしば用いられている．マウスにおいては，κ 鎖をもつ抗体は，λ 鎖をもつ抗体の約 10 倍も存在する．H 鎖のアイソタイプとは異なり，κ 鎖をもつ抗体と λ 鎖をもつ抗体の機能的な違いは知られていない．

表 5.2 ヒト抗体のアイソタイプ

抗体のアイソタイプ	サブタイプ（H鎖）	血清中濃度（mg/mL）	半減期（日）	分泌型		機能
IgA	IgA1，2（α1 あるいは α2）	3.5	6	主に二量体：単量体や三量体の場合も	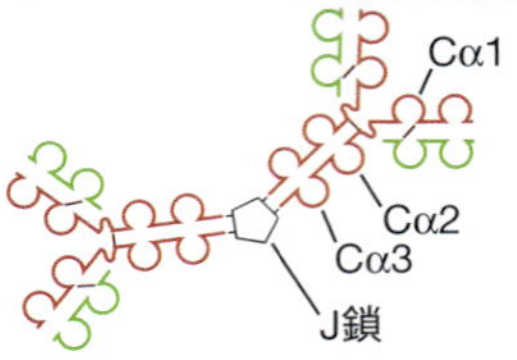	粘膜免疫
IgD	なし(δ)	微量	3	単量体		B 細胞抗原受容体
IgE	なし(ε)	0.05	2	単量体	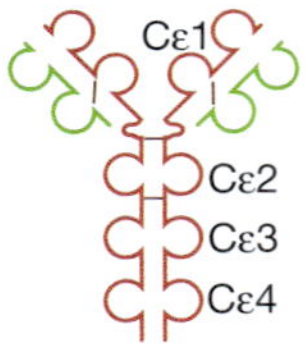	寄生虫に対する防御，即時型過敏反応
IgG	IgG1 〜 4（γ1，γ2，γ3，γ4）	13.5	23	単量体	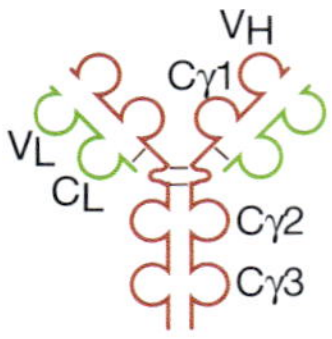	オプソニン化，補体活性化，抗体依存性細胞傷害活性，新生児免疫，B 細胞のフィードバック阻害
IgM	なし(μ)	1.5	5	五量体	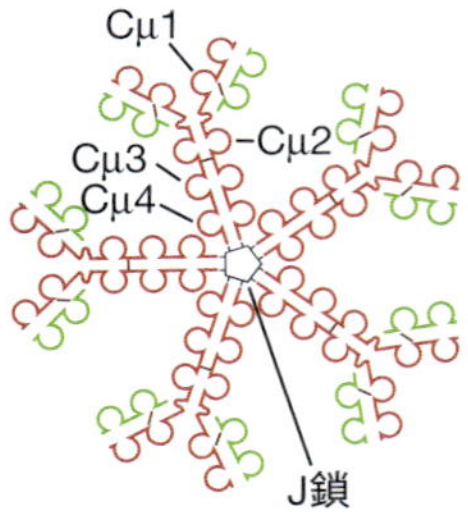	ナイーブ B 細胞抗原受容体(単量体)，補体活性化

抗体のエフェクター機能に関しては**第 13 章**で詳細に記述する．

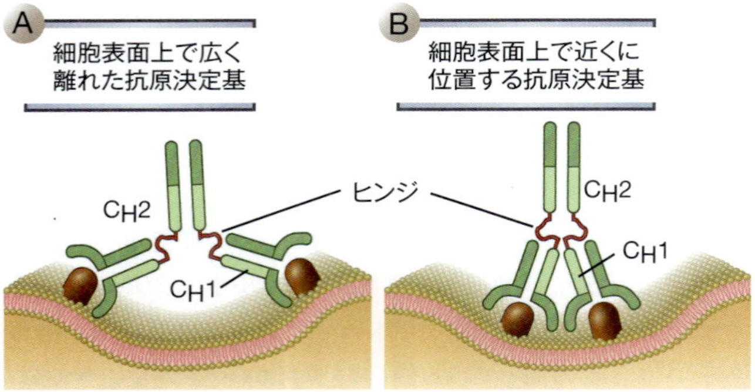

図 5.7 抗体分子の柔軟性

抗体の 2 つの抗原結合部位は，さまざまな間隔の 2 つの抗原決定基に同時に結合できる．(A)では，抗体分子は細胞表面上にある 2 つの離れた抗原決定基に結合し，(B)では，同じ抗体が 2 つの近接した抗原決定基に結合している．このような柔軟性は，C_H1 ドメインと C_H2 ドメインの間に位置するヒンジ領域によってもたらされる．ヒンジ領域のおかげで抗原結合部位は，抗体の他の部位に対して独立して動くことができる．

分泌型と膜結合型抗体は，H 鎖 C 領域のカルボキシル末端のアミノ酸配列が異なる．血液中や粘液中，その他の細胞外液中にみられる分泌型抗体は，カルボキシル末端に尾部とよばれる親水性領域を有する．一方，膜結合型抗体のカルボキシル末端は，α ヘリックス型の疎水性膜貫通領域と，それに続く正電荷の膜近傍部位を含む細胞内領域からなる（**図 5.8**）．正電荷のアミノ酸は，細胞膜の内膜にある負電荷のリン脂質の頭部と結合するため，抗体を膜上につなぎとめておくことができる．膜結合型の IgM と IgD 分子は，H 鎖の細胞内領域が短く，わずか 3 アミノ酸残基の長さしかない．一方，膜結合型の IgG と IgE 分子の細胞内領域は長く，最大 30 アミノ酸残基の長さがある．

分泌された IgG と IgE，およびアイソタイプにかかわらずすべての膜結合型抗体の構造単位は，単量体である（つまり，2 本の H 鎖と 2 本の L 鎖からなる）．一方，分泌された IgM と IgA は，2 つ，ないしは，それ以上の抗体分子が共有結合した多量体を形成する．IgM は，主に五量体，まれに六量体として分泌され，IgA は，通常二量体として分泌される．このような複合体は，分泌型の αH 鎖および

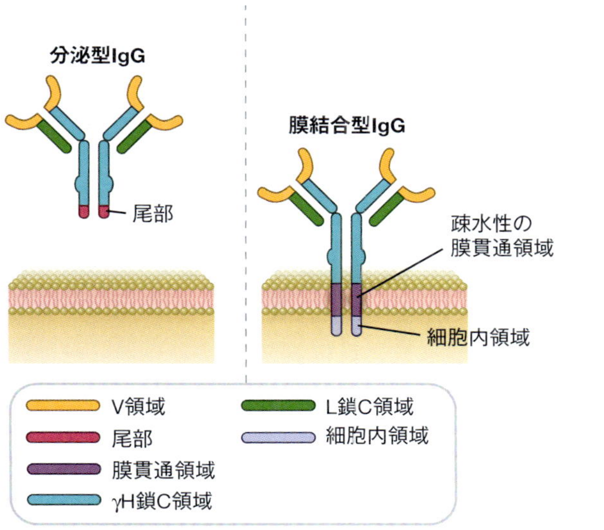

図 5.8　膜結合型および分泌型抗体の H 鎖

膜結合型抗体の H 鎖には，疎水性アミノ酸残基からなる膜貫通領域と，アイソタイプ間で異なる細胞内領域がある．膜結合型 μ 鎖の細胞内領域はたった 3 残基からなる一方，IgG H 鎖の γ 鎖の細胞内領域は 20 ～ 30 の残基からなる．分泌型抗体の C 末端にある尾部もアイソタイプによって異なる．μ 鎖は，五量体形成にかかわる長い尾部（21 残基）をもち，IgG は短い尾部（3 残基）をもつ．

μH 鎖のカルボキシル末端に位置する尾部とよばれる領域同士の相互作用により形成される（**表 5.2** 参照）．多量体の IgM 分子と IgA 分子は，J lymphoid follicle 鎖（J［joining］chain）とよばれる 15kD のポリペプチドを含む．J 鎖は，抗体尾部とジスルフィド結合を形成して多量体の安定化に寄与し，基底膜側から管腔側へ上皮細胞を横断する輸送を可能にする．後述するように，多量体の抗体は，単量体よりも強く抗原に結合する．

異なる種由来の抗体では，C 領域と V 領域のフレームワーク領域において違いがみられる．そのため，ある種由来の Ig 分子を別の種に曝露すると（例えば，ウマの血清抗体やマウスのモノクローナル抗体をヒトに注射した場合など），レシピエントは投与された抗体を外来物質とみなし，免疫応答を開始して，多くの場合，Ig 分子の C 領域に対する抗体をつくる．この応答は，ときどき血清病（serum sickness）とよばれる疾病を引き起こすことから（**第 19 章**参照），他の種でつくられた抗体をヒトの治療に用いることにかなりの制限が生まれる．この問題を解決するために多くの努力が費やされている．特に，モノクローナル抗体を患者の治療に応用することに関しては，本章の後で詳しく記述する．

同じ種であっても異なる個体から得られた抗体には，わずかな配列の違いがあり，H 鎖と L 鎖の C 領域をコードする遺伝子内の多型（polymorphism）を反映している．ある種の個体で見出された多型が，ある抗体によって認識される時，その型を**アロタイプ**（allotype）といい，アロタイプの抗原決定基を認識する抗体を抗アロタイプ抗体とよぶ．抗体の V 領域の違いは，CDR に集中しており，抗体の**イディオタイプ**（idiotype）を構成する．他の抗体の異なる CDR を認識する抗体を抗イディオタイプ抗体とよぶ．個体は自分自身の抗体に対する抗イディオタイプ抗体を産生し，免疫応答を制御するという興味深い議論があるが，このような免疫制御の潜在的機序の重要性を支持する証拠は乏しい．

モノクローナル抗体

モノクローナル抗体（monoclonal antibody）とは，抗体のなかでも，同じ特異性をもつ同一の抗体分子だけを集めたものである．腫瘍化した形質細胞は，骨髄腫（myeloma）や形質細胞腫（plasmacytoma）とよばれ，他の細胞から発生した腫瘍と同様に単一クローンであり，そのため均一な抗体をつくる．ほとんどの場合，腫瘍由来の抗体は抗原特異性が不明であり，そのため目的分子を検出したり結合したりといった用途には使われなかった．しかし，こういった腫瘍がつくる抗体が発見されたことによって，既知抗原で免疫した動物から個々の抗体産生細胞（antibody-secreting cell）を不死化して，望む特性をもつモノクローナル抗体を同じようにつくることが可能かもしれないという発想が生まれた．これを実現した技術がジョージ・ケーラー（Georges Kohler）とセザール・ミルシュタイン（Cesar Milstein）によって 1975 年に発表された．この技術はあらゆる科学研究と臨床医学における最も価値ある進歩の 1 つであることが証明されている．この方法では，まず免疫した動物（通常はマウス）由来の B 細胞と骨髄腫細胞株とを融合させる．続いて，融合しなかった正常細胞と腫瘍細胞が生存できない条件下で培養する（**図 5.9**）．結果として融合細胞（fused cell）が生き残り，これは正常 B 細胞と骨髄腫瘍のハイブリッドであることから**ハイブリドーマ**（hybridoma）とよばれる．各ハイブリドーマは免疫動物の体内にあった B 細胞のうちの 1 細胞に由来した 1 種類の免疫グロブリンのみを産生する．多くのハイブリドーマが産生する抗体のなかから，目的抗原へ結合するものを探し，望む特異性をもつクローンを選抜して増やす．この個々のクローンの産物をモノクローナル抗体とよび，各抗体は，動物を免疫するのに用いた抗原上のエピトープに特異的である．

モノクローナル抗体は，研究や，医学的な診断や治療など実用的に数多く応用されている．一般的な応用には次のようなものがある．

- **特定のタイプの細胞に特徴的な表現型マーカーの同定．** 現代では，リンパ球や他の白血球の分類は，個々の細胞集団がどのような特異抗体に認識されるかに基づいている．これらの抗体は，さまざまなタイプの細胞に対する**表面抗原分類**（cluster of differentiation：CD）マー

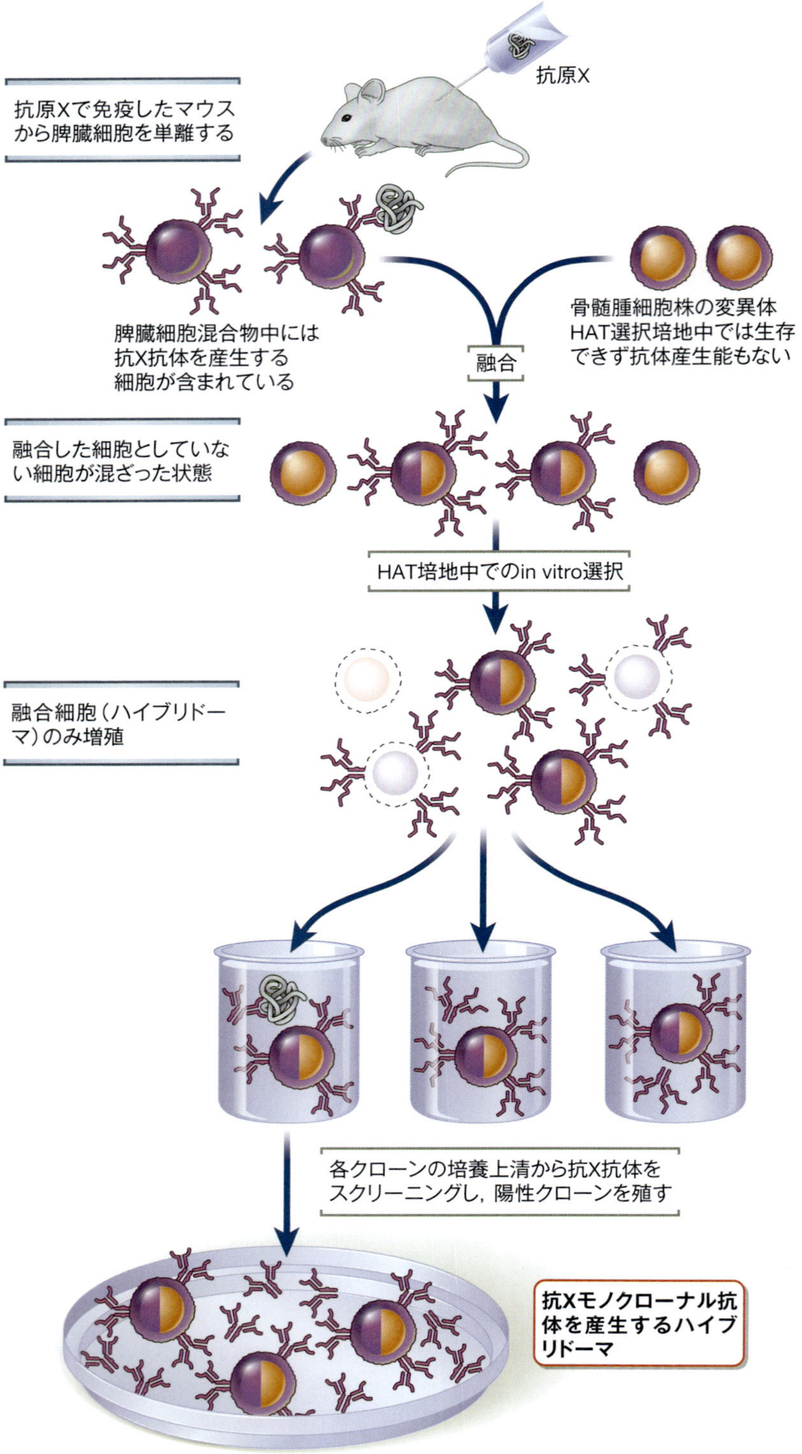

図 5.9　モノクローナル抗体の作製

この一連の操作では，既知の抗原，または抗原の混合物でマウスを免疫処置し，その脾臓細胞を取り出して酵素（訳者注：具体的には後述のHGPRT）を欠損している骨髄腫細胞株と融合する．融合には，ポリエチレングリコールなどの化学物質を用いるが，これには，細胞膜の融合やハイブリッド細胞の形成を促す作用があり，ハイブリッド細胞の中では脾臓細胞と骨髄腫細胞株の両方の細胞の染色体が多く保持されている．ハイブリッド細胞は不死化したハイブリッドのみが生存できる選択培地の中で維持され，単一細胞クローンとして増殖し，目的の抗体を産生しているかどうかを調べられる．選択培地には，ヒポキサンチン（hypoxanthine），アミノプテリン（aminopterin），チミジン（thymidine）が含まれており，そのため HAT 培地とよばれる．たいていの細胞はプリン合成経路を 2 つもっており，一方の de novo 経路ではテトラヒドロ葉酸を必要とし，もう一方のサルベージ経路ではヒポキサンチン－グアニンフォスフォリボシルトランスフェラーゼ（hypoxanthine-guanine phosphoribosyltransferase：HGPRT）という酵素を使う．融合に使われる骨髄腫細胞では，この HGPRT が欠損しているため，普段は de novo プリン合成経路を使って生存している．アミノプテリンが存在するとテトラヒドロ葉酸がつくられないため，結果的に de novo プリン合成が行えず，またピリミジン生合成も特異的に欠損するので，すなわち，dUMP から TMP が生成できないことになる．ハイブリッド細胞は，脾細胞から HGPRT を，骨髄腫細胞から無制限に増殖する能力を，それぞれ獲得する．ヒポキサンチンとチミジンが与えられると，ハイブリッド細胞はテトラヒドロ葉酸がなくても DNA を合成できる．その結果，ハイブリッド細胞だけが HAT 培地の中で生存する．

カーを定義することに用いられてきた(**第2章**と**付録Ⅱ**参照).

- **免疫診断**(immunodiagnosis). 多くの感染症や全身性疾患の診断は, 血液や尿, 組織に存在する特定の抗原や抗体を検出することによって行われ, このイムノアッセイにモノクローナル抗体が用いられる(**付録Ⅲ**参照).
- **腫瘍の特定**. さまざまな細胞タンパク質に対する特異的なモノクローナル抗体を標識し, 腫瘍の組織切片の染色に用いて, 腫瘍組織を特定する.
- **治療**. 医学研究の進歩によって, 多くの疾患の病因にかかわる細胞や分子を同定できるようになった. モノクローナル抗体は精密な特異性をもつため, 細胞や分子を標的とする手段となる. 今日では, 多くのモノクローナル抗体が治療に用いられている(**表5.3**). 例えば, 腫瘍壊死因子(tumor necrosis factor：TNF)というサイトカインに対する抗体は関節リウマチ(rheumatoid arthritis)や他の炎症性疾患の治療に用いられ, CD20に対する抗体はB細胞白血病の治療やある自己免疫疾患におけるB細胞除去に用いられる. 上皮細胞増殖因子受容体に対する抗体は標的のがん細胞へ, 血管内皮増殖因子(血管新生[angiogenesis]を促進するサイトカイン[cytokine])に対する抗体は黄斑変性の患者へ, などといった具合である.
- **細胞表面分子や分泌分子の機能解析**. 生物学研究において, 細胞表面分子に結合するモノクローナル抗体や, 特定の細胞機能を刺激あるいは阻害するモノクローナル抗体は, 抗原に対する受容体をはじめとする表面分子の機能を決定するための重要な手段である. モノクローナル抗体はいろいろと入り交じった混合状態から目的の細胞集団を精製することにも広く用いられ, それによって細胞の性質や機能の解析が進んでいる. モノクローナル抗体を用いて, 分泌分子や特定の細胞を阻害したり除去したりすることもできる.

モノクローナル抗体を治療に用いることには限界があり, その1つとして, 抗体がマウスを免疫することによって簡易につくられたものである場合, このモノクローナル抗体で治療を受けた患者の体内で**ヒト抗マウス抗体**(human anti-mouse antibody：HAMA)とよばれるマウス免疫グロブリンに対する抗体がつくられる可能性である. このような抗免疫グロブリン抗体ができてしまうと, モノクローナル抗体を注射しても働きが妨害されたり, 生体からの除去が促進されたり, さらには血清病をも引き起こすことになる(**第19章**参照). 遺伝子工学技術によってHAMAの発生は最小限に抑えられるようになり, モノクローナル抗体の利用が広がっている. モノクローナル抗体のポリペプチド鎖をコードする相補DNA(complementary DNA：cDNA)がハイブリドーマから単離できるので, これらの遺伝子はin vitroで扱うことができる. 先述したように, 抗体分子はごく一部分が抗原の結合にかかわり, 他の部分はフレームワークと考えられる. このように構造が組織化されているので, マウスモノクローナル抗体の抗原結合部位をコードしているDNA断片を, ヒトミエローマタンパク質をコードするcDNAの中に挿入してハイブリッド遺伝子をつくることができる. これを発現させれば, もともとのマウスモノクローナル抗体の抗原結合性を維持しながらヒト免疫グロブリンの基本構造をもつタンパク質がつくられる. これが**ヒト化抗体**(humanized antibody)である. **完全ヒト化モノクローナル抗体**(fully human monoclonal antibody)は臨床用であり, その作製にはファージディスプレイ法やヒト免疫グロブリン遺伝子を発現するB細胞

表5.3 モノクローナル抗体の治療応用例

標的	効果・作用	疾患
炎症性(免疫系)疾患		
α4インテグリン	腸やCNS(中枢神経系)への免疫細胞の阻止	クローン病, 多発性硬化症
CD20	B細胞除去	B細胞リンパ腫, 関節リウマチ, 多発性硬化症, 他の自己免疫疾患
IgE	IgE機能の阻害	アレルギー関連喘息
TNF	炎症の阻害	関節リウマチ, クローン病, 乾癬
他の疾患		
C5	補体による溶解反応の阻止	発作性夜間血色素尿症, 非典型溶血性尿毒素症症候群
グリコプロテインⅡb・Ⅲa	血小板凝集の阻害	循環器疾患
RANKリガンド	RANKシグナルの阻害	閉経後骨粗鬆症, 固形腫瘍の骨転移
RSVFタンパク質	ウイルス侵入の阻止	RSウイルス感染
がん(表18.1, 第18章参照)		

RANK：NF-κB活性化受容体(receptor activator of nuclear factor-κB), RSV：RSウイルス(respiratory syncytial virus), TNF：腫瘍壊死因子(tumor necrosis factor). 臨床に用いられる他の抗サイトカイン抗体については**第19章**, **表19.5**に記載する.

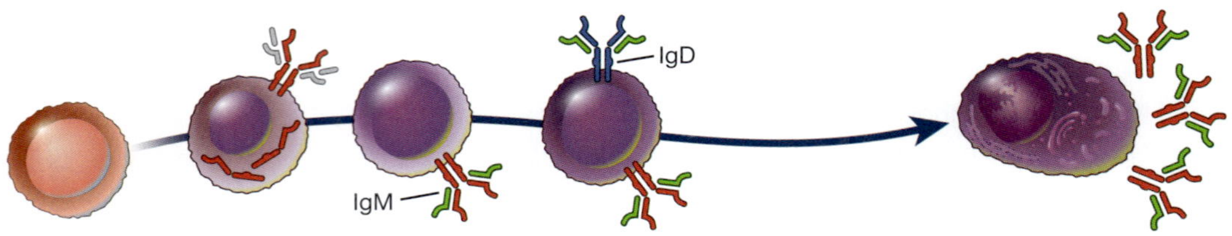

成熟段階	幹細胞	プレB細胞	未熟B細胞	成熟B細胞	活性化B細胞	抗体分泌細胞
Igの産生パターン	なし	細胞質内μ重鎖 プレB細胞 受容体	膜結合型IgM	膜結合型 IgMとIgD	低産生のIg分泌 重鎖のアイソタイプ スイッチ 親和性成熟	IgM，IgG，IgA， IgEの高産生分泌 膜結合型Igの減少

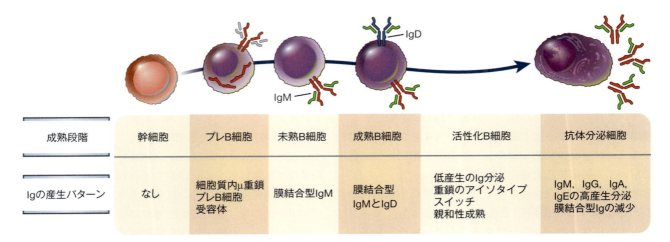

図 5.10　B 細胞成熟過程における免疫グロブリンの発現
B 細胞の成熟段階を，免疫グロブリン重鎖と軽鎖の生成変化とともに示す．IgM 重鎖は赤色，IgD 重鎖は青色，軽鎖は緑色で示す．この変化に伴って起こる分子現象は，**第 8 章**と**第 12 章**で紹介する．

をもつ遺伝子改変マウスが利用される．ヒト化抗体は，マウスモノクローナル抗体のようにヒト体内において外来物として振る舞うことはなく，抗抗体応答を誘導することもない．それでも，治療のために完全ヒト化モノクローナル抗体を投与された場合，時に，抗体に対するブロッキング抗体ができてしまうことがあるのだが，その理由は不明である．

免疫グロブリン分子の合成，会合，発現

免疫グロブリン重鎖と軽鎖は，ほとんどの分泌型や膜型タンパク質と同じように粗面小胞体の膜結合型リボソーム上で合成される．タンパク質は小胞体内に輸送され，免疫グロブリン重鎖はその移動中に*N*-グリコシル化される．免疫グロブリン重鎖の適切なフォールディングや軽鎖との会合は，小胞体にあるシャペロンとよばれるタンパク質によって制御される．このようなタンパク質として**カルネキシン**(calnexin)や，**BiP**(結合タンパク質)とよばれる分子があり，新たに合成された免疫グロブリンポリペプチドに結合し，そのまま保持されるか，分解の標的となるかが決まる．分解されるのは，適切に折りたたまれて完全な免疫グロブリン分子に会合するという過程に問題が生じた場合である．重鎖と軽鎖をつなぐ共有結合は，ジスルフィド結合によって安定化されているものであり，会合の過程の1つとして，粗面小胞体内で起こる．会合後，免疫グロブリン分子は，シャペロンから解離し，糖鎖が修飾される場所であるゴルジ複合体のゴルジ偏平嚢の中へ輸送され，それから小胞内の細胞膜へ送られる．膜型の抗体は細胞膜につなぎとめられ，分泌型は細胞外へ運ばれる．

骨髄前駆細胞から B 細胞へ成熟する際，免疫グロブリン遺伝子発現に特異的な変化が起こり，異なる形態の免疫グロブリン分子を生成することになる(**図 5.10**)．B 細胞系列で免疫グロブリンポリペプチドをつくる，最も初期段階の細胞は，**プレ B 細胞**(pre-B cell)とよばれ，膜結合型の μ 重鎖を合成する．この μ 鎖は**サロゲート軽鎖**(surrogate light chains)とよばれるタンパク質と会合して，**プレ B 細胞受容体**(pre-B cell receptor：pre-BCR)を形成し，合成されたプレ B 細胞受容体のうち，ごく一部が細胞表面に発現する．未熟および**成熟 B 細胞**(mature B cells)は κ または λ 軽鎖をつくり，これが μ タンパク質と会合して IgM 分子を形成する．成熟 B 細胞は膜結合型の IgM と IgD(μ 重鎖と δ 重鎖が κ 軽鎖もしくは λ 軽鎖と会合)を発現する．この膜結合型免疫グロブリン受容体は細胞表面受容体として機能し，抗原を認識して B 細胞活性化プロセスを惹起する．プレ B 細胞受容体や B 細胞抗原受容体は必須な構成要素である 2 つの膜タンパク質，**免疫グロブリン α 鎖**(Igα)および**免疫グロブリン β 鎖**(Igβ)と非共有結合で会合している．免疫グロブリン α 鎖と β 鎖は情報伝達機能をもち，IgM や IgD の細胞表面発現に必須である．抗体発現に関連してこのような変化がもたらされるのは B 細胞成熟において分子レベルや細胞レベルで起こる現象に基づいている．それらの現象については**第 8 章**で詳細に述べる．

成熟 B 細胞は抗原や他の刺激によって活性化されると，**抗体分泌形質細胞**(antibody secreting plasma cells)に分化する．このプロセスは，免疫グロブリン産生のパターン変化を伴う．このような変化の 1 つ目として，膜結合型に比べて分泌型免疫グロブリンの産生量が増加することが挙げられる．この変化は転写後の過程で起こるものである．第 2 の変化として，IgM と IgD 以外のアイソタイプの免疫グロブリン重鎖の発現がある．このプロセスは**抗体重(H)鎖アイソタイプ(クラス)スイッチ**(heavy chain isotype [class] switching)とよばれる．第 3 の変化は，**親和性成熟**(affinity maturation)とよばれるものである．これは，結

合活性の高い抗体を作り出すための反応であり，重鎖や軽鎖の可変部位に新しくアミノ酸置換を導入することによってもたらされる．B 細胞活性化以降に引き起こされる抗体発現の変化については，本章において後に，またより詳細には**第 12 章**において論ずる．

抗体の半減期

循環している抗体の半減期は，抗体が B 細胞から分泌された後（投与抗体の場合は，注射された後）に，血中にどれくらいの期間にわたって残存できるかの目安となる．半減期とは，抗体分子の数が半分に減るまでの平均的な時間を指す．循環系において，抗体の半減期はアイソタイプによって大きく異なる．IgE の半減期は循環系で約 2 日と非常に短い（ただし，マスト細胞上の高親和性 IgE 受容体を介して細胞に結合している IgE は非常に長い半減期をもつ．**第 20 章**参照）．循環している IgA の半減期は約 3 日間であり（ただし，ほとんどの IgA は粘膜局所で作り出され，腸管や気道の内腔に直接分泌される），同じく循環している IgM の場合は約 4 日間である．一方，循環 IgG 分子は，およそ 21 ～ 28 日の半減期をもつ．

IgG が長い半減期をもつのは，**新生児 Fc 受容体**（neonatal Fc receptor：FcRn）とよばれる特異的な Fc 受容体に結合する活性を，IgG が有していることに関連している．この受容体は母親の循環系から胎盤関門を通過する IgG の運搬にも関与している．FcRn は，構造的に MHC クラスⅠ分子に似ており（**第 6 章**に記載），胎盤において，IgG を母体の血中から，細胞を通過させて胎児の循環系へと輸送させている．FcRn は脊椎動物の成体の場合，内皮細胞やマクロファージ（macrophage），その他の細胞の表面に存在し，マイクロピノサイトーシスで取り込まれた IgG に酸性エンドソーム（endosome）内で結合する．本来，取り込まれた分子の多くはリソソームへ向かう運命を辿るのだが，FcRn は結合している IgG をリソソームへ向かわせることはせず，細胞表面へ再循環して，中性 pH になったところで IgG を解き放つ（**図 5.11**）．IgG はこのように細胞内でしばらく捕捉されるため，他のアイソタイプの抗体をはじめとする他のほとんどの血清タンパク質と違って，すばやい分解を受けることがない．4 種類のヒト IgG は，半減期に若干の違いがある．FcRn へあまり結合しない IgG3 は比較的短命であり，IgG1 と IgG2 は最も半減期が長く，エフェクター機能を最も効果的に発揮する．これについては**第 13 章**で考察する．

IgG はこのように半減期が長いので，あるタンパク質の生物学的に活性のある部分と IgG の Fc 部分とを融合したタンパク質をつくり，注入タンパク質として用いることができ，治療の有効な手段となる．融合タンパク質は Fc 部分を介して FcRn に結合できることになり，そのため注入

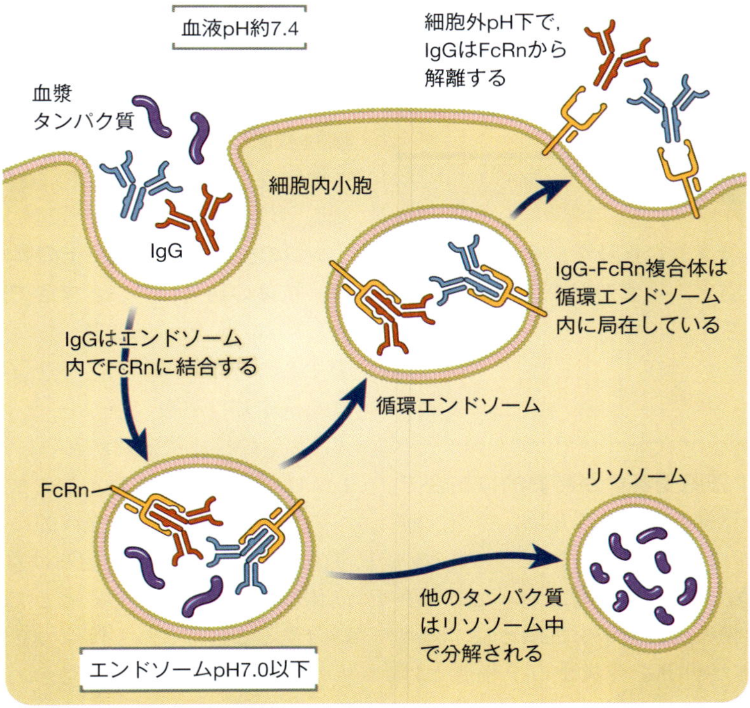

図 5.11　FcRn（新生児 Fc 受容体）は IgG 分子の半減期を長くする
IgG はマイクロピノサイトーシスで内皮細胞内に取り込まれると，エンドソーム内の酸性環境下で IgG 結合受容体である FcRn に結合する．FcRn と結合することで IgG 分子はリソソーム分解から逃れ，小胞が細胞表面にたどり着いて FcRn–IgG 複合体が中性 pH にさらされると FcRn は IgG を放出する．

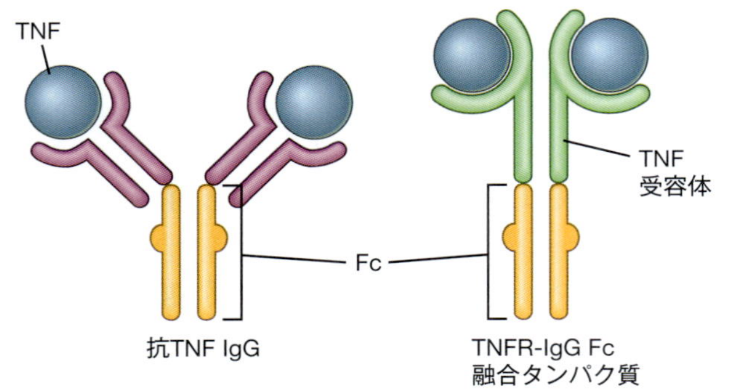

図 5.12 モノクローナル抗体とサイトカイン受容体 -IgG Fc 融合タンパク質は，いずれも治療に用いられる

サイトカイン腫瘍壊死因子（tumor necrosis factor：TNF）に対する特異抗体（左）は TNF に結合して活性を阻害する．TNF 受容体の細胞外ドメイン（右の緑部分）も TNF に結合してアンタゴニスト（antagonist）として作用する．この可溶化受容体ドメインを遺伝子組換え技術で IgG Fc ドメインと連結した融合タンパク質（右）をつくると，循環血液中で半減期が長くなる．

後の半減期が長くなる．治療に有用な融合タンパク質の1つとしてTNFR–Igがある．これはⅡ型TNF受容体（TNFR）の細胞外ドメインとIgGのFcドメインを融合したものである．この融合タンパク質は，抗TNF抗体のようにTNFによる炎症反応を阻害することができ，関節リウマチや炎症性腸疾患（inflammatory bowel disease），乾癬など，ある種の免疫関連疾患を治療するのに用いられる（**図 5.12**）．治療に有用なもう1つの例はCTLA4–Igである．CTLA–4受容体はB7共刺激分子（costimulator）に結合して，B7の働きを阻止するのだが，CTLA4–Igは，このCTLA–4の細胞外ドメインをヒトIgGのFc部位と融合させたものであり，関節リウマチや腎移植拒絶の治療に用いられる．

抗体による抗原の結合

抗体のあらゆる機能は，特異的に抗原を結合する能力に依存する．次に，抗原の性質と，抗原がどのようにして抗体に認識されるのかを考える．

生体抗原の特徴

抗原とは，抗体分子やT細胞受容体が特異的に結合できる物質を指す．抗体は，単純な中間代謝産物，糖質，脂質，オータコイド（局所ホルモン），ホルモンなど，あるいは複合多糖，リン脂質，核酸，タンパク質といった高分子など，ほとんどあらゆる種類の生体分子を抗原として認識できる．この点は，主にペプチドを認識するT細胞とは異なる（**第6章**参照）．

特異的なリンパ球や分泌抗体に認識される抗原のすべてがリンパ球を活性化できるというわけではない．免疫応答を刺激できる分子は，**免疫原**（immunogen）とよばれる．B細胞の活性化には複数の抗原受容体が寄せ集まる（架橋する）必要があるので，高分子の方が効果的にB細胞を活性化して体液性免疫応答を惹起する．ジニトロフェノールのような小さな化学物質は抗体に結合できるので抗原であるが，しかしそれだけではB細胞を活性化できない（すなわち，それらは免疫原とはならない）．そのような小さな化学物質に特異的な抗体をつくるために，免疫学者は一般的に，複数の低分子をタンパク質や多糖に結合させてから免疫する．この場合，この低分子を**ハプテン**（hapten）といい，結合させるのに用いた高分子を**担体**（**キャリア**）（carrier）という．遊離のハプテンと異なり，ハプテン－キャリア複合体（hapten–carrier complex）は免疫原として作用できる（**第12章**参照）．

タンパク質，多糖，核酸などの高分子は通常，抗体分子の抗原結合領域よりはるかに大きい（**図 5.6** 参照）．そのため，どの抗体も高分子のごく一部分のみに結合し，この一部分のことを**抗原決定基**（determinant），または**エピトープ**（epitope）とよぶ．この2つの用語は同義で，本書においては区別なく用いる．高分子は一般的に複数の抗原決定基をもち，決定基はいくつも繰り返して存在する場合もあるが，いずれに対しても定義どおり1つの抗体が結合可能である．1つの抗原内に同一の抗原決定基が複数ある場合，**多価性**（polyvalency または multivalency）とよばれる．ほとんどの球状タンパク質は同一のエピトープを複数もつことはなく，多価性ではない．ただし，病原体でみられるように，同一のタンパク質が細胞の表面に多く配置されることによって多価となることがある．多糖や核酸は，同一のエピトープが規則的な間隔で多数配置されている分子であり，そのため多価性であるといわれる．糖鎖抗原もまた，細胞表面に多価性に配置されるものである．多価抗原はB細胞受容体凝集を引き起こすことができ，それによりB細胞活性化のプロセスを惹起する（**第12章**参照）．

1つのタンパク質分子上の異なるエピトープの空間配置が，抗体の結合にさまざま形で影響する．抗原決定基が十分に離れた位置にある時，2つ以上の抗体分子が互いに影響することなく同じタンパク質抗原に結合できる．このような決定基は重複（オーバーラップ）していないと定義される．2つの抗原決定基が互いに近い位置にある時，抗体が1つ目の決定基に結合することによって，2つ目の決定基への抗体結合に対して立体的な干渉を引き起こすことがあり，このような抗原決定基は重複していると定義される．立体干渉とは別なしくみとして，まれに，1つ目の抗体が結合することによって抗原の立体構造変化を引き起こすことがあり，その結果，抗原タンパク質上の別な位置に2つ目の抗体が結合しやすくなったり，逆にしにくくなったり，といった影響が現れる．このような相互作用を**アロステリック効果**（allosteric effects）とよぶ．

分子のとるどのような形や表面も抗体が認識できれば抗

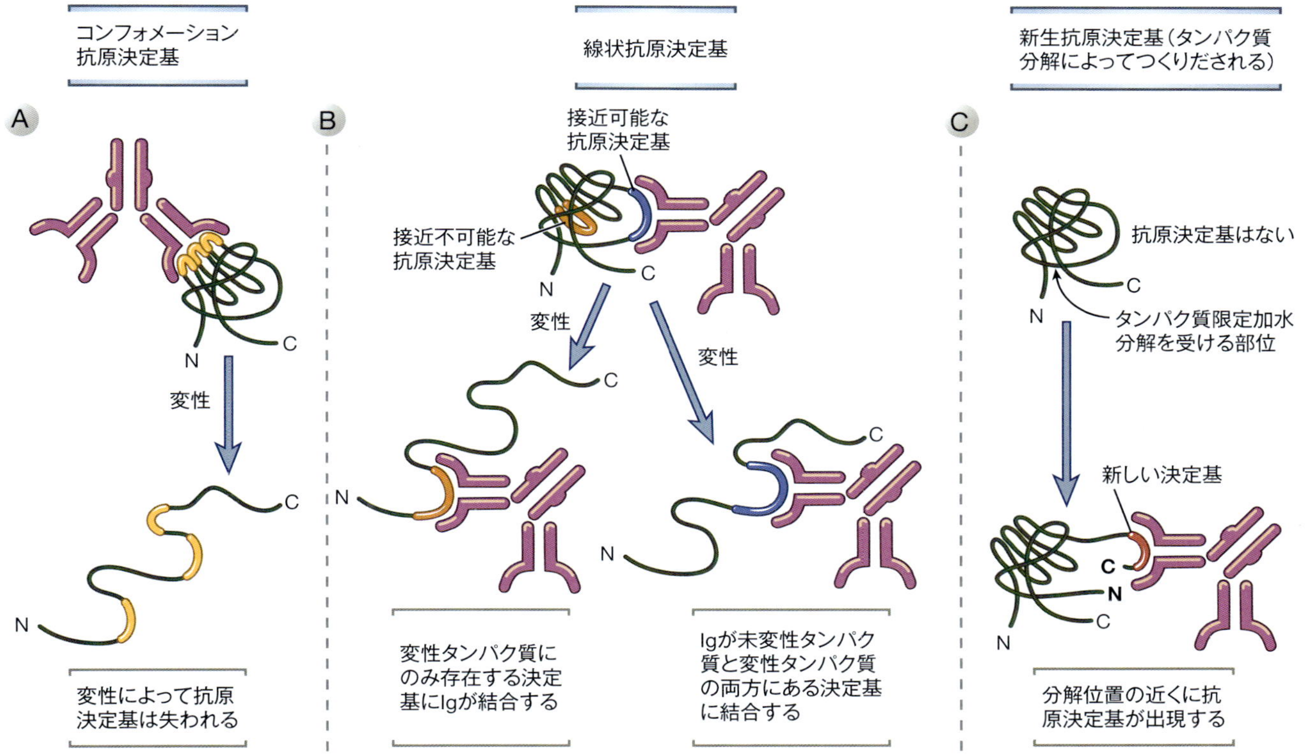

図 5.13　抗原決定基の性質

抗原決定基(橙色，赤色，青色で示す)は，タンパク質の一次構造だけでなく，立体構造(コンフォメーション)にも依存する．未変性状態で抗体と結合し，変性によって結合能が失われる抗原決定基(A)や，変性状態でのみ露出する抗原決定基(B)がある．新生抗原決定基(neodeterminant)は，ペプチド結合の切断のような合成後修飾を受けることによって新たに出現するエピトープを指す(C)．

原決定基すなわちエピトープとなりうる．抗原決定基は，糖鎖，タンパク質，脂質，核酸などに限らないが，これらを含むどの分子にも形成される．タンパク質の場合，一次構造のみに依存 した抗原決定基が形成されることもあれば，三次構造やコンフォメーション(形)を反映した抗原決定基となることもある(**図 5.13**)．一次配列としてつながっている複数のアミノ酸残基によって形成されるエピトープは，**線状エピトープ**(linear epitope)とよばれる．抗体の抗原結合部位は，結合先が線状エピトープである場合は通常およそ6アミノ酸残基の長さを認識して結合することになる．もし，抗原が未変性で形を維持したままのタンパク質で，線状エピトープがその表面や伸びた構造部分にあった場合は，抗体に近づくことができる．未変性状態の時には構造内に埋もれていて抗体が近づけないような場合でも，タンパク質の変性に伴って露出し線状エピトープとなるケースもある．一方，**コンフォメーションエピトープ**(conformational epitope)とよばれるものは，一次配列上にはないものの，空間的に近傍に存在しているアミノ酸残基によって形成される．線状エピトープに特異的な抗体とコンフォメーションエピトープに特異的な抗体は，それぞれ，タンパク質が変性しているのか，未変性で本来の構造を維持しているのかを明らかにするのに用いることができる．タンパク質は，糖鎖付加，リン酸化，ユビキチン化(ubiquitination)，アセチル化，タンパク質分解などの修飾を受けることがある．これらの修飾はタンパク質の構造変化を引き起こし，新しいエピトープを形成することがある．そのようなエピトープは**ネオ抗原エピトープ**(neoantigenic epitope)とよばれ，それらも特異的な抗体によって認識されうる．

抗原結合の構造的，化学的基礎

抗体の多くは，抗原結合部位が平面的な表面構造となっているため，高分子のコンフォメーションエピトープに対応でき，これによって，抗体は大きな高分子に結合できる(**図 5.6** 参照)．重鎖由来の3つと軽鎖由来の3つ，合計6つのCDRは広がって幅広い構造を形成することができる．一方，単糖や薬剤などの小さな分子に特異的な抗体の場合，V_L ドメインと V_H ドメインのCDRが密接に並列に配置されており，抗原は，この溝にはまるように結合することが多い．

抗体が抗原を認識するには，非共有結合の可逆的結合が寄与している．静電力(electrostatic force)，**水素結合**(hydrogen bond)，**ファンデルワールス力**(van der Waals force)，および**疎水性相互作用**(hydrophobic interaction)など，さまざまな非共有結合が，抗体が抗原に結合する際に貢献している．これらの相互作用のうち，どれが重要となるかは，それぞれの抗体と抗原決定基の結合部位の構造によって決まる．1つの抗体と1つの抗原エピトープが連結する部位の結合の強さは，抗体の**親和性**(affinity)(アフィニティ)とよばれる．親和性は，一般的には**解離定数**(dissociation constant：K_d)で表され，抗原抗体複合体が構成要素である抗原と抗体にばらばらに分離する際の，しやすさの程度を示す．K_d の数値が低いほど，抗原や抗体が低濃度の状態で複合体が形成されること，すなわち強く，高い親和性で相互作用していることを意味する．典型的な体液性免疫応答においてつくられる抗体の K_d は，通常およそ $10^{-7} \sim 10^{-11}$M の範囲である．免疫処置を行った場合，その個体の血清中には抗原に対する抗体が含まれるが，抗原に対する親和性はさまざまであり，主として各抗体のCDRのアミノ酸配列に基づいている．

ヒンジ領域が抗体に柔軟性を与えているので，1つの抗体は1つの多価抗原に1ヵ所かそれ以上の結合部位を介して接触できる．IgGやIgEについては，それぞれのFabについて1つずつ，最大2つの結合部位が接触に寄与する．一方，五量体のIgMでは，1つの抗体が10ヵ所までの異なる部位に結合できる(**図5.14**)．多価抗原は，特定の抗原決定基のコピーを1つ以上，すなわち，同じようなエピトープ構造を2つ以上もつ．多価抗原の場合，個々のエピトープに対する親和性は同じであるが，抗体の結合の強さは，すべてのエピトープに対するすべての結合によって総合的に決まる．このような全体的な結合の強さを**アビディティー**(avidity)(結合力)といい，1つの抗原結合部位の親和性よりもはるかに強い．つまり，親和性の低いIgM分子でも，複数箇所で相互作用するので(IgM抗体1分子あたり10個まで)全体として高いアビディティーを生み出すことになり，多価抗原に強固に結合できるのである．

先にも述べたとおり，多価抗原はB細胞の活性化の観点から重要である．抗体のエフェクター機能の多くは，2つ以上の抗体分子が多価抗原に結合し，それによって抗体同

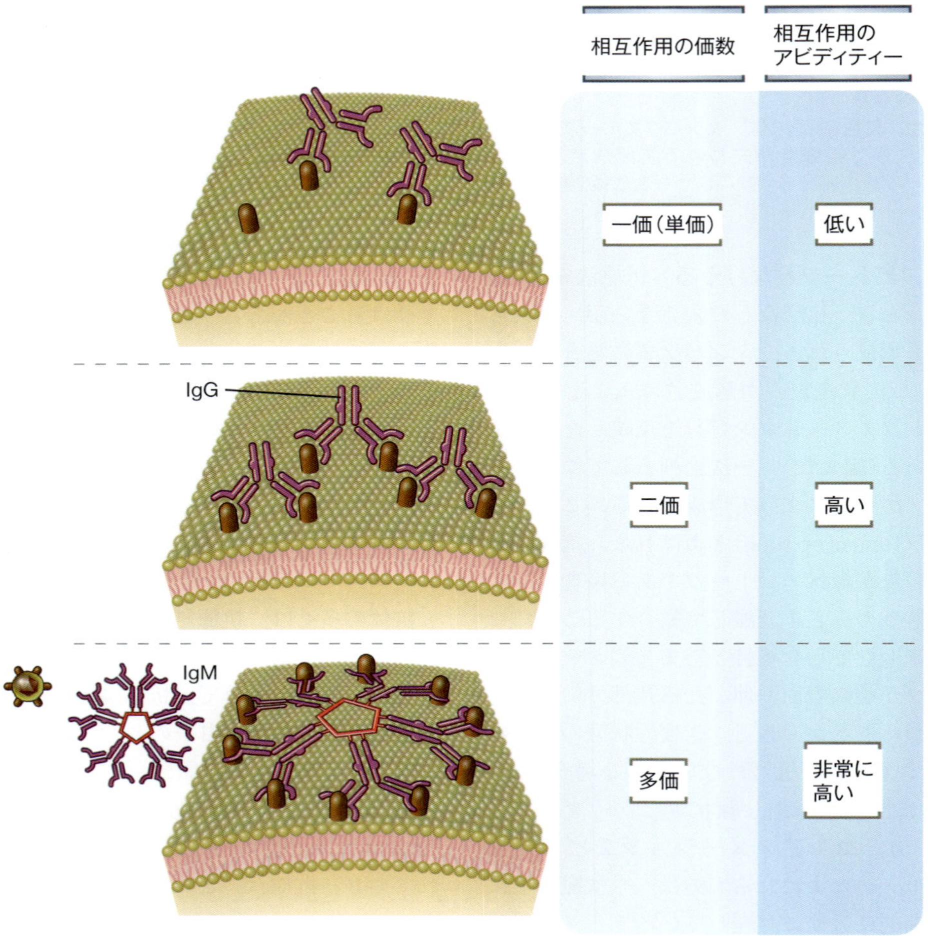

図5.14 抗体－抗原相互作用の価数とアビディティー
一価の抗原や，あるいは細胞表面上の離れた位置に存在しているエピトープの場合は，1つの抗体分子中の1つの抗原結合部位と相互作用する．この相互作用の親和性が高くても，全体的なアビディティーが相対的に低くなることもある．細胞表面に決定基が繰り返し存在し，それらが十分に近い場合，1つのIgG分子の抗原結合部位が両方とも結合してアビディティーの高い二価相互作用を引き起こす．IgG分子はヒンジ領域で角度を調整できるので，2つの結合部位で同時に接着できるような構造変化が可能となる．IgM分子は同一の抗原結合部位を10個もち，理論的には細胞表面上の10個の決定基に同時に結合できるため，多価の，アビディティーの高い相互作用ができあがる．

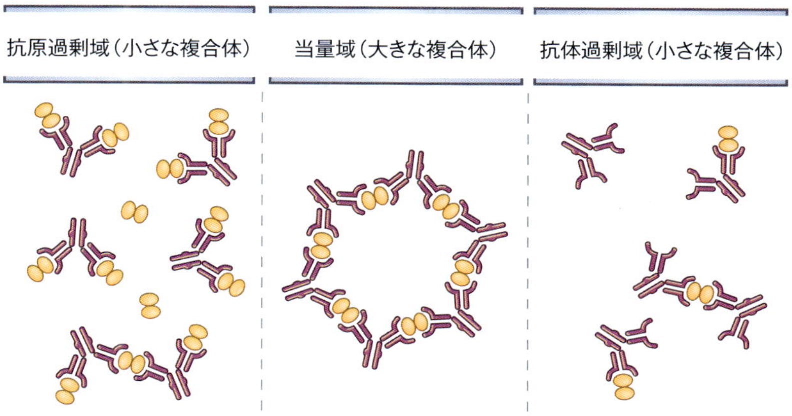

図 5.15　抗原抗体複合体
抗原抗体複合体（免疫複合体）の大きさは，抗原と抗体の相対的な濃度によって決まる．大きな複合体が形成されるのは，多価抗原と抗体が当量域とよばれる濃度条件下に存在している場合である．抗原や抗体が相対的に過剰になると，複合体は小さくなる．

士が近づいた時に適切に引き起こされるので，抗原－抗体間の多価の相互作用は生物学的にも意義深い．試験管内で多価抗原を特異的な抗体と混ぜると，抗原と抗体は相互作用して**免疫複合体**（immune complex）を形成する（**図 5.15**）．**当量域**（zone of equivalence）とよばれる適切な濃度では，抗原分子と抗体分子のほとんど，あるいはすべてが複合体をつくって大きな塊となり，架橋したネットワークを広範囲に形成する．抗原濃度が上昇した場合，抗体に結合した抗原が抗体と結合していない抗原と置き換わるため（抗原過剰域），免疫複合体は解離して凝集は小さくなる．逆に，抗体濃度が増えた場合でも，抗原決定基に結合した抗体がフリーの抗体に取って代わられるので（抗体過剰域），やはり小さな凝集物となる．もし in vivo において当量域に達すると，大きな免疫複合体が循環系に形成されることになる．血管内壁に免疫複合体が沈着したり，その場で形成されたりすると，炎症反応が惹起され免疫複合体病（immune complex disease）が引き起こされる（第 19 章参照）．

抗体分子の構造－機能相関

抗体の構造的特徴は，抗原を認識する能力やエフェクター機能に重要である．次項では，抗体の構造がその機能にいかに関与するかについて要約する．

抗原認識にかかわる特徴

抗体はさまざまな親和性で，幅広い多様な抗原を認識することができる．このような能力は，抗体の V 領域の性質を反映している．

特異性

抗体は，抗原に対してきわめて特異的であり，化学構造のわずかな違いを識別する．このような優れた**特異性**（specificity）は，あらゆる種類の分子の認識に適用される．例えば，保存されているアミノ酸（conservative amino acid）（訳者注：例えば，同じファミリーに属するタンパク質分子間で共通性の高いアミノ酸のこと）のうち，わずか 1 残基を置換して，二次構造にほとんど影響を与えていないような場合でも，抗体は，この 2 種類のタンパク質の線状決定基の違いを識別できる．ある微生物由来の抗原に応答してつくられた抗体が，通常，構造的に似ている自己の分子や他の微生物由来の抗原に対して反応しないために，このような高度な特異性が必要とされる．しかし，ある抗原に対してつくられた抗体が，別な，ただし構造的には関連性がある抗原に対して結合することがある．これを**交差反応**（cross-reaction）とよぶ．微生物抗原に応答してつくられた抗体が，時に自己抗原に交差反応することがあり，これがある種の免疫系疾患を引き起こしているのかもしれない（第 19 章参照）．

多様性

本章で先述したように，1 つの生体は，おそらく 10^{11} 以上というとてつもなく多くの抗体をつくることができる．さらに，それぞれの抗体は構造的に異なるため，異なる特異性をもつ．どの個体でも，膨大な数のさまざまな抗原に抗体が特異的に結合できるのは，抗体に**多様性**（diversity）があるためである．特異性の異なる抗体が揃っているため，抗体の集団全体で**レパートリー**（repertoire）ができる．このような大きなレパートリーを生み出す遺伝的な機序は，B 細胞でのみ稼働する（同じ機序は T 細胞受容体の多様性を生み出すのにも使われ，その場合は T 細胞でのみ作動する）．生殖細胞遺伝子には限られた数の DNA 配列

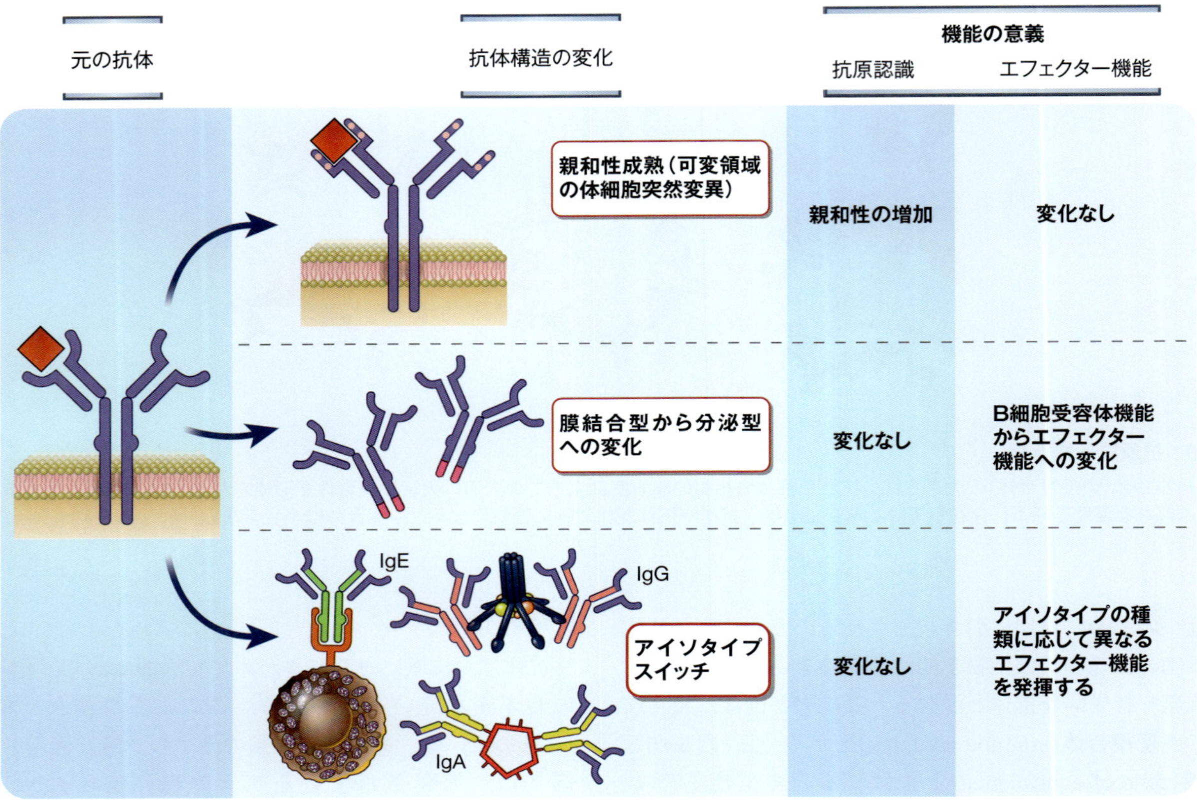

図 5.16 体液性免疫応答過程での抗体の変化

図は，活性化したB細胞(1クローン)から派生した子孫の細胞が産生する抗体の構造変化と，それに関連する機能変化を示す．親和性成熟の過程では，V領域に変異が導入され(ピンク色の点で示す)，C領域に依存したエフェクター機能は変えることなく特異性が変化する．B細胞が活性化されると，膜貫通領域や細胞内領域をもつ膜結合型の抗体を主に発現する状態から，分泌型抗体を産生するようにシフトする．分泌される抗体はV遺伝子に変異がある場合もあるし，ない場合もある(すなわち，抗体の分泌は親和性成熟の前にも後にも起こる)．アイソタイプスイッチでは，抗原に結合するV領域は変化せずにC領域が変わる(紫色から，緑色，黄色，ピンク色への色の変化で表している)．アイソタイプスイッチは膜結合型抗体にも分泌型抗体にもみられる．これらの変化に関する分子基盤については，**第12章**に記載する．

セットしかないが，これがランダムな組換えを受けて多様性がつくられる．この組換えによって，重鎖と軽鎖のV領域をコードする遺伝子が構築される．組換えのプロセスで起こる塩基配列の挿入もまた多様性をもたらす．この機序の詳細については，**第8章**で論ずる．このようなしくみで起こる膨大な数の構造変化は，重鎖と軽鎖の抗原結合超可変領域に集中しており，それによって抗原に対する親和性が決定される．

親和性成熟

抗体が毒素や感染性微生物を中和するためには，強固に結合する必要がある．すでに述べたように，高い親和性と高い結合力をもった相互作用があれば，強固な結合が可能となる．タンパク質抗原に対するT細胞依存的体液性免疫応答の過程で，抗体のV領域の構造にわずかな変化が生じるのだが，このわずかな変化が高い親和性をもつ抗体を作り出すしくみにかかわっている．この変化は，抗原によって刺激されたB細胞の**体細胞突然変異**(somatic mutation)のプロセスで生じるものである．体細胞突然変異は新しいVドメイン構造を作り出すが，新しいVドメインのなかには，元のVドメインよりも強い親和性で抗原に結合するものもある(**図 5.16**)．このようにより高い親和性の抗体をつくるB細胞は優先的に抗原に結合し，選択を受ける結果，引き続き抗原に曝露されて，主要なB細胞として優勢になっていく．このプロセスは，**親和性成熟**とよばれる．体液性免疫応答が進むにつれて抗原に対する結合親和性の平均値が上昇していくのは，親和性成熟の結果である．したがって，タンパク質抗原に対して一次免疫応答(primary immune response)でつくられる抗体のK_dは10^{-7}～10^{-9}Mの範囲となることが多いが，二次免疫応答(secondary immune response)では親和性が増し，10^{-11}かそれ以下のK_d値となる．親和性成熟の機序については**第12章**で説明する．

エフェクター機能にかかわる特徴

抗体のエフェクター機能の多くはFc部位を介するため，Fc領域が異なるアイソタイプでは異なる機能を果たすことになる．抗体がエフェクター機能を発揮するために，Fc部分を形作る重鎖のC領域が他の細胞や血漿タンパク質に結合することが必要であるということは，すでに述べたとおりである．例えば，IgG は微生物を覆って，それらを好中球(neutrophil, polymorphonuclear leukocyte：PMN)やマクロファージによる貪食作用の標的とする．これが起こるのは，IgG 分子が微生物と細胞に同時に結合できるためである．IgG は Fab 領域を介して微生物に結合し，Fc 領域を介して好中球やマクロファージの表面に発現している IgG 重鎖特異的 Fc 受容体に結合する．一方，マスト細胞が IgE 特異的 Fc 受容体を発現しているため，IgE はマスト細胞に結合し，細胞の脱顆粒反応を引き起こす．体液性免疫の Fc 依存性エフェクター機序として，他に，補体系の古典的経路活性化がある．補体系は炎症性メディエーターを発生させ，微生物の貪食(phagocytosis)や溶解を促進する．抗原と複合体をつくっている IgG や IgM の Fc 部分に，C1q とよばれる補体が結合することによって，この反応は惹起される．いずれのアイソタイプも重鎖の C ドメイン中に Fc 受容体や補体との結合部位をもつ(**図 5.1** 参照)．Fc 受容体や補体タンパク質の構造と機能については，**第 13 章**で述べる．

抗体のエフェクター機能は，免疫グロブリン分子が抗原と結合している場合にのみ惹起されるのであって，抗原と結合していない免疫グロブリンはエフェクター機能を発揮しない． 抗原に結合した抗体だけがエフェクター機序を活性化できる理由は，補体タンパク質や貪食細胞の Fc 受容体といったさまざまなエフェクター系に結合して引き金を引くために，抗体の Fc 部分が 2 つ以上隣接する必要があるからである(**第 13 章**参照)．このように抗体の隣接が必要条件となっているため，抗原の除去に対して抗体と結合している場合にのみエフェクター機能が特異的に発揮されることが担保され，また，循環している遊離抗体が不適切で危険なエフェクター応答を引き起こさないよう保証されている．

体液性免疫応答がどのように抗原の根絶に働くかは，どのようなアイソタイプの抗体がつくられるかによって決まる． 1 つのクローンの B 細胞は，抗原刺激を受けたあと，いろいろなアイソタイプの抗体をつくることができる．ただし，いずれのアイソタイプであっても，V ドメインは同一なので，抗原特異性は一緒である．ナイーブ B 細胞は，膜結合型受容体として機能する IgM と IgD を同時に産生する．この B 細胞が外来抗原(代表的なものとして微生物由来の抗原が挙げられる)によって活性化されると，**アイソタイプスイッチ**(isotype switching)(または**クラススイッチ**[class switching])とよばれるプロセスを経ることになる．このスイッチでは，つくられる抗体の C_H 領域のタイプ，すなわち抗体のアイソタイプは変化するが，V 領域や特異性は変化しない(**図 5.16** 参照)．アイソタイプスイッチの結果，IgM や IgD を発現していた元のナイーブ B 細胞から別な後継 B 細胞が派生する．この B 細胞は，抗原を排除するのに最もふさわしいアイソタイプやサブタイプの抗体をつくる可能性がある．例えば，血中の細菌やウイルス(virus)に応答する抗体としては IgG 抗体が多数を占めるが，同じ微生物であっても粘膜組織(腸管と気道)の場合には，はるかに多くの IgA 産生を誘導し，IgA はこれらの臓器の内腔に効率的に分泌される．IgG 抗体の半減期が長いので，IgG アイソタイプにスイッチすると，体液性免疫応答の効果が長時間持続する．アイソタイプスイッチの機序と機能の重要性は**第 12 章**で述べる．

抗体の重鎖 C 領域は抗体分子の組織分布を決める． 先述のとおり，B 細胞が活性化されると，次第に膜結合型の抗体が発現しなくなり，分泌型の抗体をより多く発現するようになる(**図 5.16** 参照)．IgA は粘膜上皮を通過して効率的に分泌され，粘膜分泌物や母乳中の主要な抗体となっている(**第 14 章**参照)．新生児は，胎児期に母親から胎盤を通して IgG を獲得しており，この IgG 抗体によって感染から守られている．このように母体から IgG が移行する現象は FcRn によって媒介される．FcRn については，IgG 抗体が長い半減期をもつしくみとして先に紹介したとおりである．

本章のまとめ Summary

抗体，もしくは免疫グロブリンは，B 細胞によって，膜結合型，または分泌型として産生され，類似した構造をもつ糖タンパク質のファミリー分子である．

膜結合型抗体は受容体としての働きをもち，これに抗原が結合することによって B 細胞の活性化を引き起こす．

分泌型抗体は，抗原に結合して除去するためにさまざまなエフェクター機序に関与させ，特異的な体液性免疫を制御する．

抗体分子の抗原結合領域は多様性に富む．1 個体あたり 10^{11} 以上の異なる抗体を産生することができ，それぞれの抗体は異なる抗原を特異的に認識できる．

抗体はいずれも，2 つの重鎖が共有結合し，それぞれの重鎖に軽鎖が 1 つずつ結合している(重鎖同士，軽鎖同士は同一分子)という左右対称の共通基本構造をもつ．それぞれの鎖分子は 2 つ以上の免疫グロブリンドメインからなり，各ドメインは保存された配列を含む約 110 アミノ酸がジスルフィド結合で固定され折りたたまれた構造を個別に形成している．

重鎖，軽鎖ともに N 末端ドメインは抗体分子の V 領域を形成しており，抗体の特異性が異なるのは，この部分の違いによる．いずれの V 領域にも約 10 アミノ酸よりなる超可変領域が 3 カ所存在し，一次配列上は相互に離れているが，立体的に隣接して抗体分子の抗原結合部位を形成している．

抗体は重鎖C領域の違いから異なるアイソタイプ，サブタイプに分類され，これらのクラスやサブクラスは機能的に異なる性質を示す．抗体のクラスは，IgM，IgD，IgG，IgE，IgAとよばれる．重鎖C領域にはタイプによって3つまたは4つのCドメインが存在し，軽鎖は，κ，λいずれであっても，1つの免疫グロブリン分子を構成する2本は同一アイソタイプであり，アイソタイプごとにCドメインが違う．

抗体のエフェクター機能のほとんどは重鎖C領域によって制御されるが，エフェクター機能が発揮されるにはV領域の結合部位に抗原が結合する必要がある．

モノクローナル抗体は1つのクローンのB細胞からつくられ，1つの抗原決定基を認識する．モノクローナル抗体は研究室のような研究の現場でつくることができ，研究，診断，治療に幅広く利用される．

抗原は，抗体やT細胞(T lymphocyte)抗原受容体に特異的に結合する物質である．抗体は，糖，脂質，糖鎖，タンパク質，核酸など幅広くさまざまな生物学的物質に結合できる．これは，ほとんどのT細胞抗原受容体がペプチド抗原のみを認識することと対照的である．

高分子抗原はエピトープ，抗原決定基を複数もつ，いわゆる多価の状態で，それぞれのエピトープが1つの抗体に認識されうる．タンパク質抗原では，線状エピトープは一次配列上つながったアミノ酸残基で構成され，コンフォメーション抗原決定基はポリペプチド鎖が立体構造をとることで形成される．

親和性(アフィニティ)は，抗体の抗原結合部位とエピトープ間の1対の相互作用の強さのことであり，通常，結合データから算出した解離定数K_dとして表記される．多価抗原では，同一の抗体分子が結合可能な同一エピトープが複数存在している．このような場合には，抗体は2ヵ所以上，IgMであれば同時に最大10ヵ所，のエピトープに結合することができ，抗体抗原相互作用のアビディティーが増強されることになる．

多価抗原と抗体の相対的な濃度によっては免疫複合体がつくられやすくなり，組織に沈着して傷害を引き起こすことがある．

抗原に対する抗体の結合は，高い特異性を示して化学構造のわずかな違いも識別できることがあるが，一方で，交差反応を起こし，同じ抗体が2つ以上の別な抗原に結合してしまうこともある．

免疫応答の過程で，1つのB細胞クローンがつくる抗体は数段階の構造変化を遂げる．B細胞は，最初は膜結合型の免疫グロブリンのみを発現しているが，活性化された場合や形質細胞になった場合には，元の膜結合型免疫グロブリン受容体と同じ抗原結合特異性をもつ免疫グロブリンを，分泌するようになる．V領域を変えずに，用いるC領域の遺伝子断片を変えることでクラススイッチが起こり，その結果，抗体の特異性はそのままにエフェクター機能を変化させることができる．特異的な抗体のV領域に点変異が導入され，抗原への親和性が増す現象を，親和性成熟とよぶ．

参考文献

抗体の構造と機能

Burton DR, Hangartner L. Broadly neutralizing antibodies to HIV and their role in vaccine design. *Annu Rev Immunol*. 2016; 34: 635–659.

Corti D, Lanzavecchia A. Broadly neutralizing antiviral antibodies. *Annu Rev Immunol*. 2013; 31: 705–742.

Danilova N, Amemiya CT. Going adaptive: the saga of antibodies. *Ann N Y Acad Sci*. 2009; 1168: 130–155.

Fagarasan S. Evolution, development, mechanism and function of IgA in the gut. *Curr Opin Immunol*. 2008; 20: 170–177.

Law M, Hangartner L. Antibodies against viruses: passive and active immunization. *Curr Opin Immunol*. 2008; 20: 486-492.

抗体の治療応用

Chan AC, Carter PJ. Therapeutic antibodies for autoimmunity and inflammation. *Nat Rev Immunol*. 2010; 10: 301–316.

Kohler G, Milstein C. Continuous cultures of fused cells secreting antibody of predefined specificity. *Nature*. 1975; 256: 495–497.

Lonberg N. Fully human antibodies from transgenic mouse and phage display platforms. *Curr Opin Immunol*. 2008; 20: 450–459.

Martin F. Antibodies as leading tools to unlock the therapeutic potential in human disease. *Immunol Rev*. 2016; 270: 5–7.

Weiner LM, Surana R, Wang S. Monoclonal antibodies: versatile platforms for cancer immunotherapy. *Nat Rev Immunol*. 2010; 10: 317–327.

Wilson PC, Andrews SF. Tools to therapeutically harness the human antibody response. *Nat Rev Immunol*. 2012; 12: 709–719.

第6章

T細胞に対する抗原提示と主要組織適合遺伝子複合体分子の機能

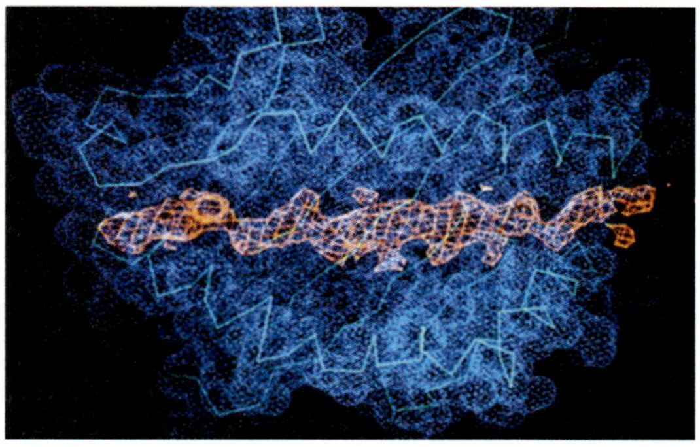

T細胞(T lymphocyte)の主な機能は，細胞内微生物の排除，および**マクロファージ**(macrophage)や**B細胞**(B lymphocyte)といった非T細胞の活性化である．T細胞の活性化および機能には，T細胞の特性を反映したいくつかの特徴がある．

抗原は抗原侵入部位にて捕捉され，ナイーブT細胞が恒常的に循環する二次末梢リンパ組織に集積される．病原体やその他の抗原(antigen)はおおむね外界と接する上皮を有する器官から侵入する．病原体がこれらの器官で定着，増殖することにより病原体由来の抗原が生じる．免疫系(immune system)は膨大な異なる特異性(specificity)をもつリンパ球クローンを生み出す．そのため，ある1つの抗原に特異的なナイーブT細胞やナイーブB細胞はきわめて少数で，10^5～10^6のリンパ球に1つのクローンが存在する程度である．この少数のリンパ球で外来抗原に備えなければならない．しかし，抗原が侵入しうる，あるいは抗原が産生されうるすべての器官を少数のリンパ球が恒常的に監視することは不可能である．この問題を克服するために，抗原侵入部位，あるいは抗原産生部位において抗原を捕捉し，それをナイーブT細胞が循環するリンパ器官へ運ぶ，という機序が発達した．抗原を捕捉し，抗原をT細胞に提示する細胞を**抗原提示細胞**(antigen-presenting cell：APC)とよぶ．

T細胞は細胞由来抗原を認識し応答するが，可溶性の遊離抗原には反応しない．T細胞の主な機能は細胞内微生物を排除することである．加えて，T細胞は，B細胞やマクロファージなどといった細胞と接触しこれらの細胞を活性化する．T細胞が遊離抗原ではなく細胞に由来する抗原を認識した後に他の細胞と接触できるように，T細胞抗原受容体は細胞表面分子によって提示される細胞内抗原を認識するように進化した．これはB細胞と対照的であり，B細胞の抗原受容体および分泌産物である抗体(antibody)は微生物や宿主の細胞表面抗原や可溶性の遊離抗原を認識しうる．宿主細胞由来抗原をCD4陽性T細胞，CD8陽性T細胞に提示し認識させる役割は**主要組織適合遺伝子複合体分子**(major histocompatibility complex molecule：MHC molecule)とよばれる特別なタンパク質が担っており，宿主細胞表面上に発現する．

MHC分子はさまざまな細胞質分画由来の抗原をさまざまな種類のT細胞に提示する．これは，ある病原体を最も効率的に排除しうるタイプのT細胞を適切に活性化するためである．例えば，循環系内の微生物に対する防御は抗体が担っており，その抗体産生をより効率的に行うためにはCD4陽性ヘルパーT細胞(helper T cells)の補助が不可欠である．一方で，同一の微生物(ウイルス[virus]など)がひとたび組織細胞に感染すれば，抗体はその微生物に到達することはできず，CD8陽性**細胞傷害性T細胞**(cytotoxic [cytolytic] T lymphocyte：CTL)が微生物感染細胞と微生物保有細胞を排除する．MHC分子の最も重要な使命は，細胞外から侵入した抗原と細胞内で産生された抗原を区別することであり，さらにこれらの抗原を種々のT細胞サブセットに提示することである．

抗原提示(antigen presentation)研究は，機能実験・生化学的解析・構造解析を駆使することで細胞レベル，分子レベルで驚くべき発展を遂げた．本章では，どのように抗原が捕捉され，抗原がどのようにT細胞に提示されるかを解説する．**第7章**ではT細胞抗原受容体について，**第9章・第10章・第11章**ではT細胞活性化とエフェクター機能について解説する．

T細胞により認識される抗原の特性

1960年代はじめにT細胞が認識する抗原はB細胞や抗体が認識する抗原と生化学的に異なることが示された．この知見をもとにT細胞の抗原認識メカニズムが発見された．T細胞による抗原認識にはいつくかの特徴がある(**表6.1**)．

多くのT細胞は短鎖ペプチドのみを認識する．一方，B細胞はペプチド，無傷の折りたたみタンパク質，核酸，糖質，脂質，低分子化合物を認識する．結果的に，T細胞性免疫応答(immune response)は通常，外来タンパク質抗原(外来ペプチドの自然供給源)によって誘導される．一方で，体液性免疫応答はタンパク質や非タンパク質抗原によって誘導される．T細胞にはツタウルシのウルシオール，βラクタム系抗生物質，ニッケルやベリリウムといった金

表 6.1　T細胞による MHC 依存性抗原認識特徴

T細胞によって認識される抗原の特徴	説明
多くのT細胞はペプチドを認識し他の分子は認識しない	ペプチドだけが MHC 分子に結合する
T細胞はタンパク質抗原のコンフォメーション決定基ではなく，線状ペプチドを認識する	線状ペプチドは MHC 分子のペプチド結合溝に結合し，ペプチドの生成過程でタンパク質構造は失われる
T細胞は細胞関連抗原を認識し，可溶性抗原は認識しない	多くのT細胞受容体はペプチド-MHC だけを認識し，MHC 分子は細胞表面上でペプチドと安定して結合した膜タンパク質である
CD4 陽性T細胞，CD8 陽性T細胞はそれぞれ，細胞外から取り込まれた抗原，および細胞質内で生成された抗原を認識する	MHC 分子は，クラスⅡ分子が抗原提示細胞の小胞で分解されたプペチドを提示し，クラスⅠ分子がサイトゾリックプロテアソームで分解された細胞質タンパク質由来のペプチドを提示する

MHC：主要組織適合遺伝子複合体（major histocompatibility complex）

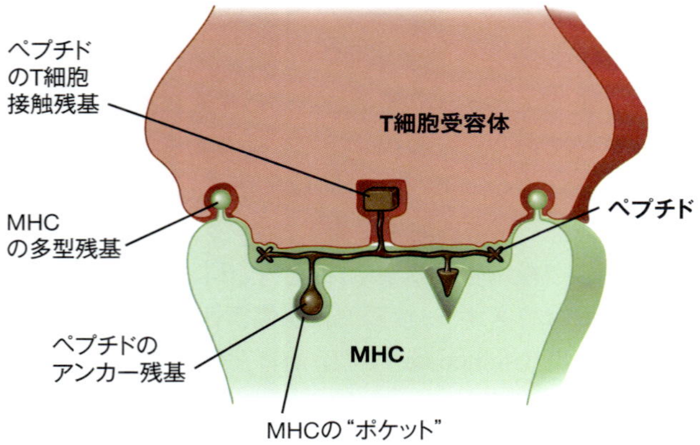

図 6.1　ペプチド-MHC のT細胞認識モデル
この図は MHC がペプチドと結合しT細胞受容体がそのペプチド-MHC 分子を認識する様子を示している．本文で後述するが，MHC 関連ペプチドは MHC 分子の溝の中のポケットにしっかり固定されるように，アミノ酸残基およびT細胞抗原受容体に認識されるアミノ酸残基をもつ．T細胞受容体は，個人によって異なるさまざまな MHC 残基（多型残基）も認識する．したがって，T細胞はペプチド抗原と MHC 分子の双方を認識する．

属イオンなどの小分子化学物質に特異的に反応するものも存在している．この場合，化学物質は MHC 分子などの自己抗原に結合していると考えられ，T細胞は変性自己ペプチドか，変容した MHC 分子を認識していると思われる．T細胞のペプチドに対する特異性は CD4 陽性T細胞，CD8 陽性T細胞の双方にとって重要である．本章の最後に述べるが，CD4 陽性T細胞，CD8 陽性T細胞以外のいつくかのマイナーT細胞集団は非タンパク質抗原を認識することができる．

CD4 陽性T細胞，CD8 陽性T細胞の抗原受容体は MHC 分子が提示する抗原に特異的である（**図 6.1**）．MHC 分子の機能はペプチドと結合し，そのペプチドを CD4 陽性T細胞，CD8 陽性T細胞に提示し，認識させることである．**第8章**で解説するように，MHC 認識はこれらのT細胞の成熟化にも必要であり，成熟T細胞は抗原と会合している MHC のみを認識するようになる．MHC 分子はペプチドだけと結合し，そのペプチドを提示する．したがって CD4 陽性T細胞，CD8 陽性T細胞もペプチドを認識する．MHC 分子はきわめて多様であり，個体における MHC のバリエーションはペプチドの結合とT細胞認識の双方に影響を与える．1つのT細胞は膨大な数の異なる MHC 分子に提示されているペプチドのうち，たった1つの特異的なペプチドを認識することができる．この現象は**主要組織適合遺伝子複合体拘束**（MHC restriction）とよばれ，分子レベルの詳細については章の後半で述べる．MHC 分子は2種のクラスがあり，クラスⅠ，クラスⅡとよばれている．CD4 陽性T細胞は**主要組織適合遺伝子複合体分子クラスⅡ**（class II major histocompatibility complex molecule：MHC）が提示しているペプチドを，CD8 陽性T細胞は**主要組織適合遺伝子複合体分子クラスⅠ**（class I major histocompatibility complex molecule：MHC）が提示しているペプチドを認識する．この住み分けの機序と機能的な重要性については後半で解説する．

以下，抗原提示についての議論を，どのように抗原提示細胞が抗原を捕捉し，どのように捕捉した抗原をT細胞へ輸送するのかを解説するところから始める．

抗原捕捉および抗原提示細胞の機能

抗原をT細胞に提示するためには，T細胞以外のさまざまな細胞の存在が必要である，ということが初めて知られたのは，T細胞反応を惹起することがすでに知られていたタンパク質抗原を標識しマウスへ注入し，どの細胞がこれらの抗原と会合しているか検討した研究による．標識抗原は主に非リンパ系細胞と会合していた．リンパ球が外来抗原を特異的に認識し，外来抗原に対して反応すると信じられていた当時，この結果は非常な驚きであった．この実験はすぐに追試され，単に可溶性タンパク質抗原をマウスに注入するより，同じ抗原をマクロファージに曝露させたほうが抗原性ははるかに高くなるということが判明した．後述するが，ナイーブT細胞は**樹状細胞**（dendritic cells）が提示する抗原によって最も活性化されるため，これらの実験におけるマクロファージ分画には樹状細胞が含まれていたと思われる．その後の細胞培養実験で，CD4陽性T細胞単独ではタンパク質抗原に反応できないが，樹状細胞やマクロファージといった非T細胞存在下でCD4陽性T細胞は効率よくタンパク質抗原に反応することが判明した．これらの結果から，T細胞反応を誘導するためには，T細胞に抗原を提示する抗原提示細胞とよばれるT細胞以外の細胞の存在が不可欠である，という概念が確立された．はじめに同定された抗原提示細胞はマクロファージであり，反応T細胞はCD4陽性ヘルパーT細胞であった．その後，すぐにいつくかの細胞分画が，異なる環境下で抗原提示細胞として機能することが明らかとなった．慣例により，**抗原提示細胞**という言葉は依然としてCD4陽性T細胞へ抗原を提示することに特化した細胞に対して用いられる．この後に解説するが，すべての有核細胞はペプチド抗原をCD8陽性リンパ球へ提示することができるが，これらの細胞は抗原提示細胞とはよばない．

抗原提示細胞概論

さまざまな細胞分画がナイーブT細胞や過去にエフェクターT細胞へと分化したT細胞に対する抗原提示細胞として機能する（図6.2，表6.2）．樹状細胞は最も効率的にナイーブT細胞を活性化することでT細胞性免疫応答を初動する抗原提示細胞である．樹状細胞については**第2章**で紹介し，自然免疫（innate immunity）における機能については**第4章**で述べた．マクロファージやB細胞も抗原提示細胞として機能しうるが，これはナイーブT細胞に対してというより過去に活性化されたCD4陽性ヘルパーT細胞に対してである．これらの抗原提示細胞としての機能は本章の後半で述べるが，詳細は**第10章**，**第12章**で解説する．樹状細胞，マクロファージ，B細胞はMHCクラスII分子や他のT細胞刺激にかかわる分子を発現することでCD4陽性T細胞を活性化しうる．このため，これら3つの細胞はプロフェッショナル抗原提示細胞とよばれる．しかし，この単語は時に唯一ナイーブT細胞を活性化しうる樹状細胞に対してのみ用いられることもある．

抗原提示細胞はT細胞にペプチド-MHCを提示し，T細胞の完全な活性化を遂行するために必要な付加刺激を供給する．抗原が第1シグナルであり，付加的な刺激は時に第2シグナルとよばれる．これらは過去に活性化したエフェクター細胞や記憶細胞を再活性化する際より，ナイーブT細胞を活性化する際により重要である．抗原と共にT細胞を刺激する抗原提示細胞膜に発現する分子は**共刺激因子**（costimulator）とよばれる．さらに，抗原提示細胞はサイトカイン（cytokines）を産生し，ナイーブT細胞のエフェクター細胞（effector cells）への分化に重要な働きをする．

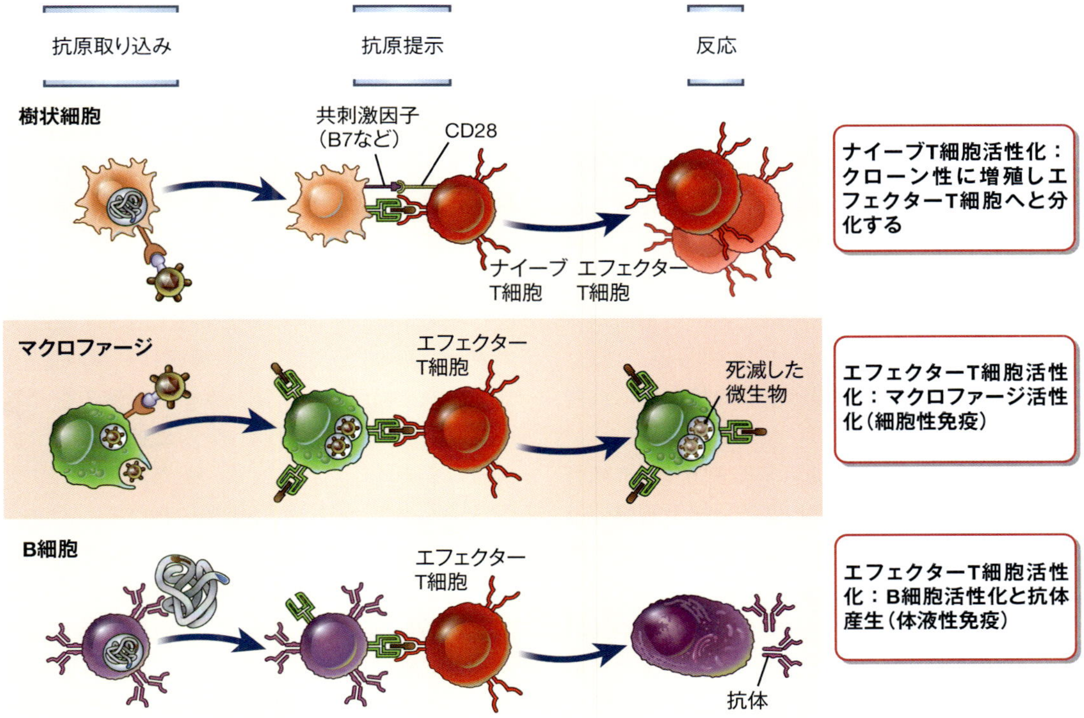

図6.2　さまざまな抗原提示細胞の機能
主要な3つのタイプの抗原提示細胞によるCD4陽性T細胞に対する抗原提示は，免疫応答の異なる段階で行われる．エフェクターT細胞はサイトカインの産生や表面分子を介してマクロファージとB細胞を活性化する．これらについては後述する．

表 6.2 抗原提示細胞の特性と機能

細胞型	発現		主要な機能
	MHC クラスⅡ	共刺激因子	
樹状細胞	恒常的：成熟に伴って増強，IFN-γ，T 細胞（CD40L-CD40 結合）により増強	恒常的：TLR シグナル，IFN-γ，CD40L-CD40 結合により増強	ナイーブ T 細胞に抗原を提示し，タンパク質抗原に対する T 細胞応答の初動（プライミング）
マクロファージ	低発現か陰性：IFN-γ，T 細胞（CD40L-CD40 結合）により増強	TLR シグナル，IFN-γ，CD40L-CD40 結合により増強	細胞性免疫応答のエフェクター相において，CD4 陽性エフェクター T 細胞に抗原を提示（T 細胞を介する貪食微生物死滅作用増強）
B 細胞	恒常的：IL-4，抗原受容体架橋，T 細胞（CD40L-CD40 結合）により増強	T 細胞（CD40L-CD40 結合），抗原受容体架橋より増強	体液性免疫応答において，CD4 陽性ヘルパー T 細胞に抗原を提示（ヘルパー T 細胞 -B 細胞会合）
血管内皮細胞	IFN-γ により誘導：ヒトにおいては恒常的	低発現：おそらく誘導されうる	抗原曝露部位や組織移植において，抗原特異的 T 細胞の活性化を促進すると想定
さまざまな上皮系・間葉系細胞	IFN-γ により誘導	おそらく発現しない	生理的機能は知られていない：炎症性疾患における機能が想定

MHC 分子は胸腺上皮細胞にも発現し，成熟 T 細胞のセレクションを誘導する（**第 8 章**参照）.
IFN-γ：インターフェロン-γ（interferon-γ），IL-4：インターロイキン-4（interleukin-4），LPS：リポ多糖（lipopolysaccharide）

これらの共刺激因子とサイトカインに関しては**第 9 章**，**第 10 章**で解説する．

抗原提示細胞の抗原提示機能は微生物産物に曝露されることで増強する．これは免疫システムが無害な非病原微生物よりも病原微生物に，より特異的に機能する理由の 1 つである．樹状細胞とマクロファージは Toll 様受容体（Toll-like receptors）や他の微生物センサーを発現する（**第 4 章**参照）ことで，微生物およびその構成物を認識する．その結果，MHC の発現増強，抗原提示能の向上，抗原提示細胞のサイトカイン産生増強が起こり，T 細胞性反応を向上させる．さらに，微生物により活性化された樹状細胞はケモカイン受容体（chemokine receptors）を発現し，T 細胞が多く存在する部位へと移動する．微生物の非存在下で，純粋なタンパク質抗原に対して適切な T 細胞反応を誘導するためには，抗原が**アジュバント**（adjuvant）とよばれる物質と共に投与される必要性がある．アジュバントは抗酸菌死菌（実験で使用する）のような微生物産物か，微生物のように自然免疫応答を惹起する物質であり，共刺激因子発現，サイトカイン産生を増強し，抗原提示細胞の抗原提示機能を促進する．

抗原提示細胞は T 細胞に抗原を提示する一方で，T 細胞側からシグナルを受け，このシグナルは抗原提示細胞の抗原提示能を増強する．抗原認識と共刺激因子によって活性化された CD4 陽性 T 細胞は細胞表面分子を発現するようになり，特に CD40 リガンド（CD154）とよばれる分子は，樹状細胞やマクロファージの CD40 と結合する．また，活性化 T 細胞は**インターフェロン-γ**（IFN-γ）のようなサイトカインを産生するようになり，抗原提示細胞上の受容体に結合する．CD40 シグナルとサイトカインは抗原提示細胞を活性化し，結果的に抗原処理・提示能の増強，共刺激因子の発現増強，そして T 細胞活性化に関与するサイトカイン産生を増強する．このような，抗原を提示する抗原提示細胞と抗原を認識する T 細胞間の双方向結合は正のフィードバックループをもたらし，免疫応答を最大化するために重要な役割を果たしている（**第 9 章**参照）．

抗原捕捉・提示における樹状細胞の役割

上皮から侵入した微生物やタンパク質抗原はリンパ節で濃縮され，循環血液中の抗原は主に脾臓で捕捉される（**図 6.3**）．樹状細胞は 最も効率的に抗原を捕捉，輸送，そして T 細胞に提示する細胞である．微生物などの外来抗原の多くは皮膚，消化器系や呼吸器系器官の上皮から宿主生体に侵入する．加えて，微生物抗原は微生物を保菌，あるいは微生物に感染した組織で産生される．古典的樹状細胞は皮膚，腸管，呼吸器といった外界と接する器官の上皮に存在し，リンパ組織においてはさらに豊富に存在する．皮膚，粘膜上皮，実質臓器は豊富にリンパ管を含んでおり，リンパ液を局所から所属リンパ節へ流出させる．ある抗原は抗原提示細胞（主に樹状細胞）に捕捉され，また遊離抗原はそのままリンパ管に入る．したがって，リンパ液は上皮から侵入した，あるいは組織に存在する，すべての細胞由来あるいは可溶性抗原を含むことになる．抗原はリンパ節（lymph node）においてリンパ管間でフィルターされ，循環血液系に入る前に濃縮される（**第 2 章**参照）．循環系に入った抗原は，脾臓（spleen）に存在する樹状細胞や，血液中に存在する樹状細胞（主に形質細胞様樹状細胞）に捕捉され脾臓へ運ばれる．

上皮・組織常在樹状細胞はタンパク質抗原を捕捉する．非活性型組織常在樹状細胞は微生物と結合する C 型レクチ

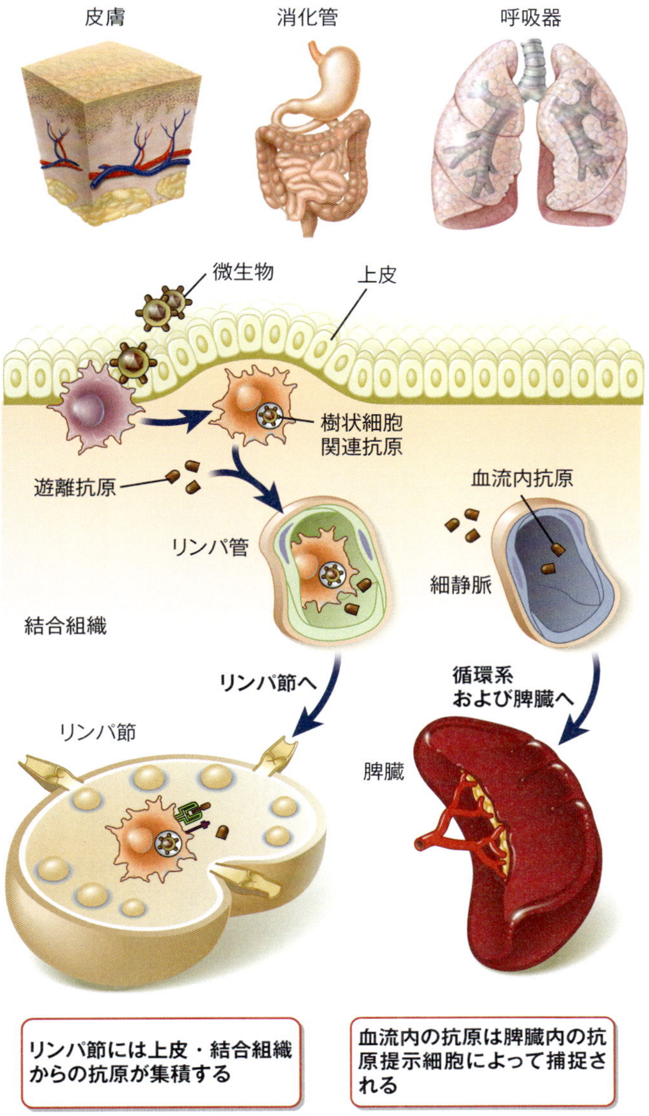

図 6.3　抗原侵入経路
微生物抗原は一般に，皮膚，消化管および気道から侵入する．それらは樹状細胞により捕捉され所属リンパ節へ輸送される．血流に侵入した抗原は脾臓で抗原提示細胞により捕捉される．

ン(C-type lectin)など多くの膜受容体を発現している．樹状細胞はこれらの受容体を介して微生物，あるいは微生物タンパク質を捕捉，エ1ンドサイトーシスし，MHC 分子に結合しうるペプチドに処理する．受容体を介するエンドサイトーシス，貪食(phagocytosis)に加えて，樹状細胞はピノサイトーシスによっても抗原を取り込むことができる．ピノサイトーシスは特定の認識受容体を必要とせず，樹状細胞に近接する液相に存在するあらゆる分子を取り込む．

微生物産物によって活性化された樹状細胞は強力な抗原提示細胞へと成熟し，捕捉した抗原を所属リンパ節へ輸送する(図 6.4)．微生物抗原が捕捉される際，T 細胞が認識するタンパク質抗原とは異なる微生物産物は，樹状細胞や他の細胞に存在する Toll 様受容体や他の自然免疫パターン認識受容体(pattern recognition receptors)によって認知され，自然免疫応答を誘導する(第 4 章参照)．樹状細胞はこれらのシグナルや微生物に反応して産生される**腫瘍壊死因子**(tumor necrosis factor：TNF)により活性化される．活性化樹状細胞(成熟樹状細胞ともよばれる)は上皮や組織との接着性を失い，リンパ管やリンパ節の T 細胞層から産生される 2 つのケモカイン(CCL19，CCL21)に対する特異的ケモカイン受容体である CCR7 を発現するようになる．これらのケモカイン(chemokines)は，微生物由来抗原を保有する樹状細胞を流出リンパ管に引き込み，最終的に所属リンパ節の T 細胞層に誘導する．ナイーブ T 細胞も同様に CCR7 を発現するため，抗原保有樹状細胞が豊富に存在する所属リンパ節を循環する(第 3 章参照)．抗原を保持した活性化樹状細胞とナイーブ T 細胞の共在は，ナイーブ T 細胞が T 細胞受容体に適した抗原に巡り会う機会を増加させる．

樹状細胞の活性化はその機能を抗原捕捉からナイーブ T 細胞に抗原を提示し活性化することへ変換させる．活性化樹状細胞はペプチドが会合した MHC 分子とともに，T 細胞活性化に必要な共刺激因子を高発現するようになる．したがって，これらの細胞がリンパ節に到達する頃までには T 細胞を強力に活性化しうる抗原提示細胞へと変化する．リンパ節を循環するナイーブ T 細胞はこれらの抗原提示細胞と遭遇し，特異的なペプチド-MHC 分子により活性化される．これがタンパク質抗原に対して T 細胞性反応を誘導する第 1 歩である．

感染や炎症(inflammation)が存在しない状態でも，古典的樹状細胞は組織において抗原を捕捉する．しかし，このような樹状細胞は効果的な免疫応答に必要なサイトカインや共刺激因子を十分には発現しない．その機能は自己抗原を自己反応性 T 細胞に提示することにあり，自己反応性 T 細胞の不活性化・細胞死を誘導，または制御性 T 細胞(regulatory T cells)の誘導を行う．このような機序は自己寛容(self-tolerance)の維持や自己免疫(autoimmunity)を防ぐために重要である(第 15 章参照)．

可溶性の抗原がそのままリンパ組織へ運搬されることもある．リンパ節または脾臓に常在する樹状細胞は，それぞれリンパ由来，血流由来抗原を捕捉し，さらに微生物産物により活性化される．リンパ液が輸入リンパ管からリンパ節へ流入すると，まず辺縁洞に入り，そのうちいくらかはリンパ洞から派生し，皮質を横断する細網線維芽細胞によって形成される導管(FRC 導管)に到達する(第 2 章参照)．この FRC 導管において，低分子量抗原は細網線維芽細胞と周囲に突起を伸ばしている樹状細胞によって捕捉される．辺縁洞の他の抗原はマクロファージによって取り込まれ，濾胞(follicle)へ運ばれ，常在 B 細胞に提示される．リンパ節の B 細胞も可溶性抗原を認識し取り込むことができる．

リンパ節における抗原の収集，濃縮は解剖学的に同様の

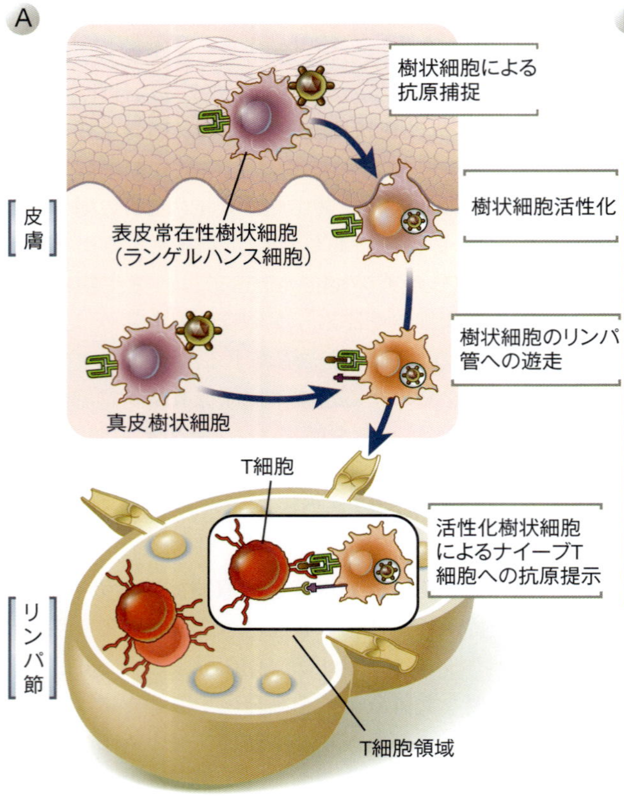

B

	組織常在性非活性化樹状細胞	活性化樹状細胞
T細胞活性化における主な役割	抗原捕捉	T細胞への抗原提示
Fc受容体・マンノース受容体発現	++	−
T細胞活性化にかかわる分子の発現：B7-1，B7-2，ICAM-1，IL-12	− あるいは低い	++
MHCクラスII分子 半減期	~10 hr	>100 hr
細胞表面分子数	~10^6	~7 x 10^6

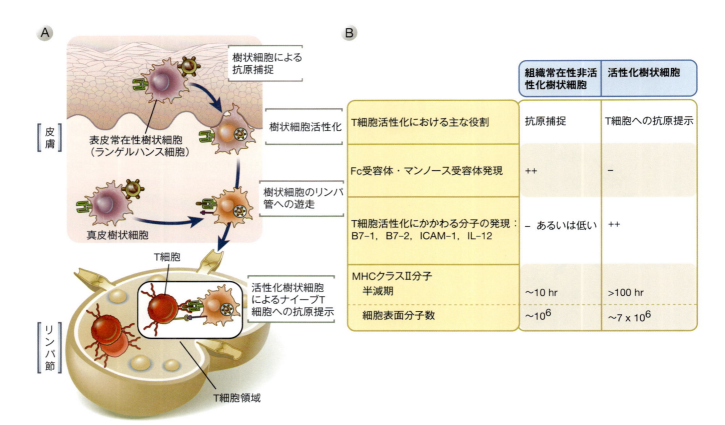

図 6.4　抗原捕捉と提示における樹状細胞の役割

(A)皮膚の未成熟樹状細胞(ランゲルハンス細胞)，あるいは真皮(真皮樹状細胞)は表皮から侵入する抗原を捕捉し所属リンパ節へ運搬する．この遊走の間に樹状細胞は成熟化し，効果的な抗原提示細胞となる．(B)樹状細胞の機能において重要な成熟化に伴う樹状細胞の変化を示す．

機能をもつように適応した組織によって補完される．消化管や呼吸器系の粘膜表面にはリンパ管系のみではなく，管腔内物質を直接的にサンプルする特別な二次リンパ組織が存在し，抗原物質の提示に寄与している．これらの粘膜リンパ器官で最も詳細が明らかになっているのが回腸の**パイエル板**(Peyer's patch)と咽頭扁桃(tonsils)である(**第14章**参照)．脾臓の抗原提示細胞は循環系に侵入したあらゆる抗原をモニターしている．このような抗原は組織から直接的に，あるいは胸管からのリンパ流に乗って血中に侵入する可能性がある．

樹状細胞が初期T細胞反応を惹起する最も優れた抗原提示細胞たるいくつかの特性．

- 樹状細胞は戦略的に微生物や外来性抗原が侵入しやすい場所(上皮組織)または微生物が繁殖しやすい組織に存在する．
- 樹状細胞は微生物を捕捉，反応しうる受容体をもつ．
- 樹状細胞は上皮や組織からリンパ管へ遊走し，リンパ節のT細胞層に選択的に到達する．また，ナイーブT細胞もリンパ節のT細胞層を循環している．
- 成熟樹状細胞は高レベルのペプチド-MHC，共刺激因子，サイトカインを発現し，これらはナイーブT細胞の活性化に必須である．

他の抗原提示細胞の機能

樹状細胞は初期T細胞応答を惹起するために必須であるが，他の細胞群も異なる状況下において重要な抗原提示細胞である(**図6.2**，**表6.2**参照)．

細胞性免疫応答において，マクロファージは貪食した微生物をエフェクターT細胞に提示し，そのシグナルはマクロファージを活性化し取り込んだ微生物を死滅するに至る．このプロセスが細胞性免疫の中心である(**第10章**参照)．循環系単球(monocyte)はあらゆる炎症・感染部位に遊走するとともにマクロファージへと分化し微生物を貪食する．CD4陽性T細胞はマクロファージによって提示される微生物由来抗原を認識する一方で，マクロファージの殺菌作用を増強するためのシグナルを供給する．

体液性免疫において，B細胞はタンパク質抗原を細胞内に取り込み，ペプチドをヘルパーT細胞に提示する．このようなB細胞の抗原提示機能はヘルパーT細胞依存性の抗体産生に必須である(**第12章**参照)．

すべての有核細胞は細胞質タンパク質抗原由来のペプチドをCD8陽性細胞傷害性T細胞に提示することができる．すべての有核細胞はウイルスに感染する可能性があり，腫瘍を誘発するような遺伝子変異を起こしうる．したがって，免疫系はどのような細胞であってもウイルス抗原や変異タンパク質といった細胞内抗原を認識できなければならない．CD8 陽性細胞傷害性 T 細胞はこのような抗原を認識し，抗原産生細胞を排除する細胞集団である．CD8 陽性細胞傷害性 T 細胞は微生物や微生物由来抗原がファゴソーム貪食胞から細胞質へ漏出した場合にも，これらの微生物や微生物由来抗原をも認識する．

MHC クラスⅡ分子を発現し T 細胞へ抗原を提示しうる細胞として，内皮細胞やいくつかの上皮細胞を含む細胞群がある．血管内皮細胞は血管壁に接着する血中 T 細胞へ抗原を提示しうると想定されており，このプロセスは細胞性免疫応答においてエフェクター T 細胞の集積と活性化に関与していると考えられる．一方で，移植片(graft)内の内皮細胞は移植片抗原に反応する T 細胞のターゲットとなりうる(**第 17 章**参照)．さまざまな上皮系，間葉系細胞が IFN-γ に反応し MHC クラスⅡ分子を発現すると考えられている．これらの細胞群による抗原提示の生理学的重要性についてはいまだ解明されていない．これらの多くの細胞群は共刺激因子を発現せず，タンパク質を MHC 分子結合性ペプチドへと処理する能力に劣るため，T 細胞反応に深くかかわっているとは考え難い．胸腺上皮細胞(thymic epithelial cells)は恒常的に MHC 分子を発現しており，胸腺(thymus)内で T 細胞レパートリーを形成するセレクションプロセスの一環として，成熟しつつある T 細胞にペプチド-MHC 分子を提示する重要な役割を担っている(**第 8 章**参照)．

これまで抗原提示細胞の機能，またどのように環境から抗原が捕捉されリンパ組織へ運ばれれるかを解説してきたが，ここからは抗原提示の機序，特に MHC 分子の役割について解説する．

主要組織適合遺伝子複合体

CD4 陽性，CD8 陽性 T 細胞による抗原認識における MHC の重要性の発見は，リンパ球の活性化と機能に関する現行の理解の礎となっている．MHC はマウスを用いた組織移植の研究から見出されたが，その分子構造と機能が明らかとなるには多くの時間を費やした．

主要組織適合遺伝子複合体の発見

マウス主要組織適合遺伝子複合体(H-2 複合体)

非自己の個体に移植された皮膚などの組織は拒絶されるが，一卵性双生児間で移植された移植片は生着することが移植研究の初期から知られていた．この結果から組織拒絶反応は遺伝的に決定されるプロセスであることが明らかとなった．1940 年代に，移植片拒絶反応の遺伝子解析を目的として，同腹子を繰り返し交配させることで近交系マウス(inbred mouse strain)が樹立された．近交系マウスは，すべての遺伝子座がホモ接合体であり(すなわち，同系マウスは父母からそれぞれ受け継いだ同一のアレル[対立遺伝子]をすべての遺伝子において保有する)，すべての近交系マウスは，同系統(すなわち同じアレル[対立遺伝子]を発現する)の他のすべてのマウスと遺伝的に同系(syngeneic)である．異なる系統マウスは異なるアレル(対立遺伝子)を発現すると考えられ，そのため互いにアロジェニック(同種異系)(allogeneic)とよばれる．他系統からの移植片を拒絶するが，他のすべての遺伝子は同一である**コンジェニックマウス系統**(congenic mouse strains)を交配によって生みだすことで，研究者らは 17 番染色体の単一の遺伝子領域が組織移植片の急激な拒絶反応を主に担っていることを明らかにし，この領域は**主要組織適合遺伝子座**(major histocompatibility locus)(histo は組織という意味)と名づけられた．マウスで同定されたこの特定の遺伝子座は，抗原Ⅱとよばれる血液型抗原をコードする遺伝子を含んでおり，histocompatibility-2，あるいは単に H-2 とよばれるようになった．当初，この遺伝子座は組織適合性を制御する 1 個の遺伝子しか含まれないと考えられていた．しかし，異なる系統を交配する間に偶然の組替えが H-2 遺伝子座内に起こり，それにより移植片拒絶(graft rejection)に関与するいくつかの異なる，しかし密接に連鎖した遺伝子群を含んでいることが示唆された．移植片拒絶を制御し，いくつかの連鎖遺伝子を含む遺伝子領域は，**主要組織適合遺伝子複合体**(major histocompatibility complex)と命名された．当初の実験の段階では知られていなかったが，移植による拒絶反応は，大部分が T 細胞を介するプロセスであり(**第 17 章**参照)，したがって T 細胞が認識するペプチド結合 MHC 分子をコードしている MHC 遺伝子と移植片拒絶の間で関連があっても驚きではない．

ヒト主要組織適合遺伝子複合体

ヒト主要組織適合遺伝子複合体(ヒト白血球抗原)は別の個体によって異物として認識される細胞表面分子を探索することによって発見された．複数回の輸血(transfusion)を受けた患者や腎移植を受けた患者はそれぞれ血液や腎臓のドナー由来の細胞を認識する抗体をもち，また経産婦は父方の細胞を認識する循環抗体をもつ．これらの抗体によって認識されるタンパク質は**ヒト白血球抗原**(human leukocyte antigen：HLA)とよばれる(leukocyte がつく理由は，抗体が他の個体の白血球へ結合するため，antigen がつく理由は，抗体によって認識されたためである)．引き続き行われた分析で，マウスで示されたように，特定のヒト白血球抗原をコードする遺伝子(ヒト白血球抗原アレル)が，移植受諾または拒否の主たる決定要因であることが示された(**第 17 章**参照)．生化学的研究から，マウスの H-2 遺伝子座によってコードされるタンパク質とヒトで同定されたヒト白血球抗原タンパク質は基本構造が非常に似通っている，という予想どおりの結果が得られた．これらの結果から，移植された組織の運命を決定する遺伝子はすべての哺乳類動物に存在し，マウスで初めに同定されたH-2遺伝子に相同性があるということからMHC遺伝子とよばれる．重要性は低いが，移植片拒絶に関与する他の多型遺伝子群はマイナー組織適合遺伝子とよばれる．これらについては**第17章**で移植免疫を説明する際に，改めて解説する．

免疫応答遺伝子

MHCが発見されてからの約20年で唯一立証された機能は移植片拒絶であった．このことは免疫学者を困惑させた．なぜなら，移植(transplantation)は自然現象ではなく，その遺伝子の唯一の機能が外来組織移植片の拒絶を制御することであれば，この一連の遺伝子が進化の過程で保存されるべき理由とならないためである．1960年代と1970年代には，MHC遺伝子がタンパク質抗原へのすべての免疫応答において基礎的な重要性をもつことが発見された．免疫学者は，近交系のモルモットおよびマウスがいくつかの単純な合成ペプチドに対する抗体を産生する能力が異なること，応答性が優性メンデル遺伝形質として受け継がれることを発見した．これに関連する遺伝子は**免疫応答遺伝子**(immune response genes：Ir genes)とよばれ，MHC上に組み込まれている．現在では，免疫応答遺伝子が，実際にはさまざまなタンパク質抗原に由来するペプチドを結合し，提示能の異なるMHC分子をコードするMHC遺伝子であることが知られている．特定のポリペプチド抗原に対し免疫応答できるレスポンダー系統は，これらの抗原に由来するペプチドと結合し，ヘルパーT細胞によって認識されるペプチド-MHCを形成することのできるMHCアレルを受け継いでいる．このようなT細胞はB細胞の抗体産生を補助する．ノンレスポンダー系統はポリペプチド抗原由来のペプチドを結合できないMHC分子を発現する．したがって，これらの系統は抗原に特異的なヘルパーT細胞や抗体を産生することはできない．のちに，多くの自己免疫疾患が特定のMHCアレルの遺伝と関連していることが判明し，これによりこれらの遺伝子が免疫応答制御の中心的機序に位置するという概念が確立された．これらの研究結果はMHC遺伝子やタンパク質の詳細な分析を推進する原動力となった．

主要組織適合遺伝子複合体拘束

MHCがT細胞による抗原認識に関与しているという正式な証明はRolf ZinkernagelとPeter DohertyによるMHC拘束の実証実験による．1974年に報告された彼らの古典的研究では，近交系マウスにおけるウイルス特異的細胞傷害性T細胞によるウイルス感染細胞の認識が検討されている．マウスがウイルスに感染すると，ウイルス特異的CD8陽性T細胞は活性化し細胞傷害性T細胞へ分化する．これらの細胞傷害性T細胞の機能をin vitroで検討すると，この細胞傷害性T細胞が由来する動物で発現するMHC分子を感染細胞が発現している時のみ，細胞傷害性T細胞は感染細胞を認識し攻撃する(**図6.5**)．したがって，T細胞は抗原に対して特異的でなければならないのと同時に，MHC分子に対しても特異的でなければならず，T細胞の抗原認識はMHC分子に拘束されている．引き続き，CD8陽性細胞傷害性T細胞による抗原認識はMHCクラスI分子によって，CD4陽性T細胞の抗原に対する反応はMHCクラスII分子によって拘束されている，という概念が確立された．

引き続き，MHC遺伝子とタンパク質の特性について解説を続け，次にMHCタンパク質がどのように外来抗原と結合し抗原を提示するか説明していく．

主要組織適合遺伝子複合体遺伝子

MHC遺伝子座は，多型を示す2つのMHC遺伝子，すなわち構造的に異なるが相同性のあるタンパク質をコードするクラスIおよびクラスIIのMHC遺伝子と，このほかに抗原提示に関与する産物をコードする非多型遺伝子を含んでいる(**図6.6**)．遺伝子多型(polymorphism)とは，非近交系集団に属する集団のなかにおける遺伝子のバリエーションを意味する．遺伝子多型を示すMHCクラスI，クラスII分子はペプチド抗原を，それぞれCD8陽性，CD4陽性T細胞に提示する．遺伝子多型を示さないMHC分子はペプチドをT細胞に提示しない．

さまざまなHLAクラスI分子は当初，血清学的アプローチ(抗体結合)で判別されていた．さまざまなHLAクラスII分子は，ある個人からのT細胞が他人の細胞によって活性化される反応(**混合型リンパ球反応**[mixed lymphocyte reaction：MLR]とよばれる)(**第17章**参照)をもって同定されていた．近年では，DNA塩基配列決定法がさまざまなMHCアレルとそれらがコードするタンパク質を区別するために用いられる．

MHCクラスIおよびクラスII遺伝子は，あらゆる哺乳類において最も多型に富む遺伝子である．ヒトMHC遺伝子に関する研究で驚かされるのは，予想を超える多くの多型の存在である．集団における異なるアミノ酸配列をもつヒト白血球抗原アレルの総数は10,000以上と推定され，そのうち3,000以上のバリアントはHLA-B遺伝子座に単独で認められる．MHC分子のバリエーションは異なる遺伝子配列の継承の結果であり，遺伝子組替えの結果ではない(抗原受容体では遺伝子組替えがある．**第8章**参照)．異なるMHCアレル(対立遺伝子)の産物は，異なるペプチドと結合し，そのペプチドを提示するため，集団における異

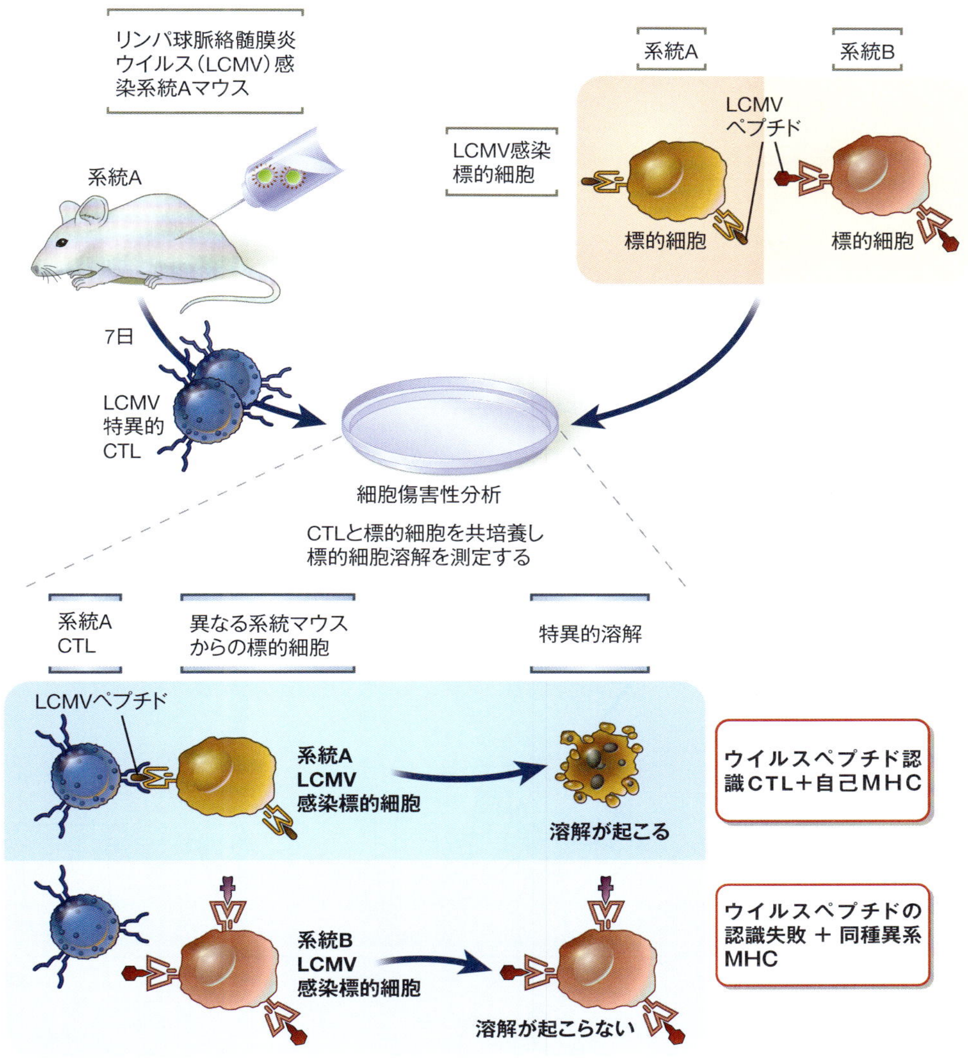

図 6.5　T 細胞の MHC 拘束現象の実験的検証

ウイルスに感染した系統 A マウスから発生するウイルス特異的 CD8 陽性細胞傷害性 T 細胞は，そのウイルスに感染した同系の（系統 A の）標的細胞を傷害する．この CD8 陽性細胞傷害性 T 細胞は，ウイルスに感染した系統 B 標的細胞（系統 A とは異なる主 MHC 複合体アレルを発現する）を傷害しない．MHC クラス I 遺伝子座だけが異なる近交系マウスの使用により，CD8 陽性細胞傷害性 T 細胞による抗原認識が自己 MHC クラス I 拘束性であるということが証明された．

なる個人は，同一のタンパク質抗原から由来するペプチドであっても異なるペプチドを提示するのかもしれない．

MHC 多型は，事実上無限の多様性(diversity)をもつ微生物に対処するため，また人類が新興感染症によって全滅しないように，進化の過程で生まれたと考えられる．言い換えれば，集団において膨大な数の異なる MHC 分子を保存することによって，いかなる微生物由来のペプチドであっても誰かは，その抗原をヒト T 細胞に提示できるということになる．しかし，集団においてこのような膨大な数のアレル(対立遺伝子)を保存するに至った選択圧はわかっていない．

MHC 遺伝子は各個人において相互優性に発現する．言い換えれば，授かった MHC 遺伝子において，各個人は両親から受け継いだアレル(対立遺伝子)を発現する．個人にとって，このことは T 細胞へ提示するためのペプチドの数を最大化することにつながる．

ヒトとマウスの主要組織適合遺伝子複合体遺伝子座

ヒトでは，MHC は 6 染色体短腕に位置し，その大きさは約 3,500 キロベース(kb)に及び，DNA の大きな領域を占めている(比較として，大きなヒトの遺伝子で 50 〜 100 kb，一方，細菌のなかの大腸菌のゲノム全体の大きさで約 4,500kb である)．古典的な遺伝学用語では，MHC 遺伝子座は，約 4cM に達し，これは毎回の減数分裂で MHC 内の交差が約 4％の頻度で起こることを意味する．ヒト MHC の分子地図を**図 6.7** に示す．

MHC クラス I 遺伝子には *HLA-A HLA-B HLA-C* の 3 つ

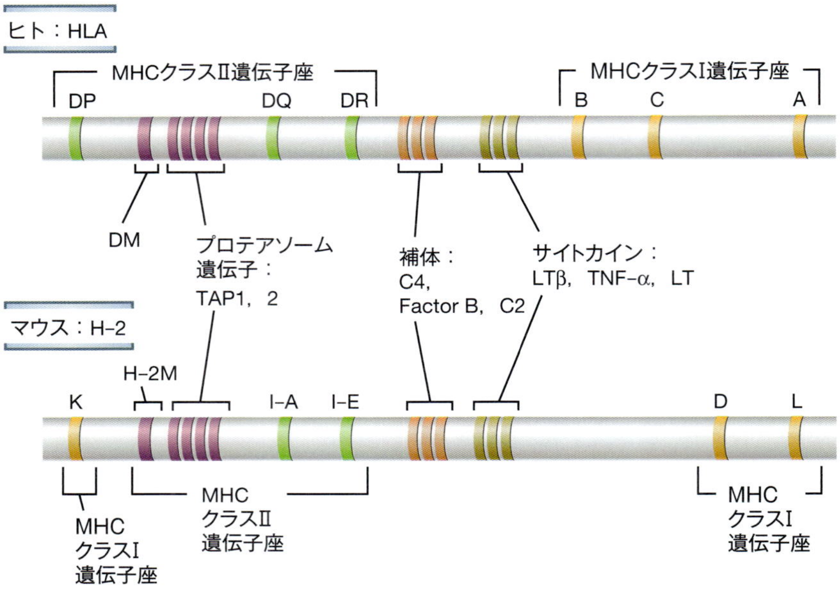

図 6.6 ヒトとマウスの MHC 遺伝子座の概略図

MHC 遺伝子座の遺伝子の基本的な構成はヒトとマウスで類似している．遺伝子とその間に介在する DNA 遺伝子断片の大きさはスケールのとおりではない．クラス II 遺伝子座は単一のブロックとして示されるが，それぞれの遺伝子座は 7 つの遺伝子からなる．

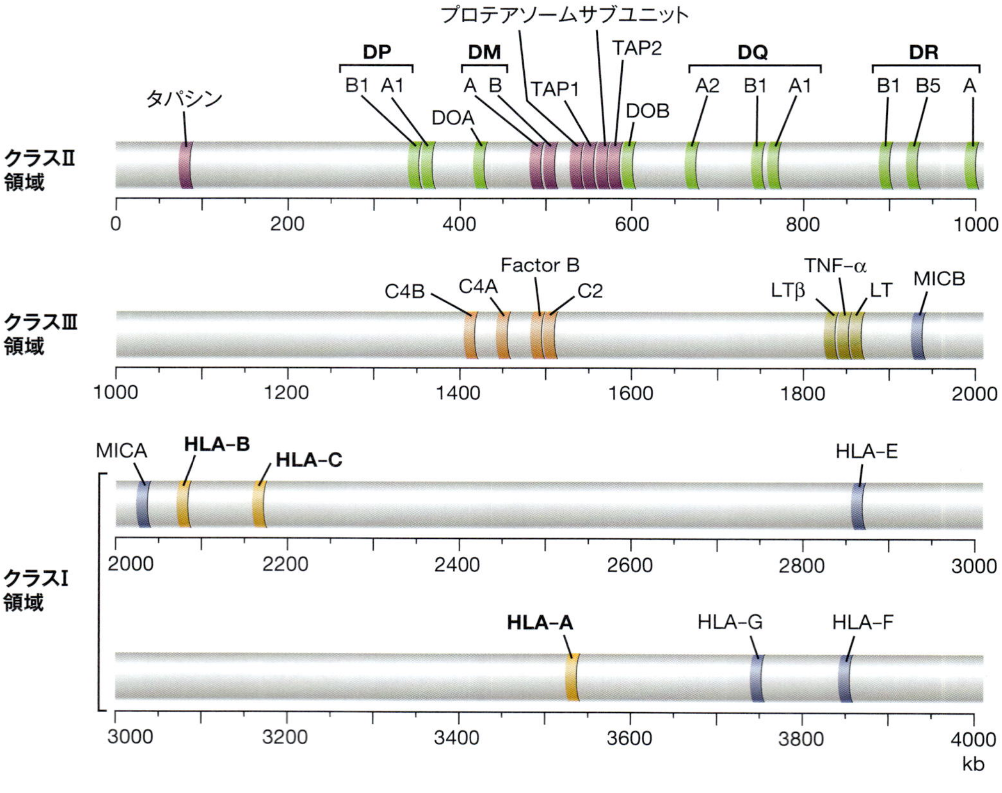

図 6.7 ヒト MHC 地図

ヒト MHC 遺伝子座内に位置する遺伝子を示す．クラス I および MHC クラス II に加えて，*HLA-E*，*HLA-F*，*HLA-G* および *MIC* 遺伝子はクラス I 様分子をコードしている．それらの多くはナチュラルキラー細胞によって認識される．C4，C2，および Factor B は補体タンパク質である．タパシン，DM，DO，TAP，プロテアソームサブユニットは後述する抗原プロセシングに関与するタンパク質である．LTα，LTβ，TNF はサイトカインである．多くの偽遺伝子とその免疫応答における役割が確立されていない遺伝子がヒト MHC（ヒト白血球抗原複合体）内に存在するが，ここでは分子地図を簡潔にするために示していない．

の遺伝子があり，3つのタイプのMHCクラスⅠ分子をコードする．MHCクラスⅡ遺伝子座には*HLA-DP*，*HLA-DQ*，*HLA-DR*の3つがある．各MHCクラスⅡ分子は，αとβポリペプチドのヘテロ二量体で構成される．各染色体において，*DP*，*DQ*，*DR*座は，*A*と*B*で指定される離れた遺伝子を保有し，それぞれαおよびβ鎖をコードしている．すべてのヒトは2つの*HLA-DP*遺伝子(*DPA1*と*DPB1*)，2つの*HLA-DQα*遺伝子(*DQA1*と*DQA2*)，1つの*HLA-DQβ*遺伝子(*DQB1*)，1つの*HLA-DRα*遺伝子(*DRA1*)，そして1つか2つの*HLA-DRβ*遺伝子(*DRB1*と*DRB3*，*4*，あるいは*5*)をもつ．HLA遺伝子座の命名は，血清学的および分子生物学の方法によって同定された莫大な多型を網羅する必要がある．したがって，現代の分子タイピングでは，個々のアレル(対立遺伝子)は，以下のように表現される．例えば，*HLA-A*0201*は，*HLA-A2*の01サブタイプを示し，*HLA-DRB1*0401*は，*DRB1*遺伝子の01サブタイプを示す．

17番染色体上にあるマウスMHCは，DNAの約2,000kbを占めており，遺伝子はヒトMHC遺伝子とは若干異なる順序で編成されている．マウスクラスⅠ遺伝子の1つ(*H-2K*)は，クラスⅡ領域に対してセントメリックであるが，他のクラスⅠ遺伝子は，クラスⅡ領域に対してテロメリックである．マウスには*H-2K*，*H-2D*，*H-2 L*という3つのクラスⅠ遺伝子があり，それぞれK，D，Lの3つの異なるクラスⅠタンパク質をコードする．これらの遺伝子は，ヒト*HLA-A*，*-B*，*-C*遺伝子と相同である．マウスの特定の近交系のMHCアレルは，最初に同定されたマウス系統のMHC遺伝子の全セットに由来する小文字(例えば*a*，*b*)で表記される．マウス遺伝学者の用語では，k型MHCを保有する系統での*H-2K*遺伝子のアレルは，K^k(*K of k*と読む)とよばれ，一方で，d型MHCを保有する系統での*H-2K*遺伝子のアレル(対立遺伝子)は，K^d(*K of d*と読む)とよばれる．同様の専門用語は，*H-2D*および*H-2 L*アレルにも適応される．マウスは*I-A*と*I-E*という2つのMHCクラスⅡ遺伝子座をもち，それぞれI-A，I-E分子をコードする．これらの遺伝子座は前述した免疫応答遺伝子である．これらのマウスクラスⅡ遺伝子は，ヒト*HLA-DP*，*-DQ*，*-DR*遺伝子と相同である．K^kとD^kアレルをもつ近交系マウスで発見された*I-A*アレルは$I\text{-}A^k$(*I-A of k*と読む)とよばれる．同様の専門用語は，*I-E*アレルにも適応される．ヒトのように，各MHCクラスⅡ分子のαおよびβ鎖をコードする*I-A*，*I-E*遺伝子座に，*A*と*B*で指定される2つの異なる遺伝子が存在する．

各染色体上に存在する一連のMHCアレルはMHC**ハプロタイプ**(haplotype)とよばれる．例えば，個々のヒト白血球抗原ハプロタイプは，HLA-A2，HLA-B5，HLA-DR3などである(よりシンプルな命名法を用いている)．すべてのヘテロ接合の個体は，もちろん，2つのヒト白血球抗原ハプロタイプをもっている．したがって，ホモ接合体である近交系マウスは単一のハプロタイプをもっている．$H\text{-}2^d$マウスのハプロタイプは，$H\text{-}2K^d\ I\text{-}A^d\ I\text{-}E^d\ D^d\ L^d$である．MHC遺伝子は緊密に連鎖している．そのため，ハプロタイプは一括して継承され，通常は両親から受け継いだ2つのハプロタイプのすべてのMHCアレルを発現する．

主要組織適合遺伝子複合体分子の発現

MHC分子は，T細胞に抗原を提示する必要があるため，細胞でのこれらのタンパク質の発現は，T細胞によって認識されるべき外来(例：微生物)抗原かどうかで決定される．多様な微生物感染から個体を防御するという重要な使命のため，MHC分子の発現にはいくつかの重要な特徴がある．

クラスⅠ分子は実質的にすべての有核細胞上で発現され，一方で，クラスⅡ分子は樹状細胞，B細胞，マクロファージ，胸腺上皮細胞や他の少数の限られた細胞で発現される．この MHCの発現パターンは，クラスⅠ拘束性CD8陽性T細胞，クラスⅡ拘束性CD4陽性T細胞の機能と関連する．前述したように，CD8陽性細胞傷害性T細胞はウイルスなどの細胞内微生物に感染された細胞，腫瘍抗原を発現する腫瘍細胞や，またウイルスが潜伏感染している，あるいはがんになりつつあるすべての有核細胞を排除する．したがって，有核細胞でのMHCクラスⅠ分子の発現は，ウイルスや腫瘍抗原に対する表示装置を提供することであり，これによりこれらの抗原は細胞傷害性T細胞や抗原提示細胞に認識され排除される．対照的に，クラスⅡ拘束性CD4陽性ヘルパーT細胞は，次に述べるような理由で，より限られた細胞種とクラスⅡ分子によって提示された抗原を認識する．免疫応答を惹起するためには，ナイーブCD4陽性T細胞はリンパ系組織の樹状細胞によって捕捉され提示された抗原を認識する必要がある．分化したCD4陽性ヘルパーT細胞の主な機能は2つある．マクロファージが貪食した細胞外微生物を排除するためにマクロファージを活性化(あるいは補助)すること，さらに細胞外微生物を排除するために抗体産生性B細胞を補助すること，である．胸腺上皮細胞はMHCクラスⅠ，クラスⅡ分子の双方を発現し，胸腺上皮細胞による抗原提示は成熟T細胞のセレクションプロセスにおいて重要である(**第8章**参照)．

MHC分子の発現は自然免疫応答，獲得免疫応答の際に産生されるサイトカインによって増強される．クラスⅠ分子は恒常的に有核細胞に発現し，その発現は多くのウイルスに対する初期自然免疫応答の際に産生されるタイプⅠ**インターフェロン**(interferons)に属するIFN-α，IFN-βによって増強される(**第4章**参照)．したがって，ウイルスに対する自然免疫応答は，ウイルス抗原をウイルス特異的T細胞に提示するMHC分子の発現を増強することになる．これが，自然免疫が獲得免疫応答を橋渡しする1つの機序である．クラスⅠ分子の発現は以下に解説するようにIFN-γによっても増強される．

クラスⅡ分子の発現はさまざまな細胞において，サイトカインや他のシグナルによって制御されている．IFN-γは樹状細胞やマクロファージといった抗原提示細胞におけるクラスⅡ分子発現を刺激する主要なサイトカインである（**図6.8**）．IFN-γは，初期自然免疫応答において**ナチュラルキラー細胞**（natural killer cells：NK cells）によって産生され，また晩期獲得免疫応答においては抗原により活性化されたT細胞によって産生される．したがって，自然免疫応答中に産生されたIFN-γは抗原提示細胞上のMHCクラスⅡ分子の発現を増強することで，自然免疫が獲得免疫（adaptive immunity）を促進する橋渡しをしている．また，獲得免疫応答中に産生されたIFN-γは獲得免疫を増幅させる．前述したように，クラスⅡ分子の発現は微生物成分を認識したToll様受容体のシグナルにより増強する．この

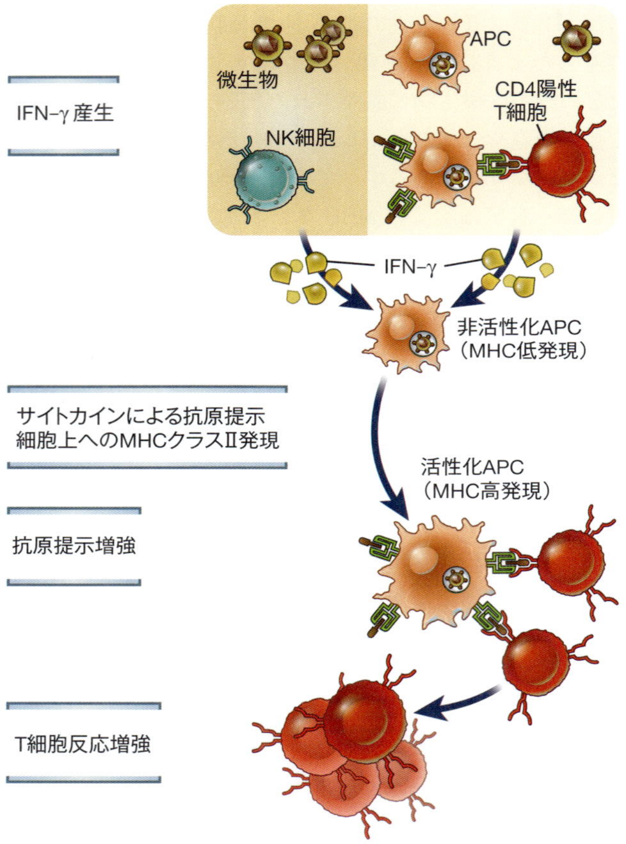

図6.8 IFN-γによるMHCクラスⅡ発現増強

微生物に対する自然免疫応答でナチュラルキラー細胞や他の細胞により産生，または獲得免疫応答でT細胞によって産生されるIFN-γは，抗原提示細胞上のMHCクラスⅡ発現を刺激して，CD4陽性T細胞活性を増強する．IFN-γとⅠ型IFNはMHCクラスⅠ分子の発現とCD8陽性T細胞の活性化に同じような効果をもつ．

APC：抗原提示細胞（antigen presenting cell），IFN：インターフェロン（interferon），MHC：主要組織適合遺伝子複合体（major histocompatibility complex），NK細胞：ナチュラルキラー細胞（natural killer cells）

ことは，微生物抗原の提示を促進することにつながり，自然免疫と獲得免疫のもう1つの橋渡しとなる．B細胞は恒常的にクラスⅡ分子を発現しており，その発現は抗原認識とヘルパーT細胞からのサイトカインにより増強する．このことはヘルパーT細胞への抗原提示を増強することにつながる（**第12章**参照）．IFN-γは血管内皮細胞や他の非免疫細胞のMHC分子の発現も増強するが，前述したようにこれらの細胞のT細胞への抗原提示における機能は不明である．ニューロンなどいくつかの細胞は決してクラスⅡ分子を発現しない．活性化により，ヒトT細胞はクラスⅡ分子を発現する（マウスT細胞は発現しない）が，この反応における責任サイトカインは同定されておらず，またその意義も不明である．

転写速度は細胞表面上のMHC分子の合成および発現レベルの主要な抗原決定基である．サイトカインはさまざまな細胞において，クラスⅠ，クラスⅡ遺伝子の転写を刺激することでMHCの発現を増強する．これらの効果は，MHC遺伝子のプロモーター（promoter）領域のDNA配列にサイトカイン活性化転写因子が結合することで発動する．いくつかの転写因子は会合し，**NOD様受容体**（NOD-like receptors：NLRs）ファミリーの1つである，**クラスⅡ転写活性化因子**（class II transcription activator：CIITA）に結合し（**第4章**参照），これらの全複合体はクラスⅡプロモーターに結合し，遺伝子の効率的な転写を促進する．転写因子との複合体を維持することによって，CIITAはクラスⅡ遺伝子発現のマスターレギュレーターとして機能する．CIITAあるいは関連転写因子の遺伝子変異は，MHC分子発現欠如に関連するヒト免疫不全疾患の原因となる．これらの疾患のなかで，最も研究されているのが**裸リンパ球症候群**（bare lymphocyte syndrome）である（**第21章**参照）．CIITA**ノックアウトマウス**（knockout mouse）もまた，樹状細胞やB細胞でのクラスⅡの発現が減弱，または欠損しており，すべての細胞群においてIFN-γで処理したとしてもクラスⅡ発現を誘導することができない．

抗原プロセシング（antigen processing）および提示に関与する多くのタンパク質の発現は協調的に調節されている．例えば，IFN-γはクラスⅠ，クラスⅡ遺伝子の転写を促進するのみでなく，本章で後述するようにTAPトランスポーターやプロテアソーム（proteasome）のサブユニットの一部をコードする遺伝子のように，MHCクラスⅠの構築，ペプチド提示に必要とされるいくつかの遺伝子産物の転写も促進する．

主要組織適合遺伝子複合体分子の構造

MHC分子の生化学的研究により，ヒトクラスⅠおよびクラスⅡ分子の細胞外領域の結晶構造が解明された．続いて，ペプチドを結合した多くのMHC分子が結晶化され，

表 6.3 MHC クラスⅠ，クラスⅡ分子の特徴

	MHC クラスⅠ	MHC クラスⅡ
特徴		
ポリペプチド鎖	α と β_2-ミクログロブリン	α と β
多型残基の位置	α1，α2 ドメイン	α1，β1 ドメイン
T 細胞コレセプターに対する結合部位	α3 ドメインへの CD8 結合	α2，β2 ドメインの一部で形成されるポケットへの CD4 結合
ペプチド結合溝の大きさ	8 ～ 11 残基のプチドを結合	10 ～ 30 残基，あるいはそれ以上の大きさのペプチドを結合
命名		
ヒト	HLA-A，HLA-B，HLA-C	HLA-DR，HLA-DQ，HLA-DP
マウス	H-2K，H-2D，H-2L	I-A，I-E

HLA：ヒト白血球抗原（human leukocyte antigen）

詳細に分析された．このような進歩により，現在ではどのようにMHC分子がペプチドと結合し，ペプチドを提示するのかが理解されている．本項では，まず，MHCクラスⅠおよびクラスⅡ分子に共通する機能的に重要な生化学的特徴を要約する．次に，クラスⅠおよびクラスⅡタンパク質の構造について説明し，それらの主な類似点と相違点について解説する（**表 6.3**）．

主要組織適合遺伝子複合体分子の一般的特性

すべてのMHC分子は，ペプチド提示とT細胞による抗原認識に欠かせない構造的特徴を有している．

- **各 MHC 分子は，細胞外ペプチドと結合するペプチド結合溝（peptide-binding cleft），免疫グロブリン（immunoglobulin：Ig）様ドメイン，膜貫通ドメインおよび細胞質ドメインで構成される．** クラスⅠ分子はMHC内にコードされている1本のポリペプチド鎖と，非MHC内でコードされた鎖から構成されるのに対して，クラスⅡ分子は2本のMHC内でコードされているポリペプチド鎖から構成される．このような違いがあるにもかかわらず，クラスⅠおよびクラスⅡ分子の全体的な三次元構造は類似している．
- **MHC 分子のアミノ酸残基多型は，ペプチド結合溝に隣接して存在する．** このペプチド結合溝は，MHCにコードされるタンパク質のアミノ酸末端の折りたたみによって形成されており，ペアのαヘリックスが結合溝の2つの壁を形成し，八本鎖のβプリーツシートが底部を構成する．種々のMHCアレル間で異なるアミノ酸である多型残基は，このペプチド結合溝やその周辺に位置している．ペプチドをT細胞に提示するMHC分子の提示部と，提示されたペプチドを認識するT細胞の抗原受容体は，MHC分子のαヘリックスと結合する（**図 6.1** 参照）．この領域におけるアミノ酸の可変性により，さまざまなMHC分子が種々のペプチドと結合し，ペプチドをさまざまなT細胞の抗原受容体に提示することを可能にしている．
- **MHC クラスⅡ，クラスⅠ分子の非多型 Ig 様ドメインは，それぞれ T 細胞分子 CD4 と CD8 との結合部位を有する．** CD4とCD8は成熟T細胞の異なるサブポピュレーションに発現し，抗原受容体とともに抗原認識を司る．このため，CD4およびCD8はT細胞**コレセプター**（coreceptor）とよばれる（**第 7 章**参照）．CD4は選択的にMHCクラスⅡ分子と結合し，CD8はMHCクラスⅠ分子と結合する．このことが，**CD4 陽性ヘルパー T 細胞が MHC クラスⅡ分子に提示されたペプチドを認識し，CD8 陽性 T 細胞がペプチドと結合する MHC クラスⅠ分子を認識する**理由である．言い換えれば，CD4陽性T細胞はMHCクラスⅡ分子拘束性であり，CD8陽性T細胞はMHCクラスⅠ分子拘束性である．

主要組織適合遺伝子複合体分子クラスⅠ

MHCクラスⅠ分子は，2つの非共有結合で連結されたポリペプチド鎖，MHC分子にコードされる44～47kDのα鎖（または重鎖），そして非MHC分子にコードされるβ2-ミクログロブリン（β2-microglobulin）とよばれる12kDのサブユニットから構成される（**図 6.9**）．α鎖ポリペプチドの約3/4は細胞外に，短い疎水性セグメントは細胞膜に，そしてカルボキシル末端残基は細胞質内に位置する．α鎖のアミノ末端基α1，α2セグメントは長さがそれぞれ約90残基であり，αヘリックスの2つの平行ストランドを支える八本鎖逆平行βプリーツシート底部と結合する．これがクラスⅠ分子のペプチド結合溝を形成する．柔軟で拡張性に富む構造をしており8～11アミノ酸のペプチドが結合するのに十分な大きさ（～2Å×10Å×11Å）である．クラスⅠペプチド結合溝の端部は大きいペプチドが入り込まないように閉鎖されている．したがって，天然球状タンパク質がMHC分子に結合しT細胞によって認識されるためには，小さく引き伸ばされた直線形状に処理される必要がある（後述する）．クラスⅠ分子の多型残基の存在は，ペプチド結合とT細胞認識において異なるクラスⅠアレルのなかで多様性に関与するα1，α2ドメインに限定される（**図 6.10**）．すべてのクラスⅠ分子間でアミノ酸配列が保存されるIg領域に，α鎖のα3セグメントが折りたたまれる．このセグメントは，CD8に対する結合部位を多く含んでいるが，β2-ミクログロブリンやα2ドメインの非多型C末端部も同様にある程度，CD8に対する結合部位を含んでいる．α3セグメントのカルボキシル末端は，細胞膜脂質二重層を縦走する約25疎水性アミノ酸である．この直後に，脂質二重層内側のリン脂質頭部基と結合し，また細

胞膜内 MHC 分子を固定する約 30 残基の塩基性アミノ酸クラスターが続く．

MHC クラスⅠ分子の軽鎖に相当する β2-ミクログロブリンは，MHC 外遺伝子によってコードされており，その電気泳動移動度(β2)，**大きさ**(micro)，**溶解性**(globulin)に基づいて命名された．β2-ミクログロブリンは α 鎖の α3 ドメインと非共有結合する．α3 セグメントと同様に，β2-ミクログロブリンは，構造的に Ig ドメインと相同であり，すべてのクラスⅠ分子間で不変である．

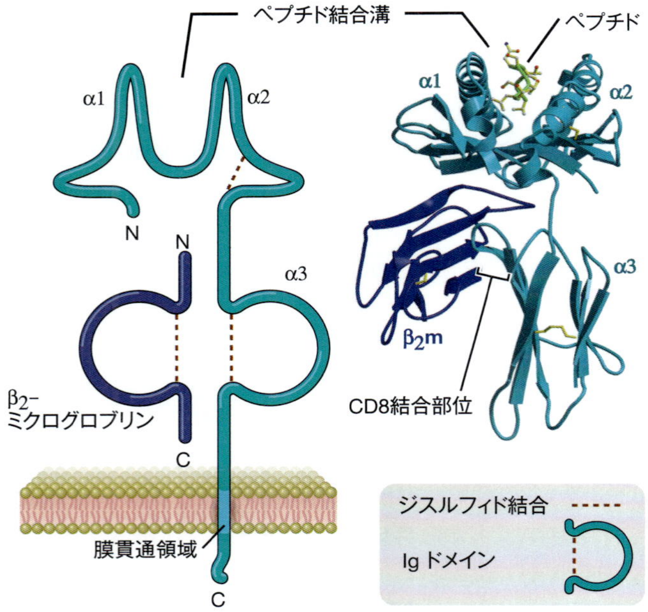

図 6.9 MHC クラスⅠ分子の構造

模式図(左)は，MHC 分子のさまざまな領域を示す(スケールどおりではない)．クラスⅠ分子は非多型性の $β_2$-ミクログロブリン($β_2$m)に非共有結合的に会合した多型 α 鎖から構成される．α 鎖はグリコシル化される．糖鎖残基は表示してない．リボン図(右)では X 線結晶回析によるペプチドと結合した HLA-B27 分子の細胞外構造を示す〔Dr. P. Bjorkman, California Institute of Technology, Pasadena のご厚意による〕．

完成されたクラスⅠ分子は，α 鎖，β2-ミクログロブリン，結合ペプチドから構成される三量体であり，細胞表面上のクラスⅠ分子の安定発現にはこの複合体の 3 つすべての構成要素が必要である． この理由は，α 鎖と β2-ミクログロブリンの結合が，α1 と α2 セグメントによって形成されるペプチド結合溝にペプチド抗原が結合することで安定するからであり，逆にいえば，ペプチドの結合は α 鎖と β2-ミクログロブリンの相互作用によって強化される．ペプチドが MHC 分子を安定化するために必要であり，不安定な複合体は分解されるので，潜在的に有用なペプチド－MHC 分子だけが細胞表面上に発現される．

ほとんどの個体は，MHC 遺伝子ヘテロ接合体であるため，*HLA-A*，*HLA-B* および *HLA-C* 遺伝子の 2 つの遺伝性アレルによってコードされる α 鎖を有するすべての細胞上で，6 つの異なるクラスⅠ分子を発現する．

主要組織適合遺伝子複合体分子クラスⅡ

MHC クラスⅡ分子は，32 ～ 34kD の α 鎖と 29 ～ 32kD の β 鎖の 2 つの非共有結合ポリペプチド鎖で構成されている(**図 6.11**)．クラスⅠ分子の場合とは異なり，クラスⅡ分子の双方の鎖をコードする遺伝子は両方とも多型を示し，MHC 遺伝子座に存在する．

クラスⅡ鎖のアミノ末端 α1 および β1 セグメントは，ペプチド結合溝を形成するため相互作用し，それはクラスⅠ分子のペプチド結合溝と構造的に類似している．ペプチド結合溝の底の 4 列のストランドと α ヘリックス壁の 1 つは，α1 セグメントによって形成されており，ペプチド結合溝の底の他の 4 つのストランドと 2 番目の壁は β1 セグメントによって形成されている．MHC クラスⅠ分子のように，多型残基は α1，β1 セグメントに存在し，ペプチド結合溝の内部およびその近傍に位置する(**図 6.10** 参照)．ヒトクラスⅡ分子において，多型のほとんどは β 鎖に存在する．MHC クラスⅡ分子のペプチド結合溝端は，30 残

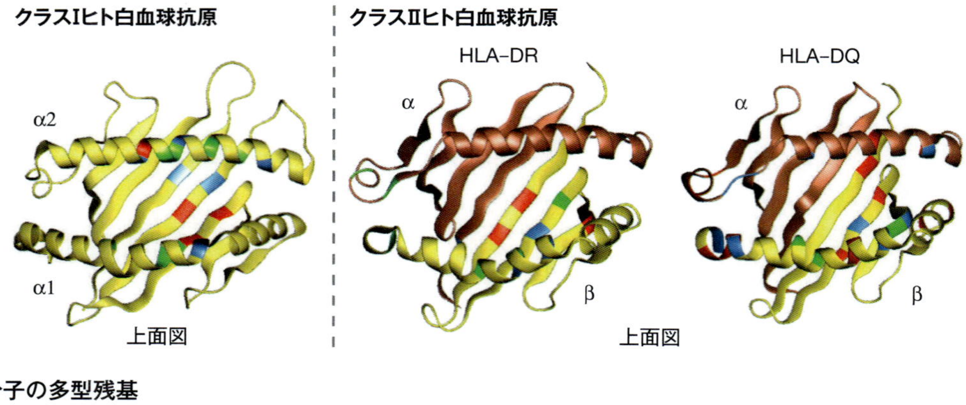

図 6.10 MHC 分子の多型残基

MHC クラスⅠとクラスⅡ分子の多型残基はペプチド結合溝とペプチド結合溝の近傍にある α ヘリックスに位置する．異なるヒト白血球抗原アレルのなかで最大の可変領域は赤色，中間の可変領域は緑色，および最も低い可変領域は青色で示されている〔Major histocompatibility complex molecules: structure, function, and genetics. In WE Paul [ed]: Fundamental Immunology, 6 th ed. Lippincott Williams & Wilkins, Philadelphia, 2008. Margulies DH, K Natarajan, J Rossjohn, and J McCluskey の許可を得て再現〕．

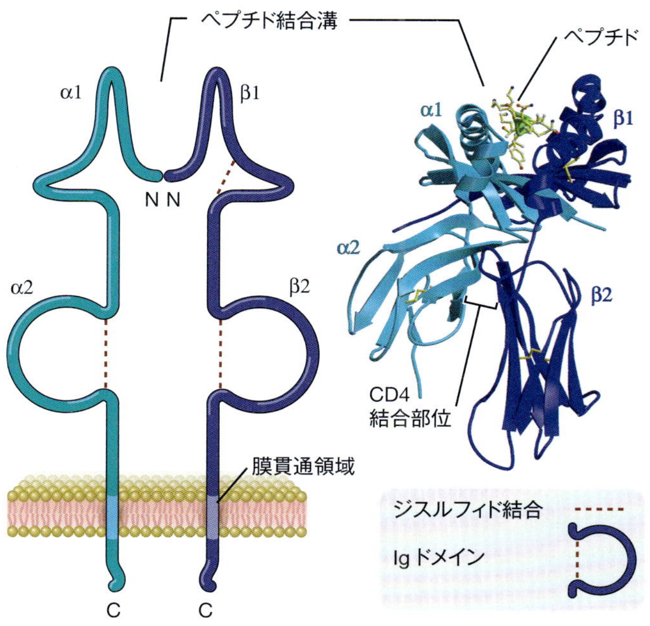

図 6.11　MHC クラスⅡ分子の構造

模式図(左)は，MHC 分子のさまざまな領域を示す(スケールどおりではない)．クラスⅡ分子は多型 β 鎖と非共有結合で会合する多型 α 鎖からなる．両方の鎖はグリコシル化される．糖鎖残基は表示していない．リボン図(右)ではＸ線結晶回析によるペプチドと結合した HLA-DR 1 分子の細胞外構造を示す〔Dr. P. Bjorkman, California Institute of Technology, Pasadena のご厚意による〕.

基またはそれ以上のペプチドが結合できるように開放されている．

MHC クラスⅠ分子の α3 および β2- ミクログロブリンのように，MHC クラスⅡ分子の α2，β2 セグメントは，Ig ドメインに折りたたまれ，特定のクラスⅡ遺伝子のアレル(対立遺伝子)間で変化せず，非多型性である．クラスⅡ分子の α2 と β2 ドメインは共に，CD4 タンパク質の突起が収容される凹面形成に関与する．α2，β2 セグメントのカルボキシル末端端には，短いセグメントが続いており，疎水性膜貫通残基の約 25 アミノ酸と結ばれている．両方の鎖において，膜貫通領域は塩基性アミノ酸残基クラスターで終わり，短い親水性細胞質尾部が続く．

完成された MHC クラスⅡ分子は，1 つの α 鎖，1 つの β 鎖，結合抗原ペプチドから形成される三量体であり，細胞表面上のクラスⅡ分子の安定発現にはこの複合体の 3 つすべての構成要素が必要である． クラスⅠ分子と同様に，細胞表面上に到達した MHC 分子はペプチド提示という基本的機能を果たす分子である．

ヒトは両親からそれぞれ，HLA-DP 分子の α 鎖と β 鎖をコードする 1 つの *DPA* 遺伝子と 1 つの *DPB* 遺伝子(1 つの機能性 *DQA* 遺伝子と 1 つの *DQB* 遺伝子，1 つの *DRA* 遺伝子と 1 つか 2 つの機能性 *DRB* 遺伝子)を継承する．したがって，各ヘテロ接合体個体は 6 〜 8 ペアの MHC クラスⅡアレル，つまり 1 セットのそれぞれ *DP* と *DQ*，および 1 つか 2 つのセットの *DR*，を発現する．典型的には，異なる遺伝子座(DQβ と DRα など)の対合はなく，各ハプロタイプは単一ユニットとして継承される傾向にある．しかし，いくつかのハプロタイプは DRα と結合する β 鎖を生み出すエクストラな DRB 遺伝子座を有しており，1 つの染色体上にコードされたいくつかの DQα 分子は，他の染色体から産生された DQβ 分子と会合できるため，ヒトによっては細胞上のクラスⅡ分子の発現総数は 8 つ以上になりうる．

主要組織適合遺伝子複合体分子に対するペプチドの結合

タンパク質の免疫原性は，そのペプチドが MHC 分子によって提示されうる能力に依存するという認識に続いて，ペプチド-MHC 相互作用の分子基盤と MHC 分子と結合するペプチドの特性を明らかにすることに多くの努力が費やされた．これらの研究は，当初，さまざまなペプチドと培養した抗原提示細胞に反応するヘルパー T 細胞や細胞傷害性 T 細胞を同定するといった機能解析に頼っていた．平衡透析やゲルろ過などの方法による，溶液中の放射性または蛍光標識されたペプチドと，精製 MHC 分子を使った直接結合実験と，ペプチド-MHC の X 線結晶解析分析により，ペプチドが MHC 分子のペプチド結合溝にどのように入り込むか，そしてこの結合に関与するそれぞれの残基についての決定的な情報を得ることができた．この情報は MHC 分子に結合するであろうあらゆるタンパク質からのペプチドを予測するコンピューターアルゴリズム開発の発展につながった．次項では，ペプチドと MHC クラスⅠまたはクラスⅡ分子間の相互作用における主要な機能をまとめる．

ペプチド－主要組織適合遺伝子複合体相互作用の特徴

MHC 分子は，リンパ球の抗原受容体による緻密な特異性をもつ抗原認識とは対照に，ペプチド結合に対して広範な特異性を示す． 言い換えれば，1 つの MHC アレル(HLA-A2 など)は，T 細胞に対して多種多様なペプチドのうちのいずれかを選んで提示することができるが，1 つの T 細胞は膨大な HLA-A2- ペプチド複合体のうちたった 1 つしか認識できない．MHC 分子と抗原性ペプチドの相互作用にはいくつかの重要な特徴がある．

- **MHC クラスⅠまたはクラスⅡ分子は，それぞれ 1 度に 1 つのペプチドと結合する 1 つのペプチド結合溝をもつが，それぞれの MHC 分子は，多くの異なるペプチドと結合することができる．** この結論を支持する根拠の 1 つは，同じ MHC 分子に結合する異なるペプチドは競合的に互いの提示を阻害するという実験結果であり，これはすべての MHC 分子ごとにただ 1 つのペプチド結合溝があることを示唆する．MHCクラスⅠおよびクラスⅡ分子の結晶構造の解明は，これらの分子に1つのペプチド結合溝が存在することを確実にした（**図6.9**，**図6.11**参照）．1つのMHC分子が多様なペプチドと結合できることは驚くべきことではない．なぜなら，各個体はほんの少ししか異なったMHC分子をもっていないため（ヘテロ接合体個体では6個のクラスⅠおよび約8個以上のクラスⅡ分子），これらのMHC分子はそれぞれ膨大な数のタンパク質抗原に由来する多くのペプチドを提示することが必要なのである．

- **MHC分子に結合するペプチドは，この相互作用を促進する構造的特徴を共有している．** これらの特徴の1つがペプチドの大きさであり，クラスⅠ分子は8～11残基長のペプチドと結合でき，クラスⅡ分子は10～30残基またはそれ以上の長さで，最適な長さは12～16残基である．加えて，特定のMHC分子と結合するペプチドは，ペプチドとそのMHC分子間の補完的な相互作用を可能にするアミノ酸残基を有する．MHC分子との結合を促進するいくつかのアミノ酸残基については，ペプチド-MHC相互作用についての構造的基礎を解析する際に説明する．MHC分子に結合するペプチド残基は，T細胞によって認識されるペプチド残基とは異なる．
- **MHC分子は，細胞内での生合成や構築の際，それらのペプチドカーゴを取得する．** したがって，MHC分子は，宿主細胞内にある微生物抗原に由来するペプチドを提示し，そしてこれはMHC拘束性T細胞が，感染微生物や細胞内に取り込まれた微生物を認識できる理由である．重要なことは，MHCクラスⅠ分子は，細胞質酵素複合体によってペプチドに分解された細胞質タンパク質からペプチドを取得し，またクラスⅡ分子はエンドサイトーシス小胞に取り込まれた，またはエンドサイトーシス小胞で分解された外来タンパク質由来のペプチドを取得することである．これらのプロセスの機序と意義については本章で後述する．
- **ペプチドとMHC分子の会合は非常にゆっくりとした解離速度の相互作用である．** 細胞ではいくつかのシャペロンや酵素がMHC分子へのペプチドの結合を促進する（後述する）．一度形成されると，多くのペプチド-MHCは安定で，運動解離定数は数時間から数日の範囲の長い半減期を示す．MHC分子からのペプチドのこの並外れて遅い解離速度は，MHC分子がペプチドを取得した後に，特定のT細胞が認識し応答を開始することができるペプチドを見つける可能性を最大限にするために，ペプチドを十分長く提示するためである．
- **非常に少数のペプチド-MHCが特定のT細胞を活性化することができる．** 抗原提示細胞は遭遇する膨大な数のタンパク質に由来するペプチドを常にT細胞に提示しなくてはならないので，細胞表面ペプチド-MHCのごく少数が同じペプチドを提示することになる．100個に満たない特定のペプチドと抗原提示細胞表面上のMHCクラスⅡ分子との複合体で，特異的T細胞応答を惹起することができると推定されている．これは抗原提示細胞表面に存在するクラスⅡ分子総数の0.1%未満である．
- **MHC分子は外来ペプチド（微生物タンパク質由来抗原など），または自己タンパク質由来のペプチドと結合し，それを提示することができる．** じつは，抗原提示細胞によって正常に提示されるほとんどのペプチドは自己タンパク質に由来する．MHC分子が自己ペプチドと外来ペプチドを区別できないとすれば，なぜ通常，自己タンパク質に対する免疫応答を起こさないのか，という疑問が生じる．答えは，自己ペプチド-MHCに特異的なT細胞は排除されるか不活化されるので，自己免疫が誘導されない．実際に，自己抗原に対する受容体をもつT細胞は，自己MHC分子によって提示される自己ペプチドを認識する結果，最終的に排除されるか不活化される．このようなプロセスにより，T細胞は通常，自己抗原に対して寛容である（**第15章**参照）．

主要組織適合遺伝子複合体分子へのペプチド結合の構造的基礎

MHC分子へのペプチドの結合は，ペプチドとMHC分子結合溝の双方の残基によって媒介される非共有結合的相互作用である． 後で示すように，タンパク質抗原はMHC分子に結合，提示されるペプチドとなるために，抗原提示細胞中でタンパク質分解され切り出される．これらのペプチドは，MHC分子ペプチド結合溝の引き伸ばされた立体配座に結合する．一度結合すると，ペプチドとそれらに関連する水分子がペプチド結合溝を満たし，ペプチド結合溝壁のαヘリックスとペプチド結合溝底のβストランドを形成するアミノ酸残基と広く接触するようになる（**図6.12**）．

ほとんどのMHC分子ではペプチド結合溝底のβストランドはペプチド残基が結合するポケットをもっている．多くのクラスⅠ分子はペプチドC末端に以下の疎水性アミノ酸（バリン，イソロイシン，ロイシンまたはメチオニン）のいずれかを認識する疎水性ポケットをもつ．いくつかのクラスⅠ分子はC末端に塩基性残基（リジンまたはアルギニン）への偏向性をもっている．加えて，ペプチドの他のアミノ酸残基は特定のポケットに収まる側鎖をもっていると考えられ，静電的作用（塩橋），水素結合，またはファンデルワールス作用を介して，MHC分子の相補アミノ酸に結合する．このようなペプチドの残基は，MHC分子のペプチド収納溝にペプチドをしっかりと固定するため，アンカー残基（anchor residues）とよばれている．それぞれのMHC結合性ペプチドは，通常1個または2個のアンカー残基を保有し，これによりペプチドの他の残基（特異的な

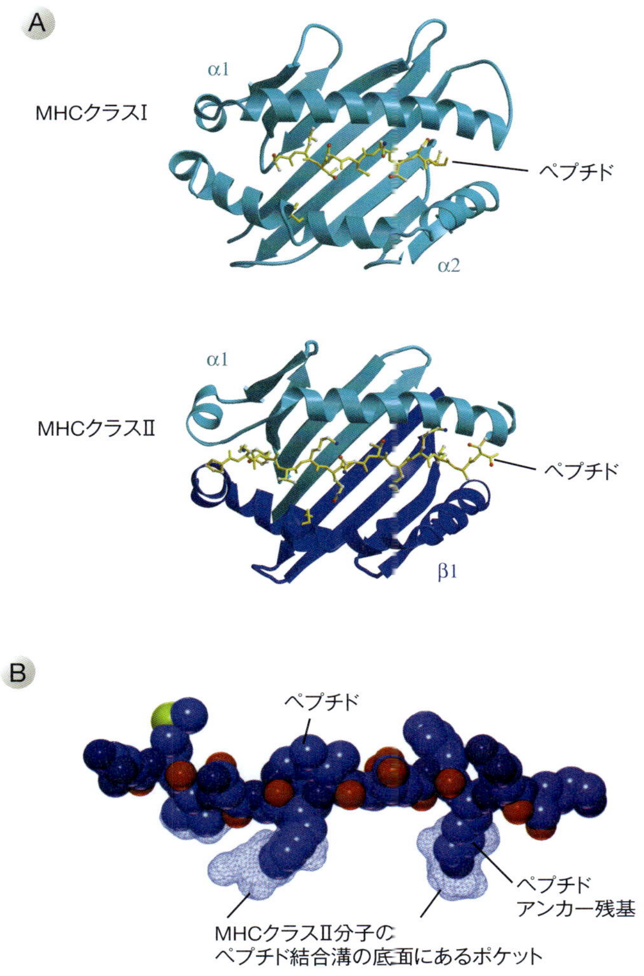

図 6.12　MHC 分子へのペプチドの結合

(A)MHC 分子の結晶構造の上面図は，ペプチドがどのようにペプチド結合溝に位置するか示す．ここに示されたクラスⅠ分子は HLA-A2 で，クラスⅡ分子は HLA-DR1 である．クラスⅠ分子の溝は閉じられているが，クラスⅡ分子の溝は開いている．その結果，クラスⅡ分子はクラスⅠ分子より長いペプチドを結合する〔Dr. P. Bjorkman, California Institute of Technology, Pasadena, California. B, From Scott CA, Peterson PA, Teyton L, Wilson IA: Crystal structures of two I-A^{d}-peptide complexes reveal that high affinity can be achieved without large anchor residues. Immunity 8: 319-329, 1998. Copyright © 1998 のご厚意による．Elsevier Science の許可を得て引用〕．(B) MHC クラスⅡ分子に結合するペプチドの切り抜き図の側面図は，ペプチドのアンカー残基がどのように MHC 分子の溝のポケットでどのように保持されているかを示す．

T 細胞によって認識される)に，より大きな可変性をもたせている．MHC 分子に結合するペプチドのいくつか，特にクラスⅡ分子において，MHC ペプチド結合溝の α ヘリックス側面でのペプチドの特異的相互作用は，水素結合や電荷相互作用を介してペプチド結合に寄与している．MHC クラスⅡ分子は，MHC クラスⅠ分子より大きいペプチドを結合する．これらの長いペプチドは溝の底を越えてどちらかの末端に伸びている．

MHC 分子のペプチド結合溝とその周辺に存在する多くの残基は多型であるため(これはさまざまな MHC アレル間で異なる)，異なるアレル(対立遺伝子)は異なるペプチドと結合しやすい．これは免疫応答遺伝子としての MHC 遺伝子機能の基礎である．特定のペプチドと結合し，それを T 細胞に提示することができる MHC 分子を発現している個体だけがそのペプチドに応答することができる．

T 細胞の抗原受容体は抗原ペプチドと MHC 分子の双方を認識する．ペプチドは抗原認識に厳密な特異性を示し，MHC 残基は T 細胞の MHC 拘束性にかかわる． 結合したペプチドの一部は，MHC 分子のペプチド結合溝の上面に露出しており，ペプチドのこの部位のアミノ酸側鎖は特異的 T 細胞の抗原受容体によって認識される．また，同じ T 細胞受容体(T cell receptor：TCR)は MHC 分子自体の α ヘリックスの多型残基とも作用する(**図 6.1** 参照)．ペプチド抗原あるいは MHC 分子のペプチド結合溝のいずれかにおける変異は，ペプチドの提示あるいは T 細胞による認識を変調する．ある集団において共通に受け継いだ MHC 分子への結合を強くする残基をペプチドへ組み入れることにより，ペプチドの免疫原性を増強することができる．

MHC 分子はペプチドのみと結合できるが，多くの抗原は大きなタンパク質であるため，これらのタンパク質は MHC 分子に結合しうるペプチドに変換される機序が存在しなければならない．その機序は**抗原プロセシング** (antigen processing) とよばれ，本章の残りの部分の焦点である．

タンパク質抗原のプロセシング

抗原プロセシングは，細胞質に存在するまたは細胞外環境から取り込まれたタンパク質抗原をペプチドに変換し，MHC 分子上に載せる経路である(図 6.13)． 抗原プロセシングの機序は，MHC 分子と会合するのに必要な構造特性をもったペプチドを生成し，適切なペプチド結合溝をもつ MHC 分子に配置することができるようにプログラムされている．ペプチド結合は MHC 分子が細胞表面に発現する前に起こり，ペプチドの結合は MHC 分子の生合成と構築に必須の要素である．前述のように，ペプチド結合は MHC クラスⅠおよびクラスⅡ分子の安定した構築と細胞表面発現のために必要である．

細胞質に存在するタンパク質は，MHC クラスⅠ分子に提示されるペプチドを生成するためにプロテアソームによって分解される．一方で，細胞外環境から小胞に取り込まれ，外界から隔離されたタンパク質は，MHC クラスⅡ分子によって提示されるペプチドを生成するため，リソソーム(lysosome)(あるいは後期エンドソーム[endosome])で分解される(図 6.13，表 6.4 参照)． したがって，タンパク質が分解される場所が，そのタンパク質に由来するペプチドが MHC クラスⅠかクラスⅡ分子のどちらに結合するかを決定するカギとなる．前述したよう

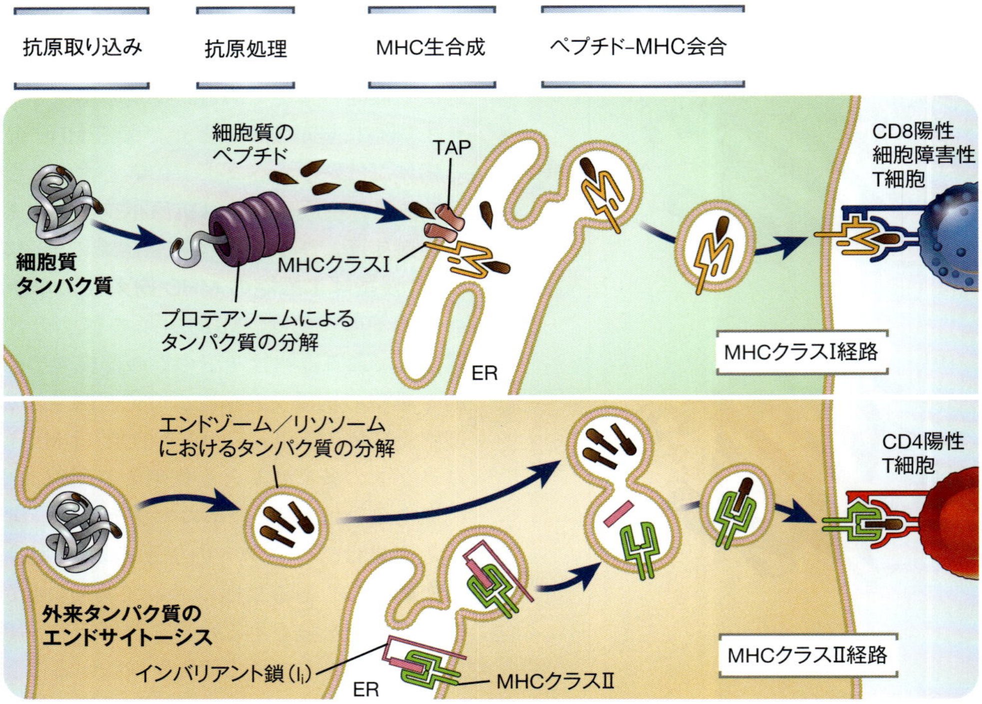

図 6.13 抗原プロセシングと提示の経路

MHC クラス I 経路(上図)では，細胞質内のタンパク質抗原はプロテアソームにより分解される，ペプチドは小胞体(ER)に輸送され，ここでMHC クラス I 分子と結合する．MHC クラス II 経路(下図)では，細胞外タンパク質抗原は小胞に取り込まれ，ここで抗原は分解され，ペプチドは MHC クラス II 分子と結合する．これらのプロセシング経路の詳細は，図 6.14 と図 6.15 に示す．

ER：小胞体(endoplasmic reticulum)，TAP：TAP トランスポーター(transporter associated with antigen processing)

表 6.4 抗原プロセシングと提示における MHC クラス I，クラス II の特徴比較

特徴	MHC クラス I 分子経路	MHC クラス II 分子経路
安定なペプチド -MHC クラス I 分子経路の構成	多型 α 鎖，β_2- ミクログロブリン 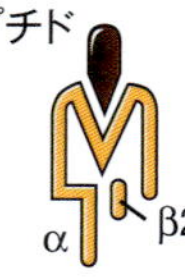	多型 α 鎖，β 鎖 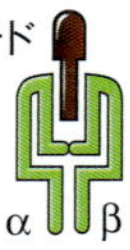
抗原提示細胞のタイプ	すべての有核細胞	樹状細胞，単核貪食細胞，B 細胞，血管内皮細胞，胸腺上皮
応答する T 細胞	CD8 陽性 T 細胞	CD4 陽性 T 細胞
抗原分解の場	プロテアソーム	後期エンドソームとリソソーム
タンパク質抗原供給源	多くは細胞質タンパク質(通常は細胞で合成．ファゴソームから細胞質に入ることもある)：核，膜タンパク質	エンドソームおよびリソソームタンパク質(主に細胞外環境から取り込まれる)
タンパク質分解の責任酵素	プロテアソームの β1，β2，β5 サブユニット	エンドソームおよびリソソームプロテアーゼ(カテプシンなど)
MHC のペプチドを積載する場	小胞体	後期エンドソームとリソソーム
ペプチド輸送と MHC 分子の積載に関与する分子	小胞体 TAP	小胞体インバリアント鎖，ゴルジ体：DM

MHC：主要組織適合遺伝子複合体(major histocompatibility complex)，TAP：TAP トランスポーター(transporter associated with antigen processing)

に，CD8 陽性細胞傷害性 T 細胞の機能は細胞質において外来抗原を産生する細胞を排除することであり，CD4 陽性 T 細胞の機能は微生物やタンパク質抗原を取り込んだマクロファージや B 細胞を活性化することである．抗原プロセシング経路は種々の T 細胞が認識し，反応するべき微生物やタンパク質抗原のタイプを決定するうえで非常に重要な役割を担っている．抗原プロセシングの 2 つの経路についてまず解説し，次にそれらの機能における重要性を解説する．

細胞質タンパク質のプロセシングと提示における主要組織適合遺伝子複合体クラス I 経路

MHC クラス I 分子における抗原提示の一連の流れを**図 6.14** に示し，個々について次に解説する．

細胞質内のタンパク質抗原のソース

タンパク質分解を受けた細胞質内の微生物タンパク質は，1. 細胞質内において複製，あるいは生存する微生物（典型的にはウイルス），2. 細胞質内にタンパク質を注入する細胞外細菌，そして 3. 貪食されタンパク質が小胞から細胞質へ移送される細胞外微生物に由来する．すべてのウイルスは感染細胞の細胞質でタンパク質を合成する．これらはプロテアソームにより分解され，MHC クラス I 分子に提示される典型的な微生物タンパク質である．クラス I 分子と会合して提示されるペプチドには，ファゴソーム（phagosome）に取り込まれたものの，細胞質へ逃避した微生物やその他の粒子抗原に由来するものもある．ある種の微生物はファゴソーム膜を損傷することができ，その微生物と微生物に関連する抗原が細胞質へ侵入することができる孔を形成することが可能である．例えば，**リステリア菌**（*Listeria monocytogenes*）の病原株は，リステリオリシンとよばれるタンパク質を生成し，細菌が小胞から細胞質へ脱出することを可能にする（この脱出は，細菌がファゴサイトの殺菌機序に抵抗するために進化したと機序と考えられ，このような機序のほとんどはファゴリソソームに集中している）．いったん貪食された微生物の抗原が細胞質に存在すれば，それらは他の細胞質内抗原と同様にプロテアソームにより処理される．樹状細胞では，小胞に取り込まれたある種の微生物タンパク質は後述するクロスプレゼンテーション（cross-presentation）とよばれるプロセスで細胞質のクラス I 経路に入る．ある種の細菌は細胞質に細菌由来タンパク質を注入する，というタイプⅢ分泌システムを有する．

このような微生物抗原に加えて，遊離リボソームで不適切に折りたたまれ合成されたタンパク質もプロテアソームで分解される．小胞体で適切に折りたたまれたタンパク

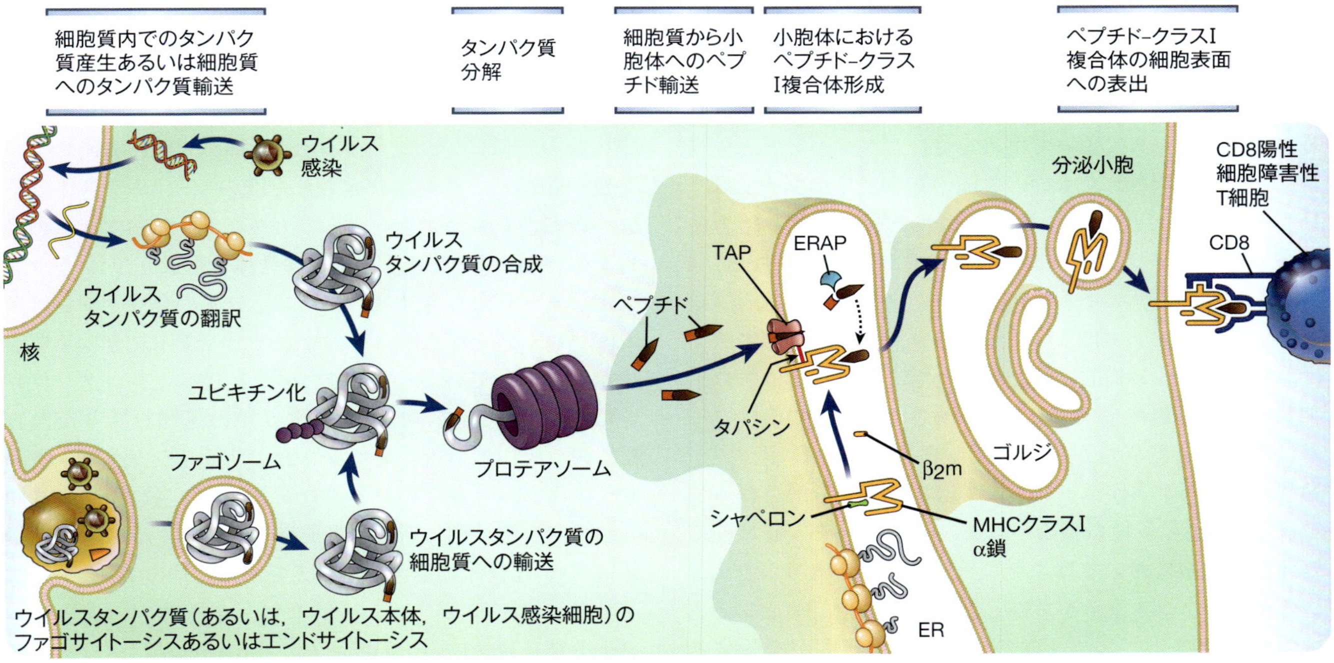

図 6.14　抗原提示における MHC クラス I 経路

細胞質タンパク質のプロセシングについては本文で解説する．図は，細胞内で合成されたタンパク質のプロテアソームによるタンパク質分解，またファゴソームに取り込まれ細胞質に輸送された分解タンパク質を示す．細胞外から取り込まれたタンパク質の MHC クラス I 分子による提示は，クロスプレゼンテーション機序によって生じる．これについては後述する（**図 6.17**）．

ERAP：小胞体関連分解（endoplasmic reticulum associated peptidase），ER：小胞体（endoplasmic reticulum），β2m：β2-ミクログロブリン（β2-microglobulin），TAP：TAP トランスポーター（transporter associated with antigen processing）

質，あるいは適切に組み立てられなかったタンパク質は小胞体外へ移行しプロテアソームにより分解される．ある種の核タンパク質もプロテアソームにより分解される．この種のタンパク質はしばしばダメージを受けた細胞や腫瘍に認められ，このような細胞からの抗原に対するT細胞反応にかかわっている．腫瘍細胞において，細胞質内のさまざまな変異タンパク質もプロテアソームにより処理，MHCクラスⅠに提示されクラスⅠ拘束性細胞傷害性T細胞によって認識される（**第18章**参照）．

プロテアソームによるタンパク質分解

プロテアソームによるタンパク質分解はMHCクラスⅠ分子に結合しうるペプチドを生む． プロテアソームは，ほとんどの細胞の細胞質と核に存在する広範囲のタンパク質分解活性をもった大きな多重タンパク質の酵素複合体である．プロテアソームは，2個の内側βリングと2個の外側αリングが積層配列をなし円筒のようになっている．各リングは円筒両端にキャップ状の構造をもち，7個のサブユニットから構成される．外側αリングのタンパク質は，構造的かつタンパク質分解活性を欠いている．内側βリングで，7つのサブユニットのうち3個（β1，β2，β5）はタンパク質分解のための触媒部位である．

プロテアソームは多くの損傷したタンパク質または不適当に折りたたまれたタンパク質の分解によって，細胞内の基礎的なハウスキーピング機能を遂行している．タンパク質合成は速く，約6～8個のアミノ酸残基が1秒ごとに伸長したポリペプチド鎖の中に取り込まれる．そのプロセスはエラーが発生しやすく，新たに合成されたタンパク質の約20%がミスフォールディングされていると推定される．細胞ストレスによって傷害を受けたタンパク質と同様に，新たに翻訳されたものの欠陥のあるポリペプチドはユビキチンとよばれる小さなポリペプチドとの共有結合によってプロテアソームによる分解のターゲットとなる．4つかそれ以上のユビキチン鎖をもったタンパク質は，プロテアソームキャップによって認識され，その後ユビキチンは除去される．最終的に，そのようなタンパク質はプロテアソームに通され，ペプチドに分解される．プロテアソームは広い基質特異性があり，細胞質タンパク質（ただし，通常，タンパク質が単一のアミノ酸に完全に分解されることはない）から多種多様なペプチドを生成する．IFN-γで処理した細胞においては，プロテアソームのβリングの3つの触媒サブユニットが置換した，β1i，β2i，β5iという3つの新規触媒サブユニットの転写および合成が増強する（"i"は免疫プロテアソームを指し，このタイプのプロテアソームは自然免疫と獲得免疫応答中に産生され，T細胞反応において不可欠なステップである抗原プロセシングに特に重要である）．このようサブユニットによってプロテアソーム基質特異性の変化がもたらされ，カルボキシル末端（C末端）が，ロイシン，バリン，イソロイシンやメチオニンなどの疎水性アミノ酸や，リジンやアルギニンなどの塩基性残基を含むペプチドが生成されることになる．これらのC末端の種類は，クラスⅠ分子に結合するペプチドの典型的なものである．これはIFN-γが抗原提示を増強する機序の1つであり，もう1つの機序はMHC分子の発現増強である（**図6.8**参照）．したがって，プロテアソームは，その基礎的な細胞における機能が，抗原提示においても特別な役割をもつように適応した細胞小器官である．

細胞質から小胞体へのペプチド輸送

細胞質内のプロテアソームで生成されるペプチドは，専門の輸送体によって小胞体に輸送され，ここで新たに合成されたMHCクラスⅠ分子と結合する． この輸送は，細胞膜貫通型低分子量化合物のATP依存的輸送を媒介するABCトランスポーターファミリーの1つである**トランスポーター関連抗原プロセシング**（transporter associated with antigen processing：TAP）とよばれる二量体タンパク質が担う．TAPヘテロダイマーは広範囲の特異性をもつが，8～16個のアミノ酸長で塩基性または疎水性のカルボキシル末端を含むペプチドを最も適切に輸送する．前述したように，このようなペプチドは，プロテアソームで生成されるペプチドの特性であり，MHCクラスⅠ分子に結合することができる．

小胞体におけるペプチド-クラスⅠ主要組織適合遺伝子複合体の構築

小胞体内に移行したペプチドは，タパシンを介してTAP二量体と会合するMHCクラスⅠ分子に結合する． 小胞体膜の腔側には，タパシンとよばれるTAP関連タンパク質が存在し，新規に合成された空のMHCクラスⅠ分子にも親和性をもつ．したがって，タパシンはペプチドの到着を待つMHCクラスⅠ分子と複合体を形成しTAPトランスポーターを会合させる．クラスⅠ分子の合成と構築は多段階プロセスを伴うが，そのなかでペプチド結合は重要な役割を果たしている．クラス1α鎖とβ2-ミクログロブリンは小胞体で合成される．新生α鎖の適切な折りたたみは，膜シャペロンカルネキシンおよび管腔シャペロンカルレティキュリンなどのシャペロンタンパク質によって補助される．小胞体内に新たに形成された空のクラスⅠの二量体はTAP複合体に結合したままである．空のMHCクラスⅠ分子，タパシン，およびTAPは，小胞体内の大きなペプチド積載複合体の一部であり，小胞体内にはクラスⅠ構築とペプチド積載に関与するカルネキシン，カルレティキュリン，および他の構成物も存在する．小胞体で産生される膜あるいは分泌タンパク質に由来するシグナルペプチドなどと同様に，TAPを介して小胞体に入るペプチドはしばしば小胞体常在アミノペプチダーゼによってMHC結合のために適切なサイズにトリミングされる．これによりペプチドは，クラスⅠ分子に隣接するペプチド結合溝に結合することができる．いったんMHCクラスⅠ分子にペプチドが積載されると，それらはタパシンに対する親和性を失うため，ペプチド－クラスⅠ複合体は解放され，小胞体を出て，細胞表面に輸送されることが可能になる．結合したペプチドがない場合，新たに形成されたα鎖－β2－ミクログロブリン二量体の多くは不安定で，小胞体からゴルジ体に効率よく輸送されない．これらのミスフォールドした空のMHCクラスⅠは，細胞質に輸送されプロテアソームにより分解され排除される．

2つの理由で小胞体に輸送されたペプチドは率先してMHCクラスⅡ分子でなくMHCクラスⅠ分子に結合する． 第1に，新たに合成されたクラスⅠ分子は，TAP複合体の内腔面に付着し，ペプチドはTAPを介して小胞体に運ばれるためすばやくペプチドを捕捉する．第2に，後述するように，小胞体内で新たに合成されたクラスⅡ分子のペプチド結合溝はインバリアント鎖（invariant chain：I_i）とよばれるタンパク質によってブロックされる．

ペプチド－主要組織適合遺伝子クラスⅠ複合体の細胞表面への発現

ペプチドと結合したMHCクラスⅠ分子は構造的に安定化し，細胞表面上に発現される． 小胞体の中で生成された安定化ペプチド－MHCクラスⅠは，ゴルジ複合体を経てエクソサイトーシス小胞の細胞表面に輸送される．いったん細胞表面上に発現されると，ペプチド－クラスⅠ複合体はクラスⅠ分子の非多型領域に結合するCD8コレセプターをもつペプチド抗原特異的CD8陽性T細胞によって認識される．いくつかのウイルスは，クラスⅠ分子の構築およびペプチドの会合を妨げるしくみを進化させており，抗ウイルス免疫に対するこの経路の重要性が強調される（**第16章**参照）．

リソソームで分解されたタンパク質の提示と主要組織適合遺伝子複合体クラスⅡ経路

エンドサイトーシスされた抗原からのMHCクラスⅡ関連ペプチドの生成は，後期エンドソームやリソソームでのタンパク質抗原の分解と，この酸性小胞におけるペプチドのMHCクラスⅡ分子への結合が関連する．この一連の事象は，**図6.15**に示されており個々の段階については次に説明する．

リソソームへのタンパク質抗原のターゲティング

ほとんどのMHCクラスⅡ関連ペプチドは，抗原提示細胞内のエンドゾームとリソソームで分解された抗原タンパク質に由来する． リソソームのターゲットとなるタンパク質はエンドサイトーシス，ピノサイトーシス，あるいは貪

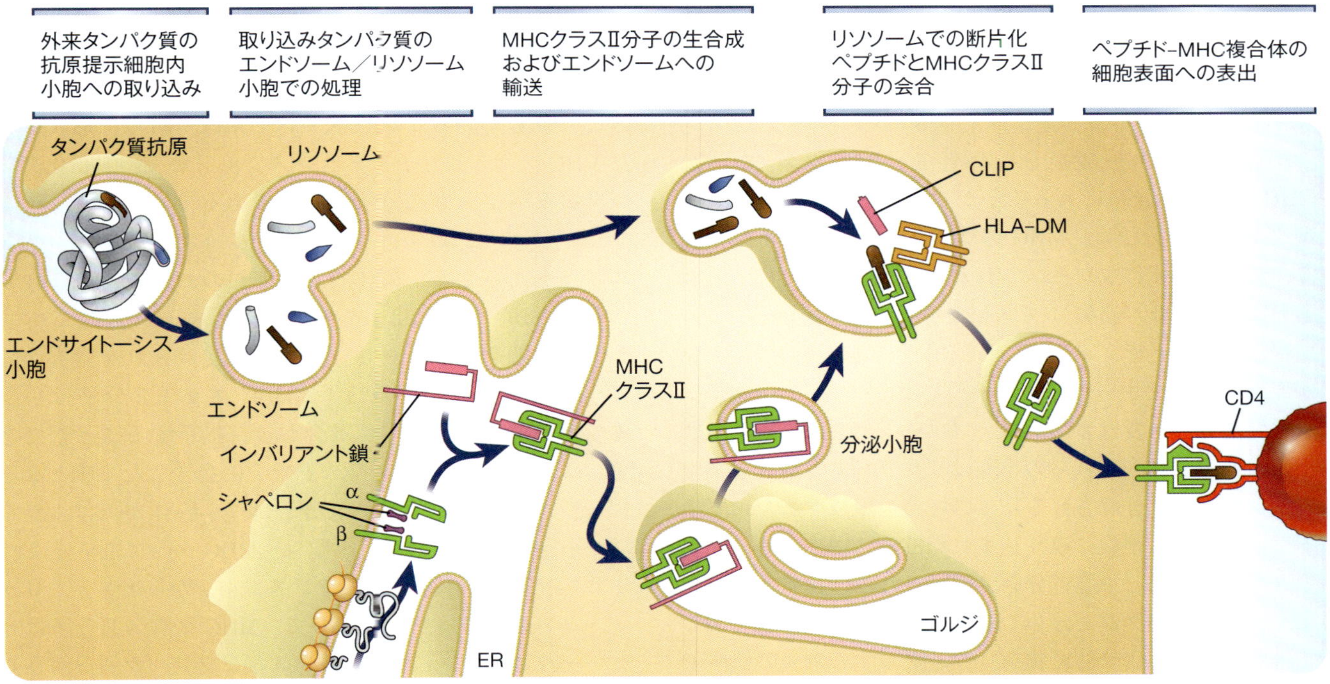

図6.15 抗原提示におけるMHCクラスⅡ経路
細胞外抗原のプロセシングのステージは本文で解説する．
CLIP：クラスⅡ関連インバリアント鎖ペプチド（class II–associated invariant chain peptide），ER：小胞体（endoplasmic reticulum）

食によって捕捉された細胞外タンパク質である．そのなかには，エンドサイトーシス後，分解された細胞表面タンパク質や**オートファジー**(autophagy)のプロセスで現れるオートファゴソームに含まれる膜結合型，小胞型，細胞質型タンパク質が含まれる．細胞外タンパク質抗原の提示における初期イベントは，抗原提示細胞へのナイーブ抗原の結合および抗原の取り込みである．抗原提示細胞はいくつかの方法でタンパク質抗原とさまざまな効率と特異性で結合する．樹状細胞やマクロファージは，多くの微生物が共有する構造を認識するためレクチンなどの多様な表面受容体を発現している(**第4章**参照)．このように抗原提示細胞は，効率的に微生物と結合し取り込むために受容体を使用する．マクロファージもまた抗体Fc部に対する受容体や，抗体に結合した抗原や補体タンパク質と結合する補体タンパク質C3bに対する受容体を発現しており，抗原の取り込みを促進する．抗原提示細胞上の特定の受容体としてB細胞表面免疫グロブリンが挙げられ，抗原に対する高親和性のために細胞外液において非常に低濃度で存在するタンパク質を効率的に取り込むことができる(**第12章**参照)．

タンパク質抗原は抗原提示細胞に取り込まれたあと，エンドソームとよばれる細胞内膜に結合した小胞に局在するようになる．細胞内タンパク質輸送のエンドソーム経路は膜結合型酵素含有小胞であるリソソームと連携している．粒子状の微生物はファゴソームとよばれる小胞内部に取り込まれ，リソソームと融合しファゴリソソーム，あるいは二次リソソームとよばれる小胞を生成する．マイコバクテリアやリーシュマニア(*Leishmania*)といった一部の微生物は，ファゴソームまたはエンドソーム内であっても生存し，複製さえし，小胞分画において抗原の永続的な供給源になると考えられる．

細胞外環境から捕捉した以外のタンパク質もまた，MHCクラスII経路に入ることができる．いくつかの分泌型タンパク質分子は，MHCクラスII分子と同じ小胞に至り，分泌されずにプロセスされることがある．時に，細胞質および膜タンパク質はプロセスされクラスII分子によって提示されると考えられている．細胞質内容物の酵素消化が原因でこれは**オートファジー**とよばれる．この経路では細胞質タンパク質はオートファゴソームとよばれる膜結合小胞に捕捉され，これらの小胞はリソソームと融合し細胞質タンパク質は分解される．この経路で生成されたペプチドは，抗原提示細胞に取り込まれた抗原に由来するペプチドと同様に，同じ小胞性分画に届けられる．自食作用は主に，細胞タンパク質を分解しストレス時の栄養供給源として細胞タンパク質分解産物をリサイクルするための機序である．また，小胞に取り込まれリソソームに輸送された細胞内微生物の破壊にも関与している．クラスII分子と会合するいくつかのペプチドは，細胞外タンパク質と同様に，エンドサイトーシス経路で再循環される膜タンパク質に由来する．したがって，感染細胞の細胞質内で複製するウイルスであっても，抗原提示のMHCクラスII経路に入るペプチドへ分解されうるタンパク質を産生する．これはウイルス抗原特異的CD4陽性ヘルパーT細胞活性化の機序の1つかもしれない．

リソソームおけるタンパク質抗原の分解

抗原提示細胞に取り込まれたタンパク質は，MHCクラスII分子のペプチド結合溝に結合しうるペプチドを生成するため後期エンドソームとリソソームで酵素的に分解される．小胞でのタンパク質抗原の分解は，最適な酸性pH値もつプロテアーゼが担う．後期エンドソームの最も豊富なプロテアーゼは，幅広い基質特異性を有するチオールおよびアスパルチルプロテアーゼのカテプシン(cathepsins)である．あるカテプシンはクラスII経路ペプチドの生成に寄与している．部分的に分解または切断されたタンパク質は，MHCクラスII分子のペプチド結合溝の解放末端に結合し酵素的に最終的な大きさにトリミングされる．

主要組織適合遺伝子複合体分子クラスIIの生合成とエンドソームへの輸送

MHCクラスII分子は小胞体で合成され，新たに合成されたクラスII分子のペプチド結合溝を占有しているインバリアン鎖とともにエンドソームに輸送される(**図6.16**)．MHCクラスII分子のαおよびβ鎖は協調的に合成され小胞体で互いに会合する．MHCクラスII分子の折りたたみと構築は，カルネキシンなどの小胞体常在シャペロンによって補助される．小胞体でMHCクラスII分子二量体と会合しているインバリアント鎖は，新たに形成されたMHCクラスII分子をトランスゴルジから，内在化タンパク質をペプチドに分解する場である後期エンドソームやリソソームに導く．インバリアント鎖は30kDのサブユニットからなる三量体で，そのおのおのは新たに合成されたMHCクラスII αβヘテロダイマーに対してペプチド結合溝をブロックしペプチドの受け入れを阻害するように結合する．その結果，MHCクラスII分子は小胞体で遭遇するペプチドと結合および提示することができず，ペプチドはMHCクラスI分子に会合したままとなる(前述した)．MHCクラスII分子は，小胞体からゴルジを経て小胞へ運搬される．小胞は，MHCクラスII－インバリアント鎖複合体を含むトランスゴルジから出芽し，リソソームへ運ばれる．したがって，MHCクラスII分子はリソソームで，エンドサイトーシス後にタンパク質分解され生成された抗原ペプチドに遭遇し，ペプチド-MHCの会合を行う．

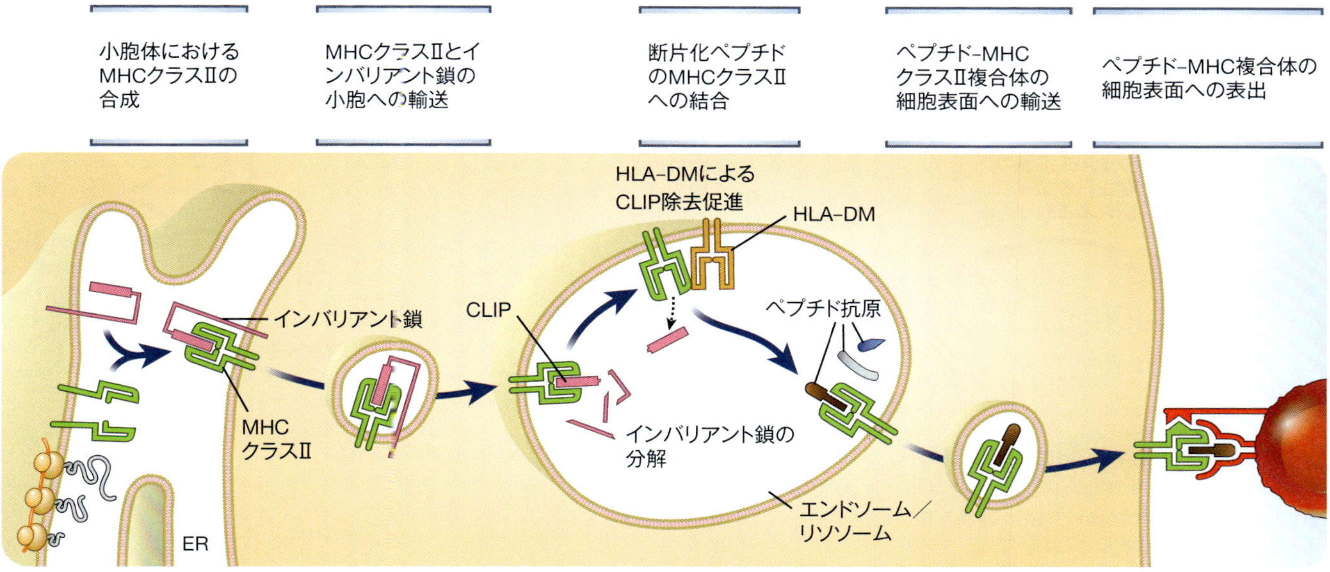

図 6.16　MHC クラスⅡ関連インバリアント鎖と HLA-DM の機能

インバリアント鎖または CLIP と結合したクラスⅡ分子は小胞（MIIC/CIIV）に輸送され，インバリアント鎖（I_i）は分解され，残りの CLIP は HLA-DM の作用により除去される．小胞で生成される抗原ペプチドはクラスⅡ分子と結合する．HLA-DO とよばれるもう 1 つのクラスⅡ様タンパク質は，HLA-DM が触媒する CLIP の除去を制御する（図示せず）．

CLIP：クラスⅡ関連インバリアント鎖ペプチド（class II-associated invariant chain peptide）

小胞におけるタンパク質抗原由来ペプチドと主要組織適合遺伝子複合体分子クラスⅡの結合

エンドソーム小胞中で，インバリアント鎖がタンパク質分解酵素および HLA-DM 分子の複合作用により MHC クラスⅡ分子から解離することで，タンパク質抗原由来ペプチドはクラスⅡ分子のペプチド結合溝に結合することができる（**図 6.16** 参照）．MHC クラスⅠ分子は比較的リソソームのプロテアソームに抵抗性だが，インバリアント鎖はこの分画で分解される．細胞に取り込まれたタンパク質からペプチドを生成するカテプシンのようなタンパク質分解酵素もインバリアント鎖に作用し，ペプチド結合溝に位置するクラスⅡ関連インバリアント鎖ペプチド（class II-associated I_i peptide：CLIP）とよばれる 24 アミノ酸に分解する．リソソーム内での CLIP の除去と高い親和性をもつ抗原ペプチドへの置換は，MHC 内でコードされ，MHC クラスⅡ分子に類似した構造を有し，かつ MHC クラスⅡ分子と共在する **HLA-DM**（マウスでは H-2M）とよばれる分子によって遂行される．MHC クラスⅡ分子とは異なり，HLA-DM 分子に多型はなく細胞表面上にも発現しない．HLA-DM はペプチド交換器として作用し，CLIP の除去と，タンパク質抗原由来ペプチドの MHC クラスⅡ分子への結合を促進する．

DM 分子は提示されるペプチドのレパートリーを識別し，クラスⅡ分子と高い親和性で結合するペプチドの提示を最適化する． DM 分子はクラスⅡ分子と結合し，ペプチド結合ポケットの一部を覆い隠してしまうので，低い親和性のペプチドは MHC 分子に安定して結合することができない．しかし，高い親和性で MHC 分子と結合する分子は，DM を排除し MHC 分子の全ペプチド結合溝を占拠する．したがって，DM の存在は MHC 分子と強く結合するペプチドの選別と，このようなペプチドの T 細胞への提示に重要である．

MHC クラスⅡペプチド結合溝の両端は開いているため，大きなペプチドが結合し，T 細胞認識に適切なサイズにタンパク質分解酵素によってトリミングされうる．結果として，細胞表面の MHC クラスⅡ分子に結合，提示されるペプチドは，通常 10〜30 個の長さのアミノ酸であり，典型的にはこのトリミング工程によって生成される．

細胞表面でのペプチド－主要組織適合遺伝子クラスⅡ複合体の発現

MHC クラスⅡ分子は結合ペプチドによって安定化され，安定したペプチド－クラスⅡ複合体は抗原提示細胞の表面に輸送され，CD4 陽性 T 細胞による認識のために提示される． ペプチド-MHC クラスⅡ複合体の細胞表面への輸送は，リソソームからの小胞管状伸長と細胞膜との融合の結果起こると考えられており，ペプチドを搭載した MHC クラスⅡを細胞表面まで輸送することとなる．いったん抗原提示細胞表面上に発現されると，ペプチド－クラスⅡ複合体は，クラスⅡ分子の非多型領域に結合することによって重要な役割を果たしている CD4 コレセプターを保有するペプチド抗原特異的 CD4 陽性 T 細胞により認識される．

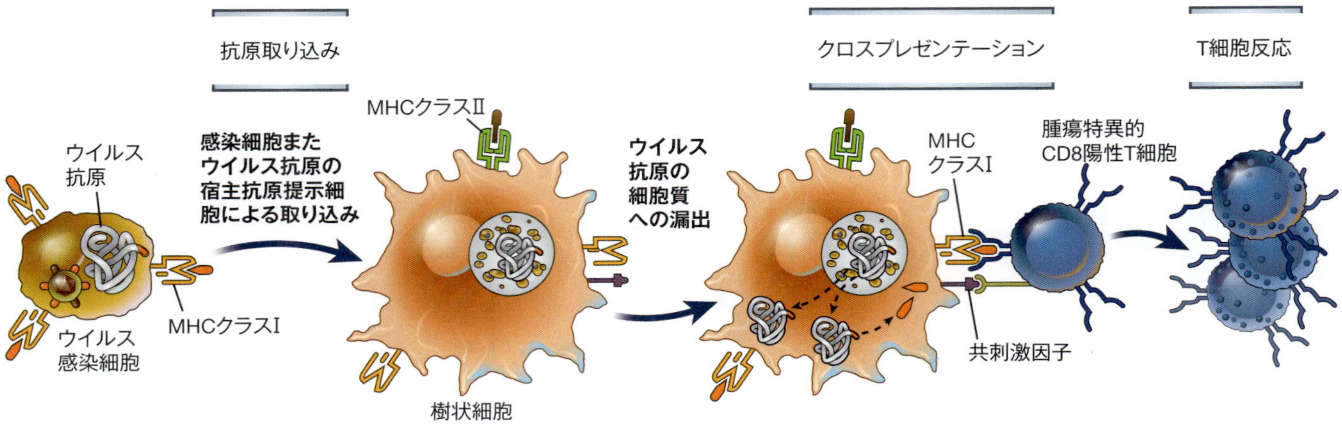

図 6.17 CD8 陽性 T 細胞に対する抗原のクロスプレゼンテーション

細胞内微生物（ウイルスなど）に感染した細胞は樹状細胞により捕捉され，感染微生物抗原はプロテアソーム（図示せず）によりプロセスされ，MHC クラスⅠ分子に結合し，CD8 陽性 T 細胞に提示される（**図 6.16** も参照）．このように，樹状細胞はクラスⅠ経路によりエンドサイトーシス小胞の抗原を提示することができる．同様にクロスプレゼンテーションする抗原提示細胞は，CD4 陽性ヘルパー T 細胞認識のため微生物抗原を MHC クラスⅡに結合し提示することができる（図示せず）．

クロスプレゼンテーション

ある種の樹状細胞は，ウイルス感染細胞や腫瘍細胞を捕捉，取り込み，ナイーブ CD8 陽性 T 細胞へウイルス抗原や腫瘍抗原を提示する能力をもっている（**図 6.17**）．この経路で取り込まれた抗原は，ペプチドがクラスⅠ経路に入る小胞から細胞質へ輸送される．エンドソーム小胞から細胞質へのタンパク質輸送におけるこの寛容性は，樹状細胞のあるサブセットにおいて最も顕著である（同時に，樹状細胞は小胞で生成された MHC クラスⅡ関連ペプチドを CD4 陽性ヘルパー T 細胞に提示することができ，このことはしばしば CD8 陽性 T 細胞の完全なる応答性を誘導するため必要とされる（**第 11 章**参照））．このプロセスは**クロスプレゼンテーション**（cross-presentation），または**クロスプライミング**（cross-priming）とよばれ，1 つの細胞型（樹状細胞）が別の細胞（ウイルス感染細胞または腫瘍細胞）に由来する抗原を提示し，これらの抗原に特異的な T 細胞をプライムまたは活性化できることを示唆する．取り込まれた抗原はエンドソームやリソソームで分解され MHC クラスⅡ分子と結合し提示されるという原則に反していると考えられるかもしれないが，クロスプレゼンテーションにおいては取り込まれた抗原は細胞質に運ばれ，プロテアソームで分解されクラスⅠ経路に入る．リソソーム由来のペプチドは MHC クラスⅡ分子に提示され，プロテアソーム由来のペプチドは MHC クラスⅠ分子に提示される，という原則は守られている．

クロスプレゼンテーションは取り込んだ抗原を含むファゴソームの融合が関係する．取り込まれたタンパク質は，その後小胞体－ファゴソーム融合分画からよく詳細がわかっていない経路で細胞質へ移行する．この経路は小胞体内で分解されたタンパク質の抗原提示に関係あると思われる．したがって，ファゴソームではじめに取り込まれたタンパク質はクラスⅠ経路のためのタンパク質分解が通常行われている場所（細胞質）に運ばれる．これらの貪食タンパク質はプロテアソームによる分解を受け，それらに由来するペプチドは TAP によって小胞体へ戻され，古典的クラスⅠ経路で記載したように，新たに合成された MHC クラスⅠ分子に共に構築される．

クロスプレゼンテーションはウイルスや，他の細胞質内微生物，腫瘍に対する CD8 陽性 T 細胞反応に重要である．これらの微生物はしばしば樹状細胞以外の細胞に感染し，腫瘍は抗原提示細胞ではない細胞から発生する．これらの病原体に対する防御には CD8 陽性 T 細胞が必要であり，CD8 陽性 T 細胞の活性化には樹状細胞による抗原提示が最も有効である．クロスプレゼンテーションは樹状細胞が，樹状細胞以外の細胞で産生された抗原由来ペプチドを CD8 陽性 T 細胞に提示できるようにし，効果的な免疫応答を誘導するシステムである．

主要組織適合遺伝子複合体による抗原提示の生理的意義

ここまで，MHC 関連外来タンパク質抗原に対する CD4 陽性 T 細胞と CD8 陽性 T 細胞の特異性，ならびにペプチドと MHC 分子の複合体が形成される機序について論じた．この項では，抗原提示における MHC の中心的な役割が，異なる抗原に対する T 細胞応答の性質と T 細胞が認識する抗原の種類にどのように影響するかを検討する．

T 細胞応答の性質

細胞質タンパク質の MHC クラスⅠ経路による提示，または小胞性タンパク質の MHC クラスⅡ経路による提示

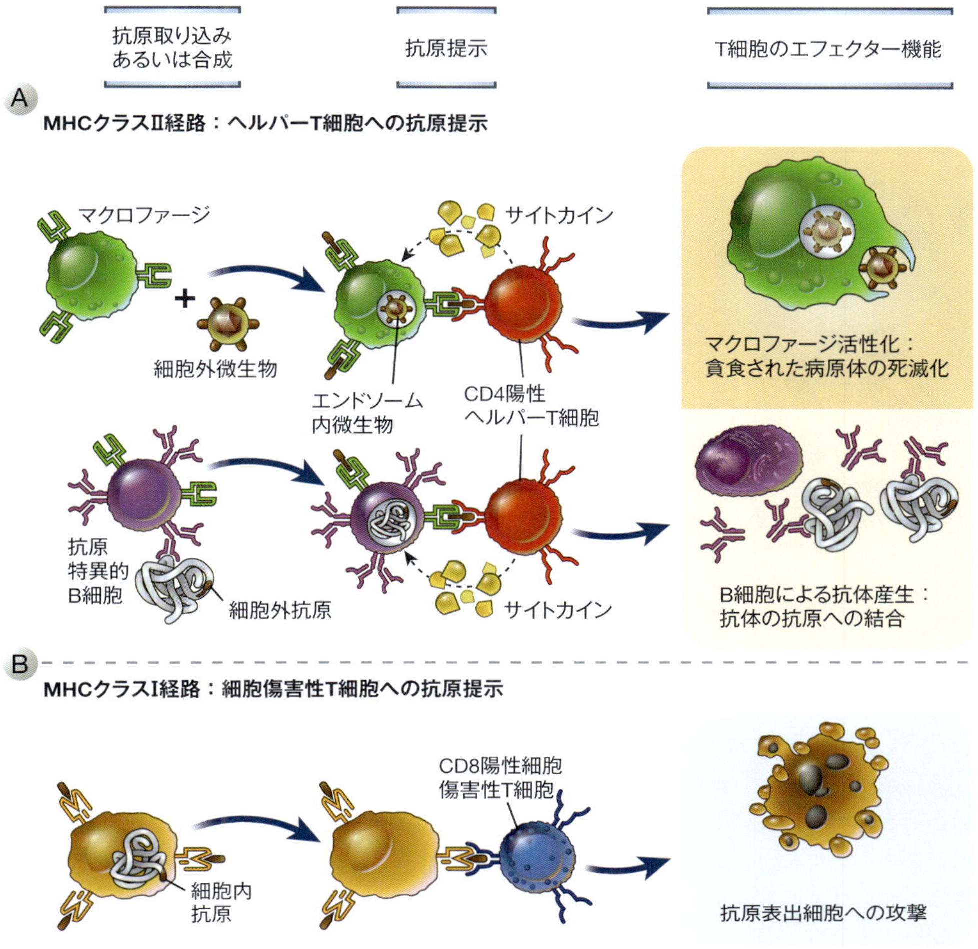

図 6.18　細胞外および細胞内抗原のさまざまなエフェクター T 細胞サブセットに対する提示
(A)細胞外抗原は CD4 陽性ヘルパー T 細胞にマクロファージや B 細胞によって提示され，その結果マクロファージや B 細胞は活性化され外来抗原を排除する．(B)細胞内抗原は，抗原発現細胞を傷害(溶解)する CD8 陽性細胞傷害性 T 細胞に，有核細胞によって提示される．

は，どの T 細胞サブセットがこれら 2 つのタンパク質プールに由来する抗原に応答するかを決定し，これらの T 細胞の機能と密接にリンクしている(図 6.18)．ウイルスや腫瘍タンパク質など内因性に合成される抗原は細胞質内に存在しており，これらの細胞内抗原を生成する細胞を傷害するMHC クラス I 拘束性 CD8 陽性細胞傷害性 T 細胞によって認識される．逆に，細胞外抗原は通常，エンドソーム小胞に行き着き小胞性タンパク質はクラス II 結合ペプチドに加工されるため，MHC クラス II 拘束性 CD4 陽性 T 細胞を活性化する．CD4 陽性 T 細胞は，細胞外抗原を排除する機序である B 細胞からの抗体産生そしてマクロファージの貪食能を促進する手助けをする．したがって，さまざまな細胞部位に存在する微生物由来の抗原は，微生物を最も効果的に排除する T 細胞応答を選択的に刺激する．このことは，細胞傷害性 T 細胞とヘルパー T 細胞の抗原受容体は細胞外と細胞内微生物を区別できないため重要である．これらの微生物に由来するペプチドを分離することにより，MHC 分子は T 細胞の CD4 陽性，CD8 陽性サブセットにおいて，おのおのが最も効果的に応答できるであろうサブセットを誘導する．

タンパク質抗原の免疫原性

MHC 分子は互いに関連する 2 つの方法でタンパク質抗原の免疫原性を決定する．

- **強力に T 細胞応答を惹起する複合タンパク質のエピトープ(epitope)は，抗原提示細胞内でタンパク質分解によって生成されるペプチドであり MHC 分子に最も強く結合する．**ある個体がタンパク質抗原で免疫を受けると，多くの例において応答性 T 細胞の大部分は，抗原のわずか 1 つか 2 ～ 3 つまでの線状アミノ酸配列に対して特異的である．これらは**免疫優性エピトープ**(immunodominant epitope)または抗原決定基とよばれている．抗原プロセシングに関与するプロテアーゼは，天然タンパク質から多様なペプチドを生み出し，これらのペプチドのほんの一部だけが MHC 分子に結合することができる特徴を兼ね備えている(図 6.19)．合成ペプチ

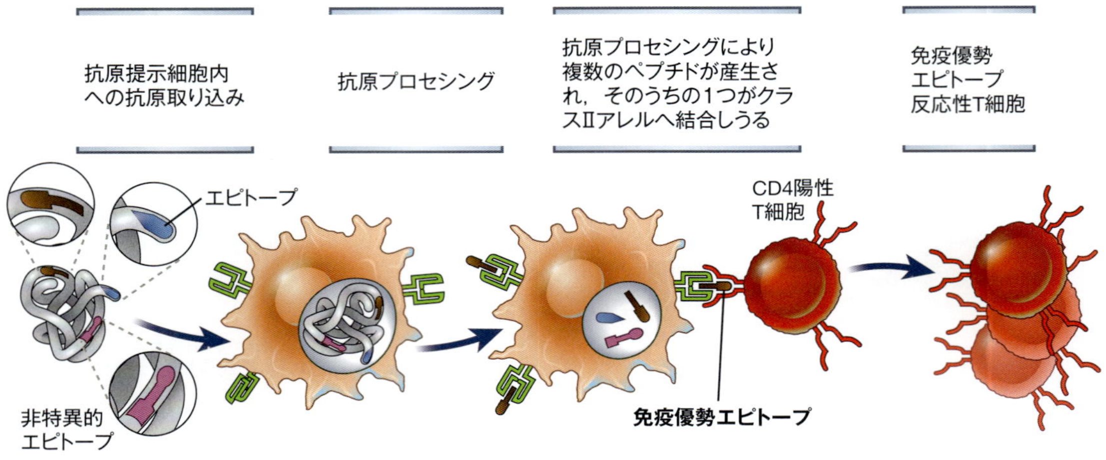

図 6.19 ペプチドの免疫優勢

タンパク質抗原は複数のペプチドを生成するためにプロセスされる．免疫優性ペプチドは MHC クラスⅠとクラスⅡ分子に最も強く結合するペプチドである．図はクラスⅡ関連ペプチドを生成する細胞外抗原を示すが，これは MHC クラスⅠ分子により提示される細胞質内抗原のペプチドにもあてはまる．

ドを用いた効率的な免疫操作が可能になるかもしれないため，免疫優性の構造的基盤を明らかにすることは重要である．このような知識の応用として，ワクチン(vaccine)の設計がある．例えば，ウイルスタンパク質において高親和性に MHC 分子へ結合しうる免疫優性エピトープを形成するアミノ酸配列を解析する．このような解析は実験的に，またコンピューターを用いても行うことができる．このようなエピトープを含む合成ペプチドは，感染細胞で発現されるウイルスペプチドに対する T 細胞応答を惹起するための有効なワクチンとなる．

- **ある個体に特有の MHC クラスⅡアレルの発現は特定の抗原に応答するための個体の能力を決定する．** 先に述べたように，抗体応答を制御する免疫応答遺伝子は MHC クラスⅡ遺伝子である．異なるアレル(対立遺伝子)によって産生されるさまざまな MHC クラスⅡ分子は，異なる抗原ペプチドに結合する能力が異なる，つまり特異的なヘルパー T 細胞を刺激する能力が異なるため，免疫応答に影響を与える．両親から継承した MHC アレルによって惹起される免疫応答は，そのアレル(対立遺伝子)によってコードされる MHC 分子に結合しうるペプチド抗原の性質に依存している．例えば，もし抗原がブタクサ花粉のペプチドだった場合，このペプチドに結合しうる MHC クラスⅡを保有するヒトでは遺伝子学的に花粉に対するアレルギーを発症しやすい．逆に，ワクチン(B 型肝炎ウイルス表面抗原ワクチンなど)に反応しないヒトは，おそらく MHC 分子が抗原の主要ペプチドに対して結合，提示できないものと考えられる．

非タンパク質抗原の T 細胞への提示

T 細胞は MHC 拘束性に小分子や金属イオンでさえ認識し応答する．事実，臨床応用されている小分子やニッケル，ベリリウムといった金属に曝露されるとしばしば病的な T 細胞応答を起こすことがある(いわゆる過敏性反応；**第 19 章**参照)．MHC 拘束性 CD4 陽性 T 細胞，CD8 陽性 T 細胞が非ペプチド抗原を認識する方法はいくつか存在する．ある化学物質は，自己ペプチドあるいは MHC 分子そのものと共有結合し変性させると考えられている．その結果，これらの分子は異物として認識されるようになる．他の化学物質のなかには，MHC 分子と非共有結合し，MHC 分子がペプチドを提示するペプチド結合溝の構造を変化させる．その結果，このペプチド-MHC は異物として認識されるようになる．

CD4 陽性 T 細胞や CD8 陽性 T 細胞以外の，ある T 細胞小集団は，MHC クラスⅠまたはクラスⅡ分子の関与なしに，非タンパク質抗原を認識することができる．したがって，これらの集団は，T 細胞は MHC 関連ペプチドだけを認識することができる，というルールの例外である．これらの集団でよく知られている例はナチュラルキラー T 細胞と γδT 細胞である．

ナチュラルキラー T 細胞はナチュラルキラー細胞と T 細胞双方の特徴的なマーカーを発現し，非常に限られた多様性を有する αβT 細胞受容体を発現している(**第 10 章**参照)．ナチュラルキラー T 細胞は **CD1** とよばれるクラスⅠ様非古典的 MHC 分子で提示される脂質および糖脂質を認識する．ヒトとマウスにおいて発現する CD1 タンパク質にはいくつかの種類がある．それらの細胞内輸送経路は微妙に異なるがすべての CD1 分子は脂質と結合し，提示する．新たに合成された CD1 分子は，細胞脂質をピックアップし細胞表面にそれらを運ぶ．CD1−脂質複合体は外部環境から取り込まれた脂質が存在するエンドソームまたはリソソームにエンドサイトーシス，捕捉され，新たなCD1−脂質複合体が細胞表面に戻る．したがって，CD1分子はリサイクル時にエンドサイトーシスされた脂質抗原を獲得し，プロセシングなしでこれらの抗原を提示する．脂質抗原を認識するナチュラルキラーT細胞は，特にマイコバクテリア（脂質成分が豊富に含まれている）といった微生物に対する防御を担っている．

γδT細胞はT細胞の小集団であり，CD4陽性T細胞およびCD8陽性T細胞と同一でないが類似した抗原受容体タンパク質を発現する（**第10章参照**）．γδT細胞は，タンパク質や脂質，リン酸化している小分子，アルキルアミンなどさまざまな種類の抗原を認識する．これらの抗原はMHC分子によって提示されないのでγδT細胞はMHC拘束性がない．特定の細胞型または抗原提示システムがγδT細胞への抗原提示に必要であるかどうかは不明である．

本章のまとめ　Summary

多くのT細胞の抗原受容体は，抗原提示細胞表面のMHC分子によって提示されているペプチドのみを認識する．CD4陽性ヘルパーT細胞はMHCクラスII分子に会合した抗原を認識し，CD8陽性細胞傷害性T細胞はMHCクラスI分子に会合した抗原を認識する．

抗原提示細胞は，タンパク質抗原を捕捉，処理し，MHC関連ペプチドをT細胞に提示する．樹状細胞は，ナイーブT細胞により最も強力に初回免疫応答を惹起する抗原提示細胞であり，マクロファージとB細胞は細胞性免疫（cell-mediated immunity）のエフェクター相（effector phase）および体液性免疫において抗原をヘルパーT細胞にそれぞれ提示する．すべての有核細胞はウイルスや腫瘍抗原などの細胞質タンパク質に由来するペプチドと会合したクラスI関連ペプチドをCD8陽性T細胞に提示することができる．

樹状細胞は，（通常，上皮から）侵入してくる抗原や（組織で）産生される抗原を捕捉し，末梢（二次）リンパ器官に運搬する．循環しているナイーブT細胞が抗原を認識することで末梢（二次）リンパ器官で初期免疫応答が誘導される．

主要組織適合遺伝子複合体は，非常に多型に富み，相互優性に発現するMHCクラスI，クラスII分子をコードする巨大な遺伝領域である．

MHCクラスI分子はα（または重）鎖とβ2−ミクログロブリンとよばれる非多型ポリペプチドが非共有結合した複合体である．MHCクラスII分子は，MHC分子にコードされた2つの多型鎖，α鎖，β鎖で構成される．MHC分子は，細胞外ペプチド結合溝，非多型Ig様領域，膜貫通領域および細胞質領域から構成されている．MHC分子のペプチド結合溝は，αヘリックス構造の側壁と8本鎖逆平行βプリーツシート構造の底面で構成される．

MHCクラスI，クラスII分子のIg様ドメインはそれぞれ，T細胞コレセプターCD8，CD4との結合部を含む．MHC分子の多型残基はペプチド結合ドメインに位置する．

MHCクラスIおよびクラスII分子の機能はペプチド抗原と結合し，ペプチドを抗原特異的T細胞認識のために提示することである．MHCクラスI分子と結合したペプチド抗原はCD8陽性T細胞によって認識され，MHCクラスII分子と結合したペプチド抗原はCD4陽性T細胞によって認識される．MHC分子は1度に1つだけのペプチドと結合し，特定のMHC分子と結合するペプチドは共通の構造モチーフをもつ．MHC分子はペプチドに広い特異性を有しており，アンカー残基など共通な構造的特徴をもつ複数のペプチドと結合することができる．

MHCクラスI分子のペプチド結合溝は長さ6〜16アミノ酸残基のペプチドを結合することができるが，MHCクラスII分子のペプチド結合溝はより大きいペプチド（長さが30個からそれ以上のアミノ酸残基）を収納することができる．ある種の多型MHC残基は，アンカー残基とよばれる結合ペプチドの相補残基と結合するポケットとよばれる構造を形成することによりペプチドに対する結合特異性を決定する．他の多型MHC残基と，ペプチドのいくつかの残基はMHC分子への結合に関与しないが，T細胞による認識に関与する．

MHCクラスI分子はすべての有核細胞に発現するのに対し，MHCクラスII分子の多くは樹状細胞，マクロファージ，B細胞などの特別な抗原提示細胞に発現し，内皮細胞，胸腺上皮細胞などの細胞にも発現しうる．MHC遺伝子産物の発現は，MHC遺伝子の転写を刺激するIFN-γなどのサイトカインによる炎症刺激，免疫刺激により増強する．

抗原プロセシングはナイーブタンパク質をMHC結合ペプチドへ変換することである．このプロセスは抗原提示細胞内小胞への外来タンパク質抗原の取り込み，あるいは細胞質での抗原合成にはじまり，このようなタンパク質のペプチドへの分解，MHC分子へのペプチドの結合，T細胞による抗原提示細胞表面上のペプチド−MHC分子の認識からなる．したがって，細胞外および細胞内タンパク質はともにこれらの抗原プロセシング経路によりサンプリングされ，正常自己タンパク質と外来タンパク質に由来するペプチドはともにMHC分子により提示される．

MHCクラスI経路に関して，タンパク質抗原はプロテアソームにより分解されMHCクラスI分子と結合するペプチドが生成される．多くのこれらの抗原は細胞質内で合成される．あるいは，微生物や小胞によって細胞質内に導入される．これらのペプチドはTAPとよばれるATP依存性輸送体により細胞質から小胞体に運搬される．小胞体内で新しく合成されたMHCクラスⅠ-β2-ミクログロブリン二量体は，TAP複合体と会合し小胞体へ輸送されてくるペプチドを受け取る．ペプチドと結合した安定化MHCクラスⅠ分子は小胞体を出て，ゴルジ複合体を経て，細胞表面に移動する．

MHCクラスⅡ経路に関して，タンパク質抗原はエンドソームに取り込まれリソソームや後期エンドソームにおいてタンパク質分解酵素により切断される．インバリアント鎖と会合した新たに合成されたMHCクラスⅡ分子は小胞体からエンドソーム小胞まで輸送される．ここで，インバリアント鎖はタンパク質分解され，CLIPとよばれるインバリアント鎖の小さなペプチド残渣はDM分子によりMHC分子のペプチド結合溝から除去される．そして，細胞外タンパク質から生成されたペプチドがMHCクラスⅡ分子のペプチド収納溝に結合し，この三量体(MHCクラスⅡα鎖とβ鎖とペプチド)は細胞表面に移動し，表示される．

このようなMHC拘束性抗原提示の機序により体のすべての細胞において外来抗原がスクリーニングされる．また，これらの機序は，細胞外微生物タンパク質がCD4陽性ヘルパーT細胞に認識されるMHCクラスⅡ分子結合性ペプチドに分解されることで，細胞外抗原を排除するエフェクター機序を活性化する．逆に，細胞質内(サイトゾリック)微生物により合成されるタンパク質がCD8陽性細胞傷害性T細胞に認識されるMHCクラスⅠ分子結合性ペプチドに分解されることで，細胞内微生物感染細胞を排除する．外来タンパク質抗原の免疫原性は，自己MHC分子と結合するペプチドをタンパク質から生成する抗原プロセシング経路の能力に依存する．

参考文献

抗原捕捉と提示における樹状細胞の役割

Bousso P. T-cell activation by dendritic cells in the lymph node: lessons from the movies. *Nat Rev Immunol*. 2008;8: 675–684.

Heath WR, Carbone FR. Dendritic cell subsets in primary and secondary T cell responses at body surfaces. *Nat Immunol*. 2009; 10: 1237–1244.

Teijeira A, Russo E, Halin C. Taking the lymphatic route: dendritic cell migration to draining lymph nodes. *Semin Immunopathol*. 2014; 36: 261–274.

MHC遺伝子，MHC分子，ペプチド-MHCの構造

Bjorkman PJ, Saper MA, Samraoui B, et al. Structure of the human class I histocompatibility antigen, HLA-A2. *Nature*. 1987; 329: 506–512

Horton R, Wilming L, Rand V, et al. Gene map of the extended human MHC. *Nat Rev Genet*. 2004; 5: 889–899.

Kim A, Sadegh-Nasseri S. Determinants of immunodominance for CD4 T cells. *Curr Opin Immunol*. 2015; 34: 9–15.

Marrack P, Scott-Browne JP, Dai S, et al. Evolutionarily conserved amino acids that control TCR-MHC interaction. *Annu Rev Immunol*. 2008; 26: 171–203.

Reith W, LeibundGut-Landmann S, Waldburger JM. Regulation of MHC class II gene expression by the class II transactivator. *Nat Rev Immunol*. 2005; 5: 793–806.

Rossjohn J, Gras S, Miles JJ, et al. T cell antigen receptor recognition of antigen-presenting molecules. *Annu Rev Immunol*. 2015; 33: 169–200.

Stern LJ, Santambrogio L. The melting pot of the MHC II peptidome. *Curr Opin Immunol*. 2016; 40: 70–77.

タンパク質抗原のプロセシングとペプチド抗原のMHCによる提示

Basler M, Kirk CJ, Groettrup M. The immunoproteasome in antigen processing and other immunological functions. *Curr Opin Immunol*. 2013; 25: 74–80.

Blum JS, Wearsch PA, Cresswell P. Pathways of antigen processing. *Annu Rev Immunol*. 2013; 31: 443–473.

Chapman HA. Endosomal proteases in antigen presentation. *Curr Opin Immunol*. 2006; 18: 78–84.

Hansen TH, Bouvier M. MHC class I antigen presentation: learning from viral evasion strategies. *Nat Rev Immunol*. 2009; 9: 503–513.

Neefjes J, Jongsma ML, Paul P, Bakke O. Towards a systems understanding of MHC class I and MHC class II antigen presentation. *Nat Rev Immunol*. 2011; 11: 823–836.

Purcell AW, Elliott T. Molecular machinations of the MHC-I peptide loading complex. *Curr Opin Immunol*. 2008; 20: 75–81.

Roche PA, Furuta K. The ins and outs of MHC class II-mediated antigen processing and presentation. *Nat Rev Immunol*. 2015; 15: 203–216.

Schulze MS, Wucherpfennig KW. The mechanism of HLA-DM induced peptide exchange in the MHC class II antigen presentation pathway. *Curr Opin Immunol*. 2012; 24: 105–111.

Stern LJ, Potolicchio I, Santambrogio L. MHC class II compartment subtypes: structure and function. *Curr Opin Immunol*. 2006; 18: 64–69.

Unanue ER, Turk V, Neefjes J. Variations in MHC Class II antigen processing and presentation in health and disease. *Annu Rev Immunol*. 2016; 34: 265–297.

van Kasteren SI, Overkleeft H, Ovaa H, Neefjes J. Chemical biology of antigen presentation by MHC molecules. *Curr Opin Immunol*. 2014; 26: 21–31.

Vyas JM, Van der Veen AG, Ploegh HL. The known unknowns of antigen processing and presentation. *Nat Rev Immunol*. 2008; 8: 607–618.

Watts C. The endosome-lysosome pathway and information generation in the immune system. *Biochim Biophys Acta*. 2012; 1824: 14–21.

クロスプレゼンテーション

Joffre OP, Segura E, Savina A, Amigorena S. Cross-presentation by dendritic cells. *Nat Rev Immunol*. 2012; 12: 557–569.

Kurts C, Robinson BW, Knolle PA. Cross-priming in health and disease. *Nat Rev Immunol*. 2010; 10: 403–414.

Norbury CC. Defining cross presentation for a wider audience. *Curr Opin Immunol*. 2016; 40: 110–116.

Schuette V, Burgdorf S. The ins-and-outs of endosomal antigens for cross-presentation. *Curr Opin Immunol*. 2014; 26: 63–68.

Segura E, Amigorena S. Cross-presentation in mouse and human dendritic cells. *Adv Immunol*. 2015; 127: 1–31.

“非古典的” 抗原提示細胞

Adams EJ, Luoma AM. The adaptable major histocompatibility complex MHC fold: structure and function of nonclassical and MHC class I-like molecules. *Annu Rev Immunol*. 2013; 31: 529–561.

Cohen NR, Garg S, Brenner MB. Antigen presentation by CD1: lipids, T cells, and NKT cells in microbial immunity. *Adv Immunol*. 2009; 102: 1–94.

Van Rhijn I, Godfrey DI, Rossjohn J, Moody DB. Lipid and small-molecule display by CD1 and MR1. *Nat Rev Immunol*. 2015; 15: 643–654.

第7章

免疫受容体とシグナル伝達

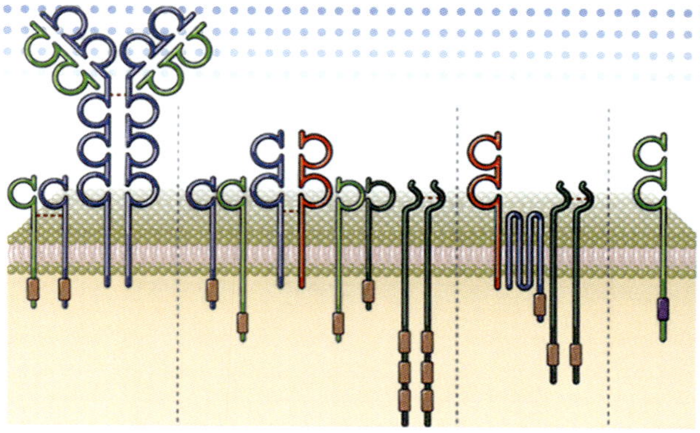

外界のリガンドによって作動する特定の受容体が細胞表面に存在するというアイデアは，近代免疫学の基礎をつくった研究者の1人から提唱された．パウル・エーリッヒ(Paul Ehrlich)は1897年に発表した自身の論文“side chain theory”で，免疫細胞の表面には抗体(antibody)があり，抗体が抗原(antigen)を認識すると，同じ抗体を大量に放出させるようその細胞に促す，と提唱している．細胞表面にあるホルモン受容体が発見されたのはそれより数十年後の20世紀後半のことであり，また1980年代初頭にリンパ球の抗原受容体が同定されるずっと以前のことである．

細胞表面受容体は複数の重要な機能をもっており，細胞の活性化へと続く細胞内シグナルの誘導，細胞と細胞または細胞と細胞外マトリックスとの接着，細胞外の分子や細胞のインターナリゼーションなどがある．シグナル伝達とは広い意味で細胞内の生化学反応経路を指し，リガンドが特定の受容体に結合した後に細胞の中で活性化される経路のことである．すべての受容体にあてはまるわけではないが，多くのシグナル受容体は細胞膜に存在する．これらの受容体によって惹起されるシグナルは，通常，初期の細胞質のフェーズから始まり，この時受容体や受容体に会合しているタンパク質分子の細胞質領域が，酵素反応の結果修飾を受ける．この細胞質のイベントは，細胞の静止期では不活性化状態にある転写因子の活性化やその核内移行へと続き，転写因子が協力して遺伝子発現を制御する核のフェーズへと至る(**図7.1**)．シグナル伝達経路のなかには，細胞の運動を刺激するものや，遺伝子発現を変化させることなく細胞質に蓄えられていた顆粒の放出を促すものもある．またシグナル伝達は細胞を異なるさまざまな最終形へと導くこともでき，新たな機能の獲得，細胞分化の誘導，特定の細胞系列への運命決定，細胞死からの回避，細胞増殖や成長の開始，細胞周期の停止やアポトーシス(apoptosis)による細胞死の誘導などを行う．

B細胞(B lymphocyte)とT細胞(T lymphocyte)に発現している抗原受容体は，最も繊細な細胞シグナル伝達機構をもつと考えられており，本章の内容の大部分を占める．最初にシグナル伝達の全体的な概要を紹介し，次にリンパ球にクローンとして発現している抗原受容体のシグナルへと話を進める．T細胞とB細胞の抗原受容体を議論する際，抗原受容体を介したリンパ球の活性化を促進したり増強したりする，コレセプターや共刺激受容体とよばれる他の受容体に関しても説明する．またT細胞，B細胞，ナチュラルキラー(natural killer：NK)細胞の抑制性受容体の役割について，さらにサイトカイン受容体のさまざまなカテゴリーと，サイトカイン受容体によって惹起されるシグナル伝達機構を紹介する．章の終わりには，典型的な転写因子の活性化のステップを明らかにしながら，自然免疫と獲得免疫(adaptive immunity)の双方に寄与する転写因子NF-κBの活性化誘導シグナルを紹介する．

シグナル伝達の概要

シグナル応答を惹起する受容体は，一般的に細胞膜上にある細胞膜に埋め込まれたタンパク質であり，受容体の細胞外ドメインは，分泌された可溶性のリガンドや，隣の細胞の細胞膜や細胞外マトリックスに突き刺さった構造物を認識する．受容体のもう1つのカテゴリーである核内受容体は，細胞内転写因子として働き，細胞膜を貫通できる脂溶性リガンドによって活性化される．

細胞表面受容体からシグナルが惹起されるためには，受容体とリガンドとの結合によって起こる受容体タンパク質のクラスタリング，つまり架橋(cross-linking)として知られる現象や，またリガンド結合によって誘導される受容体の構造変化が必要である．シグナルの惹起に寄与するどちらの機序も，結果的には受容体の細胞質部位に新たな構造形態を生み出すことに行き着き，他のシグナル分子との会合を促進することとなる．

シグナル伝達の早期に共通して起こることとして，受容体の細胞質部位やアダプタータンパク質に存在するチロシン，セリン，スレオニンの側鎖にリン酸基が酵素的に付加される現象がある．アミノ酸側鎖にリン酸基群を付加する酵素を，**プロテインキナーゼ**(protein kinase)とよぶ．リンパ球のシグナルで最初に起こる現象の多くが，ある特定のチロシン残基をリン酸化するプロテインキナーゼに起因し，ゆえにこれらの酵素は**プロテインチロシンキナーゼ**(protein tyrosine kinase：PTK)とよばれる．ある特定のシグナル伝達経路で働く別のプロテインキナーゼには，セリンもしくはスレオニンをリン酸化するセリン・スレオニンキナーゼなどもある．受容体の下流で活性化されるキナーゼのなかに

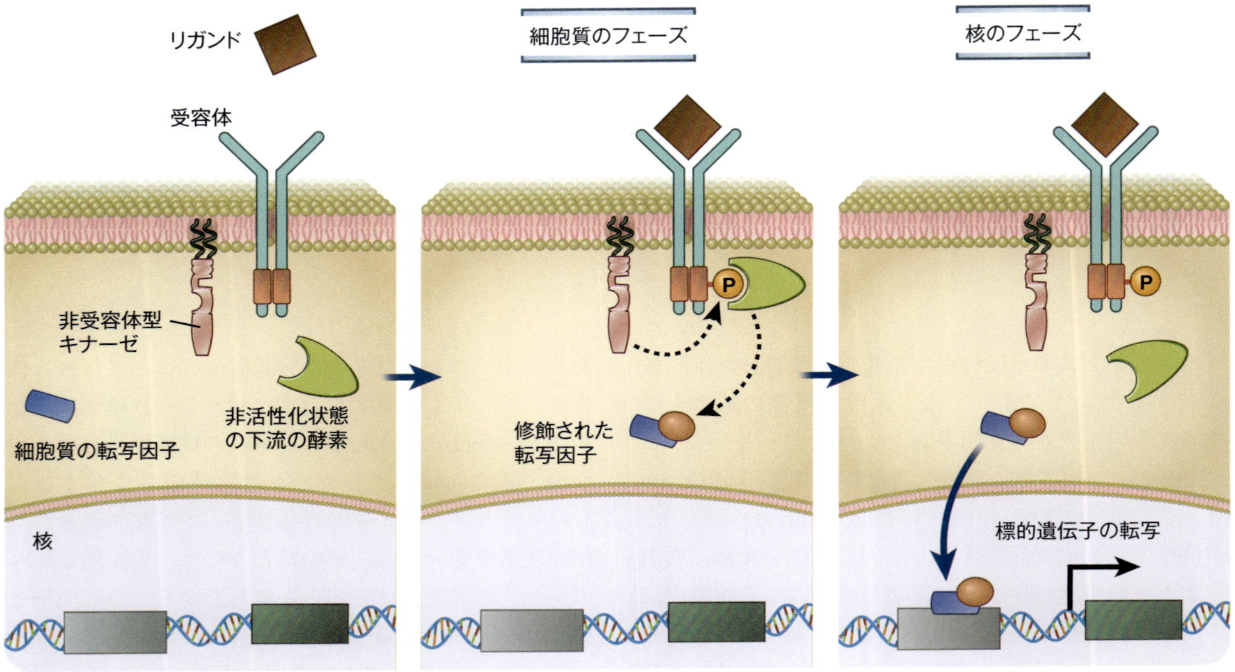

図 7.1 細胞表面からのシグナルは細胞質や核のフェーズへと続く

リガンドと結合した後に，非受容体型チロシンキナーゼによって活性化される一般的な受容体を図示する．細胞質シグナルのフェーズでは，非受容体型キナーゼが，受容体の細胞質尾部にある鍵となる重要なチロシン残基をリン酸化する．その結果，受容体の尾部に下流の酵素がリクルートし，その酵素は一度リクルートするとそこで活性化もされる．細胞質のフェーズでは，この活性化した下流の酵素によって，細胞質に存在する特定の転写因子が翻訳後修飾を受ける．この単純化した例では，細胞質のフェーズとは単なる酵素反応でしかないが，複数のステップを含んださまざまなシグナル伝達経路によって構成されている．核のフェーズでは，この修飾された転写因子が核内に入り標的遺伝子の発現を誘導する．標的遺伝子は，プロモーター領域や，修飾された転写因子が結合し転写を促進するような他の制御領域をもっている．

は，基質として脂質をリン酸化するものもあり，**脂質キナーゼ**(lipid kinase)として知られている．それぞれリン酸化反応経路に対応する特異的なフォスファターゼ(phosphatase)も存在し，この酵素は基質からリン酸基を取り除くことでシグナルの調節を行う．一般的に，これらのフォファターゼはシグナル伝達における抑制という重要な働きをする．

シグナル伝達の転写後調節は，タンパク質のリン酸化のみではなく，他の多くの調節機構がシグナル伝達に関与している．本章でも紹介する調節機構の1つとして，ユビキチン分子の共有結合があるが，標的タンパク質を分解したり，リンパ球を含む多くの細胞のシグナル伝達を促進したりする機能をもつ．また多くの重要なシグナル伝達タンパク質は脂質付加修飾を受け，その助けによって細胞膜の特殊な部位への局在を可能にする．そこでは，この細胞膜のマイクロドメインに局在させられた他のシグナル伝達分子と，効果的に相互作用することができる．遺伝子発現やDNAの複製，DNAの再構成などの目的で，いくつかの転写因子は機能的にアセチル化され，またヒストンのN末の尾部はアセチル化やメチル化を受ける．

受容体は，使用するシグナル伝達機構や，活性化される細胞内の生化学的反応によって，いくつかのカテゴリーに分類される(**図 7.2**)．

- 受容体のなかには**非受容体型チロシンキナーゼ**(non-receptor tyrosine kinase)を用いるものがある．これらの受容体は細胞質尾部に内在性の酵素活性部位をもたない代わりに，リガンドとの結合後は，非受容体型チロシンキナーゼとして知られる細胞内チロシンキナーゼが，受容体の特異的モチーフもしくは受容体と会合している別のタンパク質の特異的モチーフをリン酸化し，受容体の活性化を誘導する(**図 7.1** 参照)．免疫受容体とよばれる受容体ファミリーは，抗体のFc部位を認識する受容体以外は，抗原を認識する受容体群であるが，すべての受容体が非受容体型チロシンキナーゼを使ってシグナルを惹起する．免疫受容体ファミリーのほかに，本章の後半で紹介するようなサイトカイン受容体も，非受容体型チロシンキナーゼを使う．インテグリン(integrins)は免疫系(immune system)における重要な接着分子であり，これもまた非受容体型チロシンキナーゼによって活性化される．
- **受容体型チロシンキナーゼ**(receptor tyrosine kinase：RTK)は，細胞膜に埋め込まれたタンパク質分子であり，細胞外のリガンドによって多価に架橋されると，分子の細胞質尾部に内在するチロシンキナーゼドメインが活性化される．受容体型チロシンキナーゼの例として，血液細胞の形成に寄与するc-Kitタンパク質分子が挙げられる．また他の例として，インスリン受容体，上皮成長因子(epidermal growth factor：EGF)受容体，血小板

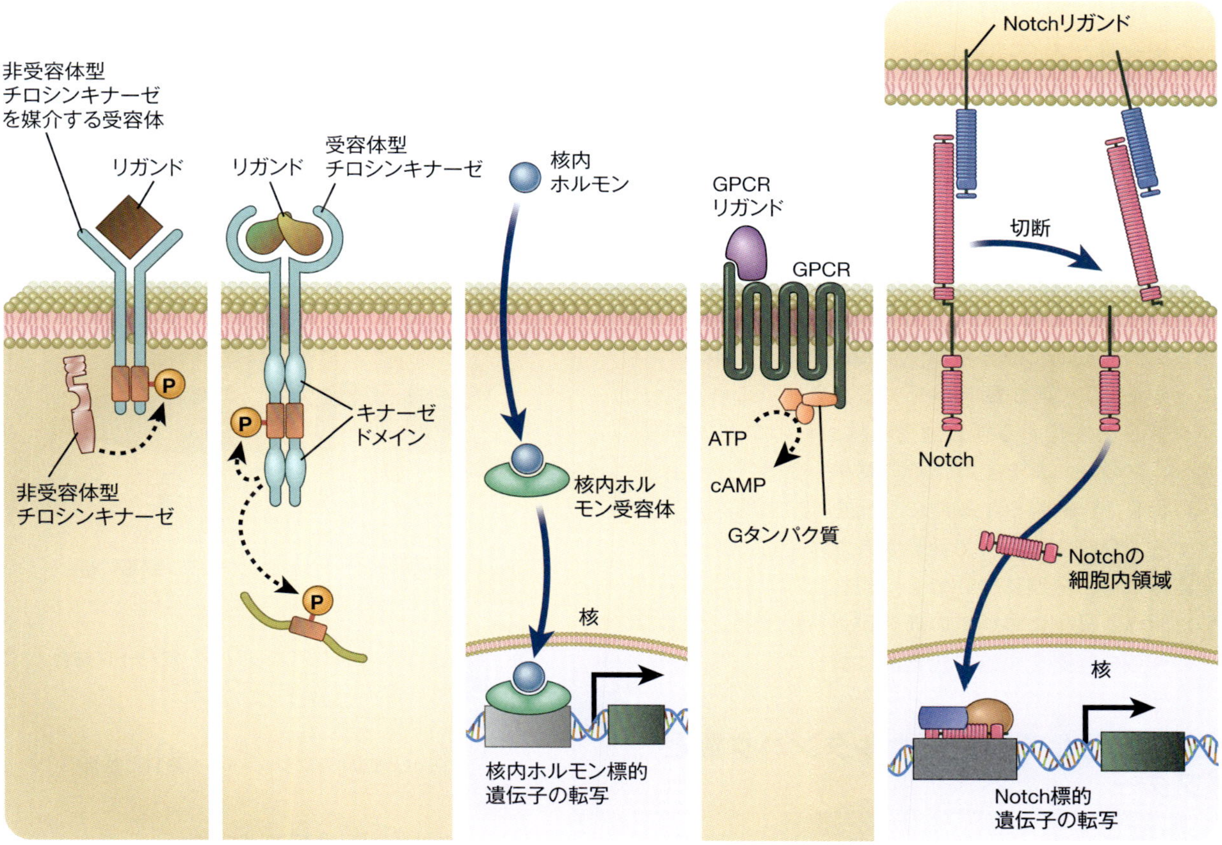

図 7.2　免疫系のシグナル受容体の主なカテゴリー
非受容体型チロシンキナーゼを用いる受容体，受容体型チロシンキナーゼ，リガンドと結合し転写を制御する核内受容体，7 回膜貫通型 G タンパク質共役受容体（GPCR），Notch を図示する．Notch は細胞上のある特定のリガンドを認識すると切断され，その細胞内断片（IC Notch）が核内に入り特定の標的遺伝子の発現を制御する．
GPCR：G タンパク質共役受容体（G protein coupled receptor），cAMP：サイクリック AMP（cyclic AMP）

由来成長因子（platelet-derived growth factor receptor：PDGF）受容体がある．

- **核内受容体**（nuclear receptor）は，基本的に核内に局在し，または核内へ移行することで転写因子として働く．脂溶性のリガンドが核内受容体に結合すると，核内受容体は転写を促進したり抑制したりする能力をもつようになる．ビタミン D 受容体やグルココルチコイド受容体などの核内ホルモン受容体は，免疫系の発達からサイトカインの遺伝子発現調節まで，幅広く生理現象に影響を与える．
- **G タンパク質共役受容体**（G protein-coupled receptor：GPCR）は，会合する GTP 結合タンパク質（G タンパク質，GTP-binding proteins：G proteins）が活性化することにより，機能を発揮する受容体である．G タンパク質共役受容体は細胞膜を数回貫通するポリペプチドであり，セルペンチン受容体や 7 回膜貫通型受容体ともよばれている．このタイプの受容体がリガンドと結合することによって生じた構造変化は，GDP 結合型から GTP 結合型への変換による G タンパク質ヘテロ三量体の活性化を誘導する．G タンパク質が活性化すると，その下流のシグナル伝達が始まる．免疫（immunity）や炎症（inflammation）と関係のあるこのカテゴリーの受容体には，ロイコトリエン（leukotrienes），プロスタグランジン（prostaglandins），ヒスタミン（histamine），補体 C3a と C5a，細菌由来のホルミルペプチド，スフィンゴシン 1-リン酸，すべてのケモカイン（chemokines）などに対する受容体が含まれる（**第 3 章**参照）．G タンパク質共役受容体に会合するそれぞれのタイプの G タンパク質は，おのおの異なった下流の分子を活性化したり抑制化したりすることができる．G タンパク質共役受容体が活性化する主な 2 つの酵素として，アデニルシクラーゼとフォスフォリパーゼ C とがあり，アデニルシクラーゼは ATP をエフェクター分子である cAMP に転換し，多くの細胞応答を活性化することができる．また，フォスフォリパーゼ C が惹起する複数のシグナル伝達経路については後述する．
- **他のクラスの受容体**は，これまでも個体発生や一部の成熟組織において重要な機能をもつことが知られていたが，これらの受容体の免疫系における機能解析はつい最近始まったばかりである．**Notch ファミリー**（Notch family）の受容体タンパク質は，幅広い生物種の発生に寄与している．この受容体ファミリー分子が特異的なリガンドと結合すると，受容体タンパク質の切断と，切断された細胞質ドメイン（細胞内 Notch）の核内移行が起こり，細胞質ドメインは転写因子複合体として機能する．Notch タンパク質はリンパ球の分化段階における細胞運命決定の役割を果たし（**第8章**参照），また成熟リンパ球の活性化にも影響を与える．Wnt とよばれるリガンドの一群は，リンパ球新生を左右する分子である（シグナル伝達に関与する多くのタンパク質の名称は，発見された経緯でつけられ，機能を反映しないものも多いが，略語表記が一般的に認められ，フルネームが記載されないことがある）．**第8章**で紹介するように，これらのタンパク質を活性化する膜貫通受容体からのシグナルは，β-カテニンのレベルを上げ，その結果，β-カテニンは核内へ移行し，B 細胞や T 細胞の分化を担う転写因子を活性化する．免疫細胞以外で発見された多くのシグナル伝達受容体やその経路についても，現在ではリンパ球の生物学における役割についての研究が進行中である．本章で，これらの経路をすべて包括的に扱うことはしない．

モジュールとしてのシグナルタンパク質とアダプター

シグナル分子は，種類の異なるモジュールによって構成されることが多く，それぞれが特異的な結合や酵素活性機能を有している． シグナル分子のモジュールとしての概念は，非受容体型チロシンキナーゼの研究をもって，最もイメージされやすいだろう．Rous 肉腫ウイルスの形質転換タンパク質の相同体，c-Src は，**Src ファミリーキナーゼ**（Src family kinase）として知られる，免疫学で重要な非受容体型チロシンキナーゼの典型である．c-Src はいくつかの重要なドメインをもっており，その中の 2 つに，他のシグナルタンパク質への結合を媒介する **SH2 ドメイン**（Src homology 2 [SH2] domain）と **SH3 ドメイン**（Src homology 3 [SH3] domain）とがある．ほかにも c-Src はチロシンキナーゼドメインと，ミリスチン酸が共有結合する N 末端の脂質修飾部位を有している．ミリスチン酸は Src ファミリーキナーゼが細胞膜に局在するのを助けている．Src ファミリーキナーゼのモジュールの構造は，後述する免疫系で重要な他の 2 つのチロシンキナーゼと共に，**図 7.3** に示す．

SH2 ドメインは，特徴的な立体構造にたたみ込まれた約 100 アミノ酸のタンパク質からなり，特定のタンパク質分子にあるリン酸化チロシンを含んだペプチド配列に結合する．抗原受容体シグナルでは，Src ファミリーキナーゼはある特定のモチーフの中のチロシン残基をリン酸化するが，そのモチーフは抗原受容体複合体（後述する）の一部を形成しているタンパク質分子の細胞質尾部に存在する．抗原受容体複合体に存在するこれらリン酸化チロシンモチーフは，Syk や ZAP-70 などの **Syk ファミリーキナーゼ**（kinases of the Syk family）にある SH2 ドメインとの会合部位となる（**図 7.3** 参照）．Syk ファミリーキナーゼが SH2 ドメインとリン酸化チロシンとの相互作用によって抗原受容体にリクルートすることは，抗原によって誘導されるリンパ球の活性の重要なステップとなる．SH3 ドメインは約 100 アミノ酸で構成され，特定のタンパク質分子にあるプロリンリッチな配列と結合する．タンパク質－タンパク質相互作用を媒介するドメインでありリン酸化はされない．モジュールとしての他のドメインに，**PH ドメイン**（pleckstrin homology domain）とよばれるものがあり，このドメインは特定のリン脂質を認識することができる．

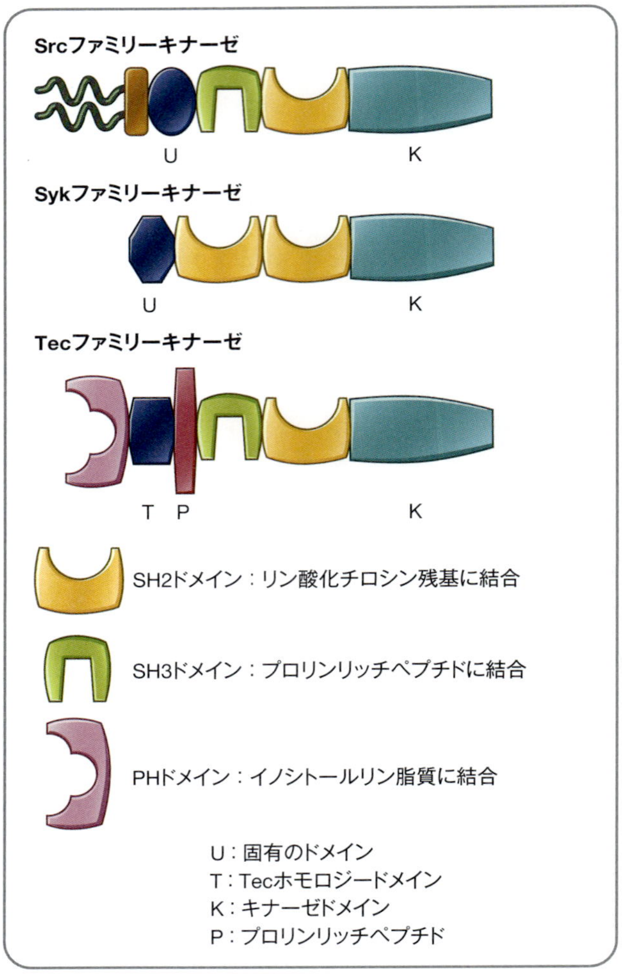

図 7.3 リンパ球活性化を制御するチロシンキナーゼのモジュールの構造

モジュールには以下のドメインが含まれる．リン酸化チロシンをもつ特定のポリペプチド鎖に結合する SH2 ドメイン，ポリペプチド鎖内のプロリンリッチ配列を認識する SH3 ドメイン，PIP3 や他のフォスファチジルイノシトール由来の脂質に結合する PH ドメイン，Tec ファミリーのチロシンキナーゼに固有の Tec ホモロジードメインである．ここに示されているチロシンキナーゼファミリーは，c-Src, Lyn，Fyn，Lck などに代表される Src ファミリーキナーゼ，Syk や ZAP-70 などの Syk ファミリーキナーゼ, Tec, Btk, Itk などの Tec ファミリーキナーゼである．

PH：PH ドメイン（pleckstrin homology），SH：src homology

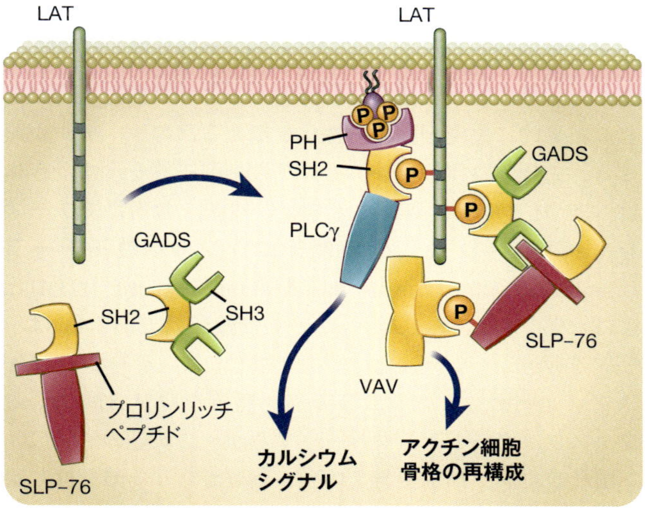

図 7.4 リンパ球活性化に寄与する代表的なアダプター
左図は，T 細胞の非活性化状態での，細胞膜貫通アダプタータンパク質 LAT と，2 つの細胞質アダプター GADS と SLP-76 を示した．右図に示されているように，T 細胞が活性化した後は，LAT はチロシンリン酸化され，PLCγ1（同時に細胞膜リン脂質，フォスフォイノシトール三リン酸，もしくは PIP3 と結合する）と GADS をリクルートするが，両タンパク質とも SH2 ドメインをもっている．SLP-76 にあるプロリンリッチなアミノ酸配列は GADS の SH3 ドメインと会合し，チロシンリン酸化された SLP-76 は Vav をリクルートする．
LAT：linker for activation of T cells，PH：PH ドメイン（pleckstrin homology），PLC：フォスフォリパーゼ C（phospholipase C），SH：src homology

PH ドメインは，**TEC ファミリーチロシンキナーゼ**（TEC family tyrosine kinase）Btk をはじめとする多くのシグナル分子にみられ，細胞膜内葉の脂質を構成するフォスファチジルイノシトール三リン酸（phosphatidylinositol triphosphate：PIP3）を認識する．

アダプタータンパク質（adaptor protein）は，物理的に異なる酵素同士を結び付けたり，シグナル分子の複合体形成を促進したりする分子のハブとして機能する．アダプターは LAT（linker for the activation of T cells）のように細胞膜に埋め込まれたタンパク質のこともあれば（**図 7.4**），BLNK（B cell linker）や SLP-76（SH2 domain-containing linker protein of 76 kD），GADS（Grb-2-related adaptor protein downstream of Shc）のような細胞質タンパク質のこともある．典型的なアダプターは，SH2 ドメインや SH3 ドメインなどタンパク質－タンパク質相互作用を介在するいくつかの特徴的なドメインをもつ（ここではそれ以上のモジュールの機能を果たしている他のドメインは割愛する）．アダプターはしばしば何ヵ所かにプロリンリッチな配列をもち，この配列によって SH3 をもつ他のタンパク質との結合が可能になる．またアダプターはチロシンキナーゼによってリン酸化されうるチロシン残基をもっており，他のシグナル分子との結合部位を提供する．リン酸化されるチロシン残基部位に近接したアミノ酸残基は，どの特異的 SH2 がチロシン残基に結合するかを決定している．例えば，アダプタータンパク質にある YxxM モチーフ（Y はチロシン，M はメチオニン，x は任意のアミノ酸を示す）が，チロシンキナーゼによってリン酸化されると，脂質キナーゼであるフォスファチジルイノシトール 3-キナーゼ（phosphatidylinositol 3-kinase：PI3-kinase）の SH2 ドメインと結合できるようになる．それと同じアダプタータンパク質のプロリンリッチ配列は，ある決まったチロシンキナーゼの SH3 ドメインと結合する．これによって，アダプターがチロシンリン酸化されることで，チロシンキナーゼと PI3 キナーゼを隣同士に近接させることが可能となり，その結果，PI3 キナーゼのリン酸化と活性化が起こる．したがって，シグナル伝達とは，ある種のソーシャルネットワークのような現象ということができる．最初のシグナル（例：チロシンのリン酸化）が生じると，いくつかのタンパク質がある指定されたハブに集まり近接させられる．その結果，ある特定の酵素が活性化し，その酵素が下流のある特定の転写因子の核移行に影響を与えたり，アクチン重合のような他の細胞のイベントを誘導したりするのである．

プリオン様の重合とシグナル

免疫系のシグナル伝達のなかでも思いも寄らないモデルが発見された経緯は，プリオンによって伝播される神経変性疾患の基礎知識に基づいている．プリオンは異常タンパク質として，同じタンパク質に構造変化を与えそれを異常分子に変えるという現象を起こす．プリオンタンパク質は可溶性の α ヘリックス構造として存在しているが，ミスフォールドすることで，β シート型の凝集体を形成する．これらの凝集体は，可溶性の α ヘリックス構造をとっている同じタンパク質分子を，正常な構造から β シート構造へと変えてしまう酵素活性をもっている．可溶性のタンパク質がみずから線維状の構造変化を起こし，線維状に変化した分子が同じ元のタンパク質の可溶性分子を次々にリクルートし構造変化を起こさせる．この機序は，自然免疫系のシグナルで使われている **NLRP3 インフラマソーム**（NLRP3 inflammasome）を構成する ASC タンパク質や RIG-I 経路の MAVS（**第 4 章**参照）でその例としてみられ，ASC も MAVS も古典的なプリオンのような振る舞いを示す．ASC の線維状の構造変化は NLRP3 インフラマソームの形成と IL-1 の産生を誘導し，dsRNA が RIG-I に結合した後の MAVS の繊維状の構造変化は，ウイルス核酸に対する I 型インターフェロン（interferon）の産生を誘導する．

免疫受容体ファミリー

基本的に，免疫受容体は，リガンドを認識する細胞膜に埋め込まれた免疫グロブリン（immunoglobulin：Ig）スー

パーファミリー(superfamily)タンパク質分子と，特徴的なチロシンモチーフを細胞質尾部に備え，それら免疫グロブリンスーパーファミリータンパク質分子に会合しシグナル伝達を担う別の細胞膜貫通タンパク質分子によって構成された，受容体複合体である．シグナル伝達を行う構成分子は，通常リガンド認識にかかわるタンパク質とは別のタンパク質分子であるが，免疫受容体ファミリーのいくつかは，リガンドを認識する細胞外ドメインと，シグナル伝達に寄与するチロシン残基を含んだ細胞質ドメインの両方をもつものもある．免疫受容体ファミリー下流のシグナル伝達タンパク質は，非受容体型チロシンキナーゼである Src ファミリーの近傍に位置するように局在するが，Src ファミリー分子も N 末端の脂質アンカーの修飾によって，細胞膜内葉に繋がれている．

免疫受容体ファミリーのシグナル伝達タンパク質がもっている細胞質のチロシンモチーフには，概して活性化モチーフと抑制性モチーフの 2 種類がある．**免疫受容体チロシン活性化モチーフ**(immunoreceptor tyrosine–based activation motif：ITAM)は細胞の活性化を担う受容体にみつかっており，そのアミノ酸配列は YxxL/I(x)6–8YxxL/I である(Y はチロシン残基，L はロイシン，I はイソロイシン，x は任意のアミノ酸を示す)．免疫受容体が活性化されると，ITAM にあるチロシン残基は両方とも Src ファミリーキナーゼによってリン酸化される．チロシンリン酸化された ITAM には，Syk/ZAP–70 ファミリーチロシンキナーゼがリクルートするが，それは Syk/ZAP–70 にあるタンデムに並んだ SH2 ドメインが，それぞれ ITAM にある 2 つのリン酸化 YxxL/I モチーフに結合するためである．Syk もしくは ZAP–70 がリン酸化された ITAM に結合することによって，キナーゼを活性化に誘導するような構造変化が生じ，結果的に免疫細胞の活性化を伝える次のシグナルが起こる．免疫受容体のなかでも抑制性細胞応答を示す受容体は，ITAM とは少し異なるチロシン残基を含んだモチーフをもっており，**免疫受容体チロシン抑制性モチーフ**(immunoreceptor tyrosine–based inhibitory motif：ITIM)とよばれる，V/L/IxYxxL というアミノ酸配列である(V はバリンを示す)．リン酸化された ITIM には，チロシンフォスファターゼやイノシトールリン脂質を脱リン酸化するフォスファターゼがリクルートするが，これらの酵素はリン酸化チロシン部位や特定のリン脂質からリン酸を取り除くため，ITAM をもつ免疫受容体の活性化作用とは相対する働きをする．

免疫受容体ファミリーには，B 細胞や T 細胞に発現する抗原受容体や，骨髄系細胞やマスト細胞(mast cell)に発現する Fc 受容体，ナチュラルキラー細胞や T 細胞や B 細胞に発現する活性化受容体と抑制性受容体などがある(**図 7.5**)．活性型免疫受容体は，通常，シグナル伝達を担う ITAM をもったタンパク質と共に複合体を形成している．これらのシグナルタンパク質には，T 細胞受容体複合体の ζ 鎖と CD3 タンパク質，B 細胞抗原受容体と会合する免疫グロブリン α 鎖(Igα 鎖)タンパク質と免疫グロブリン β 鎖(Igβ 鎖)タンパク質や，ナチュラルキラー細胞に発現している数種類の Fc 受容体(Fc receptor)や NKG2D 活性型受容体などがある(**第 4 章**参照)．多くの抑制性受容

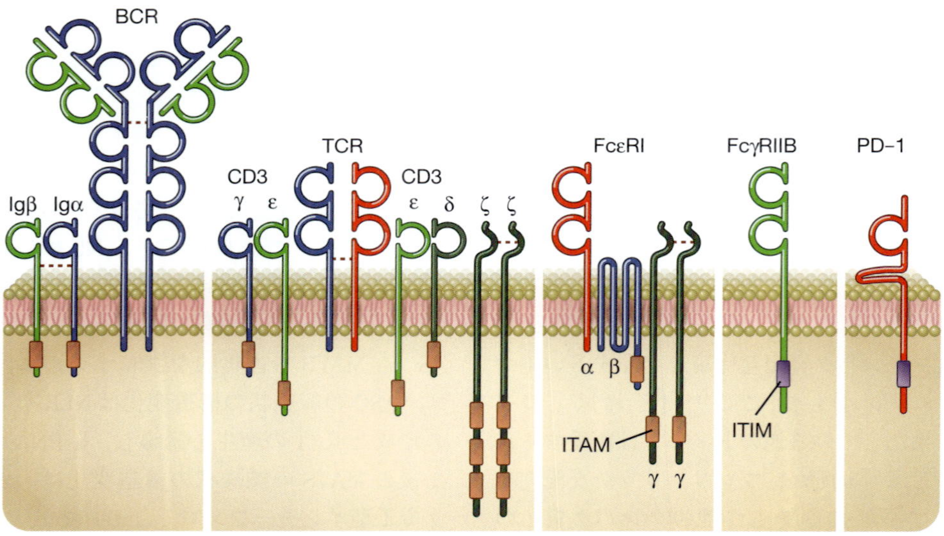

図 7.5 免疫受容体ファミリーの代表的な分子

5 種類の代表的な免疫受容体ファミリーを示す．免疫細胞を活性化する典型的な免疫受容体は，抗原を認識する独立したポリペプチド鎖と，それに会合し細胞質に ITAM をもつポリペプチド鎖から構成されている．例としてここでは B 細胞受容体(B cell receptor：BCR)，T 細胞受容体(T cell receptor：TCR)，IgE に対する高親和性受容体(FcεRI)を示す．免疫系において典型的な抑制性受容体は，細胞質部位に ITIM を有し，リガンドの認識も同じ受容体分子の細胞外ドメインで行う．FcγRIIB は B 細胞や骨髄系細胞でみられる抑制性受容体の 1 つである．PD–1 は T 細胞の抑制性受容体の 1 つであり，細胞質尾部には ITSM(immunotyrosine–based “switch” motif)というモチーフがある(図示せず)．

体は，細胞質ドメインにITIMを有しており，それらはT細胞のPD-1，B細胞のCD22，B細胞やその他の細胞にも発現しているFcγRIIB，抑制性ナチュラルキラー細胞受容体の一部である．

抗原受容体シグナルの一般的な特徴

T細胞およびB細胞抗原受容体下流のシグナル伝達は，よく類似した一連の流れとして特徴付けることができる． 構成している流れを次に紹介する．

- 受容体がリガンドと結合することは，通常，多価のリガンドによる受容体のクラスタリングを意味し，その結果，受容体に会合しているSrcファミリーキナーゼが活性化する．受容体のリガンド結合はまた，その受容体を構成しているポリペプチド鎖の細胞質尾部を構造的にオープンにすることを意味する．構造がオープンになる（もしくは構造変化を起こす）ということは，それまで隠れていた細胞質にあるITAMのチロシン残基が表に現れ，Srcファミリーキナーゼによってリン酸化を受けられるようになることである．
- 活性化したSrcファミリーキナーゼは，受容体複合体の一部を構成しているシグナルタンパク質がもつITAMのチロシン残基をリン酸化する．
- 1つのITAMに含まれる2つのリン酸化されたチロシン残基は，Sykファミリーチロシンキナーゼによって認識されるが，ITAMのそれぞれのリン酸化チロシン残基は，Sykファミリーのタンデムに並んだ2つのSH2ドメインに結合される．
- Sykファミリーチロシンキナーゼをリン酸化ITAMがリクルートした結果，Sykファミリーチロシンキナーゼも活性化され，免疫受容体の下流で活性化シグナルを惹起するアダプタータンパク質や酵素のリン酸化反応の連鎖が起こる．

このシグナル伝達の連鎖は，本章の後半で出てくるT細胞受容体やB細胞受容体（B cell receptor：BCR）の項目で詳細を述べる．

T細胞受容体シグナルやB細胞受容体シグナルの強度が変わることによって，リンパ球が分化したり活性化したりする際のリンパ球の応答性も変わる． 換言すると，受容体が抗原と結合したことで生まれる活性化シグナル分子の数の違いが，リンパ球によってその時々それぞれ異なって解釈される，ということである．例えば，リンパ球の分化段階において，機能的な受容体を発現しているクローン（clone）が選択され生存させられるためには（**正の選択**［positive selection］）抗原受容体からの弱いシグナルが必要である．また自己反応性の抗原受容体をもったクローンをアポトーシスへ誘導するためには（**負の選択**［negative selection］）強いシグナルが要求される．

抗原受容体シグナルは，この種の受容体に特徴的な3つの機序によって，精巧に調節また制御されている．

- **累進的（progressive）なITAMの利用．** 抗原受容体から発信されたシグナルを，異なる強さのアウトプットとして評価する1つの方法に，受容体がリガンド結合した後に起こるリン酸化ITAMの個数が挙げられる．T細胞受容体複合体は6個のシグナル鎖と10個のITAMをもち，より強く，より長い抗原とT細胞受容体との結合によって，より多くのITAMがリン酸化される．リン酸化されたITAMの数は，その抗原がもつT細胞受容体との結合親和性を細胞内へと伝える手段であり，したがって抗原との親和性は分化や活性化のそれぞれ異なる段階での細胞応答の本質に影響するはずである．B細胞受容体にはたった2個しかITAMがないが，多価の抗原によって複数のB細胞受容体が架橋されると，ITAMの個数が倍増することになる．したがって抗原による架橋の程度によって，使われるITAMの数が決定される可能性もあり，さまざまな親和性や結合価をもった抗原に対するそれぞれ異なった細胞応答を生み出すのだろう．
- **コレセプターによる細胞活性化の増強．コレセプター**（coreceptor）はリンパ球に発現している膜貫通シグナルタンパク質であり，抗原受容体が抗原に結合するのと同時に，同じ抗原に結合し，抗原受容体の活性化を増強するものである．コレセプターは細胞質尾部にシグナルを伝える酵素を連結しているため，抗原がコレセプターを抗原受容体の近傍へと連れてくることを通して，ITAMのリン酸化と抗原受容体の活性化に貢献している．T細胞におけるコレセプターはCD4タンパク質とCD8タンパク質とであり，明確に異なった2つのサブセットを区別している．補体受容体2（complement receptor type 2：CR2/CD21）は，B細胞のコレセプターである（**第12章参照**）．
- **抑制性受容体によるシグナルの調節．** T細胞における重要な**抑制性受容体**（inhibitory receptor）にはCTLA-4とPD-1があり，B細胞にはCD22やFcγRIIBなどがある．これらの抑制性分子の役割は，本章の後半で議論する．

一方，抗原受容体シグナルは，ある条件下においてはリンパ球の活性化をまた別の方向から調節する**共刺激受容体**（**副刺激受容体，補助刺激受容体**）［costimulatory receptor］）とよばれるタンパク質からのシグナルと協調的に働く．共刺激受容体はリンパ球にとってのいわゆるセカンドシグナルを提供する（抗原認識がファーストシグナルを提供する）．感染性の病原体や，微生物に似た物質が共刺激因子を誘導したり活性化したりすることによって適切な免疫応答（immune response）が保障される（**図4.18，図9.3**参照）．コレセプターとは異なり，共刺激受容体は抗原受容体が認識するリガンドと同じリガンドと結合するわけではない．共刺激受容体の下流のシグナルは，抗原受容体からのシグナルと統合され，これらシグナルが統合した結果，リンパ球の完全な活性化が起こる．共刺激受容体の典型は，T 細胞に発現している CD28 であり，CD28 は抗原提示細胞（antigen-presenting cell：APC）上にある共刺激分子 B7-1（CD80）と B7-2（CD86）との結合によって活性化する．

T 細胞受容体複合体と T 細胞シグナル

T 細胞受容体（T cell receptor：TCR）は 1980 年代のはじめに発見され，同じ頃に，T 細胞受容体のリガンドである抗原ペプチドと主要組織適合遺伝子複合体分子（major histocompatibility complex molecule：MHC molecure）の構造も明らかになった（**第 6 章**）．B 細胞抗原受容体と免疫グロブリン遺伝子が同定されたのは，それ以前のことである．T 細胞受容体のタンパク質とそれをコードする遺伝子を探索するために使われた方法は，T 細胞受容体が免疫グロブリンのタンパク質や遺伝子に似ているだろうという仮説に基づいてのことである．現在では T 細胞受容体と抗体とはよく類似していることが知られているが，これら 2 種類の抗原受容体の注視すべき違いも存在する（**表 7.1**）．

抗原を認識するための T 細胞受容体の構造

MHC 拘束性 CD4 陽性ヘルパー T 細胞と CD8 陽性細胞傷害性 T 細胞（cytotoxic［cytolytic］T lymphocyte：CTL）の抗原受容体は，TCRα 鎖と TCRβ 鎖という 2 つの膜貫通タンパク質のヘテロダイマーで構成されており，TCRα 鎖と TCRβ 鎖は細胞外のシチジン残基のジスルフィド結合 1 ヵ所で共有結合されている（**図 7.6**）．TCRα 鎖と TCRβ 鎖を発現しているタイプの T 細胞は αβT 細胞とよばれる．数は少ないものの，一般的に他のタイプとして TCRγ 鎖と TCRδ 鎖から構成される T 細胞受容体があり，これらを発現している T 細胞は γδT 細胞とよばれる．TCRα 鎖と TCRβ 鎖はそれぞれ，1 個の免疫グロブリン（Ig）様の N 末端**可変領域**（variable（V）region），1 個の免疫グロブリン様の**定常領域**（constant（C）region），疎水性の膜貫通領域，短い細胞質領域から構成される．したがって，構造的に TCRαβ ヘテロダイマーの細胞外領域は，軽鎖の V 領域と C 領域と，重鎖の V 領域と C1 領域とで構成される免疫グロブリン分子の抗原結合部位（Fab）に類似している（**第 5 章**参照）．

TCRα 鎖と TCRβ 鎖の V 領域には，T 細胞受容体間での違いが集中している短いアミノ酸配列があり，これらの配列は**超可変領域**（hypervariable region）または**相補性決定領域**（complementarity-determining region：CDR）を構成する．TCRα 鎖には CDR が 3 個，また TCRβ 鎖にも同じような CDR が 3 個あり，6 個が協力してペプチド-MHC 複合体の特異的認識部分をつくる（**図 7.7**）．TCRβ 鎖の V ドメインには抗原認識には関係のない 4 つ目の超可変領域（hypervariable region）があるが，いまだにその機能はわかっていない．免疫グロブリンの重鎖や軽鎖のように，それぞれの TCR 鎖は，T 細胞が成熟する段階で，互いが結合し組み合わさる複数の遺伝子セグメントによって構成される（**第 8 章**参照）．

TCRα 鎖も TCRβ 鎖も，C 領域の次には短いヒンジ領域（hinge region）があり，TCRα 鎖と TCRβ 鎖とをジスルフィド結合にて会合させるためのシステイン残基が含まれている．それぞれのヒンジの後には，疎水性の膜貫通部位が続き，TCRα 鎖にあるリジン残基や，TCRβ 鎖にあるリジン残基とアルギニン残基といった，通常では膜貫通部位には少ない陽電荷をもったアミノ酸残基が存在している．これらのアミノ酸残基は，T 細胞受容体複合体を構成する CD3 複合体や ζ 鎖など他のポリペプチドの膜貫通部位にある陰

表 7.1 リンパ球抗原受容体の特徴：T 細胞受容体と免疫グロブリン

	T 細胞受容体（TCR）	免疫グロブリン（Ig）
構成因子	TCRα 鎖と TCRβ 鎖（TCR の一般的な形態）	重鎖と軽鎖
免疫グロブリン（Ig）ドメインの数	それぞれのタンパク質鎖に 1 個の可変領域（V ドメイン）と 1 個の定常領域（C ドメイン）	重鎖：1 個の可変領域（V ドメイン）と 3 ～ 4 個の定常領域（C ドメイン） 軽鎖：1 個の可変領域（V ドメイン）と 1 個の定常領域（C ドメイン）
抗原との結合にかかわる CDR の数	6 個（それぞれのタンパク質鎖に 3 個ずつ）	6 個（それぞれのタンパク質鎖に 3 個ずつ）
会合するシグナル分子	CD3 鎖と ζ 鎖	Igα 鎖と Igβ 鎖
抗原に対する親和性（K_d）	10^{-5} ～ 10^{-7}M	10^{-7} ～ 10^{-11}M
細胞が活性化した後で起こる変化		
分泌型タンパク質の産生	なし	あり
アイソタイプスイッチ	なし	あり
体細胞変異	なし	あり

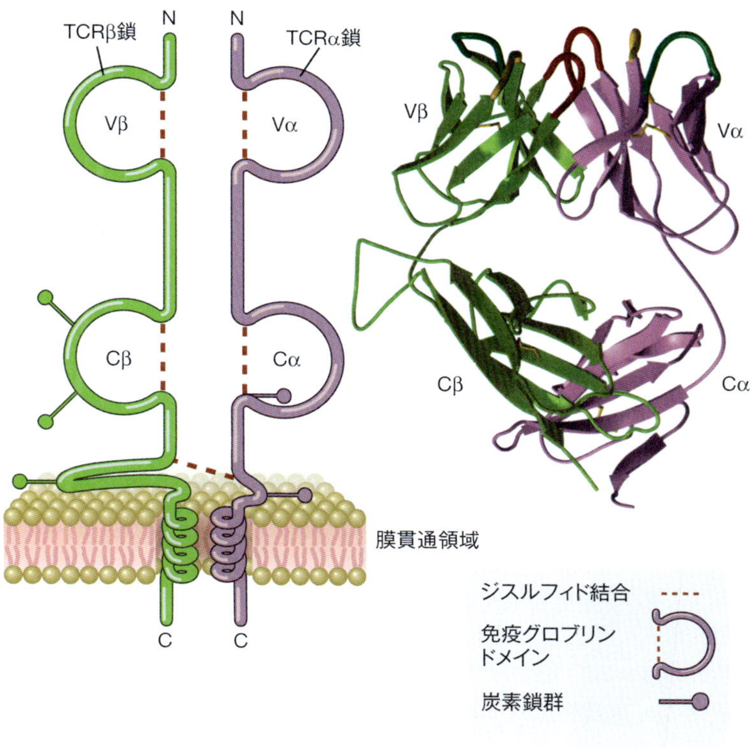

図 7.6　T 細胞受容体の構造

左の αβTCR の模式図は，あるペプチド -MHC 複合体に特異的な TCR のドメイン構造を示している．TCR の抗原結合部位は Vβ ドメインと Vα ドメインとで構成されている．右のリボン図では，X 線結晶解析によって明らかになった TCR の細胞外部位の構造を示す．ペプチド -MHC との結合部位を構成している超可変領域を示すループは，リボン図の上の部分である〔Bjorkman PJ, MHC restriction in three dimensions: a view of T cell receptor/ligand interactions, Cell 89: 167–170, 1997. Cell Press より許可を得て改変〕.

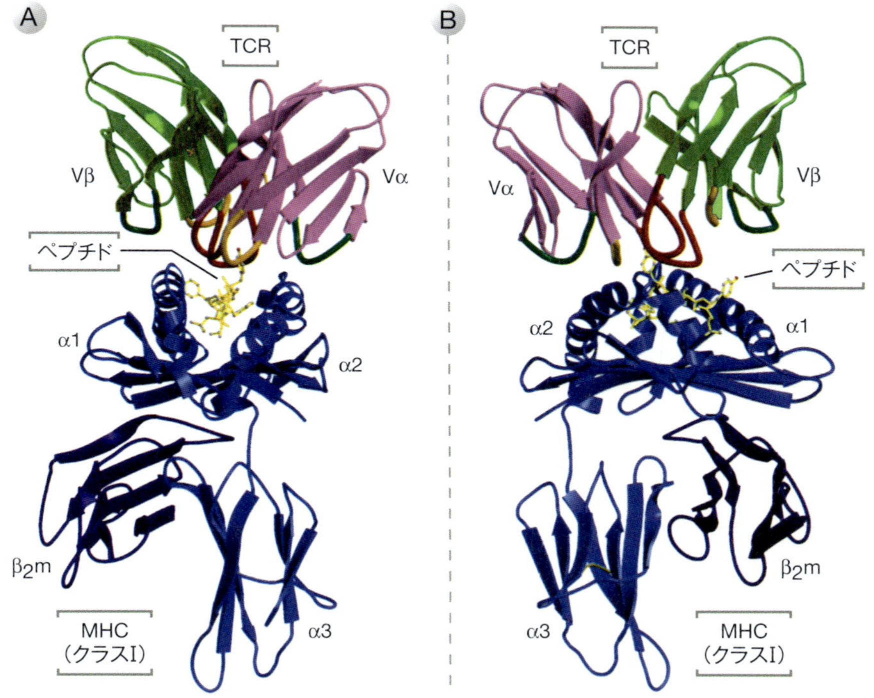

図 7.7　TCR とペプチド -MHC 複合体との結合

TCR の V ドメインが，ウイルスペプチド（黄色）を提示しているヒト MHC クラス I 分子 HLA-A2 に結合しているところが図示されている．(A) は MHC- ペプチド -TCR の 3 分子が複合体を形成した X 線結晶構造の正面図，(B) はその側面図を示す〔Bjorkman PJ, MHC restriction in three dimensions: a view of T cell receptor/ligand interactions, Cell 89: 167–170, 1997. Cell Press より許可を得て引用〕.

β_2m：β_2- ミクログロブリン（beta-2-microglobulin）

電荷をもったアミノ酸残基と相互に引き合う．TCRα 鎖もTCRβ 鎖も C 末端の細胞質尾部の長さは 5 ～ 12 アミノ酸しかない．後述する B 細胞上の膜型免疫グロブリンのように，これらの細胞質領域はシグナルを伝えるには短く，T 細胞受容体と物理的に会合している別の分子が，抗原受容体複合体からのシグナルを伝えている．

CD3 と ζ 鎖（ζ chain）は，非共有結合によって TCRαβ ヘテロダイマーと会合し，T 細胞受容体複合体を形成している．T 細胞受容体の抗原認識によって，これら TCRαβ 鎖に会合しているタンパク質はシグナルを伝達し T 細胞の活性化を誘導する． T 細胞受容体複合体の構成要素は**図 7.8** と**図 7.9** で図示した．CD3 タンパク質と ζ 鎖は T 細胞の抗原特異性（specificity）とは関係なく，すべての T 細胞で共通しており，抗原認識の代わりにシグナル伝達を行う．また CD3 タンパク質は，受容体複合体として完全な形で T 細胞表面上に発現するのに不可欠な分子である．

CD3γ 鎖，CD3δ 鎖，CD3ε 鎖はお互いに高い相同性をもっている．CD3 の γ 鎖，δ 鎖，ε 鎖の N 末端細胞外領域には免疫グロブリン（Ig）様ドメインが 1 個ずつあるため，どれも免疫グロブリンスーパーファミリー分子に属する．3 つの CD3 鎖のすべての膜貫通部位に陰電荷をもったアスパラギン酸残基があり，TCRα 鎖と TCRβ 鎖の膜貫通ドメインの陽電荷をもったアミノ酸残基と結合する．T 細胞受容体複合体はそれぞれが，TCRαβ 鎖ヘテロダイマーが 1 組と，それに会合している CD3γε 鎖ヘテロダイマーが 1 組，CD3δε 鎖ヘテロダイマーが 1 組，ジスルフィド結合した ζ 鎖ホモダイマーが 1 組で構成されている．

CD3γ 鎖，CD3δ 鎖，CD3ε 鎖タンパク質の細胞質ドメインは，長さが 44 ～ 81 アミノ酸であり，これらのドメインはそれぞれ ITAM を 1 個ずつもっている．ζ 鎖は細胞外領域が 9 アミノ酸と短く，膜貫通領域には陰電荷をもつアスパラギン酸残基（CD3 鎖と類似している）が，長さが 113 アミノ酸と長めの細胞質領域には 3 個の ITAM がある．ζ 鎖は通常ホモダイマーとして発現しており，ナチュラルキラー細胞の Fcγ 受容体（Fcγ receptor：FcγR）（FcγRIII）のように，T 細胞以外のリンパ球でもシグナル伝達を担う受容体に会合している．

T 細胞受容体によるシグナルの開始

MHC- ペプチドによって T 細胞受容体がリガンド結合した結果，コレセプターが抗原受容体とクラスタリングし，CD3 と ζ 鎖タンパク質にある ITAM のチロシン残基がリン

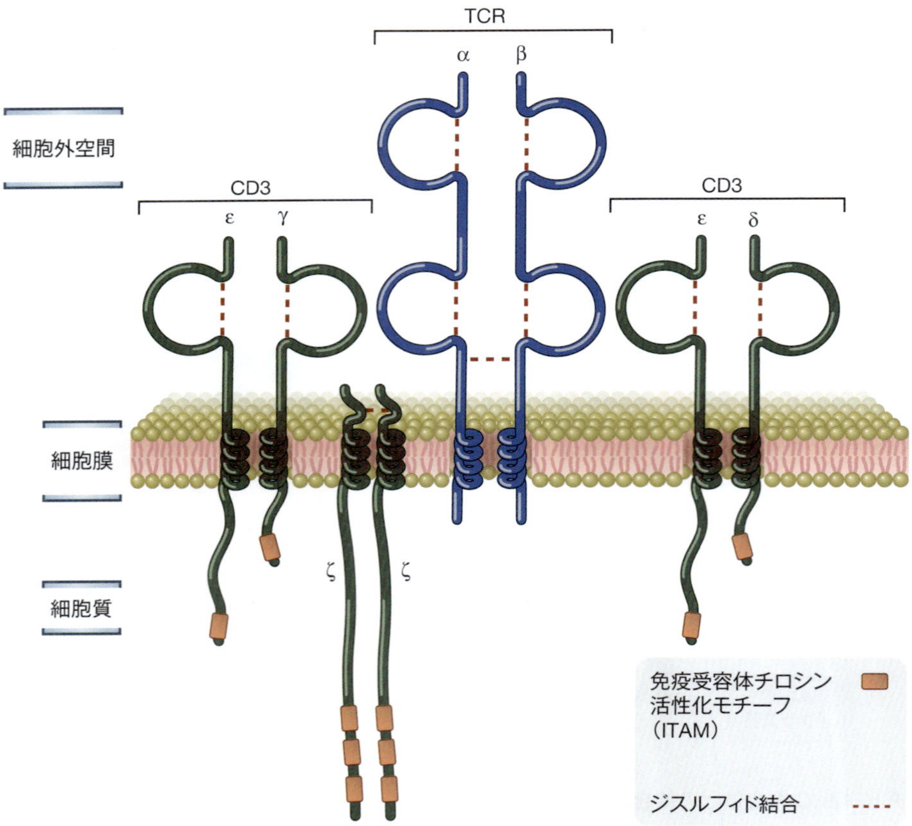

図 7.8　TCR 複合体の構成要素
MHC 拘束性 T 細胞の TCR 複合体は，αβTCR 鎖と，それに非共有結合で会合している CD3 鎖タンパク質と ζ 鎖タンパク質とから構成されている．これらのタンパク質は，それぞれのタンパク質分子の膜貫通領域にある荷電アミノ酸残基を媒介して会合している（図示せず）．

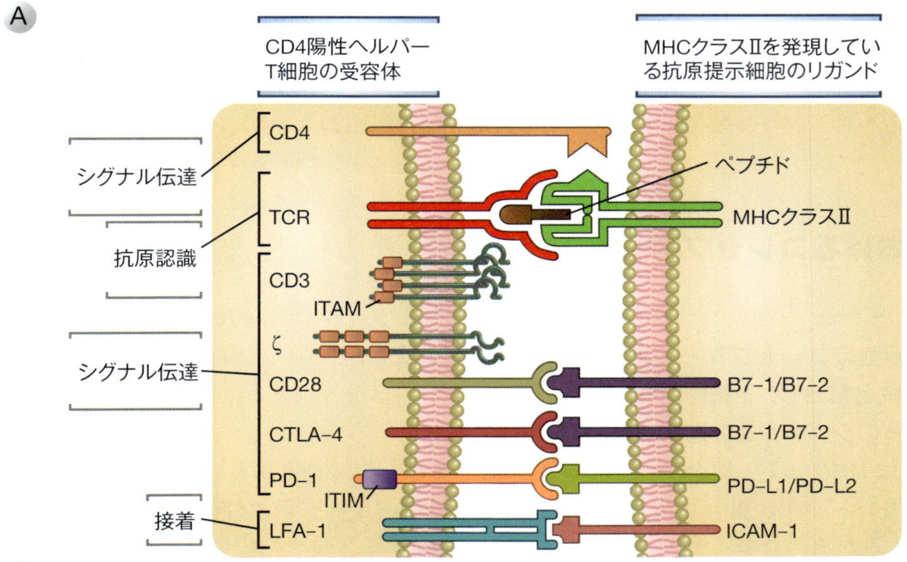

B

T細胞分子	機能	リガンド 分子名	リガンド 発現細胞
CD3	TCR複合体によるシグナル伝達	なし	
ζ	TCR複合体によるシグナル伝達	なし	
CD4	シグナル伝達	MHCクラスⅡ	抗原提示細胞
CD8	シグナル伝達	MHCクラスⅠ	すべての有核細胞
CD28	シグナル伝達（共刺激）	B7-1/B7-2	抗原提示細胞
CTLA-4	シグナル抑制	B7-1/B7-2	抗原提示細胞
PD-1	シグナル抑制	PD-L1/PD-L2	抗原提示細胞，組織細胞，腫瘍細胞
LFA-1	接着	ICAM-1	抗原提示細胞，内皮細胞

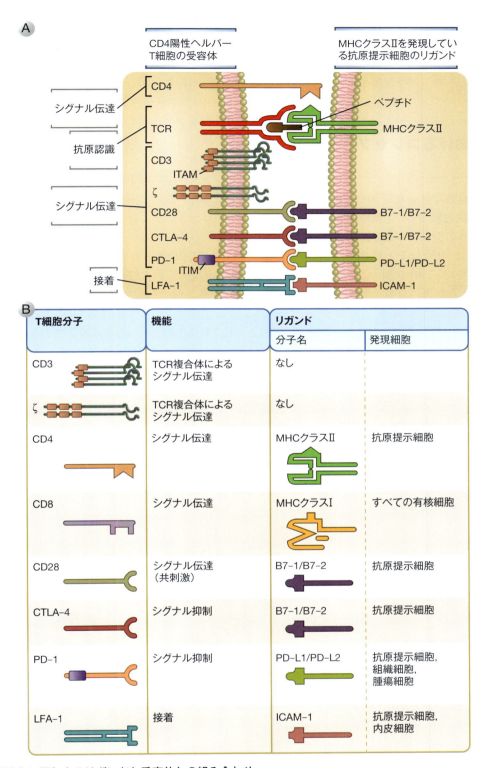

図 7.9　T 細胞活性化に関与するリガンドと受容体との組み合わせ

(A)CD4 陽性 T 細胞の活性化に関与する主要な細胞表面分子(受容体)と，受容体によって認識される APC 上の分子(リガンド)を示す．TCR がペプチド-MHC クラスⅠ複合体を認識し，コレセプター CD8 を使うこと以外，CD8 陽性 T 細胞もほぼ同じ分子を用いている．免疫受容体チロシン活性化モチーフ(immunoreceptor tyrosine-based activation motif：ITAM)は，リン酸化されるチロシン残基をもち，このリン酸化チロシン残基が他のシグナル分子の結合部位になるシグナルタンパク質の部位を示す．CD3 は γ 鎖，δ 鎖，ε 鎖とよばれる 3 種類のポリペプチド鎖で構成され，図 7.8 で示されているとおり，2 種類の組み合わせ(γε 鎖と δε 鎖)がある．ここでは CD3 を 3 種類のタンパク質鎖として表現する．PD-1 のようないくつかの抑制性受容体は，細胞質に免疫受容体チロシン抑制性モチーフ(immunoreceptor tyrosine-based inhibitory motif：ITIM)と "スイッチ" モチーフ(immunoreceptor tyrosine-based switch motif：ITSM，図示せず)とを有している．(B)抗原受容体以外で，抗原刺激に対して活性化もしくは抑制性に応答するための T 細胞の重要な分子をまとめた．

APC：抗原提示細胞(antigen-presenting cell)，CTLA-4：cytotoxic T lymphocyte antigen-4，ICAM-1：intercellular adhesion molecule 1，LFA-1：leukocyte function-associated antigen 1，MHC：主要組織適合遺伝子複合体(major histocompatibility complex)，PD-1：programmed death-1，PD-L1：programmed death ligands 1，PD-L2：programmed death ligands 2，TCR：T 細胞受容体(T cell receptor)

酸化される．加えて，T細胞受容体がペプチド-MHC複合体を認識すると，T細胞受容体が構造変化を起こし，T細胞受容体に会合していたCD3とζ鎖のITAMが，Srcファミリーキナーゼによるチロシンリン酸化を受けられるようになる．

T細胞活性化におけるコレセプターCD4とCD8の役割

CD4とCD8はT細胞のコレセプターであり，MHC分子の多様性のない部位と結合し，T細胞活性化におけるT細胞受容体複合体からのシグナルを促進する(**図7.9**参照)．これらのタンパク質はMHC分子と結合し，T細胞受容体が結合しているペプチド-MHC複合体リガンドと同じMHCの一部を認識するため，コレセプターとよばれる．胸腺で成熟したαβT細胞は，CD4かCD8かどちらかを発現しており，両方発現していることはない．CD8はMHCクラスI分子と，CD4はMHCクラスII分子と結合し，T細胞のこれらのクラスに対するMHC拘束性(MHC restriction)の基盤となっている(**図7.9**，**第6章**参照)

CD4とCD8は免疫グロブリンスーパーファミリーに属する膜貫通型の糖タンパク質である(**図7.10**)．CD4は単量体として，末梢T細胞と胸腺細胞(thymocyte)の細胞表面に，また低くではあるが単核貪食細胞(mononuclear phagocytes)やある種の樹状細胞(dendritic cells)にも発現している．ヒト免疫不全ウイルス(human immunodeficiency virus：HIV)はCD4をウイルス感染受容体として用い，T細胞やCD4を発現している他の免疫細胞に侵入する．CD4は細胞外の4つの免疫グロブリン様ドメイン，疎水性の膜貫通領域，塩基性に富んだ長さ38アミノ酸の細胞質尾部を有する．CD4のN末端の2個の免疫グロブリン様ドメインは，MHCクラスII分子の多型性のないα2およびα3ドメインに結合する．

CD8分子の多くはCD8α鎖とCD8β鎖がジスルフィド結合したヘテロダイマーとして発現している(**図7.10**参照)．CD8α鎖，CD8β鎖とも，細胞外に1つの免疫グロブリン(Ig)ドメインと，疎水性の膜貫通領域と，塩基性に富んだ長さ25アミノ酸の細胞質尾部をもっている．CD8の免疫グロブリンドメインが結合するMHCクラスI分子の部位は，主に多型性のないα3ドメインであり，一部α2ドメインとβ2-ミクログロブリン(β2-microglobulin)とも相互作用する．CD8のホモダイマーはまたマウスの樹状細胞の一部のサブセットにも発現している(**第6章**参照)．

Src ファミリーキナーゼLckはCD4とCD8の細胞質尾部に会合する．一方，コレセプターの細胞外ドメインはMHC分子との親和性をもっているため，コレセプターは

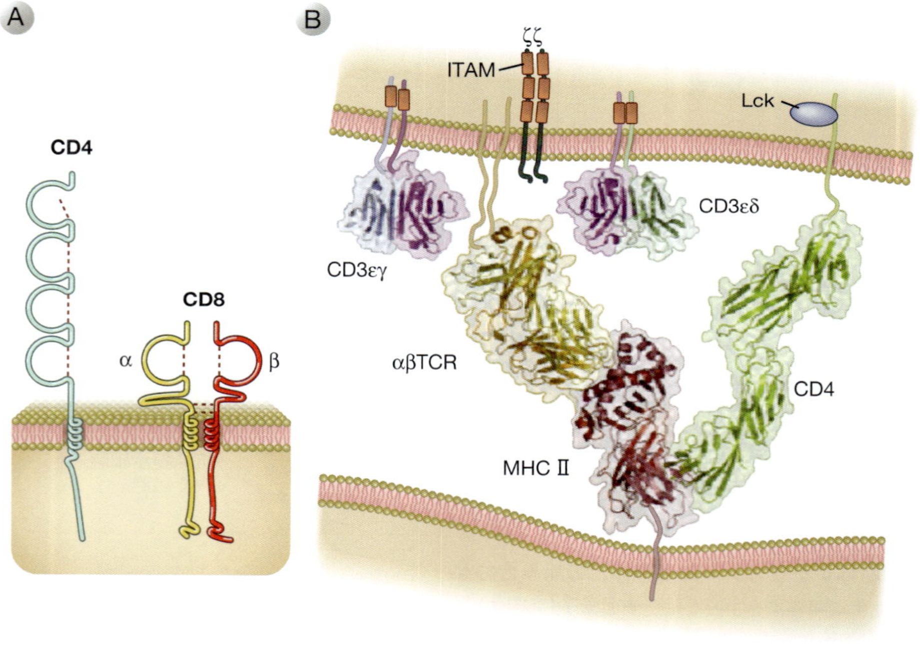

図7.10 コレセプターCD4とCD8の構造の模式図

(A)CD4タンパク質は，4つの細胞外免疫グロブリン(Ig)ドメインと膜貫通ドメイン，細胞質尾部から構成される膜貫通型の単量体分子である．CD8タンパク質は，ジスルフィド結合をした膜貫通型のCD8αβ鎖ヘテロダイマー，もしくはジスルフィド結合をしたCD8αα鎖ホモダイマー(図示せず)である．それぞれのタンパク質鎖には，細胞外に1個の免疫グロブリンドメインがある．(B)T細胞上のCD4は，抗原提示細胞上のMHCクラスIIヘテロダイマーのインバリアント部位と会合し，一方このMHCクラスIIは同じT細胞上のT細胞受容体と相互作用する．注意すべき点は，CD4もCD8も細胞質部位を介してLckと会合できることである．ζ鎖は模式図で示した〔Garcia KC, Adams E: How the T cell receptor sees antigen–a structural view, Cell 122:333-336, 2005より許可を得て転用〕.

ITAM：免疫受容体チロシン活性化モチーフ(immunoreceptor tyrosine–based activation motif)

T細胞受容体が結合している抗原提示細胞上の同じMHC–ペプチドに隣接することができる．その結果，細胞膜の細胞質側では，LckがCD3やζ鎖のITAMに近接する．LckがこれらのITAMにあるチロシン残基をリン酸化すると，ZAP-70チロシンキナーゼのリクルートと活性化が起こる．注意すべき点は，CD4/CD8コレセプターが恒常的にキナーゼと会合している点であり，CD3やζ鎖などT細胞受容体複合体の他の分子は，キナーゼをリクルートするより前に，まずITAMをリン酸化される必要がある（**図7.10B**参照）．したがって，コレセプターは，ペプチド–MHC複合体を認識した直後にシグナルが惹起する際の，最初の酵素活性を提供することになる．

T細胞活性化におけるチロシンキナーゼと脂質キナーゼの活性化

タンパク質と脂質のリン酸化はT細胞受容体複合体とコレセプターからのシグナル伝達における中心的役割を果たす．T細胞受容体が活性化する前から，ITAMの一部は恒常的にリン酸化されており，このリン酸化されたITAMにはZAP-70も一部リクルートしている．T細胞受容体がリガンドと結合すると，数秒以内に，LckによってCD3とζ鎖のITAMがリン酸化される（**図7.11**）．

チロシンリン酸化されたζ鎖のITAMは，**ZAP-70キナーゼ**（Zeta-associated protein of 70 kD：**ZAP-70**）とよばれるSykファミリーチロシンキナーゼの結合部位となる．ZAP-70はITAMのリン酸化チロシンに結合できる2つのSH2ドメインをもっている．前述した通り，それぞれのITAMにはチロシン残基が2個あり，ZAP-70分子と結合するためには，その両方がリン酸化されなくてはならない．ITAMに結合したZAP-70は，T細胞受容体が抗原を認識した後にLckの基質となり，LckはZAP-70のある特定のチロシン残基をリン酸化する．その結果，ZAP-70自信がチロシンキナーゼとしての酵素活性を獲得し，他の多くの細胞質シグナル分子をリン酸化できるようになる．下流のシグナル伝達が進んでしまう前に，ZAP-70の活性化には臨界点となる閾値が必要であり，この閾値はζ鎖やCD3の尾部にあるリン酸化ITAMに複数のZAP-70がリクルートすることによって超えることができる．

T細胞のもう1つのシグナル経路は，**PI3キナーゼ**（PI3-kinase）の活性化を介した経路である（**図7.12**）．この酵素はT細胞受容体複合体とアダプタータンパク質にリクルートし，細胞膜の内葉に存在する**フォスファチジルイノシトールニリン酸**（phosphatidylinositol bisphosphate：PIP2）をリン酸化し**PIP3**を生成する．細胞質のシグナルタンパク質のいくつかは，PIP3に対して特異的に親和性をもつ**PHドメイン**を有しており，PHドメインをもつタンパク質はPIP3が生成されたときに限って細胞膜の内側に結合する．PHドメインを有するタンパク質分子には，T細胞に発現しているIktやB細胞のBtkなどのチロシンキナーゼも含まれている．その他の重要なPIP3依存的キナーゼがPDK1であり，PDK1はAktもしくはプロテインキナーゼB（protein kinase B：PKB）とよばれるPDK1下流の重要なキナーゼのリン酸化と活性化に必要である．活性化したAktは，多くの経路できわめて重要な標的分子をリン酸化する．細胞生存にも貢献するが，その経路にはBcl-2ファミリーのプロアポトーシスタンパク質の不活化も含まれている．

アダプタータンパク質のリクルートと修飾

活性化したZAP-70はアダプタータンパク質のいくつかをリン酸化し，リン酸化されたアダプタータンパク質はシグナル分子と結合できるようになる（**図7.11**参照）．T細胞活性化の初期に重要なシグナルには，ZAP-70による**SLP-76**や**LAT**などのアダプタータンパク質のチロシンリン酸化がある．リン酸化されたLATは，後述するT細胞活性化の鍵となる酵素PLCγ1と直接結合し，SLP-76，GADS，Grb2などを含む他の複数のアダプタータンパク質のリクルートを制御して，T細胞受容体シグナルソームとよばれるT細胞受容体とT細胞受容体に会合するタンパク質とのクラスターを構築する．ゆえにLATはT細胞受容体シグナル下流の多くのシグナル分子を，その上流に位置する活性化したシグナル分子へと運ぶ働きをする．これらの多くのアダプターの機能が，活性化したZAP-70によるアダプター自身のリン酸化に依存することから，抗原認識（ZAP-70を活性化させる生理的な刺激）のみが，機能的なT細胞反応を誘導するシグナル伝達経路を活性化させるといえる．

免疫シナプスの形成

T細胞受容体複合体がAPC上のMHCに会合したペプチドを認識する際，T細胞表面上のタンパク質と細胞内シグナル分子は速やかにT細胞とAPCとの接着部位に移動する（**図7.13**）．T細胞とAPCとの間の生理的な接着部位は，**免疫シナプス**（immune synapse）もしくは**超分子活性化クラスター**（supramolecular activation cluster：SMAC）とよばれる同心円状の構造を形成する．シナプスの中心部へと移動する分子は，T細胞受容体複合体（T細胞受容体，CD3，ζ鎖），CD4やCD8のコレセプター，CD28に代表される共刺激受容体，PKC-θなどの酵素，膜貫通型受容体の細胞質尾部に会合するアダプタータンパク質などである．シナプスのこの中心部分はc-SMAC（central SMAC）とよばれ，T細胞の細胞膜とAPCの細胞膜との距離が約15 nmしかない部分である．**インテグリン**（integrins）はシナプス

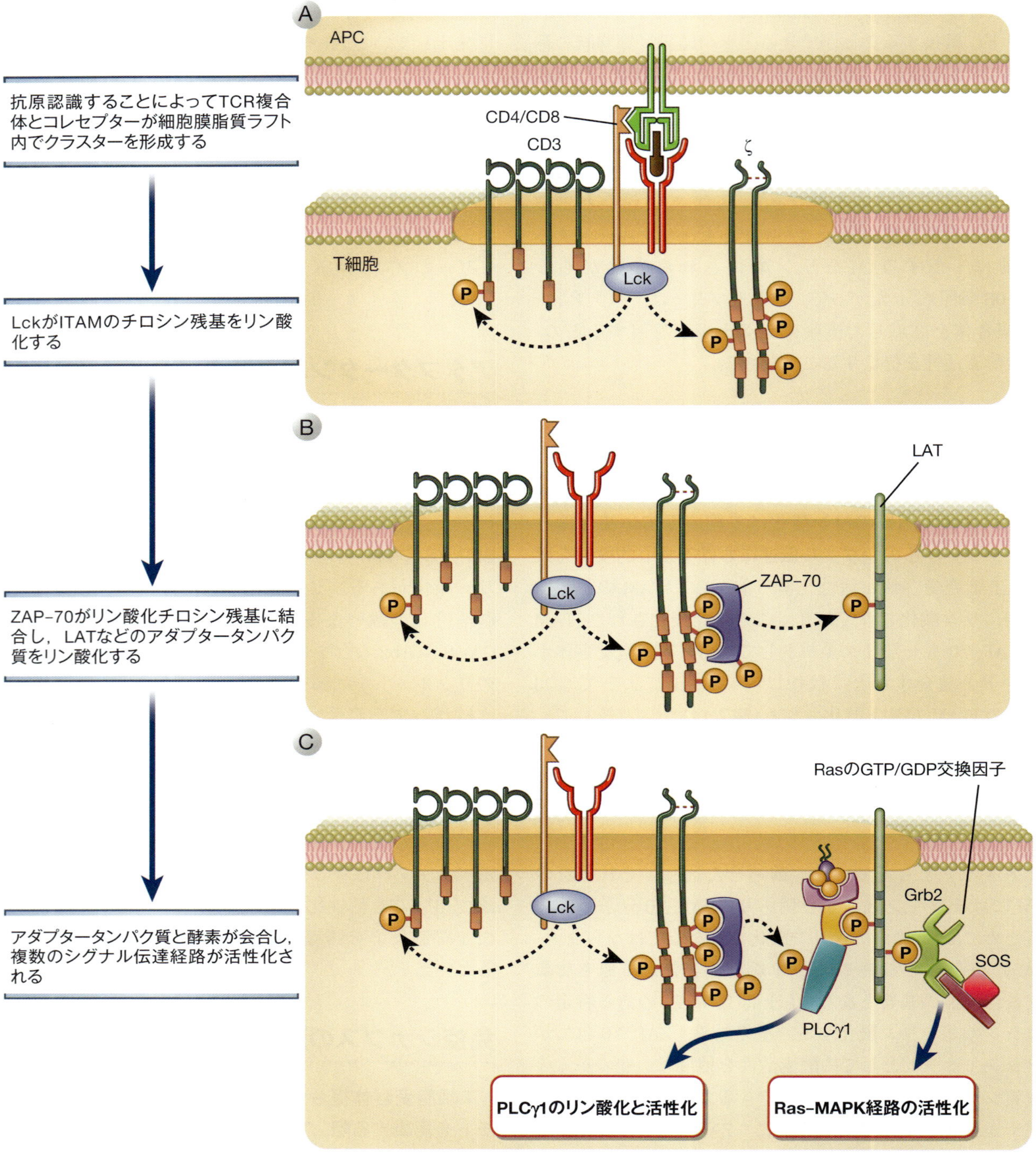

図 7.11　T細胞活性化における初期のチロシンリン酸化

抗原認識に伴い，TCR 複合体とコレセプター(この場合は CD4)とがクラスターを形成する．CD4 に会合している Lck が活性化し，CD3 鎖とζ鎖の ITAM のチロシン残基をリン酸化する(A)．ZAP-70 はζ鎖のリン酸化チロシン残基に結合し，ZAP-70 自身もリン酸化され，活性化される(図は，ζ鎖にある 1 個の ITAM の 2 つのリン酸化チロシン残基に結合した ZAP-70 1 分子を示す．しかし，T 細胞応答が惹起されるためには，複数の ZAP-70 分子がそれぞれのζ鎖に会合する必要がある)．活性化した ZAP-70 は，次に，LAT などのさまざまなアダプター分子のチロシン残基をリン酸化する(B)．アダプターは，PLCγ1 や，MAP キナーゼ上流の Ras やその他の低分子量 G タンパク質を活性化する GDP-GTP 交換因子などの細胞内酵素が結合するための部位を提供し(C)，これらの酵素がさまざまな細胞応答を活性化する．

PLCγ1：フォスフォリパーゼ Cγ1(phospholipase Cγ1)，MAPK：分裂促進因子活性化タンパク質キナーゼ(mitogen activated protein kinase)

の辺縁部に留まり，p-SMAC とよばれる SMAC の周辺部位を形成し，T 細胞と APC との結合安定性を担っている．このシナプスの外側の部分では，2 つの細胞膜間の距離は 40 nm 程度離れている．シナプスに局在するシグナル分子の多くは，最初，通常の細胞膜とは脂質の構成成分が異なる細胞膜部位，いわゆる**脂質ラフト**(lipid raft)や **GEM**(glycolipid-enriched microdomain)とよばれる細胞膜部位に局在している．T 細胞受容体シグナルと共刺激受容体シ

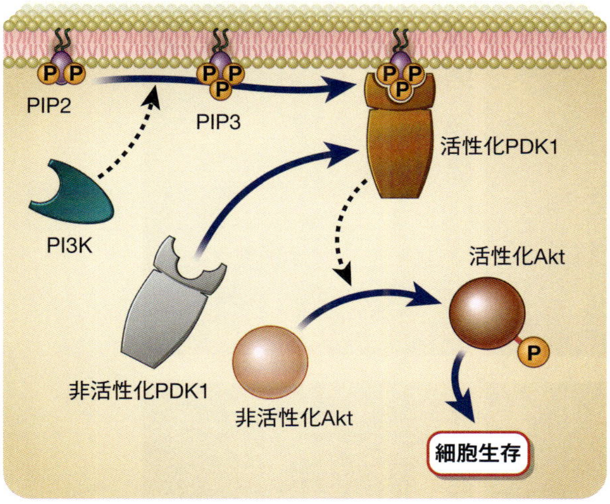

図 7.12 T 細胞応答における IP3 キナーゼの役割
PI3 キナーゼによって産生された細胞膜の PIP3 は PDK1 を活性化する．活性化した PDK1 は Akt キナーゼをリン酸化，活性化し，Akt は細胞生存にかかわる下流の標的分子をリン酸化する．

PDK1：3-phosphoinositide-dependent kinase 1，PI3K：フォスファチジルイノシトール 4,5-二リン酸 3-キナーゼ（phosphatidylinositol-4,5-bisphosphate 3-kinase），PIP2：フォスファチジルイノシトール二リン酸（phosphatidylinositol bisphosphate），PIP3：フォスファチジルイノシトール三リン酸（phosphatidylinositol trisphosphate）

グナルはまずラフトから始まり，このシグナルが細胞骨格の再構成を引き起こし，ラフトを融合し，免疫シナプス（immunologic synapse）を形成する．

免疫シナプスは T 細胞が活性化している間，また活性化した後にもさまざまな機能を果たす．

- シナプスの形成は，抗原特異的 T 細胞とその抗原を提示する APC との細胞接着を安定化させ，T 細胞受容体複合体，コレセプター，共刺激受容体，アダプターなど，T 細胞シグナルに寄与する分子の会合の場所となる．T 細胞受容体シグナルの一部は，シナプスが形成される前から始まっているものもあるが，免疫シナプス自身は，T 細胞受容体が活性化するための特徴的なインターフェイスである．活性化するために T 細胞が乗り越えなければならない問題として，一般的に T 細胞受容体がペプチド-MHC に対して非常に低い親和性しかもっていないことや，APC 上のわずかな MHC しか特定の抗原を提示していないことなどが挙げられる．シナプスは，T 細胞受容体が APC 上の数少ないペプチド-MHC に繰り返し結合できるような場所を提供しており，その結果，持続的かつ効率的な T 細胞シグナルが起こる．
- シナプスは，T 細胞から APC に向けて，また T 細胞と接着している標的細胞に向けて，分泌顆粒やサイトカイン（cytokines）を輸送する方向性を決めるのにも重要である．パーフォリン（perforin）やグランザイムを内包する分泌顆粒の，CTL から標的細胞へと方向性をもった輸送も，シナプスで起こる現象である（**第 11 章**参照）．同様に CD40-CD40 L 結合も，それらの分子が T 細胞と APC との境界面の免疫シナプスに集まることで促進される．サイトカインのあるものはシナプスの間隙に直接分泌され，T 細胞に抗原提示している細胞に効率的に送られる．
- シナプス，特に c-SMAC はシグナル分子のターンオーバー，つまり主としてユビキチン化（ubiquitination）や，後期エンドソーム（endosome）やリソソーム（lysosome）への細胞内輸送に重要である．後述のとおり，シグナルタンパク質の分解機構は，T 細胞の活性化を終わらせる過程に寄与している．

T 細胞の分裂促進因子活性化タンパク質（MAP）キナーゼ経路

抗原認識によって活性化された低分子量グアニンヌクレオチド結合タンパク質（small guanine nucleotide-binding proteins）（G タンパク質）は，少なくとも三系統の分裂促進因子活性化タンパク質（mitogen-activated protein：MAP）キナーゼを刺激し，次にその三系統の MAP キナーゼはそれぞれ特異的な転写因子を活性化する． G タンパク質はそれぞれの細胞種において異なる活性化反応に携わっている．T 細胞受容体シグナルの下流で活性化する主な低分子 G タンパク質は，Ras と Rac である．それぞれ異なった分子や転写因子群を活性化し，T 細胞の多くの細胞応答を媒介している．

- T 細胞受容体のリガンド結合の後に始まる **Ras** の活性化経路は，MAP キナーゼファミリー分子のなかでも特に重要な細胞外シグナル調節キナーゼ（extracellular receptor-activated kinase：**ERK**）の活性化を誘導し，ERK の下流の転写因子の活性化に至る．Ras は自身に共有結合している脂質を介して，細胞膜にゆるく結合している．Ras の不活性化型とは，Ras のグアニンヌクレオチド結合部位がグアノシン二リン酸（guanosine diphosphate：GDP）によって置換されたフォームのものを指す．GDP がグアノシン三リン酸（guanosine triphosphate：GTP）に置き換えられると，Ras は構造変化を起こし，さまざまな細胞質の酵素をリクルートし活性化する．そのなかでも最も重要な転写因子は c-Raf である．GDP/GTP 交換による Ras の活性化は，T 細胞における T 細胞受容体複合体と同様に，さまざまな細胞種にあるいろいろなタイプの受容体刺激で起こる．Ras を常時活性化させるような変異は（例えば Ras が恒常的に GTP 結合型の構造をとったりすると），多くの細胞種で異形成との関連が報告されている．変異のない Ras タンパク質は，それ自身が GTPase 活性をもっており，GTP 結合型 Ras から GDP 結合型 Ras へと転換することによって，Ras は不活性化型の定常状態へと戻る．

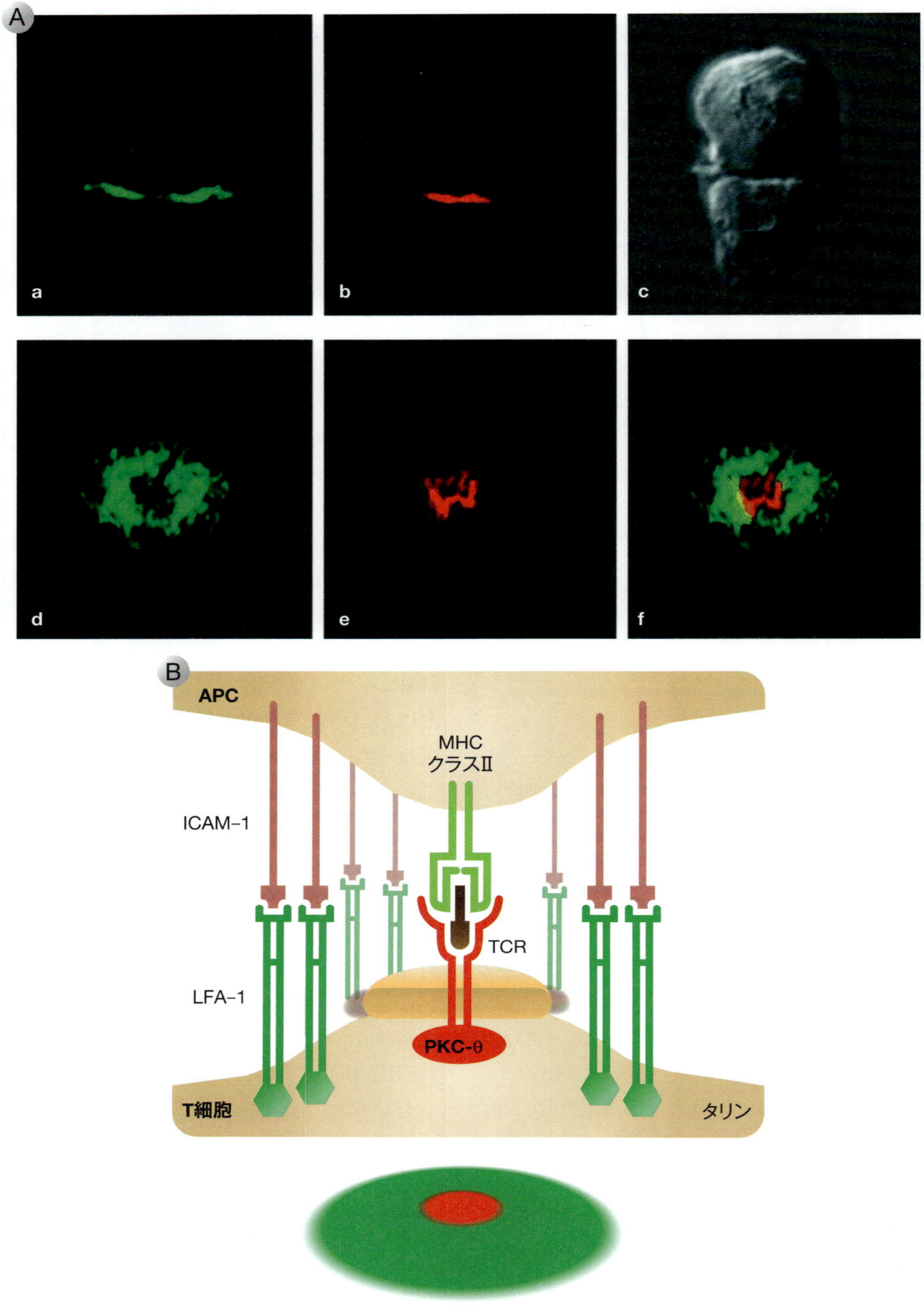

図 7.13 免疫シナプス

(A)T細胞 -APC 接着面にできる免疫シナプスを，2方向からみた図を示す(パネル c はノマルスキーイメージ)．LFA-1 の細胞質尾部に会合しているタンパク質タリン(talin)は緑色蛍光色素で標識した抗体で，TCR 複合体と会合している PKC-θ は赤色蛍光色素で標識した抗体で可視化した．パネル a と b では，細胞接着面の xy 軸に沿った二次元の共焦点画像を示す．T 細胞では，PKC-θ が中心部に，タリンは周縁部に示されている．パネル d と f では，xz 軸に沿った細胞－細胞接着の全領域を 3-D 画像で示した．注目すべき点は，PKC-θ の中心部への局在とタリンの辺縁部への集積である〔Monks CRF, Freiburg BA, Kupfer H, Sciaky N, Kupfer A: Three dimensional segregation of supramolecular activation clusters in T cells, Nature 395: 82-86, 1998 より Macmillan Publishers Ltd. の許可を得て転載〕．(B)免疫シナプスの模式図．タリンと LFA-1 は p-SMAC(緑)に，PKC-θ と TCR は c-SMAC(赤)に局在する．

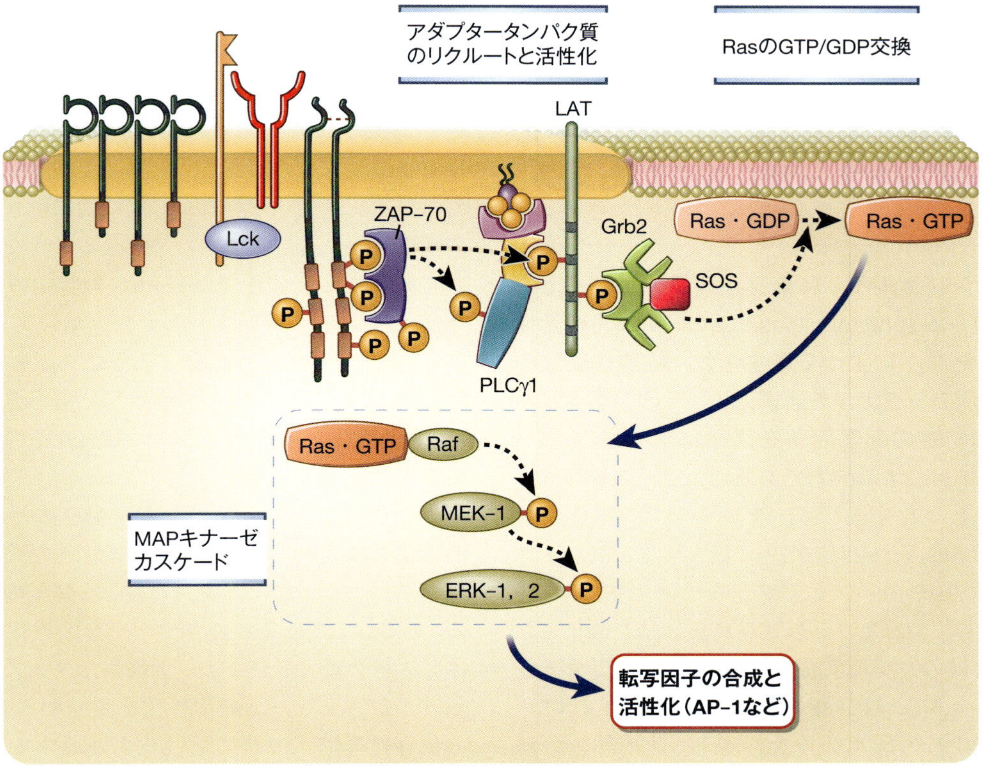

図 7.14　T 細胞活性化における Ras-MAP キナーゼ経路

ZAP-70 は抗原認識によって活性化され，細胞膜に会合しているアダプタータンパク質 LAT をリン酸化する．LAT は別のアダプタータンパク質 Grb-2 と結合し，Grb-2 は GTP/GDP 交換因子 SOS の結合部位となる．SOS は Ras·GDP を Ras·GTP へと転換する．Ras·GTP は，最終的に MAP キナーゼ ERK の活性化へ到達する酵素のカスケードを活性化する．ERK の活性化と並行して，Rac 依存的経路はもう 1 つの MAP キナーゼ JNK を活性化させる（図示せず）．

T 細胞では，アダプタータンパク質である LAT や Grb-2 が，Ras の活性化の機序に寄与している（**図 7.14**）．T 細胞受容体がクラスタリングしている部位で，LAT が ZAP-70 によってリン酸化されると，LAT は Grb-2 の SH2 の結合部位になる．一度 LAT に結合した Grb-2 は，**SOS** という **GTP/GDP 変換因子**（GTP/GDP exchange factor：GEF）を細胞膜へリクルートする．SOS は Ras の GDP を触媒し GTP に交換する．これによって Ras の GTP 結合型フォーム（Ras・GTP と記載する）が形成され，Ras・GTP は 3 つのキナーゼの連続で構成される MAP キナーゼカスケードの活性化に至る．Ras・GTP は，このカスケードの最初のキナーゼである Raf を直接活性化する．**Raf** は次に，MEK-1 とよばれる二重特異性キナーゼをリン酸化し活性化すると，MEK-1 は，今度は ERK とよばれる 3 番目のキナーゼにある近接したスレオニン残基とチロシン残基をリン酸化する．ERK は MAP キナーゼであり，MEK-1 は MAP キナーゼキナーゼ（MAP キナーゼを活性化するキナーゼ）である．活性化 ERK は核内へと移行し，Elk とよばれるタンパク質をリン酸化すると，リン酸化された Elk は**活性化タンパク質 1**（activation protein 1：**AP-1**）転写因子の構成要素の 1 つ，c-Fos という転写因子を刺激する．

- Grb-2 と SOS がリクルートして Ras が活性化されるのと並行して，T 細胞受容体に会合したキナーゼによってリン酸化されたアダプターは，もう 1 つの G タンパク質 **Rac** の活性化に寄与する **Vav1** という別の GTP/GDP 交換因子をリクルートし，Vav を活性化する．Rac·GTP は並行した別の MAP キナーゼカスケードを惹起し，その結果，特異的な MAP キナーゼである，**JNK**（c-Jun N-terminal kinase）の活性化が生じる．JNK は多くの細胞で有害刺激の際に活性化するため，しばしば**ストレス活性化プロテイン**（stress-acitvated protein：SAP）**キナーゼ**とよばれる．活性化 JNK は次に，AP-1 転写因子の 2 つ目の構成要素である c-Jun をリン酸化する．ERK と JNK の他に，3 番目の MAP キナーゼファミリー分子として **p38** がある．p38 もまた Rac・GTP によって活性化され，さまざまな転写因子を活性化する．Rac・GTP は細胞骨格の再構成も誘導するため，T 細胞受容体複合体やコレセプター，他のシグナル分子を免疫シナプスにクラスタリングさせる役割ももつ．

ERK と JNK の活性化は二重特異性チロシン / スレオニンプロテインフォスファターゼが活性化することでオフになる．これらのフォスファターゼは ERK や JNK 自身によって活性化され，T細胞の活性化を終わりにするネガティブフィードバック機構として働いている．

T細胞におけるカルシウムを介したシグナル経路とプロテインキナーゼCを介したシグナル経路

T細胞受容体シグナルが，酵素フォスフォリパーゼCのγ1アイソフォーム(phospholipase Cγ1：PLCγ1)の活性化へと及ぶと，PLCγ1によって産生された細胞膜脂質の加水分解産物は別のシグナルを活性化し，そのシグナルがさらにT細胞の特定の転写因子を活性化する(図7.15)．PLCγ1は細胞質に局在する酵素であるが，T細胞受容体がリガンドと結合した数分後には，チロシンリン酸化されたLATによって細胞膜へとリクルートされる．PLCγ1は細胞膜で，ZAP-70やTecファミリーキナーゼの1つItkなど他のキナーゼによってリン酸化される．リン酸化されたPLCγ1は細胞膜のリン脂質成分である**フォスファチジルイノシトール4,5-二リン酸**(phosphatidylinositol(4,5)-bisphosphate：PIP2)の加水分解を触媒し，2種類の分解産物として，可溶性の糖3リン酸化合物である**イノシトール1,4,5-三リン酸**(inositol 1,4,5-triphosphate：IP3)と細胞膜に結合した分子**ジアシルグリセロール**(diacylglycerol：DAG)を生成する．IP3とジアシルグリセロールは次に，T細胞下流の決定的な2つのシグナル伝達経路を活性化する．

IP3はT細胞活性化に続く細胞質の遊離カルシウムを上昇させる． IP3は細胞質中を小胞体まで拡散し，小胞体上のリガンド依存性カルシウムチャネルである**IP3受容体**に結合，小胞体膜によって隔離されているカルシウム貯蔵(calcium store)からのリリースを刺激する．その結果，細胞質の遊離カルシウムイオン濃度は，定常状態の100nMから数分の間に最高600から1,000nMまで上昇する．小胞体内のカルシウム低下は，小胞体膜タンパク質**STIM1**によって検知され，次にSTIM1は**CRACチャネル**(calcium release-activated calcium channel)とよばれる細胞膜イオンチャネルを活性化する．その結果，細胞外カルシウムの流入が起こり，カルシウムのレベルは1時間以上にわたり300～400nMに維持される．CRACチャネルの重要な構成分子が**Orai**タンパク質であり，このタンパク質の遺伝子変異として，まれなヒト免疫不全疾患がある．細胞質の遊離カルシウムは，ユビキタスに発現しているカルシウム依存性制御タンパク質**カルモジュリン**(calmodulin)に結合することによって，シグナル分子として機能する．カルシウム－カルモジュリン複合体は，転写因子の活性化に重要なセリン/スレオニンプロテインフォスファターゼである**カルシニューリン**(calcineurin)など，いくつかの酵素を活性化する．

PIP2のもう1つの分解産物ジアシルグリセロールは，酵素プロテインキナーゼC(protein klinase C：PKC)を活性化する細胞膜に結合した脂質である． 後述するように，いくつかのPKCのアイソフォームには，転写因子の活性化を誘導するものがある．上昇した細胞質の遊離カルシウムとジアシルグリセロールは協調的に働き，キナーゼの酵素活性部位に基質がアクセスできるような構造変化を誘導し，細胞膜と会合しているPKCの特定のアイソフォームを活性化する．多くの下流シグナルのタンパク質がPKCによってリン酸化される．アイソフォームの1つである**PKC-θ**は免疫シナプスに局在し，NF-κB(nuclear factor-κB)の活性化と核移行に働く．NF-κB活性化経路は本章の後半で紹介する．

これまで，リガンドとT細胞受容体との結合によって活性化されるいくつかのシグナル伝達経路について紹介してきたが，結果的には複数の異なる酵素の活性化に帰結する．ERKやJNKなどのキナーゼを活性化誘導する低分子Gタンパク質-MAPキナーゼ経路，フォスファターゼであるカルシニューリンの活性化を誘導するPLCγ1-カルシウム依存性経路，PKCの活性化を誘導するジアシルグリセロール依存性経路である．これらの経路はそれぞれ，T細胞のクローン拡大(clonal expansion)，T細胞分化，エフェクター機能などに必要なタンパク質分子をコードする遺伝子の発現に寄与している．次の項では，これらの異なるシグナル経路がT細胞のさまざまな遺伝子の発現を刺激する機序を紹介する．

T細胞遺伝子発現を制御する転写因子の活性化

T細胞受容体シグナルによって活性化された酵素は，T細胞のさまざまな遺伝子調節領域に結合しその遺伝子の転写を促進する転写因子群を活性化する(図7.16)．T細胞の遺伝子の転写制御を理解する時，しばしばサイトカイン遺伝子発現の解析を基本にする．多くのT細胞のサイトカイン遺伝子の転写は，転写因子がサイトカイン遺伝子のプロモーター領域やエンハンサー領域のヌクレオチド配列に結合することで制御されている．端的にいうと，IL-2遺伝子をコードしているエクソンの5′末端にあるプロモーター(promoter)には，いくつかの異なる転写因子の結合部位をもった約300塩基対の調節領域がある．IL-2遺伝子を最大限に発現させるためには，これらの転写調節領域がすべて転写因子と結合する必要がある．異なる転写因子はそれぞれ異なった細胞内シグナル伝達経路によって活性化されるため，複数の転写因子を必要とする場合には，抗原認識の後のさまざまなシグナル経路が活性化される必要がある．サイトカイン受容体やエフェクター分子を含む，T細胞の多くの遺伝子が発現誘導される場合も同じ原則が成

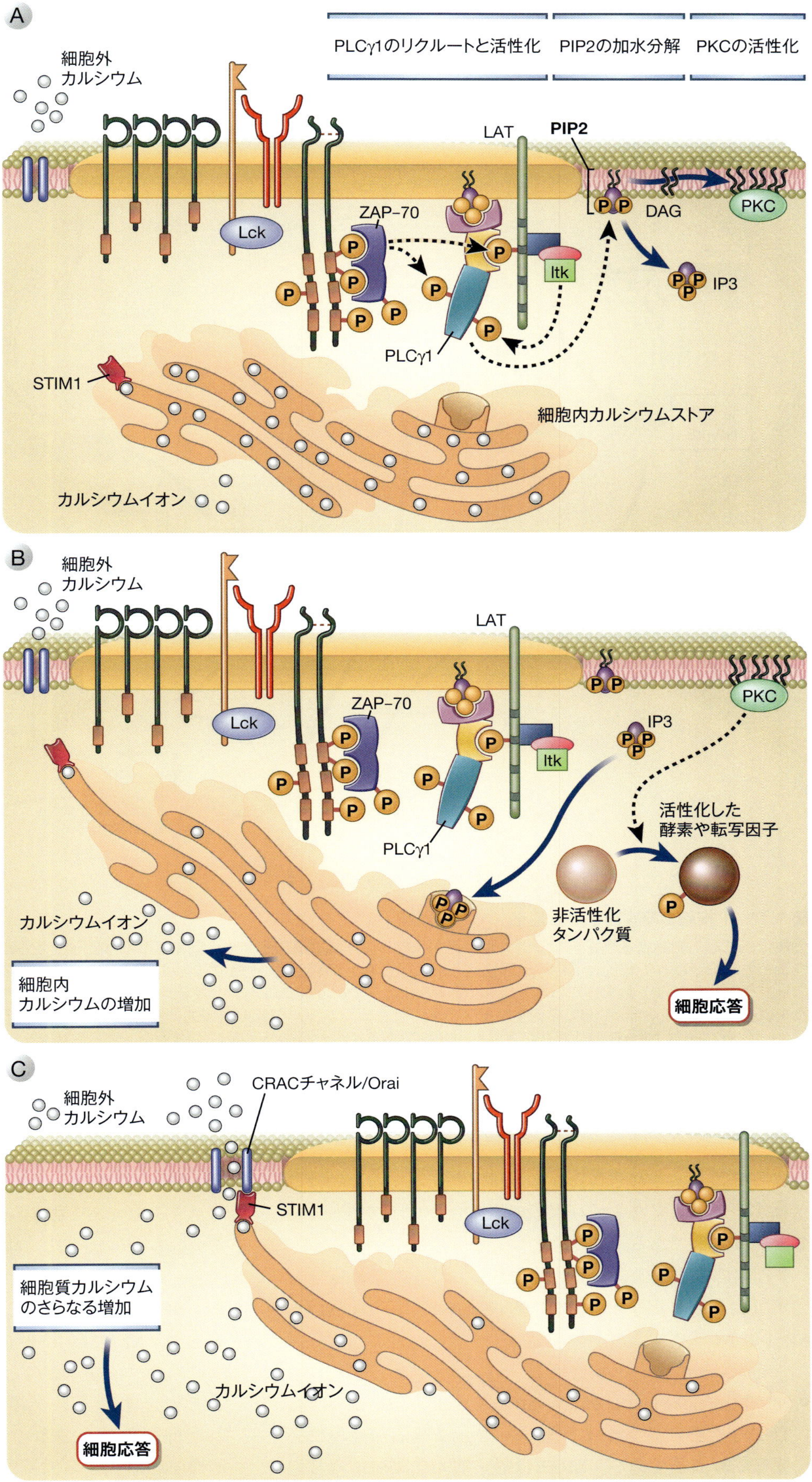

図 7.15　PLCγ1 の下流の T 細胞シグナル

(A)LAT アダプタータンパク質は T 細胞の活性化によってリン酸化され，細胞質の酵素 PLCγ1 と結合する．PLCγ1 は ZAP-70 や Itk などの他のキナーゼによってリン酸化され活性化する．活性化 PLCγ1 は細胞膜の PIP3 を加水分解し，細胞質のカルシウム上昇を刺激する IP3 と，酵素 PKC を活性化するジアシルグリセロールを生成する．(B)IP3 が生成された結果，小胞体内のカルシウムは低下し，STIM1 によって検知される．PKC はさまざまな細胞応答を誘導する．(C)STIM1 は細胞外から細胞質へのカルシウムの流入を促進する CRAC チャネルの開放を誘導する．Orai は CRAC チャネルの構成分子の 1 つである．PKC と共に，細胞質カルシウムの上昇によって，さまざまな転写因子が活性化し，細胞応答へと続く．

DAG：ジアシルグリセロール(diacylglycerol)，PIP3：イノシトール 1,4,5-三リン酸(inositol 1,4,5-trisphosphate)，PIP2：フォスファチジルイノシトール二リン酸(phosphatidylinositol bisphosphate)，PKC：プロテインキナーゼ C(protein kinase C)

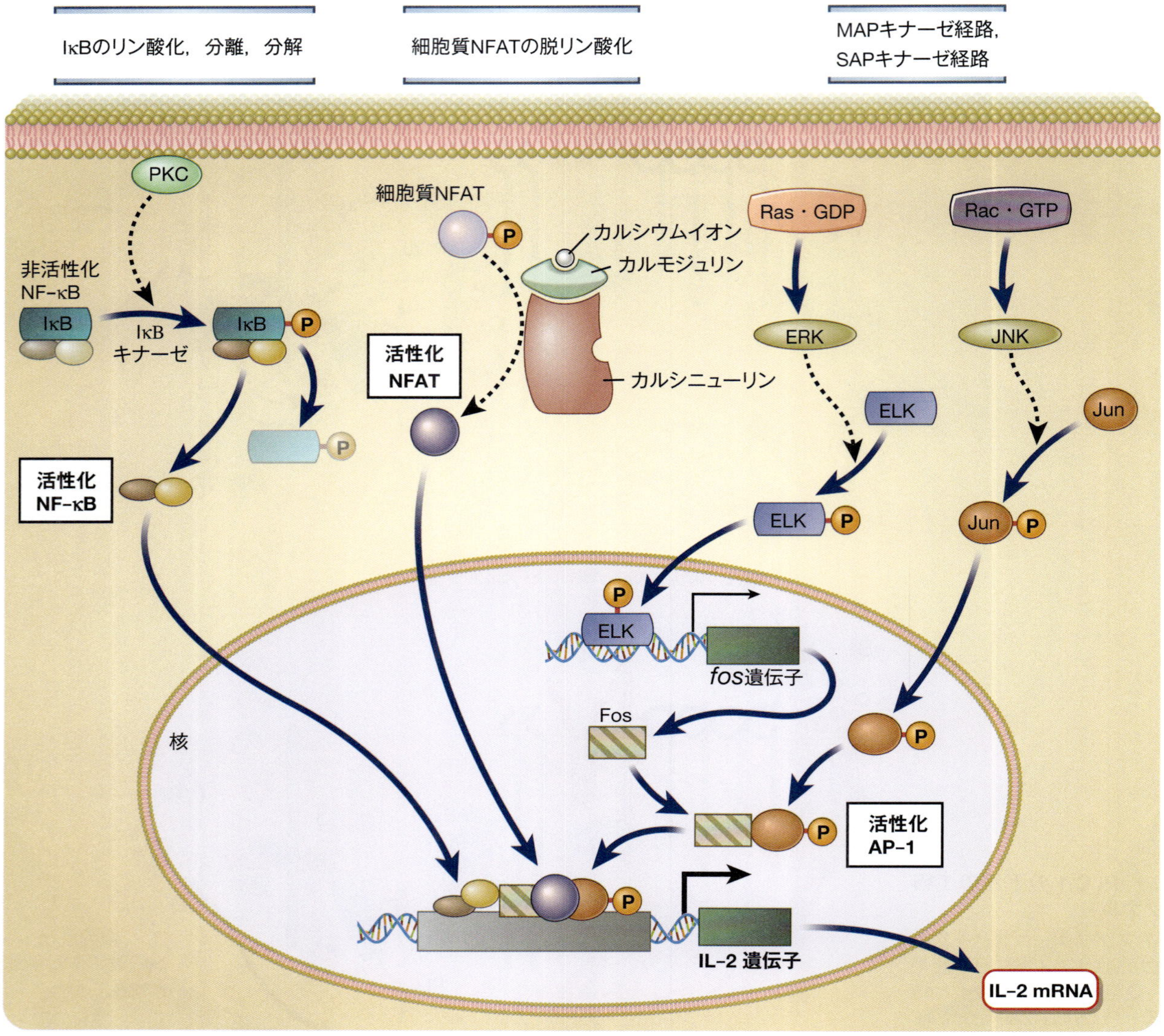

図 7.16　T 細胞の転写因子の活性化

活性化された T 細胞のさまざまなシグナル経路が集結し，多様な遺伝子発現を刺激する転写因子を生み出す（この場合，IL-2 遺伝子）．カルシウム－カルモジュリン経路は NFAT を活性化し，Ras と Rac の経路は AP-1 の 2 つの構成分子を生成する．TCR シグナルと NF-κB 活性化とのリンクに関しては，あまり知られていない（NF-κB は 2 つのサブユニットの複合体であることが示されており，T 細胞では p50 と p65 というキロダルトン（kilodalton：kD）の分子サイズで名づけられたタンパク質が典型的である）．PKC は T 細胞の活性化に重要であり，そのアイソフォーム PKC-θ は NF-κB の活性化にとりわけ重要である．これらの転写因子は協調的に遺伝子発現を制御する働きがある．注目すべき点は，それぞれのシグナル経路は，結果的にそれ固有の転写因子の活性化を誘導すると考えられるが，重複する部分も多く，1 つのシグナル経路はさまざまな転写因子の活性化に寄与する．

り立っており，それぞれ異なる遺伝子が発現するということは，それぞれ異なる転写因子の組み合わせが機能しているということである．

T 細胞の抗原認識よって活性化され，多くの T 細胞応答で不可欠な転写因子が，活性化 T 細胞核内因子（NFAT）と AP-1 と NF-κB である．

- **NFAT**（nuclear factor of activation T cells）は IL-2，IL-4，TNF などのサイトカインをコードした遺伝子発現に必要な転写因子である．NFAT は静止期の T 細胞では細胞質で不活化つまりセリンがリン酸化された状態で存在する．NFAT はカルシウム－カルモジュリン依存性フォスファターゼである**カルシニューリン**によって活性化される．カルシニューリンは細胞質にいる NFAT を脱リン酸化し，その結果，マスクされていた核局在シグナルが現れ，NFAT は核へと移行する．一度 NFAT が核内に移行すると，NFAT は IL-2 をはじめとする遺伝子の制御領域に結合するが，このとき，AP-1 のような他の転写因子と会合することが多い．NFAT の活性化の機序は，免疫抑制剤である**シクロスポリン**（cyclosporine）の作用機序の研究から間接的に発見された（**第 17 章参照**）．シクロスポリンや，その類似化合物**タクロリムス**

(tacrolimus, FK506)は真菌の自然産物であるが, 移植の拒絶反応に対する治療薬として広く用いられている. これらの薬剤は T 細胞のサイトカイン遺伝子の転写を広く抑える働きをもつ. シクロスポリンはシクロフィリン(cyclophilin)とよばれる細胞質タンパク質, またタクロリムスは FK506 結合タンパク質(FK506-binding protein : FKBP)に結合する. シクロスポリン－シクロフィリン複合体やタクロリムス-FKBP 複合体は, カルシニューリンに結合し, その機能を阻害, NFAT の核移行を阻害する.

- **AP-1** は多くの細胞種でみられる転写因子であり, T 細胞では T 細胞受容体を介したシグナルで特異的に活性化される. AP-1 は DNA 結合因子ファミリーの総称であり, ロイシンジッパーとよばれる立体構造モチーフによって互いが結合したタンパク質分子二量体を形成する. タンパク質 Fos と Jun によって構成された AP-1 が最もよく研究されている. T 細胞受容体から誘導されたシグナルは, T 細胞の核内で活性化 AP-1 として確認される. 前述したとおり, 活性化 AP-1 は, 新たに合成された Fos タンパク質と, タンパク質としては存在していたが新たにリン酸化を受けた Jun タンパク質の 2 つによって形成されるが, いずれの反応も MAP キナーゼによる刺激によって誘導される. AP-1 は物理的に核内で他の転写因子と会合するが, NFAT との組み合わせが最も効果的である. ゆえに AP-1 の活性化は T 細胞受容体によって誘導された, いくつかのシグナル経路の集約ということができる.
- **NF-κB**(nuclear factor κB)は T 細胞受容体シグナルに呼応して活性化しサイトカイン合成にも必須な転写因子の一群である. NF-κB は, c-rel とよばれる細胞由来のプロトオンコジーンに対して相同性のあるタンパク質のホモダイマーあるいはヘテロダイマーであり, 特に自然免疫細胞において, さまざまな細胞種でのたくさんの遺伝子の転写に重要である(**第 4 章参照**). NF-κB 経路はまた Toll 様受容体(Toll-like receptor)やサイトカインシグナルに重要であり, 本章の最後でその詳細を紹介する.

通常, それぞれのシグナルタンパク質と転写因子の活性化や, それらと T 細胞の機能応答との結びつきを証明することはとても難しい. というのも, この結びつきは非常に複雑であり, シグナル経路同士の相互関係はまだ完全には理解されていないからである. また, 単純化するために, よくシグナルを直線的な経路の集まりとして考えるが, シグナルの複雑性や相互作用の現実を無視してのことである. 結論的には, どのようにして抗原認識が生化学的な変化へと続くのかを明らかにするために, あるシグナル経路に注目するのであって, 明らかに, 多くの他のシグナル分子も, 抗原認識によって誘導されるリンパ球の活性化に寄与している.

T 細胞の活性化を制御するもう 1 つ別の機序として, **microRNA**(miRNA)が挙げられる. miRNA とは, DNA から転写はされるがタンパク質としては翻訳されないような低分子ノンコーディング RNA のことである. miRNA の機能はある特異的な遺伝子の発現を抑制することである. miRNA は最初に長いプライマリーの転写産物として生成され, それが**ドローシャ**(Drosha)とよばれるエンドリボヌクレアーゼ(endoribonuclease)によって, ステムループ(stem loop)構造をもち細胞質へと核外輸送される短い pre-miRNA にプロセシングされる. 細胞質では, pre-miRNA がもう 1 つのエンドリボヌクレアーゼ, **ダイサー**(Dicer)によって, 短い二重鎖 miRNA へとプロセシングされる. この短い二重鎖 miRNA は長さ 21 ～ 22 塩基対であり, 一方の RNA 鎖は細胞内にある通常のメッセンジャー RNA(messenger RNA : mRNA)の多くと相補的な配列をもっている. これらの mRNA が miRNA と会合すると, **アルゴノート**タンパク質(Argonaute protein)が会合し, **RISC**(RNA-induced slencing complex)として知られる複合体を形成する. miRNA の 6 ～ 8 塩基対のシード配列(seed sequence)が完全に相補的でない場合には, mRNA は効率的に転写されなくなる. 相補性が完全な時は, mRNA は RNA 分解の標的となる. どちらの場合も, 結果的には miRNA の標的遺伝子にコードされているタンパク質の量が減少する. 活性化した T 細胞では, 多くの miRNA の発現が広範に低下する. さらに, アルゴノートタンパク質がユビキチン化され分解されるため, miRNA の機能は抑制され, T 細胞活性化の下流で働く細胞増殖や活性化にかかわる多くのタンパク質は発現上昇する.

チロシンプロテインフォスファターゼによる T 細胞シグナルの調節

チロシンフォスファターゼはタンパク質のチロシン残基からリン酸基を除去し, 総じて T 細胞受容体シグナルを抑制する. リンパ球や他の造血細胞において抑制性の働きをする重要なチロシンフォスファターゼが, **SHP-1**(SH2 domain-containing phosphatases 1)と **SHP-2**(SH2 domain-containing phosphatases 2)の 2 つである. 典型的に抑制性のフォスファターゼは抑制性受容体の細胞質尾部にある ITIM にリクルートするが, 抑制性受容体自身はリンパ球が活性化される段階でチロシンキナーゼによるリン酸化を受けている. これらのフォスファターゼは鍵となるシグナル分子のチロシン残基からリン酸基を除去しシグナル伝達を抑制するため, 機能的にはチロシンキナーゼと拮抗し働く. 他の抑制性のフォスファターゼ **SHIP**(SH2 domain-containing inositol phosphatase)はリン酸化タンパク質にではなく, イノシトールリン脂質に対して特異的に働く. SHP-1 や SHP-2 と同様に, SHIP もある特定の抑制性受容体のリン酸化 ITIM に結合する．SHIP は細胞膜の内葉にあるリン脂質，フォスファチジルイノシトール 3,4,5–三リン酸(phosphatidylinositol(3,4,5)–triphosphate：PIP3)からリン酸群を除去するため，働きは PI3 キナーゼシグナルと拮抗する．

ほとんどのフォスファターゼはリンパ球シグナルを抑制するように働くが，チロシンフォスファターゼの１つ CD45 はリンパ球の活性化を行うフォスファターゼである．CD45 タンパク質はすべての造血系細胞に発現している受容体型チロシンフォスファターゼであり，膜貫通タンパク質として，細胞質尾部にタンデムに並んだチロシンプロテインフォスファターゼドメインを有している．CD45 は一般的に Src ファミリーキナーゼ(T 細胞における Lck や Fyn)の抑制性チロシン残基を脱リン酸化し，Src キナーゼの活性化に寄与する．

T 細胞の共刺激受容体シグナル

共刺激シグナルは APC 上のリガンドを認識することによって産生され，T 細胞受容体シグナルと協調的に働き T 細胞の活性化を促進する． T 細胞活性化の２シグナル仮説(two–signal hypothesis)は**第１章**と**第４章**で紹介した．免疫学的に表現すると，シグナル１とは，APC 上の MHC–ペプチドに対する T 細胞受容体の反応である．T 細胞は，病原体や，その他の炎症を起こす誘因が存在するような環境下において，MHC に結合した外来抗原を認識した時に限り完全な活性化が誘導される．共刺激リガンドは，微生物によって APC 上に誘導される**危険シグナル**(danger signal)を意味し，これがシグナル２となる．つまり，適切な T 細胞の活性化が起こるためには，外来抗原を認識するのと同時に，危険を感知する必要性がある．

共刺激受容体 CD28 ファミリー

B7–1(CD80)と B7–2(CD86)は，相同性の高い，詳細に研究が進んでいる T 細胞の共刺激分子であり，活性化した樹状細胞や他の APC 上に発現し T 細胞上の CD28 と結合する．CD28 は T 細胞活性化のためのセカンドシグナルを伝える重要な共刺激受容体である．B7 ファミリー分子と CD28 ファミリー分子の生物学的な役割は**第９章**で紹介する．別の CD28 ファミリー活性化受容体の１つに，**ICOS**(inducible costimulator)があるが，濾胞性ヘルパー T 細胞(T follicular helper cell)の分化に重要な働きをする分子であり，**第９章**と**第 12 章**とで紹介する．

共刺激受容体として機能する CD2 リンパ球活性化分子

CD28 ファミリー分子以外のタンパク質分子も T 細胞の活性化と分化に貢献している．T 細胞とナチュラルキラー細胞との両方の細胞で活性化分子として働くタンパク質ファミリーに，構造的に CD2 に類似した受容体の一群がある．ヒト T 細胞では，CD2 は細胞間接着分子(adhesion molecule)として，またシグナル伝達分子として機能している．

CD2 ファミリーのサブグループに，**SLAM**(signaling lymphocytic activation molecule)ファミリーとして知られているタンパク質分子がある．SLAM はすべての CD2 ファミリー分子と同様に，細胞外の２つの免疫グロブリンドメインと長い細胞質尾部をもった膜タンパク質である．CD2 とは異なり，SLAM の細胞質尾部には特徴的なチロシンモチーフ TxYxxV/I(T はスレオニン残基，Y はチロシン残基，V はバリン，I はイソロイシン，x は任意のアミノ酸を示す)があり，活性化モチーフ ITAM や抑制性モチーフ ITIM とは明らかに異なるモチーフ **ITSM**(immunoreceptor tyrosine–based switch motif)として知られている．スイッチモチーフとよばれている理由は，このモチーフが，結合する分子のスイッチとして働いているからであり，**SAP**(SLAM–associated protein)とよばれるアダプターの非存在下ではチロシンフォスファターゼ SHP–2 が結合し，SAP 存在下では Fyn などのチロシンキナーゼが会合する．したがって ITSM は，抑制性から活性型へと機能を転換することができる．

SLAM の細胞外免疫グロブリンドメインは，SLAM 同士のホモ結合にも機能している．T 細胞上の SLAM は樹状細胞上の SLAM と結合することができ，その結果 SLAM の細胞質尾部からは T 細胞へとシグナルが伝えられる．ITSM モチーフに SAP が結合すると，SAP は SLAM と Fyn (T 細胞の CD3 タンパク質と物理的に結合する Src ファミリーキナーゼ)との橋渡しをする．SLAM をはじめとする SLAM ファミリー分子は，T 細胞，ナチュラルキラー細胞，ある種の B 細胞で共刺激受容体として働く．**第 21 章**で紹介するが，SAP をコードする SH2D1A 遺伝子座の変異は **X 連鎖リンパ増殖症候群**(X–linked lymphoproliferative syndrome：XLP)の原因となっている．

ナチュラルキラー細胞，CD8 陽性 T 細胞，γδT 細胞に発現している SLAM ファミリー分子で重要なものの１つに **2B4** がある．SLAM と同様に，2B4 は細胞質尾部に ITSM を有し，アダプタータンパク質 SAP と結合し Fyn をリクルートすることでシグナルを伝える．2B4 のシグナルの欠損は，X 連鎖リンパ増殖症候群患者における免疫不全症の原因となっている．

T 細胞活性化における代謝の変化

リンパ球の活性化に伴い，細胞応答の需要の増加に対応するため，リンパ球は自らの代謝活性を増加させる必要がある．免疫系では，この現象は T 細胞で最もよく研究さ

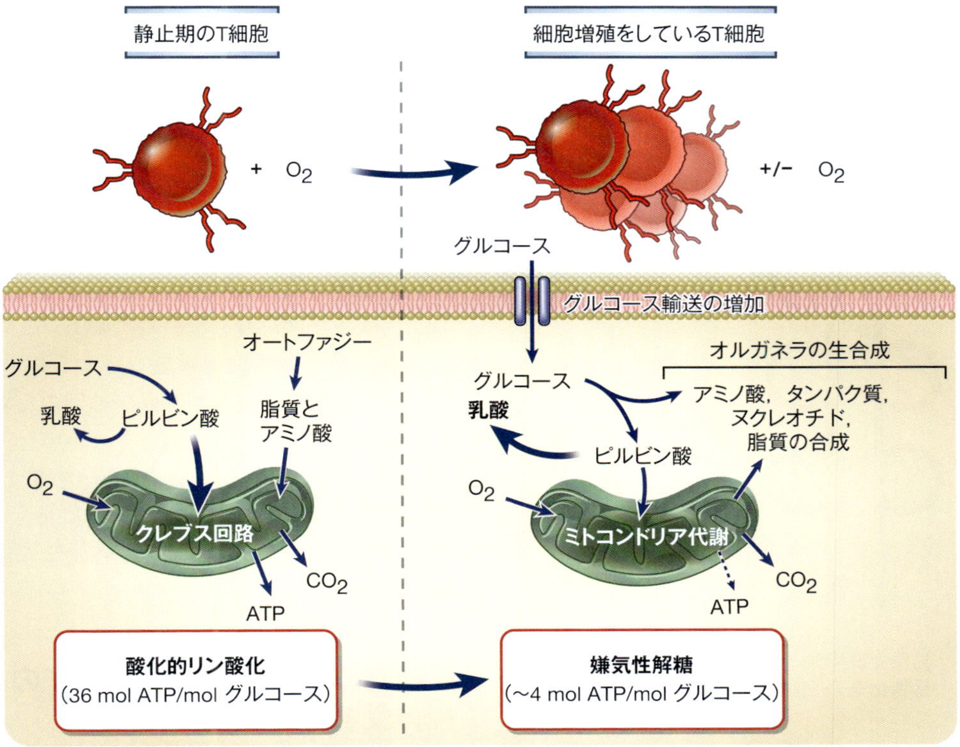

図 7.17　T 細胞活性化における代謝変化
静止期の T 細胞においてエネルギー産生を行う主な経路はミトコンドリアでの酸化的リン酸化である．T 細胞の活性化に伴い好気性解糖へと転換する．好気性解糖は，エネルギーの産生は少ないものの，細胞増殖や機能的応答に必要なオルガネラを生合成するための材料をつくることができる．

れてきた．抗原と共刺激因子によって刺激を受けると，T 細胞はグルコースの輸送を増加させ，エネルギー産生をミトコンドリアでの酸化的リン酸化から解糖系へとシフトさせる．これは酸素が十分にある状態でも起こり，この現象は**好気性解糖**(aerobi glycolysis) やワールブルグ効果(Warburg effect)として知られている(**図 7.17**)．これは腫瘍細胞で最初に言及され始めたが，現在では多くの増殖中の細胞で用いられている重要な機序として認知されている．細胞がエネルギーを貯蔵したり放出したりするための分子として，解糖系で得られる ATP は，酸化的リン酸化によって得られる ATP より少ない．しかし，解糖系はアミノ酸や脂質といったグルコース以外の基質を使用せず，細胞分裂に必要な新たな高分子を合成するのに必要な，貴重な材料を供給することもできる．リンパ球における好気性解糖は，細胞増殖だけでなく，T 細胞のエフェクター細胞(effector cells)への分化や，エフェクターサイトカイン産生にも重要であると考えられている．

B 細胞抗原受容体複合体

B 細胞抗原受容体とは，2 つのシグナル伝達鎖が会合した抗体分子の膜貫通型を示す．**第 5 章**ではすでに抗体の立体構造につき詳説した．ここでは，膜型免疫グロブリンとそれに会合するタンパク質分子の際だった特徴のいくつかに焦点を当て，どのようにしてこれらが B 細胞にシグナルを伝えるのか紹介する．B 細胞のシグナル経路は T 細胞のシグナル経路に非常に類似しているため，詳細を省いて要約しよう．前に確認したように，B 細胞と T 細胞の抗原受容体には類似点と明確な相違点の両方が存在する(**表 7.1** 参照)．

抗原を認識する B 細胞受容体の構造

膜型 IgM(membrane IgM)と**膜型 IgD**(membrane IgD)はナイーブ B 細胞に発現している抗原受容体である．細胞質尾部は長さ 3 アミノ酸(リジン，バリン，リジン)しかなく，非常に短いために，抗原認識後のシグナルを伝えることができない．免疫グロブリンからのシグナルは，**Igα 鎖**(Igα)や **Igβ 鎖**(Igβ)とよばれる別の分子によって伝達される．Igα 鎖と Igβ 鎖はジスルフィド結合にて互いが結合しており，また，非共有結合にて膜型免疫グロブリンに会合している(**図 7.18**)．これらのタンパク質は B 細胞において，T 細胞受容体シグナルにおける CD3 と ζ タンパク質と同じような機能をもっている．Igα 鎖と Igβ 鎖は細胞質尾部に ITAM をもち，膜型免疫グロブリン分子を細胞表面に輸送するのに必要であると同時に，膜型免疫グロブリ

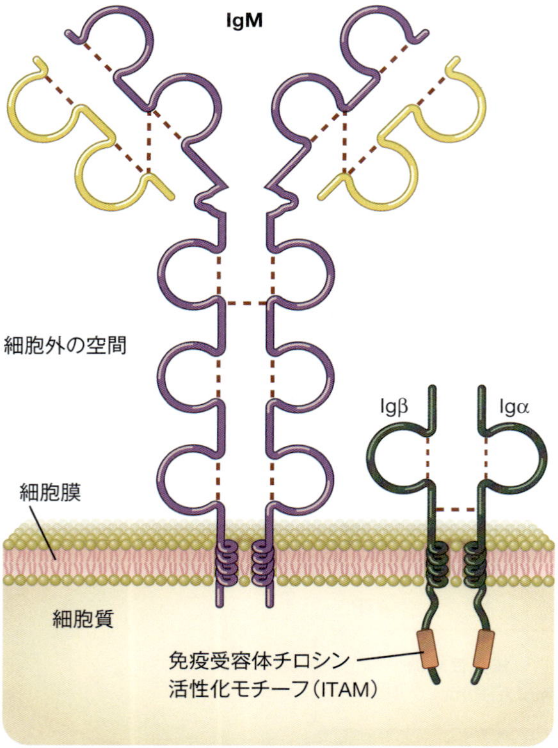

図 7.18 B 細胞受容体複合体

B 細胞表面上の膜型 IgM(および IgG)は，インバリアント鎖である Igβ 鎖と Igα 鎖と会合しており，Igβ 鎖と Igα 鎖はそれぞれの細胞質尾部にシグナル機能を媒介する ITAM をもっている．注意すべき点は，TCR 複合体と類似していることである．

ンと共に **B 細胞受容体複合体**(BCR complex)を構築する．Igα 鎖と Igβ 鎖の尾部には，Lyn，Fyn，Blk を含む Src ファミリーチロシンキナーゼが物理的に会合している．記憶(memory)B 細胞も含めて，クラススイッチ後の B 細胞に発現している B 細胞受容体複合体は，IgG，IgA，IgE のクラスに変化した膜型免疫グロブリンである(**第 12 章**参照)．

B 細胞受容体によるシグナルの開始

抗原によるシグナルは B 細胞受容体が架橋されることから始まる．膜型免疫グロブリンが多価の抗体によって架橋されると，Lyn のような **Src ファミリーキナーゼ**タンパク質分子がお互いに近くに引き寄せられる．Src ファミリーキナーゼが物理的に相互作用を起こした結果，これらの酵素は活性化され，Igα 鎖や Igβ 鎖にある ITAM のチロシン残基がリン酸化される．ITAM のチロシン残基のリン酸化によって，B 細胞受容体の下流にある連続するすべてのシグナル経路が惹起される(**図 7.19**)．架橋された免疫グロブリン受容体は脂質ラフトへと移動し，そこで多くのアダプタータンパク質やシグナル分子と凝集を起こす．Igα 鎖と Igβ 鎖は Lyn や Fyn や Blk などの Src ファミリーチロシンキナーゼと弱く結合しているが，これらのキナーゼもまた細胞膜の内葉に脂質アンカーを介して結合している．Igα 鎖と Igβ 鎖の ITAM にあるリン酸化されたチロシン残基は，Syk チロシンキナーゼのタンデムに並んだ SH2 ドメインの結合部位となる．Syk は ZAP-70 の相同体であり，T 細胞における ZAP-70 と似た機能をもっている．Syk は ITAM のリン酸化チロシンと会合すると活性化するが，B 細胞受容体に会合している Src ファミリーキナーゼによって Syk のある特定のチロシン残基がリン酸化され，Syk の活性化はさらに進む．Src ファミリーキナーゼと Syk は共に，後述する B 細胞の重要なチロシンキナーゼ Btk の活性化にも寄与している．抗原が単価のため，複数の免疫グロブリン分子を同時に架橋できない場合，シグナルが起こらない可能性もある．しかし，**第 12 章**で紹介するように，B 細胞が完全に活性化するためには，ヘルパー T 細胞(helper T cells)によってさらに B 細胞が活性化される必要がある場合もある．

B 細胞のコレセプターとしての CR2/CD21 補体受容体の役割

B 細胞の活性化は，補体(complement)タンパク質と CD21 コレセプター複合体からのシグナルによって増強され，これは自然免疫と体液性免疫応答(獲得免疫)との関連性を示している(**図 7.20**)．微生物の表面分子や多糖体は，抗体が存在しない場合でも，**代替経路**(alternative pathway)や**レクチン経路**(lectin pathway)を介して，自然免疫応答の 1 つである補体系を活性化することができる(**第 4 章**，**第 13 章**参照)．補体を直接活性化することができないタンパク質や抗原は，すでに存在している抗体や，反応初期すぐに産生される抗体が結合し，これら抗原－抗体複合体が補体の**古典的経路**(classical pathway)を活性化する．補体の活性化が補体タンパク質の切断によって起こることを思い出してみよう．補体系の重要な因子として **C3** とよばれるタンパク質があり，C3 が切断されると C3b とよばれるタンパク質が生成され，C3b は微生物や抗原－抗体複合体に共有結合する．C3b はさらに C3d とよばれる小片に分解され，微生物の表面や抗原－抗体複合体に結合し続ける．B 細胞は **2 型補体受容体**(complementary receptor：CR2，CD21)という C3d に対する受容体を発現している．C3d と抗原との複合体や，C3d と抗原－抗体複合体との複合体が B 細胞に結合すると，膜型免疫グロブリンが抗原を認識するのと同時に，CR2 は C3d を認識する(**図 7.19** 参照)．

CR2 は，他の 2 つの膜タンパク質，CD19 と CD81(TAPA-1 とよばれる)と共に複合体を形成し，成熟 B 細胞(mature B cell)に発現している．CR2-CD19-CD81 複合体は B 細胞コレセプター複合体とよばれるが，膜型免疫グロブリンが直接抗原に結合するのと同時に，C3d を介して

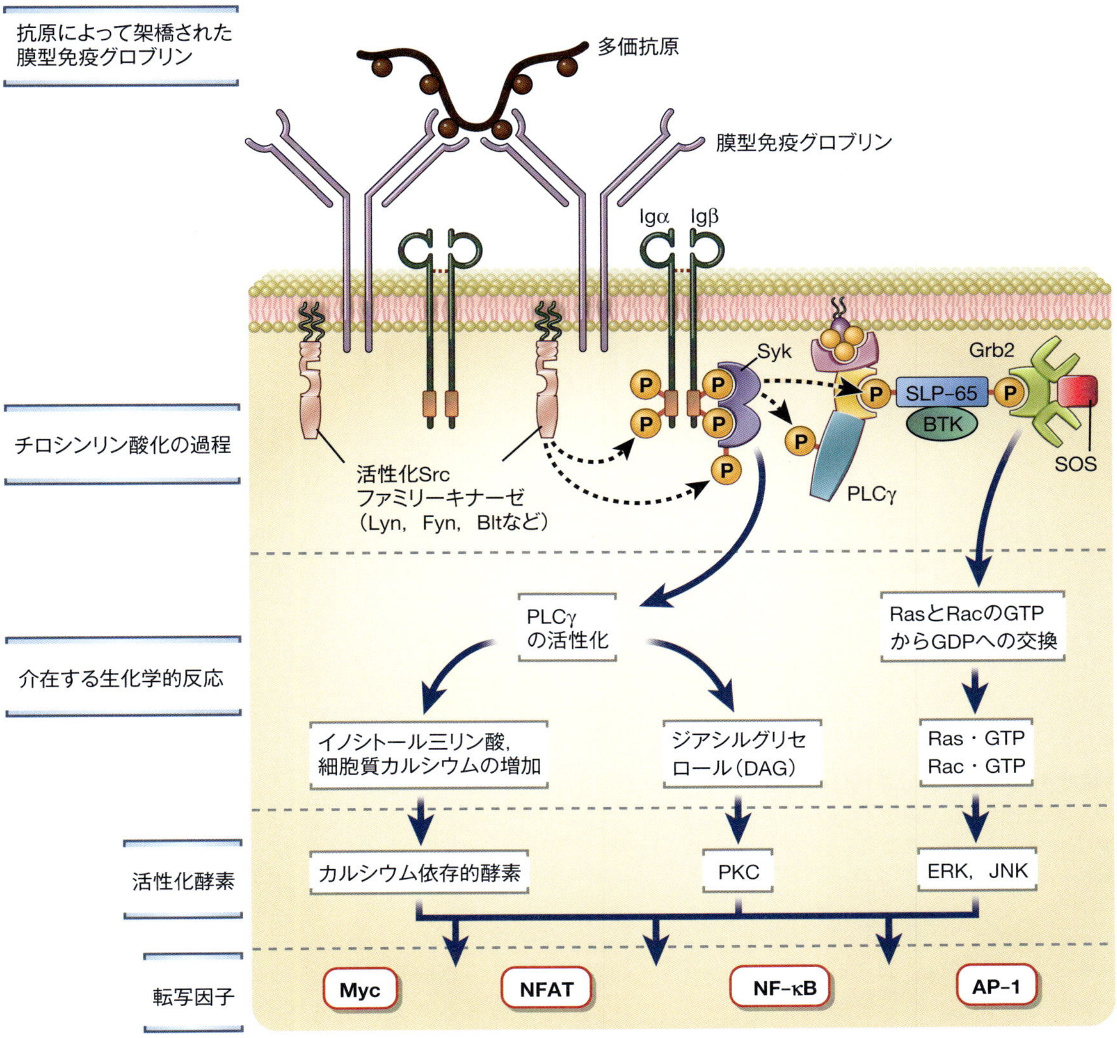

図 7.19　BCR 複合体のシグナル伝達
抗原との結合が契機となり，B 細胞上の膜型免疫グロブリンが架橋されると，Src ファミリーキナーゼのクラスタリングと活性化，さらに Igα 鎖と Igβ 鎖の細胞質尾部にある ITAM のチロシンリン酸化が誘導される．その結果，Syk が結合し，続いて図で示されているチロシンリン酸化が起こる．図のように，いくつかのシグナルカスケードが Syk のリン酸化の後に続くが，最終的には転写因子の活性化が生じる．これらのシグナル伝達経路は T 細胞で述べた経路と類似している．

CR2 も抗原に結合するからである．C3d が B 細胞補体受容体に結合すると，CD19 が B 細胞受容体に会合しているキナーゼの近傍に連れてこられ，CD19 の細胞質尾部が速やかにチロシンリン酸化される．これが引き金となって，PI3 キナーゼの活性化が起こり PIP3 が合成されると，次に PIP3 は Btk と PLCγ2 に結合し活性化する．これは**図 7.12** で示されている T 細胞での PDK1 の活性化でみられた反応と似たメカニズムである．コレセプターが活性化した結果，B 細胞の抗原刺激に対する応答性は増強する．

B 細胞受容体下流のシグナル経路

抗原が B 細胞受容体に結合すると，Syk をはじめとするチロシンキナーゼが，アダプタータンパク質によって制御されているさまざまな下流のシグナル伝達経路を活性化する（**図 7.19** 参照）．B 細胞受容体が活性化した結果，B 細胞受容体に会合しているタンパク質分子の ITAM がリン酸化される．Syk がそのリン酸化 ITAM にリクルートすると，Syk のキナーゼとしての機能も増強する．活性化した Syk は，SLP-65（SH2-binding leukocyte phosphoprotein of 65kD，BLNK や B 細胞リンカータンパク質ともよばれる）などのアダプタータンパク質にある，重要なチロシン残基をリン酸化する．このリン酸化によって，SH2 ドメインをもった酵素や，リン酸化チロシン結合（phosphotyrosine-binding：PTB）ドメインをもった酵素のアダプタータンパク質へのリクルートが促進する．リクルートする酵素には，Ras と Rac をそれぞれ活性化するグアニンヌクレオチド交換因子や，PLCγ2，Btk チロシンキナーゼなどが含まれる．これらの酵素がリクルートされた結果，下流のエフェクタータンパク質の活性化が促進するが，それぞれの

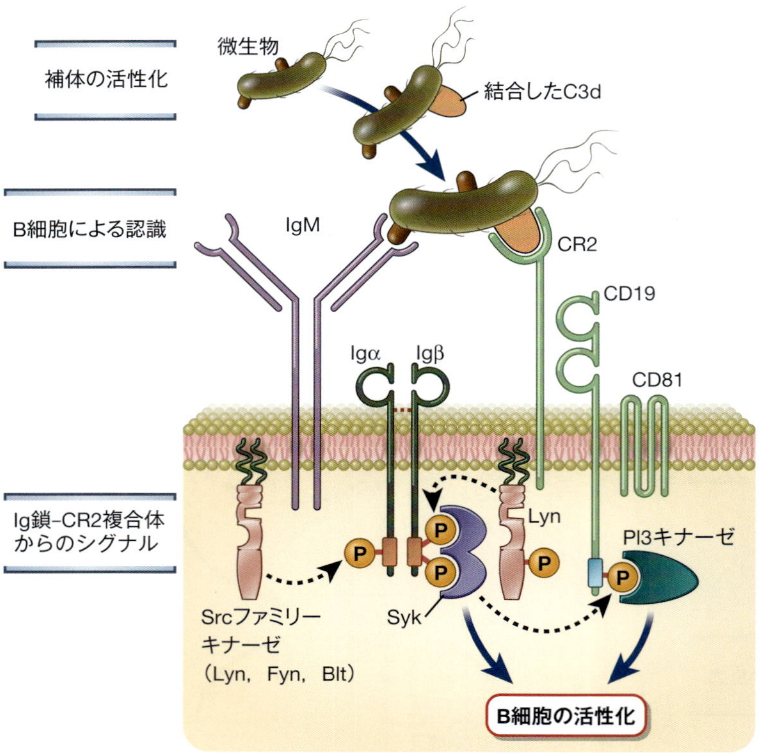

図 7.20 B 細胞の活性化における補体の役割

B 細胞は補体受容体 CR2–CD19–CD81 複合体を発現している．補体のフラグメント C3d と結合した病原体は，B 細胞表面に発現している CR2 分子と膜型免疫グロブリンと同時に結合する．これによって，BCR 複合体と CR2 複合体の双方からのシグナルカスケードが惹起される．抗原単独の反応よりも，C3d– 抗原複合体の反応の方が非常に強力になる理由である．

エフェクタータンパク質はそれぞれ決まったシグナル経路の活性化に寄与している．

- **Ras–MAP キナーゼ経路**(Ras–MAP kinase pathway)は抗原刺激された B 細胞で活性化する．GTP/GDP 交換因子 SOS は，アダプタータンパク質 Grb–2 への結合を介して SLP–65 にリクルートし，Ras を非活性化型の GDP 結合型から活性化型の GTP 結合型へと転換する．活性化 Ras は，T 細胞シグナルの項でも紹介した ERK–MAP キナーゼ経路の活性化に貢献する．それと並行して，低分子量 G タンパク質 Rac は JNK–MAP キナーゼ経路の活性化に寄与する．
- **フォスファチジルイノシトール特異的フォスフォリパーゼ C**(phospholipase C：PLC)は B 細胞受容体シグナルに呼応して活性化され，続く下流のシグナル経路の活性化を行う．T 細胞は γ1 アイソフォームを発現しているが，B 細胞において優位な PLC は γ2 アイソフォームである．**PLCγ2** は BLNK に結合し Syk と Btk によってリン酸化され活性化する．T 細胞受容体シグナルの項で記述したとおり，活性化された PLC は細胞膜の PIP2 を分解し，可溶性の IP3 と細胞膜に結合したジアシルグリセロールを生成する．IP3 は細胞内貯蔵からカルシウムを放出し，細胞質のカルシウムイオン濃度を急激に上昇させる．それが引き金となり，細胞外から大量のカルシウムが流入し，細胞質のカルシウムの上昇は増強される．上昇したカルシウムの存在下では，PKC のアイソフォームの一部(B 細胞では PKC–β)がジアシルグリセロールによって活性化され，活性化した PKC は下流のシグナルタンパク質分子のセリン / スレオイン残基をリン酸化する．
- B 細胞受容体下流での **PKC–β** の活性化の結果，抗原刺激後の B 細胞で NF–κB の活性化が起こる．このプロセスは T 細胞に発現している PKC のアイソフォーム PKC–θ による T 細胞のプロセスと類似している．
- T 細胞の活性化で解説したとおり(**図 7.12** 参照)，B 細胞でもアダプタータンパク質にある特定のチロシンモチーフがリン酸化されると，**PI3 キナーゼ**のリクルートと活性化が誘導される．IP3 キナーゼは，活性化した B 細胞における生存など，細胞の重要なイベントを担っている．

これらのシグナルカスケードは，最終的に，重要な遺伝子の発現を誘導する転写因子の活性化にたどり着くが，これらの遺伝子には B 細胞が機能応答するために必要な分子がコードされている． B 細胞の抗原受容体を介したシグナル伝達によって，Fos(Ras–ERK 活性化の下流)，JunB(Rac–JNK 活性化の下流)，NF–κB(Btk，PLCγ2，PKC–β 活性化の下流)などの転写因子が活性化する．すでにこれらの転写因子は，T 細胞シグナル経路について解説した際に説明済みである．これらの転写因子をはじめとして，ここで触れないものも含めて多くの転写因子がB細胞の刺激による細胞増殖や分化に寄与している(**第12章**参照).

ナイーブB細胞で膜型IgMと膜型IgDが用いるシグナル経路と,アイソタイプスイッチを起こしたB細胞でIgG, IgA, IgEが用いるシグナル経路は同じである.というのも,すべてのこれら膜型免疫グロブリンのアイソタイプはIgα鎖とIgβ鎖と会合しているからである.

免疫受容体シグナルの減弱

リンパ球の活性化は,宿主の組織に対して二次的な損傷を与えないために,外来性抗原に対する過剰な免疫応答を抑えるよう厳重に制御されている.それに加えて免疫系には,自己抗原に対する応答を回避するための機序が求められる.これらの制御機構に関する生物学的意義は,この後の**第15章**で説明しよう.ここではリンパ球の活性化を制限し終わらせるための生化学的な機序を説明する.

リンパ球の抑制性シグナルは基本的に,抑制性受容体と,タンパク質を分解するためのシグナル分子E3ユビキチンリガーゼ(E3 ubiquitin ligase)という酵素を介して行われている. 抑制性受容体は概して,フォスファターゼのリクルートと活性化を行うことで,抗原受容体によって誘導された活性化シグナルを拮抗阻害する(**図7.21**).すべての細胞が機能的にどう応答するかは,活性型シグナルと抑制性シグナルとの均衡によって制御されている.まず始めに,幅広いメカニズムという視点から,どのようにして抑制性受容体がナチュラルキラー細胞やT細胞,B細胞で働いているのかを述べる.次に,どのようにしてE3ユビキチンリガーゼがリンパ球のシグナルを減弱させることができるのかを紹介しよう.抑制性受容体によってシグナルが減弱することの生物学的意義に関しては,ナチュラルキラー細胞では**第4章**,T細胞では**第9章**,B細胞では**第12章**で言及する.

ナチュラルキラー細胞,B細胞,T細胞の抑制性受容体

すべてではないが免疫系の多くの抑制性受容体は,細胞質尾部にITIMを有しており,SH2ドメインをもったフォスファターゼをリクルートし,同じようなやり方でシグナルを減弱させる(**図7.21**参照).抑制性受容体は,他の自然免疫(innate immunity)の細胞と同様に,ナチュラルキラー細胞,T細胞,B細胞においても,きわめて重要な機能を果たしている.

ナチュラルキラー細胞の,**キラー細胞免疫グロブリン様受容体**(killer cell Ig-like receptor:KIR)とよばれる抑制性受容体(**第4章**参照)は,MHCクラスⅠ分子を認識する細胞外免疫グロブリンドメインを有しており,これらの受容体の一群は細胞質にITIMを備えている.抑制性受容体

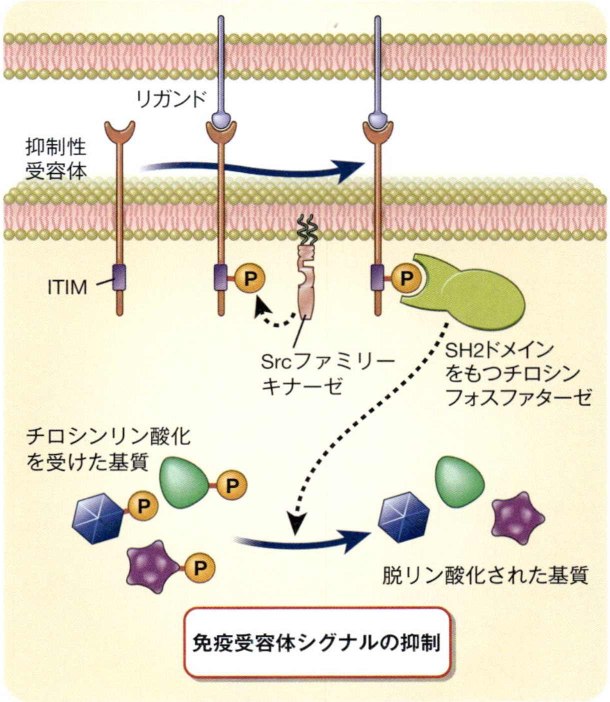

図7.21 リンパ球の抑制性シグナル
細胞外のリガンド結合ドメインと細胞質にITIMを有する抑制性受容体の模式図を示す.リガンドと結合した結果,Srcファミリーキナーゼによって ITIMのチロシン残基がリン酸化されると,SH2ドメインをもっているチロシンフォスファターゼがリクルートする.チロシンフォスファターゼによって,シグナル伝達分子からリン酸基は除去され,免疫受容体シグナルが減弱する.

CD94/NKG2Aヘテロダイマー分子は,HLA-Eとして知られる非典型MHCクラスⅠ分子と結合するが,このヘテロダイマーの片割れであるNKG2Aは細胞質にITIMをもっている.

これらをはじめとした抑制性受容体に存在するITIMのチロシン残基は,リンパ球の活性化に応じてSrcファミリーキナーゼによってリン酸化され,前述のとおり,SHP-1やSHP-2のようなSH2ドメインをもつチロシンプロテインフォスファターゼや,SHIPとよばれるイノシトールフォスファターゼをリクルートする.B細胞ではB細胞受容体,T細胞ではT細胞受容体からのシグナルを抑制するのと同じように,**SHP-1**と**SHP-2**は,ナチュラルキラー細胞の活性化受容体からチロシンキナーゼによって惹起されたシグナルを減弱する.前述のとおり,**SHIP**はPIP3からリン酸基を取り去り,リンパ球,ナチュラルキラー細胞,自然免疫細胞のPI3キナーゼ活性を抑制する.

T細胞の抑制性受容体はCD28ファミリーのタンパク質分子であることが多い.そのうちの1つ,**CTLA-4**(**CD152**ともよばれる)はB7タンパク質分子に対してCD28よりも高い親和性を有し,B7-CD28相互作用を競合的に阻害する.CTLA-4がリガンドである共刺激因子B7を巡って活性化受容体CD28と競合することなしに免疫応答を抑制

したり，抑制性の生化学的なシグナルを伝達したりすることはまれである．CTLA-4は自己抗原に対する**不応答**(unresponsiveness)や**寛容**(tolerance)の維持に関与しているが，これに関しては**第15章**で紹介する．**PD-1**(programmed cell death 1)は同じCD28ファミリーに含まれるもう1つの抑制性受容体であるが，これも**第15章**で述べる．PD-1は細胞質にITIMとITSMという2つのモチーフを有し，T細胞受容体複合体を介したT細胞の活性化を阻害する抑制性シグナルに寄与している．

FcγRIIBは，樹状細胞やマクロファージ(macrophage)と同様に活性化したB細胞においても，重要なシグナル抑制因子として働く．FcγRIIBは細胞外の免疫グロブリンドメインを介してIgGを含む免疫複合体(immune complex)と結合し，主としてSHIPをリクルートし，PI3キナーゼシグナルに対して拮抗的に働く．抗体が産生されるようになった後で働くB細胞の活性化を抑制する受容体であるが，詳細は**第12章**で紹介する．

ユビキチンに依存したシグナルタンパク質の分解

細胞質や核内のタンパク質を分解する主要な経路の1つに，これらのタンパク質への**ユビキチン**(ubiquitin)の共有結合がある．タンパク質のユビキチン化というと，まずプロテアソーム(proteasome)でのタンパク質分解と直結するが，タンパク質はさまざまな結合様式でユビキチン化され，またそれぞれのユビキチン化は異なった機能を提供する．シグナル伝達という点においては，明らかに異なる2通りのユビキチン化があり，1つはシグナルの減弱に，もう1つはシグナルの産生に働く．

第6章では，MHCクラスIによる抗原プロセシング(antigen processing)という観点から，ユビキチン化に関しても簡単に紹介した．ユビキチンは76アミノ酸のタンパク質でE1酵素によってATP依存的に活性化される．次にユビキチンはE2酵素へと転送され，E2酵素は，あるE3リガーゼが認識する特異的な基質のリジン残基に，活性化したユビキチンを共有結合させる．多くの場合，ユビキチンのC末端部位は標的タンパク質のリジン残基に共有結合し，その次に来たユビキチンのC末端部位は先に結合しているユビキチンのリジン残基に共有結合し，ポリユビキチン鎖が形成される．ユビキチン鎖の形状は，後に来るユビキチンが，ユビキチン鎖を形成している前のユビキチンのどのリジン残基に共有結合するかで異なり，それが重要な機能の違いを反映する．最初のユビキチンの48番目のリジンが，次のユビキチンのC末端とイソペプチド結合をすると，このリジン48型のユビキチン鎖はプロテアソームのキャップ構造に認識され，ユビキチン化されたタンパク質はプロテアソーム分解の標的となる．E3リガーゼのなかには別の種類のポリユビキチン鎖をつくるものもあり，この場合E3リガーゼは標的タンパク質を分解へと誘導する代わりに，標的タンパク質が別の特異的なタンパク質としっかり結合できるような構造をつくる．このポリユビキチン鎖はNF-κBシグナルに重要な機構であり，後の項で解説する．細胞膜タンパク質をプロテアソームではなく，特にリソソームへと輸送するような機構においては，標的タンパク質に単量体のユビキチンが付加される必要がある．

T細胞にもいくつかの**E3リガーゼ**(E3 ligases)がみつかっており，シグナルの活性化や抑制にかかわっている．T細胞応答を終結させる典型的なE3リガーゼが**Cbl-b**であり，その他にも類似した機能をもつE3リガーゼがいくつか存在する．Cbl-bがT細胞受容体複合体とそれに会合するアダプタータンパク質にリクルートすることによって，T細胞受容体複合体のモノユビキチン化，エンドサイトーシス，リソソームでの分解が誘導され，T細胞受容体シグナルが減弱する機序の1つとなっている(**図7.22**)．CD28シグナルはCbl-bの抑制活性を阻害することから，共刺激がT細胞受容体シグナルを増強する際の機序の1つと考えられている．Cbl-bのノックアウトマウスは，CD28を介した共刺激がない場合でも，T細胞が抗原に対して反応し，正常と同等な量のIL-2を産生する．T細胞の活性化が増強する結果，このマウスは自己免疫(autoimmunity)を起こす．免疫応答を遮断するような抗原(自己抗原のような，いわゆる**寛容原性抗原**[torelogenic antigen])は，T細胞のユビキチンリガーゼを活性化し，そのユビキチンリガーゼがT細胞に不可欠なシグナルタンパク質を分解することが知られており，**アナジー**(**免疫応答不顕性**)(anergy)とよばれる抗原によって誘導される**不応答**を説明する機序と考えられている(**第15章**参照)．

サイトカイン受容体とシグナル

サイトカインは，免疫系における分泌型のメッセンジャー分子であり，ここまでの章でも説明されているように，この教科書全体を通して紹介される分子である．ここでは，サイトカインの受容体とそのシグナル伝達機構を解説する．

すべてのサイトカイン受容体(cytokine receptor)は1個以上の膜貫通タンパク質で構成されており，細胞外部位はサイトカインとの結合に，細胞質部位は細胞内シグナル伝達に寄与している．多くのサイトカイン受容体は，リガンドによって誘導される受容体のクラスタリングによってシグナル経路が活性化し，2個以上の受容体分子の細胞質部位が凝集することで，それ固有の非受容体型チロシンキナーゼの活性化が誘導される．TNF受容体ファミリーの

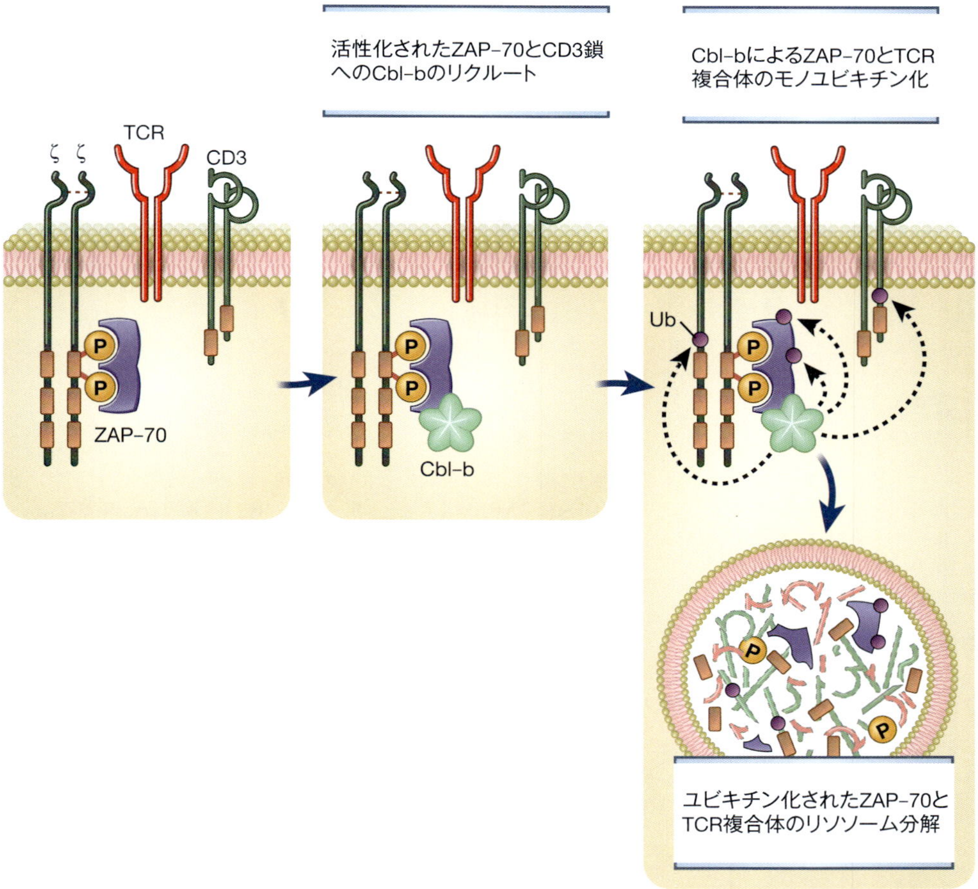

図 7.22　T 細胞応答を終結させるユビキチンリガーゼ Cbl-b の役割
Cbl-b は TCR 複合体にリクルートし，そこで CD3 や ZAP-70 をはじめとした TCR 複合体のタンパク質分子をモノユビキチン化する．これらのタンパク質は，リソソームや他のオルガネラ(図示せず)での融解性のタンパク質分解の標的となる．

場合は，もともと三量体で存在している受容体が，それと合致するリガンドの三量体と結合することで，立体構造変化を起こす．

サイトカイン受容体の分類

サイトカイン受容体の分類で最も汎用されているのは，細胞外のサイトカイン結合ドメインにみられる構造的な相同性と，共通して使われている細胞内シグナル伝達機構の2項目に基づいた分類である(**図 7.23**)．それぞれのファミリーに使われているシグナル伝達機構は，この後に続く項で解説する．

I 型サイトカイン受容体(造血細胞受容体ファミリー)

典型的な **I 型サイトカイン受容体**(type I cytokine receptor)は，その受容体に特徴的でありリガンドとの結合を行う分子鎖と，シグナル伝達を担う 1 個以上の分子鎖とで構成された二量体もしくは三量体分子である．シグナル伝達鎖はしばしば他のサイトカイン受容体と共有した分子鎖を用いている．これらの受容体分子鎖は，保存されたシステイン残基対をもったドメイン 1 個以上と，トリプトファン－セリン -X- トリプトファン－セリン(WSXWS，X は任意のアミノ酸)モチーフをもった細胞膜近傍のペプチド直鎖をもつ(**図 7.23A**)．受容体のこの保存された配列によって，4 つの α ヘリックスバンドル(α-helix bundle)をもつサイトカイン分子と結合構造をとることができ，I 型サイトカインとよばれる．しかし，それぞれのサイトカインの特異性は受容体ごとに異なるアミノ酸残基によって決定される．この I 型サイトカイン受容体ファミリーは，構造上の相同性か，もしくは共有するシグナルポリペプチド鎖によって 2 つのサブグループに分けることができる(**図 7.23B**)．1 つ目のサブグループは，IL-2，IL-4，IL-7，IL-9，IL-15，IL-21 に対する受容体を含む，**共通 γ 鎖**(common γ chain，γc，**CD132**)とよばれるシグナル分子を用いている一群である．このサブグループのなかには，2 つの β 鎖サブユニット(CD122 もしくは CD131)の内 1 つを共有しているものや，β 鎖を欠如しているものなどがある．もう一方のサブグループは，IL-6，IL-11，IL-27 の受容体を含む，**gp130** シグナル鎖を用いた一群である．

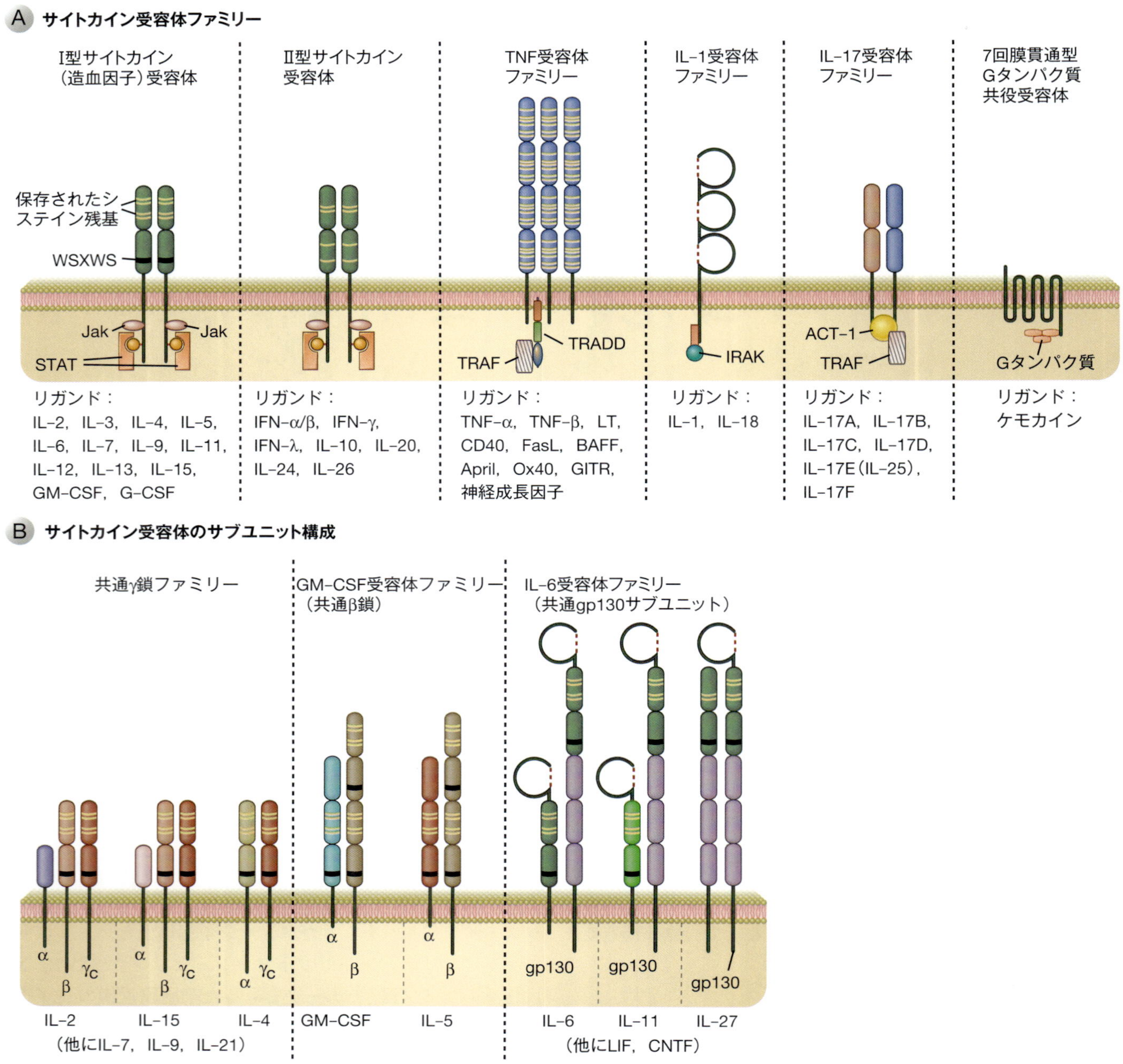

図7.23 サイトカイン受容体の構造

(A)それぞれのサイトカイン受容体は保存された細胞外ドメインの構造とシグナル伝達機構を基にいくつかのファミリーへ分類される．それぞれの受容体ファミリーに結合する代表的なサイトカインや他のリガンドを模式図の下に記す．

WSXWS：トリプトファン－セリン－X－トリプトファン－セリン

(B)サイトカイン受容体はグループごとに同一の，もしくは非常に相同性の高いサブユニット鎖を共有している．それぞれのグループのサイトカイン受容体のうち代表的なものを示した．共通γ鎖ファミリーのなかでも，IL-2受容体とIL-15受容体はβ鎖であるCD122を共有する．共通β鎖ファミリーで共有されているβ鎖はCD131である．

後述するように，I型サイトカイン受容体はすべて，JAK-STATシグナル経路（JAK-STAT signaling pathway）へとつながっている．

II型サイトカイン受容体（インターフェロン受容体ファミリー）

II型サイトカイン受容体（type II cytokine receptor）は，保存されたシステイン残基をもつ2つの細胞外ドメインで構成されている点ではI型受容体と類似しているが，II型受容体にはWSXWSモチーフがない．I型受容体と同様，

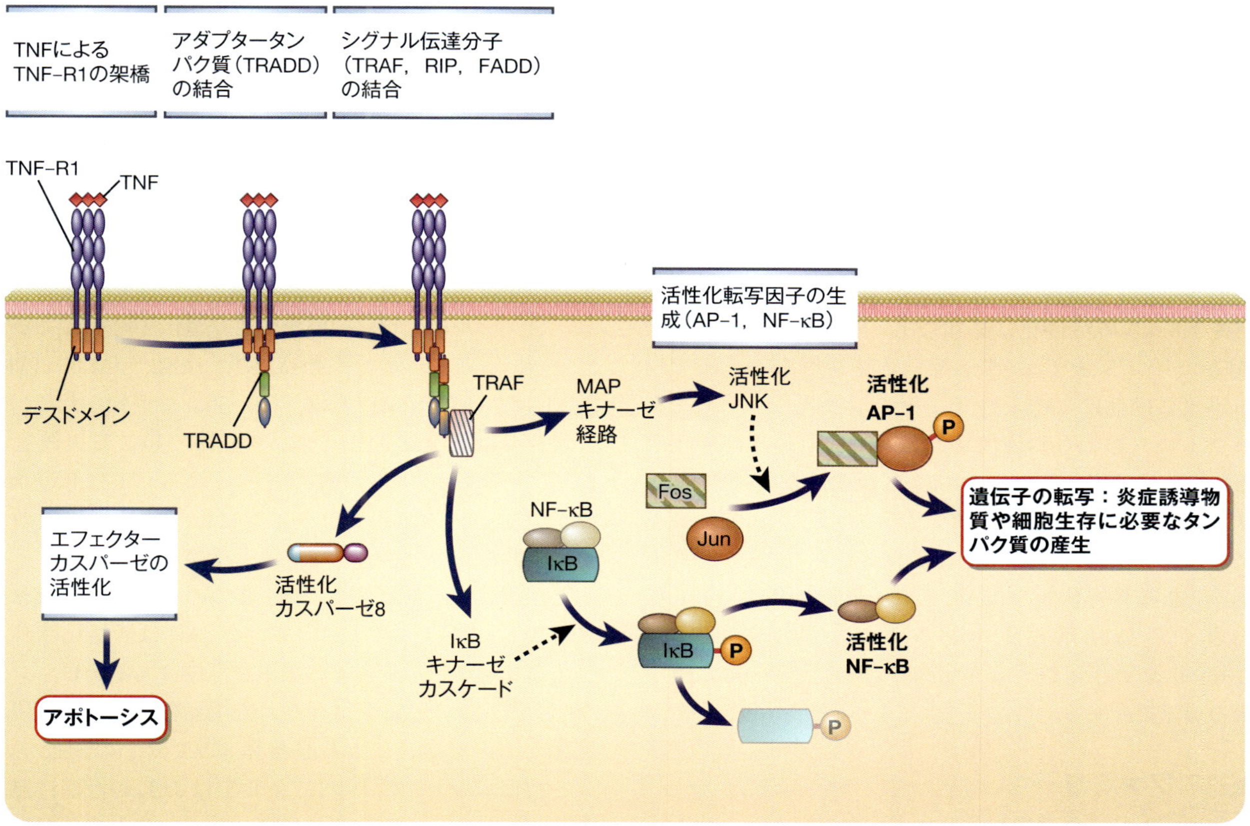

図 7.24　TNF 受容体からのシグナルの結果，NF-κB や MAP キナーゼの活性化，アポトーシスによる細胞死が誘導される
I 型 TNF 受容体がリガンドと結合すると，TRADD とよばれるアダプタータンパク質がリクルートし，TRADD は TRAF（E3 ユビキチンリガーゼ）と RIP1 キナーゼを活性化する．その下流のカスケードには，NF-κB 経路と JNK-MAP キナーゼ経路の活性化や，アポトーシスによる細胞死誘導がある．

すべてのⅡ型受容体は JAK-STAT シグナル経路へとつながっている．このファミリーは，IL-10，IL-20，IL-22 に対する受容体と，Ⅰ型インターフェロンとⅡインターフェロンに対する受容体を含んでいる．

TNF 受容体ファミリー

TNF 受容体ファミリー（TNF receptor family）は，保存されたシステインに富む細胞外ドメインと，典型的には遺伝子発現を刺激したり，ある場合はアポトーシスを誘導したりする共通した細胞内シグナル伝達機構をもつ三量体受容体（細胞膜と会合しているリガンドを認識するため，サイトカイン受容体として認知されていないものもある）で構成された大きなファミリーの一部である．このファミリーのなかでも重要な受容体として，TNF 受容体の TNFRI と TNFRII，CD40，Fas，リンフォトキシン（lymphotoxin）受容体，BAFF 受容体ファミリーなどがあり，それぞれの受容体の生物学的特性を解説した章で紹介する．これらの受容体に対するリガンドもまた三量体を形成しており，膜型のリガンドもあれば，可溶性のリガンドもある．

すでに三量体を形成しているこれらの受容体にリガンドが結合すると，受容体の構造変化と，受容体複合体へのアダプタータンパク質のリクルートが起こる．次にこれらのアダプターは，タンパク質分解ではないポリユビキチン化を触媒する E3 ユビキチンリガーゼと，下流のシグナルを惹起するプロテインキナーゼをリクルートする．TNF 受容体を**図 7.24** で図示する．**TNF 受容体**はアダプタータンパク質 **TRADD**（TNF receptor-associated death domain）をリクルートし，次に TRADD は **TNF 受容体関連因子**（TNF receptor-associated factors：**TRAFs**）とよばれるタンパク質をリクルートする．TRAF は特殊な E3 リガーゼ活性をもっており，詳細は NF-κB シグナルの項で解説する．Ⅰ型 TNF 受容体（TNF には 2 種類の異なった受容体がある）と Fas（CD95）は，カスパーゼ 8 の活性化を起こすアダプターをリクルートするため，これらの受容体は，ある種の細胞ではアポトーシスを誘導できる．

IL-1 ファミリー

このファミリーの受容体は，**TIR ドメイン**（Toll/IL-1 receptor domain）という保存された細胞質のアミノ酸配列を有しており，新たな遺伝子の転写を誘導するシグナル伝達経路へと繋がっている．**第4章**ではToll様受容体(Toll-like receptor)について紹介をした．端的に説明すると，IL-1RやToll様受容体がリガンドと結合すると，受容体の二量体化が起こり，TIRドメインをもつ1個もしくは4個以上のアダプターが受容体の細胞質尾部にあるTIRドメインにリクルートする．このアダプターは，Toll様受容体とさまざまな**IRAK**(IL-1 receptor-associated kinase)ファミリー分子とをリンクしており，次にIRAKはこのアダプターをNF-κBの活性化に必須なE3ユビキチンリガーゼ**TRAF6**にリンクさせる．Toll様受容体シグナル下流で起こる現象には他に，MAPキナーゼの活性化や，Ⅰ型インターフェロンの転写誘導因子IRF3とIRF7のリン酸化がある．Toll様受容体シグナルで起こるIRFのリン酸化は，**第4章**の抗ウイルス作用の項で説明した．それぞれ異なるアダプターによって，Toll様受容体からNF-κBシグナルへ，Toll様受容体からMAPキナーゼ活性化へ，Toll様受容体からIRF3活性化へとシグナルが伝えられる．IL-1R/Toll様受容体シグナルとNF-κB活性化を結ぶ機序は後の項で紹介する．

IL-17ファミリー

このファミリーの受容体は，リガンドと結合する前から多量体を形成しており，IL-17RA，IL-17RB，IL-17RC，IL-17RD，IL-17RE鎖のさまざまな組み合わせによってつくられている．受容体には少なくとも1個のIL-17RA鎖が含まれている．それぞれの受容体鎖はⅠ型膜貫通タンパク質であり，細胞外にⅢ型フィブロネクチンドメインを2個と細胞内に**SEFIRモチーフ**(SEFIR motif)を1個もっている．SEFIRモチーフは，IL-1受容体シグナルの項で紹介したTIRモチーフと部分的に相同性がある．しかしSEFIRモチーフはToll様受容体やIL-1受容体に結合するアダプターはリクルートしない．

IL-17受容体鎖にあるSEFIRモチーフはACT-1と結合する．ACT-1は，IL-17受容体と同じSEFIRモチーフをもち，TRAF6のリクルートとNF-κBの活性化に寄与するアダプターである．細胞質にあるそれ以外のモチーフもまた別の経路の活性化には必要であり，その経路にはERKの活性化経路や転写因子のC/EBPファミリーが含まれている．

IL-17ファミリーにはさまざまなサイトカインがあり，後の章では，自己免疫や炎症を起こすサイトカインとして最もよく研究されているIL-17AとIL-17Fにスポットが当てられている．IL-17BとIL-17CとIL-17Dはまだ詳細は明らかにされていない．IL-17EはIL-25としても知られており，Th2応答を誘導する．IL-17AのホモダイマーとIL-17Fのホモダイマーは，IL-17RAとIL-17RCとのヘテロダイマーと結合する．IL-17E/IL-25はIL-17RBとIL-17RAのヘテロダイマーと結合する．

JAK-STATシグナル

Ⅰ型およびⅡ型受容体ファミリーのサイトカイン受容体は，ヤーヌスキナーゼ(Janus kinase：JAK)とよばれる非受容体型チロシンキナーゼと，シグナル伝達兼転写活性化因子(signal transducers and activators of transcription：STAT)とよばれる転写因子が機能するシグナル伝達経路へと続く．JAK-STAT経路は，インターフェロンシグナルの生化学的解析および遺伝子解析によって発見された．JAKは4種類(JAK1，JAK2，JAK3，TYK2)，STATは7種類(STAT1～4，5a，5b，6)が知られている．

現在ではJAK-STATシグナル経路で起こる連鎖反応は詳細に解明されている(**図7.25**)．Ⅰ型もしくはⅡ型サイトカイン受容体の細胞質ドメインには，非活性化型のJAKが，非共有結合で会合している．受容体とサイトカイン分子とが結合することによって，2つの受容体分子はお互いに近接し，受容体に会合していたJAKは活性化され，クラスタリングした受容体の細胞質部位にあるチロシン残基をリン酸化する．リン酸化された受容体のチロシン残基の何個かが，細胞質にいる単量体STAT分子のSH2ドメインと結合する．このように，STATはJAKの近傍に連れてこられるため，この受容体に会合しているキナーゼによってリン酸化される．1個のSTAT単量体にあるSH2ドメインは，隣のSTAT単量体のリン酸化チロシン残基と結合する．このように生成されたSTATの二量体は核へと移行し，そこでサイトカイン応答性遺伝子のプロモーター領域にある特異的なDNA配列に結合し，その遺伝子の転写を活性化する．

興味深い点として，サイトカイン受容体の種類の多さに対して，どのようにして限られた数のJAKとSTATを使って，それぞれのサイトカインに対する応答特異性を生み出しているのか，という疑問がある．もっともらしい説明は，さまざまなサイトカイン受容体にある特徴的なアミノ酸配列が，それぞれに違ったJAKとSTATのペアが結合する特異的な足場となり，それらを活性化するということである．STATのSH2ドメインは，それぞれ異なったサイトカイン受容体のリン酸化チロシンや隣接残基(flanking residue)に選択的に結合する．それぞれのサイトカイン受容体によってある特定のSTATが活性化し，その結果ある特定のサイトカインシグナルが活性化される，という特異性にかかわってくる．Ⅰ型およびⅡ型のサイトカイン受容体の中には，2つの異なったポリペプチド鎖がヘテロダイマーを形成したタイプがあり，それぞれのポリペプチド鎖には異なったJAKが結合する．さらに2つの異なるSTATがリン酸化され，ヘテロダイマーを形成する可能性もある．したがって，種類に限りのあるJAKとSTATを利用して発信されるシグナルも，JAKとSTATの組み合わせを代えることで多様性(diversity)を生むことができる．Ⅰ型サイ

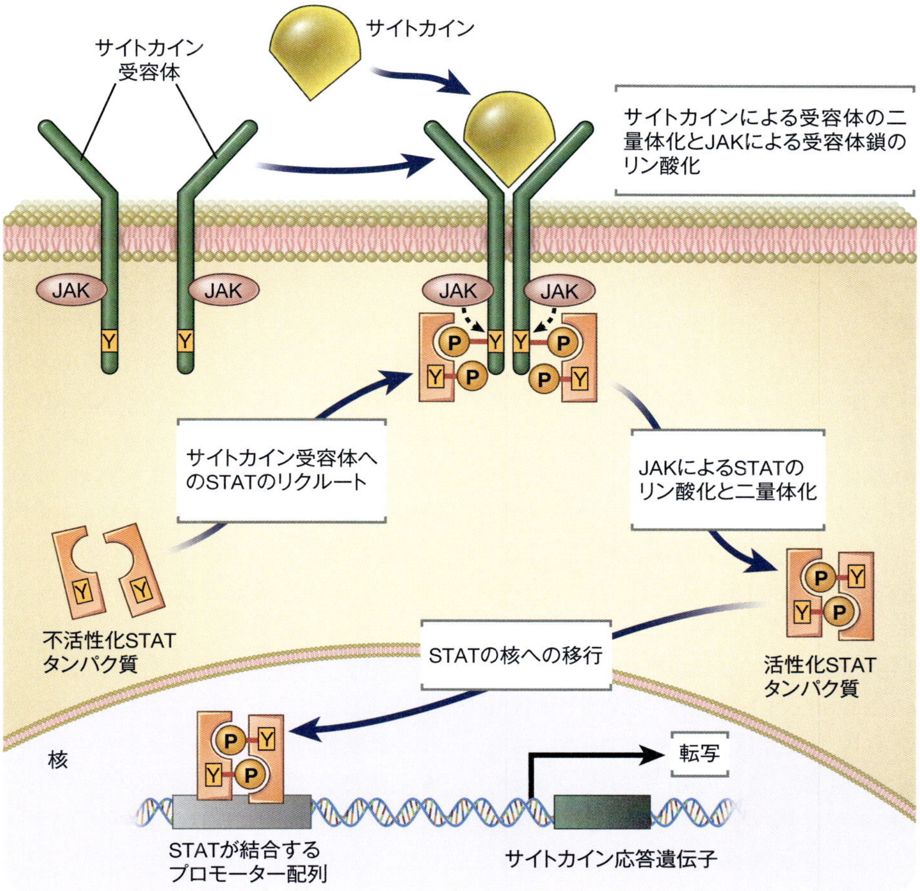

図 7.25　サイトカインによって誘導される JAK-STAT シグナル
I 型およびII型サイトカインの受容体がリガンドと結合すると，受容体に会合している JAK チロシンキナーゼが活性化し，受容体の尾部がリン酸化され，STAT(SH2 domain-containing activator of transcription)が受容体にリクルートする．リクルートした STAT は JAK のリン酸化により活性化され，二量体化し，核内へと移行し標的サイトカイン遺伝子の発現を調節する．

トカイン受容体のサブセットで，γc 鎖を用いるものはすべて，**JAK3** をシグナル伝達に使用している．JAK3 はユビキタスに発現していない唯一の JAK である．その発現は免疫細胞に限られ，γc 鎖を使っている受容体によってのみ活性化される．I 型サイトカイン受容体のうち IL-6 ファミリーの受容体は，STAT3 を活性化するのに JAK2 を使っている．他のサイトカインの多くも STAT3 を活性化する．

JAK と STAT のなかにはヒトの疾患と関係の深いものもあり，治療薬の標的となりうる．JAK2 の機能を増強する遺伝子変異は，**再生不良性貧血**(aplastic anemia)や**多血症**(poplycythemia)を特徴とする**骨髄異形成症候群**(myelodysplastic syndrome)の原因となる．γc 鎖に関連した変異および頻度としてはまれな JAK3 の変異は，**重症複合免疫不全症**(severe combined immuinodeficiency)の原因となる(**第 21 章**参照)．STAT3 のドミナントネガティブ変異は，Th17 応答に欠陥のある免疫不全症を発症する．STAT3 の恒常活性型変異は，ナチュラルキラー細胞や CD8 陽性 T 細胞の悪性細胞増殖を伴う大顆粒リンパ球白血病(large granular lymphocytic leukemia)の特徴である．JAK-STAT シグナルを解明することは，これらの経路を標的とした新規治療薬の開発にもつながる．JAK の小分子アンタゴニストは急性骨髄性白血病(acute myeloid leukemia)やその他の骨髄性悪性疾患に対する治療薬として認可されており，またリウマチ(rheumatoid arthritis)や乾癬などを含むいくつかの慢性炎症疾患の治療に使われている．

JAK と STAT 以外にも，サイトカインによって活性化されるシグナル経路と転写因子がある．例えば，IL-2 受容体 β 鎖は，遺伝子発現と成長刺激に寄与する Ras 依存性 MAP キナーゼ経路を活性化する．サイトカイン受容体のなかには，サイトカインの生物学的反応を助長するように，JAK-STAT 経路と協調的に働く JAK-STAT 以外のシグナル経路を活性化するものがある．T 細胞増殖は IL-2 のようなサイトカインによって十分刺激されるが，免疫抑制作用をもつ小分子化合物の標的にもなっている．細胞分裂中の T 細胞を含めて，多くの細胞においてタンパク質翻訳や細胞の成長を制御する重要なプロテインキナーゼとして，**mTOR**(mammalian target of rapamycin)が知られている．mTORはその名が示すとおり，臨床的にも使用されている免疫抑制剤**ラパマイシン**(rapamycin)によって抑制される．

JAK-STAT経路に対するいくつかの抑制調節機構も明らかになっている．**SOCS**(suppressors of cytokine signaling)とよばれるタンパク質は，複数のサブユニットをもったE3リガーゼのアダプターとして働く．SOCSは活性化したSTATとJAKに結合し，JAKとSTATをユビキチン化するE3リガーゼと強力に会合し，JAKとSTATをプロアソーム依存性タンパク質分解系へと送る．SOCSのタンパク質レベルはToll様受容体リガンドやサイトカイン自身によって，また他の刺激によっても制御される．ゆえにSOCSは，サイトカインを介した細胞活性化に対抗する，ネガティブフィードバック調節因子として働く．JAK-STATシグナルに対するその他の抑制分子として，SHP-1やSHP-2などのチロシンフォスファターゼがあり，JAKを脱リン酸化し不活化する．もう1つ他の抑制性タンパク質に，**PIAS**(protein inhibitors of activated STAT)とよばれているファミリーがあり，PIASはリン酸化STATに結合しSTATのDNA結合を阻害する．PIASタンパク質が，NF-κBやSMAD(TGF-β受容体ファミリー下流の転写因子)を含むサイトカインシグナル関連の他の転写因子に結合し機能を阻害するかどうか，現時点ではわかっていない．

NF-κB 活性化経路

NF-κBとは，炎症，リンパ球の活性化，細胞生存，二次リンパ組織の形成に重要な働きをする，構造的に類似した転写因子の1グループを指す．NF-κBファミリーは，リンパ球分化や，活性化したリンパ球由来の悪性新生物など多くの悪性腫瘍の原因としても重要である．NF-κBはIL-1，TNF，IL-17ファミリーなどのサイトカインによっても顕著に活性化され，またToll様受容体刺激や抗原認識の下流でも誘導される．ここでは自然免疫と獲得免疫において基本的な機能をもつ典型的な転写因子としてのNF-κBを紹介する．

NF-κBタンパク質には5種類がある．すべてのNF-κBタンパク質に共通しているドメインは，RelホモロジードメインとよばれているDNA結合ドメインである．転写因子として活性化されるためには，DNAに結合しかつ転写開始を行う活性化ドメインをもっている必要がある．NF-κBタンパク質のうち3つは，Relホモロジードメインと活性化ドメインをもっており，これらがp65/RelA，RelB，c-Relである．NF-κBタンパク質のうち2種類，NF-κB1/p50とNF-κB2/p52はDNA結合のRelホモロジードメインをもっているが，活性化ドメインがない．NF-κB1はp65/RelAもしくはc-Relと共に活性化ヘテロダイマーを，NF-κB2はRelBと共にヘテロダイマーを形成する．

NF-κBの活性化経路には2種類があり，古典的経路と非古典的経路がある(**図7.26**)．NF-κBの刺激の多くは，**古典的経路**(canonical pathway)によって活性化される．この経路はToll様受容体やIL-1Rなどの炎症を惹起する受容体や，TNFRIなどの一部のTNFRファミリー受容体によって活性化される．またB細胞受容体やT細胞受容体などのリンパ球の活性化の際も活性化する．古典的経路が活性化される結果，転写活性のあるNF-κB1とp65/RelAのヘテロダイマー，もしくはNF-κB1とc-Relのヘテロダイマーが核移行する．NF-κB1/p50とのヘテロダイマーは，一般的に**IκBα**とよばれるNF-κBの抑制因子と細胞質で結合しており，活性化していない細胞では核に移行できない(**図7.26**参照)．NF-κB経路の古典的経路が活性化すると，IκBαの分解が誘導されるため，転写因子を含んだNF-κB1のヘテロダイマーは自由になり，核へと移行する．NF-κBの古典的経路の活性化には，2つのまったく異なるポリユビキチン化が必要である．古典的経路の上流のシグナルは共通しているステップが少ない．

- 上流のシグナルは，標的タンパク質にリジン63ユビキチン鎖を付加する特殊なE3ユビキチンリガーゼの活性化へと続く．このE3ユビキチンリガーゼは**NEMO**もしくは**IKKγ**とよばれ，IκBキナーゼ(IκB kinase：IKK)複合体とよばれる三量体の酵素複合体の非酵素活性サブユニットである．この複合体は他にIKKαとIKKβとよばれる2つのサブユニットを含んでおり，どちらも潜在的にセリン／スレオニンキナーゼの酵素活性を有している．NEMOのユビキチン化によって，IKKβが上流のキナーゼによって活性化される．
- 活性化IKKβは，NF-κBに結合する抑制性タンパク質**IκBα**の2ヵ所の特異的なセリン残基をリン酸化し，このタンパク質にリジン48ユビキチン化のためのタグ付けをする．
- ポリユビキチン化されたIκBαはプロテアソーム分解の標的となり，古典的経路のNF-κBヘテロダイマーは核へ自由に入れるようになる(**図7.26**参照)．

本章のはじめの項で，どのようにT細胞受容体シグナルがPKC-θの，B細胞受容体シグナルがPKC-βの活性化に寄与するかを解説した．これらの2つのPKCは**CARMA1**とよばれるタンパク質をリン酸化する．CARMA1はBcl-10とMALT1とよばれる2つのタンパク質と共に複合体をつくり，このCARMA1-MALT1-Bcl-10複合体は**TRAF6**とよばれるリジン63型のE3リガーゼを活性化することができる．活性化TRAF6はTAK1を活性化し，さらにNEMOにリジン63のポリユビキチン鎖を付加し，NEMOがIKKβの活性化をできるよう促す．Toll様受容体やIL-17R，IL-1RもまたTRAF6を活性化し，IKK

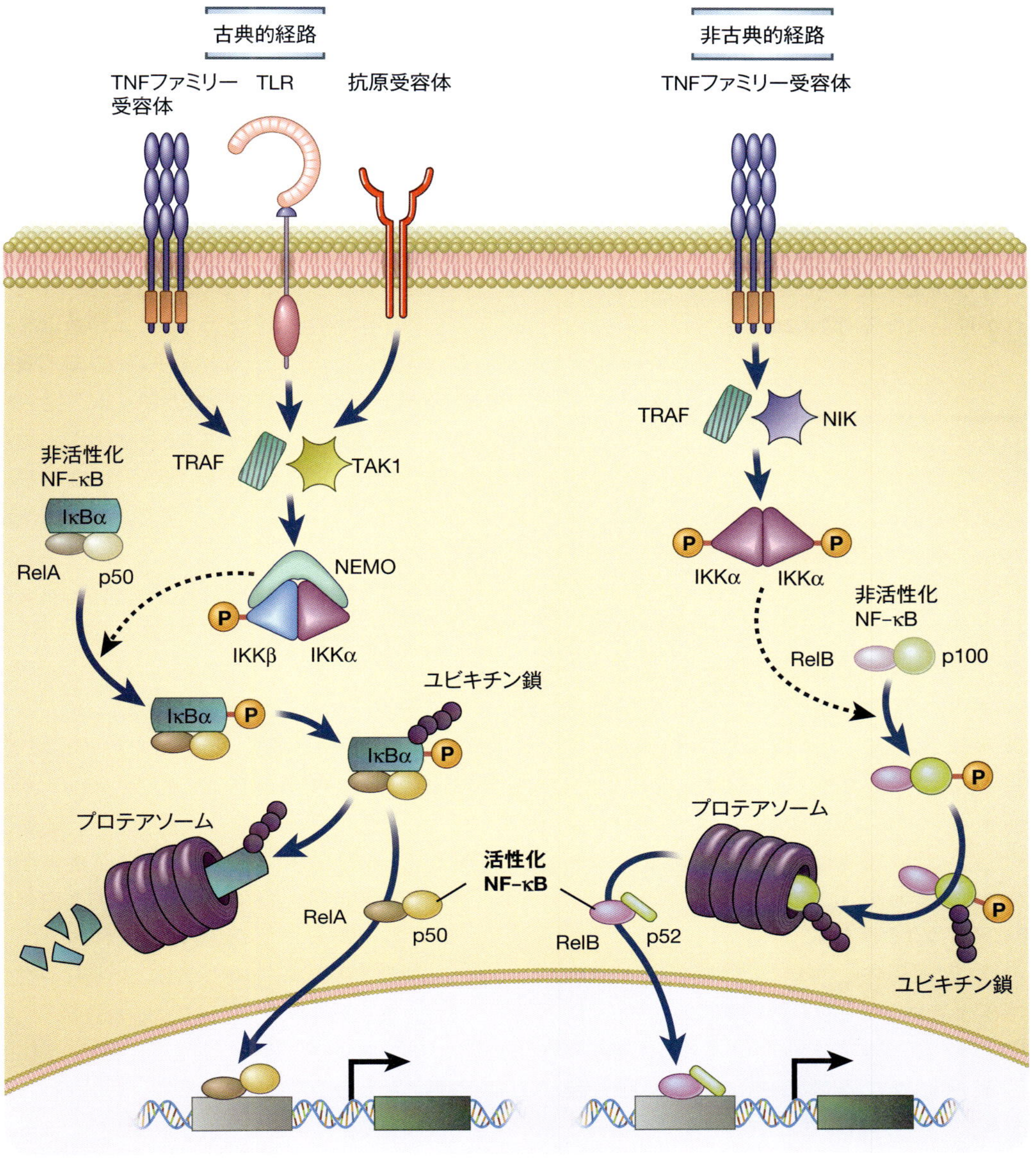

図 7.26　NF-κB の古典的経路と非古典的経路

古典的経路を左に図示する．TNF ファミリー受容体，TLR，抗原受容体は，NEMO/IKKγ をポリユビキチン化する E3 リガーゼを活性化もしくは誘導する．NEMO/IKKγ は IκB キナーゼ（IKK）複合体の構成分子であり，修飾されるポリユビキチンはリジン 63 結合型のユビキチン鎖である．これにより，上流のキナーゼによる IKKβ のリン酸化と活性化が生じる．IKKβ は IκBα（inhibitor of NF-κB）をリン酸化し，IκBα をリジン 48 結合型のポリユビキチン化とプロテアソーム依存性タンパク質分解の標的にする．IκBα が分解される結果，活性化 NF-κB が核へと移行する．抗原受容体はある特定の PKC を活性化し，次に PKC は IKK を活性化するため，CARMA-1/Bcl-10/MALT-1 複合体（図示せず）を活性化する．TRAF は TNF ファミリー受容体下流や TLR 下流を活性化する E3 リガーゼである．非古典的経路を右に図示する．この経路において TRAF は，リンフォトキシン β 受容体や BAFF 受容体の下流として最も顕著に活性化され，その活性化はリジン 63 結合型ユビキチン化に依存している（図示せず）．活性化した TRAF は NIK キナーゼの活性化に寄与し，次に NIK が IKKα を含む IKK 複合体をリン酸化し活性化する．活性化した IKKα は次に RelB と結合している p100 をリン酸化するが，このリン酸化は p100 をユビキチン化し部分的に分解するための標識であり，その結果 p52 もしくは NF-κB2 が産生される．P52/RelB ヘテロダイマーはこうして核へと移行する．

の活性化を惹起する．TNF 受容体ファミリーの多くの分子は，TNF 受容体や CD40 をはじめ，TRAF2，TRAF3，TRAF5 などの他の TRAF タンパク質を活性化し，NF-κB シグナルの古典的経路を活性化することができる．

非古典的経路（noncanonical pathway）といわれるもう 1 つの NF-κB シグナル経路では，**p100** という前駆体タンパク質が p52 へとプロセシングされ，その結果 NF-κB/p52 とその相手の RelB がヘテロダイマーを形成し核移行する．活性化していない細胞でも，p100 前駆体は RelB に結合しているが，p100/RelB 複合体は p100 が p52 へと転換されるまで核移行できない．この経路はいくつかの TNFR ファミリーのシグナル受容体の下流で機能しており，リンパ節形成の初動に働くリンフォトキシン-β 受容体（lymphotoxin-β receptor：LTβR）や B 細胞生存を促す

BAFF 受容体(BAFF receptor：BAFFR)が挙げられる．NF-κB の非古典的経路を誘導する LTβR や BAFFR などの受容体は，TRAF ファミリー分子を使って，NIK というキナーゼを活性化し，次に活性化 NIK は IKKα ホモダイマーからなる IKK 様の複合体を活性化する．この反応は，p100 のリン酸化へと続くが，このリン酸化は p100 をユビキチン化とタンパク質分解へ誘導するマーキングであり，その結果，非古典的経路の p52/RelB NF-κB 複合体が形成され核移行が可能になる(**図 7.26** 参照)．

本章のまとめ　Summary

典型的なシグナル受容体は細胞表面に局在し，通常，細胞質へとシグナルを発信する．その結果，遺伝子発現の変化という核のフェーズへと移行する．

さまざまなタイプのシグナル受容体が自然免疫や獲得免疫で働いている．免疫受容体としての最も典型的なカテゴリーに含まれるものは，受容体複合体の中のタンパク質鎖の細胞質尾部にチロシンモチーフ ITAM をもっており，非受容体型チロシンキナーゼによってリン酸化される．

免疫系のその他の興味深いタイプの受容体としては，チロシンキナーゼファミリー受容体，核内受容体，ヘテロ三量体 G タンパク質共役セルペンチン受容体，Notch ファミリーに対する受容体などがある．

免疫グロブリン Fc 受容体と同様に，T 細胞と B 細胞の抗原受容体は免疫受容体ファミリーの一員である．

抗原受容体は広範で多様なアウトプットを作り出すことができるが，抗原に対する親和性(affinity)と結合価(valency)に依存しており，親和性と結合価はリクルートしてくる ITAM の数を決めことができる．

T細胞における CD4 や CD8，B 細胞における CD21(CR2)のようなコレセプターは，抗原受容体からのシグナルを増強する．コレセプターは抗原受容体が認識する抗原複合体と同じ抗原複合体に結合する．

抑制性受容体は，抗原受容体からのシグナルを減弱することができる．

T 細胞受容体複合体は，抗原認識にかかわる TCRα 鎖と TCRβ 鎖，ITAM を有するシグナル鎖 CD3γ 鎖，CD3δ 鎖，CD3ε 鎖，ζ 鎖ホモダイマーで構成される．ITAM は ζ 鎖には 3 ヵ所，その他の CD3 鎖にはそれぞれ 1 ヵ所ずつ存在する．

T 細胞受容体が抗原と結合することで，CD3 鎖と ζ 鎖の ITAM が Lck によってリン酸化され，ZAP-70 がリン酸化 ITAM へとリクルートする．ZAP-70 の 2 つの SH2 ドメインは，それぞれ ITAM のリン酸化チロシン残基 1 つずつと結合する．

活性化した ZAP-70 はアダプターのチロシン残基をリン酸化し，ZAP-70 より下流の酵素をシグナルソームへとリクルートさせる．

低分子 G タンパク質の GDP から GTP への変換を触媒する酵素には，Ras や Rac などがあり，この酵素の助けによって MAP キナーゼ経路が開始される．MAP キナーゼ経路は，AP-1 転写因子の構成要素である Jun や Fos などの転写因子の誘導と活性化を促す．

PLCγ1 の活性化によって，IP3 と PIP2 がリリースされ，IP3 は細胞内貯蔵からのカルシウムの放出を誘導する．細胞内貯蔵のカルシウムが枯渇すると，細胞表面のストア作動性チャネルである CRAC が開くよう促され，細胞内カルシウムのレベルは高いまま維持される．カルシウムはカルモジュリンに結合し，転写因子 NFAT の核移行を促進するカルシニューリンなどの下流のタンパク質を活性化する．

ジアシルグリセロールは，PLCγ1 が PIP2 から IP3 をリリースする際，細胞膜中に生成される．ジアシルグリセロールは，とりわけ NF-κB の活性化に寄与している PKC-θ を活性化することができる．

PI3 キナーゼとよばれる脂質キナーゼは PIP2 を PIP3 へと転換する．PIP3 は PH ドメインをもつタンパク質を細胞膜へとリクルートし活性化する．T 細胞での Itk や，B 細胞における Btk は PIP3 によって活性化される．細胞生存を担う Akt とよばれるキナーゼをリン酸化するキナーゼ PDK1 も PIP3 によって活性化される．

共刺激受容体は，抗原受容体とは別にシグナルを発信するが，抗原受容体からのシグナルと共刺激受容体からのシグナルは最終的に核内で同調して働く．CD28 は主要な T 細胞の共刺激受容体である．

B 細胞受容体は膜型免疫グロブリンと，ジスルフィド結合で会合した Igα 鎖と Igβ 鎖のヘテロダイマーで構成されている．Igα 鎖と Igβ 鎖はどちらも細胞質尾部に ITAM をもっている．B 細胞受容体からのシグナル経路は，T 細胞受容体の下流のシグナル経路と多くの点で類似している．

B 細胞，T 細胞，ナチュラルキラー細胞など免疫受容体シグナルは，抑制性受容体によって減衰させられるが，多くの場合，抑制性受容体にはその細胞質尾部に抑制性チロシンモチーフや ITIM がある．

シグナルを減衰させるもう 1 つ重要な機序として，E3 ユビキチンリガーゼによるシグナルタンパク質のユビキチン化がある．

サイトカイン受容体は構造的な特徴とシグナル伝達の機序を基に，いくつかのカテゴリーに分類することができる．

多くのサイトカイン受容体は JAK とよばれる非受容体型チロシンキナーゼを使って STAT という転写因子をリン酸化する．

IL-1 受容体ファミリー，IL-17 受容体ファミリー，TNF 受容体ファミリーなどのいくつかのサイトカイン受容体は，NF-κB シグナルの古典的経路もしくは非古典的経路を活性化する．

NF-κB シグナルの古典的経路は TNF 受容体ファミリーのサイトカイン受容体，Toll 様受容体や IL-1R ファミリー，抗原受容体など，多くの受容体の下流で活性化する．この経路では，IKK 複合体の IKKβ の活性化と，活性化した IKKβ による抑制因子 IκBα のリン酸化，IκBα のユビキチン化とプロテアソームを介したタンパク質分解，NF-κB の核移行が起こる．

参考文献

免疫受容体のシグナル伝達

Cannons JL, Tangye SG, Schwartzberg PL. SLAM family receptors and SAP adaptors in immunity. *Annu Rev Immunol*. 2011; 29: 665–705.

Wu X, Karin M. Emerging roles of Lys63-linked polyubiquitylation in immune responses. *Immunol Rev*. 2015; 266: 161–174.

Wucherpfennig KW, Gagnon E, Call MJ, et al. Structural biology of the T-cell receptor: insights into receptor assembly, ligand recognition, and initiation of signaling. *Cold Spring Harb Perspect Biol*. 2010; 2: a005140.

Yuan JS, Kousis PC, Suliman S, et al. Functions of notch signaling in the immune system: consensus and controversies. *Annu Rev Immunol*. 2010; 28: 343–365.

T 細胞受容体の構造とシグナル伝達

Brownlie RJ, Zamoyska R. T cell receptor signalling networks: branched, diversified and bounded. *Nat Rev Immunol*. 2013; 13: 257–269.

Burkhardt JK, Carrizosa E, Shaffer MH. The actin cytoskeleton in T cell activation. *Annu Rev Immunol*. 2008; 26: 233–259.

Fooksman DR, Vardhana S, Vasiliver-Shamis G, et al. Functional anatomy of T cell activation and synapse formation. *Annu Rev Immunol*. 2010; 28: 79–105.

Hogan PG, Lewis RS, Rao A. Molecular basis of calcium signaling in lymphocytes: STIM and ORAI. *Annu Rev Immunol*. 2010; 28: 491–533.

Kuhns MS, Davis MM, Garcia KC. Deconstructing the form and function of the TCR/CD3 complex. *Immunity*. 2006; 24: 133–139.

MacIver NJ, Michalek RD, Rathmell JC. Metabolic regulation of T lymphocytes. *Annu Rev Immunol*. 2013; 31: 259–283.

Man K, Kallies A. Synchronizing transcriptional control of T cell metabolism and function. *Nat Rev Immunol*. 2015; 15: 574–584.

Okkenhaug K. Signaling by the phosphoinositide 3-kinase family in immune cells. *Annu Rev Immunol*. 2013; 31: 675–704.

Pearce EL, Poffenberger MC, Chang CH, Jones RG. Fueling immunity: insights into metabolism and lymphocyte function. *Science*. 2013; 342: 1242454.

Rudolph MG, Stanfield RL, Wilson IA. How TCRs bind MHCs, peptides, and coreceptors. *Annu Rev Immunol*. 2006; 24: 419–466.

Smith-Garvin JE, Koretzky GA, Jordan MS. T cell activation. *Annu Rev Immunol*. 2009; 27: 591–619.

van der Merwe PA, Dushek O. Mechanisms for T cell receptor triggering. *Nat Rev Immunol*. 2011; 11: 47–55.

B 細胞受容体の構造とシグナル伝達

Harwood NE, Batista FD. Early events in B cell activation. *Annu Rev Immunol*. 2010; 28: 185–210.

Kurosaki T, Shinohara H, Baba Y. B cell signaling and fate decision. *Annu Rev Immunol*. 2010; 28: 21–55.

リンパ球のシグナルの減弱

Acuto O, Di Bartolo V, Michel F. Tailoring T-cell receptor signals by proximal negative feedback mechanisms. *Nat Rev Immunol*. 2008; 8: 699–712.

O'Shea JJ, Murray PJ. Cytokine signaling modules in inflammatory responses. *Immunity*. 2008; 28: 477–487.

Pao LI, Badour K, Siminovitch KA, Neel BG. Nonreceptor protein-tyrosine phosphatases in immune cell signaling. *Annu Rev Immunol*. 2007; 25: 473–523.

Smith KG, Clatworthy MR. FcgammaRIIB in autoimmunity and infection: evolutionary and therapeutic implications. *Nat Rev Immunol*. 2010; 10: 328–343.

Sun SC. Deubiquitylation and regulation of the immune response. *Nat Rev Immunol*. 2008; 8: 501–511.

サイトカイン受容体

Brenner D, Blaser H, Mak TW. Regulation of tumour necrosis factor signalling: live or let die. *Nat Rev Immunol*. 2015; 15: 362–374.

O'Shea JJ, Murray PJ. Cytokine signaling modules in inflammatory responses. *Immunity*. 2008; 28: 477–487.

第8章

リンパ球分化と抗原受容体遺伝子再構成

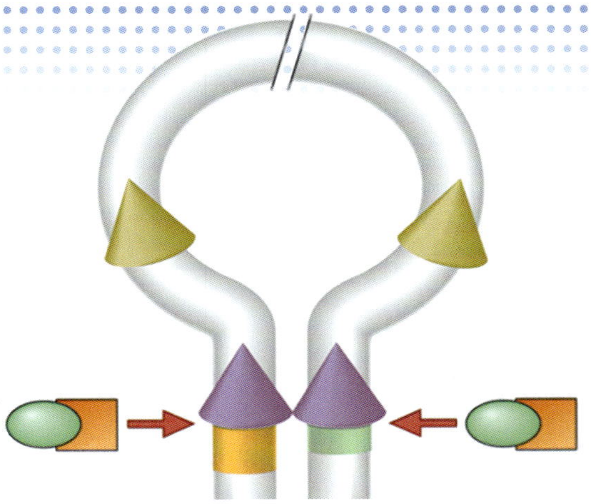

リンパ球は，きわめて多様な外来物質の認識を可能にする，きわめて多様な抗原受容体を発現する．この多様性(diversity)は，抗原受容体をもたず抗原(antigen)の認識能およびそれへの応答性を有さない前駆細胞から，成熟B細胞およびT細胞への分化の過程で形成される．リンパ系前駆細胞が，胸腺(thymus)や骨髄(bone marrow)にて，末梢リンパ組織に集積する成熟リンパ球へと分化する過程を，**リンパ球分化**(lymphocyte development)あるいは**リンパ球成熟**(lymphocyte maturation)と称する(この文脈では，development：分化・発達と，maturation：成熟という単語を交換可能なものとして使用している)．リンパ球への成熟は，2つの主な働きを有する細胞表面受容体からのシグナルによって開始される．それは，前駆細胞の増殖を促し，また，多様な抗原特異性を保持するB細胞(B lymphocyte)およびT細胞(T lymphocyte)の分化に必須の抗原受容体遺伝子の再構成を始めさせる．

本章をB細胞，T細胞への分化決定過程を理解すること，および，B細胞，T細胞分化の共通の原理や機序について議論することから始めよう．その後，B細胞，T細胞それぞれの分化に特徴的な過程について説明していく．

リンパ球分化の概要

B細胞とT細胞の成熟は，中枢リンパ組織(generative lymphoid organ)(骨髄，胸腺)において認められる，いくつかの事象が関与する(**図8.1**)．それらは，以下のように進展する．

- 前駆細胞からB細胞およびT細胞系列への**分化決定**(commitment)．
- 分化初期の特定の時期に認められるリンパ系前駆細胞，あるいは，分化系列が決定した未分化細胞の**増殖**(proliferation)．これにより有用なリンパ球を生成する多数の未分化細胞が生み出される．
- **連続した規則的な抗原受容体遺伝子再構成**とその発現(ここではrearrangement：[遺伝子]再構成とrecombination：[遺伝子]組換えという単語は同義である)．
- 機能的な抗原受容体を保持し，かつ自己抗原を強く認識する潜在的危険性を有する細胞を排除したリンパ球集団を維持するための**選択現象**(selection events)．こうした分化過程のチェックポイントが，有用な反応特異性を有する機能的受容体を発現するリンパ球のみが成熟し，末梢リンパ組織に供給されることを保証している．
- **機能的および表現型において異なる亜集団(サブポピュレーション)へのB細胞およびT細胞の分化**，すなわち，B細胞は濾胞性(follicular)B細胞，辺縁帯(marginal zone)B細胞およびB-1細胞に，T細胞は，CD4陽性あるいはCD8陽性αβT細胞，ナチュラルキラーT細胞(natural killer T cells：NKT cells)，MAIT細胞やγδT細胞に分化する．こうした異なるリンパ球の特徴や機能については，別章にて後述する．

B細胞およびT細胞系列への分化決定と前駆細胞の増殖

造血幹細胞(hematopoietic stem cell：HSC)として知られる，胎児肝臓あるいは骨髄中の多能性幹細胞は，リンパ球を含むすべての血液細胞を生み出す(第2章参照)． 造血幹細胞は**共通リンパ系幹細胞**(common lymphoid progenitors)へ分化し，B細胞，T細胞および**自然リンパ球**(innate lymphoid cells：ILCs)を生み出す(**図8.2**)．B細胞系列に分化決定された前駆細胞からB細胞への分化は主に骨髄中で，また胎生期では肝臓にて起きる．胎児肝臓由来の幹細胞からは主にB-1細胞とよばれるB細胞が出現するのに対し，骨髄由来の幹細胞(stem cell)からは**辺縁帯B細胞**(marginal zone B cells)や体内を循環している大多数のB細胞(**濾胞性B細胞**[follicular B cells])が現れる．T細胞の前駆細胞は，胎生期の肝臓や生後の骨髄より出現し，胸腺へと移行し，T細胞へ分化を遂げる．αβT細胞受容体(αβ T cell receptor：αβTCR)を発現するT細胞の大部分は骨髄由来の幹細胞から分化し，γδTCRを発現するT細胞の多くは胎児肝臓由来の幹細胞から派生する．一般に，胎生早期に発生したB細胞やT細胞は，抗原受容体の多様性に乏しい．分化する部位の解剖学的な差異にかかわらず，B細胞とT細胞への初期分化事象は基本的によく似ている．

リンパ系前駆細胞からB細胞およびT細胞系列への分化決定は，各系列への分化を促す転写制御因子を誘導するいくつかの細胞表面受容体からのシグナルに依存している． リンパ系細胞への分化決定に寄与する細胞表面受容体

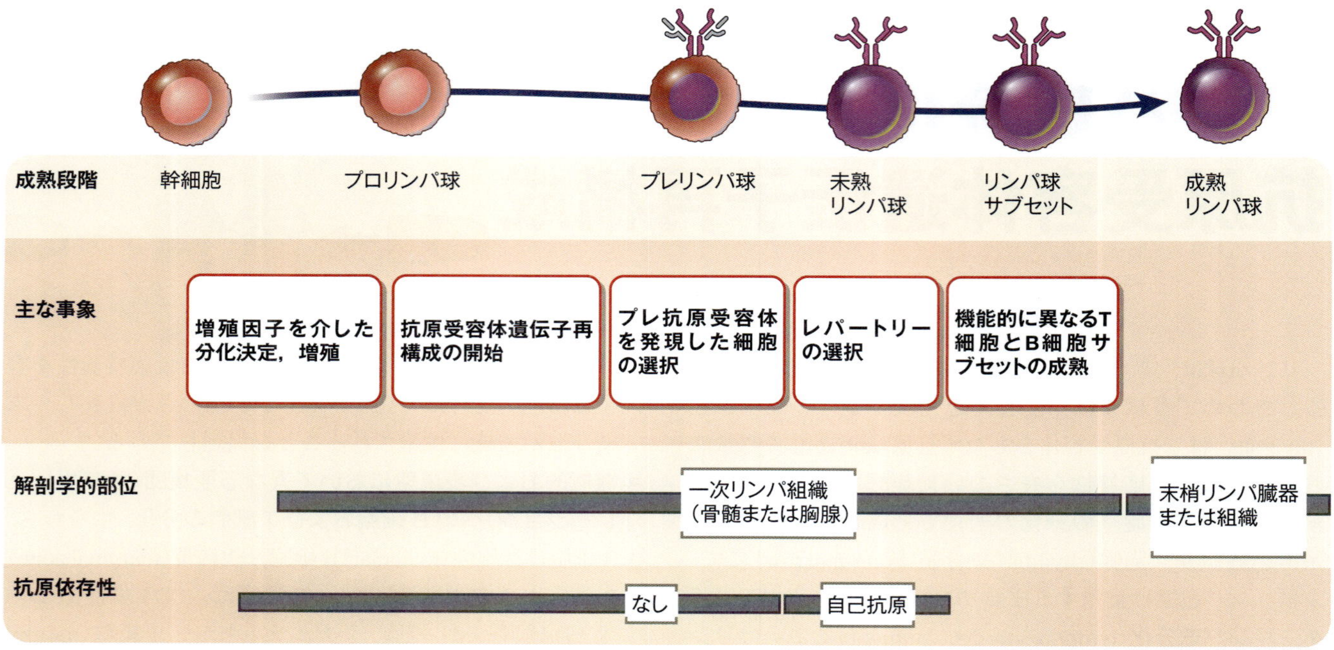

図 8.1 リンパ球分化ステージ
B 細胞と T 細胞の分化は，図示したような連続した分化ステージを経て進展する．B 細胞分化について図示しているが，T 細胞分化においても基本的なステージは同様である．

や転写因子は，抗原受容体遺伝子の再構成に関与するタンパク質（本章にて後述）の発現を誘導し，特定の抗原受容体遺伝子座を，そうしたタンパク質が近づくことのできる（accessible）状態に変化させる．分化途上の B 細胞においては，当初は近づきにくいクロマチン構造をとっていた**免疫グロブリン重鎖**（immunoglobulin ［Ig］ heavy chain）遺伝子座が，遺伝子再構成と発現を促すタンパク質が近づきやすいように，開かれた状態になる．分化途上の αβT 細胞においては，TCRβ 遺伝子座がまずそうした状態になる．この分化ステージでは，遺伝子再構成に関与するタンパク質に加えて，さらに T 細胞や B 細胞の分化を進展させる転写因子やサイトカイン受容体も発現する．

それぞれ異なる転写因子群が，未分化前駆細胞から B 細胞および T 細胞系列への分化を促進する（**図 8.2** 参照）．**Notch-1** と **GATA-3** 転写因子は，前駆細胞から T 細胞系列への分化に寄与する．Notch ファミリータンパク質は，細胞表面分子であり，隣接した細胞表面に発現する特異的リガンド（Notch ligands）と結合すると，いくつかの断片に分割される（**図 7.2** 参照）．その細胞内領域断片は，核内に移行し，特異的な標的遺伝子の発現を制御する．Notch-1 はリンパ系前駆細胞で（訳者注：胸腺にて）活性化され，GATA-3 とともに，その後の αβT 細胞分化に必要ないくつかの遺伝子発現を誘導する．その遺伝子群は，**プレ T 細胞受容体**（pre-T cell receptor：pre-TCR）の構成分子や V（D）J 遺伝子再構成（後述）に必須の **RAG-1**，**RAG-2** タンパク質をコードする．転写因子（**EBF**，**E2A** と **Pax-5**）は，B 細胞分化に必須の遺伝子発現を誘導する．そこには，RAG-1，RAG-2 タンパク質，**プレ B 細胞受容体**（pre-B cell receptor：pre-BCR）の構成成分や pre-BCR，B 細胞受容体（B cell receptor：BCR）からのシグナル伝達に寄与するタンパク質が含まれる．これらのタンパク質の T 細胞，B 細胞分化における役割については，本章内で後述する．

B 細胞および T 細胞分化において，分化決定された前駆細胞はまずサイトカイン（cytokines）に応答し，その後，先行する抗原受容体（*IgH*, *TCRβ*）遺伝子再構成に成功した細胞を選択するプレ抗原受容体からのシグナルに応答して，増殖する．この分化初期に認められる増殖は，きわめて多様な成熟した抗原特異的リンパ球のレパートリー形成に十分な前駆細胞数を確保する．げっ歯類では，サイトカイン，**インターロイキン-7**（interleukin-7：IL-7）が T 細胞と B 細胞の両者の初期増殖を促すが，ヒトでは，IL-7 は未分化 T 細胞の増殖のみに必要で，未分化 B 細胞の増殖には寄与しない．IL-7 は，骨髄中のストローマ（stromal）細胞および胸腺内の上皮細胞やその他の細胞によって産生される．IL-7 や IL-7 受容体の遺伝子欠損マウスでは，分化早期からのリンパ球の分化不全が認められ，その結果，T 細胞と B 細胞の著しい欠損を示す．IL-2，IL-7，IL-15 等の複数のサイトカイン受容体に共有される**共通 γ 鎖**（common γ chain）の遺伝子変異は，**X 連鎖性重症複合型免疫不全症**（X-linked severe combined immunodeficiency disease：X-SCID）とよばれるヒトの免疫不全症を引き起こす（**第 21 章**参照）．この疾患は，ヒトにおける T 細胞分

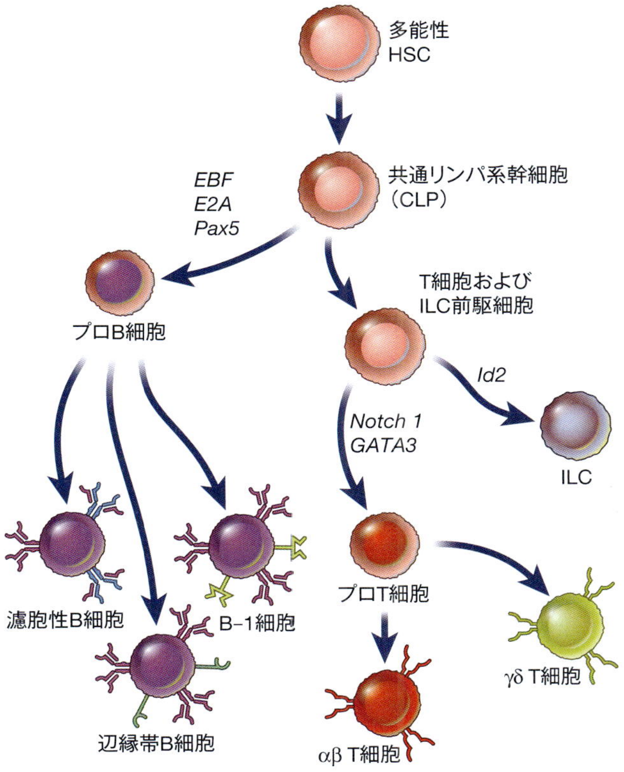

図 8.2　多能性幹細胞からそれぞれ B 細胞および T 細胞系列が生じる

造血幹細胞(HSC)からさまざまな血液細胞へ分化可能な異なった前駆細胞が生じる．その 1 つが共通リンパ系幹細胞(common lymphoid progenitor：CLP)とよばれる前駆細胞である(図中に示す)．CLP からは主に B 細胞と T 細胞が生じるが，ナチュラルキラー細胞や樹状細胞にも分化すると考えられる(図示せず)．プロ B 細胞は，最終的に濾胞性 B 細胞，辺縁帯 B 細胞や B-1 細胞に分化する．プロ T 細胞は，αβ あるいは γδT 細胞系列へ分化決定していると考えられる．さまざまな細胞系列への分化決定は種々の転写因子(イタリックで表記したもの)によって促進される(訳者注：Notch1 は膜上に発現する受容体であり，転写因子ではない)．

ILC：自然リンパ球(innate lymphoid cell)

化の IL-7 要求性とナチュラルキラー細胞分化の IL-15 要求性を反映し，T 細胞とナチュラルキラー細胞の分化不全を呈する．

未分化リンパ球の最も顕著な増殖は，プレ抗原受容体(後述)を構成する TCR および BCR の二本鎖の 1 つをコードする遺伝子の再構成に成功した直後に認められる．プレ抗原受容体からのシグナルは，IL-7 のようなサイトカインによって引き起こされる増殖よりも激しく，(系列ごとに，Ig 重鎖あるいは TCRβ 遺伝子の再構成に成功した)未分化リンパ球の増殖を誘導する．

リンパ球分化におけるエピジェネティック変化とマイクロ RNA の役割

リンパ球分化における多くの核内事象は，エピジェネティック機序によって制御されている．エピジェネティクスとは，遺伝情報そのものの変化を伴わない機序によって遺伝子発現や形質が制御される現象を指す．リンパ球分化においては，エピジェネティックな機序によって抗原受容体遺伝子の再構成現象が制御されている．DNA は，染色体の中でヒストンやそれ以外のタンパク質に強く結合し，クロマチンとして知られる構造をとる．クロマチン内の DNA は，ヒストン八量体を中心としたタンパク質複合体に巻き付き，**ヌクレオソーム**(nucleosome)とよばれる構造を形成する．それは，他のヌクレオソームと完全に乖離されるか，あるいは密に包み込まれる．すなわち，クロマチンは，**ユークロマチン**(euchromatin)とよばれる，転写因子やその他のタンパク質が接近しやすく，転写されやすい緩やかな構造をとるか，または，密に折りたたまれた**ヘテロクロマチン**(heterochromatin)とよばれる不活性な状態で存在する．クロモソームの領域の構造は細胞ごとに異なり，ある遺伝子が転写因子に結合されやすい状態なのに対し，別の細胞では同じ遺伝子が転写因子に接近されにくい状態になるような場合がある．遺伝子の，転写因子などの接近への許容度(**アクセシビリティー**[accessibility])を制御するエピジェネティックな機序には，一般に遺伝子の不活化に関与するシトシン残基内にみられる DNA のメチル化，修飾されるヒストンや修飾の性質に依存して遺伝子を不活化したりあるいは活性化したりするヌクレオソームのヒストン末端への翻訳後修飾(例：アセチル化，メチル化やユビキチン化[ubiquitination])，遺伝子の不活化，活性化に関与するリモデリング複合体とよばれるタンパク質装置によるクロマチンの能動的リモデリング，そして非翻訳 RNA(noncoding RNAs)による遺伝子発現の抑制が含まれる．

いくつかのリンパ球分化に重要な構成分子は，エピジェネティックな機序により制御されている．

- 抗原受容体遺伝子座におけるヒストン修飾は，機能的な抗原受容体遺伝子の生成のための遺伝子再構成を促すタンパク質の同遺伝子座への動員に必要である．このプロセスについては本章内にて後述する．
- 未分化 T 細胞の CD4 あるいは CD8 系列への分化決定は，CD8 陽性 T 細胞において CD4 遺伝子発現を抑制するエピジェネティック機序に依存している．この抑制機序には，CD4 遺伝子を不活性なヘテロクロマチン状態にするクロマチン修飾が関与する．
- **第 7 章**において，T 細胞活性化におけるマイクロ RNA について議論した．**microRNA**(miRNA)は，同様に，分化過程においても，遺伝子やタンパク質発現の調節に重要な経路から寄与している．**第 7 章**で言及したように，Dicer は miRNA の生成に鍵となる酵素である．T 細胞系列での Dicer の欠失は，**制御性 T 細胞**(regulatory T cells)の選択的消失につながり，その結果，FoxP3 欠損(**第 15 章**，**第 21 章**で説明する)において認められるのと同様の自己免疫形質を呈する．B細胞系列でのDicerの欠失は，プロBからプレB細胞期への分化（次の項にて詳述）停止を招き，プレB細胞（pre-B cell）のアポトーシス（apoptosis）につながる．遺伝子破壊実験から，多くのmiRNAがリンパ球の分化に関与することが明らかになっている．

抗原受容体遺伝子再構成と発現

抗原受容体遺伝子の再構成は，リンパ球の分化に必須の事象であり，この過程が，多様性に富む獲得免疫細胞のレパートリー形成を担保する．前章で記述したように，B細胞やT細胞のクローン（clone）はそれぞれに固有の抗原結合構造を有する抗原受容体を保持する．どの個体にも，$10^7 \sim 10^9$の固有の受容体を保持する異なったB細胞やT細胞が存在すると考えられる．各個体が，そのような多数の多様なリンパ球レパートリー（lymphocyte repertoire）を生成できる能力は，異なる抗原に結合できるきわめて多くの異なったIgおよびT細胞受容体（TCR）をきわめて少数の遺伝子から生み出すことのできる方法として進化的に発達してきた．機能的な抗原受容体遺伝子は，骨髄中の未分化B細胞および胸腺内の未分化T細胞にて，遺伝子再構成の過程でつくられる．この過程で，抗原受容体の遺伝子断片（segment）はランダムに組換わり，塩基配列の変化がその接合部位に挿入され，結果として多数の可変領域（variable region）をコードするエクソンが生み出される．抗原受容体の生成につながるDNAの遺伝子再構成現象は，それに対する抗原の存在に依存せず，また影響もされない．言い換えれば，クローン選択説（clonal selection hypothesis）が提示された際と同様に，多様な抗原受容体は，抗原に出会う前に，すでに生成し，発現している（**図1.7**参照）．抗原受容体の遺伝子再構成の分子的詳細については，本章にて後述する．

B細胞とT細胞のレパートリーを形成する選択過程

リンパ球の分化過程は，チェックポイントとよばれる多数のステップを含む．そこでは，未分化細胞がチェックされ，事前の分化事象を完全に遂行できた細胞のみがさらに分化を進める．それらの1つは，2つの抗原受容体鎖のうちの1つポリペプチド鎖の生成に成功したことに基づき，次のチェックポイントでは，完全な抗原受容体の形成が要求される．こうしたチェックポイント移行の要求性は，完全な抗原受容体を生成し，そのため機能的と想定されるリンパ球のみが選択的に成熟することを保証する．抗原受容体が発現した後にさらなる選択過程が作動し，潜在的に有害な，自己反応性リンパ球を排除し，特定の系列への分化方向が決定される．次に，こうした選択事象の基本原理を要約する．

プレ抗原受容体と抗原受容体は，未分化リンパ球の生存や増殖，分化の継続に必須のシグナルを細胞内に伝達する（**図8.3**）．B細胞ではpre-BCR，T細胞ではpre-TCRとよばれるプレ抗原受容体は，本来の抗原受容体を構成する2本のポリペプチド鎖のうちの1つを有し，B細胞やT細胞の分化過程にて発現するシグナル伝達分子である．Ig重鎖遺伝子の再構成に成功した（未分化）B系列細胞は，μ重鎖タンパク質を発現し，pre-BCRとして知られるプレ抗原受容体を形成する．同様に，TCRβ鎖遺伝子の再構成に成功した未分化T細胞は，TCRβ鎖を合成し，pre-TCRとして知られるプレ抗原受容体を形成する．遺伝子再構成は3回に1回のみ翻訳枠に合致（in frame）し，完全長のタンパク質が生成可能となる．翻訳枠に合致しない（out-of-frame）遺伝子再構成を起こした場合はプレ抗原受容体が発現せず，その細胞は生存に必須のシグナルを受け取れずに**プログラム細胞死**（programmed cell death）に至る．pre-BCRやpre-TCR複合体（訳者注：ここではまだ複合体の構成成分として，IgH鎖やTCRβ鎖と対になる代替鎖については記述されていない，後述）の形成は，細胞の生存や増殖，**対立遺伝子排除**（allelic exclusion，後述），そして未分化B，T系列細胞のさらなる分化のためのシグナルを（同細胞に）供与する．すなわち，プレ抗原受容体の発現は，リンパ球分化の最初のチェックポイントである．

次の分化ステージにおいて，未分化B細胞およびT細胞は完全な抗原受容体を発現し，それが何を認識するのかによって，生存すべき細胞が選択される．プレ抗原受容体のチェックポイントを経て分化した（未分化）リンパ球は，BCRやTCRの2番目の構成鎖をコードする遺伝子を再構成・発現し，まだ未分化細胞であるものの，完全な抗原受容体を保持する．この未分化ステージにおいて，有用な抗原受容体を発現する細胞は生き残り，自己構造を強く認識する抗原受容体を発現する潜在的に有害な細胞は除去されるか，あるいは抗原受容体の変更がなされる（**図8.3**参照）．

正の選択（ポジティブセレクション［positive selection］）とよばれるプロセスは，潜在的に有用なリンパ球の生存を促す．この分化事象は，リンパ球サブセット（subset）を生み出す細胞の系列決定とも関連している．T細胞系列では，正の選択は自己の主要組織適合遺伝子複合体（major histocompatibility complex：MHC）分子を認識する受容体をもった細胞が成熟することを保証している．さらに，T細胞上のコレセプター（coreceptor）（CD8またはCD4）の発現が，MHC分子の適切なタイプの認識（それぞれ，CD8とMHCクラスI，CD4とMHCクラスII）に合致する（訳者注：TCRがMHCクラスI，MHCクラスIIのどちらを認識するかが重要であり，それによって使用されるコレセプター（CD8，CD4）が決まる）．胸腺にて自己MHC分子によって

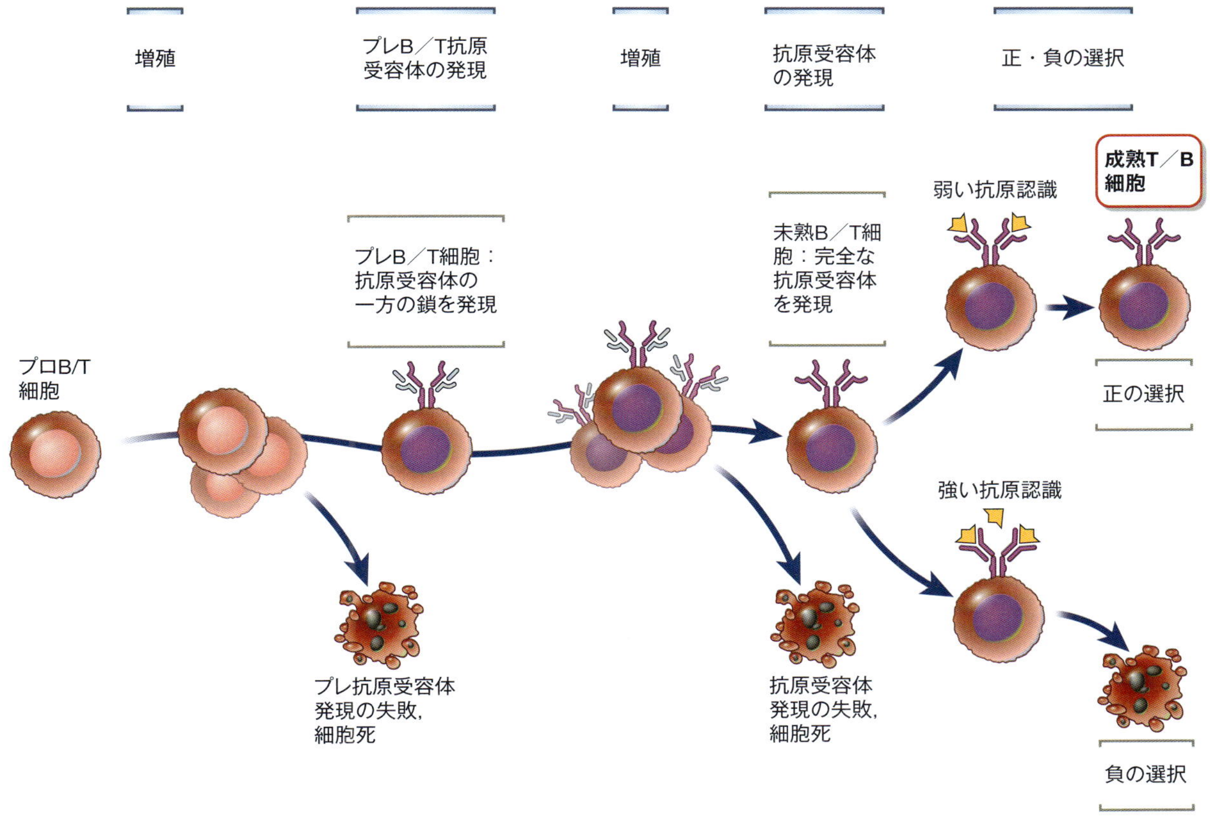

図 8.3　リンパ球分化過程におけるチェックポイント
リンパ球分化過程において，継続した増殖や成熟に必須の受容体を発現した細胞が選択されて生存し，機能的受容体を発現しない細胞はアポトーシスにて死滅する．正・負の選択は，個体に有用な反応特異性を有する細胞をさらに確保する．複数のチェックポイントの存在により，有用な受容体を保持する細胞のみが分化を完了することが保証される．

正の選択を受けた未分化細胞から成熟した T 細胞は，末梢組織にて抗原提示細胞（antigen-presenting cell：APC）上の同じ MHC 分子によって提示される外来ペプチド抗原を認識することができる．B 細胞系列では，正の選択は抗原受容体を発現した細胞の生存に寄与し，異なる B 細胞サブセットの出現と関連している．

負の選択（ネガティブセレクション［negative selection］）は，中枢リンパ組織に存在する自己抗原に対し強く結合する抗原受容体をもった細胞を除去あるいは性状を変更させるプロセスである．未分化 B 細胞，T 細胞のいずれも，抗原受容体を発現した直後の短期間，負の選択に感受性となる．自己抗原に強い親和性（affinity）を有する未分化 T 細胞は，**アポトーシス**（apoptosis）によって除去される．**クローン除去**（clonal deletion）として知られる現象である．自己に強く反応する未分化 B 細胞は，さらなる Ig 遺伝子の再構成が誘導され，自己反応性を失うものと考えられている．この現象は，**受容体編集**（rəceptor editing）とよばれる．受容体編集に失敗した場合は，自己反応性 B 細胞はクローン除去によって死滅する．未分化リンパ球の負の選択は，多くの自己抗原に対する寛容性を維持するために重要な機序である．この現象は，一次（中枢）リンパ組織（centoral organs）にて起こることから，**中枢性免疫寛容**（central tolerance）とよばれる（**第 15 章**参照）．

この序論に続き，リンパ球分化の鍵となる抗原受容体の遺伝子再構成と発現をはじめとして，リンパ球分化についてのより詳細な説明を行う．

B 細胞および T 細胞における抗原受容体遺伝子の再構成

B 細胞および T 細胞の多様な抗原受容体をコードする遺伝子は，個々のリンパ球において，異なる V（variable）遺伝子断片と D（diversity），J（joining）遺伝子断片間での遺伝子再構成によって生み出される．それぞれの抗原受容体遺伝子の新たに再構成したエクソンは，同一染色体上に散在する特定の上流域の V 遺伝子断片（V gene segments）と下流域の断片（D 遺伝子断片，J 遺伝子断片）が融合することで生み出される．この部位特異的に遺伝子が再構成する特別な過程を，**V（D）J 組換え**（V（D）J recombination）と称する．免疫応答における多様性創出の基礎となる抗原受容体遺伝子再構成の機序解明は，近代免疫学が達成した画期的な成果である．

数百万の異なる抗原受容体が少数の限定的な遺伝子からいかにして生成するかについての最初の洞察は，Ig 分子のアミノ酸配列の解析からもたらされた．これらの解析は，同一アイソタイプ(isotype)の多くの異なる抗体(antibody)がその C 末端配列(抗体の重鎖と軽鎖の定常領域に相等)を共有するものの，Ig の可変領域に相当する N 末端配列はかなり異なっていることを示していた(第 5 章参照)．分子遺伝学の中心的教義の 1 つ，“1 つのポリペプチドは 1 つの遺伝子に由来する”との仮説に反し，1965 年に免疫学者は，抗体は少なくとも 2 つの遺伝子，1 つは可変領域でもう 1 つは定常領域，によってコードされること，その 2 つは DNA レベルあるいはメッセンジャー RNA レベルで物理的に結合し，最終的に，機能的な Ig タンパク質になることを提唱した．この仮説の公式な証明は，10 年あまり後に利根川進が，骨髄腫(myeloma)あるいは形質細胞腫(plasmacytoma)とよばれる抗体産生腫瘍の Ig 遺伝子の構造は，抗体産生に関与しない胎仔組織や非リンパ系組織(訳者注：抗体を産生する細胞が存在しない)の Ig 遺伝子構造と異なることを示すことによって，はじめてなされた．これらの差異は，Ig 重鎖と軽鎖をコードする DNA 断片が，当初の遺伝子座では分離されているが，未分化 B 細胞においてのみ互いに近接し結合すること，他の組織や細胞ではそうした現象は起きないこと，に起因する．同様な再構成は，TCR ポリペプチド鎖をコードする遺伝子座においても，その分化過程にて起こることが示されている．抗原受容体遺伝子の再構成については，まず再構成していない生殖細胞系列型(germline)の Ig および TCR 遺伝子の配置について記述し，その後，リンパ球の分化過程での再構成について記述するのが，最も理解されやすい．

免疫グロブリンと T 細胞受容体遺伝子の生殖細胞系列(germline)配置

Ig および TCR 遺伝子は多数の DNA 断片によって構成され，それらはリンパ球分化過程にてランダムに結合する． まず Ig 遺伝子座について記述し，その後，TCR 遺伝子座について説明する．

免疫グロブリン遺伝子座の配置

3 つの別々の遺伝子座が，それぞれ，すべての Ig 重鎖，κ 軽鎖および λ 軽鎖をコードしている．それぞれの遺伝子座は異なる染色体上に存在する．ヒト Ig 遺伝子の配置は，**図 8.4** に示しており，遺伝子再構成を起こした後の遺伝子断片と Ig 重鎖，軽鎖タンパク質の各領域との関係は **図 8.5** に示す．Ig 遺伝子は，哺乳動物においては，存在す

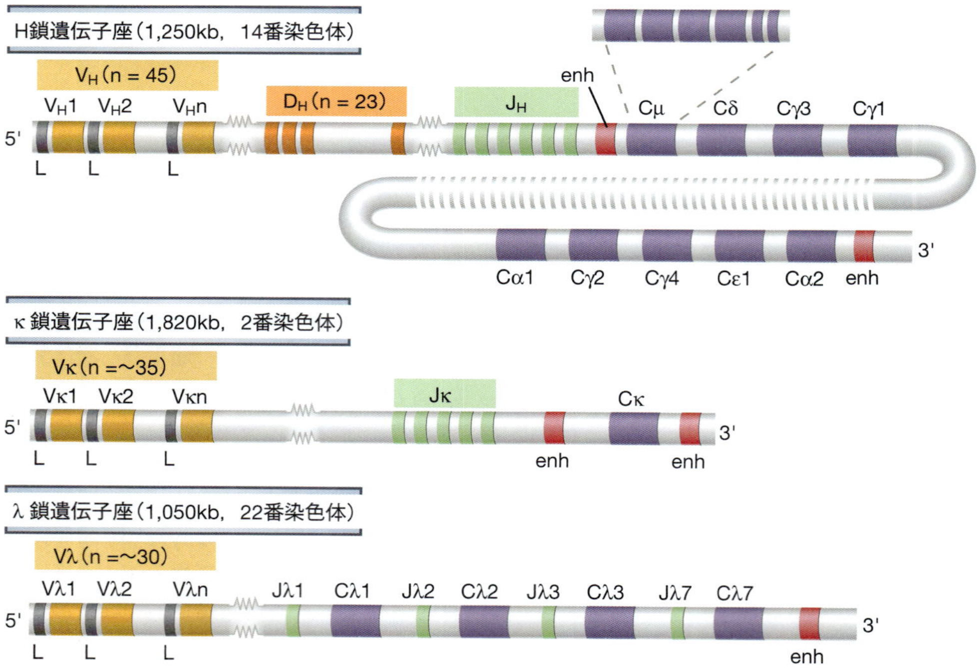

図 8.4　ヒト Ig 遺伝子座の生殖細胞系列配置

ヒト重鎖，κ 軽鎖および λ 軽鎖遺伝子座を示す．機能的遺伝子断片のみ表示している．偽遺伝子は記載をわかりやすくするため除いている．エクソンおよびイントロンの大きさは本来のサイズを表していない．それぞれの C_H 遺伝子は 1 つのボックスで表しているが，Cμ で示すように，いくつかのエクソンで構成されている．遺伝子断片は以下のように表示している．

L：リーダー配列(しばしばシグナル配列とよばれる)(leader)，V：可変部(variable)，D：多様部(diversity)，J：接合部(joining)，C：定常部(constant)，enh：エンハンサー(enhancer)．

この図とこれ以降の図では，管状の構造は染色体の二重鎖遺伝子断片を，コード鎖の向きに従って 5' から 3' 方向で表している．

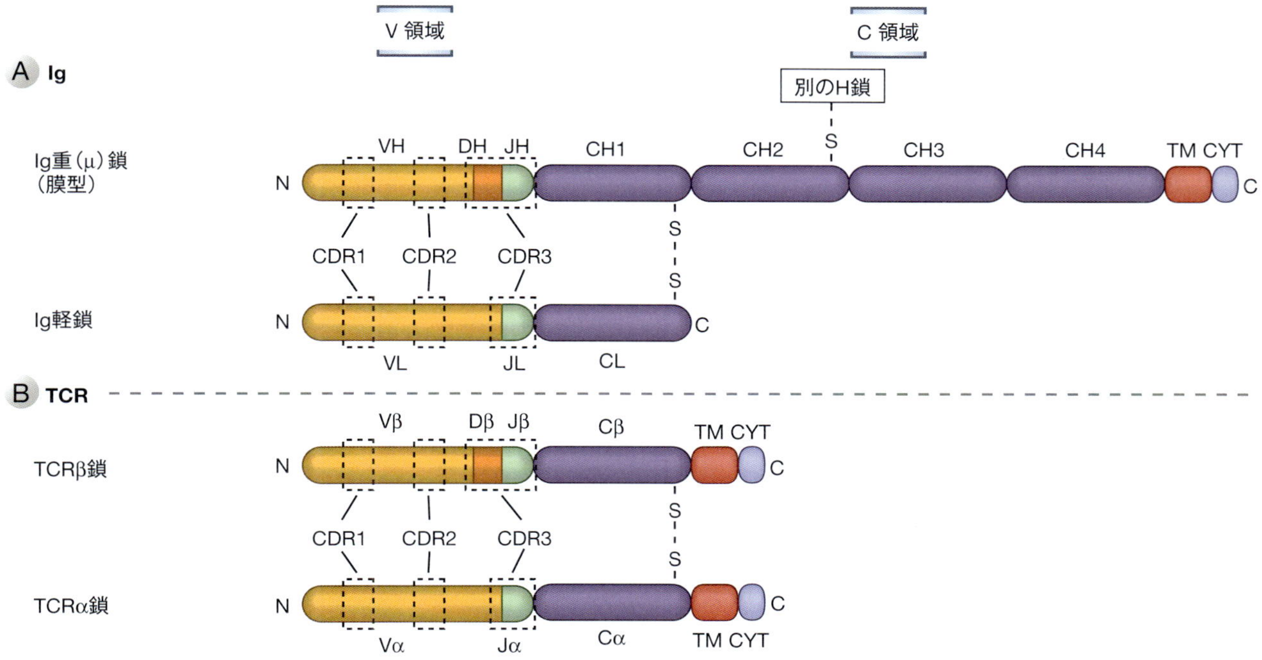

図 8.5 Ig と TCR タンパク質のドメイン構造

Ig 重鎖と軽鎖のドメイン構造を A に，TCRα 鎖と β 鎖のドメイン構造を B に示した．Ig，TCR 遺伝子断片と抗原受容体ポリペプチド鎖のドメイン構造との関係を表す．各ポリペプチドの V，C 領域は，それぞれ異なる遺伝子断片にコードされている．ポリペプチド鎖間のジスルフィド結合(S-S)は，およその位置が示してある．点線ボックスで表された領域は，超可変(相補性決定)領域である．Igμ 鎖と TCRα 鎖，β 鎖については，膜貫通領域(TM)と細胞内領域(CYT)は別のエクソンにコードされている(訳者注：Igμ 鎖(膜型)の場合は，CH4 の下流に存在する 2 つのエクソンによって TM，CYT がコードされ，CH4 の途中(可溶性型の C 末部をコードする部分がさらに存在)からスプライシングされる．しかし，厳密には TM，CTY それぞれに対応するわけではない(本文参照)．また，TCR については，可溶性型は存在せず，TM，CYT の区分とは無関係に，Cα，Cβ とも 4 つのエクソンにコードされている(本文参照))．N と C は，それぞれアミノ末端とカルボキシ末端を表す．

る染色体上の位置やそれぞれの遺伝子座での遺伝子断片の数や順序には差があるが，基本的な配置は同様である．

Ig 遺伝子座の 5' 末端には，それぞれ約 300 塩基対からなる V(variable)遺伝子のクラスターが存在する．機能的 V 遺伝子の数は，Ig 遺伝子座や種間でかなりばらつきがある．例えば，ヒトでは，κ 軽鎖遺伝子で約 35，λ 遺伝子で約 30，重鎖遺伝子で約 45 の機能的 V 遺伝子が存在するが，マウスでは，κ 遺伝子が約 30，λ 遺伝子がたった 2 つ，重鎖遺伝子が約 250 である．いずれの種においても，各 Ig 遺伝子の V 遺伝子断片は，200 万塩基(2,000kb)にも及ぶ長大な DNA 領域に広がっている．各 V 遺伝子断片の 5' 側には，翻訳されたタンパク質の 20 ～ 30 残基をコードするリーダーエクソンが存在する．これらのアミノ酸配列は適度に疎水性でありリーダー(あるいはシグナル)ペプチドを構成する．シグナル配列はすべての新規に合成された分泌タンパク質や膜タンパク質で認められ，膜結合リボソーム上にて翻訳された新生ポリペプチドの小胞体内腔への移行に寄与する．ここでシグナル配列は急速に取り除かれ，成熟タンパク質には存在しない．各リーダーエクソンの上流には，転写を開始させる V 遺伝子プロモーター(promoter)が存在する．ただ，転写は，後述するように，遺伝子再構成後に最も効率的に起こる．

距離はさまざまであるが，V 遺伝子の 3' 側には，通常 30 ～ 50 塩基対程度で，非翻訳領域にて隔てられた J(遺伝子)断片(joining(J)segments)がいくつか存在する．IgH 遺伝子座の V 遺伝子と J 遺伝子断片の間には，さらに D(遺伝子)断片(diversity(D)segments)として知られる断片が存在する．D 遺伝子断片は，Ig 軽鎖遺伝子座には存在しない．V 遺伝子同様，D 断片および J 断片数は，異なる Ig 遺伝子座や種間で違いがある．

定常領域(constant(C)region)遺伝子は，J 断片の 3' 側に存在する．それぞれの Ig 遺伝子座で，C 遺伝子の配置や数が異なる．ヒトでは，Igκ 軽鎖遺伝子座に 1 つの C 遺伝子(Cκ)と λ 軽鎖遺伝子座に 4 つの機能的 C 遺伝子(Cλ)がある．Ig 重鎖遺伝子座には，直列に並んだ 9 つの C 遺伝子(C_H)があり，9 つの異なる Ig アイソタイプやサブタイプに相当する C 領域をコードしている．Cκ と Cλ 遺伝子は，軽鎖 C 領域全体をコードする，それぞれ 1 つのエクソンにより構成されている．これに対し，それぞれの C_H 遺伝子は，5 から 6 個のエクソンで構成されている．3 ～ 4 個のエクソン(それぞれ V 遺伝子断片のサイズと同様)が，Ig 重鎖の定常領域をコードし，2 つの小さなエクソンが，膜貫通領域と細胞内領域を含む各 Ig 重鎖の膜型フォームの C 末端をコードする(**図 8.5A**)．

V遺伝子，J遺伝子，D(存在する場合)遺伝子断片が相互に接合し，抗体鎖の可変領域を構成するアミノ酸配列をコードする遺伝子が生み出される．Ig軽鎖タンパク質(κあるいはλ)では，可変領域は再構成したV遺伝子とJ遺伝子断片にコードされ，Ig重鎖タンパク質では，可変領域は再構成したV遺伝子，D遺伝子，J遺伝子断片にコードされる(**図8.5A**)．Ig重鎖の可変領域においては，D遺伝子，J遺伝子断片そのものの生殖細胞系列型配列とともに，再構成したV遺伝子とD遺伝子断片，あるいはD遺伝子とJ遺伝子断片の間に，non-germline(非生殖細胞系列型)(訳者注：遺伝子再構成過程でもともとゲノム上に存在した配列とは異なる配列が生じる，後述)接合部アミノ酸残基が，3番目の**超可変領域**(hypervariable region)(第3相補性決定領域[complementary determing region 3：CDR3]として知られる)を作り出す(**第5章**)．J遺伝子断片そのものとともに，再構成したV遺伝子とJ遺伝子断片の間の接合部配列が，Ig軽鎖の第3超可変領域を形成する．CDR1とCDR2は，V遺伝子断片のみにコードされる．

完全なIg軽鎖あるいは重鎖タンパク質は，再構成したVJあるいはVDJエクソンにコードされた可変領域と，それに結合した単独あるいは複数の定常領域を含む．可変領域と定常領域の接合は，DNA再構成のレベルでは起こらず，再構成したIg遺伝子転写産物のRNAスプライシングによって行われる．

Ig遺伝子座の非翻訳配列は，遺伝子再構成や発現において重要な役割を果たす．後述するように，異なる遺伝子断片の組換えを引き起こす配列は，Ig遺伝子のそれぞれの翻訳配列のすぐ隣に見出される．さらに，V遺伝子プロモーターと，遺伝子発現を転写レベルで調節するその他のシス制御配列(*cis*-acting regulatory elements)，すなわち，遺伝子座制御領域(locus control region)，エンハンサー(enhancer)やサイレンサーも存在する．

T細胞受容体遺伝子座の配置

各TCR遺伝子座の生殖細胞系列型の配置は，先に記述したIg遺伝子座とよく似ている．すなわち，いくつかのV遺伝子断片のクラスターが5'側にあり，続いてD遺伝子断片(β遺伝子とδ遺伝子のみ)，J遺伝子断片のクラスターが存在し，C領域遺伝子に至る(**図8.6**)．ヒトβ遺伝子座においては，50個のV遺伝子，2個のD遺伝子，12個のJ遺伝子断片が，α遺伝子座では，45個のV遺伝子と50個のJ遺伝子断片が存在する．γ遺伝子とδ遺伝子は，全部で7個のV遺伝子しかなく，α遺伝子やβ遺伝子と比較し，全体的に遺伝子断片数が少ない．TCR V遺伝子上流にはリーダーペプチドをコードするエクソンが存在し，さらに上流には各V遺伝子のプロモーターがある．TCRβとδタンパク質では，V領域はV遺伝子，D遺伝子，J遺伝子断片によってコードされ，TCRαとγタンパク質では，V領域はV遺伝子とJ遺伝子断片にコードされている．すべてのV領域において，CDR1とCDR2はV遺伝子の生殖細胞系列型配列によってコードされる．TCRβとδ鎖のCDR3は，D遺伝子，J遺伝子断片とV遺伝子，D遺伝子，J遺伝子断片の間に挿入されたnon-germline接合部配列によってコードされる．α鎖とγ鎖のCDR3は，J遺伝子断片そのものと，V遺伝子，J遺伝子断片間のnon-germline接合部配列によってコードされる．ヒトTCRβ遺伝子座とγ遺伝子座には2つのC遺伝子があるが，いずれのT細胞クローンも，その5'側に存在する使用されるJ遺伝子断片のクラスターと連携して(訳者注：J遺伝子断片クラスターとC遺伝子が直列に位置するセットが2つ存在することから，VDJ再構成に使用されたJ遺伝子断片の下流には1つの決まったC領域が存在することになる)，どちらか1つのみを使用する．α遺伝子座とδ遺伝子座には1つのC遺伝子のみ存在する．それぞれのC領域遺伝子は，細胞外定常域Igドメイン，短いヒンジ領域(hinge region)，細胞膜領域そして細胞内領域をコードする4つのエクソンで構成されている．

TCR遺伝子断片とそれに対応するTCRタンパク質の関係については，**図8.5B**に示す．

V(D)J遺伝子組換え

前項で記述した生殖細胞系列配置IgとTCR遺伝子座は，体内のすべての細胞に存在する．しかし，それは機能的抗原受容体をコードするmRNAに転写されることはない．機能的な抗原受容体遺伝子は，ランダムに選択されたV遺伝子，(D)遺伝子，J遺伝子断片が結合する遺伝子再構成後に，分化途上のB細胞およびT細胞においてのみ，生み出される．

V(D)J遺伝子組換えは，1つのある抗原受容体の可変領域をコードする1つのV(D)Jエクソンを作り出すために，それぞれのリンパ球において，それぞれのIgあるいはTCR遺伝子座のなかの1つのV遺伝子断片，1つのD遺伝子断片(Ig重鎖とTCRβ鎖，δ鎖遺伝子座のみ)および1つのJ遺伝子断片間の遺伝子再構成を含む過程である(**図8.7**)．Ig軽鎖，TCRα遺伝子座とγ遺伝子座は，D遺伝子断片を含まず，1回の遺伝子再構成が，ランダムに選択された1つのV遺伝子断片と1つのJ遺伝子断片の間を連結させる．IgH鎖，TCRβ遺伝子座とδ遺伝子座にはD遺伝子断片が存在するため，2回の連続した再構成が必要となり，最初にD遺伝子とJ遺伝子の間で再構成が起こり，その後，V遺伝子断片が，再構成したDJ遺伝子断片に結合する．それぞれの遺伝子再構成事象は，いくつかの過程を経て進行する．まず，染色体の(抗原受容体遺伝子を含む)特定の領域が，遺伝子組換えを引き起こす酵素に対し，接近可能な“開いた”状態(accessible)となる．

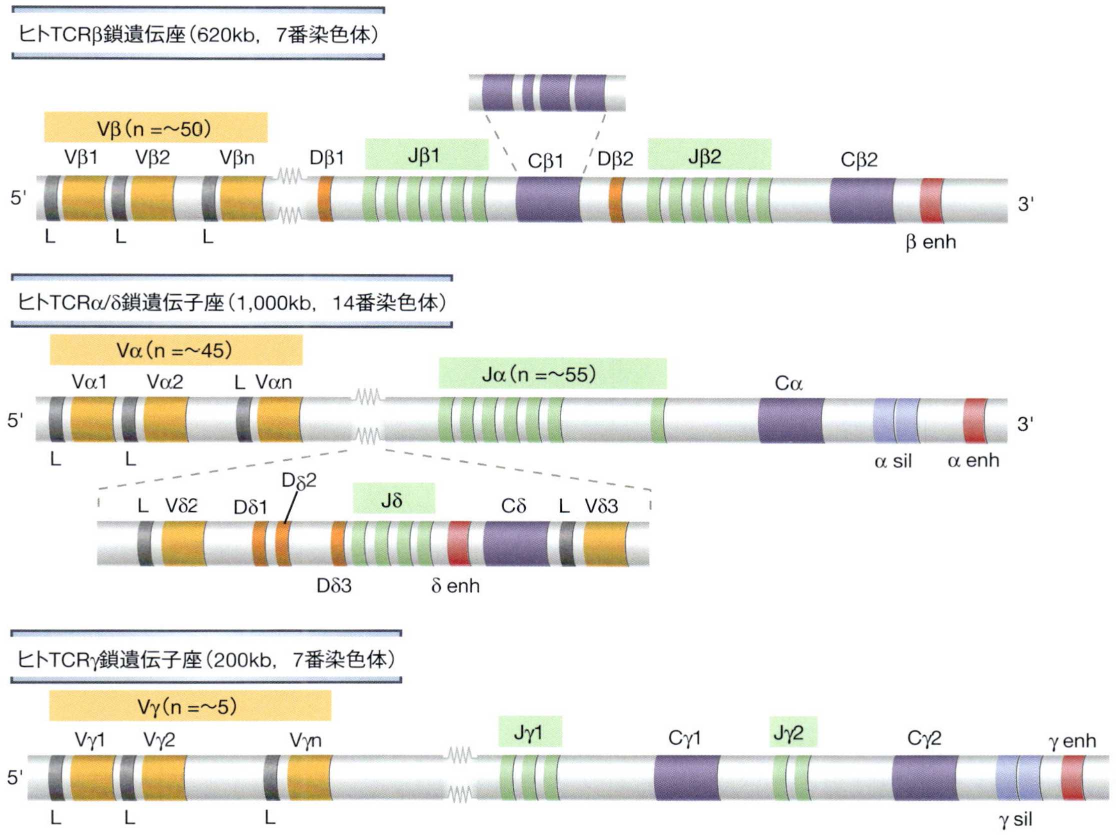

図 8.6　ヒト TCR 遺伝子座の生殖細胞系列配置

ヒト TCRβ，α，γとδ鎖遺伝子座を示す．エクソン，イントロンは実際のサイズと一致しておらず，偽遺伝子は表記していない．各 C 遺伝子は 1 つのボックスで表記されているが，Cβ1 で示すように，複数のエクソンから構成されている．遺伝子断片は以下のように示している．L：リーダー配列(leader)(しばしばシグナル配列とよばれる)，V：可変部(variable)，D：多様部(diversity)，J：接合部(joining)，C：定常部(constant)，enh：エンハンサー(enhancer)，sil：サイレンサー(silencer)(*TCR* 遺伝子発現を制御する配列)．

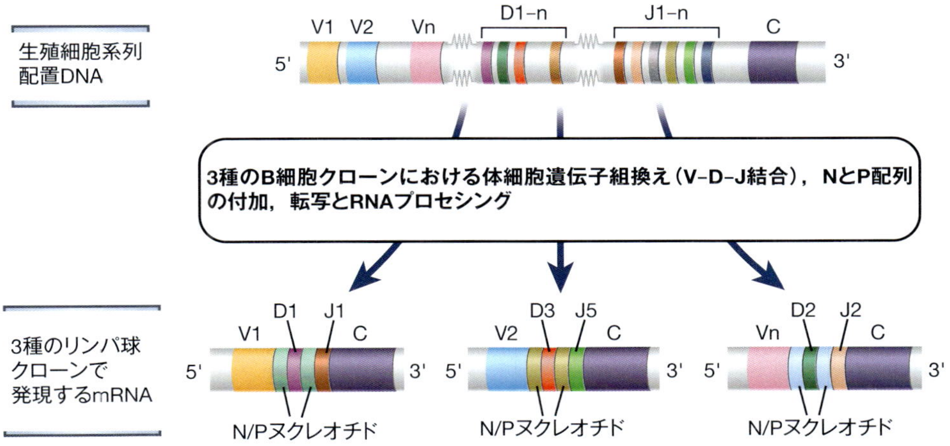

図 8.7　抗原受容体遺伝子の多様性

同じ生殖細胞系列型から，V–D–J 遺伝子再構成にて異なる DNA 配列と mRNA を生み出すことが可能である．図は，異なる遺伝子断片を用いることと接合部への塩基の付加により，同じ生殖細胞系列型 DNA より数百万の異なる抗原受容体 mRNA の中の 3 つが生み出されることを表している．

次に，2つの選ばれた遺伝子断片が，染色体上のかなりの距離を超えて，互いに近接する．そこで，2つの断片の翻訳領域末端にてDNAの二重鎖切断が起こり，塩基の挿入や欠失を経て，最終的に，修飾された(2つの断片の)末端同士が接合し，効率的に転写される多様性に富んだ抗原受容体遺伝子がつくられる．C領域遺伝子は，J遺伝子–C遺伝子間のイントロンによって隔てられ，V(D)Jエクソンの下流に位置する．再構成した抗原受容体遺伝子は，一次(primary)(核内[nuclear])RNAに転写される．その後，RNAはスプライシングされ，リーダーエクソン，V(D)Jエクソンと C領域エクソンからなる，抗原受容体の1つの鎖に翻訳されるmRNAになる．詳細は後述するが，異なるV遺伝子，D遺伝子，J遺伝子断片の使用と接合部での塩基の挿入や欠失が，抗原受容体の膨大な多様性を創出する．また，こうしたプロセスは，それぞれの分化途上のB細胞にて異なることから，それぞれの細胞やそのクローンに由来する子孫の細胞にてまったく異なる抗原受容体が形成される．

V(D)J遺伝子組換えを促す認識シグナル配列

V(D)J遺伝子組換えを引き起こすリンパ球特異的タンパク質は，各V遺伝子断片の3'側，各J遺伝子断片の5'側，そして各D遺伝子断片を挟む位置に存在し，組換えシグナル配列(recombination signal sequences：RSSs)とよばれるDNA配列を認識する(**図8.8A**)．RSSsはヘプタマー(heptamer)(通常，CACAGTG)とよばれ，翻訳領域に隣接するよく保存された7塩基対，スペーサーとよばれる適当な12あるいは23塩基対を挟んで，ノナマー(nonamer)とよばれるATに富んだ9塩基対から構成される．12と23塩基対のスペーサーは，それぞれ，おおむね，DNAらせんの1あるいは2巻きに相当し，2つの別のヘプタマーが，組換え反応を触媒する酵素に同時に接近可能な場所に位置する．

V(D)J遺伝子組換えの過程で，DNA二重鎖切断は，RSSのヘプタマーと，隣接したV遺伝子，D遺伝子あるいはJ遺伝子翻訳領域の間で起こる．例えば，Ig軽鎖遺伝子でのV遺伝子からJ遺伝子への組換えでは，V遺伝子断片の3'側とJ遺伝子断片の5'側で起こる．シグナル末端(signal ends，ヘプタマーとその他のRSSを含む)を含む介在性二重鎖DNAがループを形成して除かれ，V遺伝子とJ遺伝子の翻訳領域末端が結合する(**図8.8B**参照)．また，あるV遺伝子，特にIgκ遺伝子座では，RSSがVκの3'側とJκの3'側に存在し，互いに向き合う形にならない．このような場合は，途中，DNAが反転し，V遺伝子とJ遺伝子断片が並列する形となり，結合したRSSsが除かれず染色体内に残ることになる(訳者注：この場合，J遺伝子断片の向きは，生殖細胞系列型から反転している)(**図8.8C**参照)．ほとんどのIgやTCR遺伝子再構成は欠失型であり，反転型はIgκ遺伝子座の50%程度で認められる．遺伝子組換えは，12塩基対のスペーサーをもつ断片と23塩基対のスペーサーをもつ断片の間でだけ起きる．これを12/23則(12/23 rule)とよぶ．よって，通常，DNAらせんの1巻き分のスペーサーを含むRSSをもつ断片と2巻き分のスペーサーを含むRSSをもつ断片の間で，組換えが起きる．RSSの型(1巻き分か2巻き分)は，適切な断片間での遺伝子組換えを保証している．例えば，Ig重鎖遺伝子座において，V遺伝子とJ遺伝子断片は12塩基対のスペーサーを含むRSSsを有しており，直接，組換えは起こらない．まずD遺伝子からJ遺伝子への組換えが起こり，その後，V遺伝子からDJ遺伝子への組換えが起こる．これは，D遺伝子断片の両側に12塩基対のスペーサーを含むRSSが存在し，D遺伝子–J遺伝子間あるいはV遺伝子–DJ遺伝子間の組換えを支持しているからである．ここに示したRSSs配列はIgとTCR遺伝子に固有のものである．よって，V(D)J遺伝子組換えは抗原受容体遺伝子においてのみ見出され，他の遺伝子では認められない．

V(D)J遺伝子組換えの結果の1つとして，V遺伝子の5'側直上のプロモーターが，J遺伝子とC遺伝子断片間のイントロンやC領域遺伝子の3'側に位置する下流エンハンサーと近接する(**図8.9**)．このエンハンサーは，V遺伝子上流プロモーターによる転写活性化能を最大にし，リンパ球における，再構成したV遺伝子の強い発現に重要である．IgとTCR遺伝子は，B細胞やT細胞において何度も遺伝子再構成現象が引き起こされる場所であり，また同領域が遺伝子組換え後にきわめて強く転写されることから，異常な染色体転座を起こしてこの領域に現れた遺伝子は，異常に転写されることになる．B細胞やT細胞の腫瘍においては，IgやTCR遺伝子座に転座したがん遺伝子が頻繁に見出される．こうした染色体転座(chromosomal translocation)は，がん遺伝子の増強された転写を伴い，リンパ系腫瘍発生を促進する因子の1つになっている．

V(D)J遺伝子組換えの機序

IgとTCRの遺伝子再構成は，非相同型DNA組換え(nonhomologous DNA recombination)の特殊な形であり，いくつかの酵素の協調的な作用により展開される．そうした酵素の一部は分化途上のリンパ球においてのみ見出されるが，その他は広く発現するDNA二重鎖切断修復(DNA double-strand break repair：DSBR)酵素である．V(D)J遺伝子組換えの機序については，以下に記述するように，かなり理解が進んだが，当該遺伝子座を，遺伝子組換え機序が作用しうる状態に特異的に変化させる機序については不明な点が多い．分化途上のB細胞やT細胞内にて，IgやTCR遺伝子座の，再構成を引き起こす酵素群の接近への

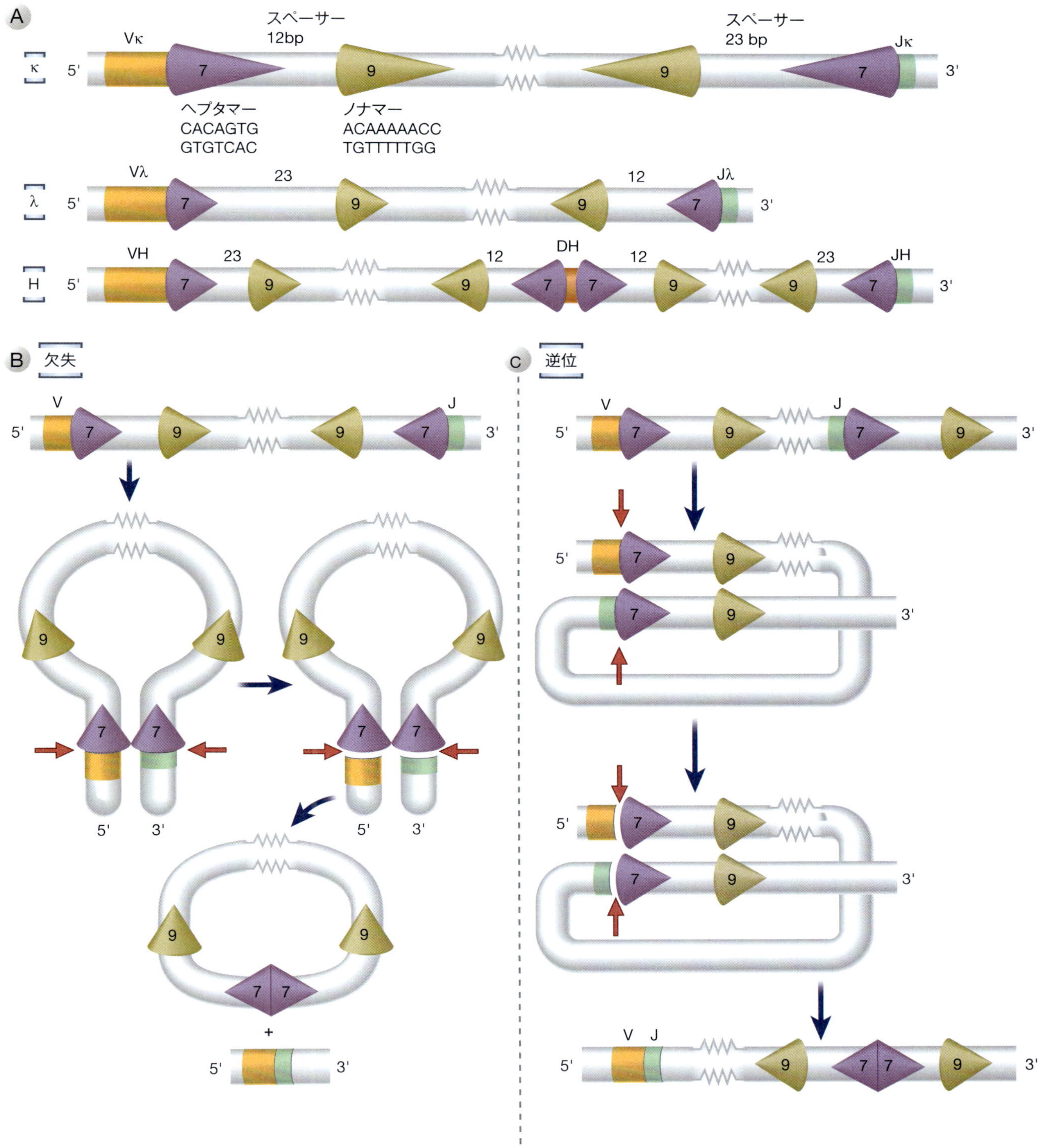

図 8.8　V(D)J 遺伝子組換え

Ig 遺伝子座での遺伝子組換えに関与する DNA 配列とその機序を示す．同じ配列と機序が TCR 遺伝子座にも適用される．(A)保存されたヘプタマー(7bp)とノナマー(9bp)配列が，12 あるいは 23bp のスペーサーによって隔てられ，V 遺伝子と J 遺伝子断片(κ と λ 遺伝子座)あるいは V 遺伝子，D 遺伝子，J 遺伝子断片(重鎖遺伝子座)に隣接して存在する．V(D)J 組換え酵素は組換えシグナル配列を認識し，エクソンをまとめる．(B)と(C)V と J エクソンの組換えは，その間の DNA が除かれ，V 遺伝子と J 遺伝子断片が結合し(B)，J 遺伝子断片の 3' 側に RSS が存在する場合は，DNA が反転し，隣接した遺伝子断片が結合する(C)と考えられる．赤矢印は，他の Ig あるいは TCR 遺伝子断片と結合する前に切断される生殖細胞系列型配列の位置を示す．

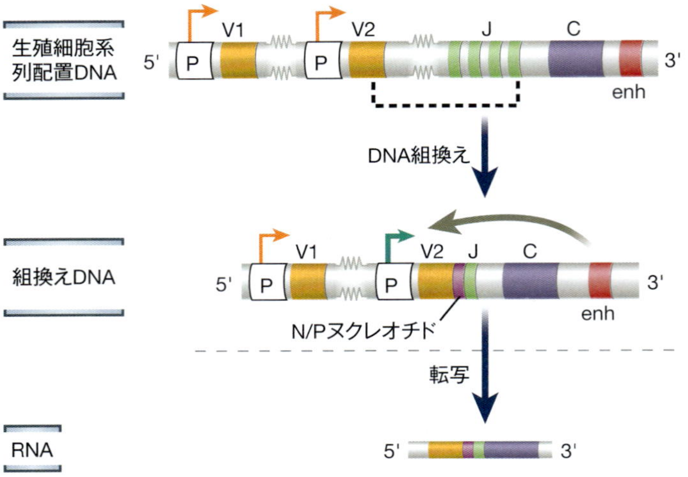

図 8.9 Ig 遺伝子の転写制御

V–D–J 遺伝子組換えによって，低活性のプロモーター配列（P と赤矢印で表される）がエンハンサー（enh）の近傍に位置するようになる．エンハンサーは，再構成した V 遺伝子（V2：その活性化されたプロモーターは太い緑矢印で表される）の転写を促進する．多くの抗原受容体遺伝子は，J–C イントロンまたは C 領域の 3' 側に存在するエンハンサーを有する．ここでは，3' エンハンサーのみ示す．

許容度（accessibility）は，染色体構造のエピジェネティックな変化や当該遺伝子座での基本転写能を含む複合的な機序により制御されるものと考えられる．

V(D)J 遺伝子組換えの過程は，連続的に進行する 4 つの異なる事象に分けることができる（**図 8.10**）．

1. **対合（synapsis）**：抗原受容体遺伝子が存在する染色体の一部が，遺伝子組換え機序を許容する状態（accessible）になる．ここには 2 つの段階が存在する．最初に，ある特定の細胞内にて，解放されたユークロマチンに存在する RSS のみが，遺伝子組換え酵素にさらされる．例えば，IgH や Igκ，Igλ 遺伝子座は，未分化 T 細胞においては，組換え酵素にさらされることはない．次に，ユークロマチン状態にあり，実際に遺伝子組換えに組み込まれていく遺伝子断片が，さらに，ヒストン修飾，すなわちヒストン 3 のリジン 4 残基（H3K4）の高度メチル化（hypermethylation）を受ける．この修飾が，後述する酵素の動員を促進する．このようなあるいはその他の修飾を受け選ばれた 2 つの遺伝子断片と隣接する RSS は，染色体がループを形成することで相対し，その後の切断，プロセシングおよび結合に適した場所に保たれる．
2. **切断（cleavage）**：リンパ球特異的な機序により，RSS と遺伝子断片の翻訳領域の間に，酵素的に二重鎖切断が生み出される．*RAG1*（recombination–activating gene 1）と *RAG2*（recombination–activating gene 2）とよばれる，リンパ球に特異的な遺伝子にコードされた 2 つのタンパク質は，V(D)J 遺伝子組換えに必須の，それぞれ 2 分子を含む複合体を形成する．RAG–1/RAG–2 複合体は，**V(D)J リコンビナーゼ**（V(D)J recombinase）として知られるが，RAG–1 だけが酵素活性を有する．RAG–2 タンパク質は，染色体内の高度にメチル化された H3K4 残基に結合し，RAG–1 と会合・活性化する．制限酵素のように働く RAG–1 タンパク質は，遺伝子断片翻訳領域とヘプタマーの間の DNA 配列を認識し，そこを切断するが，RAG–2 タンパク質と複合体を形成している場合にのみ酵素的な活性を有する．RAG–1 と RAG–2 は，染色体の折り曲げや対合のプロセスで，2 つの遺伝子断片を束ねる働きをもつ．そこで RAG–1 は，遺伝子断片翻訳領域とヘプタマーの間に切れ目（DNA 二重鎖の片側鎖）を入れる．翻訳領域末端の遊離した 3'–OH 基が，もう片側の DNA のリン酸ジエステル結合と反応し，ヘアピン型の共有結合を形成する．シグナル末端（ヘプタマーと残りの RSS を含む）はヘアピン構造を形成せず，二本鎖 DNA の平滑末端となり，それ以上の修飾は受けない．この二重鎖切断により，1 つの閉環したヘアピン構造の翻訳領域がもう 1 つの同様の翻訳領域と相対し，また 2 つの平滑なシグナル末端が近傍に位置するようになる．二重鎖切断とは別に，RAG–1 と RAG–2 は，翻訳末端の修飾や結合反応が始まる前に，ヘアピン末端（翻訳末端）や平滑末端（シグナル末端）の保持にも寄与する．

RAG 遺伝子（発現）はリンパ球特異的であり，分化途上の B 細胞および T 細胞においてのみ発現する．RAG タンパク質は主に細胞周期の G0 期や G1 期に発現し，増殖細胞中では不活化される．DNA の切断や組換えを G0 期と G1 期に制限することは，DNA の複製や細胞分裂に際し，不適切な DNA 切断を最小限にするものと考えられる．機能的な *RAG1* あるいは *RAG2* 遺伝子をもたない（*RAG* 遺伝子欠損，ノックアウト）マウスでは，B 細胞や T 細胞が分化せず，RAG–1 や RAG–2 の変異は，

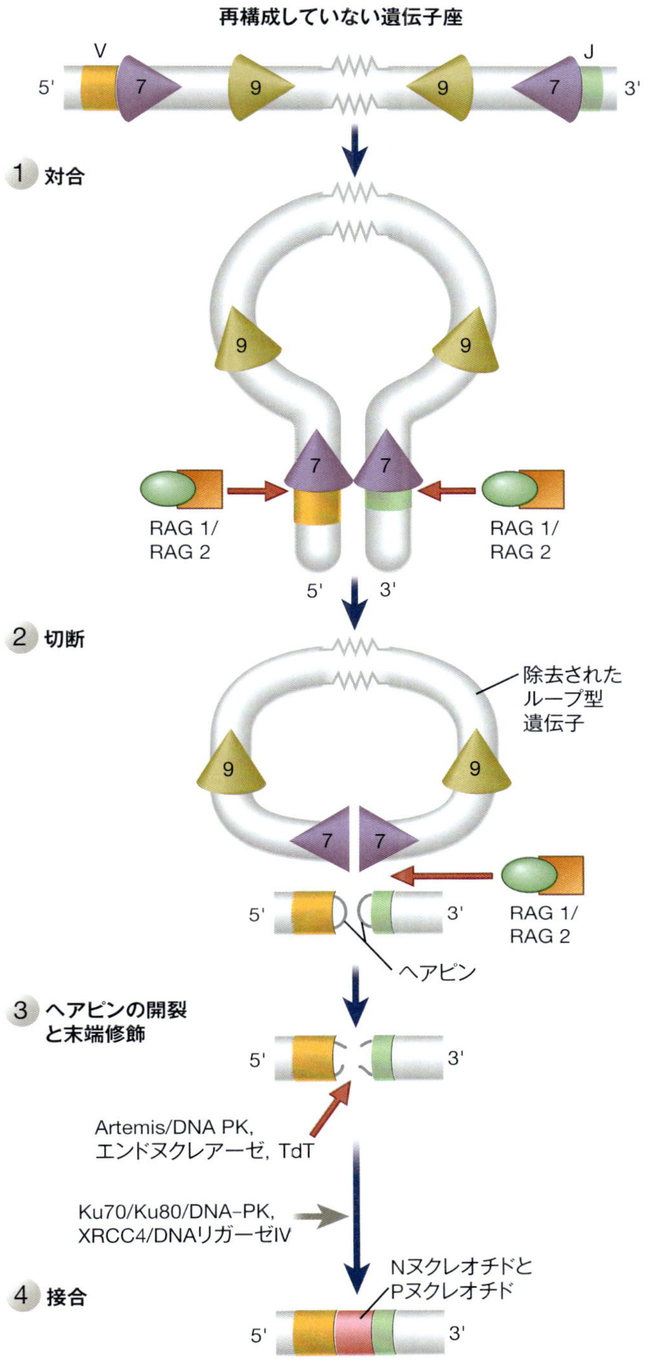

図 8.10　V(D)J 組換えの際の連続的事象

ヘプタマーと翻訳配列断片の境界にて起こる DNA の対合と切断は，RAG-1 と RAG-2 によって媒介される．翻訳配列末端のヘアピンはエンドヌクレアーゼ(Artemis)によって開裂し，切断末端はすべての細胞が保持する NHEJ(nonhomologous end joining)機序によって修復される．ヘアピン領域では二本鎖 DNA が描出されているが，他の遺伝子領域ではそのような描写はなされていない．

B 細胞や T 細胞を欠くヒト重症複合型免疫不全症(severe combined immunodeficiency disease：SCID)の原因となる(**第 21 章**参照)．

3. **ヘアピン開裂と末端修飾（hairpin opening and end processing）**：二重鎖切断がなされた後，ヘアピン構造は翻訳領域接合部（coding junctions）において開裂し，そこに塩基の挿入や欠失がなされ，膨大な多様性が創出されることになる．Artemis は，翻訳末端のヘアピン構造を開裂させるエンドヌクレアーゼである．Artemis が存在しないと，ヘアピン構造が開裂せず，成熟 T 細胞や B 細胞が出現しない．*ARTEMIS* 遺伝子の変異はまれな SCID の原因であり，*RAG1* や *RAG2* 遺伝子変異患者と同様である（**第 21 章**参照）．**ターミナルデオキシヌクレオチドトランスフェラーゼ**（terminal deoxynucleotidyl transferase：**TdT**）とよばれるリンパ球特異的酵素は，切断された DNA 末端に塩基を付加するが，これについては結合部多様性の記載として後述する．
4. **結合（joining）**：切断された翻訳末端は，シグナル末端（非翻訳 RSS 配列で終わる末端）同様，ともに相対し，すべての細胞で認められ非相同末端再結合（nonhomologous end joining）とよばれる二重鎖切断修復過程によって，結合する．いくつかの，広く発現が認められる因子群が非相同末端再結合に関与する．Ku70 と Ku80 は DNA 末端結合タンパク質であり，切断部に結合し，二重鎖修復酵素である DNA 依存的タンパク質リン酸化酵素（DNA-dependent protein kinase：DNA-PK）の活性サブユニットを集積させる．この酵素活性の欠如（*scid* 変異を有するマウスで認められる）や酵素をコードする遺伝子の変異も，SCID の原因となる（**第 21 章**参照）．*RAG* 欠損マウスと同様に，*scid* マウスにおいても成熟リンパ球は出現しない．DNA-PK は，前述したように末端修飾に関与する Artemis もリン酸化し，活性化する．修飾を受けた切断末端は，DNA ligase IV と XRCC4 を介して結合するが，後者はリガーゼの必須の（非活性部）サブユニットである．

B 細胞および T 細胞における多様性の創出

B 細胞と T 細胞レパートリーの多様性は，生殖細胞系列型遺伝子断片同士が結合するランダムな組み合わせと，それぞれの断片間の接合部における塩基の付加や欠失によって生じる．こうした多様性には，いくつかの遺伝的機序が寄与しているが，異なる抗原受容体遺伝子座によって，その重要性は異なる(**表 8.1**)．

- **組み合わせの多様性(combinational diversity)．V(D)J 遺伝子組換えによって合体する遺伝子断片の異なる組み合わせが，異なる抗原受容体を作り出す．**各遺伝子断片の組み合わせの最大数は，それぞれの抗原受容体遺伝子に存在する V 遺伝子，J 遺伝子，そして(存在する場合は)D 遺伝子断片の数によって決定される．すなわち各遺伝子座にて生じる，組み合わせによる多様性(combinational diversity)の大きさは，そこに存在する

表 8.1 免疫グロブリンと T 細胞受容体遺伝子における多様性創出のためのさまざまな分子機序

機序	免疫グロブリン			T 細胞受容体 αβ		T 細胞受容体 γδ	
	重鎖	κ	λ	α	β	γ	δ
V 遺伝子断片	45	35	30	45	50	5	2
D 遺伝子断片	23	01	0	0	2	0	3
D 遺伝子断片における 3 つの読み枠の利用	まれ	–		–	たびたび	–	たびたび
N 領域多様性	V–D，D–J	なし		V–J	V–D，D–J	V–J	V–D1，D1–D2，D1–J
J 遺伝子断片	6	5	4	55	12	5	4
接合部多様性を加味した可能なレパートリーの総数	～ 10^{11}		–	～ 10^{16}		～ 10^{16}	

接合部多様性を加味した，創出可能な抗原受容体レパートリーの総数は，V 遺伝子，D 遺伝子，J 遺伝子断片の組み合わせよりもかなり多い．リンパ球のレパートリー総数として計算された数値は，きわめて大きな近似値と考えられる．Ig レパートリーの計算には，**第 12 章**で述べられる体細胞突然変異の現象は含まれていない．

生殖細胞系列型 V 遺伝子，J 遺伝子と D 遺伝子断片の数を反映する．抗原受容体タンパク質が生成された後，組み合わせの多様性は，ランダムに生み出された，2 つの異なる隣接した V 領域(の組み合わせ．Ig 分子では V_H と V_L，TCR 分子では Vα と Vβ)によって，さらに増加する．すなわち，組み合わせによる多様性の総数は，理論上，2 つの会合する鎖それぞれの組み合わせの多様性を乗じたものとなる．いずれの個体においても，発現する Ig および TCR レパートリーにおける組み合わせによる多様性の実際の総数は，理論上の最大数に比較し，かなり少ない．それは，すべての遺伝子断片の組み合わせが均等に出現するわけではないことや，Ig 重鎖と軽鎖，TCRα 鎖と β 鎖のすべてが同等に二量体となるわけでもないことに起因する．重要なことは，各遺伝子座に存在する V 遺伝子，D 遺伝子，J 遺伝子断片の数が限定的なので(**表 8.1** 参照)，組み合わせによって可能となる多様性は高々，1×10^6 ～ 3×10^6 程度でしかないことである．これは，成熟リンパ球に認められる抗原受容体の実際の多様性に比べて，かなり少ない．

- **接合部多様性(junctional diversity)．抗原受容体の多様性増大に最も寄与しているのは，遺伝子断片が結合する際に V 遺伝子と D 遺伝子，D 遺伝子と J 遺伝子あるいは V 遺伝子と J 遺伝子断片の間の接合部に生じる塩基の欠失あるいは付加である．**前者は，エンドヌクレアーゼが，再構成される遺伝子断片末端の生殖細胞系列型の塩基を除去することによって生じる．また後者は，生殖細胞系列型の配列にはない新たな塩基が接合部へ付加されることによる(**図 8.11**)．前述したように，RAG–1 によって切断された翻訳断片(例：V 遺伝子と J 遺伝子断片)はヘアピン型ループを形成するが，その末端はしばしば Artemis によって非対称に開裂され，一方の DNA 鎖がもう一方の鎖より長くなる．短い DNA 鎖は，2 つの断片が結合される前に，長い DNA 鎖と相補的な塩基が補われ，伸張される．長い DNA 鎖は，P ヌクレオチド(P nucleotides)とよばれる短いヌクレオチド鎖を付加する鋳型となり，このプロセスは V–D–J 接合部に新たな配列を導入する．もう 1 つの，接合部における多様性増大機序は，N ヌクレオチドとよばれる鋳型 DNA にコードされない 20 塩基までのランダムな付加である(**図 8.11** 参照)．N 配列による多様性の増大は，Igκ 鎖や λ 鎖より，Ig 重鎖や TCRβ 鎖，γ 鎖でよく認められる．この新しい塩基の付加は，**ターミナルデオキシヌクレオチドトランスフェラーゼ**(TdT)という酵素によって触媒される．遺伝子ターゲティングにより TdT を欠損したマウスでは，B 細胞と T 細胞レパートリーが，正常マウスに比較し，かなり減少している．遺伝子組換え接合部への N 配列や P ヌクレオチドの付加は，理論上，3 回に 2 回の割合(付加される塩基の数が 3 の倍数でない場合)でフレームシフトを引き起こし，終止コドンを生成すると考えられる．そうした遺伝子は機能的タンパク質を産生できず，きわめて非効率であるが，これは多様性を生み出すための対価である．

接合部多様性により，抗体と TCR 分子は V 領域と C 領域の境界部に膨大な多様性を保持することになり，それが第三超可変領域，CDR3 を形成する(**図 8.5** 参照)．実際に，接合部多様性により，Ig と TCR の CDR3 に存在するアミノ酸の種類は，生殖細胞系列型遺伝子断片にコードされた領域に比べて，多い．予想どおり，Ig と TCR の CDR3 は，その抗原への結合特異性(specificity)を決定する重要な領域である(**第 5 章**，**第 7 章**参照)．

Ig と TCR 分子の多様性における理論上の上限は，きわめて甚大であるが(**表 8.1** 参照)，実際の，ある時期の各個人に存在する B 細胞と T 細胞上の抗原受容体の種類(数)は，おおむね，10^7 のオーダーである．これは，ランダムな遺伝子組換えによって生成されるほとんどの受容体が，リンパ球成熟に必須の選択過程を通過しないことを反映している．

接合部多様性についての知識の臨床的な応用は，B 細胞や T 細胞に由来するリンパ系腫瘍のクローナリティー

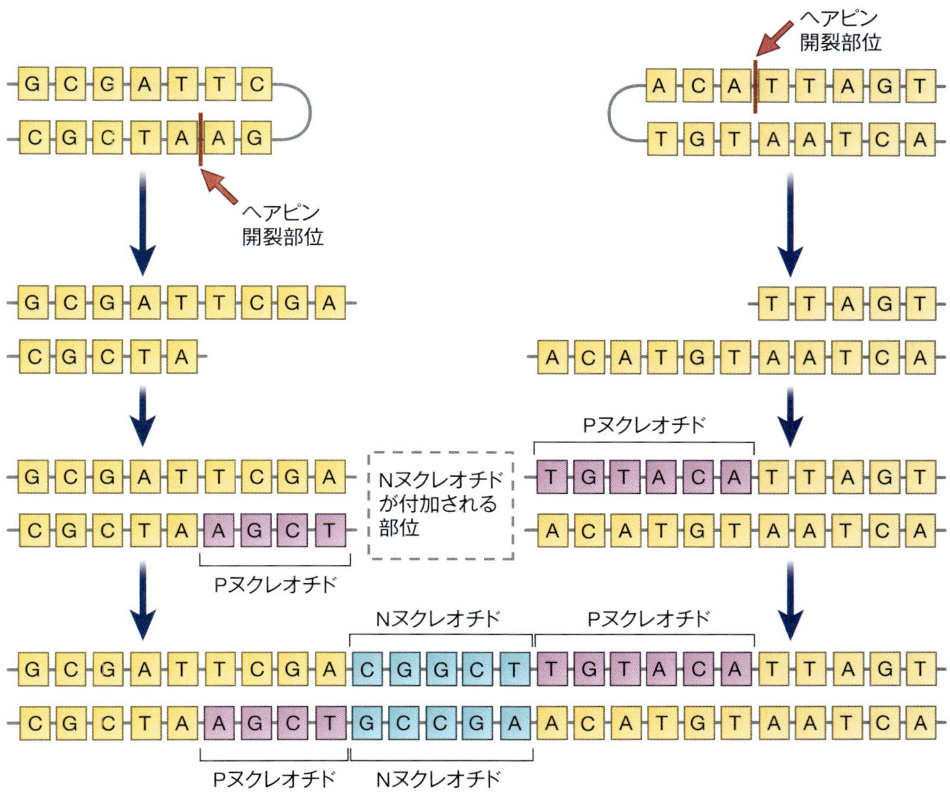

図 8.11　接合部多様性

異なる遺伝子断片の組換えの際の塩基の付加や欠失によって，接合部に新たな塩基，アミノ酸配列が生じることになる．P ヌクレオチドは，ヘアピンが非対称的に開裂し，鋳型となることで付加される．N ヌクレオチドは，酵素(TdT)の働きによって，V–D，V–J あるいは D–J 接合部に，鋳型非依存的に付加される．こうした塩基付加は，生殖細胞系列型には存在しない新たな配列を生み出す．

(clonality)の決定である．この臨床検査は，リンパ系腫瘍の単クローン性を同定し，多クローン性増殖を示す腫瘍と識別するために利用される．すべてのリンパ球クローンは固有の抗原受容体の CDR3 を有することから，V(D)J 組換え接合部の塩基配列は，それぞれのクローンの特異的な指標となる．よって，異なる B 細胞や T 細胞の増殖に際し，Ig や TCR の接合部配列を決定することにより，それらの病変が，単クローン性(腫瘍であることを示す)か，あるいは多クローン性(リンパ球の非腫瘍性増殖を示唆)かを明確にすることができる．同様の手法は，血液中や組織中の少数の腫瘍細胞を同定するために用いられるかもしれない．

以上のような背景をふまえ，以下に，B 細胞の分化について記述し，さらにその後，T 細胞の分化について説明していく．

B 細胞の分化

B 細胞の分化過程は，順序だった Ig 遺伝子の再構成と発現，プレ抗原受容体チェックポイントでの未分化 B 細胞の選択と増殖，そして成熟 B 細胞(mature B cell)レパートリーの選択によって構成される． B 細胞は，出生前は胎児肝臓に存在する B 前駆細胞より分化し，出生後は骨髄にて産生される．ほとんどの B 細胞は，Ig を発現しない，生体骨髄の前駆細胞から分化する．前駆細胞は，膜型 IgM 分子を発現する未熟 B 細胞へと分化し，その後，骨髄を離れて，主として脾臓(spleen)にて，さらに成熟する．濾胞性 B 細胞に分化した細胞は，細胞膜上に IgM と IgD を発現し，再循環したうえで，すべての末梢リンパ組織に分布する能力を獲得する．濾胞性 B 細胞は，二次リンパ組織のリンパ濾胞(lymphoid follicles)にホーミングし，外来抗原を認識，応答できる．リンパ系前駆細胞から成熟 B 細胞への分化には，ヒトで，約 2 ～ 3 日を要すると推測される．

B 細胞の分化ステージ

分化過程において，B 系列細胞は，それぞれ異なる細胞表面マーカーや Ig 遺伝子発現の特異的なパターンによって特徴づけられる，区別された分化ステージを経る(**図 8.12**)．主な分化ステージとそこで認められる事象について，以下に示す．

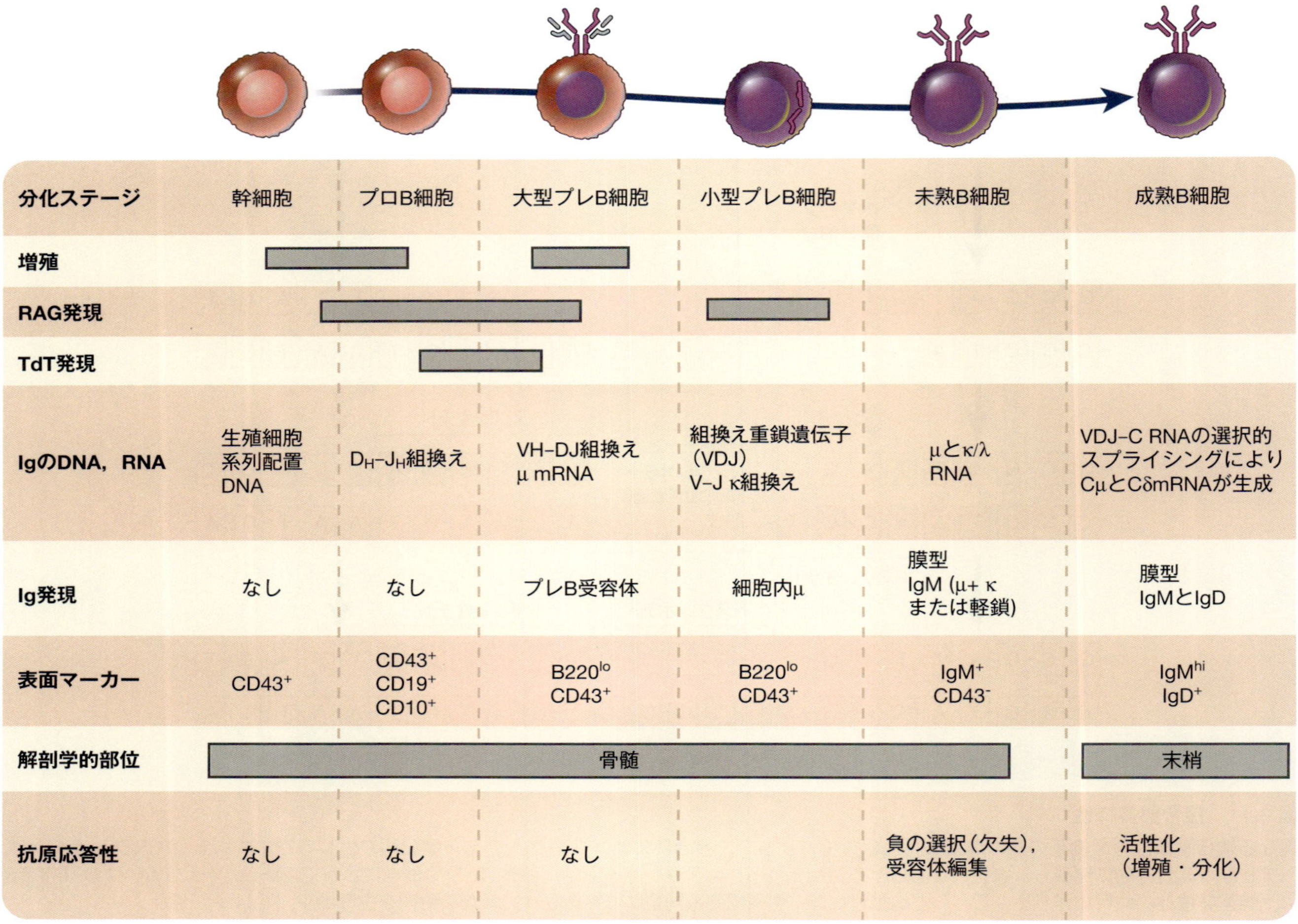

図 8.12　B 細胞の分化ステージ

骨髄幹細胞から成熟 B 細胞に至る B 細胞分化の各ステージに対応した事象をまとめた．いくつかの細胞表面マーカーは，上記した事象とともに，B 細胞の分化ステージを規定するために使用される．

B 細胞分化過程におけるプロ B およびプレ B 細胞ステージ

B 細胞系列に分化決定された最も未熟な細胞はプロ B 細胞とよばれる． プロ B 細胞（pro–B cell）は Ig を産生しないが，CD19 や CD10 といった B 細胞特異的な細胞表面分子の発現によって，他の未分化細胞と区別される．RAG–1 と RAG–2 タンパク質は最初にこの分化ステージにて発現し，Ig 重鎖遺伝子座の最初の再構成が起こる．この組換えは，1 つの D 遺伝子断片と 1 つの J 遺伝子断片が接近し，その間の DNA が除去される（**図 8.13A**）．再構成した D 遺伝子断片の 3' 側の D 遺伝子断片と，再構成した J 遺伝子断片の 5' 側の J 遺伝子断片はこの組換えによって除かれる（例えば，**図 8.13A** の D1 と J2 ～ J6）（訳者注：本文の説明は正しいが，**図 8.13A** での D1 は，D2 の 5' 側であることから V–DJ 間の組換えで除かれる．この D–J 組換えで除かれる D 遺伝子断片は D3 ～ D23 と考えられる．また J2 ～ J6 は J1 の 3' 側であり，これは遺伝子組換えでは削除されない）．D 遺伝子 –J 遺伝子組換えの後，5' 側の多くの V 遺伝子断片のなかの 1 つが DJ ユニットに結合し，再構成の完了した VDJ エクソンができあがる．この時，再構成した V 遺伝子と D 遺伝子断片の間のすべての V 遺伝子，D 遺伝子断片も除かれる．IgH 鎖遺伝子座での V 遺伝子 –DJ 遺伝子の組換えは，分化決定した B 前駆細胞でのみ起こり，Ig 発現に必須の事象である．それは，再構成した V 遺伝子のみがその後に転写されるからである．鋳型 DNA 配列（生殖細胞系列型）と無関係な接合部 N 配列（**図 8.11** 参照）の付加を触媒する酵素（TdT）の発現量は，IgH 遺伝子座での VDJ 組換えが起こるプロ B 細胞ステージにて最大となるが，軽鎖の V 遺伝子 –J 遺伝子組換えが完了する前に減少する．よって，N 配列の付加に起因する接合部多様性は，軽鎖遺伝子に比較し，重鎖遺伝子でより顕著になる．

重鎖 C 領域エクソンは，新たに再構成された VDJ エクソンと，再構成した J 遺伝子断片より 3' 側の（遠位の，distal）J 遺伝子断片や J 遺伝子 –C 遺伝子間のイントロンを含む DNA によって，隔てられたままである．再構成した Ig 重鎖遺伝子は，再構成した VDJ エクソンと Cμ エクソンを含む一次 RNA に転写される．再構成した重鎖遺伝

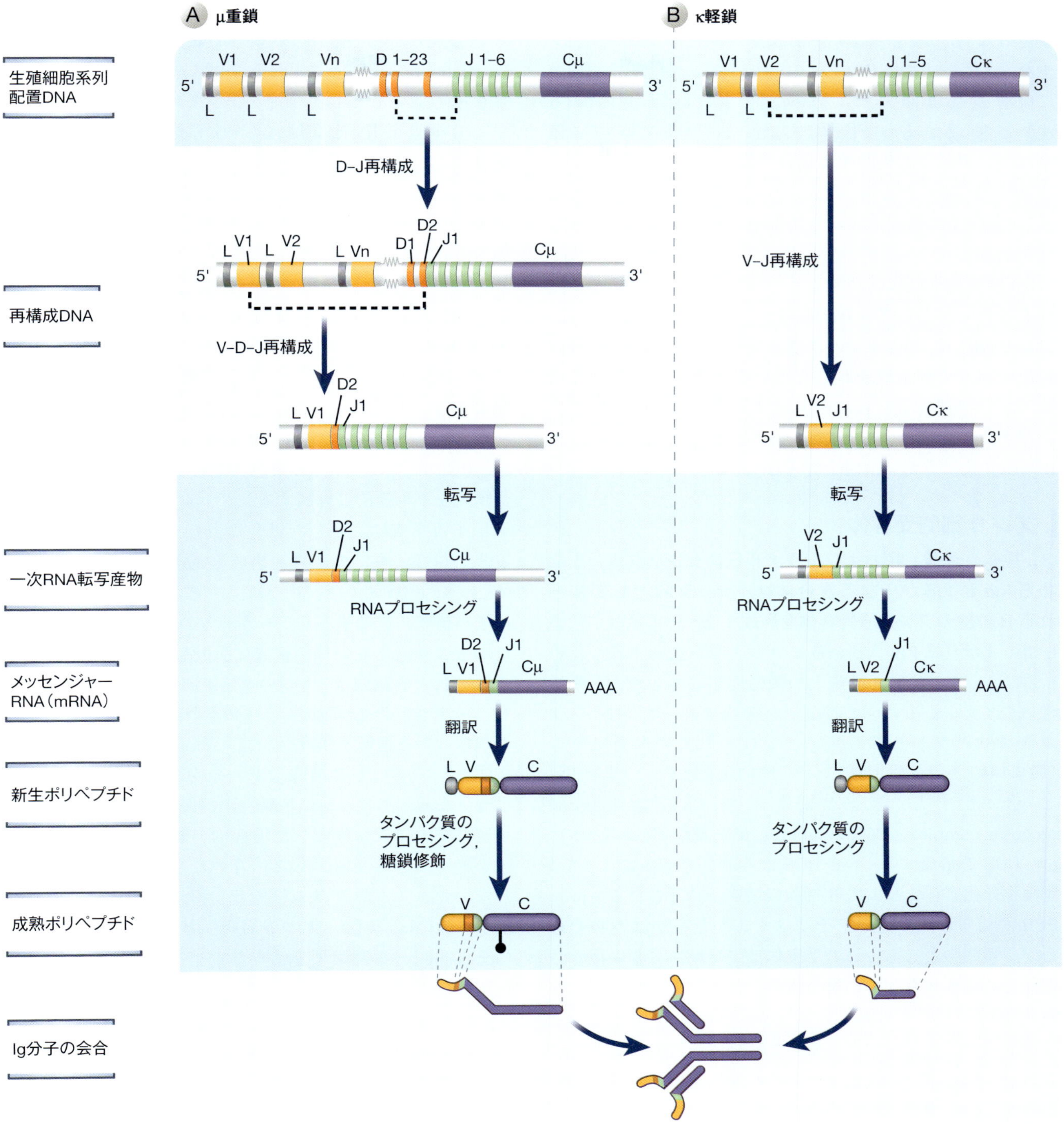

図 8.13 Ig 重鎖および軽鎖遺伝子の再構成と発現

Igμ 重鎖（A）および Igκ 軽鎖（B）の連続する事象としての DNA 組換えと遺伝子発現について示す．（A）に示された例では，μ 重鎖の可変領域をコードするのは再構成した V1, D2 と J1 遺伝子断片である．（B）に示された例では，κ 軽鎖の可変領域をコードするのは V2 と J1 遺伝子断片である．

子の核内 RNA は，2 つのポリ A 付加シグナルのうちの 1 つの下流にて切断され，3' 末端に，ポリ A テール（poly-A tails）とよばれる複数のアデニンが付加される．この核内 RNA がスプライシング（RNA 修飾事象で，イントロンが取り除かれ，エクソン同士が結合する）を受ける．μ 鎖 RNA の場合は，リーダーエクソンと VDJ エクソンの間，VDJ エクソンと Cμ 遺伝子座の最初のエクソンの間，そして Cμ 遺伝子座の中のイントロンが除かれ，スプライスされた μ 重鎖 RNA ができあがる．遺伝子再構成に成功した Ig 遺伝子座由来の mRNA は翻訳され，μ タンパク質として合成される．遺伝子再構成の成功（正しい読み取り枠の維持），すなわち正しい Ig タンパク質をコードするためには，接合部において，3 の倍数に相当する塩基の付加や欠失がなされなければならない．およそ半数のプロ B 細胞が，少なくとも一方の染色体の IgH 遺伝子座にて遺伝子再構成に成功し，μ 重鎖タンパク質を産生するようになる（訳者注：どちらか一方の染色体にて遺伝子再構成に成功する確率は，いずれでも失敗する場合の補集合であることから，1−2/3×2/3=5/9 となり，ここでの説明の“約半数”となる）．遺伝子再構成に成功した細胞のみが生存し，さらに分化する．

Igμ 鎖の再構成に成功すると，細胞はプロ B 細胞とよばれるステージからプレ B 細胞ステージへと分化を遂げる．**プレ B 細胞**は，Igμ タンパク質を発現するもののまだ軽鎖遺伝子座での再構成を起こしていない未分化 B 細胞である．プレ B 細胞は，pre-BCR とよばれる，μ 鎖と他のタンパク質との複合体を細胞膜上に発現する．pre-BCR は，B 細胞分化に重要な役割を有する．

プレ B 細胞受容体

μ 重鎖，代替 L 鎖およびシグナル伝達タンパク質，すなわち Igα と Igβ からなる複合体は，pre-BCR として知られる B 細胞のプレ抗原受容体を形成する． μ 重鎖は，代替 L 鎖とよばれる **λ5**，**Vpre-B** タンパク質と会合する．代替 L 鎖は，κ や λ 軽鎖と構造上の類似性をもつものの，多様性はなく（つまりすべてのプレ B 細胞で同一である），プロ B 細胞とプレ B 細胞ステージにおいてのみ発現する（**図 8.14A**）．この受容体にシグナル伝達分子，つまり Igα と Igβ が会合し，成熟 B 細胞での BCR 複合体（B cell receptor complex：BCR complex）（**第 7 章**参照）と類似の，pre-BCR を形成する．pre-BCR からのシグナルによって，B 細胞分化過程で最大の B 細胞の増殖が誘導される．pre-BCR が何らかのリガンドを認識するかどうかは不明であるが，現在のところ，この受容体は，リガンド非依存的に機能し，受容体としての複合体の会合そのものによって活性化されると考えられている．pre-BCR の重要性は，受容体構成分子の欠損マウスや，まれなヒト欠損症から理解される．例えば，μ 鎖をコードする遺伝子あるいは代替 L 鎖のうちの 1 つの遺伝子の欠損マウスでは，B 細胞分化がプロ B 細胞ステージにて停止し，成熟 B 細胞の数が著しく減少する．

pre-BCR の発現は，B 細胞分化の最初のチェックポイントである． pre-BCR および BCR の両者に関連する多くのシグナル伝達分子は，プロ B 細胞からプレ B 細胞への移行期での pre-BCR によるチェックポイント通過の可否決定に必須である．**ブルトン型チロシンキナーゼ**（Bruton's tyrosine kinase：BTK）は，pre-BCR 下流で活性化し，プレ B 細胞ステージでの細胞の生存，増殖およびさらなる分化の進展を支持するシグナルの伝達に必須である．*BTK* 遺伝子変異患者は，**X 連鎖無ガンマグロブリン血症**（X-linked agammaglobulinemia：XLA）とよばれる B 細胞分化不全症を呈する（**第 21 章**参照）．Xid（X-linked immunodeficiency）とよばれるマウス系統は，*btk* の変異が，重症度の低い B 細胞不全症を呈する．これは，マウスのプレ B 細胞が Tec とよばれる Btk に類似のリン酸化酵素を保持し，不完全な Btk の機能の一部を補完するためである．このチェックポイントに必須の Btk の上流や下流で機能する分子としては，μ 重鎖，λ5，Igα，Igβ，Syk，BLNK/SLP65（シグナル伝達補助分子）や PI3K の p85 サブユニットがある．これらの遺伝子変異は，希少な常染色体劣性遺伝形式の無ガンマグロブリン血症の原因となる（**第 21 章**参照）．

pre-BCR は，さらなる Ig 遺伝子再構成を 2 つの方法で制御する． まず，一方の染色体にて再構成した重鎖遺伝子座から μ タンパク質が産生され，pre-BCR を形成した場合，pre-BCR は，もう一方の染色体上の Ig 重鎖遺伝子座での再構成を不可逆的に抑制するシグナルを伝達する．最初の遺伝子再構成に失敗した場合は，もう一方の染色体上の Ig 重鎖遺伝子座にて VDJ 再構成を完遂できる．すなわち，すべての B 細胞クローンでは，一方の重鎖遺伝子座で遺伝子再構成に成功すると，もう一方の遺伝子座は生殖細胞型のままか，あるいは再構成に失敗している．その結果，それぞれの B 細胞は，2 つの遺伝子座のうちの一方によってコードされた Ig 重鎖タンパク質のみを産生できる．この現象は**対立遺伝子排除**（allelic exclusion）とよばれ，それにより，すべての B 細胞は単一の受容体のみを発現するようになり，クローンの特異性が担保される．両方の遺伝子座にて再構成に失敗した場合は，未分化 B 細胞は Ig 重鎖を産生できず，pre-BCR 依存的な生存シグナルが発生しないため，プログラム細胞死に至る．Ig 重鎖の対立遺伝子排除には，V(D)J リコンビナーゼに対する接近許容度（accessibility）を制限するような重鎖遺伝子座における染色体構造の変化が関与している．

pre-BCR が抗原受容体の産生を制御する 2 つめの方法は，κ 軽鎖遺伝子再構成を促すことである．プレ B 細胞はまず大型プレ B 細胞として増殖し，その後，代替 L 鎖の発現を停止し，非増殖性の小型プレ B 細胞となる．この細胞は μ 重鎖を細胞質内に保持し，κ 軽鎖遺伝子を再構成する．pre-BCR シグナルは，κ 軽鎖遺伝子座を V(D)J 組換え酵素の作用を受け入れる状態に変化させる．κ 遺伝子座にて遺伝子再構成に成功すると，細胞は κ 軽鎖タンパク質を産生し，すでに産生されていた μ 鎖とともに，完全な IgM タンパク質を発現する．κ 遺伝子座の再構成に失敗した場合は，λ 遺伝子座をさらに再構成し，また，完全な IgM 分子を産生する．

κ 軽鎖遺伝子座における DNA 組換えも，Ig 重鎖遺伝子座と同様に起こる（**図 8.13B** 参照）．軽鎖遺伝子座には D 遺伝子断片が存在しないため，組換えは，1 つの V 遺伝子断

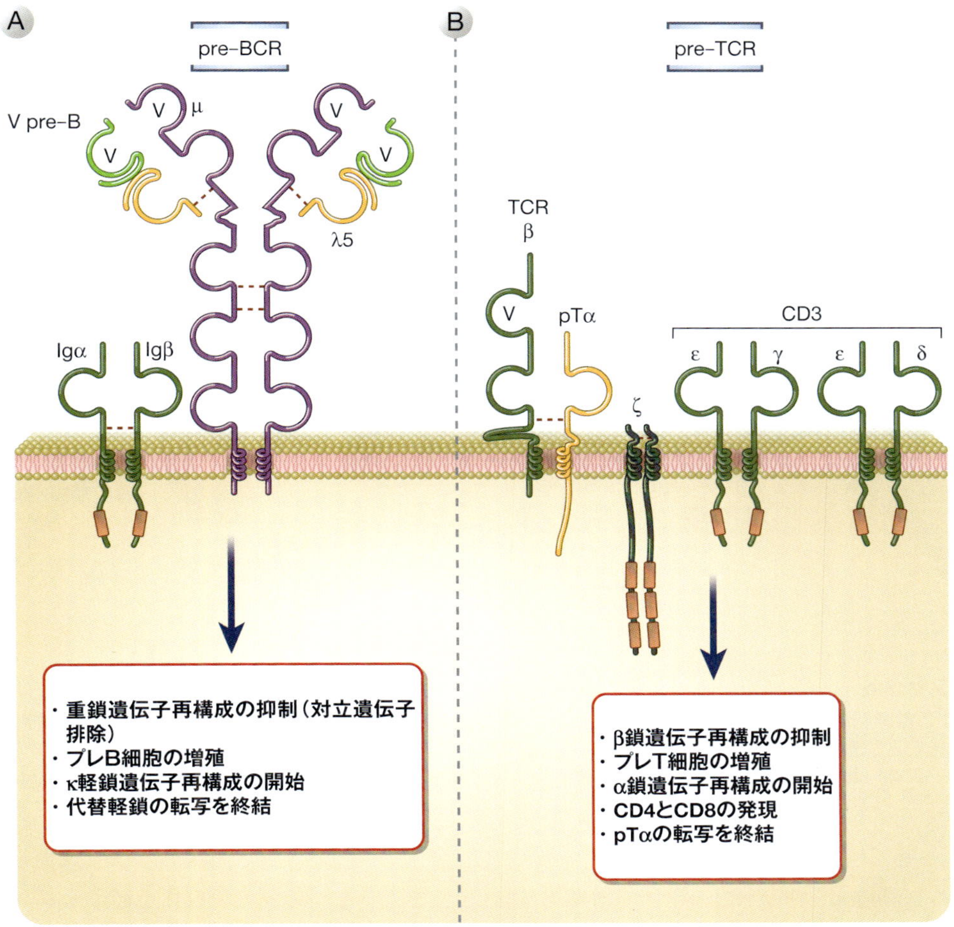

図 8.14　pre-BCR と pre-TCR

pre-BCR(A)と pre-TCR(B)は，それぞれ分化途上のプレ B 細胞期，プレ T 細胞期に発現し，両者は類似の構造と機能を共有する．pre-BCR は，μ 重鎖と多様性をもたない代替 L 鎖によって構成される．代替 L 鎖は，軽鎖の V ドメインに類似の V pre-B タンパク質と，ジスルフィド結合により μ 重鎖と共有結合する λ5 タンパク質の 2 つである．pre-TCR は，TCRβ 鎖と，多様性のない pre-Tα(pTα)鎖によって構成される．pre-BCR には，成熟 B 細胞の BCR 複合体の一部でもあるシグナル伝達分子，Igα と Igβ(**第 9 章**参照)が，pre-TCR には，成熟 T 細胞の TCR 複合体の一部でもある CD3 と ζ タンパク質(**第 7 章**参照)が，それぞれ会合している．

片と 1 つの J 遺伝子断片の間の結合としてのみ起こり，VJ エクソンを形成する．この VJ エクソンは，イントロンにより C 領域遺伝子と隔てられ，それは一次 RNA 転写産物にも保持される．一次 RNA から，スプライシングにより，VJ と C エクソン間のイントロンが除かれ，κ 軽鎖や λ 軽鎖に翻訳される mRNA となる．λ 遺伝子座においては，選択的スプライシングにより，4 つの機能的 Cλ エクソンからいずれか 1 つが用いられるが，それぞれの Cλ を有する λ 軽鎖に生物学的差異は存在しない．κ 軽鎖の存在は λ 遺伝子座の再構成を阻害し，λ 遺伝子再構成は，2 つの κ 遺伝子座で遺伝子再構成に失敗した場合か，あるいはより一般的には，後述するように，自己反応性 BCR の形成に寄与する再構成した κ 軽鎖遺伝子が受容体編集(receptor editing)により削除された場合にのみ起こる．結果として，それぞれの B 細胞クローンは，2 種類の軽鎖のうちの 1 つのみを発現できる．この現象は軽鎖アイソタイプ排除(light chain isotype exclusion)とよばれる．重鎖遺伝子と同様に，すべての B 細胞は，2 つの染色体の一方由来の κ あるいは λ 遺伝子のみ発現し，もう一方の遺伝子座は除外される．また，重鎖同様，κ と λ 鎖のいずれも，2 つの遺伝子座にて遺伝子再構成に失敗した場合は，細胞は BCR を介して伝達される生存シグナルを受け取れず，死滅する．

未熟 B 細胞

B 細胞分化過程において，最初に IgM を発現する細胞は，未熟 B 細胞とよばれる．未熟 B 細胞やその後のすべての分化ステージでは，構成された IgM 分子が，Igα や Igβ と会合して細胞膜上に発現し，抗原に対する特異的な受容体として機能する．自己に対して強く反応しない細胞では，BCR が，抗原の存在なしに，リガンド非依存的で持続的なシグナルを付与する．完全な BCR の形成は，B 細胞の生存を支持する PI-3 キナーゼ(PI-3 kinase)を含むシグナル伝達分子の活性化に十分である．こうしたシグナルは *RAG* 遺伝子の発現を抑制し，さらなる Ig 遺伝子の再構成

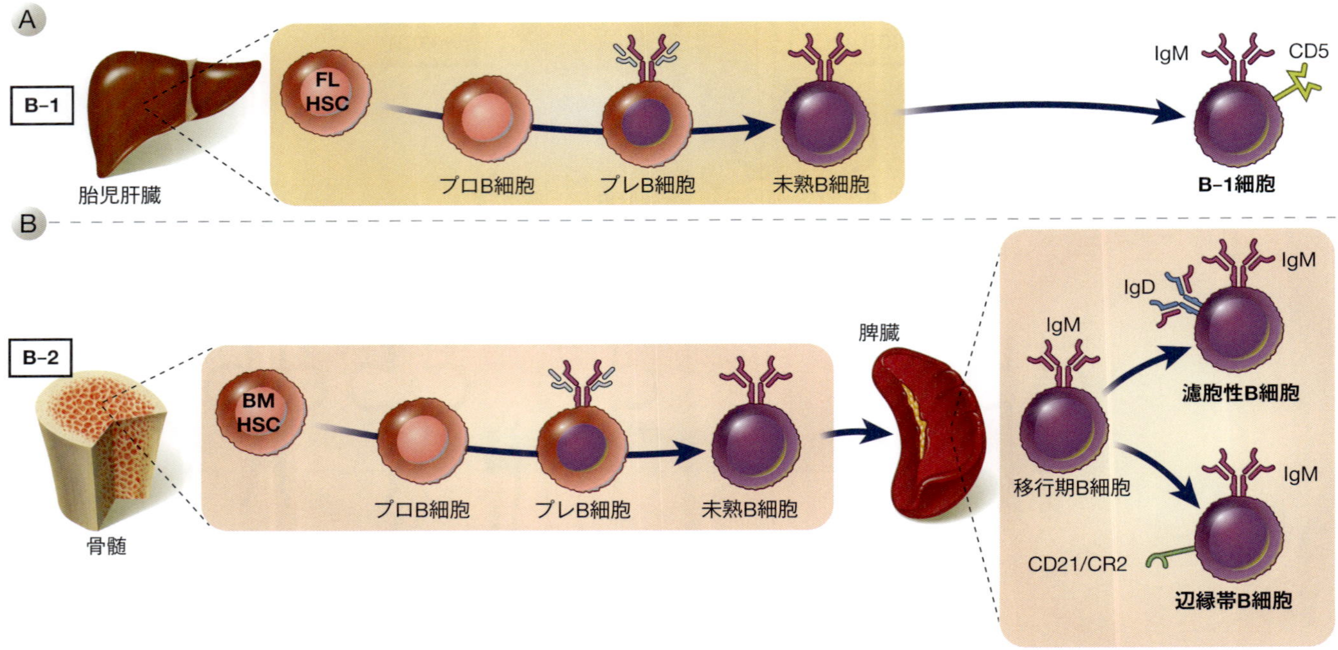

図 8.15　B 細胞サブセット

(A)胎児肝臓に由来する幹細胞から分化したほとんどの B 細胞は，B-1 細胞系列へと分化する．(B)生後，骨髄の前駆細胞から生じた B 細胞は，B-2 細胞系列へと分化する．濾胞性 B 細胞は再循環するリンパ球であり，辺縁帯 B 細胞はげっ歯類の脾臓に多く存在するが，ヒトではリンパ節内にも認められる．CD21 は，濾胞性 B 細胞と辺縁帯 B 細胞の両者に発現するが，発現レベルは辺縁帯 B 細胞でより高い．

を阻止する．未熟 B 細胞は，抗原に応答して増殖せず，分化しない．実際，骨髄に存在する多価の自己抗原に反応する受容体を発現した B 細胞が存在すると，骨髄中で抗原を高い結合性(avidity)にて認識することになるが，そうした場合は，後述するように，B 細胞は受容体編集を起こすか，あるいは死滅する．こうしたプロセスは，自己に強く反応する B 細胞の負の選択として重要である．自己に強く反応しない未熟 B 細胞は骨髄を離れ，他の末梢リンパ組織に移行する前に，脾臓にて完全に成熟する．

成熟 B 細胞のサブセット

末梢組織の B 細胞は，異なる前駆細胞から分化した異なるサブセットに分かれる(**図 8.15**)．骨髄に由来する造血幹細胞(hematopoietic stem cells：HSCs)がほとんどの B 細胞を生み出す．こうした B-2 細胞とよばれる細胞は，速やかに 2 つの移行期を経て，**辺縁帯 B 細胞**あるいは**濾胞性 B 細胞**へ分化する．それらと異なる系列として，**B-1 細胞**は胎児肝臓由来の HSCs から分化する．

濾胞性 B 細胞

ほとんどの成熟 B 細胞は濾胞性 B 細胞に属し，IgM に加えて IgD を細胞膜上に発現する．これらの B 細胞は，V 領域を構成する同一の VDJ エクソンを用いた Ig 重鎖である μ 鎖と δ 鎖をともに発現する．それぞれの B 細胞では，各重鎖は同じ κ あるいは λ 軽鎖と会合し，同じ抗原特異性をもつ 2 つの膜型受容体を産生する．各 B 細胞は，V 領域をコードする再構成した VDJ ユニットを，Cμ や Cδ 両遺伝子産物とともに含む長い一次 RNA を発現する(**図 8.16**)．一次転写産物が μ エクソンの後ろで切断されポリアデニン化される場合は，RNA スプライシング後，VDJ エクソンは Cμ エクソンと接近し，μ 鎖 mRNA になる．しかし，VDJ ユニットが Cμ エクソンに接近せず，代わりに Cδ エクソンへとスプライシングした場合は，δ 鎖 mRNA となる．その後，翻訳され，いずれも同じ V 領域をもち，同じ特異性を有する完全な μ あるいは δ 重鎖タンパク質が産生される．再構成した VDJ ユニットが Cμ と Cδ のどちらと結合するかを決めるポリ A 付加シグナルやスプライスアクセプターの選択を制御する詳しい機序については，ほとんど明らかにされていない．どの段階でなぜ IgM 単独ではなく IgM と IgD の両方を発現することになるのか，それを決定するシグナルについても同様に不明である．

IgM と IgD の共発現は，B 細胞の再循環能力や機能的適格性(functional competence)と相関しており，これが IgM 陽性 IgD 陽性 B 細胞が成熟 B 細胞とよばれるゆえんである．この IgD の発現と機能的適格性の獲得との相関性は，IgD が成熟 B 細胞の活性化受容体として必須であることを推察させた．しかし膜型 IgM と膜型 IgD との間に機能的差異があることを示す証拠はない．さらに，Igδ 遺伝子欠損マウスにおいて，B 細胞の成熟と抗原への応答性に何ら

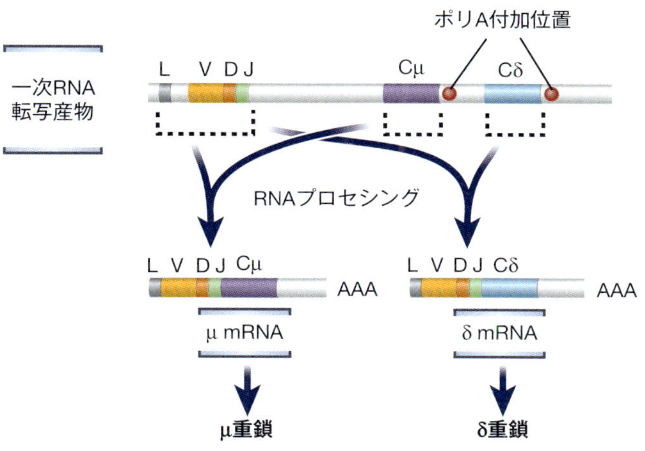

図 8.16 IgM と IgD の共発現
一次 RNA 転写産物の選択的スプライシングにより，μ および δmRNA が産生される．点線は，RNA スプライシングによって結合する重鎖遺伝子断片を表す．

影響は認めない．濾胞性 B 細胞は，ある二次リンパ組織から他の二次リンパ組織へ移動しその濾胞に留まることから，しばしば再循環 B 細胞（recirculating B cells）ともよばれる（**第 2 章**参照）．

ナイーブ濾胞性 B 細胞は，抗原に遭遇するまでの限られた期間，生存する（**第 2 章**参照）．濾胞性 B 細胞の生存は，BCR を介した“継続的な”抗原非依存的なシグナル，あるいは BAFF（B cell–activating factorof the TNF family：BlyS，B lymphocyte stimulator としても知られる）とよばれるサイトカインからのシグナルに依存している．後者は，BAFF 受容体を介して，濾胞性 B 細胞の成熟や生存を支持する．BAFF とその関連分子 APRIL は，他の受容体である TACI や BCMA とも結合し，さらに後期ステージ B 細胞の活性化や分化に関与する（**第 12 章**にて記述）．こうしたサイトカインは，リンパ濾胞や骨髄中の特殊な細網線維芽細胞（fibroblastic reticular cells）や骨髄系細胞（myeloid cells）から産生される．ナイーブ濾胞性 B 細胞は，再循環しているナイーブ T 細胞と同様に，輸出リンパ管からリンパ節（lymph nodes）を離れ，血液中に入り，高内皮細静脈（high endothelial venules：HEVs）からリンパ節へ戻る（**第 3 章**参照）．

成熟したナイーブ B 細胞は抗原に反応するが，高い親和性で認識し反応する抗原に遭遇しなければ，数ヵ月で死滅する．**第 12 章**では，B 細胞が抗原誘導性の分化過程で，どのように抗原に反応し，どのように Ig 遺伝子の発現パターンを変化させるかについて説明する．

B-1 細胞と辺縁帯 B 細胞

B-1 細胞とよばれる B 細胞のサブセットは，限定的な多様性を有する抗原受容体を発現し，体液性免疫（humoral immunity）において濾胞性 B 細胞とは異なる役割を担っていると考えられている． B-1 細胞は胎児肝臓に由来する HSCs から分化し，げっ歯類にてよく解析されている．ほとんどのマウス B-1 細胞は CD5 分子を発現する．生後，数多くの B-1 細胞が，腹膜や粘膜領域において，増殖性の細胞集団として同定される．B-1 細胞は，発生期において，濾胞性 B 細胞や辺縁帯 B 細胞よりも早期に分化し，比較的限定された V 遺伝子レパートリーを有し，通常の B 細胞より少ない接合部多様性を示す（これは，胎児肝臓の未分化 B-1 細胞には TdT が発現しないことによる）．B-1 細胞は，自発的に，しばしば微生物の多糖，脂質やその酸化によって生じる酸化脂質に反応する IgM 抗体を分泌する．ABO 血液型抗原（ABO blood group antigens）に対するほとんどの IgM 抗体は，B-1 細胞に由来する．こうした抗体は，抗体産生を刺激する抗原の供給源が腸内細菌叢である可能性はあるものの，抗原で免疫されていない個体に存在することから，**自然抗体**（natural antibody）とよばれることがある．B-1 細胞は，腹膜のような特定の組織に侵襲した微生物に対する迅速な抗体産生に寄与する．粘膜固有層（lamina propria）では，IgA を分泌する形質細胞（plasma cell）の半数は，B-1 細胞に由来すると考えられる．B-1 細胞は γδT 細胞に類似の細胞である．すなわち両者は，多様性の限られた抗原受容体を発現し，上皮による外部環境との境界にて共通に遭遇する抗原に反応することが推定されている．B-1 様細胞はヒトにおいても報告されているが，そのマーカーが活性化 B 細胞と重なることから，ヒト B-1 細胞の同定は困難である．

辺縁帯 B 細胞は，主に脾臓の辺縁洞近傍に局在し，多様性が限られ，多糖に反応する性質や自然抗体を産生する点から，B-1 細胞に類似する細胞である． 辺縁帯 B 細胞はマウスとヒトいずれにも存在し，IgD をもたずに IgM を発現し，濾胞性 B 細胞と区別される高い CD21 コレセプターを発現する．ヒトでは，辺縁帯 B 細胞は IgM 産生記憶 B 細胞と区別できない．マウスでは，辺縁帯 B 細胞は脾臓にのみ存在するが，ヒトでは，脾臓とともにリンパ節においても認められる．辺縁帯 B 細胞は，血液に混入した微生物にきわめて迅速に反応し，短寿命の IgM 産生形質細胞に分化する．辺縁帯 B 細胞は T 細胞依存的な免疫応答（immune response）にも関与し，また脂質抗原に応答するナチュラルキラー T 細胞とも協働できる．

成熟 B 細胞レパートリーの選択

成熟 B 細胞のレパートリーは，未熟 B 細胞プールからの正の選択を経て形成される．後述するように，T 細胞の正の選択についてはよく理解され，新たに分化した CD8 陽性あるいは CD4 陽性 T 細胞の TCR が自己 MHC クラスⅠあるいはクラスⅡ分子を認識できるように適合させる．これに相当するような B 細胞の抗原認識への制約は存在しない．にもかかわらず，正の選択は，主に抗原受容体遺伝子再構成が成功した細胞を同定する一般的な現象として，起きている．機能的な膜型Ig分子を発現したB細胞のみが，構成的な(持続性の)BCRを介したシグナルを受け取る．それは，前述したように，未熟B細胞の生存に必須である．自己抗原はこのBCRを介したシグナル強度に影響し，その後の，B細胞成熟における末梢B細胞系列の決定を左右すると考えられる．

自己抗原を高い結合性にて認識する未熟B細胞には，**受容体編集**(receptor editing)とよばれるプロセスにより，しばしばその特異性の変更が誘導される．未熟B細胞が自己抗原を認識すると，*RAG*遺伝子の再活性化および新たなIg軽鎖遺伝子の再構成と発現が誘導され，自己に反応しない別の(編集された)BCRを発現するようになる．典型的には，自己反応性Ig軽鎖遺伝子である元のVJκエクソンが除去され，上流のVκ遺伝子と下流のJκ遺伝子断片による新たに再構成した遺伝子に置き換わる．どちらかの染色体にて翻訳枠に合致した生産可能なκ軽鎖再構成ができず，受容体編集に失敗した場合は，活性化した未熟B細胞は，λ遺伝子の一方の染色体にて再構成を起こし，それも失敗した場合は，さらにもう一方の染色体にて再構成がなされる．λ軽鎖を保持するB細胞のほとんどは，自己反応性で受容体編集を起こした未熟B細胞に由来する．

受容体編集が失敗すると，自己抗原に高い親和性を示す受容体を発現し，骨髄や脾臓にてその自己抗原に遭遇した未熟B細胞は，アポトーシスを起こして死滅すると考えられる．このプロセスも**負の選択**とよばれる．抗原(通常，核酸や膜結合脂質，膜タンパク質といった大量に存在する多価の自己抗原)による負の選択は，自己抗原に特異的な受容体を有するIgM発現未熟性B細胞(immature B lymphocyte)に強いシグナルを誘導する．受容体編集と細胞の除去は，骨髄中に存在する自己抗原へのB細胞寛容の維持に資する(**第15章**参照)．

ひとたびIgM陽性IgD陽性成熟B細胞ステージに移行すると，抗原の認識は，受容体編集やアポトーシスではなく，増殖・分化を誘導する．その結果，末梢リンパ組織にて抗原を高い親和性で認識した成熟B細胞は活性化され，液性免疫応答を惹起する．濾胞性B細胞は，ヘルパーT細胞(helper T cell)依存的なタンパク質抗原に対する抗体応答のほとんどを担う(**第12章**参照)．

T細胞の分化

T細胞系列へ分化決定した前駆細胞から成熟T細胞への分化は，TCR遺伝子の連続した再構成と発現，細胞増殖，抗原(訳者注：この場合は自己MHCとセルフペプチド)によって誘導される選択，そして形質的および機能的に異なるサブセットへの分化決定で構成される(**図8.17**)．これは，多くの分化過程において，B細胞の分化と似ている．しかし，T細胞分化は，ほとんどのT細胞の自己MHCに結合したペプチド抗原への特異性やその特異性を有する細胞を選択するための特別な微小環境の必要性を反映したユニークな特徴をもつ．

T細胞分化における胸腺の必要性

胸腺(thymus)はT細胞が分化する主たる場所である．胸腺は加齢に伴い萎縮し，思春期以降のヒトでは実質的に検出されず，その結果，成熟T細胞の供給は徐々に低下する．しかし，骨髄移植を受けた成人移植患者においても免疫系(immune system)の再構築がなされることから，T細胞の分化は成人期を通じて一定程度継続している．つまり，あるT細胞の分化については，萎縮した残存胸腺でも十分であるのかもしれない．記憶T細胞は長い寿命(ヒトではおそらく20年以上)をもち，加齢に伴って蓄積してくるので，歳を重ねるにつれ，新たに分化したT細胞の必要性は減少する(**図2.10**，**第2章**参照)．

T細胞は，胎児肝臓や成体骨髄由来の前駆細胞を起源とし，胸腺にて分化する．この前駆細胞は多能性を有し，血流から，胸腺の皮質髄質境界領域の後毛細管細静脈内皮細胞を通って，胸腺内に入る．マウスでは，通常21日間の胎生期の11日目に，初めて未熟リンパ球が胸腺に認められる．これは，ヒトでは，妊娠7週～8週に相当する．胸腺内で分化途上のT細胞を**胸腺細胞**(thymocyte)と称する．最も未熟な胸腺細胞は，胸腺の被膜下洞(subcapsular sinus)や皮質の被膜側(outer cortical region)に見出される．そこから，胸腺細胞は皮質へ移動し，そこで，ほとんどのその後の分化事象が起こる．皮質において，胸腺細胞は初めてγδとαβTCRを発現する．αβT細胞は，皮質を出て髄質に入る時に，MHCクラスⅡに拘束されたCD4陽性細胞かクラスⅠに拘束されたCD8陽性細胞に分化する．CD4陽性あるいはCD8陽性シングルポジティブ胸腺細胞(single-positive thymocyte)は，髄質から胸腺を離れ，血流に入る．本章では，まずαβT細胞の分化について説明し，その後，γδT細胞の分化について記述する．

胸腺環境は，胸腺細胞の増殖や分化に必須の刺激を供給する．こうした刺激の多くは，分化途上のT細胞以外の胸腺内の細胞からもたらされる．皮質では，皮質胸腺上皮細胞(cortical thymic epithelial cells)が長い細胞突起からなる網目状構造を形成し，胸腺細胞はその周囲を通過し髄質へと移行する．髄質胸腺上皮細胞(medullary thymic epithelial cells)として知られる別のタイプの上皮細胞は，髄質に存在し，未分化T細胞の負の選択のための自己抗原の提示において特有の役割をもつと考えられる(**第15章**参照)．骨髄由来の樹状細胞(dendritic cells)は皮質髄質境界領域や髄質内に存在し，マクロファージ(macrophage)は主に髄質

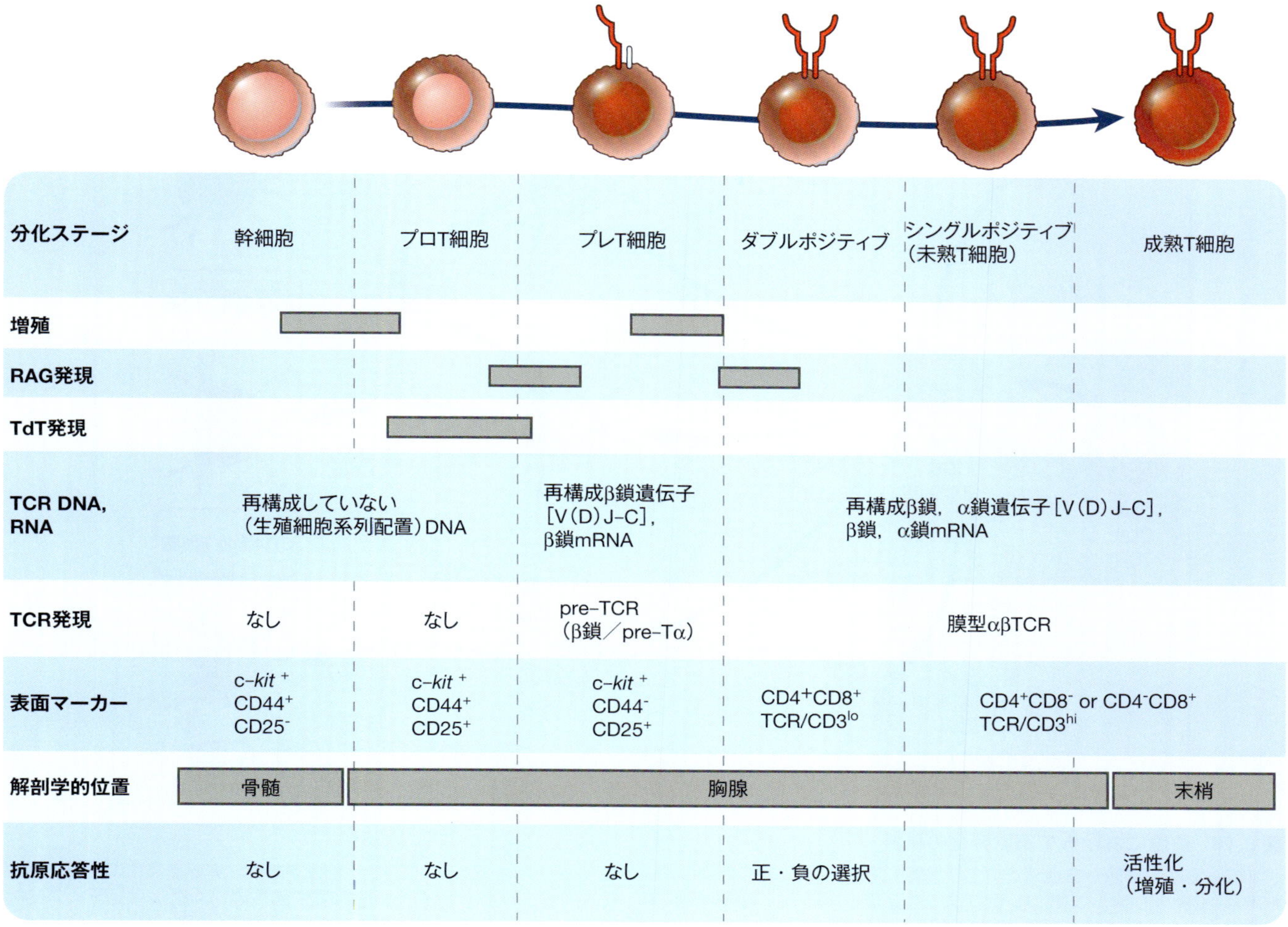

図 8.17　T 細胞の分化ステージ

骨髄幹細胞から成熟T細胞に至るT細胞分化の各ステージに対応した事象をまとめた．いくつかの細胞表面マーカーは，上記した事象とともに，T 細胞の分化ステージを規定するために使用される．

中に存在する．胸腺細胞がこのような解剖学的配置を通って移動することは，T 細胞の分化や選択に必要な胸腺細胞と他の細胞の間の物理的相互作用を可能にする．上皮細胞と樹状細胞は，MHC クラス I とクラス II 分子を発現する．未分化 T 細胞とこの MHC 分子との相互作用は，後述するように，成熟 T 細胞レパートリーの選択に必須である．

胸腺へのあるいは胸腺内での細胞の移動は，ケモカイン（chemokines）によって促される．胸腺前駆細胞は，ケモカイン受容体（chemokine receptors）である CCR9 を発現する．前駆細胞の胸腺への移行は，胸腺皮質にて産生され，CCR9 に結合するケモカイン（リガンド）である CCL25 に依存する．CCL21 や CCL19 といったケモカインは，胸腺細胞上の CCR7 に結合し，未分化 T 細胞の皮質から髄質への移動を制御する．最終的に，新たに分化した T 細胞はスフィンゴシン 1–リン酸（sphingosine 1–phosphate）受容体（**第 3 章**参照）を発現し，スフィンゴシン 1–リン酸の濃度勾配に従って，胸腺髄質から血流中へと出て行く．

上皮細胞を含む胸腺間質細胞（thymic stromal cells）は，重要なリンパ球増殖因子として先に記述した IL–7 を分泌する．皮質胸腺細胞において細胞増殖やアポトーシスによる細胞死の比率はきわめて高い．1 個の未分化細胞が多くの細胞を生み出し，髄質に移行する前に，その 95％がアポトーシスにて死滅する．細胞死は，いくつかの要因が組み合わさって現れる．それは，TCRβ 鎖遺伝子の再構成に失敗し，結果として pre–TCR が発現しないこと（β セレクションチェックポイント，後述），胸腺での自己 MHC 分子による正の選択の失敗，そして自己抗原による負の選択である（**図 8.3** 参照）．

T 細胞の分化ステージ

T 細胞の分化過程において，TCR 遺伝子再構成と TCR，CD4 および CD8 の発現には，正確な順序がある（**図 8.18**，**図 8.17** も参照）．マウス胎仔胸腺では，前駆細胞が胸腺に到達して 3 日～4 日後に，まず γδTCR が細胞膜上に現れ，その 2 日～3 日後に αβTCR が出現する．ヒト胎児胸腺で

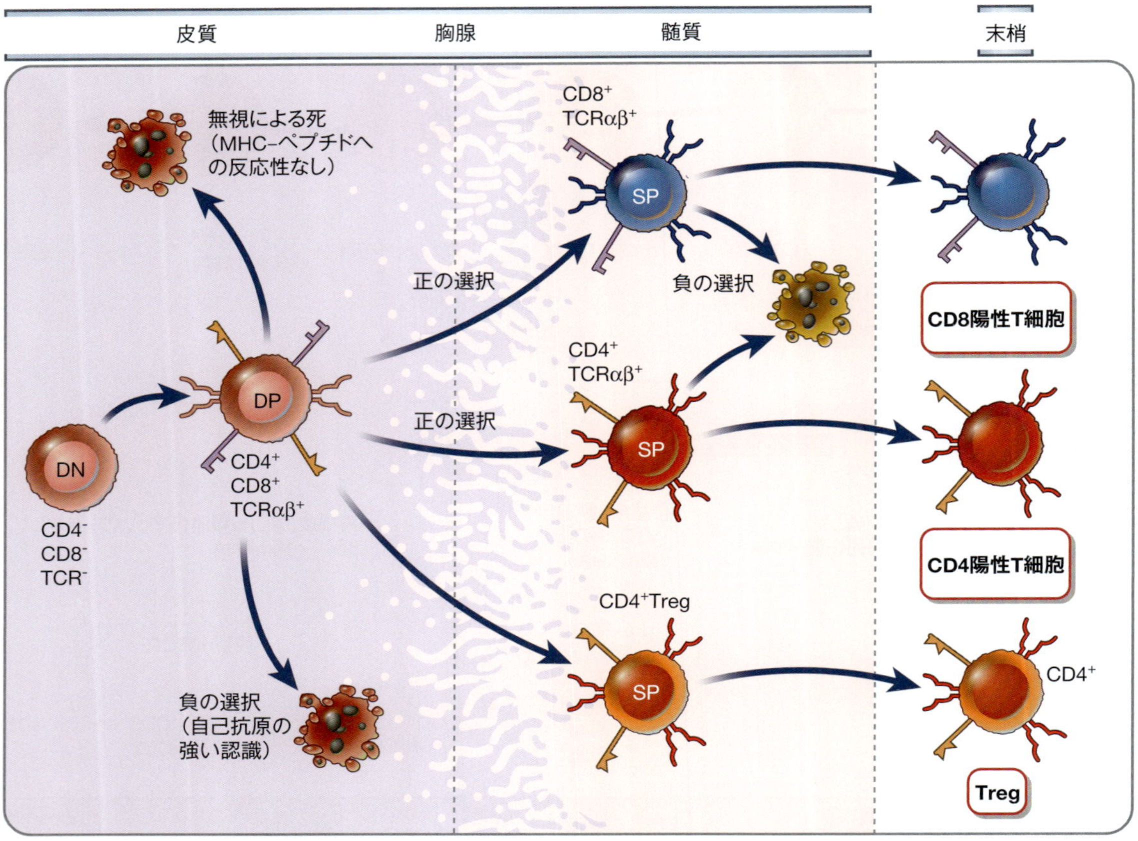

図 8.18 胸腺における T 細胞分化の概要

T 前駆細胞は，骨髄から血液を介して胸腺に移行する．αβT 細胞の前駆細胞はダブルネガティブ(DN)T 細胞である．胸腺皮質にて，その前駆細胞は TCR や CD4，CD8 コレセプターを発現し始める．選択過程にて，皮質内ダブルポジティブ(DP)細胞や髄質内シングルポジティブ(SP)細胞の中の自己反応性 T 細胞が排除される．さらに，自己 MHC に弱い親和性を示す TCR を保持した胸腺細胞の生存が促進される．CD4 陽性 CD8 陰性，あるいは CD8 陽性 CD4 陰性 SP T 細胞への機能的および形質的分化は髄質で起こり，成熟した T 細胞は血液循環に放出される．一部のダブルポジティブ細胞は CD4 陽性 CD8 陰性制御性 T 細胞(Treg，**第 15 章**参照)へと分化する．γδT 細胞の分化については図示していない．

は，γδTCR が妊娠 9 週から現れ，その後，αβTCR が妊娠 10 週にて出現する．

ダブルネガティブ胸腺細胞

骨髄から移行してきたばかりの最も未熟な皮質胸腺細胞は，生殖細胞系列型の TCR 遺伝子を有し，TCR，CD3，ζ 鎖(ζ chain)，CD4 や CD8 を発現しない．このような細胞を，**ダブルネガティブ胸腺細胞**(double–negative thymocyte)と称する(訳者注：このような性状の胸腺細胞は，ダブルネガティブ細胞のなかでも最も未熟な一部の細胞のみである)．このステージの胸腺細胞は，プロ T 細胞(pro–T cell)期にあると考えられる．胸腺内での選択過程を生き抜いたダブルネガティブ胸腺細胞のほとんど(＞ 90％)は最終的に αβTCR を発現し MHC に拘束された CD4 陽性あるいは CD8 陽性 T 細胞になり，一部のダブルネガティブ胸腺細胞が γδT 細胞を生じる．RAG–1 および RAG–2 タンパク質は，T 細胞分化過程のダブルネガティブステージにて最初に発現し，TCR 遺伝子の再構成に必須である．αβT 細胞では，まず TCRβ 鎖遺伝子座にて Dβ–Jβ 遺伝子再構成が起こる．それは，Dβ1 遺伝子断片と 6 個の Jβ1 遺伝子断片のうちの 1 個の結合か，Dβ2 遺伝子断片と 6 個の Jβ2 遺伝子断片のうちの 1 個の結合のどちらかである(**図 8.19A**)．Vβ–DJβ の遺伝子再構成は，αβT 細胞分化過程のプロ T 細胞期からプレ T 細胞期への移行期に起こる．遺伝子再構成を起こしている D 遺伝子，J 遺伝子とおそらく Cβ1 遺伝子(Dβ2 と Jβ2 遺伝子断片が使用された場合)を含む断片の間の DNA 配列が，遺伝子再構成過程で除かれる．TCRβ 遺伝子の核内一次転写産物は，組換え VDJ エクソンと当該 Cβ 遺伝子の間のイントロンを含む(さらに Cβ を構成する 4 つのエクソンの間の 3 つのイントロンを含む．図中では，簡易に 1 つのエクソンで表記)．一次転写産物の切断後，ポリ A テールが Cβ 領域の 3' 側に位置するポリ A 付加シグナル下流に付加され，VDJ 遺伝子断片が 2 つの Cβ 遺伝子のいずれか(再構成過程でいずれの J 遺伝子断片が使われたかによる)の第 1 エクソンに隣接するように VDJ エクソンと Cβ の間の配列がスプライシングされ，成熟 mRNA が形成される．この mRNA が翻訳され，完全長の TCRβ 鎖タンパク質が生じる．2 つの Cβ 遺伝子

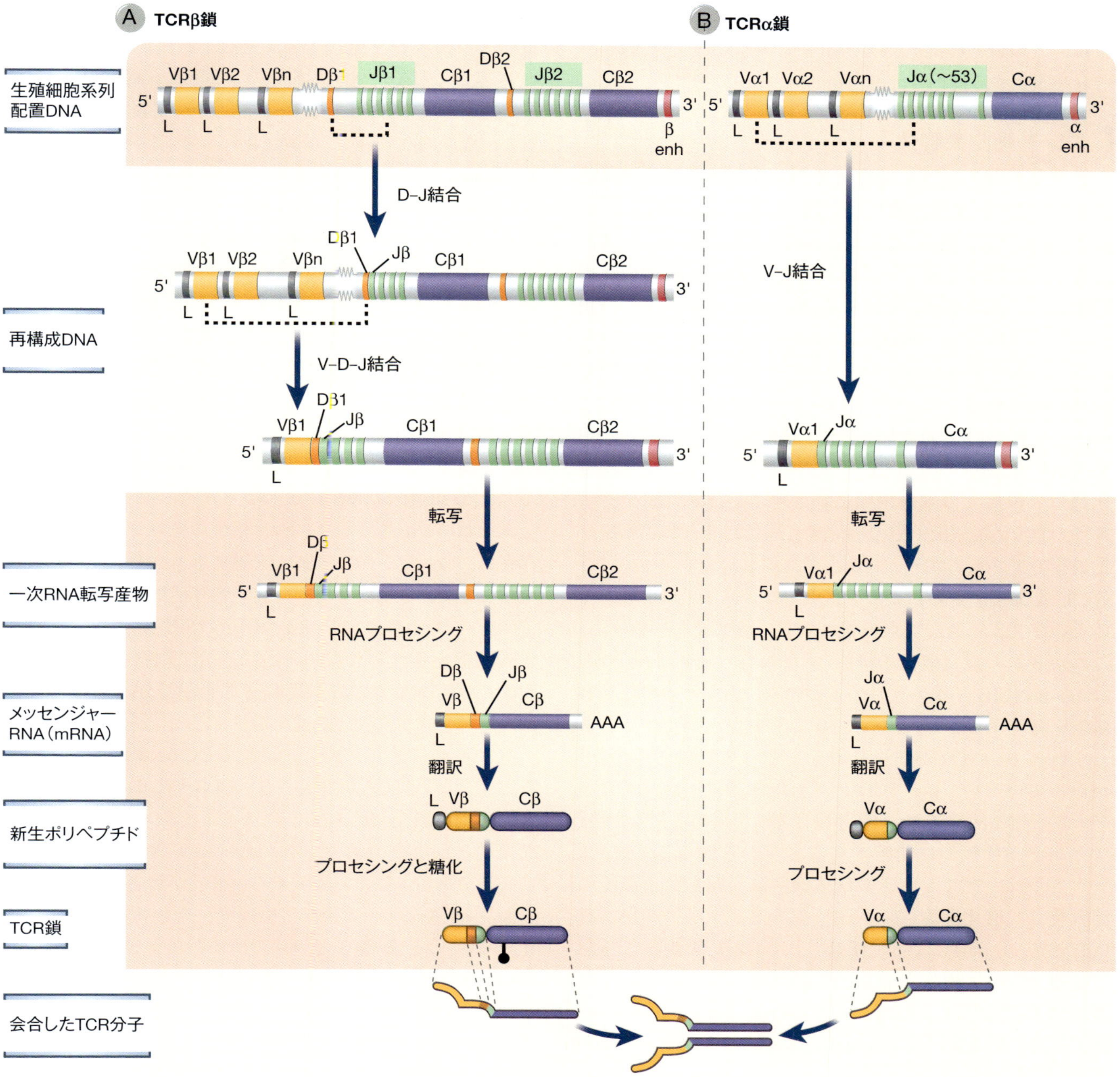

図 8.19　TCRα と β 鎖遺伝子の再構成と発現

TCRβ 鎖(A)および TCRα 鎖(B)の連続する事象としての DNA 組換えと遺伝子発現について示す．(A)に示された例では，再構成した TCRβ 鎖の可変領域は Vβ1 と Dβ1 遺伝子断片と Jβ1 クラスターの 3 番目の J 遺伝子断片を含む．この例では，定常(C)領域は，簡便化するために 1 つのエクソンとして表されている Cβ1 にコードされている．TCRβ 鎖遺伝子座では，遺伝子再構成は D–J 結合から開始され，続いて，V–DJ 結合が起こる．ヒトでは，14 個の Jβ 遺伝子断片が同定されているが，この図ではすべては記載されていない．(B)に示された例では，TCRα 鎖の可変領域は Vα1 遺伝子と Jα クラスターの 2 番目の J 遺伝子断片が含まれる(このクラスターはヒトでは 61 個の Jα 遺伝子断片で構成されているが，すべては表記されていない)．

は機能的に交換可能であり，いずれの Cβ が使用されたかで TCR の特異性に影響はない．さらに，個々の T 細胞において，1 つの C 遺伝子からもう 1 つに変更されることはない．Vβ 遺伝子の 5' 側に隣接したプロモーターは，VDJ 組換えによって機能的 V 遺伝子に近づいた Cβ2 遺伝子の 3' 側に位置する強力なエンハンサーと協働して機能する．プロモーターがエンハンサーに近接したことにより，再構成した TCRβ 鎖遺伝子の T 細胞特異的な転写が高まる．遺伝子再構成において塩基の付加や欠失が生じた後，分化しているプレ T 細胞(pre–T cell)の約半数が，3 の倍数の新たな塩基を含む TCRβ 鎖遺伝子をもつことで(2 つの TCRβ 遺伝子座のうちの 1 つにて)，約半数のプレ T 細胞がTCRβ鎖タンパク質を発現する．T細胞分化の次のステップは，この最初の抗原受容体鎖を発現した細胞を選択し，それを選択する関門(check-point)である．

プレT細胞受容体

ダブルネガティブT細胞にてTCRβ鎖遺伝子の再構成に成功する(翻訳読み取り枠に適合，in-flame)と，TCRβ鎖は，pre-Tα(pTα)とよばれる多様性のないタンパク質と会合し，CD3やζタンパク質とともにpre-TCR複合体を形成して，細胞膜上に発現する(**図8.14B**参照)．pre-TCRは，TCRβ鎖の遺伝子再構成に成功したプレT細胞を選択する．T細胞分化におけるpre-TCRの機能は，B細胞分化における代替L鎖を含むpre-BCRの機能と似ている．pre-TCRからのシグナルは，産生可能な再構成したTCRβ鎖遺伝子を保持するプレT細胞の生存を維持し，T細胞分化過程での最大の細胞増殖に寄与する．pre-TCRシグナルは，TCRα鎖遺伝子座の再構成も開始させ，胸腺細胞分化過程のダブルネガティブからダブルポジティブへの移行(後述)を促す．さらにこのシグナルは，遺伝子再構成していないTCRβ鎖遺伝子座のそれ以上の再構成を抑制する．これがβ鎖の対立遺伝子排除(すなわち，成熟T細胞が，2つのβ鎖遺伝子座のうちの1つのみに由来する抗原受容体鎖を発現すること)となる．プレB細胞と同様に，あるとすればpre-TCRが何をリガンドとして認識するのか，わかっていない．pre-TCRシグナル伝達は，pre-BCRシグナル伝達と同様に，pre-TCR複合体の形成に成功した後，リガンド非依存的に開始されると考えられる．pre-TCRシグナルは，TCRシグナル伝達機序にも関与する多くの細胞質リン酸化酵素(キナーゼ)やアダプタータンパク質(adaptor protein)によって伝達される(**第7章**参照)．pre-TCR複合体のT細胞分化における必須の機能は，pre-TCR複合体の構成分子(TCRβ鎖，pre-Tα，CD3，ζ鎖やLck)を欠く遺伝子変異マウスを用いた多くの研究によって検証され，T細胞の分化がダブルネガティブステージにて停滞する．ヒトCD3εの変異はSCIDを呈するが，Lckの変異はCD4陽性T細胞がほとんど消失する(強いLckシグナルは正の選択の過程でCD8陽性T細胞よりCD4陽性T細胞に必要である，後述)．

ダブルポジティブ胸腺細胞

T細胞分化の次のステージでは，胸腺細胞がCD4とCD8の両方を発現し，ダブルポジティブ胸腺細胞(double-positive thymocyte)と称される．CD4とCD8の発現は，その後の選択現象に必須である．TCRα鎖遺伝子の再構成とTCRαβヘテロ二量体の発現は，pre-TCRチェックポイントを通過した直後のCD4陽性CD8陽性ダブルポジティブ細胞で起こる(**図8.17**，**8.18**参照)．プレT細胞後期での*RAG*遺伝子の2度目の発現は，TCRα遺伝子再構成を開始させる．TCRα遺伝子座にはD遺伝子断片が存在せず，遺伝子再構成はV遺伝子とJ遺伝子断片の結合においてのみ起こる(**図8.19B**)．多くのJα遺伝子断片の存在は，各染色体での産生可能なV-J結合への複数回の試みを許容し，機能的なαβTCRが産生される可能性を増大させる．TCRβ鎖タンパク質の産生とpre-TCRの形成がそれ以上の再構成を抑制するTCRβ鎖遺伝子座とは対照的に，TCRα鎖遺伝子座では，対立遺伝子排除はほとんどあるいはまったく起きない．よって，産生可能なTCRα再構成が両方の染色体で起きるかもしれず，その場合，T細胞が2つのα鎖を発現することになる．実際，末梢の成熟T細胞の30%程度が異なる2つのTCRを発現し，それはそれぞれのT細胞にて同一のβ鎖と異なるα鎖から形成されている．後述するように，2つの異なるTCRのうちの1つのみが自己MHCによる正の選択に関与する可能性がある．TCRα鎖遺伝子の転写制御は，β鎖遺伝子と同様である．それぞれのVα遺伝子の5'側に活性の低いプロモーターが存在し，Cα遺伝子の3'側に位置するエンハンサーに近接することで，T細胞特異的に高い転写活性を示すようになる．2つの染色体にてTCRα遺伝子の再構成が失敗すると，正の選択を受けられない(後述)．αβT細胞系列の胸腺細胞が生産可能なTCRα鎖遺伝子の再構成ができない場合は，アポトーシスにて死滅する．

ダブルポジティブステージにてTCRα遺伝子が発現すると完全なαβTCRが形成され，CD3やζタンパク質とともに，細胞膜上に現れる．CD3やζタンパク質の協調的な発現と正常なTCR複合体の形成は，細胞膜上への出現に必須である．TCRα遺伝子の再構成が起きると，V遺伝子断片(α遺伝子とδ遺伝子座は同一染色体に連続して存在している)とJα遺伝子断片の間に存在するTCRδ遺伝子座は，欠失することになる(**図8.6**参照)．その結果，当該のT細胞はもはやγδT細胞になることはできず，αβT細胞系列への分化決定が完了する．*RAG*遺伝子の発現とさらなるTCR遺伝子再構成はこのステージでの分化が完了した後，停止する(訳者注：*RAG*遺伝子発現は，正の選択によるシグナルに連動して停止すると考えられている)．

選択過程を通過したダブルポジティブ細胞は，シングルポジティブ胸腺細胞とよばれる成熟CD4陽性T細胞あるいはCD8陽性T細胞に分化する．胸腺における分化ステージは，CD4とCD8の発現により，簡便に分けることができる(**図8.20**)．この形質変化は，二次リンパ組織での活性化によって異なる機能プログラムが始動することと連動している．CD4陽性とCD8陽性T細胞は，分化過程で，特有の性状を獲得する．それは，CD4陽性細胞では，抗原刺激に応答し異なるサイトカインを産生したり，B細胞や樹状細胞，マクロファージを活性化する(CD40リガンドのような)エフェクター分子を発現する能力である．またCD8陽性細胞では，それは細胞傷害性分子を発現す

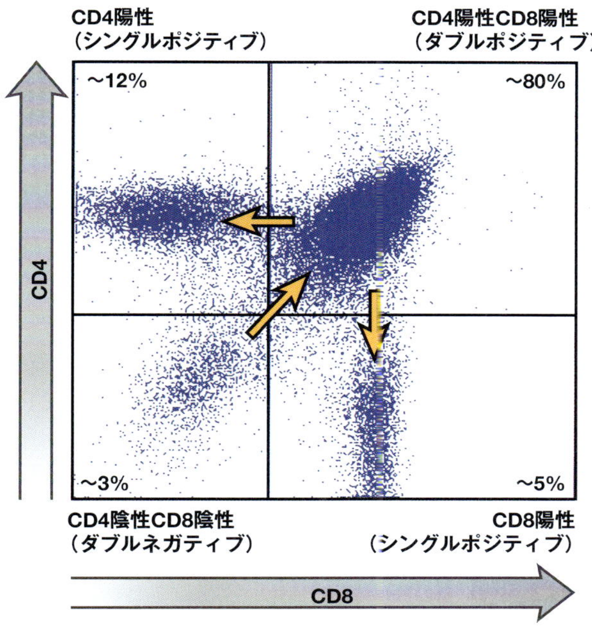

図 8.20　胸腺細胞での CD4，CD8 の発現と胸腺内 T 細胞分化
胸腺細胞の分化は，コレセプターである CD4，CD8 の発現の変化によって追尾できる．異なる蛍光色素によって識別される抗 CD4 および抗 CD8 抗体を用いた胸腺細胞の 2 カラー・フローサイトメトリー解析の結果を示す．4 つの主たる細胞分画の胸腺細胞に占める割合を表示する．最も未熟なサブセットは CD4 陰性 CD8 陰性(ダブルネガティブ)細胞である．矢印は，分化の順序を表す．

る能力である．成熟したシングルポジティブ胸腺細胞は，髄質に入った後胸腺から離れ，末梢リンパ組織に滞留する．

MHC 拘束性 αβT 細胞の分化における選択過程

未分化 T 細胞の選択は，胸腺での抗原(ペプチド–MHC 複合体)の認識に依存し，有用な細胞の維持と潜在的に有害な細胞の除去を担保する．未熟な，あるいは選択されていない T 細胞レパートリーには，あらゆる MHC 分子(自己あるいは非自己)によって提示されたあらゆるペプチド抗原(自己あるいは非自己)を認識しうる受容体を発現する細胞が含まれる．さらに，ペプチド–MHC 複合体を認識しない受容体も，理論的には，発現される．どの個体においても，有用なエフェクター T 細胞は，その個体(すなわち自己)の MHC 分子によって提示された外来ペプチドを特異的に認識する細胞である．ダブルポジティブ胸腺細胞が αβTCR を初めて発現した際，その受容体は，主に皮質胸腺上皮細胞上の自己の MHC 分子(ペプチド提示可能な唯一の MHC)によって提示された自己ペプチド(正常胸腺に存在する唯一のペプチド)(訳者注：正常胸腺には自己ペプチドしか存在しないので)と遭遇する．この認識の結果(訳者注：正の選択によって誘導される結果としての現象，つまり成熟 CD4 陽性あるいは CD8 陽性 T 細胞への分化)は，主として，TCR と自己抗原–MHC 複合体との結合の強度によって決定される．

胸腺細胞の正の選択：自己 MHC に拘束された T 細胞レパートリーの分化

正の選択は，自己ペプチド–自己 MHC 複合体と低いアビディティー(avidity)(訳者注：ここでのアビディティーは，T 細胞上の多数の TCR と上皮細胞上の多数の peptide/MHC の間の親和性の総和を意味し，単一の分子間の親和性を意味する親和性[affinity]と区別して使用されている)にて(弱く[weakly])結合する TCR を発現した胸腺細胞の生存を維持し，CD4 陽性 T 細胞あるいは CD8 陽性 T 細胞へ分化させる過程である(**図 8.18** 参照)．ダブルポジティブ胸腺細胞は抗原刺激なしに分化し，αβTCR を発現し始める．胸腺皮質において，この未熟 T 細胞は，MHC クラス I あるいはクラス II 分子に結合したさまざまな自己ペプチドを提示する上皮細胞と遭遇する．この自己ペプチド–自己 MHC 複合体を弱く認識することで，T 細胞の生存が促される．自己 MHC をまったく認識しない受容体を発現した胸腺細胞は，デフォルト(初期設定の)経路としてアポトーシスによって死滅する．この現象を “無視による死”(death of neglect)とよぶ(**図 8.18** 参照)．

ダブルポジティブからシングルポジティブ細胞への移行期にて，自己の MHC クラス I を認識する TCR をもつ胸腺細胞は CD8 陽性 CD4 陰性細胞に分化し，クラス II を認識する TCR をもつ胸腺細胞は CD4 陽性 CD8 陰性細胞に分化する．すなわち，そうした細胞は CD4 あるいは CD8 系列へ分化が決定される．特異的にクラスを識別する TCR とコレセプター分子(CD4 と CD8)の発現が正しく符合するように系列が決定されるプロセスを説明するために，2 つのモデルが提唱された．確率論的モデルでは，未熟 T 細胞のいずれかの系列への分化決定は，ダブルポジティブ細胞から CD4 陽性あるいは CD8 陽性 T 細胞へのランダムな分化に依存しているとされる．このモデルでは，自己の MHC クラス I を認識する細胞がランダムに CD8 陽性 T 細胞になり(適切なコレセプター分子をもち)生存するか，あるいは CD4 陽性 T 細胞になった場合(不適切なコレセプターをもつ)は生存シグナルを受け取ることができない．このランダムなシングルポジティブ細胞への分化過程で，コレセプター(CD4，CD8)の発現が，TCR が認識する MHC 分子のクラスに一致しない場合が，約 1/2 の確率で起こる．

より広く受け入れられた考え方は，正の選択に伴う系列決定のプロセスが，CD4 陽性あるいは CD8 陽性細胞になることを指示する特異的シグナルによって誘導されるとしている．この指令モデルに従うと，MHC クラス I あるいはクラスⅡ拘束性のTCRは，正しいコレセプターの発現を積極的に誘導し，もう一方の発現を抑制する，それぞれ異なったシグナルを伝達することになる．ダブルポジティブ細胞は，CD4を高く，CD8を低く発現するステージを経て分化することが知られている．そのような細胞がもつTCRが，MHCクラスⅠに拘束され，自己ペプチドと適切なMHCクラスⅠ分子に反応性を有する場合，CD8コレセプターの発現が低く，かつCD8はCD4に比べLckチロシンキナーゼとの親和性が弱いため，そのT細胞は弱いシグナルを受け取る．この弱いシグナルは，*CD8*遺伝子発現を促し*CD4*遺伝子発現を抑制することでCD8陽性T細胞の性状を維持するRunx3のような転写因子群を活性化する．逆に，TCRが，MHCクラスⅡに拘束され，クラスⅡ分子に反応性を有する場合は，CD4の発現が高く，かつCD4はLckと比較的強く会合することから，そのT細胞は強いシグナルを受け取ることになる．この強いシグナルは，CD4系列への分化を決定するGATA3を活性化し，CD8陽性T細胞系列を性格づける遺伝子群の発現を抑制するThPokとよばれる転写抑制分子の発現を誘導する．

胸腺上皮細胞上のMHC分子に結合したペプチドは，正の選択の過程で必須の役割を果たす．第6章にて，細胞膜上に発現するMHC分子がどのように恒常的にペプチドを保持するのかについて説明した．胸腺内の抗原提示細胞上のMHCに結合したペプチドには，正の選択の過程で，おそらく，2つの役割がある．第1に，それらのペプチドは，MHC分子の細胞膜上での安定した発現を促す．次に，それらは選択されるT細胞の反応特異性に影響すると考えられる．種々の実験的研究から，あるペプチドが他のペプチドより効率的に正の選択を支持することや，異なるペプチドが異なるT細胞レパートリーを選択することは明らかである．これらの結果は，単なるMHCの認識ではなく，特異的な抗原認識が正の選択において一定の役割をもつことを示している．自己ペプチドによる正の選択の1つの帰結は，成熟T細胞が自己ペプチドを認識する能力を保持していることである．**第2章**で記述したように，外来抗原に出会う前のナイーブリンパ球(naive lymphocyte)の生存には，末梢リンパ組織において，自己ペプチドを弱く認識することによって明らかに生じる生存シグナルが必要である．胸腺にてダブルポジティブ胸腺細胞の正の選択に関与したのと同じペプチドが，末梢リンパ組織での成熟したナイーブ(シングルポジティブ)T細胞の生存の維持に寄与しているかもしれない．

自己抗原の弱い認識を基礎とした正の選択モデルは，基本的な疑問を提起する．それは，自己抗原の弱い認識によって促される正の選択が，外来抗原特異的な成熟T細胞レパートリーをどのようにして生み出すのか，という疑問である．その確からしい答えは，正の選択が，多くの多様なT細胞クローンを生み出し，その多くが自己ペプチドへの弱い親和性を有するが，その細胞は成熟後，活性化に十分な高い親和性にて外来ペプチドを認識し，有用な免疫応答を発生させると期待できることである(訳者注：自己MHC・外来ペプチド複合体に強く反応するTCRは，自己MHC・自己抗原へ弱く反応するTCRのなかに高頻度に存在すると考えられる)．

胸腺細胞の負の選択：中枢性免疫寛容

胸腺にてペプチド–MHC複合体を高い親和性で認識する受容体をもった胸腺細胞は，アポトーシスに陥る(負の選択とよばれる)か，制御性T細胞へ分化する(**図8.18**参照)．胸腺にて生成するダブルポジティブT細胞のなかには，自己抗原を高い親和性にて認識する細胞が存在すると考えられる．胸腺にて提示されるペプチドは，広く全身で発現するタンパク質や，ある決まった組織にのみ発現すると考えられるタンパク質に由来する自己ペプチドである(注意：通常の経路，例えば上皮を介して侵入した微生物は捕獲され，リンパ節へと運ばれることになり，胸腺には入らない)．未熟T細胞において，高い親和性を示す抗原認識がなされた場合に起きる主な現象は，細胞死やその除去に至るアポトーシスである．すなわち，胸腺にて自己抗原へ高い親和性を有する受容体を発現する未熟胸腺細胞の多くは死滅し，T細胞レパートリーの負の選択が引き起こされる．このプロセスは，潜在的に最も有害な自己反応性T細胞を排除し，免疫系が多くの自己抗原に反応しないことを保証する自己寛容(self tolerance)の機序の1つである．一次(中枢)リンパ組織にて自己抗原の認識によって誘導される免疫寛容は，中枢性免疫寛容ともよばれ，末梢組織にて自己抗原によって誘導される末梢性免疫寛容(peripheral tolerance)と区別される．免疫寛容(immunologic tolerance)の機序とその生理的意義については，**第15章**でより詳細に説明する．

未熟な自己反応性T細胞の除去は，皮質のダブルポジティブ細胞期と髄質で新規に出現したシングルポジティブ細胞期のいずれでも起こる．ダブルポジティブ細胞期の負の選択を促す胸腺の抗原提示細胞は皮質胸腺上皮細胞である(この細胞は正の選択にも関与する)．シングルポジティブ胸腺細胞の負の選択は，髄質胸腺上皮細胞と同様に，髄質に多数存在する骨髄由来の樹状細胞やマクロファージによっても促されると考えられる．シングルポジティブT細胞は，ケモカインによって髄質に導かれる．

髄質では，髄質胸腺上皮細胞が**自己免疫制御因子**(autoimmune regulator：**AIRE**)とよばれる核内タンパク質を発現し，それは通常，末梢器官にしか発現しない多数の抗原(組織特異的自己抗原[tissue-restricted antigens]とよばれる)の弱い発現を誘導する．胸腺でのそのAIRE依存的発現は，組織特異的自己抗原が未熟T細胞に提示され，それに反応する細胞の除去（負の選択）に関与できるようにしている．AIRE をコードする遺伝子の変異が自己免疫性多腺性内分泌症候群（autoimmune polyendocrine syndrome）を呈することは，組織特異的自己抗原への中枢性免疫寛容を維持することにおける AIRE の重要性を強く示唆している（**第 15 章**参照）．

胸腺における負の選択の機序は，アポトーシスによる細胞死の誘導である．正の選択を受けなかった胸腺細胞にみられる“無視による死”の現象とは異なり，負の選択では，未熟胸腺細胞の TCR が，抗原へ高い親和性にて結合し，能動的な細胞死誘導シグナルが発生する．TCR シグナルは，負の選択における胸腺細胞のアポトーシスに重要な役割を担うと推定される Bim とよばれるアポトーシス促進性タンパク質（proapoptotic protein）の発現を誘導する（**第 15 章**参照）．未熟 T 細胞による高い親和性での抗原認識はアポトーシスを惹起するが，成熟 T 細胞による同じ抗原認識は，他のシグナルと協働して，T 細胞の増殖応答を開始することも明らかである（**第 9 章**参照）．両細胞の基本的な差異を生み出す生化学的な基盤はいまだに理解されていない．

胸腺における自己抗原の認識は，自己免疫反応を抑制する CD4 陽性制御性 T（Treg）細胞集団を生み出すことができる（**第 15 章**参照）．自己抗原を高い親和性で認識する未熟 T 細胞の異なる 2 つの運命，すなわち，未熟 T 細胞の除去か，制御性 T 細胞への分化か，を決定する因子については明らかではない．1 つの可能性は，弱いシグナルが胸腺細胞の正の選択を誘導し，強いシグナルが負の選択を誘導し，そしてその間の（中間的な）シグナルが Treg 細胞の分化を誘導するとの仮説である．しかし，そのシグナル量がどのように制御されるのか，それが T 細胞の分化にどのように影響するのかについては明確ではない．CD28 はナイーブ CD4 陽性や CD8 陽性 T 細胞の分化には必要ではないが，この補助刺激受容体は胸腺での一部の Treg 細胞の出現に必須である．

γδT 細胞

TCRαβ と γδ を発現する胸腺細胞は，共通の前駆細胞をもつ異なった細胞系列である．胎児胸腺で，最初に TCR 遺伝子再構成が起こるのは γ と δ 遺伝子座である．TCRγ と δ 遺伝子座での遺伝子組換えは，他の抗原受容体遺伝子再構成と同様に進展するが，再構成の順序は，他の遺伝子座より緩やかに規定されている．分化途上のダブルネガティブ T 細胞では，まず TCRβ，γ，δ 遺伝子座で再構成が可能になる．TCRβ 遺伝子再構成が成功する前に，再構成した生産可能な TCRγ と δ 遺伝子ができあがると，細胞は γδT 細胞系列へと分化方向が決定される．こうした細胞はダブルネガティブ T 細胞の約 10％に認められる．残りの 90％では生産可能な TCRβ 遺伝子再構成が先に起こる．この場合は，pre-TCR シグナルが，細胞を αβT 細胞系列へ分化させ，TCRα 遺伝子が再構成すると（TCRδ 遺伝子は TCRα 遺伝子座内に存在することから），TCRδ 遺伝子の消失により，αβ 系列への不可逆的な分化決定がなされる．

γδT 細胞レパートリーの多様性は，理論上，αβT 細胞レパートリーより大きくなる．その理由の 1 つは，ヘプタマー－ノナマーからなる組換えシグナル配列が D 遺伝子断片に隣接し，D 遺伝子から D 遺伝子への結合が可能なことにある．しかし，逆説的に，理由は不明であるが，成熟 γδT 細胞ではきわめて少数の V 遺伝子，D 遺伝子，J 遺伝子断片しか使用されておらず，実際に発現する γδTCR の多様性は限定的である．この限定された多様性は，B 細胞の B-1 サブセットにおける限定された多様性と類似し，γδT 細胞が，上皮境界面において限定的な種類の一般的に遭遇する微生物に対し早期の防御を担うとの概念と一致する．γδT 細胞の機能については，**第 10 章**にて記述する．

ナチュラルキラー T 細胞とよばれる他の少数の細胞集団も胸腺にて分化する．この細胞についても**第 10 章**にて記述する．

本章のまとめ Summary

B 細胞と T 細胞は，リンパ球系列に分化決定された骨髄に由来する共通の前駆細胞から生じる．早期の分化過程においては，IL-7 を主としたサイトカインによって誘導される細胞増殖が特徴的である．

転写因子（群）は細胞系列特異的な遺伝子の発現を誘導し，系列特異的な抗原受容体遺伝子座を開放的な状態にする．

分化初期のプレ抗原受容体とそれに続く抗原受容体の発現は，未分化リンパ球の生存，増殖および成熟，そして，有用な抗原特異性を有する多様なレパートリーを形成する選択過程に必須である．

B 細胞と T 細胞の抗原受容体は，生殖細胞系列型の遺伝子座に散在する限定的な数の遺伝子断片にコードされ，未分化 B および T 細胞における体細胞遺伝子組換えにて生じる．

Ig 重鎖，Igκ 軽鎖，Igλ 軽鎖，TCRβ 鎖，TCRα 鎖と δ 鎖，TCRγ 鎖は，それぞれ離れた遺伝子座にコードされている．これらの遺伝子座には，V 遺伝子，J 遺伝子断片が，さらに Ig 重鎖，TCRβ 鎖，TCRδ 鎖遺伝子座には D 遺伝子断片が存在する．Ig と TCR いずれの遺伝子座においても，体細胞遺伝子組換えは，D 遺伝子断片を含む遺伝子座では，D 遺伝子 -J 遺伝子結合とそれに続く V 遺伝子 -DJ 遺伝子結合から，その他の遺伝子座では，直接のV遺伝子-J遺伝子結合からなる．

体細胞遺伝子組換えは，リンパ球に特異的な成分であるRAG-1とRAG-2で構成される組換え酵素複合体によって行われる．

抗体およびTCRレパートリーの多様性は，複数のV遺伝子，D遺伝子，J遺伝子断片の組み合わせと，組換え部位におけるランダムな塩基の付加あるいは除去によって生じる接合部多様性から生み出される．このような機序によって，最も大きな接合部多様性が生じ，それが抗体とTCRポリペプチドの両方の第3超可変領域を形成する．

B細胞の成熟は，異なったパターンのIg遺伝子再構成と発現によって特徴づけられるステージを経て起こる．プロB細胞とよばれる最も初期のB前駆細胞では，Ig遺伝子は当初，生殖細胞系列型であり，Ig重鎖遺伝子においてD遺伝子からJ遺伝子への遺伝子再構成が起こる．

プロBからプレB細胞への移行期において，Ig重鎖遺伝子座でのV-D-J組換えが完了し，VDJエクソンがスプライシングによりμC領域エクソンに結合することでμ重鎖タンパク質へ翻訳される成熟mRNAができあがる．代替L鎖との対合やシグナル伝達分子Igα，Igβとの会合によりμ鎖はプレBCRを形成する．この受容体は，生存と増殖のシグナルを伝え，もう一方の重鎖遺伝子座での遺伝子再構成も抑制する（対立遺伝子排除）．

未熟B細胞に分化すると，V-J遺伝子組換えがまずIgκ遺伝子座にて起こり，軽鎖タンパク質が発現する．そこで重鎖と軽鎖は会合し，正常なIgM分子として細胞膜上に発現する．未熟B細胞は骨髄を離れ，末梢リンパ組織へ移行し，そこで完全な分化を遂げる．成熟B細胞期では，重鎖の一次転写産物からの選択的スプライシングを介して，μ鎖とδ鎖の合成が並行して行われ，膜型IgMとIgDが発現する．

B細胞分化過程において，骨髄中に存在する自己抗原に特異的な高親和性抗原受容体を発現する未熟B細胞は，受容体遺伝子の編集が誘導されるか，あるいは除去される．

胸腺でのT細胞分化は，抗原受容体遺伝子と，CD4とCD8コレセプター分子の発現とパターンによって規定される分化ステージを経て進展する．胸腺に移行したばかりの最も初期のT系列細胞は，TCR，CD4，CD8のいずれも発現しない．未分化胸腺細胞はまず胸腺皮質外部に生着後，増殖し，TCR遺伝子を再構成させ，CD3，TCR，CD4そしてCD8を発現する．

プレT細胞期では，胸腺細胞はまだダブルネガティブで，TCRβ鎖遺伝子座の再構成は完了し，TCRβ鎖ポリペプチドを産生する．TCRβ鎖は，多様性のないpre-Tαタンパク質と会合してpre-TCRを構成し，そのシグナルはもう一方のβ鎖対立遺伝子の再構成を抑制し（対立遺伝子排除），CD4とCD8の両者の発現を促す．CD4陽性CD8陽性（ダブルポジティブ）期では，α鎖ポリペプチドが産生され，TCRが低レベルで膜上に発現する．

CD4陽性CD8陽性TCR$\alpha\beta$胸腺細胞の正の選択には，ペプチド-MHC複合体への低い親和性での認識が必要である．TCR$\alpha\beta$胸腺細胞が成熟すると，髄質に移行し，CD4陽性CD8陰性あるいはCD4陰性CD8陽性細胞となる．正の選択に伴う系列決定においては，MHCクラスIを認識するTCRにはCD8の発現とCD4の抑制が符合し，MHCクラスIIを認識するTCRにはCD4の発現とCD8の抑制が符合するようになる．

CD4陽性CD8陽性TCR$\alpha\beta$ダブルポジティブ胸腺細胞の負の選択は，細胞が胸腺に存在する自己抗原を高い親和性にて認識する場合に起こる．この過程は，多くの自己抗原に対する免疫寛容を保証する．

参考文献

初期B細胞分化とV(D)J遺伝子組換え

Clark MR, Mandal M, Ochiai K, Singh H. Orchestrating B cell lymphopoiesis through interplay of IL-7 receptor and pre-B cell receptor signalling. *Nat Rev Immunol.* 2014; 14: 69–80.

Cobaleda C, Busslinger M. Developmental plasticity of lymphocytes. *Curr Opin Immunol.* 2008; 20: 139–148.

Jenkinson EJ, Jenkinson WE, Rossi SW, Anderson G. The thymus and T-cell commitment: the right niche for Notch? *Nat Rev Immunol.* 2006; 6: 551–555.

Johnson K, Reddy KL, Singh H. Molecular pathways and mechanisms regulating the recombination of immunoglobulin genes during B-lymphocyte development. *Adv Exp Med Biol.* 2009; 650: 133–147.

Jung D, Giallourakis C, Mostoslavsky R, Alt FW. Mechanism and control of V D J recombination at the immunoglobulin heavy chain locus. *Annu Rev Immunol.* 2006; 24: 541–570.

Nemazee D. Receptor editing in lymphocyte development and central tolerance. *Nat Rev Immunol.* 2006; 6: 728–740.

Teng G, Schatz DG. Regulation and evolution of the RAG recombinase. *Adv Immunol.* 2015; 128: 1–39.

T細胞分化

Boehm T, Swann JB. Thymus involution and regeneration: two sides of the same coin? *Nat Rev Immunol.* 2013; 13: 831–838.

Carpenter AC, Bosselut R. Decision checkpoints in the thymus. *Nat Immunol.* 2010; 11: 666–673.

De Obaldia ME, Bhandoola A. Transcriptional regulation of innate and adaptive lymphocyte lineages. *Annu Rev Immunol.* 2015; 33: 607–642.

Godfrey DI, Stankovic S, Baxter AG. Raising the NKT cell family. *Nat Immunol.* 2010; 11: 197–206.

He X, Park K, Kappes DJ. The role of ThPOK in control of CD4/CD8 lineage commitment. *Annu Rev Immunol.* 2010; 28: 295–320.

Kurd N, Robey EA. T-cell selection in the thymus: a spatial and temporal perspective. *Immunol Rev.* 2016; 271: 114–126.

Maillard I, Fang T, Pear WS. Regulation of lymphoid development, differentiation, and function by the Notch pathway. *Annu Rev Immunol.* 2005; 23: 945–974.

Rodewald HR. Thymus organogenesis. *Annu Rev Immunol.* 2008; 26: 355–388.

Rothenberg EV, Kueh HY, Yui MA, Zhang JA. Hematopoiesis and T-cell specification as a model developmental system. *Immunol Rev.* 2016; 271: 72–97.

Singer A, Adoro S, Park JH. Lineage fate and intense debate: myths, models and mechanisms of CD4- versus CD8-lineage choice. *Nat Rev Immunol.* 2008; 8: 788–801.

Stritesky GL, Jameson SC, Hogquist KA. Selection of self-reactive T cells in the thymus. *Annu Rev Immunol.* 2012; 30: 95–114.

Taniuchi I, Ellmeier W. Transcriptional and epigenetic regulation of CD4/CD8 lineage choice. *Adv Immunol.* 2011; 110: 71–110.

マイクロ RNA とリンパ球分化

Mehta A, Baltimore D. MicroRNAs as regulatory elements in immune system logic. *Nat Rev Immunol.* 2016; 16: 279–294.

Xiao C, Rajewsky K. MicroRNA control in the immune system: basic principles. *Cell.* 2009; 136: 26–36.

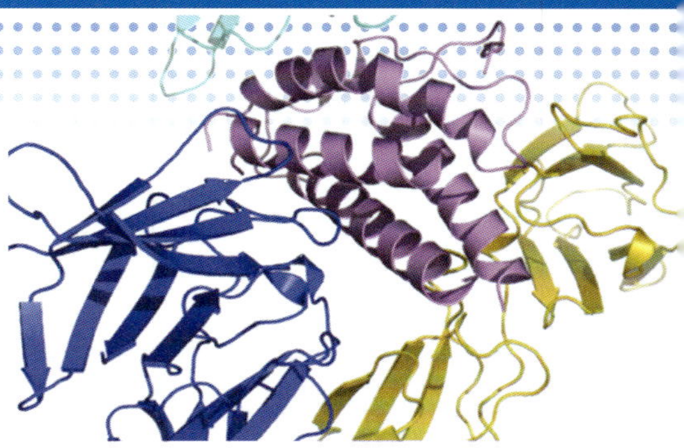

第9章

T細胞の活性化

T細胞の活性化は，ある抗原(antigen)に特異的な少数のナイーブリンパ球(naive lymphocyte)から，その抗原を排除するように働く多数のエフェクター細胞(effector cells)を産生する．また，この過程で，再度の抗原提示に迅速に反応可能で長期生存する記憶(memory)細胞群も産生される．T細胞(T lymphocyte)応答の基本的な特徴は，その他の獲得免疫応答と同様に，応答を誘発する抗原に対して特異性(specificity)が非常に高いことである．ナイーブT細胞の初期活性化，および，T細胞による獲得免疫応答のエフェクター相(effector phase)は，T細胞の抗原受容体が抗原を認識することにより誘導される．**第6章**では，自己主要組織適合遺伝子複合体分子(major histocompatibility complex molecule：MHC molecule)に結合して提示されるタンパク質抗原に由来するペプチド断片に対するT細胞の特異性について記述した．**第7章**では，抗原による細胞の活性化に関与するT細胞の抗原受容体およびその他の分子，ならびにこれらの受容体によって開始される生化学的シグナルについて述べた．本章では，T細胞活性化の生物学について説明する．T細胞の活性化についての概説から始め，抗原提示細胞(antigen-presenting cell：APC)が提示する共刺激因子(costimulator)や他のシグナルのT細胞活性化における役割を論じた後，CD4陽性およびCD8陽性T細胞が外来抗原を認識する時に起きる増殖および分化の順序を説明する．エフェクターCD4陽性T細胞の産生および機能は**第10章**に，エフェクターCD8陽性細胞の産生および機能は**第11章**に記載されている．したがって，**第9章**，**第10章**，**第11章**では，T細胞活性化の生物学および細胞性免疫におけるT細胞の機能を取り上げる．

T細胞活性化の概要

ナイーブT細胞の初期活性化は，主として，通常循環している末梢(二次)リンパ組織において，成熟樹状細胞によって提示される抗原に遭遇することで起こる(**図9.1**)．異なる特異性を有するT細胞のクローン(clone)は，抗原曝露前に胸腺(thymus)で産生される．抗原に応答する前のナイーブT細胞は，休眠状態で体内を循環し，活性化後にのみ強力な機能を獲得する．ナイーブT細胞の活性化は，ナイーブリンパ球と抗原提示細胞が共存する特定のリンパ組織(lymphoid tissues)，リンパ節(lymph node)，脾臓(spleen)，および粘膜リンパ組織で起こる(**第2章**，**第6章**参照)．

ナイーブT細胞は，多数の樹状細胞と瞬間的に相互作用しながらリンパ組織内を移動し，自身がもつ特異的な受容体に合致する抗原を認識すると停止する．リンパ組織内の樹状細胞(dendritic cells：DCs)は同時に多数の異なる抗原を提示する．T細胞は，線維芽細胞が分泌するマトリックス基層の網状ネットワークに誘導され，リンパ組織のT細胞ゾーン内をつねに移動している(**第2章**参照)．抗原認識は，T細胞の迅速な運動停止につながる生化学シグナルの生成を引き起こす．このプロセスは，T細胞と関連抗原を提示した抗原提示細胞との接触を安定化させ，T細胞の活性化プログラムを開始させる．

他の活性化刺激とともに抗原認識は，T細胞においていくつかの生物学的応答，すなわち，サイトカインの分泌，抗原特異的クローン細胞の増加につながる細胞増殖(クローン拡大とよばれる)，ナイーブ細胞のエフェクター細胞および記憶細胞(memory lymphocytes)への分化，を誘導する(**図9.2**)．加えて，T細胞活性化のプロセスは，多数の表面分子の発現の変化が関与しており，その多くは応答を誘導および調節するうえで重要な役割を果たす．抗原提示細胞は抗原を提示するだけでなく，T細胞応答の大きさや性質を導く刺激も提供する．これらの刺激は表面分子や分泌サイトカイン(cytokines)を含む．T細胞にどのように応答するかを指示する際の抗原提示細胞の役割については，本章の後半，および，**第10章**に詳述する．

T細胞の増殖および分化は，いくつかのフィードバック機構によって調節されている．例えば，活性化したT細胞は抗原提示細胞にシグナルを送り返し，正のフィードバックループで抗原提示細胞のT細胞を活性化する能力をさらに高める．同時に，活性化したT細胞上のある種の表面分子およびこれらT細胞が分泌するサイトカインはさらなる抗原提示細胞の活性化を阻害し，そしてこれらの負のフィードバック機構は応答に対する安全限度を確立するのに役立つ．

エフェクターT細胞は，リンパ組織または末梢の非リンパ組織中で抗原を認識し，微生物の排除に関与する機能を果たすために活性化され，疾患状態では，組織損傷の原因となる．ナイーブ細胞は，主に二次リンパ組織で活性化するが，分化したエフェクター細胞はいかなる組織中でも抗原に応答して機能を発現できる(**図9.1**参照)．ナイーブ細胞からエフェクター細胞への分化のプロセスは，特殊な機能を果たす能力や，感染または炎症(inflammation)の部

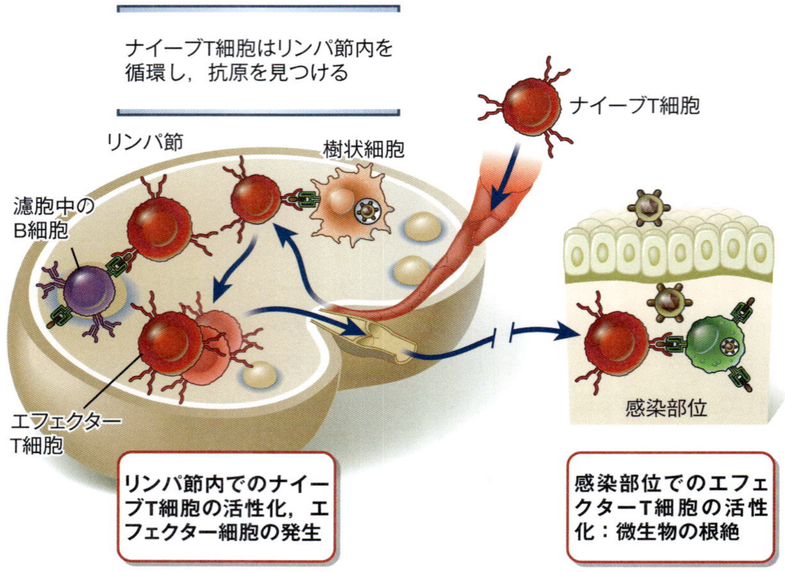

図 9.1　抗原によるナイーブおよびエフェクター T 細胞の活性化

樹状細胞によりリンパ節に輸送された抗原はリンパ節中を循環中のナイーブ T 細胞によって認識される．T 細胞は活性化され，エフェクター細胞に分化する．エフェクター細胞は，B 細胞を補助するためリンパ器官に留まるか，あるいは，感染部位に移動し，抗原により再度活性化を受け，マクロファージの活性化などのさまざまな機能を発揮する．

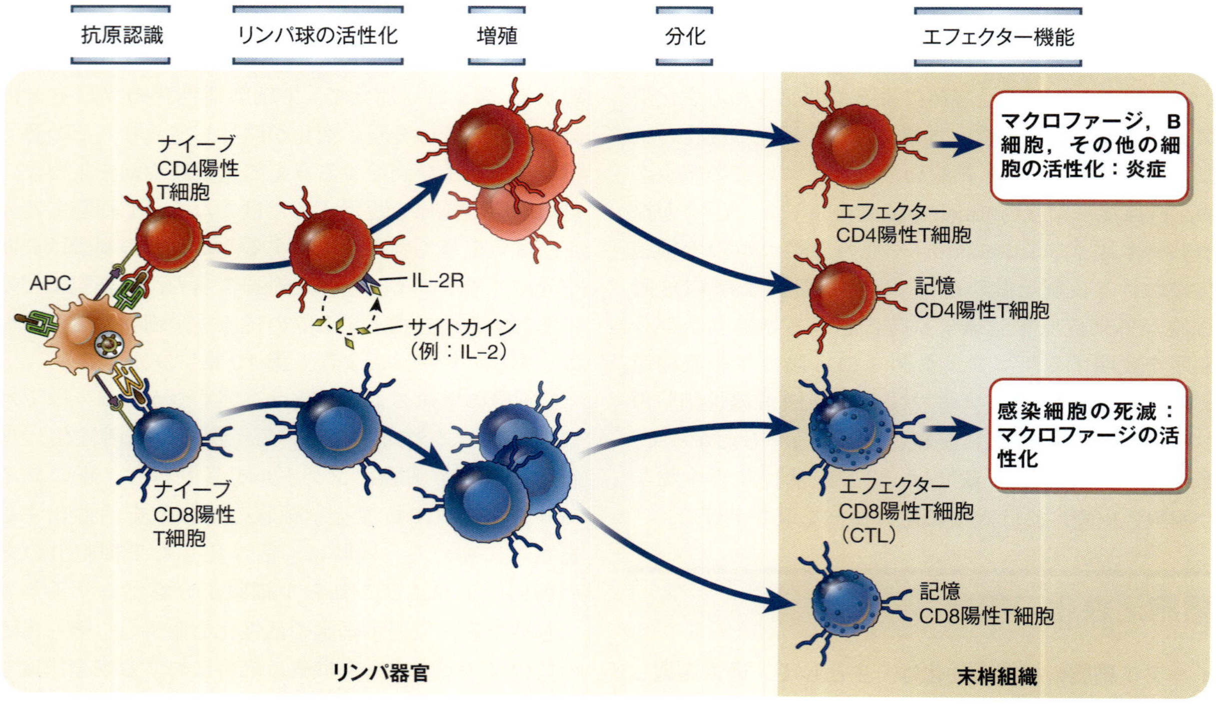

図 9.2　T 細胞応答における事象のながれ

T 細胞による抗原認識は，特に CD4 陽性 T 細胞におけるサイトカイン（例：IL-2）の分泌，細胞増殖の結果としてのクローン性増殖，および T 細胞のエフェクター細胞や記憶細胞への分化を誘導する．応答のエフェクター相では，エフェクター CD4 陽性 T 細胞は，白血球の動員や活性化，および，B 細胞の活性化などの作用をもつサイトカインを分泌することで抗原に応答する．一方 CD8 陽性細胞傷害性 T 細胞は，他の細胞を死滅させたり，炎症性サイトカインを分泌することで応答する．

位へ移動する能力を細胞に与える．これらの部位では，エフェクター細胞は特異的な相手である抗原に再び遭遇し，抗原の供給源を排除するように応答する．CD4 陽性系列のエフェクター T 細胞は，サイトカインを分泌し，他の免疫細胞を刺激する細胞表面分子を発現する．これらエフェクター T 細胞はサイトカイン産生パターンや機能に基づいて亜集団に分類される（**第 10 章**参照）．ある種の CD4 陽性エフェクター T 細胞は，マクロファージ（macrophage）を活性化し，食作用により微生物を死滅させる．別の CD4 陽性エフェクター T 細胞は，異なるタイプの病原体を破壊する好酸球（eosinophil）および好中球，顆粒球（neutrophil，polymorphonuclear leukocyte：PMN）など，タイプの異なる白血球を局所へリクルートするサイトカインを分泌する．さらには，その他の CD4 陽性エフェクター T 細胞は，リンパ組織に留まり，B 細胞が抗体分泌能をもつ形質細胞（plasma cell）に分化するのを助ける．CD8 陽性系列のエフェクター細胞である細胞傷害性 T 細胞（cytotoxic［cytolytic］T lymphocytes：CTL）は，感染細胞およびがん細胞を死滅させ，また，マクロファージを活性化して炎症を誘発するサイトカインも分泌する．

T 細胞の活性化によって産生される記憶 T 細胞は，抗原に反応する能力が増強された長期間生存する細胞である． これら記憶細胞は，体内を再循環するリンパ球集団中にも存在するし，粘膜組織や皮膚ならびにリンパ組織中にも豊富に存在する．T 細胞の応答が終結した後は，応答前のナイーブ細胞の数より，応答性クローンの記憶細胞がより多く存在する．これら記憶細胞は，その後の抗原との遭遇に迅速に応答し，抗原を除去する新しいエフェクター細胞を産生する．

T 細胞の応答は，抗原が除去されると低下する． この減退のプロセスは，免疫系（immune system）を平衡状態または恒常状態に戻すために重要である．それは主に，抗原により活性化されたエフェクター T 細胞の大部分がアポトーシス（apoptosis）によって死滅することで起こる．1 つの理由は，抗原が除去されるにつれて，リンパ球が，抗原および通常は抗原に対する炎症反応の間に産生される共刺激因子やサイトカインによって提供される生存刺激を奪われるためである．さらに，抗原認識によって活性化される阻害機序は，応答の大きさや期間を制御する機能がある．

以下，T 細胞活性化に必要なシグナルおよび CD4 陽性 T 細胞と CD8 陽性 T 細胞に共通する活性化のステップに話を進め，記憶 T 細胞と免疫応答（immune response）の減退に関する議論で話をまとめる．

T 細胞の活性化シグナル

T 細胞の増殖とエフェクター細胞および記憶細胞への分化には，抗原認識，共刺激，そしてサイトカインが必要とされる． この項では，T 細胞によって認識される抗原の性質をまとめ，T 細胞の活性化にかかわる特異的な共刺激因子とその受容体について議論する．サイトカインについては，本章の後半と**第 10 章**で述べる．

抗原の認識

抗原は，リンパ球の活性化に必要とされる最初のシグナルであり，引き続いて起こる免疫応答が抗原特異的であることを保障するものである． CD4 陽性および CD8 陽性 T 細胞は，抗原提示細胞によって提示されるペプチド–MHC 複合体を認識するため，ペプチドの自然な供給源であるタンパク質抗原，あるいは，タンパク質に結合し変質させる化学物質に反応する．MHC 分子によって提示されるペプチドを認識する T 細胞受容体（T cell receptor：TCR）に加え，他にも複数の T 細胞の表面タンパク質が，T 細胞の活性化経路にかかわっている（**図 7.9** 参照）．そのなかには，T 細胞と抗原提示細胞との関係を安定化する接着分子（adhesion molecules），TCR 複合体からのシグナルと共役して作用する生化学的シグナルを供給するコレセプター（coreceptor），それに，共刺激因子が含まれる．抗原受容体とコレセプターによって提示される生化学的シグナルに関しては，**第 7 章**で述べる．

ナイーブ T 細胞の活性化には，樹状細胞による抗原認識が必須である． 樹状細胞はナイーブ T 細胞と相互作用するのに最適な場所に存在するため T 細胞活性化において決定的な役割を果たす（**第 6 章**参照）．さらに，ナイーブ T 細胞の活性化は，樹状細胞に高レベルに発現する共刺激因子（後述）からのシグナルに依存している．上皮バリアを超えて侵入する，あるいは組織中で産生されるタンパク質抗原は，樹状細胞に捕捉され，リンパ節に輸送される．循環系に乗った抗原は，脾臓中の樹状細胞に捕捉される．抗原を捕捉した樹状細胞は，所属リンパ節の T 細胞領域へと移動する．**第 6 章**で述べたように，ナイーブ T 細胞と成熟樹状細胞は，二次リンパ節の T 細胞領域で産生される CCR7 ケモカイン受容体（chemokine receptors）に結合するケモカイン（chemokine）によって，その場へと引き寄せられる．成熟樹状細胞は，T 細胞領域に到達するまでに，抗原ペプチドを MHC 分子上に提示し，かつ，共刺激因子も発現している．樹状細胞は，エンドサイトーシスで取り込んだタンパク質抗原由来のペプチドは主に MHC クラス II 分子と共にナイーブ CD4 陽性 T 細胞に，細胞質中／核中のタンパク質由来のペプチドは，MHC クラス I 分子と共にナイーブ CD8 陽性 T 細胞に，提示する（**第 6 章**参照）．

分化したエフェクター T 細胞は，樹状細胞以外の細胞によって提示された抗原に反応する．体液性免疫応答においては，B 細胞は，ヘルパー T 細胞（helper T cells）に抗原を提示し，ヘルパー細胞からの活性化シグナルを受け取る（第 12 章参照）．一方，細胞性免疫応答では，マクロファージが CD4 陽性 T 細胞に抗原を提示し，CD4 陽性 T 細胞に応答する（第 10 章参照）．そして，核をもつほとんどすべての細胞は，CD8 陽性細胞傷害性 T 細胞に抗原を提示することが可能であり，その結果，死滅される（第 11 章参照）．

T 細胞の活性化における共刺激の役割

ナイーブ T 細胞の増殖と分化には，抗原誘導シグナルに加えて，共刺激因子とよばれる抗原提示細胞上の分子のシグナルが必要である（図 9.3）． 共刺激の必要性を最初に示した実験的知見は，T 細胞受容体シグナル（すなわち，TCR–CD3 結合をもたらす抗 CD3 抗体による抗原を模したシグナル）のみでは，活性化した抗原提示細胞によって提示された抗原による反応に比べ弱い反応しか起こらなかったことである．この結果は，T 細胞の活性化を引き起こすために抗原と共に働く分子を抗原提示細胞が発現していることを示唆する．これらの分子は，共刺激因子とよばれ，T 細胞の活性化の第 2 シグナルは，**共刺激**（costimulation）とよばれる．第 1 シグナルは抗原である．共刺激がないと抗原に遭遇した T 細胞は，反応しないかあるいは長期にわたる不応状態に陥る（第 15 章参照）．

B7：CD28 ファミリーの共刺激因子

T 細胞の活性化において，最も解析されている経路には，T 細胞の表面受容体 CD28 があり，それは活性化された抗原提示細胞の表面に発現する分子の B7–1（CD80）と B7–2（CD86）に結合する． CD28 は，抗 CD3 抗体による T 細胞活性化反応を増強するヒト T 細胞表面分子に対する抗体をスクリーニングすることによって見出された．この発見に続いてすぐに，CD28 のリガンドである B7 とよばれるタンパク質，そして後に B7–1（CD80）と B7–2（CD86）と命名された 2 つの相同的なタンパク質，一括して B7 とよばれるタンパク質が発見された．T 細胞の活性化における CD28 と B7 の必須な役割は，クロスリンクする抗体を用いた実験によるだけではなく，これらタンパク質の遺伝子をノックアウトしたマウスにおける T 細胞免疫の欠損，および実験動物およびヒトにおける，B7 分子に結合あるいは阻害する因子の T 細胞反応性阻害作用の検討によって確かなものになった．これらの原理に基づいた治療薬については，後述する．

B7–1 と B7–2 は，構造的に類似している膜上の一本鎖糖タンパク質であり，いずれも 2 つの免疫グロブリン（immunoglobulin：Ig）様領域をもっている．CD28 は，ジスルフィド結合したホモ二量体であり，どちらのサブユニットにも単一の細胞外 Ig 領域をもつ．その細胞質部分

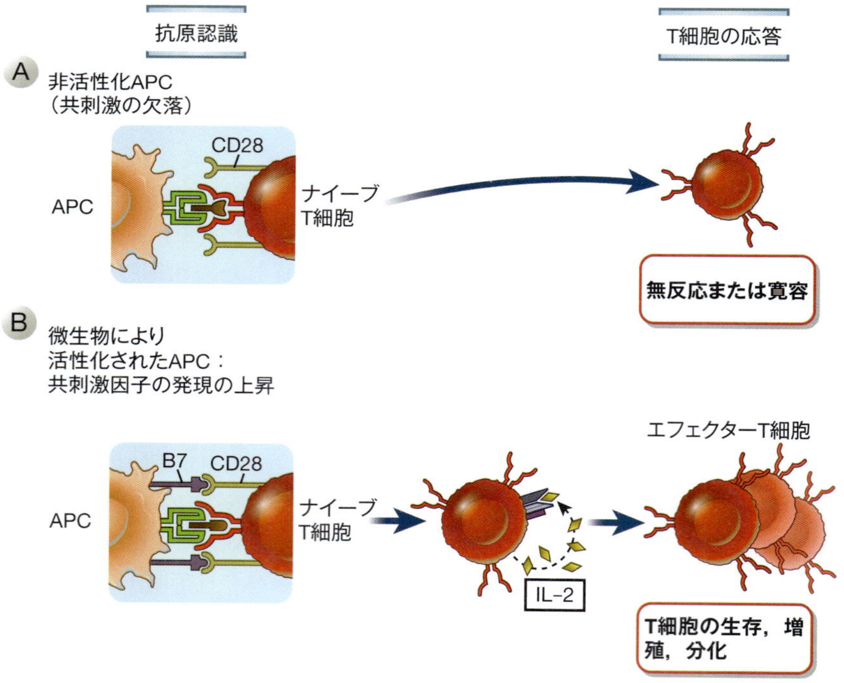

図 9.3 T 細胞活性化における共刺激の機能

（A）休眠中の抗原提示細胞（典型的には自己抗原を提示している樹状細胞）は共刺激因子をまったく発現していないか，していてもわずかしか発現しておらず，ナイーブ T 細胞を活性化しない（共刺激なしの抗原認識は T 細胞を不応答[寛容]にする．それについては**第 15 章**で述べる）．（B）自然免疫応答の過程で産生された微生物とサイトカインは，抗原提示細胞を活性化して，B7 分子といった共刺激因子を発現させる．抗原提示細胞（通常，微生物抗原を提示している）は，その後ナイーブ T 細胞を活性化できるようになる．活性化された抗原提示細胞はまた，ナイーブ T 細胞をエフェクター T 細胞への分化を刺激する IL–12 を産生する．

には，いくつかのチロシン残基とプロリン残基があり，アダプターおよびシグナルタンパク質との結合にかかわり，かつ活性化シグナルの供給にかかわっている（後述）．CD28 は，ヒト CD4 陽性 T 細胞の 90％以上，CD8 陽性 T 細胞の 50％以上に発現している（マウスにおいてはすべてのナイーブ T 細胞に発現している）．

B7 共刺激因子は，微生物産物や自然免疫応答の際に増加し，それにより T 細胞は本当に必要な時にだけ活性化される． B7 分子は，主に抗原提示細胞，すなわち樹状細胞，マクロファージ，B 細胞（B lymphocyte）において発現している．休眠抗原提示細胞における B7 分子の発現は低レベルであり，Toll 様受容体（Toll–like receptors）に関係する微生物産物と，微生物に対する自然免疫応答において産生されるインターフェロン–γ（interferon–γ：IFN–γ）を含むさまざまな刺激によって誘導される．微生物産物と自然免疫（innate immunity）サイトカインによる共刺激因子の誘導は，微生物抗原に対する T 細胞の反応を促進する．この機序は，獲得免疫（adaptive immunity）を増強するという自然免疫応答の役割を示している（**第 4 章**参照）．さらに，活性化 CD4 陽性 T 細胞自身が，後述する CD40 依存的な経路によって，抗原提示細胞の B7 共刺激因子を増加させ，T 細胞反応を増幅するために機能するポジティブフィードバックを提供する．すべての潜在的な抗原提示細胞のなかで，成熟樹状細胞が最も高いレベルの共刺激因子を発現し，その結果，ナイーブ T 細胞の最強の刺激細胞となっている．

第 6 章において，タンパク質抗原に対する一次 T 細胞反応の誘導，例えばワクチン（vaccine）における**アジュバント**（adjuvant）の不可欠の役割を述べた．多くのアジュバントは微生物由来，あるいは微生物や壊死した細胞が産生する分子を模した分子であるので，自然免疫応答を惹起する．T 細胞活性化におけるアジュバントの主要な作用の 1 つは，抗原提示細胞上の共刺激因子の発現を刺激することである．

活性化されていない，あるいは休眠している正常組織中の抗原提示細胞は，自己抗原を提示することが可能だが，それらの組織の抗原提示細胞は低レベルの共刺激因子しか発現していないため，自己抗原を認識する潜在的な自己反応性 T 細胞は，活性化されずに永久に不応性が維持される（**第 15 章**参照）．自己抗原に対する免疫寛容にとって重要な制御性 T 細胞（regulatory T cells）（**第 15 章**参照）もやはり，その生成と維持において，B7：CD28 系共刺激に依存している．休眠抗原提示細胞に恒常的に発現している低レベルの B7 共刺激因子は，それらの抗原提示細胞によって提示される自己抗原と共に制御性 T 細胞の維持に機能している可能性がある．

CD28 シグナルは，抗原認識と協調して，抗原特異的 T 細胞の生存，分裂，分化に機能している． CD28 活性化を介した共刺激シグナルは，TCR の下流においても誘導されるシグナル経路（**第 7 章**参照）を増幅し，TCR 誘導シグナルと協調する付加的なシグナルを惹起すると考えられる（**図 9.4**）．PI3 キナーゼは，CD28 の細胞質端に呼び寄せられ，次に，下流にあるカルシウムシグナルを惹起することのできる Itk と PLCγ，および，前駆生存キナーゼの Akt を活性化する．CD28 は，小 G タンパク質（G proteins）の Rac を介して JNK MAP キナーゼの活性化に貢献し，NF–κB 経路の活性化を増幅できる．T 細胞内のこれらのシグナル経路の総合的な結果，生存を促進する Bcl–2 や Bcl–x といった抗アポトーシスタンパク質の発現，代謝活性，分裂が増加し，IL–2 などのサイトカインが産生され，ナイーブ T 細胞のエフェクター T 細胞や記憶 T 細胞への分化が起こる．すでに活性化されたエフェクター T 細胞や記憶 T 細胞は，ナイーブ T 細胞に比べ，B7：CD28 経路による共刺激への依存度が低い．エフェクター T 細胞と記憶 T 細胞のこれらの特徴によって，非リンパ組織に存在し，B7 を発現していないか，低レベルにしか発現していないさまざまな抗原提示細胞によって提示される抗原に反応することができる．例えば，CD8 陽性 T 細胞のエフェクター細胞傷害性 T 細胞への分化には共刺激が必要だが，エフェクター細胞傷害性 T 細胞は，共刺激因子を発現していない他の細胞を殺すことができる．

他の CD28 受容体相同タンパク質と B7 リガンド相同タンパク質が同定されており，それらは，T 細胞機能を促進的にも抑制的にも調節する（図 9.5）． B7 と CD28 の重要性の証明に続いて，B7–1 と B7–2 あるいは CD28 と構造的に類似したいくつかのタンパク質が同定された．B7：CD28 ファミリーのいくつかのメンバーは，T 細胞を活性化（すなわち共刺激因子）し，他のメンバーは，T 細胞の重要な抑制因子（コインヒビター[coinhibitor]とよばれる）である．CD28 以外の共刺激受容体で最もその機能が解明されているのが，**ICOS**（inducible costimulator，CD278）である．ICOS–L（CD275）とよばれるそのリガンドは，樹状細胞や B 細胞，その他の細胞種に発現している．ICOS は，T 細胞依存的抗体反応，特に胚中心反応において中心的な役割を果たす．ICOS は，濾胞性ヘルパー T 細胞（T follicular helper cells：Tfh cells）の生成と活性化に必要であり，胚中心（germinal centers）の形成と高親和性 B 細胞の生成に不可欠である（**第 12 章**参照）．

T 細胞の活性化は，CD28 ファミリーの活性化受容体と抑制性受容体の関与の間のバランスによって左右される． CD28 ファミリーの抑制性受容体は，**CTLA–4**（cytotoxic T lymphocyte antigen 4）と **PD–1**（programmed cell death 1）である（これら 2 つのタンパク質の名称は，実際の分布や機能を反映してはいない）．いずれの受容体も，T 細胞の活性化後に発現し，免疫応答の制限に機能する．活性化受容体と抑制性受容体のバランスによって，免疫系における応答の程度が調節される概念については，ナチュラルキ

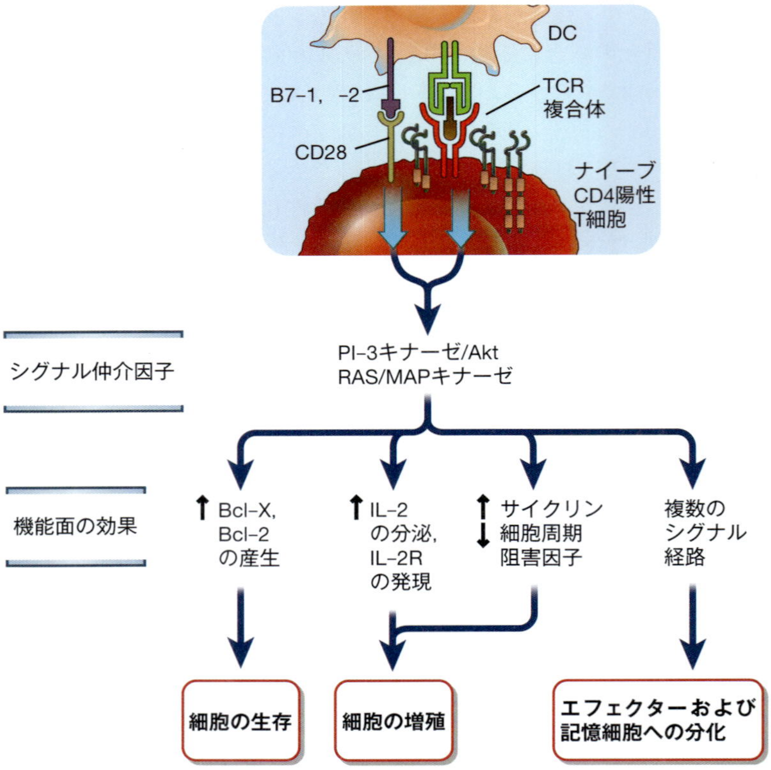

図 9.4 CD28によるT細胞共刺激機序

CD28の共刺激によりTCRのシグナルの強化あるいは付加的なシグナルが惹起され，さまざまな転写調節因子を活性化する．これにより生存に必要なタンパク質やサイトカイン，サイトカイン受容体の発現が誘導され，細胞増殖が促進し，エフェクターと記憶細胞への分化が引き起こされる(ここでは図示せず．**第10章**，**第11章**も参照)．

ラー細胞(natural killer cells：NK cells)の観点から**第4章**で述べた(**図4.8**参照)．同様の考え方は，かかわる受容体は非常に異なるが，T細胞とB細胞の反応にもあてはまる．抑制性受容体のCTLA-4とPD-1は，寛容(tolerance)の現象にかかわり，その発現や機能の異常が自己免疫疾患(autoimmune disease)を引き起こすことから，それらについての詳細は，**第15章**で述べ，免疫寛容と自己免疫(autoimmunity)を熟考する．ここでは，CTLA-4が，B7分子とより強固に結合することによってCD28の拮抗的阻害因子として機能し，PD-1が抗原受容体とCD28によるシグナルをブロックする抑制シグナルをもたらすことがわかれば十分である．

B7-CD28ファミリーに属するさまざまな共刺激因子と抑制性受容体は，異なる免疫応答，あるいは反応の異なるステージにおいて，個別の役割を果たしているようである．現在考えられているのは，以下のとおりである．CD28：B7相互作用は，ナイーブT細胞の活性化によるT細胞応答の開始にとって，最重要である．ICOS：ICOS-ligand相互作用は，ヘルパーT細胞依存的な抗体反応にとって不可欠である．CTLA-4：B7相互作用は，二次リンパ組織におけるT細胞の最初の活性化を抑える．PD1：PD1-ligand相互作用は，エフェクター細胞，特に末梢組織のエフェクター細胞の活性化を抑える．しかし，これらの役割は完全に分離されるものではなく，おそらく，これらの経路の機能において重なり合っていると思われる．

他の共刺激因子経路

他の多くのT細胞表面分子が，in vitroで共刺激シグナルを出すことを示しているが，それらのT細胞活性化における生理的な意義はCD28ほどには明らかでない．それらには，**第7章**で述べるCD2ファミリーのタンパク質，**第3章**で述べるインテグリン(integrins)が含まれる．その他のいくつかの共刺激受容体は，腫瘍壊死因子(TNF)受容体(TNFR)スーパーファミリーの大きな受容体ファミリーに属しており，それらのリガンドは，TNFファミリーメンバーである．それら受容体の多くは，活性化T細胞と制御性T細胞に発現しており，さまざまな実験系において，免疫応答を促進したり抑制したりすることが示されている．Ox40(CD134)は，TNFRファミリーメンバーであり，活性化されたCD4陽性T細胞とCD8陽性T細胞に発現して，細胞の生存と反応持続に機能している．そのリガンドであるOx40Lは，活性化された抗原提示細胞に発現している．4-1BB(CD137)とCD27の2つもTNFR相同体であり，制御性T細胞のみならず，記憶T細胞にも発現している．免疫応答におけるそれらの役割は，よく解明されていない．T細胞はまた，CTLA-4とPD-1に加えて非常に

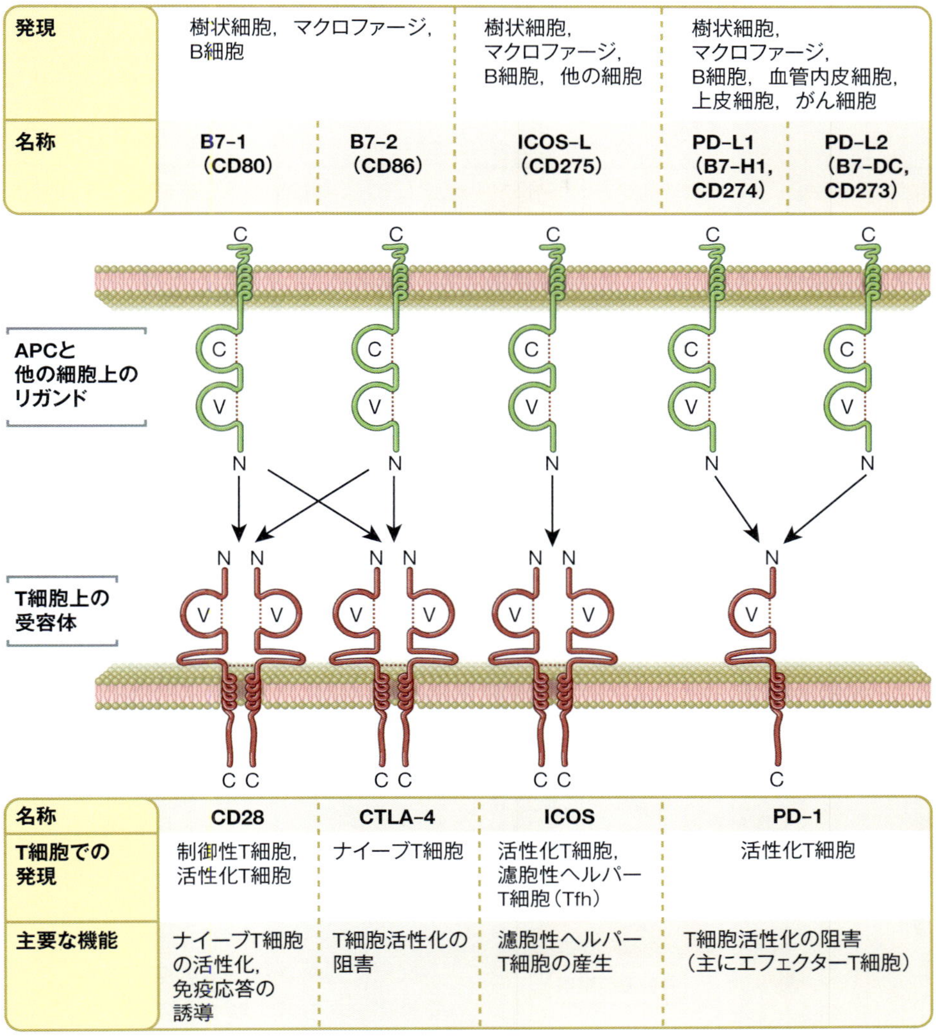

図 9.5　B7 と CD28 ファミリーの主要メンバー
既知の B7 ファミリーのリガンドは，抗原提示細胞(樹状細胞，マクロファージ，B 細胞)に発現し，CD28 ファミリー受容体は，主に T 細胞に発現している．CD28 ファミリーの異なるメンバーは，T 細胞応答の異なるタイプとステージを促進するか，あるいは抑制する．CTLA-4 と PD-1 の機能については，**第 15 章**で述べ，濾胞性ヘルパー T 細胞の生成と機能における ICOS の役割については，**第 12 章**で述べる．B7 に限定的に相同性をもった，広く分布している分子，例えば B7-H3 や B7-H4 のような分子が同定されているが，その生理的な役割は確立されていない．BTLA，TIM-3，TIGIT といった他の阻害受容体も同定されているが，CD28 と相同性はなく，ここには示していない．それらのうちのいくつかについては，**第 15 章**で簡単に述べる．

多くの抑制性受容体を発現するが，それらの生理的な意義は確定されていない(**第 15 章**参照)．

T 細胞上の CD40 L と抗原提示細胞上の CD40 との相互作用は，抗原提示細胞の活性化によって T 細胞応答を促進する． CD40 リガンド(CD40 L)は，主に活性化 T 細胞に発現している TNF ファミリーの細胞膜タンパク質であり，CD40 は B 細胞，マクロファージ，樹状細胞に発現している TNFR スーパーファミリーのメンバーである．細胞性免疫(cell-mediated immunity)におけるマクロファージの活性化と体液性免疫応答における B 細胞の活性化に対する CD40 の機能については，それぞれ**第 10 章**と**第 12 章**で述べる．活性化されたヘルパー T 細胞は，CD40 L を発現する．CD40 L は抗原提示細胞上の CD40 と結合して，抗原提示細胞を B7 分子の発現および T 細胞分化を誘導する IL-12 等のサイトカインの分泌を促進することでより強力になるように活性化する(**図 9.6**)．この現象は，活性化 T 細胞が，抗原提示細胞が免疫応答のより強力な促進因子となることを許諾することから，しばしばライセンス供与とよばれている．したがって，CD40 経路は，抗原提示細胞上の共刺激因子を誘導することによって間接的に T 細胞反応を増幅するが，CD40 L 自体は，T 細胞の共刺激因子として機能するわけではない．

共刺激の遮断による治療

共刺激経路の理解に基づいて，傷害性の免疫応答を調節するために，治療的薬剤が開発されている(**図 9.7**)．CTLA-

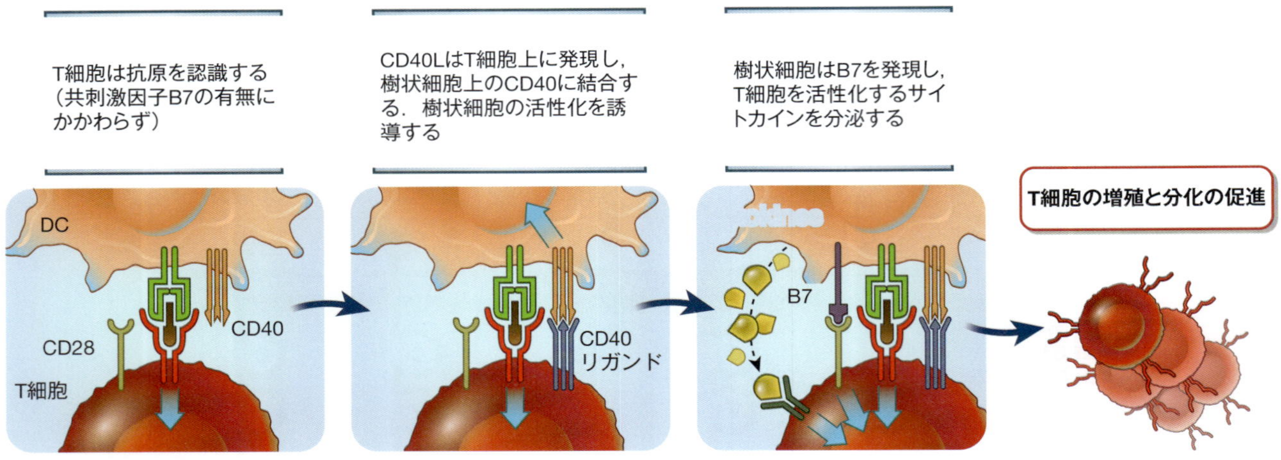

図 9.6 T細胞の活性化における CD40 の役割
共刺激（図示せず）を伴うT細胞の抗原認識は，T細胞上の CD40 リガンド（CD40L）の発現を誘導する．CD40L は，抗原提示細胞の CD40 と結合して，さらなる B7 分子の発現および，T細胞を活性化するサイトカインの分泌を促進する．したがってT細胞上の CD40L は，T細胞の活性化の促進と増強の面で抗原提示細胞機能をより強化する．

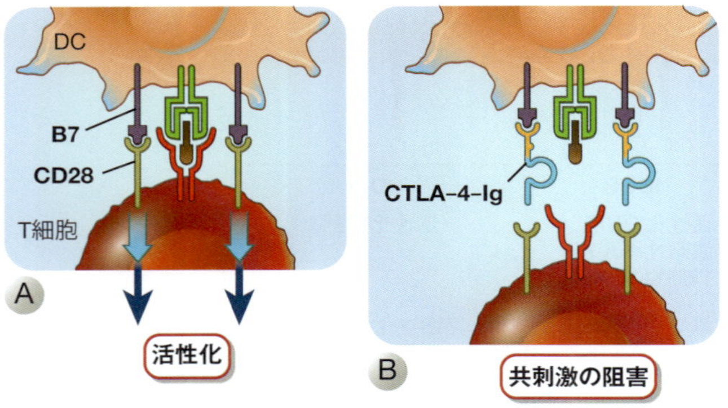

図 9.7 治療目的の共刺激因子遮断の機序
（A）抗原認識および B7-CD28 を介する共刺激により誘導される正常なT細胞の応答．（B）CTLA-4 の細胞外部分と IgG 分子の Fc 鎖からなる融合タンパク質を用いて，B7 分子に結合して阻害することにより，活性化受容体 CD28 との相互作用を妨げ，T細胞の活性化を阻害する．

4 の細胞外領域とヒト IgG の Fc 部分との融合タンパク質である CTLA-4-Ig は，B7-1 と B7-2 に結合して，B7：CD28 の相互作用を阻害する．B7 分子をブロックするために，CD28 でなく CTLA-4 を使うのは，CTLA-4 が CD28 よりも B7 に対して高い親和性（affinity）をもつからである．IgG の Fc 部分の付加によって，タンパク質の in vivo での半減期が長くなる（**第5章**参照）．CTLA-4-Ig は，関節リウマチ（rheumatoid arthritis）および移植片拒絶に対する承認された治療である．CD40 L：CD40 経路の阻害薬は，移植片拒絶および自己免疫疾患に対して臨床試験中である．

抑制性受容体である CTLA-4 と PD-1 をブロックする抗体は，腫瘍の免疫療法（immunotherapy）として認可されている．抗体は，CTLA-4 あるいは PD-1 がリガンドと結合するのを妨げることによって作用するので，抑制の軽減，すなわちT細胞の活性化を高めて，がん患者がより効果的な抗腫瘍免疫応答をできるようにする（**第18章**参照）．自己寛容（self-tolerance）の維持におけるこれら抑制性受容体の役割から予想されるように，がんの免疫療法のためにそれらを遮断することは，多くの患者で自己免疫応答を誘導する．

T細胞の機能応答

抗原で刺激されたT細胞の最初の応答は，サイトカイン受容体を含むさまざまな表面分子の発現の変化とサイトカインの分泌である．これらに続いて，サイトカインなどによって刺激を受けた抗原特異的な細胞の増殖，次いで活性化した細胞のエフェクター細胞および記憶細胞への分化が起こる．本章の残りの部分では，これらのステップ，基本的な機序，およびそれらの機能的な影響について説明する．

T細胞の活性化に伴う表面分子の変化

抗原認識および共刺激により活性化されると，T細胞ではさまざまな表面分子の発現等の特徴的な変化が起きる（**図 9.8**）．活性化されたT細胞が発現する分子の多くは，細胞の機能応答に関与している．抗原認識や共刺激により発現が誘導される機能的に重要な分子は，CD4 陽性T細胞においても最も詳しくわかっており，以下に記す分子が含まれる．

- CD69．T細胞の活性化後，数時間以内に CD69 の発現が上昇する．このタンパク質は，**第3章**でリンパ器官からのT細胞の流出を促す受容体として記載されているスフィンゴシン 1-リン酸受容体（SIPR1）に結合し，その細胞表面の発現を減少させる．SIPR1 の発現が低下した結果，活性化されたT細胞は，増殖やエフェクター

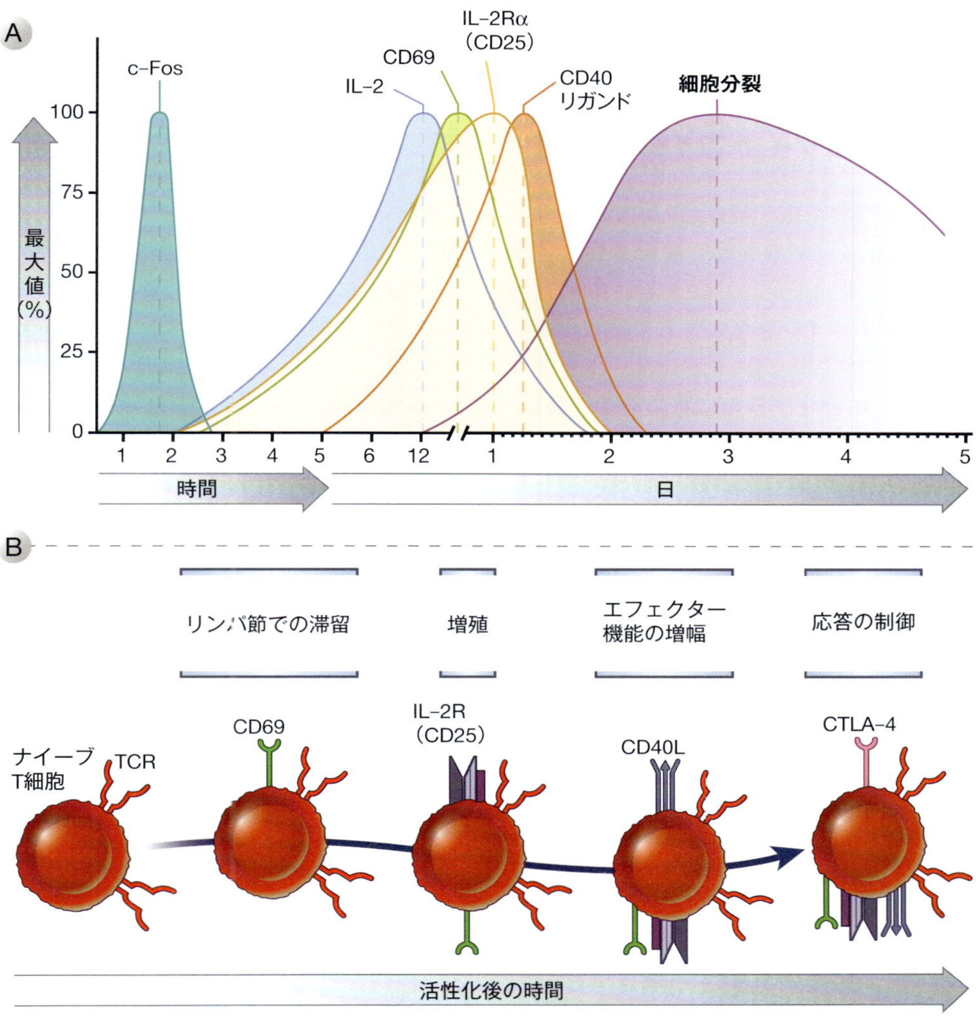

図 9.8　T 細胞活性化後の表面分子の変化

(A)抗原と共刺激因子による T 細胞の活性化中の抜粋した分子の発現のおおよその動態を示す．実例には転写因子(c-Fos)，サイトカイン(IL-2)，表面タンパク質を含む．これらのタンパク質は，概してナイーブ T 細胞での発現は低く，活性化シグナルによって誘導される．CTLA-4 は最初の活性化の 1 ～ 2 日後に誘導される．動態は推定値であり，抗原の性質，その用量や持続性，およびアジュバントの種類によって変化する．(B)抜粋した表面分子の主な機能は本文中に記載されている．

CD40L：CD40 リガンド(CD40 ligand)，IL-2R：IL-2 受容体(IL-2 receptor)

細胞および記憶細胞への分化を開始するためのシグナルを受け取るのに十分な時間リンパ器官内に留まるようになる．十分な刺激を受けた時点で，活性化された T 細胞は CD69 の発現を低下させ，SIPR1 の発現を再び上昇させることでエフェクター細胞および記憶細胞はリンパ器官から出て行く．

- **CD25(IL-2Ra)**．増殖因子 IL-2 に対するこの受容体の発現は，活性化された T 細胞がこのサイトカインに応答できるようにする．このプロセスに関しては後述する．
- **CD40 リガンド(CD40 L，CD154)**．抗原認識後 24 ～ 48 時間以内に，CD4 陽性 T 細胞は CD40 に対するリガンドを高発現する．CD40 L の発現は T 細胞の重要な機能発現を可能にし，B 細胞やマクロファージを助ける．加えて，先に述べたように，T 細胞上の CD40 L は，樹状細胞を活性化し，高い抗原提示能をもつ抗原提示細胞へ変化させる．その結果，T 細胞の応答を増強させる正のフィードバック機構が提供される．
- **CTLA-4(CD152)**．抗原認識後 24 ～ 48 時間以内に T 細胞は CTLA-4 を発現する．CTLA-4 の機能は**第 15 章**に記載する(**図 15.5** 参照)．
- **接着分子とケモカイン受容体**．活性化に伴い，T 細胞は，リンパ器官内への局在をもたらす分子(L-セレクチン[selectin][CD62 L]，ケモカイン受容体 CCR7)の発現を減少させ，感染や組織損傷部位への遊走にかかわる分子(インテグリン LFA-1 および VLA-4，E-および P-セレクチンリガンド，さまざまなケモカイン受容体)の発現を上昇させる．これらの分子と T 細胞の遊走における役割については**第 3 章**に記載した．T 細胞の活性化は，細胞外マトリックス分子，ヒアルロン酸に対する受容体

CD44の発現も上昇させる．CD44のリガンドへの結合は，T細胞が感染や組織損傷部位へ留まるのを助ける．

獲得免疫応答におけるサイトカインの役割

多数のサイトカインが獲得免疫応答において重要な役割を果たす．CD4陽性ヘルパーT細胞は，最も大量に多様なサイトカインを産生する．しかし，CD8陽性T細胞や抗原提示細胞もまたサイトカインを産生する．樹状細胞や他の抗原提示細胞が分泌するサイトカインはナイーブT細胞がエフェクター細胞に分化するのに特に重要である．異なるサイトカインが抗原刺激されたT細胞やB細胞の増殖や分化，および，T細胞のエフェクター機能に関与している．サイトカインの大部分は，それらを産生する細胞(オートクライン作用)，または近隣の細胞(パラクライン作用)に作用する．

T細胞のエフェクター機能におけるサイトカインの役割は**第10章**，**第11章**に記載する．ここでは，T細胞の応答を促進するT細胞由来サイトカインの原型であるインターロイキン(interleukin)2について説明する．

IL-2の分泌とIL-2受容体の発現

インターロイキン-2(IL-2)は，T細胞の増殖，生存，分化因子であり，抗原刺激を受けたT細胞の増殖や制御性T細胞の機能の維持に重要な役割を果たす． T細胞の増殖をサポートするため，IL-2はもともとT細胞増殖因子(T cell growth factor：TCGF)とよばれていた．IL-2は産生細胞，あるは，隣接する細胞に作用する(すなわち，オートクラインまたはパラクラインサイトカインとして機能している)．

IL-2は抗原認識や共刺激後にCD4陽性T細胞によって主に産生される．T細胞の活性化は，*Il2* 遺伝子の転写，タンパク質合成，分泌を促進する．IL-2の産生は迅速かつ一時的であり，抗原認識後1～2時間以内に開始し，8～12時間後にピークに達し，24時間後には低下している．CD4陽性T細胞はT細胞と抗原提示細胞の間に形成される免疫シナプスにIL-2を分泌する(**第7章**参照)．T細胞上のIL-2受容体(IL-2R)もシナプスに局在し，サイトカインとその受容体の局所濃度が閾値に達すると，細胞応答を開始する傾向がある．

分泌されたIL-2は，4つのαヘリックスをもつ14～17kDの球状糖タンパク質である(**図9.9**)．IL-2はI型のサイトカイン受容体に結合する4つのαヘリックスをもつサイトカインの原型である(**第7章**参照)．

高親和性のIL-2受容体は，ナイーブおよびエフェクターT細胞では，その活性化に伴い一過性に発現が上昇する．しかし，制御性T細胞は恒常的にこれらの受容体を発現している． IL-2受容体は3つの非共有結合性タンパク質，IL-2Rα(CD25)，IL-2/15Rβ(CD122)，γ_c(CD132)から構成される．3つの鎖のうち，IL-2RαのみがIL-2受容体に特有である．β鎖は，IL-15受容体の一部でもある．γ鎖は，IL-4，IL-7，IL-9，IL-15，IL-21を含む多くのサイトカイン受容体と共有されている．それゆえ，共通γ鎖(common γ chain：γ_c)とよばれている．β鎖，γ鎖の両方がJAK-STATシグナル経路(JAK-STAT signaling pathway)に関与する(**第7章**参照)．IL-2R $\beta\gamma_c$ 複合体は，休眠中のT細胞(およびナチュラルキラー細胞)では発現が低く，およそ K_d 10^{-9}M で，IL-2と結合する(**図9.10**)．IL-2Rαは，IL-2Rβほどではないが，ナイーブCD4陽性やCD8陽性細胞の活性化に伴い発現が上昇する．α鎖が $\beta\gamma_c$ 複合体と結合することで，IL-2Rが完成し，IL-2とより強固に結合できるIL-2R$\alpha\beta\gamma_c$ 複合体は，およそ $K_d 10^{-11}$M で，IL-2と結合する．それゆえ，活性化T細胞の増殖刺激は，同様の低濃度のIL-2で起きる．IL-2の分泌とIL-2Rαの産生は抗原刺激により起こるため，抗原刺激により活性化したT細胞は，活性化していない隣接細胞に比べて，サイトカインに応答して優先的に増殖する．抗原刺激により産生されたIL-2は，自らがIL-2Rαの誘導を促進する因子であり，T細胞応答を増幅させるフィードバック機構を提供している．CD4陽性制御性T細胞(**第15章**参照)は完全型のIL-2R複合体を発現してい

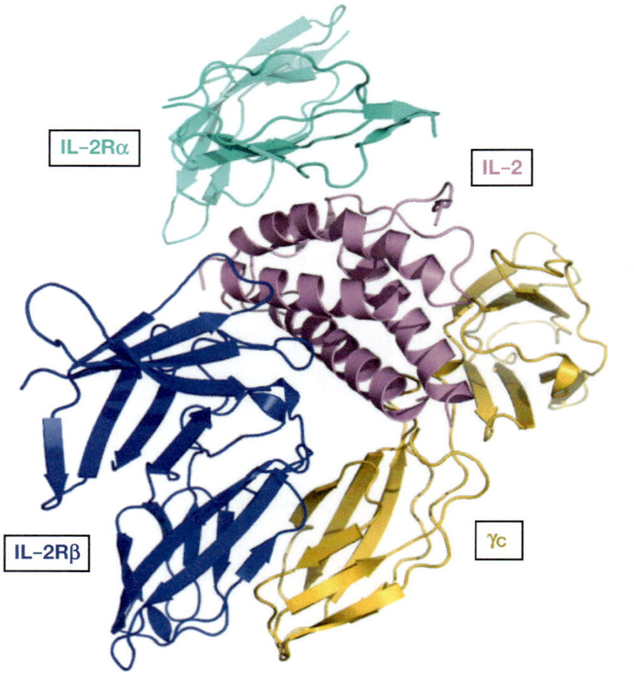

図9.9 IL-2とその受容体の構造

IL-2とその三量体受容体の結晶構造はサイトカインがどのように受容体の3つの鎖と相互作用するかを示す〔Wang X, Rickert M, Garcia KC: Structure of the quaternary complex of interleukin-2 with its α, β, and γc receptors, Science 310: 1159-1163, 2005より許可を得て引用．Drs. Patrick Lupardus and K. Christopher Garcia, Stanford University School of Medicine, Palo Alto, Californiaのご厚意による〕．

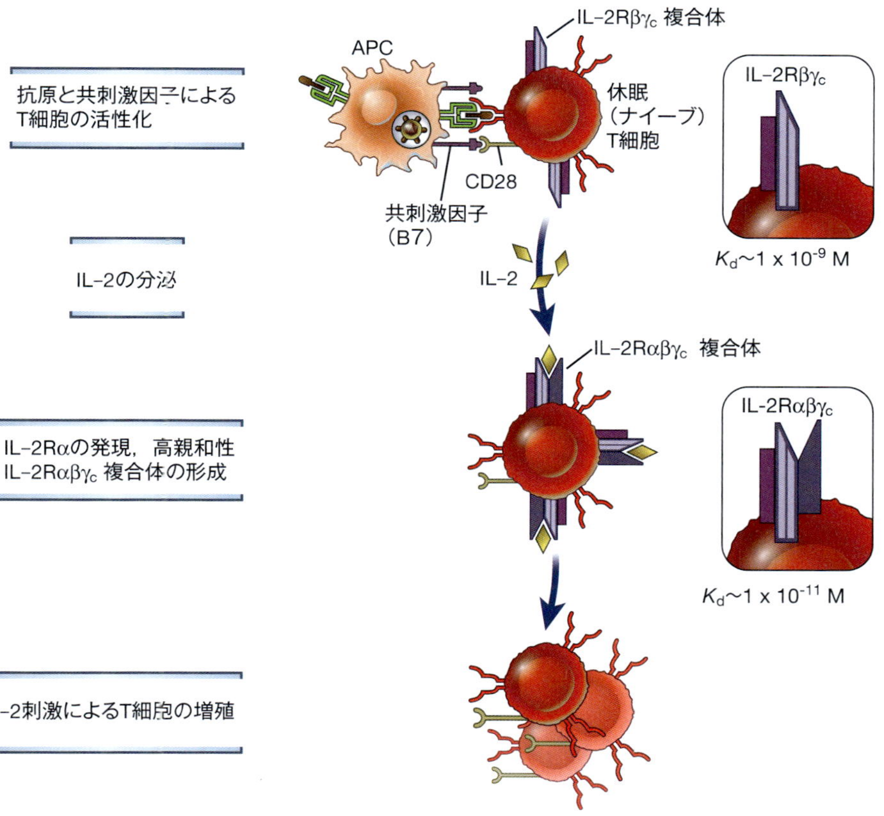

図 9.10　IL-2 受容体の発現の制御

休眠（ナイーブ）T 細胞は IL-2 に中程度の親和性をもつ IL-2R $\beta\gamma_c$ 複合体を発現している．抗原，共刺激因子，IL-2 自身による T 細胞の活性化は，IL-2R α 鎖（CD25 ともよばれる）の発現および高親和性の IL-2R $\alpha\beta\gamma_c$ 複合体のレベルの上昇を導く．

る．慢性的な T 細胞刺激は細胞からの IL-2Rα の逸脱（shedding）をもたらし，血清（serum）中の IL-2Rα レベルの上昇は，強い抗原刺激（例：移植臓器の急性拒絶）のマーカーとなっている．

IL-2 の機能

IL-2 の生物学は，T 細胞応答や機能の促進および制御の両方において重要な役割を果たすため，非常に興味深い（**図 9.11**）．

- **IL-2 は抗原により活性化された T 細胞の生存，増殖，分化を促進する．** IL-2 は，抗アポトーシスタンパク質 Bcl-2 を誘導することで細胞の生存を促進する．IL-2 はまた，mTOR シグナル伝達経路（**第 7 章**参照）の活性化を介して細胞周期の進行を促進している．mTOR シグナル伝達経路は，サイクリンの合成の誘導および細胞周期インヒビター p27 の分解により細胞周期停止を緩和する働きがある．さらに IL-2 は，T 細胞によるエフェクターサイトカイン，例えば IFN-γ および IL-4 の産生を増加させる．
- **IL-2 は，自己および他の抗原に対する免疫応答を抑制する制御性 T 細胞の生存と機能に必要である．** 制御性 T 細胞は，恒常的に α 鎖 CD25 を含む完全型 IL-2 受容体を発現しているため，迅速に IL-2 に応答できる状態である．IL-2 または IL-2 受容体の α または β 鎖を欠損させたノックアウトマウスは，制御性 T 細胞の異常により制御不能な T および B 細胞の増殖および自己免疫疾患を発症する．この知見は，エフェクター T 細胞の増大には他の増殖因子が IL-2 の代わりになりえるが，制御性 T 細胞機能の維持には IL-2 を他のサイトカインで置き換えることはできないことを示唆している．制御性 T 細胞の特性と機能を説明している**第 15 章**で，IL-2 の役割については詳しく記載する．IL-2 の機能の興味深い特徴は，制御性 T 細胞がサイトカインを産生せず，抗原に応答した他の T 細胞が産生する IL-2 に自身の生存を依存していることである（**図 9.11B**）．
- IL-2 はナチュラルキラー細胞および B 細胞の増殖，分化を in vitro で促進することも知られている．しかし，この作用の生理学的な重要性はわかっていない．

T 細胞のクローン拡大

抗原認識による T 細胞の増殖は，抗原受容体，共刺激因子，オートクライン増殖因子（主に IL-2）からのシグナルの組み合わせによって惹起される．細胞増殖によって生

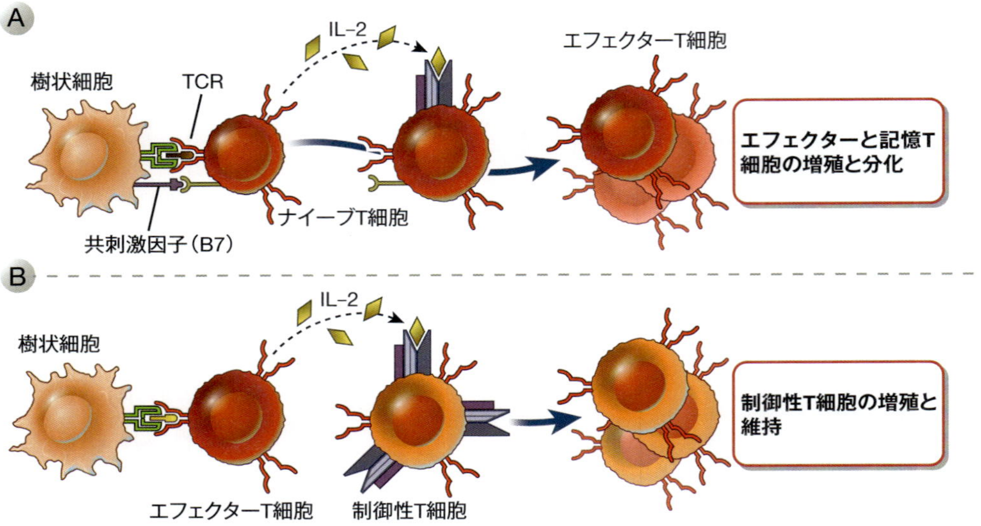

図 9.11 IL-2 の生物学的作用

(A)IL-2 は，オートクライン増殖因子として作用し，T 細胞の生存，増殖，分化を促進し，エフェクターおよび記憶細胞の産生をもたらす．(B) IL-2 はまた，制御性 T 細胞の生存を促進し，機能的能力を維持することで免疫応答(例えば，自己抗原に対する)を制御している．

じる抗原特異的なクローンの増大は，抗原特異的なナイーブリンパ球の少数のプールを抗原を除去するために必要な多数の細胞集団へと変換する．抗原に曝露される前は，任意の抗原に特異的なナイーブ T 細胞の頻度は $1/10^5$ ～ $1/10^6$ 以下である．微生物抗原に曝露されると，その微生物に特異的な CD8 陽性 T 細胞の頻度は 3 個に 1 個まで増加し，これは CD8 陽性 T 細胞が 50,000 倍以上増大したことを示している．また，抗原特異的な CD4 陽性 T 細胞の数は 100 個に 1 個まで増加し，CD4 陽性 T 細胞が 1,000 倍増大したことを示している(**図 9.12**)．抗原特異的な細胞集団の猛烈な増大は，いくつかの急性ウイルス感染を用いたマウスでの研究で最初に証明され，注目すべきことに，感染後 1 週間以内に増大が起こることがわかった．同様に注目すべき点は，この抗原特異的クローン拡大(clonal expansion)の間，ウイルス(virus)に特異的でないバイスタンダー T 細胞は増殖しないという知見であった．エプスタイン・バーウイルス(Epstein–Barr virus：EBV)やヒト免疫不全ウイルス(human immunodeficiency virus：HIV)に感染した急性期のヒトにおいても特異的な T 細胞の増大はこの程度の頻度で起きる．

活性化 T 細胞のエフェクター細胞への分化

抗原で刺激された T 細胞の子孫の多くは，エフェクター細胞に分化する．本章のまとめで記したように，CD4 陽性系統のエフェクター細胞は表面分子を発現し，他の細胞(B 細胞，マクロファージ，および樹状細胞)を活性化するサイトカインを分泌する．ナイーブ CD4 陽性 T 細胞は，活性化時に主に IL-2 を産生するが，エフェクター CD4 陽性 T 細胞は，多様な生物学的活性を有する多種多様のサイトカインを産生することができる．エフェクター CD8 陽性細胞は，細胞傷害性で感染細胞を死滅させる．CD4 陽性および CD8 陽性系統のエフェクター細胞には重要な違いがあるため，**第 10 章**，**第 11 章**で細胞の発生および機能を別々に説明する．

記憶 T 細胞の発生と性質

T 細胞が媒介する抗原に対する免疫応答は，通常，抗原特異的な記憶細胞の生成をもたらし，記憶細胞は生涯にわたり何年も生存できる．記憶細胞は，環境中に蔓延しており何度も遭遇する可能性のある病原体に対して，効果的な防御を提供している．予防接種の成功は，最初の抗原曝露時に記憶細胞を作り出す能力に大部分が起因している．エドワード・ジェンナー(Edward Jenner)の古典的な天然痘(smallpox)の予防接種の実験は，記憶反応を実証するものである．免疫記憶の重要性にもかかわらず，記憶細胞の生成に関する基本的な疑問はいまだ明らかになっていない．

記憶細胞は，線形経路に沿ってエフェクター細胞から発生する可能性，あるいは，エフェクターおよび記憶細胞の集団は，異なる分化過程をたどり，抗原や他の刺激により活性化されたリンパ球の 2 つの別の細胞運命である可能性がある(**図 9.13**)．個々の抗原で刺激された T 細胞が短期生存のエフェクター細胞になるか，または，長期生存の記憶細胞のプールに入るかを決定する機序は明らかになっていない．記憶細胞の発生を促進するシグナルも完全にはわかっていない．1 つの可能性としては，T 細胞活性化の時

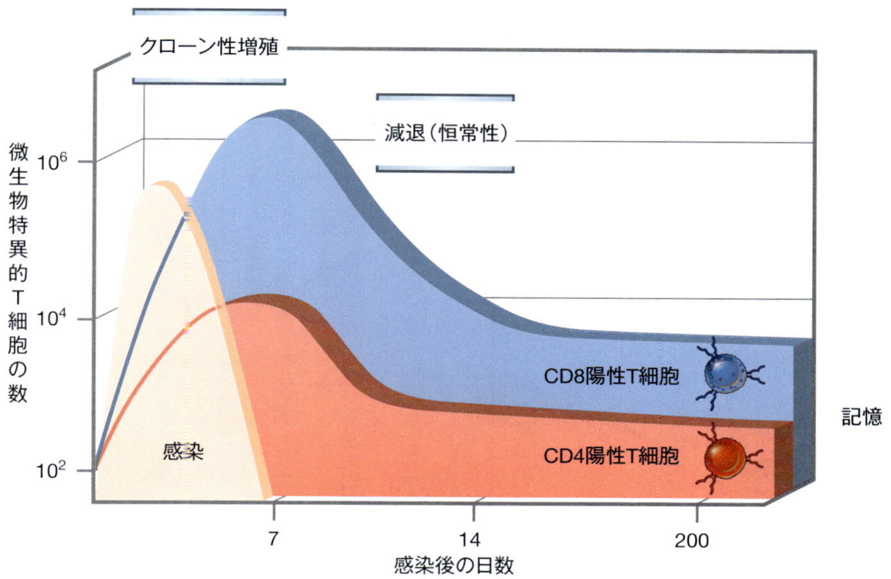

図 9.12　T 細胞のクローン拡大
微生物抗原に特異的な CD4 陽性と CD8 陽性 T 細胞の数，および，免疫応答中の細胞の増大と減少を示す．数値は，近交系マウスにおける微生物や他の抗原モデルの研究に基づく近似値である．

に誘導される転写因子のタイプがエフェクター細胞，あるいは，記憶細胞の発生の選択に影響を及ぼすことが考えられる．例えば，転写因子 T-bet の発現は，CD4 陽性および CD8 陽性細胞のエフェクター細胞への分化を促進するが，別の転写因子 Blimp-1 の発現は，記憶細胞の産生を促進する．これらの転写因子の誘導がランダム（確率論的）プロセスなのか，特定の外部シグナルによって影響を受けるものなのかはまだ明らかになっていない．

記憶 T 細胞の特性

記憶細胞の特徴的な性質は，抗原が除去された後の静止状態で生存し，ナイーブ細胞よりも抗原に対してより大きくより迅速に応答することである． 記憶細胞のいくつかの特徴がこれらの特性を説明している．

- **記憶細胞は，抗アポトーシスタンパク質の発現レベルが上昇しており，これは，長期生存の原因となりうる．** ナイーブ T 細胞は数週間または数ヵ月で胸腺でつくられた新しい T 細胞に置き換えられるが，記憶細胞は何年も生存する可能性がある．したがって，ヒトは絶えず感染性因子に曝露し，応答する環境で老化するため，ナイーブ細胞と比較してこれら微生物によって誘導される記憶細胞の割合が次第に増加する．50 歳以上のヒトは，体内を循環する T 細胞の半数以上が記憶細胞である可能性がある（**図 2.10**，**第 2 章**参照）．記憶細胞の生存を促進する抗アポトーシスタンパク質には，生存シグナルの欠乏により誘導されるアポトーシスを抑制する Bcl-2 や Bcl-X_L が含まれる（**図 15.7** 参照）．抗アポトーシスタンパク質の存在は，T 細胞の生存および増殖のための正常なシグナルが存在しない場合，すなわち抗原が排除され，自然免疫応答が低下した後でさえ，記憶細胞が生き残ることを可能にしている．
- **記憶細胞は，ナイーブ細胞と比べて，同じ抗原による刺激により迅速に応答する．** 例えば，マウスの研究では，ナイーブ T 細胞が抗原に応答して，エフェクター細胞に分化するには 5 ～ 7 日かかるが，記憶細胞は 1 ～ 3 日以内にエフェクター細胞の機能を獲得できる（**図 1.2**，**第 1 章**参照）．この分化過程の加速の説明としては，記憶細胞では，ヒストンのメチル化およびアセチル化の変化などにより，サイトカインおよび他のエフェクター分子の遺伝子座が接触可能なクロマチンの状態になっていることが考えられる．エピジェネティックな修飾を受けた遺伝子は，抗原によるチャレンジに迅速に応答する準備ができている．
- **任意の抗原に特異的な記憶細胞の数は，同じ抗原に特異的なナイーブ細胞の数よりも多い．** 前述したように，細胞増殖は，すべての免疫応答においてクローン拡大をもたらし，ナイーブリンパ球のエフェクター細胞への分化をもたらす．そして，エフェクター細胞の大多数は抗原が除去された後に死滅する．拡大したクローン中に残存する記憶細胞は，抗原に遭遇する前のナイーブ細胞のプールよりも一般的に 10 ～ 100 倍多い．クローンサイズの増加は，すでに免疫された個体における抗原チャレンジが，ナイーブな個体における最初の抗原チャレンジよりも強い応答を惹起する一因である．想定どおり，記憶細胞のプールのサイズは，抗原特異的なナイーブ細胞のプールのサイズに比例している．

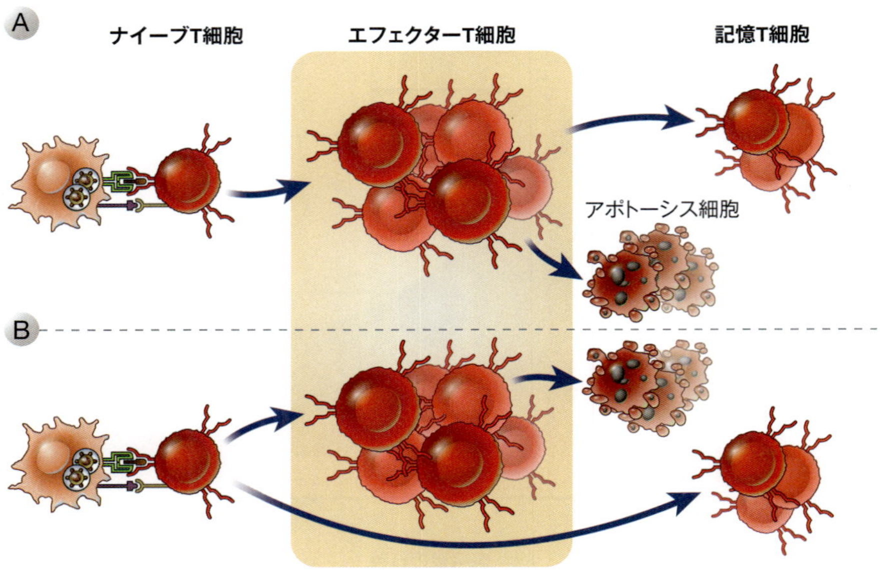

図 9.13 記憶 T 細胞の発生

抗原および共刺激に応答して，ナイーブT細胞はエフェクターおよび記憶細胞に分化する．(A)記憶T細胞分化の線形モデルによれば，ほとんどのエフェクター細胞は死滅し，一部の生存細胞が記憶細胞になる．(B)分岐分化のモデルによれば，エフェクターと記憶細胞は活性化T細胞の別の運命である．

- **記憶細胞は，末梢組織に遊走し，これらの部位の抗原に応答することができる．第3章**で述べたように，ナイーブT細胞は，二次リンパ器官に優先的に移動するが，記憶細胞は事実上，あらゆる組織に移動することができる．この違いは，接着因子やケモカイン受容体の発現の違いが関係している．加えて，記憶細胞はナイーブ細胞に比べて，共刺激への依存が少なく，これは，末梢組織のいろいろな抗原提示細胞によって提示される抗原に応答することを可能にしている．一方，前述したように，ナイーブ細胞はリンパ器官において，成熟樹状細胞による抗原提示に依存している．
- **記憶細胞はゆっくり増殖し，この自己複製能が記憶細胞プールの寿命の長さに寄与しているかもしれない．**これら記憶細胞の細胞周期は，サイトカインによって制御されている可能性がある．記憶細胞は，その自己複製能のため，幹細胞(stem cell)と関連付けられている．
- **記憶細胞の維持は，サイトカインに依存しているが，抗原認識を必要としない．**記憶CD4陽性TおよびCD8陽性T細胞の維持に最も重要なサイトカインは，IL-7である．IL-7は，リンパ球の発生や(**第8章**参照)，ナイーブT細胞の生存(**第2章**参照)においても重要な役割を果たす．IL-7受容体(CD127)の高発現は，記憶細胞に特徴的である．記憶CD8陽性T細胞はまた，生存のためにIL-7と類似のサイトカインIL-15にも依存している．IL-7とIL-15は，抗アポトーシスタンパク質の発現を誘導し，また，増殖を低く抑える．この両方の作用により記憶細胞を長期間維持している．記憶細胞が抗原認識を必要とせず生存できることは，成熟リンパ球が発生した後に抗原受容体を遺伝的に欠損させたマウスを使った実験で最もよく実証されている．この変異マウスでは，ナイーブリンパ球の数は急速に減少するが，記憶細胞の数は維持される．

記憶T細胞の最も信頼のおける表現型マーカーは，IL-7受容体とCD27とよばれる未知の機能のタンパク質の発現であり，かつ，ナイーブおよび最近活性化したT細胞のマーカーが発現していないことである(**表2.3**参照)．ヒトでは，ほとんどのナイーブT細胞は，CD45RA(RA：restricted A)とよばれる表面分子CD45の200kDのアイソフォームを発現しており，ほとんどの記憶細胞は，CD45ROとよばれるCD45の180kDのアイソフォームを発現している(**第2章**参照)．

CD4陽性およびCD8陽性記憶T細胞は両方ともヘテロジェニアス(不均一)な集団であり，ホーミング特性(homing properties)や機能で小集団に細分類することができる．セントラル記憶T細胞はケモカイン受容体CCR7と接着分子L-セレクチンを発現し，主にリンパ節に局在する．セントラル記憶細胞は，抗原に遭遇した際にエフェクター機能を果たす能力は限られているが，抗原チャレンジにより活発に増殖し多くのエフェクター細胞を産生する．一方で，**エフェクター記憶**(effector memory)T細胞は，CCR7やL-セレクチンを発現せず，末梢部位，特に粘膜組織に局在する．抗原刺激により，エフェクター記憶T細胞はIFN-γのようなエフェクターサイトカインを分泌するか，あるいは急速に細胞傷害性になるが，あまり増殖はしない．したがって，このエフェクター集団は，微生物への反復曝露に対して迅速に応答する態勢が整っているが，感染の完全な根絶には，多数のエフェクター細胞をセントラル記憶細胞のプールから生成する必要もある．すべての記憶 T 細胞がセントラル記憶およびエフェクター記憶細胞に分類できるかどうかは明らかになっていない．

いくつかの記憶 T 細胞は，非リンパ組織に移動し，この組織中で長期間生存する．組織常在性の記憶細胞(tissue-resident memory cells)は，組織への微生物の再侵入に対して迅速に応答する．この細胞は，スフィンゴシン 1-リン酸の受容体 S1PR1 の発現を抑える CD69 を高発現している(**第 3 章**参照)．結果として，この細胞はリンパや血液中で高濃度の S1P に反応しないため，細胞が組織中に留まることを促進している．

記憶 T 細胞もまたサイトカイン発現パターンに関しては不均一な集団である．例えば，いくつかの CD4 陽性記憶 T 細胞は Th1，Th2，Th17 型に分化する前の前駆細胞から誘導されうる(**第 10 章**に記載)．そして，抗原やサイトカインに再曝露され活性化した際に，それぞれの Th 型に分化することができる．他の記憶 T 細胞は Th1，Th2，Th17 型に分化したエフェクター細胞から誘導されうるし，その場合は，それぞれの細胞のサイトカイン発現パターンを保持している．分化した細胞傷害性 T 細胞の表現型特性をいくつかもつ記憶 CD8 陽性 T 細胞も存在しうる．

T 細胞応答の減退

抗原の排除は T 細胞応答の縮小をもたらし，この減退は免疫系における恒常性(homeostasis)の維持に重要である．応答の減退にはいくつか理由がある．抗原が排除され，抗原曝露に伴う自然免疫の応答が低下すると，活性化リンパ球を維持し，増殖させるシグナルが存在しなくなる．前述したように，共刺激や IL-2 のような増殖因子は，活性化したリンパ球において抗アポトーシスタンパク質 Bcl-2 および Bcl-X_L の発現を誘導し，これらのタンパク質は細胞を生存可能な状態に保っている．共刺激のレベルや利用可能な IL-2 の量が減少するにつれて，細胞内の抗アポトーシスタンパク質のレベルが低下する．同時に，増殖因子の枯渇は，細胞ストレスのセンサー(BH3-only タンパク質，Bim など)を活性化して，アポトーシスのミトコンドリア経路を作動させ，抗アポトーシスタンパク質によって阻害されなくなる(**図 15.9**，**第 15 章**参照)．これらの変化の最終的な結果は，活性化によって産生された細胞の大部分が死滅し，新たに活性化される細胞の産生が減少するため，抗原で活性化されたリンパ球のプールが縮小することである．

さまざまな調節機構が病原体および他の外来抗原に対する免疫応答の正常な終息に関与する可能性については大きな関心がもたれている．このような調節機構には，抑制性受容体 CTLA-4 および PD-1，TNF 受容体スーパーファミリーに属する細胞死受容体(death receptor)(TNFR1 や Fas)により誘導されるアポトーシス，制御性 T 細胞などが含まれる可能性がある．しかし，これらの抑制性の調節機構の主要な機能は，自己抗原に対する免疫応答を阻害することかもしれない(**第 15 章**参照)．

本章のまとめ　Summary

T 細胞の応答は，抗原提示細胞の表面上のペプチド－MHC 複合体を TCR で認識し，かつ，抗原提示細胞が発現する共刺激因子によって同時にもたらせるシグナルを介して開始される．

最もよくわかっている共刺激因子は，T 細胞上に発現する CD28 ファミリーの受容体によって認識される B7 ファミリーのメンバーである．抗原提示細胞上の共刺激因子 B7 の発現は微生物の侵入により増加し，感染性病原体に対して最適な応答をするための機序を提供する．CD28 ファミリーの一部のメンバーは T 細胞の応答を阻害し，T 細胞の抗原認識の成果は，このファミリーの活性化受容体と抑制性受容体の関与のバランスによって決定される．

抗原および共刺激に対する T 細胞の応答は，表面分子の発現の変化，サイトカインおよびサイトカイン受容体の産生，細胞増殖，エフェクター細胞および記憶細胞への分化が含まれる．

T 細胞の活性化で発現が誘導される表面分子には，リンパ器官への T 細胞の保持に関与する因子，サイトカイン分泌促進因子，エフェクターおよび制御性因子，T 細胞の移動に影響を及ぼす因子が含まれる．

活性化の直後に，T 細胞はサイトカイン IL-2 を分泌し，機能的 IL-2R を高発現する．IL-2 は細胞の増殖を促進し，抗原特異的なクローンの顕著な増大をもたらすことができる．

活性化した T 細胞の一部は，記憶細胞に分化して長期間生存し，抗原によるチャレンジに迅速に応答する．記憶細胞の維持は，抗アポトーシスタンパク質の発現を誘導し低レベルの細胞分裂を支持する IL-7 などのサイトカインに依存している．記憶 T 細胞は，多様な集団で，移動能や機能応答が異なる細胞集団からなる．

T 細胞の応答は抗原の排除後に低下し，免疫系を休眠状態に戻す．この応答の低下の主たる理由は，継続的なリンパ球活性化のシグナルが排除されるためである．

参考文献

T 細胞の活性化

Buchholz VR, Schumacher TN, Busch DH. T cell fate at the single-cell level. *Annu Rev Immunol*. 2016; 34: 65–92.

Grossman Z, Paul WE. Dynamic tuning of lymphocytes: physiological basis, mechanisms, and function. *Annu Rev Immunol*. 2015; 33: 677–713.

Huppa JB, Davis MM. The interdisciplinary science of T-cell recognition. *Adv Immunol*. 2013; 119: 1–50.

Iwasaki A, Medzhitov R. Control of adaptive immunity by the innate immune system. *Nat Immunol*. 2015; 16: 343–353.

Jenkins MK, Moon JJ. The role of naive T cell precursor frequency and recruitment in dictating immune response magnitude. *J Immunol*. 2012; 188: 4135–4140.

共刺激：B7，CD28 など

Attanasio J, Wherry EJ. Costimulatory and coinhibitory receptor pathways in infectious disease. *Immunity*. 2016; 44: 1052–1068.

Chen L, Flies DB. Molecular mechanisms of T cell co-stimulation and co-inhibition. *Nat Rev Immunol*. 2013; 13: 227–242.

Esensten JH, Helou YA, Chopra G, et al. CD28 costimulation: from mechanism to therapy. *Immunity*. 2016; 44: 973–988.

Greenwald RJ, Freeman GJ, Sharpe AH. The B7 family revisited. *Annu Rev Immunol*. 2005; 23: 515–548.

Schildberg FA, Klein SR, Freeman GJ, Sharpe AH. Coinhibitory pathways in the B7-CD28 ligand-receptor family. *Immunity*. 2016; 44: 955–972.

Ward-Kavanagh LK, Lin WW, Sedy JR, Ware CF. The TNF Receptor superfamily in co-stimulating and co-inhibitory responses. *Immunity*. 2016; 44: 1005–1019.

T 細胞のサイトカイン

Boyman O, Sprent J. The role of interleukin-2 during homeostasis and activation of the immune system. *Nat Rev Immunol*. 2012; 12: 180–190.

Huse M, Quann EJ, Davis MM. Shouts, whispers and the kiss of death: directional secretion in T cells. *Nat Immunol*. 2008; 9: 1105–1111.

Liao W, Lin JX, Leonard WJ. Interleukin-2 at the crossroads of effector responses, tolerance, and immunotherapy. *Immunity*. 2013; 38: 13–25.

記憶 T 細胞

Carbone FR. Tissue-resident memory T cells and fixed immune surveillance in nonlymphoid organs. *J Immunol*. 2015; 195: 17–22.

Mahnke YD, Brodie TM, Sallusto F, et al. The who's who of T-cell differentiation: human memory T-cell subsets. *Eur J Immunol*. 2013; 43: 2797–2809.

Mueller SN, Mackay LK. Tissue-resident memory T cells: local specialists in immune defence. *Nat Rev Immunol*. 2016; 16: 79–89.

Pepper M, Jenkins MK. Origins of CD4(+) effector and central memory T cells. *Nat Immunol*. 2011; 12: 467–471.

Sprent J, Surh CD. Normal T cell homeostasis: the conversion of naive cells into memory-phenotype cells. *Nat Immunol*. 2011; 12: 478–484.

第 10 章

CD4 陽性エフェクターT 細胞の分化と機能

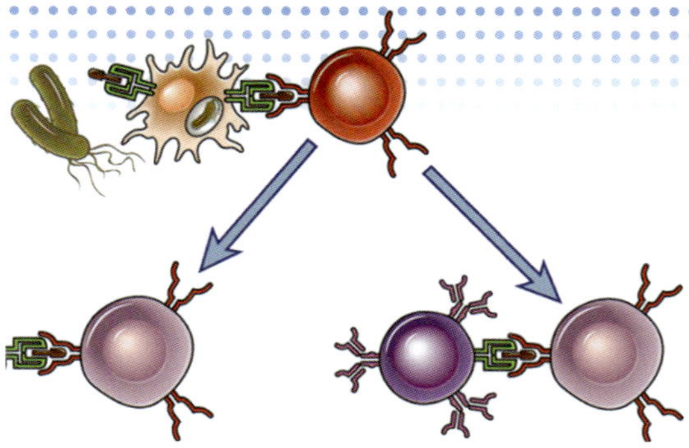

病原性微生物に対する T 細胞(T lymphocyte)を介した防御機構は，**細胞性免疫**(cell-mediated immunity：CMI)とよばれている．T 細胞は，細胞内および細胞外感染病原体に対する防御反応を有しており，さらに，腫瘍細胞の排除にも働くことができる．これまでの歴史から，免疫学者らは**獲得免疫**(adaptive immunity)を 2 つに分けて理解してきた．1 つは抗体反応を主体とする**体液性免疫**(humoral immunity)であり，もう 1 つは，T 細胞を主体とする細胞性免疫である．前者の体液性免疫では，抗体を介して細胞外感染微生物や毒素を排除・中和する．さらに抗体(antibody)は，貪食細胞の貪食(phagocytosis)能を高めることで，貪食細胞内における微生物の処理を増強させる．しかしながら，抗体は貪食細胞や他の細胞内で生存する病原体を攻撃することはできない．そこで，このような細胞内感染病原体への対抗措置として，T 細胞を介する免疫応答が進化した．貪食細胞によって取り込まれたが，その細胞内で生存する微生物に対して，T 細胞は貪食細胞のキリング活性を増強させて殺すことができる．そのため，細胞性免疫の欠損は，貪食細胞によって排除される一部の細胞外細菌や真菌だけでなく，細胞内感染微生物であるウイルス(virus)や細菌に対しても易感染状態に陥る．さらに，T 細胞による免疫応答は，アロ移植片(同種移植片)拒絶反応(**第 17 章**参照)，抗腫瘍免疫(**第 18 章**参照)，過敏症(hypersensitivity diseases)(**第 19 章**参照)においても重要な役割を担う．

T 細胞には 2 つの主要なサブセット(CD4 陽性 T 細胞，CD8 陽性 T 細胞)が存在し，細胞性免疫応答において，異なる相補的な機能をもつ(**図 10.1**)．CD4 陽性エフェクターT 細胞の機能は，産生するサイトカイン(cytokines)によって特徴づけられている．CD4 陽性 T 細胞は，細胞性免疫として古くから知られている貪食細胞を介した病原体の排除に重要な役割を担うだけでなく，好中球(neutrophil, polymorphonuclear leukocyte：PMN)や好酸球(eosinophil)などの白血球を活性化させたり，B 細胞(B lymphocyte)による抗体産生を助けたりする．一方で，CD8 陽性エフェクターT 細胞は，感染細胞や腫瘍細胞を殺傷することができ，非貪食細胞などのさまざまな細胞内で生存・複製するウイルスなどの病原体を根絶させる．本章では，病原体の排除における CD4 陽性 T 細胞の役割について説明する．また CD4 陽性および CD8 陽性 T 細胞以外の他の少数の T 細胞についても，本章の最後で言及する．なお，CD8 陽性エフェクターT 細胞の分化と機能については，**第 11 章**で説明する．

CD4 陽性 T 細胞を介する免疫応答の概要

CD4 陽性 T 細胞を介する免疫応答は，まず CD4 陽性 T 細胞が二次リンパ組織で活性化し，エフェクターや記憶(memory)T 細胞に分化することで開始される．そして，エフェクターT 細胞は感染部位へ遊走し，そこで病原体の排除に働く(**図 10.2**)．**第 9 章**では，T 細胞活性化の初期段階について述べたが，本章では CD4 陽性エフェクターT 細胞の分化と機能について述べる．

T 細胞は二次リンパ組織で活性化することで CD4 陽性エフェクターT 細胞へと分化する．そして，ほとんどのエフェクターT 細胞はリンパ組織から出て，感染部位へと遊走され，病原体を排除するために働く．このエフェクターT 細胞による感染部位への遊走は，内皮細胞の発現する接着分子(adhesion molecule)と，感染部位から分泌されるケモカイン(chemokines)に依存することが知られている(**第 3 章**参照)．感染部位への細胞遊走は，通常抗原非依存的である．その一方で，リンパ組織以外の末梢組織で抗原(antigen)に曝露された T 細胞は，その炎症組織内に留まることができる．末梢組織において，T 細胞はマクロファージ(macrophage)などの抗原提示細胞(antigen-presenting cell)によって病原体由来の抗原を提示される．抗原提示を受けた T 細胞は，抗原受容体を介してシグナルを受け取り，接着分子であるインテグリン(integrins)のリガンドに対する親和性(affinity)を増加する．これらのインテグリンのうち，VLA-4 と VLA-5 は細胞外マトリックスに存在するフィブロネクチンに結合する．そして，活性化 T 細胞で高発現するもう 1 つの接着分子 CD44 も細胞外マトリックスに存在するヒアルロン酸に結合する．さらに，活性化 T 細胞が発現するケモカイン受容体(chemokine receptors)は，炎症組織で産生されるケモカインと結合する．以上のように，活性化によって誘導された細胞接着や細胞遊走の相互作用の結果として，活性化し

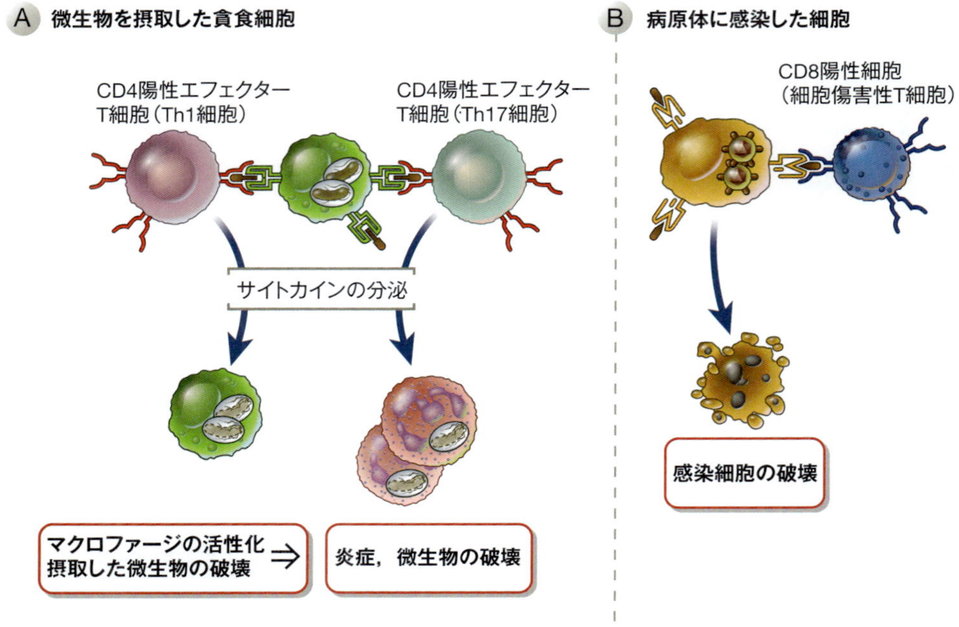

図 10.1 感染防御におけるT細胞の役割

(A)CD4陽性T細胞は，貪食細胞に取り込まれた病原体や細胞外感染微生物由来の抗原を認識して，それらの病原体を殺すために貪食細胞を動員・活性化させるサイトカインを産生する．CD8陽性細胞もまたサイトカインを分泌する能力をもち，同様の免疫応答に関与することができる．(B)CD8陽性傷害性T細胞は，感染細胞が提示する病原体由来の抗原を認識し，それらの細胞を破壊する．

た抗原特異的エフェクターT細胞は，リンパ組織以外の必要とされている組織内に留まることが可能となる．また，一部の記憶T細胞もエフェクターT細胞と同様に，接着分子やケモカイン受容体を介して，末梢組織に遊走する．一方で，炎症組織に遊走した抗原非特異的なT細胞は，組織中で細胞死を迎えるか，あるいはリンパ管を通って再び体内を循環するようになる．

二次リンパ組織で活性化したCD4陽性T細胞の一部は，濾胞性ヘルパーT細胞とよばれ，リンパ管に排出されずに，その組織内のリンパ濾胞(lymphoid follicle)に移動する．そこでB細胞と相互作用することにより，異なるアイソタイプ(isotype)の高親和性抗体の産生を誘導する．体液性免疫における濾胞性ヘルパーT細胞(T follicular helper cell：Tfh cell)の分化，特性，機能については**第12章**で述べる．

貪食した病原性微生物に対する細胞性免疫応答においては，T細胞がその微生物抗原を認識するが，微生物を実際に破壊するのは貪食細胞である．つまり，CD4陽性エフェクターT細胞は，病原体特異的な抗原を認識することで活性化し，その病原体を破壊する他の白血球の動員・活性化を導く役割をもつ．この基本的な概念は，細胞内寄生性細菌(intracellular bacterium)であるリステリア(*Listeria monocytogenes*)に対する細胞性免疫の研究から明らかとなった(**図10.3**)．リステリア感染実験では，致死量に満たないリステリアであらかじめマウスを感染させておくと，その後致死量のリステリアを投与しても，そのマウスは死に至らないことが古くから知られていた．この感染防御は，感染させたマウスの抗体を含む血清(serum)による作用ではなく，感染マウス中に存在するリンパ球(後にT細胞であることが判明する)を未感染のマウスに移入することで，成立できることがわかった．この結果は，細胞内感染細菌に対する特異的な防御機構は，T細胞を介して働くことを示すものである．しかしながら，後のin vitroの実験において，細胞内感染細菌を実際に殺したのはT細胞ではなく，活性化したマクロファージによるものであることが判明し，マクロファージによる病原体を駆除する機序が注目されるようになった．これらの研究によって，細胞内感染微生物に対する防御には，抗原特異的なT細胞と殺菌作用をもつ貪食細胞(マクロファージなど)との協働した相互作用が必要であることが確証され，現在までに，この相互作用が細胞性免疫の重要な構成要素であることが明らかとなっている．

貪食細胞による微生物の摂取と駆除は，自然免疫の主要な反応である．そしてT細胞は貪食細胞によるこれらの機能を増強させることができる．第4章で記述したように，貪食細胞は微生物を認識するセンサーを介して活性化し，多様な微生物を破壊することができる．しかしながら，多くの感染性微生物は，自然免疫(innate immunity)のこのような機序から逃れるように進化しており，マクロファージ内で生存，複製することさえも可能である．そのような状況下であっても，T細胞は微生物由来のタンパク質抗原を認識し，貪食細胞を動員・活性化させることがで

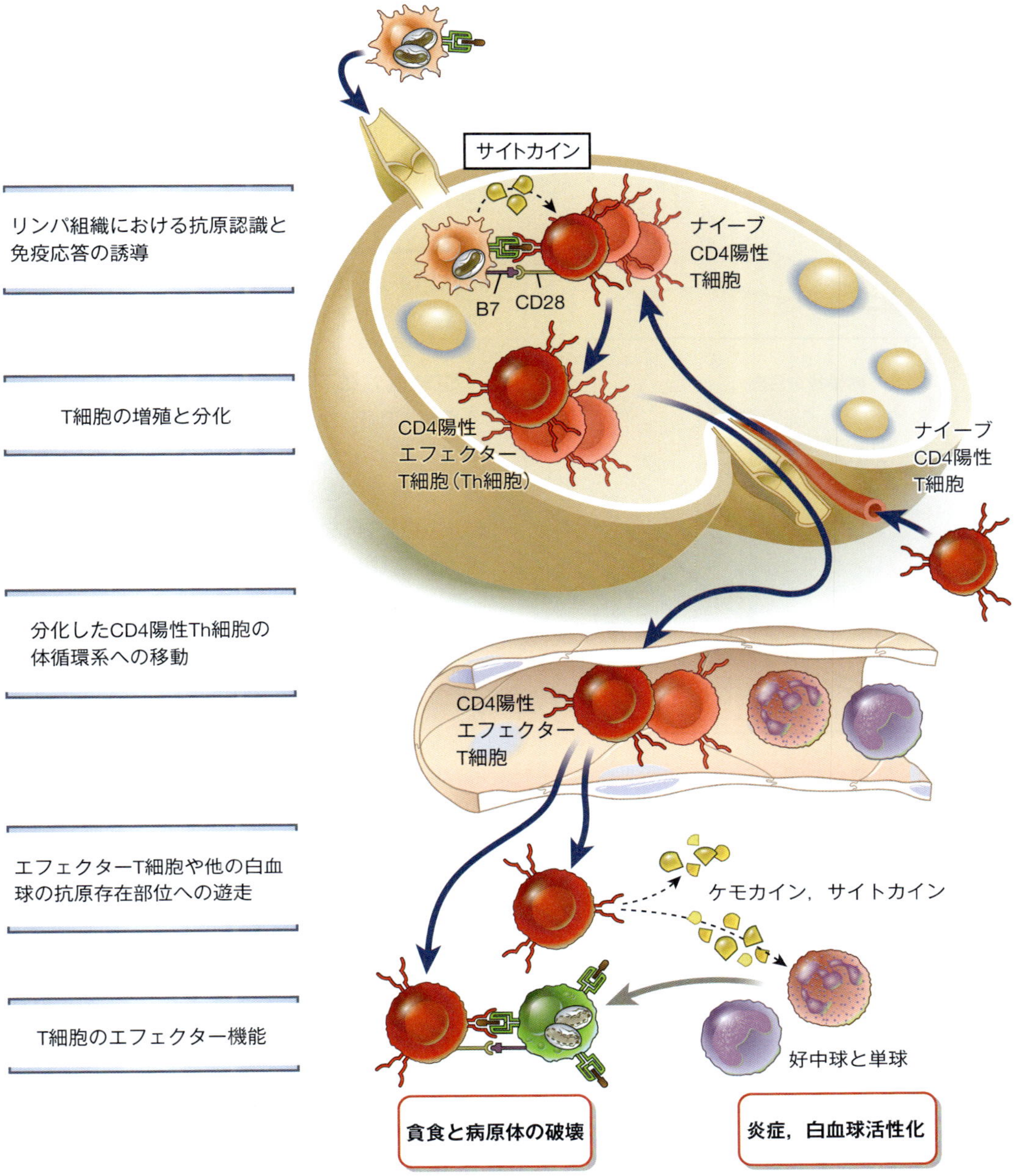

図 10.2　CD4 陽性 T 細胞を介した免疫応答の流れ

CD4 陽性 T 細胞は，末梢リンパ組織で樹状細胞によって提示されるタンパク質抗原から派生したペプチドを認識する．外来抗原を認識した T 細胞は，増殖を伴いながらエフェクター（一部は記憶）細胞に分化する．これらの細胞は体循環系に移動し，末梢組織の感染部位に遊走する．その感染部位で，エフェクター T 細胞は，活性化したときに認識した抗原を再度認識すると，病原体の感染を根絶するためにさらに多くの白血球を動員させる作用と貪食細胞を活性化させる作用があるサイトカインを分泌する．

きる．つまり，自然免疫応答だけでは排除しきれない微生物の感染に対して，T 細胞は，貪食細胞を活性化させることで，それらの微生物を駆除させることができる．CD4 陽性エフェクター T 細胞による貪食細胞の活性化は，CD4 陽性 T 細胞上の CD40 リガンドなどの細胞表面分子の発現や，サイトカインの分泌を介して行われる．これらのシグナルがどのようにマクロファージに作用するかは，本章の後半でマクロファージの活性化について述べる際に説明する．

CD4 陽性 T 細胞の反応によって誘導される白血球の動員・活性化などによる炎症反応は，正常組織にダメージを与えることがある． CD4 陽性 T 細胞依存的な炎症反応は，病原性微生物からの生体防御に役立つ一方で，周囲の組織を破壊することもある．T 細胞の免疫応答（immune response）が組織傷害を引き起こす場合，その反応は，**遅延型過敏反応**（delayed-type hypersensitivity：DTH）とよばれる．“過敏” という用語は，“過剰な” あるいは “損傷を伴う” 免疫応答によって引き起こされるという意味が含まれる．遅延型過敏反応は，病原性微生物に対する防御的な細胞性免疫応答と一致して生じることが多い．さらに，遅

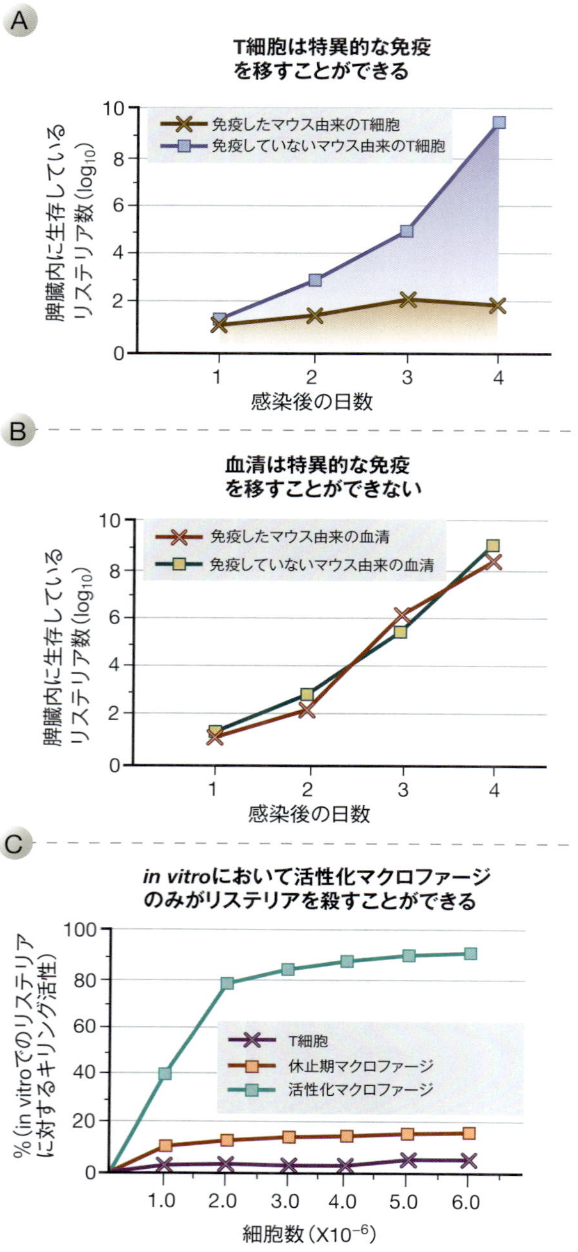

図 10.3 *Listeria monocytogenes*(リステリア)に対する細胞性免疫

リステリアに対する免疫応答は，一定数のリステリアを接種した動物の脾臓中における生存を測定することで評価できる．予め低濃度のリステリア，あるいはリステリア死菌を接種した同系のマウスから採血した血清(B)ではなく，T細胞(A)を正常マウスに移入することで，この免疫応答を個体間で移動させることができる．細胞性免疫の in vitro 実験において，実際にはリステリアは，T細胞ではなく，活性化マクロファージによって殺されている(C)．

延型過敏反応は，ある種の感染や慢性的な免疫疾患の病因となることが多い(**第16章**，**第19章参照**)．

CD4陽性T細胞の機能は，その大部分が産生するサイトカインによって特徴づけられているため，おのおののサイトカインの役割の解明や産生細胞の同定は，非常に重要な課題である．免疫学の中で最も重要な発見の1つに，CD4陽性T細胞サブセットの同定が挙げられる．CD4陽性T細胞には異なるサイトカインを産生するいくつかのサブセットが存在し，そのサイトカインの違いによってさまざまな免疫応答が誘導される．これらのサブセットの主な特性と，それぞれの細胞の分化と機能について以下に説明する．

CD4陽性エフェクターT細胞のサブセット

CD4陽性エフェクターT細胞で最もよく研究されているのは，Th1，Th2，Th17細胞である．この3つのサブセットは，それぞれ異なる種類の感染性病原体に対して免疫応答を誘導することができる．その一方で，炎症性免疫疾患においても異なる種類の組織傷害に関与することが明らかとなった(図 10.4)．4番目のサブセットである濾胞性ヘルパーT細胞については**第12章**で述べる．CD4陽性T細胞のもう1つの細胞集団である制御性T細胞(regulatory T cells)は，エフェクターT細胞ではなく，自己と非自己の抗原に対して免疫反応を制御する細胞である．この制御性T細胞については，免疫寛容(immunologic tolerance)を説明する**第15章**で詳述する．

Th1，Th2，Th17 細胞の特性

宿主の免疫応答は，さまざまな種類の微生物感染に対して，それぞれ異なる炎症反応を誘導することが古くから認識されていた．例えば，マイコバクテリウム(*Mycobacterium tuberculosis*)のように貪食細胞内で生存できる細菌に対する免疫応答は，主に活性化マクロファージによって引き起こされる．その一方で，寄生蠕虫類などに対する免疫応答は，主に**免疫グロブリン**(immunoglobulin：Ig)Eの産生と好酸球によって誘導される．また，多くの慢性的な自己免疫疾患では，好中球やマクロファージの集積を伴う炎症(inflammation)によって組織傷害が引き起こされる．アレルギー疾患においては，組織の損傷部位に多数の好酸球と他の白血球が集積していることが知られている．注目すべきことに，これらの病理像が異なる免疫応答は，すべてCD4陽性T細胞依存的である．このことから，“同じCD4陽性T細胞が関与しているにもかかわらず，なぜ異なる免疫反応が引き起こされるのか？”との疑問が生まれてきた．その答えは，現在すでに明らかにされているように，CD4陽性T細胞が，炎症反応の違いにより，異なるエフェクターT細胞サブセットへと分化できることに起因する．それぞれの異なるエフェクターT細胞サブセットは，それぞれに特異的なサイトカインを産生し，異なる免疫応答を誘導することで，さまざまな免疫疾患を引き起こす．同様にして，異なる種類の

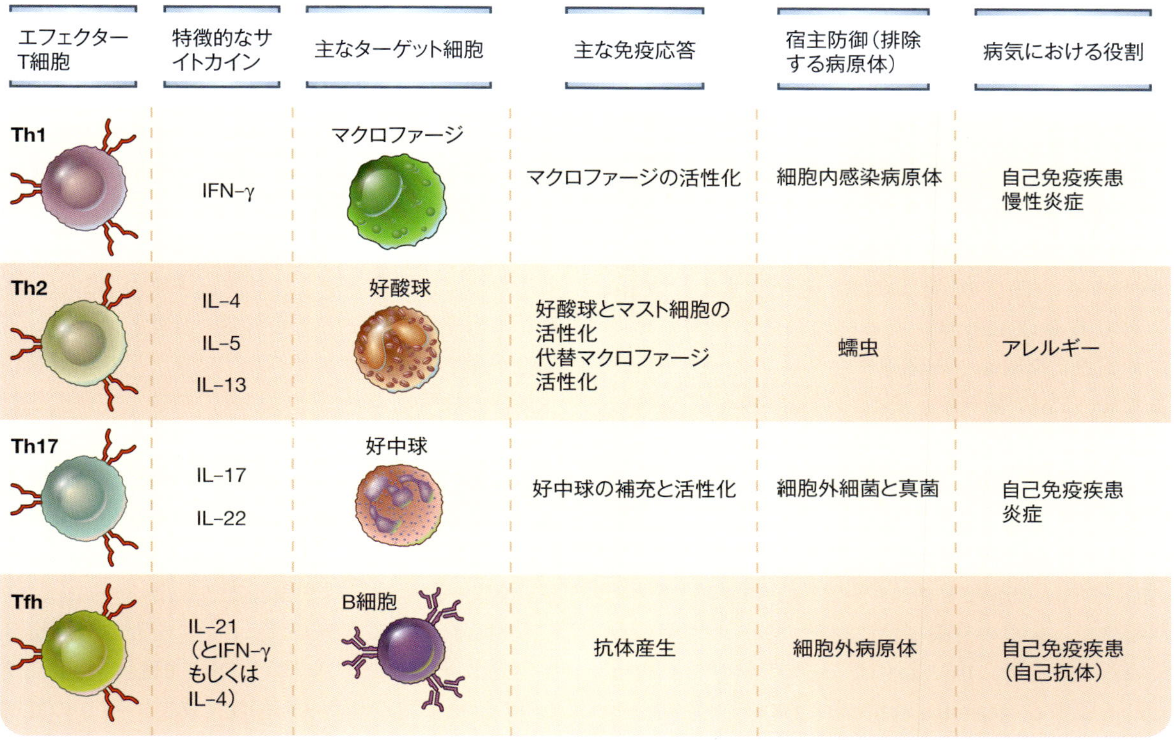
エフェクターT細胞
特徴的なサイトカイン
主なターゲット細胞
主な免疫応答
宿主防御（排除する病原体）
病気における役割
Th1
IFN-γ
マクロファージ
マクロファージの活性化
細胞内感染病原体
自己免疫疾患
慢性炎症
Th2
IL-4
IL-5
IL-13
好酸球
好酸球とマスト細胞の活性化
代替マクロファージ活性化
蠕虫
アレルギー
Th17
IL-17
IL-22
好中球
好中球の補充と活性化
細胞外細菌と真菌
自己免疫疾患
炎症
Tfh
IL-21
（とIFN-γもしくはIL-4）
B細胞
抗体産生
細胞外病原体
自己免疫疾患
（自己抗体）

図 10.4　CD4 陽性ヘルパー T 細胞の主要なサブセットの特性

ナイーブ CD4 陽性 T 細胞は，抗原，補助因子，サイトカインに反応して異なるエフェクター細胞のサブセットに分化する．これらのサブセットの主な機能と病気における役割についてまとめた．濾胞性 T 細胞については**第 12 章**で議論する．

微生物に対しても，さまざまな免疫応答を誘導することで，宿主防御に働くことが可能となる．最初に発見された CD4 陽性 T 細胞サブセットは，**1 型ヘルパー T 細胞**（Th1），および **2 型ヘルパー T 細胞**（Th2）である．その後長い年月を経て，インターロイキン（interleukin）-17（IL-17）を特異的に高産生する Th17 細胞が同定された．Th17 細胞（Th17 cells）は，CD4 陽性 T 細胞を介するが，Th1 細胞と Th2 細胞に起因しない炎症性疾患の原因となる細胞である．この発見の後に，Th17 細胞が感染防御においても重要な役割を担うことが証明された．

分化したエフェクター T 細胞のサブセットは，それぞれの細胞が産生するサイトカインによって特徴づけられている．またこれらのサイトカイン産生は，それぞれの細胞が発現する特異的な転写因子の発現と相関している．エフェクター T 細胞サブセットが発現する特異的な転写因子は，それぞれのサブセットが発現する特異的なケモカイン受容体や他のタンパク質，サイトカインの遺伝子発現制御に深く関与している．それぞれのサブセットの特徴について以下に述べる．

CD4 陽性 T 細胞サブセットによって産生される主要なサイトカインはそれぞれ異なり，Th1 細胞は IFN-γ，Th2 細胞は IL-4，IL-5，IL-13，Th17 細胞は IL-17，IL-22 である（図 10.4）．これらの T 細胞サブセットによって産生されるサイトカインは，それぞれの細胞がもつエフェクター機能だけでなく，免疫疾患にも大きな影響を与える．また，それぞれのサブセットによって産生される特異的なサイトカインは，そのサブセット自身の分化や増殖を誘導したり，他のエフェクター T 細胞の分化や増殖を抑制したりすることができる．そのため，分化の過程において，いったん分化の方向性が定まったヘルパー T 細胞（helper T cells）サブセットは，産生するサイトカインによって，同じ性質をもつサブセットだけがさらに増幅するようになる（後述）．それぞれのサブセットに特異的なサイトカイン産生は，それぞれに特異的な転写因子の発現によって開始され，それらのサイトカイン遺伝子座がエピジェネティックな修飾を受けることで，その発現が維持されている（後述）．

Th1，Th2，Th17 細胞は，それぞれ特異的なケモカイン受容体や接着分子を発現しており，別々の感染部位に直接遊走されることから，それぞれ異なるホーミングパターンを示す（リンパ球遊走［lymphocyte migration］の制御については，**第 3 章**参照）．Th1 細胞（Th1 cells）に特異的なケモカイン受容体として，CXCR3 と CCR5 が挙げられる．これらのケモカイン受容体に結合できるリガンドは，自然免疫応答の際に，組織から産生される．そのため，Th1 細胞は激しい自然免疫応答を起こす病原体の感染部位に多く集積するようになる．このような Th1 細胞を集積させる病原体の多くは，細菌やウイルスである．また，強い炎症部位では，内皮細胞上に E-セレクチン（selectin）や P-セレクチンが発現しており，Th1細胞は，それらのセレクチンと結合するリガンドを高発現するため，感染部位に遊走することができる．一方，Th2細胞（Th2 cells）はケモカイン受容体CCR3，CCR4，CCR8を発現する．これらのケモカイン受容体は，粘膜組織など寄生虫感染やアレルギーが生じた部位で高発現するケモカインに反応する．そのため，Th2細胞はそのような感染が生じる部位に積極的に遊走することができる．Th17細胞はCCR6を発現する．CCR6のリガンドであるCCL20は，ある種の細菌や真菌の感染により，さまざまな組織中の細胞やマクロファージから産生されるため，Th17細胞は，それらの感染部位に集積しやすい．

長い間，Th1細胞とTh2細胞は，B細胞の抗体産生を助ける働きをすると信じられてきた．しかし，先に述べたように，リンパ組織で抗原を認識して活性化したほとんどのTh1細胞とTh2細胞などのエフェクターT細胞は，そのリンパ組織から末梢の感染部位に移動することが明らかとなっている．一方で，抗体産生は，主に二次リンパ組織に形成される胚中心（germinal center）において，抗原特異的なB細胞がT細胞と相互作用することで誘導される．そのため，B細胞の抗体産生を促すために二次リンパ組織に残留した活性化CD4陽性T細胞は，濾胞性ヘルパーT細胞とよばれ，典型的なTh1細胞やTh2細胞と同様のサイトカインを産生する（**第12章**参照）．

異なるヘルパーT細胞サブセットによる過剰な反応は，それぞれ異なる炎症性疾患を引き起こす．一般的に，Th1細胞とTh17細胞は自己免疫疾患に関与し，Th2細胞はアレルギー反応に関与する．

Th1，Th2，Th17細胞集団による免疫反応は，それぞれ多くの特徴があるため，どの細胞集団によって引き起こされた免疫応答か特定することができる．しかし，CD4陽性エフェクターT細胞を，決められた基準に従って明確なサブセットに分類する際には，注意が必要である．というのは，CD4陽性エフェクターT細胞は，何種類かのサイトカインを同時に産生したり，また，その一部のみを産生したりすることから，既存の細胞集団に必ずしも分類できるわけではないからである．例えば，多くの炎症反応においては，Th1サイトカインであるIFN-γとTh17サイトカインであるIL-17の両方を産生する細胞が存在する．また，Th1，Th2，Th17細胞のいずれにも一致しないサイトカイン（IL-9など）を産生する細胞の存在や，特定のサブセットが産生するサイトカインのうち，その一部のみを産生する細胞も存在する．IL-9やIL-22などの独特なサイトカイン産生プロファイルをもつ細胞は，Th9細胞やTh22細胞などとして，区別されている．また，エフェクターT細胞サブセットが産生するサイトカインのパターンの混在型，あるいはその一部のみを産生する細胞集団も存在するが，それらはエフェクターT細胞の分化段階の中間体なのか，それとも分化が完了した細胞なのか，現在のところ，まだ明らかではない．

さらに，エフェクターT細胞が獲得した特徴的なサイトカイン産生のプロファイルは，その細胞を活性化させる周囲の環境変化によって，別のサイトカイン産生のプロファイルへと変換できることが明らかとなっている．通常，エフェクターT細胞が特徴的なサイトカインを産生するためには，サイトカイン遺伝子座のエピジェネティックな修飾を受けると考えられる．分化したエフェクターT細胞が産生するサイトカインプロファイルの可塑性や安定性維持の機構については，現在，継続して研究が行われている．

CD4陽性エフェクターT細胞が産生するサイトカインは，病原体の排除に働く一方で，免疫疾患の発症にも関与する．さらに，同様なサイトカインを産生する細胞として，γδT細胞や自然リンパ球（innate lymphoid cells：ILCs）の存在も知られている．例えば，IL-17を介して誘導される炎症反応において，CD4陽性Th17細胞の占める割合は，IL-17産生細胞全体の1/3程度であり，残りのIL-17産生細胞は，それ以外の細胞である．

Th1，Th2，Th17細胞の分化

Th1，Th2，Th17細胞は，ナイーブCD4陽性T細胞が活性化され，免疫応答の初期に周囲に存在するサイトカインに反応することで分化誘導される．これらのエフェクターT細胞の分化過程には，いくつかの段階があることが知られている．はじめにT細胞は，抗原提示細胞や他の細胞から抗原刺激を受けとることで活性化し，エフェクターT細胞への分化を開始する．次に，その周囲に存在するサイトカインによって，分化過程にあるエフェクターT細胞は，ある特定のサイトカイン産生プロファイルをもつように徐々にその分化の方向性が定まり，同じ方向に進んでいる細胞のみが増幅される．その結果，ある特定の同様なサイトカインプロファイルをもつエフェクターT細胞サブセットのみが蓄積することになる．

T細胞サブセットの分化の際には，いくつかの重要な特徴が存在する．

- **CD4陽性T細胞サブセットの分化を促進させるサイトカインは，免疫応答が生じるリンパ組織に存在している抗原提示細胞（主に樹状細胞とマクロファージ）や他の免疫細胞（例：ナチュラルキラー細胞とマスト細胞など）から産生される**．病原性微生物を認識した樹状細胞（dendritic cells）は，その微生物を貪食し，その一部を抗原としてT細胞に提示するだけでなく，いくつかのサイトカインを分泌することで，自然免疫応答の一端を担う（**第4章**，**第9章**参照）．また樹状細胞は，その微生物を認識する機構の違いによって，ある特定のサイトカイン

カインのセットを産生するようになることも知られている．自然免疫にかかわる他の細胞，例えばナチュラルキラー細胞とマスト細胞(mast cell)も，T細胞サブセットの分化の方向性に影響を与えるサイトカインを分泌することが知られている．

- **サイトカイン以外からの刺激もまたTh細胞分化の方向性に影響を与える．** 抗原に対するT細胞受容体(T cell receptor：TCR)の親和性，抗原量，抗原提示細胞の特性などの因子も，ヘルパーT細胞サブセットの分化の方向性に影響を与えることが報告されている．しかしながら，生理的な免疫応答の際に，これらの因子がエフェクターT細胞の分化にどのように影響を与えているのかは，まだ不明な点が多い．さらに宿主の遺伝的背景もT細胞分化の方向性に重要な因子である．例えば，ある病原性微生物をマウスに感染させると，ほとんどの近交系マウスでは，Th1細胞に分化誘導されるが，いくつかの近交系マウスでは，Th1細胞ではなくTh2細胞に分化誘導されることが知られている．このようにTh2型の免疫応答が優位に誘導される近交系マウスは，細胞内感染微生物の感染に際し，本来誘導されるべきTh1免疫応答が誘導されないため，それらの微生物を排除することができず，死に至ることもある(**第16章**参照)．ヒトにおいても遺伝的背景の違いにより，Th1，Th2，Th17免疫応答能に違いがある可能性が示唆されている．
- **それぞれのエフェクターT細胞に特徴的なサイトカイン産生パターンは，サイトカイン遺伝子発現を誘導する特定の転写因子の発現と，その転写因子が結合する，サイトカイン遺伝子座の制御領域やプロモーター領域でのクロマチン修飾状態による転写因子のアクセシビリティの程度によって制御されている．** それぞれのエフェクターT細胞に特異的な転写因子は，その転写因子自身によるポジティブフィードバックによって活性化される．またT細胞受容体，自然免疫受容体，共刺激因子(costimulator)，サイトカイン受容体から受け取るシグナルによっても，その転写因子の発現は調節されている．それぞれのエフェクターT細胞サブセットは，それ自身に特異的な転写因子を発現する．そして，それぞれのサブセットの分化が進むにつれ，特異的に発現するサイトカイン遺伝子座は，ヒストン修飾(例えばメチル化やアセチル化など)や，他のクロマチンリモデリングの影響を受ける．その結果として，それぞれに特徴的なサイトカイン遺伝子座は，RNAポリメラーゼや転写因子がアクセスしやすい状態になる．その一方で，そのサブセットによって産生されないサイトカイン遺伝子座では，クロマチンの状態はアクセスしにくい状態のままである．つまり，T細胞がエフェクターT細胞サブセットに分化する過程において，そのサブセットが特異的に産生するサイトカインの遺伝子座領域では，転写活性が高い状態が維持され，一方で，そのサブセットが産生しないサイトカインの遺伝子座領域では，その遺伝子の発現が誘導されない状態のまま維持される．このようなエピジェネティックな変化は，細胞分裂が生じてもその変化が引き継がれるため，活性化したT細胞と同じ性質をもつサブセットのみが集積する．
- **それぞれのエフェクターT細胞のサブセットが産生するサイトカインは，同じサブセットの分化を促進させたり，他のサブセットの分化を抑制したりする．** T細胞サブセットの分化において，いったん分化の方向性が定まると，その方向により増幅させる機序が存在する．例えば，Th1サイトカインであるIFN-γは，さらにTh1細胞の分化を促進させるだけでなく，Th2やTh17細胞の分化を抑制する．同様にTh2サイトカインであるIL-4は，ポジティブフィードバックでTh2細胞の分化をさらに促進させる．したがって，いったん免疫応答が，あるエフェクターT細胞サブセットの分化を誘導すると，その免疫応答がさらに増幅されるようになる．微生物などの感染による慢性炎症の状態，あるいは環境中に含まれる何らかの反応性の抗原に長期間持続的に曝露された場合にその極端な状況がみられる．
- **生体内に病原性微生物が侵入するといずれかのT細胞サブセットが誘導されるが，その侵入してきた微生物を排除するために最も効果的なサブセットが分化誘導される．** 例えば，細胞内寄生細菌が感染すると，Th1細胞が分化誘導されるが，Th1細胞は，細胞内感染微生物を最も効率よく駆除することができる主要な細胞である．それとは対照的に，蠕虫(helminth)などの寄生虫が感染するとTh2細胞が分化誘導される．なぜなら，Th2サイトカインは，寄生虫の排除に最も重要な働きをもっているからである．同様にして，ある種の細菌や真菌によって誘導されるTh17細胞を介した免疫応答は，最も効果的にこれらの微生物を排除することができる．これらのT細胞サブセットの分化とエフェクター機能によって，さまざまな病原性微生物の侵入に対して，それぞれに最適な免疫応答が誘導され，効率よく病原体を排除することができる．T細胞サブセットの分化とエフェクター機能は，獲得免疫の醍醐味であり，獲得免疫の概念を説明するうえで必要不可欠なものである．

これらの背景をふまえて，引き続きそれぞれのサブセットの分化と機能について述べる．

Th1 細胞

IFN-γ産生細胞であるTh1細胞の分化は，貪食細胞内で生存・増殖できるように進化した病原性微生物によって，誘導される．Th1細胞は，貪食細胞を介した生体防御に働

く最も主要なエフェクターT細胞である． Th1細胞は，貪食細胞内で生存する病原体に対する細胞性免疫に関与することが最初に明らかにされたヘルパーT細胞のサブセットである．

Th1細胞の分化

Th1細胞の分化は，樹状細胞，マクロファージ，ナチュラルキラー細胞を活性化させる微生物が生体内に侵入した時に，主にIL-12とIFN-γによって誘導される（図10.5）． CD4陽性T細胞がエフェクターTh1細胞に分化する際には，樹状細胞やマクロファージに感染するリステリアやマイコバクテリアのような多くの細胞内感染細菌やリューシュマニア（*Leishmania*）のような寄生虫などの病原性微生物による感染が刺激となる．Th1細胞の分化を誘導するこれらのすべての微生物は，樹状細胞とマクロファージに感染することができる．ウイルスや強力なアジュバント（adjuvant）と一緒に投与したタンパク質抗原によっても，Th1細胞の分化が誘導される．Th1細胞を分化誘導するこのような感染やワクチンには，IL-12，IL-18，I型インターフェロン（interferons：IFNs）などの，ある特定のサイトカインを産生する自然免疫応答が誘導されるという共通点がある．Th1細胞の分化を促進するこれらのサイトカインのうち，IL-12は最も強力な活性をもち，IL-18はIL-12と一緒に働くことで，相乗効果をもたらす．そしてI型インターフェロンは，特にヒトのウイルス感染時におけるTh1細胞の分化誘導に重要な働きをする．ナチュラルキラー細胞は，多くの微生物を認識することで，IFN-γを産生する．IFN-γはそれ自身がTh1細胞を誘導する強力なサイトカインであり，また樹状細胞やマクロファージに作用して，IL-12の分泌を促進させる働きもする．CD4陽性細胞から分化したTh1細胞はIFN-γを産生することで，さらにより多くのTh1細胞の分化を促進させ，その結果，Th1免疫応答が増幅される．一方で，IFN-γはナイーブCD4陽性T細胞がTh2細胞やTh17細胞に分化することを阻害し，Th1免疫応答以外は誘導されない状況を作り出す．さらに活性化T細胞は，CD40Lを介して，抗原提示細胞上のCD40からシグナルを与えたり，IL-12産生を促したりすることで，樹状細胞やマクロファージからサイトカイン産生を増強させる．

IFN-γとIL-12は転写因子T-bet，シグナル伝達兼転写活性化因子（STAT）1，STAT4の発現誘導・活性化を介して，Th1細胞の分化を誘導する（図10.5参照）． 抗原刺激とIFN-γを受け取ったナイーブCD4陽性T細胞は，転写因子T-boxファミリーの1つであるT-betの発現を誘導する．IFN-γ単独でも転写因子STAT1を活性化し，それによってT-betの発現が誘導される．そして，T-betは*IFNG*遺伝子の転写を直接活性化し，IFN-γプロモーター領域のクロマチンのリモデリングを誘導することでIFN-γ産生を促進させる．IFN-γはT-bet発現を誘導し，T-betはIFN-γ遺伝子の転写を増強させることで，活性化したT細胞がTh1細胞へ分化するためのポジティブフィードバックループを形成する．一方IL-12は，抗原認識した活性化CD4陽性T細胞が発現上昇させるIL-12受容体に結合し，転写因子STAT4を活性化させ，IFN-γ産生を増強することで，Th1細胞の分化を促進させる．

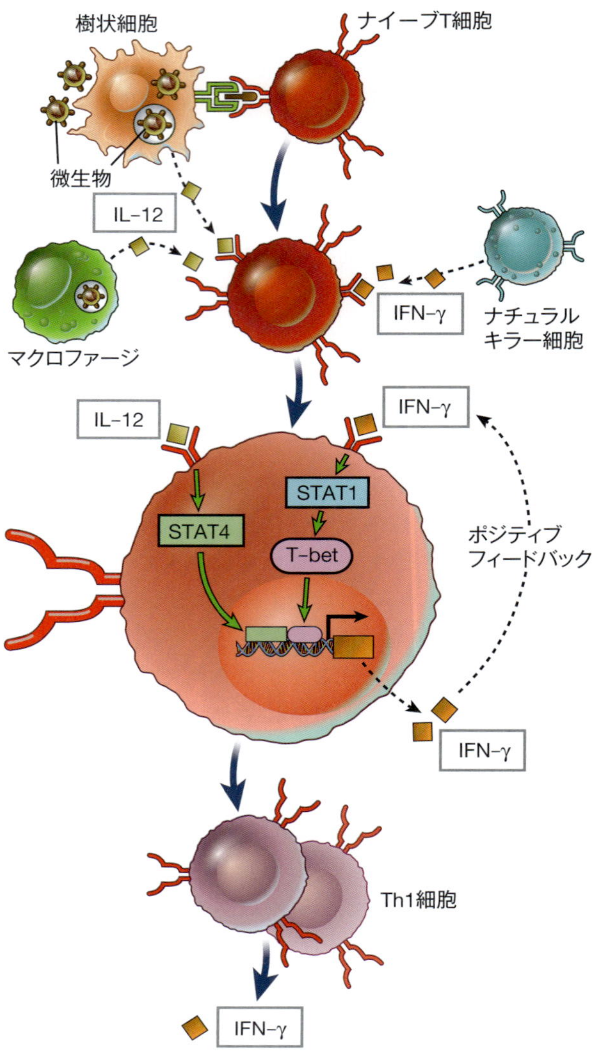

図10.5 Th1細胞の分化
細胞内感染微生物を含む微生物に反応した樹状細胞とマクロファージによって産生されたIL-12，そしてナチュラルキラー細胞によって産生されたIFN-γ（微生物に反応した初期の自然免疫応答において）の両方のサイトカインは，ナイーブCD4陽性T細胞をTh1細胞に分化誘導させる転写因子T-bet，STAT1，STAT4を活性化させる．Th1細胞によって産生されるIFN-γは，このTh1細胞の分化を増幅させ，その一方で，Th2細胞とTh17細胞の分化を阻害する．

Th1細胞の機能

Th1細胞の主な機能は，マクロファージを活性化することで，病原性微生物を貪食して殺すことである（図10.6）．

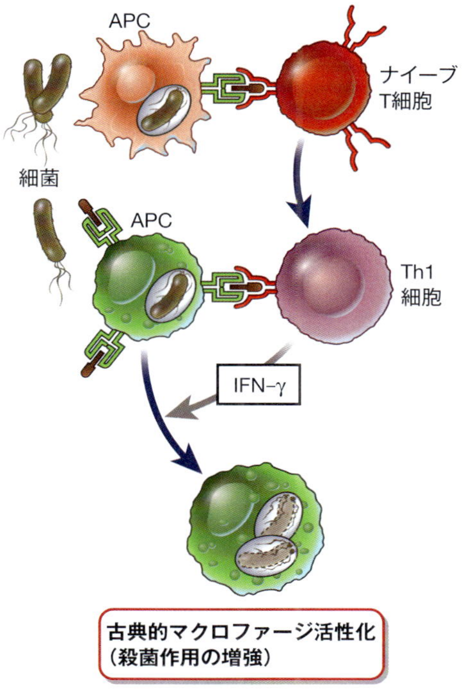

図 10.6 Th1 細胞の機能

Th1 細胞は IFN-γ を産生し，マクロファージに作用してファゴリソソーム内の微生物を貪食したり殺したりする能力を増強させる．Th1 細胞は TNF も産生し，好中球の活性化させ，炎症を促進させる(図示せず)．

Th1 細胞によるマクロファージの活性化は，正常組織に損傷を与える遅延型過敏症や結核菌の感染による肉芽腫性炎などの，多くの炎症性疾患にも関与している．また，他の病原性微生物の感染や炎症性疾患においても同様な反応が観察される(**第 19 章**参照)．

マクロファージの活性化とマクロファージによる感染防御について述べる前に，Th1 細胞の機能を特徴づける IFN-γ の作用について説明する．

インターフェロン-γ

インターフェロン-γ(interferon-γ：IFN-γ)は，マクロファージを活性化する最も主要なサイトカインである． IFN-γ はタイプⅡインターフェロンともよばれ，インターフェロンという名前は，抗ウイルス活性があるタイプⅠインターフェロンと共有しているが，IFN-γ は抗ウイルス活性をもたず，その主な機能は，免疫系のエフェクター細胞の活性化因子として作用することである．

IFN-γ はタイプⅡサイトカインファミリーに属するホモ二量体である(**第 7 章**参照)．CD4 陽性 Th1 細胞に加えて，ナチュラルキラー細胞と CD8 陽性 T 細胞も IFN-γ を産生する．ナチュラルキラー細胞は，感染細胞やストレスを受けた細胞の表面上の活性化リガンドからの刺激や(**第 4 章**参照)，IL-12 に反応して IFN-γ を分泌する．そして分泌された IFN-γ は，自然免疫のメディエーターとして働く．また，獲得免疫においては，抗原認識した活性化 T 細胞が IFN-γ を産生し，その IFN-γ の産生は IL-12 と IL-18 刺激によっても増強される．

IFN-γ 受容体は，タイプⅡサイトカイン受容体ファミリーに属し，構造的に類似した IFNγR1 と IFNγR2 から構成される．IFN-γ がその受容体に結合すると，IFNγR1 と IFNγR2 から構成される鎖が別の IFNγR1 と IFNγR2 から構成される鎖と二量体を形成する．これにより，受容体の細胞内領域に会合しているヤーヌスキナーゼ(Janus kinases：JAKs)JAK1 と JAK2 が活性化し，STAT1 をリン酸化する．最終的にリン酸化 STAT1 が二量体を形成して核内に移行し，さまざまな遺伝子の発現制御に関与する(**第 7 章**参照)．IFN-γ によって誘導される遺伝子は，IFN-γ の生理活性に関連する多くのさまざまな分子をコードしている．この点について，次に説明する．

IFN-γ の機能は，細胞内感染微生物に対する細胞性免疫に重要な働きをもつ(**図 10.6** 参照)．

- **IFN-γ は貪食した微生物を殺すためにマクロファージを活性化させる．** IFN-γ によって殺菌作用を増強させるマクロファージの活性化を，**古典的マクロファージ活性化**(classical macrophage activation)とよび，Th2 サイトカインによって誘導される代替マクロファージ活性化の経路と対比される．これらのマクロファージの活性化については，後ほど詳細に説明する．
- IFN-γ は，ナイーブ CD4 陽性 T 細胞を Th1 細胞へと分化促進させ，Th2 細胞や Th17 細胞への分化を阻害する．すでに述べたように，このような IFN-γ の活性は Th1 反応を増強させる働きをもつ．
- **IFN-γ は抗原提示細胞の抗原提示(antigen presentation)能や T 細胞の活性化を促進させる分子を発現誘導する**(**図 6.9** 参照)．このような分子には主要組織適合遺伝子複合体分子(major histocompatibility complex molecule：MHC molecule)，プロテアソーム(proteasome)の構成要素などの抗原プロセシング(antigen processing)に関与するタンパク質，抗原提示細胞上に発現する B7 共刺激因子などが含まれる．
- **IFN-γ は，B 細胞に作用して IgG2a や IgG2c(マウス)などの IgG サブクラスのクラススイッチを促進させ，さらに，IgE のような IL-4 依存的なアイソタイプのクラススイッチを阻害する．** IFN-γ によって誘導される IgG サブクラスは，貪食細胞上の Fcγ 受容体(Fcγ receptor：FcγR)に結合し，補体系を活性化させる．これらの機序は，貪食細胞によるオプソニン効果を促進させる(**第 13 章**参照)．したがって，IFN-γ は直接マクロファージを活性化させると同時に，B 細胞からの抗体産生を誘導し，それらの抗体を介して間接的に貪食細胞による微生物の駆除にも関与する．上記に示した IFN-γ が B 細胞に与える影響は，ヒトではなくマウスにおいて証明されている．また，すでに述べたように，IFN-γはさまざまな細胞から分泌されるが，そのような状況下でB細胞を活性化させるIFN-γを産生する細胞は，濾胞性ヘルパーT細胞であると考えられている．

IFN-γは，貪食細胞による病原性微生物の摂取，および摂取した病原体を殺す作用を増強させる．IFN-γ受容体，IL-12受容体，もしくはそれらの下流のシグナル伝達分子（例：STAT1など）の遺伝的な変異により，これらのシグナル伝達に欠陥があるヒトは，T細胞を介したマクロファージの活性化や病原性微生物の殺菌作用が減弱しているため，例えばマイコバクテリアのようなマクロファージ内で生存可能な病原体に対して感染しやすい（**第21章**参照）．

他のTh1サイトカイン

Th1細胞は，IFN-γ以外にも白血球の遊走や炎症の増強に関与するTNFやさまざまなケモカインを産生する．興味深いことに，Th1細胞は，樹状細胞やマクロファージの働きを阻害するIL-10の重要な産生細胞でもある．したがって，Th1細胞自身がIL-10を産生することにより，Th1細胞を介する免疫応答の抑制にも働く．これはT細胞による免疫応答のネガティブフィードバック機構の1つの例である．

Th1細胞を介した古典的マクロファージの活性化と貪食した微生物のキリング作用

Th1細胞は，細胞接着によるCD40 L-CD40の相互作用から伝達されるシグナルとIFN-γによってマクロファージを活性化する（**図10.7**）．IFN-γによるマクロファージ活性化経路は，古典的経路とよばれ，Th2サイトカインによるマクロファージを活性化する代替経路（後述）と区別される．古典的経路によって活性化されたマクロファージはM1マクロファージ（M1 macrophages）ともよばれ，歴史的に“マクロファージ活性化”とは，通常，古典的経路によっ

A

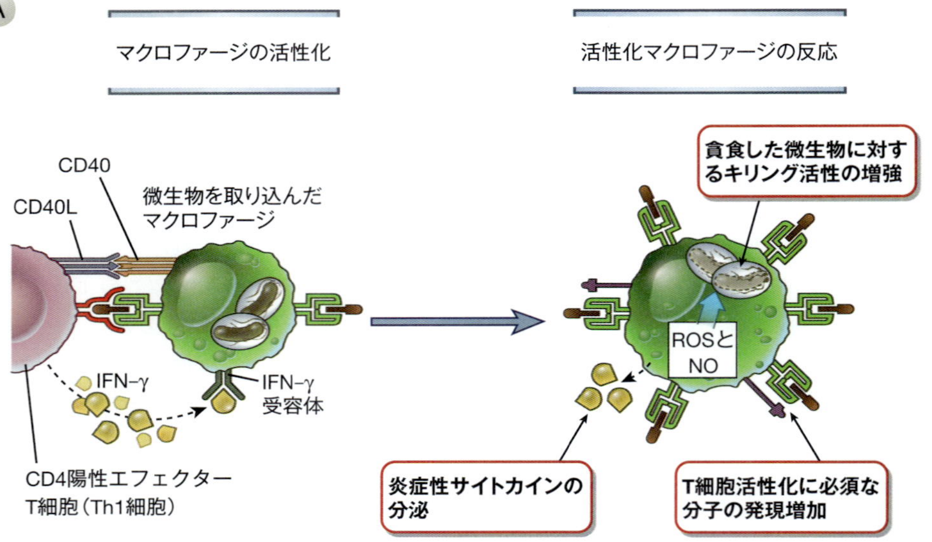

B

マクロファージの反応	細胞性免疫における役割
NOの産生，リソソーム酵素の増加，ROSの産生	ファゴリソソームでの微生物のキリング作用（マクロファージのエフェクター機能）
サイトカイン（TNF，IL-1，IL-12）とケモカインの分泌	TNF，IL-1，ケモカイン産生：白血球の動員（炎症を誘導・増強） IL-12産生：Th1細胞分化やIFN-γ産生誘導
B7共刺激因子やMHC分子の発現増強	T細胞活性化の増強（T細胞による免疫応答の増幅）

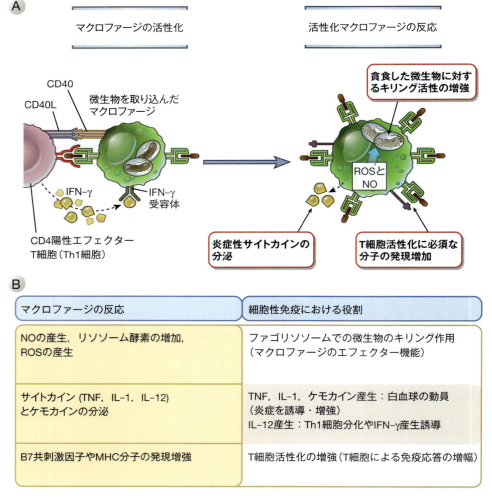

図10.7 Th1細胞によるマクロファージの活性化

（A）CD40LとCD40の相互作用とTh1細胞が産生するIFN-γによってマクロファージは活性化される．その結果，活性化マクロファージは，微生物を殺したり，炎症を誘導したり，抗原提示能を増強したりする．（B）古典的経路で活性化されたマクロファージの主な反応とT細胞を介した生体防御における役割を示す．マクロファージは自然免疫応答によっても活性化され，同様な働きをする（**第4章**参照）．

て活性化されたマクロファージのことを指す．抗原を認識して活性化した Th1 細胞は，細胞表面上に CD40 L を発現したり，IFN-γを分泌したりする．すでに述べたように，IFN-γは，CD40 L の働きと協働して，マクロファージを強力に活性化させる．CD40 から伝達されるシグナルは，転写因子である NF-κB（nuclear factor-κB：NF-κB）や活性化タンパク質 1（activation protein 1：AP-1）を活性化させ，IFN-γは STAT1 を活性化させる．これらの転写因子が協調することで，マクロファージ内のファゴリソソームに含まれる iNOS などの酵素やリソソームに含まれる酵素の遺伝子発現が誘導される．なお，一酸化窒素合成酵素（nitric oxide synthase：iNOS）は一酸化窒素（nitric oxide：NO）の合成に関与する酵素である．マクロファージの活性化は，**活性酸素種**（reactive oxygen species：ROS）の産生を誘導するファゴリソソームの膜結合酵素複合体の会合にも関連する（なお，マクロファージ内の ROS の発生は，好中球内よりも少ない）．マクロファージの細胞表面分子 CD40 と T 細胞表面分子 CD40 L が相互作用するためには，マクロファージが T 細胞に抗原を提示することが必須である（すなわち，抗原提示するマクロファージが細胞内感染微生物を取り込んでいる）．そのため，このマクロファージは T 細胞と接触し，最も効率よく T 細胞によって活性化される．

活性化マクロファージは，主に一酸化窒素，リソソーム酵素，そして活性酸素種によって，貪食した微生物を殺す． これらの強力な殺菌作用をもつ因子は，マクロファージ内のリソソーム（lysosome）に蓄えられ，ファゴソーム（phagosome）がリソソームと融合した後に，取り込んだ微生物を殺す（**図 4.12** 参照）．これらの殺菌作用のある物質が，隣接する組織に放出されると，その周囲に存在する細胞外感染微生物を死滅させるだけでなく，正常組織にも傷害を与えることがある．

遺伝子欠損マウスの研究や免疫不全の患者の原因遺伝子を調査した研究から，細胞内感染病原体に対抗する細胞性免疫において，IFN-γに加えて，CD40 L と CD40 の相互作用の重要性が証明されている．CD40 L 遺伝子に変異がある **X 連鎖高 IgM 症候群**（X-linked hyper-IgM syndrome）の患者や CD40 あるいは CD40 L 遺伝子欠損マウスでは，*Pneumocystis jiroveci* などの真菌を含む微生物の駆除に必須な T 細胞依存的なマクロファージの活性化が減弱しているため，これらの微生物に感染しやすくなっている（**第 21 章**参照）．また，これらの患者や CD40／CD40 L 遺伝子欠損マウスでは，T 細胞依存的な抗体産生にも欠陥がある．その理由は，B 細胞の活性化にも CD40 L と CD40 の相互作用が必須だからである（**第 12 章**参照）．

まれではあるが，自分自身の IFN-γに対する抗体を産生する疾患のある患者は，彼らもマイコバクテリアに感染しやすいことが知られている．

Th1 細胞によって活性化されたマクロファージは，他の生体防御反応にも関与している（**図 10.7** 参照）．活性化マクロファージは，主に TNF，IL-1，ケモカイン，そして，プロスタグランジン（prostaglandins），ロイコトリエン（leukotrienes），血小板活性化因子（platelet-activating factor：PAF）など，脂質メディエーターも分泌することで，炎症反応を活発化させる．マクロファージによって分泌されるこれらの炎症性メディエーターは，感染した微生物の排除に働く免疫応答を増強するため，その感染部位に白血球を動員させる作用をもつ．活性化マクロファージは，抗原プロセシングに関与する分子と細胞表面上の MHC クラスⅡや共刺激因子の発現を増加させ，より抗原提示能の優れたプロフェッショナル抗原提示細胞になったり，T 細胞をエフェクター細胞に分化誘導させる IL-12 などのサイトカインを産生したりすることで，細胞性免疫応答を増強させる．

通常，T 細胞を介して微生物を排除する免疫応答には，ある程度の組織傷害が伴う．なぜなら，活性化したマクロファージや好中球によって放出される殺菌性メディエーターは，微生物と宿主自身を区別することができないため，正常な組織にも傷害を与えるからである．しかしながら，一般的にこのような組織損傷の範囲や期間は限定的なものであり，微生物の駆除が完了した時に自然治癒する．

Th2 細胞

Th2 細胞は，貪食細胞を介さない生体防御反応を誘導する細胞であり，主に好酸球やマスト細胞がその中心的な役割を担う． これらの反応は，細胞外寄生虫の感染防御に重要であり，さらに，粘膜組織に侵入した病原性微生物の排除にも有効である．これらの反応は，アレルギー疾患の悪化にも大きな影響を与える（**第 20 章**参照）．

Th2 細胞の分化

Th2 細胞の分化は，生体内に侵入した寄生蠕虫やアレルゲン（allergen）に反応して誘導され，IL-4 によって増強される（**図 10.8**）．Th2 細胞の分化を最初に誘導するサイトカインは，まだ不明な部分が多く，IL-4 だけでなく，傷害を受けた上皮細胞や他の細胞から分泌される IL-25，IL-33，TSLP も Th2 細胞の分化を誘導する活性をもっている．マスト細胞や Th2 細胞自身から産生される IL-4 が Th2 細胞の分化をさらに促進させる．

IL-4 は転写因子 STAT6 を活性化し，T 細胞受容体からの刺激と協働して GATA3 の発現を誘導することで，Th2 細胞の分化を促進させる（**図 10.8** 参照）．GATA3 は，染色体上に隣接した Th2 サイトカイン IL-4，IL-5，IL-13 遺伝

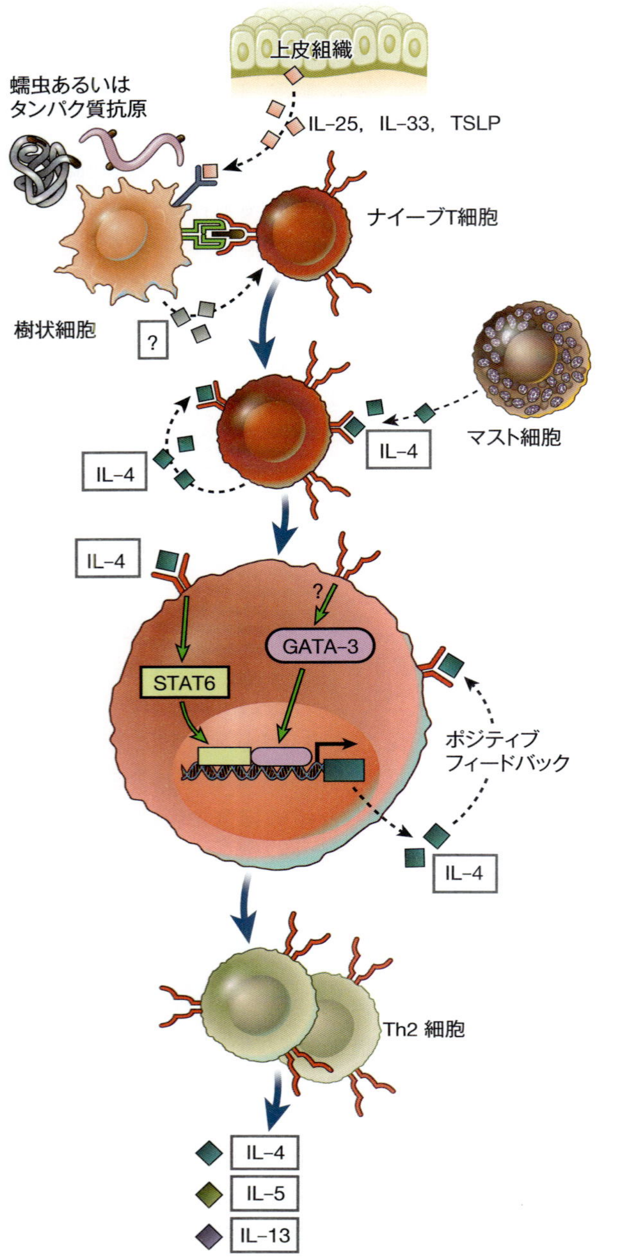

図 10.8 Th2 細胞の分化

詳細な機序は明らかにされていないが，樹状細胞は上皮組織から分泌されるサイトカインに反応して、ナイーブ CD4 陽性 T 細胞を Th2 細胞に分化誘導できるようになる．活性化した T 細胞自身によって，あるいは，蠕虫などの寄生虫に反応したマスト細胞と好酸球によって産生される IL-4 が，ナイーブ CD4 陽性 T 細胞を Th2 細胞に分化誘導するために必須な転写因子 GATA3 と STAT6 を活性化させる．Th2 細胞によって産生される IL-4 は，Th2 細胞の分化を増幅させ，その一方で Th1 細胞や Th17 細胞の分化を阻害する．

子の発現を誘導する転写因子である．GATA3 は，これらの遺伝子のプロモーター（promoter）に直接会合することでその転写を誘導し，また，他の転写因子が近接できるようにその遺伝子領域を開いた状態（オープンクロマチン）にするクロマチンのリモデリングも関与している．このような作用は，T-bet による IFN-γ 遺伝子発現の制御と類似している．GATA3 は, GATA3 自身の発現をポジティブフィードバックループにより上昇させ，Th2 細胞に分化し始めた細胞をより安定化させて Th2 細胞の分化を促進させる．さらに，GATA3 は IL-12 受容体の発現を抑制することで，Th1 細胞の分化を阻害する．IL-4，STAT6，あるいは GATA3 を欠損したマウスは，Th2 免疫応答に欠陥があり，これらの分子は Th2 免疫応答に必須であることが知られている．

Th2 細胞の機能

Th2 細胞は，感染した蠕虫などの寄生虫を排除するため，そして傷害を受けた組織の修復を促進させるために有益な IgE，マスト細胞，好酸球を介した免疫応答を誘導する（**図 10.9**）．細胞外感染寄生虫はそのサイズが大きすぎるため，好中球やマクロファージによって貪食されず，細菌やウイルスと比較して貪食細胞による殺菌作用に抵抗性がある．そこで，このような寄生虫の感染に対抗するため，特別な生体の防御機構として，Th2 細胞を介した免疫応答が進化してきた．Th2 細胞の機能は，好酸球を活性化させる IL-5 や多様な生理活性をもつ IL-13 を介して発揮される．濾胞性ヘルパー T 細胞は，IL-4 を産生することで，Th2 細胞を介する生体防御反応に関与する IgE 抗体の産生を促す．はじめに，これらのサイトカインの特性と宿主防御における役割について述べる．

インターロイキン-4

インターロイキン-4（interleukin-4：IL-4）は Th2 細胞の特徴的なサイトカインであり，Th2 細胞の分化を誘導するだけでなく，エフェクターとしても作用することができる． IL-4 は 4 つの α ヘリックス構造をもつタイプⅠサイトカインファミリーの 1 つに分類される．主な IL-4 産生細胞は，Th2 細胞や活性化マスト細胞であるが，他の細胞も IL-4 を産生する．IL-4 受容体は，タイプⅠサイトカイン受容体ファミリーに属し，IL-4 と特異的に結合する α 鎖と他のサイトカイン受容体と共有する commonγ 鎖から構成される．この IL-4 受容体 α 鎖と commonγ 鎖は，JAK1，JAK3，STAT6 を用いた JAK-STAT シグナル経路（JAK-STAT signaling pathway）と，IRS-2 とよばれるインスリン反応基質を用いたシグナル伝達系を活性化することができる．活性化した STAT6 は，IL-4 がもつ生理活性作用の多くに関与する遺伝子の転写を誘導する．後ほど述べるが，IL-4 は IL-13 受容体にも結合できる．

IL-4 はいくつかの種類の細胞に作用して，免疫応答において重要な役割を担う．

- **濾胞性ヘルパー T 細胞が産生する IL-4 は，B 細胞の免疫グロブリン重鎖を IgE アイソタイプにクラススイッチさせる．** なお，免疫グロブリンのクラススイッチの

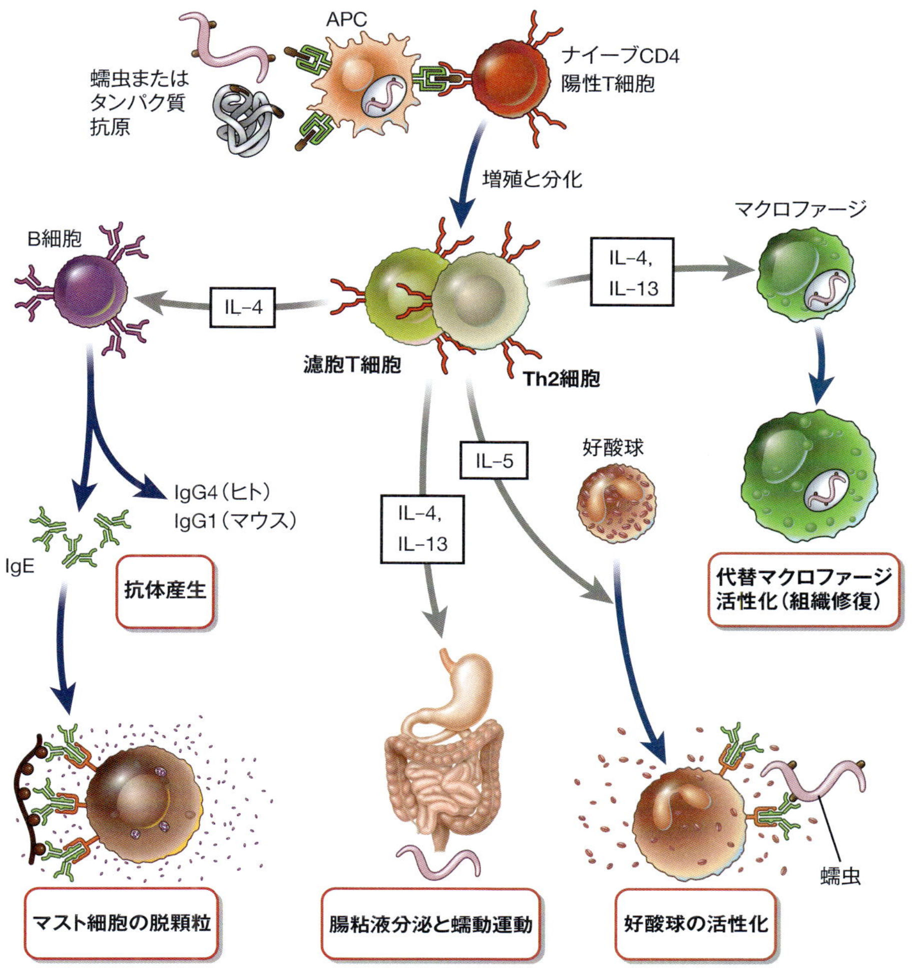

図 10.9 Th2 細胞の機能

Th2 細胞に分化した CD4 陽性 T 細胞は，Th2 サイトカイン IL-4，IL-5，IL-13 を産生する．IL-4(と IL-13)は，B 細胞に作用して，マスト細胞と好酸球に結合する抗体(例えば IgE など)の産生を誘導する．B 細胞の抗体産生には，典型的な Th2 細胞ではなく，活性化後にもリンパ組織に留まり Th2 サイトカインを産生する濾胞 Th 細胞が関与する．IL-5 は蠕虫などの寄生虫に対する感染防御に重要である好酸球の活性化に作用する．IL-4 と IL-13 は粘膜組織における免疫応答に関与し，代替マクロファージを活性化し，Th1 細胞によって誘導される古典的マクロファージの活性化を阻害する．

機序については，**第 12 章**で述べる．IL-4 遺伝子を欠損したマウスの IgE レベルは，正常値の 1/10 以下に減少する．つまり，IL-4 は IgE 産生に重要な役割をもつ．IgE 抗体は，寄生虫感染に対する好酸球性の生体防御反応に関与し，また，アレルギーの即時型過敏反応(immediate hypersensitivity)の主なメディエーターでもある(**第 20 章**参照)．IL-4 は，ヒトでは IgG4(マウスでは IgG1)抗体へのクラススイッチにも関与し，マウスにおいては，IFN-γ によって誘導される IgG2a と IgG2c の両方のアイソタイプのクラススイッチを阻害する．これは，Th2 サイトカインである IL-4 と Th1 サイトカインである IFN-γ がお互いにそれぞれが誘導する免疫反応を抑制し合うメカニズムの 1 つである．IL-4 に加えて IL-13 も，IgE アイソタイプのクラススイッチを促進する．

- **IL-4 は，ナイーブ CD4 陽性 T 細胞から Th2 細胞への分化を誘導し，分化した Th2 細胞の増殖因子としても作用する．** IL-4 のこの機能については，すでに述べた．
- **IL-4 は IL-13 と協働して，代替経路によりマクロファージを活性化する．これは，IFN-γ に反応して誘導される古典的経路によるマクロファージの活性化とは区別される．** IL-4 と IL-13 は，IFN-γ による古典的マクロファージの活性化を抑制する．そのため，マクロファージの貪食作用による生体防御の機序が阻害される．
- **IL-4 と IL-13 は消化管での蠕動運動を誘発し，IL-13 単独で気道や腸管上皮細胞からの粘液分泌を増加させる．** これらの作用は，気道や腸管上皮に存在する微生物の排除に役立つ．
- **IL-4 と IL-13 は，白血球を動員させる作用をもつ．** これらのサイトカインは，内皮細胞の接着分子の発現誘導とケモカイン分泌を促進させ，炎症部位に特に好酸球を動員させる．

インターロイキン-13

インターロイキン-13(interleukin-13：IL-13)は構造的にも機能的にも IL-4 と類似しており，蠕虫などの寄生虫に対する感染防御(**第16章参照**)やアレルギー疾患(**第20章参照**)において重要な役割を担う．IL-13 は，4つの α ヘリックス構造をもつタイプⅠサイトカインファミリーの1つである．IL-13 は，主に Th2 細胞から産生されるが，自然リンパ球や他の白血球も産生することができる．機能的な IL-13 受容体は，IL-4 受容体 α 鎖と IL-13 受容体 α1 鎖のヘテロ二量体である．この受容体は IL-4 と IL-13 の両方に対して高親和性を示し，JAK1，JAK3，STAT6 を介してシグナルを伝える．IL-13 受容体は T 細胞を除く，B 細胞，単核性貪食細胞(mononuclear phagocytes)，樹状細胞，好酸球，好塩基球(basophil)，線維芽細胞，内皮細胞，気管支上皮細胞など，広範囲にわたるさまざまな細胞で発現している．

IL-13 は IL-4 と共に，蠕虫などの寄生虫の感染防御やアレルギー性炎症に関与する． IL-13 の作用は，IL-4 と重複するが，IL-13 に特有な作用も持ち合わせている．すでに述べたように，IL-13 と IL-4 は両方とも炎症組織に白血球を動員させたり，B 細胞を活性化して IgE や一部の IgG アイソタイプにクラススイッチさせたりする．また，両方のサイトカインは，代替マクロファージの活性化にも関与している．IL-13 は，喘息などのアレルギー反応において重要な症状の要因ともなる気道上皮細胞からの粘液分泌を促す．IL-13 は IL-4 とは異なり，Th2 細胞の分化には影響を与えない．

インターロイキン-5(IL-5)

IL-5 は好酸球の活性化因子であり，T 細胞の活性化と好酸球性炎症の間をつなぐ重要なサイトカインである． IL-5 は，4つの α ヘリックスドメインを含むポリペプチドのホモ二量体から構成されるタイプⅠサイトカインファミリーメンバーの1つである．IL-5 は主に Th2 細胞や自然リンパ球から産生される．IL-5 受容体は，固有の IL-5 受容体 α 鎖と IL-3 受容体と GM-CSF 受容体の両方と共用する β 鎖のヘテロ二量体から構成される(**図7.23** 参照)．主な IL-5 のシグナル伝達経路は JAK2 と STAT3 を介する．

IL-5 の主要な作用は，好酸球の増殖と分化を誘導し，さらに成熟した好酸球を活性化させることである． 活性化した好酸球は，蠕虫などの寄生虫を殺すことができる．好酸球は IgE と一部の IgG アイソタイプに特異的に結合する Fc 受容体(Fc receptor)を発現しているため，それらの抗体が結合した微生物に対して Fc 受容体を介して捉えることができる．

宿主の防御機構における Th2 細胞の役割

Th2 細胞による蠕虫などの寄生虫に対する感染防御機構(**図10.9** 参照)．

- **IgE と好酸球を介した反応．** リンパ組織内の濾胞性ヘルパー T 細胞や末梢組織中の Th2 細胞が産生する IL-4(と IL-13)は，寄生虫抗原に特異的な IgE の産生を促す．それらの IgE は寄生虫の表面に発現している抗原と結合し，Fc 領域を介して好酸球は寄生虫を捉えることができる．IL-5 は，好酸球を活性化させ，寄生虫の硬い外皮でさえ破壊することができる**主要塩基性タンパク質**(major basic protein)や**主要カチオン性タンパク質**(major cationic protein)を含む顆粒を放出させる(**第16章参照**)．また，IgE は Fc 受容体を介してマスト細胞を覆い，それらの IgE が認識する抗原と遭遇した時，マスト細胞が顆粒を放出する．これはアレルギー性疾患に重要な反応であり，**第20章**で述べる．
- **粘膜バリアにおける宿主防御．** Th2 細胞によって産生されるサイトカインは，粘液の分泌と腸管の蠕動運動を増強させることで，微生物の侵入を妨害し，粘膜組織での微生物の排除を促進させる．したがって，Th2 細胞は，バリア免疫応答ともよばれる外部環境と接する粘膜組織において，宿主防御の重要な役割を担う．
- **代替マクロファージ活性化と組織修復．** IL-4 と IL-13 は，マクロファージを活性化し，コラーゲン合成と線維化を促進させる酵素の発現を誘導する．Th2 サイトカインによるマクロファージの活性化を，**代替マクロファージ活性化**(alternative macrophage activation)とよび(**図10.10**)，IFN-γ による古典的マクロファージ活性化とは区別される．古典的マクロファージ活性化は強力な殺菌作用と炎症を誘導するが，代替マクロファージ活性化は，それとは異なり(**図10.7** 参照)，代替マクロファージ(M2 マクロファージ)は，炎症の終焉と，さまざまな傷害を受けた組織の修復に関与するサイトカインを産生する．Th2 細胞と同様に，代替マクロファージは，線維芽細胞の増殖(血小板由来成長因子)，コラーゲン合成(IL-13 と TGF-β)，**血管新生**(angiogenesis)を促す成長因子(fibroblast growth factor：FGF)などを分泌することで，瘢痕化・線維化を誘導する．また，Th2 サイトカインは，古典的マクロファージの活性化を抑制し，細胞内感染微生物に効果的である Th1 細胞を介して誘導される細胞性免疫応答を阻害する(**第16章参照**)．古典的と代替マクロファージ活性化を区別することは，マクロファージの**不均一性**(heterogeneity)を理解するために有効である．しかし，マクロファージには多数の亜集団の存在が報告されており，M1 マクロファージ(M1 macrophages)と M2 マクロファージ(M2 macrophages)はそのどれにも一致しないことから，一時的に獲得した機能であると考えられている．

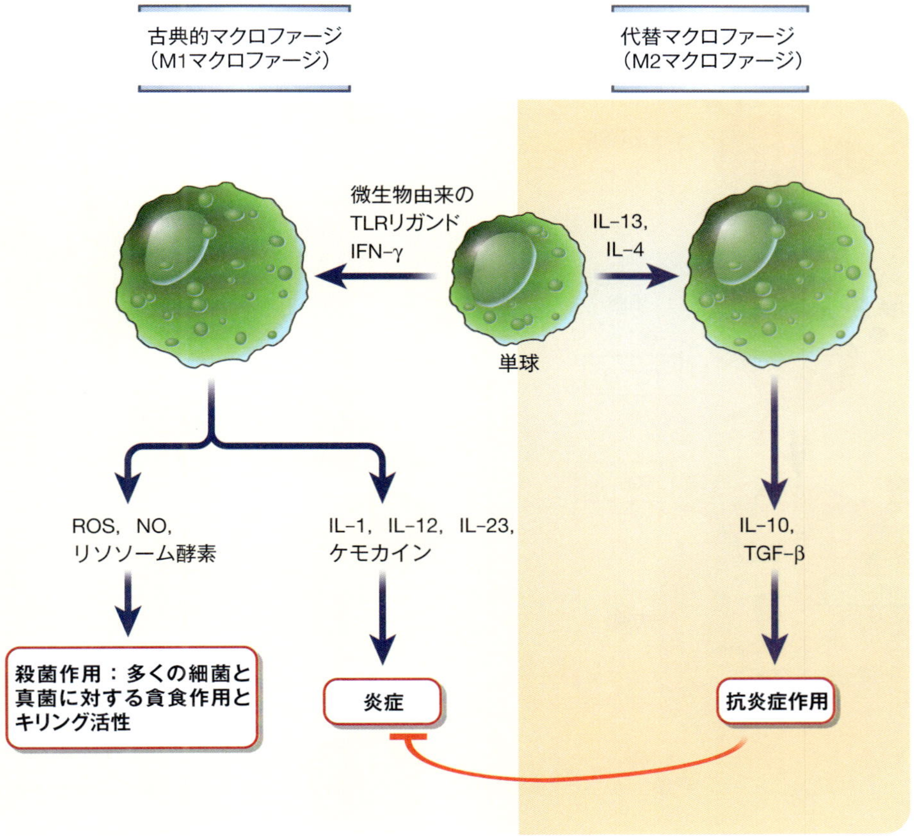

図 10.10　古典的と代替マクロファージ活性化
受け取った異なる刺激によって，組織に存在するマクロファージは，機能的に異なる細胞集団に分化する．古典的経路を介して活性化されるマクロファージは，微生物生成物や IFN-γ などのサイトカインによって誘導される．古典的マクロファージの活性化は，殺菌作用があるが，同時に生体に傷害を与える可能性もある．代替経路を介して活性化されるマクロファージは，Th2 細胞や他の白血球が産生する IL-4 と IL-13 によって誘導され，炎症の制御や線維化と組織修復の促進に働く．M2 マクロファージはいくつかの亜集団に分けられ，そのうちの一部は主に抗炎症作用をもち，他の集団は組織修復に関与するという報告もある．

Th17 細胞

Th17 細胞は，感染・炎症部位に好中球や単球(好中球よりは影響が少ないが)を遊走させる． これらの反応は，貪食細胞によって殺される細菌や真菌などの微生物を破壊するために重要であり，また，炎症性疾患の発症にも深く関与している．

Th17 細胞の分化

Th17 細胞の分化は，細菌や真菌に反応して分泌される炎症性サイトカインによって誘導される(図 10.11)． さまざまな細菌と真菌は樹状細胞に作用して，IL-6，IL-1，IL-23 を含むサイトカイン産生を促す．これらのすべてサイトカインは，ナイーブ CD4 陽性 T 細胞による Th17 細胞分化を促進させる．樹状細胞上のレクチン受容体であるデクチン(Dectin)-1 が真菌の細胞壁成分であるグルカンを認識すると，IL-6，IL-1，IL-23 のサイトカインを産生する活性化シグナルが細胞内に伝達される．Th17 細胞分化を誘導するサイトカインは，真菌のような特定の微生物に反応した時だけでなく，さまざまな細菌や真菌に感染した細胞がアポトーシス(apoptosis)を起き起こし，それらの細胞が樹状細胞によって取り込まれた時にも産生される．IL-6 と IL-1 は Th17 細胞分化の初期段階で作用し，IL-23 は主に分化した Th17 細胞の増殖とその形質維持に作用する．Th17 細胞分化の驚くべき側面として，さまざまな細胞によって産生される抗炎症性サイトカイン TGF-β(第 15 章参照)が，IL-6 や IL-1 などの炎症性サイトカインと共存することで，炎症を誘発する Th17 細胞の分化を促進するようになる点が挙げられる．Th17 細胞の分化は，IFN-γ や IL-4 によって阻害されるため，強力な Th1 と Th2 反応は Th17 細胞の分化を抑制する傾向にある．

Th17 細胞の分化は，転写因子 RORγt と STAT3 に依存する(図 10.11 参照)． TGFβ と炎症性サイトカイン，主に IL-6 と IL-1 は，協働してレチノイン酸受容体ファミリーに属する転写因子 RORγt(retinoid-related orphan receptor γ T)の発現を誘導する．RORγt は T 細胞特異的に発現するタンパク質で，*RORC* 遺伝子にコードされていることから，

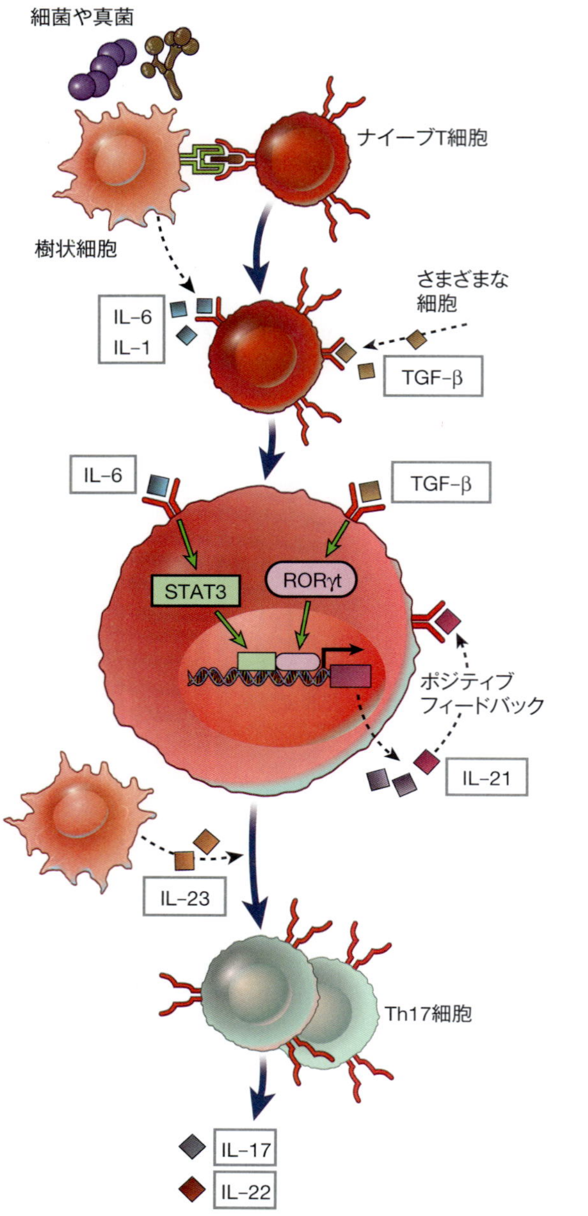

図 10.11 Th17 細胞の分化
抗原提示細胞から産生される IL-1 と IL-6 は，さまざまな細胞によって産生される TGF-β と協働して，RORγt と STAT3 を活性化し，ナイーブ CD4 陽性 T 細胞を Th17 細胞に分化誘導させる．特に真菌を認識した時に，抗原提示細胞から産生される IL-23 は，Th17 細胞の安定性に関与する．TGF-β は，Th17 細胞の分化を阻害する Th1 細胞と Th2 細胞の両方を抑制することで，間接的に Th17 免疫応答を促進することができる（図示せず）．Th17 細胞によって産生される IL-21 は，この反応を増幅することができる．

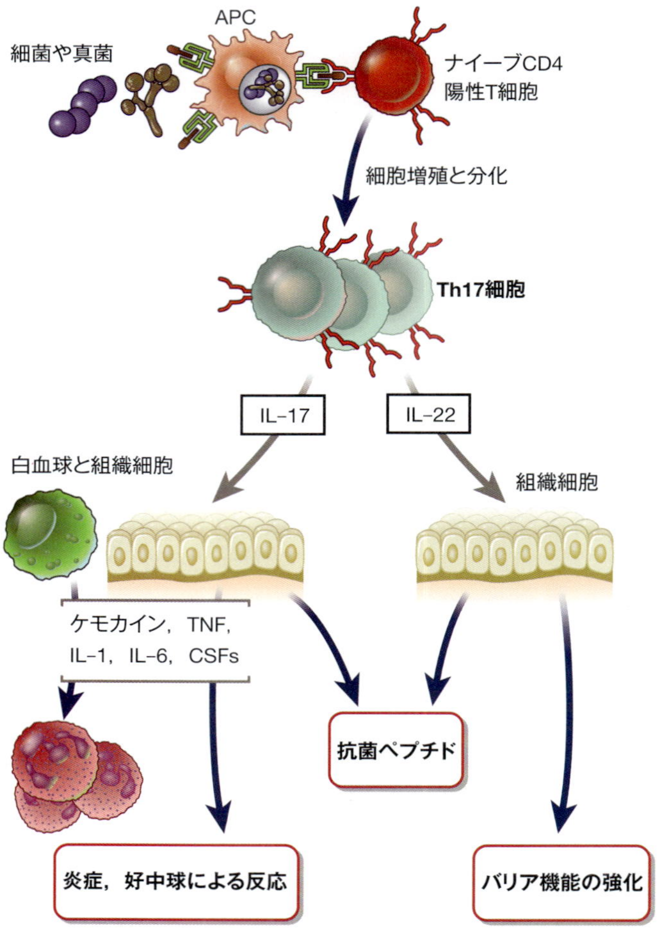

図 10.12 Th17 細胞の機能
Th17 細胞から産生されるサイトカインは，その局所において，好中球や他の白血球を動員したり，抗菌ペプチド（ディフェンシン）の産生を増加したり，また上皮組織のバリア機能を強化したりするケモカインの産生を誘導する．

RORc ともよばれる．炎症性サイトカイン，特に IL-6 は転写因子 STAT3 を活性化し，STAT3 は RORγt と協働して，Th17 免疫応答を誘導する．

Th17 細胞は，特に消化管などの粘膜組織に豊富に存在することから，粘膜組織の環境は，TGFβ や炎症性サイトカインの濃度が局所的に高く，Th17 細胞の分化に適した環境であると考えられる．そして，Th17 細胞が腸管で微生物の感染防御や病原性腸炎に対して，重要な役割を担っていることが示唆される．消化管における Th17 細胞の分化誘導は，特定の微生物の集団に依存しており，マウスにおいては，クロストリジウム属などの共生細菌が Th17 細胞の分化を誘導する因子の 1 つであることがわかっている．

Th17 細胞の機能

Th17 細胞は，微生物の感染部位に好中球などの白血球を動員させることで，それらの駆除に働く（図 10.12）． 好中球は，多くの常在細菌や真菌に対する生体防御に働く主要な細胞であり，Th17 細胞はこれらの感染から体を守る重要な役割を担っている．Th17 細胞を介する炎症反応の多くは，IL-17 が中心的な役割を担っているが，Th17 細胞が産生する他のサイトカインも関与している．

インターロイキン-17(IL-17)

IL-17 は，他のサイトカインやサイトカイン受容体のファミリーとは相同性が乏しく，ユニークなサイトカインである．IL-17 ファミリーは，6 種類の構造的に関連したタンパク質から構成され，IL-17A と IL-17F は最も相同性が高い．IL-17 ファミリーの免疫応答における機能は，主に IL-17A によってもたらされる．IL-17A は自然リンパ球や Th17 細胞によって産生され，さらに一部の γδT 細胞や CD8 陽性 T 細胞も産生する．IL-17 受容体は多量体を形成し，さまざまな細胞が発現している(**第 7 章**参照)．

IL-17 は T 細胞を介した獲得免疫応答と急性炎症反応の間をつなぐ重要なサイトカインである．急性炎症反応については，自然免疫応答の主な反応の 1 つとして**第 4 章**で述べた．このように，T 細胞反応を伴う強い炎症反応のことを**免疫原性炎症**(immune inflammation)と表すこともある．多くの場合，これらの反応は，T 細胞非依存的な自然免疫応答よりも，より激しく長引く炎症が引き起こされる．

IL-17 は宿主防御において，いくつか重要な機能をもつ．

- **IL-17 は好中球性炎症を誘導する**．IL-17 は，周囲の細胞に作用してケモカインやサイトカインの分泌を促すことで，T 細胞の活性化がみられる炎症部位に好中球を動員させる．この時単球(monocyte)も少なからず動員される．また，IL-17 は顆粒球コロニー刺激因子(granulocyte colony-stimulating factor：G-CSF)の産生やその受容体の発現を増加させることで，好中球の分化も促進させる．炎症部位に動員された好中球は，細菌や真菌を貪食し殺すことができる．
- **IL-17 は，さまざまな細胞からディフェンシン(defensins)などの抗菌物質の産生を促す**(**第 4 章**参照)．

その他の Th17 サイトカイン

IL-22 はタイプⅡサイトカインファミリーメンバーであり，IL-22 は活性化 T 細胞(特に Th17 細胞)や，一部のナチュラルキラー細胞，そして自然リンパ球などによって産生される．また IL-22 は，皮膚や消化管などの上皮組織で産生され，上皮組織のバリア機能の促進，修復反応の誘導，抗菌ペプチドの産生誘導など，その組織周辺の恒常性を保つ働きを担う．IL-22 は上皮組織に作用して，炎症の発症に関与するケモカインの産生を誘導することから，炎症性疾患における組織傷害にも関与している可能性がある．

IL-21 は，活性化した Th17 細胞や濾胞性ヘルパー T 細胞などによって産生され，B 細胞，T 細胞，ナチュラルキラー細胞にさまざまな影響を与える．IL-21 受容体はタイプⅠサイトカイン受容体ファミリーに属し，そのリガンドと結合する鎖と commonγ 鎖から構成される．シグナル伝達は，JAK-STAT シグナル経路(JAK-STAT signaling pathway)，特に STAT3 を優先的に活性化させる．IL-21 は，特に胚中心で生じる抗体産生において，重要な役割を担っている(**第 12 章**参照)．IL-21 は濾胞性ヘルパー T 細胞の分化に必須であり，胚中心に存在する B 細胞を活性化させる．特にヒトにおいて，IL-21 は，Th17 免疫応答を増幅させるオートクラインループを介して，Th17 細胞の分化を促進することが知られている．その他の IL-21 の作用としては，CD8 陽性 T 細胞とナチュラルキラー細胞の増殖，分化，エフェクター機能を増強することが報告されている．

生体防御における Th17 細胞の役割

Th17 細胞の重要な機能は，好中球性炎症によって細菌や真菌を殺すことである(**図 10.12** 参照)．炎症組織に動員された好中球は，細胞外に常在する微生物を貪食して殺す．Th17 細胞の重要性は，**Job 症候群**(Job syndrome)(または高 IgE 症候群)とよばれる，STAT3 分子の変異遺伝子疾患によって説明することができる．Job 症候群では，Th17 細胞の分化に支障が生じ，皮膚に常在する真菌や細菌に感染しやすくなることが知られている．この患者には，皮膚に複数の細菌や真菌による膿瘍がみられ，旧約聖書のヨブ記に記載されている病気と類似していることから，この名前がつけられた．Th17 細胞の機能の欠陥は，皮膚や粘膜における慢性的なカンジダ症を誘発する．驚くべきことに，Th17 細胞の分化に必須な転写因子である RORγt をコードする *RORC* 遺伝子に変異がある患者は，IL-17 産生だけでなく，Th1 サイトカインである IFN-γ の産生にも支障をきたすことが報告されている．

Th17 細胞は，多くの炎症性疾患の発症に起因する．Th17 免疫応答は乾癬，炎症性腸疾患(inflammatory bowel disease：IBD)，関節リウマチ(rheumatoid arthritis)，多発性硬化症に関与する．Th17 細胞の分化や機能を抑制する薬剤は，現在臨床治験中であり，すでに乾癬の治療に対しては承認されている．しかし，これらの薬剤について，炎症性腸疾患における明確な有効性が確認されていない．また関節リウマチにおいても有効性が低いことが示唆されており，これらの疾患における Th17 細胞の役割は，いまだ不明な点が多い．さまざまな炎症性疾患の炎症部位には，Th1 細胞と Th17 細胞の両方が存在していることから，これらの 2 つの細胞が，疾患の発症と悪化に関与している可能性が考えられる．

Th17 細胞は，腸管などの上皮組織のバリア機能の恒常性維持に役立つ．その理由として，第 1 に，Th17 細胞は抗菌ペプチドを局所的に産生することで，粘膜バリア上で感染性微生物の侵入を妨害することが挙げられる．第 2 に，Th17 細胞が産生する IL-22 は上皮組織の新生を促進させる働きをもつことが知られている．Th17 細胞には，Th17 細胞を介した感染防御を担うサブセットと病原性炎症に関与するサブセットが別々に存在している可能性が示唆されている．このように，ヘルパーT細胞サブセットについて，生体防御に働く有益なサブセットと炎症性疾患に関与する病原性のサブセットを区別することは，今後の重要な研究テーマである．

その他のT細胞サブセットの機能

CD4陽性T細胞とCD8陽性T細胞の他にも，宿主防御において，特有の機能をもつ少数の特徴的なT細胞サブセットが存在する．それらのサブセットには，γδT細胞，ナチュラルキラーT細胞，粘膜関連インバリアントT細胞（mucosal-associated invariant T cells：MAIT cells）が含まれており，これらの3種類の細胞すべては，CD4陽性T細胞とCD8陽性T細胞と異なる共通の特徴をもっている．また，認識できる抗原数は制限されるが，多種多様な抗原を認識することができ，認識できる抗原の多くは，ペプチドではなく，抗原提示細胞のMHCクラスⅠとMHCクラスⅡ分子上にも提示されない．γδT細胞，ナチュラルキラーT細胞，粘膜関連インバリアントT細胞の抗原受容体は，その多様性が限られており，微生物由来のわずかで特殊な抗原を認識するために進化してきたと推測される．これらの細胞は，ある特定の抗原に反応するだけでなく，感染した部位や傷害を受けた組織から産生されるサイトカインにも反応することが可能である．このような特徴をもつことから，これらのT細胞集団は，自然免疫と獲得免疫の分岐点として言及されることがある．これら3種類の細胞は，消化管などの上皮組織に豊富に存在する．その役割を以下に示す．

- 獲得免疫応答が誘導される前に，上皮組織で微生物に対する感染防御に働く．
- DNAにダメージを負った細胞や微生物感染細胞などの異常をきたした細胞の監視除去に働く．
- 獲得免疫応答に関与するサイトカインを産生する．

γδT細胞

MHC拘束性（MHC restriction）CD4陽性T細胞とCD8陽性T細胞の抗原受容体は，α鎖とβ鎖から構成されるヘテロダイマーである（**第7章**参照）．γδT細胞受容体（γδ T cell receptor：γδ TCR）は，α鎖とβ鎖に類似したγ鎖とδ鎖のヘテロダイマーから構成される．γδT細胞受容体を発現するγδT細胞は，αβ鎖を発現している大多数のT細胞とは区別される．γδT細胞は，異なる生物種や組織間において多少の細胞数の変化は見られるが，すべてのT細胞の約5%以下と少数である点で共通している．γδヘテロダイマーは，αβヘテロダイマーと同様に，CD3ζ鎖と会合する．そして，αβ鎖T細胞と同様に，T細胞受容体を介して受け取るシグナルが，γδT細胞で確認されている．γδTCRの多様性（diversity）は，理論的にはαβTCRよりも大きい．しかしながら，実際には，発現することができるγ鎖とδ鎖の可変領域の数は限定されており，フラグメント結合領域での塩基挿入がほとんど起こらないために，その多様性はαβT細胞よりも乏しい．

γδT細胞は，個体発生過程において，特定の時期に特異的に分化を遂げ，いくつかの異なるサブセットが存在する．これらのサブセットは，異なる可変領域をもつ抗原受容体をもち，異なる組織に常在したり，限定した組織間だけを循環したりする．マウスでは，皮膚に存在する多くのγδT細胞は，可変領域に変異をもたない特定のT細胞受容体のみを発現し，新生児の時に発生・分化してきたものである．その一方で，膣，子宮，舌に存在するγδT細胞の多くは，新生児よりも後に発生し，皮膚常在性の細胞とは異なる可変領域をもつ別のγδ鎖を発現している．さまざまな組織に常在するγδT細胞は，それぞれ多様性が乏しいことから，これらのT細胞受容体によって認識される抗原は，それぞれの組織に存在する細胞種や微生物間に特有なものであると考えられる．ある特定の生物種でみられるγδT細胞の特徴の1つとしては，上皮組織に豊富に存在することが挙げられる．例えば，マウスとトリにおいて，小腸の粘膜中に存在するリンパ球の50%以上は，上皮間リンパ球（intraepithelial lymphocytes）とよばれるγδT細胞である．また，マウスの皮膚では，その表皮に存在する多くのT細胞が，γδT細胞受容体を発現している．しかし，ヒトにおいては，そのような細胞集団は豊富に存在しておらず，腸管上皮内T細胞のおよそ10%だけがγδT細胞受容体を発現している．他にも，リンパ組織に存在するγδT細胞は，上皮組織に存在するγδT細胞と比較して，より多様なT細胞受容体を発現しているという特徴がある．

γδT細胞はαβT細胞とは異なり，MHC上に提示されたペプチド抗原を認識できず，MHC拘束性をもたない．また，いくつかのγδT細胞クローン（clone）は，マイコバクテリアや他の微生物に共通する構成成分である脂質，リン酸化低分子，あるいはアルキルアミンを認識するが，これらの分子は，非古典的MHCクラスⅠ様の分子によって提示される．さらに，γδT細胞の中には，プロセシング処理や抗原提示細胞を必要としないタンパク質や，非タンパク質抗原を認識できる細胞もいる．多くのγδT細胞は，微生物の熱ショックタンパク質によっても活性化される．γδT細胞の認識抗原は，宿主と外部環境の境界となる上皮組織に多く存在しており，そのことが，γδT細胞の特異性（specificity）を規定していると考えられる．

γδT細胞は，サイトカイン産生や感染した細胞の排除に働くなど，多くの生物学的活性に関与することが報告されているが，それらの作用機序や免疫応答におけるγδT細胞の機能については，いまだほとんど解明されていない．これまでの報告から，γδT細胞が上皮組織で微生物に対する免疫応答を開始させ，その後，抗原特異的なαβT細胞の活性化や炎症組織への動員が起きると考えられている．しかしながら，γδT細胞受容体遺伝子を改変して作製したγδT細胞欠損マウスにおいては，免疫不全(immunodeficiency)はほとんど観察されず，いくつかの細胞内寄生細菌に対する抵抗力がやや低下する程度であった．興味深いことに，IL-17によって誘導される炎症性皮膚疾患である乾癬のマウス病態モデルにおいて，患部における初期のIL-17産生細胞は，γδT細胞であると考えられている．しかしながら，他の炎症性疾患の場合においては，γδT細胞が何を認識し，炎症性疾患の進行にどの程度関与しているかについては，まだわかっていない．

ナチュラルキラーT細胞

T細胞のわずか一部に，例えばCD56のようなナチュラルキラー細胞(natural killer cells：NK cells)と同様な細胞表面分子を発現している細胞が存在する．これらの細胞はナチュラルキラーT細胞とよばれる．ナチュラルキラーT細胞サブセットが発現するTCRα鎖の多様性は限定されており，ヒトにおいては，ほとんど**結合部多様性**(junctional diversity)のない遺伝子再構成されたVα24-Jα18によってコードされたTCRα鎖が使われている．そして，3つのVβ遺伝子断片のうちの1つから選択されたTCRβ鎖と共にT細胞受容体を構成する．この多様性に乏しいT細胞受容体のため，これらの細胞はインバリアントナチュラルキラーT細胞とよばれる．なお，多様な抗原受容体をもつ他のナチュラルキラーT細胞も存在する．すべてのナチュラルキラーT細胞のT細胞受容体はCD1分子とよばれるMHCクラスI様の分子に結合する脂質抗原を認識する．ナチュラルキラーT細胞や脂質抗原を特異的に認識する他のT細胞は，活性化してIL-4やIFN-γなどのサイトカインを迅速に産生することができる．そして，これらの細胞は辺縁帯B細胞(marginal zone B lymphocytes)に移動して，脂質抗原に対する抗体産生を誘導することができる．ナチュラルキラーT細胞は，細胞壁に脂質が豊富に含まれるマイコバクテリアなどの病原体に対抗する自然免疫応答を誘導することができる．そして，インバリアントナチュラルキラーT細胞は，サイトカイン産生を介して獲得免疫応答にも関与することができる．しかしながら，ヒトでの生体防御あるいは病気において，これらの細胞の役割はいまだに不明な部分が多い．

粘膜関連インバリアントT(MAIT)細胞

粘膜関連インバリアントT細胞は，再構成されたVα7.2-Jα33遺伝子断片を用いたインバリアントαβT細胞受容体(αβ T cell receptor：αβ TCR)を発現するT細胞サブセットである．粘膜関連インバリアントT細胞は，**MHCクラスI－関連分子**(class I MHC-like molecule：MR1)とよばれる非多型的なMHCクラスI様の分子によって提示される真菌や細菌のリボフラビン生合成経路の代謝物を認識する．ほとんどの粘膜関連インバリアントT細胞は，CD8陽性であり，MR1上に提示された微生物のリボフラビン生合成経路からの派生物や，IL-12やIL-18などのサイトカインによって直接活性化される．粘膜関連インバリアントT細胞のエフェクター機能には，IFN-γやTNFなどの炎症性サイトカインの分泌や感染細胞の排除が含まれる．粘膜関連インバリアントT細胞は，ヒトの肝臓に存在するT細胞の約50%を占めている．それに比べ，インバリアントナチュラルキラーT細胞とγδT細胞の割合は相対的に少ない．粘膜関連インバリアントT細胞が肝臓で豊富に存在する理由として，肝臓は腸管から流れる血液が最初にたどり着く臓器であることから，粘膜関連インバリアントT細胞は，腸管上皮バリアを乗り越えて血液中に入ってきた腸管内菌叢に対する重要な第2のバリアである可能性が考えられる．

本章では，CD4陽性エフェクターT細胞とその他のT細胞の機能について述べた．次の**第11章**では，ウイルス感染に対抗する生体防御の主要な役割を担うCD8陽性エフェクターT細胞について述べる．

本章のまとめ Summary

細胞性免疫は，細胞内感染した微生物によって誘導される獲得免疫応答である．それは，T細胞を介する免疫応答であり，免疫した個体由来のT細胞を免疫されていない個体に移入することで，細胞性免疫を引き起こすことができる．

CD4陽性ヘルパーT細胞はTh1細胞，Th2細胞，Th17細胞に分化することができる．Th1細胞はIFN-γを産生し，ウイルスやある種の細菌などの細胞内感染微生物に対する免疫応答を誘導する．Th2細胞はIL-4やIL-5を産生し，IgEや好中球／マスト細胞を介して蠕虫などの細胞外感染寄生虫に対する免疫応答を誘導する．Th17細胞はIL-17を産生し，真菌やある種の細菌などの細胞外感染微生物に対して炎症を誘導して生体防御を行う．

ナイーブCD4陽性T細胞は，抗原提示細胞，活性化したT細胞自身，そして，他の細胞から産生されたサイトカインによって，いずれかのエフェクターT細胞サブセットに分化誘導される．エフェクターT細胞サブセットの分化プログラムは，そのT細胞サブセット特定のサイトカイン遺伝子を安定して発現できるように，それらの遺伝子領域のエピジェネティック変化を促進する転写因子よって制御されている．それぞれのサブセットの産生するサイトカインは，それ自身の分化を増強させたり，他のサブセットの分化を阻害したりする．そのため，いったんエフェクターT細胞の分化の方向性が決定されると，その方向性はより増強・増幅されることになる．

CD4陽性Th1細胞は，貪食細胞によって取り込まれた微生物の抗原を認識することで，貪食細胞の微生物の殺傷機能を活性化する．Th1細胞はIFN-γ産生やCD40 L-CD40相互作用によってマクロファージを活性化させる．活性化したマクロファージは，活性酸素種，一酸化窒素，さまざまな酵素の作用によってファゴリソソーム内に取り込んだ微生物を殺す(古典的マクロファージ活性化)．また，活性化したマクロファージは炎症を誘導し，正常組織に傷害を与えることもある．

CD4陽性Th2細胞は，アレルギーを誘発する環境抗原や蠕虫などの寄生虫，他の微生物によって産生された抗原によって分化誘導される．活性化したTh2細胞や濾胞性ヘルパーT細胞によって分泌されるIL-4は，B細胞に作用してIgEアイソタイプのクラススイッチを誘導する．IgEは寄生虫を覆い，マスト細胞を介して脱顆粒や炎症を誘導することができる．活性化Th2細胞によって分泌されるIL-5は，好酸球を活性化し，含有している顆粒を放出させる．この反応は寄生虫を破壊するだけでなく，宿主の正常組織に損傷を与えることもある．上皮組織バリアにおいて，IL-4とIL-13は共に生体防御に働き，さらに，これらのサイトカインは炎症を抑制し，組織修復と線維化を促す代替マクロファージを活性化させる．

CD4陽性Th17細胞は，細胞外感染細菌や真菌を排除する好中球性炎症を誘導する．また，Th17細胞は自己免疫疾患において，組織傷害をもたらす原因の1つである．

γδT細胞とナチュラルキラーT細胞は，T細胞受容体の多様性が乏しく，MHCを介さずにさまざまな抗原を認識するT細胞である．これらの細胞はサイトカインを産生し，宿主防御と炎症性疾患のどちらにも関与することができる．

参考文献

CD4陽性T細胞のエフェクターT細胞サブセット(Th1細胞，Th2細胞，Th17細胞)分化について

Baumjohann D, Ansel KM. MicroRNA-mediated regulation of T helper cell differentiation and plasticity. *Nat Rev Immunol*. 2013; 13: 666–678.

De Obaldia ME, Bhandoola A. Transcriptional regulation of innate and adaptive lymphocyte lineages. *Annu Rev Immunol*. 2015; 33: 607–642.

Fan X, Rudensky AY. Hallmarks of tissue-resident lymphocytes. *Cell*. 2016; 164: 1198–1211.

Hirahara K, Poholek A, Vahedi G, et al. Mechanisms underlying helper T-cell plasticity: implications for immune-mediated disease. *J Allergy Clin Immunol*. 2013; 131: 1276–1287.

Kanno Y, Vahedi G, Hirahara K, et al. Transcriptional and epigenetic control of T helper cell specification: molecular mechanisms underlying commitment and plasticity. *Annu Rev Immunol*. 2012; 30: 707–731.

Murphy KM, Stockinger B. Effector T cell plasticity: flexibility in the face of changing circumstances. *Nat Immunol*. 2010; 11: 674–680.

Patel DD, Kuchroo VK. Th17 cell pathway in human immunity: lessons from genetics and therapeutic interventions. *Immunity*. 2015; 43: 1040–1051.

Paul WE, Zhu J. How are T H 2-type immune responses initiated and amplified? *Nat Rev Immunol*. 2010; 10: 225–235.

Pulendran B, Artis D. New paradigms in type 2 immunity. *Science*. 2012; 337: 431–435.

Sallusto F. Heterogeneity of human CD4+ T cells against microbes. *Annu Rev Immunol*. 2016; 34: 317–334.

Schmitt N, Ueno H. Regulation of human helper T cell subset differentiation by cytokines. *Curr Opin Immunol*. 2015; 34: 130–136.

Steinman L. A brief history of T H 17, the first major revision in the T H 1/T H 2 hypothesis of T cell-mediated tissue damage. *Nat Med*. 2007; 13: 139–145.

Tubo NJ, Jenkins MK. TCR signal quantity and quality in CD4 T cell differentiation. *Trends Immunol*. 2014; 35: 591–596.

Wynn TA. Type 2 cytokines: mechanisms and therapeutic strategies. *Nat Rev Immunol*. 2015; 15: 271–282.

Zhu J, Yamane H, Paul WE. Differentiation of effector CD4 T cell populations. *Annu Rev Immunol*. 2010; 28: 445–489.

活性化マクロファージについて

Billiau A, Matthys P. Interferon-gamma: a historical perspective. *Cytokine Growth Factor Rev*. 2009; 20: 97–113.

Gordon S, Martinez FO. Alternative activation of macrophages: mechanism and functions. *Immunity*. 2010; 32: 593–604.

Sica A, Mantovani A. Macrophage plasticity and polarization: in vivo veritas. *J Clin Invest*. 2012; 122: 787–795.

Van Dyken SJ, Locksley RM. Interleukin-4- and interleukin-13-mediated alternatively activated macrophages: roles in homeostasis and disease. *Annu Rev Immunol*. 2013; 31: 317–343.

Wynn TA, Chawla A, Pollard JW. Macrophage biology in development, homeostasis and disease. *Nature*. 2013; 496: 445–455.

その他のT細胞集団について

Chien YH, Meyer C, Bonneville M. γδ T cells: first line of defense and beyond. *Annu Rev Immunol*. 2014; 32: 121–155.

Godfrey DI, Uldrich AP, McCluskey J, et al. The burgeoning family of unconventional T cells. *Nat Immunol*. 2015; 16: 1114–1123.

Mori L, Lepore M, De Libero G. The immunology of CD1- and MR1-restricted T cells. *Annu Rev Immunol*. 2016; 34: 479–510.

Vantourout P, Hayday A. Six-of-the-best: unique contributions of gammadelta T cells to immunology. *Nat Rev Immunol*. 2013; 13: 88–100.

第 11 章

CD8 陽性エフェクター T 細胞の分化と機能

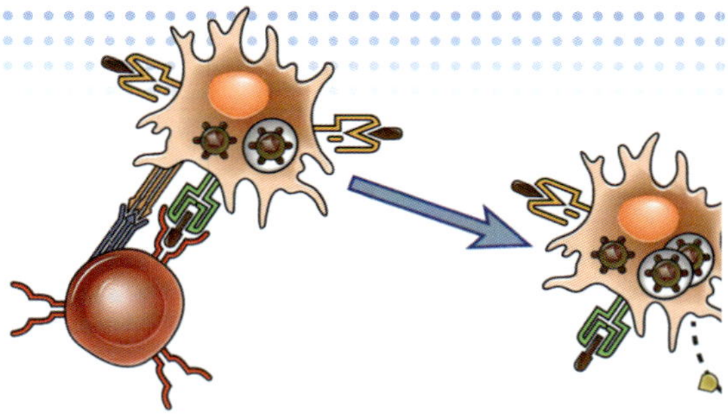

ウイルス(virus)は，宿主細胞に侵入するためにさまざまな細胞表面分子を利用し，また複製・拡散するために宿主細胞の遺伝子およびタンパク質合成システムを利用することによって，進化してきた．ウイルスはさまざまな細胞種に感染して生き延びることが可能である．そのウイルス感染細胞がマクロファージなどの貪食細胞によって取り込まれると，その貪食細胞内のリソソーム消化酵素によってウイルスは分解され殺される．しかしたとえ貪食細胞内においても，もしウイルスが細胞質中にいれば，リソソームはそのウイルスに作用することができない．そのような状況下でウイルス感染の成立を根絶するには，その感染細胞を殺傷することによってウイルスが生き延びる場を排除するしかない．獲得免疫系において，このようなウイルス感染細胞の破壊はエフェクター CD8 陽性 T 細胞の**細胞傷害性 T 細胞**(cytotoxic［cytolytic］T lymphocyte：CTL)によって担われる(**図 10.1B** 参照)．貪食細胞によって取り込まれた細菌が**ファゴソーム**(phagosome)から細胞質へと回避し，もはや**リソソーム**(lysosome)で分解できなくなった場合でも同様に CTL を介した感染細胞破壊機序で排除される．自然免疫応答では，病原体感染細胞の殺傷は**ナチュラルキラー細胞**(natural killer cells：NK cells)によって担われる(**第 4 章**参照)．

CD8 陽性 CTL の重要な機能は，微生物に対する防御機能に加え，がん細胞を殺傷することである．また CTL はアロ移植片(同種移植片)(allograft)の急性拒絶(acute rejection)の中心的役割を担っている．

第 6 章では，CD8 陽性 T 細胞はペプチド–MHC 複合体の種類を識別することを述べた．**第 9 章**では，T 細胞(T lymphocyte)活性化の初期段階，つまり抗原刺激などによって著しいクローン拡大(clonal expansion)が起きるといった CD8 陽性 T 細胞活性化の特徴を述べた．ナイーブ CD8 陽性 T 細胞は細胞傷害活性をもたないが，CTL に分化するといくつかの特異的機能をもつことができる．本章では，ナイーブ CD8 陽性 T 細胞がどのように CTL に分化し，どのように標的細胞を殺傷するかについて述べる．加えて生体防御における CTL の役割についても説明する．

CD8 陽性 T 細胞から細胞傷害性 T 細胞への分化

CD8 陽性 T 細胞はエフェクター CTL へ分化することによって標的細胞殺傷能力などを獲得する． CTL によって殺傷される病原体感染細胞やがん細胞は，概して標的細胞とよばれる．ナイーブ CD8 陽性 T 細胞は標的細胞の抗原(antigen)を認識するが，その標的細胞を殺傷するために十分な細胞数の CTL へと増殖して分化する必要がある．分化した CTL の細胞質内には，多くのリソソーム様の顆粒が存在し，その顆粒内には標的細胞を殺傷する**パーフォリン**(perforin)や**グランザイム**(granzyme)などが含まれる(詳細は後述する)．それに加えて，分化した CTL は貪食細胞を活性化する **IFN-γ**(interferon-γ)などのサイトカイン(cytokines)を大量に分泌する能力をもつ．

CTL 分化の分子機構として，これらエフェクター分子をコードする遺伝子発現を伴うことが挙げられる．新たな遺伝子発現制御を担う 2 つの転写因子は，**T-bet** と **eomosodermin** である．T-bet については，**第 10 章**の Th1 分化に関連して触れた．eomosodermin は構造的に T-bet に類似している．T-bet と eomosodermin は，パーフォリンやグランザイムの顆粒内分子や IFN-γ などのサイトカインの高レベルの発現誘導を担っている．

ナイーブ CD8 陽性 T 細胞の活性化は，抗原認識と補助シグナルを必要とし，CD4 陽性 T 細胞の活性化(**図 10.2** 参照)と同様のプロセスをたどる(**図 11.1**)．しかしながら，ナイーブ CD8 陽性 T 細胞の活性化機序には CD4 陽性 T 細胞の活性化機序にはない 2 つの特徴がある．それは，ある特殊な樹状細胞(dendritic cells)サブセットによる**クロスプレゼンテーション**(cross-presentation)(**交差抗原提示**)に依存することと，CD4 陽性 T 細胞のヘルプを必要とすることである．

CD8 陽性 T 細胞を活性化する抗原と抗原提示細胞の種類

ナイーブ CD8 陽性細胞の活性化は，ナイーブ CD4 陽性 T 細胞の活性化と同様に，樹状細胞上での抗原提示によって最も効果的に起きる． ウイルスが樹状細胞以外のさまざ

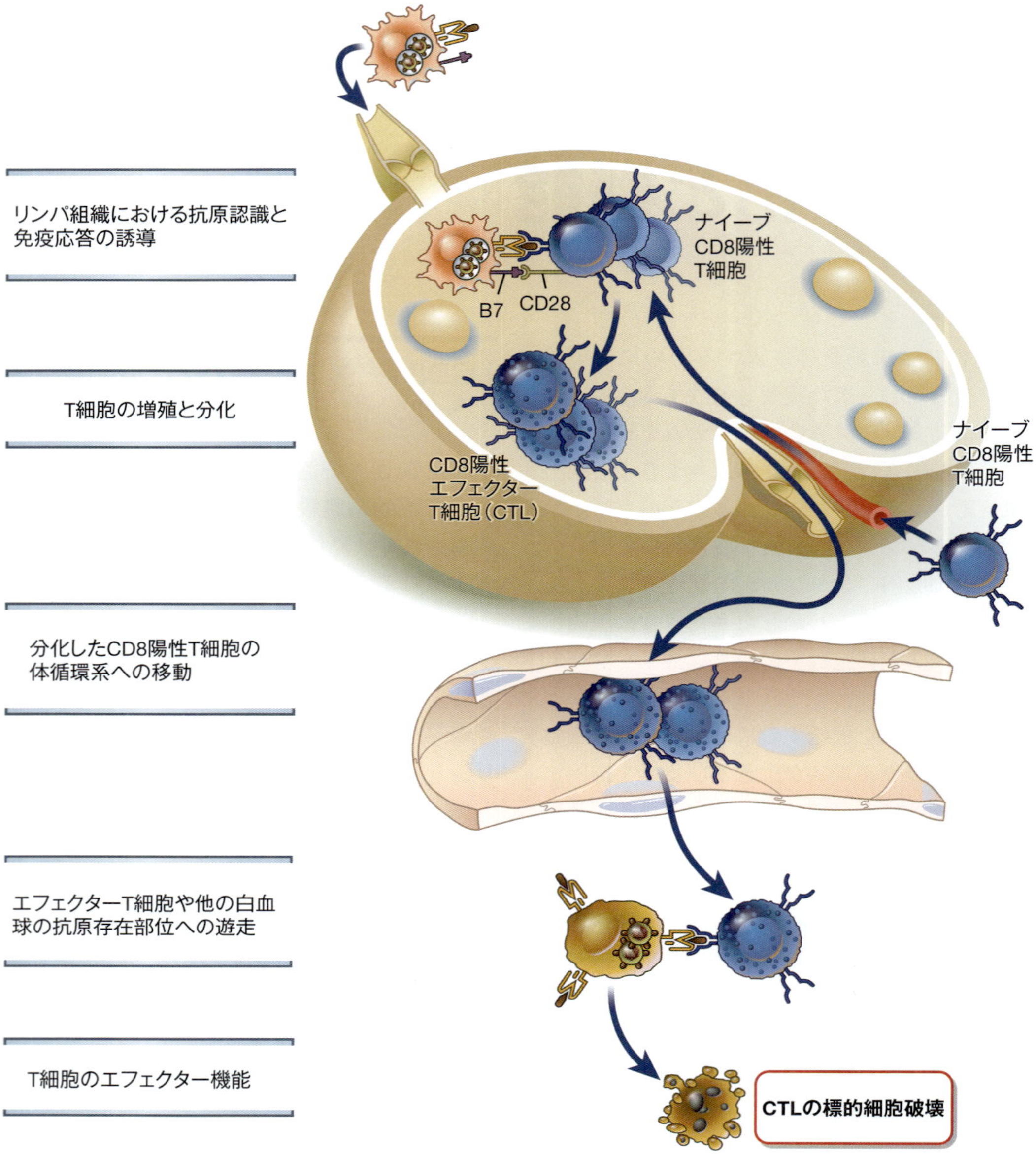

図 11.1 CD8 陽性 T 細胞応答の誘導とエフェクター機能

CD8 陽性 T 細胞は，末梢リンパ組織において樹状細胞から提示された抗原を認識して増殖し，エフェクター細胞(細胞傷害性 T 細胞：CTL)と記憶細胞へと分化する．CTL は，感染組織，がん組織，移植臓器へと遊走し，その抗原を発現する細胞を認識して殺傷する．

まな細胞に感染した場合や多くのがんに対する免疫応答において，それらウイルス由来抗原やがん抗原を認識する CD8 陽性 T 細胞の活性化は通常の樹状細胞による抗原提示では起こらない．通常，抗原が主要組織適合遺伝子複合体分子クラス I (class I major histocompatibility complex molecule：MHC)上で CD8 陽性 T 細胞へ提示されるためには，その抗原が抗原提示細胞(antigen-presenting cell：APC)の細胞質に存在し，プロテアソーム(proteasome)で分解された後に **TAP トランスポーター**(TAP transporter)を介して小胞体に入ることが必要である．ウイルスが肝細胞などの特定の細胞に感染した場合，そのようにしてウイルス抗原はその感染細胞の MHC クラス I 分子上に提示される．しかしながら，たいていのウイルスは樹状細胞に感染しないため，ウイルス由来のタンパク質は樹状細胞の細胞質に存在しえない．それにもかかわらず，ナイーブ CD8 陽性 T 細胞は，樹状細胞によって活性化される．**第 6 章**で述べたように，この活性化はクロスプレゼンテーションとよばれる機序によって起きる．このクロスプレゼンテーション経路は，それに特化した樹状細胞が，感染細胞やがん細胞など標的抗原を発現した細胞を取り込み，その抗原タンパク質を細胞質中へ移動させ，MHC クラス I 分子提示経路にのせることによって，CD8 陽性 T 細胞へと提示する(**図 6.17** 参照)．わずか数種の樹状細胞サブセットだけが，クロスプレゼンテーションを効率よく行うことができるため，それらの樹状細胞は，ナイーブ CD8 陽性 T 細胞の活性化に重要な役割を担っている．マウスを用いた実験結果から，最も効率よくクロスプレゼンテーションを行う抗原提示細胞は，CD8 陽性のリンパ組織樹状細胞と CD103 インテグリン陽性の末梢組織樹状細胞サブセットであることがわかっている（第 6 章参照）．ヒト組織においてクロスプレゼンテーションに特化した抗原提示細胞は，CD141（別名 BDCA-3）を高発現する樹状細胞である．加えて，形質細胞様樹状細胞もナイーブ CD8 陽性 T 細胞に対してウイルス由来抗原をクロスプレゼンテーションすると考えられる．

樹状細胞は，ペプチド-MHC 複合体として抗原提示するだけでなく，B7 などの分子によって補助シグナルを T 細胞に伝える（第 9 章参照）．

ヘルパー T 細胞の役割

ナイーブ CD8 陽性 T 細胞を最大に活性化させ，機能的 CTL と記憶細胞（memory cells）へ分化させるためには，CD4 陽性ヘルパー T 細胞（helper T cell）の関与を必要とする．ヘルパー細胞の必要性は，どのような抗原に曝露されるかで異なってくる．感染微生物に対して強い自然免疫応答が起きた場合，あるいは抗原提示細胞が直接的に微生物に感染した場合では，CD4 陽性 T 細胞のヘルプは重要でないと考えられる．一方，潜伏性のウイルス感染，臓器移植，がんといった比較的弱い自然免疫反応しか起こさない抗原に対する CD8 陽性 T 細胞応答には，CD4 陽性ヘルパー T 細胞を必要とする．このような CTL 分化における CD4 陽性 T 細胞の重要性の有無は，ヘルパー T 細胞を欠損したマウスを用いた実験によって明らかにされている．つまりそのマウスでは，ある感染ウイルスに対しては CTL や CD8 陽性記憶細胞があまりできず，完全に除去できない一方で，別の感染ウイルスに対しては強い CTL 反応を起こす場合がある．**ヒト免疫不全ウイルス**（human immunodeficiency virus：HIV）はヒト CD4 陽性 T 細胞に感染してその CD4 陽性 T 細胞のみ殺傷するが，そのヒト免疫不全ウイルス感染者では CTL が認められないことからも CD4 陽性 T 細胞のヘルパー機能を失っていることがわかる．また，CD4 陽性ヘルパー T 細胞の作用は，ナイーブ CD8 陽性 T 細胞からエフェクター CTL への分化よりも，CD8 陽性記憶 T 細胞への分化に対する方がより重要であることがわかっている．

ヘルパー T 細胞が CD8 陽性 T 細胞の活性化を促進する方法としていくつかの機序が挙げられる（**図 11.2**）．ヘルパー T 細胞は CD8 陽性 T 細胞の分化を刺激するいくつかのサイトカインを分泌することができる．これらのサイトカインについては後で詳しく述べる．活性化ヘルパー T 細胞は，**CD40 リガンド**（CD40 ligand：CD40 L）を発現し，その CD40 L は抗原を取り込んだ樹状細胞表面上の CD40 に結合する．この CD40-CD40 L 結合によって抗原提示細胞は活性化され，共刺激因子（costimulator）の発現を上昇させることなどによってより効率よく CD8 陽性 T 細胞を分化させることができる．このプロセスは，抗原提示細胞の**ライセンシング**（licensing）とよばれる．

サイトカインの役割

いくつかのサイトカインは，CD8 陽性 T 細胞のエフェクター細胞および記憶細胞への分化と維持を司る．

- IL-2 は，CD8 陽性 T 細胞自身あるいは CD4 陽性ヘルパー

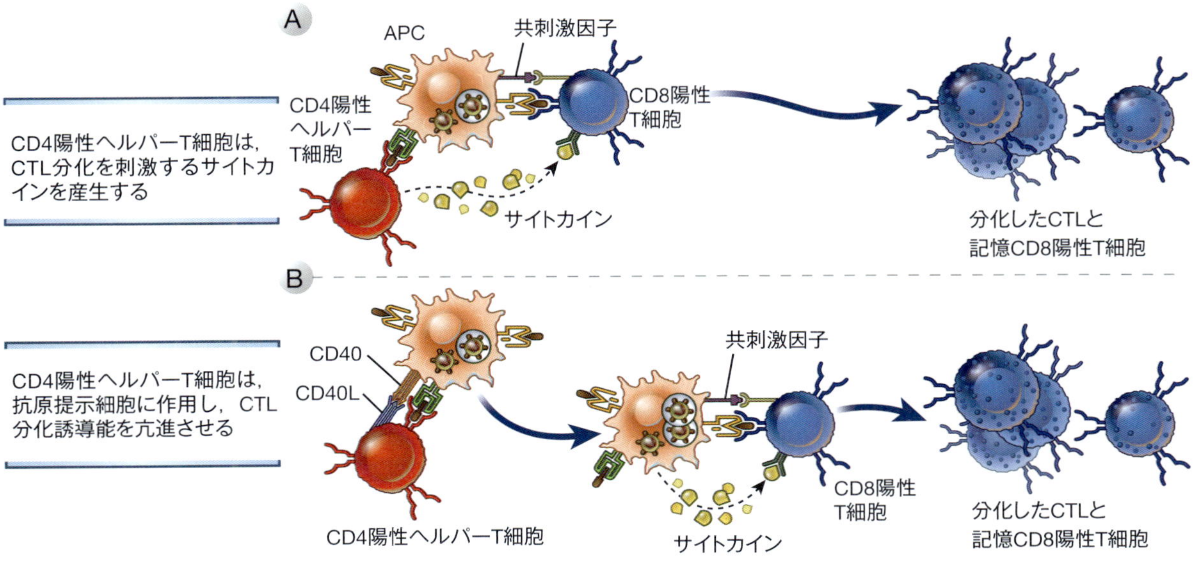

図 11.2 CD8 陽性 T 細胞の分化におけるヘルパー T 細胞の役割
CD4 陽性ヘルパー T 細胞は，CD8 陽性 T 細胞に直接作用するサイトカインを分泌して（A），あるいは抗原提示細胞に作用して，その CD8 陽性 T 細胞の活性化能力を上げること（共刺激因子の発現を亢進させるなど）によって（B），CD8 陽性 CTL の分化を促進する．

細胞によって産生されるが，そのサイトカインは CD8 陽性細胞を増殖させ，またその CTL および記憶細胞への分化を促進させる．CD8 陽性 T 細胞は，IL-2 受容体の β 鎖と γ 鎖を発現しており，活性化すると一過性に α 鎖が高発現する（**第 9 章**参照）．

- **IL-12** と **I 型インターフェロン**（type I IFNs）は，ナイーブ CD8 陽性 T 細胞から CTL への分化を刺激することが報告されている．これらのサイトカインは，ウイルスやある種の細菌感染時においていくつかの樹状細胞サブセットによって産生される．同じ IL-12 と I 型 IFN が，CD4 陽性 T 細胞から Th1 細胞（Th1 cells）への分化に関与すると既に述べたことを思い出されたい．これらのサイトカインは，T-bet（Th1 細胞と CTL 分化に重要）と eomosodermin（CTL 分化に重要）という構造的に類似した転写因子を発現誘導することにより，これら 2 つのエフェクター細胞集団の分化を促進する．
- **IL-15** は，樹状細胞など多くの細胞から産生され，記憶 CD8 陽性 T 細胞の生存に重要なサイトカインである．IL-15 欠損マウスでは，記憶 CD8 陽性 T 細胞数が著しく低下している．
- **IL-21** は，活性化 CD4 陽性 T 細胞から産生され，CD8 陽性エフェクター細胞と記憶細胞の誘導に重要な役割を担う．

CD8 陽性 T 細胞応答の抑制：T 細胞の疲弊

ある種の慢性ウイルス感染において，CTL エフェクター応答は起きるが，その応答は徐々に消えていく．この現象は，疲弊（exhaustion）とよばれる（図 11.3）．“疲弊”という言葉は，エフェクター応答は起きるが，それがなくなることを意味するときに使われる（リンパ球がエフェクター細胞［effector cells］に分化しないときに使われる**寛容**［tolerance］とは異なる）．“疲弊”の現象は，マウスが慢性のウイルス感染したときに初めて報告され，そのためにウイルスが長期にわたって持続感染すると考えられる．

T 細胞の疲弊は，持続的に抗原に曝露されることによって起きる．疲弊した CD8 陽性 T 細胞は，増殖能が低下したり，IFN-γ 産生能が低下したり，また細胞傷害活性が低下するなど多くの機能を失ってしまう．そのためウイルスを排除できなくなる．また疲弊 T 細胞では，**PD-1**（**第 9 章**参照）**CTLA-4**，**Tim-3**，**Lag-3** などといった複数の**抑制性受容体**（inhibitory receptor）の発現が高くなる．とりわけ PD-1 は特に重要な抑制性受容体である．エフェクターおよび記憶細胞に重要な T-bet や eomesodermin などの転写因子は疲弊 T 細胞にも発現しているが，それらの転写機能は失ったままである．PD-1 を阻害すると疲弊 T 細胞は活性化状態に蘇る．このことから PD-1 や他の抑制性受容体を介した抑制性シグナルによって疲弊状態になることが示唆される．ヒトにおいても，この T 細胞の疲弊は，ヒト免疫不全ウイルスや **C 型肝炎ウイルス**（hepatitis C virus）といったいくつかのウイルスの慢性感染にかかわっており，またある種のがん細胞がこの現象を利用して免疫応答から回避している（**第 18 章**参照）．この T 細胞の疲弊は，慢性感染による組織障害を弱めるために進化した現象であるとも考えられる．

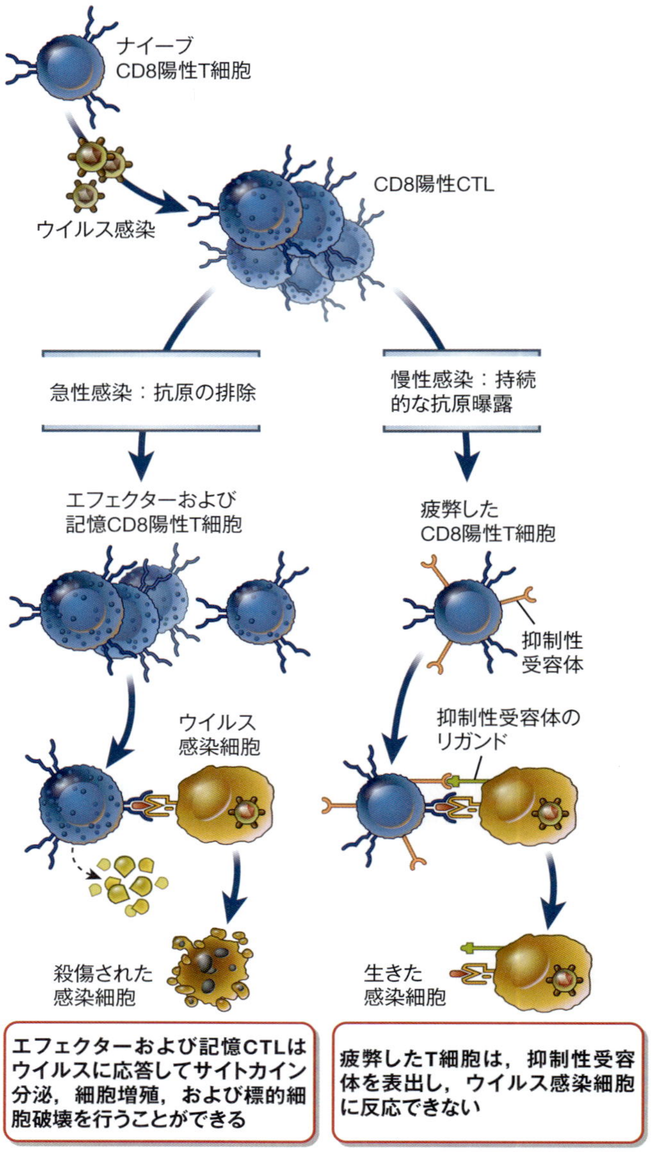

図 11.3 T 細胞疲弊
急性感染において，CD8 陽性 T 細胞は CTL へと分化し，感染細胞を排除する．慢性的に抗原に曝露される状況下においては，CD8 陽性 T 細胞上に PD-1 や他の抑制性受容体が発現し，そのシグナルによって CD8 陽性 T 細胞応答が抑制される．

CD8 陽性細胞傷害性 T 細胞のエフェクター機能

CD8 陽性 CTL は，主に感染細胞を殺傷することによって細胞内微生物を排除する（**図 10.1B**）．CD8 陽性 T 細胞は，直接的に標的細胞を殺傷することに加えて，IFN-γ（時には IL-17）を分泌することによって古典的マクロファージ活性化（classical macrophage activation）を司り，また生体防御や過敏反応における炎症反応を司る（**第 10 章**参照）．ここで，分化した CTL が微生物感染細胞を殺傷する機序について述べる．

細胞傷害性 T 細胞の標的細胞傷害機序

CTL は，標的細胞を認識してその細胞に向けて細胞死誘導性タンパク質を放つことによって殺傷する． CTL は，自身がナイーブ CD8 陽性 T 細胞から増殖して分化した際に認識した MHC クラス I 分子－抗原複合体と同じ複合体を発現する標的細胞を認識して殺傷する．CTL の標的細胞傷害活性は抗原特異的であり，標的抗原を発現していない隣接細胞は殺傷しない．CTL の標的細胞傷害は，次のようにして抗原特異性（specificity）が保たれる．つまり，CTL はその標的抗原を発現する細胞との間に**免疫シナプス**（immune synapse）とよばれる小さな接触面を形成し（**第 7 章**参照），細胞傷害実行因子がそのシナプスに向かって放出され，他の隣接細胞へは拡散しないようになっているのである．

CTL の標的細胞傷害機序は，抗原認識，CTL の活性化，殺傷，そして標的細胞からの CTL の遊離といったプロセスで構成される（**図 11.4**）．各過程はそれぞれ特異的な分子相互作用によって制御されている．

抗原認識と細胞傷害性 T 細胞の活性化

CTL は，その抗原認識受容体，コレセプター（CD8），および接着分子（adhesion molecule）を用いて，標的細胞を認識して応答する． 標的細胞は，CTL に効率よく認識されるために，ペプチドをのせた MHC クラス I 分子を発現する必要がある．そのペプチド-MHC 複合体は，T 細胞受容体（T cell receptor：TCR）のリガンドとして機能し，また CD8 コレセプター（coreceptor）にも結合する．CTL の標的細胞への接着と免疫シナプス形成には，そのシナプスを囲むインテグリン（integrins）のリング，とりわけ CTL 表面上の **LFA-1**（leukocyte function associated antigen 1）と標的細胞表面上の **ICAM-1**（intercellular adhesion molecule 1）との結合，によって安定化される（**図 11.5**）．その 2 つの細胞膜間のインテグリンリングに囲まれた隙間がある．免疫蛍光染色（immunofluorescence）顕微鏡によって，CTL 膜のそのリング内に TCR やシグナル伝達分子（プロテインキナーゼ C（protein kinase C：PKC）-θ や Lck チロシンキナーゼなど）を含むシグナル伝達分子集合体が観察され，またその片側の隙間にできる顆粒分泌領域が観察される．CTL と標的細胞が相互作用することによって，CTL を活性化するリン酸化シグナルが伝達される．それは，ヘルパー T 細胞を活性化するシグナルと基本的に同じである．ナイーブ CD8 陽性 T 細胞から CTL へ分化する際に必要な樹状細胞からのサイトカインや共刺激因子は，CTL のエフェクター機能（標的細胞傷害活性など）を発揮するうえでは必要としない．したがって，ある抗原に特異的な CD8 陽性 T 細胞が機能的 CTL に分化してからは，その抗原さえ発現していればその標的細胞を殺傷することが可能である．

TCR に加えて，CD8 陽性 CTL は，ナチュラルキラー細胞にも発現する数種の受容体を発現する．それらは CTL の抑制と活性化に関与する．それら受容体のいくつかは，**第 4 章**で述べたように**キラー細胞免疫グロブリン様受容体**（killer immunoglobulin-like receptor：**KIR**）ファミリーに

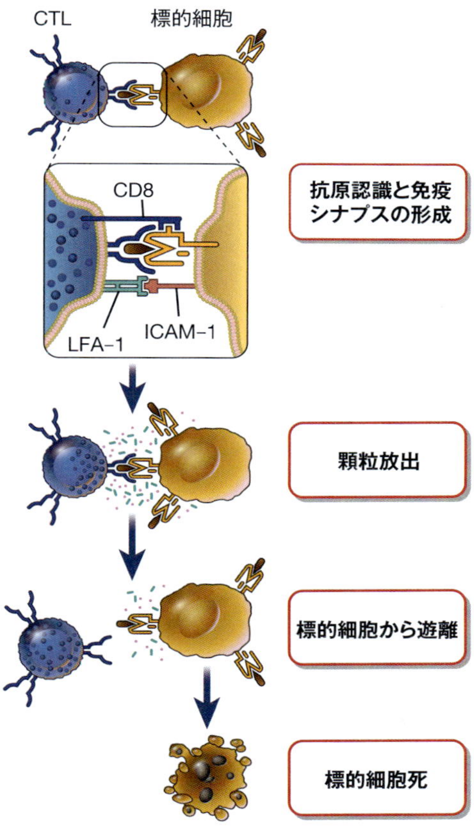

図 11.4　CTL を介する標的細胞破壊の過程

CTL は抗原を発現する細胞を認識して活性化する．そして CTL から顆粒内容物が標的細胞に向けてその接触領域（免疫シナプス）に放たれる．その顆粒内容物によって標的細胞を一撃で殺傷できる．CTL はその標的細胞から離れ，さらに他の標的細胞を殺傷する．CTL と標的細胞が接触して CTL が活性化するためには，CTL 上のアクセサリー分子（LFA-1 と CD8）と標的細胞上の各リガンド（各 ICAM-1 と MHC クラス I 分子）の相互作用を必要とする．

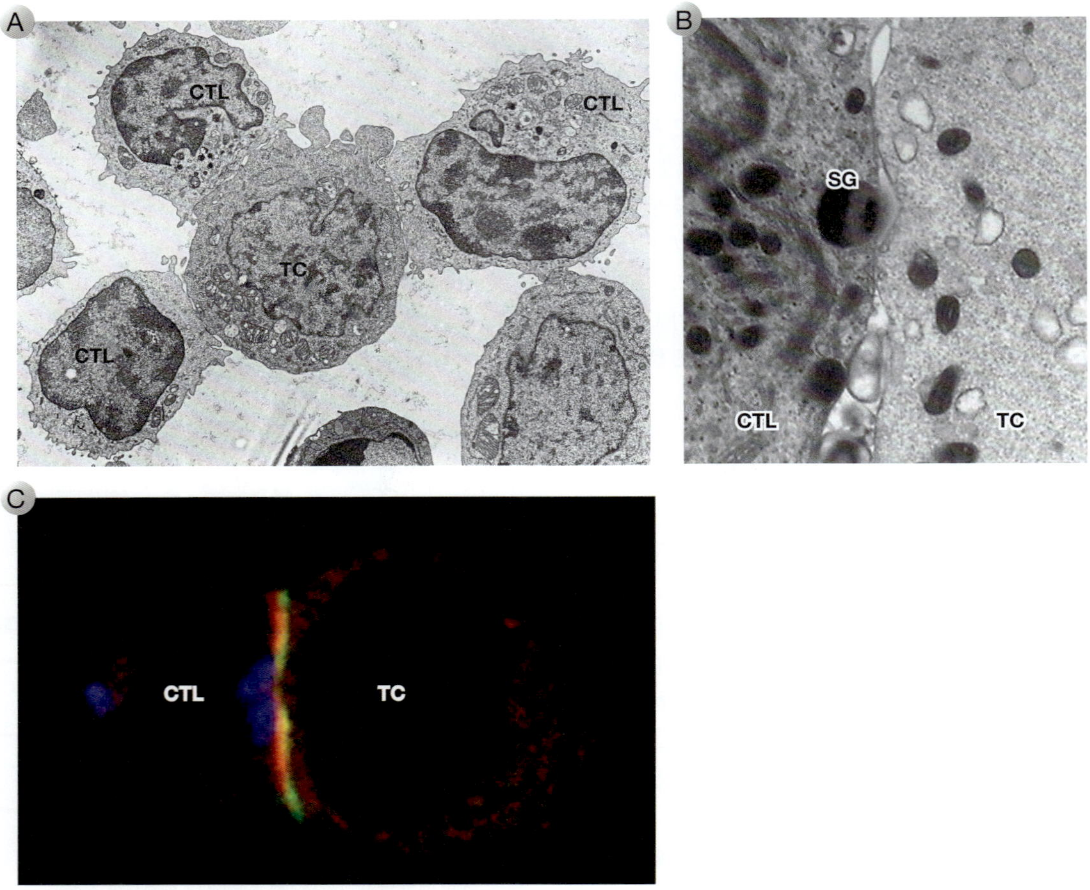

カテプシン（青）　LFA-1（緑）　タリン（赤）

図 11.5　CTL と標的細胞の結合の形成

（A）ヒト MHC 分子の HLA-A2 を発現する標的細胞とその特異的 CTL クローン細胞株を 1 分間共培養したときの電子顕微鏡写真．3 つの CTL が 1 つの標的細胞（target cell：TC）に結合していることを示す．上段左側の CTL 内において顆粒が標的細胞側に位置していることに注目されたい〔Dr. P. Peters, Netherlands Cancer Institute, Amsterdam のご厚意による〕．（B）CTL（左）と標的細胞（TC：右）の接触細胞膜の電子顕微鏡写真．2 つの CTL 顆粒（secretary granules：SG）がシナプス近傍に存在する．またいくつかのミトコンドリアも観察される〔Stinchcombe JC, Bossi G, Booth S, Griffiths GM: The immunological synapse of CTL contains a secretory domain and membrane bridges, Immunity 8:751-761, 2001. Copyright Cell Press, より Elsevier の許可を得て引用〕．（C）CTL（左）と標的細胞（TC：右）の共焦点顕微鏡写真．分泌顆粒内のカテプシン（青色），LFA-1（緑色），および細胞骨格タンパク質のタリン（赤色）に対するそれぞれの抗体で染色した．分泌顆粒が中心に位置しており，その周りに接着分子の LFA-1 とそれに会合する細胞骨格タンパク質のタリンが位置していることがわかる〔Stinchcombe JC, Griffiths GM: The role of the secretory immunological synapse in killing by CD8+ CTL, Seminars in Immunology 15:301-205. Copyright 2003 より Elsevier Science の許可を得て引用〕．

属し，標的細胞の MHC クラス I 分子を認識するが，ペプチド-MHC 複合体を抗原特異的に認識するわけではない．これら KIR は正常細胞を殺傷しないための抑制性シグナルを伝達すると考えられる．加えて CTL は NKG2D 受容体を発現するが，その受容体は感染細胞やがん化細胞といったストレスのかかった細胞上に発現する MIC-A，MIC-B や ULBP などの MHC クラス I 様分子を認識する．NKG2D は，TCR の抗原認識と共に細胞傷害活性を亢進するためのシグナルを伝達すると考えられる．

細胞傷害性 T 細胞による標的細胞傷害

CTL による標的細胞傷害の基本的機序は，細胞質顆粒（cytoplasmic granules）（分泌型リソソーム［secretory lysosome］ともいわれる）内に貯蔵される細胞傷害性タンパク質を標的細胞に向けて放つことであり，それによって標的細胞にアポトーシスを誘導する（図 11.6）．CTL の抗原認識受容体とコレセプターが，標的細胞上のあるペプチド-MHC 複合体を認識して，わずか数分以内に CTL の顆粒タンパク質は標的細胞内に入る．その 2 ～ 6 時間後に，たとえ CTL が標的細胞から離れても，標的細胞は細胞死に陥る．したがって CTL は標的細胞に致死的な一撃を与えるといわれる．CTL が抗原を認識すると，その TCR シグナルによって細胞骨格が再編成されるが，このプロセスにおいて CTL の中心を形成する微小管が標的細胞との接触面近くの細胞質へと移動する．CTL の細胞質顆粒は微小管に沿って移動し，シナプス領域で濃縮される．そして顆粒膜が放出領域の細胞膜と融合する．その膜融合の結果，CTL と標的細胞との細胞膜間のシナ

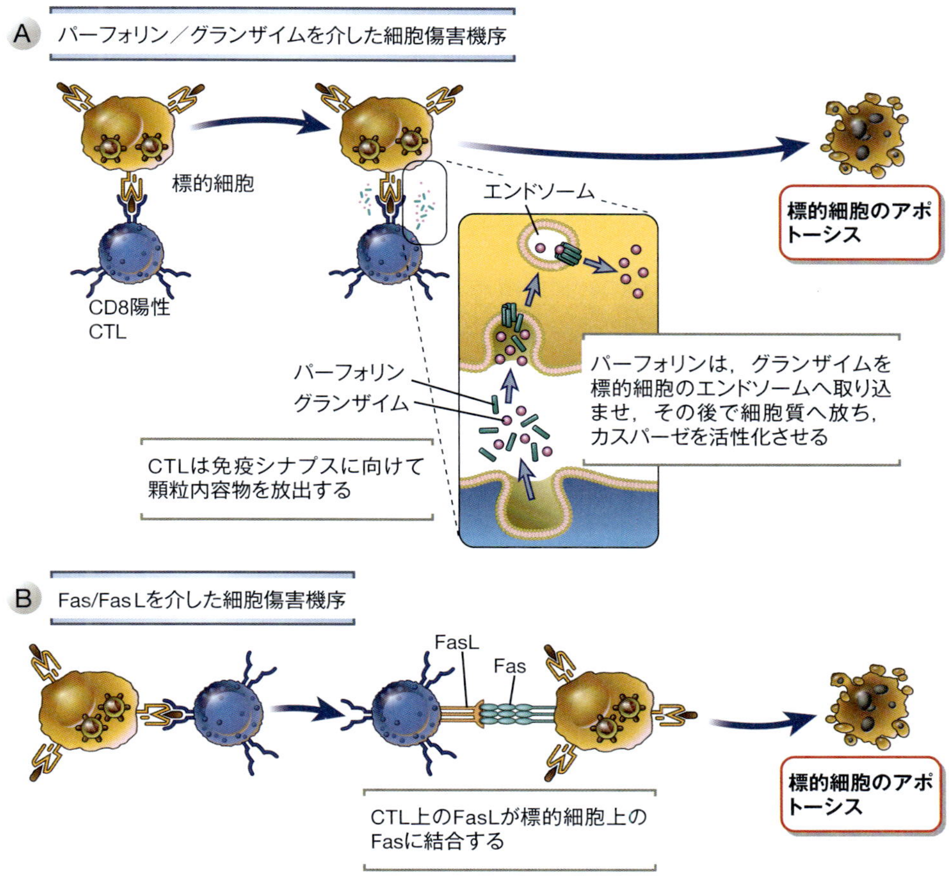

図 11.6 CTL を介する標的細胞傷害機序

CTL は主に 2 つの機序によって標的細胞を殺傷する．(A)顆粒放出によってパーフォリンとグランザイムの複合体が CTL から遊離され標的細胞内へ入る．グランザイムは，パーフォリン依存的に標的細胞の細胞質に入り，アポトーシスを誘導する．(B)FasL が活性化 CTL 上に表出し，標的細胞上の Fas に結合してアポトーシスを誘導する．

プスリング内の狭い空間に向けて CTL の顆粒放出が起きる．

CTL(およびナチュラルキラー細胞)の顆粒内の主な細胞傷害タンパク質は，グランザイムとパーフォリンである．グランザイム A，B，および C はセリンプロテアーゼである．特にグランザイム B は，タンパク質のアスパラギン酸残基の後ろを切断する酵素であり，CTL の細胞傷害活性に必須であることがマウスを用いた実験で確認されている．またグランザイム B は，アポトーシス(apoptosis)を誘導する**カスパーゼ**(caspase)を切断して活性化することができる．**パーフォリン**(perforin)は，C9 の補体(complement)タンパク質に相同性をもち，細胞膜を傷害する分子である．顆粒は，硫酸化糖鎖修飾を受けたプロテオグリカンの**セルグリシン**(serglycin)も含み，それは顆粒内でグランザイムやパーフォリンを不活性型に保つ役割をもつ．

パーフォリンの主な機能は，グランザイムを標的細胞の細胞質へ運ぶことである．しかしどのようにこれが実行されるのかはいまだによくわかっていない．パーフォリンは，標的細胞膜で多量体を形成し親水性物質を通すことができる小孔を開けるが，その小孔の大きさはグランザイムを通すことができるほど大きくないとも考えられている．このモデルによれば，グランザイム B，パーフォリン，およびセルグリシンの複合体が，CTL から標的細胞に放たれ，パーフォリンが標的細胞膜に突き刺さることによって標的細胞膜の修復が起きる．その修復過程でパーフォリンとグランザイムが共にエンドソーム(endosome)内に入る．その後，標的細胞内において，パーフォリンはエンドソーム膜に作用してグランザイムを細胞質へ遊離させると考えられる．グランザイムは，一度細胞質内に入ると，カスパーゼなどの基質を切断して，標的細胞にアポトーシスを誘導する．具体的には，グランザイム B は，Bcl-2 ファミリー分子の Bid やカスパーゼ-3 を切断して活性化させる．活性化 Bid はミトコンドリア経路のアポトーシスを誘導する(**図 15.8** 参照)．ヒト CTL(とナチュラルキラー細胞)の顆粒内には，**グラニュライシン**(granulysin)とよばれるタンパク質も存在し，それは標的細胞や微生物膜の透過性を変化させ，感染細胞やがん細胞の殺傷に関与している．

CTL は，顆粒に依存しない標的細胞傷害機序ももっており，それは CTL と標的細胞の細胞膜分子の相互作用によるものである．CTLは活性化すると，**Fasリガンド**(Fas ligand：CD95 ligand：FasL)とよばれる膜タンパク質を表出し，いろいろな種類の細胞上に発現する細胞死受容体(death receptor)の**Fas**に結合する．Fas–FasL結合によってもまたカスパーゼが活性化し，Fas発現細胞にアポトーシスが誘導される(**図15.9**参照)．パーフォリン，グランザイムB，あるいはFasLの欠損マウスを用いた実験から，パーフォリンとグランザイムBがCD8陽性CTLの標的細胞傷害機序における主要なエフェクター分子であることが示されている．

CTLは，致死的な一撃を与えた後，その標的細胞から離れるが，通常それは標的細胞が死に始める前である．標的細胞を殺傷する過程においてCTL自身は傷害を受けない．その理由として，その殺傷過程における顆粒分泌は，基本的に標的細胞に向かって，つまりCTLから離れた方向へ向かって起きるためであると思われる．またCTLの顆粒は，**カテプシン**(cathepsin)Bとよばれるタンパク質分解酵素を含み，CTLが顆粒を放出した際にCTL表面上にその酵素が運ばれる．それよってCTL膜付近に来たパーフォリンを分解する．

CD8陽性エフェクターT細胞のサイトカイン産生

CD8陽性T細胞は，マクロファージ(macrophage)を活性化するサイトカインのIFN-γを産生する．あるリンパ球集団内に抗原特異的CD8陽性T細胞がどのくらい存在するかを調べるために，その抗原ペプチドに反応したIFN-γの分泌量を測定する方法が用いられる．IFN-γは，貪食細胞に作用して，微生物貪食活性を上げるが，このIFN-γ産生にはCD4陽性Th1細胞とCD8陽性T細胞の両方が関与しうる．CD8陽性T細胞は，環境化学物質などによって引き起こされる**接触性皮膚炎**(contact sensitivity skin reactions)などの炎症反応を引き起こすいくつかのサイトカイン産生にもかかわっている．その炎症部位には，IFN-γ産生CD8陽性T細胞が，CD4陽性T細胞よりも早く，そして数多く浸潤する．一方，IL-17産生CD8陽性T細胞は，**乾癬**(psoriasis)などの慢性皮膚炎に多く誘導される．

生体防御におけるCD8陽性T細胞の役割

細胞内微生物感染において，CTLの標的細胞傷害は感染場所を根絶するうえで重要である(**図10.1B**参照)．この機序は，微生物に感染した細胞が，その微生物を殺すことができない次の2つの状況下において，特に重要である．1つ目は，ほとんどのウイルスで起きるようにファゴソーム／リソソームをもたない細胞内で生存して増殖する場合である(例えば肝細胞内の肝炎ウイルスなど)．2つ目は，たとえ貪食細胞内であっても，微生物が小胞から逃れ細胞質で生存できる場合である．宿主細胞を保護するために，微生物の殺作用機構は小胞内に限局されているので細胞質に逃れた微生物は分解されない．そのような感染状態では，その感染細胞を破壊することによって病原体を排除するしかない．獲得免疫応答において，CD8陽性T細胞は感染細胞を殺傷する重要な役割を担っている(**図16.4**参照)．**結核菌**(*Mycobacterium tuberculosis*)や**リステリア菌**(*Listeria monocytogenes*)といった細菌は感染細胞の小胞から細胞質に逃れる代表例である．加えてグランザイムやFasLによって標的細胞内のカスパーゼが活性化されると，それら活性化カスパーゼはDNA分解酵素を活性化する．その活性化DNA分解酵素は，宿主のDNAと微生物のDNAを区別しないため，それら両方のDNAを分解する．このようにしてCTLは，病原体DNAを排除することができる．病原体感染後にはCD8陽性T細胞の著しい増殖が起きるが(**図9.12**参照)，それによってその感染と戦うための大量のCTLがつくられる．通常，病原体はCTLによって排除されるが，CTLの分化や活性に障害があると，ウイルスやある種の細菌感染に対する感受性が上がり，また潜伏感染したウイルス(**エプスタイン・バーウイルス**(Epstein–Barr virus：**EBV**)など)の再活性化が起きる．

ある種の感染症において，CTLによる感染細胞破壊は組織障害の原因になる．例えば，B型およびC型肝炎ウイルスによる感染の場合，感染した肝細胞は宿主CTL(とナチュラルキラー細胞)応答によって破壊されるのであり，ウイルスによって破壊されるのではない．これらのウイルスは細胞にとってそれほど有害でないものの，宿主がそのウイルスが生体にとって有害かそうでないか区別することはできず，ウイルス抗原に対して敏感に反応してしまう(**第19章**参照)．CTLは，**インフルエンザ**(influenza)などの他の一般的なウイルス感染時の免疫病態にもかかわっていると考えられる．

第18章でも述べたようにCTLは腫瘍免疫(tumor immunity)の重要なメディエーターでもある．その生体防御としての役割以外にも，CD8陽性CTLは，ある種の自己免疫疾患(autoimmune disease)における組織破壊(**第19章**参照)や移植臓器の拒絶(**第17章**参照)などにもかかわっている．

パーフォリン遺伝子変異などCTLの機能に影響を与えるような遺伝性変異は，**血球貪食リンパ組織球増多症候群**(hemophagocytic lymphohistiocytosis)とよばれる家族性の希少疾患の原因となりうる．そのCTLは，ウイルス抗原によって活性化されるとIFN-γを分泌することができるが，パーフォリンが機能しないため，ウイルス感染細胞を殺傷することができない．したがって，ウイルス抗原が残ったままのためCD8陽性T細胞から慢性的にIFN-γが産生される結果，その IFN-γによってマクロファージが過剰に活性化されてしまう．このように激しく長期にわたってマクロファージが活性化されると，活性化マクロファージの細胞数が増え（これが“リンパ組織球増多”を意味する），正常赤血球さえも貪食し破壊する（これが“血球貪食”を意味する）．それによって脾臓（spleen）の肥大などといった病気の症状が現れる．

本章のまとめ　Summary

T細胞の CD8 陽性サブセットは，細胞傷害性顆粒をもち，感染細胞を殺傷することのできる細胞傷害性 T 細胞（CTL）へと増殖・分化する．

CD8 陽性 T 細胞が機能的な CTL と記憶細胞へ分化するには，樹状細胞によって提示された抗原認識と CD4 陽性ヘルパー T 細胞からのシグナル（補助刺激とサイトカインなど）が必要である．この CTL への分化過程において，CD8 陽性 T 細胞は標的細胞破壊機能を獲得するが，それはさまざまな転写因子によって誘導される．

がんや慢性ウイルス感染といった慢性的に抗原に曝露される状況下においては，CD8 陽性 T 細胞は応答するが，その後，抑制性受容体が発現し始め，その応答が抑制されてしまう．この現象は疲弊とよばれる．

CD8 陽性 CTL は，細胞質抗原（ウイルス抗原など）由来ペプチドを MHC クラス I 分子上に提示した細胞を殺傷する．CTL の標的細胞傷害は，主にグランザイムやパーフォリンを放つ顆粒放出経路を介して行われる．パーフォリンは，グランザイムが標的細胞質に入るのを促進し，グランザイムは標的細胞にアポトーシスを誘導する．

CD8 陽性 T 細胞は IFN-γを分泌することもでき，貪食細胞の活性化や遅延型過敏反応（delayed type hypersensitivity：DTH）などに関与する．

参考文献

CD8 陽性 T 細胞の活性化

Kaech SM, Cui W. Transcriptional control of effector and memory CD8+ T cell differentiation. *Nat Rev Immunol*. 2012; 12: 749–761.

Laidlaw BJ, Craft JE, Kaech SM. The multifaceted role of CD4 + T cells in CD8 + T cell memory. *Nat Rev Immunol*. 2016; 16: 102–111.

Tscharke DC, Croft NP, Doherty PC, La Gruta NL. Sizing up the key determinants of the CD8 + T cell response. *Nat Rev Immunol*. 2015; 15: 705–716.

Wherry EJ, Kurachi M. Molecular and cellular insights into T cell exhaustion. *Nat Rev Immunol*. 2015; 15: 486–499.

Williams MA, Bevan MJ. Effector and memory CTL differentiation. *Annu Rev Immunol*. 2007; 25: 171–192.

Wong P, Pamer EG. CD8 T cell responses to infectious pathogens. *Annu Rev Immunol*. 2003; 21: 29–70.

Zhang N, Bevan MJ. CD8 + T cells: foot soldiers of the immune system. *Immunity*. 2011; 35: 161–168.

細胞傷害性 T 細胞を介する標的細胞傷害機序

Bossi G, Griffiths GM. CTL secretory lysosomes: biogenesis and secretion of a harmful organelle. *Semin Immunol*. 2005; 17: 87–94.

Voskoboinik I, Whisstock JC, Trapani JA. Perforin and granzymes: function, dysfunction and human pathology. *Nat Rev Immunol*. 2015; 15: 388–400.

第12章

B細胞活性化と抗体産生

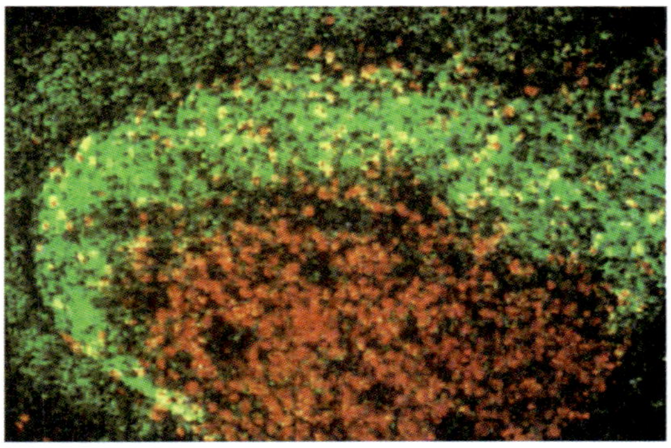

体液性免疫(humoral immunity)には分泌抗体がかかわっており，これらはB細胞(B lymphocyte)から産生される．本章では体液性免疫応答にかかわる分子および細胞について，特にB細胞の増殖・分化を誘導する刺激と，どのようにしてこれらの刺激が産生される抗体(antibody)のタイプに影響を与えるかについて説明する．抗体を介した細菌排除の機序については**第13章**で説明する．

体液性免疫応答の概要

B細胞が活性化すると増殖し，形質(プラズマ)細胞および記憶(memory)B細胞へ分化する(**図12.1**)．体液性免疫応答は二次リンパ組織中にいる特異的なB細胞が抗原(antigen)を認識することによって開始される．抗原が成熟ナイーブB細胞上の膜型免疫グロブリン(immunoglobulin：Ig)MおよびIgDに結合すると，そのB細胞にシグナルが入り，増殖して抗体を産生する形質細胞へ分化する．結果的にその形質細胞から分泌される抗体は，抗原を認識したナイーブB細胞表面上の抗原受容体(抗体分子)と同じ特異性(specificity)をもつことになる．1個のB細胞から1週間以内に5,000個もの抗体分泌細胞がつくられ，それらは1日あたり10^{12}以上の抗体分子を産生する．この急激な細胞増殖こそが，急速に分裂を行う細菌に対抗するために必要となる．

抗体応答は抗原の性状およびヘルパーT細胞の関与によってT細胞依存性あるいはT細胞非依存性に分けられる(**図12.2**)．タンパク質抗原に対する応答にはT細胞(T lymphocyte)の補助が必要であり，これらの抗原は**T細胞依存性**(T-dependent)抗原とよばれる．“ヘルパーT細胞(helper T cells)”という言葉は，実際にT細胞がB細胞の抗体産生を促す，つまり助ける，ということに由来している．T細胞依存性応答のプロセスでは，活性化B細胞のなかにIgM以外の抗体を産生し始めるものもある．このプロセスは**抗体重(H)鎖アイソタイプ(クラス)スイッチ**(heavy chain isotype [class] switching)とよばれる．体液性免疫応答が進むにつれ，活性化B細胞は抗原に対してより親和性(affinity)の増加した抗体を産生し，これらのB細胞がその反応において次第に優位となっていく．このプロセスは**親和性成熟**(affinity maturation)とよばれている．アイソタイプスイッチと親和性成熟に加え，ヘルパーT細胞は長期生存形質細胞および記憶B細胞の形成を促している(**図12.1**参照)．多糖のような繰り返し構造をもつ多価抗原はT細胞の補助を必要とせずにB細胞を活性化できる．これらの抗原は**T細胞非依存性**(T-independent)抗原とよばれる．T細胞非依存性応答はすばやく起こるが，比較的単純でそのほとんどは低親和性IgM抗体からなる．一方でT細胞依存性応答は緩やかに発達するが，より強力で“洗練”されている．

タンパク質抗原に対する一次および二次応答は定性的，定量的に異なる(**図12.3**)．一次応答ではこれまでに刺激を受けたことのないナイーブB細胞による活性化応答であるのに対し，二次応答は記憶B細胞の増殖による応答である．したがって，二次応答では一次応答よりも応答がすばやく，かつ大量の抗体が産生される．さらに，記憶B細胞はすでにアイソタイプスイッチと親和性成熟を行っているので，二次応答においてはIgM以外のIgGや他のアイソタイプ(isotype)が多く存在し，その親和性も高い．

抗原のタイプの違いによって応答するB細胞集団も異なる(**図12.2**参照)．末梢リンパ組織中の濾胞性B細胞は主にタンパク質抗原に対する抗体を産生し，これらのB細胞応答にはヘルパーT細胞が必要である．一方，脾臓(spleen)や他のリンパ組織にいる辺縁帯B細胞(marginal zone B lymphocytes)，および粘膜組織や腹腔にいるB-1細胞は，血中に流れてきた多糖などの多価抗原を認識し，主にT細胞非依存性の抗体応答を行うとされているものの，これらの優位性は絶対的なものでない．T細胞依存性応答にかかわる辺縁帯B細胞もいれば，T細胞非依存性応答を行う濾胞性B細胞もいる．

このような背景をもとに，まずは抗原とB細胞の相互作用から始めて，B細胞の活性化の話へと進むことにする．それからタンパク質抗原に対するヘルパーT細胞の役割，B細胞の応答とアイソタイプスイッチと親和性成熟の機序について述べる．最後にT細胞非依存性の抗体応答の話でまとめとする．

抗原認識と抗原を介したB細胞活性化

抗体応答を開始するには，抗原が捕捉され，リンパ組織中のB細胞領域に運ばれる必要がある．その後，抗原によりB細胞活性化が始まるが，しばしばこのプロセスは

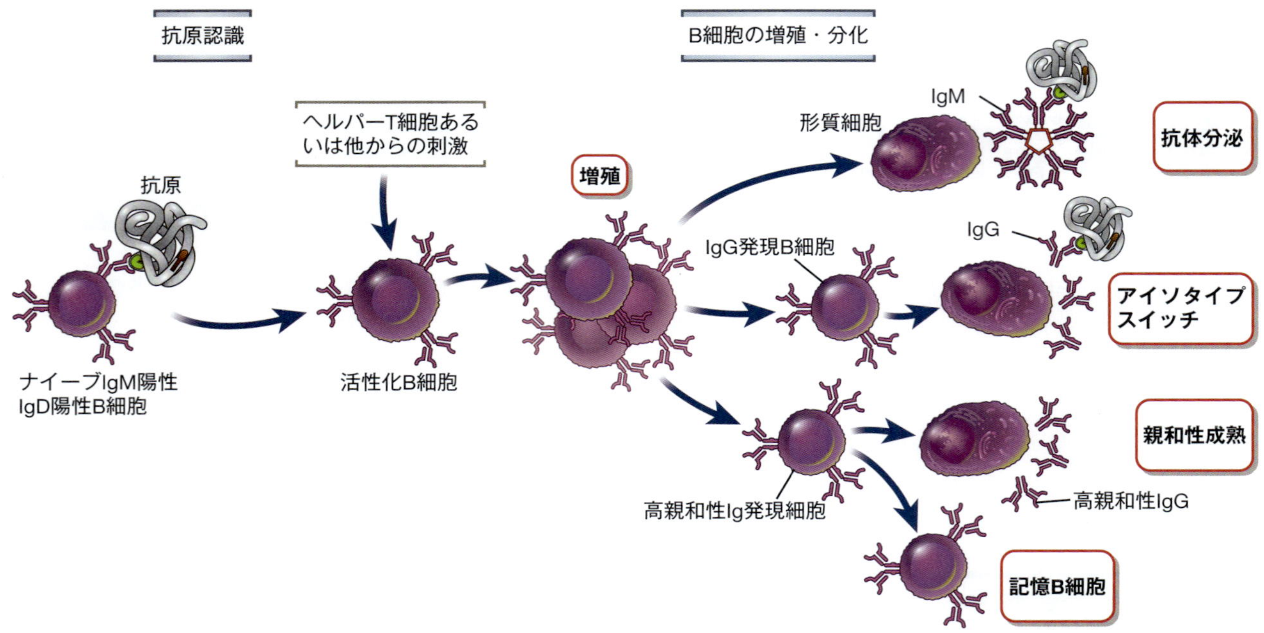

図 12.1　体液性免疫応答の段階

B 細胞の活性化は細胞表面上の免疫グロブリン(Ig)受容体による特異的な抗原認識によって開始される．抗原とヘルパー T 細胞を含む他の刺激によって抗原特異的な B 細胞クローンが増殖・分化を起こす．そのクローンの子孫細胞は IgM あるいは他の Ig アイソタイプ(IgG など)を産生し，親和性成熟を起こすか，あるいは(アイソタイプスイッチおよび親和性成熟を行った)記憶細胞として存続する．

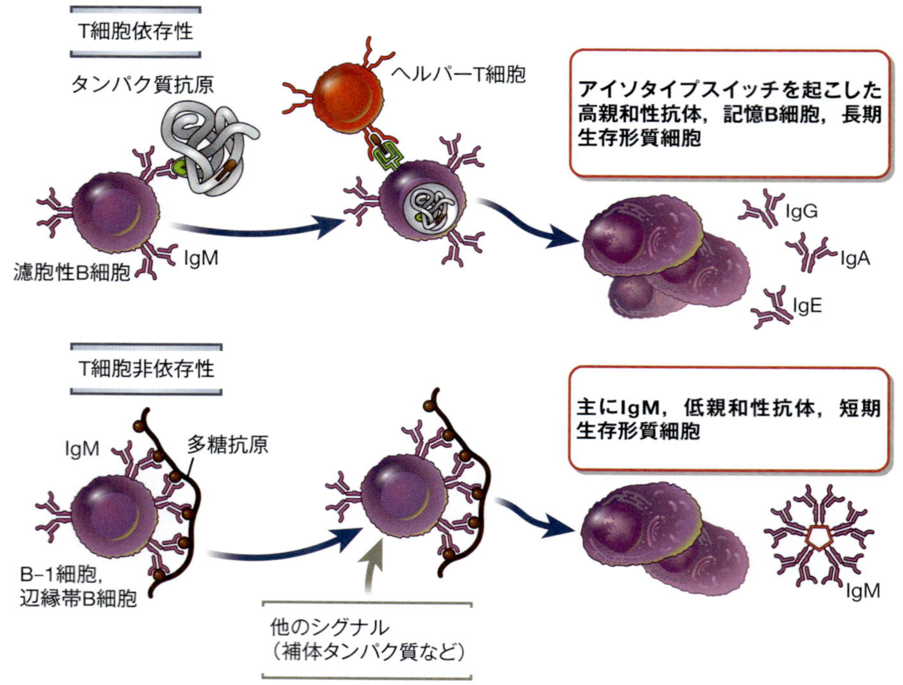

図 12.2　T 細胞依存性および T 細胞非依存性抗体応答

タンパク質抗原に対する T 依存性抗体は主に濾胞性 B 細胞によって行われる．多価抗原に対する T 細胞非依存性抗体応答は主に脾臓の辺縁帯 B 細胞および粘膜部位にいる B-1 細胞によって行われる．

細菌あるいはワクチン(vaccine)に使用されるアジュバント(adjuvant)(免疫賦活薬)によって活性化された自然免疫にかかわるシグナルと協調して働く．次に B 細胞活性化の初期に起こることについて述べる．

抗原の捕捉と B 細胞への運搬

抗原はさまざまな経路でリンパ組織のナイーブ B 細胞に運ばれる(図 12.4)．抗体応答を起こす抗原は大きさや成

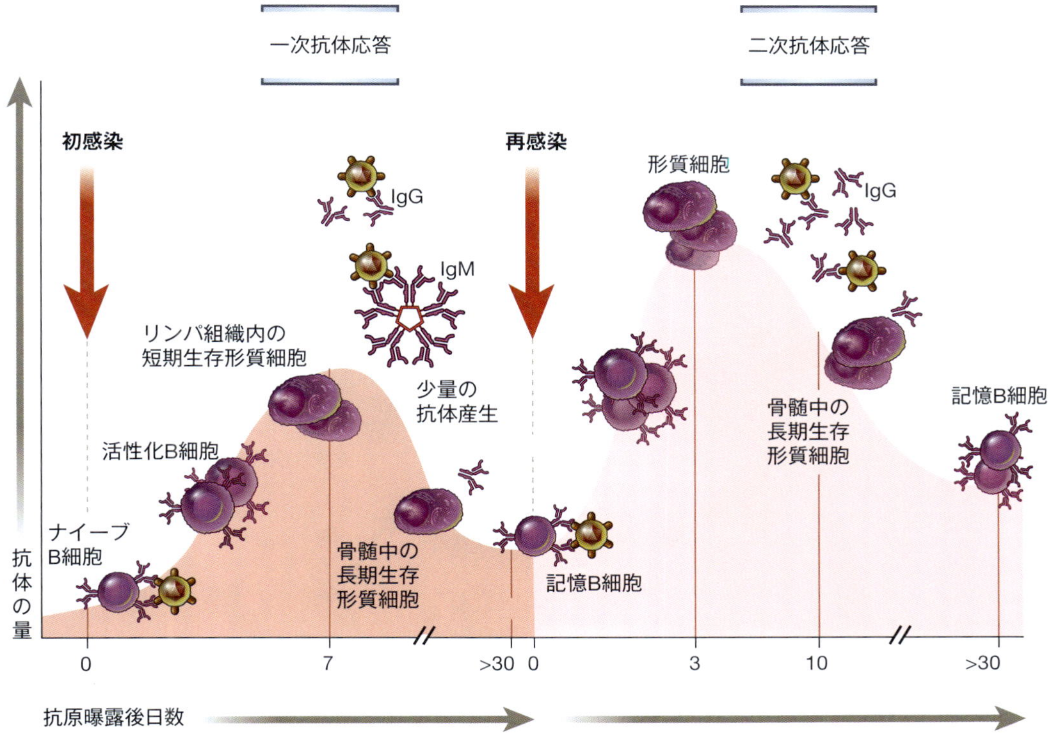

特徴	一次応答	二次応答
大きさ	小さい	大きい
抗体のアイソタイプ	通常 IgM>IgG	IgGの相対的増加，およびある状況下ではIgAあるいはIgEの相対的増加
抗体の親和性	平均して低親和性であり，さまざまである	平均して高親和性（親和性成熟）
誘導源	すべての免疫源	タンパク質抗原のみ

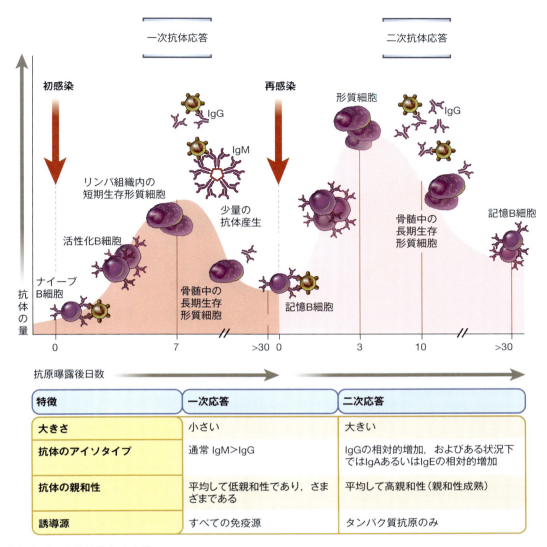

図 12.3　一次および二次体液性免疫応答
一次免疫応答では，ナイーブB細胞は抗原刺激を受けて活性化され，抗原に対して特異的な抗体を分泌する細胞へと分化する．二次免疫応答では，同じ抗原によって記憶B細胞が刺激を受け，一次応答よりも大量の抗原特異的な抗体が産生される．表にまとめた二次抗体応答の特徴は，タンパク質抗原に対するT細胞依存性抗体応答の典型である．

分がさまざま（大小，可溶性あるいは粒子状）であり，抗体に結合するものもあれば，それから逃れるものもある．抗原の主な運搬経路もその種類に応じて異なるかもしれない．

- 組織の部位から由来する抗原は主に輸入リンパ管（afferent lymphatics）から入り，リンパ節辺縁洞（subcapsular sinus）を通ってリンパ節（lymph node）に運ばれる．一般的には70kD以下の小さい可溶性抗原は辺縁洞と濾胞（follicle）をつなぐ導管（conduit）を通ってB細胞領域（濾胞）に到達する．
- 辺縁洞マクロファージは大きな細菌や抗原抗体複合体を捕捉し，洞の下にある濾胞にこれらを運ぶ．
- 輸入リンパ管を通ってリンパ節に入った比較的大きな抗原の多くは辺縁洞マクロファージに捕捉されず，また大きいため導管に入ることもできない．これらの抗原は髄質領域に常在する，ある樹状細胞（dendritic cells）の亜集団によって捕捉され，濾胞に運ばれてB細胞を活性化できる．これらの樹状細胞についてはあまりよくわかっておらず，またどのようにしてそれらが濾胞へ行くように指示されているかも不明である．
- 免疫複合体（immune complex）の抗原は辺縁帯B細胞上の補体受容体（特に2型補体受容体[complement receptor type 2：CR2]）に結合し，これらの細胞が免疫複合体含む抗原を濾胞性B細胞へ運ぶ．また免疫複合体は濾胞性樹状細胞（FDCs）上のCR2にも結合し，その後免疫複合体の抗原が特異的B細胞に提示される．自然抗体は一次免疫応答（primary immune response）中の免疫複合体の形成およびある抗原の提示に関与しているかもしれない．
- 多糖抗原は脾臓の辺縁帯（marginal zone）にいるマクロ

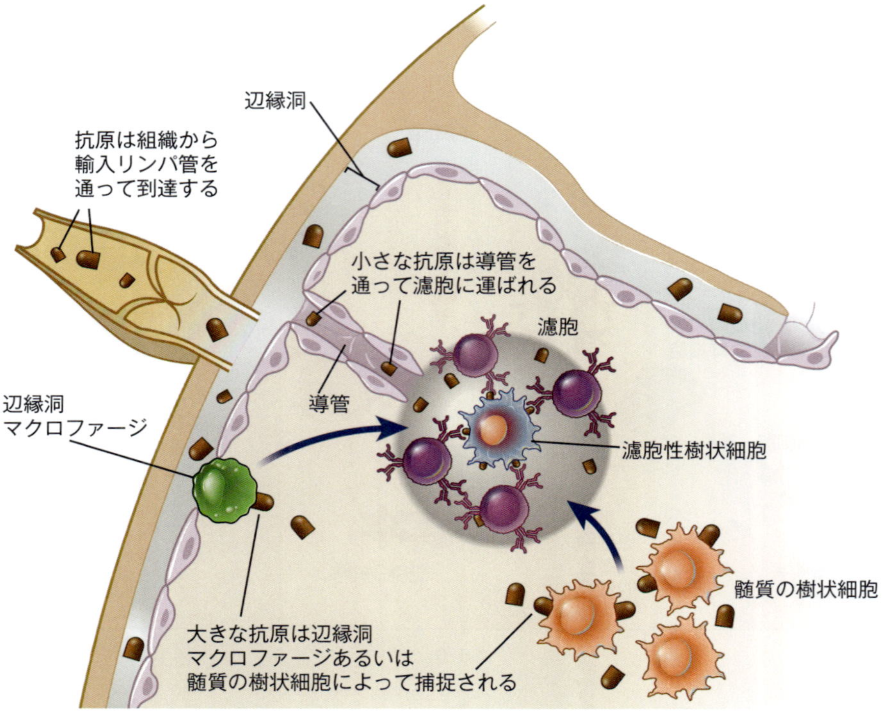

図12.4　濾胞性B細胞への抗原輸送経路
小さな抗原は輸入リンパ管および導管を通ってB細胞に運ばれれる．より大きな抗原は辺縁洞マクロファージあるいは髄質の樹状細胞によって運搬される．

ファージ(macrophage)に捕捉され，この領域にいるB細胞に提示あるいは運ばれる．

これらすべての場合において，**B細胞に提示される抗原は一般的にそのままの形を保持した状態であり，抗原提示細胞(atigen-presenting cell：APC)によって加工分解されていない．**これがB細胞とT細胞の認識できる抗原の形状といった点で重要な違いの1つである(**第6章**参照)．辺縁洞マクロファージ，脾臓辺縁帯マクロファージおよび髄質常在性樹状細胞によるB細胞への抗原提示については実験モデルで述べられているが，これらの細胞がどのようにしてタンパク質抗原を取り込んで分解しないようにしているかについては不明である．

抗原および他のシグナルによるB細胞の活性化

成熟B細胞上のB細胞受容体(B cell receptor：BCR)は膜型免疫グロブリンと会合分子である免疫グロブリンα鎖(Igα)および免疫グロブリンβ鎖(Igβ)によって構成され，B細胞活性化において2つの重要な役割を行う．まず，抗原がB細胞上のBCRに結合すると生化学的なシグナルが伝わり，活性化が開始される．後述するが，T細胞依存性のタンパク質抗原よりもT細胞非依存性の多価抗原のほうがより強いシグナル伝達を起こす．抗原によって引き起こされた生化学的なシグナルが入るとSrcファミリーキナーゼ(Src family kinase)を介して免疫グロブリンα鎖および免疫グロブリンβ鎖のITAMモチーフ内にあるチロシン残基がリン酸化され，そこへSykがやってきて活性化する(**第7章**参照)．次に，BCRに結合した抗原が取り込まれ，エンドソーム小胞へ運ばれる．もし抗原がタンパク質であればペプチドへ分解されてB細胞表面上に提示され，ヘルパーT細胞によって認識される．このB細胞の抗原提示能については，のちほどT細胞依存的なB細胞活性化のところで述べることにする．

抗原認識によってB細胞の応答が始まるが，それ自身では通常，それがT細胞非依存性抗原(T-independent antigen)であってもB細胞の増殖と分化を引き起こすには不十分である．それを十分に起こすには，BCRの架橋と共に補体タンパク質およびパターン認識受容体(pattern recognition receptors)など他の刺激が必要であり，タンパク質抗原の場合にはヘルパーT細胞からの刺激が必要である(後述)．

抗原に結合した補体断片あるいは抗原を含む免疫複合体の一部を認識するB細胞上のCR2/CD21コレセプター(coreceptor)によってB細胞の活性化が進行する(**図12.5A**)．濾胞性B細胞および辺縁帯B細胞は補体受容体CR2(CD21ともよばれる)を発現しており，辺縁帯B細胞のほうがより発現が高い．補体(complement)の活性は通常，細菌に応答して起こるが，抗体がない場合には代替経路およびレクチン経路，抗体を介する場合には古典的経

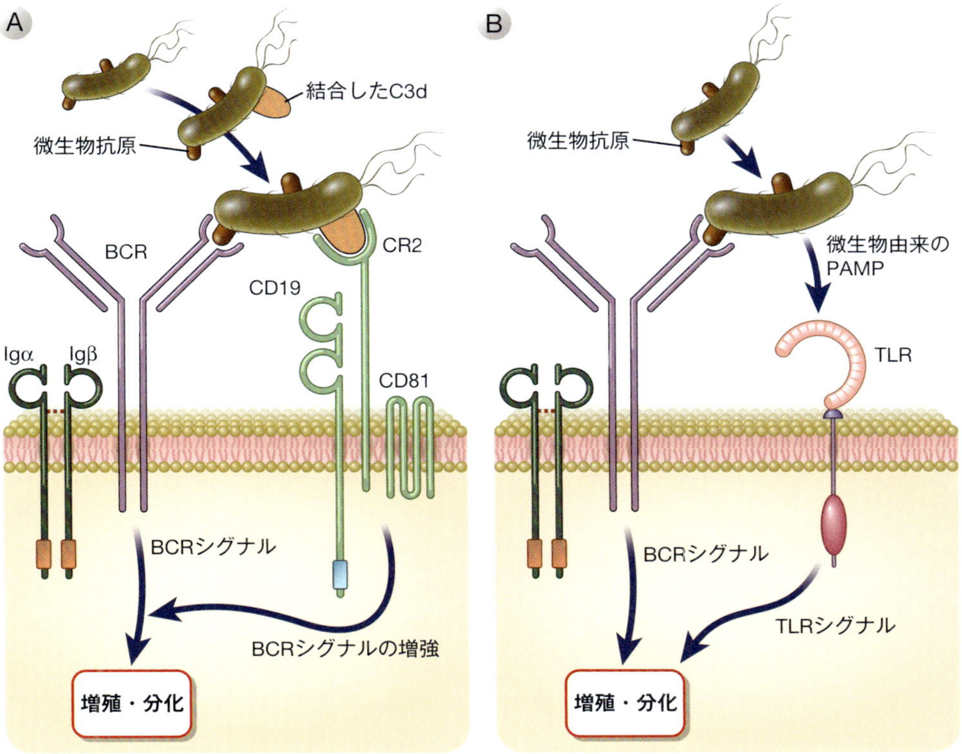

図 12.5　B 細胞活性化における 2 型補体受容体と Toll 様受容体の役割
微生物に対する免疫応答において，BCR を介した B 細胞の活性化は，BCR と 2 型補体受容体（CR2）に結合する補体結合抗原（A），および微生物由来の分子（いわゆる病原体関連分子パターン［PAMPs］）による，B 細胞上の Toll 様受容体（TLR）（B）が同時に刺激されることによって増強される．

路が使われる（**第 4 章**参照）．いずれの場合においても補体断片がつくられて細菌に結合する．これらの断片の 1 つである C3d が CR2/CD21 に認識されると BCR からのシグナル伝達が強くなることから，B 細胞のコレセプターとして働いている（**第 7 章**参照）．微生物由来でない多糖も代替経路およびレクチン経路によって補体を活性化することができ，これが T 細胞非依存性の抗体応答を誘導できる理由の 1 つである．

細菌由来の産物が B 細胞上の Toll 様受容体（Toll-like receptor：TLR）に結合し，B 細胞活性化を増強する（**図 12.5B**）．ヒト B 細胞はいくつかの TLRs を発現しており，そのうち TLR5 は細菌の鞭毛成分であるフラジェリン（flagellin），エンドソームにある TLR7 は一本鎖 RNA，および TLR9 はエンドソーム（endosome）内の非メチル化 CpG リッチ DNA をそれぞれ認識する（**第 4 章**参照）．また，マウス B 細胞は細胞表面上に TLR4 を発現し，リポ多糖（LPS）を認識する．これらのパターン認識受容体からのシグナルは B 細胞受容体複合体（B cell receptor complex：BCR complex）からのシグナルと協調することで B 細胞活性化を増強する．さらにミエロイド系細胞がパターン認識受容体によって活性化すると，2 つの方法で間接的に B 細胞を活性化することができる．TLRs を介して活性化した樹状細胞はヘルパー T 細胞を顕著に活性化し，活性化ヘルパー T 細胞が B 細胞を刺激し，タンパク質抗原に対する応答を行う．また TLRs により活性化したミエロイド系細胞は APRIL および BAFF といったサイトカイン（cytokines）を分泌し，T 細胞非依存性の B 細胞応答を促進する．

さまざまなタイプの抗原と BCR の相互作用によって B 細胞の増殖および分化も異なる． BCR 複合体からのシグナル伝達は B 細胞のその後の応答に重要であり，それは抗原の性質によってさまざまである．多糖のような，ほとんどの T 細胞非依存性の抗原は各分子上に複数の同じエピトープ（epitope）をもっている．このような多価抗原は効率よく多くの BCR を架橋することができ，ヘルパー T 細胞を必要としなくても反応を開始する．一方，自然界にある多くの球状のタンパク質抗原は 1 分子あたり 1 コピーのエピトープしかもたない．したがってこのような一価となる形状のタンパク質抗原は，複数の BCR に自発的に結合して架橋することはできない．さらに BCR を活性化する能力は限られるので，一般的には B 細胞の増殖および分化を起こすほどのシグナルを誘導できない．これらの微弱なシグナルは B 細胞の生存，ケモカイン受容体（chemokine receptor）の変化や抗原の取り込みを行うには十分なのかもしれない（**表 12.1**）．しかしながらタンパク質抗原のなかには，細菌あるいは細胞の表面に多価になるよ

表 12.1　B 細胞上の B 細胞受容体架橋の効果

表原型の変化	機能
CCR7 の発現増加	T 細胞領域への遊走
B7 共刺激因子の発現増加	ヘルパー T 細胞の活性化能の亢進
T 細胞サイトカインに対する受容体の発現増加	ヘルパー T 細胞からのシグナルに対する反応性の増加
抗アポトーシスタンパク質の発現増加	B 細胞の生存増加

これらの変化は B 細胞受容体(BCR)にタンパク質抗原が結合することで誘導され，B 細胞が T 細胞からの補助に応答できるように準備する．また，タンパク質抗原は取り込まれ，消化されてヘルパー T 細胞に提示される．T 細胞非依存性の多価抗原では，上記の変化に加え，B 細胞が増殖して IgM 抗体分泌形質細胞へ分化する．

う配列されているものや，それ自身凝集体を形成して多価になっているものもある．

体液性免疫応答において特異的な B 細胞が抗原を認識した後の段階は，T 細胞依存性および T 細胞非依存性の反応で大きく異なる．次にタンパク質抗原とヘルパー T 細胞による B 細胞の活性化について述べる．

タンパク質抗原に対するヘルパー T 細胞依存性抗体応答

T 細胞のヘルパー機能は 1960 年代後半に行われた実験で発見されたが，そこで抗体産生には B 細胞と T 細胞の両者が必要であるとわかった．これらの古い実験は免疫系(immune system)において異なる集団が相互作用をしていることを示したはじめての報告であった．のちになり，そのほとんどのヘルパー T 細胞は CD4 陽性 CD8 陰性リンパ球であり，主要組織適合遺伝子複合体分子クラスⅡ(class II major histocompatibility complex molecule：MHC)に提示されるペプチドを認識することがわかった．抗体応答において T 細胞 -B 細胞相互作用の機序とヘルパー T 細胞の働きが解明されたことは免疫学における重大な偉業の 1 つとなっている．

T 細胞依存性抗体応答が誘導されるまでの一連の過程

タンパク質抗原は末梢リンパ組織中の抗原特異的な B 細胞と T 細胞によって認識され，これらの活性化した細胞は相互作用しあうことで体液性免疫応答を開始する(**図 12.6**)．ナイーブ CD4 陽性 T 細胞は樹状細胞上に提示された抗原(プロセシングを受けた形の MHC- 会合ペプチド)を認識し，T 細胞領域で活性化する．濾胞内にいるナイーブ B 細胞もそこへ運ばれてきた同じ抗原(そのままの状態を保ったもの)によって活性化する．活性化した T 細胞および B 細胞は互い同士の方向へ遊走し，その濾胞の境界面で相互作用をし，そこで初期の抗体応答が起こる．活性化した T 細胞および B 細胞のうちいくつかは濾胞に戻って胚中心(germinal centers)を形成し，より特化した抗体応答が誘導される．次にこれらのそれぞれのプロセスを詳しく述べる．

ヘルパー T 細胞と B 細胞の初期活性化と遊走

あるタンパク質抗原によって特異的な B 細胞と T 細胞が同時期に活性化されると，互いが相互作用し合えるように近くに寄り合う変化が起こる(**図 12.7**)．1 つの抗原エピトープに対して反応できるナイーブ B 細胞または T 細胞の頻度は 10^5 ～ 10^6 個に 1 個と低いため，特異的 B 細胞および T 細胞は強力な抗体応答を起こすために互いを見つけ出し，物理的に相互作用をしなければならない．このことは抗原を認識した後にこれらの細胞の動きが制御されることによって部分的に説明される．つまり，ヘルパー T 細胞はケモカイン受容体である CCR7 の発現を低下する一方で CXCR5 の発現を増加する．その結果，ヘルパー T 細胞は T 細胞領域を離れ，濾胞にいる濾胞性樹状細胞(FDCs)やその他の細胞が分泌する CXCR5 リガンドである CXCL13 に反応し，濾胞へと移動する．これとは対照的に，B 細胞は抗原結合による BCR シグナル伝達が起こるとケモカイン受容体である CXCR5 の発現を低下し，CCR7 の発現を増加する．その結果，活性化 B 細胞は CCR7 のリガンドである CCL19 および CCL21 の濃度勾配に応じて T 細胞領域へと遊走していく．これらの総合的な変化により，抗原により活性化された T 細胞および B 細胞は互い同士引き寄せられるのである．

タンパク質抗原は抗原特異的な B 細胞によって取り込まれ，ヘルパー T 細胞が認識できるような形で提示される．これが T 細胞依存的な B 細胞活性化の次なるプロセスである．

B 細胞による抗原提示とハプテン-キャリア効果

特異的な BCR により認識されたタンパク質抗原は，エンドサイトーシスによって取り込まれ，プロセシングされてペプチドとなり，それらは MHC クラスⅡ分子に結合して CD4 陽性 T 細胞へ提示される(**図 12.8**)．この MHC クラスⅡ分子への抗原提示(antigen presentation)の経路については**第 6 章**で詳しく述べた．T 細胞に対して B 細胞が提示したそのペプチドというのは，T 細胞領域の CD4 陽性 T 細胞を最初に活性化するのに樹状細胞が提示したも

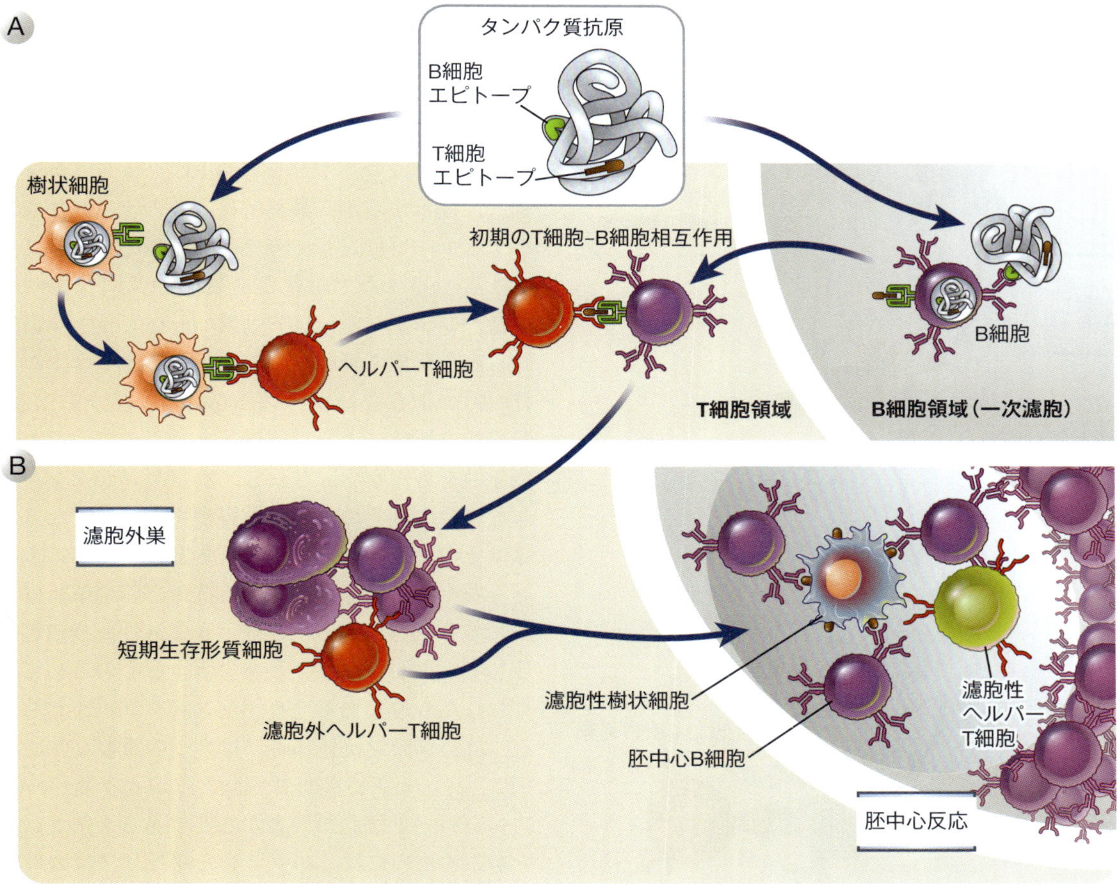

図 12.6 T 細胞依存性タンパク質抗原に対する体液性免疫応答の一連の過程

(A)免疫応答は B 細胞と CD4 陽性 T 細胞が抗原を認識することで開始される．活性化したリンパ球はお互いに向かって遊走して T 細胞および B 細胞領域の中間層で相互作用する．(B)T 細胞依存的な B 細胞の増殖・分化によって濾胞外巣がつくられ，そこで B 細胞はさらに増殖し，アイソタイプスイッチを起こし，形質細胞(多くは短期生存型)に分化する．濾胞外巣で活性化された T 細胞には濾胞性ヘルパー T 細胞へ分化するものがおり，活性化 B 細胞とともに濾胞へ戻って胚中心を形成する．その後胚中心で起こる反応として体細胞突然変異，高親和性 B 細胞クローンの選択(親和性成熟)，さらなるアイソタイプスイッチ，記憶 B 細胞および長期生存形質細胞の生成がある(後述)．

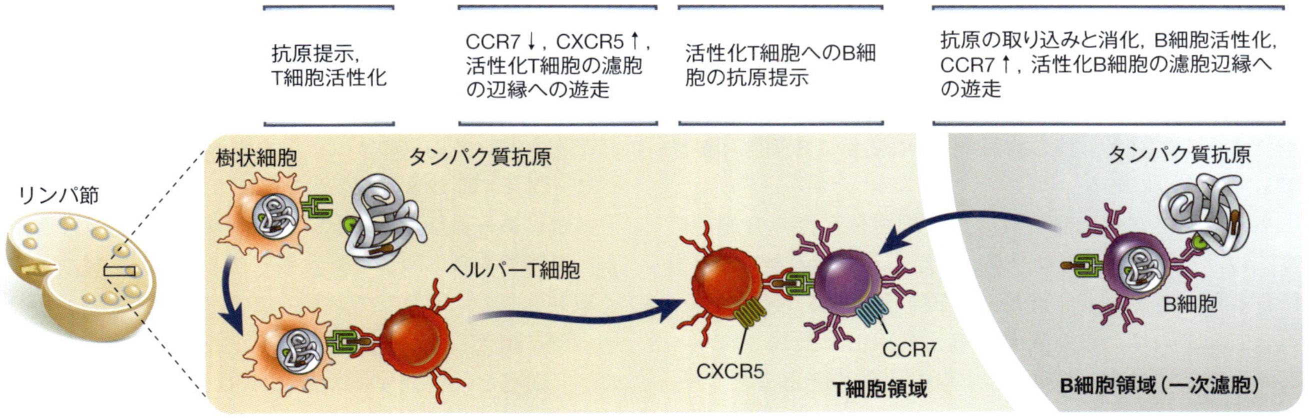

図 12.7 細胞およびヘルパー T 細胞の遊走と T 細胞 -B 細胞の相互作用

抗原により活性化されたヘルパー T 細胞と B 細胞は，ケモカインのシグナルによりお互いに向かって移動し，一次濾胞の辺縁付近で接触する．

のと同じペプチドである．BCR はナイーブな抗原エピトープを高い親和性で認識できるため，抗原特異的な B 細胞はその他の非特異的な B 細胞よりもはるかによい効率で(はるかに低濃度で)この抗原に結合できる．ゆえに，抗原特異的 B 細胞はその他の非特異的な B 細胞よりもはるかに効率よくその抗原由来のペプチドを提示できるのである．このような理由で，抗原特異的 B 細胞が抗原特異的 T 細胞と最もよく相互作用して補助シグナルを受け取ること

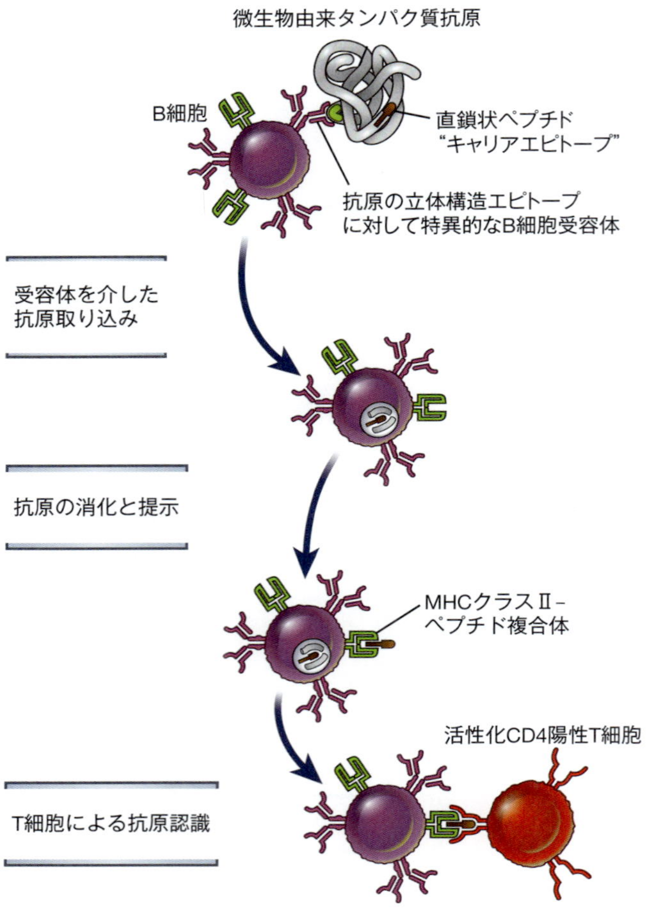

図 12.8 B細胞によるヘルパーT細胞への抗原提示
膜型免疫グロブリンに結合したタンパク質抗原はエンドサイトーシスによって取り込まれ，消化されてペプチド断片がMHCクラスII分子と結合して抗原提示される．ヘルパーT細胞は，B細胞上のMHC－ペプチド複合体を認識し，B細胞の反応を刺激する．ハプテン－キャリア反応においては，ハプテン(B細胞エピトープ)が特異的なB細胞に認識されてその結合体が取り込まれ，キャリアタンパク質がB細胞内で消化されてキャリア由来のペプチド(T細胞エピトープ)がヘルパーT細胞に提示される．

ができるのに対し，他の特異的BCRをもつB細胞は静かにしているのである．

あるタンパク質抗原特異的なT細胞依存性のB細胞応答においては，そのプロセスで少なくともそのタンパク質にある2つの異なるエピトープが関与している．1つはナイーブなタンパク質の表面にあってBCRに認識されるエピトープと，もう1つはそのタンパク質の一部であって，その後タンパク質分解によってMHCクラスII分子に結合する直鎖状のペプチドエピトープである．通常，最終的に分泌される抗体はナイーブなタンパク質の立体構造を認識できる特異性をもつ．というのは，B細胞上の膜型免疫グロブリン，つまりBCRはタンパク質の立体構造上のエピトープに結合することができるため，その同じ抗体分子がそのB細胞由来の形質細胞によって分泌されるのである．このB細胞の抗原認識特性が抗体応答の微細な特異性を決めており，ヘルパーT細胞がプロセシングを受けた直鎖状ペプチドエピトープしか認識できないこととは異なる．実際，あるナイーブなタンパク質上のエピトープに対して特異的なB細胞はそのタンパク質を取り込み，分解してさまざまなペプチドをMHCクラスII分子にのせてT細胞に提示するが，最終的にはそのナイーブなタンパク質のエピトープに対して特異的な抗体応答が起こる．

ここで述べたT細胞とB細胞の共同作業の原理というのは**ハプテン－キャリア効果**(hapten-carrier effect)として知られる現象を説明するのに役立つ．ジニトロフェノール(DNP)のようなハプテン(hapten)は低分子化合物であり，特異的な抗体によって認識できるものの，それ自身では免疫原性をもたない．しかし，ハプテンがタンパク質に結合した場合にはそのタンパク質がキャリアとなり，その結合体はそのハプテンに対する抗体応答を誘導できる．ハプテン－キャリア結合体に対する抗体応答の解析は，どのようにしてB細胞による抗原提示が体液性免疫応答の進行に関与しているかということを説明するものとして最も初期に行われたものである．ハプテン－タンパク質結合体に対する，抗ハプテン抗体応答には3つの重要な特徴がある．第1に，ハプテン特異的B細胞とタンパク質(キャリア)特異的ヘルパーT細胞の両者が必要である．第2に，この応答を起こすためには，ハプテンとキャリアは物理的に結合している必要があり，両者を別々に投与しても応答は起こらない．第3に，その相互作用はMHCクラスII拘束性(MHC restriction)である．つまりヘルパーT細胞は，ナイーブT細胞を最初に活性化するのに樹状細胞が発現したMHCクラスII－ペプチド複合体と同一のものを発現しているB細胞とのみ相互作用を起こす．これらのハプテン－タンパク質結合体に対する抗体応答の特徴のすべてはB細胞の抗原提示能によって説明できる．ハプテン特異的B細胞はハプテン抗原決定基を介して抗原と結合し，ハプテン－タンパク質結合体をエンドサイトーシスによって取り込み，キャリアタンパク質由来のペプチドをキャリア特異的なT細胞へ提示する(**図 12.8** 参照)．こうして2つのリンパ球が同じ抗原にある異なるエピトープを認識するということがわかったのである．ハプテンはキャリアタンパク質を効率よく取り込むのに関与しており，なぜハプテンとキャリアは物理的に結合している必要があるかという説明になる．また，T細胞を活性化するため，MHCクラスIIに結合した抗原由来のペプチドが必要であるということはT細胞－B細胞相互作用のMHCクラスII拘束性を説明している．

ハプテン－キャリア結合体によって解明された体液性免疫応答の特徴というのはすべてのタンパク質抗原に対しても適用される．つまりB細胞によって認識される，通常は未変性タンパク質の立体的なエピトープ(ハプテンと同義となる部分)と，ヘルパーT細胞によって認識されるMHCクラスIIに結合した直鎖状ペプチド(ペプチドのもと

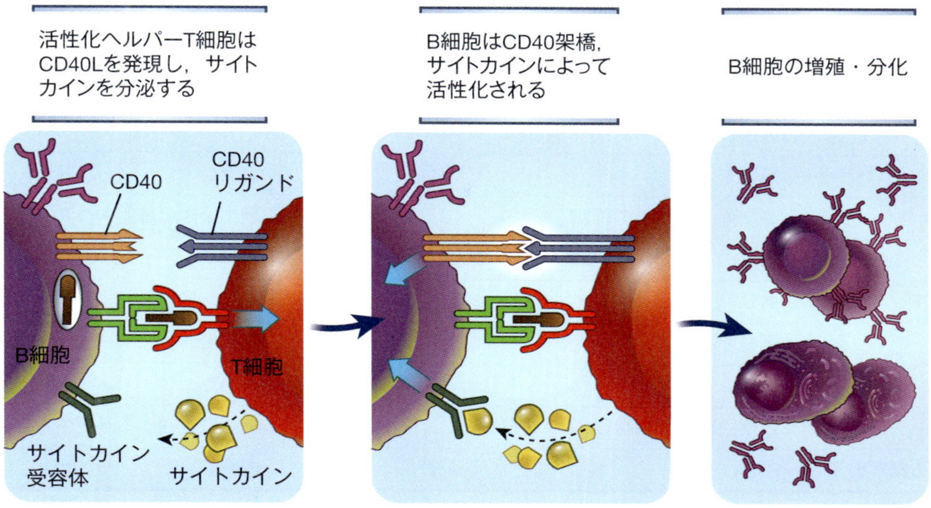

図 12.9　ヘルパーT細胞を介したB細胞活性化の機序

B細胞が提示した抗原を認識して活性化したヘルパーT細胞はCD40Lを発現し，B細胞上のCD40に結合するとそのB細胞の増殖と分化が行われる．また，ヘルパーT細胞により産生されたサイトカインもB細胞応答に寄与している．

となるキャリアになる部分）があればよいのである．このハプテン－キャリア効果が莢膜に覆われた細菌に対する結合ワクチンの開発の基盤となっている．後述するが，このワクチンはB細胞によって認識される莢膜分子由来のエピトープと，T細胞によって認識されるタンパク質が結合したものである．

T細胞依存性B細胞活性化におけるCD40L：CD40相互作用の役割

抗原によって活性化すると，T細胞はCD40リガンド（CD40 L）を発現し，それが抗原特異的B細胞上のCD40に結合することでB細胞の増殖・分化を誘導する．この応答は，はじめは濾胞外領域で起こり，のちに胚中心で起こる（図 12.9）． CD40はTNF受容体スーパーファミリーに属する分子の1つである．そのリガンドであるCD40 L（CD154）はTNFと相同性をもつ三量体の膜タンパク質である．CD40はB細胞に恒常的に発現しており，CD40 Lは抗原や共刺激で活性化されるとヘルパーT細胞上に発現する．これら活性化ヘルパーT細胞が抗原提示しているB細胞と物理的に接触すると，CD40 LはB細胞上のCD40に結合する．その結果，あらかじめ三量体を形成していたCD40が立体構造変化を起こし，その細胞内ドメインがTNF受容体関連因子（TNF receptor–associated factors：TRAFs）とよばれる細胞内タンパク質と会合できるようになる．CD40へと集まってきたTRAFsは酵素カスケード（段階的な一連の酵素反応）を開始し，その後NF–κBやAP–1といった転写因子の活性化および核移行が起こることで，B細胞の増殖促進ならびに抗体の合成と産生増加が行われる．これと類似したシグナル経路がTNF受容体によっても活性化される（**第7章**参照）．CD40によって誘導されたシグナルは後述するように，その後の胚中心反応においても重要である．さらに，T細胞を介した樹状細胞およびマクロファージの活性化にもこれらの細胞上のCD40と活性化T細胞上のCD40 Lとの相互作用が関与している（**第6章**，**第10章**参照）．

*CD40 L*遺伝子に変異が起こると，抗体産生，アイソタイプスイッチならびに高親和性成熟の欠如を特徴とした，**X連鎖高IgM症候群**（X–linked hyper–IgM syndrome）とよばれる遺伝子疾患になる（**第21章**参照）．類似した異常は*CD40*および*CD40 L*遺伝子欠損マウスにおいてもみられる．興味深いことに，エプスタイン・バーウイルス（Epstein–Barr virus：EBV）とよばれる，あるDNAウイルス（virus）はヒトB細胞に感染し，B細胞の増殖を誘導する．その結果，これらの細胞は不死化し，リンパ腫（lymphoma）を発症する．EBVタンパク質であるLMP1（latent membrane protein 1）の細胞質尾部はCD40の細胞内ドメインと同様にTRAFsと結合する．これがB細胞の増殖を起こすようである．ゆえに，EBVのLMP1は機能的に生理学的なB細胞のシグナル分子と相同性があり，EBVは自らの目的のためB細胞活性化における正常な経路を利用し，感染宿主となる細胞の生存と増殖を促進させているようである．

B細胞を活性化するCD40 Lに加え，ヘルパーT細胞はサイトカインを産生してB細胞応答に寄与している．体液性免疫応答において，T細胞由来のサイトカインは後述するアイソタイプスイッチにおいて最も重要な役割をしている．サイトカインのなかにはB細胞の増殖と分化の初期段階に関与しているとされるものもあるが，実際に重要かどうかは明らかではない．

表 12.2 濾胞外および胚中心 B 細胞の応答

特徴	濾胞外での応答	胚中心での応答
局在	リンパ節の髄索および脾臓の T 細胞領域と赤脾髄との接合部	二次濾胞の胚中心
CD40 シグナル	必要	必要
特化した T 細胞補助	濾胞外ヘルパー T 細胞	胚中心内の濾胞内ヘルパー T 細胞
AID の発現	あり	あり
アイソタイプスイッチ	あり	あり，多い
体細胞突然変異	低頻度	高頻度
抗体の親和性成熟	低い	高い
最終的な分化細胞	短期生存形質細胞（寿命～3 日）	骨髄に存在する長期生存形質細胞，記憶 B 細胞
B 細胞で活性化される転写因子	Blimp-1	Bcl-6

AID：活性化誘導型デアミナーゼ(activation-induced cytidine deaminase)，Bcl-6：B cell lymphoma 6，Blimp-1：B lymphocyte-induced maturation protein 1
〔Vinuesa CG, Sanz I, Cook MC: Dysregulation of germinal centres in autoimmune disease, Nature Reviews. Immunology 9: 845-857, 2009. のデータより引用〕

濾胞と T 細胞領域の境界面で抗原特異的な B 細胞とヘルパー T 細胞が相互作用を開始すると，その後のヘルパー T 細胞による B 細胞の活性化は 2 つの別の場所で起こる．1 つは濾胞外にある濾胞外巣(extrafollicular foci)とよばれる場所で，もう 1 つは濾胞内の胚中心である．B 細胞の応答はこれらの場所によって異なる(**表 12.2**)．

濾胞外 B 細胞活性化

濾胞外で B 細胞が活性化するとタンパク質抗原に対する初期の抗体応答が起こり，その後の胚中心反応の準備を行う．濾胞外での T 細胞依存性の B 細胞活性化により，低親和性の抗体がつくられ，血中をめぐって病原体の感染拡大を留める．それぞれの濾胞外巣において 100 ～ 200 個の抗体産生細胞がつくられる．脾臓においては，濾胞外巣は T 細胞の多い動脈周囲リンパ鞘(periarteriolar lymphoid sheath：PALS)の外側，つまり T 細胞領域と赤脾髄(red pulp)の間で発達し，これらの細胞集積したところは PALS 巣ともよばれる．類似した T 細胞依存性の巣がリンパ節の髄索にもみられる．

濾胞外巣でヘルパー T 細胞からの CD40 L を介して活性化した B 細胞はアイソタイプスイッチを行う．形質芽細胞(plasmablast)や形質細胞など，濾胞外巣でつくられた抗体産生細胞は大部分が短期生存型で，骨髄のような離れた場所へ移動することはできない．この巣でつくられた少量の抗体は免疫複合体(抗原，抗体および補体含む)を形成し，リンパ濾胞内の濾胞性樹状細胞に捕捉される．濾胞性樹状細胞はおそらくその免疫複合体に応答してケモカインを分泌し，濾胞外巣から少数(しばしば 1 ～ 2 個)の活性化 B 細胞を濾胞へと引き寄せて胚中心反応を開始する．また濾胞外での反応により，濾胞に移動し胚中心反応に必要な濾胞性ヘルパー T 細胞(follicular helper T cell：Tfh cell)がつくられる．

胚中心反応

ヘルパー T 細胞依存性の抗体応答の特徴的なイベントである，親和性成熟，アイソタイプスイッチ，記憶細胞および長期生存形質細胞の分化誘導は主にリンパ濾胞内の胚中心とよばれる組織構造で起こる．胚中心で起こる，活性化 B 細胞の遺伝子多様性およびその最適者のみが生き残るという複雑なプロセスは胚中心反応とよばれる．

胚中心は T 細胞依存性の B 細胞応答開始後およそ 4 ～ 7 日のうちに発達する．この時点では，濾胞外巣で活性化した少数の B 細胞が濾胞へ戻り，急速に増殖し始め，濾胞とは異なった領域を形成する(**図 12.10**)．この領域はその機能的意義が不明であった当時，そこで新たな細胞がつくられた("germinated")ということで，形態学者によって胚中心(germinal center)と名づけられた．それぞれ十分に形成された胚中心には，起点となった少数の抗原特異的な B 細胞クローン由来の細胞が含まれている．胚中心の中には，急速に増殖し，後述する抗体遺伝子変異を行っている B 細胞で濃密に詰まった暗領域(dark zone)とよばれる領域がある．これらの増殖している胚中心 B 細胞の倍加時間は 6 ～ 12 時間と見積もられている．つまり 1 個の B 細胞が 5 日以内に 5,000 個もの子孫を生み出すのである．胚中心で増殖しているこれらの子孫たちは，後述する明領域(light zone)とよばれる領域で分化および選択のプロセスを行う．胚中心 B 細胞は Bcl-6(B cell lymphoma gene 6)として知られる転写抑制因子を発現していることで同定でき

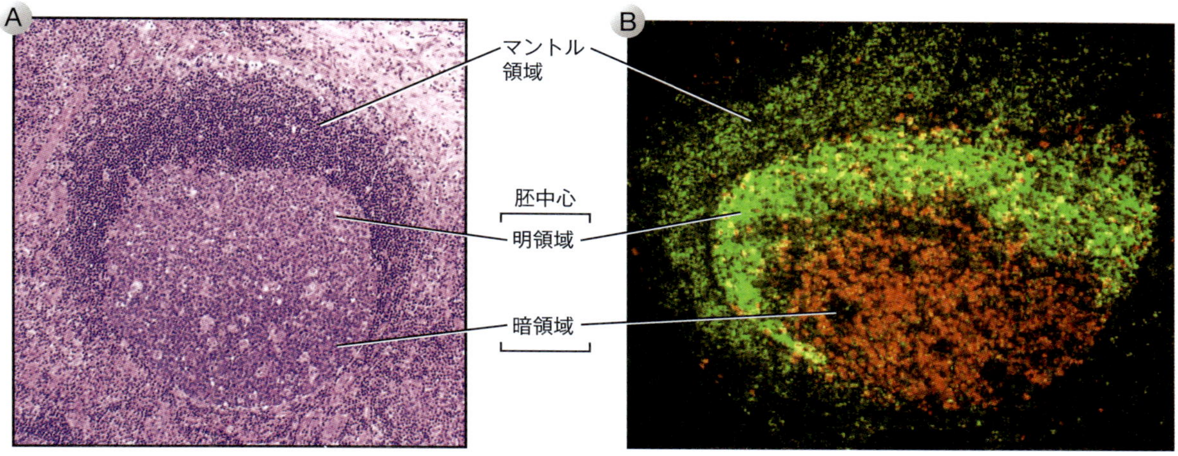

図 12.10　二次リンパ組織内の胚中心

(A)胚中心は濾胞内にあり，基底部の暗領域とそれに隣接する明領域がある〔Dr. James Gulizia, Department of Pathology, Brigham and Women's Hospital, Boston, Massachusetts のご厚意による〕.（B)明領域には抗 CD23 抗体で染色される濾胞性樹状細胞(緑色)，暗領域には抗 Ki67 抗体で染色される増殖中の B 細胞(赤色)が示されている〔Liu YJ, Johnson GD, Gordon J, MacLennan IC: Germinal centres in T-cell-dependent antibody responses, Immunology Today 13: 17-21, Copyright 1992 Elsevier の許可を得て一部改変〕.

る．Bcl-6 の役割については，B 細胞の運命決定に関与する転写制御にて後述する．暗領域および明領域の細胞は，過去にそれぞれセントロブラスト(centroblasts)，セントロサイト(centrocytes)とよばれていたが，暗領域および明領域で細胞周期に入っている細胞の大きさが類似していることから，これらの言葉はあまり頻繁には使われていない．

リンパ濾胞(lymphoid follicle)の構造および濾胞内での胚中心反応は**濾胞性樹状細胞**(follicular dendritic cells：FDCs)の存在に依存している．FDCs はリンパ濾胞のみにみられ，補体受容体(CR1, CR2 および CR3)と Fc 受容体(Fc receptor)を発現している．これらの分子は後述するように，胚中心 B 細胞を選択する際の抗原提示に関与している．FDCs は MHC クラスⅡ分子を発現しておらず，骨髄の前駆細胞由来ではない．ゆえに，そのような名前であるにもかかわらず，FDCs は組織内の抗原を捕捉し，リンパ器官へと運び T 細胞へペプチドを提示するような MHC クラスⅡ分子を発現している樹状細胞とは異なるものである．FDCs の細胞質からなる長い足によって網目構造が形成され，その周囲に胚中心が形成される．

胚中心反応は連続したステップからなる(**図 12.11**)．まず，体細胞突然変異とよばれるプロセスを行っている増殖中の B 細胞は FDCs も T 細胞もいない胚中心の暗領域に集積する．細胞径が小さく分裂していないそれら B 細胞の子孫らは隣接する明領域へ移動し，そこで FDCs の足と密接に接触するだけでなく Tfh 細胞とも親密に接し，そこがその後の高親和性 B 細胞の選択が起こる場所となる．明領域で選択された B 細胞は暗領域へと戻り，何度か繰り返し変異と選択を行う．選択された高親和性 B 細胞は最終的に形質細胞や記憶細胞へと分化し，胚中心から離れる．胚中心を取り囲み，リンパ濾胞のナイーブ B 細胞からなる辺縁部はマントル領域(mantle zone)とよばれる．

胚中心反応において Tfh 細胞上の CD40 L と B 細胞上の CD40 の相互作用が重要である．この相互作用は B 細胞，つまり胚中心 B 細胞の増殖に重要であり，**活性化誘導型デアミナーゼ**(activation-induced deaminase：AID)とよばれる，後述のアイソタイプスイッチおよび高親和性成熟に必要な酵素の発現を誘導する．T 細胞分化あるいは活性化に遺伝的な欠陥，あるいは前述したように CD40 あるいはそのリガンドのいずれかに変異のあるヒトおよびマウスにおいて，胚中心形成が傷害される．

ここまで胚中心反応の基本的な性質を述べた．次にこのプロセスに重要な細胞および分子について説明する．

濾胞性ヘルパー T 細胞の誘導と機能

抗原曝露後 4 ～ 7 日以内に活性化した抗原特異的 B 細胞は，以前に活性化された T 細胞を高レベルの CXCR5 ケモカイン受容体を発現する Tfh 細胞へと分化を誘導する．これら Tfh 細胞は CXCR5 のリガンドである CXCL13 によってリンパ濾胞内に引き寄せられて胚中心の形成と機能に重要な役割を行う． Tfh 細胞は CXCR5 に加えて，ICOS (inducible costimulator)，PD-1 (programmed cell death-1)，サイトカインであるインターロイキン(interleukin)-21 (IL-21)および転写因子である Bcl-6 を特徴的に発現している．Tfh 細胞は**第 10 章**で述べるエフェクター T 細胞サブセットである Th1，Th2，Th17 とは異なる表現型をしている．

ナイーブ CD4 陽性 T 細胞から Tfh 細胞への分化には 2 つのステップが必要である．つまり抗原提示を行う樹状細胞による活性化とその後 B 細胞による活性化である(**図 12.12**)．Th1，Th2 あるいは Th17 へ分化するのか，あ

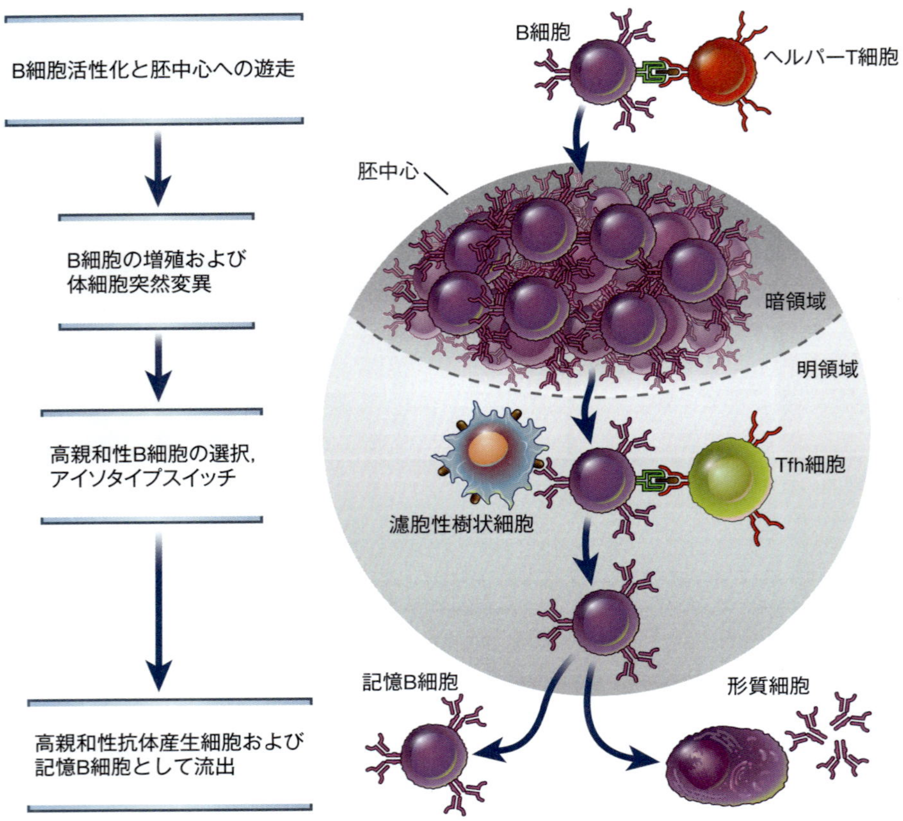

図 12.11 リンパ節における胚中心反応

活性化 B 細胞は濾胞へ移動して増殖し，胚中心の暗領域を形成する．これらの B 細胞は免疫グロブリン V 領域の体細胞突然変異を起こし，明領域に移動してそこで抗原を提示する濾胞性樹状細胞および Tfh 細胞と出会う．最も高親和性免疫グロブリン受容体をもった B 細胞は選択されて生存し，抗体産生細胞や記憶 B 細胞へ分化する．抗体産生細胞は胚中心を離れ，長期生存形質細胞として骨髄に存在し，記憶 B 細胞はリンパ球の再循環プールに入る．

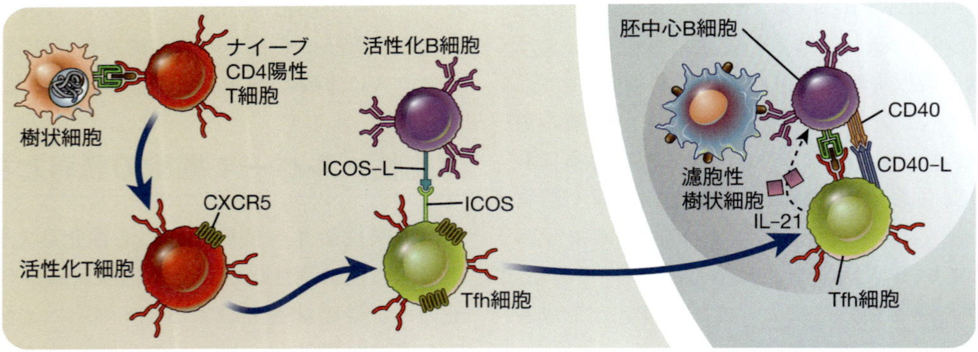

図 12.12 濾胞性ヘルパー T 細胞の生成における分子イベント

Tfh 細胞がつくられるには，最初に樹状細胞，その後活性化 B 細胞による連続的な T 細胞活性化が必要である．分化した Tfh 細胞は胚中心へ遊走し，そこで B 細胞を活性化する．

るいは Tfh へ分化するかの運命決定には，樹状細胞上のペプチド-MHC クラスⅡ複合体とナイーブ CD4 陽性 T 細胞との初期の相互作用の強さが一部関与している．樹状細胞によって強い T 細胞受容体(T cell receptor：TCR)活性化が起こると，Bcl-6 転写抑制因子の発現誘導および IL-2 受容体(IL-2R)α 鎖の発現低下が起こり，Tfh 細胞を誘導する．この Bcl-6 の発現と弱い IL-2R からのシグナルは一方で Th1，Th2 あるいは Th17 への分化を抑制する．これら活性化 T 細胞のなかには CXCR5 を発現するものが現れ，それらが最終的に Tfh 細胞へ分化するには活性化 B 細胞との相互作用が必要である．B 細胞およびヘルパー T 細胞上に発現する多くの分子が Tfh 細胞への分化に重要な役割をしていることが知られている．共刺激因子である ICOS は CD28 と関連しており，Tfh 細胞に発現し，胚中心反応に不可欠である．ICOSとB細胞上のICOSリガンドとの相互作用により，T細胞からTfh細胞への分化が促進される．また，共刺激因子のなかでSLAMファミリーのメンバーも活性化B細胞とヘルパーT細胞の相互作用に関与している（**第7章参照**）．Tfh細胞においてはSAPとよばれるSLAMファミリータンパク質と会合しているシグナル分子があり，SAPを介したシグナルは転写調節因子，特にTfh細胞への分化に必要なBcl-6の発現を安定化している．抗体および細胞傷害性T細胞が欠如した，X連鎖リンパ増殖性症候群として知られている疾患患者ではSAPが変異している（**第21章参照**）．

Tfh細胞が産生する決定的なサイトカインはIL-21である．このサイトカインは胚中心の形成に必須であり，形質細胞の生成にかかわる．Tfh細胞由来のIL-21は胚中心B細胞の高親和性クローンの選択および形質芽細胞への分化も促進している．IL-21に加え，Tfh細胞はIFN-γ，IL-4および少量のIL-17など他のサイトカインも分泌し，アイソタイプスイッチにも関与しているかもしれない．

抗体重（H）鎖アイソタイプ（クラス）スイッチ

T細胞依存性応答において，IgMおよびIgDを発現している活性化B細胞のなかには抗体重鎖のアイソタイプ（クラス）スイッチを行い，γ，αおよびεなど異なるクラスの重鎖をもつ抗体を産生するものがある（図12.13）． 濾胞外巣にいるB細胞のなかには濾胞外のヘルパーT細胞によってアイソタイプスイッチを行うものがおり，そのプロセスは胚中心の明領域にいるTfh細胞によって続いて行われる．B細胞がさまざまなクラスの抗体を産生できる能力によって，体液性免疫応答は高い可塑性をもっており，例えば異なるエフェクター機能をもった抗体をつくることでさまざまな種の病原体に対する防御を行っている．B細胞は抗体重鎖の抗原特異性（可変領域［variable region］によって決定されている）は変えずに定常領域のみを変えることで，その自らの抗体のアイソタイプを変換する．抗体重鎖の定常領域の変換における分子機構を次に述べる．

さまざまな病原体によってヘルパーT細胞が活性化され，その産生されたサイトカインによってアイソタイプスイッチが制御される． 一般的に多くの細菌やウイルスに対するT細胞依存性抗体応答においてIgMからIgGへのアイソタイプスイッチが起こる．ヒトでは，このプロセスを行うサイトカインについてははっきりとしていないが，マウスにおいては病原体によって活性化されたTfh細胞から産生されるIFN-γがIgGサブクラスへのアイソタイプスイッチを誘導している．IgG抗体は子宮を介して母から子へと渡され，新生児を守ることにも使われ，また他のアイソタイプよりも半減期が長いゆえに，多くの面でIgG抗体は体液性免疫応答における防御的役割を担っている（**第13章参照**）．

蠕虫（helminth）など多くの寄生虫に対する体液性免疫応

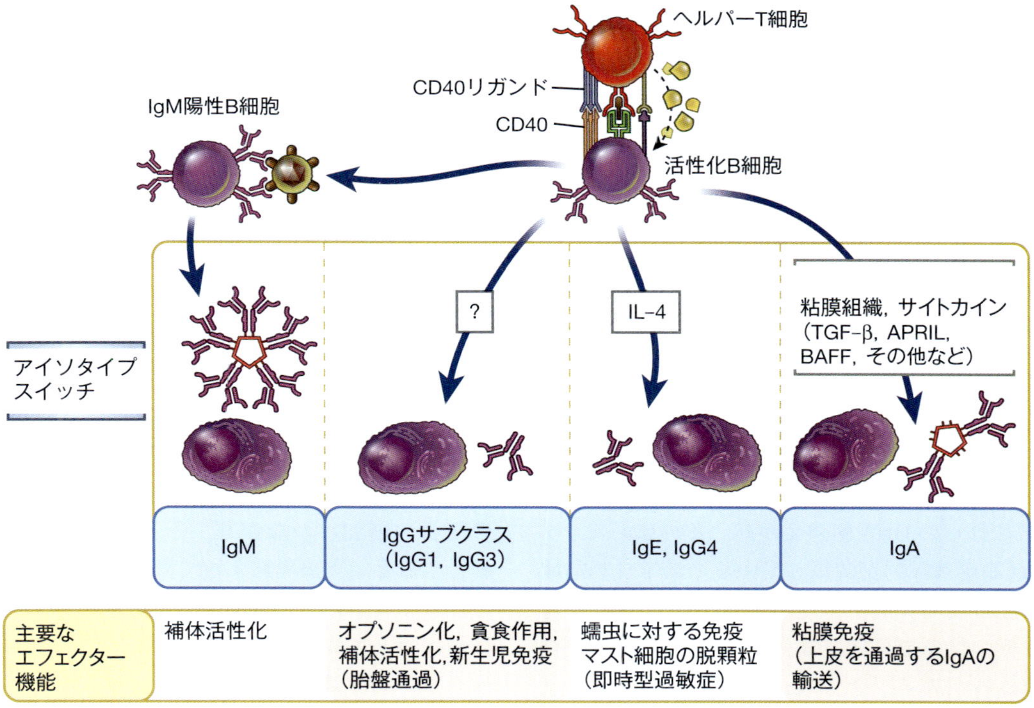

図12.13　免疫グロブリン重鎖のアイソタイプスイッチ
ヘルパーT細胞シグナル（CD40L，サイトカイン）により活性化されたB細胞はさまざまな免疫グロブリンアイソタイプへスイッチし，異なったエフェクター機能を行う．スイッチしたアイソタイプの代表例を示す．すべてのアイソタイプは微生物や毒素を中和することができる．

答では主にIgEが産生され，好酸球(eosinophil)やマスト細胞(mast cell)を介した蠕虫の排除に関与している(**第13章，第16章参照**)．またIgE抗体は即時型過敏(アレルギー)反応(immediate hypersensitivity)にもかかわっている(**第20章参照**)．蠕虫はおそらくTfh細胞分化に影響しており，胚中心反応においてこれらのヘルパーT細胞に対し，Th2型サイトカインを産生するように誘導していると考えられる．

さらに組織の違いによってB細胞は異なるアイソタイプスイッチを行っており，これはその部位で産生されるサイトカインの違いと関係している．特に，粘膜組織にいるB細胞はIgAへスイッチする．IgAは粘膜上皮を通って効率よく分泌され，細菌が上皮から侵入するのを防いでいる(**第14章参照**)．IgAへのアイソタイプスイッチはtransforming growth factor-β(TGF-β)とよばれるサイトカインによって誘導され，これは粘膜およびその他の組織にいるヘルパーT細胞など多くの細胞種によって産生される．BAFFおよびAPRILとよばれるTNFファミリーに属するサイトカインもIgAへのアイソタイプスイッチを惹起する．これらのサイトカインはミエロイド系細胞によって産生されるため，T細胞の補助がなくてもIgA応答を行うことができる．BAFFおよびAPRILの受容体である*TACI*遺伝子に遺伝的変異をもつ人ではIgA産生が選択的に欠如している(**第21章参照**)．

CD40シグナルはサイトカインとともに働き，アイソタイプスイッチを誘導する． CD40分子を架橋すると，後述するようにAIDとよばれる酵素の発現誘導が起こる．AIDはアイソタイプスイッチおよび抗体の高親和性成熟いずれにも重要である．CD40からのシグナルおよびAIDがB細胞におけるアイソタイプスイッチの促進に必須であるということは，CD40，CD40 LあるいはAIDのないマウスおよびヒトの解析においてよく述べられている．これらすべての場合において，タンパク質抗原に対する抗体応答は主にIgM抗体によるものであり，他のクラスへのアイソタイプスイッチはわずかである．

アイソタイプスイッチの分子機構はスイッチ組換え(switch recombination)とよばれるプロセスをたどる．つまり，B細胞において抗体重鎖部分のDNAが切断され，可変領域をコードするVDJエクソンが下流の定常領域に近接するように組み換わり，その間にあるDNAが欠失する(**図12.14**)．これらのDNA組換えが起こるのに，スイッチ領域とよばれる塩基配列が関係している．スイッチ領域は抗体重鎖定常領域(C_H)遺伝子座のδ遺伝子以外の各遺伝子の5′末端側の定常断片とJ断片の間にあるイントロンに存在している．スイッチ領域は長さ1～10kb(キロ塩基)ほどであり，多くのGCリッチDNAが直列に連続している配列を含み，抗体重鎖遺伝子ごとにその上流部分にみられる．各スイッチ領域の上流にはI領域プロモーター(promoter)から始まる(転写開始のための)Iエクソンとよばれる小さなエクソンがある．サイトカインからのシグナルにより，ある特定のI領域プロモーターからIエクソン，スイッチ領域，そして近接するC_H領域まで転写が起こる．これらの転写物はgermline transcripts(不稔転写物)として知られる．germline transcriptsはタンパク質には翻訳されないが，アイソタイプスイッチのプロセスには必須である．germline transcriptsはμ遺伝子座および，活性化B細胞がアイソタイプスイッチを起こすであろう，下流の抗体重鎖遺伝子座においてみられる．後述するが，germline transcriptsは各スイッチ領域の部分でDNAの二本鎖切断形成を促進する．上流のμスイッチ領域内に形成されたDNA切断部と下流のスイッチ領域にできたDNA切断部が結合する．その結果，IgM産生B細胞ではμスイッチ領域上流すぐのところにある遺伝子再構成されたVDJエクソンは，下流の転写活性の高いスイッチ領域直後にある抗体重鎖遺伝子と組換えを起こす．

サイトカインによって，どのC_H領域がgermline transcriptsを受けるかが決まっている．例えばIL-4はIε-Sε-Cε領域のgermline transcriptsを誘導する(**図12.14**)．このことにより，まずIgM産生B細胞においてε germline transcriptsが産生され，その後SμおよびSεスイッチ領域間での組換えが起こる．その間にあるDNAは欠失し，VDJエクソンが-Cεに近接するようになる．その結果，IgM産生B細胞が産生していたIgMと同じVドメインをもったIgEがつくられるのである．

アイソタイプスイッチ(および後述する体細胞突然変異)のプロセスにはAID酵素が必須である． 前述したように，Tfh細胞からのCD40シグナルによって活性化B細胞においてAIDの発現が誘導される．この酵素は一本鎖DNA上にあるシトシンからアミノ基を除去し，シトシン(C)を脱アミノ化ウラシル(U)残基に変換する(**図12.15**)．AIDはスイッチ領域を標的とするが，この機序についてはあまり解明されていない．AIDにはGCを含む4塩基モチーフを標的とする性質があり，スイッチ領域にはこれらのモチーフが多く存在するため，サイトカインによりスイッチ領域の転写が活性されるとAIDが近づけるようになる(下記参照)．しかし，類似したモチーフはゲノム中いたるところに存在している．AIDがスイッチ領域に対して特異性が高いのは，これらGCリッチな領域がRNAポリメラーゼⅡの結合の増加につながり，それが効率よくAIDを引き連れてくるという事実によって部分的に説明することができる．スイッチ領域のgermline transcriptsはそのDNAの鋳型鎖に対して安定したDNA-RNAハイブリッドを形成し，もう一方の非鋳型鎖を自由にし，R-ループとよばれる開放された一本鎖DNAループを形成する．このR-ループ形成は重要であり，それによってAIDが一本鎖DNAのみを標的とすることができる．したがって，R-ループの領

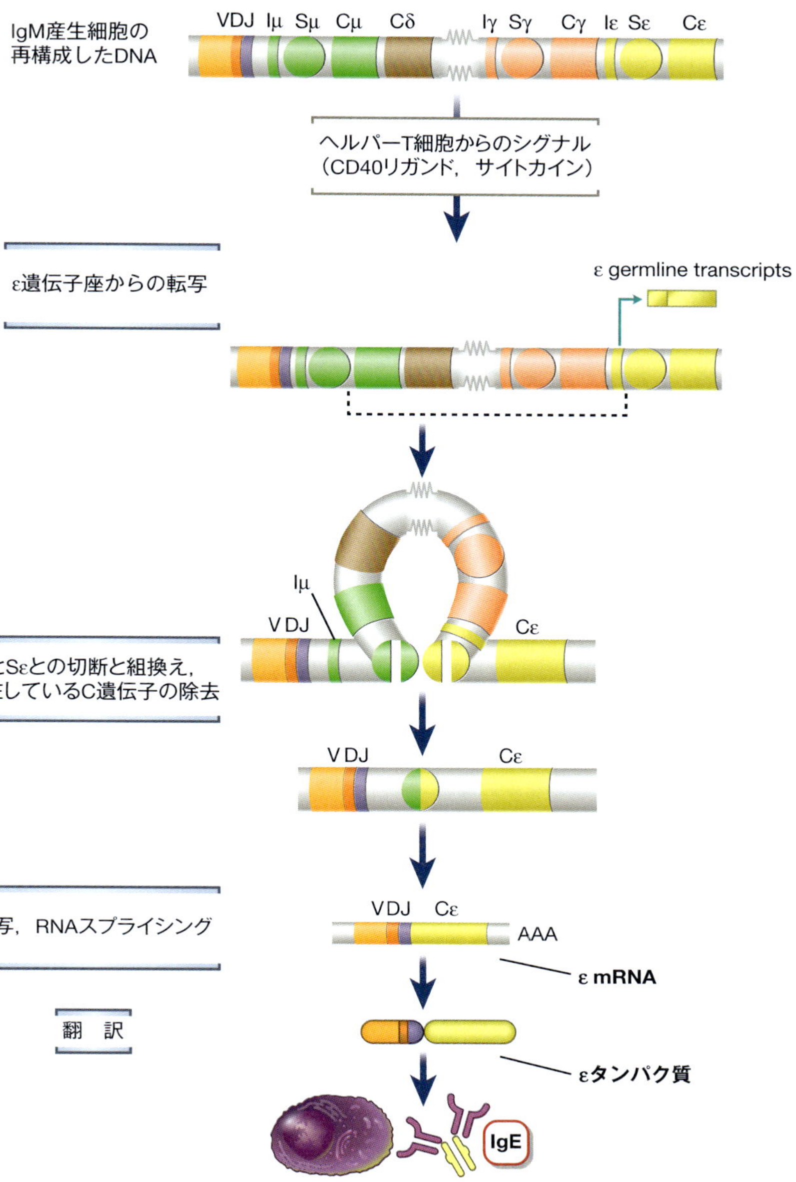

図 12.14 免疫グロブリン重鎖のアイソタイプスイッチの機序

抗原により活性化したB細胞がヘルパーT細胞からのシグナル(CD40Lと，この場合IL-4)を受けると，そのB細胞はIgM以外の免疫グロブリンのアイソタイプ(この場合IgE)への変換を行う．これらの刺激によってIε-Sε-Cε遺伝子座までのgermline transcriptsが開始される．近傍のC_H遺伝子は除去され，μ遺伝子座上流にあるVDJエクソンとCε遺伝子の組換えが起こる．スイッチ領域は環状で示され，Sμ，Sγ，Sεと示されている．IγおよびIεはgermline transcriptsの開始部位を表す(複数のCγ遺伝子がCδとCεおよびCεの下流にあるCα遺伝子の間にあるが，ここでは記載されていないことに注意)．

域ではAIDによって多くのシトシン(C)残基がウラシル(U)残基に変換される．ウラシルNグリコシラーゼ(uracil N-glycosylase：UNG)とよばれる酵素はウラシル(U)残基を除去し，塩基のない部位をつくる．ApeIエンドヌクレアーゼはこの無塩基部分を切断し，nick(切れ目)を形成する．R-ループはDNAの非鋳型鎖の不連続性形成を促進するが，二本鎖DNAの切断にはDNAの鋳型鎖のほうでもnickが形成される必要がある．DNAの鋳型鎖側に強く結合しているGCリッチなスイッチ領域のgermline transcripts RNAは，RNAエキソームとよばれるタンパク質複合体によって分解される．その結果，DNAの鋳型鎖側にあるシトシン(C)残基が一過性に露出され，AID，UNGおよびApeIによってこの鋳型鎖においてもnickが形成される．DNAの両鎖ともにnickが形成されることにより，Sμ“ドナー”スイッチ領域と下流のSμ“アクセプター”スイッチ領域で二本鎖DNAが切断され，特定のアイソタイプスイッチが起こる．その2つのスイッチ領域で切断された二本鎖DNAは非相同組換えによる二本鎖DNA修復装置が使われることでお互いに結合しあう．このプロセスでは，2つのスイッチ領域の間にあったDNAが除去され，最終的に遺伝子再構成された可変領域DNAと新たな定常領域が融合することになる．

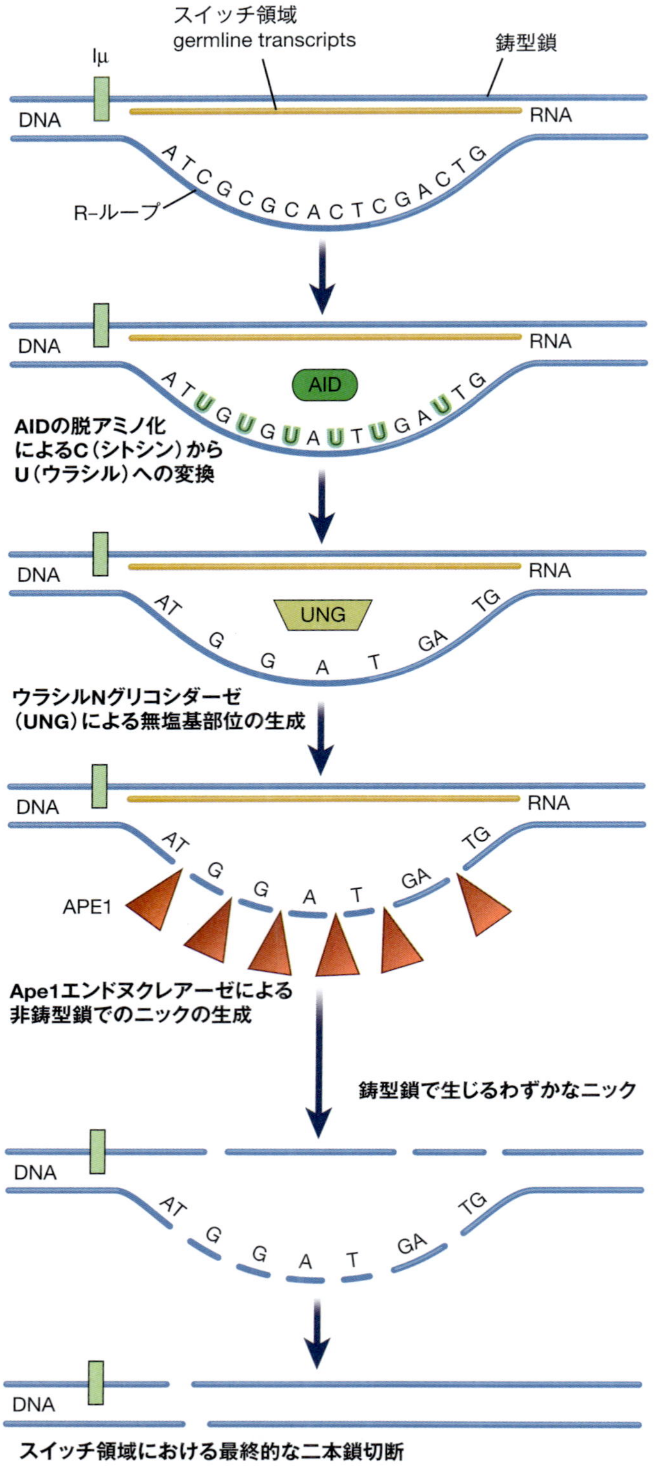

図 12.15　AID がスイッチ領域で二本鎖切断を起こす機序

スイッチ領域において，germline transcripts は DNA–RNA ハイブリッドを形成し，AID は非鋳型 DNA の C 残基を脱アミノ化して U 残基にする．ウラシル N グリコシダーゼは U 残基を除去し，無塩基部位をつくる．そこで Apel エンドヌクレアーゼがニックをつくり，二本鎖切断へつながる．この図では μ スイッチ領域での二本鎖切断の生成を示したが，同様の二本鎖切断が下流にあるアイソタイプのスイッチ領域でも同時に起こっており，結果としてスイッチ組換えおよびアイソタイプスイッチが促進される．

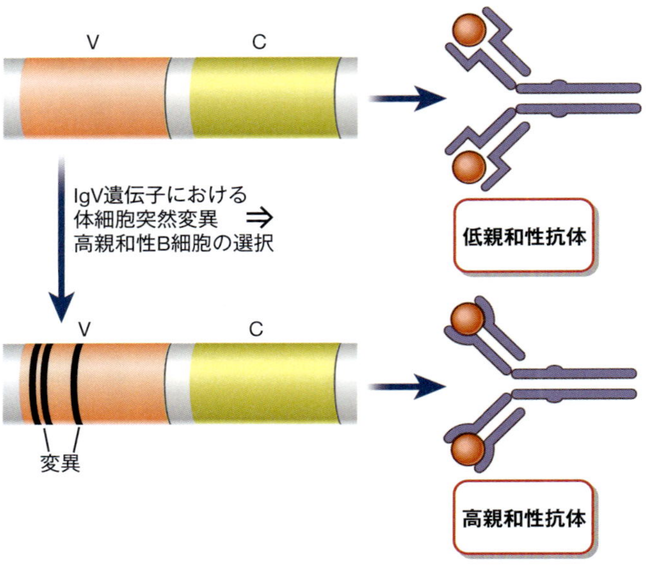

図 12.16　親和性成熟の概要

免疫応答初期では低親和性抗体が産生される．胚中心反応中に免疫グロブリン V 遺伝子の体細胞突然変異および高親和性抗原受容体をもった B 細胞の選択により，抗原に対して親和性の高い抗体が産生される．

親和性成熟：免疫グロブリン遺伝子の体細胞突然変異と高親和性 B 細胞の選択

親和性成熟とは T 細胞依存性体液性免疫応答において，ある抗原に対する抗体の親和性増加につながるプロセスのことである．その結果，免疫グロブリン遺伝子の体細胞突然変異の後に抗原に対して高い親和性をもった抗体を産生する B 細胞が選択的に生存する． 親和性成熟によって抗原に対して結合力の高い抗体がつくられ，その結果細菌やその毒素を効率よく中和することができる（**図 12.16**）．ヘルパー T 細胞および CD40：CD40 L 相互作用が体細胞突然変異の開始に必要であり，それゆえに親和性成熟は T 依存性のタンパク質抗原に対する抗体応答のみにおいて観察される．

暗領域で増殖している胚中心 B 細胞において，遺伝子再構成された免疫グロブリン遺伝子可変領域（V）遺伝子は非常に高頻度で点突然変異を起こす． この頻度は 1 回の細胞分裂につき，V 遺伝子 1,000 塩基中に 1 個の割合で起こっている計算になり，これは哺乳類の他の遺伝子に自発的に生じる変異率よりも約 1,000 倍高い．この理由から，再構成した IgV 遺伝子の変異は**体細胞突然変異**（somatic hypermutation）ともよばれる．それぞれの B 細胞に発現している H 鎖と L 鎖の V 遺伝子は合計約 700 個のヌクレオチドからなるため，これは平均して 1 つの細胞分裂あたり約 1 個の変異が V 領域に蓄積されることになる．IgV 遺伝子変異は個々の B 細胞の娘細胞に起こり続ける．その結果，どんな B 細胞クローンでも生存しているうちは胚中

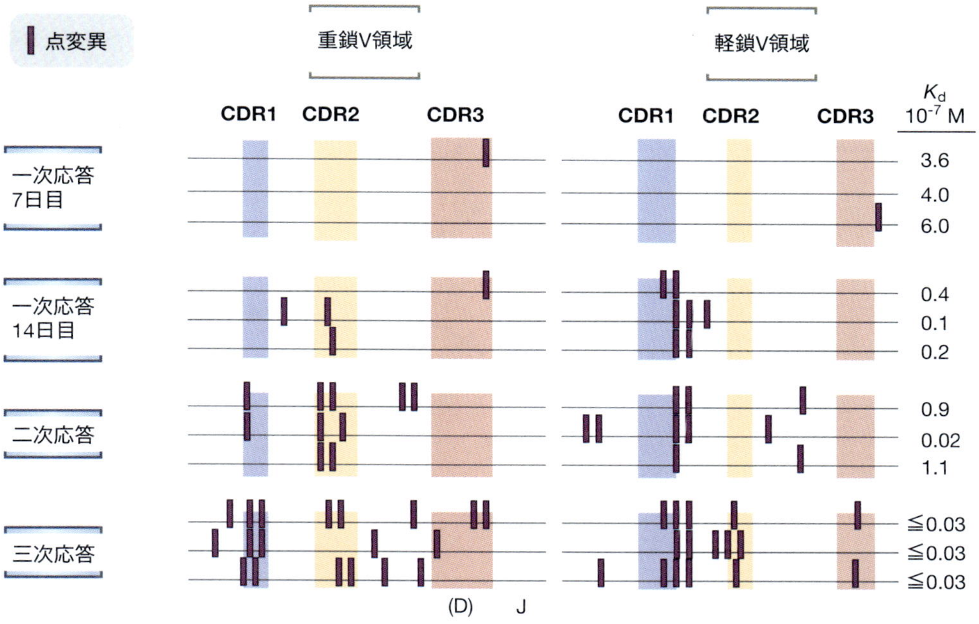

図 12.17　免疫グロブリンV遺伝子の体細胞突然変異
タンパク質にハプテンであるoxazoloneを結合したものをマウスに免疫し，7日あるいは14日後に脾臓細胞からハイブリドーマを作製した．また，同じ抗原で二次，三次免疫したマウスからも脾臓細胞からハイブリドーマを作製した．oxazolone特異的なモノクローナル抗体産生ハイブリドーマを作製し，その免疫グロブリン重鎖および軽鎖のV領域遺伝子の塩基配列を決定した．V遺伝子の変異は免疫後の時間とともに，また免疫を繰り返すことで増加し，相補性決定領域（CDR）内に集積している．およその重鎖のCDR3の位置を示している．変異の増加とともに，産生される抗体の親和性も上昇する傾向があり，ハプテンの結合解離定数（K_d）は低下する〔Berek C, Milstein C: Mutation drift and repertoire shift in maturation of the immune response, Immunological Reviews 96:23–41, 1987, Blackwell Publishing. より一部改変〕.

心でさらに多くの変異を蓄積することになる．体細胞突然変異の結果，1つのB細胞クローンにおけるIgG抗体のヌクレオチド配列は，本来の生殖細胞系列型の配列に比べて5％も異なる．これはタンパク質へ翻訳すると10個程度までのアミノ酸が置換されることになる．この変異はV領域内の，抗原結合を行う相補性決定領域（complementarity-determining regions：CDR）にほとんど集積しており（**図 12.17**），その領域に変異があることと抗原に対する抗体の親和性の上昇は相関がある．

すでにアイソタイプスイッチの説明の際に述べたように，AID酵素は親和性成熟にも重要な役割をしている．ゲノム中のあらゆるところでみられるが，主にV領域（あるいは前述したスイッチ領域）の特定4塩基（AGCT）ホットスポット（hot spot）において，AIDのDNA脱アミノ化活性により，CからU残基に変換される．AIDは再構成したVDJエクソンにある配列を認識しているかもしれない．それが少なくとも部分的には，なぜ再構成したVDJ領域が変異を受けやすくなっているかを説明できる．しかしながらその機序はいまだ不明である．DNA複製の際に，U（ウラシル）はチミン（T）へと変換され，結果的にCからTへという通常型の変異，あるいはUがUNGによって削除され，無塩基領域がDNA修復プロセスによって誤って修正された結果，いずれか4つの塩基に置換される．MSH2およびMSH6という2つの酵素は通常DNAミスマッチ修復プロセスにかかわっているが，体細胞突然変異においても重要な分子として関与している．MSH2およびMSH6は，不自然なウリジン塩基だけでなくその近傍にあるヌクレオチドも除去する酵素を呼び寄せる．この変異を受けた部分はDNAポリメラーゼによって誤って修復され，AIDによって標的となったC残基以外の残基に変異を広げる．2つのよく知られたDNA修復機序である，塩基切断修復（UNGが重要な分子である）および通常の信頼性の高いミスマッチ修復が，胚中心B細胞の体細胞突然変異に関してどのようにしてエラーを起こしやすいDNAポリメラーゼを呼び寄せるかは不明である．

T細胞依存性タンパク質抗原を反復刺激することで抗原特異的な胚中心B細胞の免疫グロブリン遺伝子内に変異が増加する．これらの変異は高親和性抗体を産生するために有用なものもある．しかしながら，変異を受けたものの大部分は抗原結合性が減少したり，なくなることが多い．したがって，親和性成熟過程における次の重要なステップは，最も有用な高親和性B細胞の選択であり，つまり最も優れたB細胞（抗原結合性という点で）を生存させるという一種のダーウィンの自然選択が行われる．

胚中心において，抗原に対して高親和性をもったB細胞は選択されて生き残る（**図 12.18**）．抗原に対する初期の反応は抗体産生であり，そのうちあるものは抗原と複合体をつくり，補体を活性化する．濾胞性樹状細胞は抗体のFc部分に対する受容体およびC3bやC3dなどの活性化した補体に対する受容体を発現している．これらの受容体

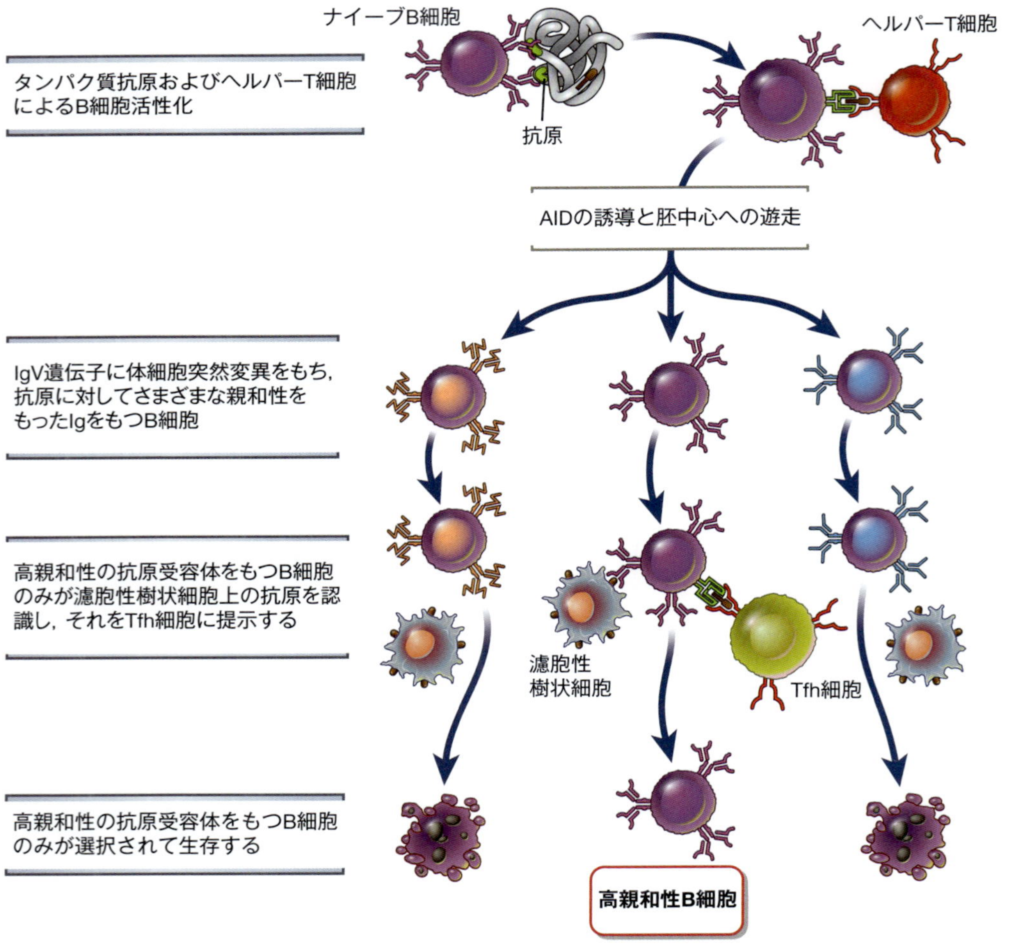

図 12.18　胚中心での B 細胞の選択

胚中心への B 細胞の可変部 V 遺伝子の体細胞突然変異により，抗原に対してさまざまな親和性をもった抗体が産生される．その後，B 細胞が濾胞性樹状細胞上に提示された抗原に結合することが B 細胞をプログラム死から救うのに必要である．また，B 細胞は胚中心の Tfh 細胞に抗原を提示し，B 細胞の生存を促進する．免疫応答中に利用できる抗原量が減少していくため，抗原に対して最も親和性の高い B 細胞が選択的に生存できる優位性をもっている．このことにより，体液性免疫応答が進むにつれて抗原に対する抗体の親和性が平均的に増加するのである．

は，抗体および補体と複合体を形成した抗原を結合して提示する．抗原のなかには胚中心に遊離した状態で提示されるものもある．一方で，体細胞突然変異を行った胚中心 B 細胞は，FDCs が多い胚中心の明領域へ移動する．これらの B 細胞は抗原認識によって救われなければ，アポトーシス（apoptosis）によって死滅する．抗原に対して高親和性の BCR をもつ B 細胞のみが低濃度で提示された抗原に結合でき，いくつかの機序で優位に生存することができる．まず，抗原認識すること自身によって Bcl2 ファミリーである抗アポトーシスタンパク質の発現を誘導する．次に，高親和性 B 細胞はその抗原を優位に取り込み，提示することで胚中心にいるわずかな数の Tfh 細胞と相互作用する．これらのヘルパー T 細胞は CD40 L を介したシグナルを伝えて相互作用している B 細胞の生存を促進させる．

さらに多くの抗体が産生されると，より多くの抗原が除去されるため，胚中心で利用される抗原も少なくなる．したがって，その抗原に特異的に結合でき，死から救われるであろう B 細胞は，抗原に対してよりいっそう高い親和性をもった抗原受容体を発現する必要がある．その結果，ある抗原に対する抗体応答が進行するほど，胚中心で選択されて生存した B 細胞は抗原に対して親和性が高くなった抗体を産生するのである．この選択プロセスによって抗体の親和性成熟が起こる．体細胞突然変異によって抗原に対して高親和性受容体を発現できず，生き残れない B 細胞も多数いるため，胚中心はアポトーシスが多く起こる場所でもある．

体細胞突然変異は胚中心の，AID を発現している暗領域の B 細胞で起こり，高親和性 B 細胞は明領域で選択され，そこでさらにアイソタイプスイッチを行うものもある．選択された細胞はその後胚中心を離れて記憶 B 細胞あるいは形質細胞の高親和性抗体産生細胞の前駆体に分化する．

体細胞突然変異およびアイソタイプスイッチと関連した DNA 切断によって，さまざまながん遺伝子が免疫グロブリン遺伝子座と染色体転座(chromosomal translocation)を起こし，B細胞腫瘍(リンパ腫)が生じることがうかがえる．このことは，なぜ多くのリンパ腫は胚中心から生じるかということを説明している．胚中心はまた体細胞突然変異によって胚中心のあるB細胞クローンが自己に対して強く反応するようになった場合，自己免疫疾患につながることも考えられる．

B細胞の抗体産生形質細胞への分化

形質細胞は形態学的に異なり，大量の抗体を産生することとなる最終分化したB細胞である(第2章参照)．形質細胞は，B細胞がBCR，CD40，Toll様受容体およびサイトカイン受容体など他の受容体からのシグナルを介して活性化された後につくられる．

以下，2種類の形質細胞がある．

- 短期生存形質細胞は前述した濾胞外B細胞巣においてT細胞非依存性応答およびT細胞依存性応答の際につくられる．これらの細胞は一般的に，二次リンパ組織および末梢の非リンパ組織でみられる．
- 長期生存形質細胞はT細胞依存性タンパク質抗原に対する胚中心反応の際につくられる．BCRおよびIL-21からのシグナルが協調して形質細胞および**形質芽細胞**(plasmablast)とよばれるその前駆細胞がつくられる．主に形質芽細胞は循環内にみられ，そこで成熟B細胞(mature B cell)マーカーであるCD20を発現しない抗体産生細胞として同定できる．胚中心でつくられた形質芽細胞は循環内に入って骨髄へ移り，そこで長期生存形質細胞に分化する．これらの形質細胞はBAFFファミリーのサイトカインによって維持されており，それは形質細胞上のBCMAとよばれる受容体に結合することで，長期間形質細胞を生存させることができる．通常，T細胞依存性抗原で免疫して2～3週間すると，骨髄が抗体産生の主な場所となる．骨髄の形質細胞はもはや抗原が存在していなくても何十年も抗体を分泌し続けているのかもしれない．これらの抗体はその後抗原がやってくる場合に迅速に防御を行うことができる．健常な成人血液中の抗体のうち，ほぼ半分は長期生存形質細胞によってつくられており，それらは過去に遭遇した抗原に対して特異性があると考えられている．分泌された抗体は循環内および粘膜分泌系に入るが，成熟した形質細胞は再循環しない．

B細胞が抗体産生形質細胞へ分化すると小胞体および分泌経路の構造変化が起こり，膜型から分泌型免疫グロブリンH鎖へ変化するとともに免疫グロブリン産生が増加する．細胞が劇的に大きくなり，核に対して細胞質の面積比率が著しく増加することが顕微鏡下で観察される(**図2.8**参照)．形質細胞では小胞体が顕著になり，もはやB細胞にほぼあるいはまったく類似しない分泌細胞へと形質転換を起こす．

膜型免疫グロブリン(B細胞)から分泌型免疫グロブリン(形質細胞)への変化には免疫グロブリンH鎖タンパク質のカルボキシル末端の変化を伴う(**図12.19**)．例えば膜型μ鎖では，Cμ4の後には短いスペーサー，26個の疎水性残基，そして3アミノ酸(リジン，バリン，リジン)からなる細胞質尾部が続いている．一方分泌型IgMでは，Cμ4の後には極性アミノ酸をもった端片のみとなる．この膜型から分泌型免疫グロブリンへの変化はそのH鎖メッセンジャーRNA(mRNA)の選択的RNAスプライシング(alternative RNA splicing)によって起こる．すべてのIgM産生B細胞の第一RNA転写物には再構成したVDJカセット，定常領域ドメインをコードする4個のCμエクソン，そして膜貫通ドメインと細胞内ドメインをコードする2個のエクソンが含まれている．この転写物の選択的プロセシングはRNAの切断とポリアデニル化によって制御されており，膜貫通エクソンと細胞内領域のエクソンが成熟RNAに含まれるかどうかを決定している．含まれる場合は，産生されるμ鎖には膜貫通部分および細胞内領域となるアミノ酸配列が含まれ，細胞膜の脂質二重層に固定される．一方含まれない場合では，μ鎖から膜貫通部分が除かれ，カルボキシル末端は約20個のアミノ酸の端片となる．このタンパク質は疎水性アミノ酸あるいは正電荷をもった細胞質尾部がないため，小胞体に固定されずに分泌される．したがって，それぞれのB細胞は膜型および分泌型免疫グロブリンのいずれも合成することができる．たいていの形質細胞の免疫グロブリンH鎖mRNAはポリアデニル化部位の上流で切断されるので，このmRNAのほとんどが分泌型のものである．すべてのC_H遺伝子には類似した膜型エクソンがあり，よってすべてのH鎖は膜型および分泌型免疫グロブリンとして発現しうる．

記憶B細胞の形成

記憶B細胞は胚中心反応でつくられ，その後抗原がやってくると迅速な応答を行うことができる．記憶B細胞は一般的に胚中心でつくられるため，T細胞依存性の免疫応答においてみられる．胚中心で活性化したB細胞の中には継続的な抗原刺激がなくても長期間にわたって生存できる能力を獲得するものがある．これらの記憶B細胞は長期生存にかかわる抗アポトーシスタンパク質であるBcl-2を強く発現している．ある記憶B細胞はそれらがつくられたリンパ器官に留まり，またあるものは胚中心を離れて血液とリンパ器官を再循環する．記憶B細胞は一般的に高親和性(変異した)の抗原受容体を発現し，その多くは変換したアイソタイプをもっている．抗原に2度目に曝露されると，アイソタイプスイッチを起こし，かつ高親和性の抗体が大

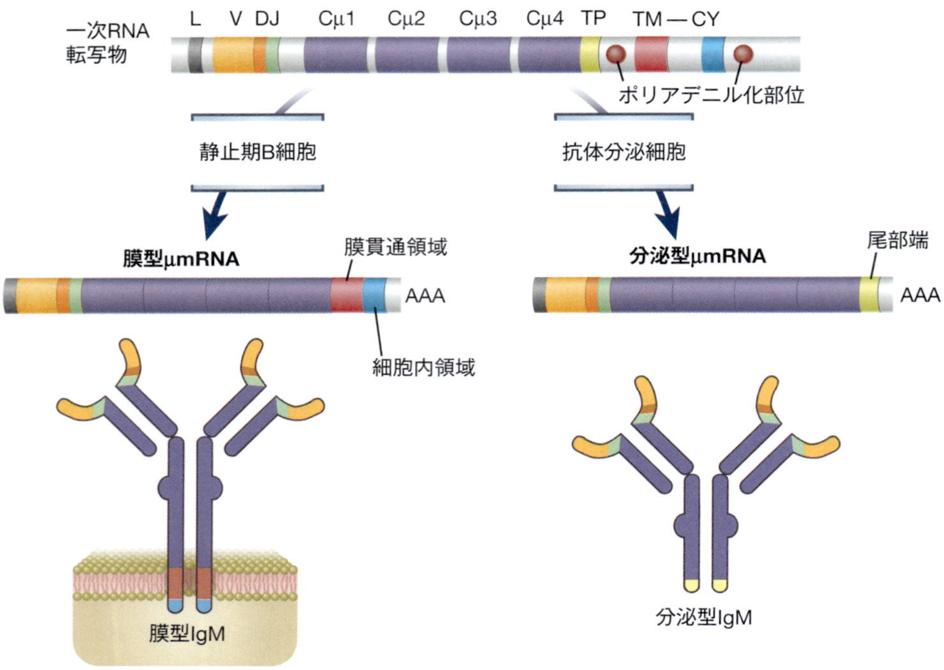

図 12.19 B リンパ球における膜型および分泌型 μ 鎖の産生

一次 RNA 転写産物の選択的プロセシングによって，膜型あるいは分泌型の μH 鎖がつくられる．B 細胞が分化すると，分泌型として産生される μ タンパク質の分画が増加する．TP，TM，CY はそれぞれ尾部端，膜貫通領域，細胞内領域を表す．AAA はポリアデニル化を示す．Cμ1，Cμ2，Cμ3，および Cμ4 は Cμ 遺伝子の 4 つのエクソンである．

量に産生されるが，これは記憶 B 細胞の活性化によるものである．タンパク質抗原に対する二次抗体応答の特徴および一次応答との違いの多くは，記憶 B 細胞とナイーブ B 細胞の反応の違いであるといえる(**図 12.2** 参照)．

微生物およびその毒素に対する有効なワクチンというのは親和性成熟および記憶 B 細胞形成のいずれも誘導しなければならないが，これらはそのワクチンがヘルパー T 細胞を活性化できる場合にのみ起こる．この概念は，標的抗原が T 細胞を刺激できない莢膜多糖である場合の細菌感染に対するワクチン設計に応用されている．この場合，その多糖を外来性のタンパク質と共有結合させ，ハプテン－キャリア結合体をつくることでヘルパー T 細胞を活性化できる．そのようなワクチンは**結合型ワクチン**(conjugate vaccines)とよばれ，タンパク質と結合していない多糖ワクチンよりも，より迅速に高親和性抗体と記憶 B 細胞を惹起できる．特に結合型ワクチンは，成人と比べて，多糖に対して強い T 細胞非依存的な免疫応答を起こすことができない幼児や小児において，防御免疫を引き起こすのに効果的であることがわかっている．

活性化 B 細胞の運命決定における転写調節因子の役割

B 細胞分化の結末はさまざまな転写因子の発現誘導および活性化によって制御されている． 活性化 B 細胞はいくつかの運命をたどることはこれまでの議論から明らかである．活性化 B 細胞は短期生存あるいは長期生存形質細胞になり，大量の抗体産生を行うものもあれば，長期生存記憶 B 細胞となり，抗体分泌は行わず長期生存して抗原再刺激時に迅速に応答するものもある．**第 10 章**では T 細胞の運命はさまざまな転写活性化因子および転写抑制因子によって大部分が決定されることを述べた．同様の原理が活性化 B 細胞の運命にもあてはまる．胚中心 B 細胞の運命決定にかかわる主な転写因子は以下のとおりである．

- **Bcl-6.** 胚中心 B 細胞において CD40 および IL-21 受容体からのシグナルによって Bcl-6 の発現が誘導され，転写抑制因子として働き，胚中心反応，特に胚中心 B 細胞の増殖を制御している．Bcl-6 はサイクリン依存性キナーゼ阻害薬の発現を抑制し，c-Myb などの転写活性化因子と協調して胚中心 B 細胞の迅速な細胞周期の進入を操作している．また Bcl-6 は，DNA 損傷後に起こる細胞周期停止とアポトーシス細胞死にかかわるがん抑制因子 p53 を抑制する．その結果，暗領域の B 細胞はアイソタイプスイッチや体細胞突然変異などの DNA 損傷に対して寛容となり，アポトーシスに陥らないのである．Bcl-6 は Blimp-1(B lymphocytes-induced maturation protein 1)という(後述)形質細胞分化に必要な，別の転写抑制因子を抑え，胚中心にいる細胞が胚中心反応に特徴的な，活発な増殖を行っている間に形質細胞に分化しないようにしている．

- **Blimp-1 および IRF4.** 転写抑制因子 Blimp-1 および転写活性化因子 IRF4 は，ある活性化 B 細胞において誘導され，形質細胞へと運命づける．Blimp-1 は胚中心 B 細胞を維持する転写抑制因子である Bcl-6 を抑制するのに加え，成熟 B 細胞の維持に必要な 2 つ目の転写因子である Pax5 も抑制する．したがって Blimp-1 は形質細胞分化に欠かせないものである．IRF4 は，変性タンパク質応答(unfolded protein response)において重要な役割をしている転写因子 XBP-1 の発現に寄与している．XBP-1 は分化途中の形質細胞が変性タンパク質応答(タンパク質合成の顕著な増加の結果として生じる)による損傷を受けないよう守っており，形質細胞の成熟および抗体の合成促進に寄与している．
- 記憶 B 細胞分化を決定する転写因子はまだ同定されていない．抗原刺激を受けた B 細胞クローンの娘細胞は低レベルの IRF4 を発現し，機能的に静止期にいて自己増殖を行う長期生存記憶 B 細胞になるようである．高レベルの IRF4 では形質細胞へ分化し，低レベルの IRF4 では活性化 B 細胞から形質細胞への分化は不十分であるため，記憶 B 細胞をつくるのにちょうどよいのかもしれない．

T 細胞非依存性抗原に対する抗体応答

多糖や脂質など多くの非タンパク質抗原は，ヘルパー T 細胞なしで抗体産生を促進することから，これらの抗原および抗原が引き起こした反応は胸腺非依存性あるいは T 細胞非依存性(T-independent：TI)とよばれている． これらの抗体応答は T 細胞依存性のタンパク質抗原に対するものとはいくつかの点で異なる(**表 12.3**)．T 細胞の補助なしでつくられる抗体は一般的に低親和性で，主に IgM からなっており，ある IgG サブタイプまた IgA へのアイソタイプスイッチは限られている．

表 12.3　胸腺依存性および胸腺非依存性抗原の性質

	胸腺依存性抗原	胸腺非依存性抗原
化学的性質	タンパク質	重合化抗原，特に多糖；また糖脂質，核酸
抗体応答の特徴		
アイソタイプスイッチ	あり：IgG，IgE，および IgA	少量の IgG および IgA
親和性成熟	あり	なし
二次応答	あり	少ない：ある多糖のみでみられる

T 細胞非依存性抗原に反応する B 細胞亜集団

辺縁帯 B 細胞および B-1 細胞は特に TI 抗原に対する抗体応答に重要である． T 細胞依存性タンパク質抗原に対する応答は濾胞性 B 細胞がかかわるものが多いが，TI 抗原に対する初期応答は他の B 細胞亜集団によって行われる(**図 12.3** 参照)辺縁帯 B 細胞は主に多糖に応答する，異なった B 細胞集団である．活性化すると，これらの細胞は短期生存形質細胞に分化し，主に IgM を産生する．B-1 細胞は主に腹腔内および粘膜部位の TI 抗原に対して応答する，また別の B 細胞集団である．

T 細胞非依存性抗体応答は主に脾臓，腹腔および粘膜部位で開始するかもしれない．脾臓のリンパ濾胞の周囲にある辺縁帯に局在するマクロファージは，特に多糖抗原を静脈内注射した際に効率よく捉えることができる．TI 抗原は辺縁帯マクロファージ上に長期間保持され，そこで特定の B 細胞に認識される．

T 細胞非依存性抗原応答の機序

T 細胞非依存性抗原は T 細胞の補助がなくても B 細胞の増殖および分化を刺激することができる． 最も重要な TI 抗原は多糖，糖脂質および核酸である．これらすべての抗原は T 細胞のいない動物において特異的な抗体産生を誘導することができる．これらの抗原はプロセシングして MHC 分子上に提示できないため，CD4 陽性ヘルパー T 細胞によって認識されない．ほとんどの TI 抗原は多価で，同一の抗原エピトープによる繰り返し構造によって構成されている．このような多価抗原は特異的な B 細胞の BCR 複合体を最大限に架橋することで，T 細胞の補助を必要とせずに活性化することができる．さらに，多くの多糖は第 2 経路あるいはレクチン経路によって補体系を活性化して C3d がつくられ，それが抗原と結合して CR2 によって認識され，B 細胞活性化をさらに増強する(**図 12.5** 参照)．また前述したように，TI 応答は B 細胞上の Toll 様受容体を活性化するような細菌由来のシグナルによっても促進される．

TI 応答では一般的にあまりアイソタイプスイッチがみられないが，なかには T 細胞非依存性の非タンパク質抗原では IgM 以外のアイソタイプを誘導するものもある．ヒトでは，肺炎球菌の莢膜多糖は IgG2 優位な抗体応答が起きる．CD40 欠損マウスでは，IgE および多くの IgG サブクラスが血清(serum)中に検出されないが，IgG3(ヒト IgG2 に相当)および IgA は通常量の半分程度はみられる．非 T 細胞集団によって産生されるサイトカインがその TI 応答でのアイソタイプスイッチに関与しているかもしれない．前に述べたが，T 細胞非存在下では樹状細胞やマクロファージなどのミエロイド系細胞が産生する BAFF および APRIL は，TACI とよばれる BAFF 受容体ファミリーを介して AID の合成を誘導することができる．これらの B 細胞上の Toll 様受容体を活性化することでさらに AID 合成が促進される．加えて，IgA へのスイッチに関与している TGFβ などのサイトカインは粘膜部位の非リンパ系細胞によって分泌されており，非タンパク質抗原に対する IgA 抗体の生成に関与しているかもしれない（**第 14 章**参照）．

T 細胞非依存性抗体を介した防御

TI 抗原が実際に重要であるということは，多くの細菌細胞壁の多糖がこれに属するものであり，体液性免疫がそのような莢膜をもつ細菌感染に対する宿主の主要な防御機構であることからもわかる．このため，先天的あるいは後天的に体液性免疫が欠損していると肺炎球菌，髄膜炎菌，インフルエンザ菌など生命をおびやかす莢膜をもった細菌に対して特に易感染性となる．

また T 細胞非依存性抗原は**自然抗体**（natural antibody）の生成にかかわる．自然抗体は健常者の血中を循環しており，病原体に曝露されなくても産生されるようである．たいていの自然抗体は低親和性で，糖質成分に対するものであり，消化管に群生する常在菌によって刺激を受けた腹腔 B-1 細胞および脾臓の辺縁帯 B 細胞によって産生される．ヒトおよびマウスではリゾフォスファチジルコリンやフォスフォリルコリンなど細菌の細胞膜およびアポトーシス細胞上にあって，正常な宿主の生細胞表面にはない，リン脂質の頭部基を含む酸化脂質に対する自然抗体が大部分である．これらのリン脂質に対する自然抗体が細菌感染防御を行い，アポトーシス細胞の貪食（phagocytosis）を促進するという実験証拠がいくつかある．別の自然抗体の例として抗 ABO 血液型抗体があるが，これらは血液細胞を含む多くの細胞腫の表面に発現している，ある糖脂質（血液型抗原）を認識している．血液型抗原に対する自然抗体は輸血（transfusion）や血液移植（transplantation）に対して重要なバリアとなるが，宿主防御には重要ではないことを**第 17 章**で述べる．

特にヘルパー T 細胞を活性化できないにもかかわらず，肺炎球菌ワクチンのような多くの多糖ワクチンはかなり長期にわたり防御免疫を誘導する．これらの糖質抗原に再び曝露されると，記憶応答において典型的な，すばやく強力な（しかしアイソタイプスイッチや親和性成熟のない）二次応答が起こるのかもしれない．

抗体フィードバック：Fc 受容体による体液性免疫応答の調節

分泌された抗体は抗原抗体複合体を形成し，抗原特異的な B 細胞上の抗原受容体と抑制性の Fcγ 受容体（Fcγ receptor：FcγR）に同時に結合することで持続している，B 細胞の活性化を抑制する（**図 12.20**）．これは**抗体フィードバック**（antibody feedback）とよばれる，分泌型 IgG によって抗体産生が抑えられる現象を説明するものである．IgG 抗体は抗原との複合体を形成することで B 細胞の活性化を抑える．これらの複合体は B 細胞上の Fcγ 受容体 II（FcγRIIB または CD32）とよばれる IgG の Fc 部分に対する受容体に結合する（Fc 受容体については**第 13 章**で述べる）．FcγRIIB の細胞質尾部には**免疫受容体チロシン抑制性モチーフ**（immunoreceptor tyrosine-based inhibition motif：ITIM）がある（**第 7 章**参照）．この Fc 受容体が架橋されると，その受容体にある ITIM のチロシン残基がリン酸化され，イノシトール 5- フォスファターゼである SHIP（SH2 domain-containing inositol phosphatase）が結合できるようになる．集まってきた SHIP はシグナル中間体であるフォスファチジルイノシトール三リン酸（phosphatidylinosidol triphosphate：PIP3）のリン酸基を加水分解し，この分子を不活性化する．この機序により，FcγRIIB が架橋されると抗原に対する B 細胞応答が終結する．抗原抗体複合体は同時に抗原受容体（抗原を介して）および FcγRIIB（抗体を介して）に結合することで，抗原受容体に抑制性脱リン酸化酵素が近づいてそのシグナルが抑えられる．

Fc 受容体を介した抗体フィードバックは分泌抗体によって引き起こされ，さらなる抗体産生を抑制することから，体液性免疫応答における生理的な調節機構である．FcγRIIB を介した抑制が重要であることは，この受容体の遺伝子欠損マウスで抗体産生が異常になることから示されている．ヒトにおいて，*FcγRIIB* 遺伝子の多型（polymorphism）は自己免疫疾患である全身性エリテマトーデス（systemic lupus erythematosus：SLE）と関連がある．

B 細胞は，シアル酸結合レクチンである CD22 とよばれる別の抑制性受容体を発現している．その本来のリガンドは不明であり，どのようにして生理的な B 細胞応答において CD22 が架橋されるかはよくわかっていない．しかしながら，CD22 欠損マウスは B 細胞活性化が顕著に亢進する．この分子の細胞質尾部には ITIM チロシン残基があり，それは Src ファミリーキナーゼである Lyn によってリン酸化されるとチロシンフォスファターゼである SHP-1 が結合する．SHP-1 は BCR シグナル伝達にかかわる酵素およびアダプタータンパク質（adaptor protein）のチロシン残基からリン酸を除去することで B 細胞活性化を止める．異常な B 細胞活性化と自己抗体（autoantibody）産生を伴う重篤な自己免疫（autoimmunity）を発症する motheaten とよばれるマウスは SHP-1 に自然発生変異を認める．B 細胞における Lyn の遺伝子欠損や SHP-1 の条件的欠失によって末梢 B 細胞の寛容（tolerance）が破綻し，自己免疫の発症につながる．

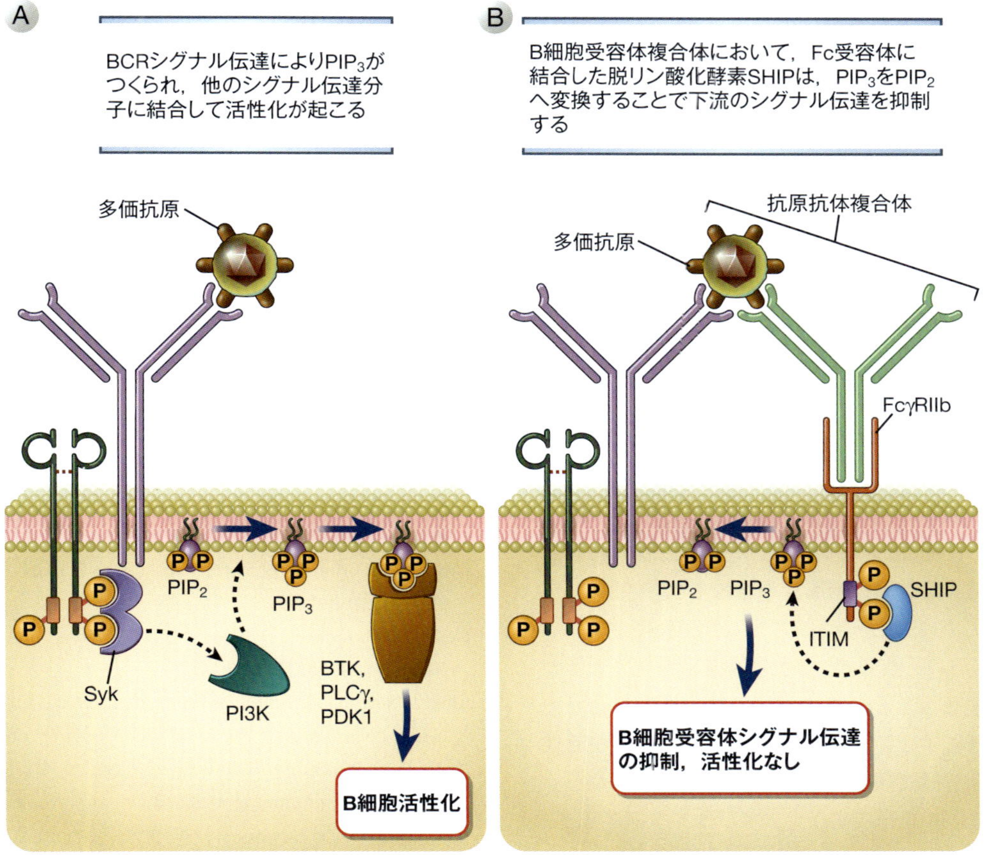

図 12.20　FcγRIIB による B 細胞活性化の調節
(A)抗原抗体複合体は膜型免疫グロブリン(抗原を介して)および抗体の Fc 部分を介して FcγRIIB 受容体に同時に結合できる．(B)この受容体の共架橋により，FcγRIIB の細胞内領域に会合している脱リン酸化酵素が BCR 複合体によるシグナル伝達を阻害し，B 細胞の活性を抑制する．

本章のまとめ　Summary

体液性免疫応答では，B 細胞が抗原によって活性化され，抗体を分泌することでその抗原を排除する．タンパク質抗原だけでなく非タンパク質抗原いずれも抗体応答を起こすことができる．タンパク質抗原に対する B 細胞の応答には，その抗原に対して特異的な CD4 陽性ヘルパー T 細胞の関与が必要である．

タンパク質抗原に対するヘルパー T 細胞依存性 B 細胞応答には，まず T 細胞領域のナイーブ T 細胞およびリンパ濾胞内の B 細胞が，同じ抗原の異なる部位に対してそれぞれ別に活性化される必要がある．

B 細胞はそのタンパク質上の特定のエピトープを認識するとこれを取り込んで消化し，MHC クラスⅡ分子上に特定のペプチドエピトープを提示する．

活性化リンパ球はお互いに向かって遊走し，濾胞の辺縁で相互作用し，そこで B 細胞がヘルパー T 細胞に抗原を提示する．

活性化ヘルパー T 細胞は CD40 L を発現し，B 細胞上の CD40 分子に結合し，その T 細胞はサイトカインを分泌，B 細胞上のサイトカイン受容体に結合する．CD40 とサイトカインの組み合わせにより，B 細胞の増殖・分化が起こる．

濾胞外領域でヘルパー T 細胞によって活性化 B 細胞が刺激されると濾胞外巣が形成され，そこでアイソタイプスイッチが起こり，短期生存形質細胞がつくられる．

ある活性化ヘルパー T 細胞は ICOS および CXCR5 を高発現し，IL-21 を分泌する特殊な Tfh 細胞に分化する．Tfh 細胞および活性化 B 細胞は濾胞に移動し，Tfh 細胞はこの特異的な B 細胞を活性することで胚中心がつくられはじめる．その後，T 細胞依存性の抗体応答としてアイソタイプスイッチ，体細胞突然変異，親和性成熟，記憶 B 細胞および長期生存形質細胞の生成が胚中心内で起こる．

CD40 L やサイトカインなどヘルパー T 細胞由来のシグナルが，B 細胞においてスイッチ組換えのプロセスによるアイソタイプスイッチを誘導することで，さまざまな免疫グロブリンのアイソタイプがつくられる．アイソタイプスイッチにはシチジンデアミナーゼである AID が誘導されることが必要であり，AID は一本鎖 DNA においてシトシンからウラシルへ変換させる．さまざまなサイトカインが AID を異なる H 鎖遺伝子座の下流にリクルートする．

T 細胞依存性の体液性免疫応答のプロセスで，親和性成熟が胚中心内で起こり，抗体の抗原に対する親和性が増加する．親和性成熟は，AID によって免疫グロブリン H 鎖および L 鎖の体細胞突然変異が起こり，その後胚中心の濾胞性樹状細胞（FDCs）によって提示された抗原により強く結合できる高親和性抗体をもった B 細胞が選択的に生き残った結果である．

胚中心 B 細胞の子孫細胞のなかには抗体産生を行う形質細胞へ分化し，骨髄へと移動するものもいれば，長期間生存する記憶 B 細胞となり，リンパ節や脾臓を再循環し抗原に再曝露されると迅速に反応して高親和性抗体を産生するものもいる．さまざまな転写因子の発現によって，活性化 B 細胞が形質細胞あるいは記憶 B 細胞に分化するかが制御されている．

T 細胞非依存性（TI）抗原は一般的に非タンパク質抗原であり，ヘルパー T 細胞の補助なしで体液性免疫応答を誘導できる．多糖，細胞膜の糖脂質や核酸など多くの TI 抗原は多価であり，B 細胞上のさまざまな膜型免疫グロブリン分子を架橋することができ，また補体を活性化することで T 細胞の補助なしでその B 細胞を活性化することができる．細菌成分によって B 細胞上の Toll 様受容体が活性化すると，T 細胞非依存的な B 細胞活性化が促進される．

TI 抗原は抗体応答を起こすが，アイソタイプスイッチ，親和性成熟あるいは記憶 B 細胞の生成などのヘルパー T 細胞に大きく依存したこれらの特徴は，この非タンパク質抗原では活性化されず限定的である．しかしながら，なかには微生物による Toll 様受容体からの刺激によって TNF ファミリーのサイトカインを産生し，B 細胞を活性化して AID の発現を誘導することで T 細胞非依存性のアイソタイプスイッチを起こすものがある．

抗体フィードバックは十分な抗体が産生され，抗原抗体複合体ができると体液性免疫応答が下方調節される機序である．B 細胞上の膜型免疫グロブリンおよび FcγRIIB とよばれる IgG の Fc 部分に対する受容体は，抗原抗体複合体によってともにクラスターを形成する．これにより，FcγRIIB の細胞質尾部を介して抑制性のシグナルカスケードが活性化され，B 細胞の活性化が終息する．

参考文献

B 細胞サブセットと B 細胞活性化

Cerutti A, Cols M, Puga I. Marginal zone B cells: virtues of innate-like antibody-producing lymphocytes. *Nat Rev Immunol*. 2013; 13: 118–132.

Gonzalez SF, Degn SE, Pitcher LA, et al. Trafficking of B cell antigen in lymph nodes. *Annu Rev Immunol*. 2011; 29: 215–233.

Goodnow CC, Vinuesa CG, Randall KL, et al. Control systems and decision making for antibody production. *Nat Immunol*. 2010; 11: 681–688.

Kurosaki T, Kometani K, Ise W. Memory B cells. *Nat Rev Immunol*. 2015; 15: 149–159.

Mauri C, Bosma A. Immune regulatory function of B cells. *Annu Rev Immunol*. 2012; 30: 221–241.

Nutt SL, Hodgkin PD, Tarlinton DM, Corcoran LM. The generation of antibody-secreting plasma cells. *Nat Rev Immunol*. 2015; 15: 160–171.

Rickert RC. New insights into pre-BCR and BCR signalling with relevance to B cell malignancies. *Nat Rev Immunol*. 2013; 13: 578–591.

Yuseff MI, Pierobon P, Reversat A, Lennon-Dumenil AM. How B cells capture, process and present antigens: a crucial role for cell polarity. *Nat Rev Immunol*. 2013; 13: 475–486.

濾胞性ヘルパー T 細胞および胚中心反応

Crotty S. T follicular helper cell differentiation, function, and roles in disease. *Immunity*. 2014; 41: 529–542.

Crotty S. A brief history of T cell help to B cells. *Nat Rev Immunol*. 2015; 15: 185–189.

De Silva NS, Klein U. Dynamics of B cells in germinal centres. *Nat Rev Immunol*. 2015; 15: 137–148.

King C. New insights into the differentiation and function of T follicular helper cells. *Nat Rev Immunol*. 2009; 9: 757–766.

McHeyzer-Williams M, Okitsu S, Wang N, McHeyzer-Williams L. Molecular programming of B cell memory. *Nat Rev Immunol*. 2012; 12: 24–34.

Radbruch A, Muehlinghaus G, Luger EO, et al. Competence and competition: the challenge of becoming a long-lived plasma cell. *Nat Rev Immunol*. 2006; 6: 741–750.

Tangye SG, Ma CS, Brink R, Deenick EK. The good, the bad and the ugly-TFH cells in human health and disease. *Nat Rev Immunol*. 2013; 13: 412–426.

Victora GD, Nussenzweig MC. Germinal centers. *Annu Rev Immunol*. 2012; 30: 429–457.

Vinuesa CG, Linterman MA, Yu D, MacLennan IC. Follicular helper T cells. *Annu Rev Immunol*. 2016; 34: 335–368.

AID，クラススイッチおよび体細胞突然変異

Cerutti A. The regulation of IgA class switching. *Nat Rev Immunol*. 2008; 8: 421–434.

Hwang JK, Alt FW, Yeap LS. Related mechanisms of antibody somatic hypermutation and class switch recombination. *Microbiol Spectr*. 2015; 3: MDNA3-0037-2014.

Kato L, Stanlie A, Begum NA, et al. An evolutionary view of the mechanism for immune and genome diversity. *J Immunol*. 2012; 188: 3559–3566.

Liu M, Schatz DG. Balancing AID and DNA repair during somatic hypermutation. *Trends Immunol*. 2009; 30: 173–181.

Neuberger MS. Antibody diversification by somatic mutation: from Burnet onwards. *Immunol Cell Biol*. 2008; 86: 124–132.

Stavnezer J, Guikema JE, Schrader CE. Mechanism and regulation of class switch recombination. *Annu Rev Immunol*. 2008; 26: 261–292.

Vaidyanathan B, Chaudhuri J. Epigenetic codes programming class switch recombination. *Front Immunol*. 2015; 6: 405.

第13章

体液性免疫のエフェクター機序

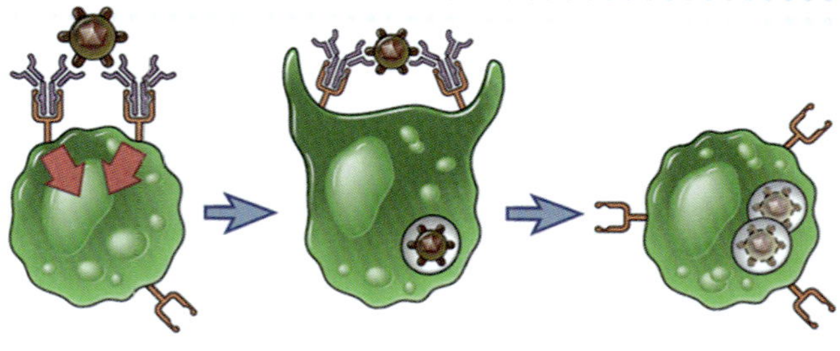

体液性免疫(humoral immunity)は，分泌された抗体(antibody)によってもたらされる．その生理学的な機能は，細胞外の微生物と微生物毒素に対する防御である．体液性免疫は**細胞性免疫**(cell-mediated immunity：CMI)と対照をなしている．細胞性免疫は，**T細胞**(T lymphocyte)によってもたらされ，宿主細胞内に感染し生存する微生物を根絶するために機能する，獲得免疫系のもう一方のエフェクター機序である(**第10章**，**第11章**参照)．体液性免疫は，抗体を含む血清(serum)により，免疫された個体から免疫されていない個体へ移行させることのできる獲得免疫(adaptive immunity)である．体液性免疫によって攻撃される微生物は，細胞外の細菌，真菌，ウイルス(virus)のような細胞内寄生体であり，細胞内寄生体はそれらが細胞に感染する前もしくは感染細胞から放出されたときに抗体の攻撃対象となる．抗体産生に異常が生じると，細菌，真菌，ウイルスを含む多くの微生物に感染しやすくなる．現在使用されているワクチン(vaccine)は，主に抗体産生を刺激することで生体防御を誘導する(**表13.1**)．抗体はきわめて重要な保護的役割を果たす一方で，アレルギー患者，ある種の自己免疫疾患，輸血反応(transfusion reaction)，移植片拒絶(transplant rejection，graft rejection)においては有害であり，組織傷害を引き起こしうる．本章では，抗原の排除のために抗体(antibody)を用いるエフェクター機序について説明する．抗体の構造は**第5章**，抗体産生のプロセスは**第12章**で説明されている．

体液性免疫の概要

抗体が微生物に対する防御をもたらす主要な機序について説明する前に，まず抗体による生体防御の顕著な特徴についていくつか要約しておく．

抗体の主な機能は感染微生物および微生物毒素の中和と排除である(**図13.1**)．後述するように，抗体による抗原の排除には複数のエフェクター機序がかかわっており，貪食細胞や補体タンパク質を含む免疫系(immune system)のさまざまな細胞と分泌タンパク質の関与を必要とする．

抗体は末梢(二次)リンパ臓器，炎症組織，骨髄(bone marrow)において形質細胞(plasma cell)により産生され，遠位でエフェクター機能を発揮する．リンパ節(lymph node)，**脾臓**(spleen)，骨髄において産生された抗体は，血中に入り体内を隈なく循環する．腸管や気道などの粘膜器官では，抗体は**粘膜固有層**(lamina propria)で産生され，上皮を透過し管腔へ分泌される．分泌された抗体は経口摂取や吸入された微生物の体内への侵入を阻んでいる(**第14章**参照)．また抗体は，胎盤を通過し発育中の胎児の循環系へと能動的に輸送される．病的状態にある場合，感染部位または慢性炎症部位の末梢非リンパ組織で抗体が産生されることがあり，これらは**三次リンパ組織**(tertiary lymphoid organ)ともよばれる．防御免疫にかかわる抗体は，短期生存もしくは長期生存の抗体産生形質細胞に由来しており，長期生存の抗体産生形質細胞は主に骨髄に存在する．細胞性免疫では，活性化T細胞は末梢の感染部位や炎症部位に遊走することができるが，粘膜分泌物の中に輸送されることや胎盤を通過して輸送されることはない．したがって抗体は，粘膜器官の管腔において，また胎児や新生児の体内において，微生物と戦うための主要な生体防御機序である．

抗体のエフェクター機能の多くは免疫グロブリン(immunoglobulin：Ig)分子のFc領域を介して発揮される．異なるアイソタイプ(isotype)の免疫グロブリン重鎖(immunoglobulin heavy chain)は異なるエフェクター機能を果たす(**表13.2**)．例えば，一部のIgGサブクラス(IgG1とIgG3)は貪食細胞のFc受容体(Fc receptors)に結合し，抗体に覆われた粒子の貪食を促進する．IgMと一部のIgGサブクラス(IgG1とIgG3，限定的ながらIgG2も，しかしIgG4は含まれない)は補体系を活性化する．IgEは**マスト細胞**(mast cell)のFc受容体に結合し，マスト細胞の活性化を引き起こす．これらの各エフェクター機序については本章後半で説明する．体液性免疫系は高度に特殊化(specialized)している．例えば，種々の微生物または抗原曝露は，B細胞を刺激し，これらの微生物に対抗するために最も適した免疫グロブリンアイソタイプをB細胞に選択させる．B細胞活性化のプロセスにおいて，アイソタイプスイッチを起こさせる主な刺激は，**活性化ヘルパーT細胞**(helper T cells)に発現しているCD40リガンドとサイトカイン(cytokines)である(**第12章**参照)．中和は，抗原に結合することで完結するため，免疫グロブリン定常領域(constant(C)region)の関与を必要としない唯一の抗体機能である．

表 13.1 ワクチンで誘導される体液性免疫

感染症	ワクチン	防御免疫の機序
ポリオ	注射用不活化ポリオウイルス(ソークワクチン)および経口投与用弱毒化ポリオウイルス(セービンワクチン)	IgG 抗体または粘膜 IgA 抗体によるウイルスの中和
破傷風, ジフテリア	トキソイド	全身の IgG 抗体によるウイルスの中和
A 型または B 型肝炎	組換えウイルスエンベロープタンパク質	粘膜 IgA 抗体または全身の IgG 抗体によるウイルスの中和
肺炎球菌肺炎, インフルエンザ菌(*Haemophilus influenzae*), 髄膜炎菌(*Neisseria meningitidis*)	担体タンパク質に結合した細菌莢膜多糖類から成る結合型ワクチン	補体活性化に対して直接的もしくは二次的な, IgM 抗体や IgG 抗体によってもたらされるオプソニン化と貪食

防御体液性免疫を刺激することによって働くワクチンの例を選び収載した.

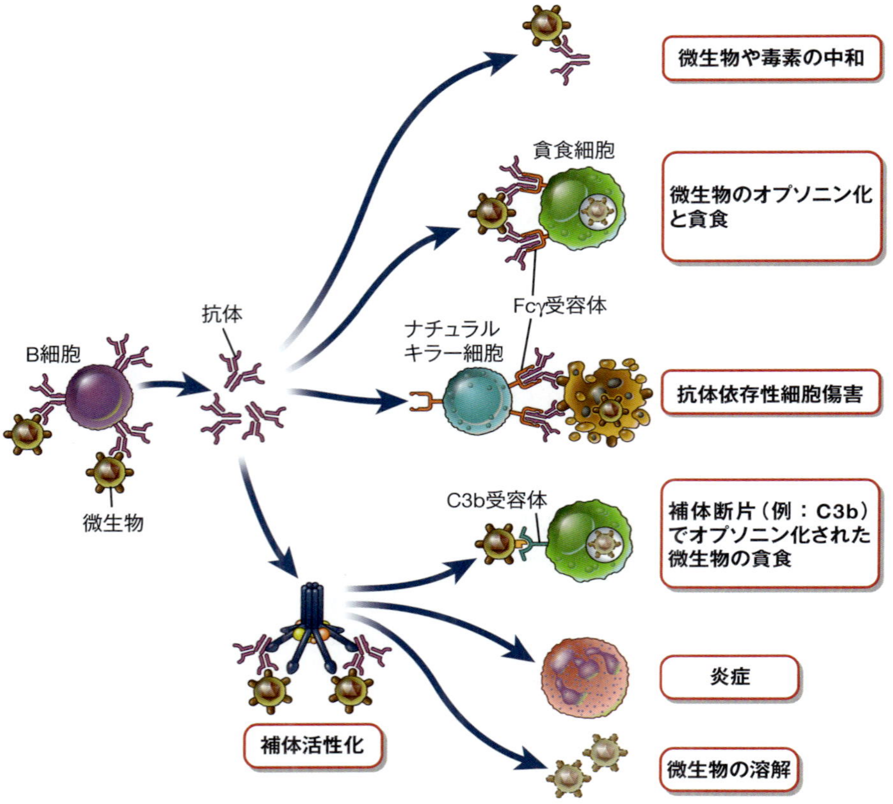

図 13.1 抗体のエフェクター機能

微生物(および, 図示していないが, 微生物毒素)に対する抗体は, これら病原体を中和し, 貪食のためにオプソニン化し, 抗体依存性細胞傷害活性のために感作し, 補体系を活性化する. これらのさまざまなエフェクター機能は, 異なる抗体のアイソタイプによってもたらされる.

Fc 領域が介在する抗体のエフェクター機能は, 可変領域(variable region)に抗原が結合することによって引き起こされる. 微生物表面上の多糖や反復配列といった多価抗原に抗体が結合すると, 複数の抗体分子が互いに接近する. この抗体分子のクラスター化は, 補体の活性化をもたらし, また貪食細胞上の Fc 受容体に抗体が結合して Fc 受容体を活性化することを可能にする. この抗原結合の必要性は, 必要なときにのみ抗体がさまざまなエフェクター機序を活性化することを保証している. すなわち, 抗体が抗原に結合しない状態で循環しているときではなく, 抗体が抗原に遭遇し特異的に結合したときにエフェクター機序が活性化することを意味する.

この体液性免疫の序論を念頭に置きながら, 生体防御における抗体のさまざまな機能を説明する.

微生物と微生物毒素の中和

微生物や微生物毒素に対する抗体は, これらの微生物や毒素が細胞の受容体に結合するのを妨げる(図 13.2). このようにして, 抗体は, 有害な影響をもたらす可能性のある微生物毒素はもちろん, 微生物の感染性も中和または阻害する. 多くの微生物は, 宿主細胞表面の膜タンパク質や脂質に特定の微生物表面分子が結合することによって宿主細胞へと侵入する. 例えば, インフルエンザウイルスは, 呼吸上皮細胞への感染にウイルスエンベロープ・ヘマグルチニンを用いる．また，グラム陰性菌はさまざまな宿主細胞に付着し感染するために線毛を用いる．これらの微生物の構造体に結合する抗体は，構造体の立体構造変化をもたらし，細胞の受容体と相互作用する微生物の能力を阻害し，感染を阻止する．多くの微生物毒素は，特異的な細胞の受容体に結合することによっても，その病的作用をもたらす．例えば，破傷風毒素は神経筋接合部の運動終板にある受容体に結合し，神経筋伝達を阻害して麻痺を引き起こす．また，ジフテリア毒素は細胞の受容体に結合してさまざまな細胞の中に入り，タンパク質合成を阻害する．このような毒素に対する抗体は，宿主細胞と毒素の相互作用を立体的に阻害して，毒素が組織傷害や疾患を引き起こすことを防ぐ．中和は，立体的な干渉だけでなくさまざまな方法で起こすことができる．例えば，腸の管腔において，IgA により引き起こされる微生物の集合または凝集は，病原体の感染性を低下させ，粘液でそれらを絡めとり，蠕動による排除を促進することができる．時には，抗体は微生物に結合し表面分子の立体構造変化を誘導して，微生物が細胞の受容体と相互作用するのを防ぐ．このような作用は，ある種のウイルスに対する抗体で観察されており，抗体のアロステリック効果の例である．

表 13.2　抗体アイソタイプの機能

抗体アイソタイプ	アイソタイプ特異的エフェクター機能
IgG	マクロファージや好中球による貪食のための抗原のオプソニン化
	補体古典的経路の活性化
	ナチュラルキラー細胞によってもたらされる抗体依存性細胞傷害
	新生児期免疫：胎盤や腸を超えた母体の抗体の輸送
	B 細胞活性化のフィードバック抑制 微生物と毒素の中和
IgM	補体古典的経路の活性化
IgA	粘膜免疫：消化管や気道の管腔への IgA の分泌 粘膜器官における微生物や毒素の中和
IgE	マスト細胞の脱顆粒（即時型過敏反応） 蠕虫に対する好酸球依存性防御

抗体による微生物と微生物毒素の中和は，抗体の抗原結合領域のみを必要とする．それゆえ，このような中和は，循環血中や粘膜分泌物中に存在するどのようなアイソタイプの抗体であっても誘導される．また，実験的にあるいは治療的に，特異的抗体重鎖の Fc 領域を欠く Fab もしくは F(ab´)$_2$ フラグメントによっても中和される．血中の中和抗体は主に IgG アイソタイプであり，粘膜部では主に IgA 抗体である．最も効果的な中和抗体とは，抗原に対し

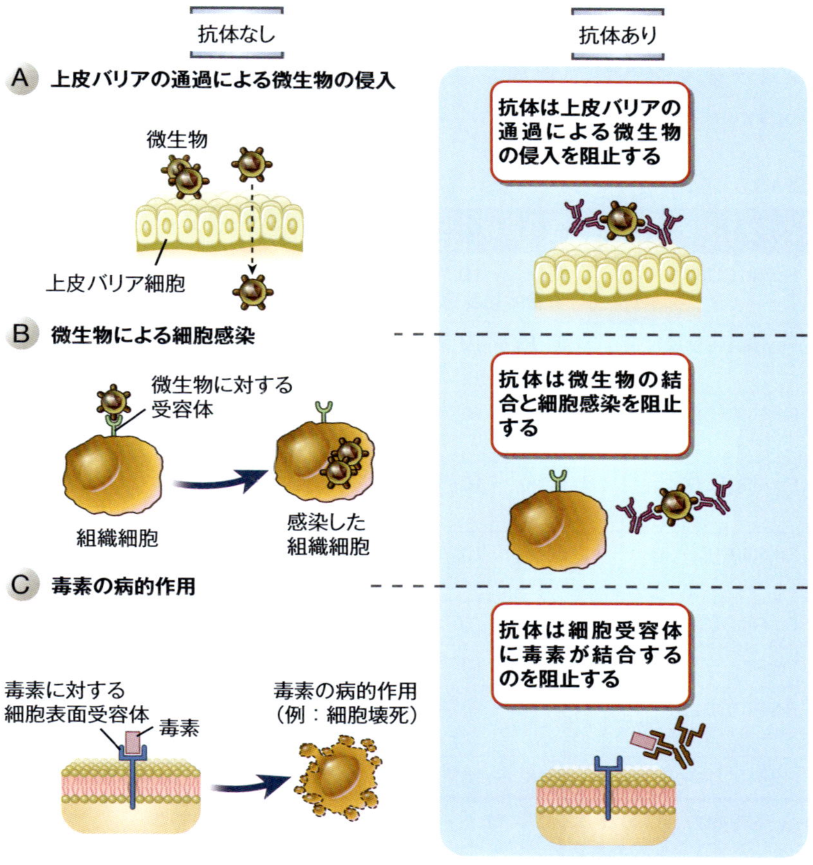

図 13.2　抗体による微生物と毒素の中和
(A)抗体は微生物が細胞に結合するのを妨げ，宿主細胞に感染する微生物の能力を阻害する．(B)抗体は，感染細胞から隣接する未感染細胞に微生物が拡散するのを阻害する．(C)抗体は毒素が細胞に結合するのを妨げ，毒素の病的作用を阻害する．

て高い親和性をもつ抗体である．高親和性抗体は**親和性成熟**(affinity maturation)のプロセスによって作り出される(第 12 章参照)．多くの予防ワクチンは，高親和性中和抗体の産生を刺激することで作用する(表 13.1 参照)．微生物が宿主免疫を回避するために用いる機序は，中和抗体の標的となる表面抗原をコードしている遺伝子を変異させることである(第 16 章参照)．

抗体によるオプソニン化と貪食

IgG 抗体は微生物を覆い(オプソニン化し)，貪食細胞上の Fc 受容体に結合することによってそれらの貪食を促進する．単核性貪食細胞(mononuclear phagocytes)と**好中球**(neutrophil, polymorphonuclear leukocyte：PMN)は，細胞内殺菌と分解のためにまず微生物を取り込む．これらの貪食細胞は，抗体がなくても微生物に直接結合し，それらを取り込むためのさまざまな表面分子を発現しており，**自然免疫**(innate immunity)の 1 つの機序として機能している(第 4 章参照)．貪食細胞が高い親和性で粒子に結合できれば，このプロセスの効率は顕著に増強される．単核性貪食細胞と好中球は，抗体に覆われた粒子に特異的に結合する IgG 抗体の Fc 部分に対する受容体を発現している．微生物は C3b とよばれる補体活性化産物によっても表面を覆われ，白血球の C3b 受容体に結合することで貪食される(本章後半で説明する)．第 4 章で説明したように，貪食(phagocytosis)を促進するために粒子を覆うプロセスは**オプソニン化**(opsonization)とよばれ，抗体および補体タンパク質を含むこの機能を果たす物質は**オプソニン**(opsonin)とよばれる．

白血球 Fc 受容体

白血球は抗体の定常領域に結合する Fc 受容体を発現しており，それによって免疫グロブリンに覆われた粒子の貪食を促進し，白血球の活性化を制御するシグナルを伝達する．白血球以外の Fc 受容体はさまざまな場所への抗体の輸送に関与する．さまざまな免疫グロブリン重鎖アイソタイプに対する Fc 受容体は，多くの白血球集団に発現しており，免疫において多様な機能を果たしている．これらの Fc 受容体のうちで，オプソニン化された粒子の貪食に最も重要なものは Fcγ 受容体(Fcγ receptor：FcγR)とよばれる IgG 重鎖の受容体であり，本章では主にこの受容体について解説する．第 20 章では，IgE に結合する Fc 受容体について説明する．第 5 章では，胎盤，血管内皮，その他のタイプの細胞上に発現し，胎盤を通過する IgG 輸送や代謝回転からのこのアイソタイプ抗体の保護に関連する特有の機能をもつ**新生児 Fc 受容体**(neonatal Fc receptor：FcRn)について述べている．第 14 章では，粘膜上皮を通過する主に IgA の輸送に関与している**ポリ Ig 受容体**(poly-Ig receptor)について説明する．

Fcγ 受容体は，さまざまな IgG サブクラスの重鎖に対する親和性に基づいて 3 つのグループに分類されている．さまざまな Fc 受容体がさまざまなタイプの細胞上に発現している(表 13.3)．概して，IgG1 や IgG3 を含む免疫複合体(immune complex)は活性化型 Fc 受容体に効率的に結合し，IgG2 を含む複合体はあまり結合しない．IgG4 は活性化型 Fc 受容体に対する親和性がきわめて低く，この抗体アイソタイプの生物学的機能はほとんど解明されていない(訳者注：マウスは IgG4 アイソタイプを有していない．ヒ

表 13.3 Fc 受容体

Fc 受容体	免疫グロブリンに対する親和性	細胞分布	機能
FcγRI(CD64)	高(K_d ～ 10^{-9}M)，IgG1 と IgG3 を結合，単量体 IgG を結合できる	マクロファージ，好中球，また好酸球にも	貪食，貪食細胞の活性化
FcγRIIA(CD32)	低(K_d ～ 10^{-7}M)	マクロファージ，好中球，樹状細胞，好酸球，血小板	貪食，細胞活性化
FcγRIIB(CD32)	低(K_d ～ 10^{-7}M)	B 細胞，マクロファージ，樹状細胞，その他の細胞	さまざまな細胞応答のフィードバック抑制
FcγRIIC(CD32)	低(K_d ～ 10^{-7}M)	マクロファージ，好中球，ナチュラルキラー細胞	貪食，細胞活性化
FcγRIIIA(CD16)	低(K_d ～ 10^{-6}M)	ナチュラルキラー細胞，マクロファージ，樹状細胞	抗体依存性細胞傷害
FcγRIIIB(CD16)	低(K_d ～ 10^{-6}M)，GPI 結合型タンパク質	好中球	貪食(非効率的な)
FcεRI	高(K_d ～ 10^{-10}M)，単量体 IgE を結合	マスト細胞，好塩基球，好酸球	細胞活性化(脱顆粒)
FcεRII(CD23)	低(K_d ～ 10^{-7}M)	B 細胞，好酸球，ランゲルハンス細胞	不明
FcαR(CD89)	低(K_d ～ 10^{-6}M)	好中球，好酸球，単球	細胞活性化？

Fcγ 受容体の 3 つのグループには I，II，III の番号がつけられており，2 つの受容体のアイソフォームは A，B，C と命名されている．
GPI：グリコシルフォスファチジルイノシトール(glycophosphatidylinositol)

トの抗原特異的IgG4は，抗原と抗原特異的IgEの相互作用における阻害抗体として機能することが報告されているが，その生理学的な重要性についての見解はまだ定まっていない）．抑制性受容体であるFcγRIIBを除くほとんどのFc受容体の会合は，細胞の活性化をもたらす．すべてのFcγ受容体は，IgG重鎖を認識するα鎖とよばれるリガンド結合鎖を含んでいる．さまざまなIgGアイソタイプに対する各Fcγ受容体の特異性または親和性の違いは，これらのα鎖の構造の相違に基づいている．すべてのFc受容体は，抗原に結合した抗体によって最適に活性化され，循環している遊離の抗体によって活性化されることはない．FcγRIIを除くすべてのFc受容体において，α鎖はシグナル伝達に関与する1つ以上のポリペプチド鎖と会合している（**図13.3**）．FcγRIIのシグナル伝達機能は，この単鎖受容体の細胞質側末端によってもたらされる．

IgG特異的Fc受容体には3つの主要なグループがあり，そのうちの2つは構造と機能が異なる複数のアイソフォームを有している（**表13.3**参照）．これらは以下で説明する．FcRnは，**第5章**で説明したように，胎盤を通過するIgG輸送および，代謝回転からのこのアイソタイプ抗体の保護に関連した特有の機能を有している．

- **FcγRI**（CD64）は主要な貪食細胞Fcγ受容体である．マクロファージ（macrophage）と好中球上に発現しており，IgG1とIgG3に高親和性で結合する（解離定数[K_d]は10^{-8}～10^{-9}M）（マウスでは，FcγRIはIgG2a抗体およびIgG2b/2c抗体と優先的に結合する）．Fc結合α鎖の大きな細胞外アミノ末端領域は，3つのタンデム型免疫グロブリン様領域に折りたたまれている．FcγRIのα鎖は，Fc受容体γ鎖とよばれるジスルフィド結合ホモ二量体のシグナル伝達タンパク質と会合している．このγ鎖はFcγRIII，FcαR，FcεRIに付随するシグナル伝達複合体においてもみられる．γ鎖はごく短い細胞外アミノ末端と，**T細胞受容体**（T cell receptor：TCR）のζ鎖（ζ chain）と，構造的に相同な大きな細胞質側カルボキシル末端を有している．T細胞受容体ζ鎖と同様に，Fc受容体γ鎖は，受容体のクラスター形成から**プロテインチロシンキナーゼ**（protein tyrosine kinase：PTK）の活性化を導く**免疫受容体チロシン活性化モチーフ**（immunoreceptor tyrosine-based activation motif：

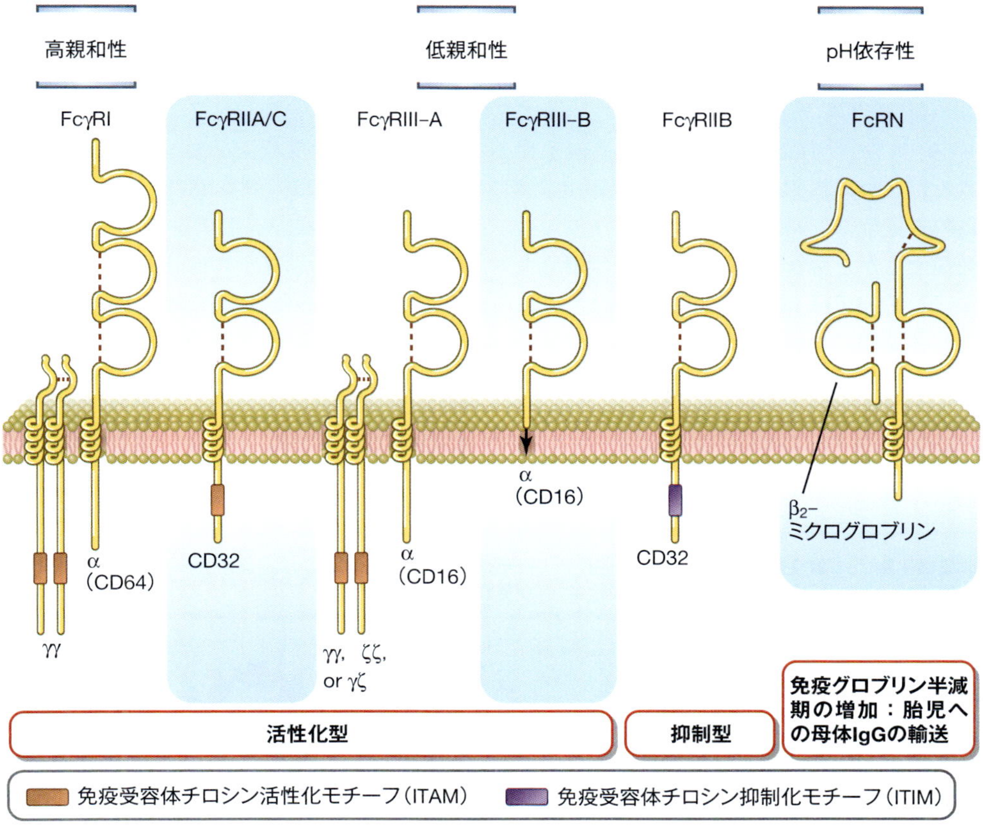

図13.3 Fcγ受容体のサブユニット構成

種々のヒトFc受容体の模式図には，Fcに結合するα鎖とシグナル伝達サブユニットを図示している．FcγRIII-Bはシグナル伝達機能が知られていないグリコシルフォスファチジルイノシトール（GPI）結合型膜タンパク質である．FcγRIIAとIICは，発現パターンがわずかに異なる，構造的に類似した低親和性活性化受容体である．FcγRIIA/CとFcγRIIBは両方ともCD32と名づけられているが，それらは別個の機能をもつ異なるタンパク質であることに留意すべきである（本文参照）．新生児Fc受容体（FcRn）は，主要組織適合遺伝子複合体分子クラスⅠと構造的に似ているが，ペプチド結合裂孔を有していない．

ITAM）を有している．多価抗原による，数個の Fc 受容体に結合した IgG 分子の架橋は，細胞の活性化をもたらす．

- ヒトの **FcγRII**（CD32）は IgG1 と IgG3 に低親和性で結合する（K_d 10^{-6}M）．遺伝子重複と多様化は，この受容体に FcγRII A，B，C という 3 つの形態の発生をもたらした．これらのアイソフォームは，類似の細胞外領域とリガンド特異性をもつが，細胞質側末端の構造，細胞分布，機能が異なっている．FcγRIIA は好中球，単核性貪食細胞，樹状細胞に発現しており，オプソニン化粒子の貪食に関与している．一方で，FcγRIIC は単核性貪食細胞（dendritic cells），好中球，ナチュラルキラー細胞に発現している．FcγRIIA と FcγRIIC の細胞質側末端は免疫受容体チロシン活性化モチーフを有しており，IgG1 または IgG3 で覆われた粒子もしくは細胞によるクラスター形成により，貪食細胞に活性化シグナルを伝えることができる．樹状細胞において，この受容体は抗原の捕捉，その結果としての T 細胞活性化に寄与している．FcγRIIB は骨髄系細胞と B 細胞上に発現している抑制性受容体で，B 細胞上に発現している唯一の Fc 受容体である．**抗体フィードバック**（antibody feedback）におけるその役割は**第 12 章**で説明されている．
- **FcγRIII**（CD16）も IgG に対する低親和性受容体である．FcγRIII の細胞外リガンド結合部位は，構造，親和性（affinity），IgG に対する特異性（specificity）において FcγRII と似ている．この受容体には，別々の遺伝子によってコードされた 2 つの形態が存在する．FcγRIIIA アイソフォームは膜貫通型タンパク質で主にナチュラルキラー細胞上に発現するが，マクロファージや樹状細胞上にも発現している．FcγRIIIA は Fc 受容体 γ 鎖のホモ二量体，T 細胞受容体 ζ 鎖のホモ二量体，もしくは Fc 受容体 γ 鎖と ζ 鎖からなるヘテロ二量体と会合している．これらの会合している鎖は，Fc 受容体に抗体が結合すると活性化シグナルを伝達する免疫受容体チロシン活性化モチーフを有しており，それゆえ受容体機能に不可欠である．FcγRIIIB アイソフォームは，好中球上に発現している**グリコシルフォスファチジルイノシトール**（GPI）修飾タンパク質である．これは貪食や好中球活性化には関与しておらず，その機能はほとんど理解されていない．

これらの Fcγ 受容体に加え，IgE と IgA の重鎖に対する受容体が存在する（**表 13.3** 参照）．FcεRI については**第 20 章**で説明する．FcαR の機能については十分に理解されていない．

貪食と貪食細胞の活性化における Fcγ 受容体の役割

貪食細胞上の Fc 受容体と多価抗体に覆われた粒子の結合は，粒子の貪食と貪食細胞の活性化を引き起こす（**図 13.4**）．これらの受容体に最もよく結合する IgG サブタイプ（IgG1 と IgG3）は，貪食を促進するための最も効果的なオプソニンである．前述のように，FcγRI は貪食細胞上の高親和性 Fcγ 受容体であり，オプソニン化粒子の貪食に最も重要な受容体である．

オプソニン化粒子は**ファゴソーム**（phagosome）として知られる小胞に取り込まれ，**リソソーム**（lysosome）と融合し，貪食された粒子はこれらのファゴリソソーム内で破壊される．活性化は，（例えば，抗体に覆われた微生物もしくは免疫複合体上の）隣接する数個の免疫グロブリン分子による Fc 受容体の架橋を必要とする．Fc 受容体のリガンド結合 α 鎖の架橋は，リンパ球において抗原受容体架橋後に起こるのと同様のシグナル伝達現象をもたらす（**第 7 章**参照）．これらのシグナル伝達現象には，Fc 受容体シグナル伝達鎖が有する免疫受容体チロシン活性化モチーフの Src キナーゼ依存性のチロシンリン酸化，免疫受容体チロシン活性化モチーフへの SH2 ドメイン依存性 Syk ファミリーキナーゼの動員，フォスファチジルイノシトール-3-キナー

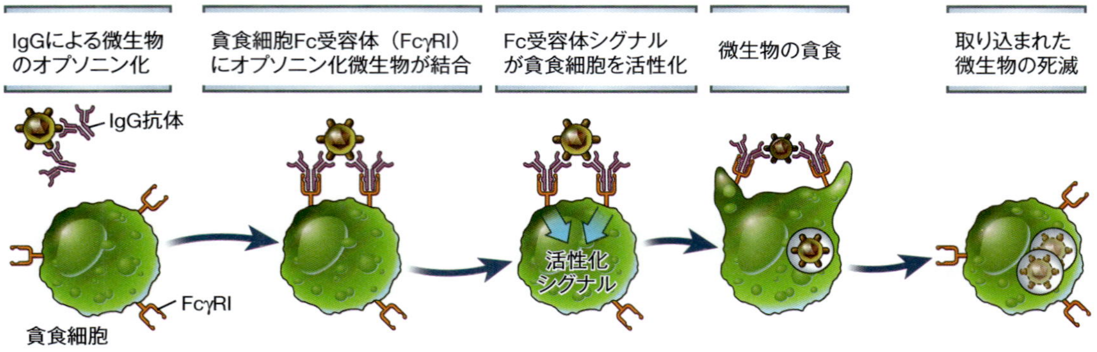

図 13.4　抗体によるオプソニン化と微生物の貪食
特定の IgG サブクラスの抗体は微生物に結合し，その後，貪食細胞上の Fc 受容体により認識される．Fc 受容体からのシグナルは，オプソニン化された微生物の貪食を促進し，これらの微生物を破壊する貪食細胞を活性化する．貪食の殺菌機序は**第 4 章**（**図 4.13** 参照）と**第 10 章**（**図 10.7** 参照）に説明されている．

ゼの活性化，SLP-76 や BLNK を含むアダプター分子の動員，**フォスフォリパーゼ Cγ**(phospholipase Cγ：PLCγ)や Tec ファミリーキナーゼといった酵素の動員，が含まれる．これらの現象は，イノシトール三リン酸と**ジアシルグリセロール**(diacylglycerol：DAG)の生成と，細胞質カルシウムの持続的な増加をもたらす．

Fcγ 受容体下流のシグナル伝達経路は，白血球において，サイトカイン，炎症メディエーター，および殺菌酵素をコードする遺伝子の転写，また貪食，脱顆粒，細胞遊走をもたらす細胞骨格の可動化を含む，多くの反応を引き起こす．活性化貪食細胞において産生される主な殺菌物質は，**活性酸素種**(reactive oxygen species：ROS)，**一酸化窒素**(nitric oxide)，加水分解酵素である．これらは，**第 4 章**で説明した自然免疫応答において活性化された貪食細胞により産生されるものと同じ物質である．同じ殺菌物質が組織に損傷を与えることがあり，この抗体による組織傷害の機序は**過敏症**(hypersensitivity diseases)において重要である(**第 19 章**参照)．FcγRI のリガンド結合 α 鎖またはシグナル伝達 Fc 受容体 γ 鎖を欠いている**ノックアウトマウス**(knockout mouse)は，抗体による微生物に対する防御能を欠損しており，また，ある種の IgG 抗体による組織傷害を発症しない．これらの事実は，これらのプロセスにおいて Fc 受容体が重要な役割を担っていることを証明している．

FcγRIIB 受容体による抑制性シグナル

FcγRIIB 受容体は，B 細胞の抑制性シグナル伝達と**抗体フィードバック**現象との関連で前述した，抑制性 Fc 受容体である(**第 12 章**参照)．FcγRIIB は樹状細胞，好中球，マクロファージ，マスト細胞上にも発現しており，これらの細胞の活性化型 Fc 受容体やその他の刺激に対する反応を制御する役割を果たしている．経験的にいくつかの**自己免疫疾患**(autoimmune disease)に有効であることの多い治療として，静注用免疫グロブリン(intravenous immunoglobulin：IVIG)とよばれるあらかじめ保存されているヒト IgG の静脈内投与がある．静注用免疫グロブリンは FcγRIIB の発現を増加させ，この受容体に結合して B 細胞と骨髄系細胞に抑制性シグナルを伝達する．それにより，抗体産生を減少させ炎症(inflammation)を緩和させることができる．

抗体依存性細胞傷害

ナチュラルキラー細胞(natural killer cells：NK cells)**とその他の白血球は，Fc 受容体により抗体に覆われた細胞と結合し，それらの細胞を破壊する．**このプロセスは**抗体依存性細胞傷害**(antibody-dependent cell-mediated cytotoxicity：ADCC)とよばれる(**図 13.5**)．これは，ナチュラルキラー細胞の機能として最初に見出されたものであり，Fc 受容体 FcγRIIIA を用いて抗体に覆われた細胞に結合する．FcγRIIIA(CD16)は細胞表面に露呈したクラスター化 IgG 分子に結合する低親和性受容体であり，循環している単量体 IgG とは結合しない．そのため，抗体依存性細胞傷害は標的細胞が抗体分子で覆われている場合にのみ起こり，血漿中の遊離 IgG は，ナチュラルキラー細胞を活性化せず，FcγRIII への結合において細胞を覆っている IgG と競合することもない．抗体に覆われた標的細胞によって引き起こされる FcγRIII の会合は，ナチュラルキラー細胞を活性化してインターフェロン-γ などのサイトカインを合成および分泌させるとともに，このタイプの細胞の殺傷機能を担っている顆粒内容物を放出させる(**第 4 章**参照)．抗体依存性細胞傷害は，マクロファージでも起こる．

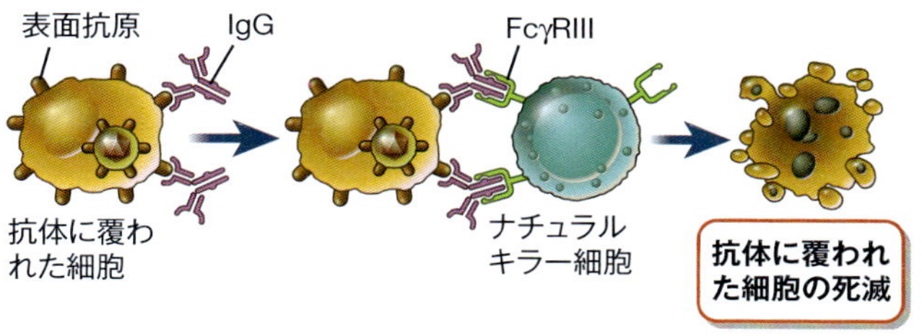

図 13.5 抗体依存性細胞傷害
特定の IgG サブクラスの抗体は細胞(例：感染細胞)に結合し，結合した抗体の Fc 領域がナチュラルキラー細胞上の Fcγ 受容体によって認識される．ナチュラルキラー細胞が活性化され，抗体に覆われた細胞を死滅させる．

抗体依存性細胞傷害は試験管内で容易に証明できるが，微生物に対する宿主防御におけるその役割は確証されていない．抗 CD20 抗体の標的となる B 細胞や B 細胞由来の腫瘍細胞のような，特定の治療用**モノクローナル抗体**(monoclonal antibody)に覆われた細胞を排除するための 1 つの機序と考えられている．

抗体による蠕虫の排除

抗体，好酸球，マスト細胞は，一部の蠕虫寄生虫の死滅および駆逐のために一体となって機能する．蠕虫(helminth)(寄生虫)は貪食細胞によって貪食されるには大きすぎ，またそれらの外皮は好中球やマクロファージの殺菌性産物に対して比較的耐性がある．しかし，蠕虫は好酸球(eosinophil)の顆粒内に存在する，主要塩基性タンパク質として知られる毒性のある陽イオン性タンパク質によって死滅させることができる．蠕虫を覆う IgE，および IgE ほどではないが IgG と IgA は，好酸球上の Fc 受容体に結合して好酸球の脱顆粒を引き起こし，寄生虫を殺す塩基性タンパク質や他の好酸球の顆粒成分を放出させる．好酸球の高親和性 Fcε 受容体(FcεRI)は，シグナル伝達 β 鎖を欠いており，会合している γ 鎖を介してのみシグナルを送ることができる．好酸球の活性化に加えて，蠕虫表面上の抗原を認識するIgE抗体は，高親和性IgE受容体を介して局在するマスト細胞の脱顆粒を惹起させることができる（**第20章参照**）．マスト細胞メディエーターは気管支収縮と腸運動の増進を誘発し，気道や消化管管腔などの部位からの寄生虫排除に寄与している．

補体系

補体系は，体液性免疫の主要なエフェクター機序の1つであり，また自然免疫の重要なエフェクター機序の1つでもある．自然免疫における補体の役割は**第4章**で簡単に説明している．ここでは，補体の活性化と調節についてより詳しく述べることにする．

補体の名称は，抗体の発見直後にJules Bordetによって行われた実験に由来している．彼は，抗菌抗体を含む新鮮な血清を生理的温度（37℃）で細菌に添加すると，細菌が溶解されることを実証した．しかしながら，血清が56℃以上に加熱されると，血清はその溶解能を失う．抗体は比較的熱に安定であるため，この溶解能の喪失は抗体活性の減衰のためではない．加熱された血清でも細菌を凝集させる能力はある．Bordetは，血清に抗体の溶解機能を補助もしくは補完する別の熱不安定性の成分が含まれているはずだと結論づけた．この成分が後に**補体**（complement）と命名された．

補体系は血清タンパク質と細胞表面タンパク質からなる．それらは，微生物を排除するように機能する産物を産生するため，高度に調節された方法で相互に作用し合い，また他の免疫系の分子とも相互作用する．補体タンパク質は通常不活性な血漿タンパク質である．それらはさまざまなエフェクター機能をもたらす産物を産生するための，特定の状況下でのみ活性化される．補体活性化のいくつかの特性は，その通常の機能に不可欠である．

- **補体系は微生物，および微生物や他の抗原に結合した抗体によって活性化される．**したがって，補体は微生物表面に対する免疫的な攻撃が中心となる．活性化が開始される機序は後述する．
- **補体の活性化には，タンパク質分解活性をもつ酵素複合体を産生するための，一連のタンパク質分解が関与している．**他のプロテアーゼの作用によってタンパク質分解酵素活性を獲得するタンパク質は，チモーゲン（酵素前駆体[zymogen]）とよばれる．タンパク質分解酵素カスケードにおいて重要な一連のチモーゲン活性化のプロセスは，凝血やキニン系においても重要である．タンパク質分解カスケードは非常に激しく迅速な増幅を可能にする．なぜならば，一段階目で活性化された各酵素分子が，次の段階で多数の活性化された酵素分子を生み出すことができるからである．
- **補体活性化の生理活性をもつ切断産物の多くは，微生物の細胞表面，微生物や他の抗原に結合した抗体，アポトーシス小体に共有結合する．**液相では，補体タンパク質は不活性であるか，一過性の活性（数秒間）を示すのみである．しかし，それらは微生物，抗体，または死細胞に結合すると安定して活性化される．補体系の完全な活性化，つまりその生物学的機能は，微生物の細胞表面または抗原に結合した抗体の部位に限定されており，血中で起こるわけではない．
- **補体活性化の副産物は炎症反応を刺激する．**好中球と単球（monocyte）の動員は，微生物周囲に病原体を排除するために役立つ炎症性の環境を作り出す．
- **補体活性化は，正常な宿主細胞上に存在し，微生物には存在しない調節タンパク質によって阻害される．**調節タンパク質は，宿主細胞に対する補体による損傷を最小限にするために存在する．微生物はこれらの調節タンパク質を欠いているため，微生物表面上では補体活性化が起こりうる．

補体活性化の経路

補体活性化には3つの主要な経路がある：抗原に結合した特定のアイソタイプの抗体による補体活性化古典的経路（classical pathway of complement activation）．抗体の非存在下における，微生物細胞表面上での補体活性化第二経路（alternative pathway of complement activation）．微生物上の表面炭水化物に結合するマンノース結合タンパク質による補体活性化レクチン経路（lectin pathway of complement activation）（**図13.6**）．古典的経路と第二経路の名称は，古典的経路が最初に発見され特性が明らかにされたことに起因するが，第二経路のほうが系統的には古い．補体活性化の経路は，それらがどのようにして開始されるかにおいて異なっているが，それらはすべて，最も豊富な補体タンパク質C3の切断を引き起こす．古典的経路は獲得体液性免疫の主要な機序であるのに対し，第二経路とレクチン経路は自然免疫のエフェクター機序である．

補体活性化の中心的な現象は，補体タンパク質C3のタンパク質分解による生理活性産物の生成と，それに続く微生物細胞表面もしくは抗原に結合した抗体へのC3bとよばれるC3産物の共有結合である（**図13.6**参照）．補体活性化は，C3をC3aとC3bとよばれる2つの断片に切断するタンパク質分解性複合体**C3転換酵素**（C3 convertase）の生成が関与している（慣例として，各補体タンパク質のタンパク質分解産物は末尾の小文字によって識別される．aは小さいほうの産物を，bは大きいほうの産物を示す）．C3bは，微生物細胞表面もしくは抗原に結合した抗体に共有結合する．補体の生物学的機能のすべては，C3のタンパク質切断に依存している．例えば，C3bは微生物に共有結合し，貪食細胞（好中球やマクロファージ）はC3b受容体を

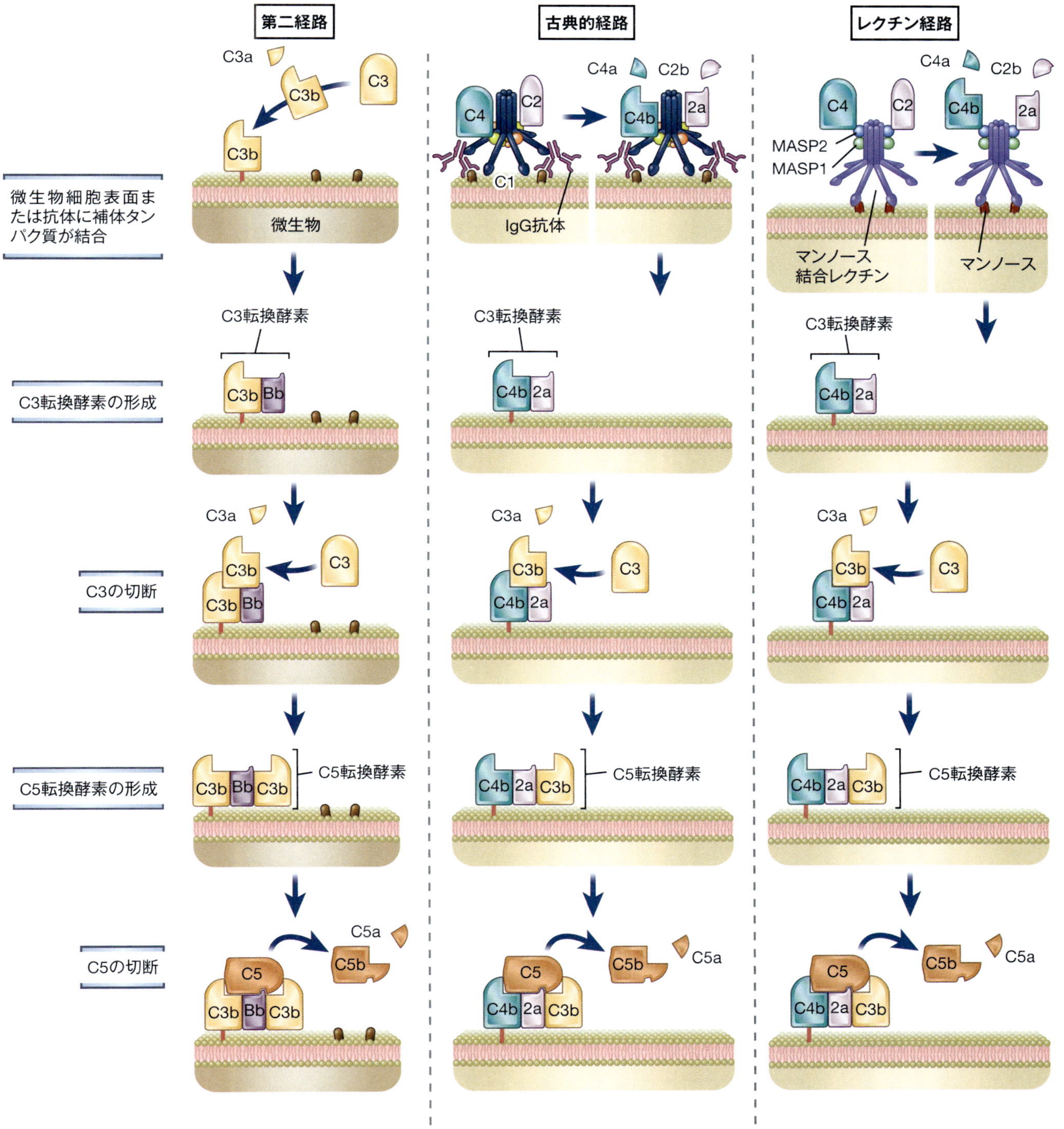

図 13.6　第二経路，古典的経路，レクチン経路による補体活性化の初期段階

第二経路は，微生物の細胞壁などの活性化表面に C3b が結合することによって活性化される．古典的経路は，抗原－抗体複合体に C1 が結合することによって開始される．レクチン経路は，微生物に血漿レクチンが結合することによって活性化される．C3 転換酵素の作用によって生成された C3b は，微生物の細胞表面または抗体に結合して，C5 を切断する酵素〔C5 転換酵素〕の構成因子になり，補体活性化の後期段階を開始する．3 つの経路すべての後期段階は同じであり（図示せず），3 つの経路によって活性化された補体はすべて同じ機能を果たす．

発現するので，補体活性化は貪食を促進する．C3（および他の補体タンパク質）のタンパク質分解によって産生されたペプチドは，炎症を刺激する．

補体活性化の 3 つの経路すべてにおいて，C3 転換酵素による C3b の生成の後に，**C5 転換酵素**（C5 convertase）とよばれる第二の酵素複合体が構築される．これは，C5 を C5a と C5b に切断する．C5 転換酵素は，C5a 断片の生成による炎症と，標的微生物の膜での細孔形成の両方に寄与している．補体活性化の経路は，C3b が産生される方法は異なるが，C5 の切断以後は 1 つの共通の順序に従う．

この背景に基づいて，第二経路，古典的経路，レクチン経路のより詳細な説明に進んでいく．

第二経路

補体活性化第二経路は，抗体の関与なしに，C3 のタンパク質分解と，その分解産物 C3b の微生物表面への安定な付着をもたらす（図 13.7，表 13.4）．通常，血漿中の C3 は，C3 空転（C3 tickover）とよばれるプロセスで C3b を生成するため，低い割合（1 時間あたり総血漿 C3 の 1 ～ 2%）で継続的に切断されている．C3 タンパク質は，チオエステル領域として知られるタンパク質の領域中に，埋設された状態で反応性チオエステル結合を有している．C3 が切断されると，C3b 分子は著しい立体構造変化を起こしてチオエステル領域が反転する（約 85Å の大きなシフト）．その結果，隠されていた反応性チオエステル結合が露出する．少量の C3b は，微生物を含む細胞の表面とそのチオエステル領域を介して共有結合する．このチオエステル領域は，細胞表面タンパク質のアミノ基またはヒドロキシル基と，もしくはアミド結合またはエステル結合を形成している細胞表面多糖類と反応する（図 13.8）．これらの結合が形成されないと，C3b は液相に残存し，露出された反応性チオエステル結合は速やかに加水分解され，タンパク質を不

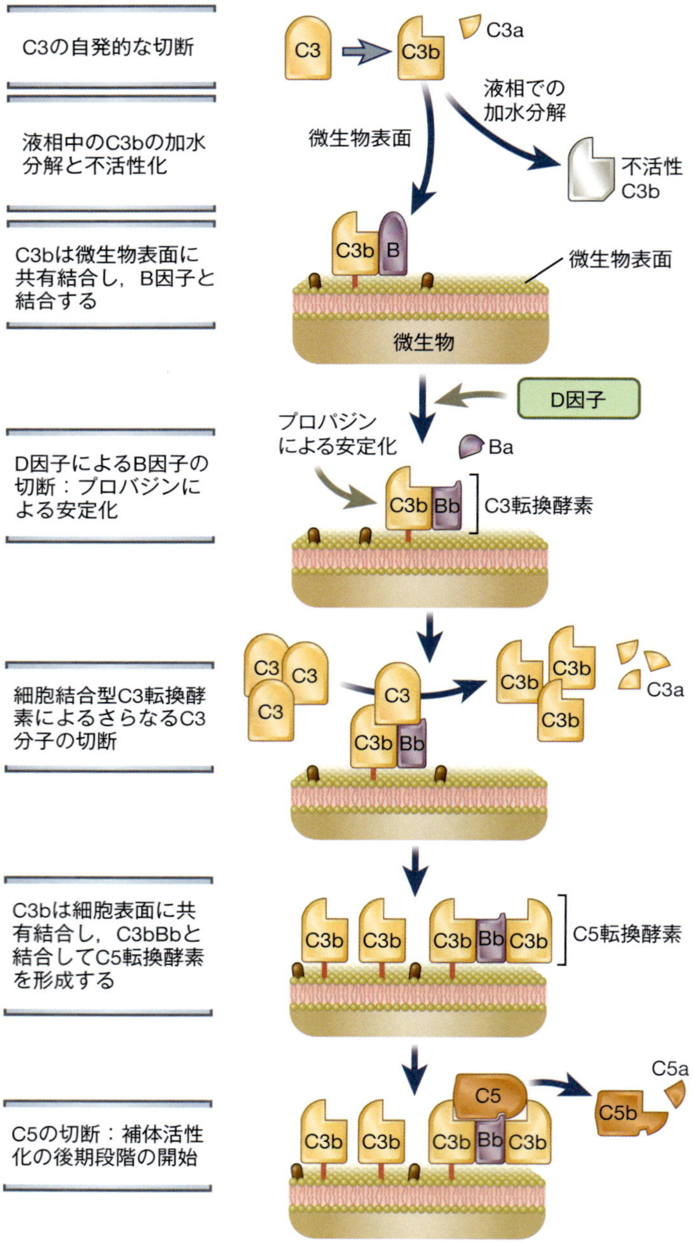

図 13.7 補体活性化第二経路

血漿 C3 の自発的加水分解は，液相 C3 転換酵素（図示せず）の形成と C3b の生成を引き起こす．C3b が微生物の表面上に沈着すると，C3b は B 因子と結合し，第二経路 C3 転換酵素を形成する．この転換酵素はより多くの C3b を産生するために C3 を切断する．C3b は微生物表面に結合し，C5 転換酵素の形成に関与する．C5 転換酵素は C5b を生成するために C5 を切断する．これが補体活性化後期段階の起因事象である．

表 13.4　補体第二経路のタンパク質

タンパク質	構造	血清濃度（μg/mL）	機能
C3	185kD（α サブユニット，110kD；β サブユニット，75kD）	1400 ～ 1700	C3b は微生物の表面に結合し，そこでオプソニンとして，また C3 転換酵素および C5 転換酵素の構成因子として機能する
			C3a は炎症を刺激する（アナフィラトキシン）
B 因子	93kD 単量体	200 ～ 400	Bb はセリンプロテアーゼであり，C3 転換酵素および C5 転換酵素の活性化酵素である
D 因子	25kD 単量体	1 ～ 3	血漿セリンプロテアーゼは，C3b に結合したとき B 因子を切断する
プロパジン	最大 4 つの 56kD サブユニットからなる	20 ～ 35	プロパジンは微生物表面上の C3 転換酵素（C3bBb）を安定化する

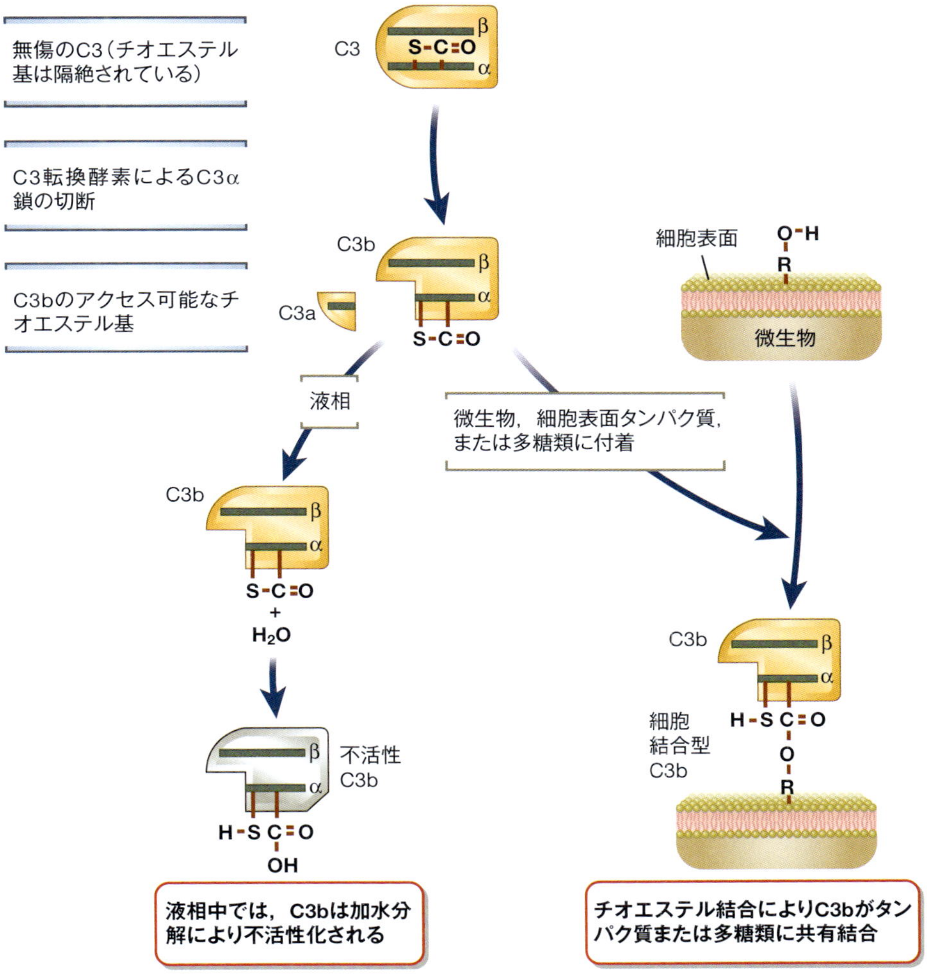

図 13.8　C3 分子の内部チオエステル結合

C3α 鎖のタンパク質切断は，内部チオエステル結合が露出し，酸素原子（図のように）または窒素原子による求核攻撃に影響を受けやすい準安定型へと転換させる．この結果，細胞表面上のタンパク質もしくは炭水化物と共有結合が形成される．C4 は C3 と構造的に相同で，同一のチオエステル基をもつ．

活性にする．結果として，補体活性化はそれ以上進行することができない．

C3b が切断後の立体構造変化を受けると，B 因子とよばれる血漿タンパク質に結合する部位も露出する．次に，B 因子が細胞表面に共有結合している C3b タンパク質と結合する．結合した B 因子は，次に D 因子とよばれる血漿セリンプロテアーゼによって切断され，Ba とよばれる小さな断片を放出し，Bb とよばれる大きいほうの断片は C3b と結合したままになる．C3bBb 複合体は第二経路 **C3 転換酵素**であり，より多くの C3 分子を切断するように機能して，この経路の増幅に働く．古典的経路またはレクチン経路によって C3b が生成された場合でも，C3b は Bb と複合体を形成することができ，この複合体はより多くのC3 を切断することができる．したがって，補体活性化が古典的経路，第二経路，もしくはレクチン経路によって開始されると，第二経路 C3 転換酵素は補体活性化を増幅するよう機能する．C3 が分解されると，C3b は細胞に接着したままで，C3a が放出される．その可溶性断片は後述するような，いくつかの生物学的活性をもっている．

第二経路の活性化は微生物細胞表面上では容易に起こるが，哺乳動物細胞上では起こらない． C3bBb 複合体が哺乳動物細胞上に形成された場合，複合体は速やかに分解され，細胞上に存在するいくつかの調節タンパク質の作用によってその反応は終了する（後述を参照）．調節タンパク質を欠如する微生物細胞上では，第二経路 C3 転換酵素の結合と活性化が可能になる．加えて，プロパジンとよばれる第二経路の別のタンパク質は，C3bBb 複合体に結合してこれを安定化させることができるため，プロパジンの付着は，正常宿主細胞と対照的に微生物上での活性化に好都合である．プロバジンは活性化好中球（加えて，マクロファージや一部の T 細胞によっても産生されうる）から放出される，知られている限り唯一の正の補体調節因子である．

第二経路 C3 転換酵素によって生成される一部の C3b 分子は，転換酵素自身に結合する．これは，1 つの Bb 部分と 2 つの C3b 分子を含む複合体の形成をもたらす．この複合体は，C5 を切断して補体活性化の後期段階を開始する第二経路 C5 転換酵素として機能する．

古典的経路

古典的経路は，抗原に結合した IgG 分子の C_H2 領域または IgM 分子の C_H3 領域に，補体タンパク質 C1 が結合することによって開始される（**図 13.9**，**表 13.5**）．IgG 抗体のなかで，（ヒトにおいては）IgG1 と IgG3 が他のサブクラスに比べて効果的な補体の活性化因子である．IgG2 は補体を活性化する能力を多少有しているが，IgG4 は補体を活性化しない．C1 は C1q，C1r，C1s サブユニットから成る大きな多量体タンパク質複合体である．C1q は抗体に結合し，C1r と C1s はプロテアーゼである．C1q サブユニットは，6 つの鎖からなる傘状の放射状配列で構成されている．そのおのおのの鎖は，コラーゲン様の腕によって中心の茎と連結された球状の頭部を有している（**図 13.10**）．この六量体は分子の認識機能を担っており，μ 重鎖や一部の γ 重鎖の Fc 領域と特異的に結合する．

遊離の循環している抗体ではなく，抗原に結合した抗体のみが古典的経路の活性化を開始することができる（**図 13.11**）．その理由は，各 C1q 分子が活性化されるためには，少なくとも 2 つの免疫グロブリン重鎖に結合しなければならないからである．各免疫グロブリン Fc 領域は 1 つの C1q 結合部位しか有していない．したがって，古典的経路活性化を開始するためには 2 つ以上の Fc 領域が C1 に近づく必要がある．各 IgG 分子は 1 つの Fc 領域しかもたないため，C1q が結合する前に複数の IgG 分子がお互いに近づくようにしなければならない．複数の IgG 抗体は，多価抗原の同一**エピトープ**（epitope），または微生物，細胞，もしくは組織表面上のいくつかの抗原分子に複数の IgG 抗

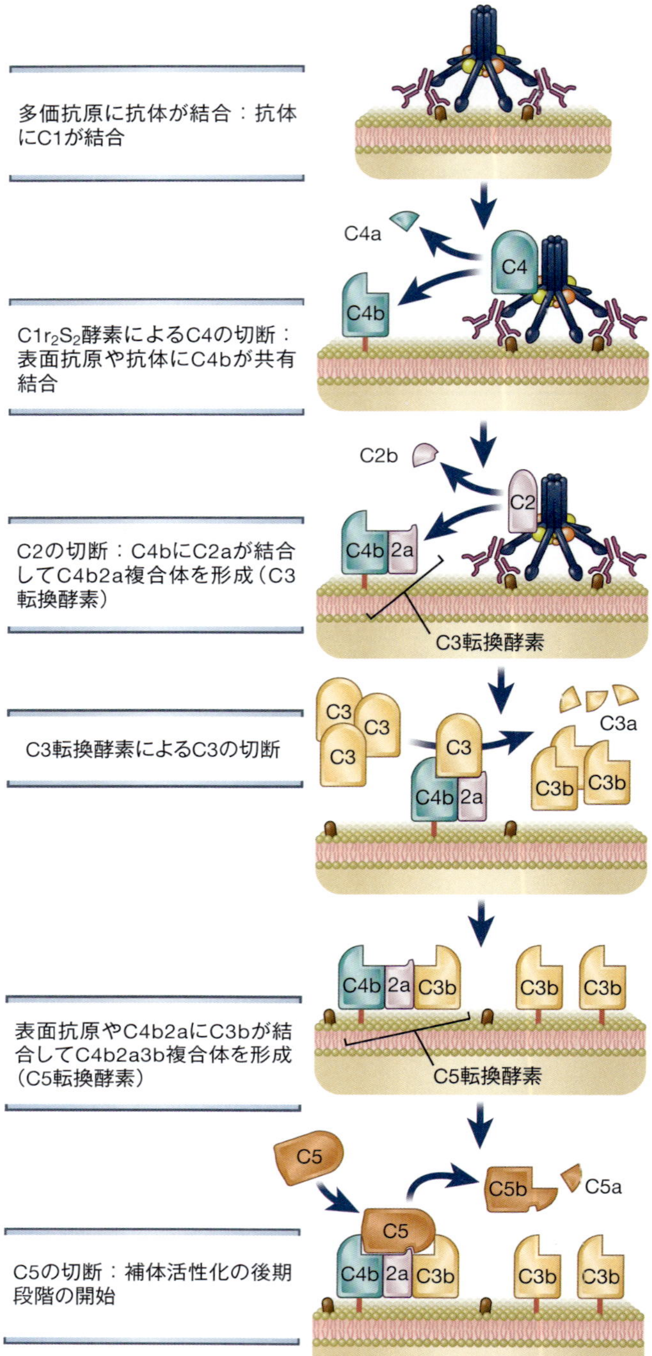
多価抗原に抗体が結合：抗体にC1が結合
C4a
C4
C4b
C1r₂S₂酵素によるC4の切断：表面抗原や抗体にC4bが共有結合
C2b
C2
C4b 2a
C2の切断：C4bにC2aが結合してC4b2a複合体を形成（C3転換酵素）
C3転換酵素
C3
C3a
C3b
C3転換酵素によるC3の切断
C4b 2a C3b
表面抗原やC4b2aにC3bが結合してC4b2a3b複合体を形成（C5転換酵素）
C5転換酵素
C5
C5b
C5a
C5の切断：補体活性化の後期段階の開始

図 13.9　補体活性化古典的経路
古典的経路を活性化する抗原－抗体複合体は，可溶性であることもあれば，細胞表面上に固定（図のように），もしくは細胞外基質に沈着していることもある．古典的経路は，抗原複合抗体分子に C1 が結合することで開始され，抗体の沈着する細胞表面に結合した C3 転換酵素と C5 転換酵素の産生を引き起こす．C5 転換酵素は補体活性化の後期段階を開始するために C5 を切断する．

表 13.5 補体古典的経路のタンパク質

タンパク質	構造	血清濃度(μg/mL)	機能
C1(C1qr2s2)	750kD	-	古典的経路の開始
C1q	460kD, 3対の鎖(22, 23, 24kD)の六量体	50～150	抗原，アポトーシス細胞，陽イオン性表面に結合した抗体の Fc 部分に結合
C1r	85kD 二量体	50	セリンプロテアーゼ，C1s を切断し活性化プロテアーゼにする
C1s	85kD 二量体	50	セリンプロテアーゼ，C4 と C2 を切断
C4	210kD, 97, 75, 33kD 鎖の三量体	300～600	C4b は，抗体が結合し補体が活性化された微生物または細胞の表面に共有結合する
			C4b は C1s による切断のため C2 に結合する
			C4a は炎症を刺激する(アナフィラトキシン)
C2	102kD 単量体	20	C2a はセリンプロテアーゼであり，C3 や C5 を切断する C3 転換酵素および C5 転換酵素の活性化酵素として機能する
C3	**表 13.4** 参照		

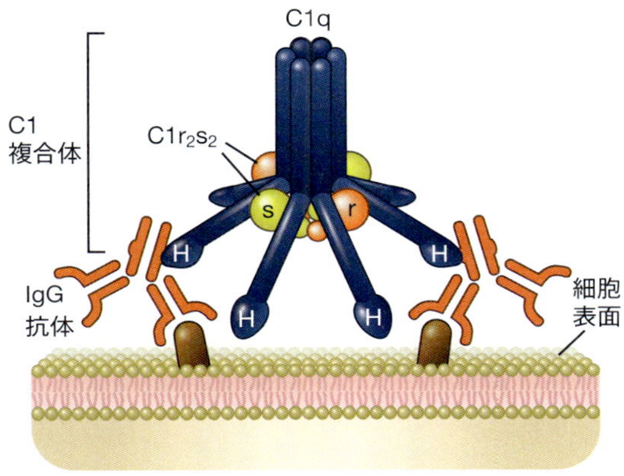

図 13.10 C1 の構造

C1q は，1 つの中核と，対称的に突き出た放射状のアームを形成するよう配列された 6 つの同一サブユニットから成っている．H と名づけられた各アーム末端の球状部は，免疫グロブリン接触部位である．C1r と C1s は，2 つの C1r と 2 つの C1s 分子からなる四量体を形成する．C1r と C1s の末端にはこれらのタンパク質の触媒領域が含まれる．1 つの C1r2s2 四量体は，C1r と C1s の触媒領域を並置するように，C1q 複合体の放射状アームの周囲に配置されている．

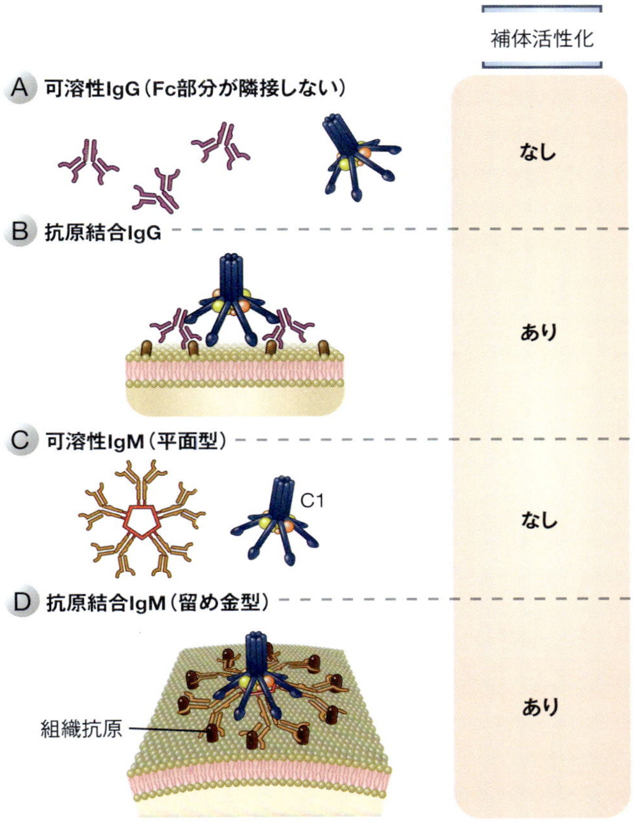

図 13.11 IgM と IgG の Fc 部分への C1 結合

C1 は，補体カスケードを開始させるために 2 つ以上の Fc 部分に結合しなければならない．各 IgG は Fc 領域を 1 つしかもたないので，可溶性 IgG 分子は C1 を活性化しない(A)が，細胞表面抗原に結合すると，隣り合う IgG の Fc 部分が結合でき，C1 を活性化する(B)．可溶性五量体 IgM の Fc 部分は C1 にアクセスできない(C)．IgM が表面結合抗原に結合すると，C1 の結合と活性化を可能にする形状変化を受ける(D)．

体が同時に結合した場合にのみ，互いに近づくことができる．遊離(循環)IgM は五量体であるにもかかわらず，遊離 IgM の Fc 領域は C1q に近づきにくい立体構造であるため，C1q に結合しない．IgM の抗原への結合は，Fc 領域の C1q 結合部位を露出させる立体構造変化を誘導し，C1q に結合することを可能にする．その五量体構造のため，1 分子の IgM は 2 つの C1q 分子に結合できる．これが，IgM が IgG よりもさらに有効な補体結合(補体固定ともよばれる)抗体である 1 つの理由である．

C1r と C1s は，それぞれ 2 分子ずつを含む四量体を形成するセリンプロテアーゼである．IgG または IgM の Fc 領域に 2 つ以上の C1q の球状頭部が結合すると，会合した C1r の酵素活性化が引き起こされ，C1s を切断し活性化する（**図13.9**参照）．活性化C1sは，カスケードの次のタンパク質C4を切断し，C4bを生成する（小さいC4a断片は放出される．これは後述するような生物学的活性を有している）．C4はC3と相同であり，C4bはC3bと同様に内部にチオエステル結合を含む．このチオエステル結合は，抗原－抗体複合体，または抗体が結合した細胞の隣接している表面と，共有アミノ結合もしくは共有エステル結合を形成する．C4bの付着は，古典的経路活性化が細胞表面または免疫複合体上で進行することを保証している．それから，次の補体タンパク質C2が細胞表面結合C4bと複合体をつくり，隣接するC1s分子によって切断され，重要性は不明な可溶性C2b断片と，細胞表面上のC4bと物理的に会合したままの大きなC2a断片を生成する（C2断片の命名法が他の補体タンパク質と異なることに留意されたい．付着した大きな断片がa小片，放出された部分がb断片とよばれる）．結果として生じるC4b2a複合体は古典的経路C3転換酵素である．これはC3に結合し，C3をタンパク質分解性に切断する能力を有する．この酵素複合体とC3の結合は，構成因子C4bによってもたらされ，タンパク質分解は構成因子C2aによって触媒される．C3の切断は，小さなC3a断片の除去をもたらし，C3bは補体活性化が開始された細胞表面または抗体と共有結合を形成できるようになる．C3bが付着した後に，前に説明したように，それはB因子と結合し，第二経路によってより多くのC3転換酵素を生成できる．複数の酵素ステップと増幅の基本的な効果は，数分のうちにきわめて多数のC3b分子が補体が活性化された細胞表面に付着できることである．第二経路と古典的経路の重要な初期段階は類似している．第二経路のC3は古典的経路のC4と相同性があり，B因子はC2と相同性がある．

古典的経路C3転換酵素によって生成されたC3b分子の一部は，（第二経路におけるように）その転換酵素に結合し，C4b2a3b複合体を形成する．この複合体は古典的経路C5転換酵素として機能する．それはC5を切断し，補体活性化の後期段階を開始する．

レクチン経路

補体活性化のレクチン経路は，血漿マンノース（もしくはマンナン）結合レクチン（MBL）またはフィコリン（ficolin）などの循環しているレクチンに，微生物の多糖類が結合することによって引き起こされる（**表13.6**）．これらの可溶性レクチンは，構造的にC1qに似たコラーゲン様タンパク質である（**図4.10**参照）．血漿マンノース結合レクチン，Lフィコリン，Hフィコリンは血漿タンパク質である．Mフィコリンは，主に組織中の活性化マクロファージによって分泌される．血漿マンノース結合レクチンは，N末端コラーゲン様領域とC末端炭水化物認識（レクチン）領域をもつ血清アグルチニン（凝集素）のコレクチン（collectin）ファミリーの一員である．フィコリンは，N末端コラーゲン様領域とC末端フィブリノゲン様領域からなる，血漿マンノース結合レクチンと同様の構造を有している．コラーゲン様領域は，高次オリゴマーを形成できる塩基の三重らせん構造を構築するのに役立つ．血漿マンノース結合レクチンは多糖類上のマンノース残基に結合し，フィコリンのフィブリノゲン様領域はN-アセチルグルコサミン含有グリカンに結合する．これらの多糖類とグリカンは細菌と真菌に豊富である．血漿マンノース結合レクチンとフィコリンの両方は，血漿マンノース結合レクチン関連セリンプロテアーゼ（MBL-associated serine protease：MASP）に会合する．これらにはMASP1，

表13.6　補体レクチン経路のタンパク質

タンパク質	構造	血清濃度（μg/mL）	機能
マンノース結合レクチン	32kD鎖のらせん状三量体，この三重らせん体の二量体から六量体	1～8	アグルチニン，オプソニン，補体の結合
Mフィコリン（フィコリン1）	34kD鎖のらせん状三量体，この三重らせん体の四量体	検出限界以下	アグルチニン，オプソニン，補体の結合
Lフィコリン（フィコリン2）	34kD鎖のらせん状三量体，この三重らせん体の四量体	1～7	アグルチニン，オプソニン，補体の結合
Hフィコリン（フィコリン3）	34kD鎖のらせん状三量体，この三重らせん体の四量体	6～83	アグルチニン，オプソニン，補体の結合
MASP1	90kDホモ二量体，C1r/C1sと相同	2～13*	MASP2とコレクチンまたはフィコリンと複合体を形成し，MASP3を活性化
MASP2	110kDホモ二量体，C1r/C1sと相同	0～13	レクチン，特にフィコリン3と複合体を形成
MASP3	76kDホモ二量体，C1r/C1sと相同	0.02～1.0	コレクチンまたはフィコリンとMASP1と会合し，C4を切断

*公表されている濃度は，MASP3と抗体の交差反応に影響されているかもしれない．後者の濃度は特異的モノクローナル抗体の使用によって得られたものである．活性化マクロファージによって分泌されるMフィコリンを除き，これらの多くは血漿タンパク質である．

MASP2，MASP3 が含まれる（**表 13.6** 参照）．MASP は C1r および C1s プロテアーゼと構造的に相同で，同様の機能，すなわち補体経路を活性化するために C4 と C2 を切断する役割を果たす．血漿マンノース結合レクチンの多量体は MASP1 と MASP2（もしくは MASP3 と MASP2）に会合する．MASP2 は C4 と C2 を切断するプロテアーゼである．この経路において，この次に続く現象は古典的経路で起こるものと同一である．

補体活性化の後期段階

第二経路，古典的経路，またはレクチン経路によって生成された C5 転換酵素は，補体系の後期成分の活性化を開始する．これは，最終的に細胞破壊的な膜侵襲複合体（membrane attack complex：MAC）の形成をもたらす（**表 13.7，図 13.12**）．C5 転換酵素は C5 を切断し，小さな C5a 断片が放出され，同様に 2 本鎖 C5b 断片（α 鎖と β 鎖を含む）も放出されて血漿 C6 と結合する．C6 は立体構造変化を受け，それから，C5b–C6 複合体はイオン相互作用と疎水性相互作用を介して細胞膜に結合する．C5a は，後述するように，いくつかの細胞に対して強力な生物学的効果を有している．次に，血漿由来 C7 が C5b の α 鎖と結合し，C5b–C6–C7（C5b–7）複合体を形成する．結合した C7 は，両親媒性の遷移を受け，膜に貫入し，いくらかのリン脂質ミセルを膜から放出することに寄与できるが，完全な細孔は形成しない．C8 タンパク質は 3 つの異なる鎖からなる三量体であり，そのうちの 1 つの鎖は，C5b–7 複合体の構成因子 C5b と結合して 2 つ目の鎖と共有ヘテロ二量体を形成する．3 つ目の鎖は脂質二重膜に挿入される．この安定に挿入された C5b,6,7,8 複合体（C5b–8）は，直径 0.4 ～ 3 nm の不安定な細孔を形成し，きわめて多数のこれら C5b–8 複合体が細胞を溶解できるようになる．完全な活性型膜侵襲複合体の形成は，補体カスケードの最後の構成因子 C9 が C5b–8 に結合することによって完成する．C9 は，結合した C5b–8 の部位に重合する血清タンパク質であり，C5b，C6，C7，C8，および多くの C9 分子を含む C5b–9 複合体は，細胞膜に細孔を形成する．これらの細孔は外径約 20 nm，内径 1 ～ 11 nm，高さ約 15 nm であり，水とイオンの自由な移動を可能にするチャネルを形成する．チャネルサイズは，C5b–C9 複合体中の C9 分子の数に基づいて変動する．また，C9 のみの管状複合体も形成されうる．水の流入は，表面に膜侵襲複合体が付着した細胞の浸透圧性の膨潤と破裂をもたらす．重合した C9 によって形成された細孔は，**細胞傷害性 T 細胞**（cytotoxic［cytolytic］T lymphocyte：CTL）やナチュラルキラー細胞にみられる細胞溶解性顆粒タンパク質パーフォリン（perforin）（**第 11 章**参照）によって形成された膜孔に類似している．また，C9 はパーフォリンと構造的に相同である．

補体タンパク質の受容体

補体系の生物学的活性の多くは，さまざまなタイプの細胞上に発現している膜受容体に補体断片が結合することによってもたらされる．これらの受容体の最も顕著な特徴は，C3 断片に特異的であるということであり，ここでその特徴を説明する（**表 13.8**）．

- **補体受容体 1（complement receptor type 1：CR1 または CD35）は，主に C3b や C4b に覆われた粒子の貪食を促進し，循環系から免疫複合体を排除するように機能する．**補体受容体 1 は C3b と C4b の高親和性受容体であり，主に赤血球，好中球，単球，マクロファージ，好酸球，T 細胞，**B 細胞**（B lymphocyte）を含む骨髄由来細胞に発現している．末梢リンパ臓器の濾胞（follicle）中の**濾胞性樹状細胞**（follicular dendritic cells：FDCs）にもみられる．貪食細胞は，C3b または C4b でオプソニン化された粒子に結合し，その粒子を細胞内部に取り込むためにこの受容体を使用する．また，補体受容体 1 は C3b もしくは C4b で覆われた粒子に結合すると，特に，抗体に覆われた粒子によって Fcγ 受容体が同時に会合した場合に，貪食の殺菌機序を活性化するシグナルを伝達する．赤血球上の補体受容体 1 は，C3b や C4b が付着した循環している免疫複合体と結合し，その複合体を肝臓

表 13.7　補体活性化後期段階のタンパク質

タンパク質	構造	血清濃度（μg/mL）	機能
C5	115 と 75kD 鎖の 190kD 二量体	80	C5b は MAC の構築を開始する
			C5a は炎症を刺激する（アナフィラトキシン）
C6	110kD 単量体	45	MAC の構成因子：C5b と結合し C7 を受け取る
C7	100kD 単量体	90	MAC の構成因子：C5b，6 に結合し脂質膜へ挿入
C8	64，64，22kD 鎖の 155kD 三量体	60	MAC の構成因子：C5b，6，7 に結合し，C9 の結合と重合を引き起こす
C9	79kD 単量体	60	MAC の構成因子：C5b，6，7，8 に結合し，重合して膜の細孔を形成する

MAC：膜侵襲複合体（membrane attack complex）

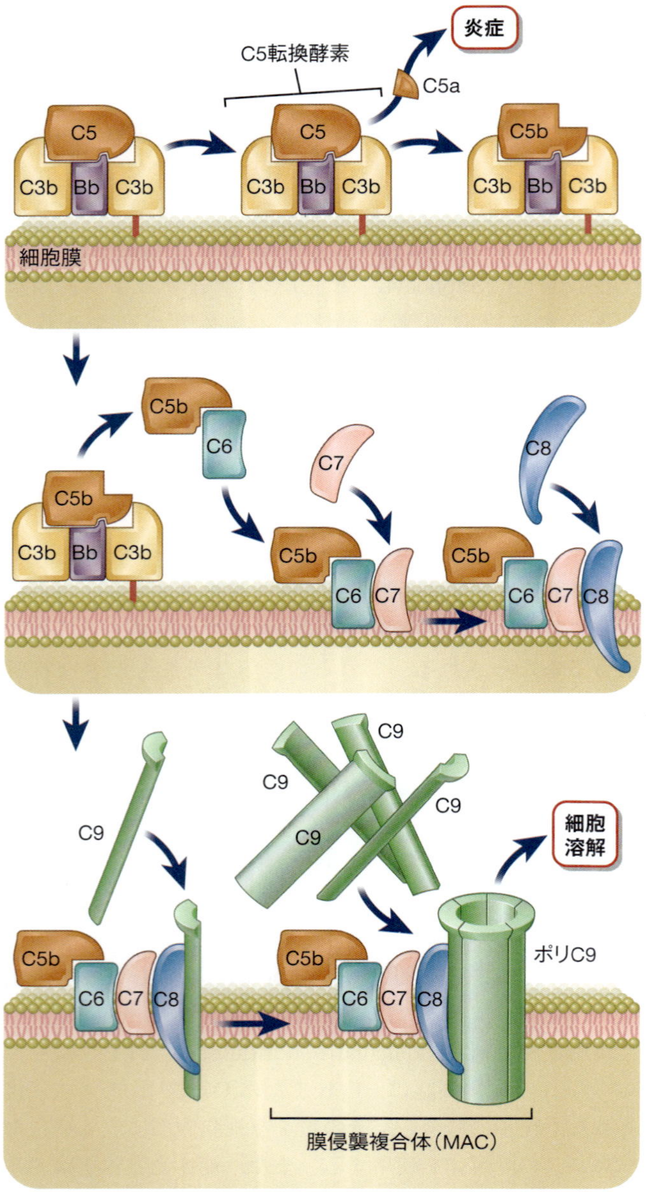

図 13.12　補体活性化の後期段階と膜侵襲複合体の形成

細胞結合型 C5 転換酵素は C5 を切断して C5b を生成し，C5b は転換酵素と結合する．C5b は C6 と C7 に順次結合し，C5b-7 複合体は細胞膜に挿入され，続いて不安定な細孔をつくる C5b-8 複合体が形成される．C5b-8 複合体は C9 と細孔を形成でき，C9 も C5b-8 複合体によってホモ多量体化が誘導される．15 個もの C9 分子が膜侵襲複合体（MAC）を形成するために重合する．これは膜に細孔をつくり細胞溶解を惹起する．C5 のタンパク質分解で放出された C5a は炎症を刺激する．

や脾臓へ運搬する．ここで，食食細胞が赤血球表面から免疫複合体を取り除き，赤血球はまた循環し続ける．補体受容体 1 は補体活性化の制御因子でもある（以下の項で説明する）．

- **補体受容体 2（complement receptor type 2：CR2 または CD21）は，抗原による B 細胞活性化を増強することにより，また，胚中心（germinal center）における抗原－抗体複合体の捕捉を促進することにより，体液性免疫応答を刺激するよう機能する．** 補体受容体 2 は B 細胞，濾胞性樹状細胞，一部の上皮細胞上に存在する．補体受容体 2 は，I 因子依存性タンパク質分解によって生成される C3d とよばれる C3b の切断産物，C3dg，iC3b（i は不活性であることを示している）に特異的に結合する（後述）．B 細胞上では，補体受容体 2 は，CD19 や CD81（もしくは target of antiproliferative antibody-1：TAPA-1）とよばれる他の 2 つの非共有結合タンパク質を含む，三分子複合体の一部として発現している．この複合体は，抗原に対する B 細胞の反応を増強するシグナルを B 細胞に伝達する（**図 7.20** 参照）．濾胞性樹状細胞上では，補体受容体 2 は，胚中心において iC3b，C3d，C3dg に覆われた抗原－抗体複合体を補足する役目を果たす．B 細胞活性化における補体の機能については後述する．
- **補体受容体 3 は Mac-1（CR3，CD11bCD18）ともよばれるインテグリン（integrins）の 1 つであり，C3b のタンパク質分解によって生成された iC3b 断片の受容体として機能する．** Mac-1 は好中球，単核性貪食細胞，マスト細胞，ナチュラルキラー細胞上に発現している．インテグリンファミリー（**第 3 章**参照）のこのメンバーは，β 鎖（CD18）と非共有結合した α 鎖（CD11b）からなる．この β 鎖は，密接に関連している 2 つの**インテグリン分子リンパ球機能関連抗原 1**（integrin molecules, leukocyte function-associated antigen 1：LFA-1），および p150,95（補体受容体 4）の β 鎖と同一である．好中球と単球上の Mac-1 は，iC3b でオプソニン化された微生物の貪食を促進する．加えて，Mac-1 はいくつかの未知の微生物分子に結合することによって，貪食する細菌を直接認識することができる（**第 4 章**参照）．Mac-1 は内皮細胞上の**細胞間接着分子 1**（intercellular adhesion molecule 1：ICAM-1）にも結合し，補体活性化がなくても白血球の血管内皮への安定した付着を促進する．この結合は，感染部位や組織傷害部位への白血球の動員を引き起こす（**第 3 章**参照）．
- **補体受容体 4（CR4，p150,95，CD11c/CD18）は，Mac-1 と異なる α 鎖（CD11c）と同じ β 鎖をもつ別のインテグリンである．** 補体受容体 4 は iC3b にも結合し，この受容体の機能はおそらく Mac-1 に類似している．CD11c は樹状細胞上に豊富に発現しており，このタイプの細胞のマーカーとして使われている．
- **免疫グロブリンファミリー補体受容体（CRIg）は，クッパー細胞として知られる肝臓のマクロファージの表面上に発現している．** 免疫グロブリンファミリー補体受容体は，免疫グロブリン領域で構成された細胞外領域をもつ内在性膜タンパク質である．この受容体は補体断片 C3b や iC3b と結合し，オプソニン化された細菌や他の血液媒介病原菌の排除に関与する．
- その他の受容体には，炎症を刺激する C3a，C4a，C5a

表 13.8 C3 断片の受容体

受容体	構造	リガンド	細胞分布	機能
1 型補体受容体(CR1, CD35)	160 ～ 250 kD, 複数の CCPR	C3b > C4b > iC3b	単核性貪食細胞, 好中球, B 細胞, T 細胞, 赤血球, 好酸球, 濾胞性樹状細胞	貪食
				免疫複合体の排除
				C3b, C4b 切断の補助因子として作用することで, C3 転換酵素の解離を促進
2 型補体受容体(CR2, CD21)	145 kD, 複数の CCPR	C3d, C3dg > iC3b	B 細胞, 濾胞性樹状細胞, 鼻咽頭上皮	B 細胞活性化の補助受容体
				胚中心での抗原の捕捉
				EBV の受容体
3 型補体受容体(CR3, Mac-1, CD11bCD18)	165 kD α 鎖および 95 kD β2 鎖を有するインテグリン	iC3b, ICAM-1, 微生物にも結合	単核性貪食細胞, 好中球, ナチュラルキラー細胞	貪食
				内皮への白血球接着(ICAM-1 を介して)
4 型補体受容体(CR4, p150,95, CD11cCD18)	150kDα 鎖および 95kDβ2 鎖を有するインテグリン	iC3b	単核性貪食細胞, 好中球, ナチュラルキラー細胞	貪食, 細胞接着？

CCPR：補体調節タンパク質反復配列(complement control protein repeat), EBV：エプスタイン・バーウイルス(Epstein-Barr virus), ICAM-1：細胞間接着分子 1(intercellular adhesion molecule 1)

の受容体が含まれている．これら補体断片の炎症促進効果は，さまざまなタイプの細胞上の特異的受容体に，そのペプチドが結合することによってもたらされる．C5a 受容体は最もよく特性が明らかにされている．この受容体は，好中球，好酸球，好塩基球(basophil)，単球，マクロファージ，マスト細胞，内皮細胞，平滑筋細胞，上皮細胞，アストロサイトを含む，多くのタイプの細胞上に発現している **G タンパク質共役受容体ファミリー**(G protein-coupled receptor family)の一員である．C3a 受容体もまた G タンパク質共役受容体ファミリーの一員である．

補体活性化の制御

正常細胞上での補体活性化を防ぎ，かつ微生物細胞や抗原－抗体複合体の場合においても補体活性化の持続時間を制限するため，補体カスケードの活性化と活性化補体タンパク質の安定性は厳密に制御されている． 補体の制御には，いくつかの循環タンパク質や細胞膜タンパク質が介在している(**表 13.9**)．これらのタンパク質の多くは補体活性調節因子(RCA)とよばれるファミリーに属し，1 番染色体 q3.2 上に高度にクラスター化された，互いに隣接して位置する相同遺伝子によりコードされている．補体活性調節因子タンパク質には，細胞膜タンパク質の崩壊促進因子(DAF/CD55)，メンブレンコファクタープロテイン(membrane cofactor protein：MCP/CD46)，補体受容体 1(CR1/CD35)，補体受容体 2(CR2/CD21)が含まれる．循環血漿補体活性調節因子タンパク質には，H 因子と C4 結合タンパク質(C4BP)が含まれる．

補体活性化は 2 つの理由から制御されている必要がある．第 1 に，低レベルの補体活性化が自然発生的に生じ，そのような活性化が進行することが許容されると，結果として正常細胞や組織に損傷を与える可能性がある．第 2 に，補体が微生物細胞または抗原－抗体複合体などの必要とされる場所で活性化される場合であっても，補体タンパク質の分解産物が隣接細胞にまで拡散し，それらを損傷する可能性があるので，その活性化は制御されなくてはならない．

種々の制御機構が補体活性化の初期段階における C3 転換酵素の形成を阻害し，C3 転換酵素や C5 転換酵素を解体して不活性化する．また，補体活性化の後期段階における膜侵襲複合体の形成を阻害する．

- **C1r，C1s，マンノース結合レクチン関連セリンプロテアーゼ 2(MASP-2)のタンパク質分解活性は，C1 インヒビター(C1 inhibitor：C1 INH)とよばれる血漿タンパク質によって阻害される．** C1 インヒビターは，C1r および C1s の本来の基質を模倣したセリンプロテアーゼ阻害物質(セルピン)である．C1q が抗体に結合して補体活性化のプロセスを開始すると，C1 インヒビターは，$C1r_2$–$C1s_2$ 結合体の酵素活性の標的となる．C1 インヒビターは，これらの補体タンパク質によって切断されてこれらの補体タンパク質に共有結合する．その結果，$C1r_2$–$C1s_2$ 四量体は C1q から解離し，古典的経路による活性化は停止する(**図 13.13**)．このようにして，C1 インヒビターは，血漿中に酵素学的に活性な $C1r_2$–$C1s_2$ が蓄積するのを防ぎ，活性化 $C1r_2$–$C1s_2$ が補体カスケードの後続ステップを活性化するために働く時間を制限している．同様に，MASP-2 を不活性化することにより，C1 インヒビターはレクチン経路も弱める．**遺伝性血管性浮腫**(hereditary angioedema)とよばれる常染色体優性遺伝

表 13.9 補体活性化の制御因子

受容体	構造	分布	相互作用	機能
C1インヒビター（C1 INH）	104kD	血漿タンパク質，濃度200μg/mL	C1r，C1s	セリンプロテアーゼ阻害物質，C1rおよびC1sと結合し，C1qから解離させる
I因子	50と38kDサブユニットの88kD二量体	血漿タンパク質，濃度35μg/mL	C4b，C3b	セリンプロテアーゼ，H因子，MCP，C4BP，もしくは補体受容体1を補助因子として用いてC3bとC4bを切断
H因子	150kD，複数のCCPR	血漿タンパク質，濃度480μg/mL	C3b	C3bに結合しBbを引き離す
				I因子依存性C3b切断の補助因子
C4結合タンパク質（C4BP）	570kD，複数のCCPR	血漿タンパク質，濃度300μg/mL	C4b	C4bに結合しC2を引き離す
				I因子依存性C4b切断の補助因子
メンブレンコファクタープロテイン（MCP，CD46）	45～70kD，4つのCCPR	白血球，上皮細胞，内皮細胞	C3b，C4b	I因子依存性C3bおよびC4b切断の補助因子
崩壊促進因子（DAF）	70kD，GPI結合型，4つのCCPR	血球細胞，内皮細胞，上皮細胞	C4b2a，C3bBb	C4bからC2aを引き離し，C3bからBbを引き離す（C3転換酵素の解離）
CD59	18kD，GPI結合型	血球細胞，内皮細胞，上皮細胞	C7，C8	C9結合を阻止し，MACの形成を妨げる

CCPR：補体調節タンパク質反復配列（complement control protein repeat），GPI：グリコシルフォスファチジルイノシトール（glycophosphatidylinositol），MAC：膜侵襲複合体（membrane attack complex）

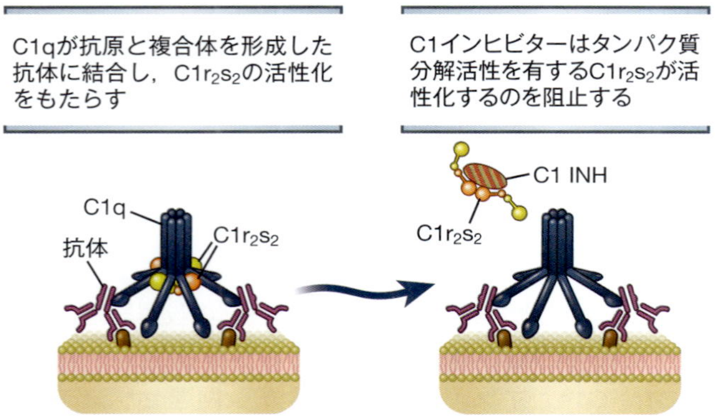

図 13.13 C1インヒビターによるC1活性の制御

C1インヒビターはC1qからC1r2s2を引き離し，古典的経路活性化を終結させる．

病は，C1インヒビターの欠損が原因である．この疾患の臨床症状には，皮膚と粘膜における急性間欠性の浮腫液の滞留があり，腹痛，嘔吐，下痢，生命を脅かすおそれのある気道閉塞，の原因となる．これらの患者の一部では，C1インヒビタータンパク質の血漿レベルが，免疫複合体によるC1の活性化が適切に制御されずにC4とC2分解の増加が起こるのに十分なほど減少している（正常の20～30%以下）．遺伝性血管性浮腫の患者における浮腫形成のメディエーターには，C2キニンとよばれるC2のタンパク質分解断片とブラジキニンがある．C1インヒビターは，C1に加えて，カリクレインや凝固第XII因子を含む他の血漿セリンプロテアーゼのインヒビターでもある．カリクレインや凝固第XII因子はどちらも，ブラジキニン形成の増加を促進することができる．組換えC1インヒビターは，この欠損を有する患者を治療するために現在用いられている．

- **C3転換酵素やC5転換酵素構成因子の会合は，補体活性調節因子ファミリーの調節タンパク質が細胞表面に沈着したC3bやC4bに結合することにより阻害される**（**図 13.14**）．C3bが正常な哺乳動物細胞の表面上に沈着すると，メンブレンコファクタープロテイン（CD46），補体受容体1，崩壊促進因子，血漿タンパク質H因子を含むいくつかの膜タンパク質が結合することがある．細胞表面に沈着したC4bには，同様に崩壊促進因子，補体受容体1，メンブレンコファクタープロテイン，他の血漿タンパク質のC4結合タンパク質が結合する．C3bまたはC4bに結合することにより，これらのタンパク質は，第二経路のBbや古典的経路のC2aといった，C3転換酵素の他の構成因子との会合を競合的に阻害する．結果として，補体カスケードのそれ以上の進行が阻止される（H因子はBbとC3bの結合のみを阻害するので，第二経路の制御因子であり，古典的経路の制御因子ではない）．メンブレンコファクタープロテイン，補体受容体1，崩壊促進因子は哺乳動物細胞により産生されるが，微生物によっては産生されない．したがって，これら補体の制御因子は宿主細胞上での補体活性化を選択的に阻害し，微生物上での補体活性化を進行させる．さらに，シアル酸の豊富な細胞表面は，第二経路タンパク質B因子よりも調節タンパク質H因子の結合に好都合である．哺乳動物細胞は高レベルのシアル酸を発現している．これが，補体活性化が正常宿主細胞上では阻止され微生物上では可能になる，もう1つの理由である．

崩壊促進因子は，内皮細胞と赤血球に発現しているグリコフォスファチジルイノシトール(GPI)修飾膜タンパク質である．**造血幹細胞**(hematopoietic stem cell：HSC)における，そのようなタンパク質－脂質結合を形成するために必要な酵素の欠損は，崩壊促進因子やCD59(以下を参照)を含む多くのグリコフォスファチジルイノシトール(GPI)修飾膜タンパク質発現の欠如をもたらし，**発作性夜間ヘモグロビン尿症**(paroxysmal nocturnal hemoglobinuria)とよばれる疾患の原因となる．この疾患は血管内溶血の再発性の発作を特徴とし，

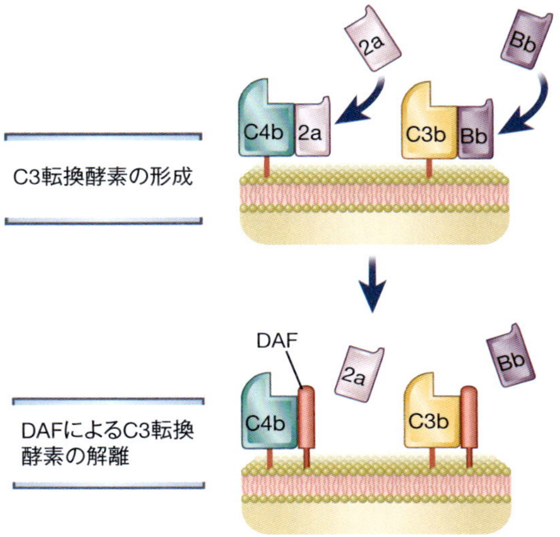

図 13.14 C3 転換酵素形成の阻害

古典的経路 C3 転換酵素 C4b2a または第二経路 C3 転換酵素 C3bBb は，崩壊促進因子(DAF)と1つの構成因子の置換により解離させることができる．メンブレンコファクタープロテインや補体受容体1などの他の調節タンパク質は，崩壊促進因子と同様に機能する(本文参照)．

少なくとも一部は，赤血球表面上での補体活性化を制御できないことに起因している．再発性血管内溶血は，次に慢性溶血性貧血や静脈血栓症を引き起こす．この疾患の珍しい特徴は，崩壊促進因子遺伝子にある原因となる突然変異が遺伝性のものではなく，造血幹細胞における後天性の突然変異であるということである．

- **細胞結合型 C3b は，I 因子とよばれる血漿セリンプロテアーゼによってタンパク質分解される．I 因子は調節タンパク質の存在下でのみ活性化される**(**図 13.15**)．メンブレンコファクタープロテイン，H 因子，C4 結合タンパク質，補体受容体1はすべて，C3b(および C4b)の I 因子依存性切断の補助因子として働く．したがって，これらの制御性の宿主細胞タンパク質は，補体タンパク質のタンパク質分解を促進する．前述のように，同様の調節タンパク質は C3b(および C4b)含有複合体の解離を引き起こす．C3b の I 因子依存性切断は iC3b，C3d，C3dg とよばれる断片を生成する．これらの断片は，補体活性化には関与しないが，貪食細胞や B 細胞上の受容体によって認識される．
- **C3a や C5a によって誘発される炎症は，血漿カルボキシペプチダーゼによる C 末端アルギニン残基の迅速な切断によって制御されている．**これは，脱アルギニン C3a と脱アルギニン C5a の生成をもたらす．これらは，それぞれの天然型タンパク質の約 10%の活性しか有していない．
- **膜侵襲複合体の形成は，CD59 とよばれる膜タンパク質によって阻害される．**CD59 は多くのタイプの細胞上に発現するグリコシルフォスファチジルイノシトール(GPI)修飾タンパク質である．C5b-8 の膜内挿入の後に組み立てられる膜侵襲複合体に CD59 自身が取り込まれることによって働く．それによって，その後に続く C9 分子の付加が阻害される(**図 13.16**)．CD59 は正常宿主細胞上に存在し，膜侵襲複合体の形成を制限しているが，

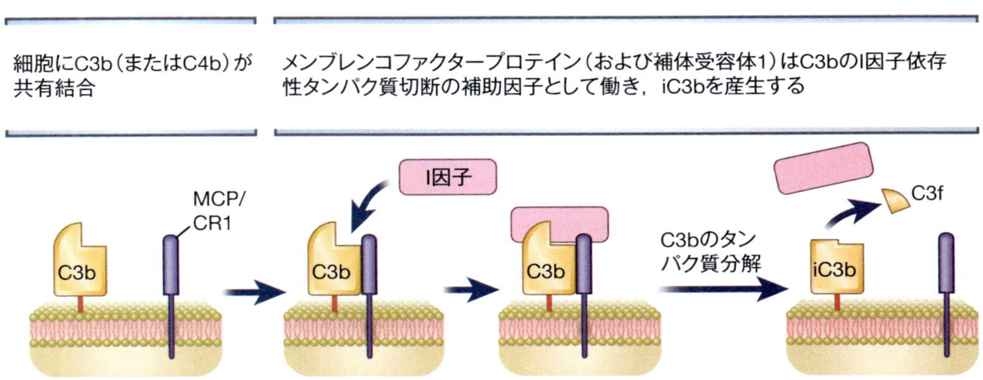

図 13.15 C3b の I 因子依存性切断

細胞膜結合型の補助因子(メンブレンコファクタープロテインや補体受容体1)存在下において，血漿 I 因子は細胞表面に付着した C3b をタンパク質分解性に切断して，不活性型の C3b(iC3b)を残していく．H 因子と C4 結合タンパク質は，C3b の I 因子依存性切断の補助因子としても働く．同様のプロセスが C4 のタンパク質分解に関与する．

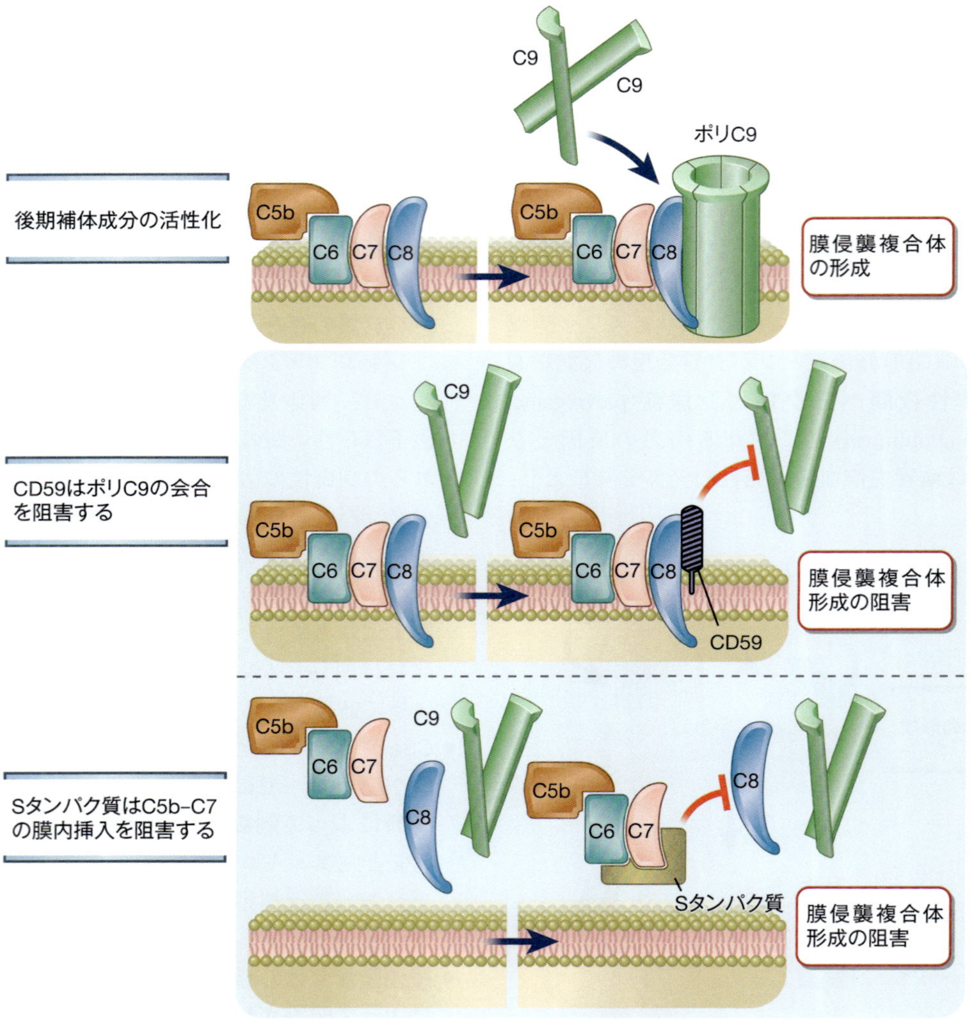

図 13.16 膜侵襲複合体形成の制御

膜侵襲複合体は，補体活性化の最終的な結果として，細胞表面上に形成される．膜タンパク質 CD59 と血漿中の S タンパク質は膜侵襲複合体の形成を阻害する．

微生物上には存在していない．膜侵襲複合体の形成は，S タンパク質などの血漿タンパク質によっても阻害される．S タンパク質は可溶性 C5b,6,7 複合体に結合することによって機能し，それにより，補体カスケードが開始された部位の近くの細胞膜に，それら複合体が挿入されることを阻止する．増大する膜侵襲複合体は，それらが生成された膜に加え，近隣の細胞膜にも挿入される．血漿および宿主細胞膜における膜侵襲複合体の阻害物質は，補体活性化部位の近くで無害なバイスタンダー細胞（bystander cell）の溶解が起こらないことを保証している．

補体調節タンパク質の機能解析の多くは，in vitro 試験によって行われている．これらの試験のほとんどは，評価項目として膜侵襲複合体による細胞溶解を測定する分析に焦点が当てられている．これらの研究に基づいて，補体活性化阻害における重要性の序列は，CD59 ＞崩壊促進因子＞メンブレンコファクタープロテイン，であるとみなされている．この序列は，細胞表面上のこれらのタンパク質の相対存在量を反映しているのかもしれない．

調節タンパク質の機能は，補体経路の過剰な活性化によって圧倒されることがある．これまで，正常細胞に対する補体活性化を防止するうえで，これらの調節タンパク質の重要性を強調してきた．しかしながら，正常細胞に対する補体による貪食や損傷は，多くの免疫疾患において重要な発症機序である（**第 19 章**参照）．これらの疾患では，大量の抗体が宿主細胞に沈着し，調節分子が補体活性化を制御できないほどの量の活性化補体タンパク質を生成する．

補体の機能

自然免疫および獲得体液性免疫における補体系の主要な機能は，表面上で補体が活性化されている微生物の貪食を促進し，炎症を刺激し，これら微生物の溶解を誘発することである．さらに，補体活性化の産物は，B 細胞の活性化

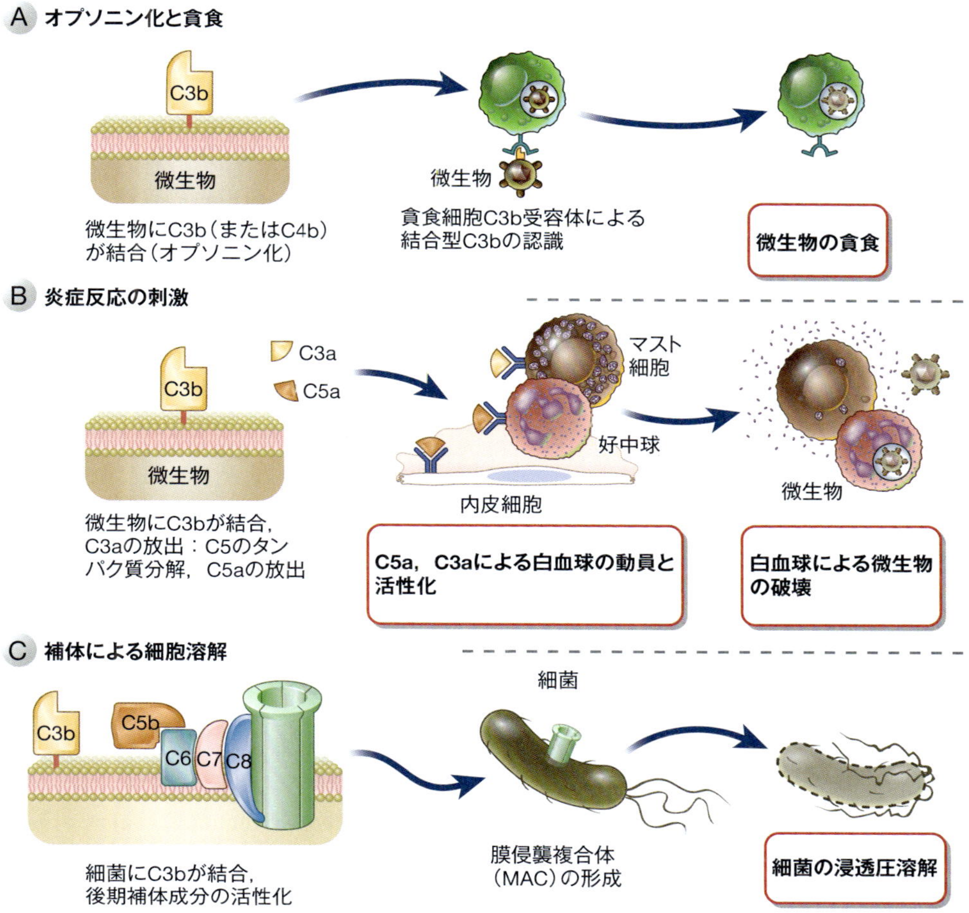

図 13.17　補体の機能
生体防御における補体系の主な機能を示す．細胞に結合したC3bは，それに覆われた細胞の貪食を促進するオプソニンである（A）．タンパク質分解産物C5a，C3a，（程度はより低いが）C4aは，白血球動員や炎症を刺激する（B）．膜侵襲複合体（MAC）は細胞を溶解する（C）．

と抗体産生を促進する．貪食，炎症，体液性免疫の刺激はすべて，さまざまな細胞表面受容体に補体タンパク質のタンパク質分解性断片が結合することによってもたらされるが，細胞の溶解には膜侵襲複合体が介在する．以下の項では，これらの補体系の機能と宿主防御におけるその役割を述べる．

オプソニン化と貪食

補体が活性化されている微生物は，C3b，iC3b，C4bに覆われており，マクロファージや好中球上の特異的受容体にこれらのタンパク質が結合することにより貪食される（**図 13.17A**）．前述のように，補体の活性化は細胞表面に共有結合したC3bやiC3bの生成を引き起こす．好中球やマクロファージ上の受容体に特異的に結合するという事実から，C3bとiC3bは両方ともオプソニンとして作用する．C3bとC4b（後者は古典的経路でのみ生成される）は補体受容体1に結合し，iC3bは補体受容体3（Mac-1）と補体受容体4に結合する．補体受容体1単独では，C3bに覆われた微生物の貪食を誘導するには非効率的であるが，微生物がIgG抗体に覆われておりFcγ受容体に同時に結合すれば，その能力は増強される．サイトカイン・インターフェロン-γによるマクロファージの活性化も，補体受容体1による貪食を増強する．C3bおよびiC3b依存性の微生物の貪食は，自然免疫および獲得免疫の感染に対する主要な防御機序である．補体の重要性を示す一例が，主に粘膜免疫によってもたらされる，肺炎球菌や髄膜炎菌などの多糖類の豊富な莢膜をもつ細菌に対する宿主防御である．莢膜多糖類に対するIgM抗体は，細菌に結合し，補体古典的経路を活性化し，脾臓において貪食細胞による細菌の排除を引き起こす．これは脾臓を欠いている人（例：外傷性破裂後の外科的切除や自己免疫性溶血性貧血または血小板減少症の治療として脾臓を摘出した患者）が，播種性肺炎球菌性敗血症や髄膜炎菌性敗血症になりやすい理由である．

炎症反応の刺激

タンパク質分解性補体断片C5a，C4a，C3aは，マスト細胞，好中球，内皮細胞を活性化することにより急性炎症を誘発する（**図 13.17B** 参照）．3つのペプチドはすべてマスト細胞に結合し，ヒスタミン（histamine）などの血管作動性メディエーターの放出を伴う脱顆粒を誘導する．これらのペプチドは，それらが引き起こすマスト細胞反応が**アナフィラキシー反応**(anaphylaxis)に特有のものであることから，**アナフィラトキシン**(anaphylatoxins)ともよばれている(第20章参照)．好中球では，C5aは運動性や内皮細胞への強力な接着を刺激し，高用量においては**呼吸バースト**(respiratory burst)，活性酸素種の産生を刺激する．さらに，C5aは血管内皮細胞に直接作用して，血管透過性および好中球結合を促進するP-セレクチン(selectin)発現の亢進を誘導する．マスト細胞，好中球，内皮細胞に対するC5aの作用は，補体活性化の部位における炎症に寄与している．C5aはマスト細胞脱顆粒の最も強力なメディエーターであり，これに比べるとC3aは約20倍弱く，C4aは約2500倍弱い．

補体による細胞溶解

異物の補体を介した溶解は，膜侵襲複合体によってもたらされる(図13.17C参照)．ほとんどの病原菌は，細胞膜に膜侵襲複合体が近づくのを妨げる厚い細胞壁または莢膜を発達させている．補体による溶解は，非常に薄い細胞壁をもつナイセリア(*Neisseria*)属細菌のような，膜侵襲複合体の挿入に耐性のないごく少数の病原菌に対する防御において重要であると思われる．

補体系の他の機能

抗原－抗体複合体に結合することにより，補体タンパク質はこれらの複合体の可溶化および貪食による排除を促進する． 循環している抗原に対して個体が激しい抗体反応を開始すると，少数の免疫複合体が循環系において頻繁に形成される．免疫複合体が血中に蓄積すると，血管壁に沈着し，血管や周辺組織に損傷を与える炎症反応を引き起こす可能性がある．免疫複合体の形成は，抗原に免疫グロブリンFab領域が多価結合するだけでなく，並列した免疫グロブリン分子同士のFc領域の非共有結合性相互作用も必要とされる．免疫グロブリン分子に対する補体活性化は，これらのFc–Fc間相互作用を立体的に阻止することができ，それによって免疫複合体の分解を促進している．さらに，前に説明したように，C3bを有する免疫複合体は赤血球上の補体受容体1に結合し，複合体は肝臓の貪食細胞によって除去される．

C3から生成されたC3dタンパク質はB細胞上の補体受容体2に結合し，B細胞活性化および体液性免疫応答の惹起を促進する． 補体が抗原によって直接的(例：抗原が微生物の多糖類である場合)に，あるいは抗体の結合後に活性化されると，C3dが生成される．補体活性化は，抗原とC3bおよびその切断産物C3dの共有結合をもたらす．B細胞は免疫グロブリン受容体を介して抗原と結合でき，同時にB細胞上の**コレセプター**(coreceptor)である補体受容体2を介して共有結合したC3dと結合する．その結果，B細胞における抗原誘導性シグナル伝達が増強される(第7章，第12章参照)．オプソニン化抗原は，リンパ器官の胚中心において濾胞性樹状細胞によっても捕捉される．濾胞性樹状細胞は，胚中心においてB細胞に抗原を提示する．このプロセスは高親和性B細胞の選択に重要である(図12.19参照)．体液性免疫応答における補体の重要性は，C3またはC4，あるいは補体受容体2タンパク質を欠損するノックアウトマウスにおいてみられる，抗体産生と胚中心形成における重篤な機能傷害によって説明される．

補体欠損症

補体タンパク質と調節タンパク質の遺伝的な欠損は，さまざまなヒト疾患の原因である．補体タンパク質の多くについて，遺伝性で自然発症する欠損症がヒトにおいて知られている．

- C1q，C1r，C4，C2，C3を含む古典的経路構成因子の遺伝的欠損が知られている．C2欠損は最も多くみられるヒト補体欠損症である．C1q，C2，C4欠損症患者の50％以上は**全身性エリテマトーデス**(systemic lupus erythematosus：SLE)を発症する．補体欠損と自己免疫性免疫複合体病(immune complex disease)のこの関連の理由は不明であるが，補体活性化が欠損しているため，循環している免疫複合体の除去が不十分であることに関係している可能性がある．正常に生成された免疫複合体が循環系から除去されないと，それらは血管壁や組織に沈着し，Fc受容体依存的経路により白血球を活性化して局所炎症を引き起こす．補体は，断片化したDNAを含むアポトーシス小体の除去においても重要な役割を果たしている可能性がある．これらのアポトーシス小体は，ループスにおける自己抗体応答を引き起こす核内抗原の供給源であると考えられている．さらに，補体タンパク質は，B細胞が受容する抗原シグナルを制御している．補体タンパク質非存在下では，自己抗原はおそらくB細胞寛容(tolerance)を誘導せず，自己免疫(autoimmunity)をもたらす．一部のC2またはC4欠損症患者は感染に対する感受性が増すが，他は無症状である．C3の欠損は，致死的となる可能性のある頻繁で重篤な化膿菌(pyogenic bacteria)感染に関係しており，これは，オプソニン化，貪食の増強，これらの細菌の破壊における，C3の中心的な役割を例証している．
- 第二経路の構成因子の欠損は，髄膜炎菌感染に対する感受性の増加をもたらす．B因子やD因子欠損症はまれであるが，X連鎖劣性プロパジン欠損症は多くみられる．マンノース結合レクチンとMASP-2をコードしている遺伝子の変異は，一部の患者における免疫不全(immunodeficiency)に寄与している．これについては**第21章**で説明する．

- C5, C6, C7, C8, C9を含む終末補体構成因子の欠損症も知られている．興味深いことに，前述のとおり，これらの患者における唯一の一貫した臨床上の問題は，**髄膜炎菌**(*Neisseria meningitidis*)や**淋菌**(*Neisseria gonorrhoeae*)を含むナイセリア属細菌による播種性感染の傾向である．前述のように，補体による細菌溶解は，細胞壁の薄い生物に対する防御において特に重要である．
- 補体調節タンパク質の欠損は，異常な補体活性化や多様な関連した臨床的異常と関係している．
  - C1インヒビターと崩壊促進因子の欠損は前述した．
  - I因子欠損症の患者においては，(正常な空転機序による)液相C3転換酵素の無秩序な形成の結果として，血漿C3が枯渇する．その臨床的な帰結は化膿菌感染の増加である．
  - H因子欠損症はまれではあるが，H因子欠損症は過剰な第二経路活性化，C3の消費，免疫複合体の不十分な除去と補体副産物の腎臓への沈着に起因する**糸球体腎炎**(glomerulonephritis)によって特徴づけられている．
  - 溶血性尿毒症症候群の一形態には補体制御の欠損が関与しており，この疾患においてよくみられる突然変異はH因子遺伝子にある．多くの患者にみられるその他の変異をもつ遺伝子には，メンブレンコファクタープロテイン遺伝子がある．この疾患では，小児は微小血管症性溶血性貧血，血小板減少症，急性腎不全を呈する．これらのすべては，補体の第二経路の過剰活性化に起因する内皮細胞傷害によって引き起こされる．変異型H因子または変異型メンブレンコファクタープロテインは，内皮表面上のC3bやC4bとあまり結合しない．結果として，過剰な補体活性化が起こり，微小血栓や血管損傷が引き起こされる．
  - I因子もしくはH因子の欠乏の影響は，第二経路C3転換酵素(C3bBb)に特異的なC3腎炎因子(C3NeF)とよばれる自己抗体(autoantibody)の影響と同様である．C3NeFはC3bBbを安定化し，H因子による解離から複合体を保護する．これは無秩序なC3の消費を引き起こす．C3NeFをもつ患者は多くの場合，おそらく循環している免疫複合体の不完全な除去に起因する糸球体腎炎を罹患している．
  - H因子の特定の対立遺伝子変異型は，加齢黄斑変性と強く関連している．補体調節のない状況下での過剰な炎症は，黄斑部における光受容細胞の破壊とその結果としての失明に寄与している．
  - PIG-A(フォスファチジルイノシトール糖転移酵素A)遺伝子の変異は，グリコシルフォスファチジルイノシトール(GPI)結合型のCD59や崩壊促進因子欠損の結果として，前述したように発作性夜間ヘモグロビン尿症を引き起こす．

    発作性夜間ヘモグロビン尿症や急性溶血性尿毒症症候群の患者はどちらも，C5に対するヒト化モノクローナル抗体治療に反応する．
- 補体受容体の欠損には，補体受容体3や補体受容体4の欠如がある．どちらも，インテグリン分子のCD11/CD18ファミリーが共有するβ鎖(CD18)のまれな変異によりもたらされる．この遺伝子異常に起因する疾患は，白血球接着不全症(leukocyte adhesion deficiency：LAD)とよばれている(**第21章**参照)．この疾患は，再発性の化膿性感染症を特徴としており，感染のあった組織部位の内皮への好中球の不十分な接着と，おそらく細菌のiC3b依存性貪食の障害に起因している．

補体系の病的作用

補体系が厳密に制御され，適切に活性化されていても，補体系は著しい組織傷害を引き起こすことがある．細菌感染に関連する病的作用のいくつかは，感染性生物に対する補体依存性の急性炎症反応が原因である可能性がある．時として補体活性化は，血管内血栓形成に関係し，組織の虚血傷害を引き起こす．例えば，血管柄付きの移植臓器に対する抗内皮抗体や，自己免疫疾患において産生される免疫複合体は，血管内皮に結合して補体を活性化させうる．その結果，凝固を促す炎症および内皮表面を損傷する膜侵襲複合体の生成を引き起こす．後期補体タンパク質のいくつかは，血栓症非依存的に，内皮に対して膜侵襲複合体の損傷を惹起する，循環系中のプロトロンビナーゼを活性化させうる．

補体による病理の最も明白な例は，免疫複合体依存性疾患である．全身性血管炎と免疫複合体糸球体腎炎は，血管と腎糸球体の壁における抗原－抗体複合体の沈着に起因している(**第19章**参照)．これらの沈着した免疫複合体によって活性化された補体は，血管壁もしくは糸球体を破壊する急性炎症反応を惹起し，血栓症，組織の虚血性傷害，瘢痕を引き起こす．補体タンパク質C3またはC4を欠くノックアウトマウス，もしくはFcγを欠くノックアウトマウスを用いた研究は，Fc受容体を介した白血球の活性化が，補体活性化のない場合でも，IgG沈着の結果として炎症や組織傷害の原因となりうることを示唆している．

補体系をターゲットにした，現在用いられている2つの治療法については前に言及している．ヒトC5に対する抗体は，現在，発作性夜間ヘモグロビン尿症患者だけでなく非典型溶血性尿毒症症候群患者にも用いられている．組換えヒトC1インヒビターは遺伝性血管性浮腫患者の治療に使用されている．

微生物による補体の回避

病原体は補体系を回避するための多様な機序を進化させている．一部の微生物は，膜侵襲複合体などの補体タンパク質の結合を妨げる厚い細胞壁をもっている．グラム陽性菌と一部の真菌は，この比較的非特異的な回避戦略を用いる微生物の例である．ここでは，限定された病原体によって使われている，より特異的な機序の一部を示す．これらの回避機序は 3 つのグループに分けられる．

- **微生物は，宿主の補体調節タンパク質を集めることで補体系を逃れることができる．**多くの病原体は，非病原性微生物とは対照的に，シアル酸を発現している．これにより，Bb から C3b を外し置き換わる H 因子を動員して，補体の第二経路を阻害できる．住血吸虫，**淋菌**，ある特定のヘモフィルス種（*Haemophilus* species）のような一部の病原体は，宿主からシアル酸を除去し，その糖をそれらの細胞表面に酵素的に移行する．**大腸菌**（*Escherichia coli K1*）や一部の髄膜炎菌を含む他のものは，シアル酸を生成する特別な生合成経路を進化させている．一部の微生物は，調節タンパク質 H 因子を細胞表面に集めることのできるタンパク質を合成する．**ヒト免疫不全ウイルス**（human immunodeficiency virus：HIV）上の GP41 は H 因子と結合できる．ウイルスのこの特性は，ウイルス粒子保護に寄与していると考えられている．多くの他の病原体は，それらの細胞壁に H 因子を動員するのを促進するタンパク質を進化させている．これには，**化膿性連鎖球菌**（*Streptococcus pyogenes*），**ライム病菌**（*Borrelia burgdorferi*）（ライム病の原因病原体），淋菌，**髄膜炎菌**，病原真菌（*Candida albicans*），**単包条虫**（*Echinococcus granulosus*）などの条虫（監訳者注：原著では線虫[nematode]とあるが，条虫[cestode]の誤り）が含まれる．ヒト免疫不全ウイルスなどのその他の微生物は，それらの外被に複数の宿主の調節タンパク質を取り込んでいる．例えば，ヒト免疫不全ウイルスは，感染した細胞から出芽するときにグリコシルフォスファチジルイノシトール（GPI）結合型補体調節タンパク質である崩壊促進因子や CD59 を取り込む．
- **多くの病原体が，ヒト補体調節タンパク質を模倣する特殊なタンパク質を産生する．**大腸菌は，C1q，C1r，C1s から成る複合体の形成を阻害する C1q 結合タンパク質（C1qBP）をつくる．**黄色ブドウ球菌**（*Staphylococcus aureus*）は，古典的経路および第二経路両方の C3 転換酵素に結合して安定的に阻害するブドウ球菌性補体阻害物質（SCIN）をつくる．つまりこれは 3 つすべての補体経路を阻害する．単純ヘルペスウイルスの糖タンパク質 C-1 は，第二経路転換酵素の構成因子 C3b がプロパジンに結合するのを妨げることにより，第二経路転換酵素を不安定化する．シャーガス病の原因病原体であるクルーズトリパノソーマ（*Trypanosoma cruzi*）の膜タンパク質 GP160 は，C3b と結合し，C3 転換酵素の形成を妨げ，その崩壊も促進する．ワクシニアウイルスによってつくられるタンパク質 VCP-1（ワクシニアウイルス補体阻害タンパク質 1）は，ヒト C4 結合タンパク質（C4BP）と構造的に似ているが，C4b と C3b の両方と結合でき，C3 転換酵素と C5 転換酵素両方の崩壊を促進する．
- **補体依存性の炎症は微生物の遺伝子産物によっても阻害されうる．**黄色ブドウ球菌は，C5a アナフィラトキシンの拮抗物質であるブドウ球菌ケモカイン阻害タンパク質（chemokine inhibitory protein of staphylococci：CHIPS）とよばれるタンパク質を合成する．

これらの例は，微生物がどのようにして補体系を回避する能力を獲得したのかを示しており，おそらくそれらの病原性にも寄与している．

新生児期免疫（neonatal immunity）

新生児期の哺乳動物は，母体が産生した抗体が胎盤を通過して胎児循環に運ばれること，および経口摂取した母乳中の抗体が経細胞輸送として知られる特殊なプロセスにより新生児の腸上皮を通過して運ばれることによって，感染から保護されている．新生児は，微生物に対して効果的な免疫応答（immune response）を開始する能力を欠いており，生後数ヵ月間の新生児の感染に対する主な防御は，母体の抗体によって提供される**受動免疫**（passive immunity）である．母体の IgG は胎盤を通過して運ばれ，母乳中の母体 IgA と IgG は乳児によって経口摂取される．母乳中の母体 IgA の経上皮輸送は，**第 14 章**に記載されているポリ Ig 受容体に依存している．経口摂取された IgA と IgG は，乳児の腸に生着しようとする病原生物を中和することができ，また，経口摂取された IgG 抗体の一部は，腸上皮を通過して新生児の循環中へと運ばれる．したがって，新生児は基本的に母親と同じ IgG 抗体を有している．

胎盤を通過する母体 IgG の輸送は，**新生児 Fc 受容体**（neonatal Fc receptor：FcRn）とよばれる IgG 特異的 Fc 受容体によって媒介される．新生児 Fc 受容体は，**β2-ミクログロブリン**（β2-microglobulin）と非共有結合した膜貫通重鎖を含んでいる**主要組織適合遺伝子複合体分子クラス I**（class I major histocompatibility complex molecule：MHC）と似ているという点で，Fc 受容体のなかでも独特である．ただし，新生児 Fc 受容体と IgG の相互作用には，MHC クラス I 分子によって使用される T 細胞の抗原認識のためにペプチドを提示する**ペプチド結合溝**（peptide-binding cleft）の類似分子部分は関与しない．

成人も，内皮，マクロファージ，他の多くのタイプの細胞で新生児 Fc 受容体を発現している．この受容体は，異化反応から血漿 IgG 抗体を保護するように機能している．このプロセスについては**第 5 章**で説明している．

本章のまとめ　Summary

体液性免疫は抗体によってもたらされる．これは，細胞外微生物や微生物毒素に対する防御を担う，獲得免疫系がもつエフェクター機序である．感染からの防護をもたらす抗体は，微生物抗原への最初の曝露によって，もしくは抗原による記憶 B 細胞の再活性化によって生み出された長期生存の抗体産生細胞（antibody-secreting cell）により産生される．

抗体は，微生物に結合し，細胞の受容体と微生物の相互作用を立体的に妨げることによって微生物の感染性を阻害または中和する．同様に抗体は，毒素の宿主細胞への結合を防ぐことで毒素の病的作用を阻害する．

抗体で覆われた（オプソニン化された）粒子は，抗体の Fc 部分が貪食細胞の Fc 受容体に結合することにより貪食される．IgG の異なるサブクラス，および IgA 抗体や IgE 抗体に特異的な数種類の Fc 受容体があり，異なる Fc 受容体が異なる親和性で抗体に結合する．貪食細胞 Fc 受容体に抗原－抗体複合体が付着すると，貪食細胞の殺菌作用を刺激するシグナルも伝達される．

補体系は血清タンパク質と膜タンパク質から成り立っており，これらは生理活性物質を産生するために高度に統制された方法で相互作用する．補体活性化の 3 つの主要な経路は，抗体非存在下の微生物表面上で活性化される第二経路，抗原－抗体複合体によって活性化される古典的経路，循環しているレクチンが病原体上の炭水化物に結合することによって惹起されるレクチン経路である．これらの経路は C3 タンパク質を切断する酵素を生み出し，C3 の切断産物は微生物表面または抗体に共有結合する．そのため，補体活性化の後続のステップはこれらの部位に限定される．すべての経路は，C5 のタンパク質切断後に膜の細孔形成を伴う共通の経路に収束する．

補体活性化は，そのカスケードにおける種々の段階を阻害するさまざまな血漿タンパク質や細胞膜タンパク質によって制御されている．

補体系の生物学的機能には，C3 のタンパク質分解断片による生物や免疫複合体のオプソニン化，それに続く貪食細胞上の補体断片受容体への結合，貪食による排除，アナフィラトキシン（C3a，C4a，C5a）とよばれる補体タンパク質のタンパク質分解断片による炎症細胞の活性化，細胞表面上での膜侵襲複合体形成によってもたらされる細胞溶解，免疫複合体の可溶化と排除，体液性免疫応答の増強がある．

新生児期における防御免疫は，特殊な新生児 Fc 受容体によって胎盤を通過し移行する母体の抗体により提供される，受動免疫の一種である．

参考文献

補体

Garcia BL, Zwarthoff SA, Rooijakkers SH, Geisbrecht BV. Novel evasion mechanisms of the classical complement pathway. *J Immunol.* 2016; 197: 2051–2060.

Gros P, Milder FJ, Janssen BJ. Complement driven by conformational changes, *Nature Reviews. Immunology.* 2008; 8: 48–58.

Holers VM. Complement and its receptors: new insights into human disease. *Annu Rev Immunol.* 2014; 32: 433–459.

Liszewski MK, Java A, Schramm EC, Atkinson JP. Complement dysregulation and disease: insights from contemporary genetics. *Annu Rev Pathol.* 2016; 12: 25–52.

Manderson AP, Botto M, Walport MJ. The role of complement in the development of systemic lupus erythematosus. *Annu Rev Immunol.* 2004; 22: 431–456.

Meri S. Self-nonself discrimination by the complement system. *FEBS Lett.* 2016; 590: 2418–2434.

Ricklin D, Lambris JD. Complement in immune and inflammatory disorders: therapeutic interventions. *J Immunol.* 2013; 190: 3839–3847.

Roozendaal R, Carroll MC. Emerging patterns in complement-mediated pathogen recognition. *Cell.* 2006; 125: 29–32.

抗体のエフェクター機能と Fc 受容体

Bournazos S, Ravetch JV. Fcgamma receptor pathways during active and passive immunization. *Immunol Rev.* 2015; 268: 88–103.

Schwab I, Nimmerjahn F. Intravenous immunoglobulin therapy: how does IgG modulate the immune system? *Nat Rev Immunol.* 2013; 13: 176–189.

Smith KG, Clatworthy MR. FcgammaRIIB in autoimmunity and infection: evolutionary and therapeutic implications. *Nat Rev Immunol.* 2010; 10: 328–343.

Vidarsson G, Dekkers G, Rispens T. IgG subclasses and allotypes: from structure to effector functions. *Front Immunol.* 2014; 5: 520.

第14章

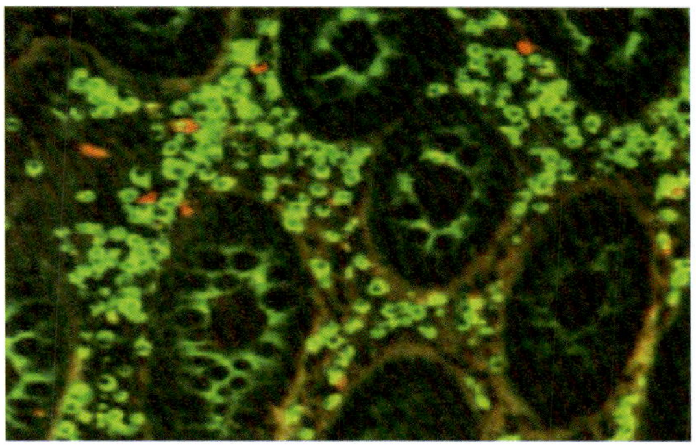

上皮組織および免疫特権組織における特殊な免疫応答

これまでに本書で自然免疫(innate immunity)と獲得免疫(adaptive immunity)について述べてきたことの大半は，哺乳類の個体おける任意の解剖学的部位における免疫応答(immune response)の特徴や作用機序を対象としたものである．しかし，免疫系(immune system)は，上皮バリア組織など体内の異なる部位ごとに，特別な性質を進化させてきた．これらの免疫学的特徴は，このような部位においてしばしば遭遇する各種の微生物の侵入に対する防御として必須であるとともに，粘膜組織の内腔や皮膚表面に生息する非病原性の共生生物との共生を保証する(**表 14.1**)．特定の組織において，特殊な機能を果たす一群の免疫細胞や分子群によって構成される免疫系は局所免疫系(regional immune system)とよばれる．本章では主に，このような特別な免疫系について説明する．本章の最後では，通常は免疫応答が起こらない免疫特権(immune privileged)組織に関して考察する．

上皮バリア組織における免疫の一般的特徴

局所免疫系には，消化管系，気管支肺系，泌尿器生殖系の粘膜を保護する粘膜免疫系および皮膚免疫系が含まれる． このうち，消化管免疫系は最大かつ最も複雑である．消化管免疫系に局在するリンパ球数とそこで産生される抗体(antibody)の量は，その他の部位の免疫系における総量を凌駕している．成人の腸管粘膜には約 50×10^9 個ものリンパ球が存在すると推定されている(**表 14.2**)．免疫系の資源がこれほどまで腸管に集中しているのは，腸管粘膜が広大な表面積を有するためである．腸管粘膜は主な機能である吸収機能を最大限高めるために発達してきたが，一方で内腔に存在する何兆個もの細菌の侵入を防御しなくてはならない．皮膚もまた広い面積をもつバリア組織であり表皮に容易に接近できる環境中の微生物に対する防御が必要である．成人の皮膚に存在するリンパ球の総数は約 20×10^9 個と推定されており，これは体内を循環しているリンパ球総数の2倍に匹敵する(**表 14.2**)．粘膜(柔らかく，湿っていて，温かい)と皮膚(硬く，乾燥して，冷たい)は異なる性質を有するため，異なった種類の微生物が定着し侵入する．したがって，これらの2つの部位の免疫系はそれぞれの組織の特性に合わせて特殊化している．

上皮バリア組織における免疫系には，解剖学的に共通した基本構造が認められる．すなわち，微生物の侵入を防ぐ外側の上皮層に加え，そのすぐ内側の結合組織にはさまざまな種類の細胞が散在しており，上皮層を突破して侵入してきた微生物に対して免疫応答を発動する．さらに，侵入した微生物に対する獲得免疫応答を発動するための，組織局所またはやや離れた部位に所属リンパ節(二次リンパ組織)が存在する． 上皮バリアは皮膚のように複数の層からなる細胞シート，または，腸管のように単層の細胞シートとして形成され，結合組織を覆っている．皮膚では真皮，腸管では粘膜固有層(lamina propria)とよばれる結合組織には，多数のリンパ球，樹状細胞(dendritic cells)，マクロファージ(macrophage)などの免疫担当細胞が散在しており，自然免疫応答や獲得免疫応答のエフェクター機能を担っている．粘膜組織の上皮層の直下には，通常の末梢リンパ節のように皮膜に包まれていないものの，組織化された二次リンパ組織が存在しており，B細胞(B lymphocyte)，T細胞(T lymphocyte)，樹状細胞，マクロファージが集積している．これは**粘膜関連リンパ組織**(mucosa-associated lymphoid tissue：MALT)とよばれており，ある種の粘膜組織に特有の免疫応答を誘導する．上皮バリア組織の免疫応答は，バリア組織に隣接した所属リンパ節(draining lymph node)においても誘導される．皮膚や粘膜組織では，外部の抗原(antigen)は上皮間に存在する特殊な細胞によって取り込まれ，所属リンパ節や粘膜関連リンパ組織に運ばれる．

局所免疫系には他の部位とは異なる特殊な細胞と分子が備わっている． 免疫系全体には分布せず，1つまたは複数の局所免疫系にのみ存在する細胞種として，樹状細胞のサブセット(皮膚の**ランゲルハンス細胞**[Langerhans cells]など)，抗原輸送細胞(腸管の**M細胞**[M cells]など)，T細胞のサブセット(上皮層の**γδT 細胞**[γδT cells]など)，B細胞のサブセット(粘膜組織中のIgA陽性B細胞および形質細胞[plasma cells]など)および**自然リンパ球**(innate

表 14.1 局所免疫の特徴

部位	特殊な性質	解剖学的特徴	特殊な細胞や分子とその機能
消化管	食物抗原に対する免疫寛容 共生細菌に対しては免疫寛容である一方，ごく少数の病原体に対しては免疫応答を発動 広大な表面積	扁桃 パイエル板 粘膜固有層のリンパ濾胞	腸上皮細胞：粘液の分泌 M 細胞：内腔抗原のサンプリング パネート細胞：ディフェンシンの産生 分泌型 IgA，IgM：内腔に存在する微生物の中和 樹状細胞：内腔の抗原のサンプリング，粘膜固有層の抗原のサンプリング，T 細胞寛容の誘導，エフェクター T 細胞の活性化，B 細胞の IgA クラススイッチの誘導，B 細胞および T 細胞への腸管ホーミング能のインプリンティング
呼吸器系	大気中の病原体や，無害な微生物・粒子に対する曝露	扁桃 アデノイド	呼吸器の線毛上皮細胞：ムチンとディフェンシンの産生および捕捉した微生物や粒子をムチンと共に気道外へ排出 分泌型 IgA，IgM，IgG：上皮バリアの外側に存在する微生物の中和
皮膚免疫系	広大な表面積	角質化重層扁平上皮バリア	ケラチノサイト：ケラチン産生，サイトカインとディフェンシンの分泌 ランゲルハンス細胞：表皮の抗原サンプリング 樹状細胞サブセット：真皮の抗原サンプリング，T 細胞寛容の誘導，エフェクター T 細胞の活性化，T 細胞への皮膚ホーミング能のインプリンティング

表 14.2 異なる組織中のリンパ球の数

脾臓	70×10^9
リンパ節	190×10^9
骨髄	50×10^9
血液	10×10^9
皮膚	20×10^9
腸	50×10^9
肝臓	10×10^9
肺	30×10^9

lymphoid cells：ILCs）が挙げられる．各組織におけるユニークな解剖学的特徴や局在する細胞種により，組織特有の機能が与えられている．例えば，腸管における抗原の取り込みと二次リンパ組織への輸送は，特定の細胞種やリンパ液の排出ルートに依存しており，皮膚や体内組織とは異なっている．さらに，粘膜関連リンパ組織の構造も腸管の各部位や他の粘膜組織では異なる特徴を示す．

特定の局所免疫系（皮膚や小腸など）における所属リンパ節や粘膜関連リンパ組織で誘導されたエフェクターリンパ球は循環血中に入った後，元いた組織（皮膚の真皮や小腸粘膜固有層）に好んでホーミングする．さまざまな組織へのリンパ球サブセットの遊走と局在は，これらのサブセットを血液から特定の組織へと向かわせる組織特異的ホーミング機構に部分的に依存しており，これについては本章の後半で詳しく述べる．

局所免疫系には，さまざまなバリア組織に存在する非病原性の微生物や外来物質に対して望ましくない免疫応答を防ぐための重要な免疫制御機能（regulatory functions）が備わっている．その最も顕著な例として，腸管関連免疫系は，腸管内腔に定着している共生細菌や口から摂取された食物成分に対する免疫応答を抑制しなくてはならないが，その一方で，共生細菌よりもはるかに数の少ない病原性微生物に対しては免疫応答を発動する必要がある．非病原性微生物や無害な外来物質に対する免疫応答の抑制は，皮膚，肺，泌尿生殖器など身体の他の組織においても重要である．これらの組織はいずれもつねに外部環境に曝されていて無菌ではない．

ここまでを序論とし，以下に異なる部位における局所免疫系の特徴について述べる．手始めに，最大の免疫系について議論していく．

消化管における免疫

消化管系は筒状の構造をしており，その内腔は他の粘膜組織と同様に基底膜上に配置された上皮細胞の層によって覆われている．上皮層は外環境に対する物理的バリアとして機能している．上皮層の下には粘膜固有層（lamina propria）とよばれる疎な結合組織があり，血管，リンパ管，粘膜関連リンパ組織が含まれる（**図 14.1**）．粘膜下層は密な結合組織で，平滑筋と粘膜をつないでいる．

免疫学的見地から，消化管には 2 つの特筆すべき性質がある．第 1 に，小腸と大腸の表面積を合わせると 200 m^2 以上（テニスコートと同じサイズ）にもなり，その大部分を小腸の絨毛と微絨毛が占める．第 2 に，腸の内腔は微生物に満ちており，その多くは食物とともに摂取され，大半は健常者の腸内で**共生細菌**（commensal bacteria）として持続的に増殖している．哺乳類の腸管には 500 ～ 1,000 種類の異なる菌種によって構成される約 10^{14} 個もの細菌群が存在すると見積もられている．これは，ヒトの身体全体の細胞数に匹敵し，また，ヒト細胞の約 90％は赤血球であることを考慮すると，ヒト有核細胞数の 10 倍とみなされる．またヒトマイクロバイオーム（腸内微生物叢［gut microbiome］）はおよそ 600,000 遺伝子が含まれており，これはヒトゲノムにコードされている遺伝子総数の約 30

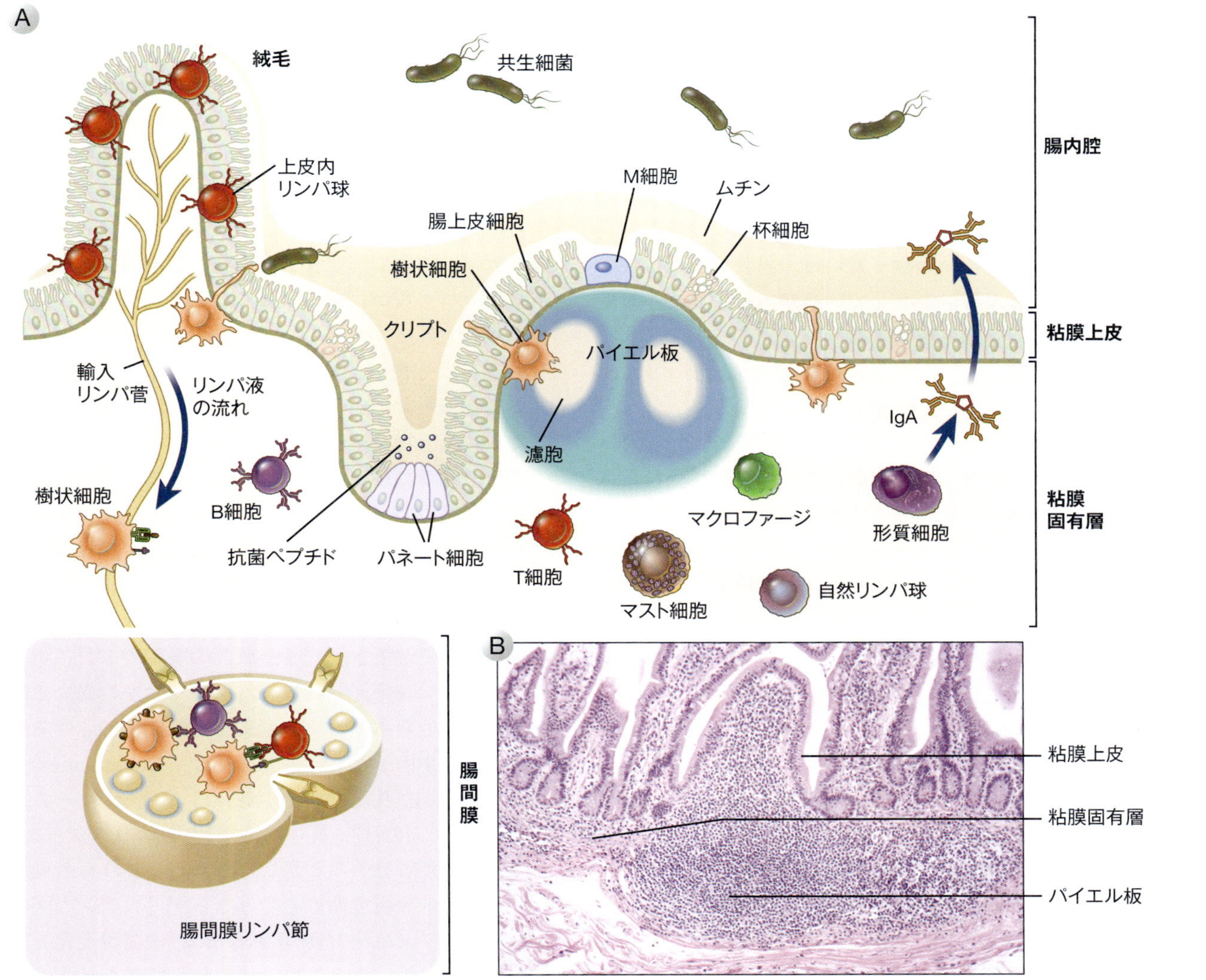

図 14.1 消化管免疫系

(A)腸管における粘膜免疫系の細胞構成の略図．その特徴は本章で詳しく述べるように，粘液で覆われた上皮バリア，抗原をサンプリングする樹状細胞と M 細胞の存在，上皮直下の粘膜固有層に存在する多様な自然免疫系の歩哨(センチネル)細胞やリンパ球，パイエル板のように上皮バリアに隣接している組織化された粘膜関連リンパ組織，所属リンパ節である腸間膜リンパ節，上皮細胞直下の形質細胞による IgA 産生と上皮細胞による内腔への輸送，などが挙げられる．(B)ヒト腸管における粘膜関連リンパ組織の顕微鏡写真．同様なリンパ濾胞の集積が腸管全体に認められる．

倍に相当する．これらの対比から，微生物学者をして人間の大部分はヒト細胞よりも微生物からなると言わしめる．ヒトはこれらの共生細菌にいくつかの機能を依存して進化してきた．例えば，自身の細胞では消化することのできない食物成分の分解などである．共生微生物はまた，潜在的な病原微生物と競合することで，有害な感染症を未然に防いでいる．共生微生物は腸管粘膜バリアの外側に存在している限りは有益であるが，もし粘膜バリアを通り抜けて血液に流入したり，腸管壁を通過してしまうと，特に免疫不全の個体では有害となる場合がある．さらに，非共生の病原微生物は汚染された食事や水を摂取することで，いつでも腸内微生物叢を構成する多様な微生物の一部となりうる．こうした病原生物(細菌，ウイルス[virus]，原虫[protozoa]，蠕虫[helminth]など)は腸の内腔にごくわずかに存在するだけでも重篤な疾患を起こす可能性がある．健康状態の維持のために，粘膜免疫系(mucosal immune system)はこれらごく少数の病原体を，圧倒的多数の非病原性微生物のなかから見つけ出し排除しなくてはならない．

このような困難な課題に対応するために，自然免疫系および獲得免疫系は複合的な病原体認識戦略やエフェクター機序を進化させてきた．概していえば，腸管免疫は私たちを感染から保護する一方で，共生微生物の持続的な定着を許している．腸管は主に下記に示す3つの方法で感染を防いでいる．

1. 分厚い粘液層の形成により腸管内腔に存在するほとんどの微生物を腸上皮細胞から遠ざける．
2. 腸上皮による抗菌ペプチドの産生によって，腸管内腔の病原菌を殺菌するか，上皮細胞への侵入を減らす．

3. 粘膜固有層に存在する形質細胞によって産生されたIgAが腸管内腔に分泌されることで，病原体は上皮層を通過して体内に侵入する前に中和される．

腸管の病原体に対する免疫防御と，食物や共生微生物に対する免疫寛容のバランスを制御する機序については部分的にしかわかっていない．不幸にも，病原微生物の腸管感染はなかなか粘膜免疫応答で完全に排除できないため，世界で毎年数百万人もの命を奪っている．腸管免疫系は他の粘膜組織と共通した特徴を有しているが，粘膜免疫系の共通性についてはのちほど言及する．

消化管における自然免疫

小腸および大腸を覆う腸上皮細胞は，腸管自然免疫系において不可欠であり，病原体に対する応答，共生微生物への寛容，腸管における獲得免疫誘導のための抗原のサンプリングなどに関与する． いくつかの異なる種類の腸上皮細胞が存在し，それらはすべて腸管腺のクリプト（陰窩［crypt］）に存在する共通の前駆細胞に由来する．これらのなかには，腸管絨毛の上方に存在し粘液を分泌する杯細胞（goblet cell），リンパ組織を覆うドーム状の上皮層に散在し抗原をサンプルするM細胞，クリプトの底部に存在し抗菌ペプチドを分泌するパネート細胞（Paneth cell）が含まれる（**図14.1**参照）．後述するように，これらすべての細胞は異なる方法で粘膜バリアに貢献している．

腸の自然免疫系による防御の一部は，粘膜上皮細胞と粘液分泌によって形成される物理的，化学的バリアによるものである．隣接する上皮細胞はタイトジャンクション（密着結合［tight junction］）を形成するタンパク質によって互いにつなぎ止められており，微生物が細胞間を通過して粘膜固有層へ移動するのを防いでいる．さらに，粘膜上皮細胞は**ディフェンシン**（defensin）などの抗菌物質を産生する（**第4章**参照）．粘膜に存在するいくつかの細胞種，上皮細胞，樹状細胞，マクロファージ，自然リンパ球などは炎症や抗ウイルス応答を惹起することが可能である．これらの応答の大半は，すでに**第4章**で述べたように微生物成分のパターン認識受容体（pattern recognition receptors）への結合を契機として誘導される．

いくつかの高度に糖鎖修飾されたタンパク質は，ムチン（mucin）とよばれ，粘性の物理的バリアを形成し，微生物と消化管上皮の接触を防いでいる． ムチンは多くの異なる種類のO結合型糖鎖をもち，分泌型と細胞表面に結合した糖タンパク質の2種類が存在する．腸管の粘液層の主体は分泌型ムチンであるMUC2であり，300～700μmの厚みの含水ゲルを形成する．小腸では粘液は単層であり，細菌の多くは粘液層の辺縁部に検出される．そのため，細菌は，粘液層から突き出た絨毛の先端を除けば，まれにしか小腸上皮に直接接触することはない．対照的に大腸の粘液層は2つに分かれている．外層は比較的低密度であり細菌の定着が認められる．一方，上皮細胞に付着した内層は高密度であり細菌は存在しない．これらの粘液層は上皮細胞によって産生された抗菌物質を蓄えたマトリックスでもある．いくつかのムチンタンパク質は，上皮細胞から脱落して，病原微生物が宿主細胞膜に結合する際の接着分子に結合することで，デコイ（decoy）分子として機能する．分泌型ムチンに加えて消化管上皮細胞の頂端膜には膜結合型ムチンタンパク質が存在しており，さまざまな糖脂質と結びつき糖衣（グリコカリックス［glycocalyx］）を形成している．糖衣は上皮表面の密な高分子層であり，腸の部位によって30～500 nmの厚みをもつ．糖衣は分泌型ムチンのように微生物の接触を防ぐ物理的バリアとして働く．

腸管の粘膜バリアの特徴は，さまざまな環境シグナルや免疫シグナルへの応答性であり，これによりターンオーバーや化学的な変化が誘導されることで，バリア機能が急速に高まる． ムチンはつねに粘膜下腺や消化管上皮の杯細胞によって産生されており，6～12時間おきに新たにつくられた分子と置き換わる．成人の腸管で1日に数リットルものムチンが分泌されている．いくつかの異なる環境刺激および免疫刺激はムチン産生を劇的に増加させる．ムチン産生を促す因子として，サイトカイン（cytokines）（IL-1，IL-4，IL-6，IL-9，IL-13，TNF，I型インターフェロン［interferons：IFN］），好中球生成物質（エラスターゼなど）や微生物の接着分子などが挙げられる．これらの刺激はムチンの遺伝子発現を高めるのみならず，ムチンのグリコシルトランスフェラーゼ（糖鎖転移酵素）の発現変化を誘導することによって，ムチンの糖鎖修飾も変化させる．ムチンの量的変化ならびに糖鎖の修飾の変化は，病原体に対するバリア機能を高めると考えられている．

腸上皮細胞によって産生されるディフェンシンは，内腔の細菌に対する自然免疫防御として機能する． ディフェンシンは体内のさまざまな細胞種によって産生されるペプチドで，微生物の外層のリン脂質膜への挿入と膜構造の破壊により，致死的な抗菌活性を示す（**第4章**参照）．小腸で産生される主要なディフェンシンはα-ディフェンシンに分類されるHD5（human defensin 5）やHD6であり，絨毛間のクリプトの底部に位置するパネート細胞によって，つねに不活性型の前駆体タンパク質として産生されている．活性化型のHD5，HD6ペプチドは，やはりパネート細胞によって産生されるトリプシンによるタンパク質切断を介して産生される．大腸では，クリプトの吸収上皮細胞が，IL-1や細胞の侵入に応答して，β-ディフェンシンを産生する．加えて，好中球（neutrophil，polymorphonuclear leukocyte：PMN）の顆粒にはα-ディフェンシンが豊富に存在しており，腸管壁への感染時には抗菌作用に貢献していると思われる．いくつかの研究から，クローン病の病変部位の上皮細胞におけるディフェンシンの産生異常が見出されているが，ディフェンシンの産生低下が果たしてこの疾病の素因となるのか，あるいは，腸炎の結果なのかについてははっきりとわかっていない．

パネート細胞や他の腸上皮細胞はまたREGIII(regenerating islet-derived protein)とよばれるC型レクチン(C-type lectin)を分泌し，細菌が腸上皮表面に接着するのを防いでいる．REGIIIファミリーのうち，マウスRegIIIγやそのヒト相同遺伝子であるREGIIIαはグラム陽性細菌のペプチドグリカンに結合して，殺菌作用を示す．

腸上皮細胞に発現するToll様受容体(Toll-like receptor：TLR)と細胞質内NOD様受容体(nucleotide oligomerization domain-like receptor：NLR)は，侵入した病原体に対して免疫応答を誘導するが，共生細菌に対する炎症は起こさないよう制限されている． **第4章**で述べたように，TLRとNLRは，微生物によって産生される病原体関連分子パターン(pathogen-associated molecular patterns：PAMPs)を認識して，細胞による炎症応答や抗ウイルス応答を開始するためのシグナルを惹起する細胞受容体である．腸管内腔の細菌の大半は上皮バリアの外に存在する限り，たとえ病原性細菌と同様にリポ多糖(lipopolysaccharide)，ペプチドグリカン，CpG DNA，フラジェリンなどの一連のPAMPを発現していたとしても非病原性である．腸上皮細胞はTLR2，4，5，6，7，9などの広範なTLRを発現しているが，腸管の部位によって異なる受容体群が発現している．いくつかのTLRに対するリガンド刺激はタイトジャンクションを形成するタンパク質のリン酸化と再構成を促し，上皮の結合を強化する．TLRシグナルはまた，腸上皮細胞の運動性や増殖を高める他，ディフェンシン，REGIIIレクチン，IgAなどの細菌の侵入を阻害する分子群の分泌を促進する．

腸上皮細胞を巻き込んだ炎症応答はバリア機能を損ない，細菌の侵入と病的な炎症(inflammation)を誘導しうるため，自然免疫応答を制限するための厳密な制御機構が進化してきたことは驚くことではない．腸管におけるTLR応答はまた，発現レベルや特異的な細胞内局在によっても制御されている．例えば，フラジェリンを認識するTLR5は腸上皮の基底側面に限局して発現しており，上皮バリアを越えて侵入した細菌にしか反応しない．同様に，フラジェリンに対するNLRファミリー受容体(NAIPなど)は腸上皮の細胞質に発現しており，病原微生物やその菌体成分が細胞質内に侵入した場合にのみ炎症応答を活性化する．さらに腸上皮細胞内のTLRシグナル伝達制御因子によって，他組織の上皮細胞や樹状細胞と比較して，炎症応答の活性化に対する閾値が高く維持していることも証明されている．

健常者では，腸管粘膜固有層の樹状細胞やマクロファージが腸管の炎症を抑制し，恒常性(homeostasis)を維持している． いくつかの種類の腸管のマクロファージは微生物を貪食し殺すことができるが，同時にIL-10のような抗炎症性サイトカインを分泌するというユニークな性質を示す．この性質は，粘膜局所環境においてトランスフォーミング増殖因子β(transforming growth factor-β：TGF-β)によって誘導される．腸管粘膜固有層に存在するマクロファージや樹状細胞におけるTLR4の発現は，他の組織の同種の細胞に比べて低い．これらの細胞における炎症関連遺伝子の発現は，微生物産生物質によって抑制されることが多い．これは，上皮バリアを越えて体内に漏れこんだ共生細菌やその産生物に応答することで引き起こされる有害な炎症を未然に防ぐため発達した機構である．

腸管粘膜の自然リンパ球は細菌や寄生虫に対する免疫防御に寄与しており，上皮バリアを強化し，共生細菌に対する応答を抑制する． 自然リンパ球はT細胞受容体(T cell receptor：TCR)を発現していないものの，組織局所のサイトカイン環境に応じてエフェクターサイトカインを分泌する．典型的なヘルパーT細胞(helper T cells)サブセットと同様のサイトカインを分泌するILCサブセットが存在する(**第2章**，**第4章**参照)．ILCを活性化するサイトカインのいくつかは，アラーミン(alarmin)とよばれる．アラーミンは微生物を感知したり傷害を受けた上皮細胞から放出され，自然免疫系細胞に警鐘(アラーム)を鳴らす．生体の中で腸管に大部分が存在する3型自然リンパ球(ILC3)は，IL-1β(アラーミンの1つ)やIL-23に反応してIL-17やIL-22を分泌する．IL-17は微生物に対する急性炎症応答を惹起する．またIL-17とIL-22は共にディフェンシン産生を誘導し，上皮のタイトジャンクションを強化することで，粘膜のバリア機能を高める．マウスを用いた研究から，2型自然リンパ球(ILC2)は蠕虫(helminth)に対する腸管の自然免疫応答の初期において重要な役割を果たすことが判明している．ILC2は，ストレスや傷害を受けた上皮細胞から放出されるアラーミンであるIL-33を感知すると，IL-5とIL-13を分泌する．このうちIL-5は好酸球(eosinophil)を活性化させ，蠕虫の外側を覆う外被を分解する酵素の分泌を促す．一方，IL-13はムチン産生を増加させ，蠕虫の排出を促す．タフト細胞(tuft cell)とよばれる特殊な腸上皮細胞種は蠕虫を感知すると活性化してIL-25を大量に分泌することで，ILC2を刺激してIL-13の分泌を促す．IL-13は腸上皮クリプトの腸上皮幹細胞(stem cell)からムチンを産生する杯細胞やタフト細胞への分化を促進する．

粘膜関連インバリアントT細胞(mucosa-associated invariant T cells：MAIT)とよばれる特殊なリンパ球は腸管のバリアを破って血中に侵入した細菌や真菌に対する防御にかかわると考えられている．ヒトのMAIT細胞の大半は肝臓に存在しているため，腸管から門脈を経て肝臓に運ばれた微生物に対応する役割を担っている．これらの細胞については**第10章**に詳述している．

消化管における獲得免疫

消化管の獲得免疫系は，他の器官における獲得免疫の機能とは異なる特徴をもつ．

- **腸管における獲得免疫応答では，内腔の微生物に対する体液性免疫(humoral immunity)が主体であり，この応答の大半は腸管の内腔に分泌される二量体 IgA によって担われている．**母乳哺育中の乳児の場合，母親由来の IgA が初乳や母乳中に含まれており，これを乳児が摂取する．腸内腔の IgA 抗体は共生細菌や病原体が粘膜バリアを越えて体内に侵入するのを阻止する．
- **粘膜(特に腸管)の分泌液中の抗体の大部分が IgA で占められるのは，粘膜組織中で活性化した B 細胞は IgA にクラススイッチしやすく，IgA 産生性の形質細胞が腸管にホーミングする傾向があるためである．**これらの粘膜 B 細胞の特殊な性質については後述する．
- **ヘルパー T 細胞は，腸管の微生物に対する細胞性免疫を介した防御を担っている．**Th17 細胞(Th17 cells)は腸管粘膜で最多のエフェクター T 細胞であり，Th1 細胞(Th1 cells)や Th2 細胞(Th2 cells)も存在する．
- **腸管の炎症応答を制御する主要な機序は制御性 T 細胞(regulatory T cells：Treg)の活性化である．**外来抗原(食物抗原や共生微生物)に対して免疫寛容を維持するよう厳しく拘束されている免疫系は，腸管以外のどこにも存在しない．IL-10 産生性の Treg サブセットは，他のリンパ器官に比較して粘膜関連リンパ組織に豊富に存在する．

以下に消化管免疫系における獲得免疫の特殊な性質，すなわち，解剖学的構成，抗原サンプリング，リンパ球ホーミング(lymphocyte homing)と分化，内腔への抗体の運搬について述べる．

消化管における獲得免疫の機能解剖学

腸管の獲得免疫応答は，腸管上皮層の直下または腸間膜リンパ節に別々に組織化されたリンパ球と樹状細胞の集合体によって開始される(図 14.1 参照)．ナイーブリンパ球(naive lymphocyte)はこれらのリンパ組織で抗原に曝露し，エフェクター細胞(effector cells)に分化する．粘膜上皮に隣接した腸管関連リンパ組織(gut-associated lymphoid tissue：GALT)は時に GALT と略され，MALT の腸管バージョンであるが，これらの用語はしばしば同じ意味で用いられる．最も顕著な GALT の構造は主に遠位回腸(distal ileum)に存在する**パイエル板**(Peyer's patch)であるが，大腸や虫垂にもリンパ濾胞の小規模の集積または孤立したリンパ濾胞が多く存在する．パイエル板のリンパ濾胞(lymphoid follicle)には，B 細胞，濾胞性ヘルパー T 細胞(follicular helper T cell：Tfh cell)，濾胞性樹状細胞(follicular dendritic cells：FDCs)およびマクロファージによって形成される胚中心(germinal center)が存在する．リンパ濾胞の胚中心は IgM および IgD 陽性のナイーブな濾胞性 B 細胞に囲まれている．ドーム(doom)とよばれる領域はリンパ濾胞とそれを包み込む上皮層の間に形成されており，B 細胞，T 細胞，樹状細胞，マクロファージを含む．リンパ節と同様に濾胞間には T 細胞に富む傍濾胞領域があるが，全体的には GALT における T 細胞に対する B 細胞の比率はリンパ節の約 5 倍以上高い．それ以外にも，GALT は被膜に覆われていないことやリンパ管を介さずに抗原が取り込まれる点で通常のリンパ節と異なる．腸管粘膜固有層におけるパイエル板や孤立リンパ小節などの特殊な構造の形成にはリンパ組織誘導細胞(lymphoid tissue inducer cell)が必要である．リンパ組織誘導細胞は ILC3 サブセットの 1 つであり，リンフォトキシン-β(lymphotoxin-β：LTβ)を産生する．

腸内腔から GALT への抗原輸送の主要な経路は，M(microfold)細胞とよばれる腸管上皮層に存在する特殊な細胞を介するものである(図 14.2)．M 細胞は，パイエル板やその他の GALT を覆う濾胞関連腸上皮(またはドーム上皮)とよばれる領域に存在する．M 細胞およびその他大多数の吸収上皮細胞は共通の上皮前駆細胞から生じるが，M 細胞は，薄い糖衣，比較的短く不規則で微絨毛(microfold とよばれる)，膜における開口部により識別可能である．これらの特徴はすべて腸管内腔からの抗原取り込みを促進する．M 細胞が存在する濾胞関連上皮も吸収上皮と異なる特徴を有している．すなわち，濾胞関連上皮には粘液を産生する杯細胞やディフェンシンを分泌するパネート細胞が少なく，IgA の内腔への運搬能も低いため，内腔の微生物抗原と接着しやすい．M 細胞の主な機能は，腸管内腔から多様な物質を取り込み，細胞内を通過(transcellular transport)させることで，上皮バリアを通り抜けて直下の抗原提示細胞(antigen-presenting cell)へ物質を受け渡すことである．M 細胞は，マクロファージのようなファゴサイトーシス，クラスリン被覆小胞，液相エンドサイトーシスなどさまざまな輸送経路を介して，腸管の内容物を効率的に取り込む．M 細胞には種々の表面分子が発現しており，微生物成分への結合と取り込みを仲介している．その一例として，glycoprotein 2 は，グラム陰性菌の I 型線毛と結合して，細菌の取り込みとパイエル板内部への輸送を促進する．これらの輸送経路では細菌，ウイルス，可溶性菌体成分などを取り込むことが可能である．しかし，マクロファージや樹状細胞と異なり，M 細胞は取り込んだ抗原を積極的にプロセシングすることはない．細胞内小胞に取り込んだ抗原は，細胞質を縦断して輸送後，側基底面にエキソサイトーシスし，GALT のドーム領域に存在している樹状細胞や B 細胞に受け渡される．M 細胞は腸内腔の微生物に対する防御免疫において重要な役割を果たしているが，ある種の微生物は粘膜バリアを突破する侵入経路として M 細胞を利用するように進化してきた．最もよく

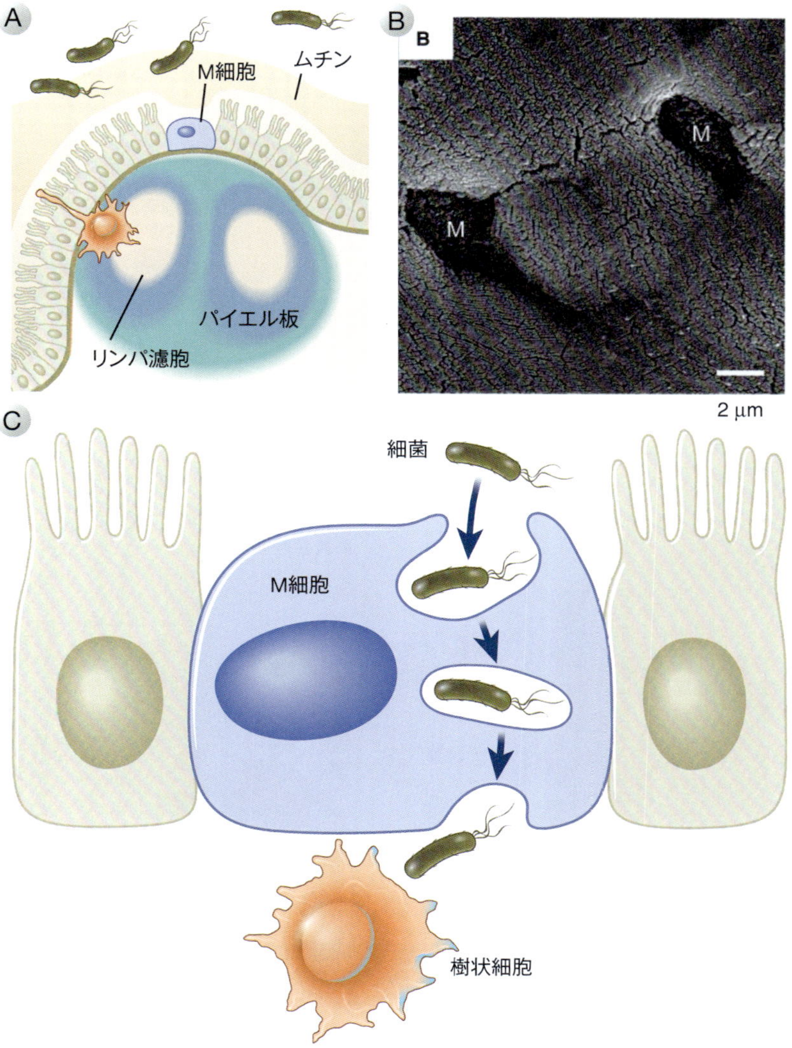

図 14.2 小腸における M 細胞
M 細胞はパイエル板や粘膜固有層のリンパ濾胞を覆う腸上皮層に存在する特殊な上皮細胞である(A). 長い微絨毛を有し吸収機能を主とする周辺の上皮細胞と異なり, M 細胞は短い微絨毛しかもたない. 走査型顕微鏡による観察では, 周囲の吸収上皮細胞と比較すると窪んでみえる(B). M 細胞は, 微生物や分子をそのままの状態で, 粘膜バリアを通過して腸管関連リンパ組織への輸送し, 樹状細胞に受け渡す(C)〔電子顕微鏡画像は Ohno H. Intestinal M cells, Journal of Biochemistry 159: 151–160, 2016. より引用〕.

知られている例は, ネズミチフス菌(*Salmonella enterica* serovar Typhimurium)であり, ヒトのチフス菌(*S. typhi*)と同様に腸チフス(typhoid fever)を引き起こす. M 細胞はチフス菌に特異的に結合して細胞内に取り込むレクチンを発現する. これらの細菌は M 細胞に対する細胞毒性を示すため, 上皮に隙間を生じさせ, より多くの微生物の侵入を促進する. M 細胞レクチンはまた, 腸管ウイルス感染も促進するかもしれない.

腸間膜リンパ節は小腸と大腸からのリンパ液由来の抗原(lymph-borne antigen)を集め, エフェクターリンパ球と制御性 T 細胞の分化を促し, 粘膜固有層へとホーミングさせる場所である. 腸間膜には 100 ～ 150 個ものリンパ節が存在している. 腸間膜リンパ節はいくつかの点で GALT と同様の機能を担う. 例えば, B 細胞の IgA 産生形質細胞への分化, エフェクター T 細胞や制御性 T 細胞の発達などである. 腸間膜リンパ節で分化した細胞は, しばしば腸管粘膜固有層へホーミングする. そのしくみについては後に述べる.

舌扁桃と口蓋扁桃は, それぞれ舌の付け根と中咽頭の重層扁平上皮粘膜の下に位置する被膜で覆われていないリンパ組織であり, 口腔内の微生物に対する免疫応答の場となっている. これらの**扁桃**(tonsils)は**鼻咽頭扁桃**(**アデノイド**[adenoid])とともに, **ワルダイエル咽頭輪**(Waldeyer's ring)とよばれる環状のリンパ組織を形成している. 扁桃組織の大部分はリンパ濾胞から構成され, 通常は胚中心が認められる. 舌扁桃と口蓋扁桃は, 重層した扁平上皮によって微生物に富む口腔から隔てられているという点で, 単層上皮で内腔と隔てられている他の GALT とは異なる. 多数の狭くて深い扁平上皮表面の陥入(クリプト)があり, これが扁桃の濾胞組織へと伸びている. 舌扁桃と口蓋扁桃

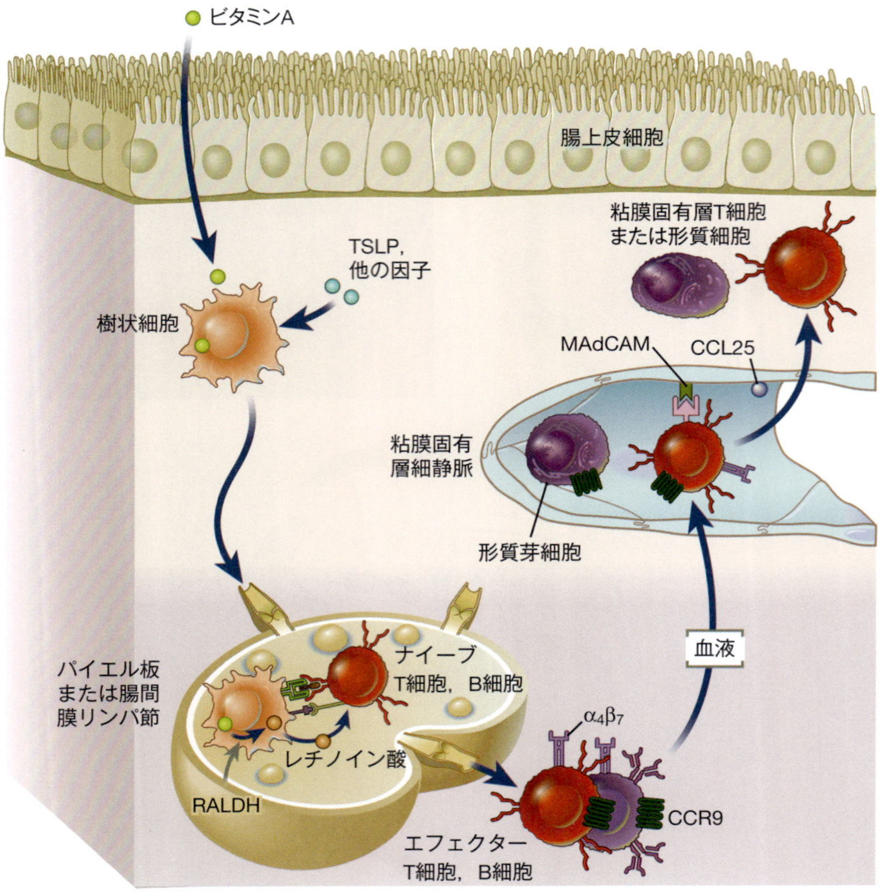

図 14.3 腸管リンパ球のホーミング機構

エフェクターT細胞のホーミング機能はリンパ組織において，ナイーブな前駆細胞からエフェクター細胞に分化する際にインプリント（刷り込み）される．パイエル板や腸間膜リンパ節などの腸管関連リンパ組織（GALT）に存在する樹状細胞は，TSLPやその他の因子による刺激を受けると，RALDHを発現して食事中のビタミンAをレチノイン酸に変換する．ナイーブBまたはT細胞がGALT内で抗原刺激によって活性化される際に，樹状細胞由来のレチノイン酸に曝露される．これにより，ナイーブ細胞から分化した形質細胞やエフェクターT細胞にケモカイン受容体CCR9やインテグリン$\alpha_4\beta_7$の発現が誘導される．粘膜固有層の血管内皮細胞はケモカインCCL25（CCR9のリガンド）やMAdCAM（インテグリン$\alpha_4\beta_7$のリガンド）が発現しているため，エフェクターリンパ球は血流に乗った後，腸の粘膜固有層にホーミングする．

MAdCAM：粘膜アドレシン細胞接着分子1（mucosal addressin cell adhesion molecule），RALDH：レチナールデヒドロゲナーゼ（retinaldehyde dehydrogenase），TSLP：thymic stromal lymphopoietin

は，粘膜上皮に感染が起こると肥大化するが，そこでは主にIgAからなる活発な抗体応答が起こっている．典型例として，連鎖球菌（Streptococci）とエプスタイン・バーウイルス（Epstein–Barr virus：EBV）の感染は，通常子どもにおいて扁桃の肥大化を招く．

GALTおよび腸間膜リンパ節で発達したエフェクターリンパ球には，特定のインテグリンやケモカイン受容体依存的な腸管ホーミング能がインプリント（刷り込み）されて，血液を循環した腸管粘膜固有層に戻る（**図14.3**）．消化管免疫系の機能は，腸管粘膜固有層に戻ってきて病原体にすばやく反応する，多数のT細胞や抗原産生細胞（antibody-secreting cell）に依存している．エフェクターT細胞とIgA産生細胞はともにGALTや腸間膜リンパ節における活性化される間に接着分子（adhesion molecule）やケモカイン受容体（chemokine receptors）の発現を変化させ，腸管へのホーミング能を獲得する．腸にホーミングするB細胞およびT細胞に発現する主要なインテグリン（integrins）は$\alpha_4\beta_7$であり，これは腸管粘膜固有層の後毛細管細静脈に発現するMAdCAM-1タンパク質と結合する．腸へのホーミングにはB細胞，T細胞に発現するケモカイン受容体CCR9と，そのリガンドであり腸上皮細胞が産生するCCL25も必要である．血管内皮のMAdCAM-1と組織中のCCL25が両方発現するのは腸管に限定される．大腸へのIgA産生細胞のホーミングではCCR10とそのリガンドであるCCL28が必要とされる．しかし，CCL28は肺や泌尿生殖器など他の粘膜組織にも発現しているため，この経路は腸特異的ではない．$\alpha_4\beta_7$インテグリンのα_4鎖に対するモノクローナル中和抗体は炎症性腸疾患（inflammatory bowel disease：IBD）患者の治療に使われてきたが，これはエフェクターT細胞がこのインテグリンを使って腸管組織に浸潤するとの知見に基づいている（炎症性腸疾患については，本章で後述する）．

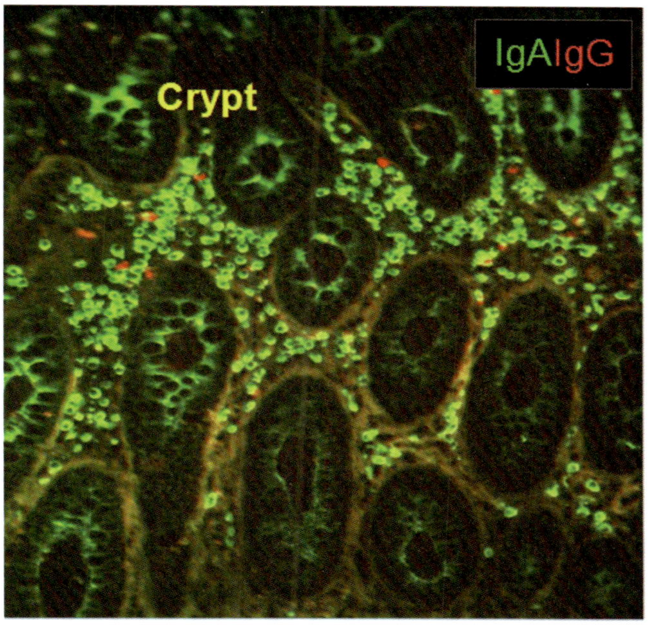

図 14.4 腸管の IgA 産生形質細胞
蛍光免疫染色により大腸粘膜には IgG 産生細胞(赤)よりも IgA 産生細胞(緑)が豊富に存在することが示される．分泌された IgA(緑)はクリプトの上皮細胞の細胞質に認められる〔Brandtzaeg P: The mucosal immune system and its integration with the mammary glands. The Journal of Pediatrics 156[Suppl 1]: S8–S16, 2010. より引用〕.

IgA 産生細胞とエフェクター T 細胞が腸にホーミングする性質は，リンパ球の活性化のプロセスにおいて，樹状細胞が産生するレチノイン酸の作用により賦与される（**図 14.4**）．GALT や腸間膜リンパ節の樹状細胞は，ナイーブ T 細胞をエフェクター T 細胞に，ナイーブ B 細胞を IgA 抗体産生細胞(後述)に分化させるだけでなく，これらのエフェクター細胞に $\alpha_4\beta_7$ インテグリンと CCR9 の発現を促す．この作用は樹状細胞が産生するレチノイン酸によるものである．GALT や腸間膜リンパ節など腸管のリンパ組織は食事中のビタミン A に曝露されている．これらのリンパ組織に存在する樹状細胞はビタミン A からレチノイン酸の産生に必要なレチナールデヒドロゲナーゼ(retinal dehydrogenase：RALDH)を発現するという他の組織の樹状細胞ではみられない性質を示す．さらに腸上皮細胞も RALDH を発現しレチノイン酸を産生できる．レチノイン酸がどのように腸管ホーミング因子を誘導するかは不明である．腸管免疫系のこうした特性により，経口ワクチンは皮内免疫に比較して IgA 産生性 B 細胞の増大をもたらす．

粘膜固有層にはエフェクターリンパ球，樹状細胞，マクロファージが散在して分布しており，消化管において獲得免疫のエフェクター機能が発揮される場所である．すでに述べたように，パイエル板，その他の GALT，腸間膜リンパ節で誘導されたエフェクターリンパ球は粘膜固有層へホーミングする．この場所で T 細胞は病原体の侵襲に対応し，B 細胞が分泌する抗体は内腔に運ばれて病原体が侵入する前に中和する．

消化管における体液性免疫

消化管における体液性免疫の主要な役割は内腔の微生物の中和である．この機能は主に，粘膜固有層で産生され粘膜上皮を超えて内腔に分泌される IgA によるものである． IgA と比べて少ないものの，IgG または IgM も腸内腔に分泌される．内腔において，IgA，IgG，IgM 抗体は微生物や毒素に結合し，宿主細胞への結合を阻止することにより中和する．こうした体液性免疫の様式は時に分泌免疫(secretory immunity)とよばれ，特に哺乳類において顕著に進化してきた．マウスにおける観察から，IgA 応答は腸管ごく一部の共生細菌にしか発現しない抗原に対して誘導される．そうした細菌種の大部分は大腸ではなく小腸に存在する．微生物への特異的な結合に加えて，IgA の分泌因子(secretory component)(後述)の糖鎖は，菌体に結合して運動性を低下させ，上皮バリアに到達するのを阻害する．摂食によって遭遇した抗原に対する抗体応答は，通常 IgA 産生が主体である．

IgA は他のどの抗体アイソタイプ(isotype)よりも大量に産生される．70 kg の成人では 1 日あたり約 2 g の IgA を分泌しているがこれは，全抗体産生量の 60 ～ 70%に相当する．このような膨大な IgA の産生量は，GALT における多数の IgA 産生形質細胞によるものであり，その数は生体内の抗体産生細胞の 80%を占める(**図 14.4** 参照)．IgA は主に粘膜のリンパ組織で産生された後，効率的に粘膜内腔へ輸送されるため，血漿中では抗体全体の 1/4 を占めるにすぎず，全身性の体液性免疫の構成因子としては IgG と比べて微量である．

腸管環境のいくつかのユニークな特徴によって IgA 産生細胞が選択的に発達し，消化管に留まるか，もしくは，循環血に入った場合には腸管の粘膜固有層にホーミングする．その結果，IgA 産生細胞は効率的に腸上皮の周辺に集積し，腸上皮は分泌された IgA を取り込んで内腔に輸送する．

腸管の形質細胞が IgA を優位に産生する原因の一端は，GALT や腸間膜リンパ節の B 細胞において，IgA クラススイッチが選択的に誘導されるためである．腸における IgA クラススイッチは，T 細胞依存的にも，非依存的にも起こる(**図 14.5**)．内腔に分泌される IgA の多くは T 細胞非依存的な機序で産生されたものである．どちらの場合でも，IgA クラススイッチを誘導する分子群として，可溶性のサイトカインと他の細胞種に発現する膜結合型タンパク質があり，B 細胞上のシグナル受容体に結合する(**第 12 章参照**)．TGF-β は腸やその他の粘膜領域において，IgA アイソタイプスイッチに必要とされ，腸上皮や GALT の樹状細胞によってつくられる．さらに GALT の樹状細胞は

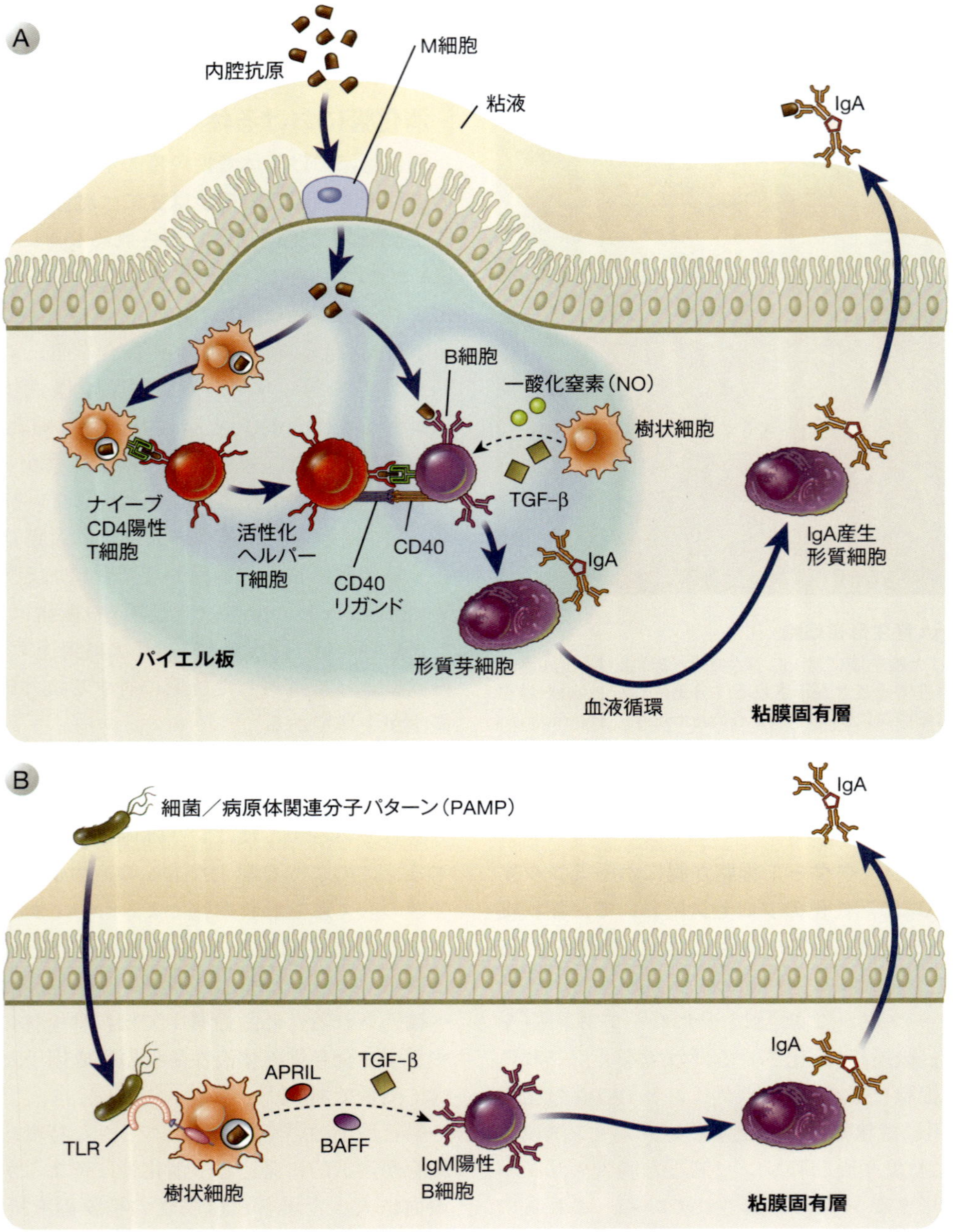

図 14.5　腸管における IgA クラススイッチ

腸管における IgA クラススイッチは T 細胞依存的および T 細胞非依存的な機序によって生じる．(A)T 細胞依存的な IgA クラススイッチでは，パイエル板の上皮下ドーム領域の樹状細胞が M 細胞によって取り込まれた抗原を捕捉した後，傍濾胞領域に移動しナイーブ CD4 陽性 T 細胞に抗原提示する．活性化した T 細胞は濾胞性ヘルパー T 細胞に分化し，同じ細菌抗原を認識して細胞内でプロセシングし提示している IgM 陽性 B 細胞と相互作用する．B 細胞における IgA クラススイッチは TGF-β の作用に加えて，B 細胞上の CD40 に対する T 細胞の CD40L の結合によって促進される．T 細胞依存的経路は高親和性 IgA の産生を促す．(B)T 細胞非依存的 IgA クラススイッチでは，樹状細胞によって B-1 細胞などの IgM 陽性 B 細胞が活性化される．TLR リガンドによって活性化した樹状細胞は BAFF，APRIL，TGF-β といったサイトカインを分泌し IgA クラススイッチを誘導する．T 細胞非依存的経路では，腸内細菌に対して比較的親和性の低い IgA 抗体が産生される．クラススイッチの分子機序は**第 12 章**に記載する．

TGF-β の活性化に必要な $\alpha_V\beta_8$ インテグリンを発現する．腸上皮細胞や GALT の樹状細胞は，TLR シグナルに応答して IgA クラススイッチに必要ないくつかの分子を発現する．TLR のリガンド刺激は腸内腔の共生細菌によって供給される．例えば，T 細胞非依存的な IgA および IgG クラススイッチでは，TNF ファミリーサイトカインである APRIL(a proliferation-inducing ligand)が B 細胞上の TACI (transmenbrane activator and CAML interactor)に結合する必要があるが，腸上皮細胞は共生細菌由来の TLR リガンドに反応して APRIL を産生する．腸上皮細胞はまた TLR 刺激によって TSLP(thymic stromal lymphopoietin)を発現するが，この分子は GALT の樹状細胞からの APRIL 産生をさらに促進する．共生細菌由来のTLRリガンドは，樹状細胞における誘導型一酸化窒素合成酵素（inducible nitric oxide synthase：iNOS）の発現を増加させ，一酸化窒素産生を促す．一酸化窒素（nitric oxide）はT細胞依存的および非依存的IgAクラススイッチのどちらも促進すると考えられている．最後に，腸管B細胞のIgA産生は少なくとも部分的にはビタミンAの代謝物であるall-*trans*レチノイン酸に依存しているが，その作用機序はわかっていない．all-*trans*レチノイン酸は腸上皮細胞とGALTの樹状細胞によって産生される．GALTや腸間膜リンパ節の内部には，脾臓（spleen）や皮膚の所属リンパ節といった粘膜外のリンパ組織に比べて，TGF-βやレチノイン酸が豊富に存在しており，これがGALTにおけるIgA産生へとクラススイッチする性質の大きな理由である．

消化管におけるIgA産生は，IgA産生細胞がGALTと腸間膜リンパ節において賦与される腸管へのホーミング能によって促進される（**図14.3**参照）．腸上皮を超えて輸送されたIgAの一部はGALTの濾胞内で分化し，そこに留まった形質細胞により産生されたものである．しかし，IgA分泌形質細胞はリンパ濾胞だけでなく，消化管の粘膜固有層に広く分布している．先にも述べたように，GALTや腸間膜リンパ節において，アイソタイプスイッチしてIgA陽性となった活性化B細胞は，全身循環に入った後，選択的に腸管粘膜固有層にホーミングして形質細胞として定着する．

分泌されたIgAは，ポリIg受容体（poly-Ig receptor）とよばれるFc受容体（Fc receptor）によって，上皮細胞を通過して腸内腔へ輸送される（**図14.6**）．粘膜固有層の形質細胞によって産生されたIgAは，協調して産生されるJ鎖（J [joining] chain）を介して二量体を形成している．J鎖は2分子のIgAのαH鎖のFc領域にジスルフィド結合する．粘膜の形質細胞は豊富にJ鎖を産生する．非粘膜組織の形質細胞はJ鎖の産生が少ないため，血清（serum）中IgAは通常J鎖を欠いた単量体である．二量体IgAは粘膜固有層から上皮を超えて内腔に輸送される必要がある．この機能はポリIg受容体が担っている．この受容体は細胞外ドメインに5つのIgドメインを有する膜内在性糖タンパク質である．粘膜固有層の形質細胞によってつくられたIgMもJ鎖に結合した多量体（五量体）であるため，ポリIg受容体によって腸内に分泌される．本受容体がポリIg受容体とよばれるのはこのためである．ポリIg受容体は粘膜上皮細胞によって産生され，基底面や側面に発現する．炎症が起こるとその発現が高まる．

粘膜固有層の形質細胞由来の二量体IgA（および五量体IgM）は，J鎖を介して粘膜上皮細胞のポリIg受容体に結合する（**図14.6**）．この複合体はエンドサイトーシスにより上皮細胞に取り込まれるが，ポリIg受容体を含む小胞は，通常の経路のようにリソソーム（lysosome）に運ばれることなく，頂端面（内腔側）へ運搬されて細胞膜と融合する．頂端面では，ポリIg受容体はタンパク質分解を受け，膜貫通ドメインと細胞内ドメインのみが上皮細胞に結合したまま留まる．一方，細胞外ドメインは，IgA分子と結合したまま内腔に放出される．このように上皮細胞を縦断するIgAの輸送はトランスサイトーシスとよばれる．ポリIg受容体から切り出された可溶性部位は，分泌成分（secretory component）とよばれ，内腔でも二量体IgAに結合した状態で存在する．IgAやIgMに結合した分泌成分は，これらの抗体を細菌のもつプロテアーゼによる分解から保護する．そのため，内腔に分泌された抗体は微生物や毒素に対する中和活性を発揮することができる．

IgGは，腸管の分泌液中にIgMと同程度存在するが，IgAに比べると少ない．一方，直腸，泌尿生殖器，気道な

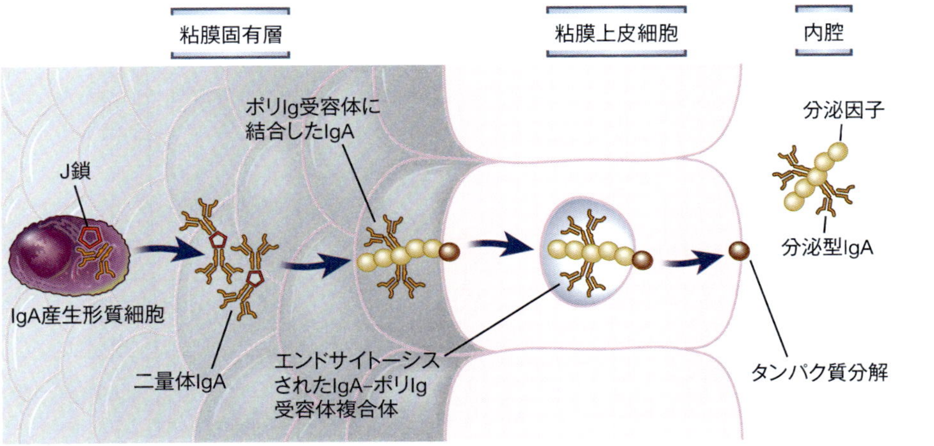

図14.6　上皮細胞を介するIgAの輸送
粘膜固有層の形質細胞によって産生されたIgAは上皮細胞の基底側に発現するポリIg受容体に結合する．その複合体は上皮を通過して運ばれ，タンパク質分解によって内腔側に放出される．このように細胞を縦断した輸送（この場合は側基底面から管腔表面へ）はトランスサイトーシスとよばれる．

どの粘膜組織における分泌液中には IgG が多く含まれる．**第 5 章**と**第 13 章**で述べたとおり，IgG の粘膜分泌液への運搬は新生児 Fc 受容体新生児 Fc 受容体(neonatal Fc receptor：FcRn)により行われる．

乳腺のリンパ組織で産生される IgA は，初乳(colostrum)および成熟母乳(mature breast milk)中に，ポリ Ig 受容体依存的にトランスサイトーシスされ，母乳哺育中の乳児の受動粘膜免疫として作用する．ヒトの授乳中の乳腺には多数の IgA 産生形質細胞が含まれ，乳腺上皮は大量の分泌型 IgA を蓄えることができる．乳腺の形質細胞はさまざまな MALT に由来している．たいていの IgA 形質芽細胞(plasmablast)は，どのリンパ組織由来であっても CCR10 を発現しており，乳房組織はそのリガンドである CCL28 を発現するため乳房にホーミングしやすい．したがって母乳哺育中，乳児はかなりの量の母親由来の IgA を摂取し，これが乳児の腸において広範な微生物に対する防御に役立つ．IgG や IgM もある程度の量は母乳中に分泌され，乳児の受動免疫(passive immunity)として貢献している．多くの疫学的研究によって，特に発展途上国において母乳が有意に下痢症や敗血症のリスクを下げることが示されているが，この効用は大腸菌(*Escherichia coli*)やカンピロバクター(*Campylobacter*)などの腸管毒性を有する細菌種特異的な IgA が母乳中に含まれていることと関連している．

消化管における T 細胞性免疫

T 細胞は，消化管の微生物感染に対する防御に加え，食物や共生生物由来の抗原への応答の制御において重要な役割を担っている．さらに，T 細胞は消化管の炎症性疾患の発症にもかかわっている．生体の他の部位と同様に，腸管の T 細胞免疫には複数の T 細胞サブセットが関与し，抗原を提示するさまざまなタイプの樹状細胞によっても種々の影響を受ける．この項では，腸における T 細胞と樹状細胞の重要な特性について述べる．

T 細胞は，腸上皮層の中や，粘膜固有層や粘膜下層のいたるところ，さらには，パイエル板など GALT のリンパ濾胞の内部やその周辺にも散在している．ヒトの上皮内リンパ球(intraepithelial T cells)の大半は CD8 陽性 T 細胞である．マウスでは，**上皮内リンパ球**(intraepithelial lymphocytes)の約 50％が，皮膚の表皮内リンパ球のように γδTCR を発現する．ヒトでは，約 10％上皮内リンパ球しか γδ 細胞ではないが，この比率は他の組織より高い．αβTCR 陽性の上皮内リンパ球も γδTCR 陽性の上皮内リンパ球のどちらも，抗原受容体の多様性(diversity)は限られているため，通常の T 細胞と比べて限られた範囲の特異性しかもたない．このような限られたレパートリーは，上皮表面でよく遭遇する特定の微生物を認識するために進化したのかもしれない．粘膜固有層の T 細胞はほとんどが CD4 陽性細胞であり，大半は活性化エフェクター T 細胞か記憶(memory)T 細胞である(**第 9 章**参照)．これら記憶 T 細胞の多くは，非循環性の組織常在型記憶細胞である．粘膜固有層のエフェクター T 細胞や記憶 T 細胞は，GALT や腸間膜リンパ節においてナイーブな前駆細胞から生成し，血流に乗って体内循環した後，優先的に粘膜固有層にホーミングすることを思い出してほしい(**図 14.3** 参照)．パイエル板やその他の GALT の中に存在する T 細胞は主に CD4 陽性ヘルパー T 細胞であり，濾胞性ヘルパー T 細胞や制御性 T 細胞が含まれる．

樹状細胞とマクロファージは消化管に豊富に存在し，生体防御に働くエフェクター T 細胞の活性化や，摂食された抗原や共生細菌に対する免疫の抑制に働く制御性 T 細胞の誘導にかかわっている．粘膜固有層の樹状細胞は，上皮バリアを破って侵入した微生物に由来するタンパク質抗原を取り込み，プロセシングする(**図 14.7**)．腸間膜リンパ節において，樹状細胞は，プロセスしたタンパク質抗原をナイーブ T 細胞に提示し，Th1，Th2，Th17 エフェクター T 細胞や Foxp3 陽性制御性 T 細胞への分化を誘導する．ある種の回腸末端のマクロファージ由来の樹状細胞は上皮細胞間に樹状突起を伸ばして，内腔の内容物をサンプリングする(**図 14.7**)．この特殊な抗原取り込み細胞は，ケモカイン受容体の 1 つである CX_3CR1 の発現によって識別され，上皮と同様の細胞間接着分子を発現することで上皮間に突起を伸ばすにもかかわらず，上皮バリアの維

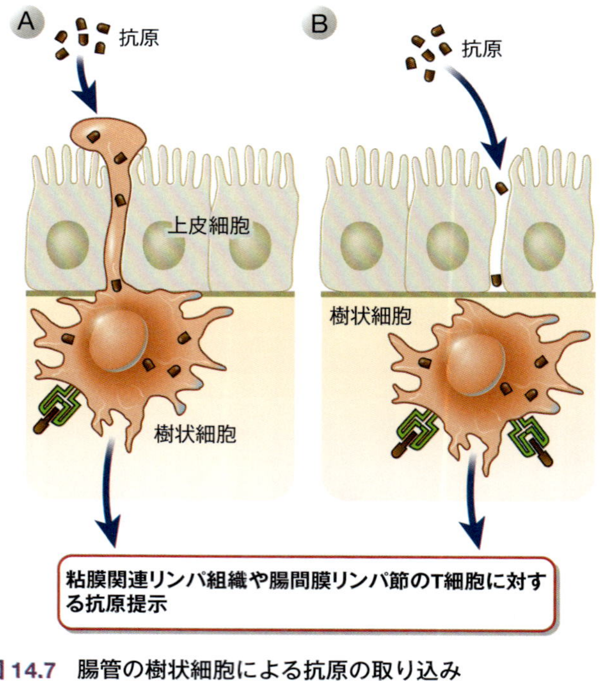

図 14.7 腸管の樹状細胞による抗原の取り込み
樹状細胞は腸管粘膜に存在し，抗原をサンプリングして GALT や腸間膜リンパ節の T 細胞に提示する．(A)ある種の樹状細胞サブセットは，樹状突起を上皮間から内腔へ伸ばし，抗原を取り込む．マクロファージもまた同様の方法で抗原をサンプリングするかもしれない．(B)粘膜固有層に存在する別な樹状細胞サブセットは，上皮バリアを超えて流入した腸管内容物由来の抗原を取り込む．

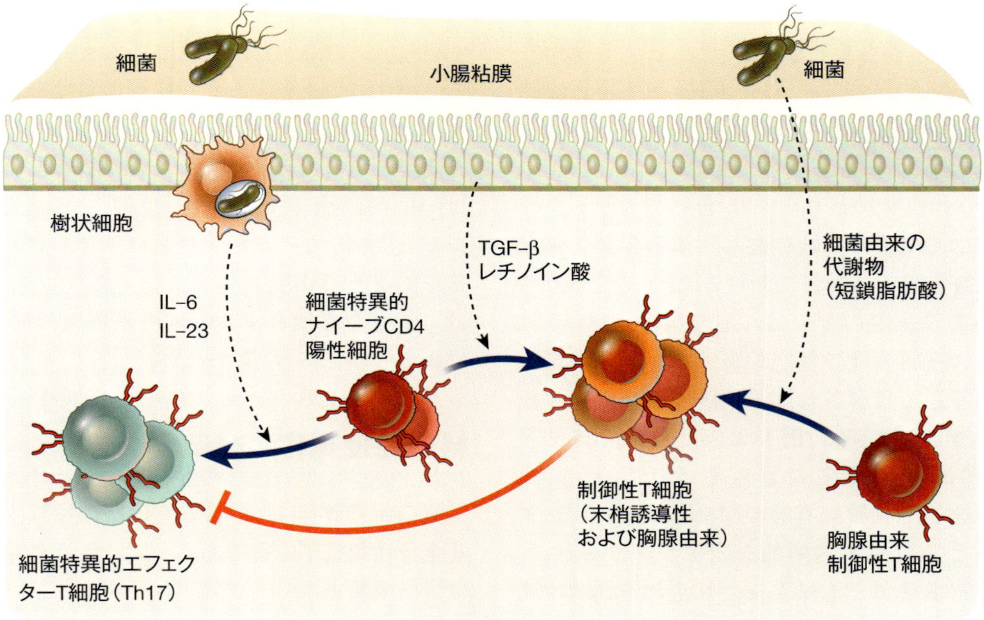

図 14.8 腸管粘膜のエフェクターおよび制御性 T 細胞
腸管粘膜組織には Th17 エフェクター細胞と制御性 T 細胞が豊富に存在する．細菌抗原特異的な Th17 細胞は，腸管関連リンパ組織（図示せず）において，樹状細胞による抗原提示および IL-6 や IL-23 などのサイトカインの作用によりナイーブ CD4 陽性 T 細胞から分化する．細菌抗原特異的な制御性 T 細胞の分化は腸管上皮が産生する TGF-β やレチノイン酸によって促進される．胸腺由来の制御性 T 細胞は腸内細菌が産生する代謝物の作用によって腸管に遊走し増殖する．

持に寄与している．CX_3CR1 陽性樹状細胞は，取り込んだ抗原をより移動性の高い粘膜固有層の樹状細胞に受け渡し，これらの細胞が腸間膜リンパ節においてエフェクター T 細胞を活性化させることで，病原体に対する防御にも働く．

腸管では，曝露される微生物の種類によって，異なるタイプのエフェクター CD4 陽性 T 細胞サブセットが誘導される（**図 14.8**）．**第 10 章**では，異なる種類のサイトカインを産生するヘルパー T 細胞サブセットが，特定のタイプの抗微生物応答に特化しているという概念について説明した．この基本概念は粘膜免疫系においてもよくあてはまる．Th1，Th2，Th17 細胞は腸管の粘膜固有層に検出され，腸内腔の共生細菌叢は，定常状態の間でさえ，T 細胞の性質にかなりの影響を与える．

- **Th17 細胞**．マウスを用いた研究から，特定のクラスの細菌，または，いくつかの個々の種が T 細胞のサイトカインの産生パターンを変えることが示されている．例えば，健康なマウスの小腸粘膜固有層には IL-17 産生細胞が豊富なのに対して，大腸はそうではない．小腸の Th17 はセグメント細菌（segmented filamentous bacteria）のような特定の門（phylum）の細菌が出生後に定着することによって誘導される．誘導された Th17 細胞の多くはセグメント細菌に対する特異性を有する．この定常状態で誘導される Th17 細胞はシトロバクター・ローデンティウム（*Citrobacter rodentium*）のような病原菌に対する防御に重要である．Th17 細胞は，IL-17 と IL-22 を発現することで，粘膜上皮のバリア機能の維持に特別な役割を負う．先に述べたようにこれらのサイトカインは ILC3 によっても産生される．IL-17 と IL-22 の受容体は腸上皮細胞に発現しており，どちらもバリア機能に重要なタンパク質（ムチンや β- ディフェンシンなど）の発現を誘導し，上皮細胞を微生物による侵襲から守る．微生物による T 細胞応答の制御機構はよくわかっていないが，微生物により腸上皮細胞や樹状細胞に誘導されるシグナルがかかわっているようである．これらのシグナルは樹状細胞や自然リンパ球の性質とサイトカイン分泌プロファイルを変化させ，さらに樹状細胞が微生物抗原に特異的な T 細胞に抗原を提示した際に T 細胞サブセットの分化に影響を与える．ある種の細菌は，細菌を排除するための炎症応答を惹起する Th17 細胞のサブセットを誘導するが，このサブセットが一方で病気を惹起する場合もある．また別な細菌は上皮バリアの完全性を維持することを主な役割とする Th17 細胞サブセットを誘導する．これら異なるポピュレーションの Th17 細胞の発達を促すシグナルははっきりわかっていない．
- **Th2 細胞**．腸管の蠕虫感染は強力な Th2 応答を促す．これより，Th2 サイトカインである IL-4 と IL-13 が協調して腸液と粘液分泌を促進し，平滑筋収縮と蠕動運動を促進するために効率的に寄生虫を排除できる．
- **Th1 細胞**．Th1 細胞は健康な粘膜固有層では，Th17 細胞や Th2 細胞に比べるとまばらであるが，炎症性腸疾患の発症により増加する．Th1細胞はこの疾患の病態形成にかかわっているかもしれない．

制御性T細胞とサイトカインによる消化管免疫応答の制御

制御性T細胞はGALTに多数存在し，腸管の共生細菌に対する炎症応答を防ぐ．腸管におけるCD4陽性細胞中のFoxp3陽性制御性細胞の割合は，他の組織に比べて2倍以上高い．これら制御性T細胞の多くは腸管局所で遭遇した抗原に応答して誘導され，末梢誘導性制御性T細胞に分類される(**第15章**参照)(**図14.8**参照)．これら末梢誘導性制御性T細胞の発生に貢献する因子として，CD103陽性樹状細胞や粘膜固有層のマクロファージによるレチノイン酸とTGF-βの局所的な産生が挙げられる．レチノイン酸とTGF-βはともにFoxp3の発現を誘導する一方で，Th1とTh2の発生を阻害する．さらには，短鎖脂肪酸の1つである酪酸(butyrate)のような発酵代謝産物は腸管における制御性T細胞を増加させる．酪酸は主にクロストリジウム目(Clostridiales)に属する特定の細菌群によって産生される．**第15章**で述べたように，制御性T細胞はいくつかの機序で免疫応答を抑制すると考えられている．このうち，腸管における主な機序は免疫抑制性サイトカインであるIL-10の産生である．

TGF-β，IL-10，IL-2などいくつかのサイトカインは，腸管免疫系の恒常性維持に重要な役割を果たしており，これらのサイトカインまたはその受容体の異常は病的な腸炎を招く結果となる．腸におけるサイトカイン依存的な免疫制御に関する知見の多くは，サイトカインや受容体の遺伝子ノックアウトマウスを用いた研究から得られている．TGF-β，IL-10，IL-10受容体，IL-2，IL-2受容体の各ノックアウトマウスの主な表現型は，腸管におけるコントロール不能な炎症である．IL-10やIL-10受容体遺伝子の変異は小児における希少な炎症性疾患の原因でもあることから，ヒトにおいても病的な腸炎を抑制するうえでもIL-10が重要であることが確かめられている．炎症抑制性サイトカインおよびその受容体の欠損によって観察される制御不能な炎症は，無菌状態で育てられたマウスでは起こらないため，共生細菌叢に対する免疫応答によって惹起されているようである．

腸炎の抑制に需要なサイトカイン産生細胞と対応する受容体を発現する標的細胞は，完全にはわかっていない．この問題を明らかにするために，特定の細胞においてのみサイトカインやサイトカイン受容体を欠失したマウスが用いられてきた．TGF-βまたはIL-10依存的な腸炎の制御においては，これらのサイトカインの産生源として制御性T細胞が重要である．例えば，Foxp3陽性細胞において選択的に*Il10*遺伝子を欠損させると，重篤な大腸炎が発症する．この観察結果は消化管における免疫恒常性の維持に制御性T細胞由来のIL-10が重要であるという見解と一致している．マクロファージもまた腸管におけるIL-10の重要な産生源の1つとみなされている．TGF-βとIL-10の受容体を発現し，これらサイトカインの制御を受ける標的細胞には，樹状細胞，エフェクターT細胞，および，マクロファージや上皮細胞など自然免疫系のエフェクター細胞が含まれる．IL-2やその受容体を欠損するマウスの炎症性腸疾患は，IL-2を必須とする制御性T細胞の発達と機能の異常によるものである(**第15章**参照)．

経口免疫寛容と経口ワクチン

経口免疫寛容は，飲食または経口投与された抗原に対する全身性免疫不応答である．経口免疫寛容(oral tolerance)はげっ歯類を用いた実験動物モデルにおいて明確に認められる．高用量のタンパク質抗原を摂取されたマウスは，同じ抗原を皮膚など他の経路で投与されても，体液性免疫もT細胞応答も誘導されない．同様の現象は抗原が鼻腔から呼吸器粘膜へ投与された場合にも認められることから，より一般化した**粘膜免疫寛容**(mucosal tolerance)という用語が経口または経鼻投与により誘導される免疫寛容を表すために用いられる．経口免疫寛容の生理的役割は食物タンパク質や共生細菌に対する潜在的に危険な免疫応答を防ぐためと推測される．経口寛容を支えている機序はよくわかっていないが，**第15章**で述べる末梢性免疫寛容(peripheral tolerance)，すなわち，**アナジー**(免疫応答不顕性[anergy])，クローンの除去(deletion)，制御性T細胞による免疫抑制などがかかわると想定される．粘膜で誘導された制御性T細胞は他の組織へ循環するかもしれない．あるいは，腸においてエフェクターT細胞の除去またはアナジーが起こるため，他の組織においても応答性を失うのかもしれない．原因となる自己抗原の経口または経鼻投与によって自己免疫疾患(autoimmune disease)を治癒しようという試みは今のところうまくいっていない．しかし，ピーナッツの抽出液の経口投与でピーナッツアレルギーを抑制することには成功している(**第20章**参照)．

自然免疫刺激と同時に抗原を経口的に投与すると獲得免疫応答を誘導可能である．この方法は，ポリオウイルスやチフス菌に対する防御抗体を誘導するための経口ワクチンとして用いられている．これらのワクチンは，腸管の細胞に感染し，強力な自然免疫応答を刺激しT細胞およびB細胞の活性化を誘導する生きた弱毒性の微生物である．

免疫制御における共生微生物叢の役割

ヒトの腸内微生物叢には，すでに述べた腸内に定住している共生細菌のみならず，数千種ものウイルス，真菌，原虫も含まれる．ヒトおよびその腸内微生物叢は相互に利益がある複数の機序を共進化してきた．すなわち，侵襲を防ぐ機序や共生生物に対する不必要な炎症を最小限にすることで恒常性を保つための機序である．この共進化の1つの帰結は免疫系に対する微生物叢の顕著な影響である．

腸内共生生物は腸管における自然免疫応答に必須であると同時に，応答を制御する．さらに全身性の自然免疫応答にも影響を与える．マウスを用いた研究から，共生細菌は傷害を受けた後の腸上皮細胞バリアの修復と増殖に必要であることが判明している．この効果は細菌の細胞壁のPAMPと上皮細胞に発現するTLRによるものである．前述のとおり，腸管の微生物叢は，細菌の接着を阻害するムチンや抗菌分子（ディフェンシン，C型レクチンREGIIIγなど）の発現を促す．加えて，いくつかのマウス実験から，共生細菌由来の産物が好中球の循環様式やマクロファージの機能を全身性に制御することが明らかとなっている．例えば，腸内細菌由来の短鎖脂肪酸は好中球の炎症応答を抑制する一方で，ペプチドグリカンは血液循環している好中球のグラム陽性菌に対する殺傷能力を高める．同様に，腸内細菌はマクロファージ，樹状細胞，ナチュラルキラー細胞（natural killer cells：NK cells）による全身性の抗ウイルス機能に必要と考えられている．

共生生物は腸管局所および全身の獲得免疫応答に影響する．マウスでは，腸上皮バリアを越えて侵入する微生物に対処するための主要な獲得免疫応答であるIgAの産生は，小腸内腔に存在する小腸内腔に存在する微生物叢の一部によって誘導される．共生細菌の抗原は，B細胞活性化因子（B cell activating factor：BAFF），APRIL，レチノイン酸といったT細胞依存的および非依存的IgAクラススイッチに必要な分子群の発現を誘導することで，抗原特異的なIgA応答を活性化する．腸管のIgAは，共生微生物が上皮バリアに到達するのを防ぐことによって，これらの微生物に対する自然免疫応答を弱めるとともに，B細胞の活性化や抗体応答を局所および全身性に制限する．後述するように，ある種の共生細菌種は腸管におけるTh17の集積に必要である．これらの細菌種はいくつかの病原体に対する抵抗性をもたらすが，腸管外における自己免疫性疾患の感受性を高める可能性がある．別な種類の共生細菌種は制御性T細胞の発達に寄与している．

ヒトにおける多くの臨床知見や試験療法の結果から，腸管局所および全身性免疫応答への腸内微生物の影響が推測されている．正常な微生物叢は，病原性細菌によって誘導される腸管の有害な自然免疫応答や炎症を抑制するようである．例えば，腸以外の感染症に対する抗生物質の投与は，腸内微生物の構成を変化させ，ディフィシル菌（クロストリジウム・ディフィシル［*Clostridium difficile*：*C. difficile*］）のような腸管感染症のリスクを高める．慢性的にディフィシル菌感染を起こす患者には，経口投与された糞便移植が有効である．これは糞便移植によって健常者由来の腸内微生物叢が再構築されるためである．

ヒト共生細菌叢が全身の免疫学的健全性を調節する機構はほとんどわかっていない．喘息などのアレルギー疾患を発症するリスクは，乳幼児期に獲得された腸内微生物叢の多様性と関連しており，それは分娩様式（自然分娩か帝王切開か），母乳栄養，抗生物質の使用などで影響を受ける．近年，健常者や患者などさまざまな人々の腸内微生物叢が遺伝学的なアプローチで明らかにされている．この解析から，腸内細菌がどのようにヒト免疫系を制御するのかについて理解が進むかもしれないが，個人レベルにおいてさえ腸内微生物叢は経時的に変化してしまうことがデータを解釈するうえで主な問題点となる．

消化管免疫応答に関連する疾患

腸管粘膜における多数の免疫細胞と恒常的な活動を考えると，多くの腸管疾患が異常な免疫応答と関連があっても不思議ではない．これらの疾患は一般的に共生生物または食物抗原に対する免疫応答の制御異常によって惹起される．

炎症性腸疾患

炎症性腸疾患は小腸または大腸における慢性寛解型炎症を特徴とする多様な疾患群であり，これは共生細菌に対する応答の不十分な制御によるものである．炎症性腸疾患における2大疾患は**クローン病**（Crohn's disease）と**潰瘍性大腸炎**（ulcerative colitis）である．クローン病は消化管のあらゆる部位に発症しうるが回腸末端に最も頻発し，腸管壁の全層に病態が生じる．潰瘍性大腸炎は大腸粘膜に限られる．症状は，腹痛，嘔吐，下痢，体重減少などである．治療薬には，スルファサラジンなど種々の抗炎症薬，副腎皮質ステロイド，TNFアンタゴニスト，代謝拮抗薬などがある．クローン病と潰瘍性大腸炎の病因はほんどわかっていないが，いくつかの種類の証拠からこれらの疾患が，遺伝的に感受性の強い個体において，腸内共生生物に対する免疫応答の制御不能により発症することが示唆されている．多くの免疫学的異常が炎症性腸疾患の発症にかかわるのかもしれない．

- **腸の共生生物に対する自然免疫の欠陥．**炎症性腸疾患は下記に示す2種類の自然免疫の欠陥のいずれか，または，両方により発症する可能性がある．第1に，ディフェンシンのような分子の発現異常により，共生細菌の上皮バリアを越えた侵入が増加する可能性がある．第2に，共生生物に対する自然免疫応答の負の制御が不十分であるかもしれない．細胞内自然免疫センサーであるNOD2をコードする遺伝子の機能欠失型変異体はクローン病と関連があり，腸内微生物に対する自然免疫防御の低下を起こすかもしれない．

- **異常な Th17 および Th1 応答**．動物モデルおよび炎症性腸疾患の患者における T 細胞応答の解析から，腸の罹患部では活発な Th17 応答が認められる．炎症性腸疾患に関連する遺伝子の解析から，IL-23 受容体の遺伝子多型（polymorphism）が発症リスクと相関することが示唆されているが，この遺伝子多型が IL-23 受容体の機能や発現にどのような影響を及ぼすかは不明である．クローン病はまた IFN-γ 産生性の Th1 細胞による肉芽腫炎を特徴とする（**第 19 章**参照）．これらの知見から，炎症性腸疾患の治療に IL-23 と IL-12 で共有されるポリペプチド（p40）に結合するモノクローナル抗体（monoclonal antibody）が用いられる．IL-23 は Th17 応答に必要であり，IL-12 は Th1 応答に必要とされる（**第 10 章**参照）．炎症性腸疾患の治療における IL-17 アンタゴニストの臨床試験では有効性が認められていない．よって IL-17 の過剰産生は必ずしもそれ自体が炎症性腸疾患の発症の原因ではないのかもしれない．
- **制御性 T 細胞の機能異常**．炎症性腸疾患は，共生生物に対する免疫応答を制御性 T 細胞が十分に抑制できないために引き起こされる可能性がある．この仮説は制御性 T 細胞がいないマウスモデルは炎症性腸疾患を発症するという観察結果に基づくものである．制御性 T 細胞の存在を証明した最も初期の研究の 1 つは，ナイーブ CD4 陽性 CD25 陰性 T 細胞を免疫不全マウスに移入すると消化管に炎症が発症することを示したが，今ではこの細胞画分にはエフェクター T 細胞は含まれているが CD4 陽性 CD25 陽性制御性 T 細胞は含まれないことがわかっている．IL-2 または IL-2 受容体遺伝子欠損により制御性 T 細胞に異常があるマウスもまた炎症性腸疾患を発症する．ヒトでは，*FOXP3* 遺伝子の変異は制御性 T 細胞の発達異常につながり，免疫調節障害 - 多発性内分泌障害 - 腸症-X 連鎖（immune dysregulation, polyendocrinopathy, enteropathy, X-linked：IPEX）症候群を発症する．本症候群では，重篤な腸炎や他の多くの組織における自己免疫応答が認められる．これらのすべての所見は制御性 T 細胞が腸管の恒常性維持に必須であることと合致するが，制御性 T 細胞の欠陥が多くの場合ヒト炎症性腸疾患の素因となっているかどうかは不明である．
- **マクロオートファジーと小胞体ストレス応答にかかわる遺伝子の多型は炎症性腸疾患のリスク因子である**．実験的な観察結果から，小胞体ストレスや**オートファジー**（autophagy）遺伝子の変異と炎症性腸疾患との相関は，パネート細胞による抗菌性酵素やディフェンシンの分泌の減少と関連付けられる．マクロオートファジーは，細胞が細胞質のオルガネラをオートファゴソーム内に隔離し，オートファゴソームはさらにリソソームと融合することで，オルガネラの分解を促進するプロセスのことである．*ATG16 L1* や *IRGM* といったクローン病に関連するオートファジー遺伝子の多様性は，パネート細胞におけるオートファジーを傷害し，その理由は不明だが，腸管内腔へのリゾチームやディフェンシンの分泌を減少させる．オートファジーは，もう 1 つの細胞内プロセスである小胞体ストレス応答にも関係がある．小胞体は誤って折りたたまれた変性タンパク質（misfolded protein）が集積した際に誘導される．これにより，転写因子 XBP-1 を含む一連のタンパク質の活性化を引き起こし，これらが協調して働くことでタンパク質の翻訳を阻害し，タンパク質の適切な折りたたみを促進するシャペロンの発現を誘導する．パネート細胞は他の分泌細胞と同様に，タンパク質分泌機能を維持するために小胞体ストレス応答に依存しており，この応答の欠損はパネート細胞の機能や生存の異常につながる．

セリアック病

セリアック病（Celiac disease）はグルテン過敏性腸症（guluten-sensitive enteropathy）または非熱帯性スプルー（nontropical sprue）ともよばれ，小麦に含まれるグルテンに対する免疫応答によって生じる小腸粘膜の炎症性腸疾患である．セリアック病は，小腸粘膜における慢性炎症が特徴であり，絨毛の萎縮，吸収不良，また腸以外での症状を発現させるさまざまな栄養失調を起こす．セリアック病はグルテンの含まれない制限食を用いて治療する．この疾患の患者は，グルテン特異的な IgA および IgG 抗体に加えて，トランスグルタミナーゼ 2A とよばれるグルテンタンパク質グリアジン（gliadin）を修飾する酵素に特異的な自己抗体も産生する．これらの自己抗体が生じる機構は以下のとおりである．まずトランスグルタミナーゼ特異的な B 細胞がグリアジンに共有結合した宿主のトランスグルタミナーゼをエンドサイトーシスした後，グリアジンペプチドをヘルパー T 細胞に提示する．抗原提示を受けたヘルパー T 細胞はトランスグルタミナーゼに対する抗体の産生を促進する．これらの抗体が疾患の発症にかかわっているか不明であるが，感度のよい診断マーカーである．一方，グリダジンに対する CD4 陽性 T 細胞応答が病態形成にかかわることについては強力な証拠が存在する．グリアジンペプチド特異的な T 細胞がセリアック病患者において検出され，腸管の炎症にはこれらの T 細胞とそのサイトカインが関与する．HLA-DQ2，HLA-DQ8 という 2 つの HLA クラス II アレル（allele）を保有するヒトは，グルテン腸症を発症するリスクが高い．これらの主要組織適合遺伝子複合体分子（major histocompatibility complex molecule：MHC molecule）アレルはグリアジンペプチドと強く結合する．CD4 陽性 T 細胞応答に加えて，CD8 陽性細胞傷害性 T 細胞(cytotoxic[cytolytic] T lymphocyte：CTL)による腸上皮細胞の傷害もまたセリアック病の発症にかかわるかもしれないが，抗原として認識されるペプチド源は不明である．

その他の病気

食物アレルギー(food allergy)は多くの異なる食物タンパク質に対するTh2応答によって誘導され，これらのタンパク質の摂取によって腸管局所および全身性の急性炎症反応を引き起こす．アレルギーは環境中の抗原(アレルゲン[allergen])，すなわちタンパク質か自己タンパク質を修飾(ハプテン化)する化学物質に対するTh2依存的IgE応答によって起こる．抗アレルゲン抗体はマスト細胞上のFc受容体に結合し，アレルゲンへの再度の曝露することでFc受容体が架橋されてマスト細胞(mast cell)が活性化し，強力な炎症性アミン，脂質メディエーター，サイトカインが放出される．腸管粘膜固有層には多数のマスト細胞が存在する．したがって，Th2およびIgE応答を起こした経験のあるヒトが食物アレルゲンを再摂取すると，マスト細胞が活性化し病態が引き起こされる．Th2細胞によって産生されるサイトカインも蠕動運動を直接刺激し，IgE非依存的に食物抗原アレルギー症状を誘導する．これらの応答は，吐き気，嘔吐，下痢，腹痛などの消化器症状(gastrointestinal symptom)を起こすが，アレルゲンが血中に吸収されると複数の組織でマスト細胞を活性化することになり，全身性の症状を引き起こす．アレルギー反応については**第20章**でより詳しく述べる．

消化管の微生物に対する長期の免疫応答は，消化管に腫瘍の発生を誘導する．最も顕著な例として，ヘリコバクター・ピロリ(*Helicobacter pylori*)に慢性感染したヒトの胃にできるMALTリンパ腫(lymphoma)が挙げられる．このリンパ腫は胃の粘膜固有層のリンパ濾胞のB細胞が悪性に形質転換して生じた腫瘍である．ヘリコバクター・ピロリは，炎症応答を惹起すると考えられており，これより活性化したB細胞に形質転換を促す発がん変異を進行させると考えられている．驚くべきことに，胃のMALTリンパ種が胃壁を越えて転移する前にみつかった場合には，患者はヘリコバクター・ピロリを除去する抗生物質治療を受けるだけで治癒する．

他の粘膜組織における免疫

消化管と同様に，呼吸器，泌尿生殖器，結膜の粘膜は，環境中の多様な微生物に対するバリアを維持しながら，侵入してきた微生物に対する効果的な防御応答と共生微生物に対する応答の抑制とのバランスを維持しなくてはならない．これまで消化管の免疫応答として説明してきた多くの特徴は，これら異なる部位の粘膜免疫応答においても共有されている．すなわち，比較的非浸透性の粘液やディフェンシンを分泌する上皮バリア，上皮直下におけるリンパ組織の集積，バリアの内側に局在する免疫細胞によるバリアの外に存在する抗原のサンプリング，上皮や樹状細胞の自然免疫受容体に結合する微生物由来の産生物質によって発生する炎症性と制御性シグナルの統合，微生物の侵入を防ぐための分泌型IgA主体の体液性免疫への依存，などの特徴が共通してみられる．これらの共通した性質に加えて，粘膜組織にはそれぞれ独特な特徴があり，これは各組織の機能，解剖学的構造，そこに位置する環境由来の抗原や微生物の違いに基づいている．ここでは呼吸器と泌尿生殖器の粘膜免疫の主要な特徴のいくつかについて述べる．

呼吸器系における免疫

呼吸器系における粘膜は鼻腔，鼻咽頭，気道，気管支の順に並んでいる．肺胞は，気管支気道の終端に袋状に並んだ上皮であり，呼吸器粘膜の一部とみなされる．空気を吸い込むと，呼吸器粘膜は多種多様な外来抗原，例えば空気伝染性の感染生物，植物の花粉，ダスト粒子，その他さまざまな環境抗原にさらされる．気道の微生物叢の密度は腸管に比べてはるかに少なく，多様性も少なく，また，気道深部と肺胞は通常無菌である．それにもかかわらず，病態体を防御するための免疫応答の活性化と生理機能を損なうような不必要または過剰な応答を避ける免疫制御のバランスをとるという同様の機序が，呼吸器粘膜免疫系においても発達している．気管支肺の感染，および，感染時における過剰な免疫応答や炎症応答を制御する免疫機構の異常は世界規模で公衆衛生上の人々の病気への罹患と死亡の主たる原因となっている．

呼吸器系における自然免疫

鼻孔，鼻咽頭，気管支樹などの呼吸器粘膜に沿って並ぶ偽重層上皮，線毛円柱上皮は，細胞間にタイトジャンクションを形成し，ムチン，ディフェンシン，**カテリシジン**(cathelicidin)を分泌することで，腸上皮と同様の物理的および化学的バリア機能を発揮する．気道の粘液は微生物などの外来物質を捉え，線毛は粘液を流動化し捕捉した微生物を肺の外へ排出する．ヘビースモーカーのように線毛機能が低下したり，あるいは，**嚢胞性線維症**(cystic fibrosis)患者のように粘液産生が損なわれている場合には重篤な気管支肺感染症の頻度が非常に増加することから，肺の自然免疫防御における粘液や線毛の重要性は明らかである．

肺胞における自然免疫は抗微生物作用を発揮するが，ガス交換機能を損なうような炎症が起こらないよう厳密にコントロールされている．肺胞は，気管支肺炎から広がる感染に感受性が高く，肺胞細胞は直接ウイルス感染の標的となる．肺胞腔に分泌されるサーファクタントプロテインA(SP-A)とD(SP-D)はコレクチンファミリーメンバー(第4章参照)であり，多くの病原体表面の糖鎖PAMPに結合する．これらサーファクタントは肺胞におけるウイルスの中和と微生物の除去にかかわるが，一方で，肺の炎症アレルギー応答を抑制する．例えば，SP-Aは肺胞マクロファージにおけるTLR2，TLR4シグナル伝達と炎症性サイトカイン発現を阻害する．また，SP-AはTLR4に結合してリポ多糖の結合を阻害する．SP-AとSP-Dは肺胞マクロファージの貪食能を減少させる．

肺胞マクロファージは，肺胞腔内で遊走する細胞の大半を占める．これらの細胞は，抗炎症性の性質を保持している点で，他の組織のマクロファージと機能的に異なっている．すなわち，肺胞マクロファージはIL-10，一酸化窒素，TGF-βを発現し，他の組織の常在性マクロファージに比べて貪食能が低い．肺胞マクロファージはT細胞応答を阻害するとともに気道樹状細胞の抗原提示(antigen presentation)機能を抑制するが，これらの作用はIL-10とTGF-βの分泌によるものである．

呼吸器における獲得免疫

気道に分泌されるIgA量は消化管よりも少ないものの，それでもなお，気道における防御的な体液性免疫応答は分泌型IgAが優位である．分泌型IgAは気道上部において重要な役割を果たす．ナイーブB細胞の活性化や分化，IgAクラススイッチが起こる解剖学的部位はさまざまであるが，鼻咽頭の扁桃やアデノイド，肺の気管支に隣接した縦隔リンパ節などがある．消化管と比較して気道下部の粘膜固有層には，リンパ濾胞の集積や孤立リンパ小節はほとんどみられないため，気道下部は体液性免疫応答の開始にはほとんど関与していないようである．呼吸器粘膜上皮の近傍へのIgA分泌形質細胞のホーミングは，気道上皮によって分泌されるケモカインCCL28と形質細胞に発現するその受容体CCR10の作用によるものである．産生されたIgAは，腸管における輸送方法と同様に，ポリIg受容体によって気道内腔に輸送される．気道抗原に対するIgE応答は頻繁に起こり，枯草熱や喘息といったアレルギー性呼吸器疾患に関与する．IgEは気道に豊富に存在するマスト細胞に結合し，炎症性エフェクター機能を発揮する．

肺におけるT細胞応答は，樹状細胞による気道抗原のサンプリングと気管支周囲リンパ節や縦隔リンパ節におけるナイーブT細胞への提示によって開始する．気道粘膜には樹状細胞のネットワークが存在しており，これら樹状細胞は気管支上皮の間から気道内腔は樹状突起を伸ばす．気道の樹状細胞は抗原をサンプリングすると所属リンパ節へ遊走しT細胞へ抗原提示し，Th2サブセットの分化を促す．Th2細胞は気管支粘膜へホーミングし，粘膜固有層の樹状細胞によって抗原提示を受け再活性化する．これはアレルギー性喘息が発症するうえで主要な経路である(第20章参照)．他にも上皮細胞直下の粘膜固有層に存在する樹状細胞がある．

泌尿生殖器における免疫

他の粘膜バリアと同様に，泌尿生殖器における微生物の侵入や感染に対する自然免疫防御は主に上皮層によっている．腟粘膜や男性の尿道末端には重層扁平上皮が並んでおり，女性生殖器の上部には粘液を分泌する円柱上皮が並んでいる．腟上皮にはランゲルハンス細胞が存在し，腟，子宮頸部，尿道の上皮直下にはさまざまな樹状細胞やマクロファージが認められる．生殖器粘膜には常在性のB細胞やT細胞も存在する．女性生殖器粘膜の樹状細胞やマクロファージは，腸管の樹状細胞やマクロファージに比べてHIVに感染しやすい．明確なMALTを欠く泌尿生殖器粘膜には局所特異的な獲得免疫応答は認められない．IgA分泌が主体である他の免疫組織と異なり，生殖器分泌液中に検出される抗体の多くはIgGであり，その約半分は生殖器粘膜の形質細胞によって産生されたものであり，残り半分は循環血から流入したものである．

皮膚免疫系

皮膚には2つの層が存在する．1つは外側の表皮(epidermis)であり，主に上皮細胞によって構成される．もう1つは，薄い基底膜を挟んで下層に存在する真皮(dermis)であり，結合組織に加えて毛嚢(hair follicle)や汗腺(sweat gland)など特別な付属器官を含む．表皮と真皮に存在するバラエティーに富んだ細胞種とその産生物によって**皮膚免疫系**(cutaneous immune system)が構築されており(**図14.9**)，微生物に対する物理的バリアと能動的な免疫防御機能を発揮する．成人の皮膚は約2 m^{2}の面積があり，環境微生物やその他の外来物質に対する体内で2番目に大きいバリアである．皮膚は生体の最外層に位置することにより，通常多くの微生物が棲息しており，しばしば外傷や熱傷によって傷害される．それゆえ，皮膚は多様な微生物や外来物質の一般的な門戸となることから，活発な免疫応答が生じる場となっている．

皮膚における自然免疫応答と獲得免疫応答

表皮は微生物の侵襲に対する物理的バリアとなる．表皮はほぼ全体がケラチノサイト(keratinocyte)とよばれる特殊な重層扁平上皮細胞によって構成されている．基底膜に接した深部のケラチノサイトは絶えず増殖しており，生じた子孫細胞は成熟しながら上方へと移動し，いくつかの異なる層を形成する細胞に分化する．最上部は角質層とよば

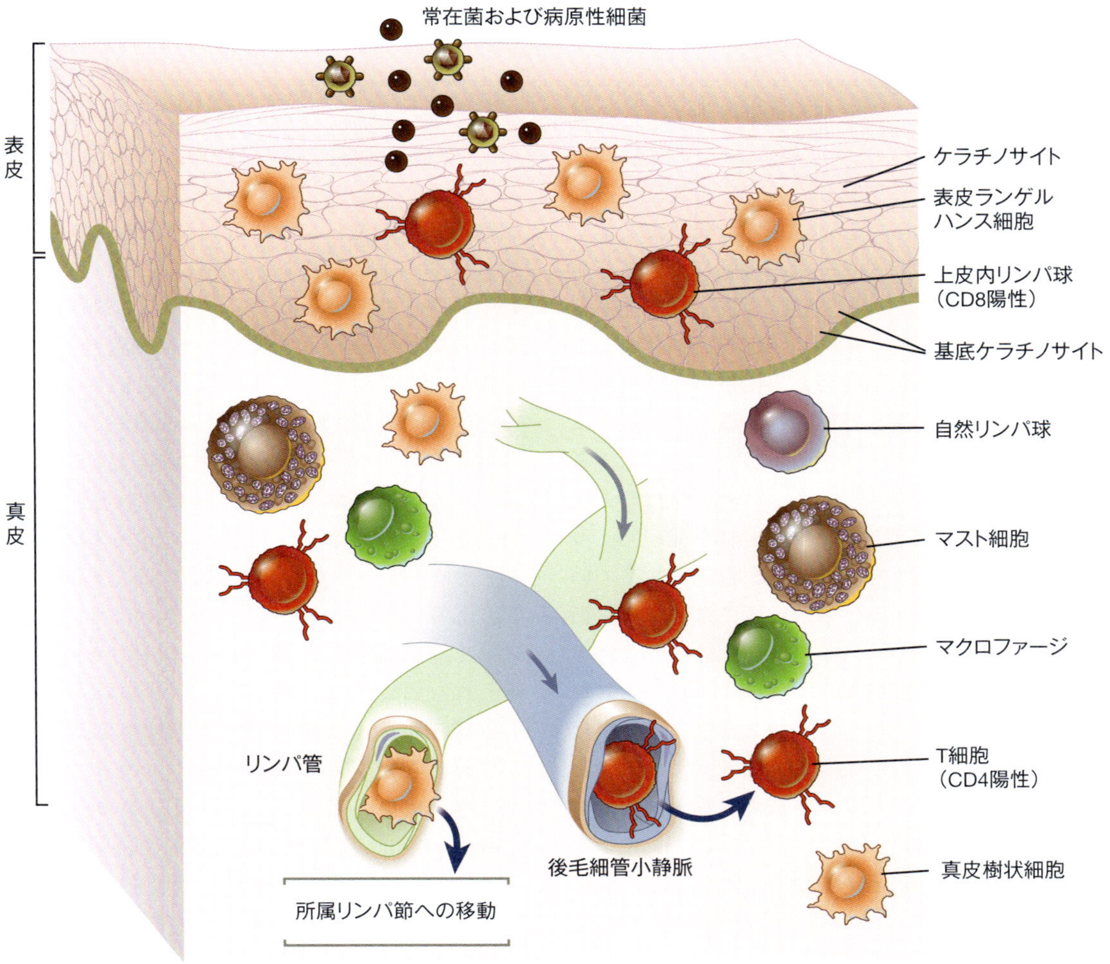

図 14.9　皮膚の免疫系を構成する細胞群
この模式図に示すように，皮膚免疫系の主要な構成細胞は，表皮に存在するケラチノサイト，ランゲルハンス細胞，上皮内リンパ球，および，真皮に存在するTリンパ球，樹状細胞，マクロファージである．

れており，そこに至ったケラチノサイトにはプログラム細胞死が誘導されるため，ケラチンと脂質に富んだ透過性のあるバリアが形成される．この角質バリアは有害な物理的および化学的刺激に対する防御に重要である．

物理的バリアを形成することに加えて，ケラチノサイトは殺菌作用を有する抗菌ペプチドを産生したり，免疫応答を促進，制御するさまざまなサイトカインを産生することで，病原体感染や組織の損傷に活発に応答する．ケラチノサイトが産生する抗菌ペプチドにはディフェンシン，S100，カテリシジンなどがある（**第4章**参照）．ケラチノサイトが産生するサイトカインには，炎症を促進するTNF，TSLP，IL-1，IL-6，IL-18，IL-25，IL-33，表皮において樹状細胞の分化と活性化を促すGM-CSF（後述），免疫応答を制御するIL-10が含まれる．ケラチノサイトはケモカインCCL27も産生するが，これはCCR10を発現するリンパ球のリクルートにかかわっている．ケラチノサイトによるこれらディフェンシン，サイトカイン，ケモカインの発現にはTLRs，NLRsといった自然免疫受容体が必要である．ケラチノサイトはTLRs，および，活性型IL-1やIL-18を生成するNLRP3**インフラマソーム**（inflammasome）関連分子の多くを発現する．正常の皮膚のケラチノサイトは恒常的にプロIL-1βやプロIL-18を産生している．UV照射などの刺激は，インフラマソームを活性化させてこれらのプロサイトカインを活性型とする．日焼けによる炎症応答はこれによって説明できる．マウスにおいて，NF-κBやSTAT3経路といった炎症応答に関連したシグナル伝達経路を遺伝学的にケラチノサイト特異的に活性化させると，皮膚炎が生じる．これらの知見から，ケラチサイトは皮膚の免疫応答において中心的な役割を果たしているといえる．

表皮バリアを破った病原体に対する自然免疫応答は，真皮に存在するマクロファージ，マスト細胞，自然リンパ球によって引き起こされる．他の組織において述べてきたように，常在性のマクロファージとマスト細胞はTLRsやその他のパターン認識受容体を発現し，PAMPや**傷害関連分子パターン**（damage-associated molecular patterns：

DAMPs）に対する応答を惹起して炎症性サイトカインや脂質メディエーターを分泌する．ILCは，ケラチノサイトや歩哨細胞（ランゲルハンス細胞）によって分泌されるサイトカインによって活性化され，別な炎症性サイトカインを分泌することでその後の炎症応答のタイプに影響を与える．例えば，ケラチノサイト由来のTSLP，IL-25，IL-33によって活性化されたILC2は，IL-5を分泌して好酸球性炎症を促進する．一方，ケラチノサイトや歩哨細胞によって産生されたIL-18産生は，ILC1を活性化してIFN-γの分泌を促してマクロファージ依存的な生体防御応答を強化する．

皮膚の樹状細胞集団は，自然免疫応答に寄与しているほか，皮膚を介して体内に侵入した微生物や環境中の抗原に対するT細胞応答を誘導する．表皮に最も豊富に存在する樹状細胞はランゲルハンス細胞である．この細胞はランゲリン（CD207）とよばれるC型レクチン受容体を発現し，多数のバーベック顆粒（Birbeck granule）を細胞質に蓄えている．ランゲルハンス細胞は胚発生期に皮膚に定着する．細胞系列解析から，ランゲルハンス細胞は発生的に，通常の（コンベンショナル）樹状細胞よりは組織常在性マクロファージに類似している．ランゲルハンス細胞の樹状突起は表皮のケラチノサイトを縫うような密なメッシュ構造をなしている．真皮では，ランゲリンを発現する樹状細胞が比較的疎に存在するものの，これらの細胞はマウスではCD103をヒトではCD141を発現するランゲルハンス細胞とは異なる細胞系列である．各樹状細胞集団はPAMPやDAMPを認識する自然免疫受容体を発現し，リガンドに応答して炎症性サイトカインを分泌する．

表皮のランゲルハンス細胞と真皮の樹状細胞はともに抗原を取り込みペプチドに分解する．そして所属リンパ節に遊走し，抗原ペプチド-MHC複合体をナイーブT細胞に提示する（**第6章**参照）．異なるタイプのT細胞応答に対して，皮膚のどの樹状細胞サブセットが関与しているのかはあまりわかっていない．特定の樹状細胞サブセットが除去されたマウスモデルが確立されてきた．その観察結果から，マウスのランゲルハンス細胞は皮膚の多くの抗原に対するCD4陽性T細胞およびCD8陽性T細胞応答を誘導するわけではなく，細胞外病原体に対してTh17応答を誘導したり，いくつかの皮膚抗原に対する免疫寛容を誘導するようである．マウスおよびヒトのランゲリン陽性樹状細胞はナイーブCD8陽性T細胞に抗原をクロスプライミングする．

正常なヒトの皮膚には多くのT細胞が含まれており，その95%は記憶型である．ヒトの皮膚には，1 cm^2 あたり約100万個のT細胞がおり，皮膚全体では約 2×10^{10} 細胞にもなる．これらT細胞の98%は真皮に存在し，残りの2%は表皮間に存在する．真皮のCD4陽性およびCD8陽性T細胞は主に血管周囲と毛嚢周囲に位置する．これら真皮のT細胞は過去に起こった感染によってリンパ節で生じた記憶細胞であり，皮膚にホーミングした後は全身循環することなく長期間留まる．こうした細胞は常在性記憶T細胞とよばれる．少数のCD4陽性およびCD8陽性常在性記憶T細胞は表皮に存在し，インテグリン分子であるCD103を発現する．CD103は上皮細胞上のリガンドに結合し，T細胞を皮膚に留めている．これら常在性記憶T細胞は抗原刺激によって強力なエフェクター機能を示し，CD4陽性T細胞集団のなかにはTh1，Th2，Th17，Treg細胞が含まれている．このうち，Th1細胞とTh17細胞は，他の組織と同様に，細胞内または細胞外の微生物に対する防御にそれぞれかかわっている．Th17に特徴的なサイトカイン（signature cytokine）であるIL-17とIL-22はケラチノサイトにディフェンシンやカテリシジンを発現誘導する．またIL-22は表皮細胞の増殖を促進する．対照的にTh2サイトカインであるIL-4やIL-13は，ディフェンシンとカテリシジンの発現を抑制するため感染を引き起こしTh2応答依存的な皮膚疾患を引き起こす．真皮のγδT細胞はいくつかの慢性炎症皮膚疾患におけるIL-17の産生源かもしれない．

皮膚T細胞は皮膚の微小血管外への遊走を促すホーミング分子を発現する（図14.10）．エフェクターまたは記憶T細胞の皮膚への遊走は，T細胞上の皮膚リンパ球抗原（cutaneous lymphocyte antigen：CLA）によるものである．CLAは内皮細胞の細胞膜に発現するE-セレクチン（E-selectin）に結合する．加えて，T細胞が発現するCCR4，CCR8，CCR10と，それぞれのリガンドであるCCL17，CCL1，CCL27との相互作用も皮膚へのT細胞の遊走に重要である．T細胞の皮膚ホーミング能は，皮膚所属リンパ節における活性化の間に付与される．これは，本章の前半で述べた腸間膜リンパ節におけるT細胞の腸へのホーミング機能の付与と似ている．皮膚所属リンパ節の樹状細胞によって抗原提示を受けたナイーブT細胞は，樹状細胞から増殖やエフェクター細胞への分化を促すシグナルを受け取るだけでなく，CLA，CCR4，CCR8，CCR10といった皮膚ホーミング分子の発現も高める．興味深いことに，太陽光やビタミンDはT細胞の皮膚への遊走に重要であるが，この現象は，腸管においてビタミンAとその代謝物がリンパ球の腸管への遊走を促進することと似ている．太陽光に含まれる短波長紫外線（UVB ray）は皮膚の基底層でつくられる7-デヒドロコレステロール（7-dehydrocholesterol）に作用しプレビタミン D_3 に変換する．真皮の樹状細胞はプレビタミン D_3 を活性型の1,25 $(OH)_2D_3$ に変換するビタミン D_3 水酸化酵素を発現する．1,25 $(OH)_2D_3$ は遊離型，または，樹状細胞の中に取り込まれたまま皮膚所属リンパ節に運ばれる．リンパ節内部において，1,25 $(OH)_2D_3$ は樹状細胞によって抗原提示を受けたT細胞に取り込まれ，核内移行してCCR10の転写活性を高める．さらに樹状細胞が産生するIL-12はT細胞におけ

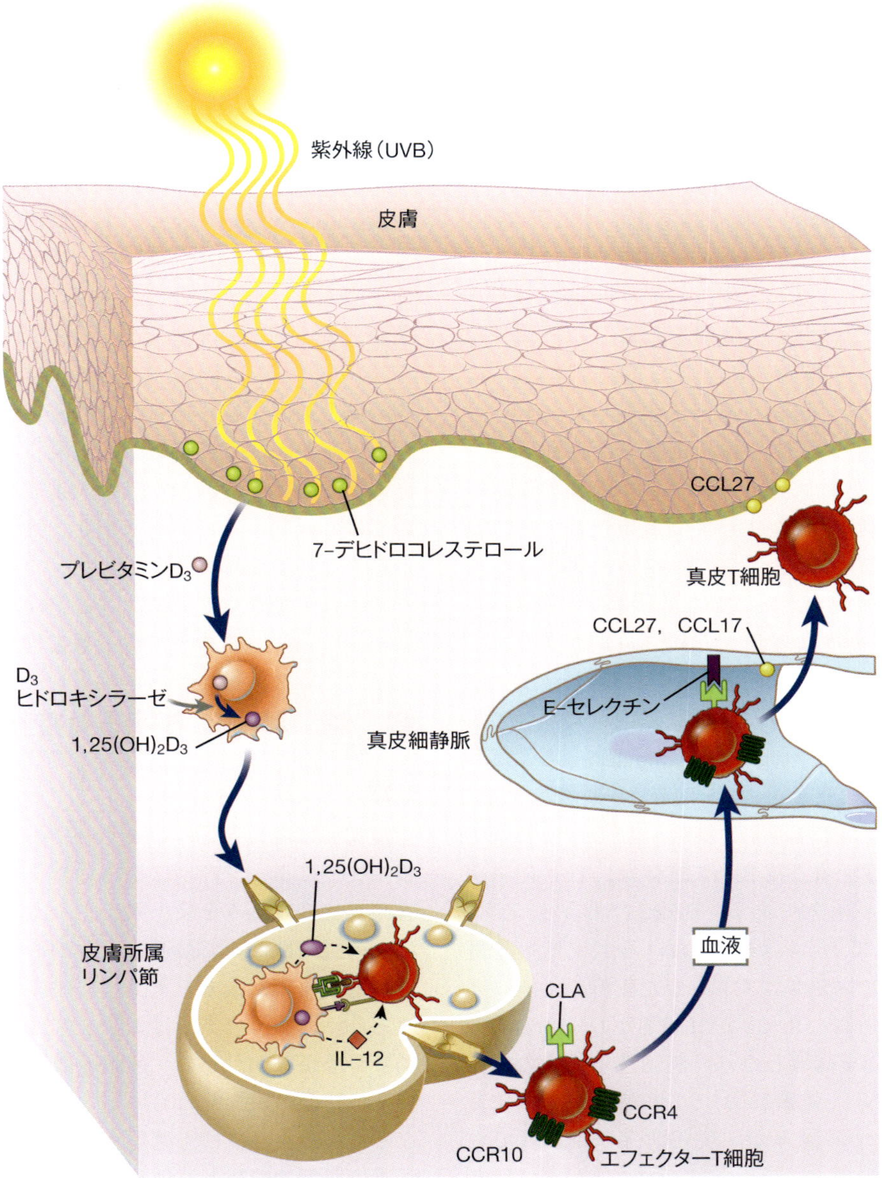

図 14.10 皮膚リンパ球のホーミング機構

エフェクターリンパ球の皮膚ホーミング能は，皮膚の所属リンパ節においてナイーブな細胞から分化する際にインプリント(刷り込み)される．太陽光の紫外線(UVB)はビタミンDの産生を促進し，ビタミンDはCCR10の発現を誘導する．IL-12はE-セレクチンのリガンドであるCLAの発現を誘導し，他のシグナルがCCR4，CCR8，CCR10の発現を誘導する．エフェクターT細胞はこれらのホーミング分子群によって皮膚に遊走する．

CLA：皮膚リンパ球抗原(cutaneous lymphocyte antigen)

るCLAの発現を高める．T細胞が皮膚所属リンパ節で活性化される際には，CCR4やCCR8の発現も高まり，腸管ホーミング分子$\alpha_4\beta_7$の発現は抑制されるが，その制御シグナルについては依然わかっていない．こうして皮膚所属リンパ節で活性化されたナイーブT細胞はエフェクターT細胞に最終分化し，優先的に皮膚にホーミングする．1,25$(OH)_2D_3$は真皮内でもエフェクターT細胞や記憶T細胞に作用し，CCR10の発現を高めるかもしれない．これより真皮のT細胞はケラチノサイトが発現するCCL27によって応答して表皮に移動する．

皮膚における免疫応答に関連する疾患

皮膚における免疫制御異常または不適切な免疫応答によって惹起される多様な炎症性疾患が存在する．ここではこれら疾患のうち2つを例に挙げて述べる．炎症性疾患に加えて，皮膚を侵す悪性のリンパ腫(malignant lymphoma)がいくつかある．これら悪性リンパ腫のほとんどは皮膚にホーミングするT細胞に由来する．

乾癬(psoriasis)は，鱗屑を伴う紅斑を特徴とする皮膚の慢性炎症疾患である．乾癬はさまざまな環境刺激に

よって誘導される自然免疫および T 細胞免疫応答が制御不能となることで発症する． 外傷や感染がケラチノサイトによる自然免疫応答を誘導し，皮膚常在性の樹状細胞およびマクロファージの活性化を招いた際に，乾癬が引き起こされるという証拠がある．例えば，病気の初期に，損傷を受けたケラチノサイトはカテリシジンの LL-37 を産生し，それが宿主の DNA と複合体を形成すると TLR9 を介して形質細胞様樹状細胞（plasmacytoid dendritic cell）を活性化する．活性化した形質細胞様樹状細胞は多量の IFN-α を産生する．このため，乾癬を起こした皮膚では I 型インターフェロンに関連する顕著な特徴，すなわち，多くのインターフェロン誘導性遺伝子の発現が認められる．IFN-α の効果の 1 つは他の樹状細胞を活性化することである．活性化した樹状細胞は，リンパ節への遊走した後，ヘルパー T 細胞を活性化して皮膚走化性のエフェクター T 細胞へと分化させる．この際に活性化した T 細胞の抗原特異性はいまだわかっていない．エフェクター T 細胞は血液循環して真皮に遊走した後，炎症カスケードと持続的なケラチノサイトの増殖をさらに促進する．IL-17 はこの時期に皮膚病変部位に豊富に産生されていることから，しばしば 3 型炎症（type 3 inflammation）とよばれる病態が生じていることが示唆される．3 型炎症には，Th17 細胞，γδT 細胞，CD8 陽性 T 細胞，ILC3 など複数の IL-17 産生細胞が関与する．抗 IL-17 抗体は，TNF 阻害薬と同様に乾癬の治療に有効である．IL-22 はもう 1 つの 3 型炎症サイトカインであり，乾癬における上皮増殖に寄与している．IL-23 アンタゴニストもまた乾癬の治療に非常に有効である．これは，IL-23 が IL-17 と IL-22 の双方を発現する Th17 細胞を誘導したり，制御性 T 細胞の機能を抑制するためである．乾癬において T 細胞が認識する抗原を同定しようとする試みが，現在活発に行われている．

アトピー性皮膚炎（atopic dermatitis）や湿疹（eczema）は皮膚の慢性炎症疾患であり，かゆみを伴う湿疹を特徴とし，上皮細胞の傷害や環境中の抗原に対する 2 型自然免疫および獲得免疫（ILC2 および Th2）によって誘導される． アトピー性皮膚炎は生後間もなく遺伝的に感受性の高い個人に発症する．これらの患者は，上皮バリア傷害につながるような，フィラグリンやその他の構造的構成成分の欠陥を素因としてもっている．上皮バリアの異常により，真皮への抗原の侵入とケラチノサイトによる IL-25，TSLP，IL-33 の産生が高まる．もう 1 つの理由として，2 型免疫応答は B 細胞を刺激し環境中の抗原特異的な IgE の産生を促す．これらの抗原に応答した IgE 依存的なマスト細胞の活性化（**第 20 章参照**）はアトピー性皮膚炎の臨床症状に関与している．黄色ブドウ球菌（*Staphylococcus aureus*）の皮膚感染はアトピー性皮膚炎の発赤との相関が共通して認められ，細菌を減少させると症状が改善することから皮膚細菌への免疫応答が本疾患の炎症にかかわることが示唆される．

免疫特権組織

脳，眼，精巣，胎盤，胎児など身体の特定の部位では，免疫応答やそれに付随した炎症は致死的な臓器不全や生殖障害を生じる危険性が高い．そこでこれらの組織は，程度の差はあれ，免疫応答から守られるよう進化してきており，**免疫特権部位**（immune privileged site）とよばれる．ピーター・メダワー（Peter Medawar）は，1940 年代に実験動物の脳や前眼房に移植された組織に対する免疫応答が起こらない現象を"免疫特権"と表現した．多くの組織で免疫応答を惹起するであろう外来抗原でも，免疫特権組織においてはしばしば免疫寛容となる．免疫特権の機序は組織ごとに異なっており，完全にわかっていない．そのうちのいくつかは，腸管や皮膚における免疫制御の機序や自己寛容（self-tolerance）の機序（**第 15 章参照**）と類似している．

眼，脳，精巣における免疫特権

眼

視覚はほとんどの哺乳類の生存にとって必須であるが，眼の炎症によって容易に損傷されうる．眼における免疫応答や炎症の見込みを最小限にするように進化してきた機序は，前眼房において最もよく解明されている．前眼房は前方を透明角膜に後方を水晶体に挟まれた液体に満ちた空間である．前眼房の炎症は失明を伴う透明角膜や水晶体の混濁につながりかねない．前眼房において知られている免疫特権の特徴の少なくともいくつかは，硝子体腔や網膜下腔など他の眼の部位にも適用される．免疫特権に関与する前眼房の解剖的特徴として，上皮層のタイトジャンクション形成に伴う前眼房に隣接する組織の血管漏出に対する抵抗性（いわゆる血液眼関門[blood-eye barrier]），角膜における血管の欠如，前眼房におけるリンパ管の欠如が挙げられる．これらの特徴により，眼の抗原は獲得免疫系に認識されにくくなっている．さらに前眼房を満たす房水には，複数の免疫抑制および抗炎症作用を有する液性因子が含まれている．具体的には，神経ペプチド（メラニン細胞刺激ホルモン[α-melanocyte-stimulating hormone]，血管作動性腸管ペプチド[vasointestinal peptide]，ソマトスタチン[somatostatin]），TGF-β，インドールアミン-2,3-ジオキシゲナーゼ（indolamine 2,3-dioxygenase：IDO，後述）などが存在する．虹彩上皮や内皮など前眼房の表面を覆う細胞はつねに Fas リガンド（Fas ligand：CD95 ligand）と PD-L1 を発現しており，それぞれ T 細胞の細胞死や不活性化を誘導可能である．

前眼房における免疫偏向（immune deviation）とは，外来

タンパク質抗原が前眼房に侵入した際に，全身の抗原特異的な免疫寛容が積極的に誘導される現象である．この現象は，眼に存在する外来抗原に対して獲得免疫応答が開始するのを防いでいると想定される．この際誘導された免疫寛容は，眼組織以外に眼内抗原と同じ抗原が投与された際に炎症性T細胞応答や抗体応答が低下することから，眼内抗原を投与されていない個体との比較において明確に区別できる．前眼房における免疫偏向は制御性T細胞によってもたらされるかもしれない．前眼房に投与された抗原はマクロファージや樹状細胞によって血流を介して脾臓に輸送され，そこでB細胞によってナイーブT細胞に抗原提示されて抗原特異的な制御性T細胞が誘導されることがマウスを用いた研究より示されている．

前眼房に侵入した外来抗原に対して免疫寛容が誘導されるのとは対象的に，眼の自己抗原は免疫系から隔離されており全身的な免疫寛容は誘導されない．外傷によって眼の抗原が免疫系に曝露された時のみ，この免疫寛容の欠如が問題となる．その顕著な例は交感性眼炎(sympathetic ophthalmia)である．本疾患では，片方の眼に生じた外傷が眼内自己抗原の放出を招くことで，外傷を負った眼と負っていない眼の両方に自己免疫症状が現れる．正常な眼の自己抗体は眼の外の免疫系に触れることはないため免疫寛容は誘導されないが，おそらく片眼が外傷を受けると末梢で活性化免疫エフェクター細胞や抗体がつくられ，正常な方の眼に浸潤し攻撃すると思われる．

脳

脳における炎症は神経の機能障害やニューロン(神経細胞)の細胞死を誘発し，破滅的な結末をもたらす可能性がある．そのため脳では抗原に対する獲得免疫応答する能力が欠けている．脳の解剖的特徴として，樹状細胞の欠落していることに加え，脳の微小血管内皮細胞間に構成されるタイトジャンクション(いわゆる血液脳関門)の機能により，免疫細胞や炎症性メディエーターが脳に到達できないしくみとなっている．神経ペプチド(neuropeptide)など眼で働いている機序のいくつかは脳でも認められる．脳にはミクログリア(microglia)とよばれる常在性マクロファージが豊富に存在し，脳組織の損傷や感染に応じて活性化する．しかし，他の組織のマクロファージに比べると，ミクログリアの活性化の閾値は高いようである．高い閾値を維持する機序の1つは，ミクログリアに発現するCD200受容体による抑制シグナルである．この受容体リガンドであるCD200は脳におけるニューロンやその他の細胞種に高発現している．

古典的な実験に基づく過去の一般的な考えに反して，中枢神経系では微生物に対する**免疫監視**(immune surveillance)が行われているという証拠がある．例えば，免疫不全の患者では脳内の日和見感染の頻度が有意に増加する．リンパ球や単球(monocyte)の内皮細胞への接着を阻害するモノクローナル抗体を投与された患者は，進行性多巣性白質脳症(progressive multifocal leukoencephalopathy)とよばれる致死的な中枢神経疾患を引き起こす潜在性JCウイルスが活性化するリスクがわずかではあるものの有意に高まる．この発見は，T細胞または単球の脳への遊走が潜在性ウイルスの活性化を抑制するために必要であり，脳は厳格な意味で免疫特権部位ではないことを示している．近年における脳の髄膜におけるリンパ管の発見は，脳における免疫監視を裏付けるものである．このリンパ管は脳髄液から頸部リンパ節へとリンパ液，分子，免疫細胞を流している．

精巣

精巣における免疫特権には，雄の生殖能力を損なう可能性のある炎症を制限する役割がある．成人の精巣における多くの自己抗原は思春期に初めて出現し，これは精巣抗原特異的TおよびB細胞を生成しうるコンピテントな免疫系が発達した後である．そのため，精巣における免疫特権も自己免疫(autoimmunity)の抑制に役立っているかもしれない．眼や脳と同様に精巣にも血液組織関門が存在し，細胞や分子が精子発生の場に到達するのを制限している．この関門は内皮細胞ではなく，精子形成が行われる精細管の外層に並んでいるセルトリ細胞(Sertoli cell)によって形成されている．精巣のホルモン環境は，マクロファージに対する抗炎症作用を示すアンドロゲン(男性ホルモン)に富んでいる．ライディッヒ細胞，セルトリ細胞によって産生されるTGF-β は局所的な免疫抑制に働いている．

哺乳類胎児における免疫特権

真獣類(胎盤をもった哺乳類)の胎児は父親由来の遺伝子を発現するため，母親にとっては外来性であるものの拒絶されることはまれである．本質的に，胎児は自然に発生するアロ移植片(同種移植片)(allograft)であるが，移植片拒絶(graft rejection)は起こらない(アロ移植片拒絶については第17章参照)．父親のMHC分子に対する母親の抗体が容易に検出されることから母親が胎児抗原に曝露されているのは明らかである．母親の免疫系から胎児を守る機序の進化を促すような非常に強い選択圧があったのは間違いがないが，その機序については依然としてほとんどわかっていない．おそらく，胎盤の複数の分子やバリアの性質および局所免疫抑制(immunosuppression)が寄与していると考えられる．

いくつかの実験的観察から，胎児の存在する解剖学的部位が拒絶を起こさない決定的要素であることが判明している．例えば，妊娠中の動物は，胎仔と同質遺伝子をもったアロ移植片が子宮外組織に移植された際には，胎仔の生存を脅かすことなく移植片を拒絶することができる．母親由来の遺伝子をもたない完全にアロジェニック(同種異系)な胎仔未分化胚盤胞でさえ妊娠または偽妊娠した母体においてうまく発達できる．すなわち，特定の母親由来または父親由来の遺伝子が胎仔の生存に必要なわけではない．父親由来の抗原を有した細胞で母親を過剰に免疫した場合でも胎盤や胎仔の成長は影響を受けない．

胎児への拒絶が生じないので，母親と胎児間の物理的な接触がみられる領域が注目されてきた．母親と最も密接に接触する胎児組織は，ガス交換や栄養補給を行うために母親の血液に曝露されている血管栄養膜，または胎盤を母親につなぎ止めておくために子宮内膜(脱落膜)に分散して入り込んでいる着床部栄養膜のいずれかである．

胎児が生存できる単純な理由の1つは父方のMHC分子を発現していないことである．MHCクラスII分子は栄養膜細胞に検出されない．マウスでは着床部栄養膜の細胞がMHCクラスI分子を発現している．ヒトではもう少し複雑であり，栄養膜細胞はHLA-Gとよばれる多型のないMHCクラスIB分子のみを発現している．この分子は，栄養膜細胞を母親のナチュラルキラー細胞による細胞傷害から守るのに関与するかもしれない．子宮ナチュラルキラー細胞とよばれる特殊なナチュラルキラー細胞サブセットは着床部に存在する主要なリンパ球であり，これらの細胞によるIFN-γの産生は脱落膜の成長に必要である．子宮ナチュラルキラー細胞が刺激を受ける機構や胎児のアロ抗原(同種抗原)(alloantigen)に対する母親の応答におけるこの細胞の役割はわかっていない．もし栄養細胞が古典的MHC分子を発現していたとしても，共刺激因子(costimulator)を発現していないため，抗原提示細胞として働くことはないであろう．

子宮脱落膜(uterine decidua)は免疫応答が機能的に抑制されている部位かもしれない．この考えはマウスの脱落膜はリステリア・モノサイトジェネス(*Listeria monocytogenes*)感染に高感受性であるという観察結果によっても裏付けられている．母親の血液は広く栄養膜細胞に接触しているため，この免疫特権の基盤は明らかに解剖学的バリアによる単純なものではない．むしろ，免疫学的バリアがいくつかの機序に基づく機能的な抑制によって構築されているようである．

胎児に対する母親の免疫寛容は制御性T細胞によってもたらされるかもしれない．母親には発現していない父親由来の抗原に対する免疫応答を制御性T細胞が抑制することが実験的に証明されている．マウスにおいて胎仔の抗原は長期生存型のFoxp3陽性制御性T細胞を誘導するが，これらの細胞を除去すると胎仔が死亡する．妊娠中は，全身性および脱落膜の制御性T細胞が母親において増加し，子宮内に豊富な制御性T細胞が存在する．事実，真獣類はトランスポゾンによってもたらされた*Foxp3*遺伝子制御領域の変化を進化させることで，安定的な末梢誘導性制御性T細胞を作り出すことに成功した．このような*Foxp3*遺伝子の制御領域は，初期の脊椎動物やカンガルーやワラビーなど未熟な子どもを育児嚢で育てる後獣下綱哺乳類には認められない．ヒトの妊娠における制御性T細胞の重要性は，再発性自然流産とのかかわりという観点から現在活発に研究が進められている．

胎児に対する免疫応答はトリプトファンやT細胞応答を抑制するトリプトファン代謝物の脱落膜における濃度によって制御されているかもしれない．インドールアミン2, 3-ジオキシゲナーゼ(IDO)はトリプトファンを代謝し，副生成物としてキヌレニンを産生する．トリプトファンはリンパ球を含む増殖性細胞に必須であるが，キヌレニンは逆にT細胞に対して細胞毒性を示す．これらの知見から，脱落膜のトリプトファン濃度は低く，逆にIDOによって産生されるキヌレニンの濃度は高いために，通常状態では胎児に対するT細胞応答が抑制されているとの仮説が成り立つ．

いくつかの他の機序もまた胎児に対する母親の免疫応答を低下させているかもしれない．例えば，マウス胎仔の栄養細胞によるFasLの発現はFasを発現する母親の活性化リンパ球のアポトーシス(apoptosis)を促進するし，脱落膜に発現するガレクチン3-1は免疫寛容性の樹状細胞を誘導することで制御性T細胞の発生を促進する．

栄養膜や脱落膜はまた補体(complement)による傷害に抵抗性をもつ可能性がある．マウスでは，これらの組織はcomplement receptor 1-related protein y(Crry)とよばれるC3，C4補体成分に対する阻害因子を発現する．Crryを欠損する胚は胎生致死となり，栄養膜細胞における補体活性化の痕跡が認められる．よって，この阻害因子は母親由来のアロ抗体(同種抗体)(alloantibody)と補体による傷害を阻害しているかもしれない．しかし，Crryやそれに相当する分子はヒトではみつかっていない．

本章のまとめ Summary

消化管，呼吸器，皮膚などの局所免疫は，自然免疫および獲得免疫系の細胞群の特殊な集合体であり，各部位に固有の防御および制御機能を発揮する．

消化管免疫系は内腔に存在する何兆もの共生細菌の侵入を防ぎ，その存在を容認する一方で，圧倒的に数の少ない病原性微生物を認識して免疫応答を発動する必要がある．

粘膜上皮細胞は消化管の自然免疫に貢献しており，タイトジャンクション形成，粘液の分泌，ディフェンシンのような抗菌分子の産生により微生物の侵入を妨げる．粘膜固有層の自然免疫エフェクター細胞はマクロファージ，樹状細胞，自然リンパ球，マスト細胞である．γδT 細胞のような上皮内リンパ球は，腸上皮バリアにおいてつねに遭遇する微生物を防御する．

腸管の獲得免疫系には，回腸のパイエル板，鼻咽頭扁桃，大腸リンパ組織など GALT とよばれる上皮直下のリンパ組織の集積が含まれる．GALT の上皮層には M 細胞が存在し，内腔の抗原をサンプリングし GALT 内の樹状細胞に受け渡す．粘膜固有層の樹状細胞は絨毛上皮の間に突起を伸ばして内腔の抗原をサンプリングする．

GALT や腸間膜リンパ節においてナイーブ T 細胞から分化したエフェクター B 細胞とエフェクター T 細胞は全身循環に入り，選択的に腸管粘膜固有層にホーミングする．

消化管の体液性免疫応答は内腔への IgA 分泌が主体である．IgA は生体に侵入する可能性のある病原体を中和する．GALT や腸間膜リンパ節の B 細胞は，T 細胞依存的または非依存的な経路で IgA 産生性の形質細胞へ分化する．これらの形質細胞は腸上皮層下の粘膜固有層にホーミングし IgA を分泌する．分泌された二量体の IgA はポリ Ig 受容体によって上皮層を通過して輸送され内腔へ放出される．IgA は母乳中にも分泌され，授乳中の乳児の腸管における受動免疫として働く．

腸管の Th17 細胞は IL-17 と IL-22 を産生し，上皮バリア機能を高める．Th2 細胞は腸管の寄生虫感染の防御に重要である．腸内微生物叢の変化は，腸管や全身において異なるヘルパー T 細胞サブセットによる免疫応答のバランスを制御する．

腸管の内腔に存在する共生生物や食品抗原に対する免疫応答は，上皮細胞の基底側面におけるパターン認識受容体の選択的発現や獲得免疫応答を抑制する制御性 T 細胞の誘導などによって最小限に抑えられている．TGF-β，IL-10，IL-2 は腸管の免疫恒常性を維持するうえで必要不可欠である．

炎症性腸疾患（クローン病，潰瘍性大腸炎）などいくつかの腸疾患は免疫系の異常が素因となっている．炎症性腸疾患では正常な腸内微生物叢に対する自然免疫および獲得免疫応答の制御不全が認められ，グルテン腸症やセリアック病は小麦タンパク質抗原に対する体液性免疫および細胞性免疫応答によって惹起される．

呼吸器の粘膜免疫は空気中の病原体を防御するが，喘息のようなアレルギー性気道炎の原因ともなる．気管支の自然免疫系は，粘液を分泌し付着した微生物を肺の外に排出する線毛上皮に依存している．さらに，ディフェンシン，サーファクタントタンパク質，肺胞マクロファージは抗菌作用と抗炎症作用の両方を有している．制御性 T 細胞と免疫抑制性サイトカインは非病原性微生物やその他の吸入抗原に対する有害な免疫応答を防ぐために重要である．

皮膚免疫系は皮膚を介した微生物の侵入を防ぎ，多数の共生生物に対する免疫応答を抑制する．表皮は微生物の侵入に対する物理的障壁となる．ケラチノサイトは微生物成分を感知しディフェンシンと炎症性サイトカインを分泌する．真皮には，微生物や傷害に応答して炎症反応を起こすマスト細胞，マクロファージ，樹状細胞などの細胞集団が混在している．

皮膚の樹状細胞は自然免疫応答を誘導するとともに，皮膚に浸入した微生物および環境中の抗原を所属リンパ節へ運び，そこで T 細胞応答を惹起する．皮膚の所属リンパ節で活性化した T 細胞は皮膚のホーミングにかかわるケモカイン受容体や接着分子を発現する．

皮膚の感染や共生細菌に応答して誘導された CD4 陽性または CD8 陽性エフェクター記憶 T 細胞は真皮と表皮に遊走した後，長期間留まる．これらの常在性記憶 T 細胞は Th1，Th2，Th17 または細胞傷害性 T 細胞であり，さまざまなタイプの皮膚浸潤性病原体に対する防御に重要であるが，Th17 細胞は乾癬のような炎症性皮膚疾患を，Th2 細胞はアトピー性皮膚炎を起こしうる．常在性の記憶制御性 T 細胞も皮膚に存在しており，おそらく皮膚共生細菌に対する免疫寛容の維持にかかわっている．

免疫応答が容易には起こらない免疫特権部位として，脳，前眼房，精巣などがある．その機序として，血管内皮細胞によるタイトジャンクションの形成，免疫抑制性サイトカインの局所的産生およびリンパ球の不活化または細胞死を誘導する表面分子の発現などが挙げられる．

発育中の哺乳類胎児は父親由来のアロ抗原を発現するものの，母親には免疫寛容が誘導される．これは胎盤と胎児の境界で局所的に起こる機序によるものである．その機序として可能性が高いのは，胎児栄養膜における MHC 分子の欠落，制御性 T 細胞による作用，IDO によるリンパ球増殖に必須なトリプトファンの局所的な枯渇と細胞毒性のある副産物の産生などである．

参考文献

粘膜免疫一般

Brandtzaeg P. Mucosal immunity: induction, dissemination, and effector functions. *Scand J Immunol.* 2009; 70: 505–515.

Doss M, White MR, Tecle T, Hartshorn KL. Human defensins and LL-37 in mucosal immunity. *J Leukoc Biol.* 2010; 87: 79–92.

Dubin PJ, Kolls JK. Th17 cytokines and mucosal immunity. *Immunol Rev.* 2008; 226: 160–171.

Gensollen T, Iyer SS, Kasper DL, Blumberg RS. How colonization by microbiota in early life shapes the immune system. *Science.* 2016; 352: 539–544.

Maynard CL, Weaver CT. Intestinal effector T cells in health and disease. *Immunity.* 2009; 31: 389–400.

Sheridan BS, Lefrancois L. Regional and mucosal memory T cells. *Nat Immunol.* 2011; 12: 485–491.

消化管免疫系

Abreu MT. Toll-like receptor signalling in the intestinal epithelium: how bacterial recognition shapes intestinal function. *Nat Rev Immunol.* 2010; 10: 131–144.

Agace W. Generation of gut-homing T cells and their localization to the small intestinal mucosa. *Immunol Lett.* 2010; 128: 21–23.

Bekiaris V, Persson EK, Agace WW. Intestinal dendritic cells in the regulation of mucosal immunity. *Immunol Rev.* 2014; 260: 86–101.

Bollrath J, Powrie FM. Controlling the frontier: regulatory T-cells and intestinal homeostasis. *Semin Immunol.* 2013; 25: 352–357.

Brestoff JR, Artis D. Commensal bacteria at the interface of host metabolism and the immune system. *Nat Immunol.* 2013; 14: 676–684.

Brown EM, Sadarangani M, Finlay BB. The role of the immune system in governing host-microbe interactions in the intestine. *Nat Immunol.* 2013; 14: 660–667.

Chewning JH, Weaver CT. Development and survival of Th17 cells within the intestines: the influence of microbiome- and diet-derived signals. *J Immunol.* 2014; 193: 4769–4777.

Duerkop BA, Vaishnava S, Hooper LV. Immune responses to the microbiota at the intestinal mucosal surface. *Immunity.* 2009; 31: 368–376.

Eberl G, Lochner M. The development of intestinal lymphoid tissues at the interface of self and microbiota. *Mucosal Immunol.* 2009; 2: 478–485.

Garrett WS, Gordon JI, Glimcher LH. Homeostasis and inflammation in the intestine. *Cell.* 2010; 140: 859–870.

Gensollen T, Iyer SS, Kasper DL, Blumberg RS. How colonization by microbiota in early life shapes the immune system. *Science.* 2016; 352: 539–544.

Grencis RK, Humphreys NE, Bancroft AJ. Immunity to gastrointestinal nematodes: mechanisms and myths. *Immunol Rev.* 2014; 260: 183–205.

Honda K, Littman DR. The microbiota in adaptive immune homeostasis and disease. *Nature.* 2016; 535: 75–84.

Hooper LV, Macpherson AJ. Immune adaptations that maintain homeostasis with the intestinal microbiota. *Nat Rev Immunol.* 2010; 10: 159–169.

Maynard CL, Elson CO, Hatton RD, Weaver CT. Reciprocal interactions of the intestinal microbiota and immune system. *Nature.* 2012; 489: 231–241.

Mowat AM, Agace WW. Regional specialization within the intestinal immune system. *Nat Rev Immunol.* 2014; 14: 667–685.

Nagano Y, Itoh K, Honda K. The induction of Treg cells by gut-indigenous Clostridium. *Curr Opin Immunol.* 2012; 24: 392–397.

Ohno H. Intestinal M cells. *J Biochem.* 2016; 159: 151–160.

Pelaseyed T, Bergstrom JH, Gustafsson JK, et al. The mucus and mucins of the goblet cells and enterocytes provide the first defense line of the gastrointestinal tract and interact with the immune system. *Immunol Rev.* 2014; 260: 8–20.

Rescigno M, Di Sabatino A. Dendritic cells in intestinal homeostasis and disease. *J Clin Invest.* 2009; 119: 2441–2450.

Sender R, Fuchs S, Milo R. Are we really vastly outnumbered? Revisiting the ratio of bacterial to host cells in humans. *Cell.* 2016; 164: 337–340.

Shale M, Schiering C, Powrie F. CD4 + T-cell subsets in intestinal inflammation. *Immunol Rev.* 2013; 252: 164–182.

Varol C, Zigmond E, Jung S. Securing the immune tightrope: mononuclear phagocytes in the intestinal lamina propria. *Nat Rev Immunol.* 2010; 10: 415–426.

消化管免疫系における抗体産生

Cerutti A, Rescigno M. The biology of intestinal immunoglobulin A responses. *Immunity.* 2008; 28: 740–750.

Fagarasan S, Kawamoto S, Kanagawa O, Suzuki K. Adaptive immune regulation in the gut: T cell-dependent and T cell-independent IgA synthesis. *Annu Rev Immunol.* 2010; 28: 243–273.

Gutzeit C, Magri G, Cerutti A. Intestinal IgA production and its role in host-microbe interaction. *Immunol Rev.* 2014; 260: 76–85.

Macpherson AJ, McCoy KD, Johansen FE, Brandtzaeg P. The immune geography of IgA induction and function. *Mucosal Immunol.* 2008; 1: 11–22.

Mora JR, von Andrian UH. Differentiation and homing of IgA-secreting cells. *Mucosal Immunol.* 2008; 1: 96–109.

Slack E, Balmer ML, Fritz JH, Hapfelmeier S. Functional flexibility of intestinal IgA-broadening the fine line. *Front Immunol.* 2012; 3: 100.

消化管免疫系関連疾患

De Souza HSP, Fiocchi C. Immunopathogenesis of IBD: current state of the art. *Nat Rev Gastroenterol Hepatol.* 2016; 13: 13–27.

Jabri B, Sollid LM. Tissue-mediated control of immunopathology in coeliac disease. *Nat Rev Immunol.* 2009; 9: 858–870.

Kaser A, Zeissig S, Blumberg RS. Inflammatory bowel disease. *Annu Rev Immunol.* 2010; 28: 573–621.

Liu TC, Stappenbeck TS. Genetics and Pathogenesis of inflammatory bowel disease. *Annu Rev Pathol.* 2016; 11: 127–148.

Stamnaes J, Sollid LM. Celiac disease: autoimmunity in response to food antigen. *Semin Immunol.* 2015; 27: 343–352.

呼吸器粘膜免疫系

Chen K, Kolls JK. T cell-mediated host immune defenses in the lung. *Annu Rev Immunol.* 2013; 31: 605–633.

Holt PG, Strickland DH, Wikstrom ME, Jahnsen FL. Regulation of immunological homeostasis in the respiratory tract. *Nat Rev Immunol.* 2008; 8: 142–152.

Hussell T, Bell TJ. Alveolar macrophages: plasticity in a tissue-specific context. *Nat Rev Immunol.* 2014; 14: 81–93.

Lambrecht BN, Hammad H. Biology of lung dendritic cells at the origin of asthma. *Immunity.* 2009; 31: 412–424.

皮膚免疫系

Belkaid Y, Tamoutounour S. The influence of skin microorganisms on cutaneous immunity. *Nat Rev Immunol.* 2016; 16: 353–366.

Clark RA. Skin-resident T cells: the ups and downs of onsite immunity. *J Invest Dermatol.* 2010; 130: 362–370.

Di Meglio P, Perera GK, Nestle FO. The multitasking organ: recent insights into skin immune function. *Immunity.* 2011; 35: 857–869.

Kupper TS, Fuhlbrigge RC. Immune surveillance in the skin: mechanisms and clinical consequences. *Nat Rev Immunol.* 2004; 4: 211–222.

Metz M, Maurer M. Innate immunity and allergy in the skin. *Curr Opin Immunol.* 2009; 21: 687–693.

Nestle FO, Di Meglio P, Qin JZ, Nickoloff BJ. Skin immune sentinels in health and disease. *Nat Rev Immunol.* 2009; 9: 679–691.

Romani N, Clausen BE, Stoitzner P. Langerhans cells and more: langerin–expressing dendritic cell subsets in the skin. *Immunol Rev.* 2010; 234: 120–141.

その他の特別な免疫系

Erlebacher A. Why isn't the fetus rejected? *Curr Opin Immunol.* 2001; 13: 590–593.

Streilein JW. Ocular immune privilege: the eye takes a dim but practical view of immunity and inflammation. *J Leukoc Biol.* 2003; 74: 179–185.

Trowsdale J, Betz AG. Mother's little helpers: mechanisms of maternal–fetal tolerance. *Nat Immunol.* 2006; 7: 241–246.

von Rango U. Fetal tolerance in human pregnancy–a crucial balance between acceptance and limitation of trophoblast invasion. *Immunol Lett.* 2008; 115: 21–32.

第15章

免疫寛容と自己免疫

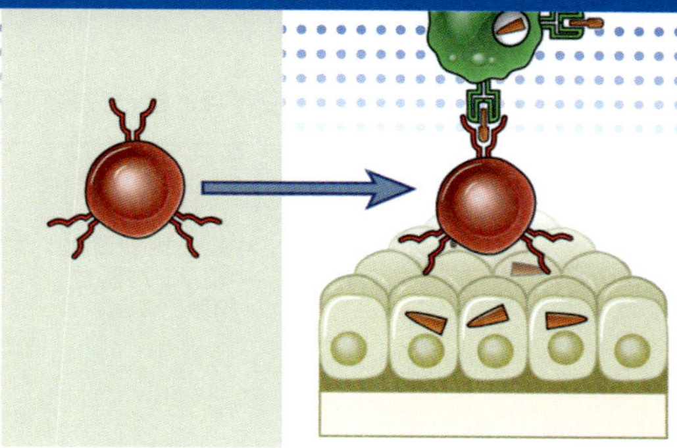

“免疫寛容(immunologic tolerance)”とはある抗原(antigen)に曝露した時に次回以降に同じ抗原に接触しても反応がないこととして定義される．この現象はある条件下で抗原と接触した動物が同じ抗原に再び接触した時に反応しない，すなわち寛容性を獲得していることが実験観察により明らかとなったことで証明された．特定のリンパ球が抗原を認識する時，リンパ球が活性化され抗原に対する免疫応答(immune response)が生じたり，その反対にリンパ球の機能が抑制，またはリンパ球が除去されたりして免疫寛容が引き起こされることもある．同じ抗原に対する曝露でも，その時のさまざまな条件や共刺激因子(costimulator)の有無などにより免疫応答が誘導されるか，あるいは免疫寛容が誘導されるかが決定する．免疫寛容を引き起こす抗原は寛容原，もしくは免疫寛容原とよばれ，通常の免疫応答を引き起こす免疫原とは区別される．自己免疫に対する寛容は**自己寛容**(self-tolerance)とよばれ，通常の外来抗原に対する免疫機能の基盤となる．しかし，自己寛容に何らかの障害が起きると自己の抗原に対する免疫応答，すなわち**自己免疫**(autoimmunity)反応が起こり，**自己免疫疾患**(autoimmune disease)が引き起こされる．免疫学の黎明期から，自己寛容の自己免疫疾患の抑制効果は明確に認められていた．例えば，クローン選択説を提唱したバーネットは自分自身の組織に対して攻撃が加えられるのを防ぐため，自己抗原に反応するリンパ球は排除されるのではないかという推論を行っている．本書の**第1章**でも自己と非自己の区別の定義，すなわち外来抗原と自己抗原を区別し，外来抗原にのみ応答する免疫系(immune system)の機能について紹介した．このように，自己寛容のしくみの解明は，自己免疫の原因を理解する鍵となる．

本章では免疫寛容について解説する．自己免疫寛容がどのように生じ，あるいはその誘導がどのように成立せずに自己免疫応答に至るかを説明する．さらに外来抗原への寛容性や，アレルギー，自己免疫疾患に対する臨床的な治療や臓器移植の拒絶反応を防ぐ観点からの人為的な免疫寛容の誘導法についても述べる．

免疫寛容の概要

T細胞(T lymphocyte)とB細胞(B lymphocyte)では，免疫寛容に関してそれぞれに特徴がある．まずそれらについて述べる前に，T細胞とB細胞に共通の免疫寛容の原理について説明しよう．

自己抗原に対し高い親和性を示すリンパ球は，免疫寛容により不活性化されて除去される． ヒトが個人ごとにもつ抗原受容体に対応する染色体遺伝子は，本質的に同じである．それらはいくつかの遺伝子断片(セグメント)の集合として存在し，それらのセグメントのうちいくつかが再結合して，完成したものがリンパ球上に発現される．完成される受容体の特異性は，完全にランダムであり，自己を認識するものも，非自己を認識するものも同様に存在する(**第8章参照**)．発生途中の未熟なT細胞やB細胞では，このようなランダムな特異性をもつ受容体を発現するので，自己の抗原を認識してしまうものが必ず出てくる．しかし，それを防ぐためのしくみとして，免疫寛容のしくみがある．

免疫寛容は抗原特異的であり，これはリンパ球による抗原の認識の結果である． 免疫寛容は，幅広い特異性をもつリンパ球全体に対して一律に誘導される免疫抑制(immunosuppression)療法とはまったく異なり抗原特異的なものである．初期の免疫学者が，免疫寛容を誘導するために，特定抗原を動物に曝露し，その後，再度抗原に接触して生存したリンパ球の機能を解析した．1950年代にピーター・メダワー(Peter Medawar)らは，ある系統の生まれたてのマウスに違う系統のドナーマウスの細胞を移植し，引き続いてそのマウスに同じドナーマウスから皮膚移植をした際に免疫応答が起こらないことで，免疫寛容を証明した．その後，免疫寛容は非自己の細胞だけでなく外来タンパク質抗原に対しても引き起こされることがわかった．さらに，どのような抗原でも免疫原(immunogen)，免疫寛容原の両方になりうること，それを決定する因子としては，リンパ球の成熟(lymphocyte maturation)期における抗原への曝露の有無や自然免疫応答の存在の有無などがあることが判明した．これらについては本章の後半にて解説する．

自己寛容は中枢リンパ器官で自己応答する未成熟のリンパ球あるいは末梢で成熟したリンパ球において誘導される(それぞれ中枢性免疫寛容あるいは末梢性免疫寛容という)(図15.1)． 成熟したナイーブリンパ球(naive lymphocyte)は中枢性免疫寛容(central tolerance)により中枢リンパ器官(T細胞は胸腺[thymus]，B細胞は骨髄[bone marrow])で発現される自己抗原に対し不応答となる．しかし，この

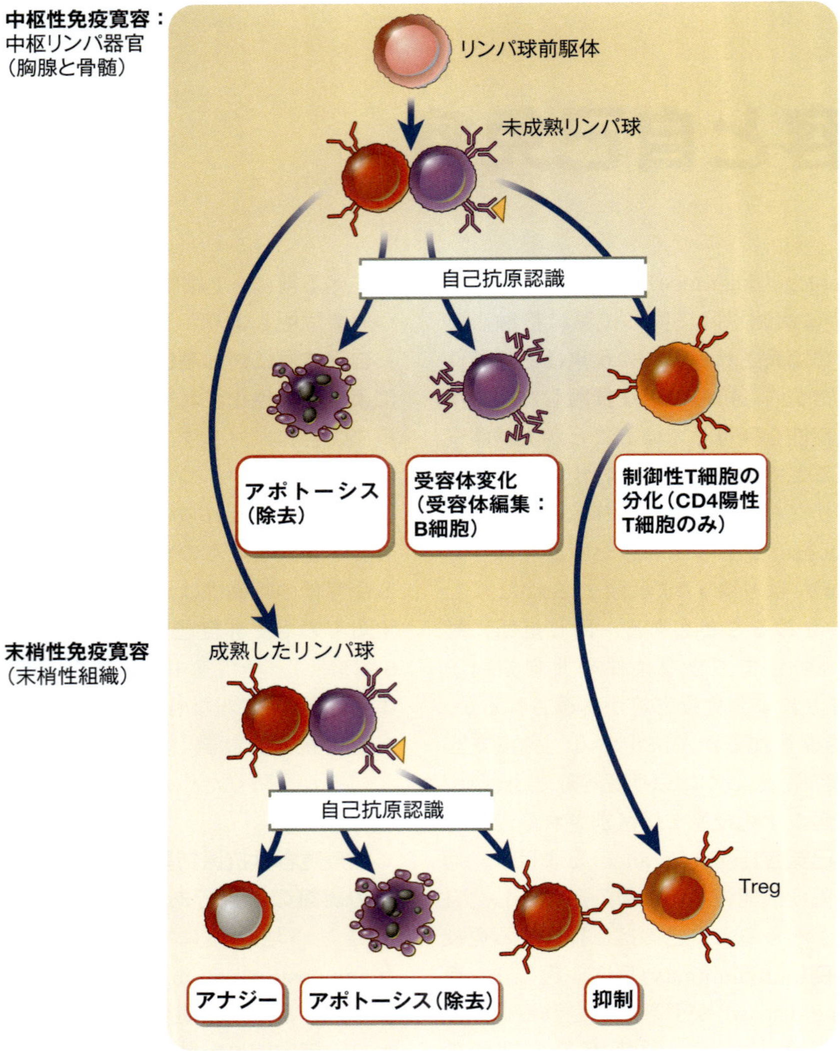

図 15.1　自己抗原に対する中枢性，末梢性の免疫寛容

中枢性の免疫寛容では，自己抗原に対して特異的な未成熟リンパ球が中枢リンパ器官でこれら抗原を認識するとアポトーシスによる除去，抗原受容体の特異性の変化（B 細胞のみ）もしくは制御性 T 細胞（Treg）への分化（CD4 陽性 T 細胞の場合）が起こる．末梢性の寛容では，自己反応性 T 細胞は成熟した後に末梢組織での自己抗原の認識によってアナジーかアポトーシスによる除去，もしくは制御性 T 細胞（Treg，末梢性寛容）による活性化の抑制が生じる．T 細胞は抗原提示細胞（APCs，図示せず）により自己抗原が提示され，それを認識する．

選別は完全ではなく，自己抗原に対して反応するリンパ球も一部成熟してしまう．末梢性免疫寛容（peripheral tolerance）はこれらの危険なリンパ球を不活性化するために必要である．

中枢性免疫寛容とはリンパ球の成熟期のなかで抗原との接触により自己抗原に反応するリンパ球が排除されたり，不応答性のものに変化することである． 中枢リンパ器官内でリンパ球が成熟している間，未成熟のリンパ球に抗原が接触することがある．このようなリンパ器官内に存在する抗原のほとんどは自己抗原である．なぜかというと外部から侵入してきた外来抗原は，貪食細胞に捕らえられてリンパ節（lymph node），脾臓（spleen），粘膜リンパ組織などの末梢リンパ器官（peripheral lymphoid organ）に運ばれて，胸腺や骨髄などには行かない．これらの胸腺や骨髄に分布する自己抗原はあるものは胸腺の細胞で発現され，またあるものは血流により胸腺や骨髄に運び込まれる．さらに，末梢性組織の多くの抗原も後ほど述べる AIRE 分子に依存したしくみにより胸腺において発現し，リンパ球の成熟に関連する．これらにより，中枢リンパ器官において抗原を認識できる未成熟なリンパ球は親和性に高低はあれ自己抗原に特異性がある．さらに自己抗原に対し高い親和性を示す抗原受容体をもつリンパ球がどうなるかは後述する（**図 15.1** 参照）．

胸腺を離れた成熟したリンパ球のうち自己抗原を認識するものは，末梢組織において，自己抗原にもう一度接触した際に不応答状態になるか，アポトーシスで死ぬ． このような末梢性免疫寛容のしくみは，末梢組織内に存在する自己抗原に対する不応答性の維持と成人後にのみ発現する自己抗原に対する寛容獲得において重要である．前述のとおり，中枢性の免疫寛容は，自己抗原に反応するリンパ球すべてを除去することができない．そのため，末梢性の免疫寛容は中枢性のそれに対するバックアップとして働く．共刺激因子や“第 2 シグナル”なしでの抗原受容体による自己抗原の認識は末梢性免疫寛容の誘導のために重要である．

末梢性免疫寛容は，制御性 T 細胞（regulatory T cell：Treg）によっても維持され，これは自己抗原ばかりではなく他の抗原に対し特異性をもつリンパ球の活性化を抑制する． Treg を介した抑制は二次リンパ器官に加えて非リンパ性組織において生じる．

いくつかの自己抗原は，免疫系から隔離される場合があり，その他は無視される場合がある． 睾丸や眼などの中にある自己抗原は，解剖学的バリアにより免疫系から隔離され，通常，リンパ球の抗原受容体がそれらを認識することはない（**第 14 章参照**）．いくつかの実験モデルにおいては，自己抗原はリンパ球により認識されるが，それらは活性化できず，それらの自己抗原は機能的には無視されている．この“無視”現象の起こるしくみは解明されていないし，どの程度自己免疫寛容に寄与しているかもわかっていない．

免疫寛容の誘導は，自己に対する危険な免疫応答を防ぐための治療に有効である． 人為的な免疫寛容の誘導法を自己免疫疾患やアレルギー疾患の治療や臓器移植の拒絶反応を防ぐために利用することは重要で，そのため多くの臨床実験が行われている．免疫寛容の誘導は，遺伝子治療の際に，新たに体内にて人為的に発現された遺伝子産物に対する免疫応答を防ぐことにも用いられる．例えば，第Ⅷ因子の欠乏により生じる血友病患者の治療において，投与したタンパク質に対する免疫応答を防ぐことや，幹細胞（stem cell）移植の成功率を向上させることができる．

免疫学研究の発達，特に遺伝子組換えマウスの作製により，免疫寛容の解析のための貴重なモデルがつくられた．そして，多くの免疫寛容に関する概念は，そのような遺伝子組換えマウスを用いての実験，研究によりもたらされた．さらに，マウスとヒトの自己免疫反応に関連する突然変異や遺伝子多型を特定することにより免疫寛容のしくみのいくつかを明らかにすることができた．しかし，どの自己抗原が中枢性および末梢性の免疫寛容をもたらすのか（あるいはどの自己抗原が無視されるのか），さらには一般的なヒトの自己免疫疾患においては，どちらの免疫寛容が機能しなくなるのかもほとんどわかっていない．これらの事実は，ヒト体内での自己免疫反応を解明するうえでの大きな壁として立ちはだかっている．

以下の項では，中枢性と末梢性の免疫寛容を，まず T 細胞から，次いで B 細胞について説明する．しかし，両方に共通するしくみも多く存在する．

T 細胞の寛容性について

多くの免疫学者たちが，T 細胞を研究するために有益で的確な実験モデルをつくってきた．そのため，現在自己抗原の寛容について知りうる知識の多くは T 細胞の研究から生じたものである．さらに，人為的な免疫寛容を移植や自己免疫の分野に応用させようとする多くの臨床的な取り組みは，不都合な T 細胞の除去や不活性化を目的としている．これは，炎症反応が T 細胞，特に CD4 陽性のヘルパー T 細胞を中心に引き起こされ，そして，CD4 陽性のヘルパー T 細胞（helper T cells）は B 細胞からの自己抗体の産生も制御しているからである．

中枢性の T 細胞寛容

胸腺での成熟時に抗原に高い親和性を示す未成熟 T 細胞の多くは死に，生き残った CD4 陽性系列の T 細胞は Treg となる（図 15.2）． 胸腺内の抗原認識による未成熟な T 細胞の死は，**クローン除去**（clonal deletion）や**負の選択**（negative selection）として知られている．これは**第 8 章**で T 細胞の成熟の説明において考察した．負の選択は，MHC クラスⅠとⅡ，すなわち CD8 陽性と CD4 陽性の T 細胞の寛容性にとって重要な影響を与える．胸腺細胞（thymocyte）の負の選択は胸腺から出て末梢リンパ組織に存在する成熟 T 細胞のレパートリー形成に影響し，これらの末梢の成熟 T 細胞は，胸腺で出会った多くの自己抗原と末梢で遭遇しても反応しない．負の選択は，胸腺皮質において CD4 陽性 CD8 陽性 T 細胞に生じ，生き残って CD4 陽性あるいは CD8 陽性となった T 細胞にも胸腺髄質にて生じる．どちらの場所でも自己抗原に高い親和性を示す未熟胸腺細胞はアポトーシス（apoptosis）で死ぬ．特定の自己抗原に自己反応性を示した胸腺細胞に対し，負の選択を引き起こすかどうかは，2 つの因子，①胸腺の細胞自体で発現しているか，末梢から血流にて運ばれるかを問わずに胸腺での抗原の存在と，②それらの抗原を認識する胸腺細胞の T 細胞受容体（T cell receptor：TCR）の親和性（affinity）により決定される．すなわち，負の選択を理解するうえでの重要な疑問は，どのような自己抗原が胸腺に存在するか？　と，どのように未熟 T 細胞は自己抗原を認識して除去あるいは免疫寛容が誘導されるか？　である．

胸腺に存在する抗原は，循環血中やほぼすべての組織に分布するタンパク質を含む．胸腺にはさまざまな末梢組織に存在する多種のタンパク質抗原を発現させるための特別なしくみがあり，それにより，胸腺以外の組織の抗原に反応できる T 細胞も除去される．これらのような末梢組織の抗原は胸腺髄質細胞（medullary thymic epithelial cells：MTECs）で**自己免疫制御因子**（autoimmune regulator：AIRE）タンパク質の制御のもとに発現する．*AIRE* 遺伝子

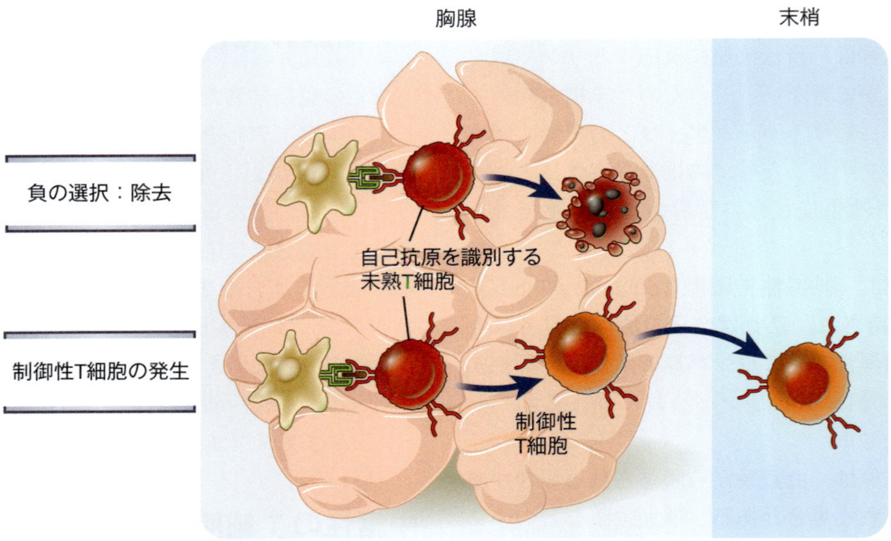

図 15.2 中枢性の T 細胞免疫寛容
未成熟の T 細胞が胸腺で自己抗原を認識すると，その細胞の大部分は死ぬ（負の選択，もしくは除去）か，制御性 T 細胞（Treg）となって末梢組織に移動する．

の突然変異は，**自己免疫性多内分泌腺症候群**（autoimmune polyendocrine syndrome type 1：APS1）とよばれる全身多発性自己免疫疾患の原因となる．この疾患は，自己反応性 B 細胞由来の自己抗体と自己反応性 T 細胞が関連することが特徴であり，これにより副甲状腺，副腎，膵臓のランゲルハンス細胞などの全身の外分泌臓器に多臓器性の自己免疫反応が起こる．*AIRE* 遺伝子を人為的に欠損させると APS1 疾患モデルのマウスができ，これはヒトの APS1 の多くの症状を再現できる．このマウスの詳細な研究により，末梢臓器においてのみ産生されるインスリンのようなタンパク質でも胸腺髄質細胞においても弱いレベルで発現していて，これらを識別する未成熟なリンパ球は除去されるか，もしくは Treg になることがわかった．APS1 患者や AIRE 遺伝子欠損マウスに代表される AIRE の機能的欠如により末梢臓器のみで発現している抗原は胸腺内では存在しなくなるため，これら抗原を認識する T 細胞も除去を免れて成熟し，末梢へと至りこれらの末梢臓器を攻撃する（**図 15.3**）．AIRE タンパク質は，胸腺髄質細胞にて，末梢の限られた組織にのみ存在する抗原の発現を転写レベルに促進する．AIRE タンパク質は，胸腺髄質細胞に存在するタンパク質複合体の一分子であり，転写伸長やクロマチンの巻き戻しやリモデリングにかかわる．AIRE がどのようにして多種の組織抗原の発現を担うのかの詳細はまだわかっていない．興味深いことに，*AIRE* 遺伝子の突然変異をもつ患者は自己の IL-17 を中和する自己抗体を産生する．IL-17 の欠乏により患者は皮膚や粘膜でのカンジダ症に感染しやすくなり，これにより Th17 サイトカイン（cytokines）の真菌感染に対する非常に重要な役割がわかる（第 10 章参照）．

未成熟 T 細胞からの T 細胞受容体シグナルはミトコンドリア依存性のアポトーシスを引き起こす．このアポトーシスの分子機構は，末梢の T 細胞寛容の 1 つの分子機構が細胞死であることとともに本章の後半で説明する．明確に未熟リンパ球と成熟リンパ球の抗原受容体を介するシグナルは異なる．つまり，未熟リンパ球における抗原受容体シグナルは，細胞死を誘導し，成熟リンパ球のそれは，活性化を誘導する．一方で，この両者の違いを引き起こす分子レベルのしくみはまだ明らかになっていない．

胸腺の自己抗原を認識する自己反応性 CD4 陽性 T 細胞の中には，細胞死が誘導されずにそれらの抗原に特異的な Treg に変化するものもある（**図 15.2** 参照）．Treg は胸腺から離れ，末梢にて自己抗原に対する T 細胞の応答を抑制する．自己反応性の CD4 陽性 T 細胞が，胸腺で Treg に分化するか，細胞死を誘導するかを規定するしくみはまだわかっていない．以下の 3 つの可能性が推察されている．①抗原受容体と自己抗原の結合の強さ，②自己抗原を提示する抗原提示細胞（antigen-presenting cell：APC）の種類，③抗原提示時に胸腺に存在するサイトカインである．Treg は，末梢の T 細胞の活性化を制御するので，その特徴や機能については後ほど末梢の自己免疫寛容と比較して記述する．

末梢性 T 細胞の寛容性獲得

末梢性の免疫寛容は，アナジー（免疫応答不顕性），Treg，細胞死による除去のいずれかで誘導される（**図 15.4**）．末梢性免疫寛容は，組織特異的な抗原，特に胸腺にて存在しない自己抗原に対する T 細胞の活性化反応の欠如“寛容性”の獲得にて誘導される．異なる自己抗原

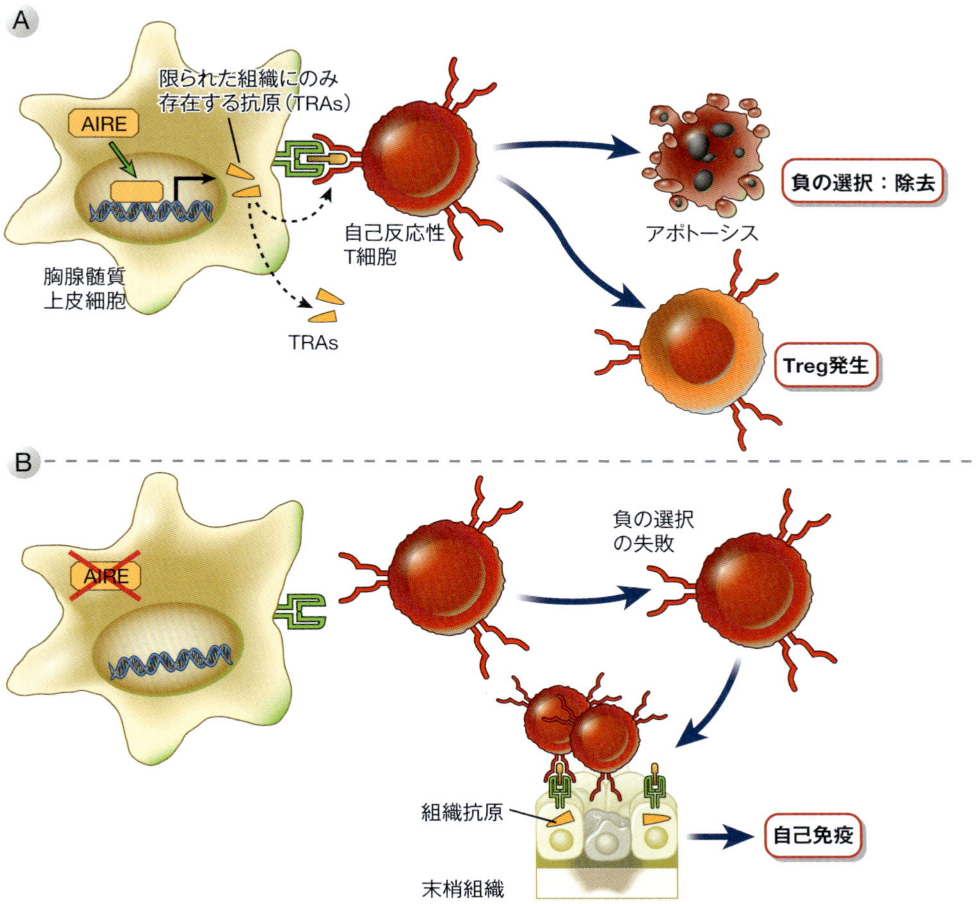

図 15.3　胸腺での T 細胞除去における AIRE の役割

(A)自己免疫反応制御因子(AIRE)タンパク質は胸腺髄質の上皮細胞(MTECs)の中で胸腺には存在しない組織限局抗原(TRAs)の発現を制御する核内複合体の構成分子である．組織限局抗原由来のペプチドは MTEC で提示され，それらの抗原に特異性をもった未成熟の T 細胞により認識され，多くの自己反応性 T 細胞の除去が起こる．(B)機能的な AIRE が存在しないとこれらの自己反応性 T 細胞は除去されず，これらの T 細胞は成熟後組織限局抗原が産生される組織へと入り，組織を傷害する．

に対する免疫寛容の誘導機構が，すべて同一か，それとも複数の別々なものかは，いまだ判明しておらず，さらに，複数の機序で成り立つのならばそれらは互いに協調して働くのか否かもわかっていない．また，これら免疫寛容の誘導が正常の個体では，同様のしくみで外来性抗原に対する無反応性も誘導される．

アナジー（免疫応答不顕性）

共刺激因子や自然免疫がない状態で，成熟 CD4 陽性 T 細胞が抗原に曝露されるとその抗原に対する無反応性が誘導される．この現象は，**アナジー**(anergy)とよばれる．アナジーでは自己反応性細胞は死なず，抗原に対し無反応となる．前述したとおり，T 細胞の活性化には T 細胞受容体による抗原(第 1 シグナル)と CD28 による B7-1 と B7-2(第 2 シグナル)などの共刺激因子の認識が必要である(**第 9 章**参照)．第 1 シグナルの刺激だけではアナジーが誘導される．定常状態において自己抗原は，特異的な T 細胞に提示される時，自然免疫(innate immunity)と共刺激因子が欠如するのでアナジーとなる．実際の実験モデルにおいても自己抗原によるアナジーは実証されてきた．例えば，T 細胞クローンを用いた試験管内の実験にて特異抗原を曝露することで不応答を誘導する実験(アナジーを定義づける実験系)，マウス生体にアジュバント(adjuvant)なしで抗原感作する実験，さらに，あるタンパク質抗原をつねに発現させたトランスジェニックマウス(transgenic mouse)を用いた実験や同様のマウスを用いての正常 T 細胞移入実験時に，炎症(inflammation)あるいは自然免疫の活性化を起こさない場合には，それらの T 細胞は抗原を認識しているが不応答になる．さらに，アナジーは，実験動物だけでなく，ヒトでも自己抗原に対する免疫寛容の誘導機構の 1 つとして機能している．アナジーに陥った T 細胞は，細胞分裂しない休止状態で数日～数週間生存し，その後死ぬ．

アナジー状態を誘導あるいは，維持するしくみは，すでにいくつか発見されている(**図 15.5**)．

- **アナジー細胞では T 細胞受容体のシグナル伝達系が遮断されている．**この阻害のしくみの全貌はまだ明らかに

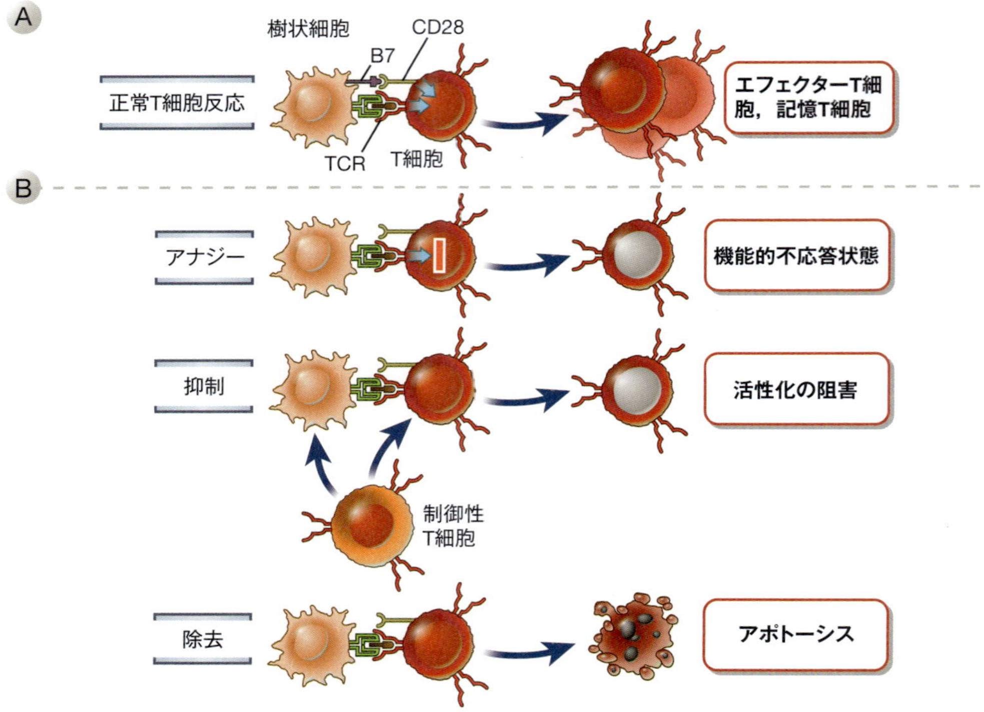

図 15.4 末梢性の T 細胞寛容のしくみ
通常の免疫応答に関連するシグナル伝達経路（A）と末梢性の T 細胞の免疫寛容を誘導する 3 つの主要な機序（アナジーの誘導，抑制，除去）（B）を示す．

なっていないが，いくつかの実験系から，アナジー T 細胞では，T 細胞受容体の発現が，分解の増加にて低下している（後述）ことや，チロシンフォスフォターゼ（phosphatase）などが結合したシグナル抑制分子の T 細胞受容体複合体への会合が増加していることが原因と考えられている．

- **自己抗原認識は細胞内のユビキチンリガーゼを活性化する．これらのユビキチンリガーゼは T 細胞受容体結合タンパク質をユビキチン化し，プロテアソーム（proteasome）やリソソーム（lysosome）による分解へと導く．** 上記の働きにより T 細胞受容体シグナル伝達系に関与する分子がなくなり，T 細胞が抗原にて刺激されても正常な活性化ができなくなる（**第 7 章，図 7.22** 参照）．Cbl-b は T 細胞の活性化制御において重要なユビキチンリガーゼであり，Cbl-b 遺伝子をノックアウトさせたマウスでは，T 細胞が自発的に活性化，増殖し，自己免疫の病態を示す．そのため，このユビキチンリガーゼは，自己抗原に対する T 細胞アナジーの誘導に重要な役割をもつ．共刺激因子からの刺激がない状態で自己抗原を認識した時 T 細胞受容体シグナルがどのように Cbl-b ユビキチンリガーゼを活性化させるか，あるいは逆に共刺激因子が活性化する外来性抗原の曝露時の T 細胞受容体刺激ではどうして Cbl-b ユビキチンリガーゼは活性化しないのか，これらの現象の分子機構はまったくの不明である．
- **T 細胞が自己抗原を認識する場合，それらの T 細胞は，抑制性の CD28 ファミリー分子からのシグナルを得て T 細胞反応が収束する．** これら抑制性受容体の機能に関しては，次項にて説明する．

抑制性受容体による T 細胞反応の制御

第 9 章では，抗原認識後の T 細胞の状態は，活性化受容体と抑制性受容体とのシグナルのバランスにより決定されることを述べた．抑制性受容体はさまざまなものが存在するが，免疫寛容において重要で，かつ有名なものは CTLA-4 と PD-1 である．これら分子の研究により，免疫寛容の機序が明らかとなり，免疫を調節する新しい療法がもたらされた．

CTLA-4（細胞傷害性 T 細胞抗原 4 型[cytotoxic[cytolytic] T lymphocyte antigen-4]）は，この名前からもわかるようにキラー T 細胞の細胞表面上のマーカーとして見出された分子だが，CD28 受容体ファミリーの一員であり（**図 9.5** 参照），活性型シグナルを伝達する CD28 のように B7 分子に結合する．CTLA-4 が，免疫寛容の誘導にとって重要であることは，CTLA-4 遺伝子ノックアウトマウスやその遺伝子変異をもつ患者の体内のマクロファージ（macrophage）や T 細胞が活性化して多数の臓器に集積し，炎症性病変を起こすことからもわかる．これらの事実から CTLA-4 を介するしくみが崩壊すると末梢の免疫寛容のしくみが働かなくなってしまうことがわかる．がんの免疫療

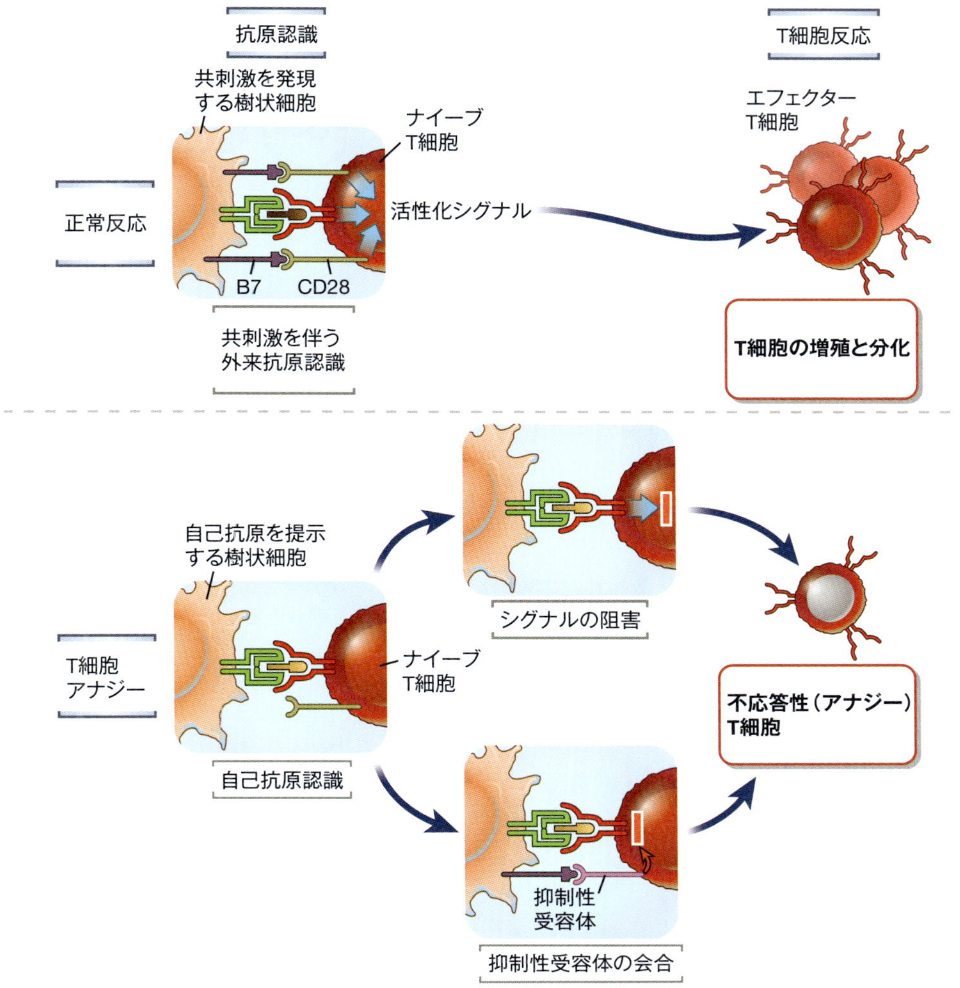

図 15.5　T 細胞がアナジーとなるしくみ
通常の T 細胞の活性化は，抗原提示細胞により MHC 上の抗原と共刺激因子（例：B7）が提示されて，それを T 細胞上のそれぞれ抗原受容体（TCR）と活性化シグナル受容体（例：CD28）が認識することで誘導される．もし T 細胞が共刺激なしで自己抗原を認識した場合，TCR 複合体からのシグナルの阻害（上段），もしくは抑制性受容体（例：CTLA-4 や PD-1）の関与により T 細胞は抗原に対し不応答状態（下段）となる．シグナルの阻害は TCR 複合体内の脱リン酸化酵素の増加，もしくはシグナル伝達タンパク質を分解するユビキチンリガーゼの活性化によるものがある．不応答状態（アナジー状態）の T 細胞は，存在はするが，自己抗原を認識しても活性化することはない．

法（immunotherapy）に CTLA-4 抗体による CTLA-4 シグナルのブロックがあるが（**第 18 章**参照），しばしば，全身臓器における自己免疫と炎症反応が生じる．*CTLA-4* の遺伝子多型は，1 型糖尿病（type 1 diabetes mellitus）やグレイブス病などの自己免疫疾患に関与する．これらの事実は，CTLA-4 が自己反応 T 細胞の活性化を絶えず監視していることを示す．

CLTA-4 は，T 細胞活性化を 2 つの方法で抑制する（**図 15.6**）．自己反応 T 細胞では，それ自体が CTLA-4 を発現し，過剰な活性化が直接抑制される．一方，Treg でも，CTLA-4 を多量に発現し，自己反応性 T 細胞の活性化を間接的に阻害する．

CLTA-4 は CD28 の拮抗阻害物質として機能し，CD28 受容体に結合する B7 の数を減少させる（**図 15.7**）．CD28 と CTLA-4 は同一のリガンド B7-1（CD80）と B7-2（CD86）を認識し，結合するが（**図 9.5** 参照），CTLA-4 は CD28 と比較して B7 に対し 10 ～ 20 倍高い親和性をもつ．CTLA-4 の細胞質領域には情報伝達機能はなく，代わりにエンドサイトーシスを司るクラスリンが結合するモチーフ配列をもつ．このため，CTLA-4 は抗原提示細胞上の B7 分子が結合するエンドサイトーシス受容体であり，細胞表面の B7 分子を減少させる．したがって，活性化 T 細胞や Treg に発現している CTLA-4 は，CD28 が結合するよりもすばやく，強く，抗原提示細胞上の B7 分子に結合し，抗原提示細胞上の B7 分子の量を減らす．この CTLA-4 の CD28 への拮抗的抑制は抗原提示細胞上の B7 発現量がまだ少ない時に，特に機能する．一方，微生物に曝露した後など抗原提示細胞上の B7 発現量が多くなると，低親和性 CD28 受容体の関与が相対的に大きくなる．このしくみは，CTLA-4 が発現し始める通常の T 細胞活性化時にも，すで

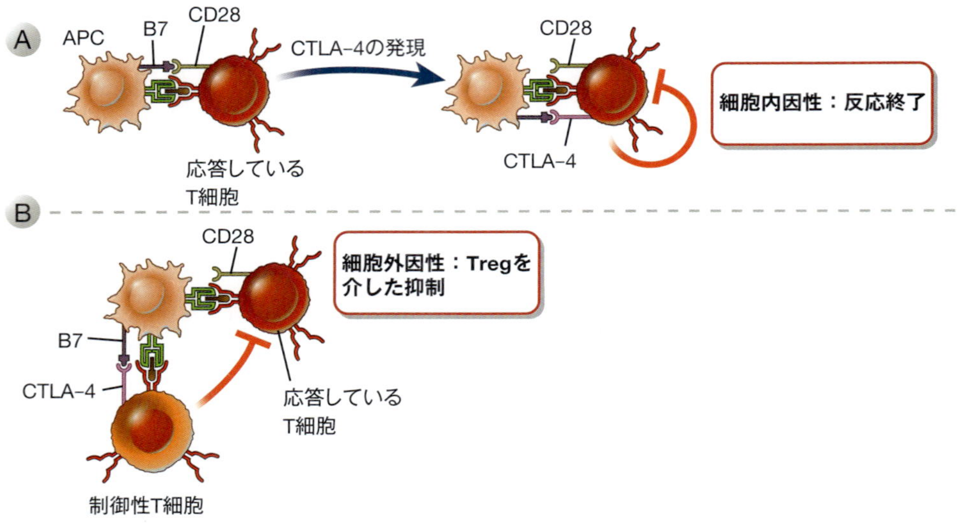

図15.6 CTLA-4の働きのしくみ

(A)活性化T細胞では，CTLA-4が発現し，これによってT細胞活性化が終了する(CTLA-4のT細胞内での機能)．(B)Tregで発現されたCTLA-4は，抗原提示細胞に結合して，(訳者注：CD28分子に対して共刺激因子B7を競合阻害することで)同じ抗原提示細胞上に結合するT細胞の活性化を抑制する(CTLA-4のTregを介する機能)．

APC：抗原提示細胞(antigen-presenting cell)

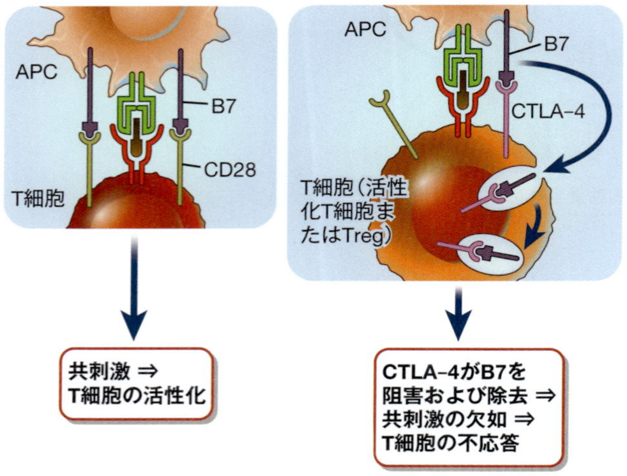

図15.7 CTLA-4の働きのしくみ

活性化T細胞，もしくはTreg上にあるCTLA-4は，抗原提示細胞上のB7分子に強固に結合，もしくはこのB7分子を除去し，B7共刺激因子によるCD28の刺激を不可能にして他のT細胞の活性化を阻害する(右図)．これはB7の発現レベルが低い時でも免疫応答を抑制し，これによりCTLA-4は，CTLA-4に比較してB7分子に低親和性のCD28の働きを抑制する．CTLA-4が発現していない場合のT細胞の活性化を左図に示す．

APC：抗原提示細胞(antigen-presenting cell)

に多くのCTLA-4が発現しているTregによる活性化T細胞の抑制時にでも両方で機能する．CTLA-4は，二次的リンパ器官における外来抗原，自己抗原に対するT細胞のCD28共刺激依存性の初期活性化を抑制するので，この受容体の変異や阻害は，T細胞活性化の収束反応を抑制してリンパ節腫大やリンパ球増殖，多臓器炎症を伴う過剰な免疫応答を引き起こす．

CLTA-4が免疫応答を阻害あるいは“検問”(checkpoint)するという事実から，抑制シグナルを操作することによってリンパ球の活性化を促進させる，いわゆるチェックポイント阻害(checkpoint blockade)という考えが生まれた．CTLA-4の機能を抗体でブロックすると腫瘍に対する免疫応答が得られる(**第18章**参照)．抗CTLA-4抗体は進行性のメラノーマやその他のがん治療に用いられている．しかし，当然ながらその治療を施した多くの患者には多臓器炎症を伴う自己免疫病態が発生することがある．

PD-1(programmed cell death-1)はCD28ファミリーに属するもう1つの抑制受容体である(これの分子は，発見当時，アポトーシス(プログラム細胞死)に関与すると思われていたが，今では関連性がないことが判明している)．これはPD-L1とPD-L2の2つのリガンドを認識し，PD-L1は抗原提示細胞や他多数の組織の細胞に発現し，PD-L2は主に抗原提示細胞に発現する．一方，受容体であるPD-1は，主に抗原刺激にて活性化したT細胞に発現する．リガンドとの結合にてPD-1細胞質領域には，脱リン酸化酵素(フォスフォターゼ)が会合する．これらのフォスフォターゼは，T細胞受容体複合体とCD28や他の共刺激受容体からのキナーゼシグナルを抑制してT細胞を不活性化させる．PD-1をノックアウトさせたマウスはCTLA-4ノックアウトマウスに比べて軽度な自己免疫性疾患を発症する．T細胞のPD-1発現は，慢性の抗原刺激にて増加するので，PD-1は自己抗原，腫瘍，そして慢性感染症などによる長期にわたる抗原への曝露に対するT細胞活性化を制御するために重要である．そのため，がん治療における抗PD-1と抗PD-L1抗体によるチェックポイント阻害は，

表 15.1　CTLA-4 および PD-1 の働きと機能

	CTLA-4	PD-1
主に働く場所	二次的リンパ器官	末梢性組織
免疫応答において抑制される段階	活性化導入時	エフェクター相
抑制される細胞の種類	CD4 陽性と CD8 陽性	CD8 陽性＞ CD4 陽性
発現部位	Treg，活性化 T 細胞	活性化 T 細胞
抑制される主なシグナル	CD28 からの共刺激経路の拮抗的抑制（高い親和性で B7 と結合し，さらに，抗原提示細胞上から B7 分子を除去する）	TCR と CD28 からのリン酸化酵素依存のシグナルを抑制する（PD-1 のリガンド PDL-1 や PDL-2 との結合に活性化した脱リン酸化酵素が PD-1 の細胞内領域に会合して生じる）
Treg による免疫応答の抑制における役割の有無	あり	おそらくない

TCR：T 細胞受容体（T cell receptor），Treg：制御性 T 細胞（regulatory T cell）

抗 CTLA-4 によるものより少ない毒性と大きな効果を示す（**第 18 章**参照）.

このように免疫応答において CTLA-4 と PD-1 は両者ともチェックポイント（活性化抑制シグナル）として機能するが，2 つの物質の役割はまったく同じというわけではなく，補完的に働く．PD-1 はエフェクター T 細胞，特に末梢組織の CD8 陽性 T 細胞の応答の終了に最も重要な分子であるが，CTLA-4 は前述のとおり，二次的リンパ器官での T 細胞の最初の活性化を制限する．**表 15.1** にこれらの機能の差異のいくつかをまとめる.

TNF 受容体ファミリーや TIM 受容体ファミリーに属する他の抑制受容体も同定され，これらの受容体の免疫寛容への関与や免疫応答の調節の解明，さらに臨床的視点からのそれら分子の標的制御法は，現在世界中から注目されている.

制御性 T 細胞による免疫抑制

リンパ球のなかに，他のリンパ球の応答をコントロールすることができるものがあるという仮説は過去から提唱され，すぐに，実験により免疫応答を抑制する T 細胞集団が発見された．これらの発見により**抑制性（サプレッサー）T 細胞**（suppressor T cells）は世界中から注目されるようになり，1970 年代の免疫研究における主要な論題となった．しかし，発見された当初，抑制性 T 細胞の機能を解析しようとするも，ほとんどすべてが失敗し，最初の報告から 20 年以上後になって，やっとそれらと類似な T 細胞集団が立証された数奇な歴史をたどっている．この抑制性を有する T 細胞が注目されるようになったのも T 細胞集団をよりよく定義，純化，そして分析する方法が確立されたからである．今日では，免疫応答を抑制することができる T 細胞は抑制性 T 細胞とよばずに **Treg**（制御性 T 細胞）とよぶ.

制御性 T 細胞は，免疫応答の抑制や自己寛容を維持する機能をもつ CD4 陽性 T 細胞のサブセットである（**図 15.8**）．ほとんどすべての CD4 陽性 Treg は IL-2 受容体α鎖（CD25）と FoxP3 転写因子を高いレベルで発現する．FoxP3 は転写因子のフォークヘッドファミリーの一員であり，Treg のほとんどの発生制御と機能維持に大きく寄与する．FoxP3 遺伝子の変異により CD25 Treg の欠如による多発性自己免疫疾患が誘導される．**IPEX**（immune dysregulation, polyendocrinopathy, enteropathy, X-linked）症候群とよばれるまれな自己免疫疾患は FoxP3 遺伝子の変異により引き起こされ，Treg の欠如により誘導される．これらの研究結果により自己寛容における Treg の重要性が明らかとなった．Treg が最近，特に注目される理由は，それらの生物学的機能の重大性，つまり Treg 欠損が多くの自己免疫疾患に関連することとともに，Treg を投与する，あるいは，生体内にて増殖させることで自己免疫疾患の治療が可能な点にある.

制御性 T 細胞のマーカーと集団としての不均一性

多くの T 細胞集団が免疫応答の制御活性をもつとわかった今でも，最も研究が進んでいるのは CD4 陽性 FoxP3 陽性 CD25 高発現の制御性 T 細胞（Treg）である．FoxP3 と IL-2 受容体（CD25）の発現は，Treg の分化，維持，機能のために必須である．一方，これらの細胞は，IL-7 受容体（CD127）の発現が弱い．IL-2 受容体と IL-7 受容体の発現レベルから予想されるように IL-7 ではなく IL-2 が Treg の増殖と生存のために重要な因子である．Foxp3 陽性 Treg は，その機能に必須の CTLA-4 を特異的に高発現する．これらの細胞では，Foxp3 部位や他の Treg 機能に重要な染色体遺伝子部位のメチル化が生じ，これらの機能分子をコードする遺伝子のエピジェネティックな変化は Treg の基礎研究はもとより臨床研究にも役立っている（訳者注：一方，Treg の中でもそれぞれの遺伝子のメチル化の状態が異なる集団も存在し，Treg の集団としての不均一性も証明されている）.

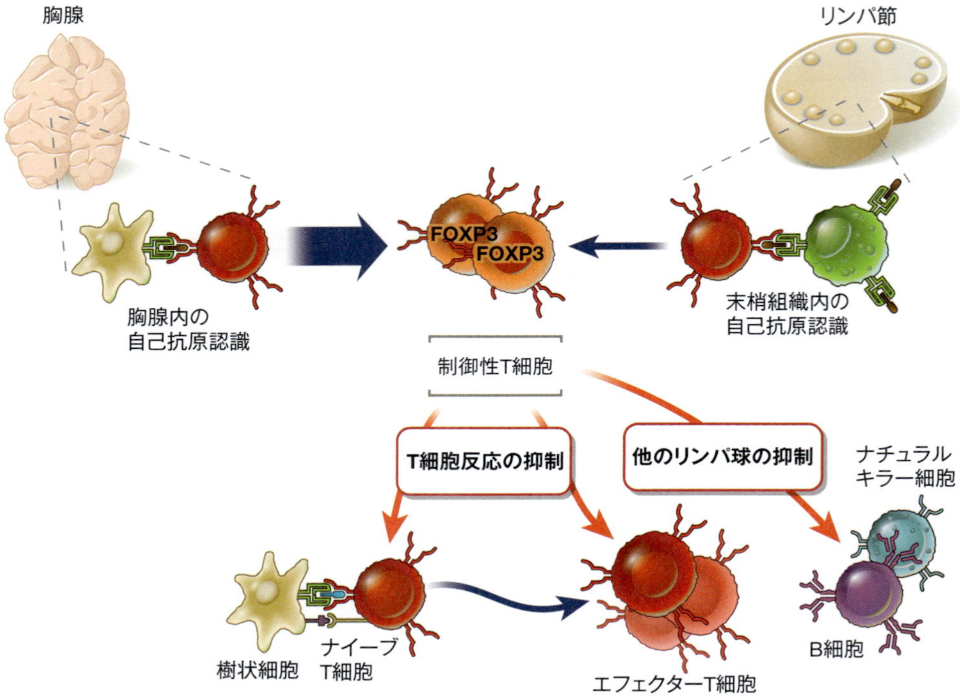

図 15.8　制御性 T 細胞

制御性 T 細胞(Treg)は，胸腺内での自己抗原認識(胸腺由来の Treg は nTreg とよばれる)と(前者より割合は少ないが)末梢リンパ器官での抗原認識由来(iTreg あるいは aTreg とよばれる)のものがある．それら Treg の発達と生存には IL-2 と転写因子 FoxP3 を必要とする．末梢性組織では Treg は他の自己反応性，潜在的病原性をもつリンパ球の活性化とエフェクター機能を抑制する．

制御性 T 細胞の分化と維持

Treg は，主に胸腺での自己抗原認識や末梢リンパ器官での自己あるいは非自己抗原の認識により分化する． 胸腺において，自己抗原を認識する CD4 系列の胸腺細胞から Treg は分化し，これは胸腺 Treg(thymic regulatory T cells：tTreg)あるいは，ナチュラル Treg(natural regulatory T cells：nTreg)とよばれる．末梢リンパ器官にて，強い自然免疫応答がない状態でのナイーブ CD4 陽性 T 細胞への抗原認識も制御性 T 細胞の分化を促進する．つまり，Treg は，末梢での炎症反応後にも分化する．このような Treg は末梢 Treg(peripheral regulatory T cells：pTreg)あるいは，誘導性 Treg(iTreg)とよばれ，特定の抗原への曝露後に生じる免疫反応の制御，維持機構の一環として，ナイーブ T 細胞から分化する．胸腺由来の制御性 T 細胞のほとんどは，自己抗原に対し特異性をもつが，これは胸腺中に存在する抗原の多くが自己抗原であるからにほかならない．一方，末梢で生じる制御性 T 細胞は，自己抗原と外来抗原の両者に特異性をもつ．すでに，nTreg と iTreg を見分けるマーカーがいくつか同定されているが，これらが，きっちりと Treg サブセットを分けられるものか，さらに，それらが，ヒトとマウスで共通のものであるかどうかはまだわかっていない．

少なくとも一部の Treg の分化には TGF-β サイトカインが必要である． ナイーブ T 細胞を抗 T 細胞受容体抗体と TGF-β(もしくは IL-2．次の段落を参照)にて共培養すると制御性 T 細胞の分化が誘導される．マウスの場合，TGF-β の欠損，もしくは T 細胞での TGF-β シグナルの阻害は Treg の欠乏と免疫系細胞の制御不能な活性化による全身の炎症症状を誘導する．TGF-β シグナルは，Treg の機能と発生のために必要な転写因子 FoxP3 の発現を誘導する．

Treg の生存および機能は IL-2 サイトカインに依存する． IL-2 遺伝子や IL-2 受容体の α，β 鎖を欠損したマウスは，自己免疫病態を呈する．具体的には，炎症性腸疾患(inflammatory bowel disease：IBD)，溶血性貧血，全身性の自己抗体の誘導(抗赤血球，抗 DNA 抗体も含む)である．これらのマウスには CD25 陽性 FoxP3 陽性 Treg はまったく存在せず，逆に，これらの細胞を補充することで病態は改善する．IL-2 は T 細胞を制御性 T 細胞へ分化させ，それらを生体内にて維持する．FoxP3 陽性 Treg は IL-2 を生産しないので，Treg の恒常性に重要な IL-2 は，自己抗原や外来性抗原に反応した活性化 T 細胞より供給される(**図 15.9**)．IL-2 は転写因子 STAT5 を活性化し，これは FoxP3 ばかりではなく，他の Treg の機能を制御する遺伝子の発現を増強する．これらの事実から，IL-2 がもつ Treg 活性の増強機構を用いて，移植片対宿主病(graft-versus-host disease)，自己免疫疾患，移植片拒絶(graft rejection)を人為的に制御するために用いることができるか否かの臨床試験が行われている．

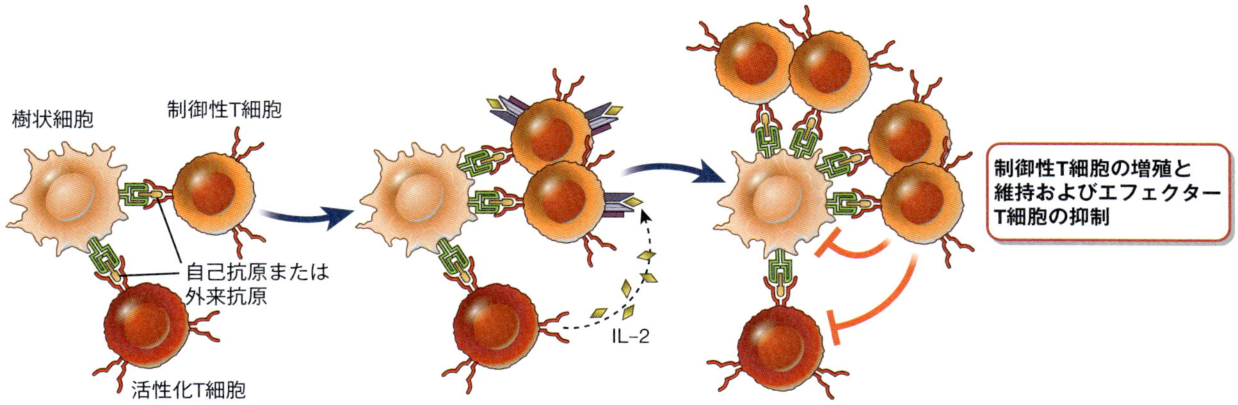

図 15.9　制御性 T 細胞の維持における IL-2 の働き
IL-2 は，活性化した T 細胞により産生され，主に抗原認識する Treg に作用(中央図)して Treg の生存と機能を増進することで活性化した他の T 細胞の機能を負に制御(右図)する．

末梢の免疫組織にて機能する特定の樹状細胞(dendritic cells)サブセットは，iTreg の分化に重要である可能性が高い．ビタミン A の類似物であるレチノイン酸に曝露された樹状細胞は，特に粘膜免疫系の組織において iTreg を誘導する(**第 14 章**参照)．

制御性 T 細胞の機能発現の機序

Treg は複数のステップにて免疫応答を抑制する．つまり，リンパ組織での T 細胞活性化時，活性化 T 細胞のエフェクター相(effector phase)などである．さらに，Treg は，B 細胞の活性化を直接的に抑制し，また，ナチュラルキラー細胞(natural killer cells：NK cells)の増殖や分化も抑制する．Treg では，いくつもの抑制のしくみが提唱されてきたが，下記が最も有力である．

- **免疫抑制性のサイトカイン IL-10 と TGF-β の生産**．これらのサイトカインの Treg の機能への役割は後述する．
- **細胞を刺激する抗原提示細胞の活性化抑制**．これは Treg 上の CTLA-4 が抗原提示細胞上の B7 分子に結合することにより，CD28 を介した共刺激の拮抗的な抑制による．
- **IL-2 の消費**．Treg は，IL-2 受容体を高いレベルで発現する．そのため，それらによって IL-2 と結合，消費し，活性化 T 細胞などにアポトーシスを誘導する．その結果，他の IL-2 依存細胞の増殖，分化が減少する．

すべての制御性 T 細胞がこの機序に沿って動くかどうか，あるいは，異なる機序を用いる制御性 T 細胞亜群があるかどうかは不明である．人体の中の Treg 集団が FoxP3 の発現や IL-10 の生産により 2 つに区別されるという説もあるが，これもまだ，絶対であるとはいえない．

制御性 T 細胞による抑制性サイトカインの生産

TGF-β と IL-10 は Treg の分化と機能に関係する．これらのサイトカインは制御性 T 細胞のほか，多数の細胞で産生され，多数の細胞に作用する．ここではこれらのサイトカインの作用と性質を解説する．

TGF-β は腫瘍細胞の生存を試験管内で促進する腫瘍細胞由来の物質として発見された．実際には TGF-β1，TGF-β2，TGF-β3 という 3 つの異なる遺伝子によりなる互いに類似する分子のファミリーである．免疫細胞は主に TGF-β1 を合成する．TGF-β1 は CD4 陽性 Treg や活性化マクロファージを含め多くの免疫細胞により産生される．この分子は，不活性型の前駆体がゴルジ体の中で分解され，ホモダイマーを形成し成熟する．成熟した TGF-β1 は他のポリペプチドと複合体を形成し，不活性型で細胞外に分泌される．TGF-β1 が機能をもつ活性型になるためには，このポリペプチドが細胞外で分解されなくてはならない．活性型 TGF-β1 は，TGF-β1 受容体と結合して細胞に作用する．TGF-β1 受容体は，TGF-βR1 と TGF-βR2 の 2 つのタンパク質より形成され，転写因子 SMADs をリン酸化する．具体的には，TGF-β サイトカインの結合で，TGF-βR1 のセリン・スレオニンリン酸化酵素のドメインが SMAD2 と SMAD3 をリン酸化する．リン酸化を受けた SMAD2 と SMAD3 は，SMAD4 と複合体を形成して核に移行し，標的遺伝子のプロモーター(promoter)に結合してそれらの翻訳を制御する．

TGF-β は免疫系の制御において，多くの重要な役割がある．

- **TGF-β は，T 細胞の増殖・エフェクター機能の抑制やマクロファージの活性化を抑制する**．TGF-β は，通常古典的マクロファージの活性化を抑制し，代替マクロファージ(抑制性のマクロファージ)の活性化によって分泌される(**第 10 章**参照)．TGF-β は，好中球(neutrophil, polymorphonuclear leukocyte：PMN)や内皮細胞などの活性化を抑制し，炎症や免疫反応を制御する．
- **TGF-β は機能的に異なる T 細胞の分化を制御する**．前述のとおり TGF-β は末梢性 FoxP3 陽性 Treg の分化を誘導する．TGF-β と Il-1 や IL-6 など炎症性サイトカインは，CD4 陽性 T 細胞の Th17 サブセットの分化，増殖を，RORγt(retinoid-related orphan receptor γ T)転写因子(**第 10 章参照**)の発現増強を介して促進する．TGF-β が Treg を分化させ免疫系を抑制することと，他の炎症性サイトカインの存在下で炎症性の Th17 細胞(Th17 cells)の分化，誘導を介して免疫応答を増強することは，1 つのサイトカイン(TGF-β)が，その産生された環境によりまったく異なる役割を免疫系に関してもつことの代表例である．また，TGF-β は Th1，Th2 サブセットの分化を阻害する．

- **TGF-β は B 細胞アイソタイプを切り替えることで免疫グロブリン(immunoglobulin：Ig)A の生産を増強する．** IgA は粘膜免疫における中心的役割をもつアイソタイプ(isotype)抗体である(**第 14 章参照**)．
- **TGF-β は，局所の免疫応答や炎症反応が軽減したのち，組織の修復を促進する．** この機能は TGF-β がマクロファージや線維芽細胞に働き，コラーゲン合成とマトリックス形成酵素の合成，血管新生(angiogenesis)を誘導，促進する能力による．このサイトカインは肺線維症や全身性強皮症などの線維化症状が現れる疾病の病因の 1 つである．

IL-10 は，活性化マクロファージや樹状細胞の機能を抑制し，自然免疫系の制御を介して細胞性免疫(cell-mediated immunity：CMI)に影響する．このサイトカインは，IL-22 や IL-27 と同様にヘテロ二量体サイトカインファミリーに属する．IL-10受容体はタイプ 2 受容体ファミリー(これはインターフェロン[interferons]のファミリーに類似する)に属し，JAK ファミリーチロシンリン酸化酵素 JAK1 と TYK2 と細胞内にて会合し，STAT3 を活性化する．IL-10 は Treg，Th1 細胞(Th1 cells)や Th2 細胞(Th2 cells)，さらにはマクロファージや樹状細胞などの多くの免疫細胞により生産される．IL-10 は活性化樹状細胞とマクロファージにより生産された場合，ネガティブフィードバックにて，自身の活性化，機能を抑制する．また，IL-10 は，一部の B 細胞によっても生産され，これらの細胞は免疫抑制機能をもつため，制御性 B 細胞とよばれる．

IL-10 の生物学的働きは活性化マクロファージと樹状細胞の機能を抑制することに起因する．

- **IL-10 は活性化樹状細胞とマクロファージからの IL-12 産生を抑制する．** IL-12 はインターフェロン(IFN)-γ 分泌を刺激する重要な因子であり，細胞内細菌に対する自然免疫と獲得免疫の双方の活性化に重要な役割を果たす．IL-10 は，IL-12 の産生抑制を介してこれらの作用すべてを抑制する．実際，IL-10 は当初，IFN-γ 産生を抑制するサイトカインとして発見された．
- **IL-10 は樹状細胞とマクロファージにおける MHC クラスⅡ分子と共刺激因子の発現を抑制する．** これにより，IL-10 は T 細胞の活性化を阻害し，細胞性免疫応答を収束させる．

特に 1 歳以下の乳児において，*IL-10*，もしくはその受容体の機能喪失を伴う遺伝子変異は，重症の炎症性腸疾患を引き起こす場合がある．すべての細胞において IL-10 を欠如させたマウスのみならず，Treg のみでの IL-10 欠損も，大腸炎を発症する．これはおそらく腸内細菌に対するリンパ球とマクロファージの制御不能な活性化のためである．これらの知見から，IL-10 は粘膜免疫，特に消化管における炎症のコントロールに大きな役割を果たすと考えられている(**第 14 章参照**)．

エプスタイン・バーウイルス(Epstein-Barr virus：EBV)は，ヒト IL-10 に類似した遺伝子をもち，このウイルス IL-10 は IL-10 サイトカインと同様の免疫抑制活性をもつ．このウイルス(virus)は進化の過程で IL-10 類似遺伝子を獲得したことで宿主の免疫系を抑制することができるようになり，宿主内での生存能を獲得した可能性がある．

自己寛容と自己免疫における制御性 T 細胞の役割

前述した，IPEX 症候群の遺伝学的な解析や *FOXP3* 遺伝子変異をもつマウスにみられる類似の病態の研究により，Treg の自己寛容と免疫系の恒常性(homeostasis)維持における重要性が証明された．Treg の発生自体はもとより，炎症性腸疾患や 1 型糖尿病，多発性硬化症やアレルギー疾患などの一般的な免疫疾患における Treg 機能を解明するためにさまざまな研究が行われた．Treg の欠損や Treg によるエフェクター細胞(effector cells)の抑制不全は，これらの免疫疾患の引き金となる．将来的には，Treg を培養し，それを患者に投与して免疫疾患をコントロールすることができるようになる可能性がある．Treg 投与の臨床研究は，臓器移植の拒絶反応抑制，移植片対宿主病の抑制，自己免疫疾患やその他の炎症性疾患の治療を目的とし現在も行われている．IL-2 サイトカイン自体，あるいはその受容体 CD25 により結合しやすいような形の IL-2 をつくって患者に投与し，Treg を増やす治療法も現在進行中である．

Treg には自己免疫反応を制御する以外にもさまざまな役割がある．Treg の一部の分画は，さまざまな組織に応じてユニークな遺伝子の転写パターンをもって存在し，組織特異的な機能をもつ．皮膚，筋肉，肺などの臓器に存在するものは，その場の幹細胞の増殖，分化，組織修復を行う．つまり，炎症後の組織の恒常性を整える役割がある．脂肪組織の Treg は脂肪代謝を制御する．Treg は胎児に対する免疫寛容を制御して母体の免疫系による拒絶反応を阻害する(**第 14 章参照**)．さらに，胎児の共生細菌を免疫系が除去する機能を阻害する．これらの組織特異的な Treg の機能は，その組織に存在する抗原や環境因子を認識することと関連している可能性がある．

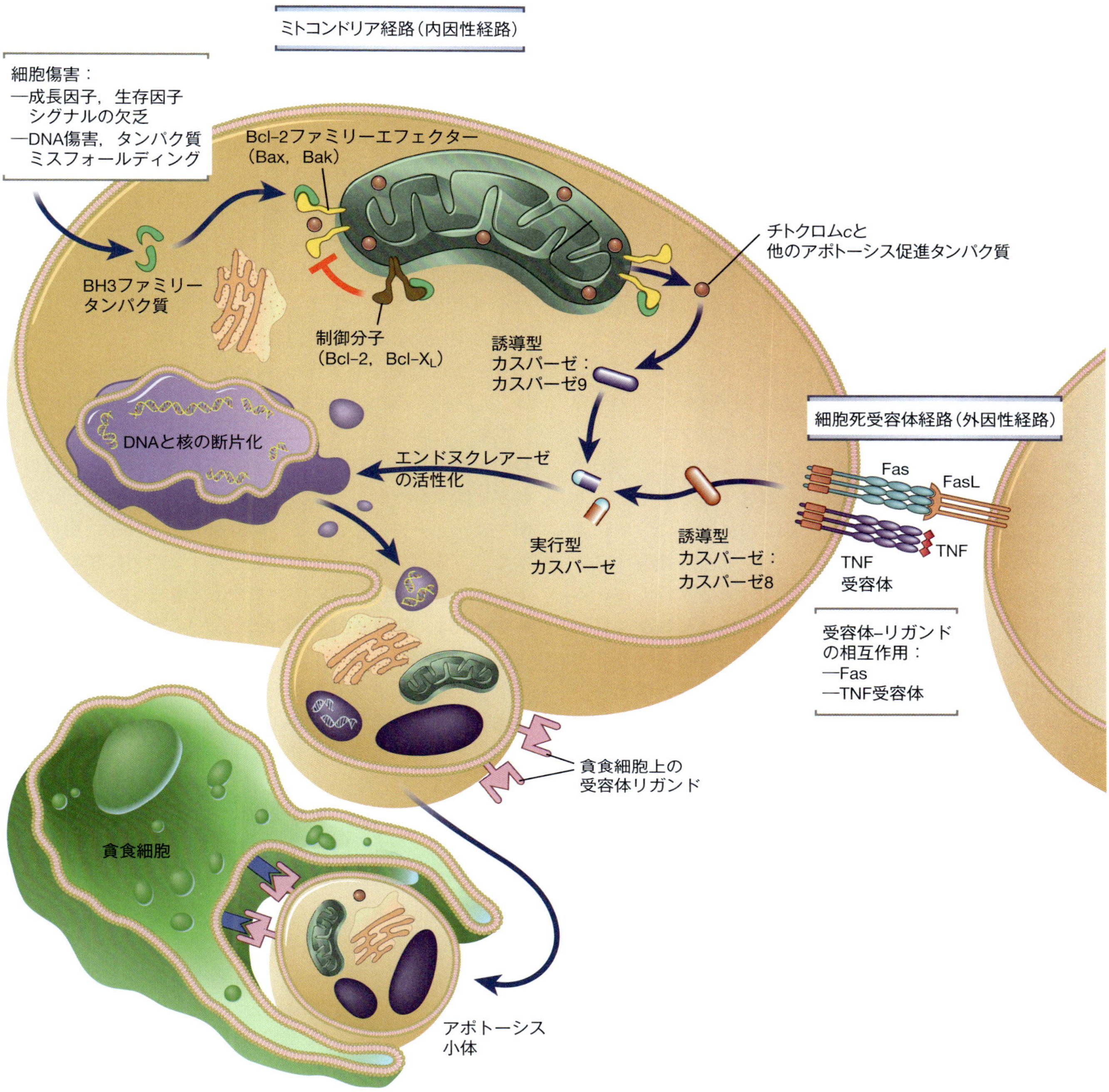

図 15.10　アポトーシスの経路

本文で記述したように，アポトーシスはミトコンドリア系と細胞死受容体経路の 2 つがあり，両者とも最終的に，死細胞の断片化による破壊とアポトーシス小体のファゴサイトーシスを完結させる．

アポトーシスによる T 細胞への細胞死の誘導と除去

自己抗原に対し高い親和性をもつ T 細胞，もしくは何度も同一抗原の提示を受けた T 細胞はアポトーシスで細胞死が誘導される． アポトーシスには 2 つの経路があり（**図 15.10**），そのどちらも成熟 T 細胞の末梢での除去機構に重要である．

- **ミトコンドリア経路（内因性経路）**によるアポトーシスは，Bcl-2 ファミリータンパク質により制御される．Bcl-2 ファミリータンパク質という名前は最初に発見された Bcl-2 タンパク質（B リンパ腫[lymphoma]のがん遺伝子として発見され，アポトーシスを阻害する）にちなんで命名された．このファミリーのなかのタンパク質にはアポトーシスを促進するものもあれば阻害するものもある．BH3 ファミリー（Bcl-2 ファミリー間で保存されている 3 番目のドメイン構造 BH3 を 1 つだけもつファミリー）に属する Bcl-2 ファミリー細胞質タンパク質（BH3 ファミリータンパク質）がミトコンドリア経路によるアポトーシスを誘導する．この細胞質タンパク質は成長因子の欠乏，有害な刺激，DNAへの傷害やその他の受容体によるシグナル（例：自己抗原による未熟リンパ球への強いT細胞受容体シグナルなど）によって発現されるか活性化されてアポトーシスを誘導する．つまり，BH3ファミリータンパク質は細胞のストレスセンサーとして働き細胞死を誘導するエフェクター分子や制御因子に結合し細胞の生存状態に影響する．リンパ球で最も重要なセンサーはBimと呼ばれるタンパク質である．活性化されたBimは，BaxとBakとよばれる2つのアポトーシス誘導タンパク質とオリゴマー形成をし，ミトコンドリア膜の外側に挿入され，その結果，ミトコンドリアの透過性が上昇する．成長因子やその他の生存因子のシグナルは，Bcl-2ファミリーの抗アポトーシスタンパク質Bcl-2やBcl-Xlなどの発現を亢進し，Bcl-2やBcl-XlはBaxとBakの機能を阻害することで，ミトコンドリア機能を維持する．逆にBH3ファミリーに属するタンパク質が，Bcl-2やBcl-Xlの機能を阻害することもある．また，細胞中の生存シグナルが欠乏している時，BH3ファミリーに属するBimとBaxとBakエフェクターの存在比が，抗アポトーシスタンパク質Bcl-2やBcl-Xlに比較して増加し，ミトコンドリアの透過性が上昇する．その結果，チトクロムcを含むミトコンドリアの構成要素が細胞質に漏出し，細胞質酵素，**カスパーゼ**（caspase）が活性化される．具体的には，チトクロムcは，APAF-1とよばれる細胞質タンパク質に結合し，オリゴマー形成の後にプロカスパーゼ9を活性化させ，カスパーゼ9を産生する．カスパーゼ9はすぐに切断され，下流のカスパーゼ群を活性化し，核のDNAの分断やアポトーシスに関連する他の因子を活性化して細胞死が誘導される．

- **細胞死受容体経路（外因性経路）に関連する**TNF受容体ファミリーの細胞膜受容体は，TNFサイトカインに類似のリガンドが結合し，活性化される．その結果，これらの受容体は，オリゴマー形成し，細胞質のアダプタータンパク質（adaptor protein）が活性化される．それによりプロカスパーゼ8が会合，活性化され，自身が切断されて活性化カスパーゼ8が誘導される．その後，活性化カスパーゼ8は下流のカスパーゼ群を切断し，それらを活性化してアポトーシスを誘導する．T細胞の中で最も重要なアポトーシス受容体（細胞死受容体[death receptors]）はFas（CD95）である．この受容体のリガンドはFasリガンド（Fas ligand：CD95 ligand）である．FasはTNF受容体ファミリーの一員でありFasLはTNFと相同である．多くの細胞において，カスパーゼ8はBidとよばれるBH3ファミリーに属する分子を切断し，活性化されたBid分子は，BaxとBakに結合し，アポトーシスを誘導する．つまり，アポトーシス受容体からのシグナルは，ミトコンドリア経路によるアポトーシスを増幅させる．

アポトーシスを起こしている細胞では，細胞内小胞が増加し，核の断片化が生じ，最終的には，細胞質の膜構造も分断されて多くのアポトーシス小体が生じる．この時細胞質内では生化学的変化も生じる．例えば，通常は細胞膜の内表面に存在するフォスファチジルセリンなどが反転して細胞外に曝露される．この変化はマクロファージなどの貪食細胞の受容体により感知され，アポトーシスに陥った細胞やアポトーシス小体は，貪食され排除される．その際に，宿主の炎症反応が引き起こされることはない．さらに，アポトーシス細胞を貪食（phagocytosis）したマクロファージは，抗炎症伝達物質を産生し，炎症反応の誘導を抑制する．

成熟した自己反応性リンパ球の排除において，これら2つのアポトーシス経路が関係することは，これら両方の経路が遮断されたマウスが自己免疫反応を起こすことから証明された．一方，これら2つの経路の全容はまだ明らかではなく，自己免疫への寛容性を維持するためにまだ知られていない分子機構を用いているかもしれない．

- **T細胞は，共刺激因子（第2シグナル）が存在しない状態での自己抗原の認識にてBimが活性化して，ミトコンドリア経路によるアポトーシスが生じる．**外来抗原の認識では，T細胞は，T細胞受容体からのシグナルに加えて，共刺激因子，サイトカインを含む成長因子由来のシグナルを受け取る．これらのシグナルは，最終的にBcl-2ファミリーに属する抗アポトーシスタンパク質（Bcl-2, Bcl-Xl）の発現を誘導し活性化T細胞のアポトーシスが妨げられ，活性化T細胞は増殖する．一方，T細胞が自己抗原を認識した時，共刺激因子とサイトカインの欠乏によりBimが直接活性化され，ミトコンドリア経路を介するアポトーシスが誘導される．さらに，抗アポトーシスタンパク質Bcl-2，Bcl-Xlの発現も上昇しないため，アポトーシスタンパク質Bim，Bak，Baxの働きを抑制できない．Bim依存性のミトコンドリア経路を介するアポトーシスは，胸腺内の自己反応性T細胞の負の選択（本章のはじめにて説明済み）と外来抗原認識時の抗原が除去された後の免疫応答の退縮相における活性化T細胞のアポトーシスの両方に関連する（**第9章**参照）．
- **T細胞に対する抗原の繰り返し刺激により細胞死受容体FasとそのリガンドFasLの同時発現が起こり，Fasの活性化によりアポトーシスが起こる．**T細胞が，抗原にて繰り返し刺激されると，FasLは細胞表面に発現し，同一のT細胞，もしくは隣接するT細胞のFasに結合する．これによりカスパーゼのカスケードが活性化され，最終的にアポトーシスが誘導される．同様のアポトーシス経路は，末梢における自己反応性のB細胞の除去機構で認められる（これは後ほど詳しく説明する）．

表 15.2　タンパク質抗原の免疫原性と寛容原性を決定する要素

	免疫原性を促進する要素	寛容原性を促進する要素
刺激の持続性	短い（免疫応答の活性化によりなくなる）	長い，持続的な抗原受容体の自己抗原認識
侵入口となる場所	（中枢リンパ器官を除く）皮下，もしくは皮内	（中枢リンパ器官を含む）血中や粘膜
アジュバントの存在	アジュバントを含む抗原投与：ヘルパー T 細胞の活性化を誘導	アジュバントを含まない抗原投与：共刺激因子による活性化がない
APC の存在	成熟樹状細胞：共刺激因子の高発現	未成熟（休止状態）樹状細胞：共刺激因子とサイトカインの低発現

APC：抗原提示細胞（antigen-presenting cell）

自己抗原に対する寛容性を決定づける状態，要素

多くの実験モデルを使った研究において，T 細胞の寛容性（不応答性）を誘導するタンパク質抗原の状態が発見されている（**表 15.2**）．自己抗原が寛容性を誘導するには，胸腺，骨髄などの中枢リンパ器官において発現され，未成熟のリンパ球に認識される場合がある．末梢の成熟リンパ球で自己抗原に特異的な抗原受容体をもつものは，定常状態で比較的長時間の自己抗原認識が行われる．その結果，それらのリンパ球は，活性化せずに免疫寛容性（不応答性）を獲得する．

抗原提示を行う樹状細胞の状態は，T 細胞の活性化能，免疫寛容性の獲得を含むその後の免疫応答を決定付ける大切な要素である．全身に存在する樹状細胞は自己抗原を T 細胞に提示し，それらの抗原に対する免疫寛容性を維持する．組織での樹状細胞は通常，休止状態（未熟樹状細胞）で，共刺激因子をほとんど発現していないし，自己抗原も定常状態（steady state，活性化状態や炎症状態にない場合）では，低いレベルでしか発現しない．そのような樹状細胞を含む抗原提示細胞は，強い共刺激因子の発現なしに，自己抗原をつねに提示し，自己抗原を認識する T 細胞をアナジーとする．そのため，それらのアナジー T 細胞は，エフェクター T 細胞や記憶リンパ球（memory lymphocytes）とはならず，制御性 T 細胞へと分化する．これと比較して，外来微生物により活性化された樹状細胞は，初期の T 細胞活性化時において主要な抗原提示細胞である（**第 6 章**参照）．後述するように，局所での感染や炎症は組織に常在する樹状細胞を活性化し，共刺激因子の発現を強め，免疫寛容性の誘導を阻止し，組織の抗原に対する自己免疫応答を誘導する．そのため，樹状細胞を使って免疫応答の抑制，増強を操作する臨床的な処置に現在多大な注目が集まっている．

T 細胞が，抗原認識時に受け取るシグナルと同時に受容する自身の運命（活性化と寛容性）を決定する細胞内シグナルのしくみについては，完全には理解されていない．本書に記載された T 細胞の活性化と寛容性に関するコンセプトの多くは，非常に限定された特殊な実験モデル（例：抗原をマウスにアジュバントなしに投与すること，あるいは，外来抗原を発現したトランスジェニックマウスなど）からの情報に依存している．この研究領域にて研究者が，今後も挑戦し続けなければいけない研究は，特にヒトにおいて通常に発現している自己抗原に対して T 細胞がどのように寛容性を獲得しているかの細胞内シグナル系を含めた詳細な分子機構などを明らかにすることであろう．

B 細胞の免疫寛容性の獲得

B 細胞の免疫寛容は，脂質や多糖など，胸腺に依存しない自己抗原に対する不応答性に対しても関連する．さらに，自己のタンパク質抗原に対する抗体応答を抑制する．多くの実験結果により，B 細胞が，自己抗原と直接的に接触するしくみにより，その寛容性や活性化が誘導されることがわかってきた．

中枢性の B 細胞の免疫寛容

骨髄において自己抗原に対し高い親和性を示す B 細胞受容体をもつ未成熟 B 細胞（immature B lymphocyte）は，抗原受容体遺伝子の組換えによって抗原受容体の特異性（specificity）が変化させられるか，アポトーシスにて除去される（**図 15.11**）．

- **抗原受容体編集．**未成熟 B 細胞が骨髄にて自己抗原を認識した時，そして特にその自己抗原が多価性をもつ場合（例：細胞表面に存在する自己抗原など），B 細胞表面上の多くの抗原受容体が架橋され，それにより強い細胞内のシグナルが伝達される．**第 8 章**で述べたようにこのシグナル伝達の意義は細胞自身の *RAG1* と *RAG2* 遺伝子を再活性化し，Igκ 軽鎖の遺伝子座で新しい VJ 組換えを開始する．すでに再編集された VκJκ ユニットの上流の Vκ 断片が，下流の Jκ 断片と再結合する．この再結合によって，自己抗原反応性の VκJκ エキソンは削除され，新しい VκJκ エキソンをもつ，Igκ 軽鎖が，未熟 B 細胞上に発現され，それにより新たな特異性をもつ B 細胞受容体（B cell receptor：BCR）が形成される．これは**受容体編集**（receptor editing）とよばれ，成熟 B

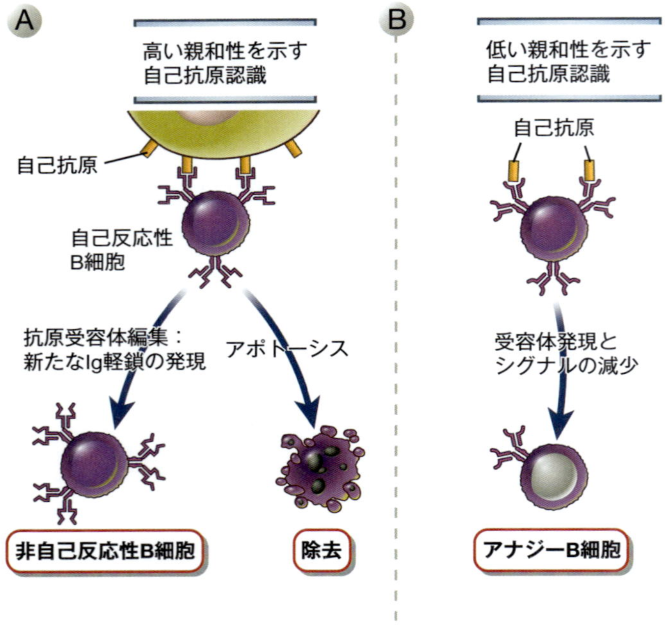

図 15.11　B 細胞における中枢性の免疫寛容
(A)骨髄にて自己抗原に高い親和性をもつ未成熟の B 細胞は(例：B 細胞上での多価性抗原の配列の認識)アポトーシスを起こすか自身の抗原受容体の特質を変化させる(抗原受容体編集：軽鎖にしか起きない受容体の抗原結合領域の改変)．(B)B 細胞の自己抗原に対する弱い認識はアナジーを誘導する．

細胞(mature B cell)の中から自己反応するものを除去するために大変重要である．もし編集された軽鎖の再結合が，タンパク質合成されないなど不完全なものであれば，再度，同じ遺伝子座において Vκ から Jκ 再結合が行われ，これらが失敗した場合，もう一本の染色体上の Igκ 軽鎖の遺伝子座で同じ行程が再び開始される．もし，こちらでも自己反応性がほとんどない B 細胞受容体が産生できない場合は，Igλ 軽鎖の遺伝子座で同じ行程が再び開始される．このようなしくみのため，B 細胞受容体の構成分子に λ 軽鎖を有する B 細胞は，受容体編集を経た細胞であることが多く，ヒト末梢性の血液 B 細胞はすべての細胞の 1/4 ～ 1/2 の数を占め，λ 発現性細胞の多数は成熟時に受容体編集を経験しているものである．

- **アポトーシスによる除去**．前述の受容体編集が失敗した場合，未成熟 B 細胞はアポトーシスにより死を迎える．しかし，このアポトーシス誘導の詳細な機序はわかっていない．
- **アナジーの誘導**．未成熟 B 細胞が自己抗原を弱く認識する場合(抗原が可溶性で，抗原受容体を架橋ない場合，あるいは B 細胞受容体が抗原に対し弱い親和性を示す場合)細胞はアナジーとなり，この状態で骨髄から末梢へ出る．アナジー状態とは，抗原受容体発現の低下と抗原受容体からの細胞内シグナルの阻害による．

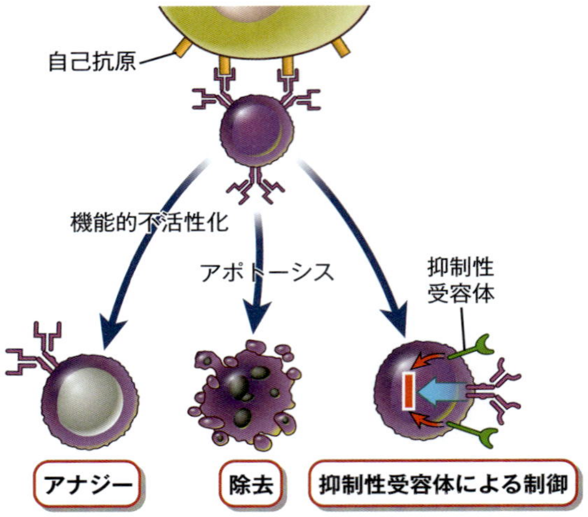

図 15.12　B 細胞の末梢性の免疫寛容
末梢性組織で B 細胞が自己抗原を認識するとアナジーに陥るかアポトーシスで死滅する．ある局面では，自己抗原の認識が，B 細胞の活性化を阻害する抑制性受容体を活性化させる．

末梢性の B 細胞の免疫寛容

末梢組織において，抗原特異的な活性化ヘルパー T 細胞が存在しない状態で，自己抗原を認識した成熟 B 細胞は，機能的に不応答になるかアポトーシスを起こして死ぬ(**図 15.12**)．自己反応性の T 細胞が除去されたり，またはアナジーとなっていたり，さらに，自己抗原が T 細胞が認識できないタンパク質抗原でない場合，B 細胞は，活性化したヘルパー T 細胞からのシグナルを受け取れない．また，自己抗原の曝露は，通常自然免疫応答も誘発しないことから，B 細胞は，補体受容体やパターン認識受容体(pattern recognition receptors)により活性化されることもない．これにより，T 細胞と同様に，B 細胞においても共刺激因子やサイトカインによるシグナルなどがない状態での抗原認識では免疫寛容が誘導される．B 細胞の末梢性組織における免疫寛容の誘導は，胚中心(germinal centers)での体細胞変異にて偶然に産生された自己反応性 B 細胞の除去にも寄与する．

- **自己反応性 B 細胞のアナジーとアポトーシスによる除去**．自己抗原により繰り返し刺激された自己反応性 B 細胞は，活性化が誘導されないようになる．このアナジー B 細胞が生存するためには，通常より高いレベルの BAFF(B 細胞活性化因子[B-cell activating factor]，BLys[B lymphocyte stimulator]ともよばれる)が必要であるため，BAFF の要求性の面では，このアナジー B 細胞は，通常の B 細胞との競合に勝てず，生存できない．そのため，自己抗原と出会ってアナジーとなった B 細胞の寿命は短くなり，自己抗原を認識しない B 細胞と比べて短命である．末梢で自己抗原に対し高い親和性(avidity)を示す B 細胞はミトコンドリア経路によりアポトーシスとなる．

- **抑制性受容体からのシグナル伝達による免疫寛容の導入**．自己抗原を認識するB細胞は多数の抑制性受容体によりその活性化が阻害される．これらの受容体の役割はB細胞活性化の閾値を高めることであり，抑制性受容体からのシグナルの存在下でB細胞が活性化するためには，外来性抗原への応答時のように，B細胞受容体からのシグナルとともに共刺激因子，自然免疫受容体，ヘルパーT細胞（タンパク質抗原の場合）からの強いシグナルが必要である．しかし，自己抗原での刺激時には，共刺激因子，自然免疫受容体，ヘルパーT細胞からの刺激はなくB細胞受容体からのシグナルのみが伝達され，その結果，このB細胞受容体からのシグナルは抑制性受容体シグナルで阻害される．この末梢性免疫寛容の機序は，SHP-1チロシン脱リン酸化酵素，Lynチロシンリン酸化酵素，そして抑制性受容体であるFcγRIIbとCD22の欠損マウスが自己免疫病態を呈することから明らかとなった．CD22の細胞質内領域に存在する免疫受容体チロシン抑制化モチーフ（immunoreceptor tyrosine-based inhibition motif：ITIM）はLynによりリン酸化され，この抑制性受容体はSHP-1と会合し，それによりB細胞受容体からの細胞内シグナル伝達を弱める．しかし，CD22のような細胞表面上の受容体が，B細胞受容体シグナル伝達のどの段階で関与し，どのようなリガンドを認識するかはまだわかっていない．

共生細菌や他の外来性抗原に対する寛容性の獲得

共生細菌は消化管，皮膚，その他組織に存在するが，外来性のものであるにもかかわらず，免疫応答を誘発しない．これにはいくつか理由がある．多くのこれらの微生物は上皮のバリアを抜けることはできず，それにより体内の免疫系に関与することはできない．共生細菌は自然免疫をほとんど刺激することがないので，それにより免疫応答に必要な共刺激因子やその他のシグナルを誘発することもない．また，これらの微生物はエフェクターや記憶T細胞の分化を抑制するTregを誘導，活性化する．

外来性抗原に対して免疫応答よりも優先的に免疫寛容を誘導する投与方法がいくつか存在する．抗原の投与により免疫寛容を誘発するしくみを解明することは抗原特異的な免疫寛容を自己免疫性疾患治療に役立たせるために重要である．一般的に，アジュバントとともに行ったタンパク質抗原の投与は免疫応答を高めるのに対し，アジュバントがない状態でのタンパク質抗原の複数回の投与は免疫寛容を誘発する．この現象の理由は，アジュバントは自然免疫応答を誘導するのと同時に抗原提示細胞上の共刺激因子の発現を促進するからである．これら共刺激因子からの第2シグナルの不在下では抗原を認識するT細胞はアナジーに陥るか，死ぬか，Tregに変化するかのいずれかである．抗原の状態・特徴や抗原の投与の方法の違いが，免疫応答と免疫寛容のバランスに影響することもある（**図15.2**参照）．

タンパク質抗原の経口投与はしばしば全身性の液性免疫と細胞性免疫の両者が不全となり，同一抗原の再投与の免疫反応は抑制される．この現象は**経口免疫寛容**（oral tolerance）とよばれ，**第14章**で紹介した．

自己免疫疾患誘導のしくみ

免疫系が，外来性抗原に対して特異的に働くしくみが明らかになった時から，免疫学者たちは免疫系が特異的な自己抗原に反応し，組織の損傷を招く可能性があることに注目してきた．1900年代初頭に，パウル・エーリッヒ（Paul Ehrlich）は免疫系による自己破壊の恐怖を表すため，医学的というよりもむしろ俗物的な印象を受ける“自己中毒の恐怖”という造語を作り上げた．自己免疫反応はヒトにおける重要な病因の1つであり，アメリカでは低く見積もっても人口の2～5%は自己免疫疾患に罹患している．**自己免疫反応**という言葉は多くの場合，免疫応答と組織の損傷が同時に起こるすべての疾病に誤って用いられているが，これらの障害を起こす，特定の自己抗原に対する免疫応答のしくみを完全に解明することは非常に難しい，あるいは不可能かもしれない．炎症は，免疫系による組織傷害の主要な病状であるが，炎症を伴う炎症性疾患でも免疫応答に真に起因する疾患グループ（immune-mediated inflammatory diseases）と免疫応答が結果的に生じているにグループもあり，炎症性疾患のすべてが，必ずしも病理学的に自己抗原を標的にして引き起こされるとは限らない（**第19章**参照）．

自己免疫反応における根本的な疑問は，“どのように自己寛容が破綻するのか？　そしてその後，自己反応性リンパ球がどのように活性化・維持されるか？”である．これらの問いに関する答えは，自己免疫疾患の病因，病態を解明するために必須であり，この答えを探すことが免疫学の主要な挑戦の1つである．自己免疫疾患に対する理解はここ20年の間に急激に向上したが，これは主に自己免疫疾患の有益な動物モデルの発達と自己免疫疾患の発症に関連する遺伝子の発見，それとヒトにおける免疫応答の分析の技術の発展から得られたものである．

自己免疫疾患発症に寄与する要因には，遺伝的感受性および病原体の感染や局所での組織傷害といった環境的なきっかけがある．感受性遺伝子群は，さまざまなステップで自己免疫疾患の発症に寄与する．リンパ球の自己寛容性の抑制，発症組織における感染，壊死の制御不能から生じる自己反応性リンパ球の増加，活性化などが，結果として，炎症の増強，収束遅延を介して組織傷害が生じる

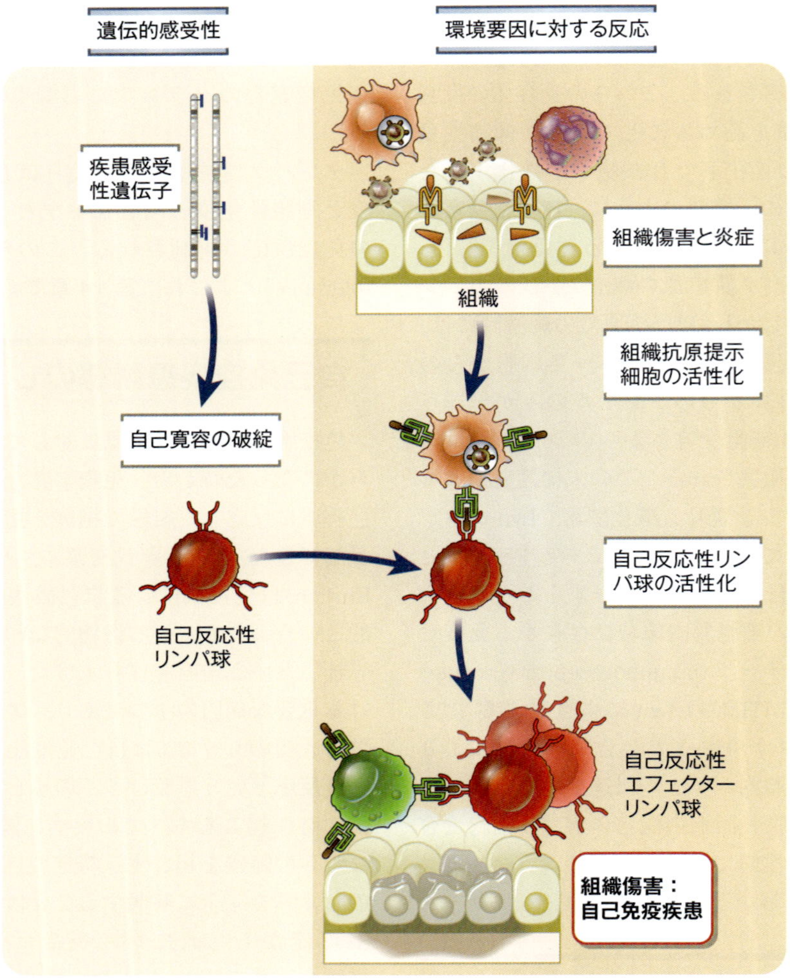

図 15.13 自己免疫反応のしくみ
この図には，臓器特異的 T 細胞による自己免疫疾患の各ステップを示した．自己免疫反応の各ステップにおいて多数の遺伝子座が（一部自己寛容の維持に影響を与えながら）疾患感受性を付加する様子を示す．炎症刺激や感染などの環境因子は，リンパ球の組織への流入と自己反応性 T 細胞の活性化を促進・維持し，その結果，組織傷害が起こる．

（**図 15.13**）．感染症や組織傷害は，自己抗原の T 細胞への提示を増加し，自己寛容性の誘導の失敗と自己反応性リンパ球の活性化を誘導して自己免疫疾患発症に関与する．自己免疫疾患の発症におけるこれらの詳細な役割は後述する．宿主の共生細菌叢の変容や免疫細胞自体のエピジェネティックな変化は重要な病因となりうるが，これらの研究はまだ途上である．

自己免疫疾患の一般的な特徴

自己免疫疾患が全身性か，それとも臓器特異的かは，リンパ球に認識される自己抗原の種類により決定される． 例えば，全身性エリテマトーデス（systemic lupus erythematosus：SLE）発症時には，自己抗原と特異的な抗体により形成された免疫複合体（immune complex）が，循環血中に存在し，全身性の病態を発症させる．一方，臓器特異的な自己抗体（autoantibody），もしくは T 細胞の臓器特異的な自己抗原の認識は，重症性筋無力症，1 型糖尿病（T1D）や多発性硬化症（MS）などの臓器特異的な自己免疫疾患を引き起こす．

それぞれの自己免疫疾患において多様なエフェクター機序が，それぞれの臓器・組織の傷害を引き起こす． 自己免疫疾患発症に関連するエフェクター機序は，免疫複合体の種類，血中の自己抗体の種類，自己反応性 T 細胞の認識抗原の違いでさまざまである．詳細については，**第 19 章**にて述べる．

自己免疫疾患は，慢性的に，進行性に，長期間継続する． このような自己免疫疾患の性質は，これらの性質を引き起こす自己抗原が，病巣部にいつも存在するので，一度その自己に対する免疫応答が開始されるとそれらの自己抗原に対する反応を起点にたくさんの増幅機構が活性化されて，反応を長期間継続させる．加えて，ある自己抗原に対する小さな自己免疫反応でも，組織破壊を誘導して他の自己抗原を放出されたり，タンパク質の修飾を変化させ異物化したりして，より広範な自己反応性のリンパ球レパートリーを活性化して病態を悪化させる．このような現象は，**エピトープ拡大**（epitope spreading）とよばれ，自己免疫疾患が一度発症すると慢性的，進行性，長期間に継続することに寄与する．

免疫の異常が自己免疫を引き起こす

いくつかの免疫システムの異常がヒトの臨床研究および実験モデルの研究から自己免疫疾患発症に関連していることがわかった．主なる異常は，以下のとおりである．

- **リンパ球の自己寛容性の欠如．自己反応性リンパ球の不完全な除去やそれらの不完全な制御が，自己免疫疾患の基盤にある．**ヒトは誰でも自己免疫疾患発症の可能性がある．抗原受容体の形成がランダムで多様な外来抗原に対応できるレパートリーを準備する過程において，必然的に，一定量の自己抗原に反応するリンパ球集団が存在するようになる．先に述べたように，自己寛容性は，未熟リンパ球での選択過程や末梢の成熟リンパ球でのアナジーやクローン除去で担保されるが，完全ではない．そのため，必ず一定の確率で自己免疫疾患を誘導する自己寛容の破綻が生じる可能性がある．例えば，自己反応性リンパ球が正常に除去されないか，正常に不応答性を誘導できないか，定常状態でも抗原提示細胞が異常に活性化されて自己抗原が，リンパ球に免疫原性をもって提示されるかなどである．多くの疾患モデルや数は限られるがヒトでの研究成果から以下に述べる分子機構が，自己寛容の破綻に関連していると考えられる．
  - T細胞，B細胞の除去（負の選択）の欠陥あるいは，B細胞の中枢リンパ器官での成熟過程での受容体編集の欠陥
  - 制御性T細胞の数の減少，あるいは機能の欠陥
  - 成熟自己反応性リンパ球のアポトーシス誘導機構の欠陥
  - 抑制性受容体の不全
- **自己抗原の異常な提示．**自己寛容を不全とする異常には，通常は生じないレベルでの自己抗原提示の増加，その継続，あるいはさまざまな酵素による修飾や細胞ストレス・細胞傷害から生じる自己抗原自体の構造的な変化がある．これらのさまざまな変化を起点として，通常は提示されない抗原エピトープが提示されれば，免疫系はこれらの“ネオ抗原”に対し寛容を保つことはできず活性化する．それにより自己免疫疾患が誘導される．
- **炎症，もしくは初期の自然免疫応答について．**いくつかの章ですでに述べたとおり，自然免疫応答は，後続するリンパ球活性化，獲得免疫応答の形成にとって強い刺激因子となる．感染や細胞傷害は炎症を伴う自然免疫応答を局所にて誘導する可能性がある．それらは抗原提示細胞の活性化を介して，免疫系の制御不全を誘導し自己反応性T細胞の異常な活性化をもたらすことで自己免疫疾患の発症を促進する．

近年，なぜT細胞が自己免疫疾患発症においてこれほど注目されるかには少なくとも2つの理由がある．1つ目は，大量のサイトカインを発現するヘルパーT細胞が，すべてのタンパク質に対する免疫応答の制御の鍵となること，2つ目はほとんどすべての自己免疫疾患は，主要組織適合遺伝子複合体（major histocompatibility complex：MHC）（ヒトにおけるヒト白血球抗原［human leukocyte antigens：HLA］複合体）と遺伝的にリンクしていること，MHC分子の機能は，T細胞にペプチド抗原の提示を行うことである．T細胞における自己免疫寛容性の誘導の失敗は細胞性免疫応答による組織傷害を誘導し，自己免疫疾患を引き起こす．ヘルパーT細胞の異常活性化は，B細胞からの自己抗原の産生につながる．これはタンパク質抗原に対する高親和性抗体の形成に活性化ヘルパーT細胞が必要だからである．

次の項では，自己免疫疾患の最も重要な病因について，自己免疫反応を誘導する要素である感受性遺伝子，感染なども含めて解説する．**第19章**では実例となる免疫疾患を挙げて症状や病因を説明する．

自己免疫反応の遺伝的基礎

自己免疫疾患は，黎明期の患者検体を用いた研究や疾患モデルを用いた研究の時代からすでに，遺伝的要因に強く影響されることが提唱されてきた．例えば，1型糖尿病は一卵性の双子において一方が罹患すると35～50％の確率でもう一方も罹患し，二卵性の双子の場合は，一方が罹患してももう一方が罹患する確率は5～6％しかない．その他の自己免疫疾患も遺伝的要因に強く関連することが示されており，家族内での遺伝学的な解析，ゲノムワイド関連解析（GWAS），そして大規模な数の患者を用いた遺伝子の塩基配列解析によって，自己免疫疾患や慢性炎症性疾患の原因となる遺伝子が明らかになってきた．これらの研究成果によって，疾患感受性遺伝子についていくつかの特色も明らかになった．

ほとんどの自己免疫疾患は，単一の遺伝子変異ではなく，複数の感受性遺伝子によって規定されている．そして，これらの疾患感受性遺伝子は，環境的要因とともに機能し，自己免疫疾患を発症させる．いくつかの疾患感受性遺伝子の多型（polymorphism）は，複数の自己免疫疾患と関連することがあり，原因となる疾患感受性遺伝子は，免疫系の制御と自己寛容の誘導にかかわるものである．また，別の疾患感受性遺伝子は，特異的な自己免疫疾病とのみ強く関連し，特定の臓器への傷害や特定の自己反応性リンパ球と関連がある．それぞれの疾患感受性遺伝子の多型は，特定

の自己免疫疾患の発症にほんの少しずつ寄与し，そのような多型の存在比は，健常者と比較して，自己免疫疾患の患者で有意に高い．自己免疫疾患と関係のある疾患感受性遺伝子は，いくつか同時に次の世代に遺伝され，疾病発症に働くと仮定されている．自己免疫疾患発症のための疾患感受性遺伝子間の互いの影響あるいは疾患感受性遺伝子と環境要因の関係の解明は，この研究分野における大きな挑戦の1つである．

自己免疫疾患に関連する最も代表的な遺伝子群とそれら遺伝子群がどのように免疫寛容を崩壊させるかを以下に記述する．

自己免疫反応と関連するMHCアレル(対立遺伝子)

自己免疫疾患と関係する疾患感受性遺伝子のなかで最も関連が深いものはMHC遺伝子である． 例えば，1型糖尿病では，20～30種の疾患感受性遺伝子が，同定されているが，そのなかでも，MHC遺伝子座だけで，半分以上の1型糖尿病の感受性が規定される．その他のさまざまな自己免疫疾患においても特定のHLAアレル(対立遺伝子)(allele)の発生頻度は，患者にて健常者よりも高い．そのような遺伝学的な解析から，ある特定のHLAアレル(対立遺伝子)をもつヒトが，特定の免疫疾患に罹患する確率が健常者の何倍程度になるのかをオッズ比で表せるようになった(これはリスク比として捉えられている)(**表15.3**)．そのなかで脊柱関節の自己免疫疾患，強直性脊椎炎は，HLAアレル(対立遺伝子)と最も関連性が高い疾患であり，大きな原因はHLAクラスⅠアレル(対立遺伝子)B27の存在である．HLA－B27をもつヒトは，もたないヒトの100倍以上の割合で強直性脊椎炎を発症する．しかし，この疾患の機序の詳細も，それのHLA－B27との関連性もわかっていない．いくつかの自己免疫疾患の発症とクラスⅡ遺伝子：HLA-DRとHLA-DQアレル(対立遺伝子)との関連性はその発症機構の解明に非常に重要である．MHCクラスⅡ分子は，CD4陽性T細胞の選択と活性化に関係しており，さらに，CD4陽性T細胞は，タンパク質抗原に対する体液性免疫と細胞性免疫の両者を制御するからである．

このように，HLAアレル(対立遺伝子)と自己免疫疾患との関連性はそれらの病気を知るうえで非常に重要である．

- あるHLAと疾患との関連は，1つのHLAの遺伝子座を血清学的手段で解析することにより明らかにすることができる．しかし，実際の自己免疫疾患とそのHLAアレル(対立遺伝子)との関連は，そのHLA自体ではなく，これと一緒に連鎖して遺伝する他のアレル(対立遺伝子)と関係がある可能性がある．例えば，特定のHLA-DRアレル(対立遺伝子)(DR1)をもつヒトは特定のHLA-DQアレル(対立遺伝子)(DQ2)をもつ可能性が，通常の独立遺伝子間のランダムな遺伝比率よりも有意に高い割合で生じる．これは世代を超えて受け継ぐ遺伝子が，時に複数の遺伝子のセットとして受け継がれて偏りが生じることを示した例である．つまり，ある自己免疫疾患が，HLA遺伝子のなかでもDR1遺伝子と関連性があるとの遺伝学的な結果は，実はDQ2との関連性をみている可能性もあるのである．これらの事実は，HLAの多型解析の結果を私たちがより柔軟にみていかなければいけないことを示す．ある特定のHLAアレル(対立遺伝子)がクラスⅠ，クラスⅡといった古典的なHLAばかりではなく，非HLAの疾患感受性遺伝子と関係をもって両方の遺伝子座が1つのユニットとして遺伝する可能性も考慮する必要がある．
- 多くの自己免疫疾患において，MHC遺伝子の疾患関連のヌクレオチド多型はMHC分子と抗原ペプチドの結合部のクレバス部分のアミノ酸をコードしていることが多い．MHC分子の多型性残基は，ペプチド結合溝(peptide-binding cleft)であるクレバスの内部，もしくは近傍に分布する．クレバス部分の構造はMHC分子の2つの機能，すなわち抗原の提示(antigen presentation)とT細胞による抗原の認識にとって非常に重要である．そのため，疾

表15.3 HLAアレル(対立遺伝子)と自己免疫疾患の関連性

病名	HLAアレル(対立遺伝子)	オッズ比*
RA(抗CCP Ab陽性)†	*DRB1*，*1 SE* 対立遺伝子‡	4
	DRB1，*2 SE* 対立遺伝子	12
T1D	*DRB1*0301–DQA1*0501–DQB1*0201* ハプロタイプ	4
	*DRB1*0401–DQA1*0301–DQB1*0302* ハプロタイプ	8
	*DRB1*0301/0401* ヘテロ接合	35
多発性硬化症	*DRB1*1501*	3
SLE	*DRB1*0301*	2
	*DRB1*1501*	1.3
AS	*B*27*(主に*B*2705*と*B*2702*)	100～200
セリアック病	*DQA1*0501–DQB1*0201* ハプロタイプ	7

*ここでのオッズ比は，特定のHLA対立遺伝子の遺伝と関連する疾患の発病リスクの上昇率の見積りの近似を表す．このデータはヨーロッパ人家系の母集団のものである．個々のMHC遺伝子のアレル(対立遺伝子)(例：DRB1)は血清学と分子的分類に基づく4桁の数字で示される(例：0301)．
† Anti-CCP Ab，は環状シトルリン化ペプチドの抗体であり，このデータは血清内の当該抗体が陽性であった患者からのものである．
‡ SEは複数のDRB1アレル(対立遺伝子)の中に存在するコンセンサス配列DRB1(70～74位)であることから共有エピトープに関係する．
〔Dr. Michelle Fernando, Imperial College, Londonのご厚意による〕
AS：強直性脊椎炎(aankylosing spondylitis)，RA：関節リウマチ(rheumatoid arthritis)，SLE：全身性エリテマトーデス(systemic lupus erythematosus)，T1D：1型糖尿病(type 1 diabetes)

患特異的なMHC分子に疾患特異的な自己抗原ペプチドが提示され，自己反応性T細胞に認識されることが想定される（**第6章**参照）.

- 特定の自己免疫疾患に関連するHLA遺伝子は健常者にも存在する．実際にHLAアレル（対立遺伝子）で自己免疫疾患に関連するものをもつヒトの大部分はその病気にならない．つまり，特定のHLA遺伝子の発現は，それ自身が自己免疫疾患の根本的な原因でも将来の予想因子でもない．しかし，一方，そのHLA遺伝子の発現は，自己免疫疾患に寄与する多くの因子のうちの1つであることは確かである．

異なるHLAアレル（対立遺伝子）とさまざまな自己免疫疾患との関連性の詳細はまだ完全には解明されていない．特定のMHCアレル（対立遺伝子）が発症リスクを上昇させるような自己免疫疾患において，実際に疾患関連のMHC分子が特定の自己ペプチドを提示して，病原性の自己反応性T細胞を活性化することは，いくつかの実験系にて証明された．逆に，特定のMHCアレル（対立遺伝子）が疾患の発症に抑制的であった場合，このアレル（対立遺伝子）は病原性T細胞の負の選択を亢進するか，Tregの発達を促進すると考えられる．

自己免疫疾患と関連する非HLA遺伝子の多型

自己免疫疾患との関連性の研究より，HLA領域以外に感受性遺伝子が存在する多くの染色体領域が発見された．しかし，これら遺伝子の多くでは，まだそれら遺伝子と病態との直接的な関係は立証されてはいない．ゲノムワイド関連解析の技術により自己免疫疾患と関連する複数の遺伝子多型が推定された．そして，これらの研究は，近年のゲノム配列の詳細な解析により，ますます発展している．これらの遺伝子の機能は多くはまだ議論の途上であるが，遺伝子の一般的な特徴を以下にまとめる．

- 前述したとおり，親から子へ受け継がれる遺伝的多型性の多様な組み合わせは，環境因子と影響し合って，自己免疫疾患の発症につながる．しかし，これらのなかで，特定の疾患に対して，1つの遺伝子多型が，自己免疫疾患の発症を誘導することは非常にまれである．
- 自己免疫疾患と関連する遺伝子多型の多くは免疫応答を制御，増強する遺伝子であろう．この仮説から，これらの遺伝子の機能の同定は，比較的容易に思える．しかし，これらの疾患感受性遺伝子のなかでその作用機序が見出されているものは少ない．
- 異なる遺伝子多型は，疾患の進行を抑制することもある一方，疾患の発病率を増大させることもある．この2つのタイプの多型性はゲノムワイド関連解析後の統計解析により明らかとなった．
- ほとんどの疾患関連の遺伝子多型は，遺伝子の非翻訳領域に存在する．これらの事実は，多くの遺伝子多型が，遺伝子がコードする分子の発現量に影響を与えている可能性を示している．

古典的な疾患関連遺伝子解析や，ゲノムワイド関連解析，ゲノム塩基配列解析により明らかとなったヒト自己免疫疾患関連性遺伝子の中の一部を**表15.4**に示した．それらのなかから，いくつかを以下に紹介する．

- **PTPN22.** チロシン脱リン酸化酵素PTPN22の変異体で620位のアルギニンがトリプトファンに置き換えられたものは，関節リウマチ（rheumatoid arthritis），1型糖尿病，自己免疫性甲状腺炎などの自己免疫疾患に関連する．この変異体は，多くの免疫細胞の細胞内シグナル伝達系に異常をもたらす．しかし，これらのシグナル伝達異常のどれが，実際にどのように，どれだけ自己免疫疾患の発症に関わるかはわかっていない．
- **NOD2.** この遺伝子の多型は，炎症性腸疾患，クローン病と関連する．NOD2は微生物がもつペプチドグリカンの細胞質内センサーであり（**第4章**参照），腸管上皮細胞を含むさまざまな細胞において発現している．NOD2の多型はその機能を弱めると考えられていて，これにより特定の腸内細菌に対する抵抗性が欠損する．その結果，その腸内細菌は腸壁でクローン病様の炎症反応を誘導し，これは実際のヒトでの炎症性腸疾患の特徴と一致する（**第14章**参照）．このことから，クローン病は共生細菌に対する免疫系の制御不全の結果であり，正確には自己免疫疾患とはいえないことがわかっている．
- **補体タンパク質.** C1q，C2，C4（**第13章**参照）を含む補体タンパク質の遺伝子欠損は，ループス様の自己免疫疾患と関連がある．補体タンパク質が活性化すると，循環血中の免疫複合体が結合した死細胞のクリアランスが促進される．しかし，これらの補体タンパク質が存在しない時，免疫複合体は血液中に蓄積し，組織にまで浸透するが，死細胞は処理されず残存し自然免疫系を活性化し自己免疫疾患を誘導する．さらに，補体の活性化は免疫寛容を誘導するB細胞内のシグナル伝達を促進する．しかし，このB細胞への免疫寛容誘導時の起点となる補体経路がどのように自己抗原によって活性化されているのか詳細はまだわかっていない．
- **IL-23受容体.** IL-23の受容体の遺伝子多型は，炎症性腸疾患と乾癬の発病率を高める．一方でこの遺伝子の多型のなかにはこれらの疾患の発症を抑制するものもある．IL-23はTh17細胞の分化に関与するサイトカインの1つであり，Th17細胞は，炎症反応を増強する（**第10章**参照）．
- **CD25**（IL-2受容体α鎖）．CD25の発現や機能に影響を与える遺伝子の多型は，多発性硬化症，1型糖尿病などの自己免疫疾患と関連する．CD25遺伝子の多型はTregの分化や機能に影響を与えるが，CD25の異常とTreg

表 15.4 自己免疫疾患に関与する非 HLA 遺伝子

遺伝子	タンパク質の機能	病名
シグナル伝達と転写因子		
PTPN22	TCR と BCR シグナル伝達，他のシグナル伝達にも関連がある？	RA，SLE，AITD，T1D
BLK	B 細胞活性化	SLE
IRF5	I 型 IFN 産生	SLE
TRAF1	TNFR からのシグナルを制御，NF-κB 経路	RA
STAT4	IFN-γ 応答	RA，SLE
自然免疫		
NOD2	微生物のペプチドグリカンのサイトゾル受容体	CD
complement C1q，C2，C4	免疫複合体とアポトーシス小体のクリアランス，B 細胞の免疫寛容に働く？	SLE
サイトカイン，サイトカイン受容体，サイトカインシグナル伝達		
IL-2/IL-21	T 細胞活性化，Treg 維持（IL-2）	T1D，RA，セリアック病
IL-23R	Th17 の分化	PSA，PSO，CD，AS
IL-2Rα（CD25）	T 細胞活性化，Treg 維持	MS，T1D，GD
IL-7Rα	ナイーブ T 細胞と記憶 T 細胞の生存	MS
IL-12B（p40）	Th1 分化	PSO，CD
IL-10	Th1 応答の抑制	IBD，SLE，T1D
リンパ球制御		
CTLA-4	T 細胞抑制，Treg の機能	T1D，RA
FcγRIIB	B 細胞のフィードバック抑制	SLE
オートファジー関連		
ATG16L1	オートファジー	CD
自己抗原		
insulin	ランゲルハンス β 細胞抗原	T1D
TSH receptor	甲状腺抗原	AITD
抗原と酵素の産生		
ARTS1	MHC クラス I 経路のためのペプチド修飾	AS
PAD14	自己ペプチドのシトルリン化	RA

この表はさまざまな自己免疫疾患と関連する非 HLA 遺伝子座の多型性を示したものである．ここに載っている例は本文でも解説した〔Gregersen PK, Olsson LM: Recent advances in the genetics of autoimmune disease, Annual Review of Immunology 27:363-391, 2009. より改変して引用〕．
AITD：慢性的自己免疫性甲状腺疾患（autoimmune thyroid disease），AS：強直性脊椎炎（ankylosing spondylitis），BCR：B 細胞受容体（B cell receptor），CD：クローン病（Crohn's disease），GD：グレーブス病（Graves' disease），IL：インターロイキン（interleukin），MHC：主要組織適合遺伝子複合体（major histocompatibility complex），MS：多発性硬化症（multiple sclerosis），PSA：乾癬性関節炎（psoriatic arthritis），PSO：乾癬（psoriasis），RA：関節リウマチ（rheumatoid arthritis），SLE：全身性エリテマトーデス（systemic lupus erythematosus），TCR：T 細胞受容体（T cell receptors），T1D：1 型糖尿病（type 1 diabetes）

の欠陥と自己免疫性疾患発症のすべて結びつける確たる証拠はまだみつかっていない．

- **FcγRIIB.** 抑制性の Fc 受容体，FcγRIIB の細胞内領域のドメインでイソロイシンをトレオニンに変化させる多型がある（**第 12 章**参照）．これは抑制性のシグナルを阻害し，全身性エリテマトーデス病態と関連がある．この遺伝子が欠損したマウスは，ループス様免疫疾患を発症する．この疾患は B 細胞の抗体によるネガティブフィードバック制御の不全によるものとされている．
- **ATG16 L1.** ATG16 L1 分子の 300 位のトレオニンがアラニンに置き換わるとこの分子の機能が失われる．この遺伝子多型は，クローン病発症に関連がある．ATG16 L1 は感染症に対する細胞反応，栄養の欠乏などのさまざまなストレスの制御に重要なオートファジー（autophagy）関連タンパク質の 1 つである．この遺伝子改変がどのようにして炎症性腸疾患につながるかはわかっていないが，**第 14 章**で考えられる機序を考察する．

- **インスリン**．繰り返し配列を多く含むインスリン遺伝子での多型は，1 型糖尿病と関連する．この遺伝子多型はインスリン分子の胸腺での発現に影響がでる可能性がある．胸腺でのインスリンのタンパク質発現が低い場合，インスリン特異的な T 細胞の負の選択が不完全となる．これらのインスリン特異的 T 細胞がそのまま成熟し，インスリンを産生するランゲルハンス島の β 細胞を攻撃して糖尿病を引き起こす．

自己免疫疾患に関連する遺伝子は数多く発見されている．しかし，まだこれら遺伝子多型と疾患発症との関係を明らかにするという課題が残されている．エピジェネティックな制御により遺伝子発現が変化することで疾患発症が引き起こされる可能性もあるが，この仮説もまだはっきりと証明されてはいない．

メンデルの法則に則った単一遺伝子変異が自己免疫疾患を引き起こす例

自己免疫疾患の患者や実験モデルによる研究から，自己抗原の免疫寛容維持に多大な影響を与えるいくつかの遺伝子が発見された（**表 15.5**）．前述した複数の遺伝子多型の集積から生じる疾患とは異なり，単一遺伝子の欠陥で生じる病態は，メンデルの法則にのっとった例である．このような遺伝子変異はまれである．しかし，当該遺伝子の病態への寄与率は非常に高い．このような遺伝子変異をもつヒトのほとんどは自己免疫疾患に罹患している．本章の前半で自己寛容について紹介した時に，単一遺伝子についてもいくつか述べた．単一遺伝子はまれな自己免疫疾患と関連することが多いが，これらの発見により自己寛容の維持のための重要な分子経路が明らかになった．それらの単一遺伝子は，中枢性免疫寛容（*AIRE*），Treg の発達と産生（*FoxP3*, *IL2*, *IL2R*），Treg のアナジーと機能（*CTLA4*），T 細胞と B 細胞の末梢組織での除去（*Fas*, *FasL*），粘膜免疫組織での病原性 T 細胞の不活化（*IL10*, *IL10R*）のしくみに寄与するものがある．

自己免疫疾患における感染の役目

ウイルスや細菌感染は自己免疫疾患の発症と悪化を招くことがある．患者や実験動物では自己免疫疾患の発症に感染症が関与したり，感染に後続して自己免疫疾患が発症することがある．ほとんどの場合，自己免疫疾患が発症している組織の損傷部には，病原性微生物は存在せず，実際にそれらを検知することもできないが，組織の損傷は病原性微生物自体によるものではなく，微生物がきっかけとなりもたらされた，もしくはその排除が制御不能となった宿主の免疫応答によるものである場合がある．

感染症は 2 つの方法で自己免疫疾患を発症させる（**図 15.14**）．

- 特定組織での感染は局所の自然免疫の活性化を誘導し，白血球を呼び寄せ，結果として組織抗原提示細胞を活性化させる．これらの抗原提示細胞は，共刺激因子を発現し，T 細胞を活性化するサイトカインを分泌して，T 細胞の自己寛容性を崩壊する．つまり，これらの反応にて，感染を起点として病原体に特異的でない T 細胞まで活性化してしまう．このような応答を T 細胞の**受動的活性化**（bystander activation）という．共刺激因子の過剰な

表 15.5　自己免疫疾患の原因となる単一遺伝子変異の例

遺伝子	ノックアウトマウス，もしくは変異のフェノタイプ	寛容が失敗するしくみ	ヒトでの病名
AIRE	抗体とリンパ球による内分泌器官の破壊	中枢性の免疫寛容の誘導の失敗	APS
C4	SLE	免疫複合体のクリアランスの不良による B 細胞の免疫寛容の誘導の失敗	SLE
CTLA4	リンパ球増殖により T 細胞が多臓器に浸潤し，3 ～ 4 週間で死に至る	Treg の機能不全による自己反応性 T 細胞のアナジー誘導の失敗	全身性の炎症
Fas/FasL	抗 DNA などの自己抗体による免疫複合体腎炎，関節炎，リンパ球増殖	自己反応性の B 細胞と CD4 陽性 T 細胞の除去の失敗	ALPS
FoxP3	多臓器へのリンパ球浸潤と消耗	正常な Treg の欠如	IPEX
IL10, *IL10R*	炎症性腸管疾患	粘膜免疫応答の制御不全	大腸炎（IL10R 変異）
IL2, *IL2Rα/β*	炎症性腸管疾患，抗赤血球と抗 DNA 抗体	Treg の発達，生存，機能不全，	未解明
SHP1	全身性自己抗体	B 細胞の活性化制御の失敗	未解明

これらの変異が自己免疫疾患を起こす働きはヒトの遺伝病とマウスの遺伝子ノックアウトにより解明された．
AIRE：自己免疫反応制御遺伝子（autoimmune regulator gene），ALPS：自己免疫性リンパ球増殖症候群（autoimmune lymphoproliferative syndrome），APS：多腺性自己免疫症候群（autoimmune polyendocrine syndrome），IL-2：インターロイキン-2（interleukin-2），IPEX：X 連鎖免疫調節異常・多発性内分泌障害腸症（immune dysregulation, polyendocrinopathy, enteropathy, X-linked syndrome），SHP-1：SH2-脱リン酸化酵素 1（SH2-containing phosphatase 1），SLE：全身性エリテマトーデス（systemic lupus erythematosus），Treg：制御性 T 細胞（regulatory T cell）

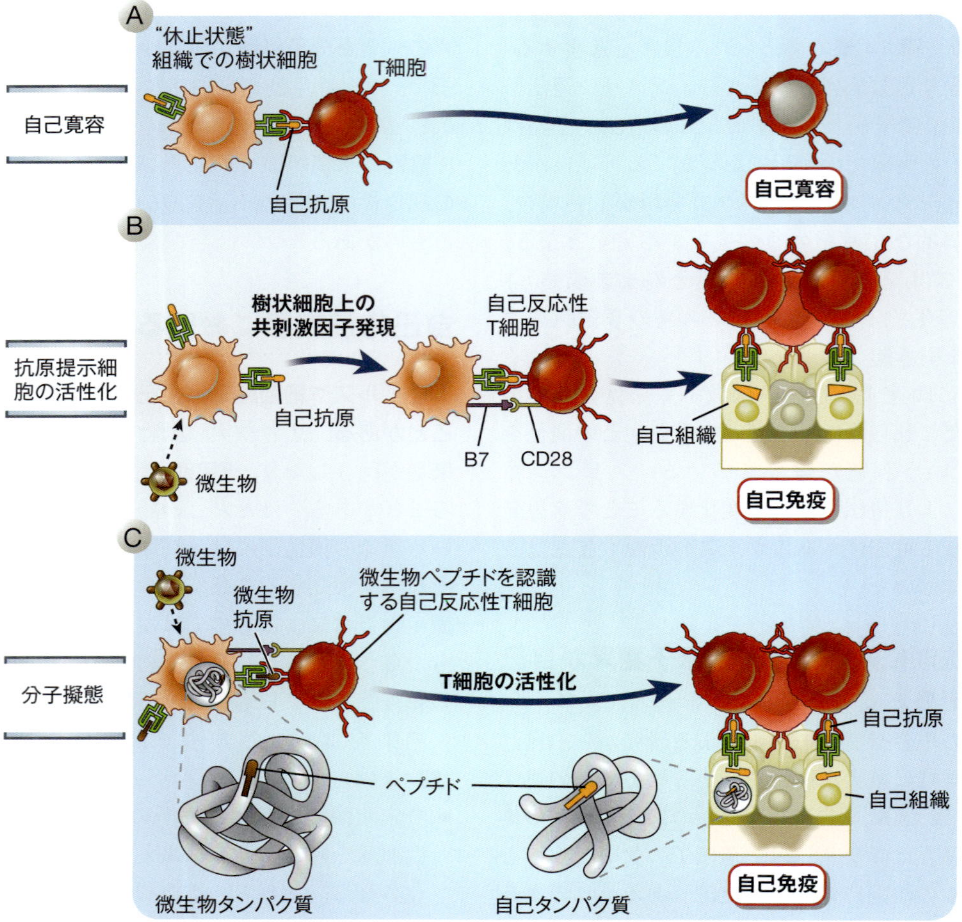

図15.14 自己免疫疾患の発症における感染の役割

(A)通常，共刺激因子の発現増強がない休止状態の組織に存在する抗原提示細胞が，自己反応性の成熟T細胞に自己抗原を提示するとアナジーを誘導し末梢性の免疫寛容が起こる(その他の自己寛容のしくみはここでは示していない)．(B)外来微生物は抗原提示細胞を活性化し，共刺激因子の発現を増強させる．その結果，活性化した抗原提示細胞が，自己抗原を提示した場合，自己反応性T細胞は免疫寛容が誘導されずに活性化する場合がある．(C)外来微生物由来の抗原のなかには自己抗原と交差反応するものがある(分子擬態)．そのため，微生物により引き起こされた免疫反応は，自己抗原に特異的なT細胞を活性化させることもある．

発現増強が，自己寛容の崩壊と自己免疫疾患の発症を招くことがアジュバント(これは微生物を模倣したものである)と自己抗原を投与したマウスでの実験からも証明されている．他の実験モデルでは，ランゲルハンス島のβ細胞に発現させたウイルス由来抗原は，自己抗原として振る舞いT細胞の免疫寛容を誘導するが，ウイルスの全身性の感染にて，自己寛容は崩壊し，ウイルス抗原を発現するインスリン産生細胞を自己反応性T細胞が攻撃，破壊する．外来微生物由来の分子は，樹状細胞上のToll様受容体(Toll-like receptors：TLR)に結合し，活性化させ，リンパ球の活性化に必要なサイトカインを産生させる．さらに，外来微生物由来の分子は，自己反応性B細胞上のToll様受容体にも結合，それらの細胞を活性化させ，自己抗体の産生を誘導する．自己免疫疾患誘導でのToll様受容体シグナルの重要性は，ループスモデルマウスで証明されている．

- 病原性微生物は自己抗原と交差反応する抗原をもっている場合があり，微生物に対する免疫応答が，自己抗原への免疫反応を誘導することがある．この現象は微生物の抗原が自己抗原と交差反応，もしくは微生物抗原が自己抗原に擬態することから**分子擬態**(molecular mimicry)とよばれる．これを示す好例はリウマチ熱であり，これは心筋タンパク質と交差反応する抗ストレプトコッカス抗体が原因であり，ストレプトコッカス群の病原体の感染に後続して発病する．これらの抗体は心臓に付着し，心筋炎を引き起こす．DNA配列の研究により心筋とストレプトコッカスのあるタンパク質の間で多くの相同的な箇所が発見された．しかし，その他の自己免疫疾患における微生物由来の分子と自己抗原の相同箇所の同定，その自己抗体の病態発症への分子擬態の重要性はまだ明らかになっていない．

自己免疫疾患を防ぐ感染症もある．疫学研究により，感染症のリスクを減らすと1型糖尿病と多発性硬化症の発病率が高くなることがわかった．さらに，疾患モデル実験にて，NODマウスの糖尿病発症は，感染により遅延することがわかった．感染が自己免疫疾患の発症を誘導するのか，あるいは抑制するのかはその疾患ごとに異なる可能性がある．一方，感染がどのように自己免疫疾患の発症を抑制するのかは完全には判明していない．

腸管やその他の部位の共生細菌は自己免疫疾患の発症に影響を及ぼす． **第14章**で述べたように，ヒトと共生細菌は体内で共存しており，これらの細菌は免疫系の成熟と活性化において重要な役割を果たしている．この説は細菌相の変化が，実験モデルにおいて自己免疫疾患の発病率と重症度に影響を与えることからも支持される．そのため，今日，共生細菌の自己免疫疾患治療への応用研究には多大な注目が集まっている．

自己免疫疾患に関連するその他の因子群

自己免疫疾患の発症を促進する因子は，疾患感受性遺伝子や感染症の他にもいくつかある．

- **炎症（感染に後続して起きたもの），虚血性の傷害や外傷などによる局所組織の変化により，通常は免疫系に対して隠されている自己抗原が曝露されることがある．** 上記のような隔離された抗原は，自己寛容を誘導しない場合があり，もしそのような隔離された自己抗原が放出，曝露された場合，抗原提示細胞による提示を介して，当該抗原を認識できるリンパ球が活性化し，抗原特異的な免疫応答を誘導する．解剖学的に隔離されたいわゆる免疫特権組織に存在する抗原には，眼球や精巣内のタンパク質抗原（**第14章**参照）などが挙げられる．外傷自体が片側であっても，両側に炎症が起こりうる，ぶどう膜炎や精巣炎は組織傷害により放出された自己抗原に対する自己免疫応答が原因で発症する．
- **ホルモンが影響を与える自己免疫疾患もある．** 多くの自己免疫疾患は男性より女性での発病率が高い．例えば全身性エリテマトーデスの女性の発病率は男性の10倍ほどである．ループス様自己免疫疾患は（NZB×NZW）F1マウスにおいてメスのマウスにのみ発症し，アンドロゲンにより進行を遅らせることができる．この免疫疾患におけるメスでの発症が，性ホルモンの影響なのか，それとも他の性差要素に基づくのかはいまだわかっていない．

自己免疫疾患の病因解明は，基礎免疫学，臨床免疫学の双方において最も困難な課題である．現在わかっている発症機構は，一部にすぎないため，さまざまな学説や仮説が氾濫している．新しい技術的進歩と，急激に進む自己寛容のしくみの解明により自己免疫疾患発症の謎がよりはっきりと明らかになることが期待される．

本章のまとめ　Summary

免疫寛容とは，ある特定の抗原を認識したリンパ球が，その抗原に対して不応答状態となる現象をいう．自己抗原に対する免疫寛容は，免疫系の基盤的特性であり，自己に対する免疫寛容の誘導の失敗は自己免疫疾患の発症につながる．抗原の投与経路などの違いにより，免疫系が活性化されるより，免疫寛容，不応答が誘導される場合がある．今後これらの現象の分子機構を解明し，人為的に免疫寛容，不応答を誘導することで，臓器移植の拒絶反応，自己免疫疾患，アレルギー性疾患の予防と治療に活用できる可能性がある．

中枢性の免疫寛容は，未成熟リンパ球が成熟する中枢リンパ器官（胸腺と骨髄）にて，抗原受容体が自己抗原を認識して誘導される．末梢性の免疫寛容は，成熟したリンパ球が末梢組織において特定の条件下で自己抗原を認識して誘導される．

T細胞の場合，中枢性免疫寛容は，胸腺にて自己抗原に対する高い親和性をもった抗原受容体をもつ胸腺細胞が，自己抗原を認識した時に誘導される．この時，ほとんどの胸腺細胞（未熟T細胞）は，負の選択にて死ぬが，一部は末梢性組織で自己抗原に対する応答を制御するFoxP3陽性制御性T細胞（Treg）に分化する．

自己反応性の成熟T細胞に生じる末梢での免疫寛容には複数の誘導機構がある．CD4陽性T細胞は，共刺激因子からのシグナルが不十分である状態やCTLA-4やPD-1のような抑制性受容体の関与がある状態に抗原提示を受けるとアナジーとなる．Tregもまた複数の分子機構で免疫応答を抑制する．自己抗原の認識時，T細胞受容体からの刺激のみ，もしくは繰り返し刺激を受けたT細胞は，アポトーシスで死ぬ場合がある．

B細胞の場合，骨髄で未成熟B細胞が多価性の自己抗原に接触した時に中枢性の免疫寛容が誘導される．その結果，受容体編集とよばれる染色体DNAの組換えを伴う機構にて，新たな特異性を獲得するか，もしくはアポトーシスによる死がもたらされる．自己反応性の末梢の成熟B細胞は，T細胞ヘルプがない状態で自己抗原を認識した場合，アポトーシスにて死ぬか，抑制性受容体の関与によりアナジーとなり機能的には不応答となる．

自己免疫疾患は，自己寛容あるいは，リンパ球の制御の失敗時に誘導される．また，自己免疫疾患は，遺伝的感受性が高いヒトの場合，感染症などの環境要因が起点となって誘導される場合がある．

ほとんどの自己免疫疾患は，多くの遺伝的要因，環境的要因が関与する．遺伝学的に多くの疾患感受性遺伝子が同定されている．そのなかで最も自己免疫疾患との関連性が深いものはT細胞への抗原提示に直接関連するMHC遺伝子であり，その他の疾患関連遺伝子は自己反応性リンパ球の選択や機能制御に影響する．

感染により，局所での共刺激因子の発現増強や，さらに，外来微生物と自己抗原間での交差反応などが起こり，自己免疫疾患に罹患しやすくなる場合がある．一方，反対に自己免疫疾患の発病を妨げる感染症も存在するが，こちらの詳しい分子機構はまだわかっていない．

参考文献

免疫寛容とその一般的なメカニズム

Baxter AG, Hodgkin PD. Activation rules: the two-signal theories of immune activation. *Nat Rev Immunol*. 2002; 2: 439–446.

Matzinger P. The danger model: a renewed sense of self. *Science*. 2002; 296: 301–305.

Mueller DL. Mechanisms maintaining peripheral tolerance. *Nat Immunol*. 2010; 11: 21–27.

Probst HC, Muth S, Schild H. Regulation of the tolerogenic function of steady-state DCs. *Eur J Immunol*. 2014; 44: 927–933.

Redmond WL, Sherman LA. Peripheral tolerance of CD8 T lymphocytes. *Immunity*. 2005; 22: 275–284.

Richards DM, Kyewski B, Feuerer M. Re-examining the nature and function of self-reactive T cells. *Trends Immunol*. 2016; 37: 114–125.

Schwartz RH. Historical overview of immunological tolerance. *Cold Spring Harb Perspect Biol*. 2012; 4: a006908.

Steinman RM, Hawiger D, Nussenzweig MC. Tolerogenic dendritic cells. *Annu Rev Immunol*. 2003; 21: 685–711.

von Boehmer H, Melchers F. Checkpoints in lymphocyte development and autoimmune disease. *Nat Immunol*. 2010; 11: 14–20.

Wardemann H, Nussenzweig MC. B-cell self-tolerance in humans. *Adv Immunol*. 2007; 95: 83–110.

中枢性の免疫寛容

Anderson MS, Su MA. AIRE expands: new roles in immune tolerance and beyond. *Nat Rev Immunol*. 2016; 16: 247–258.

Mathis D, Benoist C. Aire. *Annu Rev Immunol*. 2009; 27: 287–312.

Nemazee D. Receptor editing in lymphocyte development and central tolerance. *Nat Rev Immunol*. 2006; 6: 728–740.

Stritesky GL, Jameson SC, Hogquist KA. Selection of self-reactive T cells in the thymus. *Annu Rev Immunol*. 2012; 30: 95–114.

アナジー：抑制性受容体

Anderson AC, Joller N, Kuchroo VK. Lag-3, Tim-3, and TIGIT: co-inhibitory receptors with specialized functions in immune regulation. *Immunity*. 2016; 44: 989–1004.

Bandyopadhyay S, Soto-Nieves N, Macian F. Transcriptional regulation of T cell tolerance. *Semin Immunol*. 2007; 19: 180–187.

Mueller DL. E3 ubiquitin ligases as T cell anergy factors. *Nat Immunol*. 2004; 5: 883–890.

Okazaki T, Chikuma S, Iwai Y, et al. A rheostat for immune responses: the unique properties of PD-1 and their advantages for clinical application. *Nat Immunol*. 2013; 14: 1212–1218.

Schildberg FA, Klein SR, Freeman GJ, Sharpe AH. Coinhibitory pathways in the B7-CD28 ligand-receptor family. *Immunity*. 2016; 44: 955–972.

Walker LS, Sansom DM. The emerging role of CTLA4 as a cell-extrinsic regulator of T cell responses. *Nat Rev Immunol*. 2011; 11: 852–863.

Wells AD. New insights into the molecular basis of T cell anergy: anergy factors, avoidance sensors, and epigenetic imprinting. *J Immunol*. 2009; 182: 7331–7341.

Zhang Q, Vignali DA. Co-stimulatory and co-inhibitory pathways in autoimmunity. *Immunity*. 2016; 44: 1034–1051.

アポトーシス

Griffith TS, Ferguson TA. Cell death in the maintenance and abrogation of tolerance: the five Ws of dying cells. *Immunity*. 2011; 35: 456–466.

Nagata S. Apoptosis and autoimmune diseases. *Ann N Y Acad Sci*. 2010; 1209: 10–16.

Strasser A, Puthalakath H, O'Reilly LA, Bouillet P. What do we know about the mechanisms of elimination of autoreactive T and B cells and what challenges remain. *Immunol Cell Biol*. 2008; 86: 57–66.

制御性 T 細胞

Bilate AM, Lafaille JJ. Induced CD4+Foxp3+ regulatory T cells in immune tolerance. *Annu Rev Immunol*. 2012; 30: 733–758.

Campbell DJ. Control of Regulatory T cell migration, function, and homeostasis. *J Immunol*. 2015; 195: 2507–2513.

Chaudhry A, Rudensky AY. Control of inflammation by integration of environmental cues by regulatory T cells. *J Clin Invest*. 2013; 123: 939–944.

Gratz IK, Campbell DJ. Organ-specific and memory Treg cells: specificity, development, function, and maintenance. *Front Immunol*. 2014; 5: 333.

Jiang TT, Chaturvedi V, Ertelt JM, et al. Regulatory T cells: new keys for further unlocking the enigma of fetal tolerance and pregnancy complications. *J Immunol*. 2014; 192: 4949–4956.

Josefowicz SZ, Rudensky A. Control of regulatory T cell lineage commitment and maintenance. *Immunity*. 2009; 30: 616–625.

Klatzmann D, Abbas AK. The promise of low-dose interleukin-2 therapy for autoimmune and inflammatory diseases. *Nat Rev Immunol*. 2015; 15: 283–294.

Ohkura N, Kitagawa Y, Sakaguchi S. Development and maintenance of regulatory T cells. *Immunity*. 2013; 38: 414–423.

Overacre AE, Vignali DA. Treg stability: to be or not to be. *Curr Opin Immunol*. 2016; 39: 39–43.

Panduro M, Benoist C, Mathis D. Tissue Tregs. *Annu Rev Immunol*. 2016; 34: 609–633.

Perdigoto AL, Chatenoud L, Bluestone JA, Herold KC. Inducing and administering Tregs to treat human disease. *Front Immunol*. 2015; 6: 654.

Ramsdell F, Ziegler SF. FOXP3 and scurfy: how it all began. *Nat Rev Immunol*. 2014; 14: 343–349.

Sakaguchi S, Miyara M, Costantino CM, Hafler DA. FOXP3+ regulatory T cells in the human immune system. *Nat Rev Immunol*. 2010; 10: 490–500.

Tang Q, Bluestone JA. The Foxp3+ regulatory T cell: a jack of all trades, master of regulation. *Nat Immunol*. 2008; 9: 239–244.

Wing K, Sakaguchi S. Regulatory T cells exert checks and balances on self tolerance and autoimmunity. *Nat Immunol*. 2010; 11: 7–13.

自己免疫疾患の発症のしくみ：一般的特色

Bluestone JA, Bour-Jordan H, Cheng M, Anderson M. T cells in the control of organ-specific autoimmunity. *J Clin Invest*. 2015; 125: 2250–2260.

Goodnow CC. Multistep pathogenesis of autoimmune disease. *Cell*. 2007; 130: 25–35.

Rosen A, Casciola-Rosen L. Autoantigens as partners in initiation and propagation of autoimmune rheumatic diseases. *Annu Rev Immunol*. 2016; 34: 395–420.

Rosenblum MD, Remedios KA, Abbas AK. Mechanisms of human autoimmunity. *J Clin Invest*. 2015; 125: 2228–2233.

Suurmond J, Diamond B. Autoantibodies in systemic autoimmune diseases: specificity and pathogenicity. *J Clin Invest*. 2015; 125: 2194–2202.

自己免疫疾患の発症のしくみ：遺伝的性質

Cheng MH, Anderson MS. Monogenic autoimmunity. *Annu Rev Immunol*. 2012; 30: 393–427.

Gregersen PK, Olsson LM. Recent advances in the genetics of autoimmune disease. *Annu Rev Immunol*. 2009; 27: 363–391.

Lucas CL, Lenardo MJ. Identifying genetic determinants of autoimmunity and immune dysregulation. *Curr Opin Immunol*. 2015; 37: 28–33.

Marson A, Housley WJ, Hafler DA. Genetic basis of autoimmunity. *J Clin Invest*. 2015; 125: 2234–2241.

Pascual V, Chaussabel D, Banchereau J. A genomic approach to human autoimmune diseases. *Annu Rev Immunol*. 2010; 28: 535–571.

Voight BF, Cotsapas C. Human genetics offers an emerging picture of common pathways and mechanisms in autoimmunity. *Curr Opin Immunol*. 2012; 24: 552–557.

Zenewicz LA, Abraham C, Flavell RA, Cho JH. Unraveling the genetics of autoimmunity. *Cell*. 2010; 140: 791–797.

自己免疫疾患の発症のしくみ：環境要因

Belkaid Y, Hand TW. Role of the microbiota in immunity and inflammation. *Cell*. 2014; 157: 121–141.

Chervonsky AV. Influence of microbial environment on autoimmunity. *Nat Immunol*. 2010; 11: 28–35.

Fourneau JM, Bach JM, van Endert PM, Bach JF. The elusive case for a role of mimicry in autoimmune diseases. *Mol Immunol*. 2004; 40: 1095–1102.

Palm NW, de Zoete MR, Flavell RA. Immune-microbiota interactions in health and disease. *Clin Immunol*. 2015; 159: 122–127.

第16章

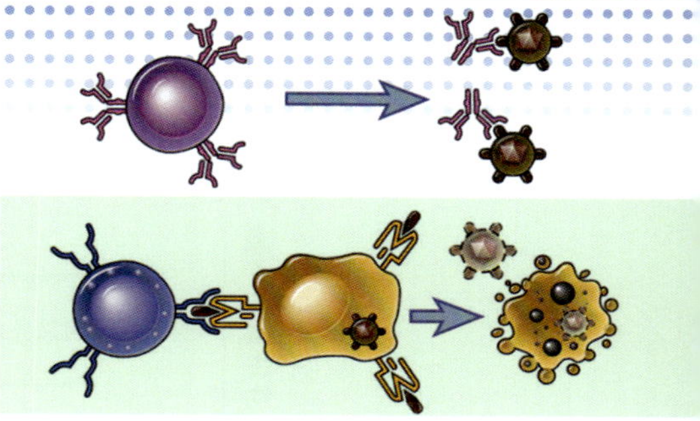

微生物に対する免疫

これまでの章では，感染から生体を守る免疫機能について，微生物に対する反応という視点で免疫応答（immune response）を解説した．本章では，これまでに述べた内容をまとめ，異なる病原性微生物に対してどのようにして免疫（immunity）が機能するのか，また微生物はどのようにして免疫機序を回避し，生体に感染するのか述べたい．

感染症が発症するまでには，生体と病原性微生物の間に複雑なせめぎ合いがある．病原性微生物が生体に感染し発症するに至る重要なイベントとして，生体への付着，組織内への侵入と定着，免疫回避，組織傷害と機能障害が挙げられる．病原性微生物は感染した生体の細胞を破壊したり，毒素を産生して感染部位周辺や離れた場所の細胞組織の機能を障害するなどして，感染症を発症させる．それに加え，病原性微生物は生体の免疫応答を刺激することで病原性微生物が感染した組織だけでなく正常な組織をも傷害し，病気を引き起こす．微生物のもついろいろな特徴が生体への病原性を決め，多様な免疫応答が感染症の病態に影響している．微生物の病原性については本書の扱う範囲を超えているため，言及しない．本書では病原性微生物に対する生体の免疫応答に焦点をあてる．

微生物に対する免疫応答の概要

病原性微生物に対する生体の防御反応は多種多様だが，微生物に対する免疫にはいくつかの重要な特徴がある．

微生物に対する生体の防御は，自然免疫（innate immunity）と獲得免疫（adaptive immunity）のエフェクターシステムによってなされている（図 16.1）．自然免疫系は初期の防御反応を担い，獲得免疫系はより持続した，より強い防御反応を司る．多くの病原性微生物は自然免疫に対する抵抗性を進化させているため，これらの微生物の感染に対しては獲得免疫が重要な役割を担う．獲得免疫では，微生物を殺滅し再感染を防ぐためにたくさんのエフェクター細胞（effector cells）や抗体（antibody）が作り出される．

免疫系（immune system）は感染性微生物と効果的に戦うため，異なる微生物に対してそれぞれ異なった特異的な方法で反応する．病原性微生物を殺滅するには，微生物ごとに異なる機序が必要となるが，獲得免疫系は多様な微生物のそれぞれに対して，最適に対応できるよう進化してきた．多様な CD4 陽性 T 細胞（T lymphocyte）サブセットの形成や多様なクラスの抗体産生に，個々の微生物に特化して対処する獲得免疫系の特徴をよく示している．これらはすでにこれまでの章で解説した．本章では，さまざまに異なった微生物から生体を守る獲得免疫系の重要性について解説する．

微生物が感染した生体の中で生き延び，病原性（pathogenicity）を発揮するには，生体の免疫システムを回避したり，これに抵抗するといった微生物のもつ能力が影響している．後ほど述べるように，微生物はヒトの持つ強力な免疫システムから逃れて生き残る多様な機序を発達させてきた．感染性微生物とこれに対する免疫系は共に進化し，生存をかけて絶えず競い合ってきた．微生物に対する生体の免疫応答と，これに抵抗するために微生物がとる作戦の勝敗が，感染の予後を左右している．

ある微生物は，潜伏感染または持続感染のように免疫応答により感染状態がある程度制御されるが殺滅はされない感染形態を確立している．潜伏感染は種々のウイルス（virus），特にヘルペスウイルスや水痘ウイルスのような DNA ウイルスや細胞内寄生性細菌のもつ特徴である．ウイルスの潜伏感染では，ウイルスの DNA が感染細胞の DNA に組み込まれるが，感染性をもつウイルス粒子は生成されないことがある．結核症など細菌の持続感染では，細菌が感染細胞の食胞内で生存する．このような潜伏感染では，潜伏中の感染性微生物は時に再活性化され自己の複製（増殖）を始めることがある．生体には，このような微生物を殺滅するための免疫系が必要である．もし仮に生体の免疫系が何らかの理由で機能しなくなった場合，再活性化された微生物は著しい症状を呈し，感染症を発症させる．

多くの感染では，組織傷害や症状は感染した微生物そのものが引き起こしているのではなく，感染を受けた生体側の免疫応答が引き起こしている．免疫は生体の生存に不可欠だが，同時に生体を傷害する力も秘めている．

自然免疫系と獲得免疫系の遺伝的欠如や後天的な欠如は感染症への罹患しやすさに影響する．後天的な免疫機能不全（immunodeficiency）は，HIV 感染，炎症性疾患や自己免疫疾患（autoimmune disease），または移植医療における拒絶反応をコントロールするために使われる免疫抑制薬の作用で発生する．まれではあるが，易感染性を呈する遺伝性免疫不全症もたくさん知られている．これらに加え，日常しばしば遭遇するたくさんの感染症も，生体のわずかな免疫不全やまだ解明されていない免疫不全症が原因となっている可能性がある．免疫不全症の詳細については，**第 21 章**で取り上げる．

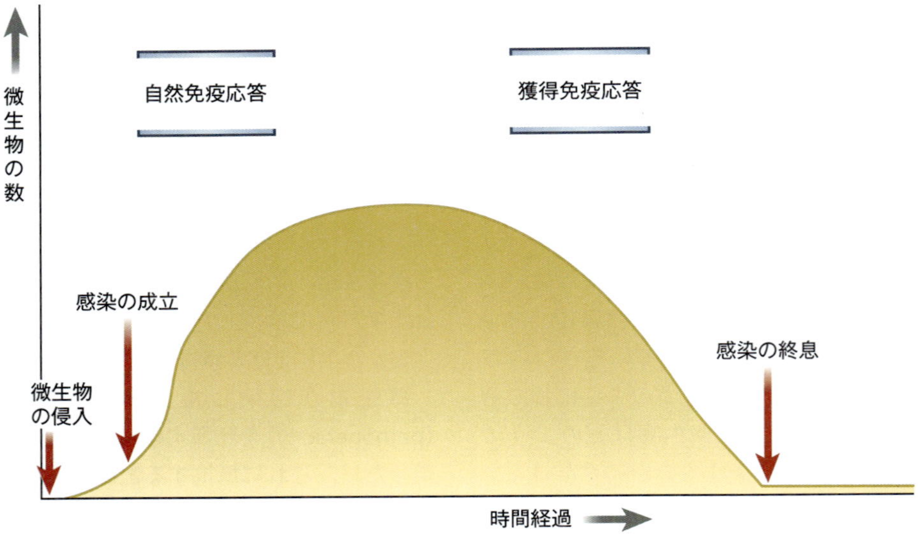

図 16.1 自然免疫と獲得免疫による感染のコントロール

病原性微生物が感染すると，自然免疫応答が微生物の増殖を遅らせるが，除菌できないこともしばしばある．自然免疫に引き続いて惹起される獲得免疫応答が感染した微生物を殺滅し，同時に記憶細胞を残して同じ微生物の再感染に備える．

免疫応答の分析は感染症の臨床診断に役立つ．最も役立つ検査は，特定の病原性微生物に対する血清中の抗体を測定することである．抗体測定は，培養できない微生物や肝細胞に感染する肝炎ウイルスのように生体組織内に感染し容易には近づくことができない微生物の感染を検出するのに重要である．IgM 抗体の存在は最近の感染を示唆し，IgG 抗体のみ検出される場合は過去の感染既往を示唆する．その他にも，結核菌感染に対する皮膚試験（ツベルクリン反応）や，末梢血を微生物の抗原（antigen）で刺激した際に遊離されるサイトカイン（cytokines）（インターフェロン［interferon］-γ：IFN-γ）の遊離試験（これも結核菌［*Mycobacterium tuberculosis*］感染の検出に利用される）など，T 細胞の反応を測定する検査法もある．

本章では，病原性微生物を以下の 5 つのカテゴリーに分け，それぞれに対する免疫応答の特徴を考えてみたい．細胞外寄生性細菌，細胞内寄生性細菌，真菌，ウイルス，原虫（protozoa）と多細胞生物の寄生虫（**表 16.1**，**表 16.4** も参照）である．このような分類は免疫を論じるのには都合がよい．細胞外寄生性細菌と細胞内寄生性細菌は，細菌が生存し分裂増殖する場所の違いを示している．細胞外寄生性細菌も貪食され細胞内に取り込まれるが，これらは食胞内で殺菌されてしまうため細胞内寄生性細菌とは区別される．これらの微生物に対する免疫応答について解説しながら，免疫の多様性（diversity）と，すでに述べたエフェクター細胞としてのリンパ球の重要性について見ていこう．

細胞外寄生性細菌に対する免疫

細胞外寄生性細菌は生体の細胞外，例えば血液中や結合組織の間隙，気道や気管支内腔や消化管内腔などで分裂増殖が可能である．このカテゴリーに属する多くの細菌は病原性をもち，症状の発症には共通する 2 つの機序が知られている．第 1 に，これらの細菌は炎症（inflammation）を惹起し，感染部位の組織を破壊して病原性を発揮する．第 2 に，細菌が毒素を産生し，多様な病原性を発揮する．毒素は古典的には，細菌の細胞壁成分であるエンドトキシン（endotoxin）と，細菌が外部に分泌する外毒素に分類される．しかしこれらの区別は厳密なものではなく，エンドトキシンとよばれる毒素はグラム陰性菌のつくるリポ多糖（lipopolysaccharide：LPS）だけである．LSP は Toll 様受容体-4（TLR4）のリガンドであり，マクロファージ（macrophage）や樹状細胞（dendritic cells），内皮細胞を活性化することは**第 4 章**で述べた．毒素の多くは細胞傷害性だが，その他にもいろいろな機序で病原性を発揮するものである．例えば，ジフテリア毒素は感染細胞でのタンパク質合成を阻害し，コレラ毒素はイオン-H_2O 輸送システムを傷害し，破傷風毒素は神経筋接合部での刺激伝達を阻害し，炭疽菌毒素は感染細胞で生化学的に重要な複数のシグナル伝達経路を阻害し，病原性を発揮する．その他にも，細胞を死滅させることなくその機能を阻害する毒素や，病原性につながるサイトカインの産生を促進する毒素もある．

細胞外寄生性細菌に対する自然免疫

細胞外寄生性細菌に対する自然免疫の基本原理は補体（complement）の活性化，貪食，炎症反応からなる．

- **補体の活性化**．グラム陽性菌の菌体成分であるペプチドグリカンとグラム陰性菌の菌体成分である LPS は，補体活性系の副回路を介して補体を活性化する（**第 13 章**

表 16.1　病原性微生物の例

微生物	ヒトでの感染症	病原性を引き起こす機序
細胞外寄生性細菌		
黄色ブドウ球菌(*Staphylococcus aureus*)	皮膚患部組織感染症，肺化膿症 全身性：トキシックショック症候群 食中毒	皮膚感染症：毒素による急性炎症，孔形成性毒素による細胞死 全身性：(“スーパー抗原”)がT細胞のサイトカイン産生を惹起し，皮膚壊死やショック，下痢を引き起こす
A群β溶連菌(*Streptococcus pyogenes*)	咽頭炎 皮膚感染症：膿痂疹，丹毒，蜂窩織炎 全身性：猩紅熱	種々の毒素による急性炎症(ストレプトリジンOは細胞膜を傷害する)
肺炎球菌(*Streptococcus pneumoniae* [pneumococcus])	肺炎，髄膜炎	細胞壁成分による急性炎症，ニューモリジンはストレプトリジンOに類似
大腸菌(*Escherichia coli*)	尿路感染症，胃腸炎，敗血症性ショック	毒素が小腸上皮からの塩素イオンの分泌を亢進させ水を喪失させる，エンドトキシン(LPS)はマクロファージのサイトカイン放出を刺激
コレラ菌(*Vibrio cholerae*)	下痢(コレラ)	コレラ毒素はGタンパク質サブユニットをADPリボシル化し，小腸上皮内のサイクリックAMPを増加させ塩素イオンの分泌を亢進させ水を失わせる
破傷風菌(*Clostridium tetani*)	テタニー	破傷風毒素は神経筋接合部の運動終板に結合し，不可逆的な筋の収縮を起こす
ジフテリア菌(*Corynebacterium diphtheriae*)	ジフテリア	ジフテリア毒素は伸張因子2をADPリボシル化し，タンパク質新生を阻害する
通性の細胞内寄生性細菌		
結核菌(*Mycobacterium tuberculosis*)	結核症	マクロファージの活性化が肉芽腫性炎症を引き起こし組織を破壊
チフス菌(*Salmonella typhi*)	腸チフス	胃腸炎
髄膜炎菌(*Neisseria meningitidis* [meningococcus])	髄膜炎	強い毒素による急性炎症と全身症状
リステリア菌(*Listeria monocytogenes*)	リステリア症	リステリオリジンが細胞膜を傷害
レジオネラ菌(*Legionella pneumophila*)	在郷軍人病	細胞毒素が細胞を溶解し肺を傷害し炎症を引き起こす
偏性の細胞内寄生性細菌		
らい菌(*Mycobacterium leprae*)	ハンセン病	さまざまな程度の細胞性免疫応答が混在する破壊性肉芽腫性病変
クラミジア(*Chlamydia*)	泌尿生殖器系感染症 眼感染症	急性炎症
リケッチア(*Rickettsia*)	チフス，その他	内皮へ感染し破壊
細胞外寄生性真菌		
カンジダ(*Candida albicans*)	カンジダ症	急性炎症，補体に結合
アスペルギルス(*Aspergillus fumigatus*)	アスペルギルス症	血管内へ侵入し血栓を形成し，虚血壊死や細胞傷害を引き起こす
細胞内寄生性真菌		
ヒストプラズマ(*Histoplasma capsulatum*)	ヒストプラズマ症	肺へ感染し肉芽腫性炎症を引き起こす
ニューモシスチス(*Pneumocystis jiroveci*)	ニューモシスチス肺炎	T細胞性免疫を傷害しマクロファージ機能を低下させ肺胞に炎症を引き起こす
クリプトコッカス(*Cryptococcus neoformans*)	クリプトコッカス症	複数の毒性因子による
ウイルス		
ポリオウイルス	灰白髄炎	宿主のタンパク質合成を阻害(脊髄前角の運動神経を主に傷害)
インフルエンザウイルス	肺炎	宿主のタンパク質合成を阻害(線毛上皮を主に傷害)
狂犬病ウイルス	脳炎	宿主のタンパク質合成を阻害(末梢神経を主に傷害)

つづく

表 16.1 病原性微生物の例（つづき）

微生物	ヒトでの感染症	病原性を引き起こす機序
単純ヘルペスウイルス	種々のヘルペス感染症（皮膚，全身性）	宿主のタンパク質合成を阻害，免疫細胞の機能不全
B型肝炎ウイルス	ウイルス性肝炎	宿主の細胞傷害性T細胞がウイルスに感染した肝細胞を破壊
エプスタイン・バーウイルス	伝染性単核球症，B細胞の新生増殖，リンパ腫	急性感染：細胞融解（Bリンパ球） 潜伏感染：B細胞の新生を刺激
HIV	AIDS	多発：CD4陽性T細胞を破壊，免疫細胞機能を阻害（第20章参照）

いろいろなグループの病原性微生物を，病気を引き起こす機序と共に示す．通性の細胞内寄生性細菌は細胞の中でも外でも生存できるが，偏性の細胞内寄生性細菌は細胞内でしか生存できず，細胞外では増殖できない．寄生生物については**表 16.4** に示す〔この表は Dr. Arlene Sharpe, Department of Pathology, Harvard Medical School and Brigham and Women's Hospital, Boston, Massachusetts の協力の下に編集した〕．
ADP：アデノシン二リン酸（adenosine diphosphate），AIDS：後天性免疫不全症候群（acquired immunodeficiency syndrome），AMP：アデノシン一リン酸（adenosine monophosphate），HIV：ヒト免疫不全ウイルス（human immunodeficiency virus），LPS：リポ多糖（lipopolysaccharide）

参照）．マンノースを菌体表面にもつ細菌では，マンノース結合レクチン（mannose-binding lectin：MBL）が結合し，これがレクチン経路を活性化して補体を活性化する．補体が活性化すると細菌はオプソニン化（opsonization）され，貪食（phagocytosis）されやすくなる．加えて補体の活性化により膜侵襲複合体（membrane attack complex：MAC）が形成され，細菌の細胞壁を傷害することで細菌が溶菌する．特にナイセリア（*Neisseria*）属のように細胞壁の薄い菌に対しては特に有効である．さらに，補体活性に伴う副産物は感染部位への白血球の遊走と活性化を促進し，炎症反応を惹起する．

- **貪食細胞の活性化と炎症．** 貪食細胞（好中球［neutrophil，polymorphonuclear leukocyte：PMN］とマクロファージ）は，感染した細菌を認識するのにマンノース受容体（mannose receptor）やスカベンジャー受容体（scavenger receptors）などの細胞表面の受容体を用いる．また，免疫グロブリンや補体でオプソニン化された細菌をFc受容体（Fc receptor）や補体受容体で認識する．微生物に由来する物質は貪食細胞やその他の免疫細胞のToll様受容体（Toll-like receptors：TRLs）や細胞内のセンサーも活性化する．これらの受容体のいくつかは，微生物の貪食を促進する機能をもつ（マンノース受容体，スカベンジャー受容体）．貪食細胞が貪食した微生物を殺滅する殺菌活性を高める受容体もある（主にTLRs）．さらに，貪食と，貪食細胞の活性化の両方を促す受容体もある（Fc受容体や補体受容体）（**第4章**参照）．加えて，微生物によって活性化された樹状細胞と貪食細胞は，感染部位への白血球の遊走を惹起するサイトカインを分泌する（炎症）．炎症部位に集まった白血球は細菌を貪食し破壊する．細胞外寄生性細菌のほとんどは貪食されると白血球の内部で生き延びることができず殺滅される．
- 自然リンパ球（innate lymphoid cells：ILCs）もこれらの微生物の感染に対する初期の感染防御を担っているようである．3型自然リンパ球（ILC3s）は微生物の感染や細胞の傷害に伴って産生されるサイトカインで活性化され，インターロイキン（interleukins）-17（IL-17），IL-22，顆粒球－単球コロニー刺激因子（GM-CSF）を分泌する．これらのサイトカインは上皮細胞のバリアー機能を強化し，感染部位，特に細菌と真菌による感染巣への白血球の遊走を促進する．

細胞外寄生性細菌に対する獲得免疫

体液性免疫は細胞外寄生性細菌に対する主要な防御免疫であり，感染をブロックし，微生物を排除し，毒素を中和する（**図 16.2A**）．抗体は，細胞外に感染する細菌の細胞壁や毒素に結合する．それらは主にポリサッカライドやタンパク質などである．ポリサッカライドはT細胞非依存的抗原（T-independent antigen）で，抗体は結合するが，T細胞の活性化は惹起されない．そのため，ポリサッカライドに富んだカプセルをもつ細菌に対しては，体液性免疫（humoral immunity）が感染防御の主要な機序となる．このような細菌（例：肺炎球菌［*Streptococcus pneumoniae*］やナイセリア属［*Neisseria* species］など）に対しては，抗体産生やオプソニン化された細菌を貪食細胞が除去する場として，脾臓（spleen）が重要な役割を担う．外傷や血液疾患により脾臓を摘出することは，これらの細菌による感染症の重症化を招く危険因子となる．細菌内に存在する，または細菌から分泌されるタンパク質抗原は，より強い細胞性免疫応答（cell-mediated immunity：CMI）を惹起し，より強い効果をもった抗体の産生を促進する．抗体が感染症で効果を発揮する機序としては，中和，オプソニン化，貪食，それに古典的回路を介した補体の活性化がある（**第13章**参照）．中和は高親和性（affinity）IgGやIgM，IgAによって引き起こされ，なかでもIgAは粘膜表面の免疫を担う．オプソニン化はIgGのなかでもIgG1とIgG3サブセットによって引き起こされる．補体の活性化はIgMとIgG1，IgG3によって惹起される．

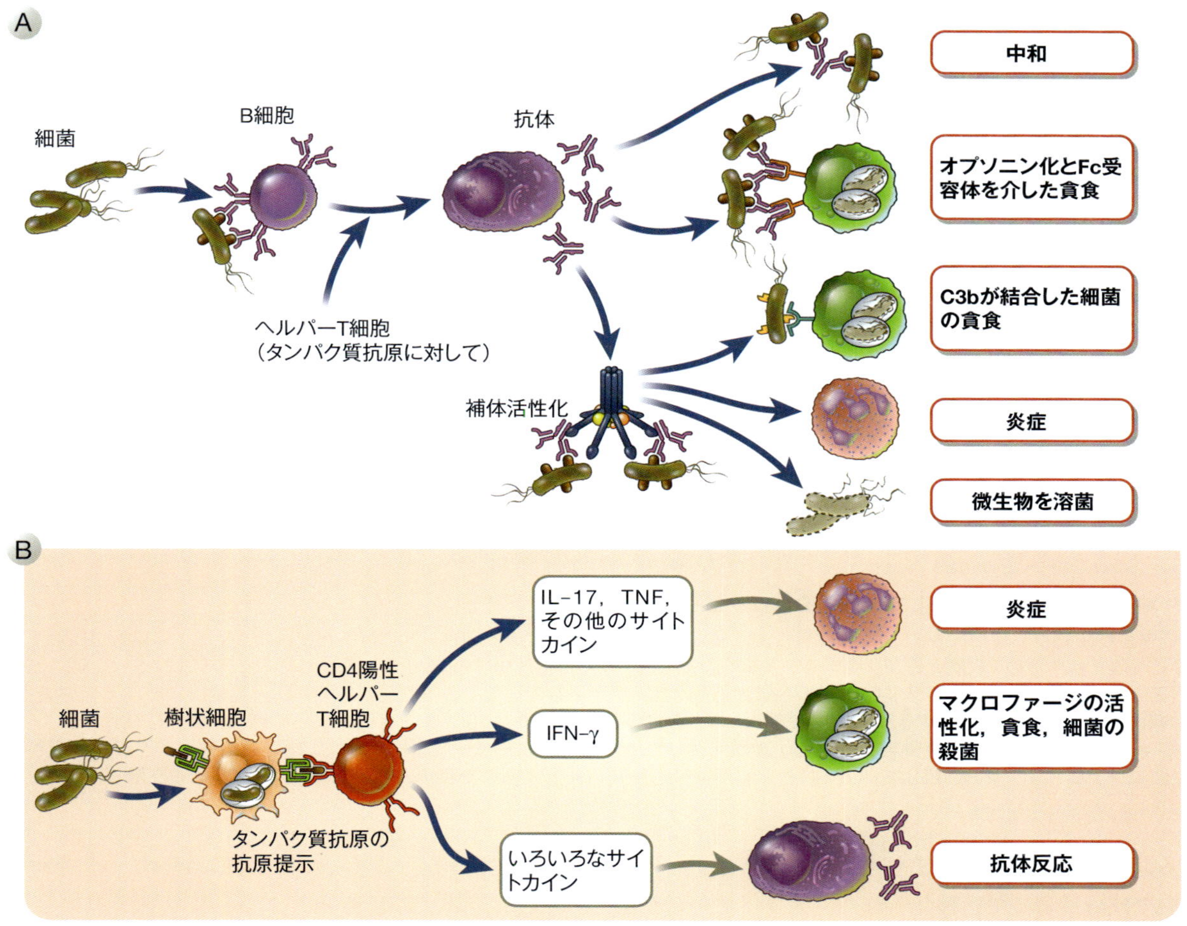

図 16.2　細胞外の微生物に対する獲得免疫応答

細菌などの細胞外に寄生する微生物やこれらが産生した毒素に対する獲得免疫応答は，抗体の産生(A)と，放出されたサイトカインを介するCD4 陽性ヘルパー T 細胞の活性化(B)から成り立っている．抗体はいろいろな機序で細菌や毒素を中和し，殺滅する．ヘルパー T 細胞は炎症反応やマクロファージの活性化，B 細胞の応答などを惹起するサイトカインを産生する．

細胞外寄生性細菌のタンパク質抗原は CD4 陽性ヘルパー T 細胞を活性化し，活性化された CD4 陽性ヘルパー T 細胞はサイトカインを産生するとともに，感染局所での炎症を惹起し，マクロファージや好中球の貪食能や殺菌活性を高め，抗体の産生も促す(**図 16.2B** 参照)．細菌によって引き起こされた Th17 細胞(Th17 cells)の細胞応答により，好中球と単球(monocyte)は感染部位へ遊走し，局所での炎症反応が促進される．遺伝的に Th17 細胞の分化が起こらない患者や IL-17 が失活する自己抗体を産生する自己免疫疾患の患者は，細菌や真菌に感染しやすく，皮膚に多数の膿瘍が形成される．ある細菌は Th17 細胞だけでなく Th1 細胞(Th1 cells)も活性化し，これらの細胞により産生された IFN-γ は貪食された微生物を破壊するが，Th1 細胞の反応は細胞内寄生性細菌に対する感染防御でより重要な役割を果たす．

細胞外寄生性細菌への免疫応答が引き起こす組織傷害

細胞外寄生性細菌への免疫応答に伴う健常組織の傷害の原因は，炎症と敗血症である．感染性微生物を殺滅する好中球とマクロファージの反応は局所で活性酸素種(reactive oxygen species：ROS)やリソソーム酵素の産生を引き起こし，正常な組織も傷害してしまう．これらの炎症反応は，通常は自然治癒し，うまく制御されている．細菌に反応して白血球が産生したサイトカインは，急性期タンパク質(acute-phase proteins)の産生を促進し，感染に伴う全身症状を引き起こす(**第 4 章**参照)．**敗血症**(sepsis)はある種のグラム陰性菌やグラム陽性菌(と真菌)によって引き起こされた重症感染症の病的な病態で，原因となった微生物やこれに由来する物質が血液中に存在する状況である．この状態では組織の灌流や凝固，代謝，臓器機能を損なう全身性の障害が引き起こされる．敗血症性ショック(septic shock)は最も重症でしばしば死に至る病態の敗血症で，循環不全(shock)と播種性汎血管内凝固が特徴である．細

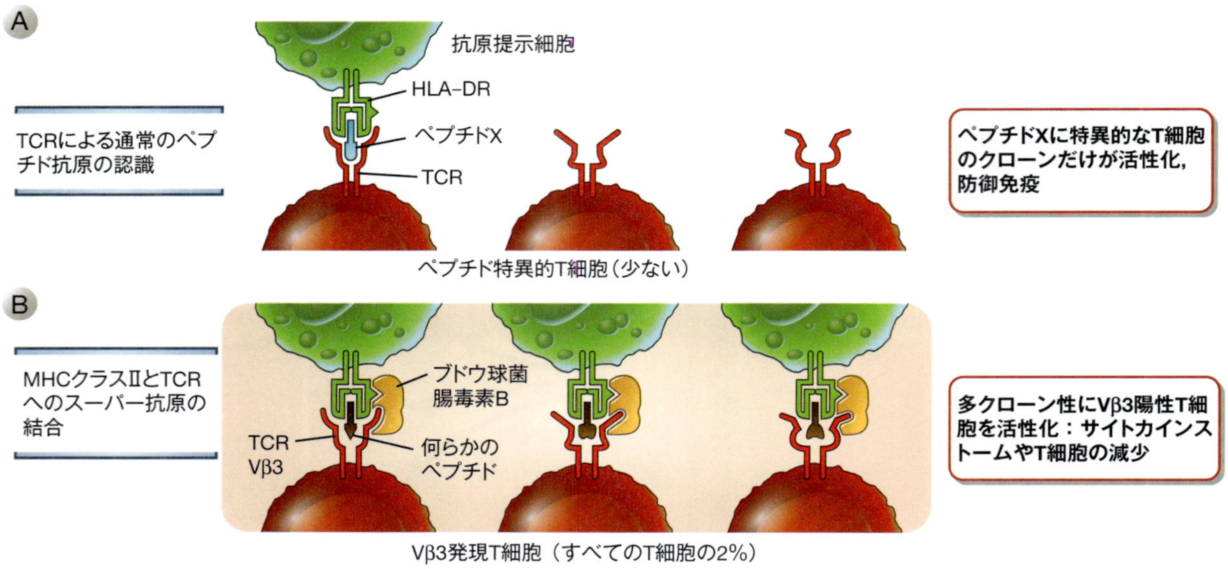

図 16.3 細菌のスーパー抗原による T 細胞のポリクローナルな活性化

(A)通常の微生物由来の T 細胞抗原は，主要組織適合遺伝子複合体分子上のペプチド結合裂孔に微生物由来のペプチドが結合した形で提示され，生体内のごく限られた数のT細胞のみが認識する．抗原を認識したT細胞は活性化され，微生物から生体を守るエフェクターT細胞となる．(B)一方で，スーパー抗原は MHC クラスⅡのペプチド結合裂孔の外側と，多数の異なる T 細胞受容体の β 鎖可変領域(Vβ)に T 細胞受容体のもつペプチド特異性とは無関係に結合する．さまざまなスーパー抗原が，さまざまな Vβ ファミリー由来の T 細胞受容体に結合する．多くの T 細胞が Vβ ファミリーの特定の T 細胞受容体 β 鎖を 1 種類発現しているため，スーパー抗原は多数の T 細胞を活性化することができる．図は，ブドウ球菌エンテロトキシン B(SEB)が HLA-DR と Vβ3 ファミリーに属する T 細胞受容体の可変領域に結合する様子を示している．

菌による敗血症の初期は，LPS やペプチドグリカンなど細菌の細胞壁成分によって活性化されたマクロファージが産生したサイトカインによって引き起こされる．腫瘍壊死因子(TNF)，IL–6，IL–1 は敗血症を引き起こす原因となるサイトカインで，IFN–γ と IL–12 も関与している(**第 4 章**参照)．初期に大量のサイトカインが放出される病態は，しばしばサイトカインの嵐(cytokine storm)とよばれる．LPS により引き起こされる敗血症では，非典型的なインフラマゾームの活性化が発症に重要な役割を果たす(**第 4 章**参照)．

ある種の細菌毒素は，T 細胞受容体(T cell receptor：TCR)Vβ ファミリーを発現するすべての T 細胞を活性化する．このような毒素は**スーパー抗原**(superantigen)とよばれる．なぜなら，それらの毒素は T 細胞が認識する典型的な抗原と同じように T 細胞受容体と主要組織適合遺伝子複合体分子クラス Ⅱ(class Ⅱ major histocompatibility complex molecule：MHC)(ペプチド結合溝[peptide–binding cleft]ではない部位)に結合するが，通常の抗原が活性化する T 細胞の数と比べると非常に多くの，異なるクローン(clone)の T 細胞を同時に活性化することができるからである(**図 16.3**)．スーパー抗原は，多数の T 細胞を活性化し，産生された大量のサイトカインによる全身性の炎症性症候群を引き起こすため，重要である．

細菌感染に対する体液性免疫が引き起こす後期の合併症として，病気の原因となる抗体の産生が挙げられる．最もよい例は，咽頭や皮膚の連鎖球菌感染後に発症する 2 つの続発症である．これらは感染がコントロールされた後，数週間から数ヵ月して発生する．リウマチ熱は咽頭への A 群 β 溶血性連鎖球菌感染に続発する．感染により溶連菌の細胞壁タンパク質に対して抗体が産生される．この抗体のあるものは，心筋細胞のタンパク質にも反応してしまい，心臓に抗体が結合することで炎症が惹起される(心筋炎)．溶連菌感染後の糸球体腎炎は，“腎炎惹起性” の A 群 β 溶血性連鎖球菌が皮膚や咽頭に感染した後に発生する．この溶連菌に対する抗体は菌体成分と結合して複合体となり，腎糸球体に沈着し，糸球体腎炎(glomerulonephritis)を発症させる可能性がある．

細胞外寄生性細菌による免疫回避

細胞外寄生性細菌の病原性は，自然免疫から逃れる機序をいくつもっているかによる(**表 16.2**)．ポリサッカライドに富むカプセルをもつ細菌は，貪食されにくく，そのためカプセルをもたない菌株よりも病原性が強い．病原性の高いグラム陽性菌やグラム陰性菌のカプセルは，副経路による補体活性化を抑制するシアル酸残基を含んでいる．

細菌が体液性免疫から逃れる機序の 1 つは，細胞表面の抗原の多様性にある(**図 16.4**)．淋菌や大腸菌などの細菌に発現しているある種の表面抗原は，感染する標的細胞への接着に重要な線毛に発現している．線毛の主な抗原タンパク質はピリン(pilin)とよばれている．淋菌では，ピリンの遺伝子は遺伝子変換が起きやすく，1 個体の子孫では

表 16.2　細菌による免疫回避の機序

免疫回避の機序	例
細胞外に感染する細菌	
抗原性を変化させる	淋菌(*Neisseria gonorrhoeae*), 大腸菌(*Escherichia coli*), ネズミチフス菌(*Salmonella typhimurium*)
補体の活性化を抑制する	多くの細菌
貪食に対する抵抗性をもつ	肺炎球菌(Pneumococcus), 髄膜炎菌(*Neisseria meningitidis*)
活性酸素を除去	カタラーゼ産生菌(ブドウ球菌など多数)
細胞内寄生性細菌	
食胞とリソソームの融合を阻害	結核菌(*Mycobacterium tuberculosis*), レジオネラ菌(*Legionella pneumophila*)
活性酸素や活性窒素を不活性化	ライ菌(*Mycobacterium leprae*) (フェノール糖脂質)
食胞膜を破壊し細胞質へ逃避	リステリア菌(*Listeria monocytogenes*) (溶血毒素タンパク質)

10^6 もの異なる抗原性をもつピリンタンパク質が産生されうる．この抗原性を変化させる能力は，淋菌が標的細胞に対してより接着しやすい線毛を得るのに都合がよく，結果として淋菌の病原性も強まるわけだが，抗原性の変化は淋菌がピリンに特異的な抗体による攻撃から逃れるのにも都合がよい．またグリコシダーゼの産生を変化させることで，菌体表面の LPS やポリサッカライドを化学的に変化させ，細菌はこれらの抗原物質に対する体液性免疫から逃れることが可能となる．細菌は菌体表面の抗原を細胞膜の小胞として周囲に遊離させており，この小疱は抗体が細菌の周辺に近寄れなくするのに役立っていると思われる．

細胞内寄生性細菌に対する免疫

通性細胞内寄生性細菌の特徴は，貪食後も細胞の内部で殺滅されずに生き延び，分裂増殖さえできる能力にある．これらの微生物は血中の抗体が結合できない場所にいるた

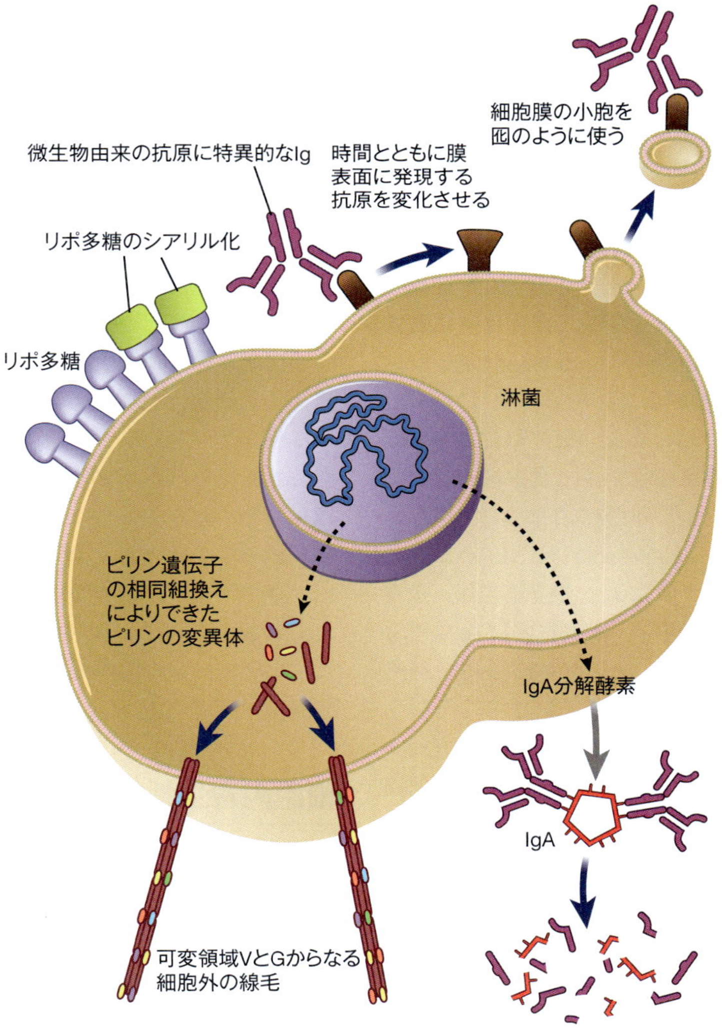

図 16.4　細菌による免疫回避の機序

ナイセリア(*Neisseria*)属の細菌が体液性免疫から逃れる数々の方法を示す．

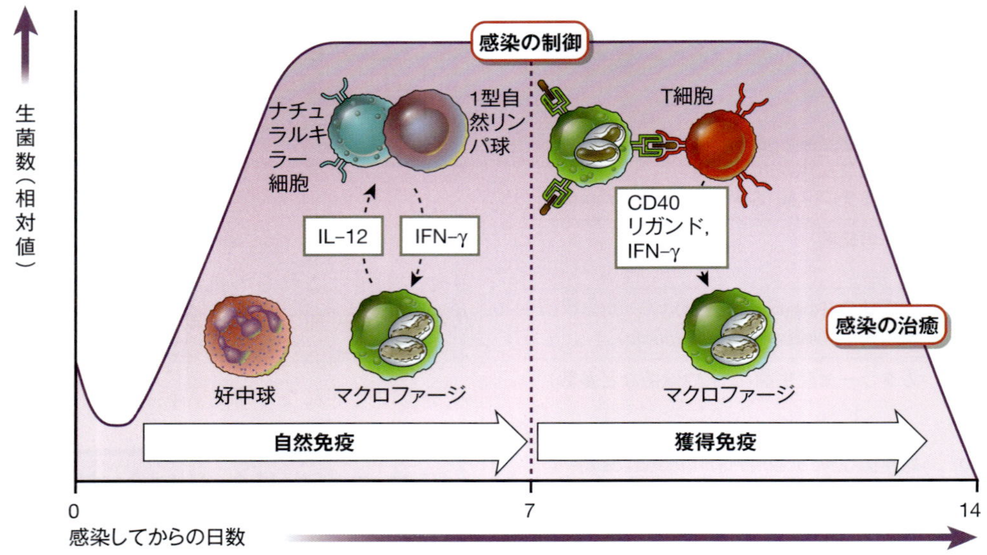

図 16.5 細胞内寄生性細菌に対する自然免疫と獲得免疫

細胞内寄生性細菌に対する自然免疫応答は貪食細胞とナチュラルキラー細胞からなり，サイトカイン(IL-12 と IFN-γ)の作用によってお互いに影響を与え合っている．これらの微生物に対する典型的な獲得免疫応答は細胞性免疫で，T 細胞が貪食細胞を活性化し微生物を殺滅させる．自然免疫は細菌の増殖を抑えることが可能だが細菌を殺滅するには獲得免疫が必要となる．これらの原理の大部分はリステリア菌(*Listeria monocytogenes*)をマウスに感染させる実験モデルの分析から判明した．Y 軸方向に示される細菌数は，感染させたマウスの組織から培養される細菌のコロニー数を示す．

め，殺滅するためには細胞性免疫が必要となる(**図 16.5**)．しかし，細胞内寄生性細菌に対する生体の免疫応答は，細菌だけでなく，しばしば正常組織も傷害してしまう．

細胞内寄生性細菌に対する自然免疫

細胞内寄生性細菌に対する自然免疫系の反応は主に貪食細胞とナチュラルキラー細胞(natural killer cells：NK cells)によってなされる． 貪食細胞は，感染初期は好中球，後期にはマクロファージが中心となり，細菌を貪食し破壊しようとする．しかし細胞内寄生性細菌は貪食細胞内での分解に抵抗性である．これらの細菌に由来する物質は，TLRs や NOD 様受容体(NOD-like receptors：NLRs)ファミリーに属する細胞質内タンパク質によって認識され，貪食細胞が活性化される(**第 4 章参照**)．細胞質内に存在する細菌由来の DNA は，STING(Stimulator of IFN Genes)経路を介してⅠ型のインターフェロン反応を惹起する．

細胞内寄生性細菌が感染した細胞の表面にはナチュラルキラー細胞活性化リガンドが発現しナチュラルキラー細胞を活性化する．また細胞内寄生性細菌は樹状細胞を活性化し，さらにマクロファージではナチュラルキラー細胞活性化サイトカインの IL-12 と IL-15 の産生が促進し，ともにナチュラルキラー細胞を活性化する．活性化したナチュラルキラー細胞は IFN-γ を産生し，これがマクロファージを活性化し貪食した細菌の殺滅を促す．このようにして，ナチュラルキラー細胞はこれらの細胞内寄生性細菌の感染に対して，獲得免疫か発動する前の初期の免疫防御を担っている．実際に，T 細胞と B 細胞(B lymphocyte)を両方とも欠損した重症複合型免疫不全症(severe combined immunodeficiency：SCID)のマウスに細胞内寄生性細菌(intracellular bacterium)のリステリア菌(*Listeria monocytogenes*)を感染させると，ナチュラルキラー細胞が IFN-γ を産生することで一時的に感染はコントロールされる．しかし，自然免疫系のみでは感染を治癒させることができず，この細菌を完全に殺滅するには獲得免疫，特に細胞性免疫が必要となる．

1 型自然リンパ球も細胞内寄生性細菌感染に対して防護的に働く．これらの細胞非傷害性の T-bet 発現細胞は，自然免疫系の反応のなかで他の細胞が産生した IL-12 や IL-15，IL-18 に反応して IFN-γ と TNF を産生し，その結果マクロファージが活性化され細胞内寄生性細菌の排除を促している．自然リンパ球は組織内に常在しているため，これらの免疫細胞が組織内への細菌感染に対する初期の防御免疫を担っている．

細胞内寄生性細菌に対する獲得免疫

細胞内寄生性細菌に対する主要な防御免疫応答は T 細胞が貪食細胞を呼び寄せ，活性化することでなされる(細胞性免疫)． AIDS 患者のように細胞性免疫が欠損した患者では，細胞内寄生性細菌(真菌やウイルスも同様だが)に感染しやすくなる．細胞性免疫に関する重要な知見の多くが，細胞内寄生性細菌のリステリア菌に対するマウスの免疫応答の研究によって 1950 年代に明らかにされた．このタイプの免疫は，感染した動物のリンパ球を用いて感染していない動物へ養子移入することができるが，血清では養子移入することはできない(**図 10.3** 参照).

第 10 章と**第 11 章**で述べたように，T 細胞は 2 つの様式の免疫応答により感染防御を行う．CD4 陽性 T 細胞は CD40 リガンドと IFN-γ を介して貪食細胞を活性化し，貪食された微生物や貪食細胞のファゴリソソーム内部で生存する微生物を殺滅する．また，CD8 陽性細胞傷害性 T 細胞(cytotoxic[cytolytic] T lymphocyte：CTL)は感染を受けた細胞そのものを破壊することで，貪食細胞による殺菌の機序から逃れた微生物を殺滅する．CD4 陽性 T 細胞は，マクロファージや樹状細胞の産生する IL-12 の影響下に Th1 エフェクター細胞へと分化する．T 細胞は CD40 リガンドを発現し，IFN-γ を分泌し，この 2 つの物質の刺激により活性化されたマクロファージが一酸化窒素(nitric oxide)やリソソーム酵素，活性酸素などの殺菌活性をもつさまざまな物質を産生する．細胞内寄生性細菌への免疫応答における IL-12 と IFN-γ の重要性は，実験モデルや先天性の免疫不全症候群の症例で示されている．例えば，IL-12 と IFN-γ の受容体が遺伝的に変異している患者は，非結核性抗酸菌に感染しやすくなることが知られている(**第 21 章**参照).

結核菌などの細胞内寄生性細菌に対する免疫防御の場面では，IFN-γ 以外にも多数のサイトカインが重要な役割を担う．活性化マクロファージやその他の細胞からも産生される TNF は，単核性貪食細胞(mononuclear phagocytes)を活性化し，抗酸菌と戦わせる．TNF 阻害薬で治療を受けている関節リウマチ(rheumatoid arthritis)などの自己免疫疾患患者が抗酸菌感染症に罹患しやすいのは，このためである．

貪食細胞に貪食され分解された細菌由来の抗原がファゴソーム(phagosome)内から貪食細胞の細胞質内へ移送されたり，貪食された細菌がファゴソームから細胞質内へ侵入すると，CD8 陽性 T 細胞による免疫応答が刺激される．細胞質内の細菌に対しては，貪食細胞による殺滅は望めないため，このような場所にいる細菌を除去するには，感染細胞自体を細胞傷害性 T 細胞で破壊する必要がある．こうして，細胞性免疫のエフェクター細胞である CD4 陽性 T 細胞は，マクロファージと CD8 陽性細胞傷害性 T 細胞を活性化し，共同して細胞内寄生性細菌に対する免疫防御を行う(**図 16.6**).

細胞内寄生性細菌により活性化されたマクロファージは，正常組織も傷害することがある．この傷害は，細菌由

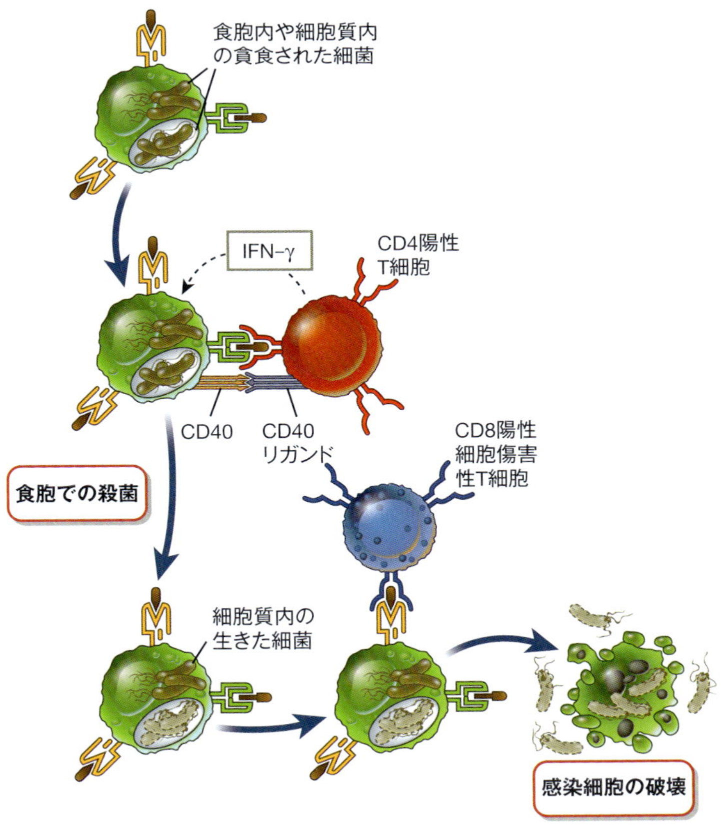

図 16.6　細胞内寄生性細菌に対する防御における CD4 陽性 T 細胞と CD8 陽性 T 細胞の共同作業
リステリア菌のような細胞内寄生性細菌は，マクロファージに貪食されるが，食胞内で殺菌されず生き残り，細胞質内へ逃避する．CD4 陽性 T 細胞は，このような細胞内寄生性細菌に由来しクラスⅡ主要組織適合遺伝子複合体で提示されたペプチド抗原に反応する．これらの CD4 陽性 T 細胞は IFN-γ を産生し CD40 リガンドを発現することでマクロファージを活性化し，食胞内の微生物を破壊する．CD8 陽性 T 細胞は細胞質内の抗原に由来しクラスⅠ主要組織適合遺伝子複合体で提示されたペプチド抗原に反応し，感染細胞を破壊する．

来の抗原物質に対する遅延型過敏反応(DTH)である可能性もある(**第19章参照**).細胞内寄生性細菌は貪食細胞内で生き残ることができるよう進化してきたため，長い期間にわたり細胞内で生存し，慢性的にT細胞やマクロファージを活性化し，その結果としてこの微生物を取り囲むように肉芽腫(granuloma)が形成される(**図19.8**参照).ある種の細胞内寄生性細菌による感染症の組織学的な特徴は，肉芽腫性の炎症である．このタイプの炎症反応は，感染した微生物をその場に留めおき，周辺に広がるのを防ぐが，組織の壊死や線維化を引き起こし，機能的な障害につながることもある．実際に，結核症では肉芽腫性炎症に伴う壊死性肉芽腫や線維化(瘢痕化)が正常組織を傷害し臨床症状を引き起こす．結核菌に感染してしばらく時間が経過すると，皮膚へ結核菌由来の抗原試薬(結核菌に由来する精製タンパク質[PPD])を曝露させることでDTH反応が引き起こされる．この現象は，結核菌への過去の感染既往を調べる皮膚試験の基本な原理となっている．

細胞内寄生性細菌に対するT細胞の反応は個々の生体で異なり，この違いが感染症の進行や臨床的な予後を左右する．らい菌(*Mycobacterium leprae*)感染により引き起こされるハンセン病は，感染によるT細胞の反応と臨床的な予後の関係を説明するよい例である．ハンセン病には2つの病型がある．1つはらい腫型ハンセン病で，もう1つは類結核型ハンセン病である．ただし多くの患者はこれらが混在した病型を呈する．らい腫型ハンセン病では，らい菌に対して高い抗体価を有するが，細胞性の反応に乏しい．らい菌は貪食されたマクロファージの内部で増殖し，病変部位から非常に多く検出される．らい菌の増殖と，この菌がマクロファージを弱く持続的に活性化することで，皮膚やその深部組織を破壊する病変が形成される．一方，類結核型ハンセン病はらい菌に対する細胞性免疫が強く，しかし抗体価は低い．この型の免疫応答では，神経周囲に肉芽腫性病変を形成し末梢の感覚神経を傷害するため外傷性の皮膚病変ができやすいが，病変部位には菌はわずかしか存在しない．同じらい菌によりこのような2つの異なった病型が引き起こされる理由の1つとして，個人個人でT細胞の分化の仕方が異なり，そのため産生されるサイトカインもさまざまに異なっている可能性が考えられる．これまでの研究により，類結核型ハンセン病の患者ではIFN-γとIL-2(Th1細胞を活性化する)が病変部位で産生されるが，らい腫型ハンセン病の患者ではIFN-γの産生が少なく，そのために細胞性免疫応答が弱く，らい菌の広がりを制御できない可能性が示唆されている．Th1細胞に由来する，またはTh2細胞(Th2 cells)に由来するサイトカインが細胞内寄生性細菌による感染症の予後に及ぼす影響は，原虫のリューシュマニア(*Leishmania major*)を近交系マウスに感染させる実験で明らかにされている(後に本章でも解説する)．

細胞内寄生性細菌による免疫回避

細胞内寄生性細菌は貪食細胞による殺滅から逃れるために，たくさんの戦略を発展させてきた(**表16.2**参照)．食胞とリソソームの融合を妨害する作戦や食胞内から細胞質内へ逃避する作戦により貪食細胞がリソソーム(lysosome)で殺菌する殺滅機序から逃れたり，活性酸素などの殺菌性の物質を直接除去したり不活性化したりする．これらの細胞内寄生性細菌による感染症の予後は，T細胞性に活性化されたマクロファージによる免疫応答が優勢なのか，それとも細胞内寄生性細菌の抵抗力が優勢なのかに左右される．これらの細菌は，貪食細胞に殺滅されにくいため，何年も続く慢性感染の状態となり，いったん治ってもしばしば再増悪し，完全に菌を体内から排除することが困難である．

真菌に対する免疫

真菌感染症は，真菌症ともよばれ，感染症や死亡の原因として重要である．ある真菌感染症は風土病的で，その地域の環境中にいる真菌の胞子がヒトの体内に侵入して発生する．またある真菌感染症はいわば日和見的に感染し，健常者には軽いか，まったく症状を呈さない程度であるが，免疫不全状態の者には重篤な症状を呈する．免疫不全は，真菌感染症に罹患する可能性を高くする臨床上重大な危険因子である．骨髄(bone marrow)機能が抑制されたり傷害されたりして好中球が減少した患者はこのような真菌感染症をしばしば発症する．真菌による日和見感染症はHIV感染や抗腫瘍薬による治療，移植後の拒絶反応などによる免疫不全状態とも関係する．無治療のAIDS患者にとって，真菌による重篤な日和見感染症はニューモシスチス(*Pneumocystis jiroveci*)肺炎だが，その他にもたくさんの真菌が免疫不全患者の罹患率や死亡率に影響を与えている．

いろいろな種類の真菌がヒトに感染するが，細胞外組織と貪食細胞内の両方に感染することがある．そのため，これらの真菌に対する免疫応答は，しばしば細胞外と細胞内の両方の微生物に対するものとなる．しかし，細菌やウイルスの感染に対する免疫応答と比較すると，真菌に対する免疫は十分には解明されていない．その理由は，真菌症の動物モデルが少ないことや，これらの感染症が免疫応答に問題のある患者に発生するためである．

真菌に対する自然免疫と獲得免疫

真菌に対する自然免疫系で活躍する免疫細胞は，好中球とマクロファージ，自然リンパ球である(**図16.7**)．好中球減少症の患者は，真菌による日和見感染症に罹患しやすい．

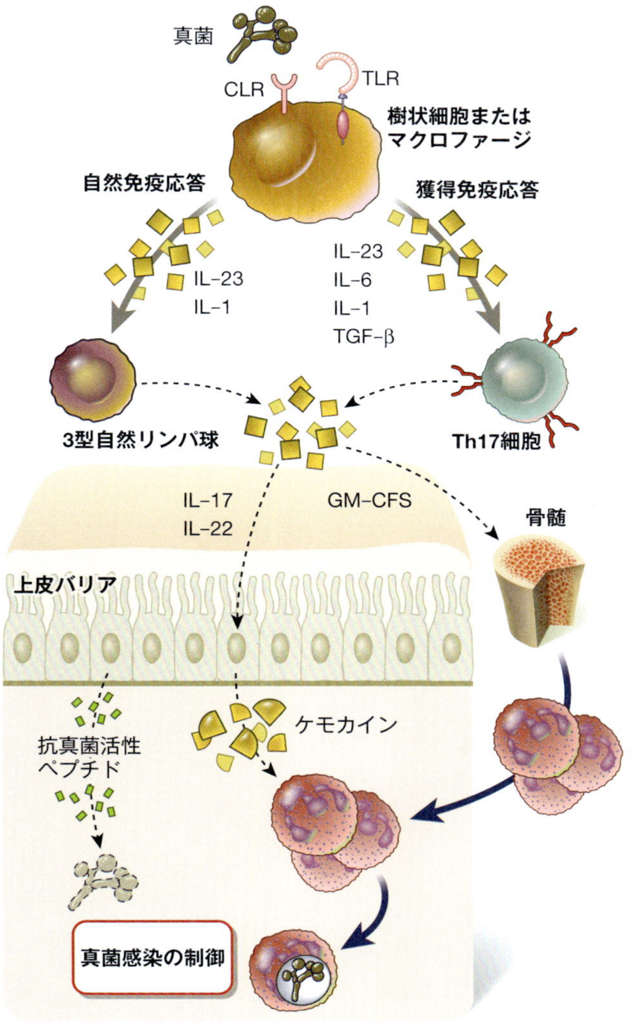

図 16.7　真菌感染に対する防御での自然免疫と Th17 細胞の役割

樹状細胞とマクロファージ（図示せず）は真菌のグルカンを認識し，サイトカインを遊離し，組織内の 3 型自然リンパ球（ILC3）に IL-17 などを放出させる．これにより好中球が動員され真菌感染から防御するための抗菌ペプチドの産生が促進される．樹状細胞とマクロファージからのサイトカインは直接好中球を動員している可能性もある．樹状細胞は流入域のリンパ節内にいる真菌抗原特異的 CD4 陽性ナイーブ T 細胞を Th17 細胞へと分化させ，分化した Th17 細胞は感染巣へと遊走する．ILCs（とおそらくは Th17 細胞）によって産生された顆粒球－単球コロニー刺激因子（GM-CSF）は好中球の動員に役立っている可能性がある．

CLR：C 型レクチン受容体（デクチン-1 など）（C-type lectin receptor），TLR：Toll 様受容体（Toll-like receptor）

マクロファージや樹状細胞は TLRs や，**デクチン**（dectins）と命名された真菌表面の β- グルカンを認識するレクチン様受容体で真菌の存在を検知する（**第 4 章**参照）．マクロファージや樹状細胞は好中球を直接呼び寄せて活性化するサイトカインを放出したり，組織中の自然リンパ球を活性化させることで好中球を呼び寄せて活性化したりする．おそらく好中球は活性酸素やリソソーム酵素などの抗真菌物質を遊離したり，細胞内で直接真菌を殺滅するために貪食したりする．クリプトコックス（*Cryptococcus neoformans*）の病原性株はマクロファージによる TNF や IL-12 等のサイトカイン産生を阻害し，IL-10 の産生を促進し，マクロファージの活性化を妨害する．

細胞性免疫は細胞内寄生性真菌に対する獲得免疫の中心を担っている．感染したマクロファージの内部で生存する通性の細胞内寄生性真菌ヒストプラズマ（*Histoplasma capsulatum*）は，細胞内寄生性細菌に対する殺菌機序と同じ機序で殺滅される．クリプトコッカスに対しては CD4 陽性 T 細胞と CD8 陽性 T 細胞が協力して殺滅にあたるが，免疫不全患者では酵母型のクリプトコックスが肺と脳に定着しやすい．ニューモシスチスも細胞内寄生性真菌だが，細胞性免疫の欠損した患者では重篤な感染症を引き起こす．細胞内寄生性真菌は一部 T-bet を発現した 1 型自然リンパ球（ILC1）による免疫応答で除菌され，細胞外寄生性真菌は 3 型自然リンパ球（ILC3）による免疫応答を活性化し，除菌される．

細胞外に感染する真菌の多くは Th17 細胞を強く活性化し，この反応の一部は真菌のグルカンがデクチン 1（dectin-1）に結合し樹状細胞が活性化することで引き起こされる（**図 16.7** 参照）．レクチン様受容体を介して活性化された樹状細胞は，Th17 誘導性のサイトカインである IL-1 や IL-6，IL-23 等を産生する（**第 10 章**参照）．Th17 細胞は炎症を惹起し，感染部位に動員された好中球や単核球が真菌を破壊する．Th17 細胞による反応が欠如すると，慢性的な皮膚粘膜のカンジダ感染症を発症しやすくなる（**第 21 章**参照）．Th1 細胞による免疫応答はヒストプラズマ症のような細胞内寄生性真菌感染症に対する抵抗力となるが，この反応は肉芽腫性炎症を引き起こし，正常組織を傷害することにもなる．真菌は特異的抗体の産生も引き起こし，この抗体も感染防御に役立っていると思われる．

ウイルスに対する免疫

ウイルスは感染した宿主細胞が自らの核酸やタンパク質を新生するためにもつ細胞内小器官を用いて自己を複製する細胞内小生命体である．ウイルスは，細胞表面の受容体に接着し，エンドサイトーシスにより細胞内に取り込まれる形で，いろいろな細胞に感染する．ウイルスはさまざまな機序で組織傷害や病気を引き起こす．ウイルスの複製は感染した細胞のタンパク質合成や正常な細胞機能を妨害し，傷害し，最終的には細胞死に至らしめる．これはウイルスによる細胞変性作用の 1 つで，感染細胞は破壊され溶解するため，ウイルス感染とはいわば細胞溶解性の感染である．ウイルスは組織を傷害する炎症反応を引き起こすが，不顕性感染も引き起こす．

ウイルスに対する自然免疫応答と獲得免疫応答は，感染をくい止め，感染した細胞を殺滅するためにある（**図 16.8**）．

ウイルスに対する自然免疫

ウイルスに対する自然免疫系の基本的な機序は，Ⅰ型インターフェロンによるウイルス感染の阻害と，ナチュラルキラー細胞による感染細胞の殺滅である．多くのウイルス感染症では，感染を受けた細胞や樹状細胞，特に形質細胞様の樹状細胞がウイルス産物に反応してⅠ型インターフェロン(IFNs)を産生する(**第4章**参照)．いろいろな生化学的な経路がIFN産生の引き金となっている．IFNの産生はウイルスのRNAやDNAをエンドソームのTLRsが認識することや，これらのRNAやDNAが細胞質内のRIG様受容体(RIG-like receptors)を活性化したり，STING経路を活性化したりして引き起こされる．これらの経路はともにタンパク質キナーゼの活性化につながり，活性化されたタンパク質キナーゼがIRF転写因子を活性化することでIFN遺伝子の転写が促進される．Ⅰ型IFNsは，感染細胞と非感染細胞の両方に作用し，ウイルスの複製を阻害する．これらのサイトカインがウイルスの複製を阻害する機序は**第4章**で述べたとおりである(**図4.18**参照)．

ナチュラルキラー細胞はウイルスに感染した細胞を殺滅するが，これはウイルスに感染して，まだ獲得免疫が完成していない初期の免疫防御機序として重要である．ウイルスが感染した細胞では，ウイルスが細胞傷害性T細胞の攻撃から逃れるために，しばしばMHCクラスⅠの発現を阻害してしまう．こうしてMHCクラスⅠが発現しなくなったウイルス感染細胞に対しては，ナチュラルキラー細

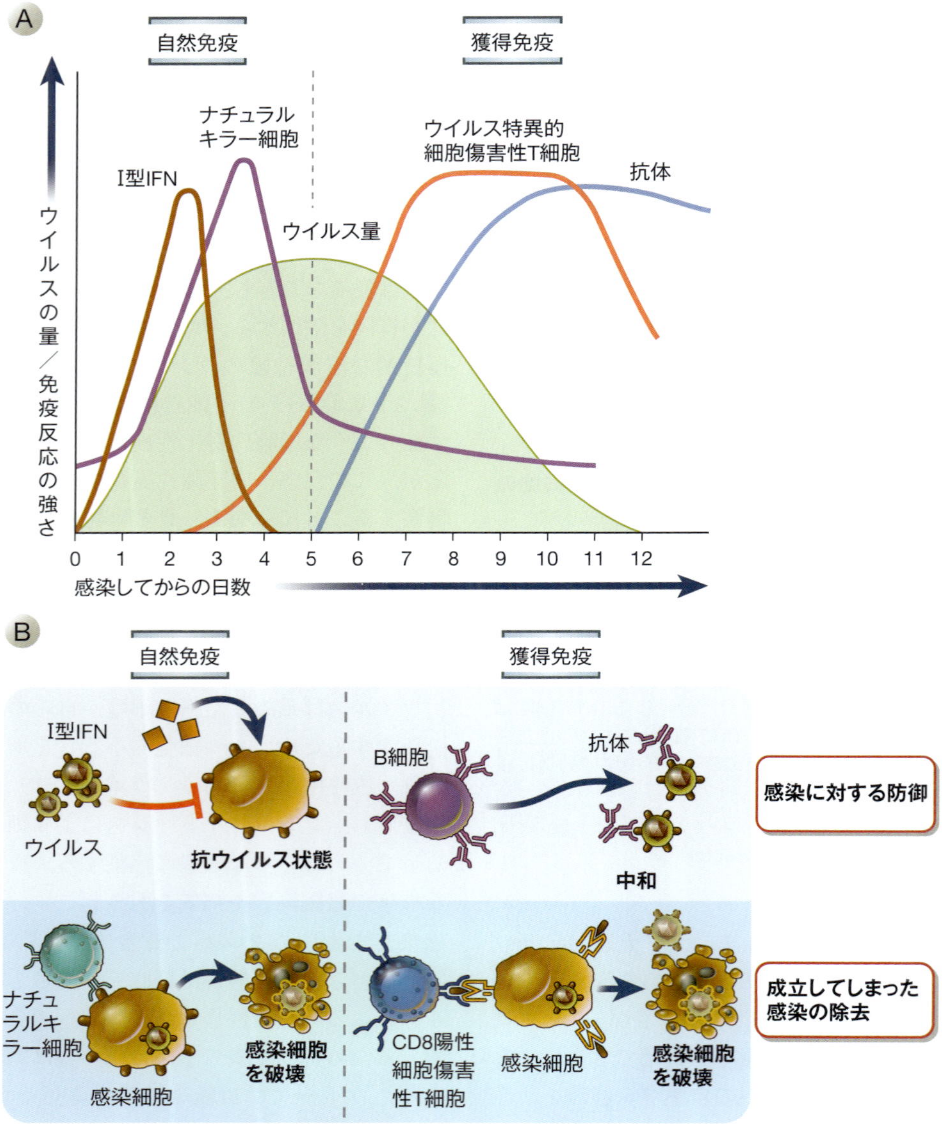

図16.8 ウイルスに対する自然免疫応答と獲得免疫応答

(A)ウイルス感染における自然免疫応答と獲得免疫応答の動的な関係を示す．(B)自然免疫と獲得免疫がウイルス感染を防ぎ，ウイルスを殺滅する機序を示す．自然免疫はⅠ型IFNを介する反応で感染を阻止し，ナチュラルキラー細胞によって感染細胞を破壊する．獲得免疫は抗体と細胞傷害性T細胞を介する反応で感染を阻止し，感染細胞を破壊する．

胞の機能抑制が解除されるため，ナチュラルキラー細胞がウイルス感染細胞を破壊することができるようになる(**図 4.10** 参照)．ウイルス感染は，感染した細胞表面にナチュラルキラー細胞活性化リガンドを発現させる可能性もある．

ウイルスに対する獲得免疫

ウイルス感染に対する獲得免疫は，宿主細胞へのウイルスの結合や細胞内への取り込みを阻害する抗体と，ウイルスに感染した細胞を殺滅する細胞傷害性 T 細胞からなる(**図 16.8** 参照)．最も効果的な抗体は，T 細胞依存性の胚中心反応により生成される高親和性抗体である(**第 12 章**参照)．抗体はウイルスが細胞外に存在する時期にしか効果が期待できない．ウイルスが細胞外に存在するのは，細胞に感染する前か，細胞内で複製されたウイルスが感染細胞から出芽して細胞外に放たれたとき，または感染細胞が死んだ場合である．抗ウイルス抗体はウイルスのエンベロープまたはカプシド抗原に結合し，主に中和抗体として細胞への接着や細胞内への取り込みを阻害する．このようにして，抗体はウイルスが細胞へ最初に感染する場面と，細胞から細胞へウイルスの感染が拡大する場面でウイルスを阻害する．分泌された抗体，特に分泌型の IgA は，気道や消化管でのウイルスの中和に重要である．ポリオウイルスに対する経口ワクチンは，粘膜の免疫を誘導する働きをしている．抗体には，中和作用に加えてウイルス粒子をオプソニン化し貪食細胞が貪食しやすくする効果もあると考えられる．補体の活性化も抗体を介した抗ウイルス作用に一役買っており，貪食を促進したり，ウイルスの脂質に富んだエンベロープを補体が直接破壊することで抗ウイルス作用を発揮していると思われる．

ウイルス感染における体液性免疫の重要性は，感染やワクチン接種によって得られた免疫力が，しばしばウイルスの血清型(抗体によって規定された)に特異的であることからも説明できる．例えば，インフルエンザウイルスでは，ある血清型(serotype)のインフルエンザにかかっても，別の血清型のインフルエンザに対する抵抗力は得られない．中和抗体は細胞へのウイルス感染と細胞間のウイルス伝播を阻害するが，いったん細胞内に入ってしまい，そこで複製が始まると，抗体は細胞内のウイルスに近づくことができない．そのため，過去に感染したりワクチンを接種することによって体液性免疫を獲得すればウイルスが細胞に感染することは防げるが，いったん感染してしまったウイルスを細胞内から排除することは体液性免疫だけでは不可能である．

細胞内のウイルスは細胞傷害性 T 細胞が感染細胞を破壊することで殺滅される．これまでの章で既に述べたように，細胞傷害性 T 細胞の主たる役割は，ウイルスの感染を監視することである．ウイルス特異的な細胞傷害性 T 細胞のほとんどは CD8 陽性 T 細胞で，細胞質内で新生され MHC クラス I 分子によって抗原提示されたウイルスペプチドを認識する．ウイルスに感染した細胞が組織中の一般的な細胞で，樹状細胞のような抗原提示細胞(antigen-presenting cell：APC)でない場合，感染細胞は樹状細胞により貪食され，ウイルス抗原は小さく切断されナイーブ CD8 陽性 T 細胞に抗原提示されると思われる．このクロスプレゼンテーション(cross-presentation)，またはクロスプライミングのメカニズムについては**第 6 章**で述べた(**図 6.17** 参照)．CD8 陽性細胞傷害性 T 細胞へ完全に分化するには CD4 陽性ヘルパー T 細胞によって産生されるサイトカインか，感染細胞が発現する共刺激因子(costimulator)が必要となる(**第 11 章**参照)．**第 9 章**と**第 11 章**で述べたように，CD8 陽性 T 細胞はウイルス感染が起こると激しく増殖し，増殖した CD8 陽性 T 細胞のほとんどはそれぞれごく限られた種類のウイルスペプチドに対してのみ特異的に反応する．活性化 T 細胞のなかには，エフェクター細胞傷害性 T 細胞に分化する細胞がおり，この細胞はウイルスに感染したどんな有核細胞でも破壊することができる．細胞傷害性 T 細胞の抗ウイルス作用は主にウイルスに感染した細胞を破壊することで発揮されるが，感染細胞内でウイルス遺伝子を分解する核酸分解酵素を活性化させ貪食細胞の活性化や抗ウイルス効果を発揮する IFN-γ など，サイトカインの放出を促進させてウイルスを破壊する機序もある．

細胞傷害性 T 細胞がウイルスに対する免疫に重要であることは，実験的にも臨床的にも多数示されている．T 細胞が欠損した患者や実験動物では，ウイルスへ感染しやすくなる．実験的にも，ウイルス特異的な MHC クラス I 拘束性(MHC-restricted)の細胞傷害性 T 細胞をマウスに養子移入(adoptive transfer)すると，このウイルスへの感染を防ぐことが可能となる．しかしウイルスも CD8 陽性細胞傷害性 T 細胞の攻撃から逃れる術を多数培ってきた．例えば，MHC クラス I 経路による抗原プロセシングや抗原提示を妨害したり，CD8 陽性 T 細胞を消耗させて免疫応答を停止させたりする．この免疫回避の機序は後ほど本章で述べる．

潜伏感染では，ウイルスの DNA は感染細胞内に存在するが，ウイルスは複製されず，感染した細胞がウイルスによって破壊されることもない．潜伏感染は，感染と免疫応答のバランスの上に成り立っている．ウイルス感染に反応してつくられた細胞傷害性 T 細胞は感染を制御できるが，潜伏感染中のウイルスをすべて排除することはできない．その結果，ウイルスは感染細胞内に残存し，しばしば終生にわたって感染が続く．このような潜伏感染は，エプスタイン・バーウイルス(Epstein-Barr virus：EBV)や別な DNA ウイルスのヘルペスウイルス属の感染でみられる．

感染の再活性化はウイルス遺伝子の発現と関係しており，細胞は傷害され周囲の細胞へウイルスが拡散する．この細胞の傷害とは，感染細胞の溶解や，制御不能な感染細胞の増殖などを指す．免疫応答のどのような欠損であっても，潜伏感染ウイルスの再活性化が引き起こされる．

一部のウイルス感染では，組織傷害が細胞傷害性T細胞によって引き起こされる． 多くの，ほとんどすべてのウイルス感染に対する免疫応答によって，正常組織もいろいろな程度に傷害される．感染を受けた宿主側の免疫応答による組織傷害の実験モデルとしては，脊髄炎と髄膜炎を引き起こすリンパ球性脈絡髄膜炎ウイルス(lymphocytic choriomeningitis virus)をマウスに感染させる実験モデルがある．リンパ球性脈絡髄膜炎ウイルスは髄膜細胞に感染するが，これ自体では細胞は直接傷害されない．ウイルス感染によりリンパ球性脈絡髄膜炎ウイルス特異的な細胞傷害性T細胞がつくられ，感染を排除するためにこのウイルスが感染した髄膜細胞を破壊する．そのため，免疫系が正常なマウスは髄膜炎を発症するが，T細胞を欠損したマウスでは髄膜炎は発症せず，髄膜細胞にリンパ球性脈絡髄膜炎ウイルスが持続感染したキャリアの状態となる．この現象は通常の感染症の状況と相反する．通常は免疫不全状態のほうが感染症は重症化する．B型肝炎ウイルスに感染した患者の場合も，リンパ球性脈絡髄膜炎ウイルスに感染したマウスと似た結果となる．免疫不全状態の患者はB型肝炎ウイルスに感染しても肝炎を発症せず，しかし体内にウイルスを保有し続けるウイルスキャリアとなり免疫正常者へ感染を伝播させてしまう．急性肝炎と慢性肝炎の患者の肝臓内には，多数のCD8陽性T細胞が存在し，肝炎ウイルスに特異的なMHCクラスⅠ拘束性の細胞傷害性T細胞も肝生検検体から分離でき，体外で培養増殖することができる．これらのことから，細胞傷害性T細胞による免疫応答がウイルス性肝炎で引き起こされる肝障害の主な原因になっていることがわかる．

このほかにも，ウイルス感染に対する免疫応答が組織傷害の原因となっている疾患がある．B型肝炎のように長期に持続的に感染するウイルスへの感染によって，ウイルス抗原とこれに対する特異抗体による免疫複合体(immune complex)が形成される(**第19章**参照)．これらの免疫複合体が血管壁に沈着して全身性の血管炎が引き起こされる．また，あるウイルスタンパク質のなかには，宿主の生体の中にも存在するアミノ酸配列が含まれる．このため，ウイルスに対する免疫応答が宿主の自己抗原に対しても引き起こされてしまう可能性がある．

ウイルスによる免疫回避

ウイルスは貪食細胞から身を守るために，たくさんの戦略を発展させてきた(**表16.3**)．

表16.3　ウイルスによる免疫回避の機序

免疫回避の機序	例
抗原性を変化させる	インフルエンザウイルス，ライノウイルス，HIV
抗原プロセシング	
TAPトランスポーターを阻害	HSV
ERからMHCクラスⅠ分子を除去	CMV
ナチュラルキラー細胞を抑制する“囮”のMHC様分子を産生	CMV(マウス)
ケモカイン受容体の相同体を産生	ワクシニアウイルス，ポックスウイルス(IL-1，IFN-γ)，CMV(ケモカイン)
免疫抑制性のサイトカインを産生	エプスタイン・バーウイルス(IL-10)
免疫細胞に感染し破壊したり機能不全にする	HIV
補体活性化を阻害	
H因子を動員	HIV
CD59をウイルス外被に組み込む	HIV，ワクシニアウイルス，CMV(ヒト)
自然免疫を阻害	
RIG-I RNAセンサーへの接近を阻害	ワクシニアウイルス，HIV
RNA依存性プロテインキナーゼの活性化(IFN受容体からのシグナルによる)を阻害	HIV，HCV，HSV，ポリオウイルス

ウイルスが宿主の免疫から逃れるためにとる代表的な方法を示す．CMV：サイトメガロウイルス(Cytomegalovirus)，ER：小胞体(endoplasmic reticulum)，HCV：C型肝炎ウイルス(hepatitis C virus)，HIV：ヒト免疫不全ウイルス(human immunodeficiency virus)，HSV：単純ヘルペスウイルス(Herpes simplex virus)，IFN：インターフェロン(interferon)，IL：インターロイキン(interleukin)，MHC：主要組織遺伝子複合体(major histocompatibility complex)，TAP：TAPトランスポーター(transporter associated with antigen processing)

- **ウイルスはその抗原性を変化させ，免疫応答の標的となることを回避する．** 最もよく変異するのは，抗体が認識するウイルス表面の糖タンパク質だが，T細胞のエピトープ(epitope)にも多くのバリエーションがある．抗原変異(antigenic variation)は点突然変異とRNAの遺伝子再集合(RNAウイルスでは)が本質的な機序で，これにより抗原連続変異や抗原不連続変異が引き起こされる．これらの抗原性の変化は，インフルエンザ流行の要因となる．インフルエンザウイルスの2つの主要な抗原は，ヘモアグルチニン三量体(ウイルス表面のスパイク様タンパク質)とノイラミニダーゼである．ウイルス表面に発現するこれらの抗原タンパク質をコードする遺伝子が変異し，その結果起こる抗原性の変化を**抗原連続変異**(antigenic drift)という．通常異なる種に感染するインフルエンザが同じ細胞内で同時に複製されることがありうる．この場合，これらのRNA遺伝子の分節が細胞内で組換わってしまうことがある．このようにしてできたインフルエンザウイルスは元々のウイルスとは劇的に変化してしまう(**図16.9**). このようにウイルス遺伝子の再集合により抗原構造が大きく変化することを, **抗原不連続変異**(antigenic shift)とよび, トリインフルエンザとブタインフルエンザのように異なったウイルスを生み出す. 抗原性の変化により, 過去の感染により集団が獲得した免疫力が意味をなさなくなってしまう可能性がある. 1918年と1957年, 1968年に発生したインフルエンザのパンデミックでは, 新しい型のインフルエンザウイルスが原因となり, 2009年のH1N1型のインフルエンザによるパンデミックはブタとトリおよびヒトのインフルエンザウイルスのRNA鎖が再集合してつくられた新型インフルエンザによって引き起こされた. 微細な変異はもっと頻繁に起きている. 感冒を引き起こすライノウイルスには非常にたくさんの異なる血清型のウイルスが存在しており, 感冒をワクチンで予防するといった予防戦略は成功しそうにない. AIDSの原因となるHIV-1も, ウイルス複製の際のRNA遺伝子の逆転写中に高頻度で複製エラーが生じるため, 非常に多くの抗原性の異なるウイルスが存在する(**第21章**参照). このようなウイルスに対する感染予防のためのワクチンをつくるとしたら, ウイルス間で変異が起きないウイルスタンパク質を用いる必要がある.

- **あるウイルスはMHCクラスIによる細胞質内の抗原提示のメカニズムを阻害する.** ウイルスは抗原プロセシングや輸送, 抗原提示など異なるステップを妨害するいろいろなタンパク質をつくる(**図16.10**). 抗原提示

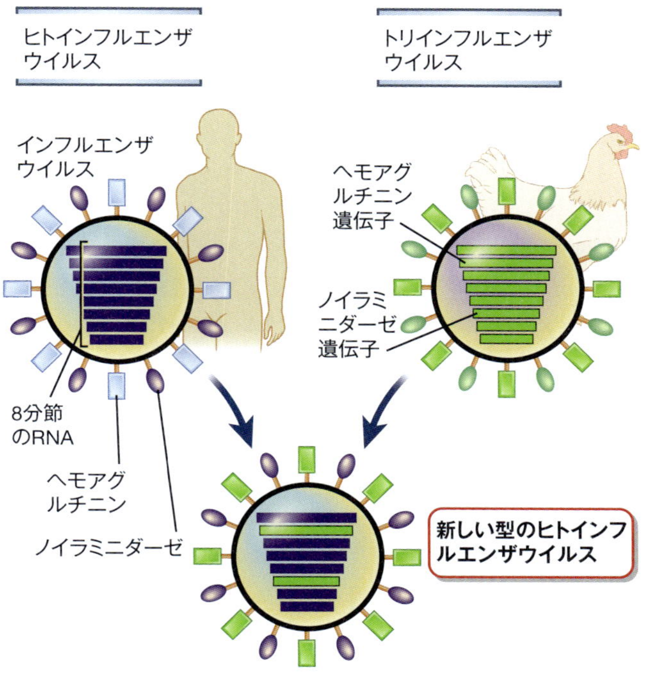

図16.9 遺伝子組換えによる新しい型のインフルエンザウイルスの誕生(抗原不連続変異)

インフルエンザウイルスの遺伝子は8つのRNA分節からなり, ブタ(図示せず)やトリ, ヒトなどの宿主に感染した際に宿主が同時に2つの異なる系統のインフルエンザウイルスに感染するとウイルスの複製の際にこれらの分節がランダムに再集合して遺伝子の組換えが起きる. これらの遺伝子再集合によりこれまでのウイルスとは抗原性の異なる新しいインフルエンザウイルスが誕生し, これに感染したヒトの体内で免疫応答から逃れることが可能となる. 2009年のパンデミックの原因となったH1N1インフルエンザウイルスは, ブタとトリ, ヒトのインフルエンザウイルスに同時に感染したブタの体内でこれらの遺伝子が再集合してつくり出された新たなウイルスである.

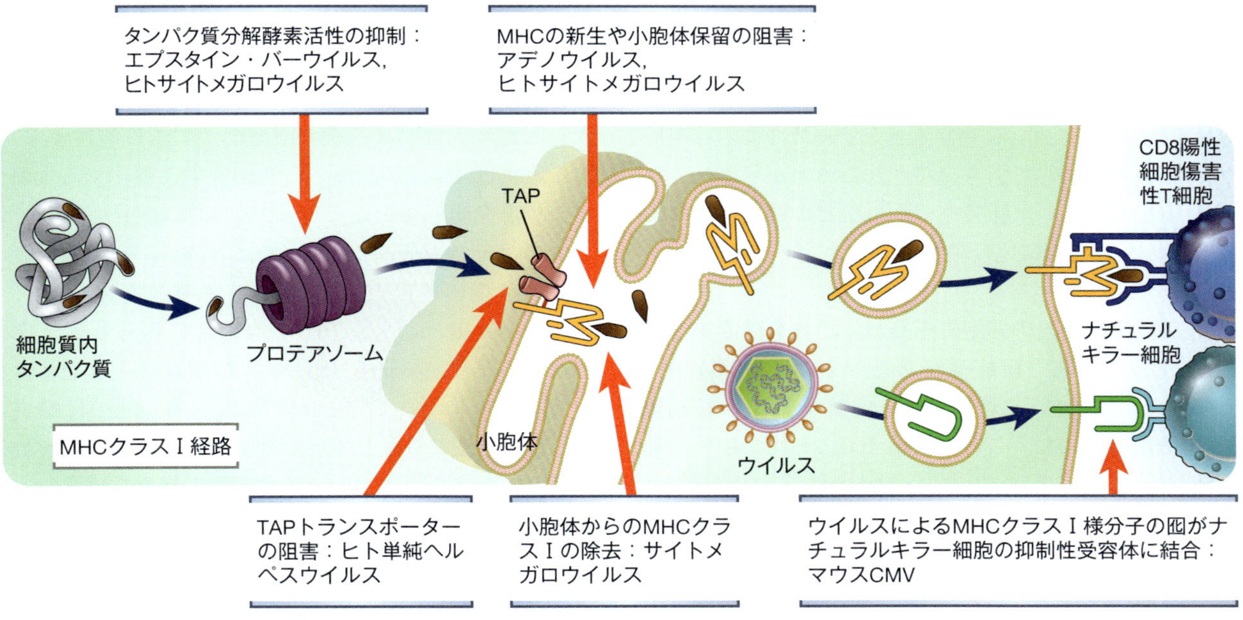

図16.10 ウイルスが抗原プロセシングと抗原提示を阻害する機序

MHCクラスIによる抗原提示の仕組みと, ウイルスが抗原提示をいろいろな段階で阻害する様子を示す. CD8陽性T細胞による抗原認識を阻害することに加え, あるウイルスはMHCクラスI分子に似た“囮”を宿主細胞につくらせナチュラルキラー細胞の抑制性受容体にこれを結合させる.

TAP：TAPトランスポーター(transporter associated with antigen processing) (antigen presentation)を阻害することでMHCクラスI分子の構築や安定した発現やウイルスペプチドの提示を妨害する．その結果，このようなウイルスに感染した細胞はCD8陽性細胞傷害性T細胞に認識されず，破壊もされない．前に述べたように，ナチュラルキラー細胞はウイルスが感染した細胞，特にMHCクラスI分子の発現がなくなることによって活性化される．あるウイルスは，ナチュラルキラー細胞のもつ活性化を抑制する受容体のリガンドとして作用するタンパク質をつくり，ナチュラルキラー細胞が活性化するのを妨害している．

- **あるウイルスは自然免疫を妨害する分子をつくる．** ポックスウイルスには，感染した細胞から放出されIFN-γやTNF，IL-1，IL-18などを含むたくさんのサイトカインやケモカイン(chemokines)に結合する分子がコードされている．放出されたサイトカイン結合タンパク質はサイトカインの拮抗阻害物質として機能していると思われる．エプスタイン・バーウイルスはIL-10に類似したタンパク質を産生し，マクロファージや樹状細胞の活性化を阻害し細胞性免疫を抑制する．おそらくは，これらの例は免疫を抑制するウイルス由来の分子の一部を説明するものである．これらの分子の存在は，ウイルスがヒトからヒトへ感染する間にヒトのもつ内因性の免疫応答抑制物質をコードした遺伝子を獲得し，ヒトへ感染し定着する能力を進化させてきたのではないか，という興味深い可能性を示唆している．
- **あるウイルスの慢性感染では，細胞傷害性T細胞の反応不全を引き起こし，これは免疫の疲弊とよばれウイルスの持続感染を許してしまう原因となる．** 脊髄炎と髄膜炎を引き起こすリンパ球性脈絡髄膜炎ウイルスが慢性感染した状態のマウスの研究により，このタイプの免疫不全は，PD-1(programmed death 1，**図11.3**参照)などT細胞の活性化を抑制する受容体がウイルスによる持続的な刺激により増加して引き起こされることが示されている．ヒトでも，HIVや肝炎ウイルスなどの持続感染によりCD8陽性T細胞に免疫の疲弊が起きている証拠がある．
- **ウイルスは免疫担当の細胞に感染し，これを破壊するか不活性化してしまう可能性がある．** その代表例がHIVで，タンパク質抗原に対する免疫応答を惹起するCD4陽性T細胞に感染し，これを破壊することで，HIV自身は生き残る．

寄生生物に対する免疫

寄生生物には，単細胞性の原虫や多細胞性の寄生虫(蠕虫[helminth])，外部寄生虫(ectoparasites)(マダニやコダニなど)が存在する．寄生生物の感染は，特に発展途上国では健康上の大きな問題となっている．全世界の人口の約30%が寄生生物による感染症に苦しんでいると推定される．全世界では毎年約2億人が新たにマラリアに感染し，約50万人が命を落としている．このように寄生生物が健康問題へ及ぼす影響は非常に大きく，そのため寄生生物に対する免疫には大きな関心がはらわれ，免疫寄生虫学という独立した学問分野が免疫学から枝分かれして発展してきた．

ほとんどの寄生生物は複雑な生活環をもち，そのサイクルの一部にはヒトやその他の脊椎動物が含まれ，またその一部にはハエやダニ，巻貝などの中間宿主が含まれる．ヒトは中間宿主に刺咬されて感染するか，中間宿主と同じ特定の生息地に生存していて感染する．例えば，マラリアやトリパノソーマ感染症は昆虫に刺されて感染し，住血吸虫症は感染した巻貝が生息する水に手足を浸すことによって感染する．寄生生物に対する自然免疫の反応は弱く，寄生生物側も獲得免疫の反応を回避する能力や抵抗性をもつため，多くの寄生生物による感染症が慢性感染症となる．そのうえ，寄生生物に対する駆虫薬の多くは，寄生生物を殺すだけの効果がない．寄生生物による感染症が風土病となっている地域の住人は，持続的に寄生生物に曝露されるため繰り返し薬物治療を受ける必要があるが，このような治療は，コストや薬剤の流通面の問題から実施できないことが多い．

寄生生物に対する自然免疫

原虫や蠕虫の感染に対しては自然免疫が活性化されるが，これらの寄生生物は宿主の免疫応答に適応して抵抗性であり，宿主内で生き延び増殖することができる．原虫に対する自然免疫系の反応は，貪食である．しかし，寄生生物の多くは貪食による殺滅に対して抵抗性をもち，逆に貪食されたマクロファージの中で増殖する可能性すらある．ある原虫はTLRsが認識し貪食細胞を活性化する表面タンパク質を発現している．マラリア原虫(*Plasmodium*属)，トキソプラズマ・ゴンディ(*Toxoplasma gondii*)(トキソプラズマ症の原因となる原虫)，クリプトスポリジウム(*Cryptosporidium*)属(HIV感染患者にみられる下痢症状の原因となる主な原虫)はいずれもTLR-2と4を活性化する糖脂質を発現している．好酸球(eosinophil)は蠕虫に対する自然免疫に貢献している細胞で，細胞内顆粒を放出して蠕虫の表皮を破壊する．貪食細胞も蠕虫を攻撃し，殺菌活性のある物質を放出する．しかし多くの蠕虫は外皮が厚く，好中球やマクロファージからの攻撃に耐えることができる．また，これらの蠕虫はサイズが大きく，貪食細胞はうまく貪食することができない．ある蠕虫は補体活性化第二経路を活性化するが，後で述べるように，宿主から採取されたこの寄生生物は補体の溶菌作用に対する抵抗性を発達させている．

寄生生物に対する獲得免疫

原虫や蠕虫は構造や生化学的な特徴，生活環，病原性を示す機序が大きく異なっている．そのため異なる寄生生物が異なった獲得免疫系を活性化することは不思議ではない（**表 16.4**）．ある病原性の（単細胞性の）原虫は宿主細胞内で生き残ることができるように進化しているので，これらの原虫に対する免疫応答の機序は，細胞内寄生性細菌やウイルスに対する免疫応答の機序と似ている．一方，蠕虫のような後生生物は細胞外に寄生するため，これらの駆除はしばしば特異的な抗原抗体反応に依存している．

マクロファージ内に潜む原虫に対しての生体の防御機序の基本は細胞性免疫で，特に Th1 細胞由来のサイトカインによるマクロファージの活性化が重要である． マクロファージのエンドソーム（endosome）内に寄生する原虫の大形リーシュマニアに感染したマウスでは，Th1 細胞と Th2 細胞のどちらが優位に活性化するかで感染に対する抵抗性の有無が決まる（**図 16.11**）．感染への抵抗性は，リーシュマニア特異的な Th1 細胞の活性化と関連し，活性化された Th1 細胞は IFN-γ を産生しマクロファージを活性化させて細胞内の原虫を殺滅する．逆に，この原虫により Th2 細胞が活性化されると，Th2 細胞由来のサイトカインにより古典的マクロファージ活性化（classical macrophage activation）経路が抑制されるため細胞内に寄生した原虫は生存しやすくなり病変が増悪する．ほとんどの近交系マウスは大形リーシュマニア感染に抵抗性をもつが，近交系の BALB/c マウスと，これに関連する系統のマウスは易感染性で多数の大形リーシュマニアが感染すると死に至る．抵抗性をもつ系統のマウスでは，リーシュマニア抗原に反応して大量の IFN-γ が産生され，致死的な重症リーシュマニア感染を起こす系統のマウスではより多くの IL-4 が産生される．Th1 細胞の活性化，または Th2 細胞の活性化抑制を起こす系統のマウスではリーシュマニアに感染しにくくなる．このような系統の違いによる著しい違いが生じる機序はまだよくわかっていない．

表 16.4　病原性寄生虫に対する免疫応答

寄生虫	疾患	基本的な防御免疫機序
原虫		
プラスモジウム属（*Plasmodium* species）	マラリア	抗体，CD8 陽性の細胞傷害性 T 細胞
ドノバンリーシュマニア（*Leishmania donovani*）	リーシュマニア症（粘膜皮膚性，播種性）	CD4 陽性 Th1 細胞がマクロファージを活性化し貪食された寄生虫を殺滅
ブルーストリパノソーマ（*Trypanosoma brucei*）	アフリカトリパノソーマ症	抗体
赤痢アメーバ（*Entamoeba histolytica*）	アメーバ症	抗体，貪食
蠕虫		
住血吸虫（*Schistosoma* species）	住血吸虫症	好酸球，マクロファージにより殺滅
フィラリア（バンクロフト糸状虫）（*Wuchereria bancrofti*）	フィラリア症	細胞性免疫，抗体の役割は不明

寄生虫に対する免疫応答の例を示す．

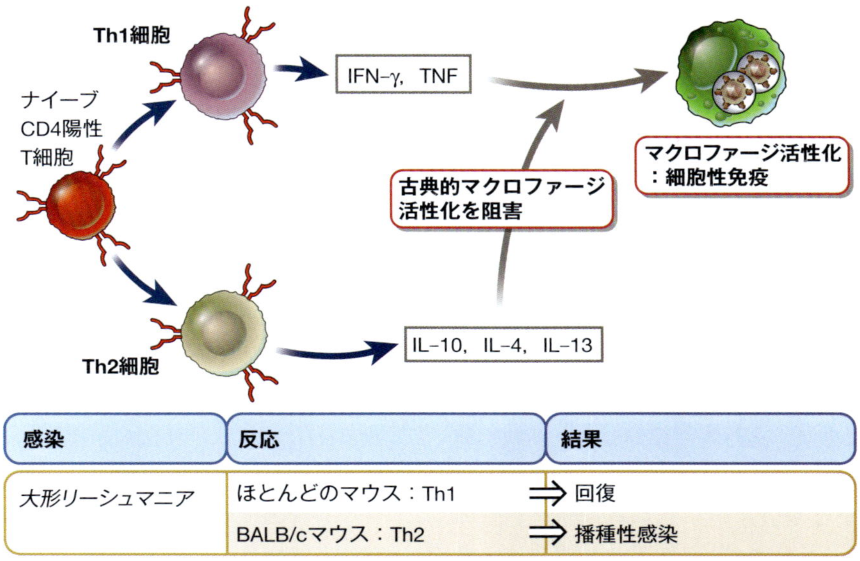

図 16.11　T 細胞とサイトカインが感染の予後を左右する

ナイーブ CD4 陽性 T 細胞は Th1 細胞に分化して貪食細胞を活性化し貪食した微生物を殺滅させ，Th2 に分化してマクロファージ活性化の古典的経路を抑制する．マウスにおけるリーシュマニア感染のモデルで示すように，これら Th1 細胞と Th2 細胞のバランスが感染の予後を左右する．感染したほとんどのマウスでは Th1 反応が優勢となり効果的にリーシュマニアを排除するが，BALB/c マウスでは Th2 反応が優勢となりリーシュマニアに屈してしまう．

宿主細胞の中で増殖し，宿主細胞を溶解してしまう原虫は，ウイルスに対する反応と同様に特異抗体の産生と細胞傷害性T細胞を刺激する．このような原虫の例としては，マラリア原虫が挙げられる．マラリア原虫はその生活環の中で主に赤血球と肝細胞の中に寄生する．マラリアに対する種々の特異抗体がマラリア感染に対する感染防御の中心を担っていると長年考えられていたため，マラリアに対するワクチンの開発は当初は生体に抗マラリア抗体をつくらせることに焦点が当てられてきた．しかし現在は，肝細胞内に潜むマラリア原虫に対する細胞傷害性T細胞の反応が，この原虫に対する防御免疫として重要であることが明らかになっている．サイトカインのIFN-γは，マラリアやトキソプラズマ，クリプトスポリジウムなど多くの原虫感染症に対して感染防御的に作用することが示されている．

多くの蠕虫感染症に対する感染防御はTh2細胞の活性化によってなされ，これによりIgE抗体の産生と好酸球の活性化が引き起こされる．蠕虫はナイーブCD4陽性T細胞からエフェクター細胞としてTh2細胞への分化を刺激し，Th2細胞はIL-4とIL-5を分泌する．IL-4は好酸球とマスト細胞(mast cell)のFcε受容体に結合するIgEの産生を促し，IL-5は好酸球の活性化を促す．IgEは蠕虫表面を覆うように結合し，好酸球はIgEを介して蠕虫に結合し活性化される．活性化された好酸球は細胞内の顆粒を放出し蠕虫を破壊する(**第20章参照**)．腸管内の蠕虫に対しては，マスト細胞と好酸球が共同して駆除にあたっている(**図10.9参照**)．小腸内の線虫の駆除には，Th2細胞依存的だがIgEを必要としない，腸管の蠕動運動の亢進などの機序が存在するかもしれない．

寄生生物への獲得免疫は，組織傷害も引き起こす．ある寄生生物とこれに由来する物質は，線維化を伴う肉芽腫の形成を引き起こす．マンソン住血吸虫(*Schistosoma mansoni*)の虫卵が肝臓内に蓄積すると，CD4陽性T細胞が刺激され，マクロファージの活性化と遅延型過敏反応(delayed-type hypersensitivity：DTH)を引き起こす．遅延型過敏反応は虫卵周囲に肉芽腫性病変を形成する．これらの肉芽腫性病変の特徴は，マウスで観察されるようにTh2細胞と関係していることである(肉芽腫は一般的に寄生生物の抗原に対するTh1細胞の反応で形成される．**第19章参照**)．このようなTh2細胞の反応により形成された肉芽腫は，住血吸虫の虫卵を包み込むのに役立つが，細胞性免疫応答が長期にわたるため線維化し，肝硬変や肝静脈の血流障害，門脈圧亢進などが引き起こされる．リンパ管のフィラリア症では，フィラリアがリンパ管内に寄生するため慢性的に細胞性免疫応答が引き起こされ，最終的には線維化が起きる．そのためにリンパ管が閉塞し，ひどいリンパ浮腫が生じる．慢性的で持続した外寄生により，寄生生物の抗原とこれに対する特異抗体からなる免疫複合体が形成される．この免疫複合体は，血管壁や腎糸球体に沈着し，それぞれの部位で血管炎や糸球体腎炎を引き起こす(**第19章参照**)．免疫複合体病(immune complex disease)は住血吸虫症やマラリアの合併症として発生する．

表16.5 寄生虫による免疫回避の機序

免疫回避の機序	例
抗原性を変化させる	トリパノソーマ，マラリア原虫(*Plasmodium*)
補体，CTLsへの獲得耐性	住血吸虫(*Schistosoma*)
宿主の免疫応答の抑制	フィラリア(リンパ管閉塞に続発)，トリパノソーマ
抗原の切断	赤痢アメーバ(*Entamoeba*)

CTLs：細胞傷害性T細胞(cytotoxic T lymphocytes)

寄生生物による免疫回避

寄生生物は自身の免疫原性を減少させたり宿主の免疫応答を抑制したりすることで生体の防御免疫から逃れる．寄生生物は，おのおのが免疫に抵抗する非常に効果的な方法を獲得している(**表16.5**)．

- 寄生生物は，脊椎動物内での生活環の中で自身の表面抗原を変化させている．2つの抗原性の変化が十分に明らかにされている．1つ目は，感染のステージに応じた抗原性の変化で，成熟期の寄生生物は感染期のときとは異なった抗原物質をつくる．例えば，マラリア原虫では感染性のスポロゾイトの時期には，慢性感染の形態で宿主内に長く潜むメロゾイトの時期とは異なった抗原性を示す．スポロゾイトに対して免疫系が反応したときには，すでにマラリア原虫はメロゾイトに分化して新たな表面抗原に変わってしまっているため，免疫系が検知できず排除することができない．寄生生物の抗原性変化の2つ目の例は，アフリカに生息するトリパノソーマであるブルーストリパノソーマ(*Trypanosoma brucei*)やローデシアトリパノソーマ(*Trypanosoma brucei rhodesiense*)で，これらは連続して表面抗原を変化させている．トリパノソーマにみられる連続性の抗原変化は，これらの主要な表面抗原をコードする遺伝子の発現をトリパノソーマが変化させることで起きる．これらに感染した患者では，トリパノソーマ血症が繰り返し引き起こされ，それぞれの波で血中に現れるトリパノソーマは直前のトリパノソーマ血症の際にもっていた表面抗原と異なる抗原を発現している．このようにして，宿主がトリパノソーマに対して特異抗体を産生したときには，すでに抗原性の変化したトリパノソーマが宿主内で増殖している．1回の感染により100回以上のトリパノソーマ血症が繰り返される．このように寄生生物が抗原性を変化させるため，これらの寄生生物に対してワクチン接種により効果的な免疫力をつけることは困難である．

- 寄生生物は脊椎動物の宿主に感染している間に，免疫応答機序に対する抵抗性を獲得する．おそらく最もよい例は住血吸虫の幼生である．この幼生は感染した動物の肺へ移行するが，この間に補体や細胞傷害性T細胞の攻撃から身を守る外皮を発達させる．
- 原虫は宿主細胞内に寄生したり免疫系のエフェクター細胞の攻撃から身を守るための被覆体を発達させ，免疫系から自身を隠しているのかもしれない．ある蠕虫は小腸内に寄生するので，細胞性免疫のエフェクター細胞による攻撃から身を守ることができる．寄生生物は自分から，または抗体が結合した場合に，自身の抗原性に富む被覆体を切断する．抗原物質の切断により，その後にやってくる抗体を介した免疫系の攻撃に対して抵抗性となる．赤痢アメーバ(*Entamoeba histolytica*)は寄生性の原虫で，自身の表面抗原を切り離すことができる．さらに大腸内腔では，栄養型から嚢子へと形態を変化させることもできる．
- 寄生生物は宿主の免疫応答を複数の方法で妨害する．T細胞が寄生生物の抗原に対して反応しなくなるアナジー(免疫応答不顕性)が肝臓や脾臓での重症の住血吸虫症やフィラリア症で観察される．免疫応答が不応性になる機序はよくわかっていない．リンパ系のフィラリア症では，リンパ節(lymph node)への感染とこれによって引き起こされるリンパ管系の構造的な破壊が，免疫応答の不応性にかかわっているのかもしれない．リューシュマニアのような寄生生物の感染では制御性T細胞(regulatory T cells)の分化を刺激し，持続感染が可能な程度に免疫応答を抑制させてしまう．より非特異的で普遍的な免疫の抑制状態がマラリアやトリパノソーマ感染症でみられる．この免疫不全は，活性化マクロファージやT細胞による免疫抑制性サイトカインの産生，T細胞の活性化が欠如することによって引き起こされる．

寄生生物が寄生することによる健康被害や経済発展への影響は甚大である．これらの感染症に対して効果的なワクチン(vaccine)を開発する試みが長年にわたり行われてきた．これらの寄生生物に対する免疫応答や寄生生物が宿主の免疫を回避する根本的な機序の解明には時間がかかるだろうが，将来的には必ずや解明されるであろう．

ワクチン開発に向けた戦略

科学としての免疫学が誕生したのは，エドワード・ジェンナー(Edward Jenner)が天然痘(smallpox)に対するワクチンの開発に成功した1796年のことである．感染症に対する予防的なワクチン接種が重要であることは，世界中で行われているワクチン接種プロラムにより，発展途上国から多くの感染症を根絶したり，根絶にちかい状況まで減少させることに成功していることからも明らかである(**表1.1**参照)．ワクチン接種の基本的な原理は，感染症は発症させないが，病原性微生物の感染に対する抵抗力をもたせるだけの免疫応答を引き起こす，死菌や弱毒化させた病原性微生物，または病原性微生物の一部を投与することである．

ワクチン接種が感染症を根絶できるかは，微生物の特徴にかかっている． ワクチンは，感染性微生物が潜伏感染する前で，抗原性の変化を引き起こさず，宿主の免疫応答を妨害しない場合に最も効果が期待できる．HIVは潜伏感染して抗原性も変化しやすいため，ワクチンの効果が得られにくい．ヒトにだけ感染し，他の動物には感染しない病原性微生物に対してもワクチンは効果が期待できる．

現在使用されるワクチンの多くは，体液性免疫を活性化させる． 抗体は感染性微生物が体内に感染の足場をもつ前に中和したり，排除することで感染の成立を防ぐことができる唯一の免疫機序である．最もよいワクチンは，記憶(memory)B細胞や，長期間生存し高親和性の抗体を産生することができる形質細胞(plasma cell)への分化を誘導する作用をもつワクチンである．これらの体液性免疫応答は，胚中心(germinal centers)反応によって引き起こされ(**第12章**参照)，この反応は胚中心の外側にある濾胞に存在するタンパク質抗原特異的なCD4陽性濾胞性ヘルパーT細胞(T follicular helper cells：Tfh cells)の助けを必要とする．

以下の項では，これまで試みられてきたワクチンによる免疫付与の方法(**表16.6**)と，その利点と欠点についてまとめる．

表16.6 ワクチンの手法

ワクチンの種類	例
細菌の弱毒化生ワクチンまたは死菌ワクチン	BCG，コレラ
ウイルスの弱毒化生ワクチンまたは不活化ワクチン	ポリオ，インフルエンザ，狂犬病
サブユニット(抗原)ワクチン	破傷風トキソイド，ジフテリアトキソイド
結合ワクチン	インフルエンザ桿菌，肺炎球菌
合成ワクチン	肝炎(組換えタンパク質)
ウイルスベクター	カナリアポックスウイルスをベクターに用いたHIV抗原接種の臨床研究が行われている
DNAワクチン	複数の感染症に対して臨床試験が行われている

現在使用されているワクチンの例を示す．
HIV：ヒト免疫不全ウイルス(human immunodeficiency virus)

弱毒化や不活化した細菌やウイルスを用いたワクチン

最も初期の(第1世代)，そして最も効果的なワクチンは，弱毒化したり死菌の状態にして，病気は起こさないが免疫原性は保ったままの完全な微生物を用いていた．弱毒化ワクチンの最も大きな利点は，実際の病原性微生物が免疫応答を引き起こすのと同じように，ワクチンで自然免疫と獲得免疫のすべての免疫応答応を引き起こすことができる点である(体液性免疫と細胞性免疫の両方とも)．そのため防御免疫を惹起させるのに，弱毒化ワクチンは理想的である．弱毒化した生きた微生物が生体に特異免疫を付与ことは，ルイ・パスツール(Louis Pasteur)によって初めて証明された．弱毒化した細菌，または死菌を用いたワクチンは，現在のところ一般的には限られた防護効果と限られた短い期間の効果しか得られない．弱毒化した生きたウイルスを用いたワクチンは，通常はそれよりは効果的である．ポリオ，風疹，そして黄熱はそのよい例である．初期の弱毒化ウイルスを用いた生ワクチンは，培養細胞を用いてウイルスを繰り返し継代してつくられていた．最近になって，温度感受性で遺伝子を一部欠損させた変異ウイルスを用いた方法が開発された．ウイルスワクチンのいくつかは長期にわたる特異的な免疫能を惹起できるため，子ども時代にワクチン接種をすれば，生涯にわたって免疫能を保持することができる．これらの弱毒化ウイルス生ワクチンや細菌を用いたワクチンの大きな問題は，安全性である．ポリオの弱毒化経口生ワクチンによりポリオはほぼ完全に根絶できたが，まれにワクチン内の弱毒化ウイルスが再度病原性をもつようになり麻痺性のポリオを引き起こすことがある．実際，ワクチン接種によって発病の予防が世界的に成功している疾患では，まれではあるがワクチン株が原因で発病する患者数が野生株によって発病する患者数より多いという問題が生じている．これらの弱毒化ウイルス生ワクチンや細菌を用いたワクチンがもつ潜在的な問題を解決するためには，殺処理したウイルスを用いたワクチンを使う方法に戻る必要があるかもしれない．

広く利用される不活化ワクチンのなかで公衆衛生的に重要なものは，インフルエンザワクチンである．鶏卵の中で増殖させたインフルエンザウイルスは，2種類のワクチンに用いられる．最も一般的なワクチンは，三価の不活化(殺処理した)ワクチンで，インフルエンザの予防のために筋肉内注射で投与される．最もよく流行する3種類のインフルエンザ株が毎年選定され，このワクチンの製造に用いられる．2番目のワクチンは，前述の三価ワクチンと同じ3種類のウイルス株が用いられるが，ウイルスを弱毒化した生きた生ワクチンとして製造され，点鼻薬として用いられる．

精製抗原(サブユニット)ワクチン(purified antigen [subunit] vaccine)

第2世代のワクチンは，弱毒化した微生物を用いることによる安全上の懸念を払拭するためにつくられた．サブユニットワクチンは，微生物から精製した抗原物質または不活性化した毒素からなり，アジュバント(adjuvant)と一緒にワクチン接種される．精製した抗原は，細菌の毒素が原因となる疾患に対するワクチンとして非常に効果的である．毒素は，免疫原性を保ったまま毒性をなくした状態で投与することができ，このようなトキソイドはとても強く抗体産生を刺激する．ジフテリアと破傷風は生命を脅かす2大感染症だったが，トキソイドを用いたワクチンを子どもに投与することで，効果的に予防できるようになった．細菌のポリサッカライド抗原を用いたワクチンは肺炎球菌とインフルエンザ桿菌に対して用いられる．ポリサッカライドはT細胞非依存性抗原であり低親和性の抗体反応しか惹起されないため，T細胞非依存性抗原では強い抗体反応が引き起こせない乳幼児にはあまり効果が期待できない．しかしポリサッカライド抗原をタンパク質と結合させた結合型ワクチンとして用いることで，乳幼児でも高親和性の抗体反応が惹起できる．これらの結合型ワクチンは，ヘルパーT細胞(helper T cells)に胚中心での反応に類似した反応を引き起こし，この反応はポリサッカライドだけをワクチンとして用いても惹起されない．このような**結合型ワクチン**(conjugate vaccine)は，ハプテン(hapten)–キャリア結合ワクチンのように作用し，T細胞–B細胞の共同作用の原理を利用した実用的なワクチンである(**第12章**参照)．インフルエンザ桿菌と肺炎球菌，髄膜炎菌に対しては，結合型ワクチンが用いられている．精製タンパク質型ワクチンは，ヘルパーT細胞の活性化と抗体産生反応を惹起するが，強力な細胞傷害性T細胞は誘導されない．この細胞傷害性T細胞反応があまり誘導されない理由は，外来性のタンパク質抗原(やペプチド抗原)はMHCクラスIによる抗原提示が不十分なことにある．そのため，タンパク質抗原を用いたワクチンではMHCクラスI拘束性のCD8陽性T細胞に効果的に抗原を認識させることができない．

合成抗原を用いたワクチン

ワクチンの研究の最終目標は，最も効果的に免疫を得ることができる微生物の抗原やエピトープを同定し，これらを研究室で合成し，ワクチンとして利用することであった．現在の技術では遺伝子配列の情報から微生物のもつ抗原タンパク質を推定することが可能で，組換えDNAの技術を用いれば大量のタンパク質を合成することも可能である．組換えDNA由来の抗原を用いてつくられるワクチンは，現在はB型肝炎ウイルスとヒトパピローマウイルスに(HPV)対するワクチンに利用されている．HPV6とHPV11は疣贅の原因となり，HPV16とHPV18は子宮頸がんの発生と最もよく関連している．現在最も広く使われているHPVワクチンは，これらのウイルスへの感染で引き起こされるがんを予防するために開発され，4種類のウイルス(HPV6，11，16，18)由来の組換えタンパク質を酵母に合成させ，アジュバントと結合させたワクチンが用いられている．

組換えウイルスを含む，生きたウイルスを用いたワクチン

その他にワクチン開発で使われている方法に，微生物の抗原をコードする遺伝子を，細胞を傷害しないウイルスに組み込み，ヒトに感染させる方法がある．このワクチンでは，ウイルスは接種されたヒトに抗原を供給する．このウイルスをベクターとして利用するワクチンの優れた点は，本物のウイルスと同様に，強力な細胞傷害性T細胞の反応も含めたすべての免疫応答を惹起することが可能なことである．この方法には，一般的にワクシニアウイルスが用いられることが多かったが，最近ではヒトには病原性をもたないカナリアポックスウイルスがベクターとして用いられている．このような組換えウイルスをいろいろな種の動物に接種することで，接種した遺伝子由来の抗原に対する体液性免疫と細胞性免疫を獲得させることができる(もちろん，ワクシニアウイルス自体がもつ抗原に対する免疫も同様に獲得される)．この組換えウイルスワクチンがもつ潜在的な問題点としては，接種によりウイルスがヒトの細胞に感染すれば非病原性のウイルスといえども抗原を産生し，そうすることで細胞傷害性T細胞が活性化され感染細胞を傷害する可能性が否定できないことである．このような安全性に関する懸念から，ウイルスベクターのワクチンとして利用の広がりは限定的である．

DNAワクチン

興味深いワクチン接種の方法が偶然に発見された．タンパク質抗原をコードしたcDNAをもつプラスミドを接種すると，この抗原に対して体液性免疫応答と細胞性免疫応答が惹起されるのである．接種されたプラスミドにより樹状細胞のような抗原提示細胞にcDNAが遺伝子導入され，このcDNAが翻訳されタンパク質抗原が合成されることで免疫応答が引き起こされるのである．細菌のプラスミドはCpGヌクレオチド(CpG nucleotides)に富んでおり，樹状細胞等のTLR-9により認識され，自然免疫応答を引き起こし獲得免疫も増強する(**第4章**参照)．そのため，プラスミドDNAワクチン(DNA vaccine)はアジュバントがなくても効果が期待できる．冷凍保存しなくてもDNAの形で保存し利用できるため，プラスミドDNAワクチンは将来的に有望である．しかしDNAワクチンは臨床試験では期待したほどの効果が得られていない．この主な理由はDNAワクチンの第1世代は十分量の抗原を産生させられないためと思われる．DNAワクチンのための新しいベクターの研究が現在も続けられている．

アジュバントと免疫調節物質

タンパク質抗原に対してT細胞依存性免疫応答を惹起させるには，抗原がアジュバントと一緒に投与される必要がある．たいていのアジュバントは自然免疫応答を引き起こし，共刺激因子の発現を増加させIL-12のようにT細胞の成熟と分化を促進するサイトカインの産生も増加させる．加熱殺菌した細菌は強力なアジュバントとして実験動物に使用されている．しかし，これらのアジュバントは接種した部位に強い炎症反応を引き起こすため，ヒトへの利用が難しい．現在，ヒトでも利用が可能な安全で効果的なアジュバントの開発が進められている．これまでに2つのアジュバントがヒトへの使用を認可されている．水酸化アルミニウムゲル(B細胞性免疫を促進する)と貪食細胞を活性化する脂質のスクアレンである．アジュバントの代替となる方法は，T細胞の反応を刺激する天然由来の物質を抗原物質と共に投与することである．例えば，IL-12をワクチンと共に接種することで細胞性免疫応答を強く惹起することができる．すでに述べたように，プラスミドDNAは内因性のアジュバント様の活性をもち，共刺激因子(B7分子など)やサイトカインをプラスミドDNAワクチンに組み込むことも可能である．ただしこれらの興味深いアイデアは，まだ実験室のレベルで実用化はされていない．

受動免疫

防御免疫は授動免疫でも得られる．例えば，特異的抗体を輸注するなどである．臨床現場では，受動免疫は，破傷風のように毒素で引き起こされる致死性の疾患を迅速に治療する際や，狂犬病や肝炎の発症予防に最も一般的な治療として使用されている．蛇毒に対する抗体は，毒蛇に咬まれた後に投与することで死の危険から身を守ることができる．現在行われている受動免疫(passive immunity)法では免疫応答が惹起されないため注射した抗体が生体内に残存している短い時間しか効果が続かない．そのうえ，受動免疫は免疫系に記憶されないため，投与しても次に毒素や微生物に曝露された際には予防効果は期待できない．しかし，HIVやインフルエンザウイルスなどの病原性微生物を幅広く中和してしまうヒトのモノクローナル抗体(monoclonal antiboy)の特定に成功した事例を基にして，

ベクター介在免疫予防法(vectored immunoprophylaxis)とよばれる長時間効果が得られる受動免疫法が開発されている．この方法では，ヒトの中和抗体の免疫グロブリン重鎖(immunoglobulin heavy chain)と免疫グロブリン軽鎖(immunoglobulin light chain)の遺伝子を導入するためにアデノウイルス関連のウイルスベクターが用いられる．目標は，注射されたヒトが特異的で防御効果のある中和抗体を長時間生成するようになることである．臨床試験はすでに開始されている．

本章のまとめ Summary

感染性微生物と宿主の免疫系の関係は，感染を受けた宿主が感染性微生物を排除しようとする防御機序と，感染性微生物が宿主の強力な防御機序を回避するためにとる作戦の間の動的な関係にある．異なる種類の感染性微生物は異なる種類の免疫応答を刺激し，これらの免疫応答を回避するために独特な機序を進化させてきた．ある感染症では，免疫応答が正常組織を傷害し，これが病気の原因となっている．

細胞外寄生性細菌に対する自然免疫は，貪食細胞と補体の活性(副経路とレクチン経路)からなる．

細胞外寄生性細菌に対する獲得免疫の基本は，微生物をオプソニン化して貪食細胞に貪食されやすくする特異的抗体と，補体の活性化からなる．これらの細菌が産生する毒素は特異抗体によって中和される．ある毒素はサイトカイン産生を強く引き起こし，これが重症感染症で問題となる多様な全身症状の原因となっている．

細胞内寄生性細菌に対する自然免疫は，主にマクロファージが担っている．しかし，細胞内寄生性細菌は，貪食細胞を含めて感染した細胞内で生き残り増殖することができる．この理由は，これらの細菌が貪食細胞内で分解されないための方法を発達させてきたからである．

細胞内寄生性細菌に対する獲得免疫の基本は，細胞性免疫で，CD4陽性T細胞によるマクロファージの活性化と，CD8陽性細胞傷害性T細胞による感染細胞の破壊からなる．細胞内寄生性細菌の感染に特徴的な病的反応は，肉芽腫性炎症である．

真菌感染症に対する防御反応は，好中球とマクロファージによる自然免疫系と，細胞性免疫と体液性免疫による獲得免疫系からなる．真菌は通常は貪食細胞と補体により簡単に殺滅されるが，これらの免疫が傷害されたヒトでは全身性の真菌感染症が発生する．

ウイルスに対する自然免疫は，I型IFNsとナチュラルキラー細胞からなる．中和抗体は感染の初期と細胞内で複製されたウイルスが感染細胞を破壊して周囲へ放出される感染の後期に，ウイルスが細胞内に侵入することを防ぐ．感染が成立した状態での主な防御機序は，細胞傷害性T細胞が感染細胞を破壊することである．細胞傷害性T細胞は感染したウイルス自体が毒性をもたない場合でも組織を傷害してしまう可能性がある．ウイルスは自然免疫系から逃れるために，抗原を変化させ，抗原提示を阻害し，免疫抑制性の分子を産生させる．

原虫や蠕虫などの寄生生物は，慢性的で持続的な感染症を引き起こす．この原因は，寄生生物に対する自然免疫系の反応が弱く，特異免疫から逃れ抵抗する方法を寄生生物が数多く発達させてきたためである．病原性の寄生生物がもつ構造や抗原の多様性は，これらの寄生生物に対する獲得免疫の反応が多様であることを反映している．細胞内に寄生する原虫は細胞性免疫で破壊され，細胞外に寄生する蠕虫はIgE抗体と好酸球を介した反応やその他の白血球によって殺虫される．寄生生物は脊椎動物に寄生している間，抗原を変化させたり，免疫エフェクター機序に対する抵抗性を獲得したり，自身の表面抗原を隠したり切り離したりして宿主の免疫系から逃れている．

ワクチン接種は感染を予防するための強力な戦略である．最も効果的なワクチンは，病原性微生物に対する高親和性の抗体と，記憶細胞を作り出すワクチンである．臨床現場ではいろいろな方法で，いろいろな感染症に対してワクチン接種が試みられている．

参考文献

感染免疫の基本原理

Boer MC, Joosten SA, Ottenhoff TH. Regulatory T-cells at the interface between human host and pathogens in infectious diseases and vaccination. *Front Immunol.* 2015; 6: 1–15.

Casanova JL. Human genetic basis of interindividual variability in the course of infection. *Proc Natl Acad Sci USA.* 2015; 112: E7118–E7127.

Casanova JL. Severe infectious diseases of childhood as monogenic inborn errors of immunity. *Proc Natl Acad Sci USA.* 2015; 112: E7128–E7137.

Dorhoi A, Kaufmann SH. Fine-tuning of T cell responses during infection. *Curr Opin Immunol.* 2009; 21: 367–377.

Honda K, Littman DR. The microbiota in adaptive immune homeostasis and disease. *Nature.* 2016; 535: 75–84.

Lauvau G, Loke P, Hohl TM. Monocyte-mediated defense against bacteria, fungi, and parasites. *Semin Immunol.* 2015; 27: 397–409.

Mandl JN, Torabi-Parizi P, Germain RN. Visualization and dynamic analysis of host-pathogen interactions. *Curr Opin Immunol.* 2014; 29: 8–15.

細胞外寄生性細菌と細胞内寄生性細菌に対する免疫

Brodsky IE, Medzhitov R. Targeting of immune signalling networks by bacterial pathogens. *Nat Cell Biol.* 2009; 11: 521–526.

Cooper AM. Cell-mediated immune responses in tuberculosis. *Annu Rev Immunol.* 2009; 27: 393–422.

Curtis MM, Way SS. Interleukin-17 in host defence against bacterial, mycobacterial and fungal pathogens. *Immunology.* 2009; 126: 177-185.

Orme IM, Robinson RT, Cooper AM. The balance between protective and pathogenic immune responses in the TB-infected lung. *Nat Immunol.* 2015; 16: 57-63.

ウイルスに対する免疫

Duan S, Thomas PG. Balancing immune protection and immune pathology by CD8(+)T-cell responses to influenza infection. *Front Immunol.* 2016; 7: 25.1-25.16.

Klenerman P, Hill A. T cells and viral persistence: lessons from diverse infections. *Nat Immunol.* 2005; 6: 873-879.

Koff WC, Burton DR, Johnson PR, et al. Accelerating next-generation vaccine development for global disease prevention. *Science.* 2013; 340: 1232910-1-1232910-7.

Mandl JN, Ahmed R, Barreiro LB, et al. Reservoir host immune responses to emerging zoonotic viruses. *Cell.* 2015; 160: 20-35.

Pfeiffer JK, Virgin HW. Viral immunity. Transkingdom control of viral infection and immunity in the mammalian intestine. *Science.* 2016; 351: ad5872-1-ad5872-5.

Schuren AB, Costa AI, Wiertz EJ. Recent advances in viral evasion of the MHC Class I processing pathway. *Curr Opin Immunol.* 2016; 40: 43-50.

Swain SL, McKinstry KK, Strutt TM. Expanding roles for CD4(+)T cells in immunity to viruses. *Nat Rev Immunol.* 2012; 12: 136-148.

Virgin HW, Wherry EJ, Ahmed R. Redefining chronic viral infection. *Cell.* 2009; 138: 30-50.

真菌に対する免疫

Borghi M, Renga G, Puccetti M, et al. Antifungal Th Immunity: growing up in family. *Front Immunol.* 2014; 5: 1-8.

Conti HR, Gaffen SL. IL-17-mediated immunity to the opportunistic fungal pathogen Candida albicans. *J Immunol.* 2015; 195: 780-788.

Netea MG, Joosten LA, van der Meer JW, et al. Immune defence against Candida fungal infections. *Nat Rev Immunol.* 2015; 15: 630-642.

Santamaria R, Rizzetto L, Bromley M, et al. Systems biology of infectious diseases: a focus on fungal infections. *Immunobiology.* 2011; 216: 1212-1227.

寄生生物に対する免疫

de Freitas EO, Leoratti FM, Freire-de-Lima CG, et al. The contribution of immune evasive mechanisms to parasite persistence in visceral Leishmaniasis. *Front Immunol.* 2016; 7: 153.1-153.7.

Maizels RM, Pearce EJ, Artis D, et al. Regulation of pathogenesis and immunity in helminth infections. *J Exp Med.* 2009; 206: 2059-2066.

Perez-Mazliah D, Langhorne J. CD4 T-cell subsets in malaria: Th1/Th2 revisited. *Front Immunol.* 2014; 5: 1-8.

Radtke AJ, Tse SW, Zavala F. From the draining lymph node to the liver: the induction and effector mechanisms of malaria-specific CD8+ T cells. *Semin Immunopathol.* 2015; 37: 211-220.

ワクチンとアジュバント

Apostolico Jde S, Lunardelli VA, Coirada FC, et al. Adjuvants: classification, modus operandi, and licensing. *J Immunol Res.* 2016; 2016: 1-16.

Grunwald T, Ulbert S. Improvement of DNA vaccination by adjuvants and sophisticated delivery devices: vaccine-platforms for the battle against infectious diseases. *Clin Exp Vaccine Res.* 2015; 4: 1-10.

Harris J, Sharp FA, Lavelle EC. The role of inflammasomes in the immunostimulatory effects of particulate vaccine adjuvants. *Eur J Immunol.* 2010; 40: 634-638.

Kamphorst AO, Araki K, Ahmed R. Beyond adjuvants: immunomodulation strategies to enhance T cell immunity. *Vaccine.* 2015; 338 (suppl 2): B21-B28.

Long CA, Zavala F. Malaria vaccines and human immune responses. *Curr Opin Microbiol.* 2016; 32: 96-102.

第17章

移植免疫

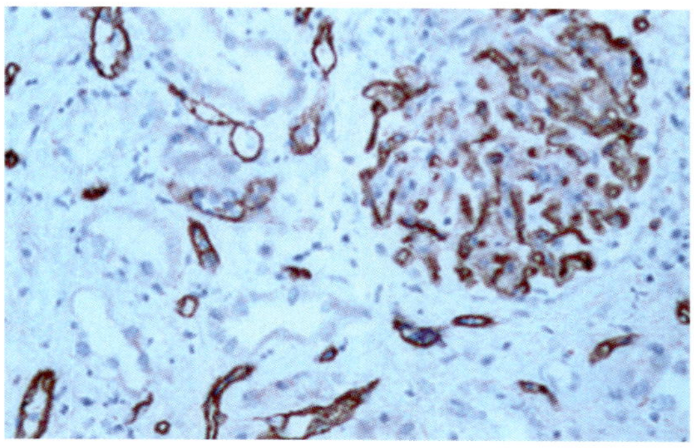

臓器移植(transplantation)は機能不全に陥った臓器や組織を健全なものと取り替える治療法として普及している．移植とは，**移植片**(**グラフト**[graft])とよばれる細胞，組織，臓器を個体から取り出し，(通常)別の個体に移入する手法である．移植片を提供する個体を**ドナー**(donor)，移植片を受容する個体を**レシピエント**(recipient)もしくは**宿主**(ホスト[host])とよぶ．移植片が生体内の通常解剖学と同じ位置に植え込まれるものを，同所性移植，通常解剖とは異なる位置に植え込まれるものを異所性移植とよぶ．**輸血**(transfusion)は，循環血液細胞もしくは血漿をある個体から別の個体に移すことをいう．ヒト臨床における移植の件数は，さまざまな疾患への治療法として，この45年間安定して確実に増加している．造血幹細胞(hematopoietic stem cell)，腎臓，肝臓，心臓の臓器が現在治療法としての臨床移植として最も普及・実践されており，つづいて肺，膵臓といった臓器の移植もまた増えてきている(**図17.1**)．現在，アメリカでは，毎年3万件の臓器移植(腎臓，心臓，肺，肝臓，膵臓)が行われている．四肢や顔面の移植も現在では，一部の移植センターで実施されており，他の臓器の移植，組織幹細胞をはじめとした細胞移植もまた試みられている．

外科手技の革新的な進歩により手術としての臓器移植は可能になったものの，移植した臓器や組織が生着するには，移植組織への免疫応答(immune response)の制御が課題であることが明確となった．逆説的には，その免疫応答の制御が，移植の成功の鍵であったといえる．この臨床上の大きな課題が，移植免疫学を免疫学の主な分野として広く発展させていくこととなった．本章では，移植免疫について取り扱っていく．

移植免疫の概要

基礎研究や臨床観察研究から，移植にかかわる免疫応答にはいくつかの特徴的原則が挙げられる．

ある個体から遺伝的に不一致の個体への細胞や組織の移植では必ず，獲得免疫応答(adaptive immune response)による移植拒絶が生じる．この現象についての最初の報告は，熱傷により皮膚損傷した患者に治療として，非血縁ドナーの皮膚を移植したものの生着しなかったものである．その移植した皮膚が1～2週間のうちに壊死，脱落してしまった．このような皮膚移植片の生着不全の現象は，ピーター・メダワー(Peter Medawar)をはじめとする多くの研究者により動物モデルを用いて研究された．彼らの研究により，皮膚片の生着不全が**拒絶反応**(rejection)とよばれる炎症反応に起因することが明らかになった．そして，その拒絶反応のプロセスは，リンパ球による特異的(specificity)で免疫記憶(memory)反応の特徴を有することから，移植片拒絶(graft rejection)が獲得免疫応答に起因することが示された(**図17.2**)．例えば，遺伝的不一致のドナー・レシピエント間での初回移植では，拒絶反応は移植後7～14日で起こる(一次移植片拒絶反応[first-set rejection])ものの，同じドナーからの再移植では拒絶反応はより急速に生じる(二次移植片拒絶反応[second-set rejection])．これは，レシピエントの中で，ドナー移植組織に対する拒絶反応の免疫記憶ができていることを意味している．拒絶を起こしたレシピエントでは，同じドナーからの移植片を再移植された場合，その再移植片への拒絶反応は急速に進行するものの，もし別のドナーからの移植片を受けた場合にはその進行は初回移植と同じ速さである．これもまた，拒絶反応が特異的免疫応答であることを示している．これらの基礎研究で発見された現象は，臨床移植においても確認することができる．移植片拒絶が獲得免疫応答であることを示す最も説得力ある根拠は，移植片に感作された宿主のリンパ球を未感作の別の個体にそのリンパ球を移入することにより急速な拒絶反応が伝達されるという知見であろう．

移植免疫学者は，移植現場で直面するさまざまな細胞や組織の種類を記述するために，特別な言葉で定義をつくった．ある個体から移植片を採取し，同じ個体へ移植される移植片は，**自家移植片**(autologous graft)とよばれる．遺伝的に同一または同系の個体間で移植される移植片は，**同系移植片**(syngeneic graft)とよばれる．同種でも遺伝的に異なる個体間で移植される移植片は**アロ移植片**(**同種移植片**[allogeneic graft]または[allograft])とよばれる．種の異なる個体間で移植される移植片は，**ゼノ移植片**(**異種移植片**[xenogeneic graft]または[xenograft])とよばれる．アロ移植片内の非自己として認識される分子を**アロ抗原**(**同種抗原**[alloantigen])，ゼノ移植片内のものを**ゼノ抗原**(**異種抗原**[xenoantigen])とよぶ．アロ抗原，もしくはゼノ抗原と反応するリンパ球や抗体(antibody)はそれぞれ**アロ反応性**(**同種反応性**)(alloreactive)や**ゼノ反応性**(xenoreactive)リンパ球，抗体とよばれる．

ドナー・レシピエント間でのアロ反応性に生じる獲得免

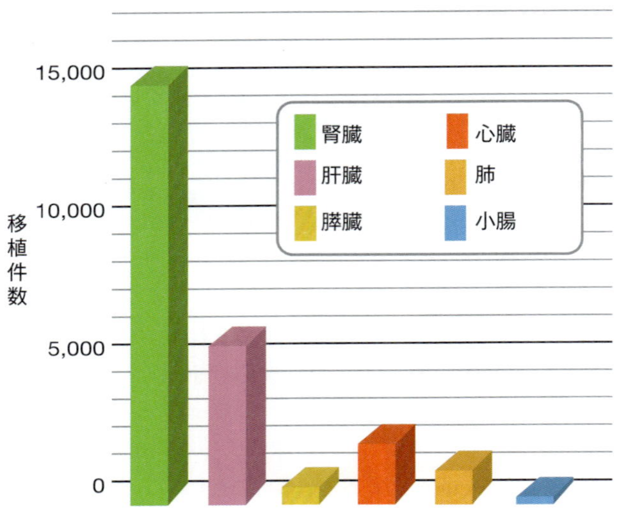

図 17.1　臓器別移植件数
〔UNOS United Network for Organ Sharing データベース［https://www.unos.org/data］より〕

疫応答に加えて，自然免疫（innate immunity）もまた移植片の生着に大きな役割を果たしている．ドナーの臓器摘出から，レシピエントに移植されるまでの間，組織や臓器は循環する血流の遮断に伴い虚血障害が生じる．この虚血障害により，移植片内には傷害関連分子パターン（damage-associated molecular patterns：DAMPs）が多く発現し（**第 4 章**参照），移植片内のレシピエント由来の免疫細胞もしくはドナーの自然免疫機序により，移植片に対する自然免疫応答が惹起される．さらに，レシピエントのナチュラルキラー細胞（natural killer cells：NK cells）はドナー移植片内の細胞表面上に遺伝的に一致した組織適合性分子がない場合に反応できるので（**第 4 章**参照），移植片への拒絶反応を促進させる．これらの自然免疫応答は，直接移植片を傷害するとともに，微生物に対する免疫応答の時と同じく，抗原提示細胞（antigen-presenting cell：APC）を活性化することにより移植片への獲得免疫応答も促進させると信じられている（**第 6 章**参照）．

本章では，ゼノ移植よりもはるかに実践されているアロ移植に焦点を絞って進めていく．ゼノ移植については，本章の最後でまとめることにする．移植にかかわる基礎免疫を中心に，一部，臨床移植のトピックも混じえながら説明する．また，本章の最後に，臓器移植とは通常一緒には取り扱われない造血幹細胞移植について，別のテーマとして取り上げることとした．

アロ移植片に対する獲得免疫応答

アロ抗原により細胞性および液性免疫（humoral immune）応答が惹起される．アロ抗原認識の細胞・分子機序については，移植片抗原によるアロ反応刺激やアロ反応性リンパ球の性質を解析することで深く理解することができる．

アロ抗原の性質

アロ移植片への獲得免疫を惹起させる抗原（antigen）は主に，個体別に異なる多様な遺伝子で制御されているタンパク質である．このタンパク質は組織適合性分子とよばれ，移植された組織がレシピエントの免疫系（immune system）と適合するか否かを決定する．**第 6 章**で述べたとおり，同系統近交系の動物同士は遺伝子的に一致し，すべての遺伝子でホモである（オスの性染色体の遺伝子を除く）．一方で，別系統の近交系動物や非近交系の個体（一卵性双生児を除く）では，受け継がれている遺伝子が異なる．移植免疫の原則は，遺伝的な情報が十分に理解されているマウスを用いた研究から初めて以下のように確立された（**図 17.3**）．

- 遺伝的同一（一卵性双生児または同じ近交系）の個体間での移植では，細胞や臓器への拒絶反応は生じない．
- 遺伝的不一致の個体間，異なる近交系の個体間での移植では，細胞や臓器は，たいてい拒絶される．
- 異なる近交系の両親から子への移植では，通常どちらの親からの移植片も拒絶しない．言い換えれば，(A×B) F1 動物は，系統 A または B 動物からの移植片を拒絶しない（この法則は造血幹細胞移植ではあてはまらない[A×B]F1 レシピエントのナチュラルキラー細胞はどちらの親からの造血幹細胞に対しても拒絶反応を起こす．これについては本章の最後のところで述べることとする）．
- 異なる近交系の交配から生まれた子をドナーとした時の移植片は，いずれの親に移植されても拒絶反応が起きる．言い換えれば，(A×B)F1 動物からの移植片は，系統 A または系統 B 動物より拒絶される．

これらの結果は，移植片に発現する拒絶を惹起する分子が多型（polymorphic）であり，それが共優性（codominant）であることを示唆している．多型性とは，移植片の抗原性が同種の個体間（一卵性双生児を除く）や異なる近交系の個体間で異なることを意味する．共優性発現とは，各個体がその両親からこれらの多型性分子をコードする遺伝子を引き継ぎ，両親のアレル（対立遺伝子[allele]）をともに発現することを意味する．したがって，(A×B)F1 動物は，系統 A と B の双方のアレル（対立遺伝子）を発現し，系統 A と B 動物双方の組織を自己とみなすのに対して，純系統 A または B 動物は片方のアレル（対立遺伝子）しか発現しないため，(A×B)F1 組織を部分的に異物としてみなす．すなわち，(A×B)F1 動物は系統 A または B の両親から引き継いだ遺伝子を発現しているため，A または B 由来移植片を拒絶しない，つまり A と B のタンパク質に対して

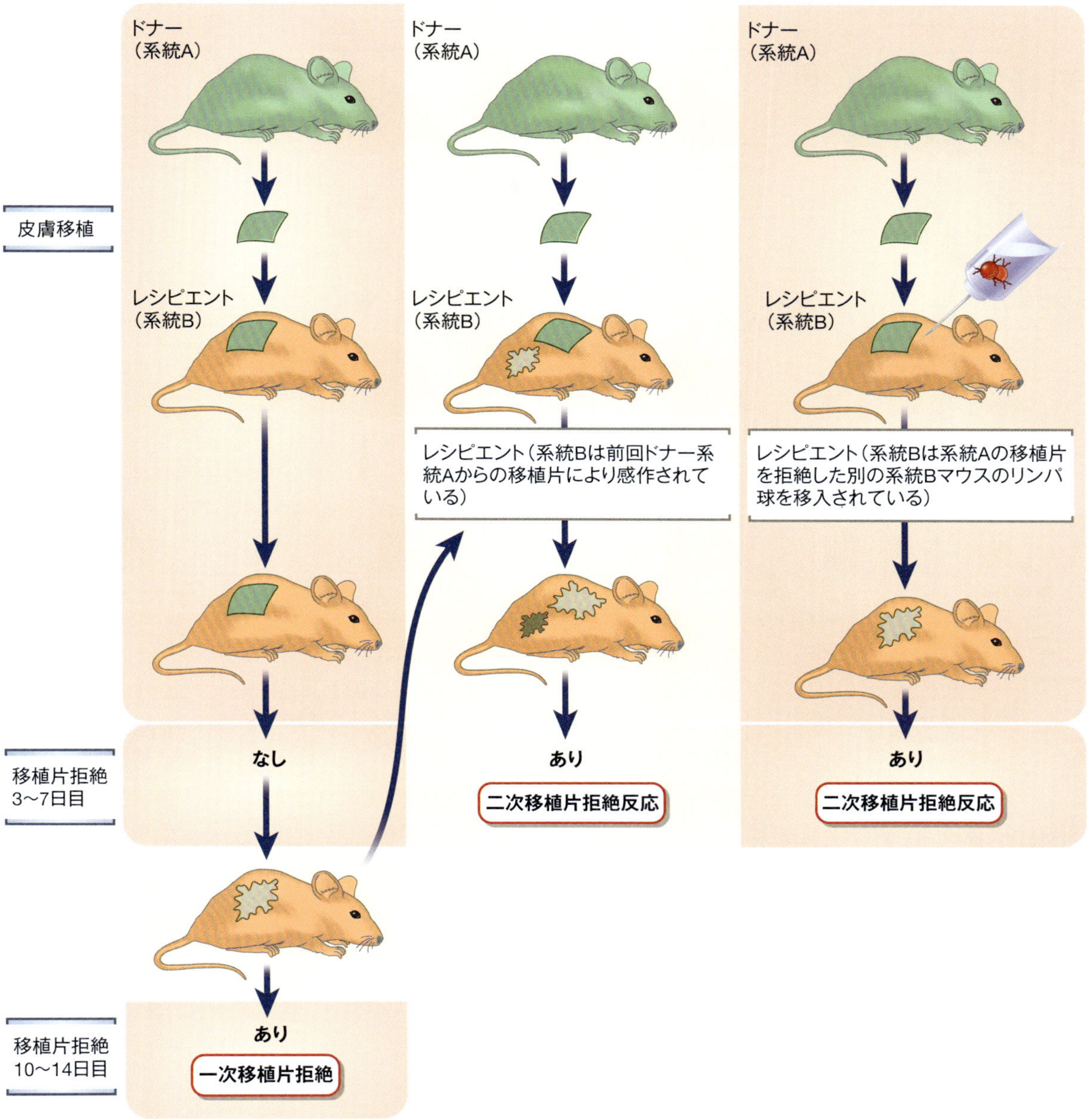

図 17.2　一次および二次アロ移植片拒絶

移植片拒絶が獲得免疫応答の特徴をもつこと，すなわち記憶リンパ球が誘導され，そのリンパ球により記憶反応が媒介されることを示す．系統 A マウスから移植を受けた系統 B マウスは，移植片を初回反応速度で拒絶する(左図)．以前に系統 A マウスから移植片を受け感作された系統 B マウスは，同じ系統からの再移植片に対して二次反応速度で拒絶するという記憶応答を示す(中央図)．記憶応答を示す．系統 A マウスの移植片を拒絶した系統 B マウスのリンパ球を移入された新たな系統 B マウスは，系統 A マウスから移植片を同じく二次反応速度で拒絶する(右図)．これらの結果は，リンパ球が拒絶と記憶を媒介することを示す．系統 A マウスから移植片に対して感作が成立した系統 B マウスでは，近交系が異なる第 3 者系統マウスからの移植片を一次反応速度で拒絶する．これは獲得免疫の特異性の特徴を示している(図示せず)．同系統間における移植片の移植(純系移植)では，拒絶反応は起こらない(図示せず)．

寛容になっている．一方で，系統 A または B は(A×B)F1 由来移植片を拒絶する．これは F1 由来の移植片が親にはないタンパク質を発現しているためである．すなわち親は子のタンパク質に対して寛容にはなれない．

強く急速な拒絶反応の原因分子は，T 細胞にペプチドを提示し，結合する主要組織適合遺伝子複合体分子(major histocompatibility complex molecule：MHC molecule)である．第 6 章に書かれていたとおり，MHC 分子はその生理学的な機能が十分に理解される前から命名されていた．George Snell らは，アロ移植片に対する拒絶の標的分子をコードする多型遺伝子を同定するため，近交系コンジェニック系統(類遺伝子系統)マウスのペアを作製した．すなわち拒絶反応を惹起する遺伝子以外のすべての遺伝子が同一である移植ペアを使用したのである．この方法により，移植片拒絶の原因遺伝子である，MHC 遺伝子とよばれる多型性遺伝子を同定した．MHC 分子は非常に多型性であ

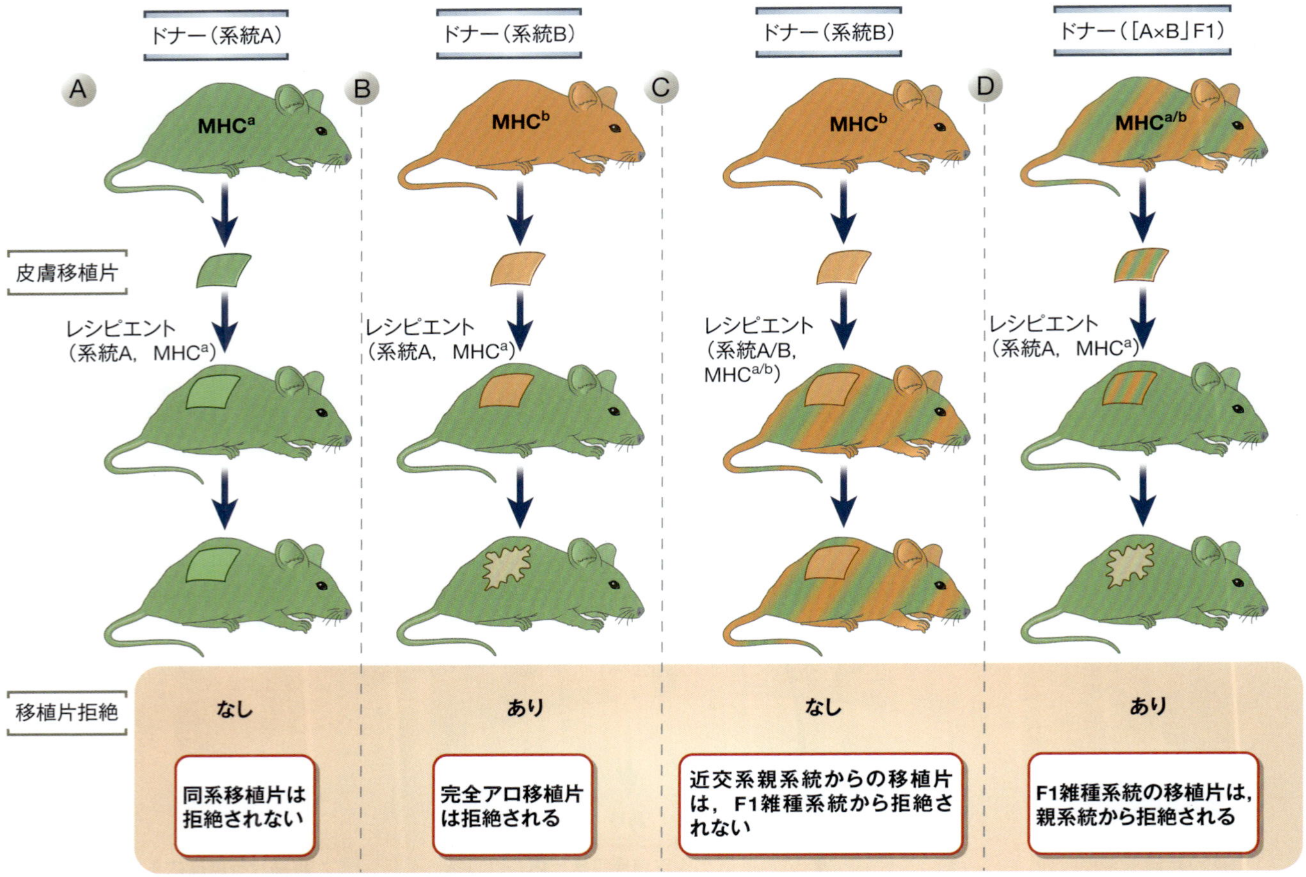

図 17.3　移植片拒絶の遺伝学

図の２つのマウスの色分けは，MHC ハプロタイプの違う近交系を意味する．両親から引き継いだ MHC アレル（対立遺伝子）は，（A×B）F1 マウスの皮膚に共優性に発現するため，（A×B）F1 マウスは２色で表現する．同系移植片は拒絶されない（A）．アロ移植片はつねに拒絶される（B）．A または B 親系統からの移植片は，（A×B）F1 マウスに拒絶されないが（C），（A×B）F1 マウスの移植片はいずれの親系統においても拒絶される（D）．この現象は，MHC 遺伝子産物が移植片拒絶を引き起こすためであり，移植片がレシピエントマウスに発現していない MHC 型（緑色またはオレンジ色で示す）を発現する場合のみ，移植片は拒絶される．

り，個体が他の個体と同じ遺伝子を受け継いでいることはまずない．そのため，一卵性双生児を除き，いかなる個体の組み合わせにおいても，移植片拒絶は引き起こされる．移植片拒絶の抗原としての MHC 分子の役割は，T 細胞（T lymphocyte）の抗原認識を起こすことであり，こちらについては後述する．ヒト MHC 分子がヒト白血球抗原（human leukocyte antigens：HLAs）とよばれることを念頭に置くと，ヒトの移植の場合には，*MHC* と *HLA* はほぼ同じ意味で使われている．

遺伝的に異なるドナーとレシピエントのペアの移植において，レシピエントが免疫応答を引き起こす多型抗原は MHC 分子以外にも存在する．これらの抗原が惹起する拒絶反応は，MHC 分子のものと比べ緩徐で弱い．そのため，その抗原は**副（マイナー）組織適合性抗原**（minor histocompatibility antigens）とよばれる．副組織適合性抗原の臨床臓器移植における関与は不明瞭なところが多いが，それはその関連抗原がほとんど同定されていないからである．マウスでは，雄性 H-Y 抗原は，雌性レシピエントにおいては免疫認識の標的となる．一方，ヒトでは，男性ドナーから女性レシピエントへの心臓移植は，同性間と比べると拒絶反応のリスクはわずかに高いが，ドナー臓器（心臓）不足の状況においては，性別一致の移植だけを選択肢とするのは現実的ではないとされる．副組織適合性抗原は，後述するように造血幹細胞移植後の移植片対宿主反応（graft-versus-host responses）の惹起において，より重要な役割を果たしているが，この関連抗原の性質についてはまだ未解明である．

T 細胞によるアロ抗原認識

レシピエント T 細胞が移植片中に提示されているアロ MHC 分子を認識する経路には，直接および間接という２つの本質的に異なる認識機序がある（**図 17.4**）．初期の研究において，レシピエント T 細胞は移植片中に分解されていない MHC 分子をそのまま認識していることが判明し，この経路は**アロ抗原直接提示**（direct presentation of alloantigens）（も

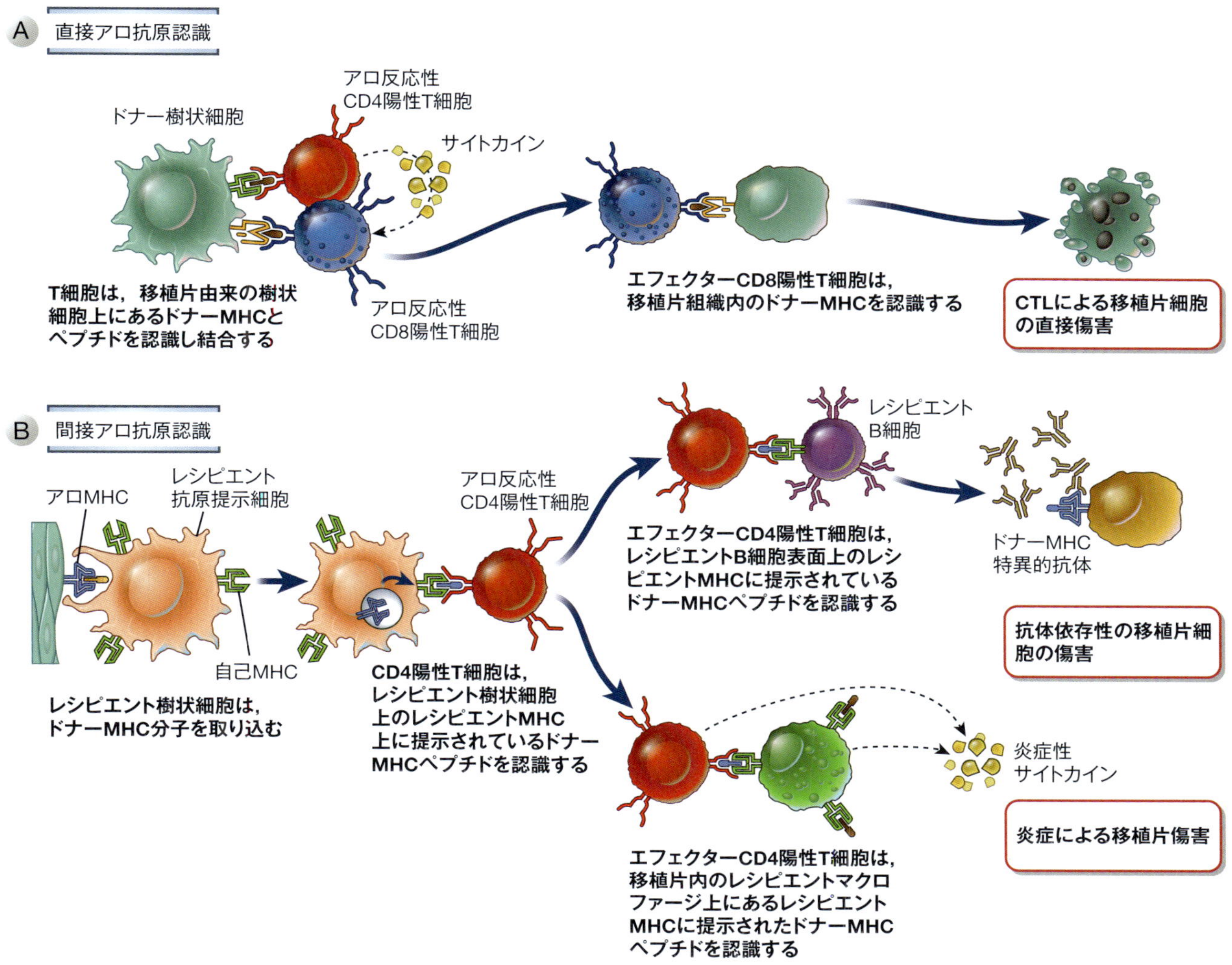

図 17.4　直接・間接アロ抗原認識

(A)直接アロ抗原認識は，アロ反応性 T 細胞がドナー移植片の樹状細胞もしくはその他リンパ節内の抗原提示細胞に発現するアロ MHC 分子とペプチドを直接認識した場合に起こる．レシピエント CD4 陽性 T 細胞もしくは CD8 陽性細胞は，直接ドナー MHC クラスⅡもしくはクラスⅠ分子をそれぞれ認識し，ヘルパー T 細胞もしくは細胞傷害性 T 細胞(CTL)へと分化誘導される．細胞傷害性 T 細胞は，移植片内の組織や細胞に発現している同じドナー MHC- ペプチド複合体を直接認識し，それらを傷害する．(B)間接アロ抗原認識は，移植片由来のアロ MHC 分子がレシピエント APC に貪食，プロセシングされる，そしてアロ MHC 分子の多型アミノ酸残基を含むペプチド断片がレシピエント(自己)MHC 分子に結合され，抗原提示される．このような形式で誘導されたドナー MHC 特異的ヘルパー T 細胞は，B 細胞に働きかけ，移植片細胞を傷害するドナー MHC 特異的抗体を産生する．ヘルパー T 細胞は，同じドナー MHC 由来ペプチドを抗原提示しているレシピエントマクロファージにより，移植片内で活性化され，移植片を炎症性に傷害する．

しくは**アロ抗原直接認識**[direct recognition of alloantigens])とよばれる．その後，レシピエント T 細胞がドナー移植片のアロ MHC 分子を自分の MHC を用いて認識していることも時に生じていることが解明された．この認識機序はドナー・アロ MHC タンパク質が分解されてできたペプチドを，レシピエントの MHC 上に提示されることによって起きるものである．このプロセスは**間接提示**(indirect presentation)(もしくは**間接認識**[indirect recognition])とよばれ，他のタンパク質抗原(例：微生物)の抗原提示と認識機序と本質的に同じである．アロ MHC 抗原に対する T 細胞の初期反応は，直接・間接認識に関係なく，移植片の所属リンパ節(lymph node)で起こるとされ，これらについては後述する．

ドナー細胞上のアロ MHC 抗原の直接認識

直接認識の機序は，レシピエントが自分の抗原提示細胞を介せず，その T 細胞が移植片内のドナー細胞表面上にあるアロ MHC 分子から抗原提示を受けるものである(**図 17.4A** 参照)．通常 T 細胞はその成熟過程で自己 MHC 拘束性になるように選択されるため，その T 細胞が外来(アロ・ゼノ)MHC 分子を直接認識できることは不可解に感じられるかもしれない．その理由として，T 細胞受容体(T cell receptor：TCR)は，MHC に対して，それが自己もしくは外部由来にかかわらず，内在的にある程度の親和性(affinity)をもっているためと考えられている．すなわち，胸腺(thymus)での T 細胞の発達過程における正の選択(positive selection)は，自己 MHC に対して弱い反応性をもつT細胞を生存させるが，その成熟して出てきたT細胞のなかには，アロMHC分子に対して強い反応性をもつものもまた多数存在すると考えられる．また，胸腺における負の選択（negative selection）は，自己MHC分子に対して強い親和性をもつT細胞を効率的に除去する機序であり（**第8章，第15章**参照），体内に存在しないアロMHC分子に対して強い親和性をもつT細胞をは除去する必要はない．その結果，アロMHCと強い親和性をもつT細胞受容体レパートリーをもつT細胞が胸腺からでてくることになる．そのため，自己MHC拘束性のT細胞がアロMHCを直接認識するのは，構造的類似のアロMHCを高親和性に認識する交差反応と考えることができる（**図17.5**）．

細胞表面に発現したMHCは通常ペプチドを提示しているが，そのペプチドは構造的にアロ反応性T細胞に認識されやすい構造であり，それは外来抗原がペプチドとして自己MHC拘束性のT細胞に認識されるのと同様である（**図17.5B**参照）．移植片の細胞表面にあるアロMHCに提示されるペプチドが由来するタンパク質については，ドナーとレシピエントのどちらもありうる．そのため，アロMHC分子とペプチド（自己もしくは外部由来）の複合体は，明らかに自己MHC分子と自己ペプチドの複合体とは異なる．他にも，アロ反応性T細胞の直接認識による活性化は，アロMHCに提示されるペプチドにかかわらず起こる．これはアロMHCにある多型アミノ酸残基という構造が，自己MHC–ペプチド複合体のそれと似ているためである（**図17.5C**参照）．

T細胞はいかなるアロMHCタンパク質でも1つ1つ直接認識できる多様性をもつため，直接提示されたアロMHC分子に対する反応は非常に強い．ドナー細胞上に発現するアロMHCを直接認識し，反応できるT細胞はその1〜10%も存在するとされている．対照的に感染症の場合には，自己MHCに微生物由来のペプチドが提示され，それらに反応するナイーブT細胞は，わずか0.001〜0.01%とされる．多くのT細胞がアロMHC分子の直接認識できる説明として以下のものがある．

- ドナータンパク質由来の多種多様なペプチドは，どのアロMHC分子とも1つ1つ結合し，おのおののペプチド–MHC複合体に対して，レシピエントT細胞のクローン（clone）が別々に反応している可能性がある．逆に，微生物やタンパク質抗原の場合，宿主の自己MHCに簡単に提示することができるペプチドは相対的に少ないため，反応するT細胞のクローンは少なくなるものと思われる．アロAPC上には何千ものMHC分子が発現しており，そのほとんどがアロ反応性T細胞に認識されることが可能である．しかし，感染症の場合には，APC上の自己MHC上にそのペプチドを提示できるものは，1%以下（0.1%程度）であり，その少数だけが，T細胞に特異的に微生物抗原として認識される．

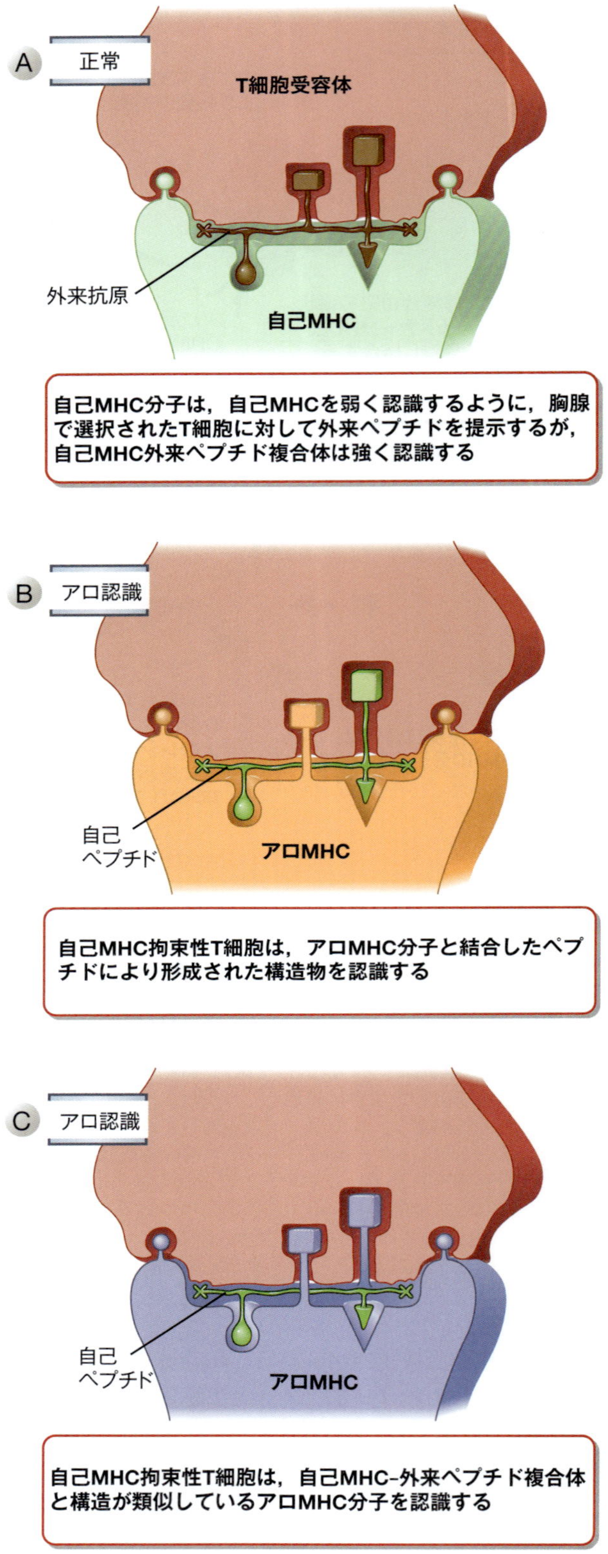
A
正常
T細胞受容体
外来抗原
自己MHC
自己MHC分子は，自己MHCを弱く認識するように，胸腺で選択されたT細胞に対して外来ペプチドを提示するが，自己MHC外来ペプチド複合体は強く認識する
B
アロ認識
自己
ペプチド
アロMHC
自己MHC拘束性T細胞は，アロMHC分子と結合したペプチドにより形成された構造物を認識する
C
アロ認識
自己
ペプチド
アロMHC
自己MHC拘束性T細胞は，自己MHC-外来ペプチド複合体と構造が類似しているアロMHC分子を認識する

図17.5　アロMHC分子直接認識の分子基盤

アロMHC分子の直接認識は，自己MHC–外来ペプチド複合体（A）に特異的なT細胞がアロMHC分子（B，C）を認識するという一種の交差反応と考えられている．移植片のMHC分子と結合するペプチドは，アロ抗原認識に関与する場合（B）と関与しない場合（C）がある．

- アロ MHC 分子に提示されているのは，ドナー細胞由来の外来ペプチドだけでなく，自己ペプチドもあり，これらのペプチド–MHC 複合体は T 細胞を活性化させることができる．なぜなら，これらの複合体は，通常胸腺や末梢組織には発現しておらず，T 細胞の負の選択には関与していないため，アロ移植片に対して危険な存在となる．逆に，自己 MHC と自己抗原に対して反応する T 細胞は，胸腺の負の選択や末梢性免疫寛容（peripheral tolerance）機序（**第 8 章**, **第 15 章**）にて除去されてしまう．そのため，MHC がアロとなると，T 細胞を活性化させるペプチド–MHC 複合体はかなりの数となる．
- たとえ初回曝露であっても，アロ MHC 分子に反応するたくさんの T 細胞は記憶 T 細胞である．これらの記憶細胞は，その他の外来抗原（例：微生物）に以前に曝露された際に誘導されたものであることが多く，それらはアロ MHC 分子に交差反応していると考えられる．これらの記憶細胞は，その抗原への特異的な細胞の分化増殖のみならず，ナイーブリンパ球（naive lymphocyte）よりも強力で急速に反応し，そのため新たに移植された移植片に対するアロ反応性 T 細胞の反応は強力である．

アロ抗原の直接認識により生じた，CD4 陽性および CD8 陽性 T 細胞はどちらも，移植片に対する拒絶反応に寄与している．そのアロ反応性の T 細胞応答については後述する．

アロ抗原の間接認識

間接経路において，ドナー（アロ）MHC 分子は，移植片へ侵入したレシピエント APC に捕捉，処理されたのち，アロ MHC 分子由来ペプチドが自己 MHC に提示される（**図 17.4** 参照）．そのため，通常の外来抗原と同様に，アロ MHC 分子由来ペプチドはレシピエント APC によって提示され，T 細胞に認識される．ドナー MHC 分子はレシピエント MHC とは異なるアミノ酸配列をもつため，外来抗原として扱われ，レシピエント APC 上の自己 MHC に外来ペプチドとして提示することができる．ドナーのアロ MHC 分子は，レシピエントにとって異物となるさまざまなペプチドを生み出し，それらは T 細胞クローンに別々に認識される．アロ抗原は主にエンドソーム（endosome）小胞経路を介して宿主 APC に獲得され（例えば，貪食の結果として），MHC II 分子上に提示される．そのためアロ抗原の間接認識は主に CD4 陽性 T 細胞で起きていると考えられる．また貪食（phagocytosis）された移植片抗原は，MHC クラス I への抗原提示（antigen presentation）経路に入ると考えられ，間接的に CD8 陽性 T 細胞に認識されることもある．この現象は，クロスプレゼンテーション（cross–presentation）または交差プライミングの 1 つであり，樹状細胞（dendritic cell）が移植片などの他のタンパク質をのみこみ，そのタンパク質が細胞質に運ばれ，タンパク質分解酵素によりペプチドに加工され，MHC クラス I 上に提示されることで CD8 陽性 T 細胞を活性化させるものである（**図 6.17** 参照）．

MHC クラス II を欠損するノックアウトマウスを用いた研究により，アロ MHC の間接提示が移植片拒絶に重要な役割を果たすことが証明された．例えば，MHC クラス II の欠損マウスをドナーとした皮膚移植片は，そのアロ MHC クラス I 分子由来のペプチドによりレシピエント CD4 陽性 T 細胞の応答（MHC クラス II 拘束性）を惹起する．この研究では，ドナー MHC クラス I 分子はレシピエント APC により処理，MHC クラス II 上に提示され，レシピエントヘルパー T 細胞（helper T cells）を刺激する．ヒト臨床でも，間接的抗原提示（indirect antigen presentation）が移植片の慢性移植拒絶（chronic rejection）に関与するというエビデンスも存在する．心臓や肝臓移植レシピエントの CD4 陽性 T 細胞は，ドナー MHC 由来のペプチドが自己 APC に提示された場合にこれを認識し活性化する．

アロ反応性 T 細胞の活性化とエフェクター機能

リンパ球がアロ抗原を認識すると，活性化し，増殖，分裂さらには移植片を傷害するエフェクター機能を起こすようになる．この活性化のステップは，微生物抗原に対してリンパ球が反応するものと非常に似ている．

アロ反応性 T 細胞の活性化

臓器移植片に対する T 細胞応答は，移植片の所属リンパ節で始まる（**図 17.6**）．多くの臓器は樹状細胞などのレジデント APC を保有している．そのため，レシピエントへの移植されたアロ移植片は，ドナー MHC 分子と共刺激因子の双方を発現する樹状細胞を提供していると考えることができる．これらのドナー APC は，所属リンパ節へ移動した後，細胞表面にあるアロ MHC クラス I とクラス II 分子をレシピエント CD4 陽性と CD8 陽性 T 細胞にそのままの形でそれぞれ提示すると考えられている（アロ MHC 直接認識）．レシピエントの樹状細胞もまた移植片に遊走し，そこのアロ抗原を捕食，それらを所属リンパ節へ再び運び，抗原提示を行っている（間接経路）．移植片とレシピエントのリンパ管のつながりは，通常移植手術の操作により破綻している．そのため，臓器移入による炎症反応により新たにリンパ管が交絡し再構築されるものと考えられる．ナイーブ CD4 陽性と CD8 陽性 T 細胞は，リンパ節を通過する際に，そこでアロ抗原と出会い，分化増殖し，エフェクター機能をもつヘルパー T 細胞もしくは細胞傷害性 T 細胞（cytotoxic［cytolytic］ T lymphocyte：CTL）へと誘導される．このプロセスは，しばしばアロ抗原への感作とよばれる．これらエフェクター細胞（effector cells）は，移植

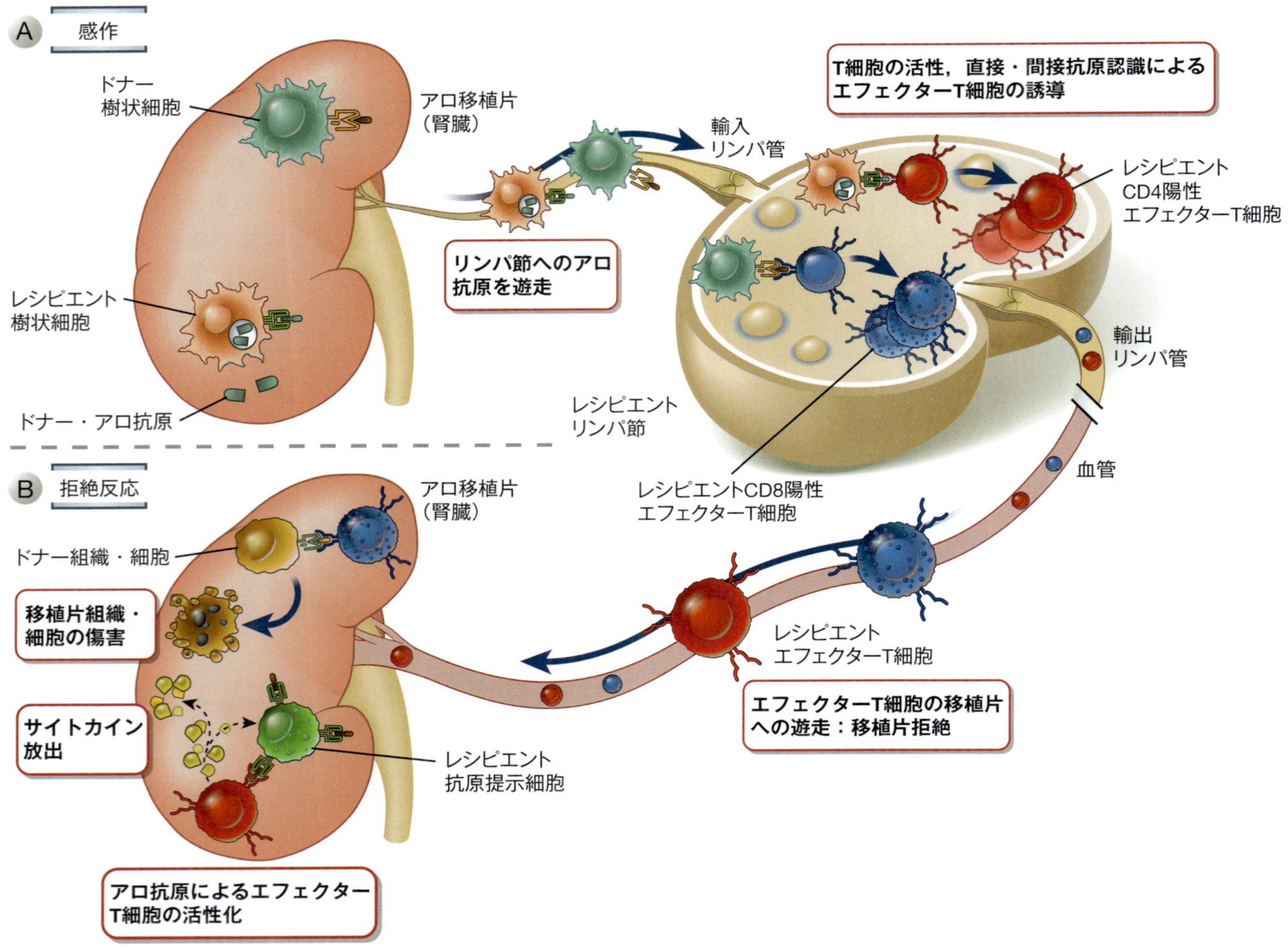

図 17.6 アロ反応性 T 細胞の活性化

(A)直接アロ認識では，アロ移植片中のドナー樹状細胞が二次リンパ組織に移動し，そこでアロ MHC 分子を宿主 T 細胞に提示する．CD8 陽性 T 細胞のみが，ドナー MHC クラスⅠを認識，一方で CD4 陽性 T 細胞はドナー MHC クラスⅡを直接認識する．間接アロ認識では，アロ抗原と出会ったレシピエント樹状細胞が二次リンパ組織にドナー MHC タンパク質を遊走させ，宿主のアロ反応性 T 細胞にこれらの MHC タンパク質由来のペプチドを抗原提示する．CD4 陽性 T 細胞の例を示す，CD8 陽性 T 細胞によるアロ MHC の間接認識はあまり重要でない．間接・直接アロ抗原認識が起こると，T 細胞は活性化し，エフェクター・ヘルパー CD4 陽性 T 細胞，もしくは CD8 陽性細胞傷害性 T 細胞に分化誘導される．(B)アロ反応性エフェクター T 細胞はアロ移植片へ遊走し，アロ抗原により再活性化され，傷害を引き起こす．移植片では，ドナー MHC を発現している細胞を唯一含むため，移植片実質細胞の傷害を起こすには CD8 陽性細胞傷害性 T 細胞によるアロ MHC クラスⅠの直接認識が必要となる．一方で，CD4 陽性ヘルパー T 細胞は直接または間接的にアロ MHC クラスⅡを認識することができ，それぞれドナーもしくは宿主の抗原提示細胞により活性化され，移植片を傷害する炎症を誘導する．

片内に再び移動して拒絶を誘導する，その機序については後述する．

前述したが，移植片内のアロ MHC 抗原に対して反応するたくさんの T 細胞は，移植前から環境抗原によって誘導された交差反応性の記憶 T 細胞である．ナイーブ T 細胞と異なり，記憶 T 細胞は，活性化するのに，リンパ節内での樹状細胞による抗原提示を必要とせず，移植片の APC やアロ抗原を発現している組織細胞により活性化され，直接浸潤していくことができる．

他の MHC 分子に対するアロ反応性 T 細胞の免疫応答は，**混合型リンパ球反応**(mixed lymphocyte reaction：MLR)という，遺伝的に異なる個体のリンパ球同士を共培養する，in vitro の手法で，さらに解析することができる．ある個体の T 細胞は，他の細胞に発現しているアロ MHC 分子を認識することによって活性化する．リンパ球混合試験は，かつて臨床的に T 細胞性拒絶反応を予測するための試験あるいはアロ反応性の機序を解析するモデルとして用いられていたが，最近では免疫学における歴史的価値の方が主である．

アロ抗原に対する T 細胞応答における共刺激の役割

アロ抗原認識に加え，APC 上の B7 分子を主体とした T 細胞への共刺激がアロ反応性 T 細胞の活性化に重要である．共刺激は，ナイーブ・アロ反応性 T 細胞の活性化に大切であるだけでなく，アロ反応性記憶 T 細胞の反応もまた共刺激により増強される．アロ移植片に対する拒絶反応や，リンパ球混合試験でのアロ反応性T細胞の刺激は，B7分子をブロックすることによって抑制することが可能である．アロ移植片がB7-1(CD80)やB7-2(CD86)の欠損マウスに移植されると，通常マウスと比較して移植片は長期生着する．後述するが，B7共刺激を阻害することは，ヒト臨床における拒絶反応を抑える治療戦略となっている．

共刺激の必要性を考えていくと，なぜ感染のような生理的に共刺激分子の発現する刺激がないにもかかわらず，移植片のAPC上に共刺激分子が発現するのかという興味がわく(**第9章**参照)．その1つの可能性として，前述した移植片や細胞の虚血障害に対する自然免疫応答が結果的にAPC上の共刺激分子の発現を増加させたと考えられている．

アロ反応性T細胞のエフェクター機能

移植片中のアロ抗原により活性化されたアロ反応性CD4陽性およびCD8陽性T細胞は，固有の機序により拒絶反応を惹起する(**図17.6**参照)．CD4陽性ヘルパーT細胞は遅延型過敏反応(delayed-type hypersensitivity：DTH)と同様に，サイトカイン(cytokines)産生エフェクター細胞に分化し，サイトカインによる炎症(inflammation)で移植片を傷害する(**第10章**，**第19章**参照)．CD8陽性T細胞は移植片細胞を直接傷害する細胞傷害性T細胞へと分化する．

直接アロ抗原認識により形成された細胞傷害性T細胞のみが移植片を傷害することができ，一方で，直接または間接アロ抗原認識で形成された細胞傷害性T細胞またはヘルパーT細胞はサイトカインを介して移植片を傷害する．ドナーAPC上のアロMHC分子を直接認識して形成されたCD8陽性T細胞は，移植片の実質細胞に発現する同じアロMHC分子を認識し，傷害することができる．これらのT細胞は炎症や傷害を引き起こすサイトカインを産生することもできる．一方で，アロMHCを間接認識することで形成されたCD8陽性細胞傷害性T細胞は，その反応が自己MHCに提示されたアロMHC分子由来のペプチドに限定される．つまり，移植片にあるドナーMHCはレシピエントのものとは異なるため，この細胞傷害性T細胞は移植片細胞を傷害することはできない．アロMHCの直接もしくは間接認識によりCD4陽性エフェクターT細胞が誘導されると，その拒絶反応の主な機序はエフェクターT細胞が産生するサイトカイン性の炎症反応である．同じことは，アロMHCの間接認識により活性化するCD8陽性T細胞の場合にもあてはまる．推測するに，間接認識により活性化されたエフェクター細胞は移植片に浸潤し，同じく移植片に浸潤したレシピエントAPCに提示されたドナーMHC分子由来のペプチドを認識しているものと考えられる．

アロ反応性B細胞の活性化とアロ抗体の産生と機能

移植片抗原に対しての抗体，すなわちドナー特異的抗体もまた，拒絶反応に寄与している．これら高親和性アロ抗体(同種抗原)(alloantibody)は，他のタンパク質抗原に対する抗体産生と同様に(**第12章**参照)，多くの場合ヘルパーT細胞に依存したアロ反応性B細胞の活性化により産生される．アロ抗体が認識する抗原のほとんどは，MHCクラスIやクラスIIタンパク質を含むドナーMHC分子である．これらのアロ抗体産生させる細胞を誘導させる一連の反応として，ナイーブB細胞がアロMHC分子を認識し，そのタンパク質を細胞内部へ取り込み処理した後，ペプチドとして抗原提示するプロセスがある．そのペプチド抗原に反応するのは，それまでに樹状細胞から同じ抗原提示を受けたことのあるヘルパーT細胞である．樹状細胞に提示した同一のペプチドにより活性化されたヘルパーT細胞に対して提示するという流れである．したがって，アロ反応性B細胞の活性化は，アロ抗原の間接提示の一例である．さらには，非HLAアロ抗原に対するドナー抗原特異的抗体もまた拒絶反応とかかわりをもつ．

レシピエント体内で産生されたアロ反応性抗体は，補体活性化やFc受容体(Fc receptor)を介する結合や好中球(neutrophil，polymorphonuclear leukocyte：PMN)，マクロファージ(macrophage)，ナチュラルキラー細胞の活性化などを引き起こす重篤な感染症に対して用いられる抗体のエフェクター機序と同じ役割をする．後述するように，MHC抗原は血管内皮細胞に発現することから，ほとんどのアロ抗体による傷害は移植片の脈管を標的としている．

アロ移植片拒絶の様式と機序

本章ではこれまで，アロ抗原認識の分子機序とアロ移植片を認識し反応する細胞について述べてきた．ここからは，アロ移植片の免疫学的拒絶の原因となるエフェクター機序について解説する．他の実験モデルや臨床移植において，アロ反応性CD4陽性T細胞とCD8陽性T細胞，そしてアロ抗体は移植片拒絶に関与することが示されてきた．これらの異なる免疫エフェクター因子は，それぞれの機序により移植片拒絶を惹起し，3つの因子が同時に拒絶反応に寄与していく．

歴史的な背景から，移植片拒絶はその免疫エフェクター機序よりも，むしろ拒絶反応の組織病理学的な特徴または移植後の時間経過を基準として分類されてきた．病理組織学的な様式は，臨床腎移植の経験に基づき，超急性，急性，慢性に分類される．これらの様式は主体となる免疫エフェクター機序の違いにより分類されている．今回，これらの拒絶反応の様式について，病理や臨床所見よりも，その根本的な免疫機序を中心に述べていく．

超急性拒絶反応

超急性拒絶反応(hyperacute rejection)は，移植片と宿主の血管吻合後，数分～数時間以内に生じる移植片血管の血栓性閉塞を特徴とする反応である．それは循環血液中に存在していたドナー血管内皮の抗原に反応する抗体により惹起される(**図 17.7A**)．移植片の血管内皮に抗体が結合すると，補体(complement)は活性化され，抗体と補体の結合体は，協調的に血管内皮に血栓形成を促進する多くの変化を誘導する．補体の活性化は，内皮傷害を誘導し，血小板を活性化させる内皮細胞下の基底膜タンパク質を露出させる．内皮細胞が刺激されると，血小板の接着・凝集を誘導するフォン・ウィルブランド因子という高分子量の因子を分泌する．内皮細胞と血小板はともに，凝固促進の脂質分子の放出を誘導することにより，血管透過性を亢進させる．そして内皮細胞では，細胞表面へパラン硫酸プロテオグリカンという，アンチトロンビンⅢに作用して凝固抑制に働く因子が消失する．これらの過程により，移植片血管の内皮では，血栓症と血管閉塞が生じ(**図 17.7B**)，不可逆的な虚血傷害となる．

移植黎明期でよく経験した超急性拒絶は，移植前から高力価で存在する赤血球・内皮細胞上に発現する ABO 血液型抗原(ABO blood group antigens)に特異的な免疫グロブリン(immunoglobulin：Ig)M アロ抗体により惹起された．これらの自然抗体(natural antibodies)は後述するが，ほとんどすべての個体に存在する．現在の移植では，すべてのレシピエントとドナーの組み合わせが ABO 血液型を適合させて選択しているため，抗 ABO 抗体による超急性拒絶反応は非常にまれである．また，ゼノ(異種)移植においては，種により異なるさまざまな抗原があり，それに対する自然抗体により惹起される超急性拒絶反応が大きな問題であり，動物臓器のヒトへの応用の障害となっている．

現在起こりうる移植片への超急性拒絶反応は，通常アロ抗原タンパク質(ドナー MHC 分子など)，または血管内皮に発現する未発見のアロ抗原に対する IgG 抗体により媒介される．このような抗体は通常，過去の輸血や移植，または複数回の妊娠によるアロ抗原への曝露により産生される．抗アロ抗体の力価が低い場合には，超急性拒絶反応は数日かけて徐々に起こることがあるが，典型的な急性拒絶の時期と比較しても十分早期に発症する．後述するが，移植待機患者では，超急性拒絶を避けるため，移植前にドナー臓器の細胞と結合する抗体が存在しないか否かをスクリーニングすることが常識となっている．

多くはないが ABO 不適合の移植の場合，抗体と B 細胞

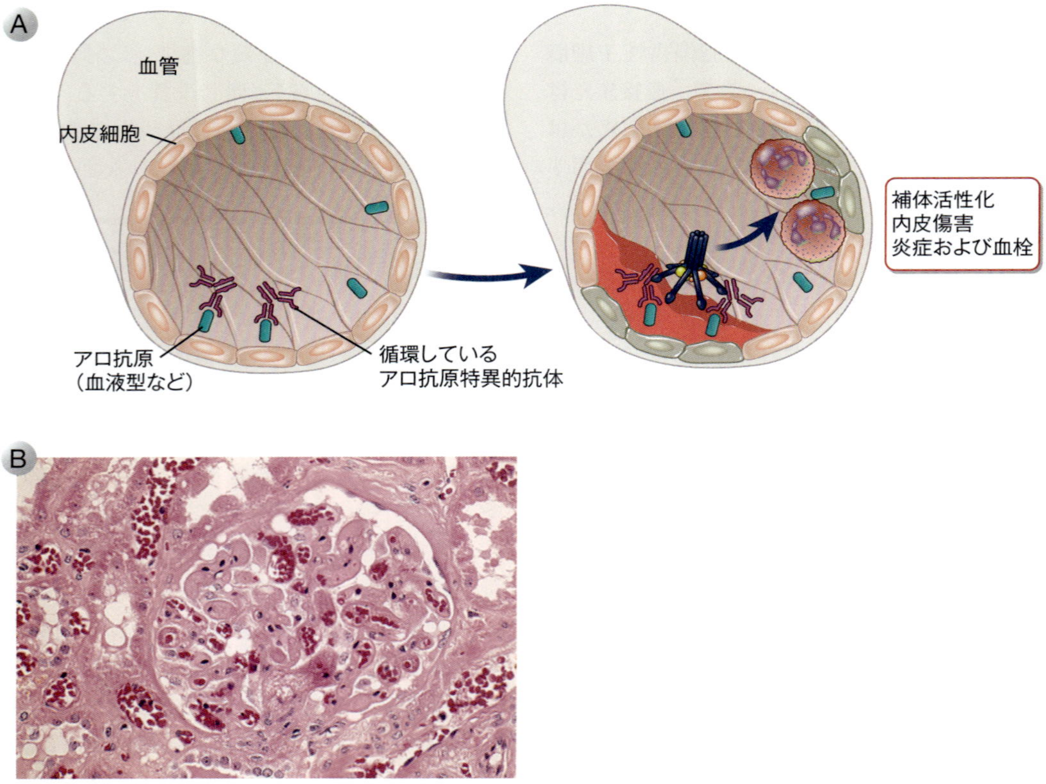

図 17.7 超急性拒絶反応

(A)急性拒絶では，血管内皮に反応性の既存抗体が補体を活性化し，急速な血管内血栓症と血管壁の壊死を惹起する．(B)腎臓アロ移植片における超急性拒絶反応では，血管内皮傷害，血小板とトロンビンによる血栓，糸球体への早期好中球浸潤〔Dr. Helmut Rennke, Department of Pathology, Brigham and Women's Hospital のご厚意による〕．

を徹底的に除去することで，移植片生着を改善することができる．移植片が速やかに拒絶されない場合，移植片に対する抗体が存在しても生着し続けることがある．この超急性拒絶反応に対する抵抗性機序の説明として，移植片血管内皮細胞上に補体制御性タンパク質の発現が亢進していることが考えられ，それは順応とよばれる組織の適応反応である．

急性拒絶

急性拒絶（acute rejection）はアロ反応性 T 細胞および抗体を介する移植片の実質および血管の傷害過程である．近代的な免疫抑制（immunosuppression）が発見されるまでは，急性拒絶は移植後数日〜数週間以内にしばしば経験するものであった．この急性拒絶反応が始まるまで時間がかかるのは，アロ反応性 T 細胞や抗体が，移植片に反応するまで時間を要するためである．現在の臨床移植では，これより遅い時期，たとえ移植後数年であっても，何らかの理由で免疫抑制を弱めた場合などに急性拒絶が発症する．急性拒絶のパターンは，T 細胞による細胞性と抗体による液性に分類されるが，急性移植片拒絶では多くの場合，両者が共存している．

急性細胞性拒絶

急性細胞性拒絶反応の主な機序は，細胞傷害性 T 細胞を介した移植片実質細胞と内皮細胞への傷害およびヘルパー T 細胞が産生するサイトカインによって引き起こされる炎症である（図 17.8A）．腎移植における急性細胞性拒絶の最も特徴的な所見は，移植片の組織標本で，浸潤するリンパ球やマクロファージが存在することである（図 17.8B）．腎移植片においては，その浸潤は時に導管（尿細管）や血管にまで及び，尿細管壊死や糸球体壁や小動脈への炎症を引き起こす．移植片中に存在する浸潤細胞は，アロ抗原特異的な CD4 陽性ヘルパー T 細胞と CD8 陽性細

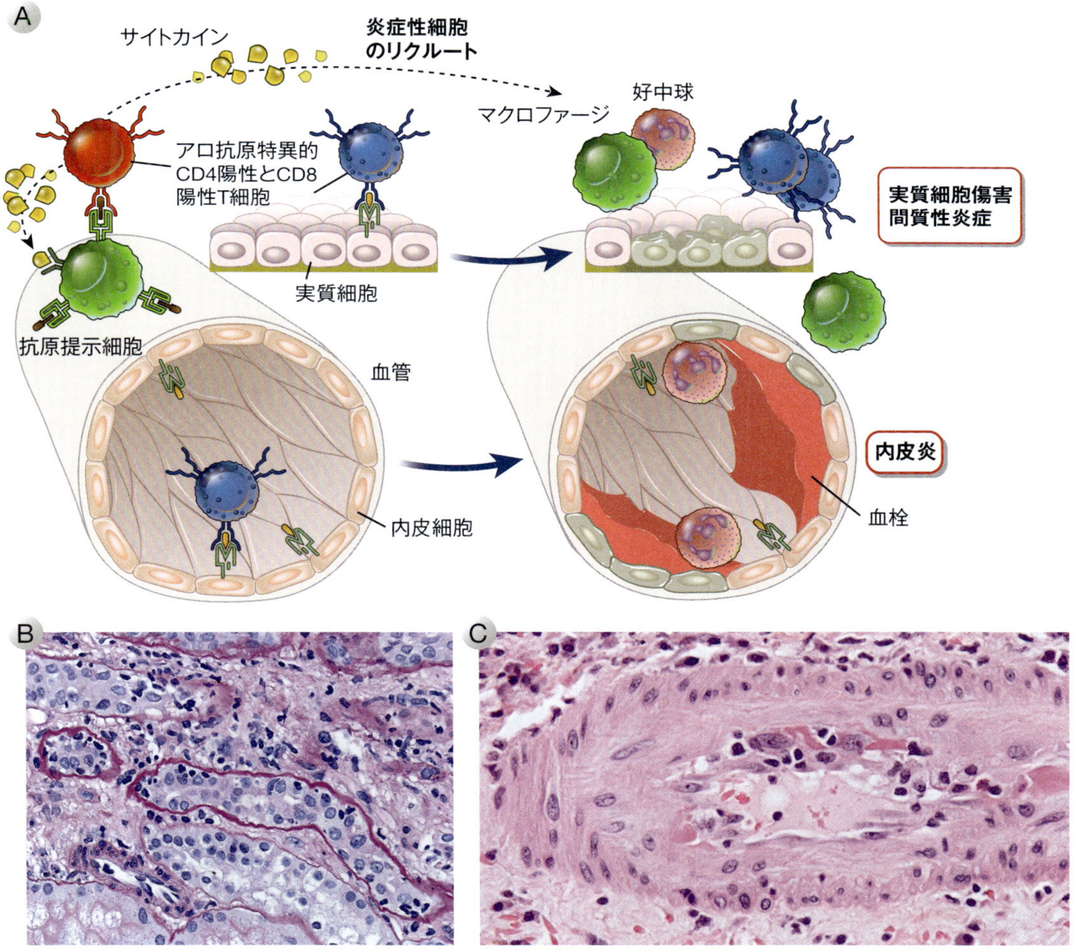

図 17.8　急性細胞性拒絶反応

（A）急性細胞性拒絶反応では，CD4 陽性と CD8 陽性 T リンパ球が血管の内皮細胞と実質細胞上のアロ抗原に反応し傷害を誘導する．（B）腎臓における急性細胞性拒絶反応：炎症性細胞が尿細管周囲の結合組織と上皮細胞の間に浸潤している．（C）急性細胞性拒絶における血管の炎症（血管炎）：炎症性細胞が血管内皮を傷害している〔B：Dr. Helmut Rennke, Department of Pathology, Brigham and Women's Hospital, C：Dr. Zoltan Laszik, Department of Pathology, University of California, San Francisco のご厚意による〕．

胞傷害性 T 細胞の両方であり，これらの細胞は臓器実質や血管内皮を傷害する．ヘルパー T 細胞には，インターフェロン-γ(IFN-γ)や腫瘍壊死因子(TNF)を放出する Th1 細胞(Th1 cells)や，インターロイキン(interleukins)-17 を放出する Th17 細胞(Th17 cells)があり，これら細胞はともにマクロファージや内皮細胞を活性化させ炎症を誘導し，移植臓器を傷害する．実験的には，アロ反応性 CD4 陽性 T 細胞や CD8 陽性 T 細胞を養子移入(adoptive transfer)すると，レシピエントマウスに拒絶反応を惹起する．

急性抗体関連拒絶反応

アロ抗体は主に血管内皮上に存在する HLA 分子などのアロ抗原に結合し，血管内皮傷害と血栓症を惹起し，移植片の破壊するような，急性拒絶反応を引き起こす(図 17.9A)． このアロ抗体の血管内皮への結合は，局所的に補体を活性化し，内皮細胞を融解，好中球を動員・活性化させ，血栓を形成させる．アロ抗体はまた，好中球やナチュラルキラー細胞の Fc 受容体にも関与し，血管内皮細胞を傷害する．さらには，アロ抗体が血管内皮に結合することで血管内皮細胞は直接作用を受ける．すなわち内皮細胞内シグナルを活性化させ，炎症や凝固を誘導する表面分子の発現を亢進させる．

腎移植片における急性抗体拒絶の特徴な組織学所見は，局所的微小血栓による糸球体や尿細管周囲毛細血管の急性炎症である(**図 17.9B**)．古典的補体系路の活性化と液性拒絶の指標として，臨床では腎移植片の免疫組織染色を用いた微小血管における C4d 補体断片の同定が用いられている(**図 17.9C**)．

慢性拒絶と移植片血管障害

急性拒絶に対する免疫抑制治療法が発展するに従い，血流臓器の移植片が機能不全に陥る主な原因は慢性拒絶(chronic rejection)になった． 免疫抑制療法の発達に伴い，1990 年以降，腎移植の 1 年移植片生着率は 90％を上回ってきたが，10 年生着率は 60％程度に留まっている．慢性拒絶は，急性拒絶の前歴とは無関係に，移植後数ヵ月〜数年の間で潜在的に発症し，移植臓器ごとに固有の病理学的変化をもたらす．腎臓と心臓では血管閉塞や間質性変化を引き起こす．肺移植片では細気管支の肥厚(閉塞性細気管支炎)，さらに肝臓移植片では肝線維化および胆管の消失が認められる．

血流臓器における慢性拒絶の病態は，血管平滑筋の増殖による動脈閉塞であり，移植片は最終的に虚血障害により脱落する(図 17.10A)． その動脈性変化は，移植片血

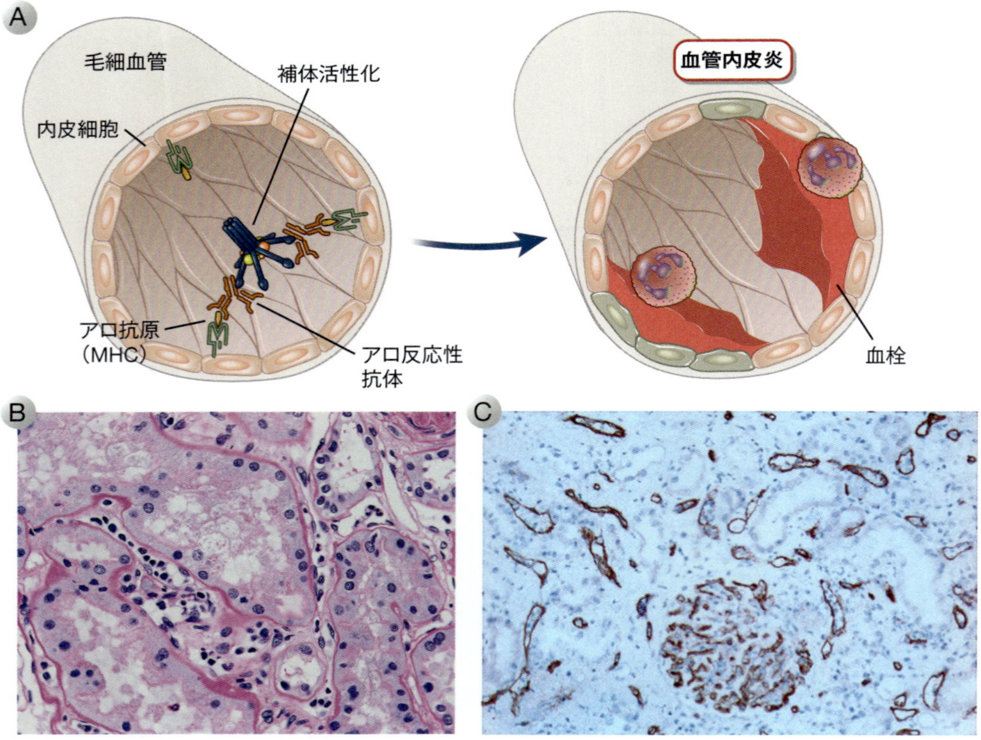

図 17.9 抗体関連拒絶反応

(A)移植後に産生されるアロ反応性抗体は実質血管傷害を引き起こす．(B)腎移植片における急性抗体関連拒絶反応では，尿細管周囲毛細血管に浸潤する炎症性細胞をみることができる．(C)急性抗体関連拒絶における毛細血管内の補体 C4d の沈着は，組織免疫染色で茶色に染色されている〔B，C：Dr. Zoltan Laszik, Department of Pathology, University of California, San Francisco のご厚意による〕．

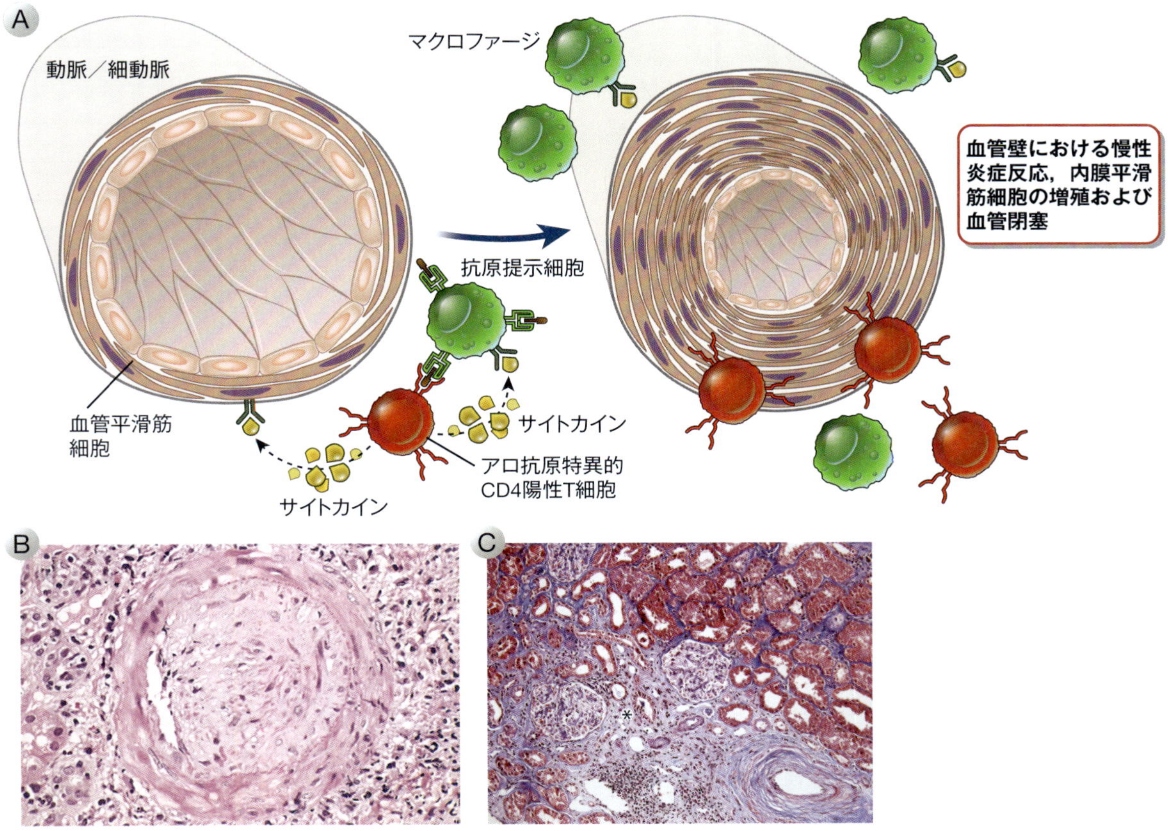

図 17.10　慢性拒絶

(A)移植片動脈硬化症を伴う慢性拒絶において，血管壁の傷害は内膜平滑筋細胞の増殖および血管閉塞を惹起する．この病変は，血管壁のアロ抗原に対する慢性炎症反応によって引き起こされる．(B)動脈硬化症を伴う腎臓アロ移植片慢性拒絶．血管内皮と内腔は，血管平滑筋と結合組織の増殖により充満されている．(C)慢性拒絶反応による腎臓内の線維化と尿細管の消失(左下)は，相対的に正常な腎組織に隣接(右上)．青い領域は線維化を表し，動脈硬化性脈管が確認される(右下)〔B：Dr. Helmut Rennke, Department of Pathology, Brigham and Women's Hospital, C：Dr. Zoltan Laszik, Department of Pathology, University of California, San Francisco のご厚意による〕．

管炎または，進行性移植片動脈硬化とよばれている(**図 17.10B**)．移植片動脈硬化症(graft arteriosclerosis)は，機能不全に陥った心臓または腎臓移植片でよく認められ，血流臓器の移植では移植後 6 ヵ月～1 年の間に発症する．慢性拒絶という血管閉塞の病態機序としては，アロ反応性 T 細胞の活性化と血管平滑筋の増殖を刺激する IFN-γ などのサイトカイン産生がある．移植片の動脈硬化病変が進行すると，臓器実質への血流は不十分となり，実質組織は徐々に非機能性の線維組織に置き換わっていく．慢性拒絶の際にみられる間質の線維化は，繰り返す急性抗体拒絶もしくは細胞性拒絶，移植時の虚血障害，免疫抑制薬の副作用，さらには慢性ウイルス感染症などによる実質傷害からの修復反応の結果である．この慢性拒絶反応は，心移植患者では，うっ血性心不全や不整脈をもたらし，腎移植患者では，糸球体・尿細管の機能喪失と腎不全をもたらす．

アロ移植片拒絶の予防と治療

移植レシピエントの免疫系が正常に機能している場合，その移植は何らかの拒絶により不成功に終わる．臨床および実験モデルでは，全般的な免疫抑制療法や特異的にアロ反応を最小化する戦略が用いられる．移植の研究における最重要課題は，非特異的(全般的)な免疫抑制薬なしで移植片の生着を可能にする，ドナー抗原特異的な免疫寛容の誘導方法の開発である．

アロ移植片の免疫抗原性を低下させる方法

移植で用いられる実質臓器は，生体もしくは脳死ドナー由来であり，そのドナー起源は移植片生着率に影響する． 臓器移植は機能不全に陥った臓器に対する治療法であるが，その最大の課題は臓器提供の確保である．現在，アメリカでは，救命を目的とした移植待機患者がおよそ 12 万人もいるのに対して，ドナーはおよそ 10 万人である．生体ドナーからは，臓器提供後の健康を保つために，提供臓器は，片腎，肺単葉，部分的な肝臓，膵臓，小腸に限られる．生体ドナーは，兄弟，親，子ども(18 歳以上)，叔父，叔母，いとこ，甥，姪など，遺伝子が近い親族間になる場合も親族間にはならない場合もある．前述のように，移植片拒絶反応は，レシピエントとドナーのもつ多型アレル(対立遺伝子)がコードするアロタンパク質の違いを標的とする．近親ドナーでは，MHC などの多型アレル(対立遺伝子)は非近親ドナーより近く，重篤な拒絶反応の発症のリスクが減る(後述)．例えば，MHC は親のハプロタイプ(haplotype)を受け継ぐため，兄弟間では，MHC の一致が 25％の確率である．一方で非血縁のドナーとレシピエントの関係では，MHC が一致する可能性はかなりまれである．

脳死ドナー，もしくは死体ドナーからは，あらゆる移植臓器も提供可能であるが，生体ドナーでは心臓など決して摘出できない臓器がある．ほとんどの死体ドナーは，すべての脳高次機能が完全に不可逆的な状態になっている脳死ドナーである．脳死ドナーでは，臓器が摘出されるまで心肺生命維持装置によって臓器の機能を維持させている．まれだが，外傷後など，不可逆的な循環・呼吸停止後すぐの患者から臓器を摘出することもできる．脳死ドナーからの移植片生着率は，近親間もしくは非近親間の生体ドナーでの移植よりも低いとされているが，それは脳死移植では長い臓器保存時間よる虚血障害があるからである．さらには，脳死ドナーからの移植はほぼすべて非親族間であり，近親間の生体よりも，移植片にはたくさんの抗原が存在し，より強い拒絶反応を惹起する．

移植臨床における，移植片の免疫抗原性を低下させる戦略とは，ドナーとレシピエント間のアロ抗原性の差を低下させることである．アロ移植片への拒絶のリスクを下げるため，さまざまな臨床検査が日常的に行われている．これらの検査には，ABO 血液型検査，組織タイピング(tissue typing)(レシピエントとドナーの HLA アレル[対立遺伝子]の同定)，ドナー集団の HLA や他の代表的な抗原に対する既存抗体の確認，リンパ球交差適合試験(クロスマッチ試験[cross-matching])とよばれる決定したドナー細胞に反応するレシピエントの既存抗体の検出がある．すべての検査が移植前に行われるのではなく，移植のタイプにより，これらの検査が選択される．次に，これらの検査 1 つ 1 つの特徴についてまとめて説明していく．

超急性拒絶反応を回避するためにレシピエントと ABO 血液型抗原が適合するドナーが選択される．腎臓，心臓の移植において，ABO 血液型不適合移植は移植片の長期生着が期待できない．そのため慣習的に ABO 血液型検査を行っている．アロ ABO 血液型抗原に対して特異的な自然 IgM 抗体は超急性拒絶を引き起こす．血液型検査は患者の赤血球と抗 A 抗体または抗 B 抗体を含む標準血清を混合することによって行われる．患者にいずれかの血液型抗原

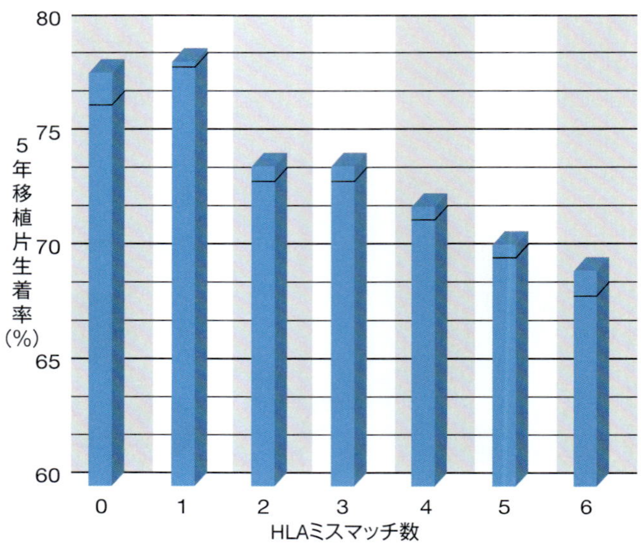

図 17.11 MHC の適合度が移植片生着率に与える影響
ドナー・レシピエントの間で MHC アレル(対立遺伝子)を適合させることにより，同種生体腎臓移植の生着率が有意に改善した．データは死体腎臓移植の成績を示す．HLA の適合は，生体腎移植での移植片生着率には影響しない．また，ある種の MHC アレル(対立遺伝子)では，他の MHC より移植片生着率に影響する〔Scientific Registry of Transplant Recipient SRTR 年間報告 2012 のデータより．Available at http://www.srtr.org/. Accessed July 2013〕．

があると，その抗原に特異的な血清(serum)は赤血球を凝集させる．ABO 血液型の生物学については，本章後半の輸血に関する項で解説する．

腎移植では，ドナーとレシピエント間での MHC アレル(対立遺伝子)の一致数が多いほど移植片の生着が向上する(**図 17.11**)．近代的な免疫抑制薬が普及される以前には，HLA 適合数が移植片生着に大きな影響を及ぼしていた．現在のデータにおいても，HLA アレル(対立遺伝子)の不適合が少ないほど移植片生着がよいと示されている．これまでの移植臨床の経験から，すべての MHC クラス I およびクラス II アレル(対立遺伝子)のなかでも，HLA-A，HLA-B および HLA-DR の一致が腎移植の予後に最も重要であることが示されている(HLA-C は HLA-A または HLA-B ほど多型でなく，また HLA-DR と DQ は強い連鎖不平衡にあるので，DR が一致した場合は DQ もしばしば一致する)．現在の多くの施設における検査プロトコルには，HLA-C，DQ そして DP 遺伝子座が含まれているが，A，B および DR のみが移植片の予後を予測する最も有用なデータとして参照される．HLA には，2 つの共優性発現するアレル(対立遺伝子)が引き継がれているため，ドナーとレシピエント間の HLA 不適合は，これらの 3 つの遺伝子座において 0 ～ 6 個の組み合わせがありうる．生体親族ドナーにおける移植片生着率でみると，抗原不適合数が 0 のケースで最も予後がよく，不適合数が 1 個の場合には，生着率はわずかに悪くなる．HLA 不適合が 2 ～ 6 個の場合

では，0〜1個と比較して移植片の生着率は有意に悪くなる．脳死腎臓移植では，HLA不適合数が2つ以上になると，移植片生着に大きくかかわるとされている．そのため，ドナーとレシピエント間のHLAの不適合数を減らす試みがなされており，移植片拒絶の抑制に貢献している．

腎が再灌流されるまで最大72時間保存可能であることや，移植予定患者は透析で生命維持できることを考えると，HLA適合腎移植は実践可能である．しかし，心臓，肝臓移植の待機患者では，臓器の長時間保存は困難であり，その虚血障害により患者は時に切迫した状態に陥る．そのため，ドナーとレシピエントのHLA適合は，最優先事項ではなく，むしろABO血液型など，後述する免疫学的な適合性，さらには解剖学的な適合性を優先してドナーを選択している．心移植の場合，ドナー不足と移植の緊急必要性，そして免疫抑制薬の有効性は，HLA不適合移植の生命リスクより得られるメリットのほうが上回るとされている．後述するように，造血幹細胞移植（hematopoietic stem cell transplantation）の場合，HLA適合は移植片対宿主病（graft-versus-host disease：GVHD）のリスクを減少させるうえで非常に大切である．

ほとんどのHLAハプロタイプの同定は，過去の血清学的手法に変わり，ポリメラーゼ連鎖反応（polymerase chain reaction：PCR）により行われている．MHC遺伝子は，MHCクラスⅠおよびクラスⅡ分子の多型領域をコードする5′末端および3′末端にある非多型配列に結合するプライマーを使って増幅することができる．この増幅したDNA断片は次にシークエンス（塩基配列決定）される．したがって，どの細胞のMHCアレル（対立遺伝子）であっても，実際の塩基配列と予測されるアミノ酸配列を直接同定することができ，正確な分子組織タイピングとなっている．このようなDNAシークエンスの取り組みに基づき，HLAアレル（対立遺伝子）の命名法は変更され，過去の血清検査では同定できなかった多くのアレル（対立遺伝子）を含めるものとなった．シークエンスにより定義されたそれぞれのアレル（対立遺伝子）は，最低でも4桁の数字で表される．なかには6〜8桁の数字を用いないと正確に表せないこともある．最初の2桁は通常過去の血清学的手法で同定されたアロタイプ（allotype）で表し，3桁目および4桁目はサブタイプを表す．アレル（対立遺伝子）の最初4桁が異なると，異なるアミノ酸をもつタンパク質がコードされていることとなる．例えば，HLA-DRB1*1301とは，HLA-DR β1タンパク質をコードする，血清学的にHLA-DR13と同定されたファミリーの中の01アレルであることを意味する．

移植を必要とする患者は，ドナーMHCや他の細胞表面抗原に対する既存抗体を保持していないか検査される．これらの抗体を検出するために2種の検査がある．パネル反応性抗体試験（panel reactive antibody：PRA）は，ドナー候補者集団における高頻度に確認されるさまざまなHLA分子に反応する既存抗体をもつかを移植待機患者で測定する検査である．既存抗体の存在は，過去の妊娠，輸血や移植の結果産生されたと考えられ，超急性または急性血管性拒絶のリスクを高くする．少量の患者血清を，ドナー候補集団に高頻度に確認できるさまざまなMHC分子を結合した複数の蛍光標識ビーズと混合する．それぞれのMHCアレル（対立遺伝子）分子は，異なる色の蛍光標識されたビーズに結合する．患者抗体のビーズへの結合をフローサイトメトリー（flow cytometry）により測定する．この結果は，MHCアレル（対立遺伝子）プールの中で患者血清が反応したアレル（対立遺伝子）の割合を表し，PRAとして報告される．このPRAは，臓器の待機期間中に複数回にわたり検査される．測定パネルは毎回ランダムに選択され，また患者血清抗体価も経時的に変化することがあるため，PRAの結果は変動することがあるからである．

ドナー候補者が決まった場合，レシピエントがこのドナー細胞に特異的に反応する抗体をもっているかどうかを調べるため，交差適合試験が行われる．この試験では，レシピエント血清をドナーのリンパ球と混合する（細胞の原料として便利なのは，MHCクラスⅠとクラスⅡタンパク質を発現しているものである）．レシピエント血清がドナー細胞に結合したか否かを確認するために，補体依存性の細胞傷害試験またはフローサイトメトリーが用いられる．例えば，補体が細胞と血清の混合液に添加されると，抗ドナーMHCに対する既存抗体が存在した場合，ドナー細胞は溶解される．これは，交差試験陽性であり，このドナーがレシピエントに不適当であることを示している．

アロ移植片への拒絶反応の予防もしくは治療のための免疫抑制薬

T細胞を抑制もしくは傷害する免疫抑制薬が，移植片拒絶の治療もしくは予防に用いられる主たる薬剤である．臨床では通常複数の免疫抑制薬が用いられている（**図17.12**）．

T細胞のシグナル経路を抑制する薬

シクロスポリンやタクロリムス（FK506）などのカルシニューリン阻害薬は，T細胞において特定の遺伝子，特にIL-2などのサイトカインをコードする遺伝子の転写を阻害する．シクロスポリン（cyclosporine）は，真菌由来のペプチドであり，シクロフィリン（cyclophilin）とよばれる広域に分布する細胞質タンパク質と高親和性に結合する．シクロスポリンとシクロフィリンの複合体は，カルシウム／カルモジュリンにより活性化されるセリン／スレオニンフォスファターゼ（phosphatase）であるカルシニューリン（calcineurin）に結合し，その酵素活性を阻害する．カルシニューリンの活性化は，活性化T細胞核内因子（nuclear

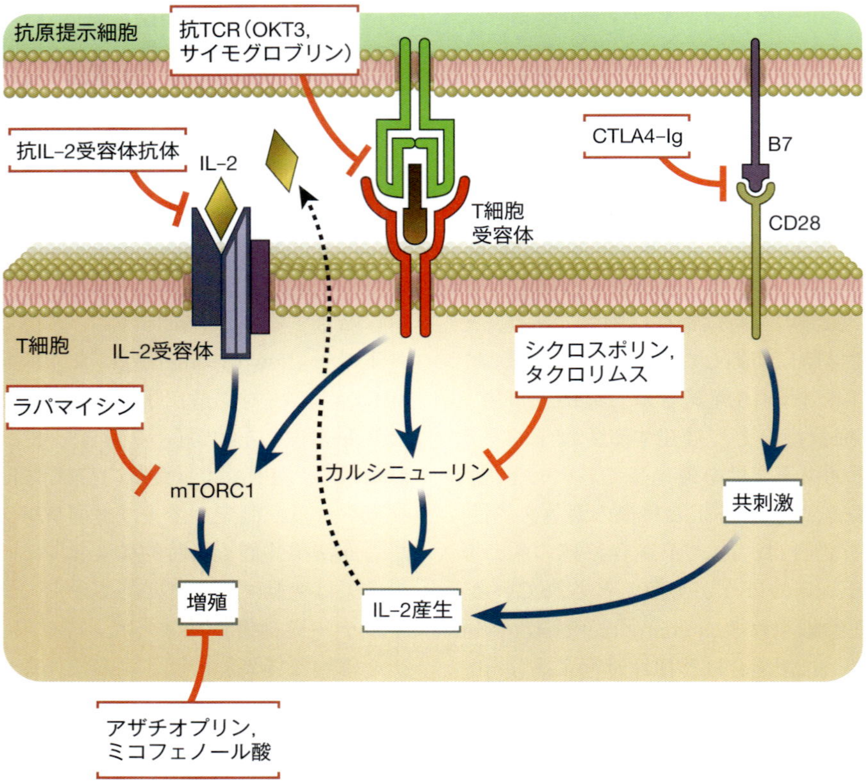

図 17.12 免疫抑制薬の作用機序
アロ移植片拒絶の予防もしくは治療に用いられる主な薬剤を分類ごとに標的分子とともに示す.

factor of activated T cells：NFAT)の活性化に必要であり，シクロスポリンはNFAT活性化およびIL-2や他のサイトカイン遺伝子の転写を阻害する．シクロスポリンの最終的な効果は，IL-2依存的なT細胞の分化・増殖である．タクロリムスは細菌から生成され，シクロスポリンのように作用するマクロライド系抗生物質である．タクロリムスはFK506結合タンパク質(FK506 binding protein：FKBP)と結合し，その複合体は，シクロスポリンとシクロフィリンの複合体のように，カルシニューリンに結合し，その活性を抑制する機能をもつ.

臨床診療へのシクロスポリンの導入により，近代移植の時代をむかえた．シクロスポリン以前には，心臓および肝臓移植の大多数が拒絶により失敗に終わっていた．現在では，シクロスポリンとFK506および近年開発された他の薬剤により，これらの移植片は，5年以上生着するようになった(**図 17.13**)．しかしながら，これらの薬剤には限界がある．例えば，シクロスポリンの免疫抑制を起こす投与量では腎障害を誘発し，またシクロスポリン不応答性の拒絶もある．タクロリムスは当初，肝臓移植に使用されたが，現在では，シクロスポリンで適正な制御ができなかった患者も含め，広範な腎移植患者にも使用されている.

免疫抑制薬ラパマイシン(rapamycin)(シロリムス[sirolimus])は，増殖因子によるT細胞の増殖を阻害する. FK506と同様に，ラパマイシンもFKBPと結合するが，ラパマイシンFKBP複合体はカルシニューリンを阻害しない．代わりにこの複合体は，細胞の生存増殖を促すタンパク質の翻訳に必要な，細胞内セリン／スレオニンタンパク質リン酸化酵素であるmammalian target of rapamycin (mTOR)とよばれる細胞内酵素と結合しそれを阻害する.

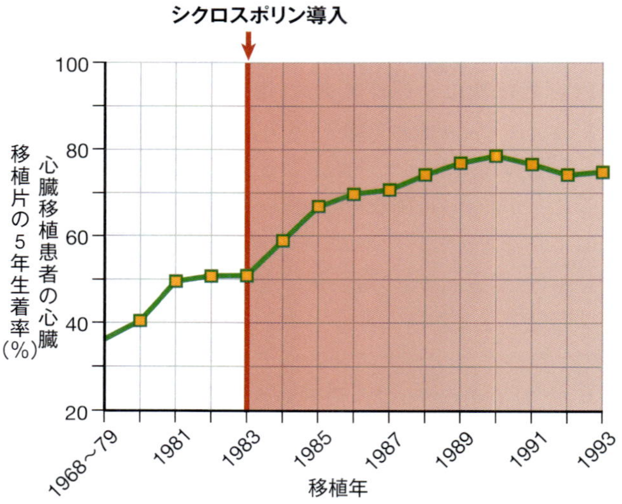

図 17.13 移植片生着におけるシクロスポリンの効果
1983年にシクロスポリンが導入されて以来，アロ心臓移植の5年生着率が有意に向上した〔Transplant Patient DataSource, United Network for Organ Sharing 2000年2月17日のデータをもとに作成[http://207.239.150.13/tpd/]〕.

mTOR は tuberous sclerosis complex 1(TSC1)−TSC2 複合体とよばれる，タンパク質複合体により負に制御されている．フォスファジルイノシトール−三リン酸酵素(phosphatidylinositol 3-kinase：PI3K)−Akt シグナルは，TSC2 のリン酸化をもたらし mTOR の負の制御を解除する．T 細胞受容体と CD28 からのシグナルと同様，T 細胞における IL-2 受容体経路のような，いくつかの増殖因子受容体シグナルの経路は，PI3K-Akt シグナルを介して mTOR を活性化し，細胞周期の進行に必要なタンパク質の翻訳をもたらす．したがって，ラパマイシンは mTOR 機能を阻害することで T 細胞の増殖を阻害する．シクロスポリン(IL-2 の合成阻害)とラパマイシン(IL-2 による増殖の阻害)の組み合わせは，T 細胞応答の強力な阻害薬である．興味深いことに，ラパマイシンはエフェクター T 細胞の形成を阻害するが，制御性 T 細胞(regulatory T cells：Treg)の機能と生存は阻害しないため，アロ移植片拒絶の抑制を促進するかもしれない．mTOR は樹状細胞の機能にもかかわるため，ラパマイシンは樹状細胞の機能阻害を介しても T 細胞応答を抑制する．mTOR は B 細胞の増殖と抗体応答にも関与しているため，ラパマイシンは抗体関連拒絶反応の予防，または治療にも有効である．

移植片拒絶の治療または予防にむけて，サイトカインや T 細胞受容体シグナルに関与するその他の分子はまた免疫抑制薬開発の標的となっている．その標的分子の 1 つとして，チロシンキナーゼ JAK3 がある．これは IL-2，プロテインキナーゼ C(protein kinase C：PKC)，T 細胞受容体シグナル伝達に必須のキナーゼである．

代謝拮抗薬

T 細胞増殖を傷害する代謝毒素もまた，他の薬剤との併用で移植片拒絶の治療に用いられている． これらの薬剤は，成熟過程におけるリンパ球前駆細胞の増殖を阻害し，アロ抗原刺激で増殖する成熟 T 細胞もまた傷害する．拒絶の予防や治療にむけて最初に開発されたのが，アザチオプリン(azathioprine)である．アザチオプリンはいまだ使用されているが，骨髄(bone marrow)の白血球前駆細胞と胃腸の腸管細胞に毒性を示す．このクラスの薬剤のなかで，最も広く使われているのが，**ミコフェノール酸モフェチル**(mycophenolate mofetil：MMF)である．MMF はミコフェノール酸により代謝され，グアニンヌクレオチドの新規合成に必要な，イノシン一リン酸脱水素酵素(inosine monophosphate dehydrogenase)の活性を阻害する．リンパ球の増殖は新規合成されるプリンに特に依存しているため，MMF はやや特異的にリンパ球を標的にしているともいえる．現在，MMF は広く普及しており，シクロスポリンや FK506 との併用による急性アロ移植拒絶の予防に用いられている．

リンパ球を除去あるいはその機能を阻害する抗リンパ球抗体

T 細胞表面分子と結合して T 細胞を除去または機能を阻害する抗体は，急性拒絶の治療に用いられている． 初めて移植患者に使われた抗 T 細胞抗体が，OKT3 とよばれるヒト CD3 に特異的なマウス・モノクローナル抗体(monoclonal antibody)である(OKT3 は世界で初めてヒトに応用されたモノクローナル抗体であるが，現在はもはや生産中止である)．**抗胸腺細胞グロブリン**(anti-thymocyte globulin)とよばれるヒト T 細胞表面の複数のタンパク質に特異的なポリクローナル・ウサギもしくはウマ抗体も，臨床において急性移植片拒絶に長年用いられてきた．これらの抗 T 細胞抗体は，補体系を活性化させて T 細胞を除去，または T 細胞をオプソニン化して貪食させることにより，循環 T 細胞を除去する．

現在臨床で使用されているもう 1 つの抗体は，IL-2 受容体の α サブユニットである CD25 への特異的モノクローナル抗体である．この抗体は，活性化 T 細胞への IL-2 の結合を阻害して T 細胞の活性化を予防するといわれている．

臨床で用いられているもう 1 つのモノクローナル抗体は，機能は不明なままであるが，広範に成熟 B および T 細胞のほとんどに発現する細胞表面タンパク質 CD52 に特異的なラット IgM である．抗 CD52 抗体(アレムツズマブ[alemtuzumab])は，最初は B 細胞悪性腫瘍の治療に開発されたものであり，患者への初回投与後，何週間にわたりほとんどの末梢の B 細胞および T 細胞を除去されることが観察された．この抗体は移植直前および直後に投与され，まるで移植片存在下でリンパ球が新たに成熟するような環境をつくることで，長期的な移植片寛容が誘導されるのを期待されている．

他種から精製されたモノクローナルまたはポリクローナル抗体を使用するうえでの大きな障害は，これらの薬剤を注射されたヒトが抗 Ig 抗体を産生し，投与された外来性 Ig を中和することである．このため，より免疫原性の低いヒト−マウス・キメラ(ヒト化)抗体が開発された(例：抗 CD3 抗体，抗 CD25 抗体)(**第 5 章**参照)．

共刺激因子の阻害

T 細胞共刺激経路を阻害する薬剤は，急性アロ移植片拒絶を少なくする． この種の薬剤を使用する根拠は，T 細胞の活性化に必要な共刺激シグナルが供給されるのを予防するためである(**第 9 章**参照)．例えば CTLA-4Ig は IgG Fc ドメインに CTLA-4 の細胞外部分を融合させたリコンビナントタンパク質である．CTLA-4Ig の高親和型はベラタセプトとよばれ，移植患者への投与が承認されている．これは APC 上の B7 分子と結合し，B7 分子の T 細胞上 CD28 への共刺激を妨げる．臨床研究では，ベラタセプトは急性拒絶の予防としてシクロスポリンと同等の有効性を示したものの，その多額のコストとその他の因子が，この生物製剤の普及を妨げている．T細胞のCD40リガンドと結合し，APC上のCD40(**第9章**参照)との相互採用を阻害する抗体もまた実験動物において移植片拒絶の予防に有効であった．ある実験プロトコルでは，B7とCD40の同時阻害は，それぞれの単独阻害よりも効果的に移植片を生着延長させた．しかし抗CD40L抗体の臨床試験では血栓症の合併症が発生し，これは血小板上のCD40Lとの関連が明確であった．

アロ抗体およびアロ反応性B細胞を標的とした薬剤

アロ抗体の産生は，急性拒絶やおそらく慢性拒絶においても重要なかかわりがあることが明らかになってきたため，他の疾患で開発された抗体やB細胞を標的とした治療法が，現在移植患者に用いられつつある．例えば，血漿交換はしばしば急性抗体関連拒絶の治療に用いられる．この治療は，機械を用いて，患者の血液をくみ出し，血漿を除去しながら血球は循環に戻す方法である．この方法により，拒絶の原因となるアロ反応性抗体を含む循環抗体を除去できる．抗体関連性炎症疾患の治療に用いられる免疫グロブリン静注療法(intravenous immunoglobulin：IVIG)もまた，急性抗体関連拒絶の治療の際に用いられる．IVIG療法では，正常ドナーで蓄えられたIgGが患者に静注される．その作用機序は，十分に理解されていないが，おそらく移入したIgGが患者の種々の細胞に発現するFc受容体に結合することにより，アロ抗体の産生を減少させ，患者自身の抗体がもつエフェクター機序を阻害していると考えられている．IVIGは，また患者の抗体が新生児Fc受容体(neonatal Fc receptor：FcRn)(**第5章**参照)への結合を競合的に阻害することにより，患者抗体の分解を促進する．B細胞表面抗原CD20に対するモノクローナル抗体であるリツキシマブは，B細胞性リンパ腫(lymphoma)や自己免疫疾患(autoimmune disease)に対して承認されており，時に急性抗体関連拒絶反応にも用いられている．形質細胞(plasma cell)を傷害するプロテアーゼ阻害薬であるボルテゾミブは，多発性骨髄腫(multiple myeloma)に対して承認されており，時に急性抗体関連拒絶の治療として用いられている．

抗炎症薬

抗炎症因子，特に副腎皮質ステロイドは，臓器移植片に対する炎症応答の軽減を目的として頻用される．この自然ホルモンやその合成類自体の作用機序として，マクロファージや他の炎症細胞が産生するTNFやIL-1などのサイトカインや，プロスタグランジン(prostaglandins)，活性酸素種(reactive oxygen species：ROS)，一酸化窒素(nitric oxide)などの炎症性メディエーターの合成と分泌を阻害すると提唱されている．この治療の結果として，白血球の動員や，炎症，そして移植片傷害が軽減されている．

今日の免疫抑制プロトコルは，移植片の生着を劇的に改善させた．カルシニューリン阻害薬以前は，脳死腎臓移植の1年移植片生着率は50～60%，一方で生体親族間(HLAがドナーとレシピエントがより適合)では90%であった．シクロスポリン，タクロリムス，ラパマイシン，MMFが開発されると，脳死非血縁間の腎移植の1年移植片生着率はほぼ90%となった．HLAの適合が実現困難な心移植では特に，前述したさまざまな免疫抑制薬による貢献があり，現在では，1年移植片生着率がおよそ90%，5年生着率が75%となった(**図17.13**参照)．他の移植臓器に関しての件数はまだ少ないが，現在の免疫抑制療法により生着率は改善している．膵臓および肝臓移植患者の10年患者生存率はおよそ60%と75%であり，肺移植患者の3年生存率は70～80%である．

通常移植患者に対して移植手術の時点から強力な免疫抑制療法が他のさまざまな免疫抑制薬と一緒に開始され，導入療法とよばれている．そして，移植後数日目から免疫抑制薬は長期維持を目的とした使用法に切り替えられる．例えば，成人腎移植では，抗IL-2受容体抗体または抗T細胞除去抗体，高用量ステロイドが導入療法として投与され，ついでカルシニューリン阻害薬，代謝拮抗薬，低用量ステロイドで免疫抑制は維持される．急性拒絶が発症した場合は，早急に免疫療法が増強される．今日の移植では，特に心移植で，移植片不全の原因として慢性拒絶が主要な原因になっている．慢性拒絶は急性拒絶よりも，潜在性であり，免疫抑制による治療反応性に乏しい．

免疫抑制療法が始まると，種々の感染症やウイルス性腫瘍に罹患しやすくなる．免疫抑制の主目的は，移植片拒絶に対する治療であり，急性細胞性拒絶をもたらすヘルパーT細胞および細胞傷害性T細胞の誘導と機能を抑制することである．そのため，免疫抑制状態の移植レシピエントにおいて，T細胞の生理的機能や，ウイルス(virus)や他の細胞内病原体に対する防御が低下していることは必然である．免疫抑制状態の患者では，潜在性ヘルペスウイルス感染症，すなわちサイトメガロウイルス，単純ヘルペスウイルス，水痘帯状疱疹ウイルス，エプスタイン・バーウイルス(Epsten-Barr virus：EBV)の再活性化がよく問題となる．そのため，現在では，移植レシピエントはヘルペス感染症に対して予防的に抗ウイルス薬を内服している．免疫抑制状態の移植患者では，多種多様な日和見感染症の危険性が高い．すなわち，真菌感染症(*Pneumocystis jiroveci* 肺炎，ヒストプラズマ症，コクシジオイデス症)，原虫(protozoa)感染(トキソプラズマ症)，胃腸管寄生虫感染症(*Cryptosporidium* や *Microsporidium*)など，健全な免疫機能をもった個体では発症しない感染症が問題となっている．免疫抑制のかかっている移植患者では，健常者よりも発がん，特にさまざまな皮膚がんで，リスクが高い．移植患者でよく発症する腫瘍のなかには，ウイルス感染により惹起されるものが知られており，それらはウイルス免疫能の低下に起因すると考えられる．これらの腫瘍には，ヒトパピローマウイルス感染症による子宮頸がん，エプスタイン・バーウイルス感染によるリンパ腫が含まれる．移植患者で認められるリンパ腫は，移植後リンパ球増殖性疾患(post-transplantation lymphoproliferative disorders：PTLD)とよばれるグループに分類され，主にエプスタイン・バーウイルス感染したB細胞(B lymphocyte)に由来する．

免疫抑制薬による感染症と発がんのリスクをよそに，カルシニューリン阻害薬，mTOR阻害薬，代謝拮抗薬，ステロイドなどの免疫抑制薬の耐用量での常用は，免疫抑制効果とは無関係に，直接細胞への毒性を示すことが大きな課題となっている．シクロスポリンの腎尿細管上皮細胞に対する毒性は，腎移植患者の腎機能低下との鑑別を難しくすることがあるように，薬剤の毒性副作用の標的臓器が，拒絶の時のアロ移植片臓器と同じになってしまうことがある．

ドナー抗原特異的な免疫寛容の誘導方法

宿主を移植片のアロ抗原に対して寛容に誘導できれば，移植片拒絶は予防することが可能となる．ここでいう寛容(tolerance)とは，宿主が免疫抑制薬を中止した場合でも，移植片を傷害しない状態をいう．移植片に対する寛容は，自己抗原に対する寛容と同様の機序(**第15章参照**)，すなわちアロ反応性T細胞のアナジー(免疫応答不顕性[anergy])，除去，制御性T細胞による能動的な抑制の3つの機序が関与すると考えられる．移植における寛容は，ドナー抗原に特異的であり，免感染症の発症，発がん，薬剤毒性などの非特異的，全般的な免疫抑制がかかわる問題をすべて回避できるという点で非常に魅力的である．さらに，移植片に対する寛容を成立させることができれば，急性拒絶には予防や治療として標準化している免疫抑制薬が抵抗性である慢性拒絶をも回避できるかもしれない．

アロ移植片に対する寛容誘導が可能であることがこれまでの実験的な手法や臨床所見から，示唆されている．

Medawarと同僚は，マウスを用いた実験により，ある系統(レシピエント)のマウス新生仔が他系統(ドナー)の脾臓(spleen)細胞を投与されると，その後レシピエントはドナー由来皮膚移植片を受容することを見出した．このレシピエントは，このドナーと異なるMHCアレル(対立遺伝子)を発現するマウス系統からの皮膚移植を拒絶するので，この寛容はアロ抗原特異的である．腎臓移植患者では，ドナーの白血球を含む輸血を受けた腎臓移植患者は，輸血を受けなかった患者と比べると，急性拒絶の発症率が低いという研究もある．この効果の仮説として，輸血によるアロ白血球の移入が，アロ抗原への寛容を誘導するためと考えられている．この寛容誘導に関与する1つの機序として，ドナーのアロ抗原に対して，不応答性を誘導する未成熟樹状細胞が移入されたドナー細胞に含まれることが挙げられる．実際に，レシピエントへの移植前のドナー輸血が，拒絶を軽減する予防措置として行われている．

移植患者にドナー抗原特異的な免疫寛容を誘導するいくつかの戦略が試みられている．

- **共刺激の阻害(costimulatory blockade)．**共刺激がない状態でアロ抗原の認識が行われると，T細胞は寛容になると考えられており，この仮説を支持する動物実験がいくつもなされている．しかし，臨床研究では，共刺激を阻害する薬剤はアロ移植片に対する免疫応答を阻害するが，長期的な寛容は誘導せず，患者はこの療法を継続しなければならなかった．
- **骨髄キメラ．**本章ですでに述べたとおり，ドナー細胞輸血により移植レシピエントの拒絶反応は抑制される．もし，輸血した細胞，もしくはその子孫細胞が，より長期的にレシピエント内で生存した場合，レシピエントはキメラとなる．造血系のキメリズム誘導による長期的な移植寛容は，少数の腎移植患者において，移植臓器と同時に，同じドナー由来の骨髄移植を行うことでより達成されてきたが，骨髄移植のリスクと適切なドナーが利用可能であるので，この手法は普及していない．
- **制御性T細胞の移入または誘導．**ドナー特異的な制御性T細胞を培養で形成し，それらを移植レシピエントに移入する試みが進行中である．制御性T細胞を移入された造血幹細胞移植レシピエントにおいて，GVHDが軽減したという，いくつかの成功が報告されている．

肝移植では，免疫抑制薬が極少量もしくはない場合でも生存し，移植片も機能していることがよくみかけられる．臨床家は，この現象を自然寛容(オペレーショナル・トレランス[operational tolerance])と命名している．しかし，これらのケースでアロ反応性T細胞が減少もしくは消失したか否かについては不明である．また，なぜ肝臓だけが移植臓器のなかで拒絶反応に対して抵抗力を有するのかは不明である．

ゼノ移植

臨床治療としての実質臓器移植は，利用可能なドナー臓器の不足により非常に制限されている．そのため，ブタをはじめとする他の哺乳類からヒトへの臓器移植が大きな関心を集めている．

ゼノ(異種)移植における主な免疫学的障害は，超急性拒

絶を引き起こす自然抗体の存在である．霊長類の95％以上が，ブタのように臓器が解剖学的に移植に適合するものの，進化的にかけ離れた種の細胞表面上に発現する糖鎖決定基に反応するIgM型自然抗体をもっている．大部分のヒト抗ブタ自然抗体は，ブタαガラクトシルトランスフェラーゼ（α-galactosyltransferase）によって形成される特定の糖鎖決定基に反応する．この酵素はα-ガラクトース鎖を結合させるものである．この酵素の基質は，ヒトおよび他の霊長類細胞では，フコシル化されていてフコシル化血液型H抗原を形成している．開発者たちは，そのαガラクトシルトランスフェラーゼ遺伝子欠損ブタを作製し，この課題を回避しようと挑戦したものの，この戦略だけでは成功にたどり着かなかった．ヒトとチンパンジーなど，非常に近い動物種間では，糖鎖決定基に対する自然抗体はほとんど産生されない．このため，チンパンジーや他の高等霊長類の臓器は，理論上はヒトに受容されるのかもしれない．しかし，倫理上および論理学的概念により，その利用は制限されている．

ゼノ移植片に対して自然抗体が引き起こす超急性拒絶の機序は，超急性拒絶における機序と同じである．これらの機序は，血管内皮における抗凝固の機序が傷害され，血管内皮細胞の凝集因子と血小板凝集因子が誘導されるために生じている．しかし，異種のブタ細胞に対するヒト補体の活性化は，ヒト・アロ細胞に反応する自然抗体で生じる補体活性化よりもさらに重篤となる．この原因として，ブタ細胞により形成された補体制御タンパク質がヒト補体タンパク質に作用できず，補体活性により誘導される傷害を制御できないためと考えられる（**第13章参照**）．このため，開発者たちは，ヒト補体制御タンパク質をもつ遺伝子組替えブタを開発した．

たとえ超急性拒絶を回避できたとしても，移植後2～3日間以内に起こる急性血管拒絶によりゼノ移植片はしばしば傷害を受ける．この拒絶様式は，遅延型ゼノ移植拒絶，促進型急性拒絶または急性血管拒絶とよばれてきたが，その特徴は血管内血栓と血管壁の壊死である．遅延型ゼノ移植拒絶の機序は，完全には解明されていないが，霊長類の血小板とブタ内皮細胞の間に不適合があり，前述の抗体依存性の障害とは別の機序で血栓症が促進している可能性が示唆されている．

ゼノ移植片でも，ゼノ抗原に対するT細胞性の免疫拒絶反応が生じる．このゼノ移植片に対する細胞性拒絶は，前述のアロ移植片拒絶の機序と類似したものである．

輸血とABO，Rh血液型抗原（Rh blood group antigens）

輸血とは，単体もしくは複数の個体から全血または血球成分を別の個体に経静脈的に循環系に移入する一種の移植である．輸血は多くの場合，出血により喪失した血液の補填やさまざまな疾患に起因する造血能異常による血液成分不足を補うために行われる．輸血における主な課題は，細胞表面分子が個体間で異なり，それに対して免疫応答が起きてしまうことである．輸血において最重要なアロ抗原性をもたらす機序は，下記に詳述するABO血液型抗原である．個体は，自身の細胞には発現していない血球系抗原に対して自然IgM抗体を産生する．もし個体がその標的抗原を発現する血球を輸血された場合，既存自然抗体が移入された細胞と結合し，補体を活性化し，時に致命的となる**輸血反応**（transfusion reactions）を惹起する．ABO血液型のバリアを越えて行った輸血は即時型輸血反応が惹起される．すなわち，おそらく補体系を介する血管内溶血が生じ，また肝臓や脾臓ではマクロファージが抗体や補体と結合した赤血球を大量に貪食するという現象が生じる．赤血球溶血により放出された大量のヘモグロビンは，腎臓細胞に毒性に作用し，急性腎尿細管細胞壊死および腎不全を惹起する．さらには大量のサイトカイン（例：TNFまたはIL-1）の放出による高熱やショック，そして播種性血管内凝固までも発症することがある．播種性血管内凝固が発症した場合，凝固因子が合成速度より早く消費されるため，患者は広範囲に血栓が生じるにもかかわらず，出血により死亡する．マイナー血液型抗原が不適合の場合，より遅延性の溶血反応が起こることがある．この場合，輸注された赤血球が進行性に失われるため，貧血や黄疸を生じさせ，黄疸は肝臓にヘモグロビン由来の色素沈着が過負荷な結果として生じる．

ABO血液型抗原

ABO抗原とは，細胞表面のタンパク質や脂質に結合した糖鎖（carbohydrate）であり，それらは，個人が引き継いだアレル（対立遺伝子）ごとに活性が異なる多型の糖転移酵素により合成されている（図17.14）．ABO抗原は，哺乳類において最初に同定されたアロ抗原系である．健常者では通常，細胞膜タンパク質に結合する共通のコアグリカンを合成している．多くのヒトでは，コアグリカン糖鎖の末端にフコース基を付加させるフコース転移酵素をもっており，フコシル化されたグリカンはH抗原とよばれている．H抗原をさらに修飾する糖転移酵素は9番染色体上の遺伝子にコードされている．この遺伝子には3つの対立形質バリアントが存在する．O型アレル（対立遺伝子）産物は，その酵素活性をもたない．A型アレル（対立遺伝子）がコードする酵素は，*N*アセチルガラクトサミン（*N*-acetylgalactosamine）基の末端にH抗原に転移する，Bアレル（対立遺伝子）産物はガラクトース（galactose）基末端に転移する．O型アレル（対立遺伝子）がホモの個体は，H抗原に糖鎖末端を付加させることができず，H抗原のみを発

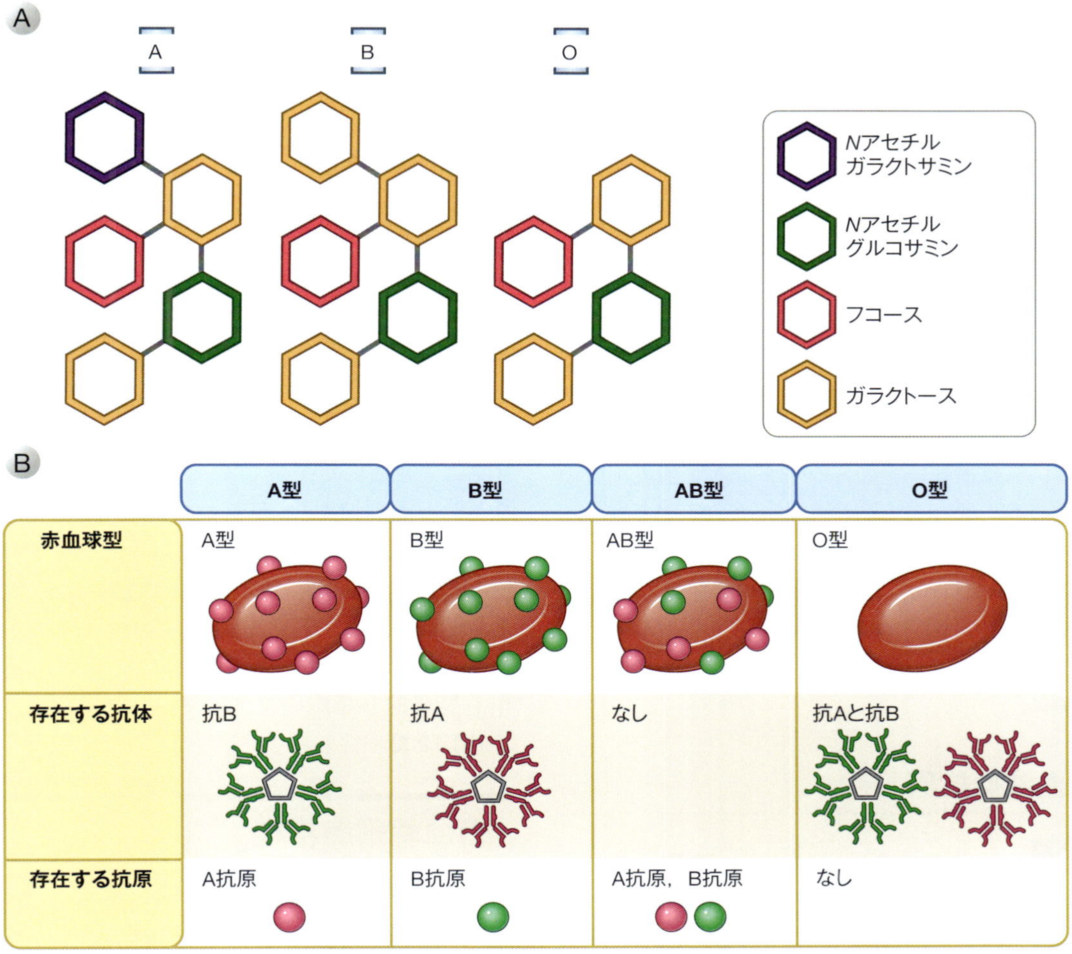

図 17.14　ABO 血液型抗原

(A)血液型抗原は，グリコトランスフェラーゼの作用により細胞表面のタンパク質や脂質に付加された糖鎖構造である．(B)遺伝されたさまざまなグリコトランスフェラーゼによりさまざまな糖が修飾され，血液型抗原が形成される．ある特殊の血液型抗原をもつ個体は，その抗原に対して寛容であるものの，他の血液型抗原に対しては，反応する自然抗体を産生する．

現する．一方，A アレル（対立遺伝子）（AA 接合体，AO ヘテロ接合体，AB ヘテロ接合体）をもつ個体は，一部の H 抗原に *N* アセチルガラクトサミン末端を付加することにより A 抗原を形成する．同様に，B アレル（対立遺伝子）（BB 接合体，BO ヘテロ接合体，AB ヘテロ接合体）をもつ個体は，一部の H 抗原ガラクトース末端を付加することにより，B 抗原を形成する．AB ヘテロ接合体では，H 抗原から，A 抗原および B 抗原を形成する．血液型を表す用語は，簡略化され，OO 型の個体を血液型 O，AA 型と AO 型の個体は血液型 A，BB 型と BO 型の個体は血液型 B，AB 型の個体は，血液型 AB とよばれる．H 抗原の形成に関与するフルコシルトランスフェラーゼ（fucosyltransferase）をコードする遺伝子の変異はまれである．その変異のホモ接合体のヒトは，ボンベイ（Bombay）血液型をもっているといわれ，H 抗原，A 抗原または B 抗原を形成することはできず，O 型，A 型，B 型または AB 型の血液を受容することはできない．

A または B の血液型抗原をもつ個体は，その血液型抗原に対して寛容である，一方でそのような血液型抗原を発現していない個体は，血液型抗原に反応する自然抗体を生成している．ほぼすべての個体は H 抗原を発現しているため，この抗原に対して寛容であり，抗 H 抗体を生成していない．A 抗原または B 抗原を発現する個体は，それらの抗原に対して寛容であり，それぞれ抗 A または抗 B 抗体を生成していない．しかし，O 型および A 型の個体は，抗 B–IgM 抗体を生成し，そして O 型および B 型の個体は抗 A–IgM を生成している．コア H 抗原を形成できないまれな個体では，H 抗原，A 抗原，B 抗原に対して抗体が生成されている．理屈としては，ある血液型抗原を発現しない個体が，その抗原に対して抗体を生成するのは，いささか矛盾しているように思われる．この矛盾の説明として，これらの抗体は個人が腸内細菌の糖脂質に対して感作され生成され，たまたま ABO 抗原に交差反応している可能性があり，個人がその細菌由来の糖脂質に対して寛容になっていないと思われる．おそらく，どんな血液型抗原も，その抗原に対して寛容を誘導することが予想される．

臨床の現場では，輸血における適切なドナーの選択は，血液型抗原の発現と，それらに対する抗体反応に基づいて行われる．レシピエントが，自己の赤血球に発現していない抗原をもつドナーから赤血球輸血を受ける場合，輸血反応が起こることがある（前述した）．AB型の個体は，すべてのドナーから輸血を受けることができるため，万能レシピエントとよばれている．同様にO型の個体は，同じO型の個体からの輸血のみ受けることができるが，すべてのレシピエントに自分の血液を提供できるため，万能ドナーとよばれている．一般的には，マイナー血液型の不適合では，反復輸血により二次抗体応答が起きた場合のみ赤血球溶血が生じる．

A抗原，B抗原は血球細胞のみならず，血管内皮細胞のような，他の種類の細胞にも発現する．その意味でも，本章で前述したように，固形臓器移植においても，超急性拒絶反応を回避するために，ABO型検査は必須となる．母胎と胎児間でのABO不適合は，通常問題にならない，それはほとんどの抗糖鎖抗体がIgMであり，胎盤を通過しないためである．

その他の血液型抗原

ルイス抗原

A型，B型の抗原決定基（determinant）をもつ糖タンパク質はまた，別の糖転移酵素（glycosyltransferases）によって修飾され，マイナー血液型抗原を形成することがある．例えば，異なるフコース転移酵素（フコシルトランスフェラーゼ）によって非末端に部分的にフコースが付加されることがあり，ルイス抗原系のエピトープ（epitope）が形成される．ルイス抗原は，E-セレクチン（selectin）やP-セレクチンのリガンドとして機能するため，最近では多くの免疫学者から関心を集めている（**第3章**参照）．

Rhesus（Rh）抗原

最初に同定されたサルの種類（アカゲザル）にちなんで名づけられたRhesus（Rh）抗原は，臨床において重要な血液型抗原の1つである．Rh抗原は赤血球膜上に発現する糖鎖をもたない疎水性の細胞表面タンパク質であり，トランスポーター機能をもつ他の赤血球膜糖タンパク質と構造的な類似している．Rhタンパク質は，2つの密接に関連した相同性が非常に高い遺伝子によってコードされるが，その2つのうちRhDとよばれている方のみが，通常の臨床血液型検査においては考慮される．これは約15％程度の個体がRhDアレル（対立遺伝子）の欠如もしくは変異が認められるためである．これらのヒトは，Rh陰性とよばれ，RhD抗原に対してして寛容ではなく，Rh陽性の血球に曝露されると抗RhD抗体を産生してしまう．

抗Rh抗体の臨床医療への大きな問題は，輸血反応と類似の機序で生じる，妊娠中の胎児に起きる溶血反応である．Rh陽性の胎児を妊娠しているRh陰性の母体は，通常出産の時に，Rh陽性の胎児赤血球が母体の循環に入り感作を受けている．Rh抗原はABO抗原のような糖鎖ではなくタンパク質であるため，Rh陰性母体では，Rhに特異的に高い親和性をもつクラススイッチされたIgGが産生される．次の妊娠は，胎児がRh陽性の場合，胎児の赤血球を破壊できる胎盤通過性の抗Rh抗体を母体がもっているため危険である．この抗Rh抗体は，**胎児赤芽球症**（erythroblastosis fetalis）（新生児溶血性疾患）の原因となり，胎児にとっては致命的となる．この疾患は，Rh陽性の第1子の出産後72時間以内に母体に抗RhD抗体を投与することによって予防できる．この治療により，母体の循環に入った乳児のRh陽性の赤血球を除去でき，母体における抗Rh抗体の産生を予防できる．投与された抗体の正確な作用機序は明確でないが，母体が抗体産生への免疫応答が始まる前に，乳児赤血球が貪食除去または補体により溶解されてしまうため，またはFc受容体依存性の母体RhD特異的B細胞のフィードバック阻害などが考えられる（**第12章**参照）．

造血幹細胞移植

造血幹細胞移植は，造血系統の1つもしくは複数が内因性に欠損することによって発症する致死的な疾患を発症した患者に対して行われる治療法である．患者本来の造血細胞は破壊され，正常の血球生産の状態に戻すために，健常者ドナーからの造血幹細胞が移入される．ここでは，造血幹細胞移植は，他の臓器移植では経験しない独特な特徴があるため，区別して取り扱うものとした．

造血幹細胞移植の適応，方法，免疫バリア

多能性造血幹細胞の移植は，以前は吸引採取した骨髄細胞を用いて施行されていたが，この治療法はしばしば骨髄移植（bone marrow transplantation）とよばれている．現在の臨床医療では，造血幹細胞移植は，骨髄から幹細胞を引き出すために，コロニー刺激因子（colony-stimulating factors：CSFs）を投与されたドナーの血液から採取されることが多い．レシピエントは，移植前に障害のある造血幹細胞を傷害する目的と，移植される幹細胞が根づくニッチを広げる目的で，化学療法，免疫治療（immunotherapy）もしくは放射線照射が行われる．移植後は，投与された幹細胞がレシピエントの骨髄で再構築され，造血系統のすべてに分化していく．

臨床上，造血幹細胞移植が最も多く適応されるのは，白血病（leukemia）と前白血病状態に対してである．事実，造血幹細胞移植は，慢性リンパ球性白血病や慢性骨髄性白血

病のようなある種の疾患に対する唯一の根治的治療である．造血幹細胞移植により造血系悪性腫瘍が治療される機序は，骨髄内に存在する成熟したT細胞やナチュラルキラー細胞もしくは採取した幹細胞が，残存する腫瘍細胞をアロ抗原として認識し破壊する，移植片対腫瘍効果とされる．造血幹細胞移植は，リンパ球や赤血球などの造血幹細胞由来の細胞のみに異常をきたす遺伝性変異をもつ疾患の治療にも用いられる．造血幹細胞移植で治癒する遺伝性疾患の例として，ADA欠損症(adenosine deaminase)，X連鎖重症複合型免疫不全症(severe combined immunodeficiency：SCID)，β大サラセミアや鎌状赤血球症などのヘモグロビン遺伝子異常などが挙げられる．

アロの造血幹細胞は，免疫能を最小化した宿主においても拒絶されるため，すべてのMHC遺伝子座をドナーとレシピエントで慎重に適合させる必要がある． 造血幹細胞の拒絶の機序は完全には解明されていないが，獲得免疫の機序に加えて，造血幹細胞はナチュラルキラー細胞によっても拒絶される可能性がある．骨髄拒絶におけるナチュラルキラー細胞の役割は，実験動物において解析されてきた．放射線照射を受けた第1代雑種マウスF1は，両近交系のマウス由来の骨髄を拒絶する．ハイブリッド抵抗性とよばれるこの現象は，固形臓器移植における古典的法則から逸脱しているように思われる(F1マウスは親からの移植片に対して反応しない，図17.3参照)．ハイブリッド抵抗性は，T細胞欠損マウスにおいても認められているが，抗ナチュラルキラー細胞抗体によってレシピエントのナチュラルキラー細胞を除去することにより，親系統からの骨髄細胞への拒絶を予防することができる．ハイブリッド抵抗性はおそらく，宿主が発現するMHCクラスI分子の欠損した骨髄前駆細胞にナチュラルキラー細胞が反応したものと考えられる．正常状態では自己のMHCクラスIの認識はナチュラルキラー細胞の活性化を抑制することを考えると，この自己MHC分子が発現しない場合，ナチュラルキラー細胞はその抑制から開放される(図4.10)．

たとえ移植片が生着した後においても，GVHDと免疫不全というさらに2つの問題がしばしば起きる．これらについては次に説明する．

造血幹細胞移植における免疫関連合併症

移植片対宿主病

移植片対宿主病(GVHD)は採取し移植した造血幹細胞に含まれる成熟T細胞が宿主のアロ抗原に反応することによって惹起される． GVHDは宿主が免疫不全状態にあり，移植片のアロ細胞を拒絶できない場合に生じる．一般的に，MHC不適合のドナー・レシピエントの組み合わせでは，骨髄移植は行われないため，ほとんどのGVHDは宿主のマイナー組織適合抗原に対する反応である．GVHDは多数のT細胞を含有する小腸，肺，または肝臓などの実質臓器移植においても発症することがある．

GVHDは骨髄移植の成功を妨げる主要因である．造血幹細胞移植の直後から，カルシニューリン阻害薬であるシクロスポリンやタクロリムス，メトトレキサートのような抗代謝拮抗薬，シロリムスのようなmTOR阻害薬がGVHDの予防目的に開始される．これらの積極的な予防策にもかかわらず，GVHDは造血幹細胞移植レシピエントの最大の死因である．GVHDは組織学的パターンに基づき急性および慢性の形式に区分される．

急性GVHDは，皮膚(図17.15)，肝臓(胆管上皮が主)と胃・腸管における上皮細胞死を特徴とする．急性GVHD

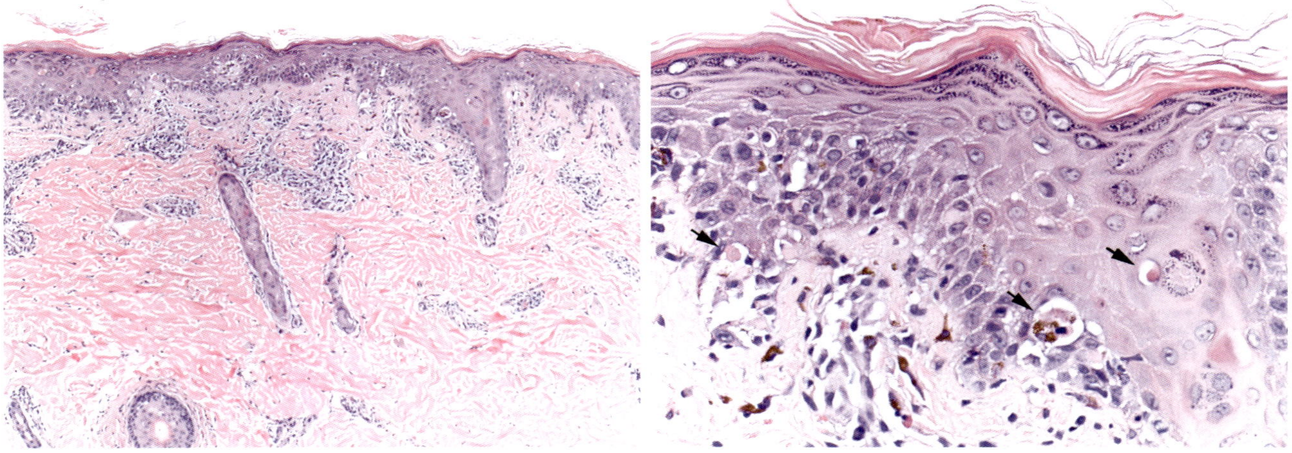

図17.15 皮膚における急性GVHDの病理組織

GVHDを発症した患者の皮膚生検を示す，弱拡大(左)と強拡大(右)写真．真皮と表皮の境界部にまばらなリンパ球浸潤が認められ，表皮層の傷害は，真皮－表皮境界部の間隙(空胞化)，異常なケラチン染色細胞(異常角化)，アポトーシスを起こした角化細胞(矢印)，基底膜から表面への移行に伴うケラチノサイト成熟の乱れなどから示唆されている〔Dr. Scott Grantor, Department of Pathology, Brigham and Women's Hospital and Harvard Medical School, Boston, Massachusetts のご厚意による〕.

は臨床的に，発疹，黄疸，下痢と胃腸管出血として発症する．上皮細胞死が広範囲にわたる場合に皮膚または腸管内膜が脱落することがある．このような状況において，急性GVHDは致命的になる．

慢性GVHDは，急性GVHDと同じ臓器を標的とし，1つ以上の臓器における急性細胞死の所見を呈さない線維化と萎縮を特徴とする．慢性GVHDは，肺でも発症し，肺移植における慢性拒絶反応のように，細気管支閉塞（閉塞性細気管支炎）を引き起こすことがある．慢性GVHDが重症化すると，標的臓器が完全に機能不全に陥ることがある．

動物モデルにおいて，急性GVHDは造血幹細胞と一緒に移入された成熟T細胞によって惹起されるが，移植片から成熟ドナーT細胞を除去することにより，GVHDの発症を予防することができる．臨床における造血幹細胞移植では，採取物からのT細胞の除去は，GVHDの発症を予防することができるが，白血病治療に最重要ともなる移植片対腫瘍効果まで弱めてしまう．造血幹細胞からT細胞を除去することにより，移植片の生着も悪くなるが，これは，成熟T細胞が幹細胞（stem cell）の再構築を助けるコロニー刺激因子を分泌するためと考えられている．

GVHDが宿主アロ抗原を認識した移植片T細胞によって誘導されるにもかかわらず，上皮細胞傷害を引き起こすエフェクター細胞については十分に解明されていない．組織学的検査において，ナチュラルキラー細胞が瀕死の上皮細胞に接着する像がしばしば認められるので，ナチュラルキラー細胞が急性GVHDの重要なエフェクター機能であることが示唆されている．CD8陽性細胞傷害性T細胞とサイトカインは急性GVHDにおける組織傷害に関与するとされている．

急性GHVDと慢性GVHDの関連は，アロ移植片拒絶における急性と慢性の関連と同様に，完全には解明されていない．例えば，慢性GVHDは急性の上皮細胞損傷に対して二次的に誘導される創傷治癒による線維化であるという考え方がある．しかし，慢性GVHDは急性GVHDの既往なしにも発症することがある．もう1つの仮説として，慢性GVHDが血管傷害による虚血に対する反応とも考えられている．

急性および慢性GVHDに対しての治療として，通常，高用量ステロイドなどの集中的な免疫抑制療法があるが，その治療反応性はあまりよくない．治療奏効率が悪いのは，これら免疫抑制薬の標的としているのは，GVHDにおけるたくさんのエフェクター機序の一部でしかないという考えもある，また免疫抑制治療のなかには，GVHDを防ぐ制御性T細胞を除去してしまうものもある．急性GVHDは，その高い致死率から造血幹細胞移植の成功の大きな障害となっている．抗TNF抗体，制御性T細胞移入治療などの試験的治療法が開発中である．また新しい腫瘍抗原特異的養子T細胞療法の臨床開発に伴って（**第18章**参照），GVHDのリスクを下げるための成熟T細胞やナチュラルキラー細胞を積極的に除去するプレコンディショニング法と白血病に特異的効果のあるT細胞療法とを併用する機会が増えてきている．

造血幹細胞移植後の免疫不全

骨髄移植は，しばしば臨床的免疫不全状態を引き起こしてしまう．レシピエントにおける免疫応答不全には，いくつかの要因が関与すると考えられる．骨髄移植レシピエントは，完全に新しいリンパ球レパートリー（lymphocyte repertoire）を産生できないことがある．またレシピエントに移植前処置として行う放射線や化学療法は，患者の記憶細胞や長寿命な形質細胞を除去する，これらの細胞集団が再構築されるまで長期間を要することも一因である．

免疫不全状態が続くと，造血幹細胞移植レシピエントは，特にサイトメガロウイルスのようなウイルス感染症や種々の細菌や真菌の感染症に罹患しやすくなる．また，エプスタイン・バーウイルスによって誘発されるB細胞リンパ腫にも罹患しやすくなる．造血幹細胞移植レシピエントにおける免疫不全状態は，従来の免疫抑制患者における状態よりも深刻である．そのため，レシピエントは通常予防的に抗生物質，サイトメガロウイルス感染予防の抗ウイルス薬や侵襲性アスペルギルス感染予防としての抗真菌薬や定期的な免疫グロブリン静注も通常受けることになる．レシピエントはまた，通常の感染症に対してのワクチン接種を受け，移植の際に失われる防御免疫に対して備えている．

心筋，脳，脊髄などの自然再生能に乏しい組織の修復を目的とした，多能性幹細胞の使用が大きな関心を集めている．1つの手法は，ヒト胚盤胞（blastocyst）段階由来の多能性幹細胞である胚性幹細胞（embryonic stem cells：ES細胞）である．胚性幹細胞は臨床応用されていながら，有効性を証明しきれない最大の原因は，そのアロ抗原性，つまり宿主免疫系による拒絶反応である．この問題の解決法として，特定の遺伝子を導入することにより成人の生体組織から誘導できる誘導多能性幹細胞（induced pluripotent stem：iPS）が考えられる．iPS細胞の免疫学的な長所はこれらの細胞が患者から採取した体細胞に由来するため，患者にとって同系移植になり拒絶が起きないことが挙げられる．もう1つの方法として，現在開発されているCRISPR-Cas9によるゲノム編集技術によりアロジェニックES細胞からMHC遺伝子を取り除く方法である．

本章のまとめ　Summary

ある個体から遺伝的に同一でないレシピエントへの組織の移植は，移植片を破壊する拒絶とよばれる特異的免疫応答を惹起する．アロ（同種）移植片拒絶の主要な標的分子は，MHC クラスⅠおよびクラスⅡ分子である．

ドナー APC 上のアロ MHC 分子は，レシピエント T 細胞にそれを提示する（直接認識），あるいは，ドナー MHC 分子は移植片へ侵入した宿主 APC，もしくは所属リンパ組織に常在する宿主 APC により取り込まれ，プロセシングを受けたのち，自己 MHC 分子に結合したペプチドとして T 細胞に提示される（間接認識）．

アロ抗原に対する応答が通常の外来抗原に対する応答より強力な理由として，アロ MHC 分子を認識することができる T 細胞の数が，自己 MHC 上に提示している微生物由来ペプチドを認識する T 細胞の数よりも断然多いためとされている．

移植片拒絶は，移植片細胞を傷害する細胞傷害性 T 細胞および遅発性過敏反応に類似するサイトカイン依存性の炎症を引き起こすヘルパー T 細胞および抗体によって引き起こされる．

実質臓器移植片の拒絶には，いくつかのエフェクター機序が関与する．ドナーの血液型や MHC，その他の抗原に対する特異的な既存抗体は，移植片の血管の血栓症を特徴とする超急性拒絶反応を惹起する．移植片に反応して産生されたアロ反応性 T 細胞および抗体は，いわゆる急性拒絶反応とよばれる血管壁の傷害や実質細胞死を引き起こす．慢性拒絶反応は，T 細胞とサイトカインを介する炎症反応による動脈狭小化（移植片血管炎）と線維化を特徴とする．

移植片拒絶は，宿主への免疫抑制薬の投与やドナー免疫原性を最小化（ドナー・レシピエント間 MHC 不一致の最小化など）することにより，予防または治療することができる．大部分の免疫抑制薬は，T 細胞応答を標的としており，細胞傷害性の薬剤の使用，特異的免疫抑制薬，または抗 T 細胞抗体を使用する．広く使われている免疫抑制薬は，カルシニューリン，mTOR，リンパ球 DNA 合成を標的にしている．免疫抑制薬は，しばしばマクロファージや他の細胞によるサイトカイン合成を阻害するコルチコステロイドなどの抗炎症薬としばしば併用される．

実質臓器移植のレシピエントは免疫抑制を受けることにより免疫不全に陥ることがあり，ウイルス感染や発がんのリスクが高くなる．

異種間での実質臓器の移植は，不適合種の細胞上の糖鎖抗原に反応する自然抗体の存在により，超急性拒絶反応を惹起する．異種移植片が生着しない他の機序として，ゼノ MHC 分子に対する抗体関連急性血管拒絶，T 細胞依存性免疫反応や，異種血管内皮のヒト血小板と凝固タンパク質に対する血栓促進効果が起こるためとされている．

ABO 血液型抗原は血球および内皮上の多型糖鎖構造物であり，個体間の輸血と臓器移植の障害となる．A 抗原または B 抗原を細胞上にもたない個体は，それぞれ既存の抗 A または抗 B の IgM 自然抗体をもっており，これらの抗体は輸血反応と超急性アロ移植片拒絶を引き起こすことができる．

Rh 抗原は赤血球上の抗原であり，Rh 陽性の胎児を抱える Rh 陰性の妊婦において，IgG 抗体反応を刺激することができ，これらの抗 Rh 抗体は，その次の妊娠で Rh 陽性の胎児の溶血性疾患の原因となる．

造血幹細胞移植は，白血病や造血細胞に限定した遺伝子欠損の疾患に対して行われる．造血幹細胞移植は，拒絶反応を起こしやすく，レシピエントは，前処置として強力な免疫抑制を必要とする．それに加えて，造血幹細胞移植片中に含まれる T 細胞は，宿主のアロ抗原に反応して，宿主体移植片病（GVHD）を引き起こす．急性 GVHD は，皮膚，胃腸管，肝臓における上皮細胞の壊死を特徴とし，致死的な病態である．慢性 GVHD は，急性 GVHD の標的臓器に肺を加えた 4 つの臓器のうち，1 つ以上の臓器における線維化と萎縮を特徴とし，これもまた致命的となる．造血幹細胞移植は，時として患者に重篤な免疫不全状態を引き起こし，感染症に罹患しやすくなる．

参考文献

アロ移植の認識と拒絶

Amore A. Antibody-mediated rejection. *Curr Opin Organ Transplant.* 2015; 20: 536–542.

Baldwin WM 3rd, Valujskikh A, Fairchild RL. Antibody-mediated rejection: emergence of animal models to answer clinical questions. *Am J Transplant.* 2010; 10: 1135–1142.

Colvin RB, Smith RN. Antibody-mediated organ-allograft rejection. *Nat Rev Immunol.* 2005; 5: 807–817.

DeWolf S, Shen Y, Sykes M. A new window into the human alloresponse. *Transplantation.* 2016; 1008(8): 1639–1649.

Ford ML. T cell cosignaling molecules in transplantation. *Immunity.* 2016; 44: 1020–1033.

Gardner D, Jeffery LE, Sansom DM. Understanding the CD28/CTLA-4 (CD152) pathway and its implications for costimulatory blockade. *Am J Transplant.* 2014; 14: 1985–1991.

Li XC, Rothstein DM, Sayegh MH. Costimulatory pathways in transplantation: challenges and new developments. *Immunol Rev.* 2009; 229: 271–293.

Nankivell BJ, Alexander SI. Rejection of the kidney allograft. *NEJM.* 2010; 363: 1451–1462.

臨床移植

Baldwin WM 3rd, Valujskikh A, Fairchild RL. Mechanisms of antibody-mediated acute and chronic rejection of kidney allografts. *Curr Opin Organ Transplant.* 2016; 21: 7–14.

Chinen J, Buckley RH. Transplantation immunology: solid organ and bone marrow. *J Allergy Clin Immunol.* 2010; 125: S324–S335.

McDonald-Hyman C, Turka LA, Blazar BR. Advances and challenges in immunotherapy for solid organ and hematopoietic stem cell transplantation. *Sci Transl Med.* 2015; 7: 280rv282.

Zwang NA, Turka LA. Transplantation immunology in 2013: new approaches to diagnosis of rejection. *Nat Rev Nephrol.* 2014; 10: 72–74.

アロ移植片に対する免疫抑制と寛容誘導

Gibbons C, Sykes M. Manipulating the immune system for anti-tumor responses and transplant tolerance via mixed hematopoietic chimerism. *Immunol Rev.* 2008; 223: 334–360.

Griesemer A, Yamada K, Sykes M. Xenotransplantation: immunological hurdles and progress toward tolerance. *Immunol Rev.* 2014; 258: 241–258.

Halloran PF. Immunosuppressive drugs for kidney transplantation. *NEJM.* 2004; 351: 2715–2729.

Maltzman JS, Turka LA. T-cell costimulatory blockade in organ transplantation. *Cold Spring Harbor Perspectives in Medicine.* 2013; 3: a015537.

Ville S, Poirier N, Blancho G, Vanhove B. Co-stimulatory blockade of the CD28/CD80-86/CTLA-4 balance in transplantation: impact on memory T cells? *Front Immunol.* 2015; 6: 411.

Wojciechowski D, Vincenti F. Costimulatory blockade and use of mTOR inhibitors: avoiding injury part 2. *Adv Chronic Kidney Dis.* 2016; 23: 306–311.

ゼノ移植

Griesemer A, Yamada K, Sykes M. Xenotransplantation: immunological hurdles and progress toward tolerance. *Immunol Rev.* 2014; 258: 241–258.

第18章

腫瘍免疫

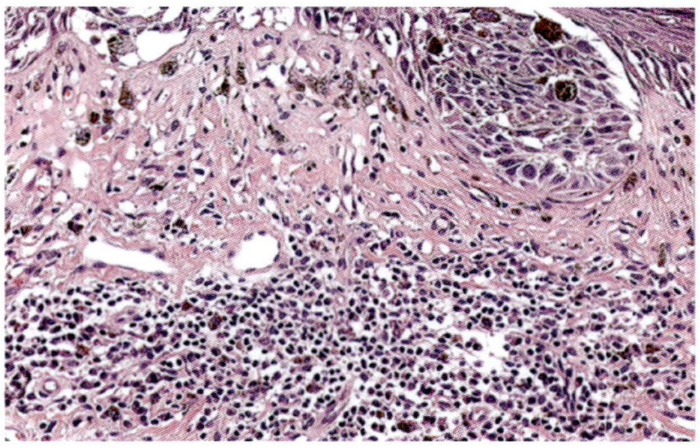

がんは世界的に重要な課題となっており，小児，成人に限らず主要な死亡原因である．致死的になりうる悪性腫瘍は，正常組織の損傷や機能を障害する無秩序な細胞増殖が問題である．がん細胞の悪性形質として，細胞増殖調節の欠如，アポトーシス細胞死に対する抵抗性，組織浸潤や遠隔臓器への転移などがある．それに加えて，近年，がん細胞に対する免疫応答(immune response)やがん免疫療法(immunotherapy)の理解が進み，がん細胞の特徴の 1 つとして，免疫防御機序からの逃避を挙げることができる．1950 年代に Macfarlane Burnet が提唱した，がんの**免疫監視**(immune surveillance)の概念は，免疫系(immune system)は，がん細胞になる前の変異細胞，またがん細胞になった後でも，それらを認識して排除するという生理的な機能をもつということである．免疫監視の存在は，動物実験とヒトにおいて，多くの知見により示唆されてきた．最近，多くのヒトのがんにおいて，抗腫瘍免疫応答は十分でないこと，しかし，がん細胞を排除するように再活性化しうることがわかってきた．本章では，悪性腫瘍に発現する腫瘍抗原，免疫系はそれをどのように認識し反応するのか，がん細胞はどのように免疫系から逃避するのか，また，がん治療における免疫学的アプローチについて紹介する．

腫瘍免疫の概要

腫瘍抗原とがん細胞に対する免疫応答の特徴は，腫瘍免疫(tumor immunity)を理解するうえで，またがん免疫療法を開発するための基本である．

がん細胞はその増殖や転移を抑制できる特異的な獲得免疫応答を誘導する．がんの臨床試験，病理学的解析，動物実験の結果は，がん細胞は自己細胞に由来するが，免疫応答を引き起こしうることを示している．臨床的に重要な免疫応答は，T 細胞(T lymphocyte)，特に CD8 陽性細胞傷害性 T 細胞(cytotoxic[cytolytic] T lymphocyte：CTL)の反応である．組織病理学的研究により，多くのがん細胞は T 細胞やマクロファージ(macrophage)などの単核球に囲まれており，活性化リンパ球やマクロファージは腫瘍の所属リンパ節(lymph node)に存在する(**図 18.1A 〜 C**)．大腸がんや他のがんにおける腫瘍浸潤細胞の定量的解析により，T 細胞，特に CD8 陽性 CTL や CD4 陽性 Th1 細胞(Th1 cells)の浸潤が多いと，少ない患者に比べて，予後が良いことが明らかになった．

1950 年代に行われた移植腫瘍の研究から，がん細胞は防御的な免疫応答を誘導できることが示された．発がん物質メチルコラントレン(methylcholanthrene：MCA)の皮膚塗布により，近交系マウスに肉腫を起こすことができる．MCA で発生した肉腫を摘除して，他の同系の(syngeneic)マウスに移植すると腫瘍は増大する．しかし，腫瘍を元のマウスに移植すると，マウスは腫瘍を拒絶して腫瘍は増大しない．一方，自分の MCA 誘導性のがん細胞で免疫されたマウスでは，他のマウスで MCA 投与で作られた腫瘍を拒絶しない．これは他のマウスでは元のマウスの腫瘍とは異なる MCA 誘導性の突然変異とそれに由来する腫瘍抗原を発現するからと考えられる．さらに，腫瘍をもつマウスからとった T 細胞を，腫瘍をもたない健常マウスへ移入すると，がん細胞に対する防御免疫を付与することができた．つまり，がん細胞への免疫応答は獲得免疫(adaptive immunity)の特徴である，抗原特異性(specificity)，記憶(memory)，リンパ球に担われるなどの性質をもつ．その後の研究で，先天性免疫不全マウスにおいては，自発的あるいは MCA 誘導性のがんが発生する頻度は，正常な免疫機序をもつマウスに比べて増加することがわかり，がんの免疫監視における免疫の役割が確立されてきた．後天性免疫不全症候群(エイズ)(acquired immunodeficiency syndrome：AIDS)や臓器移植などの免疫不全患者では，腫瘍が発症するリスクが増加する．その場合，発症する腫瘍の多くは，ウイルス関連の腫瘍であるが(ウイルス[virus]感染が起こりやすくなることも関係する)，それ以外の原因で起こる腫瘍も発生する．

免疫応答は腫瘍の進展を防げないことが多い．抗腫瘍免疫が，がん細胞を排除できないのにはいくつかの理由がある．まず，多くのがんは宿主の免疫を抑える機序をもつ．実際，腫瘍は多様な機序で免疫を抑制している．本章の後半では，がんの免疫抑制機構を議論する．がん細胞は，宿主の免疫系に認識される抗原(antigen)を消失することがある．免疫応答を起こせるがん細胞でも，時間とともに腫瘍抗原を発現しないサブクローンが選択的に増殖するために，全体的にがんの免疫原性が低下する．また，がん細胞の急速な増殖と進展は，免疫によるがん細胞の抑制能力を上回ってしまう．

獲得免疫が，がん細胞を攻撃できない状態は治療により改善でき，がん細胞を効果的に傷害する抗腫瘍 T 細胞を活性化できる．本章の後半で議論するように，この知見が，がん免疫療法の新たな方向性を生み出し，抗腫瘍免疫応答

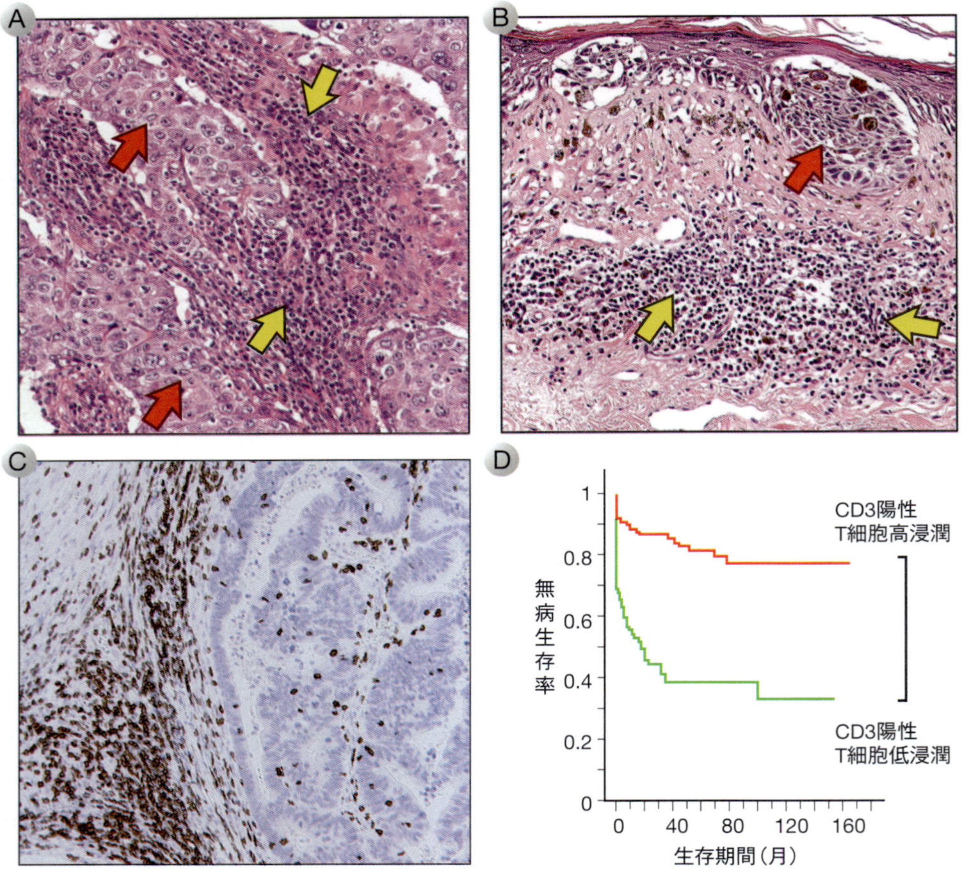

図 18.1 がんへのリンパ球集積

乳がん(A)や悪性黒色腫(B)などのがん種では，しばしばリンパ球の腫瘍浸潤が認められる．赤矢印はがん細胞，黄矢印はリンパ球が豊富な炎症性浸潤を示す．大腸がんにおける CD8 陽性 T 細胞浸潤など，異なるタイプの T 細胞の摘出腫瘍内の浸潤度を測定するのに免疫組織化学的染色法が使われる．がん細胞は青く，CD8 陽性 T 細胞は茶にみえる(C)．この方法で測定される，腫瘍浸潤縁における CD3 陽性 T 細胞の浸潤は無病生存率と相関する(D)〔C は Brigham and Women's Hospital Department of Pathology のご厚意による．D は Galon J, Costes A, Sanchez-Cabo F: Type, density, and location of immune cells within human colorectal tumors predict clinical outcome, Science 313: 1960–1964, 2006. より引用〕.

の増強を目的としたがん免疫療法が現実のものとなっている．

特異的な抗腫瘍免疫応答の存在は，がん細胞は宿主が異物として認識できる抗原を発現することを意味する．これら腫瘍抗原の性質と意義を説明する．

腫瘍抗原

防御的な免疫応答を起こす主要な腫瘍抗原は，DNA 突然変異に由来するネオ抗原である(図 18.2)． ネオ抗原は正常な細胞では産生されず，健常では存在しないので，免疫はこれらに対して十分な免疫寛容が起こっていない．最近の次世代シークエンス技術により，さまざまながんで多様なネオ抗原が産生されていることが明らかになった．ウイルス誘導性のがんでは，腫瘍抗原は主にがん原性ウイルスが産生する外来タンパク質であり，免疫応答は基本的に抗ウイルス応答である．防御的な免疫応答を誘導する腫瘍抗原には，通常では発生過程の初期だけに発現しているが，がん細胞では高発現するようになる抗原もある．獲得免疫を誘導でき，また免疫の標的になる腫瘍抗原の研究は，がん細胞に対する免疫応答の理解やそれを増強する方法の開発につながる．以前は，腫瘍抗原という語句は，それが防御的な免疫を誘導しようがしまいが，単にがん細胞が発現する分子として扱われていた．

ネオ抗原：突然変異遺伝子にコードされる抗原

がん細胞のネオ抗原は，ほとんどランダムな突然変異(パッセンジャー変異)をもつ遺伝子の産物である．それはがん細胞の遺伝子不安定性を反映したものであり，がん細胞の形成に直接関与する突然変異をもつがん遺伝子やがん抑制遺伝子(ドライバー変異)由来のものは少ない． 新しい DNA シークエンス技術により，個々のがん患者において

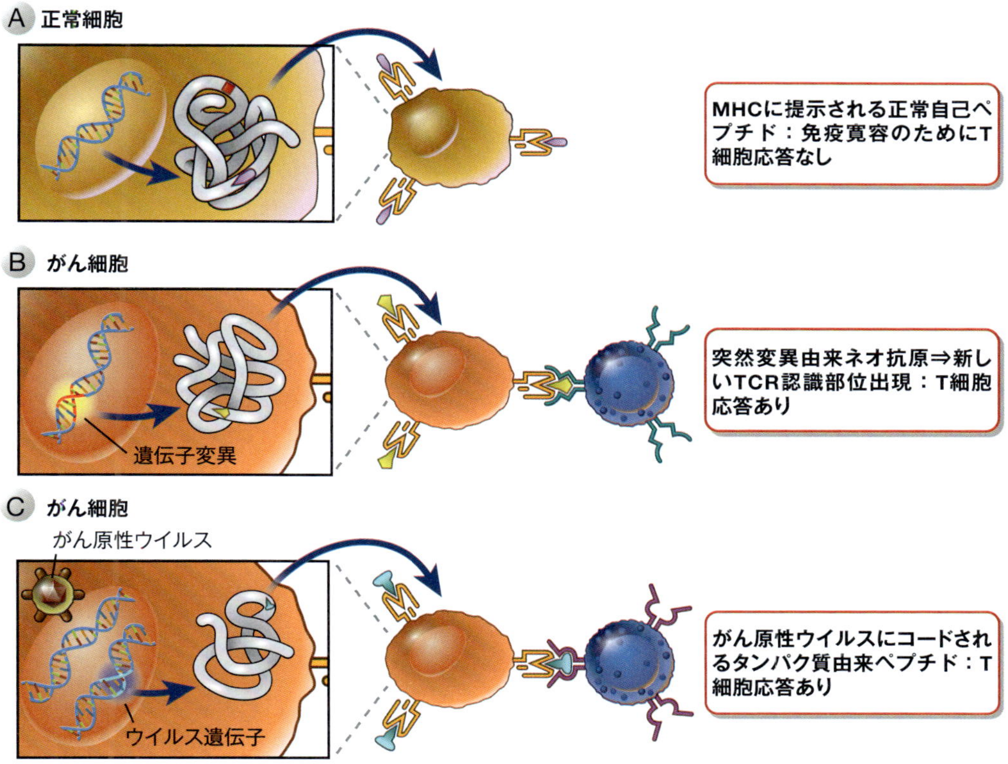

図 18.2 腫瘍ネオ抗原

体細胞突然変異で産生される腫瘍ネオ抗原は，免疫寛容が起こっている自己タンパク質が(A)，T細胞で認識される新しいTCR接触部位をもつ変異ペプチドに変化したものである(B)．がん原性ウイルスで起こるがん細胞は，CD8陽性T細胞を誘導するウイルスタンパク質を産生する(C)．

T細胞応答を誘導する変異ペプチドが同定できる(**図 18.2B**)．通常，ネオ抗原は，がん細胞形成とは関係ない遺伝子の突然変異や欠損に由来する．変異タンパク質はT細胞に提示される新規のMHC結合ペプチドを産生して，それらは健常では存在しないために免疫系にとっては異物として認識される．ネオ抗原は，しばしば細胞質や核内タンパク質であり，プロテアソーム(proteasome)で分解されて，がん細胞表面で主要組織適合遺伝子複合体分子クラスⅠ(class I major histocompatibility complex molecule：MHC)に提示される．腫瘍抗原は樹状細胞(dendritic cells)に貪食(phagocytosis)されると，MHCクラスⅡ経路だけでなく，MHCクラスⅠ経路にも乗り提示される(クロスプレゼンテーション)．新しい腫瘍抗原の同定技術が，本章の後半で議論するがんワクチン開発に応用されている(**図 18.9** 参照)．

同じタイプのがんでも患者ごとに異なるネオ抗原のセットが存在する．さらに個々の患者においても，がん細胞の遺伝子異常は変化していくので，がん細胞ごとに新しいネオ抗原セットをもつことになる．これらは，がん細胞クローン(clone)ごとに異なる「クローナルネオ抗原」の概念を生み出した．個々の患者で適切に免疫誘導を起こすためのワクチン(vaccine)を作製するために，ネオ抗原の同定は重要である．

がん原性ウイルス抗原

がん原性ウイルスの産物は腫瘍抗原として働き，ウイルス誘導性のがん細胞を排除する特異的なT細胞を誘導する． ウイルスは，ヒトや動物で，さまざまながんの発症にかかわっている．ヒトがんの例として，B細胞(B lymphocyte)性悪性リンパ腫(lymphoma)や鼻咽頭がんを起こすエプスタイン・バーウイルス(Epstein–Barr virus：EBV)や，子宮頸がんや中咽頭がんなどを起こすヒトパピローマウイルス(human papillomavirus：HPV)がある．これらDNAウイルスに誘導されるがんでは，ウイルスがコードするタンパク質抗原が，がん細胞の核内，細胞質，細胞膜に存在する(**図 18.2C**)．これらの細胞内で産生されたウイルスタンパク質は処理されてがん細胞表面でMHC分子により提示される．B型，C型肝炎ウイルスのようなウイルスは，がんの発症にかかわるが，直接的にがん発生に関与するわけではない．これらは，がん細胞の増殖などを促進する因子の産生をきたす慢性炎症を起こすことにより，がんの進展を促進すると考えられている．がん細胞はウイルス抗原を保持するかもしれないが，その発現程度はかなり異なる．

獲得免疫がDNAウイルス誘導性のがん細胞の増殖を抑制する能力をもつことは，多くの研究で確立されている．

例えば，エプスタイン・バーウイルス関連悪性リンパ腫やヒトパピローマウイルス関連子宮頸がんの発症は，免疫抑制薬を服用している臓器移植患者や AIDS 患者などの免疫抑制状態の患者で発生頻度が高い．がんを予防するウイルス特異的獲得免疫の主な作用は，がん細胞ができる前の，主にウイルス感染の予防やウイルス感染細胞の除去によるものである．ヒトパピローマウイルスに対するワクチンは，子宮頸部の前がん病変を減少させた．このワクチンは，主要ながん原性ヒトパピローマウイルス型の組換えヒトパピローマウイルスのカプシドタンパク質で作製され，ウイルスゲノム DNA を除いたウイルス粒子でつくられている．

がん細胞で高発現する細胞タンパク質

正常細胞では発現しないが，がん細胞では発現する遺伝子の産物や，正常細胞でも発現するが，がん細胞で高発現する遺伝子の産物が腫瘍抗原となることがある．これらの抗原は宿主にとって基本的に異物ではない．その免疫原性の説明として，いくつかの可能性がある．これらの抗原は，通常は発生過程の一時期に，免疫が起こりにくい特殊な細胞にのみ発現するなど，限定的な時期や部位にだけ発現するために，長期に続く免疫寛容（immunologic tolerance）が起こっていない可能性がある．生後に生じるがん細胞での発現や，免疫から防備されていない部位での発現などにより，免疫応答が起こりうる．また，がん細胞での高発現や多量のがん細胞のために，がん患者での抗原産生量が異常に多いために，免疫応答が誘導されるのかもしれない．

正常細胞よりもがん細胞で高発現する，突然変異のない腫瘍抗原として，がん精巣抗原，増幅した遺伝子にコードされるタンパク質，組織分化抗原などがある（**図 18.3**）．正常細胞よりも高発現するが，構造的に異常がない腫瘍抗原では，患者に防御的な免疫応答を十分に起こせない可能性

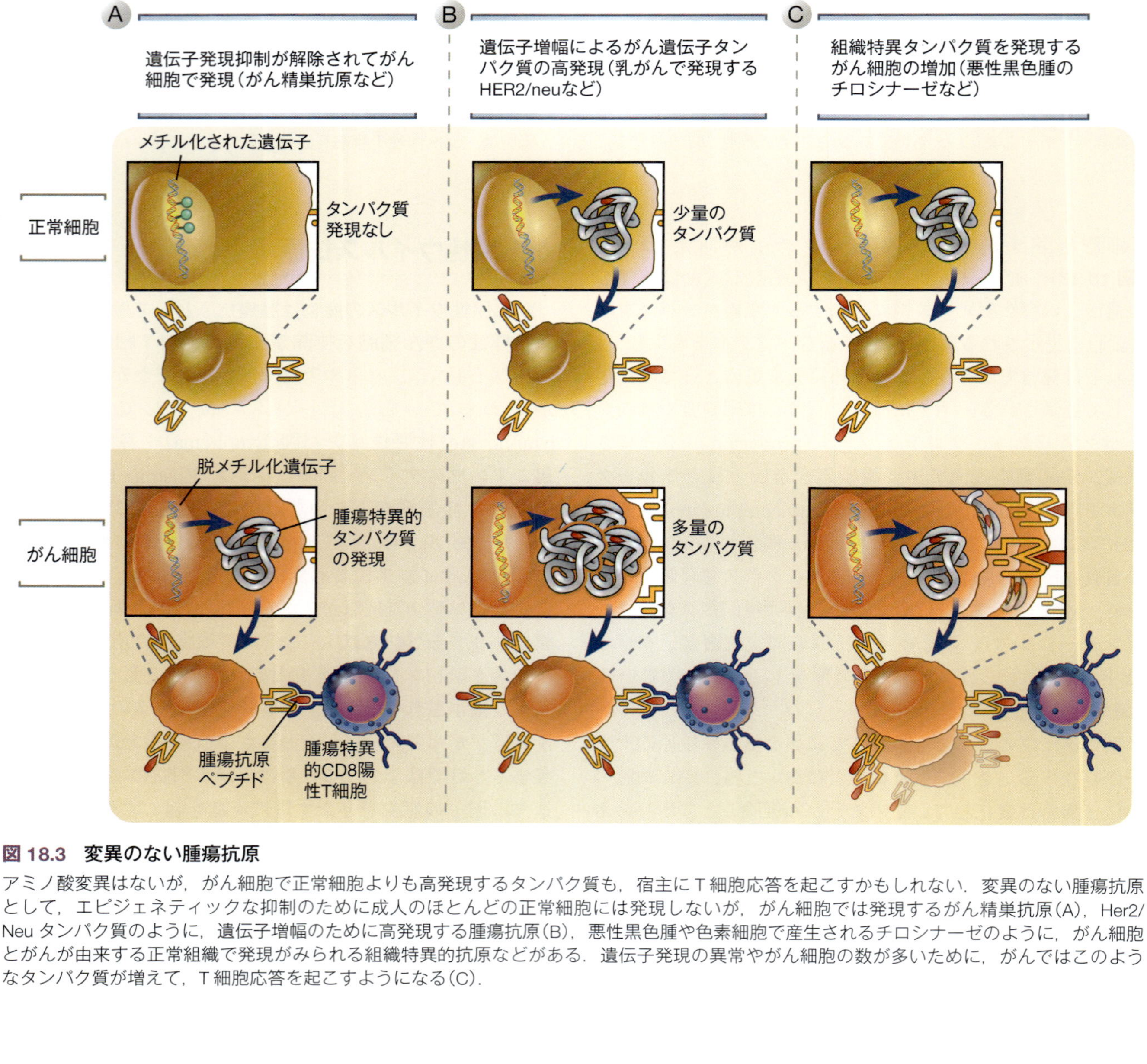

図 18.3　変異のない腫瘍抗原

アミノ酸変異はないが，がん細胞で正常細胞よりも高発現するタンパク質も，宿主に T 細胞応答を起こすかもしれない．変異のない腫瘍抗原として，エピジェネティックな抑制のために成人のほとんどの正常細胞には発現しないが，がん細胞では発現するがん精巣抗原（A），Her2/Neu タンパク質のように，遺伝子増幅のために高発現する腫瘍抗原（B），悪性黒色腫や色素細胞で産生されるチロシナーゼのように，がん細胞とがんが由来する正常組織で発現がみられる組織特異的抗原などがある．遺伝子発現の異常やがん細胞の数が多いために，がんではこのようなタンパク質が増えて，T 細胞応答を起こすようになる（C）．

もある．しかし，これらは抗体療法やがんワクチンの標的候補になる．

- **正常組織ではほとんど発現しないが，さまざまながん細胞や生殖細胞や胎盤細胞で発現するタンパク質であるがん精巣抗原**（**図 18.3** 参照）．最初に同定されたヒトがん精巣抗原は melanoma associated antigen（MAGE）である．悪性黒色腫や他のさまざまながんや正常では精巣細胞に発現がみられる．その後，悪性黒色腫患者由来の CTL クローンに認識される悪性黒色腫抗原をコードするさまざまながん精巣抗原遺伝子ファミリーが同定された．MAGE タンパク質や同様な悪性黒色腫抗原は，精巣や胎盤細胞以外のほとんどの正常組織では発現していないが，さまざまながんで発現する．40 以上の遺伝子ファミリーで 200 以上のがん精巣抗原が同定されている．その約半数は X 染色体にコードされ，他の半数はその他の染色体上にある．ほとんどの体細胞では，がん精巣抗原をコードする遺伝子は，遺伝子プロモーター領域のメチル化などのエピジェネティック機序により発現していないが，がん細胞では脱メチル化により，遺伝子が発現する．
- **遺伝子増幅のためにがん細胞で異常に高発現するタンパク質抗原**（**図 18.3B**）．例として，乳がんで遺伝子増幅がみられる，がん原性の上皮増殖因子受容体 Her2/Neu がある．このタンパク質が，患者に防御的な免疫応答を起こす証拠はない．たぶん，正常細胞でも発現するので免疫寛容が誘導されているからであろう．Her2 に対するモノクローナル抗体（monoclonal antibody）は Her2 高発現がん患者の治療に用いられている．
- **がん細胞とそれが発生する正常組織に特異的に発現する組織分化抗原**（**図 18.3C**）．悪性黒色腫における分化抗原の例として，メラニン合成にかかわる酵素であるチロシナーゼとメラノソームの機能に必要なタンパク質 MART-1（melan-A ともよばれる）がある．これらの抗原は多くのがん細胞が大量に産生するために，悪性黒色腫では，CD8 陽性 CTL と CD4 陽性ヘルパー T 細胞（helper T cells）の両方の T 細胞に認識されるチロシナーゼと MART-1 のペプチドが同定されている．これらは自己タンパク質なので，組織分化抗原は多くのケースで十分な免疫応答を誘導できないかもしれない．しかし，免疫応答を起こさなくても，分化抗原はがん細胞の種類の正確な診断や受動免疫療法の標的として重要である．例えば，B 細胞由来の悪性リンパ腫や白血病（leukemia）では，CD20 などの B 細胞系譜に特有な細胞表面分子が発現し，CD20 を標的とする抗体（antibody）や T 細胞を用いた治療が行われ，治療効果が示されている．

他の腫瘍抗原

今までに，がん細胞に対する抗体を作製したり，抗体をスクリーニングに用いて，がん細胞やがん患者の血漿中の抗原を検出するさまざまな試みがされてきた．これらのアプローチにより，さまざまなクラスの腫瘍抗原が同定されたが，ほとんどの抗原は，組織傷害や炎症（inflammation）が起こると，正常細胞にも産生されていた．したがって，腫瘍免疫におけるこれら抗原の意義はまだ不明である．

がん胎児抗原（oncofetal antigen）．がん胎児抗原は，成人組織では発現しないが，がん細胞と胎児期の細胞では発現するタンパク質として，この名前がつけられた．しかし，成人での発現もがん細胞に限られておらず，さまざまな炎症状態では正常組織にも発現し血液中にも増加する．成人の正常組織でも少量の発現は認められる．がん胎児抗原が抗腫瘍免疫を誘導する証拠はない．したがって，がん胎児抗原の，腫瘍マーカー，抗体標的，ワクチン候補としての有用性は限定的である．最も研究されたがん胎児性抗原として CEA（carcinoembryonic antigen）と AFP（α-フェトプロテイン）がある．

CEA（CD66）は細胞間接着分子（adhesion molecule）として機能する，多くの糖鎖が付いた細胞膜タンパク質である．CEA の高発現は，通常，最初の妊娠第 2 期における腸管，膵臓，肝臓に限られる．また，大腸，膵臓，乳腺などの多くのがんで発現が増加する．がん患者では血清（serum）中レベルも増加する．しかし，血清 CEA は，腸や肝臓の慢性炎症などの非がん性疾患でも増加するので，その臨床的有用性は限定的である．CEA 特異的な抗原受容体（後述）を発現する T 細胞を投与した少数例での臨床試験では，正常組織の CEA 発現を反映したと考えられる重篤な大腸炎を生じたために臨床試験は中止された．

AFP は，通常は胎児期に卵黄嚢と肝臓から分泌される．胎児の血清濃度は 2 ～ 3 mg/mL と高い．血清 AFP レベルは，肝臓がん，生殖細胞のがん，胃がん，膵がんなどで上昇する．血清 AFP 上昇は，肝がんや生殖細胞のがんのマーカーや治療後の再発マーカーとして用いられる．

変化した糖脂質や糖タンパク質抗原．多くのヒトや動物のがん細胞は，ガングリオシド，血液型抗原，ムチンなどの異常な細胞表面糖タンパク質や糖脂質を正常細胞よりも多く発現している．がん細胞は，しばしばムチンの糖鎖を合成する酵素の発現異常をもち，そのため，糖鎖上や異常に曝露されたポリペプチド上にがん細胞特異的エピトープ（epitope）が生じる．複数のムチンで，診断や治療に向けた研究がされている．そのうちの 1 つ，MUC-1 は，通常では，免疫系から比較的隔絶された乳管上皮の内腔側にだけ発現する細胞膜タンパク質である．しかし，複数のがんでは MUC-1 は無極性に発現し，マウ

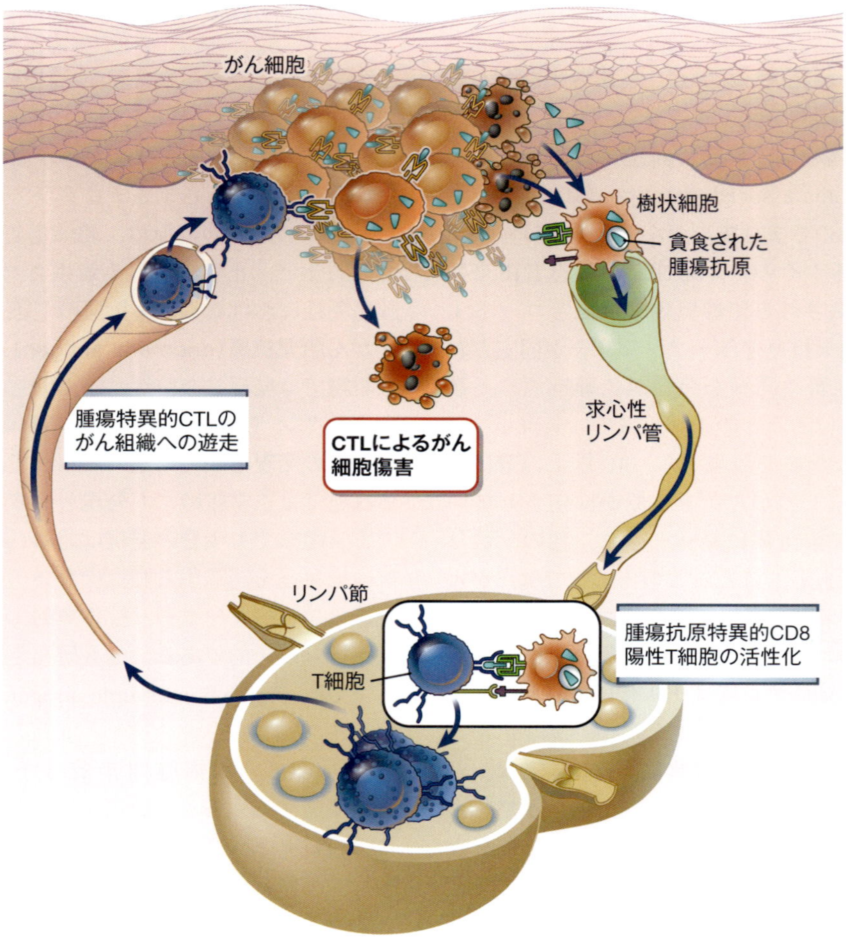

図 18.4 細胞傷害性T細胞(CTL)はがん細胞に対して反応する
腫瘍抗原は宿主の樹状細胞に取り込まれて，末梢(二次性)リンパ臓器で免疫応答が起こる．腫瘍特異的 CTL は腫瘍組織に遊走浸潤してがん細胞を傷害する．腫瘍免疫の他の機序は示していない．

スモノクローナル抗体で検出できる，新規の腫瘍特異的な糖やペプチドエピトープが発現される．これらに対する効果的なワクチンが開発できるかどうかはまだわからない．

がん細胞に対する免疫応答

自然免疫(innate immunity)と獲得免疫の両方が患者と実験動物で検出されており，in vitro 実験では，さまざまな免疫機序でがん細胞を傷害できることが示されている．腫瘍免疫研究者は，どの免疫機序が，がんの予防や腫瘍特異的エフェクターを増強する治療の開発に重要であるのかを明らかにすることに挑戦してきた．最近の腫瘍抗原特異的な免疫応答を測定する技術の進歩，および最近開発されたT細胞を活性化する薬剤で治療されたがん患者の研究結果は，CTL ががん細胞に対する免疫防御に最も重要であることを示している．本章では，T細胞や他の免疫エフェクター機序による抗腫瘍免疫応答の証拠を紹介する．

T細胞

がん細胞に対する免疫防御の主要な機序は CD8 陽性 CTL によるがん細胞の傷害である(図 18.4)． 生体内で効果的な抗腫瘍免疫作用を示す CTL の機能は，発がん物質や DNA ウイルスで誘導された動物がんモデルで明確に示された．CTL は，腫瘍抗原由来のペプチドを MHC クラスⅠ分子で提示するがん細胞を認識して傷害することにより，がん細胞を免疫監視する．担がん動物やがん患者から腫瘍特異的 CTL を単離できる．また，大腸がんなどの主要ながん種において，CTL が腫瘍組織に十分に存在すると，患者の予後が良いとの証拠がある．さらに，腫瘍浸潤リンパ球(tumor infiltrating lymphocyte：TIL)とよばれる，ヒト固形がんに浸潤する単核球はがん細胞を傷害する CTL を含んでいる．重要なことは，患者で腫瘍特異的 CTL を検出できない場合は，がん細胞による CTL の抑制機序が作動している可能性があり，その抑制機序を阻害する新規治療法は，がん細胞に対する CTL 応答の増強につながる(後述)．

腫瘍抗原特異的な CD8 陽性 T 細胞応答には，樹状細胞による腫瘍抗原の提示（クロスプレゼンテーション）が必要である． ほとんどのがん細胞は抗原提示細胞（antigen-presenting cell：APC）に由来しないので，ナイーブ T 細胞に抗原を提示する二次リンパ器官に存在することはない．また，ほとんどのがん細胞は，T 細胞応答に必要な共刺激因子（costimulator）や，CD8 陽性 T 細胞の分化を促進するヘルパー T 細胞の誘導に必要な MHC クラス II 分子を発現していない．それでは，どうやってがん細胞に対する CD8 陽性 T 細胞が誘導されるのかであるが，がん細胞や腫瘍抗原は宿主の抗原提示細胞，特に樹状細胞に取り込まれ処理される．抗原由来のペプチドは，CD8 陽性 T 細胞の認識に必要な MHC クラス I に結合し，樹状細胞表面に提示される．クロスプレゼンテーション（cross-presentation）やクロスプライミングとよばれるこのプロセスについては，前章（**図 6.17** 参照）で説明されている．腫瘍抗原を取り込んだ抗原提示細胞はリンパ節に移動して，ナイーブ T 細胞と接触する（**第 6 章**参照）．さらに共刺激因子を発現する抗原提示細胞や，活性化されたヘルパー T 細胞は，ナイーブ CD8 陽性 T 細胞からの腫瘍特異的 CTL の分化に必要なシグナルを提供する．いったん，エフェクター CTL が誘導されると，共刺激因子を必要とせずに，末梢組織でがん細胞を傷害することができる．

CD4 陽性ヘルパー T 細胞は複数の機序で抗腫瘍免疫応答の誘導を助ける． がん細胞に対する CD4 陽性 T 細胞応答は，動物モデルやがん患者で認められる．ヒト腫瘍内の Th1 細胞の存在は，CTL のように，がん患者の良好な予後と相関する．複数の研究で，宿主への腫瘍抗原特異的 CD4 陽性 T 細胞の養子移入（adoptive transfer）で治療効果が認められている．Th1 細胞の抗腫瘍効果は，CD8 陽性 T 細胞応答の促進作用や腫瘍壊死因子（TNF）やインターフェロン-γ（IFN-γ）分泌を介したマクロファージの活性化によるものかもしれない．IFN-γ は，がん細胞の MHC クラス I 発現を高めて，CTL によるがん細胞傷害作用を増強する．腫瘍免疫における IFN-γ の重要性は，IFN-γ，その受容体，下流のシグナル分子などの遺伝子ノックアウトマウスにおける腫瘍発生頻度の増加により理解できる．細胞傷害酵素グランザイム B（granzyme-B）を発現して細胞傷害能をもつヒトの CD4 陽性 T 細胞もがん細胞を傷害するとの報告もある．

摘出腫瘍組織内のさまざまな T 細胞の浸潤が転移と関係するとの知見は，がん患者の予後や治療オプションの決定に抗腫瘍免疫応答をスコアリング（immune score）して用いる可能性を示した． 大腸がんで最も研究が進んでおり，摘出した腫瘍組織縁の CD45RO 陽性記憶 T 細胞や CD8 陽性 CTL の浸潤度の評価に基づいたスコアがつくられた．低スコア患者では，高スコアがん患者と比べて，手術時にリンパ節転移や遠隔転移がなくても，術後 5 年以内の再発，転移，死亡の頻度の増加が予測される．この抗腫瘍免疫応答スコアリングは通常の腫瘍の病理学的組織評価よりも予後因子として優れるとの報告もある．最近の研究では，抗腫瘍免疫応答スコアリングがさまざまながん種に広げることができるのか，免疫組織化学（immunohistochemistry）や他の方法を用いて，より詳細な免疫細胞サブセットの解析に広げられるのかなどが検討されている．個々の腫瘍の免疫・炎症関連遺伝子発現パターンも研究されており，これらの解析は抗腫瘍免疫応答スコアリングを補強できるかもしれない．

抗体

担がん宿主はさまざまな腫瘍抗原に対する抗体を産生する．しかし，抗体のがん免疫防御における意義はよくわかっていない．抗体は，補体（complement）の活性化や，Fc 受容体（Fc receptor）をもつマクロファージやナチュラルキラー細胞（natural killer cells：NK cells）がエフェクターとなる抗体依存性細胞傷害（antibody-dependent cell-mediated cytotoxicity：ADCC）により，がん細胞を傷害しうる．しかし，がん細胞に対する液性免疫が，がんの予防に有意義である証拠はほとんどない．ただし，後述するように，マウスに腫瘍抗原を免疫して作製した抗腫瘍抗体は，がん細胞に対する受動免疫（passive immunity）療法として承認され，臨床で使われている．

ナチュラルキラー細胞

ナチュラルキラー細胞は，さまざまながん細胞を傷害でき，がん細胞の免疫監視に関与する可能性がある． さまざまな研究により，遺伝子異常やその他の原因のためにナチュラルキラー細胞数や機能に問題がある人では，がんの発症リスクが高いことが示されている．マウスの研究でも，ナチュラルキラー細胞の遺伝子異常や，抗体投与によるナチュラルキラー細胞の除去は，腫瘍の増殖・転移を促進させる．これらの結果は，免疫監視機序におけるナチュラルキラー細胞の重要性を示唆するが，ほとんどのヒトやマウスの腫瘍組織にはナチュラルキラー細胞はほんの少ししかおらず，臨床でみられるがんに対するその意義は不明である．

がん細胞は，MHC クラス I の低下や活性化ナチュラルキラー細胞受容体に結合するリガンドの発現増加によって，ナチュラルキラー細胞により傷害される． ナチュラルキラー細胞は正常細胞が発現する MHC クラス I 分子に結合する抑制性受容体を発現している（**第 4 章**参照）．後述するように，MHC クラス I 陽性がん細胞は CTL により排除されるために，がん細胞は，MHC クラス I を消失することがある．MHC クラス I 分子の消失はがん細胞をナチュラルキラー細胞のよい標的とする．また，多くのがん細胞は，MIC-A，MIC-B，ULBなどのナチュラルキラー細胞の活性化受容体であるNKG2Dのリガンドを発現する．NKG2Dシグナルは，MHCクラスⅠからの抑制性シグナルを抑えてナチュラルキラー細胞を活性化させる．ナチュラルキラー細胞は，抗体依存性細胞傷害機序により，抗腫瘍抗体が結合したがん細胞を傷害する．ナチュラルキラー細胞のがん細胞傷害活性は，IL-2，IL-15，IL-12などのサイトカイン(cytokines)で増強し，これらサイトカインのin vivoでの抗腫瘍効果の一部はナチュラルキラー細胞活性の増強に依存している．

マクロファージ

マクロファージは，その活性化状態により，がん細胞の増殖や浸潤を抑制したり，促進したりする．古典的活性化M1様マクロファージは，**第10章**で議論したように，多くのがん細胞を傷害する．どのようにマクロファージが，がん細胞により活性化されるかは十分にわかっていない．死につつあるがん細胞から放出される傷害関連分子パターン(damage-associated molecular patterns：DAMPs)は，マクロファージ上の自然免疫受容体を介して活性化させる．腫瘍組織のマクロファージは，腫瘍特異的Th1細胞やCTLにより産生分泌されたIFN-γによっても活性化される．これは腫瘍組織中にTh1細胞が多いと予後が良好なことの理由の1つとなりうる．M1様マクロファージは感染性微生物を傷害するのと同様な機序でがん細胞を傷害できる．in vitro実験，あるいはマウスモデルでのin vivo実験でも，がん細胞を傷害する活性窒素(nitric oxide：NO)の産生もがん細胞の傷害に関与する．

がん細胞増殖促進における自然免疫と獲得免疫の意義

腫瘍免疫では，がん排除における免疫の意義を重視しているが，免疫系は固形がんの増殖促進にも関与していることは明らかである．実際，多くの組織，特にバレット食道や潰瘍性大腸炎などの炎症性疾患の影響を受ける組織では，慢性炎症はがん発生のリスク因子である．感染が関与するがんでは，感染性微生物が起こす慢性炎症による間接的な発がん作用が重要である．慢性的なヘリコバクターピロリ菌(*Helicobacter pylori*)感染が関与する胃がんやリンパ腫，B型，C型肝炎ウイルスによる慢性肝炎が関与する肝がんなどがある．慢性炎症ががんの発生進展を促進する機序は完全にはわかっていないが，動物モデルの結果はいくつかの機序を示している．

自然免疫系の細胞は，免疫細胞のなかでも最も直接にがん進展の促進にかかわると考えられている．代替活性化(M2様)腫瘍関連マクロファージ(tumor associated macrophage)は，血管新生を促進する成長因子VEGFや細胞外組織を修飾する酵素であるマトリックスメタロプロテアーゼを産生する細胞である(**図18.5**)．したがって自然免疫細胞の慢性的活性化は，がん細胞の増殖浸潤を促進する血管新生や組織リモデリングを起こす．自然免疫系細胞は，がん抑制遺伝子やがん遺伝子の変異を起こすDNA損傷の原因となるフリーラジカルを産生して，細胞の悪性形質転換も起こす．マスト細胞(mast cell)，好中球(neutrophil，polymorphonuclear leukocyte：PMN)，マクロファージなどの自然免疫系の細胞は，がん細胞の細胞周期亢進や生存を促進する可溶性因子を分泌する．自然免疫応答のキー因子である転写因子NF-κBは炎症関連がん進展において重要な役割を果たす．

代替活性化(M2様)マクロファージや，まだ十分に解明されていない骨髄由来免疫抑制細胞(myeloid derived suppressor cells：MDSCs)は，抗腫瘍免疫を抑制することにより，腫瘍増殖を促進するかもしれない．これらの免疫抑制細胞の免疫逃避における意義は後に議論する．

獲得免疫系も複数の機序で，がんの形成を促進する．がん細胞は，がん細胞傷害性の免疫応答を抑制したり，M2様マクロファージや他のがん進展促進作用をもつ細胞を増加させるTh2細胞(Th2 cells)や制御性T細胞(regulatory T cells)へCD4陽性T細胞を分化させるように，樹状細胞の状態を変化させることがある(**図18.5**参照)．B細胞も，初期のがんで，がん細胞の増殖を直接的に促進する因子を分泌したり，慢性的に自然免疫系細胞を活性化することにより，がんの進展を促進する場合があることが実験で示されている．

免疫のがん進展促進作用は，現在，研究のトピックスの1つであり盛んに研究されている．慢性炎症のこのような作用に対しては，すでに多くの抗炎症薬が存在するので，理論的にも薬剤介入の標的となる．がん研究者の挑戦は，防御的な抗腫瘍獲得免疫を抑えずに，有害ながん促進的な炎症をコントロールするというバランスをとることである．

がん細胞の免疫応答からの回避

腫瘍生物学者は，最近，宿主免疫から逃れる能力はがん細胞の生物学的特徴の1つであると考えている．がんは，世界的に最も多い死因の1つとなっているので，多くのがん細胞が免疫から逃避していることは明らかである．がん細胞の免疫逃避については，実験的な証拠や免疫逃避機序を標的とした治療の臨床的な成功から，多くの機序が考えられている(**図18.6**)．腫瘍免疫学は免疫逃避機序の理解を重要な課題とし，免疫逃避を防ぐことでがん細胞の免疫原性を上げ，宿主の抗腫瘍免疫応答を最大化する方法の開発

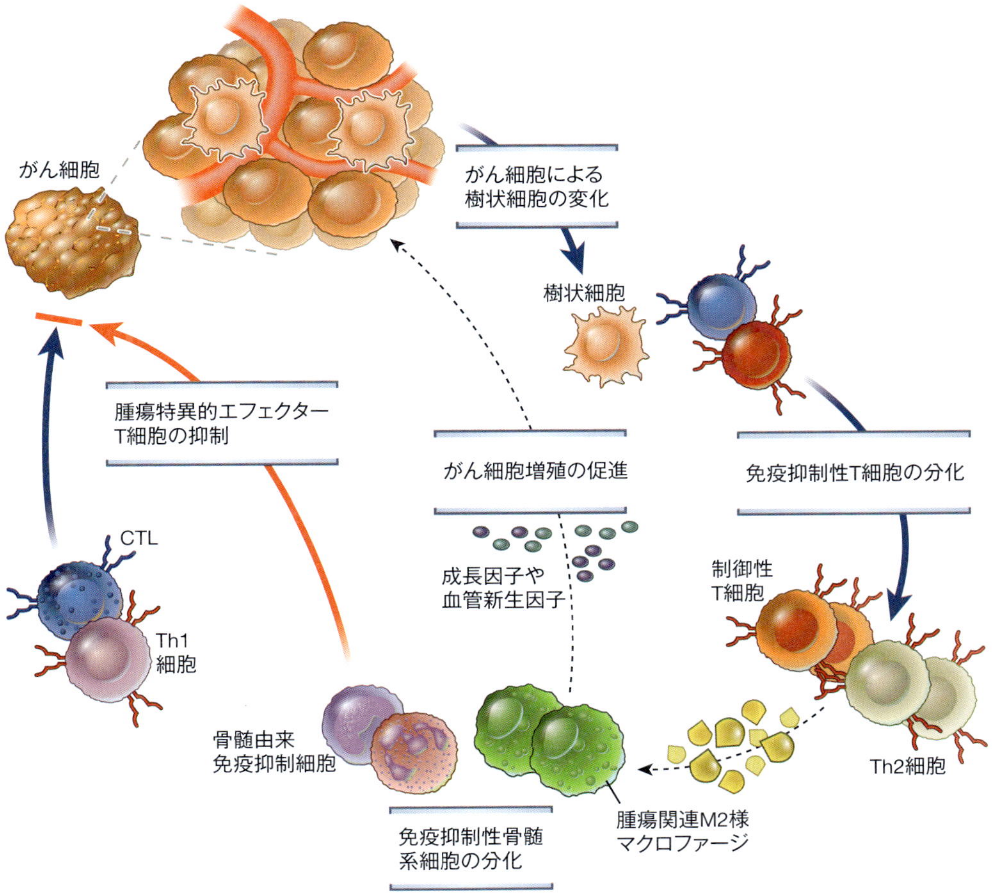

図 18.5　がん微小環境はがん細胞の増殖を促進する
炎症は細胞の悪性形質転換とがん進展を促進させる．また，がん組織では，抗腫瘍免疫を抑制したり，がん細胞の増殖を促進させる微小環境が構築されている．がん細胞は，M2 様マクロファージや骨髄由来免疫抑制細胞（MDSC）の分化や集積を促進させる Treg や Th2 細胞への分化を誘導するように，樹状細胞を変化させる．これらの免疫細胞は，抗腫瘍 CTL や Th1 細胞の作用を阻害したり，がん細胞の増殖浸潤や腫瘍血管形成を促進させる成長因子を産生する．

を目指している．ほとんどの免疫逃避機序は，抗腫瘍免疫の抑制か免疫応答を起こす抗原の消失に分類できる．

免疫チェックポイント：免疫応答の抑制

がん細胞は，自己免疫（autoimmunity）の予防や微生物に対する免疫応答を調節している抑制性分子を用いて，抗腫瘍 T 細胞応答から逃避する． がん細胞への T 細胞応答では，T 細胞の最も解析された抑制性経路の 2 分子，CTLA-4（cytotoxic T lymphocyte associated protein-4）と PD-1（programed cell death protein-1）が関与して T 細胞が抑制されているという実験的および臨床的な証拠がある（**第 15 章**参照）．マウス腫瘍モデルやヒトがんの研究によると，PD-1 も CTLA-4 も腫瘍浸潤 T 細胞でしばしば高発現しており，腫瘍特異的 T 細胞の機能抑制への関与と矛盾しない．実際，腫瘍浸潤 T 細胞は，慢性ウイルス感染に関連して最初に記載されたように，しばしば機能不全（疲弊）形質をもつ（**第 11 章**参照）．この機能不全状態は，エフェクター機能の低下や CTLA-4，PD-1 やその他の抑制性分子の発現増加という特徴をもつ．なぜ抗腫瘍免疫応答の抑制に CTLA-4 が関係するのかについては，腫瘍抗原は強い自然免疫応答がない共刺激因子 B7 の発現が低い状況下で提示されているので，B7 に高親和性（affinity）をもつ CTLA-4 の免疫抑制作用が働きやすくなっている可能性がある．PD-1 経路は腫瘍特異的な T 細胞で作動する．PD-1 のリガンドである B7 ファミリータンパク質 PD-L1（PD-ligand 1）（**第 15 章**参照）は，*PDL1* 遺伝子の増幅などの原因で，多くのヒトがん細胞に発現している．抗原提示細胞上の PD-L1 も腫瘍特異的 T 細胞活性化の抑制に関与する．後で議論するように，CTLA-4 や PD-L1/PD-1 経路の遮断は，機能不全状態の腫瘍特異的 T 細胞のがん細胞傷害機能を回復するために，臨床で治療として使用されている．PD-1 や CTLA-4 に加えて，腫瘍特異的 T 細胞に発現する LAG-3，TIM-3，TIGIT などの他の抑制性受容体も抗腫瘍免疫の抑制に関与しているかもしれない．

がん細胞が分泌する分子は抗腫瘍免疫応答を抑制しう

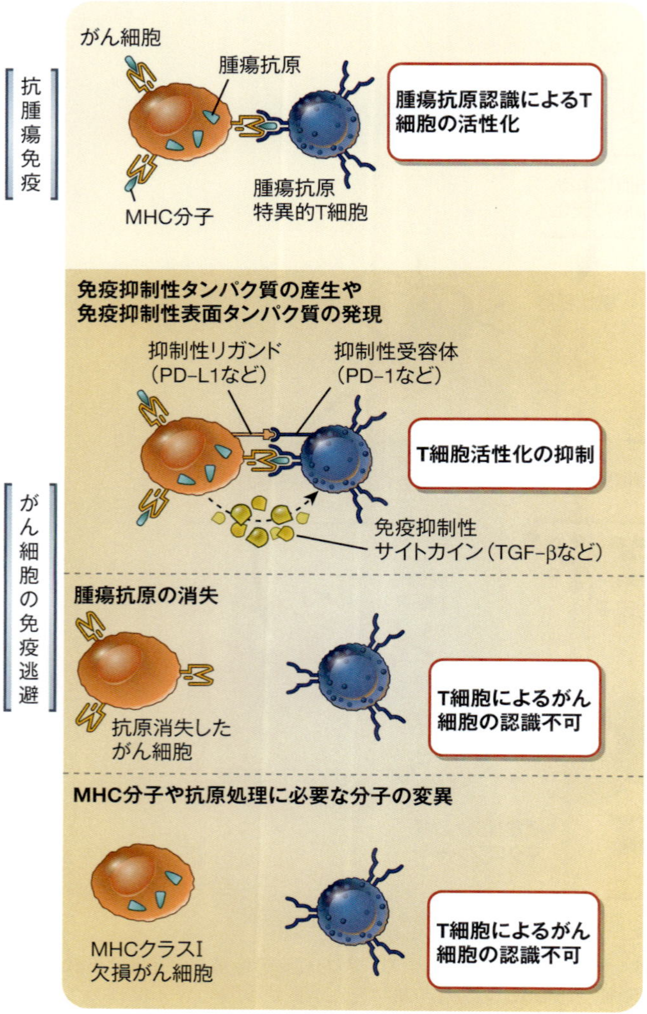

図 18.6 免疫防御機序からのがん細胞の逃避機序

抗腫瘍免疫に重要なＴ細胞は腫瘍抗原を認識して活性化される．がん細胞は，腫瘍抗原の発現消失，Ｔ細胞上の抑制受容体に対するリガンドの産生，免疫抑制性サイトカインの産生などを介して，抗腫瘍免疫応答から逃避する．

る．がん細胞が産生する免疫抑制性分子の例として，多くのがんで分泌され，リンパ球やマクロファージの増殖やエフェクター機能を抑制する TGF-β がある（**第 15 章参**照）．

制御性Ｔ細胞はがん細胞に対するＴ細胞応答を抑制しうる．マウス腫瘍の研究やがん患者の研究では，制御性Ｔ細胞（Treg）ががん患者で増加し，腫瘍組織に浸潤が認められることを示している．担がんマウスにおける制御性Ｔ細胞の除去は，抗腫瘍免疫を増強し，腫瘍増殖を抑制する．しかし，ヒトの腫瘍浸潤制御性Ｔ細胞の意義や予後因子としての価値はまだ十分にわかっていない．がん種によって異なる可能性がある．

骨髄由来免疫抑制細胞（MDSC）は，動物腫瘍モデルやがん患者で，骨髄（bone marrow），リンパ組織，血液，腫瘍組織に増加する未成熟な骨髄系前駆細胞であり，自然免疫系とＴ細胞による抗腫瘍免疫応答を抑制する．MDSC は，樹状細胞，単球（monocyt），好中球の前駆細胞を含む多様な不均一な細胞集団である．MDSC は慢性炎症性疾患患者の組織にも集積する．MDSC は，IL-10 や TGF-β などの免疫抑制性サイトカインやプロスタグランジン（prostaglandins）などの分泌，制御性Ｔ細胞分化の促進など，さまざまな異なる機序で自然免疫と獲得免疫を抑制する．MDSC の腫瘍組織浸潤は，抗腫瘍免疫の低下と相関するが，これら細胞の性質，どのように形成されて機能するのか，治療に向けてどのように制御するのかなど，多くの課題が残っている．前述したように，M2 様マクロファージは，がん細胞により誘導されて抗腫瘍免疫を抑制し，がん細胞の増殖を促進する．

腫瘍抗原発現の消失

がん細胞への免疫の圧力は，免疫原性が低下した変異がん細胞の選択的増殖をきたす．正常マウスと獲得免疫を欠失した Rag 遺伝子欠損マウスで発生したがん細胞を比較した実験では，正常な免疫機能をもつ状況下だけで，がん細胞は低免疫原性になることが示されている．この現象は免疫編集（immune-editing）とよばれ，免疫応答は，がん細胞を免疫から逃避できるように変化させることを示している．がん細胞の高分裂能と遺伝子不安定性を考えると，腫瘍抗原をコードする遺伝子の変異や欠失はよくあることである．腫瘍抗原が，がん細胞の増殖やがん形質の維持に必要でない場合は，抗原消失したがん細胞は，宿主の免疫応答存在下では増殖に有利となる．最近の研究では，がん患者でもこの現象が起こっていることが確認されている．患者でＴ細胞応答を誘導する腫瘍特異抗原（tumor-specific antigen），また患者 MHC に結合する変異ペプチドは，全エクソンシークエンスにより同定できる．このような患者では，免疫原性の強いネオ抗原をコードする変異をもたないサブクローンが検出される．

腫瘍特異抗原の消失に加えて，MHC クラスⅠ発現もがん細胞で低下し，CTL で認識されなくなる．さまざまながんで，MHC クラスⅠ分子の合成低下や，β2 ミクログロブリンなどの MHC クラスⅠの細胞表面発現に必要なタンパク質の発現低下，抗原トランスポーター TAP1，TAP2 やプロテアソームのサブユニットなどの抗原処理（antigen processing）にかかわる分子の低下が認められている．MHC クラスⅠの消失は，宿主免疫による圧力の結果であり，がん細胞を CTL 免疫応答から逃避させる．前に議論したように，MHC クラスⅠを消失したがん細胞は，ナチュラルキラー細胞に認識される．しかし，ナチュラルキラー細胞活性化受容体に対するリガンドの発現を低下させる突然変異が加わると，ナチュラルキラー細胞の攻撃からも逃避するサブクローンの増殖が促進される．

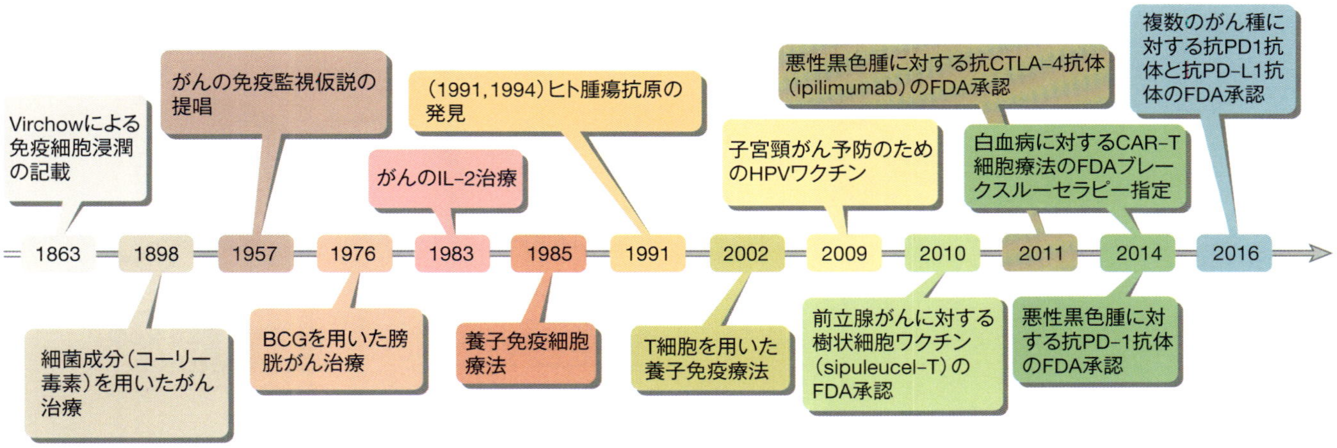

図 18.7　がん免疫療法の歴史
がん免疫療法における重要な発見をまとめている〔Lesterhuis WJ, Haanen JB, Punt CJ: Cancer immunotherapy–revisited. Nat Rev Drug Disc 10: 591, 2011. より改変して引用〕.
BCG：死菌由来(Bacillus Calmette–Guérin), CAR：キメラ抗原受容体(chimeric antigen receptor), CTLA-4：cytotoxic T lymphocyte–associated protein 4, FDA：アメリカ食品医薬品局(Federal Drug Administration), HPV：ヒトパピローマウイルス(human papillomavirus), PD-1：programmed cell death protein 1, PD-L1：PD-1 のリガンド(PD-ligand 1)

がん免疫療法

腫瘍医や免疫研究者は，長年，がん患者の免疫学的治療に取り組んできた．最近，さまざまながん患者を治療できる画期的な発見があった(**図 18.7**)．免疫療法への興味の大きな理由は，ほとんどのがん治療は分裂しているがん細胞を傷害したり，細胞分裂を阻害する薬剤(化学療法)や放射線を使うが，正常の分裂細胞への毒性を示すことである．そのために，がん治療では，致死的なものも含めて有害事象が生じる．がん細胞に対する免疫応答は，理論的にはがん細胞に非常に特異的であって，ほとんどの正常細胞を傷害しない．したがって，免疫療法は最もがん特異的な治療法となる可能性がある．腫瘍抗原の同定とそれに対する遺伝子改変 T 細胞作製などの最近の技術進歩は，がん特異的免疫療法の可能性をより高めた．最近，臨床で使われている，がんをコントロールするために免疫応答を増強する画期的な方法(免疫チェックポイント阻害薬など)は，完全に腫瘍抗原特異的なものではなく，正常組織を傷害する副作用もある．それでもこれらの新規治療は多くの患者に貢献している．

がん治療に免疫学的アプローチを考慮する 2 つ目の理由は，細胞傷害性薬剤は原発巣を超えて体中に広がった多くの進行がん患者に持続的な治療効果を示せないことにある．長期に続く記憶が獲得免疫の特徴であり，また免疫は全身性であるので，いったん，がん細胞に対して効果的な獲得免疫応答が起こせれば，それは長期に続き，体中に効果的である可能性がある．

この項では，がん免疫療法を紹介する．

免疫チェックポイント阻害：T 細胞抑制経路の遮断

T 細胞の免疫抑制分子の遮断は，がんに対する免疫応答増強のために最も期待される方法の 1 つであることが判明した．このアプローチは，前に議論したように，がん細胞は宿主の免疫応答から逃避するために，正常な免疫調節や免疫寛容の機序を悪用しているというアイデアに基づく．これらの免疫抑制機序は免疫応答のチェックポイントとなるので，これらの免疫抑制分子を阻害する薬によって免疫応答を増強する方法は，**チェックポイント阻害**(checkpoint blockade)とよばれている(**図 18.8**)．このクラスの薬として最初に開発されたのは，B7 に対する T 細胞上の抑制性受容体 CTLA-4 に対するモノクローナル阻害抗体である(**第 15 章参照**)．抗 CTLA-4 抗体は進行悪性黒色腫に承認された治療であり，ほとんどの患者ではないが一定の患者でがんの進展を抑える．この抗体は活性化 T 細胞上の CTLA-4 の作用を遮断するだけでなく，前述のように CTLA-4 を高発現する制御性 T 細胞の除去作用をもつ．がん細胞に対する T 細胞応答は，PD-L1/PD-1 経路によっても抑制される．PD-1 あるいはそのリガンド PD-L1 の阻害抗体は，がん細胞に対する T 細胞傷害作用の増強や致死的な進行がん患者のがん進展を抑え，抗 CTLA-4 抗体以上の治療効果を示す．抗 PD-1 抗体や抗 PD-L1 抗体は，抗 CTLA-4 抗体よりも重篤な有害事象は少なく(後述)，現在，悪性黒色腫，肺がん，腎がん，膀胱がん，大腸がん，ホジキンリンパ腫などさまざまな転移性腫瘍の治療に承認されている．これらの抗体は，複数の転移性がんで，ファーストライン治療として使用することも検討されている．

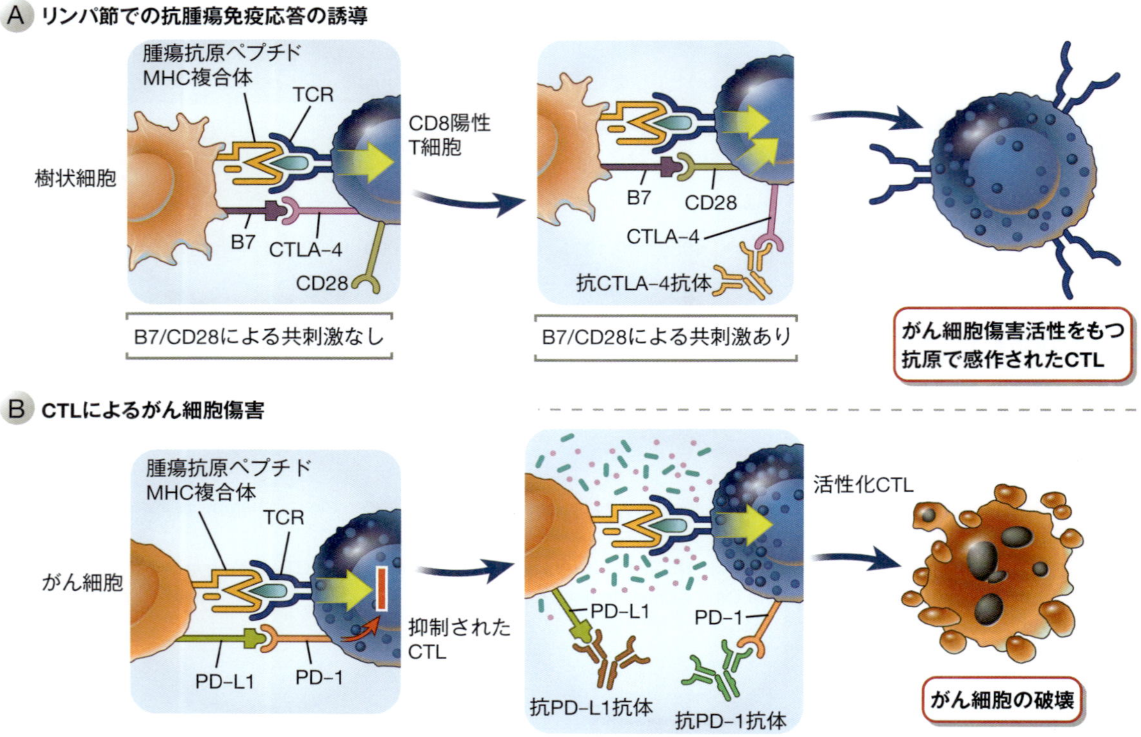

図 18.8 チェックポイント阻害
がん患者では，腫瘍浸潤T細胞上のCTLA-4やPD-1などの抑制性受容体の発現増加，およびがん細胞上のリガンドPD-L1の発現のために，がん細胞に対して十分なT細胞応答を起こせない．抗CTLA-4抗体(A)や抗PD-1抗体や抗PD-L1抗体(B)などの阻害抗体は，これら免疫チェックポイント分子による腫瘍特異的T細胞の抑制を解除することにより，さまざまなタイプの進行がんに対して治療効果を示す．抗CTLA-4抗体はエフェクターT細胞上，あるいはTreg上のCTLA-4を阻害する．

PD-1とCTLA-4の両分子の阻害は，複数のがんで，単独よりも効果的で，悪性黒色腫で承認されている．これらの治療で応答する主な抗腫瘍T細胞は，MHCクラスⅠが提示するネオ抗原を認識するCD8陽性T細胞である．

免疫チェックポイント阻害療法で多い有害事象は，CTLA-4やPD-1の自己寛容(self-tolerance)における役割やT細胞応答を調節する作用から十分に予想される自己免疫反応，炎症反応である．最も多い有害事象は，大腸，肺，肝臓，さまざまな内分泌臓器の自己免疫障害である．骨格筋，心臓など他の臓器や組織にも起こる．チェックポイント阻害で治療された患者で起こる自己免疫反応は，しばしば自然に発症する自己免疫疾患ではみられないものである．例えば，本治療症例では，通常ではまれな，急性発症で不安定な1型糖尿病，下垂体炎，心筋炎などが起こる．すべてではないが，多くの症例で，これらの自己免疫反応はステロイドなどの抗炎症薬や，ホルモン補充療法でコントロール可能である．

抗CTLA-4抗体や抗PD-1抗体で治療された患者の50%以上は，免疫チェックポイント阻害薬に反応しないか，最初に反応した後に抵抗性を獲得する． この治療が効かない理由として，以下の理由が考えられている．

- チェックポイント阻害療法は，ネオ抗原をコードする体細胞突然変異が比較的少ないがんをもつ患者では，腫瘍特異的T細胞クローンがほとんど存在しないために，効かない可能性が高い．
- 腫瘍周辺の細胞浸潤の状態によりチェックポイント阻害の反応を予測できる．一般的に，エフェクターT細胞が多いと，たとえそれが機能不全あるいは疲弊状態であってもよい反応性を示すが，そのような細胞浸潤が少ない場合や制御性T細胞が多いと反応不良である．将来は，ネオ抗原特異的T細胞受容体をもつT細胞を検出する方法とネオ抗原数の評価を合わせて，より正確に治療効果の予測が可能となるかもしれない．
- 多くのがんは，PD-1/PD-L1経路を免疫逃避の機序として使わず，他の免疫逃避機序を用いているため，がんによっては，免疫組織化学で検出できるPD-L1の低発現は抗PD-1治療への低反応を予測できる．
- 最初は抗PD-1治療に反応していたPD-L1陽性がん細胞は，強い免疫応答下で抵抗性を獲得する．獲得した抵抗性は，T細胞応答を抑制するPD-L1以外の抑制性分子を発現するがん細胞クローンの選択的増殖による．あるいはPD-1以外のチェックポイント分子を発現するT細胞を誘導するがん細胞クローンが増える可能性がある．

がん免疫研究者や腫瘍医の重要なゴールは，どの患者にどのチェックポイント阻害が効くのかを予測できるバイオマーカーを同定することである．

チェックポイント阻害が効く患者の割合を増やすためには，腫瘍医は，個々の治療から逃避するがん細胞を減らすために，同時に複数の抑制性受容体の阻害による治療を評価している．CTLA-4 と PD-1 に対する抗体の併用は，すでに単独投与よりも強い治療効果を示している．しかし予想されるように，併用療法は，自己免疫反応の頻度も増やしている．チェックポイント阻害と併用する他の方法として，がんワクチン（後述），がん細胞のがん遺伝子経路を遮断するキナーゼ阻害薬，T 細胞上の活性化型受容体に対するアゴニスト抗体などがある．

腫瘍抗原ワクチン

がん患者への腫瘍抗原ワクチンは，がんに対する免疫応答を増強するかもしれない． 抗腫瘍免疫を増強する初期の試みは，非特異的な免疫賦活に頼っていた．最近では，がん死細胞，組換え腫瘍抗原，腫瘍抗原を取り込ませた樹状細胞などが，動物モデルや臨床試験で評価されてきた．

腫瘍特異的 CTL が認識するペプチドの同定や CTL で認識される腫瘍特異抗原をコードする遺伝子のクローニングは，がんワクチンに使える多くの候補抗原を明らかにした．新しい DNA シークエンス技術は，最近，がん細胞ゲノムにおける，タンパク質をコードする DNA（エクソーム）を迅速にシークエンスするために広く使われている．個々の患者の MHC に最も結合しそうな変異ペプチドを同定するために，MHC 結合予測アルゴリズムが使われる．これらの技術進歩は，一人一人の患者のがん細胞で腫瘍特異的なネオ抗原を同定することを可能にしつつある．そして患者ごとに異なる個別化ワクチンの開発を促進させている（**図 18.9**）．

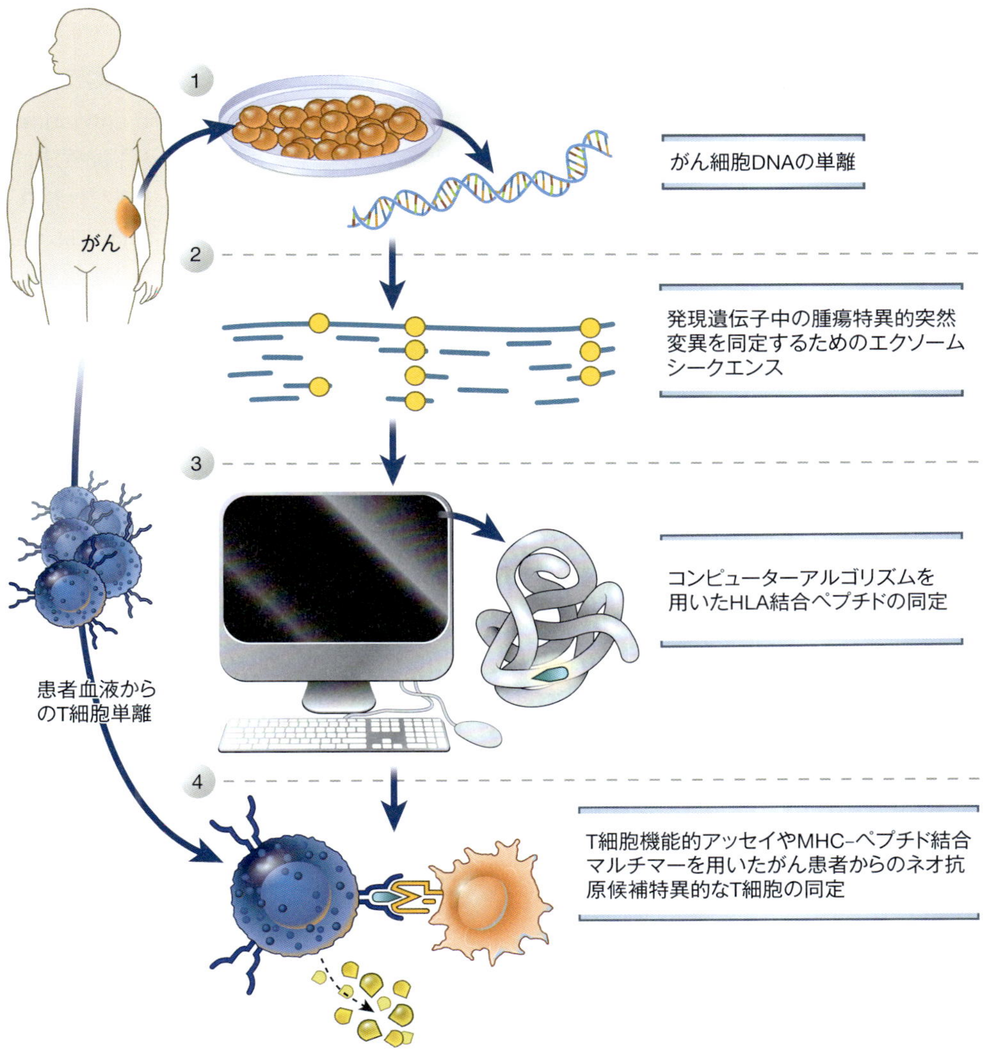

図 18.9 T 細胞応答を誘導する腫瘍ネオ抗原の検出
がん細胞の DNA を単離後（1），エクソームシークエンスによりがん細胞ゲノム DNA の突然変異を同定する（2）．コンピューターアルゴリズムを用いて，その患者の MHC 分子に結合する突然変異由来ペプチド候補を同定する（3）．候補ネオ抗原ペプチドを検証するために，ペプチドに対する患者 T 細胞の反応を評価する in vitro アッセイや，抗原ペプチド特異的 TCR に結合する MHC- ペプチドマルチマーの T 細胞への結合評価などを行う（4）．これらの方法は個別化がんワクチンの作製のために用いられている．

がんワクチンでは，さまざまなアジュバント(adjuvant)や抗原投与法が検討されている．

- 炎症を起こす分子は，ワクチン投与部の活性化樹状細胞を増やすために使われる．アジュバントには，CpG DNAやdsRNA類似薬などのToll様受容体(Toll-like receptor：TLR)リガンド，顆粒球マクロファージコロニー刺激因子(granulocyte-macrophage colony-stimulating factor：GM-CSF)やIL12などのサイトカインなどがある．
- 腫瘍抗原は，樹状細胞ワクチンとして投与されることもある(**図18.10**)．この方法では，樹状細胞は患者から採取され，腫瘍抗原とともに培養してから患者に投与される．樹状細胞ワクチンは前立腺がんで承認されている．このワクチンは，患者末梢血単核白血球から樹状細胞を濃縮し，GM-CSFと腫瘍関連抗原PSAとの組換え融合タンパク質と培養して調製される．GM-CSFは，腫瘍抗原を提示して抗腫瘍T細胞を誘導する樹状細胞の成熟化を促進させる．樹状細胞ワクチンの技術的課題は，樹状細胞を個々の患者から培養・調製しなければならず，細胞製剤の標準化が難しいことである．
- 腫瘍抗原をコードするDNAワクチン(DNA vaccine)やウイルスベクターが，臨床試験で試されている．樹状細胞の細胞質で腫瘍抗原タンパク質が合成されて，効率良く抗原提示(antigen presentation)MHCクラスI経路にのるので，CTL応答誘導には最適な方法かもしれない．

多くの異なるタイプのがんワクチンの臨床試験が実施されているが，その結果はさまざまで，一般的に成功しているとはいえない．免疫抑制により，宿主免疫からがん細胞は逃避する能力をもつためと考えられる．ほとんどのがんワクチンは治療ワクチンであり，がんが発症した後に投与することになる(感染症に対する予防ワクチンとは異なる)．がんワクチンが効果を示すためには，すでに確立されている免疫抑制機序を克服する必要がある，前述のチェックポイント阻害療法の成功は，がんワクチンと免疫抑制機序を阻害する治療との併用による治療効果増強の希望を抱かせる．

ウイルスで起こるがんでは，ウイルス抗原や弱毒化生ウイルスを用いた予防ワクチンによる発症低減も可能である．前述のように，新しく開発されたヒトパピローマウイルスワクチンはヒトパピローマウイルスで起こる子宮頸部前がん病変の頻度を低下させる．このアプローチは，ネコの白血病ウイルス誘発血液がんやトリのヘルペスウイルス誘発悪性リンパ腫マレック病の発症頻度を低下させた．

抗腫瘍T細胞を用いた養子免疫療法

養子免疫療法はがん患者に抗腫瘍活性をもつ培養免疫細胞を投与する方法である．がん患者の血液や腫瘍から免疫細胞を採取して，in vitroでさまざまな方法で培養・増殖させて抗腫瘍作用を増強させてから，がん患者に投与する．

キメラ抗原受容体T細胞療法

キメラ抗原受容体(chimeric antigen receptor：CAR)を発現するT細胞を用いる養子免疫療法は造血器腫瘍で効果を示し，他のがんでも臨床試験が行われている． CARは，免疫グロブリン(immunoglobulin：Ig)の可変領域遺伝子と，TCRと共刺激因子のシグナル領域を含む細胞質領域遺伝子を融合した組換え遺伝子で構成される，腫瘍抗原特異的な結合部位をもつ遺伝子改変受容体である(**図18.11**)．抗原認識受容体として腫瘍抗原に特異的な結合部位をもつIgを用いる理由は，TCRのMHC拘束性(MHC restriction)の問題を避けるためである．これにより，CARはMHCに関係なく患者に利用できる．免疫グロブリンの抗原結合部位をT細胞の活性化に必要なシグナル領域を含む細胞質領域にDNAとしてつなげる．今までに複数の機関で，異なるシグナル領域を用いて作製されたCARが使われているが，すべてTCRζ鎖(ζ chain)ITAMモチーフと，CD28

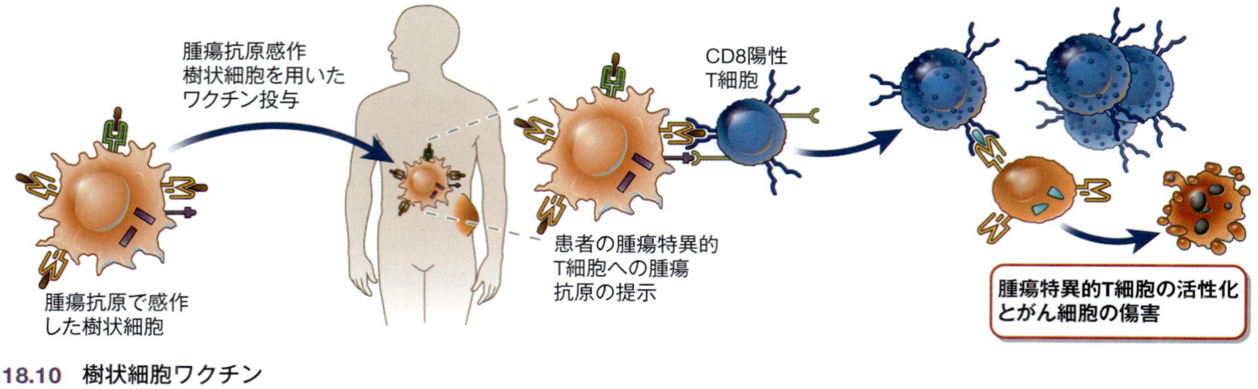

図18.10 樹状細胞ワクチン

がん患者の血液単球から体外で調製した樹状細胞は，同定されている腫瘍抗原で感作されてから患者に投与される．患者体内で，T細胞に抗原を提示して，腫瘍特異的な免疫応答を誘導する．腫瘍抗原や免疫応答を促進するサイトカインをコードする遺伝子を樹状細胞に導入してワクチンを作製する方法もある．

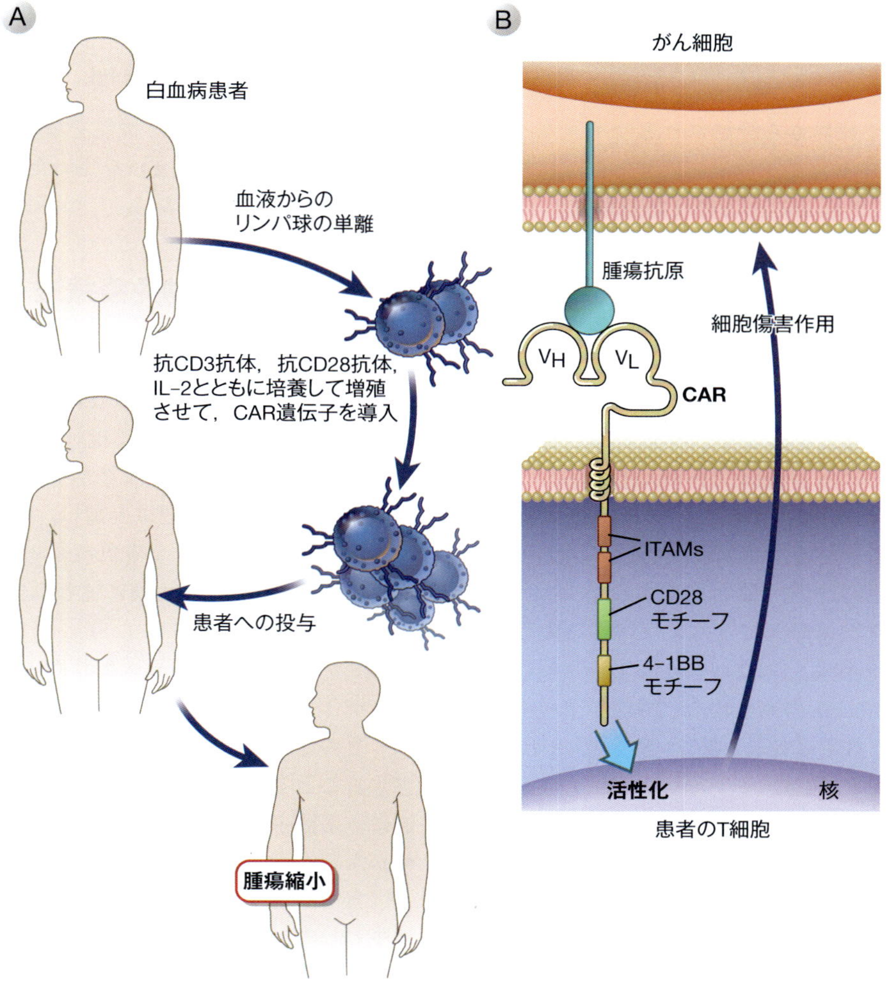

図 18.11　キメラ抗原受容体遺伝子改変 T 細胞療法

(A)患者血液から単離した T 細胞を，IL-2，抗 CD3 抗体，抗 CD28 抗体の存在下で培養して増殖させて，組換えキメラ抗原受容体(CAR)を発現するように遺伝子改変した後で，患者に投与する．(B)CAR は，腫瘍抗原特異的な IgG の細胞外領域の一本鎖可変領域断片，および TCR 複合体 ζ 鎖 ITAM と T 細胞活性化を起こす CD28 や 4-1BB などの共刺激因子の細胞内領域モチーフからなる T 細胞活性化細胞内シグナル伝達ドメインで構成される．CAR-T 細胞療法は特定の白血病や悪性リンパ腫で治療効果を示している．

や 4-1BB(TNF 受容体ファミリーメンバー)などの共刺激因子の細胞質シグナルモチーフが使われている．シグナルドメインの導入により，腫瘍特異的免疫グロブリン受容体刺激により T 細胞が活性化する．

最近の培養調製法では，患者末梢血 T 細胞を単離後，抗 CD3 抗体や抗 CD28 抗体の刺激により増殖させて，CAR をコードするレトロウイルスやレンチウイルスベクターを感染させる．増殖した CAR 発現 T 細胞を患者に投与する．投与された T 細胞は，患者体内で CAR が認識する腫瘍抗原に反応して，さらに増殖する．CAR-T 細胞上に発現する内在性 TCR の抗原特異性はがん細胞傷害とは無関係である．投与された T 細胞は，CAR 遺伝子にコードされた抗原結合部位に結合する腫瘍抗原により活性化される．CAR-T 細胞は，直接的ながん細胞傷害作用とサイトカインを介した機序により，がん細胞を傷害する．慢性リンパ性白血病や急性リンパ性白血病などの B 細胞腫瘍をもつ患者には，がん細胞にも発現する汎 B 細胞マーカー CD19 に特異的な CAR 発現 T 細胞を用いた治療が非常に効果的である．がん細胞だけでなく正常 B 細胞も傷害されるが，患者は B 細胞がなくても，免疫グロブリンの補充で感染リスク等を管理できる．成人の骨髄や粘膜組織に存在し，長期に存続する抗体産生形質細胞は CD19 を発現しないので傷害されず，形質細胞(plasma cell)は CD19 特異的 CAR-T 細胞で治療された患者に抗体を提供し続ける．記憶 CAR-T 細胞は少なくとも数ヵ月は治療した患者体内に存続する可能性があるので，がんの再発に対する監視が維持される．CAR 治療は世界中の複数の医療機関で，他の治療が効かない B 細胞性造血器腫瘍に対して行われている．個々の患者の治療として，短期間に大量の CAR-T 細胞を作製できる施設がつくられている．

CAR-T 細胞療法を広めていくためには，いくつかの課題が残っている．

- 課題の1つは，大きな腫瘍をもつ患者にT細胞を投与した場合に，しばしば起こる重篤な有害事象である．このような患者では，非常に多くのT細胞が同時に活性化されるために，T細胞から分泌されるサイトカインで引き起こされるサイトカイン放出症候群とよばれる強い全身性の炎症反応が起こる．この反応を起こした患者は，抗IL-6受容体抗体で治療できる．患者によっては，CAR-T細胞投与後に原因不明な脳浮腫で亡くなる場合がある．中枢神経系の長期にわたる損傷リスクは，特に脳の発達過程にある子どもでは問題である．
- がん細胞が完全に排除できないと，残ったがん細胞にCARの標的抗原の消失が起こり，再発するかもしれない．これはがんのクローン進化の一例でもある．この問題を減らすための1つの方法は2つの腫瘍抗原特異的CARを導入したT細胞を患者に投与することであり，このアプローチの臨床試験が進行中である．
- 投与したCAR-T細胞は時間とともに反応性を失うために，がんが再発するかもしれない．このように反応性の低下したT細胞はPD-1の高発現など機能不全マーカーを発現する(疲弊ともよばれる．**第11章**参照)．そして，ゲノム編集技術を使ってCAR-T細胞のPD-1遺伝子を欠失させる探索的な臨床研究につながった．PD-1陰性T細胞による自己免疫反応のリスクを避けるために，CAR-T細胞の内在性TCRをも除く考えもある．このT細胞では，シグナルドメインをもつ腫瘍抗原特異的受容体は導入するが，チェックポイント機序を欠如している．

これまでCAR-T細胞療法は血液中のがん細胞にはすぐに反応できることもあり，造血器腫瘍患者にだけ成功している．この方法は，多発性骨髄腫(multiple myeloma)，脳腫瘍，他の上皮性のがんなどさまざまな悪性腫瘍に対しても開発が進められている．固形がんの治療のためには，投与したT細胞が腫瘍内に浸潤する方法の開発が重要であるが，これまではあまり成功していない．また，がん細胞を特異的に認識して正常細胞を傷害しないCAR-T細胞の作製も必要である．1つの方法として，がん細胞だけで両方が発現する2つの抗原を同定して，T細胞活性化のためには，両方の抗原が認識されなければならないように，2つのCAR受容体をもつT細胞を作製することである．

腫瘍特異的T細胞を用いた養子免疫療法

腫瘍抗原特異的T細胞を患者腫瘍組織や血液から採取して，体外で増殖活性化してから患者に投与できる．長年，この方法のさまざまな臨床試験が試みられたが，患者から得た検体には，抗腫瘍T細胞が少数しか含まれていないために，その効果は限定的であった．前述した個々の患者で腫瘍特異的T細胞を誘導するネオ抗原を同定する技術の進歩により，腫瘍抗原特異的なT細胞を用いる養子免疫療法の開発は，再び活性化されている．がん患者の血液や腫瘍からT細胞を採取して，体外でネオ抗原で刺激して特異的なT細胞の数と機能を増強させてから投与する．悪性黒色腫では，この方法を用いた少数例での臨床試験で治療効果が報告されている．

抗体を用いた受動免疫療法

受動免疫療法として，患者に腫瘍特異的抗体を投与する．これは，すぐに治療でき，理論的には非常に特異的な治療(楽観的に，魔法の弾丸とよばれた)であるが，長期に存続する免疫をもたらすことはできない．パウル・エーリッヒ(Paul Ehrlich)は1世紀以上前に，抗体によるがん治療の可能性を記述している．複数のモノクローナル抗体が，すでに20年以上，がん治療に使われており，さらに多くの抗体がすでに承認されたり，臨床開発が進んでいる(**表18.1**)．前述したチェックポイント阻害薬もモノクローナル抗体ではあるが，それらの多くはがん細胞には結合せず，その作用機序は，T細胞活性化における抑制分子を阻害することであり，ここで議論する抗腫瘍抗体とは，根本的に作用機序が異なっている．

- がん細胞表面分子に結合する抗腫瘍抗体は，がん細胞を傷害する宿主のエフェクター機序を作動させる．その機序として，ナチュラルキラー細胞依存性細胞傷害，補体依存性傷害，補体やマクロファージによるFc受容体依存性貪食などがある．多くの抗腫瘍抗体が，がん治療として承認されている．例えば，前述したように，抗CD20抗体は，B細胞性悪性リンパ腫の治療に用いられているが，CD20を発現する正常B細胞やB細胞由来悪性リンパ腫を，抗体依存性細胞傷害や補体の活性化により除去する．
- がん治療に使われている他のモノクローナル抗体として，がん細胞上の成長因子受容体に結合する抗体，がん細胞の増殖や生存に必要なシグナルを遮断する抗体などがある．抗Her2/Neu抗体は，成長因子受容体Her2/Neuを細胞表面に高発現する，乳がんの治療に承認されているモノクローナル抗体である．上皮成長因子受容体(epidermal growth factor receptor：EGFR)に結合してその機能を遮断する抗体は，転移性大腸がんや頭頸部がんで承認されている．他に，複数のがんで臨床使用されている抗体として，がん細胞には結合しないが，がんの増殖維持に必要な血管新生(angiogenesis)を促す成長因子VEGFに結合し，その作用を阻害する抗体がある．
- 二重特異性抗体(bispecific T cell engager：BiTE)は，T細胞の抗原特異性にかかわらず，宿主のT細胞をがん細胞へターゲッティングしてがん細胞を攻撃する．これは，2つの異なる抗原結合部位(1つは腫瘍抗原に特異的

表 18.1 臨床使用が承認された抗腫瘍モノクローナル抗体

抗原	薬剤名	抗体	対象がん
HER2/Neu（EGFR）	トラスツズマブ（trastuzumab）	ヒト化抗体	乳がん
CD19	ブリナツモマブ（blinatumomab）	CD19/CD3 二重特異性抗体	急性リンパ性白血病
CD20	リツキシマブ（rituximab） オファツムマブ（ofatumumab）	キメラ抗体 完全ヒト抗体	B 細胞性リンパ腫や白血病，慢性リンパ性白血病
CD20	イットリウム（90Y）イブリツモマブ チウキセタン（90Y−ibritumomab tiuxetan）	放射線同位元素結合マウス抗体	B 細胞性非ホジキンリンパ腫
CD30	ブレンツキシマブ ベドチン（brentuximab vedotin）	薬剤結合キメラ抗体	ホジキンリンパ腫，全身性未分化大細胞型リンパ腫
CD33	ゲムツズマブ オゾガマイシン（gemtuzumab ozogamicin）	ヒト化抗体	急性骨髄性白血病
CD52	アレムツズマブ（alemtuzumab）	ヒト化抗体	CLL，CTCL，T 細胞性リンパ腫
CTLA−4	イピリムマブ（ipilimumab）	完全ヒト抗体	転移性悪性黒色腫
PD−1/PD−L1	ニボルマブ（nivolumab） ペムブロリズマブ（pembrolizumab）	完全ヒト抗体 ヒト化抗体	転移性悪性黒色腫，肺がん
EGFR	セツキシマブ（cetuximab） パニツムマブ（panitumumab） ニモツズマブ（nimotuzumab）	キメラ抗体 完全ヒト抗体 ヒト化抗体	大腸直腸がん，乳がん，肺がん，その他のがん 大腸直腸がん 頭頸部がん
VEGFA	ベバシズマブ（bevacizumab）	ヒト化抗体	大腸直腸がん，肺がん
CD254（RANK リガンド）	デノスマブ（denosumab）	完全ヒト抗体	固形がん骨転移

CLL：慢性リンパ性白血病（chronic lymphocytic leukemia），CTCL：皮膚 T 細胞性リンパ腫（cutaneous T−cell lymphoma），EGFR：上皮成長因子受容体（epidermal growth factor receptor），VEGFA：血管内皮増殖因子 A（vascular endothelial growth factor A）

に，もう 1 つは T 細胞の表面抗原，通常は，CD3 に特異的に）をもつ組換え抗体である．それぞれの抗原結合部位は，IgG 重鎖と軽鎖の可変領域を含む一本鎖可変領域（single−chain variable fragment：single chain Fv）断片からなり，前述の CAR とも似ている．BiTE の作用機序は，in vitro 実験から，がん細胞と T 細胞の免疫シナプスを形成させて，CD3 のクロスリンクで T 細胞を活性化させることと考えられる．CD19 特異的 BiTE は急性リンパ性白血病の治療として，すでに承認されている．CD20，EpCAM，Her2/Neu，EGFR，CEA，葉酸受容体，CD33 などのさまざまな腫瘍抗原に特異的な BiTE も開発されており，それぞれ前臨床，臨床試験の段階にある．

- イムノトキシン（immunotoxins）あるいは薬剤結合モノクローナル抗体は，化学療法薬や放射線同位元素を結合した腫瘍抗原特異的抗体である．この原理は，抗体の特異性を利用して，細胞傷害性薬剤や放射線同位元素をがん局所に高濃度に運ぶことである．Her2/Neu や CD30 に特異的な薬剤結合抗体は，それぞれ，乳がんやホジキンリンパ腫で承認されている．さらに多くの結合抗体が開発されているが，さまざまな正常組織への毒性成分の非特異的な集積による全身性毒性のために臨床試験が失敗している．

抗腫瘍免疫を刺激する他のアプローチ

他に宿主のがんに対する免疫を増強する複数のアプローチが，さまざまな治療効果ではあるが，試されている．

サイトカイン療法

がん患者は，T 細胞やナチュラルキラー細胞の増殖分化を促進するサイトカインで治療できる． 特定のサイトカインは樹状細胞や抗腫瘍 T 細胞，特に CD8 陽性 CTL 活性化を増強できる．多くのサイトカインは抗腫瘍作用も起こしうる非特異的な炎症反応を誘導できる．最も臨床実績があるのは，高用量 IL−2 静注であり，進行悪性黒色腫や腎がん患者の約 10％に腫瘍縮小効果を示し，これらのがんで，現在，承認されている．しかし，高用量 IL−2 は血管内皮細胞などに作用して，重篤な毛細血管漏出症候群を起こす TNF や IFN−γ などの炎症性サイトカインの毒性量を産生させるために，その利用は限定的である．

IFN−α は，悪性黒色腫，特定の悪性リンパ腫や白血病，AIDS 関連カポジ肉腫（Kaposi sarcoma）などのがんで承認されている．IFN−α の抗腫瘍効果の機序は，がん細胞の増殖抑制，ナチュラルキラー細胞の細胞傷害活性の増強，CTL の傷害作用を増強するがん細胞上 MHC クラス I の発現増加などである．

TNF や IFN-γ などのサイトカインは，動物モデルでは抗腫瘍効果を示すが，毒性のために患者への使用は限られている．GM-CSF や G-CSF などの造血成長因子は，化学療法や自家骨髄移植後（bone marrow transplantation）の好中球や血小板の減少期間を短縮するためにがん治療に使われている．

非特異的免疫賦活

腫瘍局所への炎症性物質の投与や，ポリクローナルにリンパ球を活性化させる薬剤の全身投与により，がんに対する免疫応答が誘導されうる． 最も古いがん免疫療法の1つは，19世紀に William Coley 医師により行われた，コーリー（Coley）毒素とよばれる死細菌混合物をがん患者に投与したものである．この方法では，がん細胞を傷害する急性炎症を起こす強い自然免疫応答の誘導により，時に治療効果がみられたのかもしれない．死菌由来（Bacillus Calmette-Guérin：BCG）などの炎症性物質の腫瘍局所投与による非特異的な免疫賦活は，長年試みられてきた．BCG 抗酸菌はマクロファージを活性化させて，マクロファージによるがん細胞傷害を促進する．それに加えて，細菌はアジュバントとして機能して，腫瘍抗原に対する T 細胞応答を促進するかもしれない，BCG の膀胱内局注は，現在，膀胱がんの治療に用いられている．前述したサイトカイン療法も非特異的に免疫応答を増強する方法である．

移植片対白血病効果

白血病患者では，ドナー由来同種造血幹細胞（hematopoietic stem cell）とともに T 細胞やナチュラルキラー細胞を投与すると，がんの排除効果がある． T 細胞による移植片対白血病効果（graft versus leukemia effect）は，投与した T 細胞がレシピエントの白血病も含む造血細胞に発現する分子を外来抗原として認識して起こる．ドナーナチュラルキラー細胞は，がん細胞が MHC クラスⅠを低発現するために，あるいはドナーナチュラルキラー細胞に認識されない MHC クラスⅠをがん細胞が発現するために，がん細胞を傷害できる．自己の MHC クラスⅠの認識は，通常，ナチュラルキラー細胞の活性化を抑制することを思い出してほしい（**第4章**参照）．この治療の効果を改良するための課題は，ドナー T 細胞により引き起こされる危険な移植片対宿主病（graft-versus-host disease）を最小限に抑えることである（**第17章**参照）．

がん免疫療法の最近の素晴らしい発展は，この致死的疾患の患者ケアを劇的に変えると期待されている．多くの固形がんに対するチェックポイント阻害薬，また造血器腫瘍に対する CAR-T 細胞移入の成功は，腫瘍免疫分野を再活性化させた．もちろん限界もあり課題は残っているが，この分野への研究投資は，さらなる発展を急速にもたらすであろう．

本章のまとめ　Summary

がん細胞は，免疫系に認識される抗原を発現する．しかし，ほとんどのがんは，免疫を抑制したり，免疫原性が弱いので，免疫応答は，かならずしもがんの発症を防ぐことができない．それにもかかわらず，がん細胞を効果的に傷害するように免疫系を増強することは可能である．

CTL に認識される腫瘍抗原は，抗腫瘍免疫の誘導における主要因子であり，また抗腫瘍免疫の標的でもある．ランダムなゲノム DNA の突然変異に由来する細胞タンパク質が処理されてできる，患者 MHC に結合する変異ペプチドである腫瘍特異的なネオ抗原は，最も重要な腫瘍抗原である．変異がん遺伝子抗原，がん細胞で異常発現する変異のないタンパク質抗原，がん原性ウイルス抗原など，宿主 T 細胞を誘導することが知られている他の腫瘍抗原も存在する．

がん細胞抗原に特異的な抗体は診断に応用され，また抗原は抗体治療の標的となる．通常，胎児期に発現するが，がん細胞では異常発現する胎児性抗原，変化した細胞表面糖タンパク質や糖脂質抗原，がん細胞の元の組織細胞に特有に発現する組織分化抗原などがある．

CTL，ナチュラルキラー細胞，活性化マクロファージなどで，がん細胞傷害性の免疫反応が起こる．これら細胞傷害性エフェクター機序のなかで，がん防御においては CTL の役割が最もよくわかっている．

がん細胞は，さまざまな機序で免疫から逃避する．免疫逃避機序として，MHC 分子の発現低下，腫瘍抗原を発現しないがん細胞の選択的増殖，可溶性免疫抑制因子の産生，がん細胞が発現するリガンドによるリンパ球抑制性受容体の作動，制御性 T 細胞の誘導などがある．がん関連マクロファージや骨髄由来免疫抑制細胞は多くの固形がんでみられ，抗腫瘍免疫を抑制する．

がん免疫療法として，がん細胞に対する免疫応答の活性化や抗腫瘍免疫エフェクターの投与などが行われている．抗腫瘍免疫は免疫抑制機序の阻害によっても増強できる．抗腫瘍免疫応答は，がん細胞や腫瘍抗原を用いたワクチンや免疫応答を促進するサイトカインの全身投与によっても増強できるかもしれない．

がん免疫療法における最近の2つの画期的発見は，チェックポイント阻害と CAR-T 細胞療法である．チェックポイント阻害では，T 細胞上の抑制性受容体やそのリガンドに対する阻害抗体が投与されるが，リンパ球活性化のブレーキを外すことにより，抑制されていた宿主の腫瘍抗原特異的な T 細胞による抗腫瘍免疫が再活性化される．CAR-T 細胞療法では，がん患者の T 細胞は，体外で腫瘍抗原を認識する抗体の可変領域と，T 細胞を強力に活性化させる TCR と共刺激因子の細胞質領域シグナルモチーフを融合させたハイブリッド抗原受容体を発現するように遺伝子改変される．CAR-T細胞はがん患者に投与され，体内の腫瘍抗原で活性化されてがん細胞を傷害する．

抗腫瘍抗体は，広くがん免疫療法に利用されている．抗体は，がん細胞表面分子に結合し，補体，ナチュラルキラー細胞，貪食細胞などのがん細胞を傷害するエフェクター機序を作動させる．また抗体は，成長因子受容体に結合し，がん細胞の増殖維持に必要なシグナルを遮断する．

参考文献

がん細胞への免疫応答

Boon T, Coulie PG, van der Eynde BJ, van der Bruggen P. Human T cell responses against melanoma. *Annu Rev Immunol*. 2006; 24: 175–208.

Burnet FM. The concept of immunological surveillance. *Prog Exp Tumor Res*. 1970; 13: 1–27.

Galon J, Angell HK, Bedognetti D, Marincola FM. The continuum of cancer immunosurveillance: prognostic, predictive, and mechanistic signatures. *Immunity*. 2013; 39: 11–26.

Grivennikov SI, Greten FR, Karin M. Immunity, inflammation, and cancer. *Cell*. 2010; 140: 883–899.

Morvan MG, Lanier LL. NK cells and cancer: you can teach innate cells new tricks. *Nat Rev Cancer*. 2016; 16: 7–19.

Palucka AK, Coussens LM. The basis of oncoimmunology. *Cell*. 2016; 164: 1233–1247.

Ruffell B, Coussens LM. Macrophages and therapeutic resistance in cancer. *Cancer Cell*. 2015; 27: 462–472.

Savage PA, Leventhal DS, Malchow S. Shaping the repertoire of tumor-infiltrating effector and regulatory T cells. *Immunol Rev*. 2014; 259: 245–258.

Schreiber RD, Old LJ, Smyth MJ. Cancer immunoediting: integrating immunity's roles in cancer suppression and promotion. *Science*. 2011; 331: 1565–1570.

Ward JP, Gubin MM, Schreiber RD. The role of neoantigens in naturally occurring and therapeutically induced immune responses to cancer. *Adv Immunol*. 2016; 130: 25–74.

がん免疫療法

Gubin MM, Artyomov MN, Mardis ER, Schreiber RD. Tumor neoantigens: building a framework for personalized cancer immunotherapy. *J Clin Invest*. 2015; 125: 3413–3421.

Khalil DN, Smith EL, Brentjens RJ, Wolchok JD. The future of cancer treatment: immunomodulation, CARs and combination immunotherapy. *Nat Rev Clin Oncol*. 2016; 13: 273–290.

Maus MV, June CH. Making Better Chimeric Antigen Receptors for Adoptive T-cell Therapy. *Clin Cancer Res*. 2016; 22: 1875–1884.

Melief CJ. Cancer immunotherapy by dendritic cells. *Immunity*. 2008; 29: 372–383.

Melief CJ, van Hall T, Arens R, et al. Therapeutic cancer vaccines. *J Clin Invest*. 2015; 125: 3401–3412.

Ribas A. Releasing the Brakes on Cancer Immunotherapy. *NEJM*. 2015; 373: 1490–1492.

Schumacher TN, Schreiber RD. Neoantigens in cancer immunotherapy. *Science*. 2015; 348: 69–74.

Sharma P, Allison JP. The future of immune checkpoint therapy. *Science*. 2015; 348: 56–61.

Ward JP, Gubin MM, Schreiber RD. The Role of Neoantigens in Naturally Occurring and Therapeutically Induced Immune Responses to Cancer. *Adv Immunol*. 2016; 130: 25–74.

Weiner LM, Surana R, Wang S. Monoclonal antibodies: versatile platforms for cancer immunotherapy. *Nat Rev Immunol*. 2010; 10: M317–327.

第 19 章

過敏症

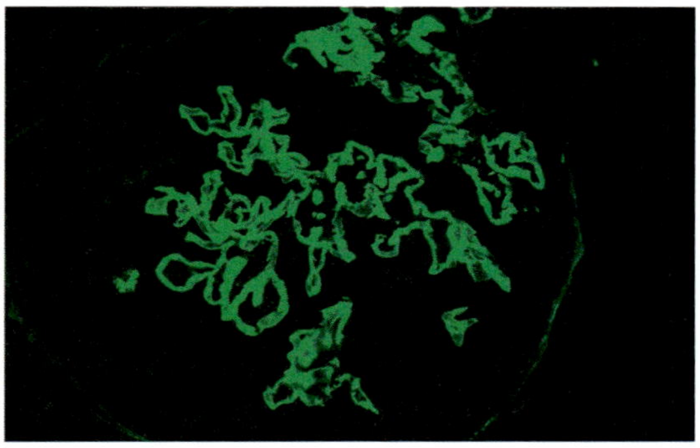

獲得免疫(adaptive immunity)は微生物感染に対する宿主の防御に重要な役割を果たすが，一方で免疫応答(immune response)は組織の傷害や疾患を引き起こすこともある．免疫応答の異常によって引き起こされる疾患は**過敏症**(hypersensitivity diseases)といわれる．この用語は，免疫(immunity)とは“感受性(sensitivity)”であるという臨床的な定義に由来している(この定義は，ある抗原に曝露された個体が，その後同一抗原(antigen)に再度曝露されると検出可能な応答を引き起こす，すなわち“感受性”があるという現象に基づいている)．通常，免疫応答は宿主の組織には重大な傷害を与えることなく感染病原体を排除する．しかし，時として適切な免疫応答の制御がなされず，通常は無害である共生(常在)微生物(commensal microorganism)や環境中の抗原によって，不適切に宿主の組織を標的とした免疫応答が惹起されることがある．このような状況においては，通常は有益な免疫応答によって疾患が引き起こされる．

本章では，組織傷害を引き起こすエフェクター機序に重点を置き，さまざまな型の過敏症の病因を解説する．章末では，疾病の例を挙げて重要な原理を解説し，免疫疾患の治療についての簡単な考察を行う．

過敏症の原因

過敏症の原因となる免疫応答は抗原の由来に応じていくつかの種類がある．

- **自己免疫：自己抗原に対する反応．** 通常の自己寛容(self-tolerance)の機序が破綻することにより，自己の細胞や組織に対する T 細胞(T lymphocyte)，B 細胞(B lymphocyte)応答が起きることを**自己免疫**(autoimmunity)とよぶ(**第 15 章**参照)．自己免疫により引き起こされる病気は**自己免疫疾患**(autoimmune disease)とよばれる．先進国では 2 ～ 5％の人が自己免疫疾患に罹患しているといわれており，その数は増加している．これらの疾患の多くは 20 ～ 40 歳代の人々を中心に発症している．また，男性より女性に多いが，その理由は明らかになっていない．自己免疫疾患は慢性でしばしば進行性であり，医療や経済にも大きな負担となっている．過去には治療が困難な疾患が多かったが，1990 年代からは科学的原理に基づいたさまざまな有効な新規治療法が確立されてきた．自己免疫の機序については**第 15 章**で述べたが，本章では免疫応答がどのように自己に反応し疾患を引き起こすのかを，種々の自己免疫疾患を例に解説する．
- **微生物への応答．** 微生物抗原に対する免疫応答も，それが過剰であったり，異常な長期にわたる感染が持続したような場合には，疾病の原因となることがある．慢性微生物感染に対する T 細胞応答は時に重症な炎症を引き起こし，一部の組織傷害や結核感染，その他の慢性感染などでは肉芽腫(glanuloma)の形成などを伴う場合もある．微生物抗原に対する抗体(antibody)が産生されると，抗体は抗原と結合し免疫複合体(immune complex)を形成し，組織に沈着することで炎症(inflammation)を惹起することがある．まれではあるが，抗体や微生物に対する T 細胞応答が宿主の組織と交差反応することもある．腸管が影響を受けるような炎症性腸疾患(inflammatory bowel disease)などにおいては，通常は無害な常在細菌が免疫応答の標的となる．時に病原微生物を排除するために宿主の感染細胞を殺す免疫応答が必要となることがあり，このような場合には宿主の組織が必然的に傷害されることとなる．例えばウイルス性肝炎においては，肝臓に感染したウイルス(virus)自体に傷害性はないが，免疫系(immune system)によって異物と認識され，細胞傷害性 T 細胞(cytotoxic[cytolytic] T lymphocyte：CTL)により感染細胞が排除される通常の免疫応答によって肝臓が傷害される．この通常の免疫応答は過敏症には含まれない．
- **環境抗原に対する応答．** 健康な個体であれば通常は無害な環境抗原に対して反応することはないが，人口のおよそ 20％のヒトは単一あるいは複数の環境抗原に対して IgE 抗体を産生し，免疫応答を起こすことでアレルギー疾患を発症する(**第 20 章**参照)．皮膚に接触した環境抗原や化学物質によって T 細胞応答が惹起されサイトカイン(cytokines)による炎症を引き起こすことがあり，接触過敏症(contact hypersensitivity)とよばれる．治療薬に対する特有の免疫反応もしばしばみられ，臨床的に問題になることがある．

これらすべての状況において，組織傷害を引き起こす機序は，感染病原体を排除する正常の免疫応答と同じ機序である．これらの機序には，貪食，抗体，T 細胞，マスト細胞(mast cells)や種々のその他のエフェクター細胞，炎症のメディエーターなどによる自然免疫，獲得免疫が関与している．過敏症の場合には，免疫応答が適切に制御されていない，あるいは正常組織を標的としてしまうことが問題であり，通常この異常な免疫応答を引き起こす刺激は排除することが難しく（例：自己抗原や常在細菌，環境抗原など），また免疫系には多くのポジティブフィードバック機構（増幅機構）が備わっているために，一度病的な免疫応答が始まってしまうと，その応答を制御したり終わらせたりするのは難しい．このため，過敏症の疾患は慢性，進行性となる傾向にあり，臨床医学における治療の課題となっている．

臨床的な慣例として，過敏症という言葉は，通常無害な外的抗原（環境抗原，薬剤，微生物）に対する有害な免疫反応という意味で使われ，自己免疫疾患による組織傷害はこれに含まれない．しかし本章においては特に共通の発病機序に着目して，すべての有害な免疫応答について議論していきたい．

過敏症の機序と分類

過敏症は一般的に，免疫応答の種類や，細胞や組織を傷害するエフェクター機序の種類によって分類される（**表 19.1**）．液性免疫，細胞性免疫（cell-mediated immunity：CMI）のいずれもが多くの過敏症の疾患に共通してみられる．そのなかでも特に，抗体による機序が主体のもの，T細胞による機序が主体のものに機序として分類される．まずは簡潔に分類について述べた後に，抗体依存的な疾患，T細胞依存的な疾患について詳細をみていく．

- **即時型（Ⅰ型）過敏症（immediate [type I] hypersenstivity）**は，環境抗原に特異的な IgE 抗体によって引き起こされ，過敏症のなかでは最も多い型である．詳細については改めて**第 20 章**で個別に解説する．即時型過敏反応（immediate hypersensitivity）の疾病は，**アレルギー**（allergy）や**アトピー**（atopy）とよばれ，主にインターロイキン（interleukin）-4（IL-4），IL-5，IL-13 を産生する Th2 細胞（Th2 cells）や，産生された IgE 抗体によるマスト細胞，好酸球（eosinophil）の活性化などの機序が炎症を惹起する．
- **抗体依存性（Ⅱ型）過敏反応**．細胞表面あるいは細胞外マトリックスの抗原に特異的な IgG，IgM 抗体により，補体（complement）系の活性化，炎症細胞の動員，正常な細胞機能の傷害が引き起こされ，組織が傷害される．
- **免疫複合体依存性（Ⅲ型）過敏反応**．循環血液中の可溶性抗原に特異的な IgM，IgG 抗体が，抗原と結合して免疫複合体を形成し，さまざまな組織で血管壁に沈着することで，炎症や血栓，組織傷害を引き起こす．
- **T 細胞依存性（Ⅳ型）過敏反応**．炎症を誘導したり，標的細胞を直接殺したりする T 細胞によって，組織傷害が引き起こされる．この型の過敏症の多くは，CD4 陽性ヘルパー T 細胞（helper T cells）によるサイトカイン産生，白血球，特に好中球（neutrophil，polymorphonuclear leukocyte：PMN）の活性化や，マクロファージ（macrophage）の活性化による炎症惹起が主な機序である．細胞傷害性 T 細胞はいくつかの疾患において組織傷害に関与する．

本章では，過敏症の分類をⅠ～Ⅵ型の数字の定義ではなく，病理学的な機序に基づいて分類して解説していく．このような分類方法は，特定の病理学的な免疫反応が違うパターンの組織傷害を引き起こしたり，組織特異性（specificity）によって反応が異なることがあるため有用である．免疫学的機序の違いにより，異なる臨床的・病態的な特徴をもつ疾患となる．しかし，実際のヒトの免疫疾患は複雑であり，体液性免疫，細胞性免疫や多彩なエフェクター機序の組み合わせによって引き起こされる．これは 1 つの抗原が通常，体液性免疫，細胞性免疫いずれの応答も惹起し，さまざまな型の抗体やエフェクター T 細胞を産生することを考えれば不思議でない．

この背景をふまえて，次の項では抗体と T 細胞が介在する疾病について議論する．

表 19.1　過敏症の分類

過敏症の型	病理学的な免疫機序	組織傷害と疾患の機序
即時型：Ⅰ型	IgE 抗体，Th2 細胞	肥満細胞，好酸球とそのメディエーター（血管作動性アミン，脂質メディエーター，サイトカイン）
抗体依存性：Ⅱ型	細胞表面あるいは細胞外マトリックスの抗原に対する IgM，IgG 抗体	オプソニン化と細胞の貪食 補体と Fc 受容体が介在する白血球（好中球，マクロファージ）の動員と活性化 細胞機能（例：ホルモン受容体シグナルや神経伝達物質受容体阻害）の異常
免疫複合体依存性：Ⅲ型	循環中抗原と IgM あるいは IgG 抗体の免疫複合体	補体と Fc 受容体が介在する白血球の動員と活性化
T 細胞依存性：Ⅳ型	1. CD4 陽性 T 細胞（Th1 と Th17 細胞） 2. CD8 陽性 T 細胞，CTLs	1. サイトカイン依存性の炎症とマクロファージの活性化 2. 標的細胞の直接の殺傷，サイトカイン依存性の炎症

CTLs：細胞傷害性 T 細胞（cytotoxic T lymphocytes），Ig：免疫グロブリン（immunoglobulin）

抗体により引き起こされる疾患

抗体依存性の過敏症は，特定の細胞上や細胞外組織の抗原に結合する抗体や，循環中に形成されて血管壁に沈着する抗原抗体複合体(antigen–antibody complex)によって引き起こされる(図 19.1)．特定の細胞上や細胞外組織の抗原に結合する抗体は，その抗原が存在する部位に特異的な症状を引き起こすため，全身性でなく，臓器特異的な疾患を引き起こすことが多い．反対に，免疫複合体が病因となる疾患は，抗原の存在部位ではなく，免疫複合体の沈着する場所が症状を反映する．つまり，免疫複合体が媒介する疾患は全身性の疾患を引き起こす傾向にあり，腎臓や関節といった特におかされやすい臓器はあるにせよ，複数の臓器に影響を及ぼす．

疾患が抗体によって引き起こされていると証明するためには，患者の血液や病変部位から単離された免疫グロブリン(immunoglobulin：Ig)を健常な動物に移入し，病変が誘導されるかどうかを確認する必要がある．ときどきこの実験と似た状況が，抗体依存性の過敏症に罹患している母親の乳児にみられることがある．抗体が胎盤を通過するので，これらの乳児はその疾病の病状を一時的にもちながら生まれることがある．しかし臨床的には，抗体あるいは免疫複合体(immune complex)によって引き起こされる疾患の診断は通常は，抗体や循環中の免疫複合体，または組織に沈着する免疫複合体の実証に加え，抗体が関与していると養子移入(adoptive transfer)によって証明された実験的病態モデルへの臨床病理学的な類似に基づいている．

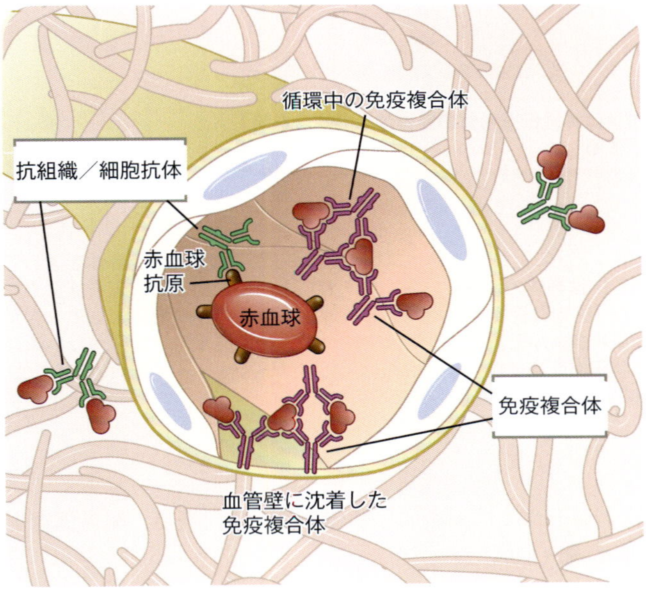

図 19.1　疾患を引き起こす抗体のタイプ
この図は疾患を引き起こす抗体のさまざまなタイプを表している．抗組織／細胞抗体：抗体は細胞外の組織に特異的に結合し，動員された白血球が組織傷害を起こすか，抗体が細胞と結合し(図の例では，循環中の赤血球)これら細胞を除去する．免疫複合体：抗体と抗原の複合体は循環中に形成され血管壁に沈着し，複合体は炎症を引き起こす．

特定の細胞や組織抗原に対する抗体により引き起こされる疾患

組織抗原に対する抗体は主に 3 つの機序により疾患を引き起こす(図 19.2)．

- **オプソニン化(opsonization)と貪食(phagocytosis)．**細胞表面の抗原に結合する抗体は，細胞を直接オプソニン化し，補体系を活性化させ，その結果細胞をオプソニン化する補体タンパク質の生成を起こさせる．これらのオプソニン化された細胞は，Fc タンパク質や IgG 抗体，そして補体タンパク質に対する受容体をもつファゴサイト(貪食細胞)によって貪食されたり破壊されたりする．これは自己免疫性溶血性貧血(autoimmune hemolytic anemia)や自己免疫性血小板減少性紫斑病(autoimmune thrombocytopenic purpura)の主な機序であり，それぞれ赤血球や血小板に対する特異抗体が，オプソニン化(opsonization)を行い，循環中からの細胞駆除へとつながる．同じ機序は輸血(transfusion)の副作用で起きる溶血でも働いている(**第 17 章参照**)．
- **炎症．**組織に沈着した抗体は，補体を活性化させ，C5a や C3a といった分解産物を遊離することで好中球やマクロファージを誘導する．これら白血球は，IgGFc 受容体や補体受容体を発現しており，抗体や，付着している補体と結合する．またこれらの白血球は受容体，特に Fc 受容体(Fc receptor)からのシグナルで活性化され，リソソーム(lysosom)の酵素や活性酸素種(reactive oxygen species)といった白血球の産生物が分泌され組織傷害を引き起こす．抗体を媒介した炎症と，白血球の活性化が組織傷害を引き起こす実例としては，糸球体腎炎(glomerulonephritis)が挙げられる．
- **異常な細胞機能．**通常の細胞受容体やその他のタンパク質に結合する抗体はこれらの受容体やタンパク質の機能に干渉し，炎症や組織の傷害を引き起こすことなく疾病を引き起こすことがある．例えば甲状腺刺激ホルモン受容体に対する抗体はバセドウ病(Graves' disease)の原因となり，ニコチン性アセチルコリン受容体に対する抗体は重症筋無力症の原因となる(**図 19.2C**)．またビタミン B12 の吸収に必要な内因子に対する抗体は，悪性貧血の原因となる．サイトカインに対する特異抗体は，まれだが免疫不全の原因として知られている．

細胞や組織特異的な疾患を引き起こす抗体は，一般的にこれらの細胞や組織の抗原に対する自己免疫反応の一部として産生された自己抗体であるが，時に細菌に対する特異抗体も存在する．このような自己抗体(autoantibody)の例

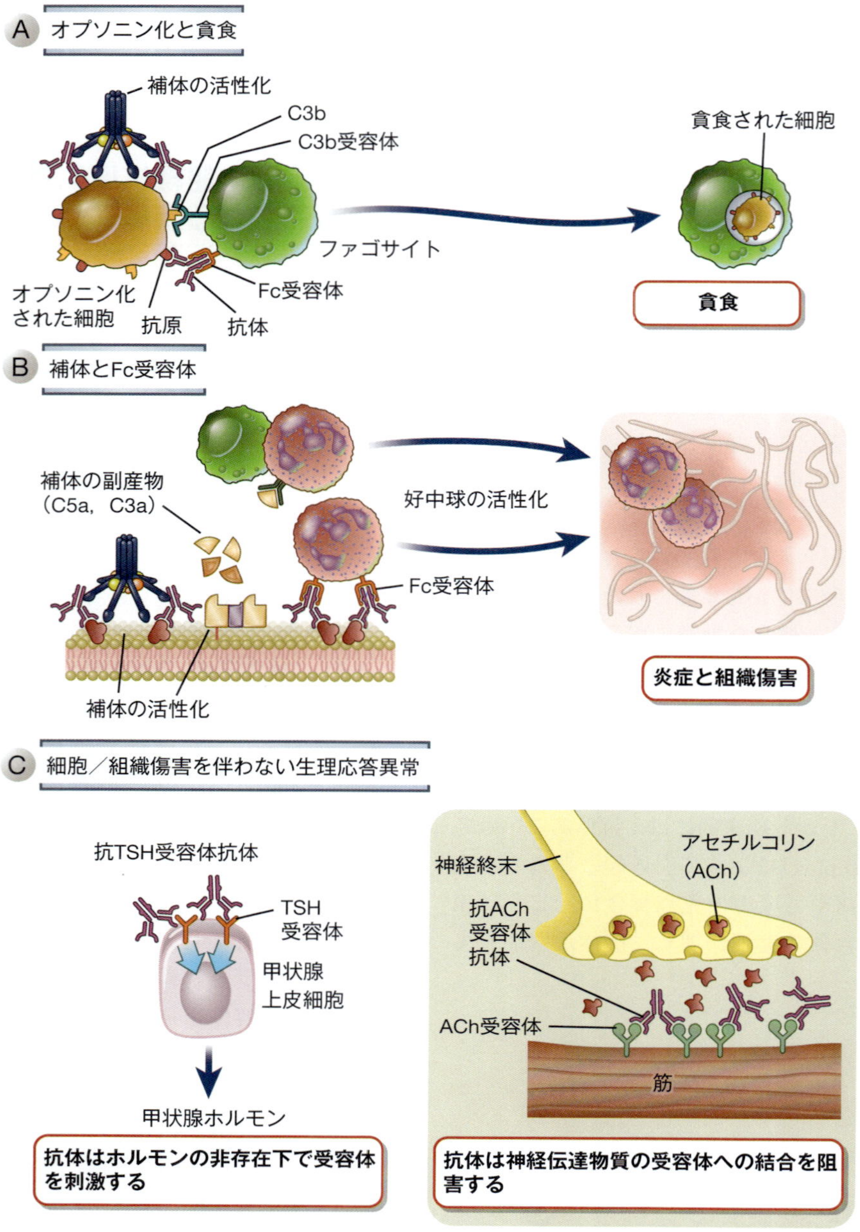

図 19.2 抗体が引き起こす疾患のエフェクター機序

(A)抗体は細胞をオプソニン化し，補体を活性化する．さらに補体も細胞をオプソニン化し，ファゴサイトの Fc 受容体や C3 受容体を通して細胞はファゴサイトーシス(貪食)される．(B)抗体は Fc 受容体への結合あるいは補体の活性化，さらにそれによって白血球の遊走を促進する副産物の放出を促進して白血球を動員する．(C)細胞表面のホルモンや神経伝達物質受容体に特異的な抗体は，通常の生理機能に支障をきたす．例えば，バセドウ病(Graves' disease)(左図)では，甲状腺にある甲状腺刺激ホルモン(TSH)受容体に対する自己抗体が，TSH がない場合であっても受容体を刺激し，甲状腺ホルモンの過剰な分泌を引き起こす(甲状腺機能亢進症)．また重症筋無力症(myathenia gravis)(右図)では，筋細胞上のアセチルコリン受容体に特異的な自己抗体が，アセチルコリンによる活性を阻害し，麻痺を引き起こす．

は**表 19.2** にリスト化してある．またもう少し珍しい例としては，抗体が外部の(例：細菌)抗原に対して産生され，その抗原が免疫学的に自己の組織の成分と交差反応することもある．リウマチ熱(rheumatic fever)とよばれる，連鎖球菌感染症の珍しい転帰では，細菌に対して産生された抗体が心臓の抗原と交差反応し，組織に沈着し，炎症と組織傷害を引き起こす．抗体の組織への沈着は，これらの疾病のいくつかでは形態学的に検出されることがあり，抗体の沈着はしばしば局所的な補体の活性化，炎症，組織傷害を伴う(**図 19.3A**)．

免疫複合体により引き起こされる疾患

疾患を引き起こす免疫複合体は自己抗原や外来抗原に結合する抗体で構成されている．

免疫複合体が引き起こす疾患があることは，1900 年代

表 19.2 細胞または組織特的な抗体による疾患の例

疾患	標的抗原	疾患の機序	臨床病理学的な症状
自己免疫性溶血性貧血(autoimmune hemolytic anemia)	赤血球膜タンパク質	オプソニン化と貪食，補体による溶血	溶血，貧血
自己免疫性血小板減少性紫斑病(autoimmune thrombocytopenic purpura)	血小板膜タンパク質(gpIIb-IIIa インテグリン)	血小板のオプソニン化と貪食	出血
尋常性天疱瘡(pemphigus vulgaris)	表皮細胞間結合タンパク質(デスモグレイン)	抗体によるプロテアーゼの活性化，細胞間接着の破綻	皮膚の水ぶくれ(水泡)
ANCA 関連血管炎(vasculitis caused by ANCA)	好中球顆粒タンパク質，おそらくは活性化した好中球から放出される	好中球の脱顆粒と炎症	血管炎
Goodpasture 症候群(Goodpasture syndrome)	糸球体および肺の基底膜の非コラーゲン性 NC1 タンパク質	補体と Fc 受容体に依存する炎症	腎炎，肺出血
急性リウマチ熱(acute rheumatic fever)	連鎖球菌の細胞壁抗原，心筋の抗原と交差反応を起こす	炎症，マクロファージ活性化	心筋炎，関節炎
重症筋無力症(myasthenia gravis)	アセチルコリン受容体	抗体によるアセチルコリンの結合阻害，受容体機能の低下	筋力低下，麻痺
バセドウ病(Graves' disease)(甲状腺機能亢進症[hyperthyroidism])	TSH 受容体	抗体による TSH 受容体刺激	甲状腺機能亢進
悪性貧血(pernicious anemia)	胃壁細胞の内因子	内因子の中和，ビタミン B_{12} の吸収低下	赤血球造血異常，貧血，神経症状

ANCA：抗好中球細胞質抗体(anti-neutrophil cytoplasmic antibodies)，TSH：甲状腺刺激ホルモン(thyroid-stimulating hormone)

初頭，Clemens von Pirquet という明敏な内科医が気づいていた．当時はジフテリアの感染はジフテリア毒素で免疫したウマの血清(serum)を使って治療されていた．毒素に対する抗体を含んだ血清を移入するという，毒素に対する受動免疫の一例である．von Pirquet は，関節の炎症(関節炎)，発疹，発熱が，抗毒素を含むウマの抗体を注射された患者に起こることを記録した．この反応の臨床的な特色が，感染や血清に残留した毒素が原因ではないことを示唆した．徴候はウマの血清の投与から最低でも 1 週間後に現れ，複数回注射することにより早まった．von Pirquet はこの疾患の原因は血清に含まれる何らかの成分に対する宿主の応答であると結論した．彼は宿主がウマ血清のタンパク質に対して抗体をつくり，これらの抗体が注射されたタンパク質と複合体をつくる，すなわちこのような疾患は免疫複合体や抗体によるものであると示唆した．今日では，この結論が全面的に正しかったことが知られている．彼はこの疾患を**血清疾患**(serum disease)とよんだ．同様の現象は破傷風の治療を受ける患者にも見受けられ，一般的に**血清病**(serum sickness)として知られている．これは今日でも，モノクローナル抗体や動物で産生された抗血清で患者を治療する際に臨床的に問題となる．なぜならいくつかのモノクローナル抗体はげっ歯類で産生されヒトには存在しない塩基配列を含んでいたり，ヘビ刺傷や破傷風を治療するための抗血清はヒト以外の動物よりつくられるからである．

免疫複合体により引き起こされる疾患の実験的モデル

血清病

免疫複合体病(immune complex disease)に関する現在の知識の多くは，血清病の実験的モデルの解析に基づいている．多量の外来タンパク質抗原でウサギなどの動物を免疫することにより，抗原に対する抗体産生を誘導できる(**図 19.4**)．これらの抗体は循環中の抗原と結合して複合体を形成する．初期にはこれらの複合体は脾臓(spleen)や肝臓でマクロファージによって取り除かれる．さらに抗原と抗体の複合体が形成されるに従って，それらのいくらかは血管床に沈着する．これらの組織では，複合体が補体の古典的経路を活性化し，また好中球の Fc 受容体と結合することで，好中球に富んだ炎症を引き起こす．免疫複合体は主に小動脈，腎臓の糸球体，そして関節の滑膜などの部位に沈着するので，臨床的，病理学的な症状は血管炎，腎炎，そして関節炎である．臨床的な症状は通常は短期で終息し，再度の抗原の注射が行われないかぎり病変は治癒する．この型の疾病は急性血清病の一例である．より緩徐で長期にわたる疾患に，慢性血清病(chronic serum sickness)とよばれるものがある．これは抗原の複数回の注射により，腎臓，血管，肺などの部位に最もよく沈着するより小さな複合体が形成されて引き起こされる．

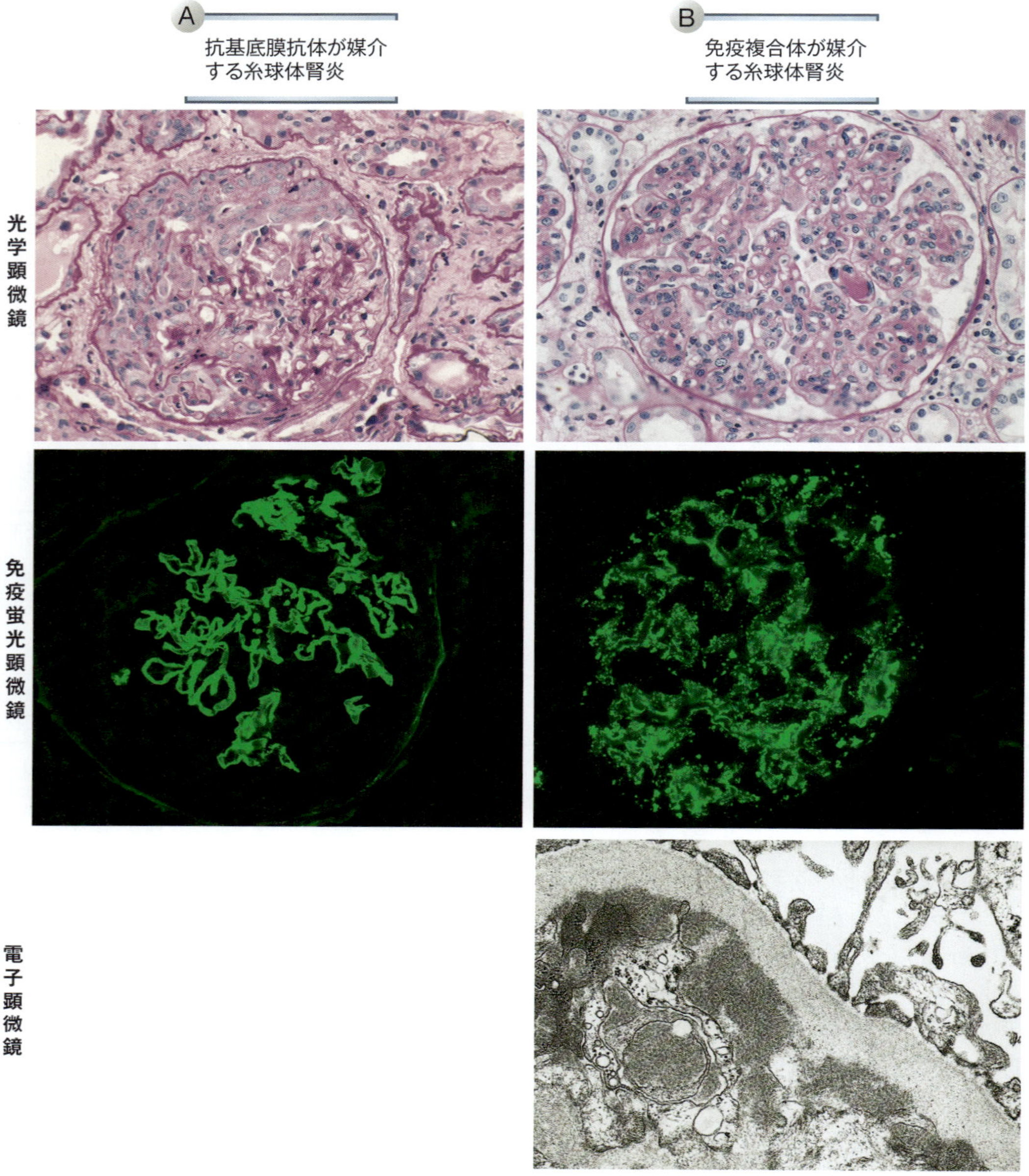

図 19.3 抗体依存性糸球体腎炎の病理学的特徴

(A)糸球体基底膜に対する抗体によって引き起こされた糸球体腎炎(Goodpasture 症候群):光学顕微鏡では糸球体の炎症と激しい傷害がみられる．免疫蛍光顕微鏡像では滑らかな(線状の)抗体の沈着が基底膜に沿ってみられる．(B)免疫複合体の沈着により引き起こされた糸球体腎炎(全身性エリテマトーデス):光学顕微鏡像では好中球浸潤を伴う炎症がみられ，免疫蛍光顕微鏡像と電子顕微鏡像では粗(顆粒状)の抗原抗体複合体の沈着が基底膜に沿ってみられる〔免疫蛍光顕微鏡像は Dr. Jean Olson, Department of Pathology, University of California, San Francisco のご厚意による．電子顕微鏡像は Dr. Helmut Rennke, Department of Pathology, Brigham and Women's Hospital, Boston Massachusetts のご厚意による〕．

アルサス反応

局所型の実験的免疫複合体依存性の血管炎は，アルサス反応(Arthus reaction)とよばれる．これは以前に免疫されたことのある動物，あるいは抗原に特異的な抗体を静脈投与された動物に，抗原を皮下注射することにより誘導される．循環中の抗体は注射された抗原に速やかに結合し，注射された部位の細い動脈に沈着する免疫複合体を形成する．この沈着は局所的な皮膚血管炎を引き起こし，侵された血管において血栓を形成することで，組織の壊死を伴う．アルサス反応の臨床的関連性は限られている．まれに，ワクチン(vaccine)のブースターを受けた患者で，免疫複合体が局所的に蓄積することにより，注入部位に炎症が引き起こされるといった現象が起こる．これはアルサス反応の1つである．

免疫複合体により引き起こされる疾患の病因

免疫複合体の組織への沈着の量は複合体の性質と血管の特色によって決まる．抗原抗体複合体は通常の免疫応答で産生されるが，それが疾患を引き起こすのは，大量に産生され効率的に取り除かれず，組織に沈着した時だけである．大きな複合体は通常，貪食によって取り除かれるが，小さな複合体は貪食されず，血管に沈着する傾向がある．陽イオンの抗原を含む複合体は，負電荷をもつ血管や腎臓の糸球体の基底膜と強く結合する．そのような複合体は激しく長く続く組織傷害の原因となる．腎臓の糸球体や滑膜に当たる毛細血管は，血漿が(尿や滑膜をそれぞれつくるために)毛細血管壁を通して静水圧により限外濾過される場であるが，このような場所は免疫複合体が最も沈着しやすい場の1つである．しかし，免疫複合体は事実上あらゆる組織の細い血管に沈着しうる．抗体と補体の沈着は血管壁に検出できることがあり，もし抗原がわかっているなら，壁の沈着の中にある分子を同定することも可能である(**図 19.3B** 参照)．血管壁に沈着した免疫複合体は，白血球

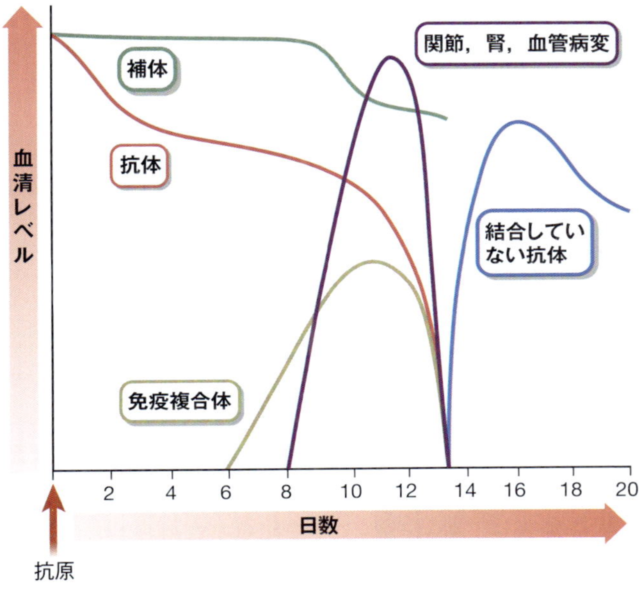

図 19.4 実験的急性血清病における免疫応答の時間的経過
ウサギにウシ血清アルブミンを注射すると特異的抗体の産生と免疫複合体の形成が誘導される．この複合体はさまざまな組織に沈着し，補体を活性化し(血清の補体レベルの低下を招く)，そして炎症病変の形成の原因となる．複合体と残存している抗原が取り除かれるに従って，抗原に結合していない抗体が循環中に現れる〔Cochrane CG, Immune complex-mediated tissue injury. inCohen S, PA Ward, and RT McCluskey [eds]. Mechanisms of Immunopathology. Werbel & Peck, New York, 1979, pp 29-48. ©1979, Willey-Liss, Inc より転載〕．

やマスト細胞を活性化しサイトカインや血管作動性のメディエーターを分泌させる．これらのメディエーターは血管透過性と血流を上昇させ，さらなる免疫複合体の血管壁への沈着の原因となる．

免疫複合体病における組織傷害の主な機序としては，補体の活性化および好中球 Fc 受容体に沈着した免疫複合体の抗体が結合することにより，血管壁内の炎症が起きることによる．これは，前述した血清病における組織傷害の機序と同様である．

多くのヒトの全身的免疫疾患は血中の免疫複合体の沈着によって引き起こされる(**表 19.3**)．自己免疫性疾患の1つである全身性エリテマトーデス(systemic lupus erythematosus：SLE)では，核抗原と抗体の複合体が，腎臓の糸球体，皮膚，そしてその他多くの組織の血管に沈着する．免疫複合体の介在する血管炎の一種で，中型の筋肉の動脈が影響を受けるものに結節性多発動脈炎(polyarteritis nodosa)とよばれるものがある．その免疫複合体はウイルス抗原と抗体からできており，ウイルス感染の後期合併症としてB型肝炎ウイルスで最も多く発症する．同様の機序は連鎖球菌感染後糸球体腎炎(poststreptococcal glomerulonephritis)という疾病でもみられる．それは連鎖球菌の感染後にまれに発症するもので，連鎖球菌の抗原と抗体の複合体が腎臓の糸球体に沈着して引き起こされる．糸球体腎炎のなかには，免疫複合体を循環中に認めないものもあり，抗原が腎臓に沈着してから局所的に複合体が形成されるのかもしれないといった仮説もある．

T 細胞により引き起こされる疾患

T 細胞は炎症を引き起こすサイトカインを産生したり，直接標的細胞を死滅させることにより組織を傷害する(**図 19.5**)．炎症反応は主に Th1，Th17 サブセットの CD4 陽性 T 細胞によって惹起される．いくつかの T 細胞による傷害において，主要な組織傷害機序は CD8 陽性細胞傷害性 T 細胞による細胞の殺傷である．組織傷害を起こす T 細胞は自己応答性か，または外来タンパク質抗原応答性であるが，その抗原が組織や細胞に存在したり結合している．T 細胞に媒介される組織傷害は排除しにくい微生物，特に貪食細胞や抗体による排除に抵抗する細胞

表 19.3 ヒトにおける免疫複合体の介在する疾患

疾患	関与する抗原	臨床病理学的な症状
全身性エリテマトーデス(systemic lupus erythematosus)	DNA，核タンパク質，その他	腎炎，関節炎，血管炎
結節性多発動脈炎(polyarteritis nodosa)	B 型肝炎表面抗原(一部の例では)	血管炎
溶連菌感染後糸球体腎炎(poststreptococcal glomerulonephritis)	連鎖球菌の細胞壁抗原	腎炎
血清病	多種のタンパク質	関節炎，血管炎，腎炎

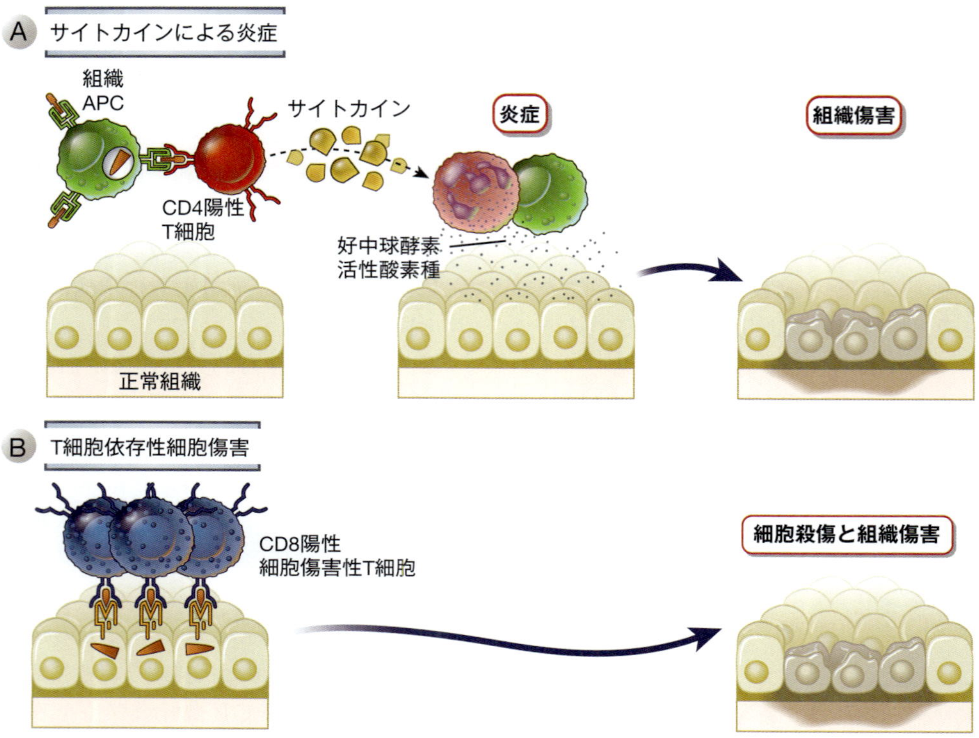

図 19.5 T細胞によって引き起こされる疾患の機序

(A)サイトカインが惹起する炎症応答では，CD4 陽性 T 細胞(時として CD8 陽性細胞も[図示せず])が炎症を刺激し，白血球を活性化するサイトカインを分泌することにより組織抗原に応答し，組織傷害を招く．(B)いくつかの疾患において，CD8 陽性細胞傷害性 T 細胞は直接細胞組織を死滅させる．

APC：抗原提示細胞(antigen-presenting cell)

内微生物に対する強い防御的な免疫応答に付随することがある．

特定の免疫疾患を惹起する T 細胞の役割は，病変部の T 細胞を証明し，T 細胞に由来すると思われる血液，組織中のサイトカインレベルの上昇を検出することで類推されてきた．これらの傷害の病因形成を解明するのには動物モデルが非常に有用であった．

サイトカインによる炎症により引き起こされる疾患

Th1 と Th17 細胞は白血球を動員し活性化するサイトカインを分泌し炎症を引き起こす． Th17 細胞(Th17 cell)によってつくられる IL-17 は好中球の動員を促進する．インターフェロン(interferon)-γ(IFN-γ)は Th1 細胞(Th1 cells)により産生され，マクロファージを活性化する．そして腫瘍壊死因子(tumor necrosis factor：TNF)とケモカイン(chemokines)は T 細胞や自然免疫(innate immunity)の細胞(樹状細胞[dendritic cells]やマクロファージ)から産生され，さまざまな種類の白血球の動員と活性化に関与する．CD4 陽性 Th1，Th17 細胞は，これらのサイトカインの産生源として重要であるが，病変においてはその他の多くの細胞が同様のサイトカインを産生していると思われる．例えば，いくつかの慢性皮膚炎症の動物モデルにおいて，病初期の IL-17 の産生源は γδ T 細胞であり，組織における自然リンパ球(innate lymphoid cells：ILCs)も T 細胞と同様に多くのサイトカインを産生している(**第 4 章**参照)．

組織傷害は，動員され，活性化された好中球，マクロファージにより産生される物質，例えばリソソーム酵素，活性酸素などの結果として起こる．活性化されたリンパ球やマクロファージにより産生されたサイトカインが，さらなる白血球の動員と炎症を惹起し，その結果として組織傷害を助長する(**第 10 章**参照)．病変部位の血管内皮細胞では，サイトカインに制御される接着分子(adhesion molecule)や主要組織適合遺伝子複合体分子クラス II (class II major histocompatibility complex molecule：MHC)などの表面タンパク質の発現レベルが上昇することがある．T 細胞が惹起する疾患に関連した炎症は典型的には慢性であるが，慢性炎症状態を基盤にした急性炎症の発作としても現れうる．遅発性過敏症はそのような炎症反応の一例であるが，詳細は後述する．慢性炎症応答はしばしばマクロファージや T 細胞からのサイトカインと成長因子の分泌の結果として線維化をもたらす．

**多くの臓器特異的な自己免疫疾患は，自己応答性 T 細胞と自己抗原の相互作用がサイトカインの放出と炎症を誘

表 19.4 T 細胞による疾患

疾患	病原性 T 細胞の特異性	組織傷害の根本的な要因
関節リウマチ(rheumatoid arthritis)	コラーゲン? シトルリン化した自己のタンパク質?	Th1 や Th17 細胞による炎症,抗体や免疫複合体も関与?
多発性硬化症(multiple sclerosis)	ミエリンにあるタンパク質抗原(例:ミエリン塩基性タンパク質)	Th1 や Th17 細胞による炎症,活性化マクロファージによるミエリン破壊
1 型糖尿病(type 1 diabetes mellitus)	膵ランゲルハンス島 β 細胞の抗原(インスリン,グルタミン酸デカルボキシラーゼなど)	T 細胞による炎症,CTLs によるランゲルハンス島細胞破壊
炎症性腸疾患(inflammatory bowel disease)	腸内細菌 自己抗原?	Th1 や Th17 細胞による炎症
乾癬(psoriasis)	何らかの皮膚抗原の可能性あり	T 細胞誘導性サイトカインによる炎症

T 細胞を介するヒト疾患の一例.多くの疾患においてT細胞の特異性および組織傷害の機序は,疾患の動物モデルの知見に基づいて考えられている.Th1 および Th17 細胞の役割は動物モデルおよびヒト病変局所における特定のサイトカインの存在から推測されている.サイトカインは CD4 陽性 T 細胞以外からの産生も考えられる.これらのサイトカインを標的とした現在進行中の臨床試験はさまざまな疾患におけるサイトカインの重要性に関して新たな知見をもたらしてくれるかもしれない.
CTLs:細胞傷害性 T 細胞(cytotoxic T lymphocytes)

導するために起こる.これは関節リウマチ(rheumatoid arthritis:RA)や多発性硬化症(multiple sclerosis:MS),1 型糖尿病(type 1 diabetes mellitus),乾癬(psoriasis),その他の自己免疫疾患の主要な機序であると考えられている(**表 19.4**).これらのうちいくつかは,本章の終わりでより詳細に解説する.

微生物やその他の外来抗原に特異的な T 細胞応答は,炎症や組織傷害をもたらしうる.結核菌(*Mycobacterium tuberculosis*)のような細胞内寄生菌は,強力な T 細胞やマクロファージの応答を引き起こし,結果として肉芽腫性炎症や線維化を引き起こす(後述).炎症と線維化は,典型的には肺において激しい組織の破壊と機能の低下の原因となることがある.結核は組織傷害が主に宿主の免疫応答によって引き起こされる感染症のわかりやすい例である(**第 16 章**参照).腸内細菌に対する T 細胞応答が,炎症性腸疾患の根底に存在すると考えられている.

接触過敏症(contact hypersensitivity)とよばれるさまざまな皮膚疾患は,化学物質や環境中の抗原への局所的な曝露によって引き起こされる.これらの疾患は,おそらく化学物質が MHC 分子など自己のタンパク質に結合することで形成される新生抗原(neoantigen)により惹起される炎症反応が原因となる.CD4 陽性と CD8 陽性の T 細胞の両方が,接触過敏症の応答におけるサイトカインの産生源となる.接触過敏症には,ツタウルシやウルシによる皮疹(これらは,T 細胞が,ウルシオール[urushiol]とよばれる植物が合成した化学物質により修飾された自己タンパク質に対し反応することで生じる)や金属(ニッケルやベリリウム)や,ラテックス手袋を製造する時に使われるチウラム(thiuram)などのさまざまな化学物質への接触により引き起こされる皮疹が含まれる.これらの応答のなかには慢性化し,臨床的に**湿疹**(eczema)とよばれるようになるものがある.薬剤への反応により引き起こされる皮疹は,ヒトにおいて最も多くみられる免疫反応の 1 つであり,接触過敏症の一種である.

古典的な T 細胞依存性の炎症反応は,**遅延型過敏反応**(delayed-type hypersensitivity:DTH)とよばれ,次に述べる.

遅延型過敏反応

遅延型過敏反応(DTH)はサイトカインによって引き起こされる組織傷害性の炎症反応であり,T 細胞,特に CD4 陽性 T 細胞の活性化が原因となる.この反応は,以前に免疫をされた(感作された)個体において,典型的には抗原の曝露から 24 ～ 48 時間の間に発症するということから,遅発性過敏症とよばれ,数分以内に発症する即時型過敏性(アレルギー)反応(**第 20 章**で述べる)とは区別される.

DTH の古典的な動物モデルでは,モルモット(guinea pig)はアジュバント(adjuvant)とともにタンパク質抗原投与により免疫された.これを感作(sensitization)とよぶ.およそ 2 週間後に同じ抗原を皮下投与し,それに続いて起こる応答が解析された.このステップを誘発期(elicitation phase)とよぶ.ヒトも微生物感染や,化学物質や環境中の抗原に接触感作,タンパク質抗原を皮内あるいは皮下注射することにより DTH へ感作されうる(**図 19.6**).続く同じ抗原への曝露(誘発[challenge]とよばれる)により応答が引き起こされる.例えば結核菌のタンパク質抗原である,精製タンパク質誘導体(purified protein dericative:PPD)は,結核菌に曝露されたことのあるヒトに注射されると,ツベルクリン反応とよばれる DTH を引き起こす.このテストは以前,あるいは現在の結核菌感染の検出手段として臨床的に広く用いられている.

DTH の特徴的反応は 24 ～ 48 時間で進展する.感作された個体において抗原の注射からおよそ 4 時間後に,好中球が注射部位の後毛細血管細静脈に集積する.約 12 時間

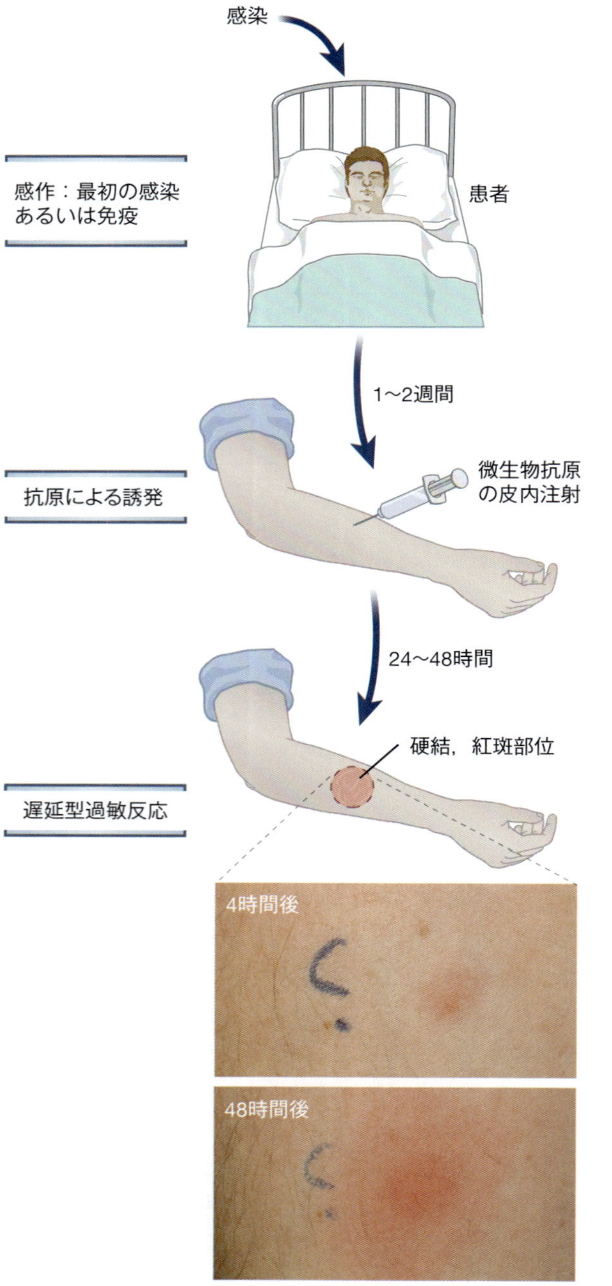

図 19.6 遅延型過敏反応（DTH）

感染や免疫（ワクチン接種）はヒトを感作し，続いて感染したもの由来の抗原で誘発が行われると，DTHの反応が起こる．この反応は誘発部位の発赤と腫脹として現れる．それは48時間でピークとなる〔Dr. J. Faix, Department of Pathology, Stanford University School of Medicine, Palo Alto, California のご厚意による〕.

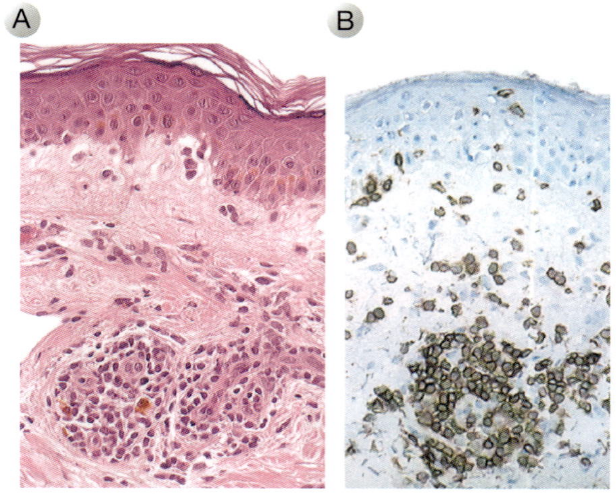

図 19.7 遅延型過敏反応の病理像

（A）**図 19.6** に示されている皮膚の応答の病理組織学的解析では，真皮において血管周囲の単核球浸潤がみられる．強拡大像（図示せず）では，浸潤細胞は活性化したリンパ球とマクロファージが小血管を取り囲んでいることが観察できる．小血管を構成する血管内皮細胞も活性化している．（B）免疫組織化学染色では，多くのCD4陽性T細胞の存在が確認される〔Dr. J. Faix, Department of Pathology, Stanford University School of Medicine, Palo Alto, California のご厚意による〕.

後までに，注射部位はT細胞や単球（monocyte）の浸潤を受け，同じように細静脈周囲に分散する（**図 19.7**）．これらの細静脈の内皮細胞は拡張し，内皮細胞内の生合成を行う細胞内小器官は増加し，細静脈血管は血漿中の高分子を透過するようになる．フィブリノーゲンは血管から周囲の組織へと漏れ出してフィブリンへと変換される．フィブリンの沈着，浮腫，およびT細胞と単球の注射部位周辺の血管外の組織の空隙への集積は，組織の肥厚と硬化を引き起こす．硬結（induration）はDTHの診断上の特徴であり，抗原の注射からおよそ18時間後までに検出可能になり，24～48時間後に最大となる．実際の臨床では，普遍的に遭遇する抗原へのDTHの消失（たとえば，カンジダ［*Candida*］抗原）は，**アナジー**（免疫応答不顕性［anergy］）とよばれるT細胞機能の欠損を示す（この免疫応答能が全般的に消失する現象は，特定の抗原への寛容［tolerance］を維持する機序である，**第15章**で解説されているリンパ球のアナジーとは異なる）．

DTHはTh1細胞により引き起こされる傷害性の反応であると伝統的に考えられてきたが，他のT細胞も炎症に関与することがある．DTHの病変部位には，好中球が多く，Th17細胞の関与を示唆するものがある．ある種の蠕虫（helminth）様の寄生虫感染では，寄生虫卵への応答が好酸球を主役とするDTHを誘発する．これらの例では，Th2サイトカインの役割が実証されている．CD8陽性T細胞もまたIFN-γを産生し，DTHに，特に皮膚において関与する．実際に，接触過敏症などの皮膚DTHにおいて，優位なT細胞分画は，しばしばCD8陽性T細胞である．

感染に対するTh1応答がマクロファージを活性化しても，貪食された微生物の排除ができないときに慢性のDTHが起こることがある． 微生物が狭い領域に限局して存在していると，肉芽腫（granuloma）とよばれる炎症組織の結節を形成する反応が起こる（**図 19.8A**）．慢性のDTHは，肉芽腫の炎症の一種として，持続したサイトカインシグナルによって引き起こされる（**図 19.8B**）．このような応

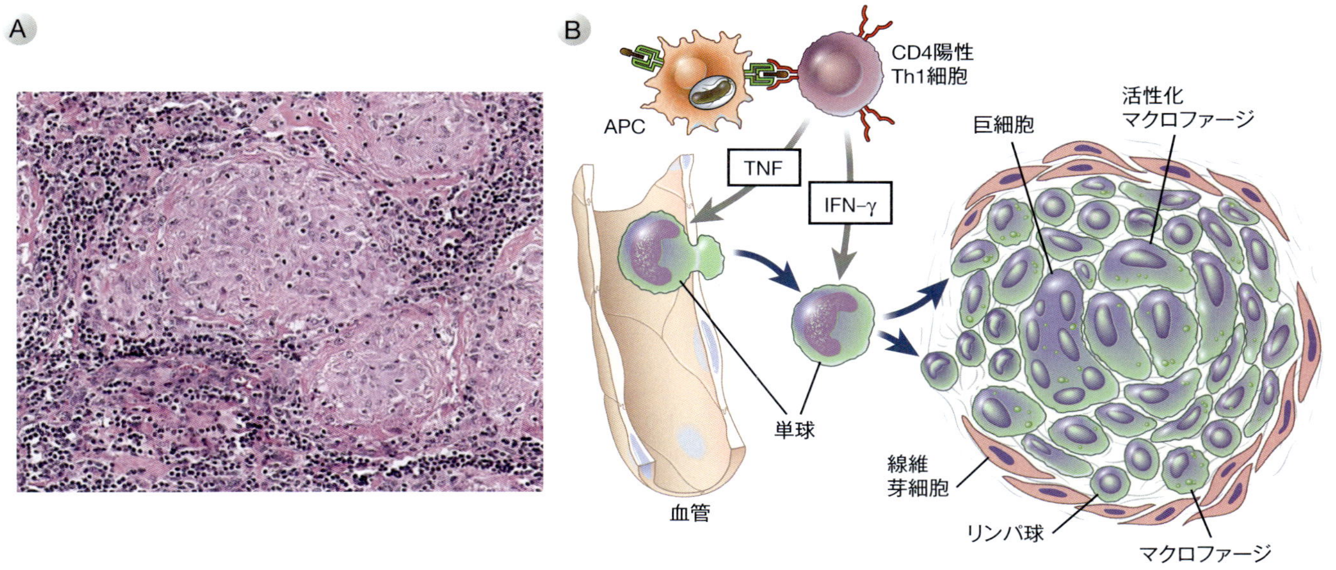

図 19.8 肉芽腫性炎症反応

(A)活性化したマクロファージ，多核巨細胞，リンパ球を含んだ結核患者のリンパ節．肉芽腫には壊死した中心部があることがある(図示せず)．免疫組織化学的解析ではリンパ球はT細胞であることがわかる．(B)肉芽腫形成の機序．サイトカインがTh1細胞の形成，マクロファージの活性化，白血球の動員に関与する．このような反応が長引くと肉芽腫の形成に至る．

答では，活性化したT細胞とマクロファージはサイトカインと成長因子を産生し続ける．これらのサイトカインはT細胞とマクロファージの両方を活性化させ，局所の組織の環境を進行性にかえていく．結果として組織傷害と慢性炎症のサイクルが形成され，続いて結合組織への置き換わり(線維化[fibrosis])が起こる．慢性のDTHでは，活性化したマクロファージが持続したサイトカインシグナルに反応し，変化することがある．これらのマクロファージでは細胞質と細胞質内の小器官が増加しており，組織学的には皮膚の上皮細胞に似てみえることがある．このような細胞を類上皮細胞(epitheloid cells)とよぶことがある．活性化したマクロファージは，融合し，多核巨細胞(multinucleate giant cells)を形成することがある．肉芽腫の炎症は感染を封じるための試みであるが，組織傷害と機能障害をもたらすことがある．この型の炎症は結核菌やある種の真菌などの遷延性微生物への応答の特色であり，線維化を伴う慢性DTHの代表例である．結核や肺の慢性真菌感染に伴う呼吸障害は，通常の肺が線維化した組織に置き換わることにより引き起こされており，直接微生物が引き起こしているのではない．

細胞傷害性T細胞により引き起こされる疾患

ウイルス感染に対する細胞傷害性T細胞の応答は，たとえウイルスそのものが細胞壊死性でなかったとしても，感染した細胞を殺傷することにより組織傷害に結びつきうる．細胞傷害性T細胞の基本的な生理的機能は細胞内微生物，基本的にはウイルスに，感染された細胞を殺傷することにより排除することである．ウイルスには直接感染した細胞を傷害し，それゆえ細胞壊死性であるといわれるものがあるが，そうでないものもある．細胞傷害性T細胞には細胞壊死性があるウイルスとそうでないウイルスを見分ける能力がないこともあり，感染そのものが宿主にとって有害であるかどうかにかかわらず，ウイルスが感染した細胞を破壊する．病変が主に宿主の細胞傷害性T細胞応答によるもので，ウイルスそのもののためではないウイルス感染の例には，マウスのリンパ球性脈絡髄膜炎(lymphocytic choriomeningitis)やヒトのウイルス性肝炎の特定の型がある(**第16章参照**)．

膵島のインスリン産生β細胞が破壊される1型糖尿病のように，特定の宿主細胞の破壊が明らかな要因となる自己免疫疾患において，細胞傷害性T細胞は組織傷害に関与すると考えられる．

免疫疾患の治療法

免疫学の最も印象的な到達点の1つは，基礎科学の理解に立脚した免疫疾患に対する新規治療を発展させたことである(**図19.9**)．治療戦略はいくつかの広いグループに分けることができる．

幅広い作用を有する抗炎症薬

過敏症性疾患の治療法の主体は，長年にわたり抗炎症薬，特にコルチコステロイド(corticosteroid)であった．このような薬剤は，サイトカインやその他の炎症メディエーター

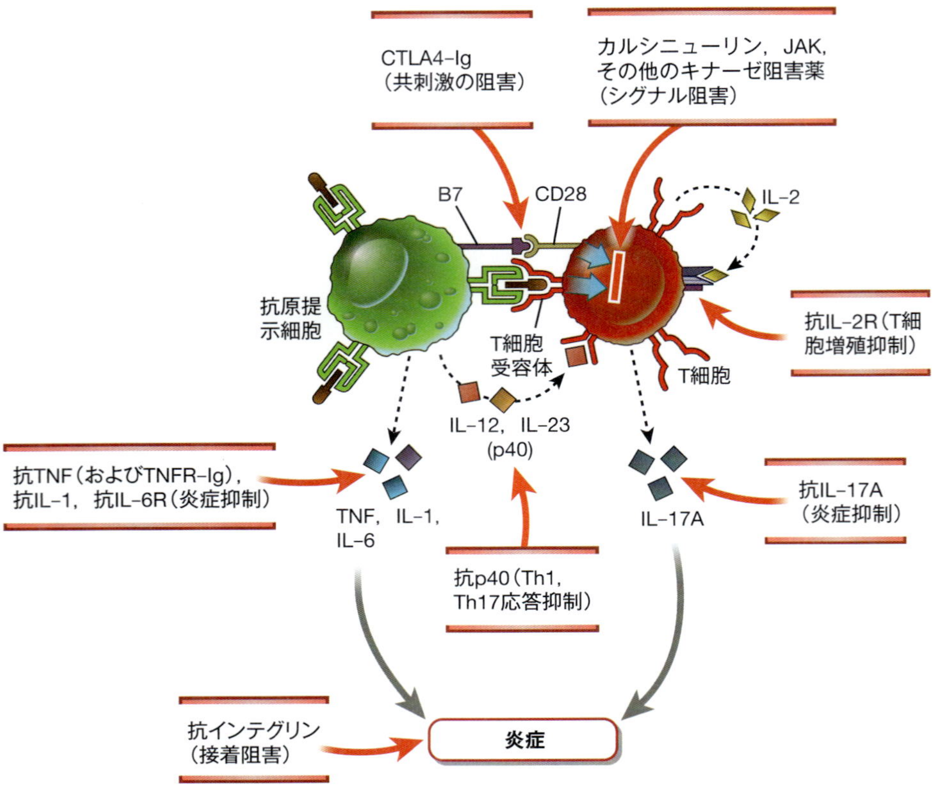

図 19.9 T細胞応答と炎症を標的とした炎症性疾患の新規治療

免疫反応と炎症反応の異なる構成要素を阻害する治療薬の作用点が図示されている．これらの治療薬の多くは，サイトカインやそれらの受容体を標的としている．抗CD20抗体によるB細胞の除去は，病因となるT細胞応答も減弱させる(図示せず)．

表 19.5 臨床および治験で使用されているサイトカイン阻害薬の一例

標的となるサイトカインもしくは受容体	阻害薬の予想される生物学的効果	臨床における適応症
TNF	炎症局所への白血球遊走を阻害する	関節リウマチ，乾癬，炎症性腸疾患
IL-1	炎症局所への白血球遊走を阻害する	自己炎症性症候群，重症の痛風，関節リウマチ
IL-6受容体	炎症抑制，抗体反応を抑制？	若年性特発性関節炎，関節リウマチ
IL-17	炎症局所への白血球遊走を阻害する	乾癬，関節リウマチ(臨床試験進行中)
IL-12とIL-23のp40鎖	Th1とTh17細胞の活性抑制	炎症性腸疾患，乾癬
IL-2受容体(CD25)	IL-2を介したT細胞増殖を抑制	急性の移植片拒絶
IFN-α	Th1分化や抗体産生に複数の影響をもたらす可能性	全身性エリテマトーデス
IL-4/IL-13	Th2の分化やIgE産生抑制	気管支喘息
BAFF	Bリンパ球の生存抑制	全身性エリテマトーデス

臨床や治験で承認されたサイトカインに対する阻害薬(抗体や可溶性受容体)の一例を示す．可溶性のTNF受容体やIL-1受容体阻害薬も同様に使用されている．
IFN：インターフェロン(interferon)，IL：インターロイキン(interleukin)，TNF：腫瘍壊死因子(tumor necrosis factor)

の分泌を抑制し，その結果，病的な免疫応答に関連する炎症を減弱させる．非ステロイド性抗炎症薬は，より軽度の炎症反応を抑制する目的に幅広く用いられる．

抗サイトカイン療法

炎症に関与する多数のサイトカインやその受容体が慢性のT細胞依存性炎症性疾患の治療の標的となり，特異的なアンタゴニスト(拮抗薬)が用いられている(**表 19.5**)．このクラスの生物学的製剤の最初の成功例は，可溶性TNF受容体と抗TNF抗体であり，これらはTNFに結合し中和する．これらの薬剤は，関節リウマチやクローン病(Crohn's disease)，そして乾癬の多くの患者に大きな恩恵をもたらした．IL-6 受容体抗体は，若年および成人の関節炎に用いられ成功している．IL-1，IL-12 および IL-23 に共通する p40 鎖，IL-17 などのその他の炎症原性サイトカインに対するアンタゴニストは，種々の炎症性疾患に対して最近認可され，その他の薬剤も臨床試験が行われている．さらにこれらの生物学的製剤に加えて，JAK キナーゼ(種々のサイトカイン受容体の重要な細胞内シグナルのメディエーター．**第 7 章参照**)を阻害する低分子化合物も，関節リウマチにおけるサイトカイン作用の抑制のために認可されている．

細胞の除去と抗体

すべてのリンパ球，B 細胞のみ，あるいは T 細胞のみを除去するモノクローナル抗体が，重症の炎症性疾患の治療に用いられる．**第 5 章**では，臨床使用されている細胞を除去するモノクローナル抗体を列挙した(**表 5.3** 参照)．近年の発展は，B 細胞のみを消去する抗 CD20 抗体(リツキシマブ[rituximab])が，主に T 細胞依存性の炎症によって引き起こされると考えられていた疾患の治療に用いられ成功したことである．この治療は関節リウマチと多発性硬化症の患者で効果を発揮した．抗 CD20 抗体の有効性は，特に記憶(memory)T 細胞の誘導や維持において，T 細胞応答に対する抗原提示細胞(antigen-presenting cell)としての B 細胞の役割に関係しているかもしれない．血漿交換療法(plasmapheresis)は循環中の自己抗体や免疫複合体を取り除くために行われている．

その他の生物学的製剤

共刺激因子(costimulator)である B7(**第 9 章参照**)を阻害する CTLA-4-Ig は，関節リウマチと移植片の拒絶反応に対する治療として認可されている．インテグリン(integrins)に対する抗体は，白血球の組織への遊走，特に多発性硬化症における中枢神経系(central nervous system：CNS)への遊走を阻害するために使用される．CD40 リガンドに対する抗体は，T 細胞による B 細胞やマクロファージの活性化を阻害し，多発性硬化症や炎症性腸疾患の患者に有益であるが，この分子がヒト血小板上に発現している(その機能は不明である)ことに明らかに起因して，治療を受けた患者の一部は血栓性合併症を発症した．

IgG の静脈内投与

健常者ドナー由来の大量の IgG の静脈内投与(intravenous IgG：IVIG)は，免疫性の血小板減少症や溶血性貧血などのいくつかの自己免疫疾患に効果がある．多くの特異性が不明の IgG を含むこの薬剤が，どのように免疫性炎症(immune inflammation)を抑制するのかははっきりしていない．1 つの可能性は，IgG が B 細胞(**第 12 章参照**)や樹状細胞上の抑制性の Fc 受容体(FcγRIIB)に結合し，自己抗体産生や炎症反応を減弱させるというものである．また IVIG は，成人では抗体を代謝から守る働きがある新生児 Fc 受容体(neonatal Fc receptor：FcRn)(**第 5 章参照**)に病原性の抗体が結合するのと競合し，病原性の抗体の半減期を短くする効果をもたらす．

寛容を誘導する治療

疾患をもたらす T 細胞に寛容を誘導するなどのより特異的な治療法の試みが進行中である．多発性硬化症と 1 型糖尿病は，標的抗原がはっきりしている 2 つの免疫疾患である．両疾患とも，抗原(それぞれミエリン塩基性タンパク質とインスリン)を，抗原特異的なリンパ球を抑制する目的で患者に投与する臨床試験が進行中である．免疫系のさまざまな構成要素を阻害する多くの治療法のリスクは，微生物と戦っている免疫系の正常な機能に干渉して，ヒトを感染に弱くしてしまうことである．抗原特異的な寛容は，疾患を引き起こしているリンパ球を選択的に標的とすることにより，この問題点を回避する．

炎症性疾患の治療のために，制御性 T 細胞(regulatory T cell：Treg)に関する知見を利用することに，近年多大な興味が注がれている．患者の制御性 T 細胞を分離し，培養して，増殖，活性化し，患者に投与して戻す多くの臨床試験が進行中である．もう 1 つのアプローチは，エフェクター細胞(effector cells)よりも制御性 T 細胞の活性化や維持を行うと予測される低用量の IL-2，あるいは制御性 T 細胞に恒常的かつ高レベルで発現している IL-2 受容体鎖である CD25 により結合しやすく変異した IL-2 を患者に投与するものである．

代表的な免疫疾患：病因と治療戦略

続く項では，抗体と T 細胞によって引き起こされる疾患をいくつか選び，その疾患の病因と新規治療に関して述べる．この考察の目的は，臨床像の詳細を示すことではなく，疾患がどのように異常な免疫反応の基礎をなす原理を指し示しているのかに注目することである．

全身性エリテマトーデス：免疫複合体により引き起こされる疾患の原型

全身性エリテマトーデス(SLE)は慢性で，寛解と再燃を繰り返し，複数の経路が関与する自己免疫疾患であり，主に女性が罹患し，米国では 20 ～ 60 歳までの女性の 700 人に 1 人(黒人女性では 250 人に 1 人)の頻度，男女比は 1：10 である．臨床症状の主なものは，皮疹，関節炎，糸球体腎炎，溶血性貧血，血小板減少であり，中枢神経系病変もよくみられる．多くの種類の自己抗体がSLE患者では検出される．最も高頻度に検出されるのは，抗核抗体，特に抗DNA抗体である．その他には，RNAタンパク質，ヒストン，核小体の抗原に対する抗体がある．これらの自己抗体とその特異的抗原からなる免疫複合体が全身の小動脈や毛細血管に沈着し，糸球体腎炎，関節炎，血管炎を引き起こす．溶血性貧血と血小板減少は，それぞれ赤血球や血小板に対する自己抗体によって引き起こされる．この疾患に対する主要な診断テストは，抗核抗体の検出である．二重らせんの天然型DNAに対する抗体はSLEに特異的である．

全身性エリテマトーデスの病因

SLEは遺伝要因と環境要因が，自己反応性のB細胞とT細胞の寛容の破綻に関与する複雑な疾患であり，完全には解明されていない．遺伝的な要因の1つに，特定のHLA遺伝子座が挙げられる．HLA-DR2あるいはHLA-DR3をもつ人のオッズ比(相対的リスク)は2～3であり，もし両方のハプロタイプ(haplotype)が存在すると，オッズ比は約5になる．古典的経路の補体タンパク質，特にC1q，C2，C4の遺伝的欠損は，SLE患者の約5％でみられる．補体の欠損は，免疫複合体やアポトーシス細胞の排除に障害をきたし，B細胞の寛容の破綻につながる．抑制性Fc受容体であるFcγRIIBの多型(polymorphism)が一部の患者で報告されている．これによりB細胞の活性化の制御や，自然免疫細胞の炎症反応の抑制がうまく行われなくなる．その他の多くの遺伝子が，ゲノムワイド関連解析(genome-wide association study)で同定され，**第15章**で述べたように，フォスファターゼ(phosphatase)であるPTPN22など，いくつかの遺伝子はその役割も検討されてきている．環境要因として，紫外線(ultraviolet：UV)に対する曝露がある．紫外線は細胞のアポトーシスを引き起こし，核抗原を放出すると推測されている．

2つの観察結果から，SLEの病因における新たな仮説が生まれた．第1に，患者を調べることにより，血液細胞が特徴的な分子指標(molecular signature)(遺伝子発現パターン)を示すことが明らかとなり，主としてプラズマ細胞様樹状細胞(plasmacytoid dendritic cell)が産生するI型インターフェロンであるIFN-αへの曝露が示唆された．他の研究では，SLE患者のプラズマ細胞様樹状細胞は異常に大量のIFN-αを産生することも示された．第2に，動物モデルによる研究により，DNAやRNAを認識するToll様受容体(Toll-like receptor：TLR)，特にDNAを認識するTLR9とRNAを認識するTLR7が，自己の核抗原に特異的なB細胞の活性化に重要な役割を果たしていることが示された．これらの研究を基として，SLEの病因モデルが提唱された(**図19.10**)．このモデルでは，UV照射や他の環境からの侵襲が，細胞のアポトーシス(apoptosis)

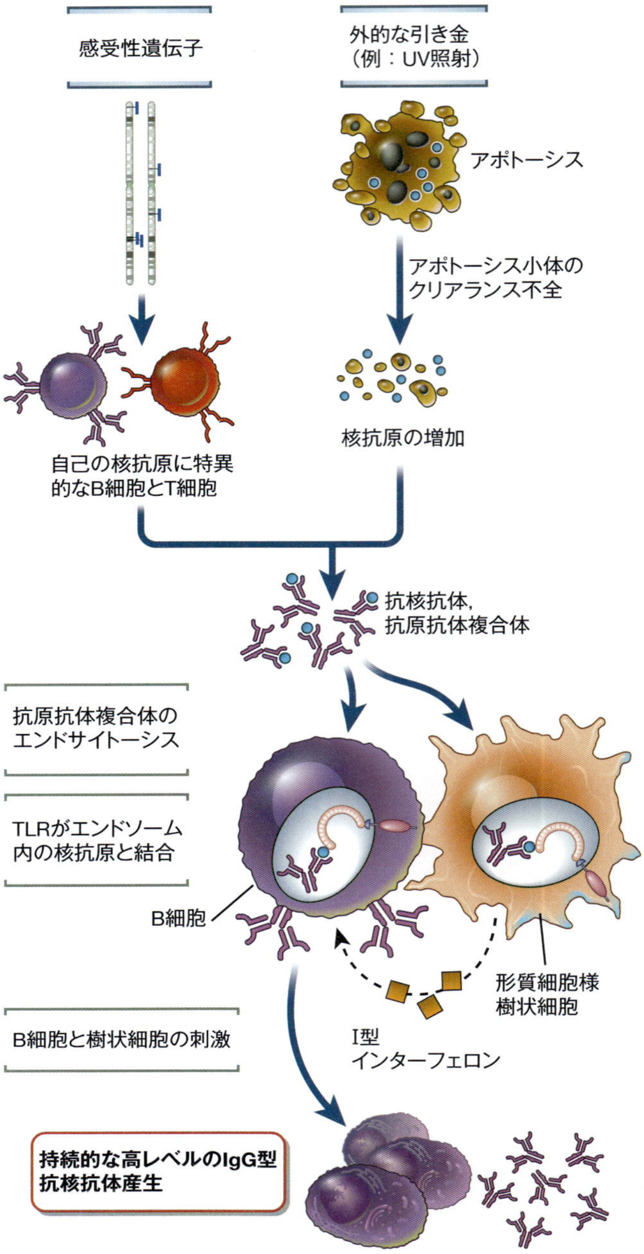

図19.10 全身性エリテマトーデス(SLE)の病因モデル
この仮説モデルでは，種々の疾患感受性遺伝子が自己寛容の維持を阻害し，また外的な引き金が核抗原を持続させる．その結果，自己の核抗原に対する抗体反応が生じ，その反応はTLR依存的な核酸による樹状細胞とB細胞の活性化，およびI型インターフェロンの産生によって増幅される．

を招く．これらの細胞の核成分の不十分なクリアランスは，補体タンパク質やTREX1などのヌクレアーゼによるクリアランス機構の傷害が原因の一部であり，膨大な核抗原の蓄積をもたらす．SLEに感受性のある種々の遺伝子の多型により，B細胞やT細胞の自己寛容を維持する能力が欠損し，そのため自己反応性リンパ球が機能を維持し続ける．B細胞の寛容の破綻は，骨髄(bone marrow)での受容体編集(receptor editing)や未成熟B細胞(immature B lymphocyte)の排除の失敗，あるいは末梢性免疫寛容

(peripheral tolerance)の破綻が原因である．寛容にならなかった自己反応性B細胞は自己の核抗原によって刺激され，抗原に対して抗体が産生される．抗原と抗体の複合体は樹状細胞上のFc受容体とB細胞上の抗原受容体に結合し，エンドソーム内に取り込まれる．核酸の構成成分がエンドソーム(endosome)のToll様受容体と結合し，B細胞を刺激してより多くの自己抗体を産生させ，樹状細胞，特にプラズマ細胞様樹状細胞を活性化し，IFN-αを産生させて，さらに免疫応答を増強し，さらなるアポトーシスを引き起こす．これらが総合して抗原の放出と免疫の活性化のサイクルが形成され，高い親和性(affinity)をもった自己抗体の産生につながる．

全身性エリテマトーデスの新規治療

近年のSLEの理解の進展は，新しい治療アプローチの開発につながっている．IFN-αやその受容体に対する抗体の有効性を確かめるための臨床試験が進行中であり，Toll様受容体シグナルの阻害も考案されている．B細胞の表面タンパク質のCD20に対する抗体の使用によりB細胞を消去することも注目されている．B細胞成長因子のBAFFを阻害する抗体が，現在SLEの治療として認可されているが，その有効性はあまり高くないようである．抗CD20抗体を用いたB細胞除去療法の臨床試験も，成功例は限られている．B細胞の除去と，プロテアソーム(proteasome)阻害薬(ミスフォールドタンパク質の蓄積を生じ，最終的には細胞死に至る)を用いた長期生存形質細胞(plasma cell)の除去の併用は，さらなるアプローチの方法である．

関節リウマチ

関節リウマチ(RA)は，手指，足趾，手関節，肩関節，膝関節，足関節といった四肢の大小の関節が侵される炎症性疾患である．疾患の特徴は，関節軟骨と骨の破壊を伴う滑膜の炎症であり，形態学的解析からは局所での免疫応答の存在が示唆される．細胞性免疫応答と体液性免疫応答の双方が，滑膜炎の発症に関与している．CD4陽性Th1細胞およびTh17細胞，活性化したB細胞，形質細胞，マクロファージ，さらには他の炎症細胞が炎症を起こした滑膜内に認められ，重症例においては三次リンパ組織(tertiary lymphoid organ)とよばれるような胚中心(germinal centers)を伴うリンパ濾胞(lymphoid follicle)が高度に形成されていることもある．IL-1，IL-8，TNF，IL-6，IL-17，そしてIFN-γなどの大量のサイトカインが滑液中に検出される．サイトカインは白血球を動員して，その産生産物により組織傷害を惹起したり，もともと存在している滑膜細胞を活性化して，関節の軟骨，靱帯，腱の破壊をもたらすコラゲナーゼなどのタンパク質分解酵素を産生させると考えられている．関節での破骨細胞活性の亢進がRAにおける骨破壊を促進しており，これは活性化したT細胞から産生されたTNFファミリーのサイトカインであるRANK(receptor activator of nuclear factor κB)リガンドによってもたらされる場合がある．RANKリガンドは，破骨細胞の前駆細胞に発現しているTNF受容体ファミリーの1つであるRANKに結合し，破骨細胞分化と活性化を誘導する．RAに伴う全身症状には，多くは免疫複合体によって発症する血管炎と，肺障害がある．

RAの研究はT細胞の役割に重点が置かれてきたが，抗体も関節破壊に関与する．活性化したB細胞や形質細胞は，病変の存在する関節の滑膜にしばしば存在する．患者の血中からは，自身のIgG分子のFc部位(まれにFabも)に対するIgM，IgGが頻繁に検出される．これらの自己抗体はリウマトイド因子(rheumatoid factor)とよばれ，その存在がRAの診断のための検査に利用される．リウマトイド因子は，傷害の原因となる免疫複合体の形成に関与しうるが，その病原的な役割は確立していない．もう一種の抗体として，患者の少なくとも70%に検出される，環状シトルリン化ペプチド(cyclic citrullinated peptide：CCP)に特異的な抗体が存在する．CCPは，炎症環境下において，酵素によりアルギニン残基がシトルリンに変換される修飾を受けた特定のタンパク質に由来する．この抗CCP抗体は，RAに特異的な診断マーカーとして用いられ，組織傷害にも関与する．

関節リウマチの病因

他の自己免疫疾患と同じように，RAは遺伝的要因と環境的要因が自己抗原への寛容の破綻に関与する複雑な疾患である．シトルリン化ペプチドを認識するB細胞，T細胞が同定されているが，病原性のT細胞やB細胞が何に対して特異的であるのかは不明である．RAの疾患感受性は，HLA-DR4のハプロタイプやいくつかのその他のHLA-DRアレル(対立遺伝子[allele])と関連があり，そのすべてが抗原結合部にシェアードエピトープ(epitope)とよばれる5つのアミノ酸残基からなる配列を共有している．近年の全ゲノム関連解析は，チロシンフォスファターゼであるPTPN22(**第15章参照**)をコードする遺伝子を含めた多数の遺伝子多型がRAに関連していることを明らかにしている．

CCPに対する免疫応答を特定したことは，RAの病態形成における新たな知見をもたらした(**図19.11**)．このモデルによれば，喫煙や一部の感染症などの環境からの侵襲が，自己タンパク質のシトルリン化を誘導することで，特定の新しい抗原エピトープを出現させる．これらの化学的に修飾されたエピトープは，正常状態においては存在しない新生抗原であるため，寛容が存在していない．これらのエピトープを提示できる特定のHLAをもった個体では，このタンパク質に対するT細胞および抗体による応答がもた

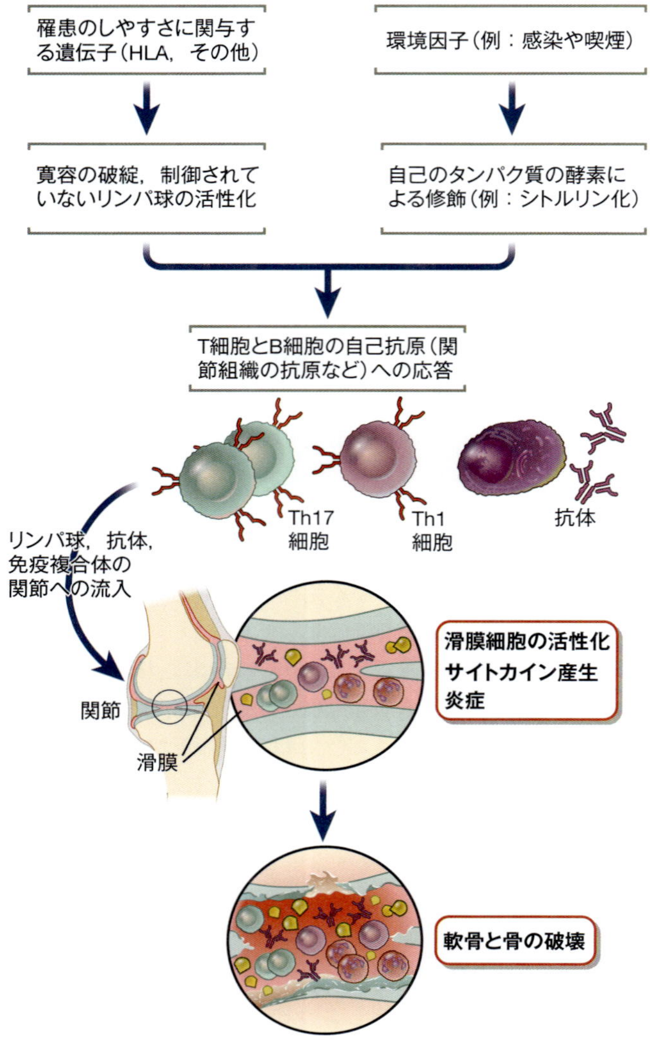

図 19.11 関節リウマチの病因モデル

このモデルによると，環境刺激により誘導されたシトルリン化タンパク質が，遺伝的に罹患しやすい個体においてT細胞と抗体の応答を引き起こす．T細胞と抗体は関節に入り，自己のタンパク質と反応して，主にサイトカイン分泌と，おそらくは抗体依存的なエフェクター機序により，組織傷害を引き起こす．シトルリン化以外のタンパク質の修飾も，同様の結果を引き起こす．

らされうる．この修飾された自己タンパク質が関節にも存在していれば，反応性のT細胞や抗体が関節を傷害する．Th17細胞やおそらくTh1細胞はサイトカインを分泌し，白血球を関節に動員し，滑膜細胞を活性化してコラゲナーゼやその他の酵素を産生させる．これらの結果として，軟骨と骨の破壊が進行する．関節における慢性的な免疫応答は，滑膜に三次リンパ組織を形成し，局所での免疫応答が維持され，増強していく．

関節リウマチの新しい治療

T細胞とサイトカインのRAにおける中心的役割が認知されたことにより，科学的な理解に基づいて特定の分子を標的とする，注目すべき治療上の進歩がもたらされた．これらの新規治療の主なものはTNFアンタゴニストであり，多くの患者において疾病の経過を進行性で容赦のない関節の破壊から，残存はしていても管理可能な慢性炎症へと変えた．その他にさまざまな標的療法が過去5〜10年の間に開発され，RAの病因への洞察を与えている．IL-6受容体をブロックする抗体やIL-1阻害因子，さらにはJAKシグナルを阻害する低分子といったTNF以外のサイトカイン阻害も有効である．CLTA-4の細胞外ドメインとIgGのFc部位の融合タンパク質であるCTLA-4-Igは，B7分子に結合することでB7分子によるCD28に対する共刺激（**第9章**参照）をブロックすることによって，T細胞の活性化阻害が成し遂げられることとなった．抗CD20抗体を用いたB細胞除去も有効であることが示されているが，この効果の背景にある機序は十分に解明されていない．

多発性硬化症

多発性硬化症（MS）は中枢神経系（central nervous system：CNS）における自己免疫疾患であり，Th1およびTh17細胞からなるCD4陽性T細胞サブセットが自己のミエリン抗原に応答し，脳や脊髄の神経周囲でのマクロファージの活性化，ミエリンの破壊や神経伝導の異常，そして神経傷害を引き起こす．若年成人で最も多い神経疾患である．病理学的解析では，CNSの白質の炎症と脱髄を認める．MSの臨床的な特徴は，寛解と増悪を繰り返す脱力，麻痺，眼症状であり，疾患活動性の高い症例におけるCNSの画像検査では，頻繁に新規の病変が形成されていることが示唆される．

MSの動物モデルは，マウス，ラット，モルモット，ヒト以外の霊長類における実験的自己免疫性脳脊髄炎（experimental autoimmune encephalomyelitis：EAE）であり，これは主にT細胞を介した組織特異的な自己免疫疾患としては，最もよくその特性が解析された実験モデルの1つである．EAEは，ミエリン塩基性タンパク質（myelin basic protein：MBP），プロテオリピドタンパク質，ミエリンオリゴデンドロサイト糖タンパク質などの，通常CNSのミエリンに存在する抗原を，強いT細胞応答の誘導に必要な熱殺菌したマイコバクテリアを含むアジュバントとともに動物に免疫することにより誘導される．免疫された動物は，免疫から1〜2週間後に，CNSの白質の血管周囲へのリンパ球とマクロファージの浸潤と，続いて生じる脱髄によって特徴づけられる脳脊髄炎を発症する．その神経の病変は，軽度で自然軽快するか，あるいは慢性で再燃することがある．これらの病変は進行性，あるいは寛解と再燃を繰り返す麻痺をもたらす．罹患した動物から未発症の動物にT細胞を移入することにより，疾患を移行させることができる．ミエリン抗原に対する抗体は動物モデルでも患者でも検出されるが，これらの抗体の病変形成における重要性については確立していない．

多発性硬化症の病因

EAE は，ミエリンに存在するタンパク質抗原に特異的な活性化 CD4 陽性 Th1 細胞および Th17 細胞によって引き起こされるという多くの根拠がある．実験モデルから類推して，MS もミエリン特異的な Th-1 と Th-17 細胞によって引き起こされると考えられており，これらの細胞は患者の血中や CNS で見出され，単離されている．これらの細胞がどのように患者の体内で活性化されるかは，いまだ謎である．感染（多くはウイルス感染）が分子擬態（molecular mimicry）によりミエリン反応性 T 細胞を活性化することが示唆されている（**第 15 章参照**）．自己寛容は，疾患感受性遺伝子をもつことで破綻している可能性がある．一卵性双生児がともに MS を発症する確率は 25 ～ 30％であるが，二卵性双生児では 6％である．これらの知見は疾患の発症に遺伝的な素因が存在するが，リスクの一部に寄与しているのみであることを示唆している．MS に関連する遺伝子の多型には HLA 遺伝子座があり，HLA-DRB1*1501 が最も強い関連を示す．全ゲノム関連解析やその他の遺伝子解析では，疾患のリスクに 100 以上の遺伝的多型が関連していることが明らかにされ，その多くが免疫機能にかかわる遺伝子に位置している．IL-2 受容体の α 鎖である CD25 の非コーディング領域の多型が関連していることは興味深い点である．この多型はエフェクター T 細胞，制御性 T 細胞の発生と維持を変化させうるものである．そのほかの研究では，MS 患者において末梢での制御性 T 細胞の維持に問題があることが指摘されているが，これが自己寛容の破綻にどのように関与しているかは知られていない．いったんミエリン特異的な T 細胞が活性化すると，それらは CNS に遊走し，そこでミエリンタンパク質と出会い，サイトカインを放出する．サイトカインは，マクロファージやさらなる T 細胞を動員し，活性化させ，ミエリンの破壊をもたらす．EAE の研究で，**エピトープ拡大**（epitope spreading）として知られる機序により疾病が進行することが示唆された（**第 15 章参照**）．組織の破壊は新たなタンパク質抗原の放出と，通常は隔絶されている新たなエピトープを発現させ，さらに自己反応性 T 細胞の活性化させる．

多発性硬化症の新しい治療

従来の MS の免疫療法（immunotherapy）は，科学的基盤がよく解明されていない手法に依存していた．これらには，サイトカイン応答を変化させうるインターフェロン-β の投与や，HLA 分子に結合して抗原提示（antigen presentation）をブロックすることが想定されている 4 アミノ酸のランダムなポリマーを用いた治療などが含まれる．しかしながら，近年は合理的な原理に基づいた，いくつかの新たな免疫修飾療法が開発されている．1 つには，VLA-4 インテグリン（**第 3 章参照**）に対する抗体が CNS への白血球遊走を阻止することで，患者で効果を挙げている．しかし，この治療を受けた患者の少数で，潜在的に感染していた JC ウイルスの再活性化が起こり，重篤で，時として致命的となる CNS 障害の原因となる．もう 1 つの最近 MS の治療として認可された薬剤も，白血球遊走を阻害するものである．フィンゴリモド（FTY720）とよばれるその薬剤は，スフィンゴシン-1-リン酸を介したリンパ組織からの T 細胞の遊出経路を阻害する（**第 3 章参照**）．多くの患者において，抗 CD20 抗体を用いた B 細胞除去が有効である．この結果は，病原性 T 細胞の活性化において，おそらく抗原提示細胞として B 細胞が重要な役割をもつことを示している．ミエリン塩基性タンパク質は MS において免疫応答の標的となる重要な自己抗原として知られているが，ミエリン塩基性タンパク質のペプチドの投与による抗原特異的な寛容の誘導や，関連抗原特異的な制御性 T 細胞をつくり出すことが期待されており，初期の臨床試験の結果は有望であるといえる．多くの治療が，永続的な機能傷害の主たる原因となる神経変性の特徴を示すような進行した MS よりも，炎症が主体である初期の MS においてより有効であることも，明らかである．この知見から，ミエリン化の回復や傷害された軸索や神経細胞を修復する新たな試みがはじまっている．

1 型糖尿病

1 型糖尿病は，以前はインスリン依存性糖尿病（insulin-dependent diabetes mellitus）といわれていた．インスリン産生の低下が原因となる代謝性疾患である．アメリカ合衆国では人口の約 0.2％が罹患しており，発症のピークとなる年齢は 11 ～ 12 歳である．北米やヨーロッパでは発症率が増加している．この疾患は高血糖とケトアシドーシスが特徴である．1 型糖尿病の慢性合併症には，四肢や臓器の虚血性壊死を招くアテローム動脈硬化（atherosclerosis）や，網膜・腎糸球体，末梢神経に傷害を与える微小血管の閉塞がある．患者はインスリンを産生する膵臓のランゲルハンス島の β 細胞が免疫によって破壊されることによりインスリン欠損となるため，継続したホルモン補充療法が必要となる．90％以上のランゲルハンス島破壊により初めて臨床症状が出現するため，一般的には自己免疫発症から症状出現までは長い期間を要する．

1 型糖尿病の病因

ランゲルハンス島にある抗原（インスリンを含む）に対する CD4 陽性 Th1 細胞による炎症や，細胞傷害性 T 細胞によるランゲルハンス島細胞の破壊，ランゲルハンス島細胞にダメージを与えるサイトカイン（TNF や IL-1 など）の局所的産生，そしてランゲルハンス島に対する自己抗体など，複数の機序がβ細胞の破壊に関与する．発症初期に膵臓を解析した結果では，ランゲルハンス島の細胞壊死およびCD4陽性，CD8陽性両T細胞の浸潤がみられた．このような病変は膵島炎(insulitis)とよばれる．ランゲルハンス島の細胞やインスリンに対する自己抗体もこれらの患者の血中に検出される．(患者の親族など)罹患のリスクは高いがまだ糖尿病を発症していない小児では，ランゲルハンス島細胞に対する抗体の存在が1型糖尿病の発症を予測する因子となりうる．動物モデルとしては，糖尿病を自然発症する非肥満糖尿病マウス(nonobese diabetic mouse)(NODマウス)がある．このモデルでは，制御性T細胞の機能不全や生存低下に加えて，制御性T細胞の抑制能に抵抗を示すエフェクターT細胞の活性異常が確認されている．他に，前述の関節リウマチにおけるネオ抗原と同様に，ランゲルハンス島抗原の翻訳後修飾が新たなエピトープを形成し，免疫応答を活性化している可能性が主にマウスモデルで報告されている．

1型糖尿病には複数の遺伝子が関与している．HLA遺伝子の役割には多くの注目が集まっている．白人で1型糖尿病に罹患している人の90～95％はHLA-DR3あるいはDL4あるいはその両方をもっている．対して，健常者ではおよそ40％である．患者の40～50％がDR3/DR4のヘテロ接合体をもつが，健常者では5％である．HLA以外の遺伝子もいくつか疾患に関与している．そのうち最初に同定されたのはインスリンである．インスリン遺伝子のプロモーター(promoter)領域のタンデム反復(tandem repeat)は，疾患感受性と関連がある．詳細な機序は不明であるが，胸腺(thymus)でのT細胞成熟過程におけるインスリン特異的なT細胞の消去(負の選択)を決定するインスリンの発現レベルに関与することが考えられている．その他例えば*IL2*や*CD25*遺伝子などの遺伝子多型も患者およびNODマウスで同定されている．これら遺伝子多型の違いが疾患発症のリスクに寄与する可能性があるが，どのようにT細胞反応に影響するか詳細は不明である．いくつかの研究では，ウイルス感染(例：コクサッキーウイルスB4)が，おそらく炎症や共刺激因子の発現を通じて細胞を傷害し，自己免疫応答を惹起して1型糖尿病の発症を促進することが示唆されている．しかし，疫学データからは反復感染は1型糖尿病に対して保護的に働くことが示唆されており，これはNODマウスにおいても同様である．実際，先進国において1型糖尿病の発症率が上昇する理由の1つは，感染症が減るためであるという仮説がある．

1型糖尿病の新規治療法

最も興味深い1型糖尿病の新規治療戦略は，ランゲルハンス島の抗原(インスリンなど)に対する寛容の誘導や，制御性T細胞を精製したり患者に投与したりするものである．これらの臨床試験は，まだ始まったばかりである．

炎症性腸疾患

炎症性腸疾患(inflammatory bowel disease)は，クローン病と潰瘍性大腸炎(ulcerative colitis)があり，T細胞が介在する炎症が腸管の傷害を誘導する．クローン病は慢性炎症と頻繁に瘻孔を形成する腸管壁の破壊が特色である．潰瘍性大腸炎では病変は大部分が粘膜に限局しており，集中した炎症に裏打ちされた潰瘍形成がある．炎症性腸疾患の病態は**第14章**で述べた．これらの疾患に対する新規治療法としてTNFやIL-12とIL-23のp40鎖，インテグリンに対する抗体療法がある．

本章のまとめ Summary

異常な免疫応答により引き起こされる疾患は過敏症とよばれる．その免疫応答は自己抗原に対する自己免疫や過剰でコントロールされない外来抗原(例：微生物)への応答がある．

過敏症は，細胞や組織に結合する抗体(Ⅱ型過敏症)や組織に沈着する循環中の免疫複合体(Ⅲ型)，あるいは抗原や組織に応答するT細胞(Ⅳ型)によって誘導される．即時型過敏反応(Ⅰ型)はアレルギー疾患の原因であり，**第20章**で述べる．

抗体による組織傷害の機序は補体の活性化やFc受容体を介する炎症である．抗体のなかには，宿主細胞をオプソニン化して貪食を促したり，通常の細胞機能に干渉し，組織傷害を起こすことなく疾患を引き起こしたりするものがある．

T細胞を介した組織傷害は，主にCD4陽性Th1，Th17細胞が分泌するサイトカインにより誘導されるものと，細胞傷害性T細胞による細胞の溶解がある．古典的なT細胞反応は以前にプライミングされたT細胞が活性化しサイトカインを産生することで，さまざまな白血球，主としてマクロファージを動員し活性化する遅延型過敏反応である．

自己免疫疾患の現在の治療は免疫の活性と自己免疫応答の結果としての傷害を抑えることを標的としている．サイトカインやインテグリンに対する抗体のような炎症抑制やリンパ球活性化抑制，リンパ球破壊をめざした製剤が含まれる．将来の目標は，リンパ球の自己抗原特異的な応答を阻害しこれらの細胞に免疫寛容を誘導することである．

全身性エリテマトーデス，関節リウマチ，多発性硬化症，そして1型糖尿病などの自己免疫疾患は，過敏症の応答における組織傷害を引き起こすさまざまな機序や，疾患感受性遺伝子，環境因子の関与を例証している．

参考文献

総論

Faurschou M, Jayne DR. Anti-B cell antibody therapies for inflammatory rheumatic diseases. *Annu Rev Med*. 2014; 65: 263–278.

Kim SJ, Diamond B. Modulation of tolerogenic dendritic cells and autoimmunity. *Semin Cell Dev Biol*. 2015; 41: 49–58.

Lenardo M, Lo B, Lucas CL. Genomics of immune diseases and new therapies. *Annu Rev Immunol*. 2016; 34: 121–149.

Rosen A, Casciola-Rosen L. Autoantigens as partners in initiation and propagation of autoimmune rheumatic diseases. *Annu Rev Immunol*. 2016; 34: 395–420.

抗体および免疫複合体を介した疾患

Jancar S, Sanchez Crespo M. Immune complex-mediated tissue injury: a multistep paradigm. *Trends Immunol*. 2005; 26: 48–55.

Muñoz LE, Lauber K, Schiller M, et al. The role of defective clearance of apoptotic cells in systemic autoimmunity. *Nat Rev Rheumatol*. 2010; 6: 280–289.

T 細胞を介した疾患

Gutcher I, Becher B. APC-derived cytokines and T cell polarization in autoimmune inflammation. *J Clin Invest*. 2007; 117: 1119–1127.

Joosten LA, Abdollahi-Roodsaz S, Dinarello CA, et al. Toll-like receptors and chronic inflammation in rheumatic diseases: new developments. *Nat Rev Rheumatol*. 2016; 12: 344–357.

O'Shea JJ, Schwartz DM, Villarino AV, et al. The JAK-STAT pathway: impact on human disease and therapeutic intervention. *Annu Rev Med*. 2015; 66: 311–328.

Palmer MT, Weaver CT. Autoimmunity: increasing suspects in the CD4+ T cell lineup. *Nat Immunol*. 2010; 11: 36–40.

Pavlos R, Mallal S, Ostrov D, et al. T cell-mediated hypersensitivity reactions to drugs. *Annu Rev Med*. 2015; 66: 439–454.

Teng MW, Bowman EP, McElwee JJ, et al. IL-12 and IL-23 cytokines: from discovery to targeted therapies for immune-mediated inflammatory diseases. *Nat Med*. 2015; 21: 719–729.

Zhang Q, Vignali DA. Co-stimulatory and co-inhibitory pathways in autoimmunity. *Immunity*. 2016; 44: 1034–1051.

全身性エリテマトーデス

Banchereau J, Pascual V. Type I interferon in systemic lupus erythematosus and other autoimmune diseases. *Immunity*. 2006; 25: 383–392.

Crow MK. Type I interferon in the pathogenesis of lupus. *J Immunol*. 2014; 192: 5459–5468.

Tsokos GC. Systemic lupus erythematosus. *NEJM*. 2011; 365: 2110–2121.

関節リウマチ

Catrina AI, Ytterberg AJ, Reynisdottir G, et al. Lungs, joints and immunity against citrullinated proteins in rheumatoid arthritis. *Nat Rev Rheumatol*. 2014; 10: 645–653.

Imboden JB. The immunopathogenesis of rheumatoid arthritis. *Annu Rev Pathol*. 2009; 4: 417–434.

McInnes IB, Schett G. The pathogenesis of rheumatoid arthritis. *NEJM*. 2011; 365: 2205–2219.

多発性硬化症

Frohman EM, Racke MK, Raine CS. Multiple sclerosis-the plaque and its pathogenesis. *NEJM*. 2006; 354: 942–955.

Ransohoff RM, Hafler DA, Lucchinetti CF. Multiple sclerosis-a quiet revolution. *Nat Rev Neurol*. 2015; 11: 134–142.

1 型糖尿病

Pozzilli P, Maddaloni E, Buzzetti R. Combination immunotherapies for type 1 diabetes mellitus. *Nat Rev Endocrinol*. 2015; 11: 289–297.

Pugliese A. Advances in the etiology and mechanisms of type 1 diabetes. *Discov Med*. 2014; 18: 141–150.

Reed JC, Herold KC. Thinking bedside at the bench: the NOD mouse model of T1DM. *Nat Rev Endocrinol*. 2015; 11: 308–314.

Roep BO, Tree TI. Immune modulation in humans: implications for type 1 diabetes mellitus. *Nat Rev Endocrinol*. 2014; 10: 229–242.

Unanue ER. Antigen presentation in the autoimmune diabetes of the NOD mouse. *Annu Rev Immunol*. 2014; 32: 579–608.

第20章

アレルギー

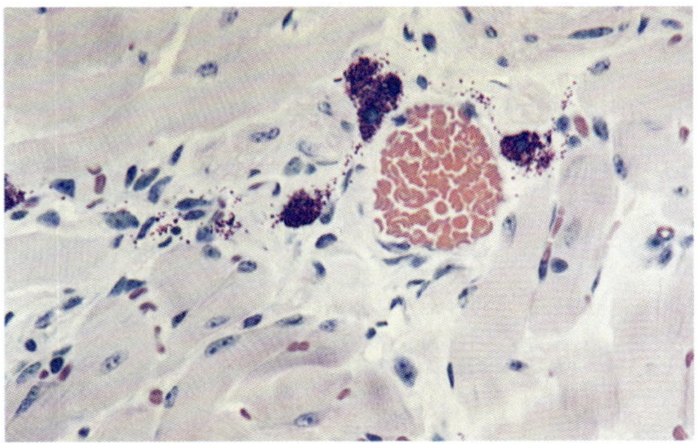

さまざまなヒトのアレルギー疾患は，非微生物性の環境抗原に対する免疫応答(immune response)によって引き起こされ，Th2細胞(Th2 cells)および自然リンパ球(innate lymphoid cells：ILCs)によって産生される2型サイトカインであるインターロイキン(interleukin)-4(IL-4)，IL-5，IL-13，免疫グロブリンE(IgE)，マスト細胞(mast cell)，好酸球(eosinophil)が関与する．これらの応答のエフェクター相(effector phase)では，マスト細胞と好酸球が活性化されて，メディエーターを迅速に放出し，血管透過性，血管拡張，ならびに気管支および内臓平滑筋収縮の収縮を引き起こす．この血管反応は，以前に抗原に感作されたヒトでは抗原チャレンジから数分以内と迅速に開始し(即時型)，重要な病理的結果(過敏症)を引き起こすため**即時型過敏反応**(immediate hypersensitivity)とよばれる．即時型反応の後，好中球(neutrophil，polymorphonuclear leukocyte：PMN)，好酸球およびマクロファージ(macrophage)の集積を特徴とする**遅発相反応**(late-phase reaction)とよばれる，よりゆっくりと進行する炎症性反応がみられる．即時型過敏症反応という用語は，一般に，即時型反応および遅発相反応を組み合わせた反応を説明したものである．臨床医学において，これらの反応は**アレルギー**(allergy)または**アトピー**(atopy)とよばれ，関連する疾患はアレルギー性，アトピー性または即時型過敏性疾患とよばれる(接触過敏症のように，環境抗原に対する別の過敏反応を説明するため，臨床現場ではアレルギーという用語はしばしば不適切に用いられている)．IgE依存性およびマスト細胞依存性の反応が繰り返されると，組織損傷とリモデリングを伴った慢性アレルギー疾患を引き起こす．これら慢性疾患の最も一般的なものが，湿疹(アトピー性皮膚炎としても知られている)，花粉症(アレルギー性鼻炎)，アレルギー性喘息である．即時型過敏反応を誘発する抗原(antigen)は，**アレルゲン**(allergen)とよばれる．それらのほとんどは，一般的な環境タンパク質，動物性食品，自己のタンパク質を修飾する化学物質である．

アトピーという言葉は元来普通ではないという意味であったが，現在では，アレルギーは最も一般的な免疫系の異常であり，米国と欧州のすべての人の少なくとも20%に影響を及ぼしており，その有病率は世界中で増加している．本章では，2型サイトカイン，IgE，マスト細胞によって起こるアレルギー疾患の根底にある免疫反応に焦点を当てる．まず，即時型過敏反応において順序だって起こるマスト細胞の活性化とさまざまなメディエーターの役割について説明する．次に，IgEおよびマスト細胞依存性反応に関連した，いくつかの臨床的疾患と，これらの疾患に対する治療指針を説明する．そして最後に，宿主防御におけるIgEを介した免疫反応の生理学的役割について論じて，まとめてみたい．

IgE依存性アレルギー反応の概要

アレルギー反応を引き起こす抗原の種類と，臨床的および病理的症状は大きく異なるにもかかわらず，すべてのアレルギー反応はいくつかの共通の特徴を有している．

アレルギー疾患の特徴は，IL-4産生ヘルパーT細胞の活性化に依存したIgE抗体産生である． 健常なヒトには共通の環境抗原に対するT細胞(T lymphocyte)応答および抗体応答は起こらない，あるいは害のない程度にしか起こらないが，アトピー性のヒトは強力なIL-4産生ヘルパーT細胞(helper T cells)応答を誘導し，これらの抗原に曝露されるとIgEを産生する．

アレルギー反応は，まずB細胞によるT細胞依存性アレルゲン特異的IgE産生と，マスト細胞へのIgEの結合が必要である． 即時型過敏反応を引き起こす典型的な一連のプロセスを**図20.1**に示した．アレルゲンに応答して産生されるヘルパーT細胞依存性のIgEは，マスト細胞上のFc受容体(Fc receptor)に結合する．このプロセスをマスト細胞の**感作**(sensitization)という．次に，アレルゲンへの再曝露によって，マスト細胞は活性化され，有害な反応を引き起こすメディエーターを放出する．これらの各ステップについては，本章の後半で詳しく説明する．

アレルギーは，Th2細胞，濾胞性ヘルパーT細胞(follicular helper T cell：Tfh cell)，2型自然リンパ球(ILC2)および他のいくつかの細胞から産生されるサイトカインIL-4，IL-5，IL-13によって媒介されるプロトタイプな2型炎症性疾患である． これらの細胞のサイトカイン応答は，総じて**2型免疫応答**(type 2 immune responses)とよばれることが多い．アレルギー反応の初期反応と病理学的特徴の多くは，リンパ器官に存在する濾胞性ヘルパーT細胞と，組織に存在する古典的なTh2細胞および2型自然リンパ球によって産生されるサイトカインが引き金となって起こる．**第19章**に記載されている遅延型過敏反応(delayed-type hypersensitivity：DTH)は，古典的1型炎症

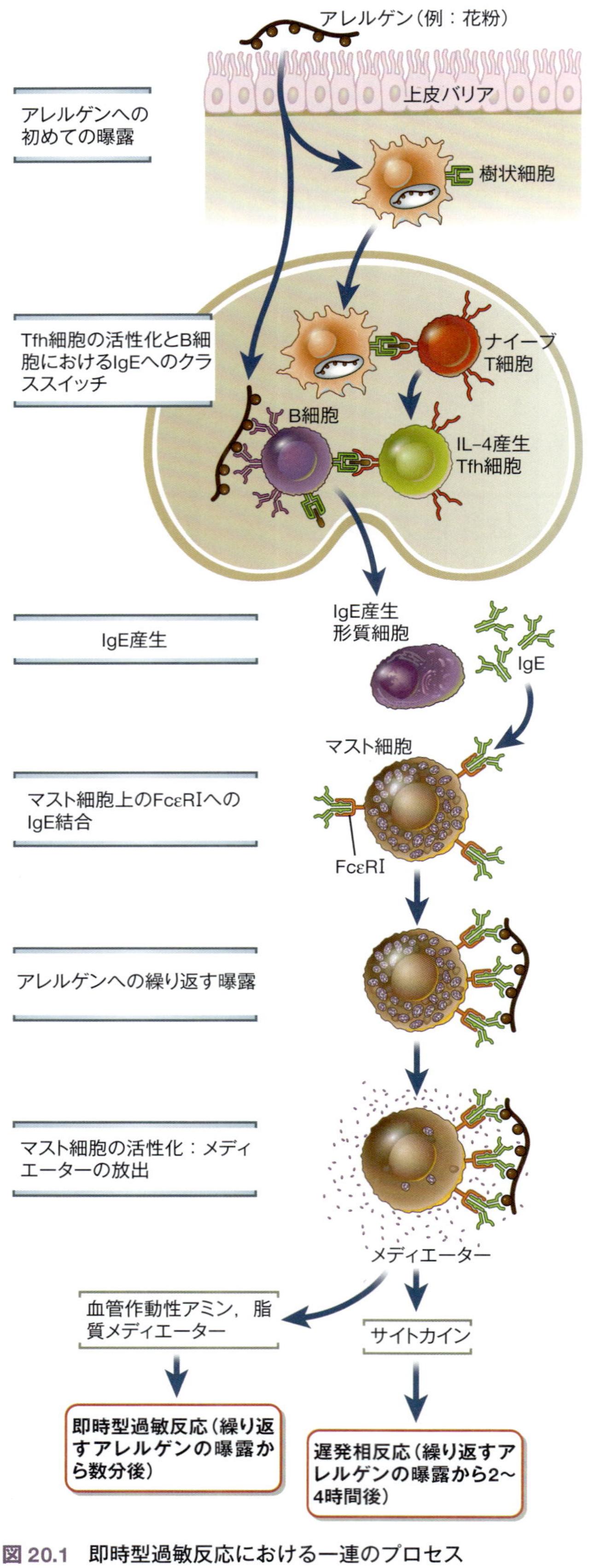

図 20.1 即時型過敏反応における一連のプロセス
即時型過敏反応は，IL-4 産生ヘルパー T 細胞応答と IgE 産生を刺激するアレルゲンの導入によって開始される．IgE は FcεRI に結合することによりマスト細胞を感作し，その後アレルゲンに曝露するとマスト細胞が活性化され，即時型過敏反応の病理学的反応の原因となるメディエーターが分泌される．

反応であり，多くの点でアレルギーとは異なる．

アレルギーの臨床的および病理学的徴候は，アレルゲンへの反復曝露（即時型過敏反応）の後に急速に起こる血管および平滑筋反応と遅発性の後期炎症反応からなる． これらの反応はすべて，IgE を介したマスト細胞の活性化によって開始されるが，即時型反応と遅発相反応では異なるメディエーターが関与している．マスト細胞は結合組織中および上皮細胞下に豊富に存在するため，これらの組織は即時型過敏反応の最も一般的な部位である．即時型過敏反応の中には，運動，寒冷，いくつかの薬物のような非免疫学的刺激によって誘発されるものも存在する．これらの刺激は，抗原曝露または IgE 産生を伴わずに，マスト細胞の脱顆粒とメディエーターの放出を誘導する．そのような反応は非アトピー性といわれている．

アレルギー反応は影響を受けた組織に依存して，皮膚発疹，鼻閉，呼吸困難を伴う気管支収縮，腹痛，下痢，ショックなど異なる形態で現れる． **アナフィラキシー反応**（anaphylaxis）とよばれる最も極端な全身型では，マスト細胞由来のメディエーターは窒息するまで気道を閉塞したり，ショックにつながる心血管崩壊を引き起こし，しばしば死に至ることもある（アナフィラキシー［anaphylaxis］という用語は，抗体［antibody］，特に IgE 抗体が，不幸にもヒトに保護（予防［prophylaxis］）とは反対の形態を引き起こすという意味でつくられた造語である）．これらの反応の病因については，本章の後半で再び取り上げる．

アレルギーは，複雑でよく解明されていない遺伝子－環境相互作用の結果，発症する． アレルギーの発症には遺伝的素因があり，アレルギーのあるヒトの血縁者は，同じ環境下にいなくても，非血縁者のヒトよりもアレルギーを発症する可能性が高い．多くの感受性遺伝子が同定されており，これについては本章の後半で説明する．特に工業化社会ではアレルゲンへの曝露以外のさまざまな環境要因，そこには大気汚染や微生物への曝露が含まれるが，これら環境要因はアレルギーを発症する傾向に深刻な影響を与える．

この序論をもって，次に，即時型過敏反応の発症と反応の各ステップの説明に進む．

IgE 産生

アトピー素因のヒトは，環境アレルゲンに応答して高レベルの IgE を産生する．一方，正常なヒトは一般に IgM および IgG など他の免疫グロブリンアイソタイプを産生し，IgE は少量しか産生しない． IgE はアトピーにおいて中心的な役割を果たしている．なぜなら，このアイソタイプ（isotype）抗体はマスト細胞の感作に関与し，即時型過敏反応の抗原を特異的に認識するためである．なお，IgE は ε 重鎖を含む抗体アイソタイプである（**第 5 章参照**）．

IgE はマスト細胞上の特定の Fc 受容体に結合し，抗原との結合が起こると，マスト細胞を活性化する．IgE の産生量は，IL-4 および IL-13 を産生するアレルゲン特異的濾胞性ヘルパー T 細胞をいかに誘導できるかというその人の体質に依存する．なぜなら，これらのサイトカインは B 細胞(B lymphocyte)を刺激して抗体を IgE へとクラススイッチするからである(第 12 章参照)．特定の抗原に対して IL-4 と IL-13 を発現する T 細胞応答の誘導は，受け継がれた遺伝子，抗原の性質，そして抗原への曝露歴などを含むさまざまな要因によって影響される可能性がある．

アレルゲンの特性

即時型過敏反応を引き起こす抗原(アレルゲン)は，タンパク質またはタンパク質に結合した化学物質である．典型的なアレルゲンには，花粉，ハウスダスト，ダニ，動物の鱗屑，食品，医薬品中のタンパク質が含まれる．なぜある抗原は IL-4 産生ヘルパー T 細胞応答とアレルギー反応を誘導し，他の抗原はできないのか，についての理由はいまだ不明である．アレルゲンの 2 つの重要な特徴は，個人個人が繰り返しアレルゲンに曝露されること，そして，微生物とは異なり，アレルゲンは Th1 および Th17 誘導性サイトカインを産生する自然免疫に関与したマクロファージと樹状細胞(dendritic cell)を通常は刺激しないことである．

アレルギー反応を誘発する抗原の能力はまた，その化学的性質に関連しているかもしれない．タンパク質の構造的特徴から，それらがアレルギー性であるかどうかを決定的に予測することはできないが，多くの一般的なアレルゲンにはいくつかの典型的な特徴がみられる．これらには，低～中分子量(5 ～ 70 kD)，安定性，グリコシル化，体液への可溶性が含まれる．食物に対するアナフィラキシー反応は，通常，高度にグリコシル化された小タンパク質によって誘導される．これらの構造的特徴は，消化管での変性・分解から抗原をおそらく保護し，それらがそのまま吸収されることを可能にする．興味深いことに，室内塵ダニのシステインプロテアーゼとハチ毒中のフォスフォリパーゼ A2(PLA_2)など，多くのアレルゲンは酵素であるが，アレルゲンとしての役割に対する酵素活性の重要性は知られていない．

即時型過敏反応は CD4 陽性 T 細胞に依存しているため，例えば多糖類などのような T 細胞非依存性抗原はタンパク質に付着していない限り，即時型過敏反応を発症することができない．ペニシリンのようないくつかの非タンパク質性物質は，強い IgE 応答を惹起することができる．これらの分子は，自己タンパク質中のアミノ酸残基と化学的に反応し，ハプテン(hapten)-キャリア結合体を形成して，IL-4 産生ヘルパー T 細胞応答と IgE 産生を誘導する．

生活史の中でどのように抗原に曝露されてきたかは，抗原特異的 IgE 抗体量を決定する重要な要因である．特定の抗原に対して何度も曝露することは，その抗原に対するアレルギー反応の発生に必要である．なぜなら，IgE アイソタイプへのクラススイッチおよび IgE によるマスト細胞の感作が，抗原に対する即時型過敏反応が起こる前に起こらなければならないからである．アレルギー性鼻炎または喘息に罹患しているヒトは，その土地の植物花粉とは異なる土地に転居するとしばしば良くなることがある．しかし，新しい住宅での環境抗原が次なる症状の再発を引き起こす可能性はある．アレルギー疾患の抗原への反復曝露の重要性の顕著な例は，ハチ刺傷のケースで見受けられる．ハチ毒液中のタンパク質に初めて接した場合は問題ない．なぜなら，アトピー体質のヒトには特異的 IgE 抗体があらかじめ存在しないからである．しかし，IgE は抗原と 1 回接触した後に，有害な影響を及ぼすことなく産生されることがあり，同種のハチに 2 回目に刺されると，致死的なアナフィラキシーを誘発する可能性がある．同様に，少量のピーナッツへの曝露は，以前に感作されたヒトでは致命的な反応を引き起こす可能性がある．

2 型サイトカイン産生ヘルパー T 細胞の活性化

アレルギー疾患の発症は，リンパ組織における IL-4，IL-5，IL-13 産生 CD4 陽性ヘルパー T 細胞の分化から始まる．ほとんどの環境抗原に応答してナイーブ CD4 陽性 T 細胞の Th2 細胞への分化を誘導するシグナルについては知られていない．後述するように，一部のアレルゲンに対して Th2 反応を引き起こす強い遺伝的傾向があるが，これだけではアトピー体質のヒトがそのような反応を発症しやすい理由を説明できない．いくつかの慢性アレルギー疾患においては，引き金となる出来事として上皮細胞傷害が考えられ，これによって Th2 誘導性サイトカインの局所産生が起こる．例えば，アトピー性皮膚炎とよばれる皮膚の慢性的なアレルギー反応では，肉眼的に明らかな上皮傷害はそれほど見られないが，ケラチノサイトタンパク質フィラグリンの原因不明の遺伝的欠損が病因に関連することがある．この場合，その傷害(フィラグリンの欠損)により水と溶質に対する透過性が亢進すると，アレルゲンの吸収も亢進する．肺の気管支においては，ウイルス感染が初期傷害の主な原因と考えられている．両組織(皮膚および気管支)において上皮細胞は IL-25，IL-33，胸腺間質性リンパ球新生因子(TSLP)を分泌するように誘導される．これらのサイトカインに曝露された樹状細胞は，リンパ節(lymph node)に移動し，リンパ節にいるナイーブ T 細胞を刺激して，IL-4，IL-5，IL-13 を産生する Th2 細胞と濾胞性ヘルパー T 細胞への分化を促進する．IL-25，IL-33 と TSLP はまた，2 型自然リンパ球を活性化して GATA3 を発現増強し，それによってIL-5とIL-13の転写と分泌を亢進させる．上皮バリア組織では，自然リンパ球は局所的な炎症(inflammation)を促進する．これについては後で述べる．

分化したTh2細胞はアレルゲンが曝露する組織部位に移動し，後に述べるアレルギー反応の炎症相の一因となる．濾胞性ヘルパーT細胞はリンパ器官に留まり，B細胞の抗体産生を手助けする．

B細胞の活性化とIgEへのクラススイッチ

アレルゲン特異的なB細胞は，他のT細胞依存性B細胞応答(**第12章参照**)と同様に，二次リンパ器官の濾胞性ヘルパーT細胞によって活性化される．これらのヘルパーT細胞によって産生されるCD40リガンドおよびサイトカイン，主にIL-4とIL-13に応答して，B細胞は重鎖アイソタイプスイッチ(クラススイッチ)(heavy-chain isotype [class] switching)を経て，IgEを産生する．IgEは二価抗体として循環し，血漿中に通常1μg/mL未満の濃度で存在する．蠕虫(helminth)感染症や重症アトピーなどの病的状態では，このレベルは1,000μg/mL以上に上昇する可能性がある．形質芽細胞(plasmablast)および形質細胞(plasma cell)によって産生されたアレルゲン特異的IgEは循環系に入り組織に存在するマスト細胞上のFc受容体に結合し，その結果マスト細胞は感作され，その後アレルゲンに遭遇すると反応する．循環系に存在する好塩基球(basophil)もまたIgEに結合することができる．

アレルギー反応関連細胞

2型サイトカイン分泌細胞(Th2細胞および場合によっては2型自然リンパ球)，マスト細胞，好塩基球，好酸球は，即時型過敏反応およびアレルギー疾患の主要なエフェクター細胞である．これらの細胞型はそれぞれユニークな特徴を有するが，4種類すべてがアレルギー反応のメディエーターを分泌する．マスト細胞，好塩基球と好酸球は，Th2細胞と自然リンパ球とは異なり，あらかじめ合成されたアミンと酵素を含む細胞質顆粒を有し，3つの細胞型はすべて，炎症を誘導する脂質メディエーターおよびサイトカインを産生する．Th2細胞と自然リンパ球は，サイトカインを分泌することにより炎症の一因となる．この項では，アレルギー反応におけるこれらの細胞型の役割について説明する．

アレルギー疾患におけるTh2細胞と自然リンパ球の役割

組織内のアレルゲンに対する炎症反応を促進するために，Th2細胞はIL-4，IL-5，とIL-13を含むサイトカインを分泌し，マスト細胞，好酸球，自然リンパ球と協調して機能する．Th2細胞の一般的な特性と，ナイーブT細胞からTh2細胞への分化を誘導するシグナルについては，**第10章**で説明した．Th2細胞によって産生されるIL-4は内皮細胞のVCAM-1発現を誘導し，好酸球およびさらなるTh2細胞の組織への集積を促進する．Th2細胞によって産生されたIL-5は好酸球を活性化する．IL-13は，上皮細胞(例：気道内)を刺激して粘液量を増加させる．なお，過剰な粘液産生もアレルギー反応の共通の特徴である．Th2細胞はまた，後述する遅発相反応の炎症にも寄与する．

即時型過敏反応におけるTh2細胞の中心的役割と一致して，より多くのアレルゲン特異的IL-4産生T細胞が，アトピー体質でないヒトよりもアトピー体質のヒトの血液中に見出される．アトピー性疾患患者では，アレルゲン特異的T細胞はまた，正常なヒトよりも細胞あたりより多くのIL-4を産生する．動物モデルでは，吸入抗原特異的なTh2細胞が誘導されたり，またはナイーブマウスへこれらの細胞が養子移入(adoptive transfer)されたりすると，ヒト喘息に似た疾患を誘導することができる．Th2細胞の集積は，皮膚および気管支粘膜における即時型過敏反応部位に見出される．

2型自然リンパ球は，Th2細胞と同じサイトカイン，特にIL-5とIL-13を多く産生する結果，アレルギー反応においてTh2細胞と類似した役割を発揮する．自然リンパ球は通常組織に存在するため，Th2細胞が誘導されて組織に移行する前に2型自然リンパ球からのサイトカインは早期のアレルギー性炎症に寄与する可能性がある．2型自然リンパ球は後にTh2細胞と協力して働く可能性もあり，その結果炎症は持続する．

マスト細胞，好塩基球と好酸球は，いくつかの特徴を共有するが，表現型および機能的には顕著に異なる骨髄系細胞である(**表20.1**，**図20.2**)．

マスト細胞と好塩基球の特性

すべてのマスト細胞は，骨髄(bone marrow)の前駆細胞に由来する．通常，成熟したマスト細胞は血液循環系に見出されない．前駆細胞は未成熟細胞として末梢組織に移動し，マスト細胞前駆体上のc-Kit受容体に結合する，組織細胞から放出される幹細胞因子(stem-cell factor：SCF)などの局所性の生化学的な指示に反応して分化する．成熟したマスト細胞は，主に血管(**図20.2A**)，神経の周辺，または上皮細胞下など，体のいたる所で見出される．それらはリンパ系器官にも存在する．ヒトマスト細胞は形状が変化し，丸い核を有し，細胞質は膜結合顆粒と脂質体で構成されている．この顆粒は，塩基性色素に結合する酸性プロテオグリカンを含有している．

活性化されたマスト細胞は，アレルギー反応の症状に関

表 20.1　マスト細胞，好塩基球および好酸球の性質

特性	マスト細胞	好塩基球	好酸球
成熟の主な場所	骨髄前駆細胞は結合組織および粘膜組織で成熟	骨髄	骨髄
細胞の部位	結合組織および粘膜組織	血中（血中白血球の約 0.5%），組織に集積	血中（血中白血球の約 2%），組織に集積
寿命	数週間～数ヵ月	数日	数日～数週
主要な成長および分化因子（サイトカイン）	幹細胞因子，IL-3	IL-3	IL-5
FcεRI の発現	高発現	高発現	低発現
主な顆粒の内容	ヒスタミン，ヘパリンおよび／またはコンドロイチン硫酸，プロテアーゼ	ヒスタミン，コンドロイチン硫酸，プロテアーゼ	主要塩基性タンパク質，好酸球カチオン性タンパク質，ペルオキシダーゼ，加水分解酵素，リゾフォスフォリパーゼ

FcεRI：Fcε 受容体 I 型（Fcε receptor type I），IL：インターロイキン（interleukin）

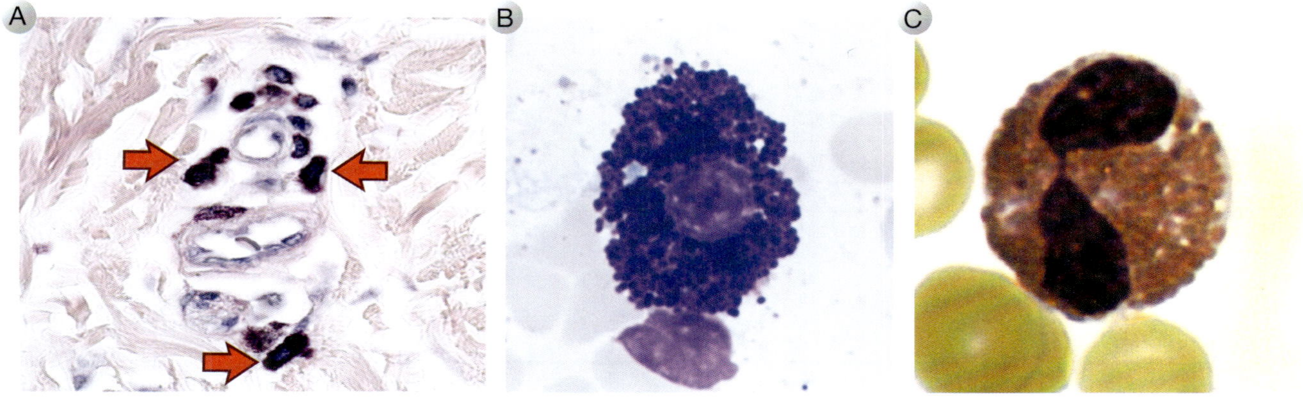

図 20.2　マスト細胞，好塩基球と好酸球の形態

特徴的な好塩基球の青色に染色された細胞質顆粒と，好酸球内の赤く染色された細胞質顆粒に注目されたい〔A は Dr. George Murphy，B と C は Dr. Jonathan Hecht, Department of Pathology, Brigham and Women's Hospital, Boston, Massachusetts のご厚意による〕.

与する種々のメディエーターを分泌する（**表 20.2**）．これらには，顆粒中に貯蔵されて，活性化されると迅速に放出される物質と，活性化されると合成された後分泌される物質が含まれる．これらのメディエーターの生産と作用については後で説明する．

マスト細胞の 2 つの主要なサブセットが報告されており，1 つは腸管と気道の粘膜に，もう一方は結合組織に見出される．粘膜型マスト細胞はその顆粒内にコンドロイチン硫酸およびトリプターゼが豊富であるが，ヒスタミン（histamine）は少なく，ヒトでは小腸粘膜と肺の肺胞腔に見出される．結合織型マスト細胞は，顆粒中にヘパリンおよび中性プロテアーゼを豊富に含有し，大量のヒスタミンを産生し，皮膚と小腸粘膜下組織において見出される．しかし，すべてのマスト細胞は，ある程度の多様性を伴ってこれらの特性を有する可能性がある．したがって，これらの特性は 2 つのサブセットにおける安定かつ明瞭なものではない．

好塩基球は，マスト細胞と構造的および機能的に類似している顆粒球である．他の顆粒球と同様に，好塩基球は骨髄前駆細胞（マスト細胞の前駆細胞とは異なるが）に由来し，骨髄で成熟し，血液中を循環する（**図 20.2B** 参照）．好塩基球は血液白血球の 1% 未満を構成する．好塩基球は通常組織には存在しないが，炎症部位に好塩基球は動員される．好塩基球は塩基性色素に結合する顆粒を含み，マスト細胞と同じメディエーターの多くを合成することができる（**表 20.2** 参照）．マスト細胞と同様，好塩基球は I 型 Fcε 受容体（FcεRI）を発現し，IgE と結合し，IgE への抗原結合が引き金となって活性化される．したがって，抗原が存在する組織部位にリクルートされた好塩基球は，即時型過敏反応の一因となる可能性がある．

マスト細胞と好塩基球に対する IgE 結合：Fcε 受容体

マスト細胞と好塩基球は，IgE に結合する FcεRI とよばれる ε 重鎖に特異的な高親和性 Fc 受容体を発現す

表 20.2 マスト細胞，好塩基球および好酸球によって産生されるメディエーター

細胞型	メディエーターのカテゴリ	メディエーター	機能的／病理学的効果
マスト細胞と好塩基球			
	細胞質顆粒であらかじめ保存されたメディエーター	ヒスタミン	血管透過性を亢進する，平滑筋細胞の収縮を刺激する
		酵素：中性プロテアーゼ(トリプターゼおよび／またはキマーゼ)，酸加水分解酵素，カテプシンG，カルボキシペプチダーゼ	微生物構造の分解，組織損傷／リモデリング
	活性化時に産生する主要な脂質メディエーター	プロスタグランジン D_2	血管拡張，気管支収縮，白血球走化性
		ロイコトリエン C_4，D_4，E_4	長期にわたる気管支収縮，粘液分泌，血管透過性の増加
		血小板活性化因子	血管拡張，血管透過性の亢進，白血球接着，走化性，脱顆粒，酸化的バースト
	活性化時に産生するサイトカイン	IL-3，TNF，MIP-1α	マスト細胞の増殖，炎症(遅発相反応)
		IL-4，IL-13	IgE 産生，粘液分泌
		IL-5	好酸球の誘導と活性化
好酸球			
	細胞質顆粒であらかじめ保存されたメディエーター	主要塩基性タンパク質，好酸球カチオン性タンパク質	蠕虫，細菌，宿主細胞に有毒
		好酸球ペルオキシダーゼ，リソソーム加水分解酵素，リゾフォスフォリパーゼ	蠕虫および原生動物の細胞壁の分解，組織損傷／リモデリング
	活性化時に産生する主要な脂質メディエーター	ロイコトリエン C_4，D_4，E_4	長期にわたる気管支収縮，粘液分泌，血管透過性の増加
	活性化時に産生するサイトカイン	IL-3，IL-5，GM-CSF	好酸球の誘導と活性化
		IL-8，IL-10，RANTES，MIP-1α，エオタキシン	白血球の走化性

FcεRI：Fcε 受容体Ⅰ型(Fcε receptor type I)，GM-CSF：顆粒球単球コロニー刺激因子(granulocyte-monocyte colony-stimulating factor)，MIP-1α：単球炎症性タンパク質 1α(monocyte inflammatory protein 1α)，PAF：血小板活性化因子(platelet-activating factor)，PGD_2：プロスタグランジン D2(prostaglandinD2)，RANTES：regulated by activation, normal T cell expressed and secreted，TNF：腫瘍壊死因子(tumor necrosis factor)

る．IgE は他のすべての抗体と同様に，B 細胞によってのみつくられるが，IgE はマスト細胞および好塩基球の細胞表面上の抗原受容体として機能する．この機能は，これら細胞上の FcεRI に IgE が結合することで達成される．IgE に対する FcεRI の親和性(affinity)は非常に高く(約 1×10^{-10}M の解離定数[K_d])，他の Fc 受容体の抗体リガンドに対する親和性よりも高い．したがって，IgE の正常血清(serum)濃度は，他の Ig アイソタイプと比較して低いが($<5\times10^{-10}$M)，FcεRI 受容体は IgE によって完全に占有された状態にあり，非アトピー性のヒトであっても，マスト細胞の大部分はつねに IgE で被覆されている．マスト細胞と好塩基球に加えて，FcεRI は好酸球，表皮ランゲルハンス細胞(Langerhans cells)，真皮マクロファージおよび活性化した単球(monocyte)の上にも検出される．

マスト細胞上の各 FcεRI 分子は，IgE の Fc 領域に結合する α 鎖 β 鎖と，シグナル伝達を担う 2 つの γ 鎖とから構成されている(**図 20.3**)．α 鎖のアミノ末端細胞外部分は，IgE との結合部位を形成する 2 つの Ig 様ドメインが存在する．FcεRI の β 鎖には，細胞質カルボキシ末端ドメインに単一の免疫受容体チロシン活性化モチーフ(immunoreceptor tyrosine-based activation motif：ITAM)が存在する．まったく同じ 2 つの γ 鎖ポリペプチドは，ジスルフィド結合によって連結されており，T 細胞抗原受容体複合体の ζ 鎖(ζ chain)と相同性がある(**第 7 章参照**)．各 γ 鎖の細胞質部分には 1 つの ITAM が存在する．同じ γ 鎖は FcγRI，FcγRIIIA，FcαR のシグナル伝達サブユニットとして機能し，FcRγ 鎖とよばれる(**第 13 章参照**)．β 鎖と γ 鎖の ITAM のチロシンリン酸化が引き金となって，次に説明するマスト細胞活性化に必要な受容体からのシグナル伝達カスケードが開始する．マスト細胞および好塩基球上の FcεRI は $\alpha\beta\gamma_2$ の四量体として発現されるが，好酸球といくつかの他の細胞の受容体は主に $\alpha\gamma_2$ の三量体で構成されていることもあり，シグナル伝達はこれらの細胞の γ 鎖によってのみ媒介されている可能性がある．

IgE を介した即時型過敏反応における FcεRI の重要性は，FcεRIα 鎖ノックアウトマウスによって実証されている．これらのマウスに既知の抗原に特異的な IgE を静脈注射した後，その抗原を投与すると，アナフィラキシーは発症し

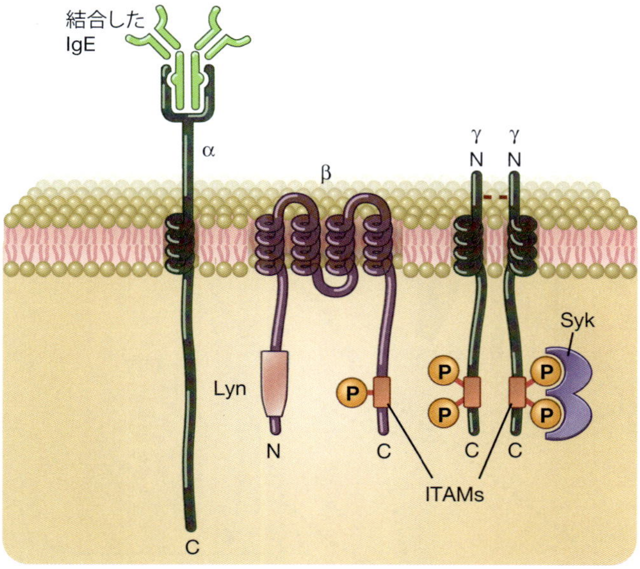

図 20.3　高親和性 IgE Fc 受容体(FcεRI)のポリペプチド鎖構造
IgE は，α 鎖の Ig 様ドメインに結合する．β 鎖と γ 鎖はシグナル伝達を担う．β 鎖と γ 鎖の細胞質領域の ITAM は，T 細胞受容体複合体にみられるものと同様である(**図 7.8** 参照)．Lyn および Syk は，β と γ 鎖に結合し，シグナル伝達に関与するチロシンキナーゼである．FcεRI のモデル構造を**第 12 章**に示す．

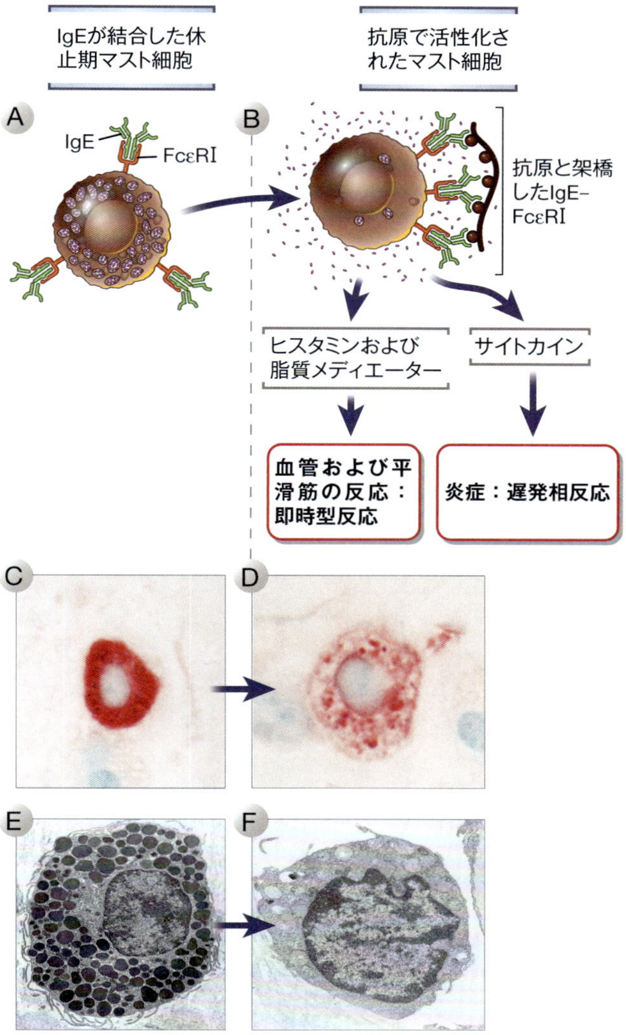

図 20.4　マスト細胞の活性化
IgE への抗原結合は，マスト細胞上の FcεRI 分子を架橋し，過敏反応を引き起こすメディエーターの放出を誘導する(A と B)．補体フラグメント C5a を含む他の刺激もマスト細胞を活性化することができる．豊富な紫色に染色する細胞質顆粒を有する休止マスト細胞の顕微鏡写真が C に示されている．これらの顆粒は，E に示される休止期マスト細胞の電子顕微鏡写真にもみられる．対照的に，活性化マスト細胞の枯渇した顆粒が示された顕微鏡写真(D)と電子顕微鏡写真(F)にみられる〔Dr. Daniel Friend, Department of Pathology, Brigham and Women's Hospital and Harvard Medical School, Boston, Massachusetts のご厚意による〕．

ないか，あるいは軽度である．一方，同じ方法で処置された野生型マウスでは反応は強い．マスト細胞と好塩基球上の FcεRI の発現は IgE によって増強する．そのため，IgE を介した反応の増幅機序が起こる．

FcεRII とよばれる別の IgE 受容体は，CD23 ともよばれるが，哺乳動物の C 型レクチンに関連するタンパク質で，IgE に対する親和性は FcεRI の親和性よりもはるかに低い．FcεRII の生物学的役割は不明である．

マスト細胞の活性化

マスト細胞は，Fc 受容体に結合した IgE 分子に多価抗原が結合することで起こる FcεRI 分子の架橋によって活性化される(**図 20.4**)．特定の抗原にアレルギーのあるヒトでは，マスト細胞上の FcεRI に結合する IgE の大部分はその抗原に特異的である．抗原への曝露によってマスト細胞の活性化を引き起こすのに十分な IgE 分子が架橋される．対照的に，非アトピー性のヒトでは，マスト細胞に結合した IgE 分子は多くの異なる抗原に特異的であり，そのすべての抗原は IgE 産生をそれぞれ低濃度で誘導している．したがって，単一の抗原だけでは，マスト細胞の活性化を引き起こすのに十分な IgE 分子を架橋することはない．

マスト細胞が活性化されると，3 つのタイプの生物学的応答，すなわち，エキソサイトーシス(脱顆粒)によるあらかじめ形成された顆粒内容物の分泌，脂質メディエーターの合成と分泌，ならびにサイトカインの合成と分泌が誘導される．アレルゲンを介した FcεRI の架橋によって開始されるシグナル伝達カスケードは，リンパ球への抗原結合によって開始される近位シグナル伝達現象に類似している(**図 20.5**．**第 7 章**も参照)．FcεR1 が結合した IgE を介してアレルゲンによって架橋されると，FcεRIβ 鎖の細胞質側末端に構成的に会合している Lyn チロシンキナーゼは，FcεRIβ および γ 鎖の細胞質側末端近くの ITAM をリン酸化する．すると，T 細胞の項で記載したように，チロシンキナーゼ Syk が γ 鎖の ITAM に引き寄せられて活性化された後，シグナル伝達カスケード中の他のタンパク質をリン酸化して活性化される．そのタンパク質には，複数のアダプター分子と，多くの構成成分からなるシグナル伝達複合体の形成に関与する酵素が含まれている．この複合体には

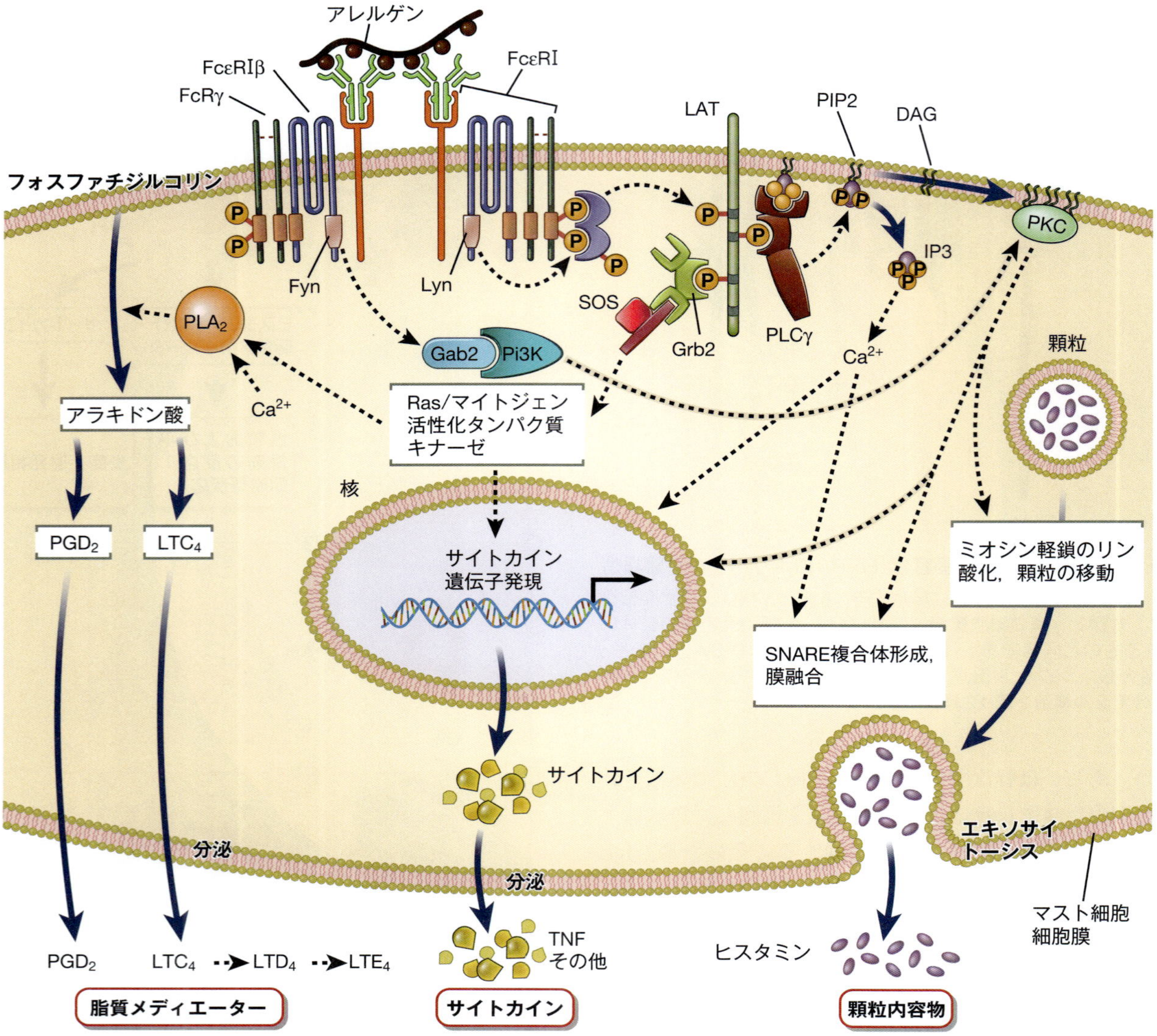

図 20.5 マスト細胞活性化の生化学的過程

抗原により結合した IgE の架橋は，プロテインチロシンキナーゼ（Syk と Lyn）を活性化し，MAP キナーゼカスケードおよびフォスフォリパーゼ Cγ（PLCγ）の活性化を引き起こす．PLCγ は，膜 PIP2 からの IP3 と DAG の放出を触媒する．IP3 は，小胞体からの細胞内カルシウムの放出を引き起こす．カルシウムと DAG は PKC を活性化する．カルシウム，MAP キナーゼ，PKC は，サイトカイン遺伝子の転写を促進し，サイトカインの分泌をもたらす．PKC とカルシウムはまた，顆粒エキソサイトーシスを増強し，ヒスタミンおよび他のあらかじめ形成されたメディエーターを放出する．カルシウムと MAP キナーゼは結合して，プロスタグランジン D_2（PGD_2）とロイコトリエン C_4（LTC_4）を含む脂質メディエーターの合成を開始する細胞質内酵素 PLA_2 を活性化する．

フォスファチジルイノシトール二リン酸分解を触媒してイノシトール三リン酸（IP3）とジアシルグリセロール（diacylglycerol：DAG）を生成するフォスフォリパーゼ Cγ（phospholipase Cγ：PLCγ）が含まれ，それぞれ Ca^{2+} シグナルとプロテインキナーゼ C（protein kinase C：PKC）シグナルを生成する（**第 7 章**参照）．マスト細胞においては，PKC は PI3- キナーゼによっても活性化される．

これらのシグナル伝達現象は 3 つの主な応答をもたらす．

- **脱顆粒**（degranulation）．活性化された PKC は，細胞膜の下に位置するアクチン－ミオシン複合体のミオシン軽鎖成分をリン酸化し，その結果複合体を分解させる．これにより細胞質顆粒が細胞膜と接触することが可能になる．次いで，マスト細胞顆粒膜は細胞膜と融合する．このプロセスには，他の多くの膜融合現象に関与する SNARE タンパク質ファミリーのメンバーを介して行われる．顆粒および細胞膜上に存在する異なる SNARE タンパク質は相互作用して，融合を触媒する複合体を形成する．SNARE 複合体の形成は，Rab3 グアノシントリフォスファターゼと，Rab 関連キナーゼとフォスファターゼ（phosphatase）を含むいくつかのアクセサリー分子によって調節されている．休止期のマスト細胞では，これらの酵素は細胞膜とマスト細胞顆粒膜との融合を阻害している．しかし，FcεRI の架橋が起こると，細胞質カルシウム濃度が増加して，PKC が活性化される結果，これら阻害性アクセサリー分子の活性をブロックする．さらに，カルシウムセンサータンパク質は，SNARE 複合体形成および膜融合を促進することによって，上昇したカルシウム濃度に反応する．膜融合後，マスト細胞顆粒の内容物は細胞外に放出される．このプロセスは，FcεRI が架橋して数秒以内に起こり，マスト細胞の高密度顆粒が消失していることを指標にして形態学的に視覚化できる（**図 20.4** 参照）．マスト細胞の脱顆粒時に放出される顆粒内容物の生物学的作用は，後で説明する．

- **脂質メディエーターの生産**．脂質メディエーターの合成は，細胞質酵素であるフォスフォリパーゼ A2（PLA_2，**図 20.5** 参照）によって制御されている．この酵素は，細胞質 Ca^{2+} の上昇と，細胞外受容体活性化キナーゼ（ERK）などのマイトジェン活性化タンパク質（mitogen-activated protein：MAP）キナーゼによって触媒されるリン酸化の2つのシグナルによって活性化される．ERK は，受容体 ITAM を介して開始されたキナーゼカスケードの結果として活性化され，おそらく T 細胞と同じ中間体を使用している（**第 7 章**参照）．活性化されると，PLA_2 は膜リン脂質を加水分解してアラキドン酸を放出し，これはシクロオキシゲナーゼまたはリポキシゲナーゼによって異なるメディエーターに変換される（後述）．
- **サイトカイン産生**．活性化されたマスト細胞によるサイトカイン分泌は，サイトカイン遺伝子の転写が新たに誘導されて起こる．マスト細胞におけるサイトカイン遺伝子の転写を調節する生化学的現象は，T 細胞において起こる現象と類似しているようである．FcεRI の架橋に反応した種々のアダプター分子およびキナーゼの動員と活性化によって，活性化 T 細胞核内因子（nuclear factor of activated T cells：NFAT）と NF-κB（nuclear factor-κB：NF-κB）の核内移行が起こり，さらに c-Jun N 末端キナーゼのようなプロテインキナーゼによって活性化タンパク質 1（activation protein 1：AP-1）の活性化が起こる．これらの転写因子は，いくつかのサイトカイン（IL-4，IL-5，IL-6，IL-13，腫瘍壊死因子［TNF］）の発現を増強するが，T 細胞とは対照的に，IL-2 の発現は増強しない．

FcεRI 経路を介したマスト細胞の活性化は，細胞質側末端内の ITIM を含むさまざまな阻害受容体によって制御されている（**第 7 章**参照）．このような阻害性受容体の 1 つが FcγRIIB で，これはマスト細胞が活性化されている間は FcεRI と共凝集する．FcγRIIB の ITIM は Lyn によってリン酸化され，これによって SH2 ドメインを含むイノシトール 5-フォスファターゼ（SHIP）とよばれるフォスファターゼを動員し，FcεRI のシグナル伝達を阻害する．マウスの実験から，FcγRIIB はマスト細胞の脱顆粒を生体内で阻害することが証明されている．他のいくつかの阻害受容体もマスト細胞上に発現するが，それらの生体内での重要性はいまだ不明である．

アレルゲンによって誘導される FcεRI の架橋に加えて，他の多くの炎症性刺激はアレルゲンが存在しなくてもマスト細胞を活性化するか，またはアレルゲンと相乗的に作用することができる．補体（complement）フラグメントの C3a と C5a は，マスト細胞の脱顆粒を引き起こすことが可能であり，そのためアナフィラトキシン（anaphylatoxins）と命名された．他の刺激物はマスト細胞の選択的活性化を誘導して，アラキドン酸代謝産物，サイトカイン，ケモカイン（chemokines）を産生するが，脱顆粒は引き起こさない．これらの刺激には，Toll 様受容体（Toll-like receptor：TLR）リガンド，傷害された細胞から放出される物質，真菌のグルカン，抗菌ペプチド，SCF，IL-3，IL-4，IL-9，IL-33 などのサイトカイン，ATP，ロイコトリエン（leukotrienes），それにいくつかのケモカインが含まれる．マスト細胞を活性化するこれらの他の方法は，免疫を介さない即時型過敏反応において重要であるかもしれないし，これらによって IgE を介した反応を増幅するかもしれない．さらに，感染または組織損傷に対する初期の自然免疫応答の一部としてマスト細胞非依存的に開始される炎症性反応は，サイトカイン，ケモカインと補体フラグメントが局所のマスト細胞に作用した場合に増幅される可能性がある．

サブスタンス P，ソマトスタチン，血管作用性腸管ペプチドを含む多くの神経ペプチドは，マスト細胞のヒスタミン放出を誘導し，神経内分泌に関連したマスト細胞の活性化を媒介する可能性がある．神経系は即時型過敏反応を調節することが知られており，神経ペプチドがこの効果に関与している可能性がある．誘発された即時型過敏反応の膨疹の近傍で起こる潮紅は，一部は神経系を介して行われる．なぜなら，これは神経支配を欠く皮膚部位においては著しく減少するという観察が示されているからである．寒さや激しい運動もマスト細胞の脱顆粒を誘発するが，これにかかわる機序は不明である．

マスト細胞の脱顆粒は，総称して分泌促進物質とよばれる多くの異なるカチオン性物質によっても刺激される．これらには，内因性炎症性ペプチド，有害なアレルギー様反応を引き起こすことが知られている薬物，およびマスト細胞の薬理学的トリガーとして実験的に使用されている化合物 48/80 とマストパランが含まれる．これらの薬剤のほとんどにはテトラヒドロイソキノリンモチーフが共有されていて，G タンパク質共役受容体（G protein-coupled receptor）を活性化することによって作用する．

マスト細胞は IgG 重鎖に対する Fc 受容体を発現し，結合した IgG を架橋することで細胞を活性化することができる．Igε 鎖ノックアウトマウスが，抗原で誘発されるマスト細胞を介したアナフィラキシー反応に対して完全には抵抗性を示さないという知見に対して，このIgGを介した反応は有力な説明となる．しかし，やはりIgEはほとんどの即時型過敏反応に関与する主要な抗体アイソタイプである．

マスト細胞の活性化はオール・オア・ナッシングな現象ではなく，さまざまな種類またはレベルの刺激が，いくつかのメディエーターの産生だけを伴う部分的な反応を誘導する．活性化およびメディエーター放出のこのような違いによって，さまざまな臨床像を説明することができるかもしれない．

マスト細胞由来のメディエーター

マスト細胞のエフェクター機能は，活性化された細胞から放出される可溶性分子を介して行われる（**図20.6**，**表20.2**も参照のこと）．これらのメディエーターは，血管作用性アミン（vasoactive amines）と顆粒巨大分子を含む，あらかじめ形成されたメディエーターと，脂質メディエーターおよびサイトカインを含む，新たに合成されたメディエーターに分類できる．

血管作用性アミン

マスト細胞活性化の生物学的作用の多くは，細胞質顆粒から放出され，血管および平滑筋に作用する血管作用性アミンを介して行われる．血管作用性アミンは，アミン基を含み，血管に直接作用する低分子量の化合物である．ヒトマスト細胞においては，このクラスの主なメディエーターは**ヒスタミン**（histamine）である．しかし，あるげっ歯類においては，セロトニンは同等かそれ以上のものである可能性がある．ヒスタミンは，標的細胞受容体に結合することによって作用し，異なる細胞は異なるクラスのヒスタミン受容体（例：H1，H2，H3）を発現しており，これらは異なる薬理学的阻害薬に対する個々の感受性によって区別できる．ヒスタミンの作用は，ヒスタミンがアミン特異的輸送系によって細胞外環境から迅速に排除されるため，短命である．細胞受容体に結合すると，ヒスタミンはIP3とDAGへのフォスファチジルイノシトール分解などの細胞内現象を開始させ，これらの生成物は細胞の種類が異なれば，異なる変化を引き起こす．ヒスタミンが内皮細胞に結合すると，内皮細胞の収縮を引き起こし，内皮細胞間隙の増加，血管透過性の増加，血漿の組織への漏出をもたらす．ヒスタミンはまた，内皮細胞を刺激して，血管拡張を引き起こすプロスタサイクリン（PGI_2），一酸化窒素（nitric oxide）などの血管平滑筋細胞弛緩薬を合成する．ヒスタミンのこれらの作用は，即時型過敏反応（後述）の膨疹・潮紅反応（wheal-and-flare reaction）を生じる．H1受容体アンタゴニスト（一般に抗ヒスタミン薬とよばれる）は，皮内アレルゲンまたは抗IgE抗体に対する血管応答を阻害することができる．ヒスタミンはまた，腸および気管支平滑筋の収縮を引き起こす．したがって，ヒスタミンは，摂取・吸入されたアレルゲンにそれぞれ関連した，蠕動運動と気管支痙攣の増加の一因になるかもしれない．しかしながら，いくつかのアレルギー疾患，特に喘息においては，抗ヒスタミン薬は反応を抑制するには有効ではない．さらに，喘息における気管支収縮はヒスタミンが作用する時間より遷延する．したがって，ある即時型過敏反応においては他のマスト細胞由来のメディエーターが重要であることが示唆される．

顆粒酵素とプロテオグリカン

トリプターゼおよびキマーゼを含む中性セリンプロテアーゼは，マスト細胞分泌顆粒の最も多くあるタンパク質成分であり，即時型過敏反応における組織損傷の一因となる．トリプターゼはすべてのヒトマスト細胞に存在し，他の細胞には存在しないことが知られている．したがって，ヒトの体液中でのトリプターゼの検出は，マスト細胞の活性化の指標とみなされ，時としてアナフィラキシーの診断に臨床的に使用される．キマーゼはある種のヒトマスト細胞に見出される．そのため，それがあるかないかが，前述したように，ヒトマスト細胞サブセットを特徴づけるための1つの基準となる．これら酵素の生体内における機能は確立されてはいない．しかし，試験管内で明らかにされたいくつかの活性は，重要な生物学的作用を示唆している．例えば，トリプターゼはフィブリノーゲンを切断し，コラーゲナーゼを活性化し，それにより組織損傷を引き起こす．一方，キマーゼはアンジオテンシンⅠをアンジオテンシンⅡに変換して一時的な血管収縮を引き起こし，表皮基底膜を分解し，さらに粘液分泌を刺激する．マスト細胞顆粒内に見出される他の酵素には，カルボキシペプチダーゼAとカテプシン（cathepsin）Gが含まれる．好塩基球顆粒もいくつかの酵素も含み，そのなかのいくつかは中性プロテアーゼのようなマスト細胞顆粒内のものと同じである．主要塩基性タンパク質（MBP）およびリゾフォスフォリパーゼのような他の酵素は，好酸球に見出されるが，マスト細胞顆粒には見出されない．

ヘパリンとコンドロイチン硫酸を含むプロテオグリカンも，マスト細胞顆粒の主要構成成分である．これらの分子は，分子に強い正の負電荷を付与するポリペプチドコアと複数の非分岐グリコサミノグリカン側鎖から構成されている．顆粒内では，プロテオグリカンは，正に荷電したアミン，プロテアーゼ，他のメディエーターの貯蔵マトリックスとして機能し，細胞の他の部分にそれらが接近しないように妨げている．メディエーターは顆粒エキソサイトーシスの後，異なる速度でプロテオグリカンから放出され，血管作用性アミンはトリプターゼまたはキマーゼよりはるかに迅速に分離する．このようにして，プロテオグリカンは即時型過敏反応の反応速度を制御している可能性がある．

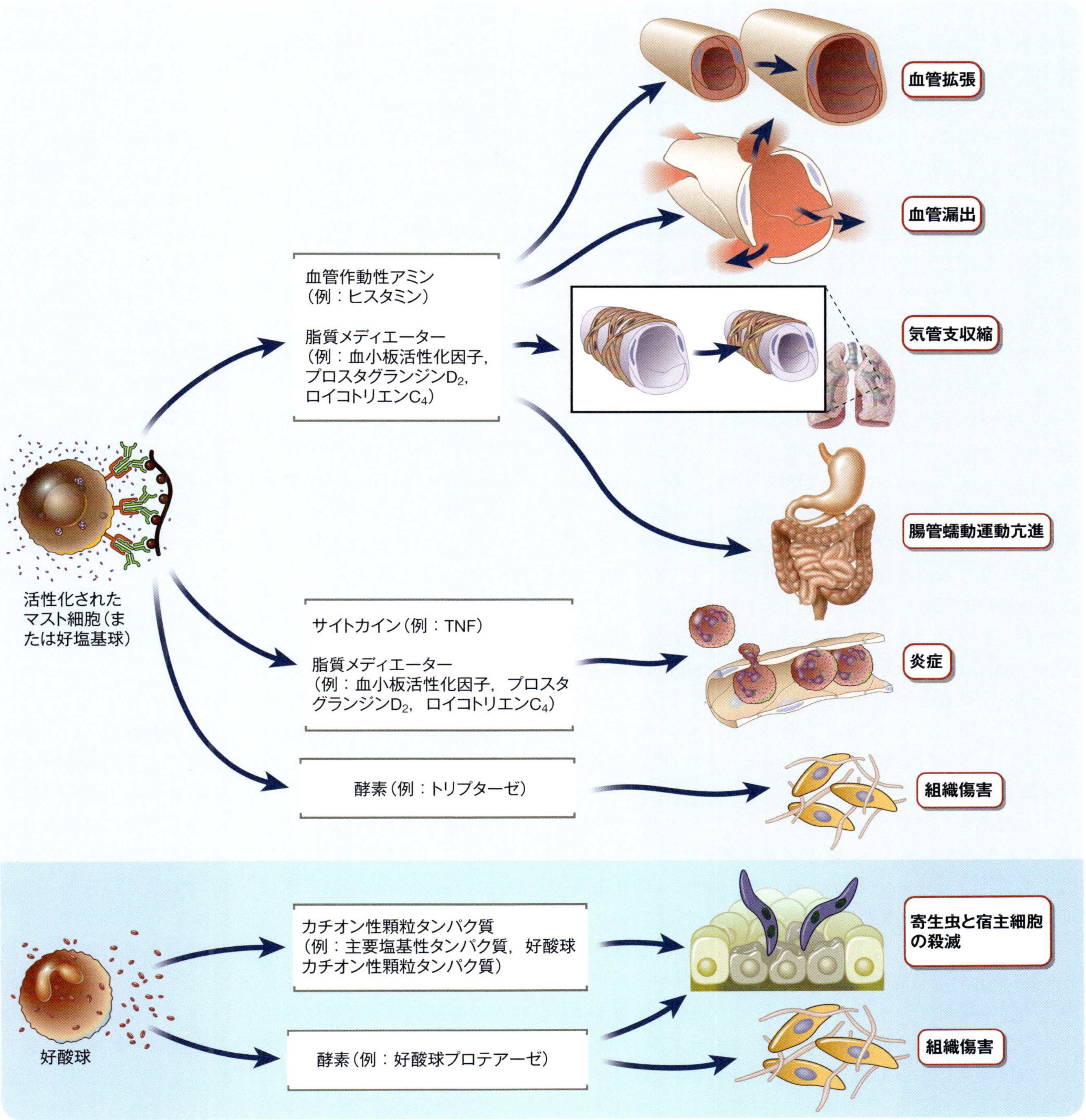

図 20.6　即時型過敏反応のメディエーターの生物学的影響

マスト細胞と好塩基球のメディエーターには，血管活性アミンと顆粒中にあらかじめ保存された酵素，ならびに大部分が細胞活性化新しく合成されるサイトカインと脂質メディエーターが含まれる．生体アミンと脂質メディエーターは，即時型反応の構成要素のすべてである血管漏出，気管支収縮，腸管蠕動運動亢進を誘発する．サイトカインと脂質メディエーターは，遅発相反応の一部である炎症に寄与する．おそらく酵素が組織損傷の一因となる．活性化された好酸球は，あらかじめ形成されたカチオン性タンパク質および寄生虫と宿主細胞に対して毒性のある酵素を放出する．いくつかの好酸球顆粒酵素はおそらく慢性アレルギー疾患の組織損傷の一因となる．

脂質メディエーター

マスト細胞の活性化によって，血管，気管支平滑筋，白血球に対するさまざまな効果をもつ脂質メディエーターを迅速に新規合成し，放出する．これらのメディエーターのなかで最も重要なものは，前述のように，膜リン脂質のPLA2を介した加水分解によって生成されるアラキドン酸に由来する．次いで，アラキドン酸はシクロオキシゲナーゼ経路またはリポキシゲナーゼ経路のいずれかによって代謝され，アレルギー反応のメディエーターを生成する．

マスト細胞におけるシクロオキシゲナーゼ経路によって

産生される主要なアラキドン酸由来メディエーターは，**プロスタグランジンD2**(prostaglandin D2：PGD_2)である．放出されたPGD_2は平滑筋細胞上の受容体に結合し，血管拡張薬および気管支収縮薬として作用する．PGD_2はまた，好中球の走化性(chemotaxis)と炎症部位への集積を促進する．PGD_2の合成は，シクロオキシゲナーゼ阻害薬，例えばアスピリンおよび他の非ステロイド性抗炎症薬によって阻止することができる．これらの薬剤は，喘息の気管支収縮を逆に悪化させる可能性がある．なぜなら，これらの薬剤によってアラキドン酸をロイコトリエン産生に変えてしまうからである．これについては次項で説明する．

リポキシゲナーゼ経路によって産生される主要なアラキドン酸由来メディエーターは**ロイコトリエン**(leukotrienes)で，特にLTC_4およびその分解産物であるLTD_4とLTE_4であり，これらはすべてシステイニルロイコトリエンとよばれる．LTC_4は粘膜型マスト細胞と好塩基球によってつくられるが，結合組織型マスト細胞ではつくられない．マスト細胞由来のロイコトリエンは，PGD_2受容体とは異なる平滑筋細胞上の特異的な受容体に結合し，長期の気管支収縮を引き起こす．総じて，システイニルロイコトリエンは，かつてアナフィラキシー遅延反応物質(slow-reacting substance of anaphylaxis：SRS-A)とよばれ，現在は喘息における気管支収縮の重要なメディエーターとして知られているものを構成している．これらのロイコトリエンは，皮膚に注入されると，長期間にわたる膨疹・潮紅反応を発症させる．

マスト細胞，好塩基球ならびにいくつかの他の細胞によって産生される第3のタイプの脂質メディエーターは血小板活性化因子(platelet-activating factor：PAF)であり，これはウサギの血小板凝集を誘導する物質として発見されたことで名づけられた．PAFは，膜リン脂質の誘導体として合成される．PAFは直接的な気管支収縮作用を有し，内皮細胞の収縮を引き起こし，血管平滑筋を弛緩させる．しかし，PAFは疎水性であり，PAF加水分解酵素とよばれる血漿酵素によって急速に破壊され，PAFの生物学的作用を制限している．PAF加水分解酵素を遺伝的に欠損するヒトでは，早期発症喘息のリスクが高い．PAFとその代謝産物のレベルは，アナフィラキシーで上昇する．げっ歯類モデルでは，PAF受容体の薬理学的阻害薬は，肺における即時型過敏反応のある側面を改善する．しかし，PAFアンタゴニストは臨床試験において有効性は証明されていない．PAFは，炎症性白血球を活性化することができる遅発相反応においても重要であるかもしれない．

サイトカイン

マスト細胞はアレルギー性炎症(遅発相反応)に寄与する多くの異なるサイトカインを産生する．これらのサイトカインには，TNF，IL-1，IL-4，IL-5，IL-6，IL-9，IL-13，CCL3，CCL，IL-3や顆粒球マクロファージコロニー刺激因子(granulocyte-macrophage colony-stimulating factor：GM-CSF)などのさまざまなコロニー刺激因子(colony-stimulating factors：CSFs)が含まれる．先に述べたように，マスト細胞の活性化は，これらサイトカインの転写と産生を誘導する．一方，あらかじめ保有しているTNFもまた，顆粒中に保存されており，FcεRIの架橋によって迅速に放出される．アレルギー反応の部位に動員されたTh2細胞もこれらのサイトカインの一部を産生する．活性化されたマスト細胞，Th2細胞と，おそらくは自然リンパ球から放出されるサイトカインは，主に遅発相反応に関連する炎症の原因となる．TNFは内皮細胞の接着分子(adhesion molecule)の発現を活性化し，ケモカインと一緒に好中球および単球の浸潤の主な原因となる(**第3章参照**)．アレルギー性炎症に加えて，マスト細胞からのサイトカインは，感染に対する自然免疫応答にも関与する．例えば後で説明するように，ある細菌感染に対して有効に防御するにはマスト細胞が必要であり，このエフェクター機能は主にTNFによって媒介されることがマウスモデルによって明らかにされている．

好酸球の特性

好酸球は，骨髄由来顆粒球であり，遅発相反応の炎症性浸潤に豊富に存在し，アレルギー疾患の多くの病態形成過程に関与する．GM-CSF，IL-3，IL-5は骨髄中の骨髄前駆細胞から好酸球分化を促進し，成熟後に好酸球は血液中を循環する．好酸球は通常，末梢組織，特に呼吸器，消化管，尿生殖器の粘膜内層に存在し，その数は炎症の経過中の動員によって増加することが可能である．好酸球の顆粒は，エオシンなどの酸性色素に結合する塩基性タンパク質を含有している(**表20.2**，**図20.2C**参照)．

Th2細胞によって産生されるサイトカインは，好酸球の活性化および遅発相反応部位への好酸球の動員を促進する．Th2細胞と2型自然リンパ球の両方がIL-5の供給源である．IL-5は，顆粒内容物を放出する能力を増強する強力な好酸球活性化サイトカインである．このサイトカインが存在しない場合(例えば，IL-5ノックアウトマウスにおいては)，好酸球数と機能の欠損が生じる．好酸球は遅発相反応部位と蠕虫感染部位に遊走され，この遊走は接着分子相互作用とケモカインを介して起こる．好酸球は，VLA-4インテグリン(integrin)のリガンドであるE-セレクチン(selectin)とVCAM-1を発現する内皮細胞に結合する．Th2細胞によって産生されるIL-4は，好酸球に対する接着分子の発現を増強する可能性がある．好酸球の遊走と組織への浸潤は，また，ケモカインであるエオタキシン(CCL11)に依存し，このエオタキシンはアレルギー反応部位で上皮細胞によって産生され，好酸球で構成的に発現さ

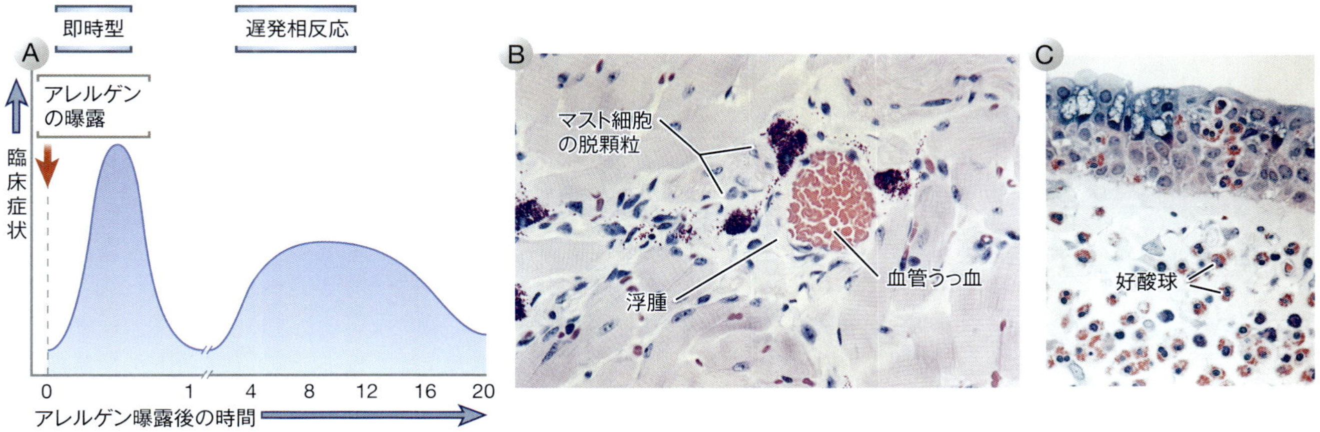

図 20.7　アレルギーの即時型反応と遅発相反応
(A)時間による変化．アレルゲンに対する即時型の血管と平滑筋の反応は，抗原投与後数分以内に発現し(アレルゲン曝露前に感作した個体で)，遅発相反応は 2 ～ 24 時間後に発症する．(B と C)形態．即時型反応(B)は血管拡張，うっ血と浮腫を特徴とし，遅発相反応(C)は好酸球，好中球と T 細胞に富んだ炎症性浸潤を特徴とする〔Dr. Daniel Friend, Department of Pathology, Brigham and Women's Hospital, Boston, Massachusetts のご厚意による〕.

れるケモカイン受容体(chemokine receptor)CCR3 に結合する．さらに，補体生成物 C5a，マスト細胞によって産生された脂質メディエーター PAF と LTB4 も，好酸球の遊走因子として機能する．

活性化すると，好酸球は微生物に対して毒性であり，また正常組織を傷つける顆粒タンパク質を放出する．好酸球の顆粒内容物には，他の顆粒球に見出されるリソソーム(lysosome)加水分解酵素，ならびに主要塩基性タンパク質(major basic protein)と好酸球カチオン性タンパク質をはじめとする，蠕虫生物に特に毒性である好酸球特異的タンパク質が含まれる．これら 2 つのカチオン性ポリペプチドは，既知の酵素活性をもたないが，正常組織に対するのと同様に，蠕虫および細菌に対して有毒である．さらに，好酸性顆粒は好酸球ペルオキシダーゼを含有し，これは好中球に見出されるミエロペルオキシダーゼとは異なり，次亜塩素酸または次亜臭素酸の生成を触媒する．これらの産物もまた，蠕虫，原虫(protozoa)，宿主細胞に対して毒性である．

マスト細胞や好塩基球と同様，活性化された好酸球は PAF，プロスタグランジン(prostaglandins)，システイニルロイコトリエンをはじめとする脂質メディエーターを産生，放出する．これらの好酸球由来の脂質メディエーターは，アレルギー疾患の病態形成過程に寄与するかもしれない．好酸球はまた，炎症応答および組織修復を促進することができる種々のサイトカインを産生する．しかし，好酸球サイトカイン産生の生物学的意義は不明である．

IgE とマスト細胞依存性の反応

これまで論じてきた細胞とメディエーターは，アレルギーで起こる即時型の血管の変化と，その後の炎症反応の原因となる．以下の項では，これらの即時型反応および遅発相反応について説明する(**図 20.7**)．

即時型反応

即時型過敏反応でみられる初期の血管変化は，アレルゲンの皮内注射に対する膨疹・潮紅反応(図 20.8)で明らかである．以前にアレルゲンに曝露して IgE 抗体を産生したヒトが，同じ抗原を皮内注射されると，注射部位は赤血球で満たされた局所的に拡張した血管から次第に赤くなる．その後，この部位は静脈からの血漿漏出の結果，急速に膨潤する．この柔らかい腫脹は，**膨疹**(wheal)とよばれ，直径数 cm の大きな皮膚領域を含むことがある．続いて辺縁の血管が拡張し，赤血球を伴って盛り上がり，**潮紅**(flare)とよばれる特有の赤くて丸い縁をつくる．完全な膨疹・潮紅反応は，抗原投与後 5 ～ 10 分以内に現れ，通常は 1 時間足らずで消退する．

膨疹・潮紅反応は IgE－マスト細胞依存性である．組織学的検査では，膨疹・潮紅部位のマスト細胞はあらかじめ保有しているメディエーターを放出している様子がわかる．というのは，それらの細胞質顆粒が空になっているからである．即時型過敏反応を伴う IgE とマスト細胞の因果関係は，アレルギー体質のヒトから正常なレシピエントへの IgE 抗体の受身伝達の実験から初めて世に知られた．例えば，アレルゲンに対する即型時過敏反応は，皮膚局所部位にアレルギー体質のヒトからの IgE がはじめに注入された場合，そのアレルゲンに反応しないヒトでも惹起できる．そのような養子移入実験は，あるアレルゲンで免疫されたヒトからの血清を用いて最初に実施された．そして，この反応を担当する血清因子は当初レアギン(reagin)とよばれた．このような理由から，IgE 分子はいまだにときどきレ

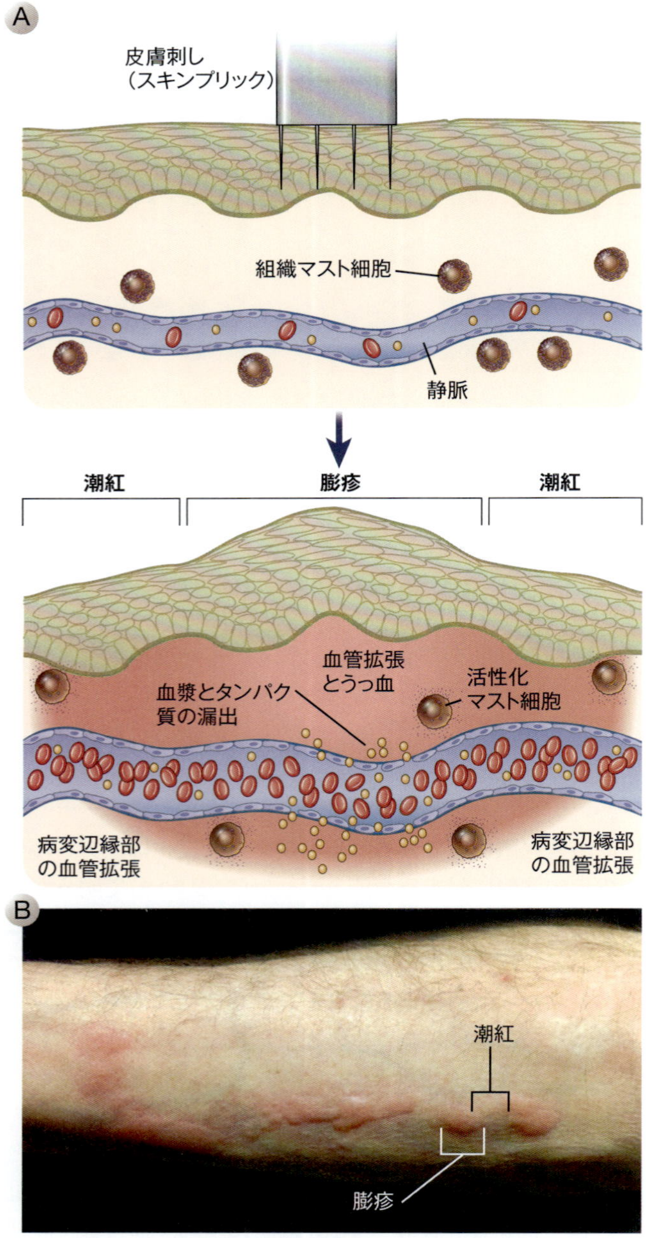

図 20.8 皮膚における膨疹・潮紅反応とアレルギー皮膚試験
(A)アレルギーの臨床試験では，異なる抗原が短い針を介して皮膚に導入される．抗原に対するアレルギーを有する患者は，抗原特異的 IgE がすでに皮膚のマスト細胞に結合しており，マスト細胞が活性化される．抗原刺激で放出されたマスト細胞メディエーターに反応して局所の血管がはじめに拡張し，次いで体液と高分子を漏出し，その結果，潮紅と局所の腫脹(膨疹)が生じる．この腫脹の縁の血管がその後拡張し，赤色の縁(潮紅)の外観を形成する．(B)アレルゲンの注入に反応した皮膚における膨疹・潮紅反応を示した典型的なアレルギー陽性皮膚試験の写真〔Dr. David Sloane, Department of Medicine, Brigham and Women's Hospital, Boston, MA のご厚意による〕．

アギン抗体とよばれる．IgE の養子移入に続く抗原によって開始される皮膚反応は，受動的皮膚アナフィラキシーとよばれる．

膨疹・潮紅反応は，FcεRI への IgE の結合によって真皮マスト細胞が感作され，抗原によって IgE の架橋が起こり，そしてメディエーター，特にヒスタミンの放出を伴ったマスト細胞活性化の結果，発症する．ヒスタミンは，静脈内皮細胞上のヒスタミン受容体に結合する．内皮細胞は PGI_2 と一酸化窒素を合成および放出し，これらのメディエーターは前述のように血管拡張と血管漏出を引き起こす．皮膚マスト細胞は，ロイコトリエンのような長時間作用性メディエーターをわずかしか産生しないようである．そのため，膨疹・潮紅反応は急速に消退する．皮膚パッチに応用された抗原，または小針刺し枝を介して投与した抗原が膨疹・潮紅反応を誘発することができるかを確かめることによって，アレルギー専門医は，異なる抗原に対するアレルギー患者をしばしば検査する．

遅発相反応

即時型の膨疹・潮紅反応の 2 ～ 4 時間後に，好中球，好酸球，好塩基球，ヘルパー T 細胞を含む炎症性白血球の集積からなる遅発相反応が続いて起こる(**図 20.7** 参照)．炎症は約 24 時間までに最大となり，次いで徐々に低下する．即時型の膨疹・潮紅反応と同様に，遅発相反応の能力もまた，IgE を用いて養子移入することができ，その反応はマスト細胞上の FcεR1 受容体に結合している IgE と架橋する抗 IgE 抗体を用いて，あるいはマスト細胞活性化薬を用いて似通った反応を起こすことができる．TNF を含むマスト細胞によって産生されるサイトカインは，E-セレクチンと細胞間接着分子 1(ICAM-1)など内皮細胞の白血球接着分子とケモカインを発現増強させ，その結果白血球を炎症部位に引き寄せる(**第 3 章**参照)．したがって，マスト細胞の活性化は，白血球の組織への流入を促進する．遅発相反応の典型的な白血球のタイプは，好酸球とヘルパー T 細胞である．Th2 細胞は単純な遅発相反応では主たる T 細胞集団であるが，慢性アトピー性皮膚炎と喘息における浸潤細胞には，Th1 細胞(Th1 cells)と Th17 細胞(Th17 cells)，さらには IL-17 と IFN-γ の両方を産生する T 細胞が含まれている．好中球もしばしばこれらの反応に存在する．好酸球と Th2 細胞はいずれも CCR4 と CCR3 を発現し，これらの受容体に結合するケモカインは，上皮細胞を含む即時型過敏反応の部位でのさまざまな細胞種によって産生される．

遅発相反応は，感知できるような即時型過敏反応が前もってなくても，起こるかもしれない． 気管支喘息は，即時型反応の特徴である血管変化を伴わずに，好酸球と Th2 細胞の集積を伴う炎症の繰り返し発作が起こるかもしれない疾患である．そのような異常では，マスト細胞の活性化がほとんどなく，遅発相反応を維持するサイトカインは主に T 細胞によって産生される可能性がある．

アレルギー疾患に対する遺伝的感受性

アレルギーを発症する傾向は，いくつかの遺伝子の継承に影響される．異常に高いレベルの IgE 産生と関連するアトピーは，しばしば家族内で発症する．家系調査によってアトピーの常染色体遺伝が明らかになったが，完全な遺伝様式は多遺伝子性である．同じ家族内では，アトピー性疾患の標的臓器はさまざまである．したがって，アレルギー性鼻炎(枯草熱)，喘息，アトピー性皮膚炎(湿疹)は，同じ同族者の異なるメンバーにさまざまな程度で発症する．しかし，これらの人たちはすべて，平均の血漿 IgE レベルより高い IgE 値を示す可能性がある．

アレルギー疾患のリスクを有する遺伝子を同定するために，さまざまなアプローチがとられており，そのなかにはポジショナルクローニング，候補遺伝子研究やゲノムワイド関連解析などが含まれる．これらのアプローチによって，喘息や他のアトピー性疾患の感受性を高める多くの異なる遺伝子変異体が同定された(**表 20.3**)．これらの遺伝子の多くによってコードされているタンパク質の既知の機能に基づいて，これらタンパク質の発現または活性の変化がアレルギー疾患の発症または重症度にどのように影響するかについて合理的な推測を行うことができる．それにもかかわらず，アレルギーリスクの増加に関連する遺伝子多型(polymorphism)が実際にコードされたタンパク質の発現または機能を変化させるかどうかについては，いまだほとんどわかっていない．多くの場合，多数のコードされたタンパク質の機能がいかなる機序でアレルギーの発症に影響を与えるについては不明である．

アレルギーの遺伝学的研究によってもたらされた最初の重要な発見の 1 つは，サイトカイン IL-4，IL-5，IL-9，IL-13，IL-4 受容体をコードする遺伝子クラスター部位に近い，染色体 5q 上のアトピー感受性遺伝子座の同定であった．この領域は非常に興味深い．なぜなら，そこにあるいくつかの遺伝子が IgE 制御の機序および，マスト細胞と好酸球の増殖・分化の機序と関係するためである．このクラスター遺伝子のなかで，*IL33* 遺伝子多型は喘息と最も強い関連性を有するようである．*IL33*，IL33 受容体の構成成分(IL1R1)，転写因子 RORα をコードする遺伝子を含む遺伝子座は，喘息感受性遺伝子のゲノムワイド関連解析で同定された．前述のように，IL-33 は損傷した上皮細胞から放出されるサイトカインであり，強力な 2 型炎症誘導作用をもち，Th2 細胞および 2 型自然リンパ球に作用して IL-5 と IL-13 を放出する．なお，RORα は 2 型自然リンパ球の分化に必要である．

表 20.3 アトピーおよび喘息に関連する遺伝子の例

候補遺伝子またはコードされたタンパク質	染色体の位置	疾患との関連	疾患における遺伝子産物の推定的役割
サイトカイン遺伝子クラスター(IL-4，IL-5，IL-13)，CD14，β2-アドレナリン受容体	5q	喘息	IL-4 と IL-13 は IgE クラススイッチを促進し，IL-5 は好酸球の増殖および活性化を促進する．CD14 は TLR4 との相互作用を介して，抗原に対する Th1 応答と Th2 応答とのバランスに影響を及ぼす LPS 受容体の構成分子である．β2-アドレナリン受容体は気管支平滑筋収縮を調節する
MHC クラスⅡ	6p	喘息	いくつかの対立遺伝子は，アレルゲンに対する T 細胞応答を調節する
FcεRI β 鎖	11q	喘息	マスト細胞の活性化を媒介する
幹細胞因子，インターフェロン-γ，STAT6	12q	喘息	幹細胞因子はマスト細胞の増殖・分化を調節する．インターフェロン-γ は IL-4 の作用に対抗する．STAT6 は IL-4 シグナル伝達を媒介する
IL-4 受容体 α 鎖	16	喘息	IL-4 および IL-13 受容体のサブユニット
ADAM33	20p	喘息	気道リモデリングに関与するメタロプロテアーゼ
DPP10	2q14	喘息	ケモカインおよびサイトカイン活性を調節するペプチダーゼ
PHF11	13q	喘息	Th1 遺伝子の転写調節因子
ORMDL3	17q	喘息	小胞体ストレス応答
IL-33，IL-1 受容体様 1(IL-33 受容体)	2q	喘息	IL-33 は T 細胞，マスト細胞，好酸球，ILC において 2 型サイトカインを誘導する
フォスフォジエステラーゼ 4D	5q	喘息	cAMP を低下させ，気道平滑筋収縮を調節する
フィラグリン	1q	アトピー性皮膚炎	上皮バリア機能に重要な最終分化ケラチノサイトの成分

ADAM33：ディスインテグリンおよびメタロプロテアーゼドメイン 33(disintegrin and metalloprotease domain 33)，DPP10：ジペプチジルペプチダーゼ様 10(dipeptidyl peptidase like 10)，FcεRI：Fcε 受容体 I(Fcε receptor type I)，Ig：免疫グロブリン(immunoglobulin)，ILCs：自然型リンパ球(innate lymphoid cells)，MHC：主要組織適合遺伝子複合体(major histocompatibility complex)，ORMDL3：オロソムコイド様 3(orosomucoid like 3)，PHF11：plant homeodomain finger protein 11，TLR：Toll 様受容体(Toll-like receptor)

フィラグリンタンパク質の発現または機能の喪失をもたらす突然変異は，幼児期のアトピー性皮膚炎，およびその後の喘息を含むアレルギー疾患の発症に重大なリスクをもたらす．前述したように，フィラグリンは皮膚バリア機能と保水に必要であり，このタンパク質が欠如するとケラチノサイトの損傷とサイトカインの放出，ならびに真皮へのアレルゲンの侵入を促進すると考えられている．

その遺伝子産物が感染に対する自然免疫応答を調節するような遺伝子は，アレルギーと喘息に関連している．これらには，リポ多糖(lipopolysaccharide)受容体の構成成分であるCD14，TLR2とTLR4が含まれる．多くの感染症に対する自然免疫反応は，概してTh1応答を誘導しTh2応答を抑制するため(**第10章参照**)，一般的な感染生物に対する自然免疫応答を増強または減少させる遺伝子多型または遺伝子の突然変異は，アトピーの発症リスクに影響する可能性がある．別のゲノムワイド関連解析の結果から，多数の他の遺伝子の共通変異体と喘息やその他のアトピー性疾患との間には,明らかな関連性があることが発見された．しかし，これらの遺伝子産物は機能が不明であるか，またはそれらの既知の機能とアトピー性疾患の発症との関連はいまだ不明である．

アレルギーにおける環境因子

環境による影響がアレルギーの発症に重大な影響を及ぼし,遺伝的リスク要因と相乗作用することは明らかである．環境による影響には，アレルゲンそのもの，感染性微生物，さらには大気汚染などの粘膜バリア機能に影響を及ぼす他の要因への曝露が含まれる．さらに，これらの環境要因にさらされた時の年齢，特に幼年期の曝露が重要視されている．

幼児期の微生物への曝露によって，アレルギーの発症リスクが低下する可能性がある．先進工業国における喘息と他のアトピー性疾患の罹患率の増加に対する1つの解釈として，これらの国の感染頻度が一般に低いことが挙げられる．さまざまな疫学データは，都市ではなく農場で発見されるような環境微生物に幼児期にさらされることは，アレルギー疾患の有病率の減少と関連していることを証明している．これらのデータに基づいて，幼少児期さらには周産期の腸管細菌叢および感染への曝露は免疫系(immune system)の成熟を調節し，おそらくは制御性T細胞(regulatory T cells)を早期から分化誘導させるという，**衛生仮説**(hygiene hypothesis)が提案された．その結果，その後の人生で，このような人たちは非感染性の環境抗原に対してTh2応答を獲得する可能性は低くなり，アレルギー疾患を発症する可能性は低くなる．

呼吸器ウイルスおよび細菌性感染症は，喘息の進行または既存の喘息の悪化の素因となる因子である．例えば，子どもの喘息発作の80%にまで呼吸器ウイルス感染が先行すると推定されている．これは衛生仮説と矛盾するようにみえるかもしれないが，これらの喘息関連感染は肺胞粘膜細胞バリアを損傷する可能性のあるヒト病原体によるものであり，一方，衛生仮説を支持するデータは，必ずしも組織損傷に関係しない広範囲の環境細菌への曝露に焦点を当てている．いくつかの疫学研究によって，幼い時に特定の共生微生物が呼吸器または消化管に定着しないと，喘息を誘発する呼吸器ウイルス感染のリスクを高める可能性があることが明らかにされた．

ヒトのアレルギー疾患：病因と治療法

アレルギー疾患の症状は，マスト細胞のメディエーターと2型サイトカインが作用する組織およびその結果生じる慢性炎症によって惹起される．アトピー素因のヒトは，1つ以上のタイプのアレルギーを有することがあり，最も一般的な病態は，アレルギー性鼻炎，気管支喘息，アトピー性皮膚炎と食物アレルギーである．アレルギー反応の臨床的および病理学的特徴は，いくつかの理由から，その反応の解剖学的部位によって変わる．アレルゲンとの接触点によって，マスト細胞とTh2細胞が活性化される器官または組織が決まる．例えば，吸入した抗原は鼻炎や喘息を引き起こし，摂取した抗原はしばしば嘔吐や下痢を引き起こす(ただし，大量に摂取すると皮膚や呼吸器症状を引き起こす可能性がある)，そして，注射された抗原は血液循環を介して全身的な影響を引き起こす．種々の標的器官におけるマスト細胞の分布密度は，反応の重症度に影響を与える．マスト細胞は皮膚と，気道と消化管の粘膜に特に豊富であり，これらの組織は即時型過敏反応において最も傷害を受けることが多い．局所でのマスト細胞の表現型は，即時型過敏反応の特徴に影響を及ぼすことがある．例えば，結合組織型マスト細胞は，大量のヒスタミンを産生し，皮膚における膨疹・潮紅反応の原因となる．

次の項では，さまざまな組織に現れるアレルギー疾患の主な特徴について説明する．

全身性アナフィラキシー

アナフィラキシーは，多くの組織における浮腫と，血管拡張および血管漏出に続いて起こる血圧低下を特徴とした，全身性の即時型過敏反応である．このような結果は通常，注射，昆虫刺傷または腸管粘膜のような上皮細胞表面からの吸収によって取り込まれた抗原が全身に存在することが原因で起こる．アナフィラキシーを引き起こす最も一般的なアレルゲンには，ペニシリン系抗生物質，ピーナッツ，木の実，魚，甲殻類，ミルク，卵，ハチ毒などの

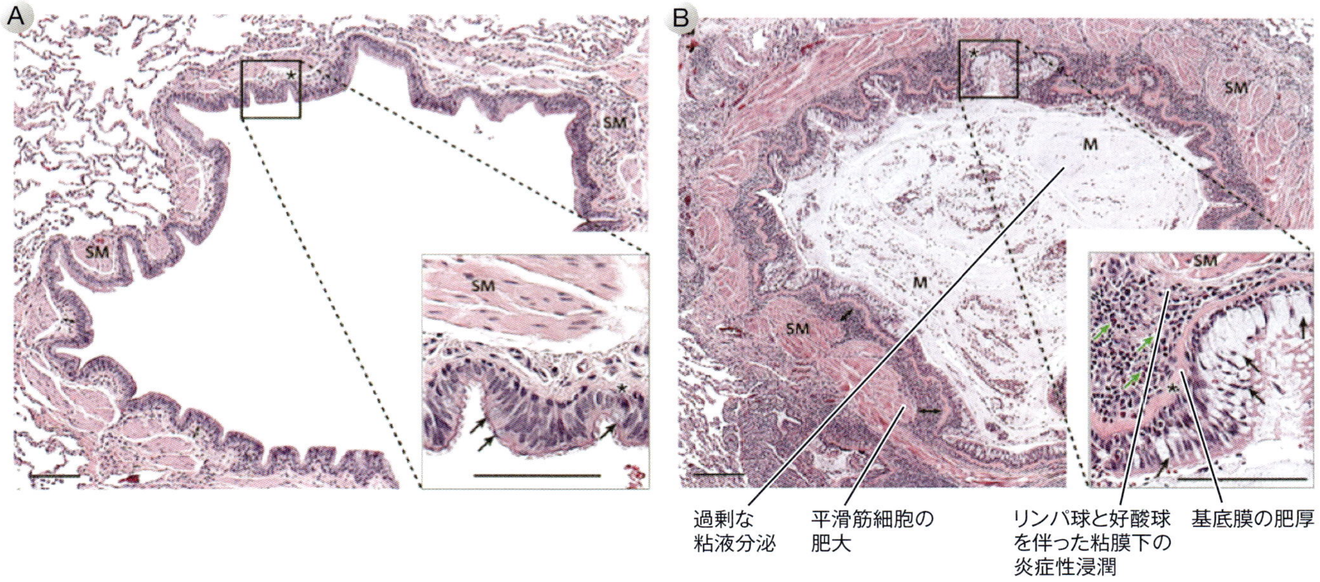

図 20.9　気管支喘息の病理組織学的特徴

アトピー性気管支喘息は，肺において繰り返し起こる即時型過敏反応に慢性的な遅発相反応が伴った結果である．正常気管支の断面（A）と喘息患者の気管支の断面（B）を供覧する．罹患した気管支は，過剰な粘液（M）産生，多くの粘膜下の炎症細胞（好酸球を含む）と平滑筋（SM）の肥大，および正常な気管支よりも多くの杯細胞を有する（挿入図の黒い矢印）〔Galli SJ, Tsai M, Piliponsky AM: The development of allergic inflammation, Nature 454：445–454, 2008. より．G. J. Berry, Stanford University, California のご厚意による〕．

タンパク質が含まれるが，他にも多くの薬物，食品，環境汚染因子がある．アレルゲンは多くの組織においてマスト細胞を活性化し，その結果，全身組織の血管床へ作用するメディエーターを放出する．マスト細胞メディエーターによって引き起こされる血管緊張の低下と血漿漏出は，しばしば致命的であるアナフィラキシーショックとよばれる著明な血圧低下またはショックにつながる．マスト細胞メディエーターは，喉頭浮腫，気管支収縮，過剰な気管支粘液産生を引き起こすことによって呼吸困難を引き起こす可能性がある．腸管運動の亢進と腸管粘液の流出が原因となった下痢，皮膚の蕁麻疹病変（蕁麻疹）がしばしば起こる．アナフィラキシーは，通常，アレルゲンにさらされて数秒～1 時間以内に起こる．患者の約 20％において，最初のエピソードの 12 時間後までに，アレルゲンへの明らかな再曝露に気づかないままに症状の第 2 の再発がみられる．これはしばしば後期アナフィラキシー反応とよばれるが，前述のアレルゲンに対する遅発相反応と混同してはならない．マスト細胞メディエーターのうち，どれがアナフィラキシーショックで最も重要であるかは不明である．治療の主流はアドレナリン（[adrenaline]エピネフリン[epinephrine]）の全身投与であり，マスト細胞メディエーターの気管支収縮と血管拡張作用を逆転させることによって救命することができる．アドレナリンは心拍出量を改善し，さらに切迫した心血管虚脱から救命する．抗ヒスタミン薬はアナフィラキシーにも有益であることから，この反応におけるヒスタミンの役割が示唆されている．

気管支喘息（bronchial asthma）

喘息は，再発する可逆的気道閉塞と気管支平滑筋細胞の過敏性を特徴とする一連の肺疾患であり，これは繰り返し起こる即時型過敏反応と後期アレルギー反応が原因で発症することが多い（**図 20.9**）．患者は，気管支収縮発作を起こし，粘液の産生を増加させ，これによって気管支閉塞および呼吸困難を引き起こす．成人喘息はしばしば慢性閉塞性肺疾患を併発し，これらの疾患の組み合わせは重度の不可逆的な気道閉塞を引き起こす可能性がある．患者はかなりの罹患率を被り，喘息は致死的になる可能性がある．喘息は米国で約 2,000 万人が発症し，この疾患の頻度は過去 30 ～ 40 年間で大幅に増加した．有病率は他の先進工業国と同じであるが，世界の開発途上地域では低くなる可能性がある．

喘息症例の約 70％がアトピーを反映する IgE を介した反応と関連している．患者の残りの 30％において，喘息は薬物，寒気および運動のような非免疫的刺激がきっかけとなって発症することもある．非アトピー性喘息患者であっても，気道収縮の病態生理学的プロセスは同様であり，このことは，マスト細胞脱顆粒に代わる機序（例：局所的に産生される神経伝達物質など）がこの疾患の根底にある可能性を示唆している．

アトピー性喘息の一連の病態生理学は，おそらくアレルゲンに反応する Th2 細胞だけでなく，IgE に結合するアレルゲンに反応したマスト細胞の活性化でも開始される（**図 20.10**）．マスト細胞および T 細胞によって産生される脂質メディエーターとサイトカインは，好酸球，好塩基球と，さらなるTh2細胞の炎症部位への集積につながる．この疾患の慢性炎症は，マスト細胞の活性化がなくても続くようである．Th1, Th17細胞を含む他のT細胞サブセットとIL-9を分泌するT細胞が，病態形成の病因に寄与するという実験的エビデンスがある．平滑筋細胞の肥大と過剰反応性は，白血球由来メディエーターとサイトカインが原因で起こると考えられている．マスト細胞，好塩基球，好酸球はすべて，気道平滑筋を収縮させるメディエーターを産生する．気管支収縮メディエーターの最も重要なものが，システイニルロイコトリエンである．LTC_4合成アンタゴニストまたはロイコトリエン受容体アンタゴニストは，アレルゲンで誘導される気道収縮を減少させる．粘液分泌の増加は，サイトカイン(主にIL-13)の気管支上皮細胞に対する作用から生じる．

現在の喘息治療には，炎症の予防と回復，気道平滑筋収縮の緩和の2つの主要な目標がある(**図20.10**参照)．現在，喘息の治療にはいくつかの種類の薬物が使用されているが，抗炎症薬は今や主要な治療法である．吸入コルチコステロイドは，炎症性サイトカインの産生を遮断する．コルチコステロイドは，特に発作が起こっている場合には，炎症を軽減するために全身投与することもできる．気管支平滑筋細胞の弛緩は主として，収縮を抑制する平滑筋細胞の細胞内環状アデノシン一リン酸(cAMP)レベルを上昇させる薬剤によって達成される．cAMPを上昇させるために使用される主要な薬剤は，長時間作用性吸入β2アドレナリ

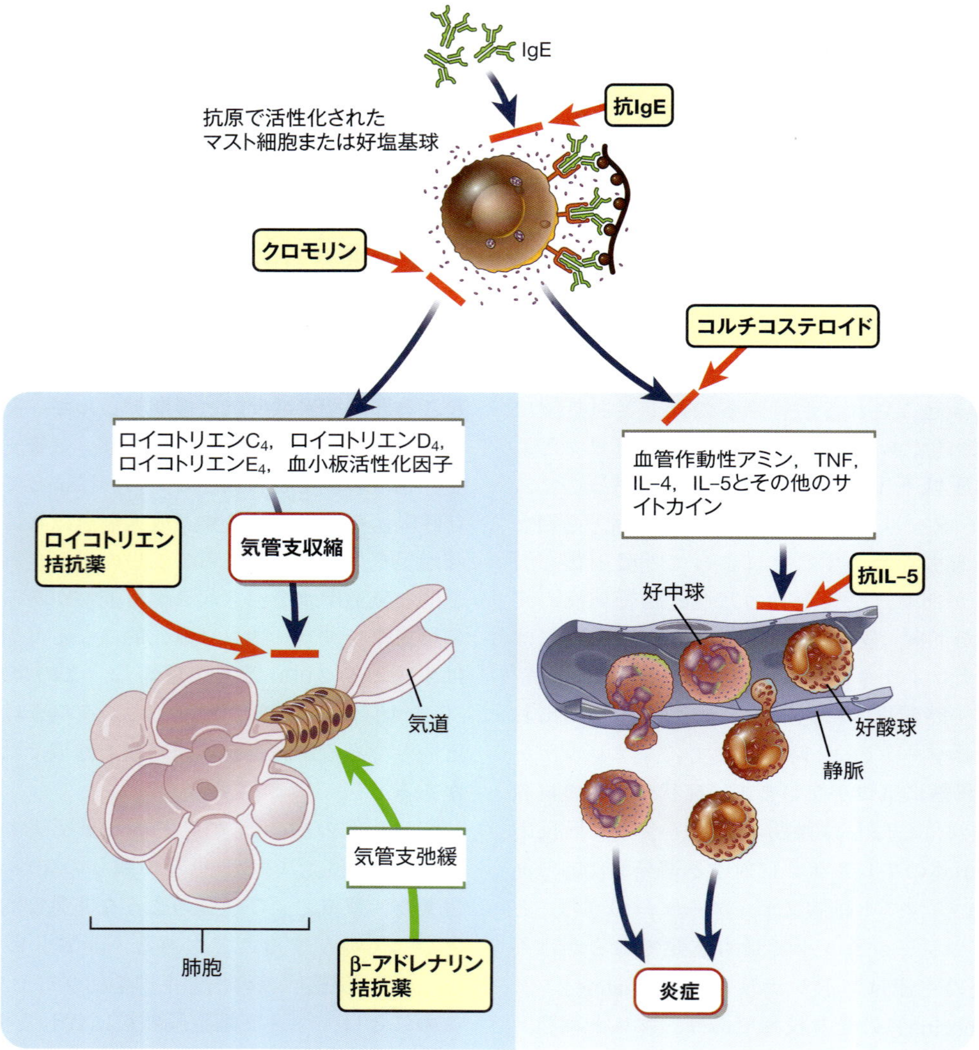

図20.10 喘息のメディエーターと治療

マスト細胞由来のロイコトリエンとPAFは，急性気管支収縮の主要なメディエーターであると考えられている．治療は，抗IgEとクロモリンのような阻害薬によるマスト細胞脱顆粒によるマスト細胞活性化を減少させること，およびロイコトリエン拮抗薬と吸入β-アドレナリン受容体拮抗薬などの気管支拡張剤による気管支平滑筋に対するメディエーターの作用を阻止することの両方を対象とする．マスト細胞由来のサイトカインは，遅発相反応の一例である持続した気道炎症の主要なメディエーターであると考えられている．コルチコステロイド療法はサイトカイン合成を阻害するために使用され，抗体はサイトカインの作用をブロックするために使用される．サイトカインはヘルパーT細胞によっても産生される(図示せず)．

ン受容体刺激薬を含む，アデニル酸シクラーゼの活性化薬である．ロイコトリエン受容体拮抗薬は，気道平滑筋細胞上の受容体への気管支収縮ロイコトリエンの結合を遮断する．ヒト化モノクローナル抗 IgE 抗体は承認された治療法であり，患者の血清 IgE レベルを効果的に低下させる．抗 IL-5 モノクローナル抗体(monoclonal antibody)は，他の治療に対して難治性である重度の喘息に対して承認されている．IL-13 をブロックする抗体は，強力な 2 型免疫応答を有する喘息患者フェノタイプに対して承認されている．これは精密医療の優れた例であり，そこでは 2 型サイトカインに拮抗する治療の恩恵を受ける可能性が最も高い患者を同定するために，2 型応答の指標(マーカー)が用いられている．ヒスタミンは気道狭窄においてほとんど役割を果たさないため，抗ヒスタミン薬(H1 受容体拮抗薬)は喘息の治療に役に立たない．実際，多くの抗ヒスタミン薬は同時に抗コリン作動薬であるため，これらの薬物は粘液分泌の粘性を強くする結果，気道閉塞を悪化させる可能性がある．

上気道，消化管と皮膚における即時型過敏反応

花粉症ともよばれる**アレルギー性鼻炎**(allergic rhinitis)は，おそらく最も一般的なアレルギー疾患であり，吸入により上気道に局在する植物性花粉またはハウスダストのダニなどの一般的なアレルゲンに対する即時型過敏反応の結果である．病理学的および臨床的症状としては，粘膜浮腫，好酸球を多く伴った白血球浸潤，粘液分泌，咳，くしゃみ，そして呼吸困難が挙げられる．かゆみを伴うアレルギー性結膜炎は，一般に鼻炎と関連している．浮腫液と好酸球で満たされた鼻ポリープとよばれる鼻粘膜の焦点突起が，アレルギー性鼻炎の頻繁な反復発作を患う患者にみられることがある．抗ヒスタミン薬がアレルギー性鼻炎の治療に一般的に使用される．

食物アレルギー(food allergies)は，口腔咽頭を含む消化管の腸粘膜および粘膜下のマスト細胞からのメディエーターの放出をもたらす，摂取した食品に対する即時型過敏反応である．その結果生じる臨床症状には，掻痒，組織浮腫，腸管蠕動運動亢進，上皮細胞からの分泌液の増加，口腔咽頭腫脹，嘔吐と下痢などの関連症状が含まれる．鼻炎，蕁麻疹，軽度の気管支痙攣は，しばしば食物に対するアレルギー反応と関連しており，このことは全身的な抗原曝露を示唆しており，アナフィラキシーが時として発症することもある．多くの異なる種類の食物に対するアレルギー反応が報告されており，最も一般的なのはピーナッツと甲殻類である．患者はこれらのアレルゲンに対して非常に敏感なため，ほんの少しの摂取でも重度の全身反応が起こりうる．

皮膚の一般的なアレルギー反応には**蕁麻疹**(urticaria または hives)や**アトピー性皮膚炎**(atopic dermatitis)がある．蕁麻疹は，マスト細胞メディエーターによって誘発される急性の膨疹・潮紅反応であり，アレルゲンとの直接的な局所での接触に反応して，または血液循環中にアレルゲンが入った後に発症する．その反応は主にヒスタミンを介するため，抗ヒスタミン薬はこの反応を減弱させ，治療法の中心となっている．蕁麻疹は数時間または数日間続くことがある．アトピー性皮膚炎(一般に**湿疹**[eczema]とよばれる)は，アトピーの三徴(アトピー性皮膚炎，アレルギー性鼻炎，喘息)の 1 つであるが，この疾患だけを発生することもできる．アトピー性皮膚炎は一般的な皮膚障害であり，しばしばフィラグリン変異に関連するため，皮膚バリア機能に欠陥がみられる．その結果，環境抗原に対する曝露とケラチノサイトの活性化が増加し，2 型免疫応答を促進するサイトカインを分泌する．湿疹患者では，皮膚の慢性遅発相反応が進行する．アトピー性皮膚炎患者のなかには，喘息を発生する患者もいるが，これは臨床医が“アレルギーマーチ”とよぶ一連のものである．サイトカインを介した応答が予想されるため，後期炎症反応は抗ヒスタミン薬では阻害されないが，サイトカイン合成を阻害するコルチコステロイドによって治療が可能である．IL-4 および IL-13 受容体の共通サブユニットに対する抗体は，臨床試験においてアトピー性皮膚炎患者の一部に有効であることが示されている．

アレルギー疾患に対する特異的免疫療法(脱感作)

これまで議論してきた即時型過敏反応の結果を目的とした治療に加え，臨床免疫学者は，しばしば患者のアレルゲン特異的免疫応答を変化させることによってアレルギー反応の発症を減少させようとする．いくつかの経験的な免疫療法(immunotherapy)プロトコールが使用されており，それは臨床上の有効性を説明できる複数の免疫学的変化を誘導する．**脱感作**(desensitization)，または特異的免疫療法，あるいは“アレルギーワクチン(vaccin)”とよばれる 1 つのアプローチでは，少量の抗原が皮下に繰り返し投与される．このアプローチの変法が，抗原の舌下投与である．この治療の結果，特異的 IgE レベルが低下し，しばしば IgG 力価が上昇する．おそらく IgG は抗原を中和することにより，抗体フィードバック(antibody feedback)によって IgE 産生をさらに阻害するのであろう(**第 12 章**参照)．特定の T 細胞寛容(tolerance)を誘導することにより，または抗原特異的 T 細胞の優位な表現型を Th2 から Th1 に変化させることによって脱感作が働く可能性がある．しかし，これらの仮説のいずれかを支持する明確な証拠はない．脱感作の有益な効果は，IgE レベルの変化よりずっと早く数時間で起こるかもしれない．正確な機序は不明であるが，この

アプローチはタンパク質抗原(例：昆虫毒)または重要な薬(例：ペニシリン)に対する急性アナフィラキシー反応の予防に有効である．花粉症や喘息などの一般的な慢性アトピー症状がある多くの人々が脱感作療法の恩恵を受けている．しかし，アレルギー疾患全体における免疫療法の有効性は定まっていない．今ではチップベースの抗体結合アッセイを使用して，各患者のIgEに結合するアレルゲンを同定することが可能となり，これは抗原特異的免疫療法の開発を大いに促進する可能性がある．

幼い頃から小児にピーナッツを含んだ食品を少量食べさせると，その後のピーナッツアレルギーの発症が減少する．この最新の知見によって，ピーナッツアレルギーを発症するリスクのあるすべての子ども(例えば，強い家族歴を有する子ども)に予防的アプローチが推奨されるようになった．この治療がピーナッツ抗原に特異的なリンパ球の免疫寛容を誘導するのか，あるいはアレルギー反応を減少させるために免疫系をどうやって“リセットする”のかについては不明である．

IgEとマスト細胞を介した免疫反応の防御的役割

IgEおよびマスト細胞を介した反応に関する理解の大半は，即時型過敏反応の解析からもたらされているが，これらの反応は防御的機能を提供するために進化したと推測するのが妥当である．この仮説は，いくつかの感染症がIgEレベルの上昇と好酸球増加に相関するということから裏づけられている．IgE，Th2サイトカイン，またはマスト細胞が欠損しているマウスの研究から，IgEを介した反応とマスト細胞を介した反応が特定の感染症の防御に重要であるという証拠が得られている．

IgEによって開始された免疫反応は，寄生蠕虫を含むさまざまな微生物の根絶に寄与するかもしれない．好酸球を介した蠕虫の殺滅は，これらの生物に対する効果的な防御である(**第10章**参照)．いくつかの証拠から，IgE産生におけるIL-4とIL-13の活性と，好酸球活性化におけるIL-5の活性は，蠕虫に対する協調的な防御として寄与することが明らかにされている．さらに，消化管におけるIgE依存性のマスト細胞の活性化は，蠕動運動亢進および粘液分泌を介して，寄生虫の排虫を促進する．マウスを用いた研究によって，IgEとマスト細胞のこれらの重要な役割が浮き彫りにされた．例えば，抗IL-4抗体で処置したマウスと，IL-4ノックアウトマウスはIgEを産生せず，ある蠕虫感染に対して正常動物より感受性が高いようである．好酸球を活性化することができないIL-5ノックアウトマウスもまた，ある蠕虫に対する感受性が増加する．さらに，遺伝的にマスト細胞を欠損したマウスは，ダニの幼虫感染に対する感受性が増加し，これらのマウスに特異的IgEとマスト細胞を養子移入(いずれかの成分のみではなく)すると，免疫力を提供することができる．幼虫は遅発相反応によって排除される．それにもかかわらず，蠕虫からヒトを保護する2型免疫応答の役割には議論の余地があり，ヒトの蠕虫感染は慢性的な2型免疫応答を物ともせずにしばしば数十年間持続する．

マスト細胞は細菌感染および生物毒に対する自然免疫応答の一部として重要な防御的役割を果たしている．マウスの研究から，マスト細胞が急性細菌感染症のプロセスでIgE非依存性機序によって活性化されうること，そして，マスト細胞が放出するメディエーターが感染を浄化するために重要であることが示された．マスト細胞欠損マウスは，正常マウスよりも浄化能力が低く，腹膜の急性細菌感染症により死亡する可能性がより高い．この状況において，マスト細胞の防御的役割はTNFを介して行われ，特に遅発相反応においては，TNFで刺激された好中球の腹腔内への流入に依存している．マスト細胞が細菌感染に対する自然免疫応答の間に活性化される機序には，マスト細胞上のToll様受容体への病原体関連分子パターン(pathogen-associated molecular patterns：PAMPs)の結合，およびマスト細胞の脱顆粒を直接引き起こすC5aの放出をもたらす第2経路による補体の活性化が含まれる．補体の古典経路は，B-1細胞によって産生され，共通の微生物病原体を認識する自然抗体(natural antibodies)によって活性化される可能性もある．

マウスでは，マスト細胞由来のプロテアーゼはある種の蛇毒と昆虫毒を破壊することが証明されており，また，毒に対する特異的IgEは毒物注入から成体を防御している．これは，致死的な可能性をもった非微生物とその毒素との出会いに対する自然免疫(innate immunity)のユニークな防御形態である．

本章のまとめ Summary

即時型過敏反応は，マスト細胞の活性化によって誘発される免疫反応であり，通常，マスト細胞にあらかじめ結合したIgEへの抗原の結合によって引き起こされる．

即時型過敏反応の発症の各ステップは，Th2応答とIgE産生を刺激する抗原(アレルゲン)への曝露，マスト細胞上のFcε受容体へのIgEの結合，アレルゲンによるIgEとFcε受容体の架橋，マスト細胞の活性化，そしてメディエーターの放出である．

即時型過敏反応に敏感なヒトはアトピーとよばれ，しばしば非アトピー性のヒトよりも血中に多くのIgEと，マスト細胞あたりより多くのIgE特異的Fc受容体をもっている．IgE産生は，抗原への曝露と濾胞性ヘルパーT細胞から分泌されるIL-4によって誘導される．

アトピー性疾患は 2 型炎症によって特徴づけられており，そこにはサイトカイン IL-4，IL-5 と IL-13，ならびに Th2 細胞，2 型自然リンパ球，マスト細胞，好塩基球，好酸球を含むさまざまな細胞型が含まれる．

マスト細胞は骨髄前駆細胞に由来し，組織内で成熟する．マスト細胞は IgE に対する高親和性受容体（FcεRI）を発現し，種々の炎症性メディエーターが貯蔵された細胞質顆粒を含んでいる．粘膜型と結合組織型マスト細胞があるマスト細胞のサブセットは，異なるメディエーターを産生する可能性がある．好塩基球は高親和性 Fcε 受容体を発現し，マスト細胞の内容物と同様の内容物の顆粒を備えた循環顆粒球の一種である．

好酸球は特別なクラスの顆粒球である．好酸球は，ケモカインと IL-4 によって炎症反応に呼び寄せられ，IL-5 によって活性化される．好酸球は，蠕虫（訳者注：原著では，parasite になっているが，正確には“蠕虫”である．）の殺滅に関与するエフェクター細胞（effector cells）である．アレルギー反応において，好酸球は組織損傷に寄与する．

マスト細胞または好塩基球の細胞表面上の IgE へ抗原が結合して，高親和性 Fcε 受容体は架橋され，細胞内セカンドメッセンジャーを活性化し，その結果，顆粒放出とメディエーターの新たな合成が起こる．活性化されたマスト細胞と好塩基球は，3 つの重要なクラスのメディエーターを産生する．それには，ヒスタミンのような血管作用性アミン，プロスタグランジン，ロイコトリエンと PAF のような脂質メディエーター，そして TNF，IL-4，IL-13 と IL-5 などのサイトカインが挙げられる．

血管作用性アミンと脂質メディエーターは，血管拡張，血管漏出および浮腫，気管支収縮，腸管蠕動運動亢進のような即時型過敏反応の迅速な血管と平滑筋の反応を引き起こす．マスト細胞と Th2 細胞によって放出されるサイトカインが，好中球と好酸球浸潤を伴う炎症反応である遅発相反応を調整している．

アレルギー疾患に対する感受性は受け継がれ，いくつかの遺伝子の対立遺伝子変異がアレルギー性喘息と関連している．遺伝的感受性は環境要因と相互作用してアトピーを引き起こす．

さまざまな臓器は，異なるメディエーターと標的細胞を巻き込みながら，異なる形態の即時型過敏反応を示す．最も重篤な病態は，アナフィラキシーショックとよばれる全身反応である．喘息は，肺における即時型過敏反応と遅発相反応の症状である．アレルギー性鼻炎（花粉症）は，上気道の最も一般的なアレルギー疾患である．食物アレルゲンは下痢や嘔吐を引き起こす可能性がある．皮膚では，即時型過敏反応は膨疹・潮紅反応および遅発相反応として現れ，慢性湿疹になる可能性がある．

薬物療法は，マスト細胞メディエーターの産生を阻害すること，および放出されたメディエーターが標的器官に及ぼす影響を阻止，または作用をなくすことを目的としている．免疫療法の目的は，特定のアレルゲンに対する Th2 細胞の反応と IgE の産生を予防または縮小することである．

即時型過敏反応は，IgE と好酸球を介した抗体依存性細胞傷害（antibody-dependent cell-mediated cytotoxicity：ADCC）活性と腸管蠕動を促進することによって，蠕虫感染症を防御している．マスト細胞はまた，細菌感染に対する自然免疫応答に影響を与えているかもしれない．

参考文献

マスト細胞と好酸球

Abraham SN, St John AL. Mast cell-orchestrated immunity to pathogens. *Nat Rev Immunol.* 2010; 10: 440–452.

Galli SJ, Tsai M. IgE and mast cells in allergic disease. *Nat Med.* 2012; 18: 693–704.

Gilfillan AM, Tkaczyk C. Integrated signalling pathways for mast-cell activation. *Nat Rev Immunol.* 2006; 6: 218–230.

Rothenberg ME, Hogan SP. The eosinophil. *Annu Rev Immunol.* 2006; 24: 147–174.

2 型免疫応答と IgE 応答

Barrett NA, Austen KF. Innate cells and T helper 2 cell immunity in airway inflammation. *Immunity.* 2009; 31: 425–437.

Blank U, Rivera J. The ins and outs of IgE-dependent mast-cell exocytosis. *Trends Immunol.* 2004; 25: 266–273.

Bufford JD, Gern JE. The hygiene hypothesis revisited. *Immunol Allergy Clin North Am.* 2005; 25: 247–262, v–vi.

Geha RS, Jabara HH, Brodeur SR. The regulation of immunoglobulin E class-switch recombination. *Nat Rev Immunol.* 2003; 3: 721–732.

Hammad H, Lambrecht BN. Barrier epithelial cells and the control of Type 2 immunity. *Immunity.* 2015; 43: 29–40.

McKenzie AN, Spits H, Eberl G. Innate lymphoid cells in inflammation and immunity. *Immunity.* 2014; 41: 366–374.

Mukai K, Tsai M, Starkl P, et al. IgE and mast cells in host defense against parasites and venoms. *Semin Immunopathol.* 2016; 38: 581–603.

Smits HH, van der Vlugt LE, von Mutius E, Hiemstra PS. Childhood allergies and asthma: new insights on environmental exposures and local immunity at the lung barrier. *Curr Opin Immunol.* 2016; 42: 41–47.

Wynn TA. Type 2 cytokines: mechanisms and therapeutic strategies. *Nat Rev Immunol.* 2015; 15: 271–282.

アレルギー疾患

Akdis CA, Akdis M. Advances in allergen immunotherapy: aiming for complete tolerance to allergens. *Sci Transl Med.* 2015; 7: 280–286.

Bonnelykke K, Sparks R, Waage J, et al. Genetics of allergy and allergic sensitization: common variants, rare mutations. *Curr Opin Immunol.* 2015; 36: 115.

Galli SJ, Tsai M, Piliponsky AM. The development of allergic inflammation. *Nature.* 2008; 454: 445–454.

Gould HJ, Sutton BJ. IgE in allergy and asthma today. *Nat Rev Immunol.* 2008; 8: 205–217.

Holgate ST. Innate and adaptive immune responses in asthma. *Nat Med.* 2012; 18: 673–683.

Holtzman MJ. Asthma as a chronic disease of the innate and adaptive immune systems responding to viruses and allergens. *J Clin Invest.* 2012; 122: 2741–2748.

Keet CA, Wood RA. Emerging therapies for food allergy. *J Clin Invest.* 2014; 124: 1880–1886.

Kim HY, DeKruyff RH, Umetsu DT. The many paths to asthma: phenotype shaped by innate and adaptive immunity. *Nat Immunol.* 2010; 11: 577–584.

Lambrecht BN, Hammad H. Biology of lung dendritic cells at the origin of asthma. *Immunity.* 2009; 31: 412–424.

Lynch SV, Boushey HA. The microbiome and development of allergic disease. *Curr Opin Allergy Clin Immunol.* 2016; 16: 165–171.

Medoff BD, Thomas SY, Luster AD. T cell trafficking in allergic asthma: the ins and outs. *Annu Rev Immunol.* 2008; 26: 205–232.

Ray A, Raundhal M, Oriss TB, et al. Current concepts of severe asthma. *J Clin Invest.* 2016; 126: 2394–2403.

Vercelli D. Discovering susceptibility genes for asthma and allergy. *Nat Rev Immunol.* 2008; 8: 169–182.

Wesemann DR, Nagler CR. The microbiome, timing, and barrier function in the context of allergic disease. *Immunity.* 2016; 44: 728–738.

第21章 先天性および後天性免疫不全症

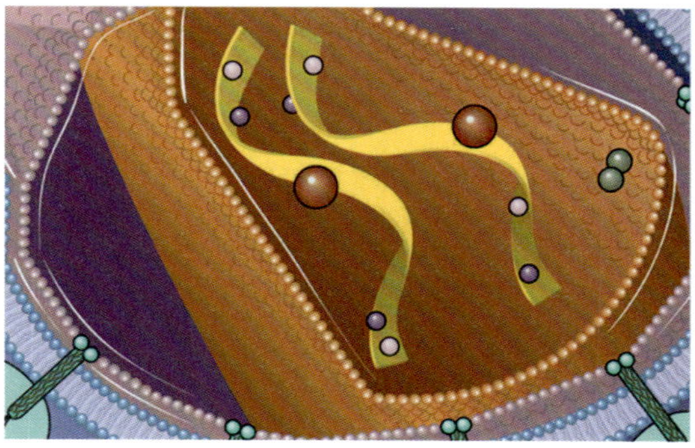

免疫系(immune system)が完全な状態であることは，感染性微生物とそれらの毒性産物に対する防御に必須であり，ひいてはすべての個体の生存にとって必要不可欠である．1つあるいはそれ以上の免疫系の機能が低下すると，しばしば重篤な，致命的な障害を引き起こす．これらを総称して，免疫不全症という．**免疫不全症**(immunodeficiency disease)は，大きく2つに分類される．**原発性免疫不全症**(primary immunodeficiency disease)，または**先天性免疫不全症**(congenital immunodeficiency disease)は遺伝的欠損により，しばしば乳幼児期から易感染性を示す．しかし，時には学童期以降に発症することもある．米国では，約500出生に1人の割合で何らかの免疫機能が低下した児が生まれると推定されるが，重篤な致死的合併症を発症することはごく一部である．**二次性免疫不全症**(secondary immunodeficiency disease)，または**後天性免疫不全症**(acquired immunodeficiency disease)は遺伝性疾患ではなく，栄養不良や播種性がん，免疫抑制薬の使用，免疫担当細胞への感染，特に後天性免疫不全症候群(エイズ)(acquired immunodeficiency syndrome：AIDS)の病因であるヒト免疫不全ウイルス(human immunodeficiency virus：HIV)によって生じる．本章では，先天性および後天性免疫不全症の主な疾患について，病因と免疫機序に重点を置いて述べる．

免疫不全症の概要

個々の疾患について述べる前に，免疫不全症の一般的特徴について要約することは重要である．

免疫不全の最も大きな問題は，感染症への感受性が増すことである．障害される免疫系の系統によって，感染の特性に違いがみられる(**表21.1**)．通常，体液性免疫(humoral immunity)の異常症では，莢膜を有する化膿性細菌や一部のウイルス(virus)に対して易感染性を示す．一方，細胞性免疫(cell-mediated immunity)の異常症では，ウイルスと細胞内感染菌に対して易感染性を示し，潜伏感染の再活性化を引き起こすこともある．体液性免疫と細胞性免疫の両方が障害される複合不全では，すべての微生物に対して易感染性を示す．健常者では日常で遭遇しても十分に排除できる微生物であっても，免疫不全症の患者，特に細胞性免疫が障害される患者では，しばしば感染症を発症する．このような感染症は**日和見**(opportunistic)感染といわれている．自然免疫(innate immunity)の異常症では，障害される細胞や伝達経路によって，感染症をきたす微生物の系統が異なる．反復性あるいは重症感染症をきたす成人例において，免疫機能を調節する遺伝子の変異との関連が明らかになりつつある．新たな高速かつ効果的なDNAシーケンス技術の開発により，易感染性をきたす特異的遺伝子の同定が飛躍的に向上している．単一遺伝子の変異が原因で発症する免疫不全症の分析によって，驚くべきことに，免疫不全症の多くは疾患ごとに限られた病原体の感染症をきたすことが明らかとなった．つまり，ヒトでは，それぞれの免疫機序によって防御する病原体が異なっており，ある1つの免疫機序が障害されると，特定の感染症にのみ易感染性を示す．

免疫不全患者はまた，ある種のがんにも高い感受性を示す．このようながんの多くは，エプスタイン・バーウイルス(Epstein–Barr virus：EBV)やヒトパピローマウイルス(human papilloma viruses：HPVs)などの腫瘍ウイルスによって引き起こされる．がんは，しばしばT細胞性の免疫不全症でみられており，**第18章**で述べたように，悪性腫瘍の免疫監視機序において，T細胞(T lymphocyte)が重要な役割を担っているためである．

逆説的に，自己免疫疾患の発症に関連する免疫不全症もある．一般的に，自己免疫疾患は，免疫担当細胞や免疫機能が不完全に喪失する免疫不全症でみられ，活性が残存するタイプの遺伝子変異によって，免疫の制御システムが破綻するために生じる．例えば，組換え活性化酵素の構成成分であるRAG-1，RAG-2の部分的欠損は，リンパ球の分化を障害するが(ゆえに免疫不全となる)，一方で，抗原受容体編集(receptor editing)が欠如するため，B細胞(B lymphocyte)の寛容(tolerance)機序の一部が障害される(そのため，自己免疫[autoimmunity]が生じる)．また，免疫不全に伴う持続感染が自然免疫の活性化と組織障害を引き起こすことにより，自己反応性リンパ球の活性化を促進させる可能性もある．

リンパ球の分化や活性化障害，あるいは自然免疫と獲得免疫(adaptive immunity)のエフェクター機序の欠損によって，免疫不全症をきたす．免疫不全症は，臨床的かつ病理学的に不均一な疾患群である．その理由の1つは，疾患によってそれぞれ異なる免疫機序の要素が関与する

表 21.1　T リンパ球および B リンパ球に関連する免疫不全症の特徴

特徴	B 細胞の欠損	T 細胞の欠損
感染に対する感受性	化膿性細菌(耳炎，肺炎，髄膜炎，骨髄炎)，腸内細菌，ウイルス，寄生虫	*Pneumocystis jiroveci*，多くのウイルス，非定型抗酸菌(マイコバクテリア)，真菌
血清 Ig 値	低下	正常または低下
共通抗原に対する DTH 反応	正常	低下
リンパ組織の形態	濾胞と胚中心(B 細胞領域)の欠損または減少	通常は正常な濾胞であるが，傍濾胞皮質領域(T 細胞領域)が減少することがある

DTH：遅延型過敏反応(delayed-type hypersensitivity)

ためである．リンパ球の発生異常は，酵素やアダプタータンパク質，輸送タンパク質，転写因子などさまざまな分子をコードする遺伝子の変異により引き起こされる．これらの遺伝的欠損や，遺伝子欠損マウスによって，リンパ球の分化や機能の機序を解明することができた(**第 8 章**参照)．

本章では，はじめに原発性(先天性)免疫不全症について説明する．これには自然免疫の構成成分の欠損，および適応免疫の体液性と細胞性免疫の欠損が含まれる．そして，二次性(後天性)免疫不全症について，AIDS に主眼を置いて説明する．

原発性(先天性)免疫不全症

原発性免疫不全症では，自然免疫系の異常，リンパ球の分化成熟過程の異常，成熟リンパ球の抗原特異的対な応答の異常が原因となりうる．一般的に，原発性免疫不全症は，反復感染の既往によって判明する．血清(serum)中の免疫グロブリン(immunoglobulin：Ig)値の測定や，免疫細胞のフローサイトメトリー(flow cytometry)，好中球(neutrophil，polymorphonuclear leukocyte：PMN)の in vitro 機能評価などにより比較的容易に診断される疾患もある．しかし，正確な診断を行うために，さらに詳細な検査が必要になることも多い．原発性 T 細胞性免疫不全症は末梢血 T 細胞の減少，フィトヘマグルチニン(phytohemagglutinin：PHA)などポリクローナル T 細胞刺激因子に対する増殖能の低下，カンジダ抗原など偏在性の微生物抗原に対する皮膚の遅延型過敏反応(delayed-type hypersensitivity：DTH)の欠損によって診断される．米国では約半数の州で，血液中の **TREC**(T cell receptor excision circles)を測定する新生児スクリーニング検査が行われている．T 細胞の分化成熟過程で，**T 細胞受容体**(T cell receptor：TCR)の遺伝子再編成によって切除される環状 DNA を TREC とよぶ．TREC が検出されないと，T 細胞の分化成熟障害が示唆される．後に述べるように，この解析は，出生後早期に重症複合型免疫不全症(severe combined immunodeficiency：SCID)を診断するうえで有用であり，適切な時期に造血幹細胞移植(hematopoietic stem cell transplantation)を行うことが可能となる．

次に，自然免疫系をコードする遺伝子と，リンパ球の増殖や活性化に必要な遺伝子の変異が原因となる免疫不全症について述べる．すでに明らかになっている遺伝子変異の大半を表に示し，その一部を本文で説明する．最後に，これらの疾患に対する治療方法について，考察していく．

自然免疫の欠損

自然免疫は，感染性微生物に対する最前線の防御機序である．自然免疫における 2 つの重要な構成要素は，貪食細胞と補体(complement)であり，両者は共に，獲得免疫のエフェクター相(effector phase)にも関与している．そのため，貪食細胞や補体に先天的な異常があると，感染症を繰り返す．ここでは，先天性の食細胞機能異常症やナチュラルキラー細胞(natural killer cells：NK cells)欠損，**Toll 様受容体**(Toll-like receptor：TLR)シグナル伝達経路やインターロイキン -12(interleukin-12：IL-12)／インターフェロン -γ(interferon-γ：IFN-γ)シグナル伝達経路における遺伝的欠損について，いくつか例を挙げて説明する(**表 21.2**)．一般に，貪食細胞が障害されると，細菌や真菌による皮膚や呼吸器の感染症をきたすが，特に，アスペルギルス(*Aspergillus*)やカンジダ(*Candida*)など真菌が原因となることも多い．深部膿瘍や口内炎もしばしばみられる症状である．Toll 様受容体シグナルや I 型 IFN シグナルが障害されると，化膿性細菌による感染症や重症ウイルス感染症を繰り返す．また，IL-12 と IFN-γ 経路が障害されると，抗酸菌など細胞内感染菌に対する易感染性が亢進する．補体欠損症については，**第 13 章**で述べたとおりである．

貪食細胞の殺菌能低下：慢性肉芽腫症

慢性肉芽腫症(chronic granulomatous disease)は，貪食細胞の酸化酵素複合体(phagocyte oxidase：phox)を構成する成分の異常によって発症する．まれな疾患であり，米国ではおよそ 20 万人に 1 人の発生頻度と推定される．患

表 21.2 自然免疫の先天性障害

疾患	機能障害	欠陥の機序
慢性肉芽腫症	食細胞での活性酸素種の産生不全，細胞内寄生菌と真菌による反復感染	食細胞オキシダーゼ複合体のタンパク質をコードする遺伝子の変異，X 連鎖型は phox-91(チトクロム *b*558 α サブユニット)の遺伝子変異
白血球接着不全症 I 型	$β_2$ インテグリンの発現低下または欠損により，白血球の血管内皮細胞への接着障害と組織への遊走障害，細菌と真菌による反復感染	$β_2$ インテグリンの β 鎖(CD18)をコードする遺伝子の変異
白血球接着不全症 II 型	血管内皮細胞の E- セレクチン，P- セレクチンに結合する白血球リガンドの発現低下または欠損により，白血球のローリングと組織への遊走障害，細菌と真菌による反復感染	フコースのゴルジ体への輸送とシアリルルイス X へのフコース組み込みに必要な GDP- フコーストランスポーター 1 遺伝子の変異
白血球接着不全症 III 型	ケモカインを介したインテグリンの活性化障害により，白血球接着障害と組織への遊走障害	インテグリン活性化に関与する細胞骨格タンパク質の KINDLIN-3 をコードする遺伝子の変異
チェディアック・東症候群	好中球，マクロファージ，樹状細胞，NK 細胞，細胞傷害性 T 細胞，その他の多く細胞における小胞融合とリソソーム機能の障害，化膿性菌による反復感染	LYST の突然変異による分泌顆粒開口放出とリソソーム機能の障害
NK 細胞欠損症	NK 細胞の減少または欠損	GATA-2 転写因子と MCM-4 DNA ヘリカーゼをコードする遺伝子の変異
Toll 様受容体のシグナル伝達障害	TLR と CD40 シグナル伝達の欠損と I 型 IFN の産生障害による反復感染	*TLR3*，*TRIF*，*TBK1*，*NEMO*，*UNC93B*，*MyD88*，*IκBα*，*IRAK-4* の遺伝子変異による TLR シグナルの下流にある NF-κB の活性化障害
メンデル遺伝型マイコバクテリア易感染症	非結核性非定型抗酸菌や BCG，その他の細胞内寄生菌による重症疾患	*IL-12p40*，*IL-12RB*，*IFNGR1*，*IFNGR2*，*STAT1*，*NEMO*，*ISG15* の遺伝子変異

BCG：バシラス・カルメット－ゲラン桿菌(Bacillus Calmette-Guérin)，IRAK-4：IL-1 受容体関連キナーゼ(IL-1 receptor-associated kinase 4)，LYST：リソソーム輸送タンパク質(lysosomal trafficking protein)，NEMO：NF-κB 必須調節因子(NF-κB essential modulator)，NK 細胞：ナチュラルキラー細胞(natural killer cells)，TLR：Toll 様受容体(Toll-like receptor)

者の約 2/3 は X 連鎖性遺伝で，残りは常染色体劣性遺伝の遺伝形式を示す．X 連鎖慢性肉芽腫症では，チトクロム *b*558 を構成する 91kD の α サブユニットをコードする遺伝子に変異がみられる．これは，膜貫通型タンパク質 phox-91 としても知られている．この変異によって，活性酸素種(reactive oxygen species)の 1 つであるスーパーオキシドアニオンの産生が障害され，貪食細胞，特に好中球における殺菌能が低下する(**第 4 章**参照)．活性酸素種の産生不全によって，貪食した微生物を殺菌できなくなる．phox 複合体を構成する他のタンパク質異常は，常染色体劣性慢性肉芽腫症の原因となる．

慢性肉芽腫症では，細胞内に取り込まれる真菌やブドウ球菌などの細菌によって，多くは，乳幼児期から感染症を反復する．侵襲性アスペルギルス症は，致死的感染症となりうる．慢性肉芽腫症患者では，特に，カタラーゼを産生する微生物が問題になりやすい．カタラーゼは，殺菌作用のある過酸化水素を分解する酵素であり，宿主に活性酸素産生能がいくらか残存していても，カタラーゼにより分解されてしまうため，殺菌されない．好中球によって感染症を制御することができないため，慢性的に細胞性免疫が刺激されると，T 細胞によるマクロファージ(macrophage)の活性化が誘導される．病原体を排除するために活性化されたマクロファージは，肉芽腫(granuloma)を形成する．この組織学的所見が，この疾患の名前の由来となった．以前は，積極的な抗生物質治療を行っても致命的となる疾患であったが，今日では，早期発見と感染制御の改善が得られたことで，予後は大幅に改善した．

サイトカイン(cytokines)である IFN-γ は，phox-91 をコードする遺伝子の転写を促進し，他の phox 複合体の構成成分も刺激するため，慢性肉芽腫症患者の好中球では活性酸素産生が刺激される．特に，phox-91 遺伝子のタンパク質をコードする領域に異常はなく，転写が減少している症例では，その作用は顕著である．好中球の活性酸素産生能が，健常者のおよそ 10% まで回復すると，感染症に対する抵抗力は飛躍的に改善する．現在，米国では，X 連鎖慢性肉芽腫症の治療として，IFN-γ 療法は一般的に行われている．

白血球接着不全症

白血球接着不全症(leukocyte adhesion deficiency：LAD)は，白血球や内皮接着分子(adhesion molecule)が欠損する常染色体劣性遺伝の疾患群である．これらの疾患では，白血球，特に好中球が感染局所へ動員されないため，乳児期早期から重症の歯周炎や感染を繰り返し，膿瘍も形成されない．原因遺伝子の違いにより，さまざまな白血球接着不全症が引き起こされる．

- **1 型白血球接着不全症**(leukocyte adhesion deficiency type 1：LAD–1)は，まれな常染色体劣性遺伝の疾患であり，細菌と真菌による反復感染や創傷治癒遅延をきたす．一般に，臍帯脱落遅延や白血球増多症もよくみられる．本疾患では，血管内皮への接着や好中球の集簇，遊走，貪食(phagocytosis)および，好中球やナチュラルキラー細胞，T 細胞による細胞障害など，白血球の接着に依存するほとんどの機能が障害される．この病態の分子機構は，*CD18* 遺伝子のさまざまな変異による β_2 インテグリン(integrins)(糖タンパク質の CD11 や CD18 ファミリーのヘテロ二量体)の欠損または不全である．β_2 インテグリンには，白血球機能関連抗原 1(LFA–1 あるいは CD11aCD18)，Mac–1(CD11bCD18)，p150,95(CD11cCD18)が含まれる．これらのタンパク質は，白血球が血管内皮細胞など他の細胞へ接着する際や，T 細胞が抗原提示細胞(antigen–presenting cell：APC)に結合する際に重要となる(**第 3 章**参照)．
- **2 型白血球接着不全症**(leukocyte adhesion deficiency type 2：LAD–2)もまれな疾患であり，LAD–1 と同様に，反復感染や白血球増多症をきたす．LAD–2 では，重症の精神発達遅滞や成長発育遅延もみられる．LAD–2 はインテグリンの欠損ではなく，他の白血球に発現する四糖炭水化物のシアリルルイス X(sialyl Lewis X)の欠損によって発症する．これは，好中球や，サイトカインにより活性化された血管内皮細胞が発現する E– セレクチン(selectin)と P– セレクチンに結合する糖鎖リガンドである(**第 3 章**参照)．この欠損は，ゴルジ体へフコースを輸送する GDP– フコース輸送体の異常によって，シアリルルイス X の合成が阻害されることで発症する．シアリルルイス X が欠損すると，白血球が内皮細胞に結合できず，白血球のローリングが障害されるため，感染局所へ白血球を動員することができなくなる．また，LAD–2 でみられるこのフコシル化の異常は，ボンベイ型血液型の原因にもなる．これは，ABO 式抗原を形成するために必須のフコシル化 H 糖鎖が欠損するために起こる．
- **3 型白血球接着不全症**(leukocyte adhesion deficiency type 3：LAD–3)では，LAD–1 と同様に反復感染や臍帯脱落遅延がみられるほか，輸血(transfusion)を必要とする致死的な出血も引き起こす．これは血小板凝集能の異常によるもので，血液中の血小板数は正常である．これらの障害は，細胞内から細胞外へのシグナル伝達経路(inside–out signaling pathway)が障害され，ケモカイン(chemokines)を介したインテグリンの活性化が阻害されるために起こるものであり，白血球の血管内皮細胞への接着(**第 3 章**参照)や血小板凝集が障害される．一部の患者では，インテグリンの細胞質側末端に結合し，シグナル伝達に関与するタンパク質である KINDLIN–3 をコードする遺伝子に変異が原因となる．

ナチュラルキラー細胞と貪食細胞の欠損

ナチュラルキラー細胞の欠損症はまれな疾患で，GATA–2 転写因子をコードする遺伝子の異常により生じ，常染色体優性遺伝を呈する．GATA–2 活性が障害され，骨髄(bone marrow)内の前駆細胞が減少するため，単球(monocyte)や樹状細胞(dendritic cells)，B 細胞と共にナチュラルキラー細胞が減少する．DNA ヘリカーゼである MCM4(minichromosome maintenance complex component 4) の常染色体劣性遺伝をとる遺伝子変異でも，ナチュラルキラー細胞欠損をきたし，副腎不全や成長発育遅延を合併する．CD16(FcγRIIIA)は，抗体依存性細胞傷害(antibody–dependent cell–mediated cytotoxicity：ADCC)に関与する Fc 受容体(Fc receptor)であり，この CD16 の常染色体劣性遺伝の変異によってナチュラルキラー細胞機能が低下し，ADCC 活性が障害される．なぜ，CD16 がナチュラルキラー細胞の機能に広く必要とされているか，いまだ明確になっていない．本疾患では，主にヘルペス属とパピローマウイルス属による重症ウイルス感染症を合併する．

チェディアック・東症候群(Chédiak–Higashi syndrome)は，まれな常染色体劣性遺伝の疾患であり，化膿菌(pyogenic bacteria)の反復感染，部分的な眼皮膚白皮症，多臓器への非腫瘍性リンパ球浸潤を特徴とする．患者の好中球や単球，リンパ球では，巨大リソソーム(lysosome)がみられる．本疾患は LYST をコードする遺伝子の変異が原因であり，LYST はリソソームの細胞内輸送を制御するタンパク質である．この遺伝子変異により，ファゴソーム(phagosome)・リソソーム融合が障害され(感染症への抵抗性が低下)，メラニン細胞でのメラノソームの形成異常をきたし(白皮症)，神経組織の細胞(神経欠損)と血小板におけるリソソーム異常(出血傾向)が引き起こされる．巨大リソソームは，骨髄の前駆細胞から成熟する過程で，好中球内に形成される．このような好中球前駆細胞は，未熟な段階で死滅することもあり，中等度の白血球減少症を呈する．生き残った好中球でも，正常な殺菌作用を示すリソソーム酵素は減少していることもある．これらの細胞では，走化性(chemotaxis)と貪食性も低下しており，殺菌作用が低下する一因となっている．また，本疾患ではナチュラルキラー細胞の機能も低下しており，おそらく，細胞障害に関与するタンパク質を貯蓄する，細胞質顆粒に異常があるためと考えられる．細胞傷害性 T 細胞(cytotoxic [cytolytic] T lymphocyte：CTL)機能が障害される程度は，さまざまである．ベージュマウスとよばれる変異マウスは，チェディアック・東症候群の動物モデルである．これは，ナチュラルキラー細胞の機能障害と白血球内の巨大リソソームを特徴とするマウスである．ベージュの遺伝子変異は，マウスの*Lyst*遺伝子の領域に位置する．

Toll 様受容体経路，NF-κB シグナル伝達，および I 型 IFN の遺伝的欠損

Toll 様受容体経路を介した反応の遺伝的欠損はまれであり，最近になって認識されるようになった．Toll 様受容体シグナル伝達の障害は，かなり限局した表現型を呈する傾向にある．TLR3 遺伝子のヘテロ接合型の優性変異によって，単純ヘルペス脳炎を発症する．ヘルペスウイルスのようなDNAウイルスも含め，ほぼすべてのウイルスが二本鎖RNA転写産物を産生しており，これらはTLR3によって認識される(**第4章**参照)．IL-1 受容体(IL-1R)経路と同様に，ほとんどの Toll 様受容体のシグナル伝達経路の下流には，MyD88 アダプターや IRAK-4，IRAK-1 キナーゼが関与しており(**第4章**参照)，最終的に NF-κB(nuclear factor-κB：NF-κB)依存性に炎症性サイトカインの前駆体を産生する．MyD88 あるいは IRAK-4 に変異をもつ患者では，早期には重症の侵襲性細菌感染症，特に肺炎球菌性肺炎を発症する．そして，成長するにつれ，感染症の重症度は軽減するようになる．TLR3 シグナル経路では，MyD88 の代わりに TRIF アダプタータンパク質(adaptor protein)を介するため，その下流ではセリン-スレオニンキナーゼである TBK1 が，NF-κB と同時に IRF3 も非古典的経路で活性化しサイトカイン産生を促す．TRIF の常染色体劣性遺伝の変異と，TRAF3 E3 リガーゼの常染色体優性遺伝の変異によって，単純ヘルペスウイルス脳炎を発症しやすくなる．これに似た表現型は，TBK1 の常染色体優性遺伝の変異でもみられる．TLR3，7，8，9 はエンドソーム(endosome)内に局在して核酸を認識するが，その機能には UNC93B(Uncoordinated 93B)というタンパク質が必要である．UNC93B は小胞体膜タンパク質で，小胞体で合成された Toll 様受容体をエンドソームへ輸送する作用をもつ．また，UNC93B は，核酸特異的な Toll 様受容体を介したシグナル伝達にも重要である．UNC93B のホモ接合変異では，I 型 IFN の産生が低下し，単純ヘルペスウイルス脳炎に罹患しやすくなる．

エンドソームの Toll 様受容体シグナル伝達の下流で I 型 IFN が合成され，分泌された I 型 IFN が受容体へ結合すると，STAT1 転写因子が活性化される．*STAT1* の機能喪失変異のある患者では，重症ウイルス感染症，特に単純ヘルペスウイルス脳炎を発症する．このように，TLR3 自体や TLR3 の配置，シグナル伝達などに影響を与える遺伝子変異がある場合，すべて単純ヘルペスウイルス脳炎に感受性があることから，TLR3 シグナル伝達により産生される I 型 IFN が，中枢神経系(central nervous system：CNS)における単純ヘルペスウイルスの感染防御に重要であるといえる．

免疫不全症のなかには，NF-κB 活性が特異的に障害されるものもある．NF-κB 必須調節因子(NF-κB essential modulator：NEMO)としても知られる κB キナーゼ γ 阻害物質(κB kinase γ：IKKγ)の遺伝子点変異は，X 連鎖性遺伝の無汗性外胚葉形成不全症(ectodermal dysplasia with immunodeficiency：EDA-ID)を発症する．IKKγ は，NF-κB の活性化に必要な IκB キナーゼ複合体を構成する成分の 1 つである．この疾患では，外胚葉由来の臓器に異常があり，免疫機能の障害は多様である．CD40 シグナルと同様に Toll 様受容体シグナルへの応答も障害されている．患者は莢膜を有する化膿菌や細胞内寄生病原体，例えば抗酸菌やウイルス，*Pneumocystis jiroveci* などの真菌に対し易感染性を示す(後述の高 IgM 症候群の項も参照)．

IL-12/IFN-γ 経路の欠損

IL-12 は樹状細胞やマクロファージから分泌され，IL-12 受容体(IL-12R)シグナル伝達によりヘルパー T 細胞(helper T cells)や細胞傷害性 T 細胞，ナチュラルキラー細胞から IFN-γ が合成される(**第4章**，**第10章**参照)．IL-12p40 や IL-12Rβ1 鎖，IFN-γ 受容体鎖をコードする遺伝子の変異では，STAT1 や IKKγ/NEMO の変異と同様に，*Mycobacterium avium* や *Mycobacterium kansasii*，*Mycobacterium fortuitum* など環境中の *Mycobacterium* 属(しばしば非定型抗酸菌ともよばれる)へ易感染性を示す．メンデル遺伝型マイコバクテリア易感染症(mendelian susceptibility to mycobacterial disease：MSMD)という名称もこの特徴が由来であり，患者は健常者では発病しない弱毒抗酸菌や，細菌や真菌，ウイルスなどの細胞内寄生病原体によって重篤な感染症を発症する．

脾臓発生の欠如

脾臓発生の欠如は，常染色体優性遺伝(時には散発的)で起こり，孤発性先天性無脾症とよばれる．本患者は，転写因子をコードする遺伝子 *NBX2.5* にヘテロ接合性ミスセンス変異を有する．また，無脾症は左右の側性を制御する遺伝子の変異でも起こり，この場合，他の臓器にも影響を及ぼす．先天性無脾症患者は，肺炎球菌(*Streptococcus pneumoniae*)など莢膜をもつ細菌による重症感染症を発症する．

重症複合型免疫不全症

体液性免疫と細胞性免疫が障害される免疫不全症を重症複合型免疫不全症(severe combined immunodeficiencies：SCID)という(**表 21.3**)．SCID は B 細胞の成熟障害の有無

表 21.3　重症複合型免疫不全症

疾患	機能障害	欠陥の機序
胸腺の形成不全		
プレ TCR チェックポイントの欠損	T 細胞の減少，B 細胞は正常または減少，血清 Ig は低下	*CD45*，*CD3D*，*CD3E*，*ORAI1*（CRAC チャネルの構成成分），*STIM1* の遺伝子変異
ディジョージ症候群	T 細胞の減少，B 細胞は正常，血清 Ig は正常または低下	22q11 欠失，T-box 1（*TBX1*）転写因子の変異
FoxN1 欠損	胸腺の無形成と T 細胞の欠損	*FOXN1* の劣性遺伝の変異
TCRα 鎖の欠損	αβT 細胞の欠損，γδT 細胞は正常，反復感染と自己免疫疾患	*TCRα* 鎖の定常領域の常染色体劣性欠失
T 細胞の胸腺からの遊出障害と T 細胞シグナル伝達の欠損	末梢血 T 細胞の著明な減少	*RHOH* と *MST1* の変異
CD4 陽性 T 細胞の選択的欠損と T 細胞シグナル伝達の欠損	CD4 陽性 T 細胞の減少	*LCK* と *UNC119* の変異
裸リンパ球症候群	MHC クラスⅡの発現障害と CD4 陽性 T 細胞の欠損，細胞性免疫と T 細胞依存性液性免疫の欠損	*CIITA*，*RFXANK*，*RFX5*，*RFXA* を含む MHC クラスⅡの遺伝子発現を制御する転写因子の欠損
MHC クラスⅠ欠損	MHC クラスⅠの低下，CD8 陽性 T 細胞の減少	*TAP1*，*TAP2*，*TAPASIN* の遺伝子変異
細網異形成症	T 細胞，B 細胞，樹状細胞の減少	*AK2* の遺伝子変異
ヌクレオチドサルベージ経路の欠損		
ADA 欠損	T 細胞，B 細胞，NK 細胞の進行性減少，血清 Ig の低下	*ADA* の遺伝子突然変異により，リンパ球に毒性代謝産物が蓄積
PNP 欠損	T 細胞，B 細胞，NK 細胞の進行性減少，血清 Ig の低下	*PNP* の突然変異により，リンパ球に毒性代謝産物が蓄積
サイトカインシグナル伝達の欠損		
X 連鎖 SCID	T 細胞の著明な減少，B 細胞は正常または増加，血清 Ig の低下	サイトカイン受容体 Cγ 鎖の遺伝子変異，IL-7 シグナルの欠損による T 細胞の発達障害
常染色体劣性 SCID	T 細胞の著明な減少，B 細胞は正常または増加，血清 Ig の低下	*IL2RA*，*IL7RA*，*JAK3* の遺伝子変異
DV(D)J 遺伝子組換え		
RAG1 または RAG2 欠損遺伝子組換え*	T 細胞と B 細胞の減少，血清 Ig の低下，T 細胞と B 細胞の欠如あるいは欠損	V(D)J 遺伝子再編成時の切断障害，RAG1 あるいは RAG2 の遺伝子変異
DNA 二本鎖切断の修復とチェックポイント	T 細胞と B 細胞の減少，血清 Ig の低下，T 細胞と B 細胞の欠如あるいは欠損	V(D)J 遺伝子再編成時のヘアピン修復障害，*ARTEMIS*，*DNA-PKcs*，*CERNUNNOS*，*LIG4*，*NBS1*，*MRE11*，*ATM* の遺伝子変異

ADA：アデノシンデアミナーゼ（adenosine deaminase），AK2：アデニレートキナーゼ 2（adenylate kinase 2），ATM：毛細血管拡張性運動失調症変異（ataxia-telangiectasia mutated），CRAC：カルシウム放出依存性チャネル（calcium release activated channel），DNA-PKcs：DNA 依存性タンパク質キナーゼ触媒サブユニット（DNA-dependent protein kinase catalytic subunit），Ig：免疫グロブリン（immunoglobulin），LIG4：DNA リガーゼ 4（DNA ligase 4），MRE11：減数分裂再構成ホモログ 11（meiotic recombination homologue 11），NBS1：ナイメーヘンブレイクポイント症候群 1（Nijmegen breakpoint syndrome 1），NK 細胞：ナチュラルキラー細胞（natural killer cells），PNP：プリンヌクレオチドフォスフォリラーゼ（purine nucleoside phosphorylase），SCID：重症複合型免疫不全症（severe combined immunodeficiency），TAP：抗原プロセシング関連トランスポーター（transporter associated with antigen processing），TCR：T 細胞受容体（T cell receptor）
*RAG および *ARTEMIS* のハイポモルフ遺伝子変異はオーメン症候群（Omenn syndrome）の原因になる．

にかかわらず，T 細胞の分化が障害されることにより起こる．B 細胞の分化が障害されない場合，体液性免疫の異常は T 細胞の補助が欠落していることが原因である．

SCID 患者は肺炎や髄膜炎，敗血症など，致死的感染症を合併する．最も危険な病原体の 1 つは *P. jiroveci* であり，重篤な肺炎を引き起こす．その他，多くのウイルスが深刻な感染症の原因となる．通常，健常児の水痘感染症は，皮膚や粘膜に病変が限局し数日以内に回復するが，SCID 患者では，肺や肝臓，脳にまで病変が及ぶことがある．サイトメガロウイルス（Cytomegalovirus：CMV）は，ほとんどの人では不顕性感染であるが，SCID 患者では再活性化して致死的な肺炎を引き起こすこともある．通常，SCID の患児では，ロタウイルスや CMV，クリプトスポリジウム（*Cryptosporidium*）やランブル鞭毛虫（*Giardia*

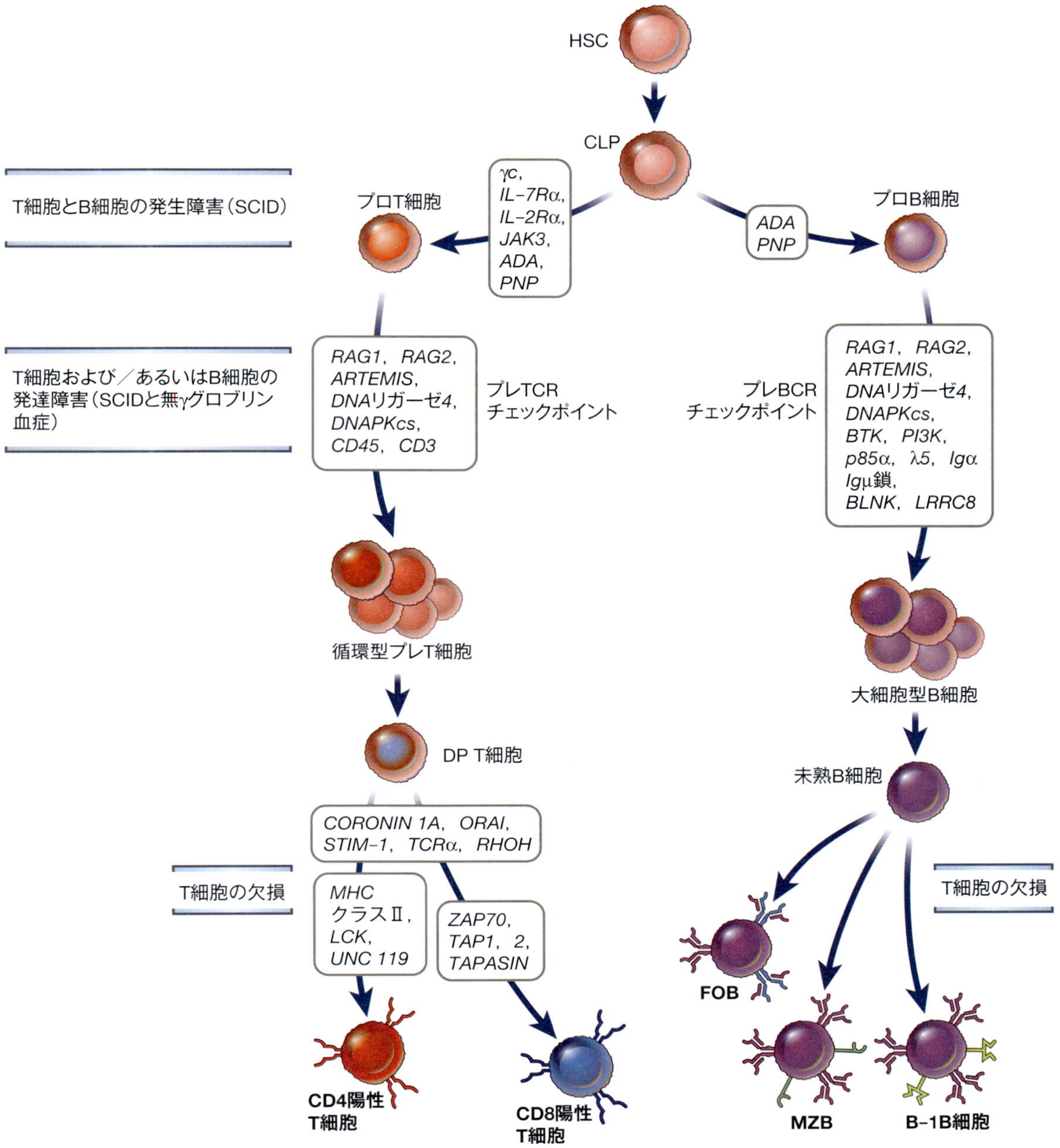

図 21.1　B 細胞および T 細胞の成熟障害による免疫不全症

リンパ球の成熟に関与する遺伝的欠損により引き起こされる原発性免疫不全症を示す．これらの欠損には，T 細胞の成熟にのみ影響するもの，B 細胞の成熟にのみ影響するもの，両方に影響するものがある．

CLP：共通リンパ球系前駆細胞（common lymphoid progenitor），DP：ダブルポジティブ（double-positive），FOB：濾胞性 B 細胞（follicular B cells），HSC：造血幹細胞（hematopoietic stem cell），MZB：辺縁帯 B 細胞（marginal zone B cells）

lamblia）など原虫（protozoa）による消化管感染症などがみられ，慢性的な下痢と栄養不良をきたす．

また，SCID の患児では，免疫学的に健常な小児では害にならない弱毒生ワクチン（vaccin）でも，感染症の原因になりうる．水痘や麻疹，風疹，ムンプス，ロタウイルスに対するワクチンは生ワクチン（live virus vaccine）であるため，SCID の患児がこれらのワクチンを接種すると，感染症を発症しうる．

しばしば，感染症と間違われる慢性皮疹を呈する SCID の患児もいる．これは胎生期に母体から移行した T 細胞（maternal T cells）が拒絶されないまま定着し（胎児は有効な免疫系をもっていないため），生後，患児の組織に対して移植片対宿主病を起こすためにみられる症状である．

リンパ球の分化成熟過程に関与する遺伝子の変異は，SCID の原因になる（**図 21.1**）．造血幹細胞（hematopoietic stem cell）から，機能的に成熟した T 細胞や B 細胞へ分化する過程では，リンパ球前駆細胞の増殖や抗原受容体遺伝子の再編成を経て，有用な特異性をもつリンパ球の選択が行われる(第8章参照). 胸腺(thymus)の発生やプリン代謝, サイトカインシグナル伝達の障害など, 障害される段階によって異なる種類のSCIDを発症する. SCIDの約50%は常染色体劣性遺伝で, 残りはX連鎖性遺伝である.

胸腺上皮形成不全によるディジョージ症候群と他のSCID

胸腺原基の形成不全もしくは無形成によって, T細胞の成熟は障害される. 最もSCIDをきたしやすい胸腺の発生異常は, **ディジョージ症候群**(DiGeorge syndrome)でみられる. ディジョージ症候群は胎児期に形成される第3, 第4鰓嚢に由来する胸腺や副甲状腺, その他の臓器の発生異常や奇形を伴う症候群であり, 胸腺の発生異常により選択的にT細胞が障害される. 胸腺の低形成や無形成など先天的な欠損によって, T細胞の成熟障害をきたし免疫不全の原因となる. 副甲状腺の欠損によりカルシウムの恒常性(homeostasis)を維持できず筋痙攣(テタニー)をきたす. また, 大血管系の発生異常や, 顔面奇形をきたす. 患者によって, これらの異常の程度はさまざまである. 本疾患の多くは, 染色体22q11領域の欠失が原因である. ディジョージ症候群に類似した胸腺形成不全を示すマウスにおいて, T-box 1(TBX1)という転写因子の遺伝子変異がみられるが, これはディジョージ症候群で欠失している領域に含まれる遺伝子である. このことから, ディジョージ症候群に随伴する免疫不全の原因は, 少なくとも一部は, *TBX1*の遺伝子欠失にあると推測される.

本疾患では末梢血T細胞は欠損あるいは著明に低下しており, ポリクローナルT細胞活性化因子への反応性は低下し, 混合型リンパ球反応(mixed leukocyte reaction：MLR)もみられない. 通常, 抗体(antibody)価は正常範囲内であるが, 重症例では低下することもある. 他のT細胞異常症と同様に, 患者は抗酸菌やウイルス, 真菌に易感染性を示す. ディジョージ症候群に伴う免疫不全は, 胎児胸腺移植や骨髄移植(bone marrow transplantation)により改善しうる. しかし, T細胞機能は大部分の患者で年齢とともに改善傾向を示し, 多くは5歳までに正常範囲に達するため, このような治療は通常必要とならない. おそらく, これは残存している胸腺組織の働きによるものか, あるいはいまだ確認されていない胸腺以外の部位でT細胞が成熟すると推測される. また, 成長するにつれて異所性に(すなわち通常とは異なる位置に)胸腺組織が発生する可能性も考えられる.

常染色体劣性遺伝の*FOXN1*の変異は少数の患者でみられ, SCIDと脱毛症, 爪ジストロフィーを呈する. FOXN1は, 胸腺原基や他の外胚葉由来構造の発生に不可欠なForkheadファミリーに属する転写因子である. 免疫学研究に広く使われる**ヌードマウス**(nude mouse)では, この遺伝子の変異により胸腺と体毛が欠損する.

胸腺原基の欠損以外に, T細胞の胸腺からの放出を制御する遺伝子の異常も, SCIDの原因になりうる. 胸腺の障害としてはまれであるが, アクチン細胞骨格を制御するタンパク質をコードする*CORONIN1A*遺伝子の変異が報告されている. CORONIN1Aの機能喪失により, 胸腺からの成熟T細胞の放出が障害される. セリン／スレオニンタンパク質分解酵素をコードする遺伝子である*MST1*のヘテロ接合変異では, 胸腺から遊走するT細胞の機能が障害され, 末梢血のナイーブT細胞が減少する. 本患者は細菌やウイルス感染症を反復し, 時にはエプスタイン・バーウイルスに起因するリンパ腫(lymphoma)を発症することもある. また, HPVによる疣贅と皮膚カルチノーマを特徴とする疣贅状表皮発育異常症を合併する患者もいる. MST1は細胞増殖や細胞生存, 遊走などさまざまな働きをもつ. 主な障害は, 胸腺からT細胞を動員できないことであるが, 一部の患者では体液性免疫にも異常があり, B細胞減少と低γグロブリン血症を伴う.

核酸代謝異常によるADA欠損症と他のSCID

常染色体劣性遺伝のSCIDのうち最も多いのは, *ADA*遺伝子変異によるadenosine deaminase(ADA)酵素の欠損症である. ADAはプリン代謝のサルベージ経路で機能する酵素であり, 不可逆的な脱アミノ化によって, アデノシンや2′-デオキシアデノシンを, それぞれイノシンと2′-デオキシイノシンへ変換する. ADAの欠損はデオキシアデノシンとその前駆体であるS-アデノシルホモシステインやデオキシアデノシン三リン酸(deoxyadenosine triphosphate：dATP)を蓄積させる. これらの副産物は, DNA合成阻害などさまざまな細胞毒性を示す. ADAはほとんどの細胞に存在するが, 未熟なリンパ球では他の細胞に比べdATPを2′-デオキシアデノシンへ分解する能力が低いため, 特にリンパ球の成熟はADA欠損に対して感受性が高い. 他の症状として, 難聴や肋軟骨異常, 肝障害, 行動障害がみられる. ADA欠損症では, T細胞とB細胞の細胞数が減少する. 通常, 出生時のリンパ球数は正常範囲内であるが, 生後1年以内に急激に減少する. T細胞数がほぼ正常の患者も少数存在するが, これらの細胞は抗原刺激に対して増殖反応を示さない.

さらにまれな常染色体劣性遺伝のSCIDとして, プリン代謝経路の酵素であるプリンヌクレオチドフォスフォリラーゼ(purine nucleoside phosphorylase：PNP)の欠損による疾患もある. PNPは, イノシンをハイポキサンチンへ, グアノシンをグアニンへそれぞれ触媒する酵素であり, PNPの欠損によりデオキシグアノシンとデオキシグアノシン三リン酸が細胞内に蓄積して未熟リンパ球, 特にT細胞に障害を与える. 本疾患では, 自己免疫性溶血性貧血や進行性神経機能低下もみられる.

特に重症なSCIDは**細網異形成症**(reticular dysgenesis)

とよばれる疾患でみられる．このまれな疾患の特徴は，リンパ球前駆細胞と骨髄前駆細胞の発生異常により，T 細胞，B 細胞および顆粒球を含むほとんどの骨髄細胞が欠損することである．常染色体劣性遺伝の本疾患は，*adenylate kinase 2*(*AK2*)遺伝子の変異により生じる．AK2 はアデノシン二リン酸量を制御するタンパク質であり，この欠損により，リンパ球前駆細胞と骨髄前駆細胞のアポトーシス(apoptosis)が亢進する．

X 連鎖 SCID

X 連鎖 SCID は，IL-2，IL-4，IL-7，IL-9，IL-15 のサイトカインの受容体に共通する共通 γ($γ_c$)鎖をコードする遺伝子の変異によって発症する(第 4 章，第 9 章，第 10 章参照)．X 連鎖 SCID は，T 細胞とナチュラルキラー細胞の成熟障害を特徴とし，成熟 T 細胞とナチュラルキラー細胞は著しく減少する．しかし，一般に，B 細胞数は正常もしくは増加する．本疾患でみられる体液性免疫不全は，抗体産生に必要な T 細胞の補助が欠落しているために生じる．本疾患は，リンパ球新生サイトカインである IL-7 の障害によって発症する．IL-7 の受容体は $γ_c$ 鎖をもつため，IL-7 の受容体シグナルが障害されると，未熟な胸腺細胞(thymocyte)の成熟が進まなくなる．また，ナチュラルキラー細胞の分化に不可欠な IL-15 の受容体も $γ_c$ 鎖をもつため，IL-15 の作用が障害されるとナチュラルキラー細胞が欠損する．

通常，ヘテロ接合変異をもつ女性は正常な表現型を示す保因者になるのに対し，異常な X 染色体を受け継いだ男性は本疾患を発症する．女性では細胞が分裂する時に，2 本の X 染色体のうち一方がランダムに不活化されるため，機能が正常な $γ_c$ タンパク質をコードする正常アレル(対立遺伝子)は，保因者女性のリンパ球前駆細胞の半数には発現しない．これらの細胞は成熟できないため，保因者の女性の成熟リンパ球はすべて同じ X 染色体(変異アレル[対立遺伝子]をもっている X 染色体)が不活化されることになる．一方，リンパ球以外の細胞では，半数の細胞で変異遺伝子をもつ X 染色体が不活化され，別の半数では変異遺伝子をもたない X 染色体が不活化される．リンパ球とリンパ球以外の細胞間で X 染色体の不活化を比較することにより，変異遺伝子をもつアレル(対立遺伝子)の保因状況を同定することができる．成熟リンパ球において X 染色体がランダムに使われていないことは，後述するように，X 染色体上にリンパ球成熟に影響を与える遺伝子変異をもつ女性保因者の特徴である．

サイトカインシグナル成分における常染色体劣性遺伝の遺伝子変異

X 連鎖 SCID と臨床的に同じ症状を示し，常染色体劣性遺伝形式をとる患者がいる．これらの患者は，IL-7 受容体の α 鎖や，$γ_c$ 鎖と関連して受容体シグナルに不可欠な JAK3 キナーゼの遺伝子に変異をもつ(**第 7 章**参照)．IL-7Rα 鎖をコードする遺伝子に変異をもつ患者では，T 細胞の発生は障害されるが，IL-15 シグナル伝達は正常のためナチュラルキラー細胞の発達は正常であり，B 細胞数も正常である．

V(D)J 遺伝子再編成と T 細胞受容体前駆体チェックポイントシグナルの異常による重症複合型免疫不全症

V(D)J 遺伝子再編成が起こらないと，プレ T 細胞受容体(pre-T cell receptor：pre-TCR)とプレ B 細胞受容体(pre-B cell receptor：pre-BCR)が発現せず，T 細胞および B 細胞の成熟が阻害される．V(D)J 遺伝子再編成で DNA の切断段階を媒介するタンパク質をコードする *RAG1* や *RAG2* 遺伝子，あるいは，コーディング末端のヘアピン構造に残存した塩基を分解するエンドヌクレアーゼをコードする *ARTEMIS* 遺伝子に変異があると，V(D)J 遺伝子再編成が障害される．これらの疾患はまれであるが，常染色体劣性遺伝の SCID の多数を占める．これらの遺伝子の機能は，**第 8 章**で述べられている．このような変異をもつ小児は，B 細胞と T 細胞が欠損し，重度の易感染性を示す．また，DNA の二本鎖切断修復や非相同末端再結合にかかわるタンパク質をコードする遺伝子変異でも，V(D)J 遺伝子再編成が障害され，SCID を発症する．これには，DNA 依存性タンパク質分解酵素(DNA-dependent protein kinase：DNA-PK)や DNA リガーゼ 4 の触媒サブユニットをコードする遺伝子も含まれる．この末端結合過程に関与する遺伝子異常は，細胞の放射線への感受性を増大させるだけでなく，小頭症や顔貌異常，歯牙の形成不全など他の症状をきたす．

ほとんどの常染色体劣性 SCID は *ADA* や *RAG1*，*RAG2*，*ARTEMIS* の遺伝子変異によるものだが，その他，CD45 フォスファターゼ(phosphatase)(Fyn，Lck，Lyn などの Src ファミリーキナーゼ[Src family kinases]の正の制御因子)をコードする遺伝子や CD3 δ および ε 鎖，CD3 関連 ζ 鎖(ζ chain)などの遺伝子変異も原因となる．これらの変異はプレ T 細胞受容体シグナル伝達を障害し，αβ T 細胞の成熟を阻害する．

TCRα 鎖の定常領域(constant region)をコードする遺伝子のホモ接合変異によって，αβT 細胞の特異的欠損と，繰り返すウイルス感染をきたす．本疾患の患者は，慢性水痘感染やエプスタイン・バーウイルス感染を含むさまざまな感染に対して易感染性を示し，自己免疫やアトピー(atopy)症状も伴う．また，好酸球増加症や尋常性白斑，湿疹，円形脱毛症，自己免疫性溶血性貧血などを合併し，他の自己抗体もみられる．このような免疫調節異常は，制御性 T 細胞(regulatory T cells)の欠損を反映したものかもしれない．この疾患では，乳児の T 細胞は γδ T 細胞のみである．

LCKは，プレT細胞受容体とT細胞受容体シグナル伝達に必須なチロシンキナーゼであり，LCKの遺伝子変異によって常染色体劣性遺伝のSCIDを発症し，制御性T細胞を含むT細胞の欠損，反復感染，免疫調節異常症状を呈する．

*RAG*遺伝子や*ARTEMIS*遺伝子のhypomorphic変異（部分的な機能低下を示す変異）は，T細胞およびB細胞の減少と免疫不全，自己免疫，アレルギー症状を特徴とする**オーメン症候群**（Omenn syndrome）を発症する．オーメン症候群でみられる免疫不全は，過剰な免疫活性化と自己免疫が共存するため，同じ遺伝子に変異がある場合でも，より重篤な機能低下をもたらす変異のSCIDと比較すると，オーメン症候群は臨床的にかなり異なっている．これは，制御性T細胞がエフェクターT細胞に対し異常に少ないためと思われる．あるいは，V(D)J遺伝子再編成が低下することにより，未熟B細胞（immature B cells）の受容体編集が障害されるためかもしれない．

裸リンパ球症候群と，その他のT細胞における正の選択障害

ダブルポジティブ胸腺細胞（double-positive thymocyte）からCD4陽性あるいはCD8陽性シングルポジティブT細胞への分化は，正の選択（positive selection）と分化系列決定現象に依存する．正の選択を制御する遺伝子に特異的な変異があると，CD4陽性あるいはCD8陽性T細胞の発達が阻害される．

裸リンパ球症候群（bare lymphocyte syndrome）は，主要組織適合遺伝子複合体クラスII（class II major histocompatibility complex：MHC）の欠損により生じる，まれな常染色体劣性遺伝の疾患群である．患者のB細胞やマクロファージ，樹状細胞のHLA-DP，HLA-DQ，HLA-DRは，ほとんど発現していないか欠損しており，IFN-γ刺激に対してMHCクラスII分子を発現できない．MHCクラスI分子とβ2-ミクログロブリン（β2-microglobulin）の発現は，正常あるいはごく軽度低下している．ほとんどの裸リンパ球症候群では，MHCクラスII遺伝子の転写を制御するタンパク質をコードする遺伝子の変異が原因である．例えば，恒常的に発現している転写因子RFX5やIFN-γ誘導性の転写活性化因子CIITAの遺伝子変異があると，MHCクラスIIの発現が低下し，抗原提示細胞はCD4陽性T細胞を活性化できなくなる．抗原提示（antigen presentation）ができなくなると，胸腺T細胞の正の選択が行われず，成熟CD4陽性T細胞が減少し，末梢での細胞活性化も障害される．患者は遅延型過敏反応やT細胞依存性タンパク質抗原に対する抗体応答が欠落している．この疾患は生後1年以内に発症し，通常，造血幹細胞移植により治療されなければ，致命的となる．

常染色体劣性遺伝のMHCクラスI欠損症も以前から知られており，CD8陽性T細胞数の減少とその機能不全が特徴である．いくつかの症例では，TAPトランスポーター（transporter associated with antigen processing：TAP［抗原プロセシング関連トランスポーター］）複合体のサブユニットをコードする*TAP-1*または*TAP-2*遺伝子の変異が原因となる．通常，TAPはペプチドを細胞質基質から小胞体へ輸送し，輸送されたペプチドは小胞体内のMHCクラスI分子上に結合する（**第6章**参照）．ペプチドが結合していないMHC分子は細胞内で分解されるため，*TAP*遺伝子ノックアウトマウスの表現型と同様に，TAP欠損患者では細胞表面上のMHCクラスI分子が減少する．このような患者では，主に壊死性肉芽腫の皮膚病巣や細菌性気道感染症を合併するが，ウイルスには易感染性を示さない．CD8陽性T細胞の主な機能がウイルス感染防御であることを考慮すると，これは驚くべきことである．これに類似したMHCクラスI欠損症は，タパシンというタンパク質をコードする遺伝子変異でも発症する（**第6章**参照）．

ZAP-70キナーゼ（Zeta-associated protein of 70 kD：ZAP-70）欠損症の患者では分化系列決定に障害があり，CD8陽性T細胞が減少する．CD4陽性T細胞数は正常であり，CD8陽性T細胞のみ選択的に欠失するが，その理由はわかっていない．CD4陽性T細胞の成熟や末梢血への遊出は障害されないが，抗原刺激時に正常な細胞増殖は起こらない．

T細胞の活性化障害によるSCID

その他，まれではあるが，CRACチャネルを構成するOrai1をコードする遺伝子変異によるSCIDもある（**第7章**参照）．抗原受容体シグナルによって，フォスファターゼC（PLCγ）のγアイソフォームが活性化され，小胞体やミトコンドリアからイノシトール三リン酸（IP3）依存性にカルシウムイオンが放出される．放出されたカルシウムは，ストア感受性CRACチャネルに補充され，細胞外からのカルシウム流入を促進する．この過程はリンパ球の活性化に重要であり，*ORAI1*の遺伝子変異により障害される．類似した表現型は，貯蔵されたカルシウムの枯渇を感知してCRACチャネルの開口に寄与する小胞体タンパク質をコードする*STIM1*の遺伝子変異でもみられる．*ORAI1*および*STIM1*に変異のある患者は，T細胞の成熟過程に異常を認めないが，T細胞の正常な活性化が起こらない．

抗体産生不全症：B細胞の発生と活性化の異常

T細胞の発生，あるいはT細胞とB細胞の両方の発生障害はSCIDの表現型をとるのに対し，B細胞に限局した障害では原発性抗体産生不全をきたす（**表21.4**）．これらの

表 21.4 抗体産生不全

疾患	機能障害	欠陥の機序
無γグロブリン血症		
X 連鎖	すべての血清 Ig アイソタイプの減少，B 細胞の減少	プレ B 受容体のチェックポイントの障害，*Btk* の遺伝子変異
常染色体劣性遺伝	すべての血清 Ig アイソタイプの減少，B 細胞の減少	プレ B 受容体チェックポイントの障害，IgM 重鎖(μ)，代替軽鎖 λ5，*Igα*，*BLNK*，*PI3K p85α* の遺伝子変異
低γグロブリン血症／アイソタイプ欠損		
選択的 IgA 欠損症	IgA の減少(細菌感染とランブル鞭毛虫などの原虫への易感染性増加と関連がある可能性がある)	一部の患者では *TACI* の遺伝子変異がある
選択的 IgG2 欠損症	細菌への易感染性増加	IgH γ2 座に小サブセットの欠損がある
分類不能型免疫不全症	低γグロブリン血症，B 細胞数は正常または減少	一部の患者では *ICOS*，*TACI* の遺伝子変異がある
ICF 症候群	低γグロブリン血症，軽度の T 細胞欠損を伴うことがある	*DNMT3B* の遺伝子変異
高 IgM 症候群		
X 連鎖	ヘルパー T 細胞を介した B 細胞とマクロファージおよび樹状細胞の活性化障害，体細胞突然変異とクラススイッチおよび胚中心の欠損，細胞性免疫の欠損	*CD40L* の遺伝子変異
細胞性免疫障害を伴う常染色体劣性	ヘルパー T 細胞を介した B 細胞とマクロファージおよび樹状細胞の活性化障害，体細胞突然変異とクラススイッチおよび胚中心の欠損，細胞性免疫の欠損	*CD40*，*NEMO* の遺伝子変異
抗体欠損のみを伴う常染色体劣性	体細胞突然変異とクラススイッチの欠損	*AID*，*UNG* の遺伝子変異

AID：活性化誘導シチジンデアミナーゼ(activation-induced cytidine deaminase)，Btk：ブルトンチロシンキナーゼ(Bruton tyrosine kinase)，DNMT3B：DNA メチルトランスフェラーゼ 3B(DNA methyltransferase 3B)，ICF：免疫不全－セントロメア不安定性－顔貌異常(immunodeficiencies-centromeric instability-facial anomalies)，ICOS：誘導性コスティミュレーター(inducible costimulator)，Ig：免疫グロブリン(immunoglobulin)，NEMO：NF-κB 必須調節因子(NF-κB essential modulator)，TACI：膜貫通型活性化因子およびカルシウム調節因子およびシクロフィリンリガンド相互作用因子(transmembrane activator and calcium modulator and cyclophilin ligand interactor)，UNG：ウラシル DNA グリコシラーゼ(uracil N-glycosylase)

疾患群は，B 細胞の発生障害や(**図 21.1** 参照)，B 細胞の活性化異常や抗体産生異常などによって起こる(**図 21.2**)．あとで述べるように，高 IgM 症候群の一部では，マクロファージや樹状細胞の活性化障害に伴って抗体産生不全をきたし，結果的に細胞性免疫も減弱することもある．

X 連鎖無γグロブリン血症：X 連鎖プレ B 細胞受容体シグナル伝達障害

X 連鎖無γグロブリン血症(X-linked agammaglobulinemia)は，ブルトン(Bruton)型無γグロブリン血症ともよばれ，ブルトンチロシンキナーゼ(Bruton tyrosine kinase：Btk)という酵素をコードする遺伝子の変異または欠失が原因で起こり，骨髄では B 細胞の成熟がプレ B 細胞(pre-B cell)の段階で阻害される(**図 21.1** 参照)．この疾患の特徴は，名前のとおり血液中の抗体(γグロブリン)が欠損することである．最もよくみられる先天性免疫不全症の 1 つであり，B 細胞の成熟が障害されている．Btk には，プレ B 細胞の生存や分化に必要なプレ B 細胞受容体からのシグナルを伝達する働きがある(**第 8 章**参照)．この疾患の女性保因者では，変異アレル(対立遺伝子)をもつ X 染色体が不活化されている B 細胞だけが分化する．通常，X 連鎖無γグロブリン血症の患者は，血清免疫グロブリンは低値あるいは感度未満であり，末梢血中とリンパ組織での B 細胞は減少または欠損している．また，リンパ節(lymph node)の胚中心(germinal centers)と組織中の形質細胞(plasma cell)も欠損している．T 細胞の成熟や細胞数，機能は一般的に正常であり，活性化 T 細胞が減少しているという報告もあるが，これはおそらく B 細胞の欠如により抗原提示が減少しているためである．約 20％の患者に，関節炎などの自己免疫の障害がみられるが，自己寛容(self-tolerance)破綻の機序はいまだ明らかでない．また，Btk は骨髄細胞の活性化と易感染性に関連するが，抗体が完全にあるいはほぼ欠損するだけでなく，一部では自然免疫の機能障害もきたすといわれる．X 連鎖無γグロブリン血症の合併症である感染症は，定期的な(毎週もしくは毎月)免疫グロブリン製剤の投与によって著明に減少する．これら

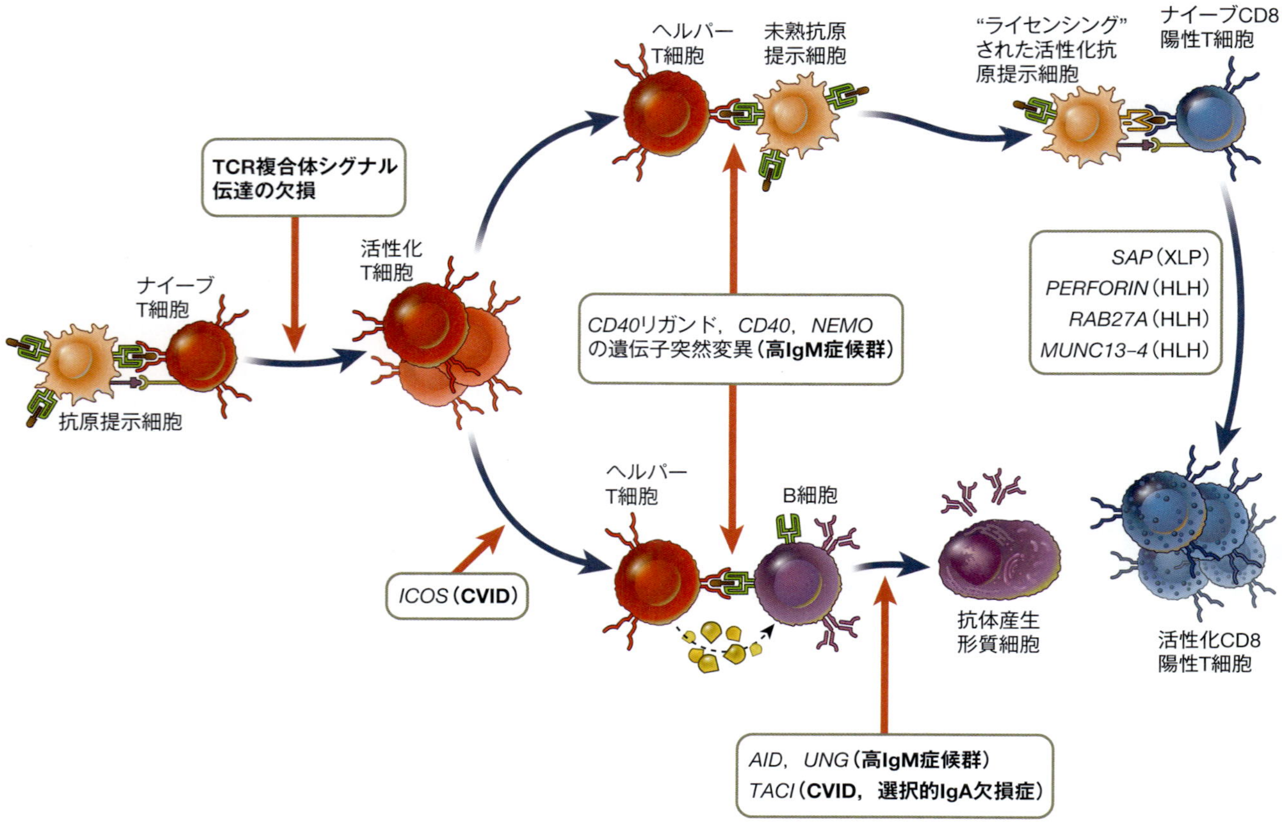

図 21.2　B 細胞および T 細胞の活性化障害による免疫不全症

原発性免疫不全症は，T 細胞あるいは B 細胞の抗原受容体シグナル伝達に必要な分子や，ヘルパー T 細胞を介した B 細胞と抗原提示細胞の活性化に必要な分子，また細胞傷害性 T 細胞とナチュラルキラー細胞の活性化に必要な分子の遺伝的欠損によって起こる．

CVID：分類不能型免疫不全症（common variable immunodeficiency），HLH：血球貪食性リンパ組織球症（hemophagocytic lymphohistiocytosis）

の製剤には，一般的な病原体に対する抗体が含まれており，受動免疫（passive immunity）として有効である．

常染色体劣性遺伝のプレ B 細胞受容体チェックポイント障害

これまで知られているほとんどの常染色体劣性遺伝形式の無 γ グロブリン血症は，プレ B 細胞受容体シグナルの障害に関連している．これまでに，μ（IgM）重鎖，λ5 代替 L 鎖（surrogate light chain），免疫グロブリン α 鎖（Igα）（プレ B 細胞受容体と B 細胞受容体のシグナル因子），PI3 キナーゼの p85α サブセット，BLNK（プレ B 細胞受容体と B 細胞受容体の下流にあるアダプタータンパク質）をコードする遺伝子の変異が報告されている．

選択的免疫グロブリンアイソタイプ欠損症

選択的に，1 つもしくは複数の免疫グロブリンのアイソタイプ（isotype）が欠損する多くの免疫不全症が報告されている．最も代表的な疾患は，**選択的 IgA 欠損症**（selective IgA deficiency）で，白人ではおよそ 700 人に 1 人が罹患しており，北米国とヨーロッパでは最も多い原発性免疫不全である．通常，IgA 欠損症は孤発性に発生するが，常染色体優性遺伝または常染色体劣性遺伝の家系も多くみられる．臨床症状は多様であり，多くの患者はまったく正常であるが，時に呼吸器感染症や下痢を起こす患者もいる．まれに，自己免疫疾患を伴う重篤な感染症を繰り返し，消化管や気道に不可逆的な障害をきたすことがある．これらの症状は，共生細菌や病原性微生物から粘膜バリアを保護するうえで，分泌型 IgA が重要であることを示している（**第 14 章参照**）．IgA 欠損症では，血清 IgA が低値で，一般的に 50 μg/mL 未満（正常：2 〜 4 mg/mL）であり，IgM と IgG 値は正常もしくは上昇している．また，粘膜からの IgA 分泌が低下している．これらの患者では，B 細胞から IgA 抗体分泌形質細胞への分化が障害されている．α 重鎖遺伝子と膜関連 IgA の発現は正常である．T 細胞の細胞数，表現型，機能的反応性など，著しい異常は報告されていない．選択的 IgA 欠損症の少数の患者では，*TACI*（膜貫通型活性化因子，カルシウム調節因子，シクロフィリンリガンド相互作用因子）と，サイトカインである B 細胞活性化因子（B cell-activating factor：BAFF）や増殖誘発リガンド（a proliferation-inducing ligand：APRIL）の 3 つの受容体の 1 つの変異が報告されている．それらは，B 細胞の生存と増殖を刺激する因子である．*TACI* は，後述する分類不能型免疫不全症(common variable immunodeficiency：CVID)の重要な原因遺伝子でもある.

選択的IgGサブクラス欠損症も報告されており，これは血清中の総IgG値は正常であるが，1つもしくは複数のサブクラスが正常値未満となる．IgG3欠損症は成人で最も多いサブクラス欠損症であり，小児ではIgA欠損症に関連したIgG2欠損症が最も多い．細菌感染を繰り返す患者もいるが，多くは無症状である．通常，選択的IgGサブクラス欠損症は，B細胞の分化障害によって起こるが，まれにさまざまな定常領域(Cγ)遺伝子のホモ接合体欠失が原因になることもある.

B細胞分化障害：分類不能型免疫不全症(CVID)

分類不能型免疫不全症(CVID)は，血清免疫グロブリン値の低下と，感染やワクチンに対する抗体応答の低下，易感染性を示すさまざまな疾患の総称である. この疾患は，青年期や若年成人で最も多くみられる免疫不全である．一般に，診断は，他の原発性免疫不全症を除外することにより行われる．症状と病因は，名前のとおり，高度に多様である．診断は，きわめて低い血清IgG値，IgMとIgAの両方もしくは片方の減少，ワクチンに対する抗体応答の低下を認め，他に無γグロブリン血症の原因となる疾患を除外して行われる．発症頻度は，白人で1/10,000から1/50,000と推定される．本疾患では，免疫グロブリンの欠損とそれに関連する化膿菌感染症, 典型的にはインフルエンザ菌(*H. influenzae*)と肺炎球菌(*S. pneumoniae*)による感染症を主症状とするが，悪性貧血や溶血性貧血，炎症性腸疾患(inflammatory bowel disease：IBD)，関節リウマチ(rheumatoid arthritis)などの自己免疫疾患(autoimmune disease)も臨床的に重要である．CVIDでは悪性腫瘍，特にリンパ腫も高頻度に合併する．これらは，小児期早期あるいはそれ以降に診断される．大多数は孤発性であるが，5～25%は家族歴を有する．単一遺伝子が原因の場合，多くは常染色体優性遺伝だが，常染色体劣性遺伝形式をとることもある．成熟B細胞は存在するが，典型例では，血液中の記憶(memory)B細胞は減少し，リンパ組織の形質細胞は欠損している．このことから，記憶B細胞と抗体産生細胞(antibody-secreting cell)への分化障害が示唆される．抗体産生不全は，内因性のB細胞欠損やT細胞の補助の欠如を含む，さまざまな異常によって起こる.

単一遺伝子が原因となるのは，CVIDのおよそ10%である．これまで約25の異なる遺伝子の変異が，CVIDに関連すると報告されてきた．選択的IgA欠損症の節で前述した*TACI*の変異も，多くの症例で認められる．少数だが，誘導性T細胞共刺激因子(inducible T cell costimulator：*ICOS*)遺伝子に変異を有するCVID患者も報告されている．ICOSは，濾胞性ヘルパーT細胞(follicular helper T cell：Tfh cell)の分化に必要である(**第12章**参照)．*CD19*遺伝子の変異が関連しているCVID症例もみられる．CD19は，CR2(CD21)コレセプター(coreceptor)複合体のシグナルを構成する(**第7章**参照)．その他にも多くの遺伝子がCVIDに関連すると報告されており，同定された遺伝子変異は増え続けている．遺伝子変異が同定された患者においても，その遺伝形式は通常のメンデル遺伝性疾患に比べ，より複雑である.

T細胞依存性B細胞活性化の障害：高IgM症候群

X連鎖高IgM症候群(X-linked hyper-IgM syndrome)は，T細胞エフェクター分子であるCD40リガンド(CD154)の遺伝子変異が原因である. B細胞がIgGとIgAアイソタイプへクラススイッチできないことに関連するまれな疾患である．そのため，これらの抗体は減少し，血液中の主なアイソタイプはIgMとなる．この患者のCD40リガンドの変異体は，CD40に結合しない，あるいはCD40を介したシグナル伝達ができないためB細胞刺激ができず，その結果，B細胞はT細胞の補助が必要な重鎖アイソタイプスイッチ(クラススイッチ)(heavy-chain isotype[class] switching)することができない(**第12章**参照)．患者は，他の低γグロブリン血症と同様の感染症に罹患する．また，X連鎖高IgM症候群では，細胞性免疫も障害され，細胞内寄生微生物である真菌の*P. jiroveci*に易感染性を示す．この細胞性免疫の障害は，CD40-CD40リガンド結合がT細胞依存性のマクロファージや樹状細胞の活性化に関連しているために起こる(**第10章**参照)．CD40もしくはCD40リガンドのノックアウトマウスでは，ヒトの本疾患に類似した表現型を示す.

高IgM症候群のなかで，まれに常染色体劣性遺伝形式をとるものがある．この患者の原因遺伝子は，CD40または，重鎖アイソタイプスイッチ(クラススイッチ)と体細胞突然変異(**第12章**参照)に関与する活性化誘導型(シチジン)デアミナーゼ(activation-induced cytidine deaminase：AID)をコードする遺伝子である．高IgM症候群のなかで，さらにまれな常染色体劣性遺伝の疾患は，ウラシル*N*-グリコシラーゼ(uracil *N*-glycosylase：UNG)をコードする遺伝子の変異によって起こる．これは，クラススイッチや体細胞突然変異でIg遺伝子からU残基を取り除く酵素である(**第12章**参照)．自然免疫欠損の項で前述したが，遺伝性疾患のEDA-IDでも，外胚葉由来組織の異常と同様に，高IgM症候群に寄与する*NEMO*遺伝子のhypomorphic変異(訳者注：部分的な機能低下を示す変異)がみられる.

*AID*と*UNG*の遺伝子変異はクラススイッチ組換え(class-switch recombination)と体細胞突然変異(somatic hypermutation)に著明に影響を及ぼす．AIDは，クラススイッチと体細胞突然変異の両過程に必要なため，AIDが欠

損すると両者が障害される．UNG が欠損すると，クラススイッチは障害されるが，体細胞突然変異は正常よりも A：T 遺伝子変異が減少するだけで，大きな問題とはならない．

T 細胞の活性化と機能の障害

リンパ球活性化の分子機構が明らかになるにつれ，T 細胞の活性化における先天的な異常がますます認識されるようになった（**表 21.5**）．この広義の分野には，細胞傷害性 T 細胞やナチュラルキラー細胞の顆粒成分，あるいは開口放出の障害がいくつか含まれる．MHC 分子欠損に関連した障害を T 細胞の分化障害として分類するが，これらの異常によって，成熟し胸腺外から遊出した T 細胞の活性化は阻害されている．

T 細胞受容体シグナル伝達の障害

多くのまれな免疫不全症は，T 細胞の活性化や機能に必要な分子の発現が障害されるために発症する．患者の分子生化学的分析によって，T 細胞のさまざまなタンパク質をコードする遺伝子の変異が明らかになった（**表 21.5** 参照）．例えば，*CD3ε* や γ 遺伝子の変異によって T 細胞受容体複合体の発現や機能低下し，*ZAP70* 遺伝子の変異によって T 細胞受容体依存性シグナル伝達は障害され，IL-2 や IFN-γ などサイトカイン産生が低下（いくつかの例では転写因子の欠損による）し，IL-2 受容体鎖の発現が欠損する．これらの欠損はごく少数の単発例もしくは家族発症例でみられ，臨床症状と重症度はさまざまである．これらの異常がある患者は，T 細胞の機能不全が主体であり，血液中リンパ球数は正常もしくは増加しているにもかかわらず，T 細胞と B 細胞の複合免疫不全をきたす．これまで，CD3 複合体や LCK，その他の T 細胞の分化に重要なタンパク質の遺伝子変異の影響について述べてきた．そのなかには，CD8 陽性 T 細胞の分化に影響する *ZAP70* の変異，CD4 陽性 T 細胞の分化に影響する *LCK* や *UNC119* の変異，T 細胞の活性化に関連する *ORAI1* や *STIM1* の変異が含まれ，SCID の臨床的背景についてすべて触れた．ここでは，成熟 T 細胞の活性化障害に関連する他の症候群について考える．

ウィスコットアルドリッヒ症候群

ある先天性疾患では，多臓器を含む広範囲な異常と共に，さまざまな程度の T 細胞および B 細胞の免疫不全症が合併する．このような疾患の 1 つがウィスコットアルドリッヒ症候群（Wiskott-Aldrich syndrome）であり，湿疹や血小板減少，細菌に対する易感染性を特徴とする X 連鎖性の疾患である．本疾患では，内在性の B 細胞機能障害が病因に関与するが，いくつかの障害は，T 細胞の活性化障害として説明される．病初期には，リンパ球数は正常であり，

表 21.5　T 細胞活性化の障害

疾患	機能障害	欠陥の機序
T 細胞シグナル伝達の欠損		
TCR 近隣のシグナル伝達欠損	細胞性免疫と T 細胞依存性液性免疫の欠損	*CD3*，*CD45*，*STIM1*，*ORAI1* の遺伝子変異
ウィスコットアルドリッヒ症候群 常染色体劣性の WAS 様疾患	T 細胞の活性化と白血球遊走能の欠損	*WASP* もしくは WASP 関連タンパク質 WIP の遺伝子突然変異による TCR 依存性アクチン細胞骨格再構成の欠損
高 IgE 症候群	Th17 と 3 型自然リンパ球細胞の欠損	*STAT3*，*DOCK8* の遺伝子変異
家族性血球貪食性リンパ組織球症		
X 連鎖リンパ増殖症候群	EBV による無制限の B 細胞増殖，マクロファージと CTL の無制限な活性化，NK 細胞と CTL 機能の欠損	*SAP* あるいは *X-IAP* の遺伝子変異
X 連鎖免疫不全症－マグネシウム欠損 -EBV 感染－腫瘍形成症候群	制御困難な EBV ウイルス血症とリンパ腫	MAGT1 の遺伝子変異
パーフォリン欠損	マクロファージと CTL の無制限な活性化，NK 細胞と CTL 機能の欠損	*PERFORIN* の遺伝子変異
顆粒融合	マクロファージと CTL の無制限な活性化，NK 細胞と CTL 機能の欠損	細胞傷害性顆粒のエキソサイトーシスの欠損，*RAB27A*，*MUNC13-4*，*SYNTAXIN*，*AP3*（およびチェディアック・東症候群における *LYST*（**表 21.2** 参照）の遺伝子変異

AP3：アダプタ関連タンパク質複合体 3（adaptor-related protein complex 3），CTL：細胞傷害性 T 細胞（cytotoxic T lymphocyte），EBV：エプスタイン・バーウイルス（Epstein-Barr virus），LYST：リソソーム輸送制御因子タンパク質（lysosomal trafficking regulator protein），NK 細胞：ナチュラルキラー細胞（natural killer cell），SAP：SLAM 関連タンパク質（SLAM-associated protein），TCR：T 細胞受容体（T cell receptor），WASP：ウィスコットアルドリッヒ症候群タンパク質（Wiskott-Aldrich syndrome protein）

主な障害はポリサッカライド抗原に対するT細胞非依存性の抗体産生である．そのため，特に，莢膜を有する細菌に易感染性を示す．リンパ球(および血小板)は正常より小型である．年齢とともにリンパ球数は減少し，免疫不全は重症化する．

ウィスコットアルドリッヒ症候群の原因遺伝子は，ウィスコットアルドリッヒ症候群タンパク質(Wiskott–Aldrich syndrome protein：WASP)とよばれる細胞タンパク質をコードする遺伝子であり，このタンパク質は主に骨髄由来の細胞に発現している．WASPは，Grb–2などの抗原受容体の下流のアダプター分子(**第7章**参照)，アクチンポリメラーゼと関連するArp2/3複合体，アクチン細胞骨格再構成を制御するRhoファミリーの低分子量Gタンパク質(G proteins)を含む，いくつかのタンパク質と相互作用する．T細胞と抗原提示細胞との免疫シナプス形成が障害されるため，リンパ球の活性化と全白血球の可動性が障害される．その結果，本症候群でみられる免疫不全をきたすと考えられている．また，ウィスコットアルドリッヒ症候群に類似した常染色体劣性遺伝を示す疾患が報告されている．この疾患の原因は，WASPに結合して安定化させるタンパク質のWIP(WASP–interacting protein)をコードする遺伝子の変異である．

高IgE症候群

高IgE症候群(hyper–IgE syndromes：HIES)は，ヨブ症候群(Job syndrome)としても知られ，湿疹や好酸球増加症，繰り返す肺炎，ブドウ球菌と真菌による皮膚膿瘍を特徴とする，代表的な原発性免疫不全症である．以前の名称であるヨブ症候群とは，「So went Satan forth from the presence of the Lord, and smote Job with sore boils from the sole of his foot unto the crown.(サタンは主の前から出ていき，ヨブをうち，その足の裏から頭のてっぺんまで痛々しい腫れ物によって彼を悩ませた)」という聖書の記述をもとにつけられた．常染色体優性遺伝のHIESは，転写因子STAT3のドミナントネガティブ変異が原因であり，Th17の応答が障害される(**第10章**参照)．他の常染色体劣性遺伝のHIESは，グアニンヌクレオチド交換因子(guanine nucleotide exchange factor)であるDOCK8の遺伝子変異によって発症する．*DOCK8*変異によって，T細胞およびB細胞，ナチュラルキラー細胞の減少とリンパ球シグナルの伝達障害，さらにウィスコットアルドリッヒ症候群に類似した細胞骨格の再構成に障害が起こる．この症候群の名前からは血液中IgE値の上昇が強調されるが，その機序は不明である．

X連鎖リンパ増殖症候群

X連鎖リンパ増殖症候群(X–linked lymphoproliferative：XLP)では，エプスタイン・バーウイルスを排除することができず，急速に進行する伝染性単核球症やB細胞リンパ腫を合併する． 約80％の症例で，リンパ球活性化シグナル(signaling lymphocyte activation molecule：SLAM)関連タンパク質(SLAM–associated protein：SAP)とよばれるアダプタータンパク質をコードする遺伝子に変異を認める．このタンパク質は，ナチュラルキラー細胞，T細胞，B細胞の活性化に作用する細胞表面分子ファミリーに結合する．SAPは，細胞膜タンパク質であるSLAMや2B4をSrcキナーゼFryへ連結する(**第7章**参照)．SAPが欠損すると，ナチュラルキラー細胞やT細胞の活性化が減弱化し，ウイルスへ易感染性を示す．**第12章**のとおり，SAPは濾胞性ヘルパーT細胞の分化に必要であり，X連鎖リンパ増殖症候群患者でみられる胚中心構築や特異抗体産生が障害されると，低γグロブリン血症やウイルスへの易感染性をきたす．X連鎖リンパ増殖症候群患者の約20％は，SAPの遺伝的欠損は認めず，X連鎖アポトーシス阻害因子(XIAP)をコードする遺伝子に変異を認める．そのため，T細胞やナチュラルキラーT細胞のアポトーシスが亢進し，これらのサブセットが枯渇する．このような免疫不全の多くは，エプスタイン・バーウイルス感染症が重症化する．

X連鎖免疫不全症－マグネシウム欠損－EBV感染症－腫瘍症候群

マグネシウム輸送体タンパク質1(magnesium transporter protein 1：MAGT1)をコードするX染色体上の遺伝子の変異によって，ナチュラルキラー細胞の欠損や細胞傷害性T細胞機能の障害をきたすとともに，CD4陽性T細胞も減少する．本患者は，エプスタイン・バーウイルスや他の感染を繰り返し，リンパ腫を合併する．また，本疾患は，X連鎖マグネシウム欠損–EBV感染症－腫瘍(X–linked immunodeficiency–magnesium defects–EBV infection–neoplasia：XMEN)症候群として知られている．MAGT1によってT細胞やナチュラルキラー細胞が活性化されると，細胞内の遊離マグネシウムは，これらの細胞内でPLCγ1を活性化し，その後，カルシウムシグナルを媒介する．細胞シグナル伝達の異常は，マグネシウムの取り込みによって回復される．B細胞(異なるPLCγアイソフォームのPLCγ2を高濃度にもつ)は，この輸送体が欠損しても影響されない．本疾患によって，T細胞の活性化におけるマグネシウムの必要性が認識された．

細胞傷害性T細胞とナチュラルキラー細胞の機能障害：家族性血球貪食性リンパ組織球増多症候群

血球貪食性リンパ組織球増多(hemophagocytic lymphohistiocytosis：HLH)症候群は，ナチュラルキラー細胞と細胞傷害性T細胞が感染細胞を死滅させる作用が欠損する重篤な免疫不全の疾患群である． その結果，ウイルス感染症は阻止されず，異常なマクロファージの活性化をきたすことが，本症候群の特徴である．このような臨床像を呈することから，これらの疾患群は**マクロファージ活性化症候群**（macrophage activation syndrome）ともよばれている．後期にみられる症状であるが，本疾患に特徴的な所見は，活性化マクロファージによる赤血球細胞の貪食（血球貪食［hemophagocytosis］）である．パーフォリン（*perforin*）遺伝子の変異は，多くの血球貪食性リンパ組織球増多症例でみられるが，顆粒エキソサイトーシスに関連する細胞内構造をコードする遺伝子の変異も，この疾患の一部で見つけられた．特に，小胞体融合に関与する低分子 GTP 分解酵素である *RAB27A* の遺伝子変異や，顆粒エキソサイトーシスに関与するアダプターをコードする *MUNC13-4* の遺伝子変異によって，溶解顆粒と細胞膜の融合が障害される．そのため，さまざまなサブタイプの血球貪食性リンパ組織球増多を発症する要因になる．同様に，AP-3 細胞内アダプタータンパク質複合体の 1 つをコードする遺伝子の変異も，細胞内輸送を障害し，血球貪食性リンパ組織球増多の病型をとる．T 細胞とナチュラルキラー細胞は持続感染する微生物に対して IFN-γ を分泌すると考えられている．しかし，細胞障害機能が障害されると，細胞傷害性 T 細胞やナチュラルキラー細胞は感染症を排除することができなくなり，IFN-γ 依存性に過剰なマクロファージの活性化が起こり，血球貪食やリンパ節腫脹など免疫不全状態となる．

免疫不全症を伴う全身性の疾患

多くの遺伝性疾患のなかで，免疫不全症はさまざまな症状の 1 つであることも多い．例えば，前述したチェディアック・東症候群やウィスコットアルドリッヒ症候群，ディジョージ症候群などが該当する．

毛細血管拡張性小脳失調症

毛細血管拡張性小脳失調症（ataxia-telangiectasia：AT）は，常染色体劣性遺伝を示し，歩行障害（運動失調［ataxia］）や脈管系の奇形（血管拡張［telangiectases］），神経障害，高頻度の腫瘍合併，免疫不全を特徴とする疾患である．本疾患は，タンパク質分解酵素である ATM（ataxia-telangiectasia mutated）をコードする遺伝子の変異によって発症する．免疫学的異常の重症度はさまざまであり，B 細胞や T 細胞が影響を受ける．最も多くみられる体液性免疫の異常は，IgA と IgG2 の欠損であり，おそらく，クラススイッチ再構成において ATM が重要な働きを担っているためと考えられる．あまり明らかになっていないが，T 細胞の欠損は胸腺の低形成に関連している．本患者は，上下気道の細菌感染症やさまざまな自己免疫疾患を合併し，年齢とともに悪性腫瘍の発症頻度が増加する．

ATM は，構造的に PI3 キナーゼと関連しており，二本鎖 DNA 切断に対して，細胞周期のチェックポイントとアポトーシスを活性化する．V(D)J 再編成で起こる二本鎖 DNA 切断複合体の安定性にも関与することが示されている．AT では，このような DNA 修復障害が，抗原受容体の異常な産生につながっている．さらに，免疫グロブリンのクラススイッチ再編成の過程で生じる二本鎖 DNA 切断でも，ATM は DNA の安定性に関与するため，*ATM* の遺伝子変異によって，クラススイッチが障害され，IgG や IgA，IgE が減少する．

先天性免疫不全症の治療法

先天性免疫不全症の治療には，2 つの目的がある．1 つは感染症を制御し最小限にすること，もう 1 つは，抗体補充や造血幹細胞移植などによって，免疫系の欠損や障害を置換することである．プールされた γ グロブリン投与による受動免疫は，無 γ グロブリン血症の患者にとって著しい効果があり，X 連鎖無 γ グロブリン血症の多くの少年たちを救命してきた．近年，造血幹細胞移植は，さまざまな免疫不全の治療の選択肢となり，ADA-SCID やウィスコットアルドリッヒ症候群，裸リンパ球症候群，白血球接着不全症などの著しい治療効果が報告されている．骨髄から T 細胞を慎重に取り除き，HLA を適合することで，最も効果的に移植片対宿主病（graft-versus-host disease）を防ぐことができる（**第 17 章**参照）．ADA 欠損症に対する酵素補充療法も，一般的に行われる．血清中の半減期を延長するために，ポリエチレングリコールを結合したウシ ADA を投与することで，治療効果が得られた症例もあった．しかし，その効果は短期間であった．

理論的に，リンパ球の先天性疾患に対する理想的な治療は，自己複製する幹細胞（stem cell）で欠損する遺伝子を置換することである．遺伝子の置換は，いくつかの免疫不全で有効性が示されている．このタイプの遺伝子治療で主な障害となっているのが，置換する遺伝子を導入する理想的な標的である自己複製する幹細胞を精製することの難しさと，安定に，長期に，高発現するために細胞へ遺伝子を導入することの困難さである．さらに，移植患者は，自分の骨髄細胞を排除し，移植された幹細胞を生着させなければならない．そこで，一時的に血球が減少するため，これは潜在的なリスクとなる．軽度の前処置を用いることによって，ADA 欠損症や X 連鎖 SCID に対する遺伝子治療は，著しい進歩を遂げた．X 連鎖 SCID 患者では，正常の γ_c 遺伝子を発現するように操作された自己骨髄細胞を移植することで，有効な治療効果が得られた．初期の臨床試験では，少数の患者で白血病（leukemia）が発生しており，遺伝子導入した γ_c 遺伝子ががん遺伝子の近傍へ挿入され，がん遺伝子を活性化したことが原因であった．新たな自己不活化

表 21.6 続発性(後天性)免疫不全症

原因	機序
HIV 感染	CD4 陽性 T 細胞の欠損
タンパク質－カロリー栄養失調	代謝障害によるリンパ球成熟障害と機能低下
がんに対する放射線照射療法と化学療法	骨髄リンパ球前駆細胞の減少
骨髄転移などがん転移と白血病	白血球分化発生領域の減少
移植による免疫抑制，自己免疫疾患	リンパ球活性化の低下，サイトカイン阻害，リンパ球移動障害
外傷，鎌状赤血球症，手術などによる脾摘	血液由来の細菌の貪食作用低下

レンチウイルスベクターの開発によって，遺伝毒性のリスクは軽減され，ADA-SCID や X 連鎖 SCID に対する遺伝子治療の成功につながった．

二次性(後天性)免疫不全症

遺伝性ではなく，後天性の異常によって，免疫系の不全症を発症することがある(**表 21.6**)．実際，後天性免疫不全症は先天性免疫不全症よりも頻度は高く，多様な病態によって発症する．第 1 に，免疫抑制(immunosuppression)は，他の疾患の過程で生物学的な合併症として生じることがある．第 2 に，他の疾患に対する治療の合併症として，いわゆる医原性免疫不全症は発生する．第 3 に，免疫系の細胞を標的とした感染症によって免疫不全をきたすことがある．このうち，最も代表的な疾患は HIV 感染であり，これについては後述する．

しばしば免疫不全を合併する素因のある疾患として，栄養不良，悪性新生物，感染症などがある． タンパク質－カロリー栄養不良は，発展途上国で多くみられ，微生物に対する細胞性免疫と体液性免疫の低下につながる．栄養不良の人々にとって，感染症が疾病率と死亡率を左右する．十分に定義されてないものの，免疫不全となる根底には，タンパク質，脂肪，ビタミン，ミネラルの摂取不足によって生じる全体的な代謝障害があり，それが免疫系細胞の成熟や機能に有害な影響を与えるといわれる．

全身に広がった進行性のがん患者では，さまざまな微生物に対する細胞性免疫や体液性免疫が障害されるため，感染症に罹患しやすくなる．骨髄で発生する白血病などの骨髄腫瘍やがんの骨髄転移では，正常なリンパ球や他の白血球の増殖や分化が障害される．さらに，リンパ球の分化や機能を阻害する分子が腫瘍で産生されることもある．

さまざまなタイプの感染症によって，免疫抑制が起こる．例えば，麻疹ウイルスやヒト T 細胞白血病ウイルス(human T cell lymphotropic virus 1：HTLV-1)など，HIV 以外のウイルスも，免疫応答(immune response)を低下させることが知られている．この 2 つのウイルスは，リンパ球へ感染するので，それにより免疫を抑制するのかもしれない．HIV と同様に，HTLV-1 は CD4 陽性 T 細胞に感染しやすいレトロウイルスであるが，ヘルパー T 細胞を死滅させるのではなく，感染細胞を形質変化させ，成人 T 細胞白血病／リンパ腫(adult T cell leukemia/lymphoma：ATL)とよばれる進行性の悪性腫瘍を作り出す．ATL の典型例では，重篤な免疫抑制状態となり，さまざまな日和見感染症に罹患する．結核菌やさまざまな真菌による慢性的な感染症は，多くの抗原に対してアナジー(免疫応答不顕性[anergy])を示すようになる．また，慢性的な寄生虫感染症も免疫抑制を引き起こす．例えば，慢性的にマラリアに感染しているアフリカの小児は，T 細胞機能が低下している．これは，おそらく，彼らがエプスタイン・バーウイルス関連悪性腫瘍に罹患する頻度が高い理由の 1 つであろう．

医原性の免疫抑制の多くは，リンパ球を死滅させたり，機能的に不活化させたり，自然免疫細胞やリンパ球のサイトカイン産生能を阻害するような治療薬によって生じる． 炎症性疾患の治療や移植臓器に対する拒絶反応を阻害するために，意図的に，患者の免疫を抑制する薬剤が投与される．抗炎症薬では副腎皮質ステロイド，免疫抑制薬ではシクロスポリン(cyclosporine)が，最も一般的に使われる．しかし，現在，抗サイトカイン抗体など多くの他の薬剤も広く使われている(**第 17 章**参照)．さまざまな化学療法の薬剤ががん患者へ投与される．通常，これらの薬剤は，リンパ球前駆細胞だけでなく成熟リンパ球や成熟段階のリンパ球など，分化している細胞に対して毒性を示す．したがって，がんに対する化学療法では，ほとんどつねに，免疫が抑制される期間があり，感染症のリスクを伴う．先進国において，医原性の免疫抑制や骨髄転移した腫瘍は，免疫不全の原因として最も多い．

また，脾臓(spleen)が欠如しても，後天性免疫不全症をきたす．脾臓の外科的摘出は，外傷後，自己免疫溶血性貧血や自己免疫性血小板減少症，貪食細胞による破壊が脾臓で起こる血液疾患，鎌状赤血球症でみられる梗塞などで行われる．脾臓のない患者は，特に，肺炎球菌や髄膜炎菌のような多糖カプセルをもち，オプソニン化(opsonization)と貪食によって殺菌される細菌に対して易感染性を示す．易感染性が亢進する理由は，脾臓の重要な機能である血液内での微生物の貪食／殺菌作用の低下，辺縁帯 B 細胞(marginal zone B cells)が欠損することによる抗体反応の障害である．

ヒト免疫不全ウイルスと後天性免疫不全症候群

後天性免疫不全症候群(AIDS)は HIV 感染によって発症し，重篤な免疫抑制のため日和見感染症，悪性腫瘍，るい痩，中枢神経系の変性をきたす．HIV は CD4 陽性ヘルパー T 細胞，マクロファージ，樹状細胞など免疫系の細胞に感染する．HIV は他のほとんど既知の病原体と比較して，ごく最近になって，ヒトに対する病原体として進化した．HIV の流行が最初に同定されたのは，1980 年代に入ってからである．しかし，HIV の罹患率と死亡率，この感染症が健康管理の資源と経済に与える世界的な影響力は巨大であり，大きくなり続けている．HIV は 5,000 万～6,000 万人に感染し，3,400 万人以上の成人や小児が死亡する原因となった．約 3,700 万人が HIV 感染や AIDS とともに生活し，そのうち 70%はアフリカ，20%はアジアにいる．そして，約 100 万～200 万人は，毎年，死亡している．年間 300 万人が新たに感染し，その半数は若年成人(15～24 歳)であることから，本疾患は，非常に深刻的である．AIDS は，約 1,400 万人の孤児を残す．現在，ワクチンや AIDS の恒久的な治療はないが，非常に有効な抗レトロウイルス薬が開発され，感染の制御が可能となった．本章の本項では，HIV の特徴，HIV による免疫不全の病態，HIV 関連疾患の臨床疫学的特徴について述べる．

HIV の分子生物学的特性

HIV は，動物レトロウイルス科のレンチウイルス亜科に属する．レンチウイルスには，ヒツジの visna ウイルスや，ウシ，ネコ，サルの免疫不全ウイルスなどが含まれる．それらのウイルスは，細胞に長期間潜伏感染し，短期間で細胞変性効果を示し，るい痩症候群や CNS 変性など致死的な疾患がゆっくり進行する．HIV には，HIV−1 と HIV−2 の 2 つの類縁型がある．HIV−1 は，大部分の AIDS の原因ウイルスであり，ゲノム構造と抗原性が異なる HIV−2 は，HIV−1 関連疾患よりも緩徐に進行する AIDS の病型をとる．

HIV の構造と遺伝子

感染性の HIV 粒子は，2 本の同一 RNA 鎖をもち，ウイルスタンパク質のコアに包まれている．その外表は，宿主細胞膜由来だが，ウイルスにコードされる膜タンパク質を含むリン脂質二重層のエンベロープに覆われている(**図 21.3**)．HIV の RNA ゲノムは，約 9.2kb の長さであり，レトロウイルスですべてわかっている基本的な核酸配列をもっている(**図 21.4**)．ゲノムの両端に位置する長い末端反復配列(long terminal repeat：LTR)は，ウイルス遺伝子の発現やウイルスの宿主遺伝子への挿入，ウイルス複製を調節する．*gag* 配列は，コア構造タンパク質をコードする．*env* 配列は，エンベロープ糖タンパク質(envelope glycoprotein：Env)である gp120 や gp41 をコードしており，それらの糖タンパク

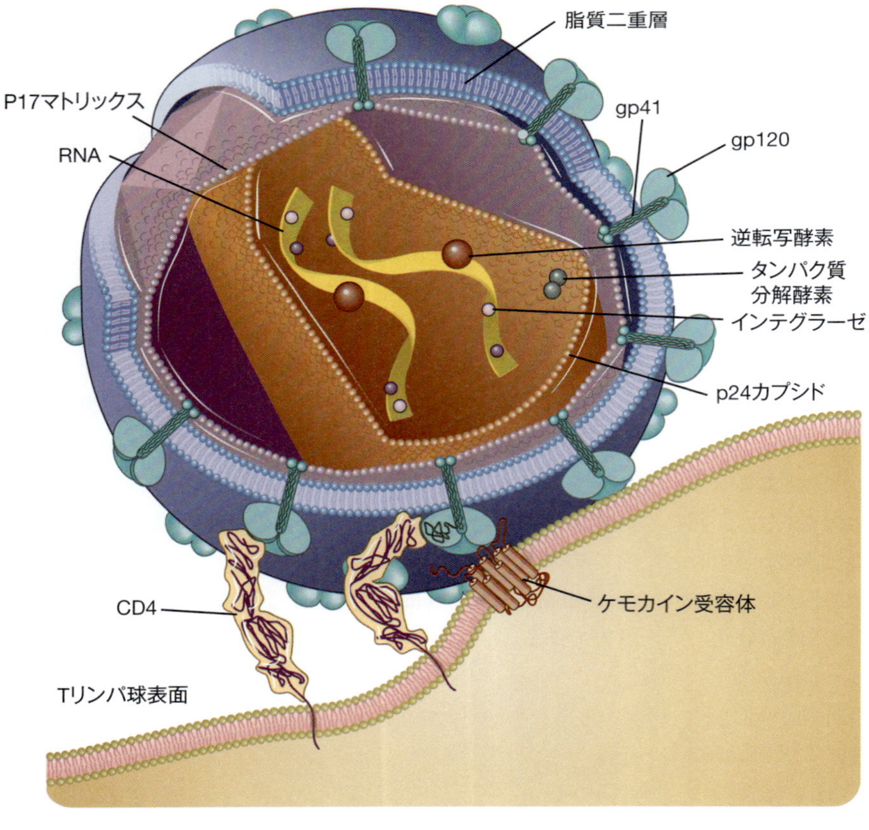

図 21.3 HIV−1 の構造

HIV−1 粒子は T 細胞表面に隣接して発現する．HIV−1 は，2 本の同一配列の RNA(ウイルスゲノム)と，逆転写酵素，インテグラーゼ，タンパク質分解酵素などの関連タンパク質で構成され，p17 膜タンパク質マトリックスに囲まれ p24 カプシドタンパク質からなる円錐状コアの中に包括されている．それらは，宿主細胞由来のリン脂質膜エンベロープに覆われている．ウイルスによってコードされる膜タンパク質(gp41 と gp120)は，エンベロープに結合している．宿主細胞表面の CD4 とケモカイン受容体は，HIV−1 の受容体として機能する〔Copyright © 2000 Terese Winslow〕．

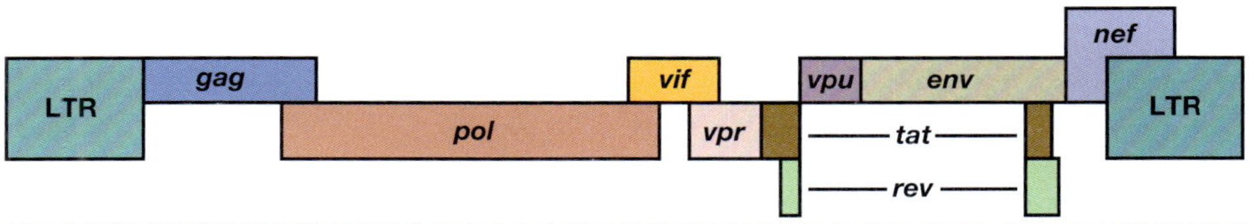

LTR	ウイルスゲノムの転写，ウイルスDNAの宿主ゲノムへの挿入，宿主転写因子の結合領域
gag	ヌクレオカプシドと基質タンパク質
pol	逆転写酵素，タンパク質分解酵素，組み込み酵素，RNA分解酵素
env	ウイルス外被タンパク質
vif	宿主細胞酵素（APOBEC3G）阻害作用の克服，ウイルス複製の促進
vpr	ウイルス複製の増強，特にマクロファージへのHIV感染の増強，I細胞周期の阻害
tat	ウイルスの転写と伸長に必要
rev	部分的にスプライシングされたウイルスRNAを核外へ移動
vpu	宿主細胞のCD4発現を抑制，細胞からのウイルス放出を促進，宿主制限因子tetherinの阻害
nef	宿主細胞のCD4とMHCクラスI発現の抑制，細胞内ウイルス複製促進シグナルの調節

図 21.4　HIV-1 ゲノム

線状ゲノム上の遺伝子は，それぞれ色分けされている．他の遺伝子と同じ配列を重複して使用している遺伝子もあるが，それぞれ，個別に宿主細胞の RNA ポリメラーゼによって読み込まれる．*tat* と *rev* 遺伝子をコードする配列は，ゲノム上で区別されており，機能的な mRNA がつくられるために RNA スプライシングが必要となる〔Greene W: AIDS and the immune system. Copyright © 1993 by Scientific American, Inc. より改変して引用〕.

LTR：長い末端反復配列（long terminal repeat），*gag*：群特異抗原（group-specific antigen），*pol*：ポリメラーゼ（polymerase），*env*：エンベロープ（envelope），*vif*：ウイルス感染性因子（viral infectivity factor），*vpr*：ウイルスタンパク質 R（viral protein R），*tat*：転写活性因子（transcriptional activator），*rev*：ウイルス遺伝子発現制御因子（regulator of viral gene expression），*vpu*：ウイルスタンパク質 U（viral protein u），*nef*：ネガティブエフェクター（negative effector）

質は，相互に非共有的に関連し，細胞への感染に必要となる．*pol* 配列は，逆転写酵素（reverse transcriptase），組み込み酵素（インテグラーゼ[integrase]），ウイルスのタンパク質分解酵素などをコードしており，それらは，ウイルスの複製に必要となる．このような典型的なレトロウイルス遺伝子に加えて，HIV-1 ゲノムには，他に 6 つの制御遺伝子が含まれる．それらは，*tat*，*rev*，*vif*，*nef*，*vpr*，*vpu* とよばれ，これらの遺伝子由来のタンパク質は，ウイルスの複製や，宿主免疫からのさまざまな方法による回避を行っている．これらの遺伝子の機能は，**図 21.4** にまとめ，後ほど述べる．

ウイルスのライフサイクル

細胞への HIV 感染は，ウイルスの gp120 エンベロープ糖タンパク質が，宿主細胞に発現する CD4 とケモカイン受容体のコレセプターの 2 つのタンパク質に結合した時に始まる（図 21.5）． 通常，感染を起こすウイルス粒子は，血液や精液，そのほかの体液中にあり，性的接触，注射針，胎盤通過によって他の人へ伝播する．ウイルスのエンベロープ糖タンパク質複合体は，Env とよばれ，膜貫通 gp41 サブユニットと，外側の非共有結合した gp120 サブユニットで構成される．これらのサブユニットは，gp160 の前駆体を，タンパク質分解によって遊離されるところで生成される．Env 複合体は，3 つの gp120/gp41 ペアが三量体を形成して発現する．この複合体によって，ウイルス粒子エンベロープは標的細胞の細胞膜へ融合する（**図 21.6**）．同過程の最初のステップでは，gp12 サブユニットが CD4 分子へ結合し，次に，gp120 のケモカイン受容体（chemokine receptor）への結合を促進する立体構造変化が生じる．そして，それがウイルスのコレセプターとして作用する．HIV のコレセプターへの結合によって，融合ペプチドとよばれる疎水性部分を表出するように，gp41 の立体構造が変化する．それにより，細胞膜を貫通しウイルス膜が標的の細胞膜へ融合する．ウイルスが，感染細胞内でライフサイクルを完成した後（後述），フリーのウイルス粒子は感染細胞から放出され，非感染細胞へ結合するため，さらに感染が拡大する．さらに，gp120 と gp41 は，ウイルスが放出されるまで感染細胞の細胞膜上に発現しており，感染していない CD4 とコレセプターを発現する非感染細胞の細胞間の融合を媒介する．それにより，直接，HIV ゲノムは融合した細胞間を通過できるようになる．

HIV のコレセプターとして作用する最も重要なケモカインは，CXCR4 と CCR5 である． 7 種類以上のケモカイン受容体が，HIV が細胞内へ感染する時のコレセプターとして働くことが示された．また，ロイコトリエン（leukotriene）B4 受容体のように，7 回膜貫通 G タンパク質共役受容体ファミリー（G protein-coupled receptor

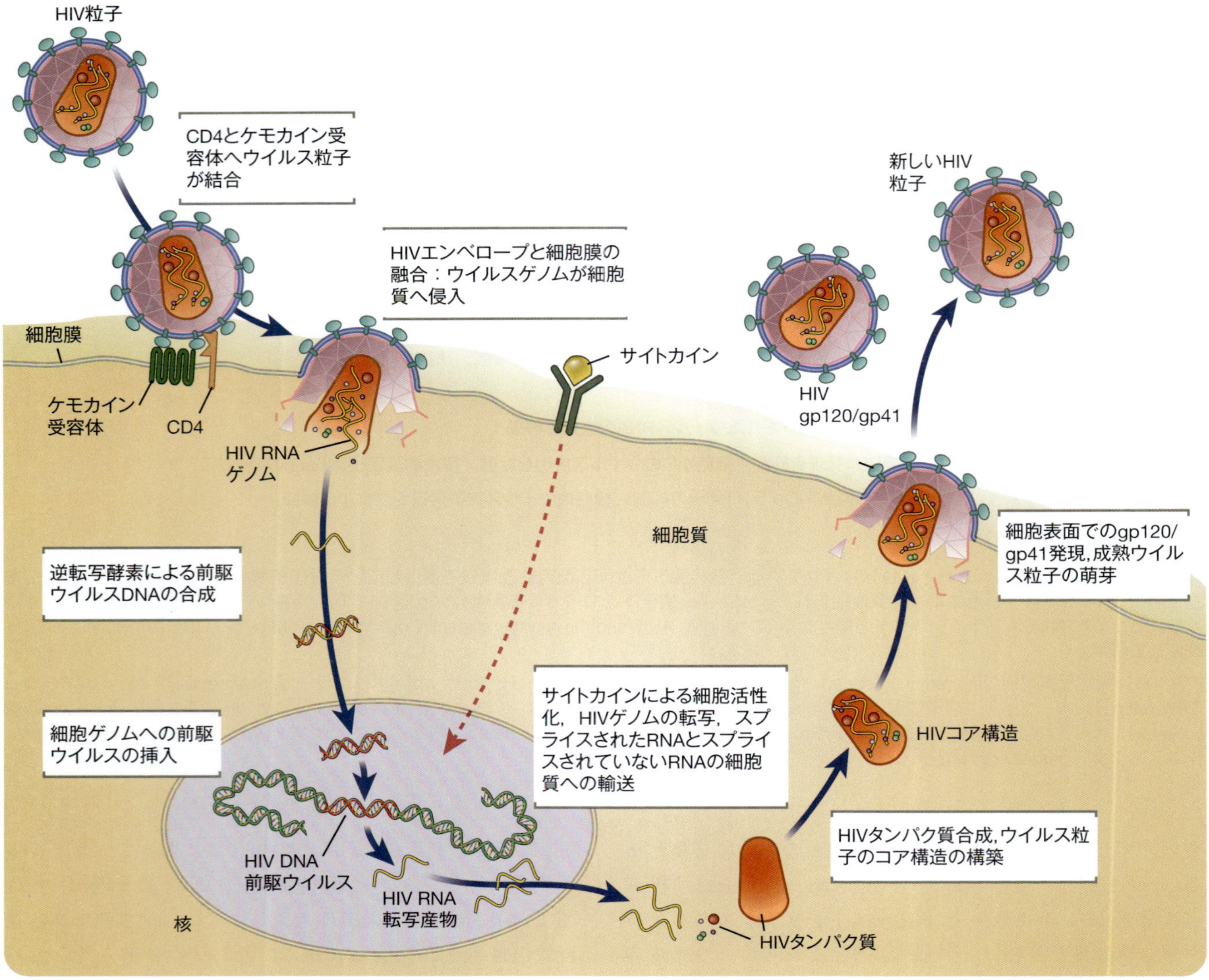

図 21.5 HIV のライフサイクル

宿主細胞への感染初期からウイルス複製，新たなウイルス粒子の放出まで，HIV のライフサイクルの連続した段階を示す．また，簡略化した 1 つの新しいウイルス粒子の産生と放出までを示す．実際には，感染細胞は多くのウイルス粒子を産生し，それぞれが，また別の細胞へ感染し，感染のライフサイクルを拡大していく．前駆ウイルスの転写は，サイトカインや抗原によって活性化される(図示せず)．

family)に属するいくつかの他のタンパク質は，細胞の HIV 感染も媒介している．HIV の異なる分離体は，細胞表面に異なるケモカイン受容体を発現する別の細胞集団に対して，指向性を示す．

すべての HIV 株は，in vitro で活性化されるフレッシュなヒト CD4 陽性 T 細胞へ感染し，複製することができる．一方，ヒト初代培養マクロファージには感染するが，T 細胞株には持続感染しない HIV 株もある(マクロファージ指向性[macrophage-tropic]，M 指向性[M-tropic]ウイルス)．また，T 細胞株には感染するが，マクロファージには感染しないウイルス株(T 指向性[T-tropic]ウイルス)，T 細胞株とマクロファージに感染するウイルス株(二重指向性[dual-tropic]ウイルス)もある．マクロファージ指向性ウイルス分離株は，マクロファージ(一部の記憶 T 細胞)上の CCR5 へ結合する gp120 を発現する．一方，T 細胞指向性ウイルスは，T 細胞株上の CXCR4 へ結合する．HIV 変異株は，CXCR4 へ結合するものを X4，CCR5 へ結合するものを R5，両方のケモカイン受容体へ結合できるものを R5X4 とよばれる．多くの HIV 感染患者では，病初期には，CCR5 を介するマクロファージ指向性のウイルス産生から，病後期には CXCR4 へ結合する T 細胞指向性ウイルス産生へ変化する．T 指向性株は，おそらく M 指向性株よりも T 細胞に感染し除去しやすいため，感染性はより強い傾向がある．*CCR5* のホモ接合性の遺伝子欠損によって細胞表面にこの受容体を発現しない患者では，HIV 感染に抵抗性を示したことから，生体内における HIV 感染では，CCR5 が重要であることが示された．

HIV ウイルス粒子が細胞内へ侵入した後，核タンパク質

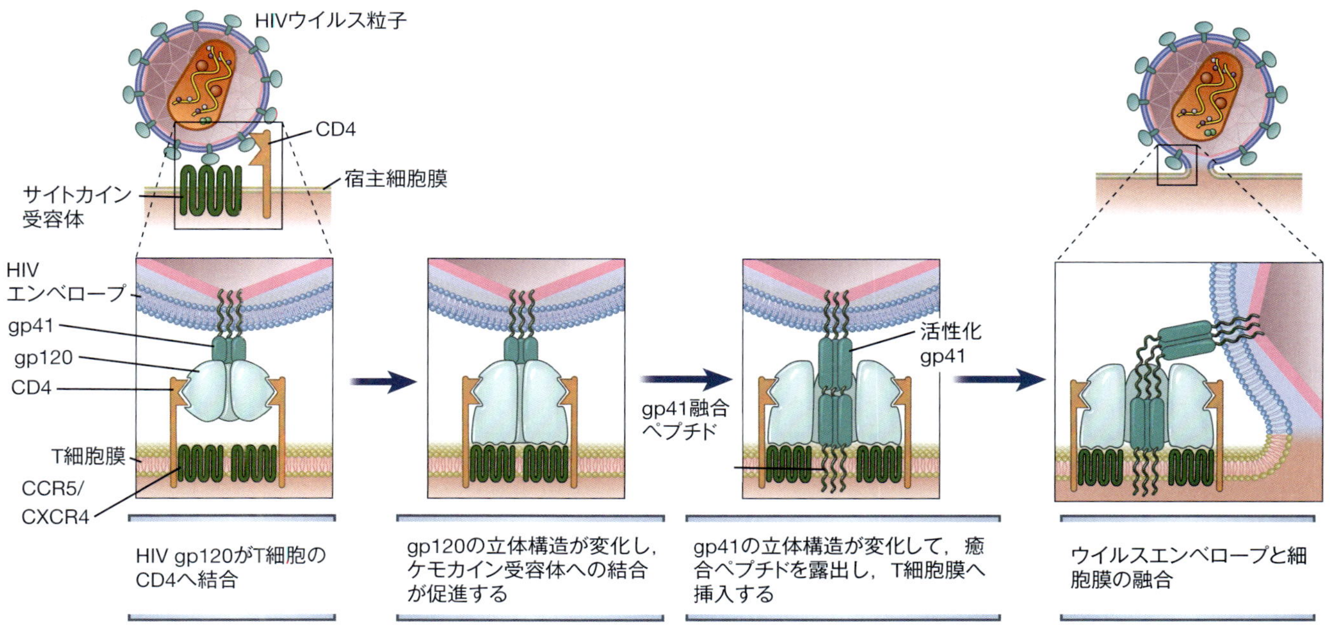

図 21.6 HIV の細胞内侵入機序

この図は，gp120 と gp41 の段階的な立体構造の変化は CD4 へ結合によって生じることを示す．このような変化は，コレセプター（ケモカイン受容体）へウイルスが結合し，HIV と宿主細胞膜が融合することを促進する．活性化 gp41 の融合ペプチドには，宿主細胞膜への挿入を促進する疎水性アミノ酸残基がある．

複合体の中の酵素が活性化し，ウイルス複製サイクルがはじまる（**図 21.5** 参照）．ウイルスの核タンパク質のコアが崩壊すると，HIV の RNA ゲノムはウイルス逆転写酵素によって，二本鎖 DNA へ逆転写される．ウイルスは核内へ入り，ウイルス DNA を宿主ゲノムへ挿入する．挿入された HIV の DNA を**プロウイルス**（provirus）とよぶ．プロウイルスは，数ヵ月から数年にわたり，転写活性を示さずに留まり，ほとんど，あるいはまったく新しいウイルスタンパク質やウイルス粒子を産生しない．このように，HIV 感染は個々の細胞内に潜むことができる．

挿入された DNA プロウイルス遺伝子の転写は，ウイルス構成遺伝子の上流にある LTR によって制御され，T 細胞やマクロファージを活性化するサイトカインや他の刺激によって，ウイルス遺伝子の転写が促進される． LTR には，ポリアデニル化シグナル配列や，TATA ボックスプロモーター（promoter）配列，NF-κB と SP1 の 2 つの宿主細胞転写因子の結合部位がある．T 細胞における HIV 遺伝子の転写は，抗原やサイトカインによる T 細胞の活性化と関連している．例えば，植物性血球凝集素，IL-2，TNF，リンフォトキシンのようなサイトカインなど，T 細胞のポリクローナル活性化因子（polyclonal activators）は，感染した T 細胞内で HIV 遺伝子発現を刺激する．そして，IL-1，IL-3，IL-6，TNF，リンフォトキシン（lymphotoxin），IFN-γ，顆粒球マクロファージコロニー刺激因子（granulocyte-macrophage colony-stimulating factor：GM-CSF）は，感染した単球やマクロファージ内で，HIV ゲノム発現とウイルス複製を刺激する．T 細胞受容体とサイトカイン刺激による HIV 遺伝子の転写は，おそらく，NF-κB の活性化と LTR 配列への結合が関与する．HIV が潜伏感染する T 細胞が微生物へ正常な反応を示すことによって，HIV の潜伏が終わり，ウイルス産生が始まることから，この現象は，AIDS の発症機序として重要である．AIDS 患者は，さまざまな感染症に罹患するため，HIV 生成が刺激され，新たな細胞へ感染が広がる．

Tat タンパク質は，HIV 遺伝子発現に必要であり，完全なウイルス mRNA の転写産生を亢進する．転写を開始させるのに最適なシグナルがあっても，Tat の働きがなければ，HIV の mRNA 分子はほとんど合成されない．これは，哺乳類の RNA ポリメラーゼによる HIV 遺伝子の転写は十分でなく，通常，ポリメラーゼ複合体は mRNA が完成する前に止まってしまうからである．Tat は，転写が終了し機能的なウイルス mRNA を産生するまで，DNA 依存性 RNA ポリメラーゼがウイルス DNA 分子へ結合し続けるようにする．

成熟した感染性ウイルス粒子は，すべてのウイルス RNA が転写され，ウイルス遺伝子がタンパク質として発現した後に合成され始める． さまざまな HIV タンパク質をコードする mRNA は，異なるスプライシングによって，一本鎖の完全長ゲノムの転写産物から産生される．HIV 遺伝子の発現は，調節遺伝子が発現している早期と，構造遺伝子が発現し完全長のウイルスゲノムがパッケージされる後期に分けられる．Rev，Tat，Nef タンパク質は早期の遺伝子産物で，細胞へ感染した直後から，核から放出され細胞質内でタンパク質へ転写される mRNA の，完全なスプライシングによってコードされる．*env*，*gag*，*pol* など後期の遺伝子は，ウイルスの骨格の構成成分をコードしており，1 回のスプライシング，あるいは，スプライシングされていない RNA から翻訳される．Rev タンパク質は，完全にはスプライシングされていない後期 RNA を核内から移動させ，遺伝子発現を早期から後期へ転換させる．*pol* 遺伝子産物は，前駆タンパク質であり，それは，逆転写酵素，タンパク質分解酵素，リボヌクレアーゼ酵素，インテグラーゼ酵素へ分断される．以前に述べたとおり，逆転写酵素とインテグラーゼタンパク質は，ウイルス RNA ゲノムから DNA コピーの産生や，プロウイルスとして宿主ゲノムへ挿入するために必要である．*gag* 遺伝子は，55kD のタンパク質をコードしており，*pol* 遺伝子がコードするウイルスのタンパク質分解酵素によって，p24，p17，p15 ポリペプチドへ切断される．これらのポリペプチドは，感染性ウイルス粒子を合成するために必要なコアタンパク質である．*env* 遺伝子の一次産物は，160kD の糖タンパク質(gp160)であり，小胞体内のタンパク質分解酵素によって，前述したように，HIV が細胞へ結合するために必要な gp120 と gp41 タンパク質へ切断される．近年，HIV 疾患の抗ウイルス薬療法には，逆転写酵素やタンパク質分解酵素，インテグラーゼなど酵素を阻害する薬剤がある．

さまざまなウイルス遺伝子が転写された後，ウイルスのタンパク質は細胞質で合成される．その後，感染性ウイルス粒子の合成は，プロウイルスゲノムの完全長 RNA 転写産物を，*gag* コアタンパク質や次導入のサイクルに必要な *pol* にコードされる酵素などを含む核タンパク質の複合体として，パッケージングすることで始まる．この核タンパク質複合体は，エンベロープ部分として Env と宿主糖タンパク質を巻き込みながら，細胞膜から萌芽する．後で述べるように，ウイルスの産生速度は，細胞死を起こすぐらい速いレベルに達する．

HIV 感染と AIDS の病因

HIV 感染症は急性感染症ではじまり，ほんの一部が宿主免疫によって制御されるだけで，末梢のリンパ組織への慢性進行性感染へ進展する(**図 21.7**)．典型的には，ウイルスは粘膜上皮を介して侵入する．続いて起こる感染症はいくつかの段階に分けられる．

急性(早期)感染症は，粘膜リンパ組織における活性化 CD4 陽性 T 細胞への感染と，多くの感染 CD4 陽性 T 細胞と，その近傍に存在する不完全に感染した CD4 陽性 T 細胞の細胞死を特徴とする． 多数の活性化 CD4 陽性 T 細胞は記憶 CD4 陽性 T 細胞が粘膜局所に存在し HIV によって感染する可能性があるが，細胞死は感染細胞だけでなく近傍の CD4 陽性 T 細胞にもみられる．このことは，後で述べる．実際に，感染の 2 週間以内に，かなりの CD4 陽性 T 細胞は破壊されるだろう．

感染の急性期から慢性期への移行は，ウイルス播種，ウイルス血症，宿主の獲得免疫応答の反応によって決まる． 上皮の樹状細胞は，ウイルスの侵入局所でウイルスを捉え，リンパ節へ移動する．樹状細胞は，DC-SIGN とよばれるマンノース結合レクチン(mannose-binding lectin：MBL)ドメインをもつタンパク質を発現する．それは，HIV エンベロープとの結合やウイルスの輸送を行ううえで重要である．一度，リンパ組織へ到達すると，樹状細胞は，直接的な細胞間接着によって，HIV を CD4 陽性 T 細胞へ渡す．最初に HIV へ曝露した数日後には，ウイルス複製がリンパ節で検出される．このウイルス複製によってウイルス血症をきたし，多くの HIV ウイルス粒子が患者の血液中に出現し，さまざまな非特異的な所見や多くのウイルス感染症に典型的な症状を呈する急性 HIV 症候群を合併する(後述)．このウイルス血症によって，全身にウイルスが播種し，末梢リンパ組織のヘルパー T 細胞，マクロファージ，樹状細胞などへ感染する．HIV 感染が拡大するにつれて，ウイルス抗原に対する体液性免疫と細胞性免疫による免疫応答の獲得免疫がみられる．それらについては，後で述べる．ウイルス血症は，初回曝露の約 12 週後までに低下するが，依然として検出されるレベルであることからも，この免疫応答が，部分的な感染症やウイルス産生の制御であるといえる．

本疾患の次の段階である慢性期では，リンパ節と脾臓で継続的に HIV 複製と細胞破壊がみられる(**図 21.7** 参照)．この病期には，ほとんどの日和見感染症を制御できる程度の免疫系は維持されており，HIV 感染の臨床症状はほとんど，あるいはまったくない．そのため，HIV 感染症のこの時期は，臨床的潜伏期とよばれている．大半の末梢血 T 細胞には，ウイルスはみられないが，潜伏期でも CD4 陽性 T 細胞の破壊はリンパ組織内で着実に進行しており，末梢血中の CD4 陽性 T 細胞数も着実に減少する(**図 21.8**)．通常，体内にある約 10^{12} 個の T 細胞の 90％以上は，末梢や粘膜のリンパ組織にみられるが，HIV では，毎日 1 ～ 2 $\times 10^{9}$ 個以上の CD4 陽性 T 細胞が破壊されていると推測される．病初期では，新たな CD4 陽性 T 細胞が産生されるので，CD4 陽性 T 細胞は破壊されるのとほぼ同等に，新たな細胞に置き換わっている．この段階では，リンパ臓器の CD4 陽性 T 細胞の 10％が感染しているが，末梢血中の CD4 陽性 T 細胞では，全 CD4 陽性 T 細胞の 0.1％以下が感染細胞となる．やがて，数年後には，ウイルス感染の持続的なサイクルによって T 細胞の細胞死と新たな感染をきたし，リンパ組織や末梢循環から CD4 陽性 T 細胞は確実に失われていく．

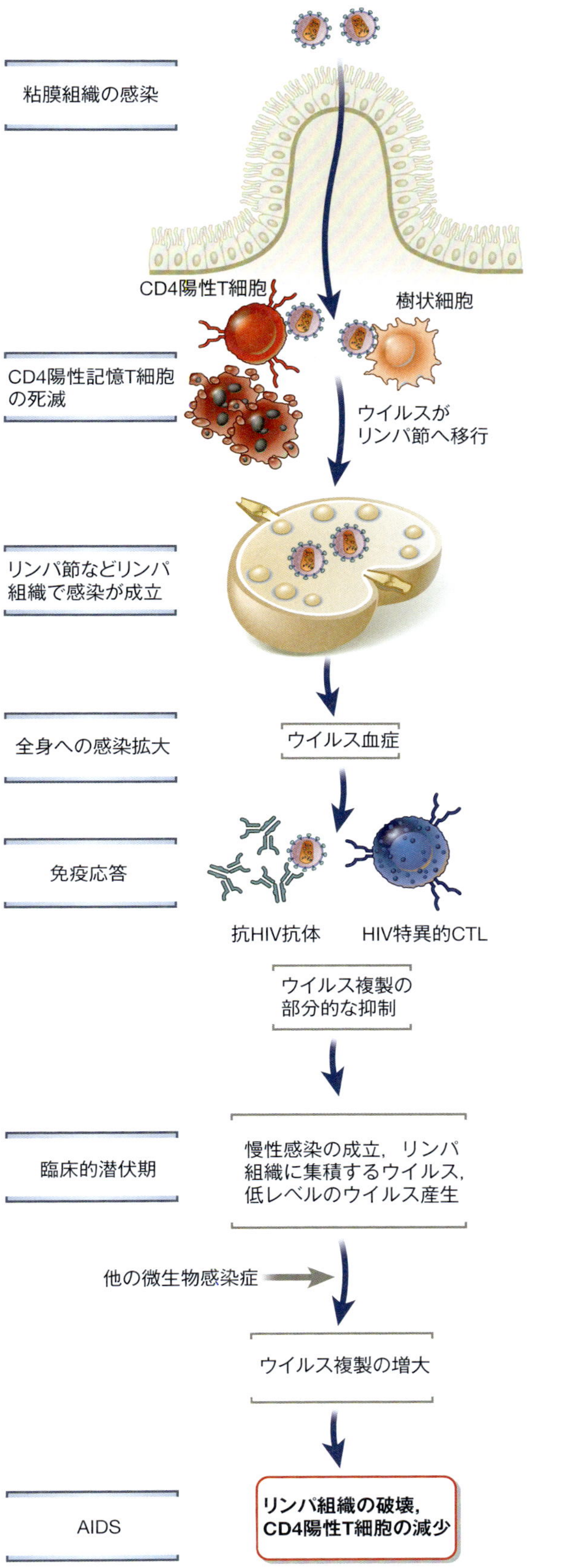

図 21.7　HIV 感染の進展

HIV 感染の進展は，HIV が初感染部位から全身のリンパ組織へ広がる過程と相関している．宿主の免疫応答によって，急性感染症は一時的には抑制されるが，リンパ組織での細胞内慢性感染の成立を防止することはできない．他の微生物によるサイトカイン刺激は，HIV 生成と AIDS の進行を促進する働きをする．

HIV による免疫不全の機序

HIV 感染症では，最終的に，獲得免疫と自然免疫の両機能が障害される．最も顕著な障害は，CD4 陽性 T 細胞の破壊による細胞性免疫の低下である．感染した CD4 陽性 T 細胞と，おそらく感染していない CD4 陽性 T 細胞は，減少する可能性がある．感染した CD4 陽性 T 細胞が減少する主な 3 つの機序は，ウイルス感染による細胞変性，抗原特異的な細胞傷害性 T 細胞による死滅，ピロトーシス（pyroptosis）による感染細胞の排除やインフラマソーム（inflammasome）の活性化である．これらは，以下で述べる．さらに，詳細は不明だが，HIV 感染者では，近傍の感染していない T 細胞も失われていく．

主に，細胞への HIV 感染の直接的な影響によって，HIV 感染者の CD4 陽性 T 細胞が減少する． CD4 陽性 T 細胞の細胞死は，感染細胞のウイルス産生に関連し，特に感染の病初期（急性期）では，これらの細胞数の低下につながっている．感染した CD4 陽性細胞に与える，いくつかの HIV の直接的な毒性効果が述べられている．

- 細胞膜の gp41 発現やウイルス粒子の萌芽など，ウイルス生成が進行すると，細胞膜の透過性が亢進し，致死的な量のカルシウムが細胞内に流入する．そのため，アポトーシスや，水の細胞内への流入により浸透圧性細胞溶解が起こる．
- ウイルス合成によって，細胞のタンパク質合成が阻害され，細胞死が誘導される．
- HIV 感染 T 細胞の細胞膜は，gp120 と CD4 の相互作用によって非感染 CD4 陽性 T 細胞と融合し，多核巨細胞や合胞体がみられる．HIV 誘導合胞体形成の過程で，HIV 感染 T 細胞だけでなく，感染細胞と融合した非感染 CD4 陽性 T 細胞も致死的となる．しかし，この現象は，ほとんどが in vitro で認められるもので，AIDS 患者の組織で合胞体がみられるのはまれである．

他の細胞死の機序は，抗原特異的 CD8 陽性細胞傷害性 T 細胞による感染 CD4 陽性 T 細胞の除去である． 広範な CD4 陽性 T 細胞の減少が起こる前に，ウイルスに反応する CD8 陽性 T 細胞が誘導され，感染 CD4 陽性 T 細胞を除去する．

CD4 陽性 T 細胞への感染が成立しないと，インフラマソームの活性化とピロトーシス（炎症性サイトカインの産生を伴うアポトーシス）が誘導される． CD4 陽性 T 細胞が失われる重要な原因は，近傍の非活性化 T 細胞の細胞死である．非活性化 CD4 陽性 T 細胞は，ウイルスの侵入は許容するが，増殖性感染症は許容しない．これらの細胞では，感染は止まることがある．部分的な解釈であるが，ウイルス RNA の DNA コピーを合成するのに必要なデオキシリボヌクレオチド三リン酸は，このような休止細胞では SAMHD1 によって除去され，不完全なまま逆転写が停止するからである．近傍細胞への不完全な感染では，IFI16

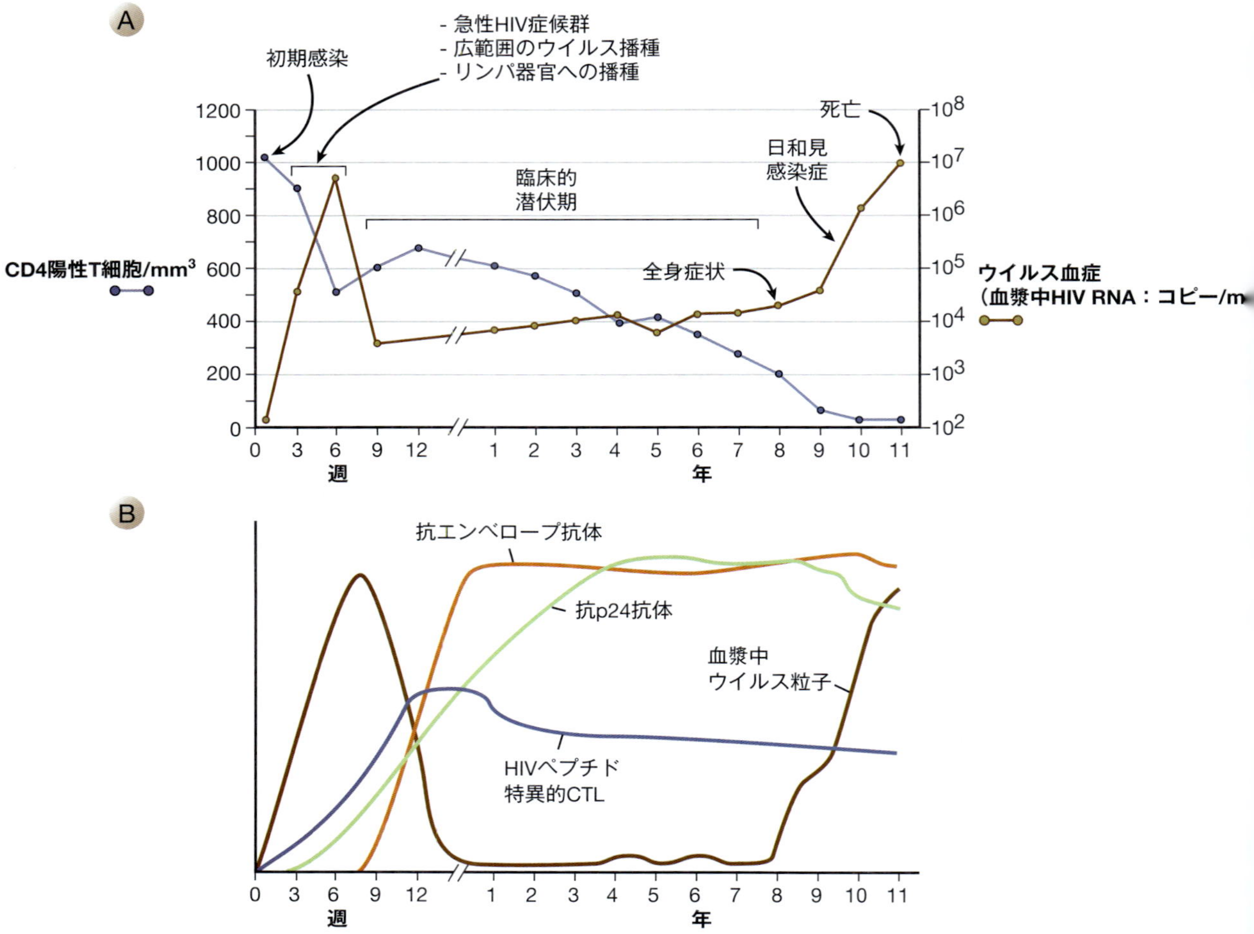

図 21.8 HIV 疾患の臨床経過

(A)血漿ウイルス量，血液 CD4 陽性 T 細胞数，臨床経過．感染後，約 12 週で血漿中ウイルス(血漿ウイルス血症)はかなり低下し(高感度逆転写酵素ポリメラーゼ連鎖反応分析法でしか検出できないレベル)，長年にわたってこの状態が続く．それにもかかわらず，この臨床的潜伏期の間にも，活発にウイルス複製とリンパ節の T 細胞への感染が起こるため，CD4 陽性 T 細胞数は着実に減少している．CD4 陽性 T 細胞数が境界レベル(約 200 個 /mm³)を下回ると，感染症感染症や，AIDS の他の臨床症状を呈するリスクが高くなる〔Pantaleo G, Graziosi C, Fauci AS: New concepts in the immunopathogenesis of human immunodeficiency virus infection, N Engl J Med 328: 327-335, 1993. Copyright 1993 Massachusetts Medical Society. より引用〕．(B)HIV 感染に対する免疫応答．HIV に対する CTL の免疫応答は，初感染から 2 ～ 3 週までにみられ，9 ～ 12 週までにピークに達する．この時期に，ウイルス特異的な CD8 陽性 T 細胞クローンが著明に増殖し，感染 12 週には，患者 CTL の 10%は，HIV 特異的 CTL となる．HIV に対する液性免疫応答のピークは，約 12 週である．

DNA センサーが逆転写酵素の切断された断片を感知し，インフラマソームの活性化やピロトーシスを引き起こす．

HIV 感染患者において，感染 CD4 陽性 T 細胞でのウイルス誘導性細胞死は，感染細胞の除去と機能障害によって起こる． 1 つの機序は，HIV 感染患者ではよくみられる感染症や，この感染症に対して産生されたサイトカインによる非感染細胞の慢性的な活性化である．T 細胞の慢性的な活性化は，細胞にアポトーシスを起こしやすくするが，このような活性化誘導細胞死(activation-induced cell death：AICD)の分子経路については，明確でない．活性化リンパ球のアポトーシスによる細胞死によって，T 細胞の減少が HIV 感染細胞の数を大きく上回ることになる．前述したとおり，HIV 特異的細胞傷害性 T 細胞は，多くの AIDS 患者でみられており，これらの細胞は感染 CD4 陽性 T 細胞を死滅させられる．さらに，HIV エンベロープタンパク質に特異的な抗体は，HIV 感染 CD4 陽性 T 細胞へ結合し，感染細胞を ADCC の標的にできる．gp120 が新たに合成された細胞内 CD4 へ結合すると，小胞体で正常タンパク質合成が阻害され，CD4 が細胞表面へ表出されるのを防ぎ，抗原刺激へ反応できなくさせる．HIV 感染患者における CD4 陽性 T 細胞除去の間接的な機序の相対的重要性は不確かで，議論を伴う．

HIV 感染患者における免疫系の機能障害は，CD4 陽性 T 細胞の減少による免疫不全を悪化させる． 血清 IgG 値が上昇しているにもかかわらず，抗原に対する T 細胞の反応性低下や，体液性免疫応答の減弱などの機能的な障害がみられる．この障害は，CD4 陽性 T 細胞に対する HIV 感染の直接的な影響と思われ，感染細胞によって産生される可溶性 gp120 が非感染細胞への結合に影響する．例えば，gp120 へ結合した CD4 は，APC の MHC クラスⅡ分子と相互作用することができないので，T細胞の抗原応答は抑制される．一方，CD4に結合するgp120は，ヘルパーT細胞の機能を抑制的に制御するシグナルを伝達する．HIV感染T細胞は，APCと強固なシナプスを形成できず，T細胞の活性化が阻害される．いくつかの報告では，HIV感染患者ではCD4陽性CD25陽性制御性T細胞数が増加するが，これが安定してみられる所見か，この細胞が実際に免疫抑制に働くのか，詳細は不明である．

マクロファージ，樹状細胞，濾胞性樹状細胞(follicular dendritic cells：FDCs)は，HIVに感染し，HIVによって障害され，その障害が免疫不全を進行させる．

- マクロファージは，ヘルパーT細胞よりもはるかに低いレベルでCD4を発現するが，CCR5コレセプターを発現しており，HIV感染を起こす．しかし，比較的，マクロファージはHIVによる細胞変性効果に対して，抵抗性を示す．マクロファージは，他の感染細胞の貪食や，Fc受容体依存性に抗体で覆われたHIVウイルス粒子の細胞内取り込みによって，gp120/gp41非依存性に感染する．マクロファージはHIVに感染するが，一般に，死滅することはないため，ウイルスが蓄積する．実際，AIDS患者の脳や肺などほとんどの組織において，マクロファージ関連HIVウイルスは，T細胞関連ウイルスの量を上回っている．HIV感染マクロファージは，抗原提示機能やサイトカイン分泌能が低下している．
- 樹状細胞も，HIVに感染する．マクロファージのように，樹状細胞はHIV感染によって直接障害されることはない．しかし，これらの細胞は，抗原提示時にナイーブT細胞と密接に接触する．この過程で，樹状細胞はナイーブT細胞に感染させ，感染拡大につながるといわれる．
- リンパ節や脾臓の胚中心に存在する濾胞性樹状細胞は，表面上の大量なHIVを補捉する．この一部は，FC受容体依存性の抗体で覆われたウイルスの結合によって起こる．濾胞性樹状細胞は，効率的な感染は起こさないが，少なくとも2つの経路でHIV関連免疫不全症の病態を形成している．第1に，濾胞性樹状細胞表面はHIVの貯蔵庫になっており，リンパ節で，マクロファージやCD4陽性T細胞への感染源となる．第2に，免疫応答に関する濾胞性樹状細胞の正常な機能は減弱し，最終的にはウイルスによって濾胞性樹状細胞は破壊される．HIV感染によって濾胞性樹状細胞が細胞死を起こす機序は明らかでないが，リンパ節や脾臓の濾胞性樹状細胞ネットワークが網羅的に消失するために，末梢リンパ系統の構造が高度に崩壊する．

HIVの貯蔵とウイルスのターンオーバー

患者血液内に検出されるほとんどのウイルスは，短命な感染CD4陽性T細胞によって産生され，ごく一部は他の感染細胞で産生される．抗ウイルス薬の治療を受けた患者の所見や，数学的モデルによって推定された結果から，血漿ウイルスの減少には3段階ある．そして，その減衰曲線から，HIVが異なる細胞に貯留されることが推測された．血漿中ウイルスの90%以上は，短期生存細胞(半減期が1日未満)によって産生されるといわれ，おそらく，それは活性化CD4陽性T細胞であろう．活性化CD4陽性T細胞は，主要なウイルスの貯蔵庫であり，感染患者のウイルス供給源となっている．血漿中ウイルスの約5%は，マクロファージで産生され，そこでは，ゆっくりとウイルスが交替される(半減期は約2週間)．仮説として，おそらく1%程度の少量のウイルスが記憶T細胞内に潜伏感染していると考えられている．記憶T細胞は長期間生存するため，すべての新たな感染経路が阻害されても，この貯蔵ウイルスがなくなるには数十年かかるだろう．

HIV疾患の臨床像

HIV感染の疫学と臨床像について，膨大な量の情報が蓄積されている．抗ウイルス薬療法が改善するとともに，多くの臨床症状が変化している．このあとで，HIV感染症の古典的な臨床症状について述べ，当時の状況の変化について言及する．

HIVの伝播とAIDSの疫学

HIVは，3つの主要経路によって他人へ伝播する．

- 最も多い伝播形式は，性的接触であり，異性のカップル間(アフリカやアジアで，最も多い伝播形式)あるいは，同性男性のパートナー同士のいずれかである．サハラ砂漠以南のアフリカでは，世界で最も感染率が高く(毎日，推定約1万人が新たに感染)，感染者の半数以上が女性である．
- 母子感染が，小児AIDS患者の大半である．この伝播形式では，母乳を介した伝播もありうるが，最も多いのは子宮内感染か産道感染である．
- 感染血液や血液製剤の接種による伝播も，HIV伝播の原因として多くみられる．静脈投与薬物の乱用者が針を共用するケースが，この伝播形式では最も多い．温帯気候では，HIVに感染曝露した針は，6週間感染性を示す．日常的な検査スクリーニングの到来で，血液や血液製剤の輸注によるHIV感染症の割合は少なくなった．

HIV感染の臨床経過

HIV感染症の経過は，患者血漿中のウイルス量の測定と血中CD4陽性T細胞数によって経過観察される(**図21.8**参照)．

- 疾患の**急性期**(acute phase)は，急性HIV症候群ともよばれ，感染の非特異的症状がみられるウイルス血症の期間である．典型的には，感染後3～6週間で成人患者の

50～70%に症状が現れる．血漿ウイルス量は急上昇し，CD4陽性T細胞数はわずかに減少するが，血中CD4陽性T細胞数はしばしば正常に戻る．しかし，多くの患者で，感染が潜在的で無症状である．

- **臨床的潜伏期である慢性期**(chronic phase of clinical latency)は，長年にわたって続くこともある．この間，ウイルスはリンパ組織内に留まり，CD4陽性T細胞の減少は，前駆細胞からの補充によって補正される．患者は，無症状か，軽症の感染症に罹患する．患者によって異なるが，血漿ウイルス濃度は感染後2～6ヵ月以内に，一定の値で安定化する．ウイルスの測定値と血中CD4陽性T細胞数は，臨床的に疾患の進行を予測するうえで有用である．疾患が進行するにつれて，患者は他の感染症にも易感染性を示し，これらの感染症に対する反応性は，HIVウイルスの産生を刺激し，リンパ組織の破壊が進む．前述のとおり，HIV遺伝子の転写は，抗原やサイトカインなどT細胞を活性化する刺激することによって亢進する．TNFのようなサイトカインは，微生物の感染に反応する自然免疫で産生され，特に，HIVウイルス産生を効果的に増強する．したがって，免疫系が他の微生物を排除しようとすると，HIVによる自己の破壊がもたらされる．そのような悲惨な状況は，"subversion from within(内からの破壊)"とよばれている．
- **血液中のCD4陽性T細胞数が200個/mm^{3}未満になった時，HIV疾患は，AIDSとよばれる最終段階で，ほとんど不可逆的な致死的段階に進行する．** T細胞以外の貯蔵細胞で制御されずにウイルス複製が亢進すると，HIVウイルス血症は劇的に進行する．AIDS患者は，日和見感染症，悪性新生物，悪液質(HIVるい痩症候群)，腎不全(HIV腎症)，中枢神経変性(AIDS脳症)などを合併する(**表21.7**)．CD4陽性ヘルパーT細胞は，さまざまな微生物に対する細胞性免疫と体液性免疫の両方に必須であるため，このリンパ球が欠損すると，AIDS患者は多くの異なる型の感染症に罹患しやすくなる．さらに，AIDS患者にみられる腫瘍の多くはウイルスが原因であり，AIDSを背景にした腫瘍の有病率は，HIV感染患者では，腫瘍ウイルスに対して有効な免疫応答を示さないことを反映している．悪液質(cachexia)は，しばしば慢性炎症性疾患患者でみられ，おそらく，炎症性サイトカイン(TNFなど)が食欲と代謝に影響している．AIDSの中枢神経疾患は，ウイルスや，gp120とTatなどのウイルスタンパク質，感染したミクログリア細胞が産生するサイトカインの影響によって，神経系への障害が起こる．日和見感染症や腫瘍など，HIV感染症でみられる多くの重篤な症状は，高度強力レトロウイルス療法(highly active antiretroviral therapy)によって，著しく軽減した．

この臨床経過の概要は，最重症例には該当するが，疾患の進行速度は非常に多彩であり，長期にわたり進行しない症例もある．さまざまな進行度との免疫学的な相関はわかっていない．また，近年の抗レトロウイルス療法(antiretroviral therapy：ART)は，疾患の経過を変化させ，重篤な日和見感染症(*Pneumocystis*など)や腫瘍(カポジ肉腫[Kaposi sarcoma])の合併を著明に減らした．

表21.7 HIV感染の臨床所見

病期	臨床所見
急性HIV感染症	発熱，頭痛，咽頭炎による咽頭痛，全身リンパ節腫脹，発疹
臨床的潜伏期	CD4陽性T細胞数の低下
AIDS	日和見感染症： 原虫(*Toxoplasma*，*Cryptosporidium*) 細菌(*Mycobacterium avium*，*Nocardia*，*Salmonella*) 真菌(*Candida*，*Cryptococcus neoformans*，*Coccidioides immitis*，*Histoplasma capsulatum*，*Pneumocystis*) ウイルス(サイトメガロウイルス，単純ヘルペス，帯状疱疹) 腫瘍： リンパ腫(EBV関連B細胞リンパ腫など) カポジ肉腫 子宮頸がん 脳症 るい痩症候群

AIDS：後天性免疫不全症候群(acquired immunodeficiency syndrome)，EBV：エプスタイン・バーウイルス(Epstein–Barr virus)，HIV：ヒト免疫不全ウイルス(human immunodeficiency virus)

HIVに対する免疫応答

HIVに対する自然免疫と宿主防御因子

宿主防御因子はウイルス感染を抑制し，多くのウイルスタンパク質は，この防御因子と争っている．宿主防御因子は，全体としてみればHIVを抑制する自然免疫応答としてとても役立っている．HIVは，Toll様受容体やRIG-1など，いくつものパターン認識受容体(pattern recognition receptors)に感受性をもつ．2つの鍵となるセンサーは，感染初期にウイルス逆転写タンパク質を認識する．これらは，インターフェロン誘導タンパク質16(IFI16)やサイクリックGMP-AMP合成酵素(cyclic GMP-AMP synthase：cGAS)であり，いずれも**第4章**で述べた．IFI16は，cDNA由来のHIVへ結合し，STING(Stimulator of IFN Genes)アダプター，TBK1タンパク質分解酵素，IRF3やIRF7転写因子を介して，シグナルを伝達する．このシグナルは，APOBEC3やTRIM5α，SAMHD1，テセリン(tetherin)など宿主防御因子の発現を誘導する．これらは，以下のとおりである．

テセリンは宿主因子であり，一部の細胞で，ウイルス粒子の放出を阻害する．テセリンはHIVなどウイルスが摘芽するのを阻害し，Vpuとよばれる HIVタンパク質によって，テセリンの萌出過程の阻害が減弱させられる．宿主細胞は，APOBEC3（apolipoprotein B mRNA editing enzyme catalytic polypeptide like 3）などウイルス粒子内へ，ある制限因子を取り込む．このタンパク質は，シチジン脱アミノ化酵素であり，感染細胞でのウイルス複製を阻害する．HIV の Vif タンパク質は，APOBEC3 タンパク質のユビキチン化（ubiquitination）とプロテアソーム（proteasom）分解を標的にして，ウイルスの複製を促進する．感染細胞のさらに別の重要な宿主防御因子は，ユビキチン E3 リガーゼの TRIM ファミリーの TRIM5α である．TRIM5α は，HIV カプシドタンパク質と相互作用し，未成熟な非皮膜ウイルスや，ウイルス逆転写酵素複合体のプロテアソーム分解をきたす．また，ウイルスの挿入前複合体の核内移行も阻害する．SAMHD1（SAM domain and HD domain 1）は，宿主の酵素で，加水分解や細胞内でオキシヌクレオチド三リン酸を枯渇させる宿主酵素であり，逆転写によってウイルス DNA の合成を阻害している．HIV-2 ウイルス族は，SAMHD1 活性の減弱に拮抗する Vpx とよばれるタンパク質を産生する．

HIV に対する他の多くの自然免疫については既に述べてきた．これには，抗菌ペプチド（ディフェンシン［defensins］）の産生，ナチュラルキラー細胞や樹状細胞（特に，I 型 IFN 産生形質細胞様樹状細胞），補体系の活性化などが含まれる．このような感染症に対抗する自然免疫応答の役割は，立証されていない．

HIV に対する獲得免疫

感染後に，HIV 特異的な体液性免疫と細胞性免疫の免疫応答がみられるが，通常は限定的な防御である． 実際に，HIV 感染に対する初期の反応は，多くの点で他のウイルスに対する免疫応答に類似し，末梢血や循環 T 細胞に存在するほとんどのウイルスを除去する．しかし，これらの免疫応答によって，すべてのウイルスを除去することができないのは明らかであり，最終的に，ほとんどの患者で免疫系が凌駕される．HIV ウイルスに対する免疫応答はあまり効果的ではないが，それについて理解することは以下の 3 つの理由から重要である．第 1 に，免疫応答自体が宿主に有害になっているかもしれない．例えば，Fc 受容体を介したエンドサイトーシスによって，非感染細胞へオプソニン化された HIV ウイルスが取り込まれたり，CD8 陽性細胞傷害性 T 細胞によってウイルス抗原を発現する CD4 陽性 T 細胞が根絶したりする．第 2 に，HIV に対する抗体は，スクリーニング目的に幅広く使われる HIV 感染の診断マーカーである．第 3 に，HIV に対する効果的なワクチンを設計するために，最も効果的に防げるような免疫応答（防御関連因子）の知識が必要となる．

HIV 感染に対する最初の獲得免疫応答は，HIV ペプチドに特異的な CD8 陽性 T 細胞の増殖である． 感染急性期に，循環 CD8 陽性 T 細胞の 10％あるいはそれ以上は，HIV に特異的な T 細胞である．早期には，この細胞傷害性 T 細胞は感染症を制御するが（**図 21.8** 参照），ウイルスのエスケープ変異株（変異抗原をもつ変異株）が出現すると，最終的には効果がなくなる．CD4 陽性 T 細胞もウイルス反応し，この CD4 陽性 T 細胞はさまざまな経路でウイルスを制御しようとする．効果的な CD4 陽性 T 細胞の反応は，CD8 陽性記憶 T 細胞の分化を促進するために必要である．しかし，CD4 陽性 T 細胞は，おそらく，感染 CD4 陽性 T 細胞に発現する Fas を標的とする Fas リガンド（Fas ligand：CD95 ligand）を介して，HIV 感染細胞を死滅させる．

HIV 制御における細胞傷害性 T 細胞応答の重要性は，免疫圧力のもとでウイルスが進化することで強調され，結果的に，本来の細胞傷害性 T 細胞エピトープ（epitope）を失ったウイルスが分離される．そのようなウイルスの進化によって，CD4 陽性 T 細胞に認識されるエピトープを失う．このことから，CD8 と CD4 の療法がウイルスに対する宿主防御に貢献しているといえる．

さまざまな HIV 抗原に対する抗体反応は，感染後 6 ～ 9 週以内に検出される． 抗体反応を起こす最も免疫原性の高い HIV 分子は，エンベロープ糖タンパク質であり，ほとんどの HIV 感染者で，高力価の抗 gp120 抗体と抗 gp41 抗体が出現する．p24，逆転写酵素，*gag* や *pol* の産物に対する抗体など，他の抗 HIV 抗体は，しばしば患者血清で認められる（**図 20.8** 参照）．これらの抗体の HIV 感染の臨床経過に与える効果は明らかでない．一般に，初期の抗体は中和作用がなく，全般的に，ウイルス感染症や細胞変性効果を阻害することは少ない．gp120 に対する中和抗体は，初感染の 2 ～ 3 ヵ月後に出現するが，これらの抗体があっても，エンベロープ糖タンパク質の免疫優性エピトープ（immunodominant epitope）をすばやく変化させられるウイルスには，対処できない．数年以内に HIV に感染した患者では，gp140 特異的 B 細胞由来の抗体の重鎖と軽鎖遺伝子の配列から，広範囲な中和抗体が産生されることがわかった．興味深いことに，理由はわからないが，慢性感染患者の約 10 ～ 15％は，広範な中和抗体を産生する．この抗体は，gp140 の CD4 結合領域のような，ウイルスが変異を起こしにくいウイルスタンパク質領域に結合する．そのため，これらの抗体はウイルスを除去するのに効果的である．この抗体のすべてに共通する最大の特徴は，大規模な体細胞突然変異後にこれらの抗体が選択されたことであり，ヘルパー T 細胞依存性の抗体産生応答を意味する．その意義は，はじめのナイーブな HIV 特異的 B 細胞レパートリーは，主に，gp140 の CD4 結合領域のような，ある抗原エピトープへ弱く結合する抗原受容体をもつ B 細胞で構成されることである．長期にわたる感染症によって，体細胞突然変異と選択が繰り返され，最終的に，最初はエピトープを弱く認識していた B 細胞集団から，高親和性

(affinity)をもつ集団が発生したと考えられる．ワクチンの目標の1つは，そのような高親和性で広範囲の中和抗体を生み出すことだが，それを成し遂げられずにいる．

HIVによる免疫回避機序

HIVは，免疫系を破壊することで，宿主防御を回避する感染性病原体の原型といえる．さらに，いくつかのHIVの特徴によって，ウイルスは宿主免疫を回避している．

エラーを起こしやすい逆転写のため，HIVは，非常に高い割合で突然変異を起こす．このため，ウイルスタンパク質に反応する抗体やT細胞による検出を回避している．感染者では，毎日，ウイルスゲノムのさまざまな点突然変異が生じていると推測される．V3ループとよばれるgp120分子の部位は，ウイルスの最も抗原性の変化しやすい要素の1つであり，異なる時期に同じ患者から分離したHIVでも異なっている．広範な中和抗体の標的として，潜在的に保存されるウイルスの多くのエピトープは，HIVグリカンシールドとして知られるものでできたN結合型糖によって厚く覆われる．

HIV感染細胞は，MHCクラスI分子の発現を低下させて，細胞傷害性T細胞を回避する．HIVのNefタンパク質は，主に内在化を促進して，MHCクラスI分子の発現を抑制する．細胞性免疫を阻害する他の機序は，いくつかの症例でもみられた．前述のとおり，これには，Th1サイトカインの優先的な阻害，制御性T細胞の活性化，樹状細胞機能の抑制などがある．その病原体としての意義と同様に，ウイルスのこれらの作用機序は，明らかでない．

長期非進行者と長期未発症者：宿主遺伝子が果たしうる役割

最終的に，ほとんどのHIV感染者はAIDSを発症するが，感染者の約1%はAIDSを発症しない．そのような感染者は，CD4陽性とCD8陽性T細胞数が多く治療を必要とせず，ウイルス血症が持続しても，10～15年にわたりAIDSを発症しない．このグループは，ウイルス血症の状態によって2つに分けられる．血液中に約5,000コピー/mLのHIV-1 RNAが検出される長期未発症者と，血液中に約50コピー/mLかそれ以下のHIV-1 RNA量を示す，ごく少数の長期非進行者(elite controllers)である．これらの感染者の詳細なコホート研究によって，HIV制御の遺伝学的素因を理解するための大変興味深いことがあった．これまで，遺伝学関連の研究によって，感染者を防御し進行を妨げるためのMHC遺伝子座の大きな役割が示唆されてきた．特異的なHLAクラスIや，いくつかのHLAクラスIIの遺伝子座も疾患の進行がないことと関係していた．これまで，感染防御において，CCR5のホモ接合性の32bp欠失が遺伝的に重要であることを述べてきたが，感染防御にかかわる他の遺伝的要素が，ここ数年で明らかになるだろう．

AIDSの治療と予防，およびワクチン開発

ウイルスのライフサイクルを阻害する薬剤の開発を目的とした研究が，盛んに行われている．現在，HIV感染とAIDSの治療は，抗ウイルス薬の3剤併用が主流であり，これらはヒトと相同性のないウイルス分子を標的としている．最初に，広く使われた抗ウイルス薬は，ウイルスの逆転写酵素活性を阻害するヌクレオチド誘導体であった．これらの薬剤は，3′-azido-3′-deoxythymidine(AZT)やデオキシチジンヌクレオチド誘導体，デオキシアデノシン誘導体など，デオキシチミジンヌクレオチドなどであった．これらの薬剤を単独で使用すると，数ヵ月～数年間は血漿中のHIV RNAは著明に低下し効果的であるが，逆転写酵素が変異して薬剤に抵抗性を示すウイルスが増殖するため，通常，HIV誘発疾患の進行を阻止することはない．非ヌクレオチド逆転写酵素阻害薬は，直接，酵素へ結合し，その機能を阻害する．また，前駆タンパク質から完全なウイルスカプシドやコアタンパク質へ進行する過程を阻害する，ウイルスタンパク質分解酵素阻害薬が開発された．これらのタンパク質分解酵素阻害薬が単独で使われると，その作用に抵抗性を示す変異型ウイルスが，すぐに増殖する．しかし，現在のタンパク質分解酵素阻害薬は，異なる2種類の逆転写酵素阻害薬と組み合わせる3剤併用療法が，共通して行われる．この新たな3剤併用療法は，一般に，HAART(高度強力レトロウイルス療法)あるいは，抗レトロウイルス療法とよばれており，ほとんどの治療患者では数年で，血清中のウイルスRNA量を検出感度以下まで抑えることができ，有効性が示されている．インテグラーゼ阻害薬も，現在，抗ウイルス療法として使用されている．宿主細胞のCD4あるいはCCR5，ウイルスのgp41かgp120のいずれかを標的として，ウイルスの侵入を防ぐ侵入阻害薬は，別の新たな分類の治療薬である．gp41を標的とする薬剤には，宿主細胞膜とウイルスエンベロープの融合を阻害する化合物もある．抗レトロウイルス療法によって，10年以内に検出感度以下までウイルス力価が低下する患者もいたが，その治療が，リザーバとなっている全細胞(特に，長期生存感染細胞)からウイルスを排除できたとはいいがたく，最終的には薬剤耐性が進行する．そのほか，この新薬治療の重大な難点は，高額な治療費と重篤な副作用などであり，そのために，世界中の多くの地域で効果的に使用することができない．さらに，一部の患者では，使用されている薬剤に対してウイルスが耐性を獲得することもある．この問題は，ウイルスゲノムを解析し，ウイルスの薬剤耐性を示す遺伝子変異を同定したら，薬剤投与を変更することで，対処されてい

る．一部のコンプライアンスの低い患者も，大きな問題である．

抗レトロウイルス療法を受けている一部の患者は，免疫再構築の異常な徴候，すなわち病原体以前に存在する免疫系によって認識され引き起こされる過剰増殖性の炎症(inflammation)を経験する．通常，CD4 陽性 T 細胞数の回復とウイルス量の減量は同時に起こる．この臨床所見は，免疫再構築症候群(immune reconstitution inflammatory syndrome：IRIS)とよばれる．

AIDS 患者にみられる個別の感染症は，適切な予防や抗生物質，対症療法によって治療される．同じような感染症であっても，ほとんど易感染性がみられない患者よりも，積極的な抗生物質治療が必要になることもある．

HIV 感染症の予防に努めることは，大変重要なことであり，HIV の流行を制御するためにも有効である．米国では，ドナーの HIV 感染を発見するために，日常的に血液製剤のスクリーニングを行ったため，この経路の感染リスクは無視できるレベルまで減少した．さまざまな公衆衛生の対策によって，コンドームの使用を促し，静注薬物使用者の汚染針の使用を減らしている．最も効果的な予防対策は，おそらく，HIV に対する世間の人々の意識を高めることである．臨床試験から，妊娠母体へ抗レトロウイルス薬を投与することは，新生児への感染を防ぐ効果があることが示された．ハイリスク患者へこれらの薬剤を予防的に投与することで，感染率も減少する．

全世界的に，HIV に対する効果的なワクチンの開発は，生物医学研究施設にとって優先事項である．ワクチン開発において，ウイルスが変異し多くの免疫原性抗原を変化させる能力が障害となっている．おそらく，効果的ワクチンとは，ウイルスのライフサイクルに必須であるウイルス抗原に対する液性および細菌性免疫応答の両方を刺激しなければならないだろう．この目標を達成するために，HIV ワクチン開発において，いくつかのアプローチが試みられている．予備実験の多くは，サルの SIV(simian immunodeficiency virus)感染実験であり，SIV に対する効果的なワクチンは，すでに開発されている．SIV は分子的に HIV に類似し，ヒトの AIDS と同じ疾患をサルに起こすため，この研究の成果は HIV ワクチン開発の希望となった．強い細胞傷害性 T 細胞応答を引き出すために，さまざまな生ワクチンが試された．その生ワクチンは，SIV と HIV の一部の配列で構成される非感染性の遺伝子組換えハイブリットウイルスや，*nef* 遺伝子のようなウイルスゲノムの一部分あるいはそれ以上が欠損した弱毒ウイルスなどである．生ワクチンウイルスでは，完全に弱毒化されていないと病気を発症する可能性があることや，野生型 HIV と遺伝子組換えを起こして病原性をもつ変異体が産生されることなどが危惧された．このような安全性の懸念はないが，細胞傷害性 T 細胞依存性免疫を誘導する効果のある他の方法は，HIV 遺伝子をもつ生きた遺伝子組換え非 HIV ウイルスベクターを使用することである．ヒトボランティアによる予備試験では，いくつかの HIV-1 遺伝子を発現するカナリア痘瘡ウイルスワクチンが HIV 抗原に対する強い細胞傷害性 T 細胞応答を誘導した．しかしながらこれまでのほとんどの HIV ワクチンでみられる防御作用は，中程度にすぎない．さらに多くの DNA ワクチン(DNA vaccine)が研究されている．これらのワクチンは，SIV あるいは HIV の構造遺伝子と制御遺伝子の複合体が，哺乳類 DNA 発現ベクターにパッケージされている．抗体を誘導する遺伝子組換えタンパク質やペプチドサブユニットワクチンの効果は限定的にすぎない．これは，このワクチンによって誘導される抗体が，多くの場合，HIV の臨床検体分離株を中和しないからである．

DNA ベクターを用いた免疫予防法は，ある種の“受動免疫”であり，免疫防御を担うタンパク質を宿主内で合成させることによってなされる．通常は特殊な DNA を骨格筋に注射する．最近，臨床試験で試みられた取り組みでは，HIV の中和抗体を幅広くコードする Ig 重鎖と軽鎖の遺伝子が，アデノウイルス関連ウイルスベクターへ組み込まれ，この DNA が被験者ボランティアの筋肉へ接種された．サルのモデルでうまくいった別の取り組みでは，小型 CCR5 を模したスルフォペプチドと CD4-Ig が連結する融合遺伝子を宿主に発現させた．この融合タンパク質は，SIV の CD4 陽性 T 細胞への侵入を効果的に防いだ．もし HIV ワクチンがうまくいかなければ，DNA ベクターによる免疫予防の取り組みは，HIV の拡大を防ぐために役立つかもしれない．

本章のまとめ　Summary

免疫不全症は，リンパ球や貪食細胞，適応免疫や自然免疫の調節因子などの先天的あるいは後天的欠損によって生じる．これらの疾患は易感染性を示し，その自然歴と重症度は免疫系の構成要素のどこに異常があり，どの程度の異常なのかによって大半が決まる．

自然免疫の異常症には，貪食細胞による微生物の殺菌作用の障害(慢性肉芽腫症やチェディアック・東症候群など)，白血球の遊走や接着の異常(白血球接着不全症など)，Toll 様受容体シグナル伝達の障害，補体異常などがある．

重症複合免疫不全症には，T 細胞と B 細胞の両方に影響するリンパ球分化障害などがあり，サイトカインシグナル伝達の障害や，プリン代謝異常，V(D)J 遺伝子再編成の異常，T 細胞の成熟に影響する変異などによって起こる．

抗体産生不全症には，B 細胞の成熟や活性化の障害，T 細胞と B 細胞の相互作用の障害(X 連鎖高 IgM 症候群)などがある．

T細胞免疫不全症には，MHC分子発現の異常，T細胞シグナル伝達障害，細胞傷害性T細胞やナチュラルキラー細胞の機能が障害されるまれな疾患などがある．

先天性免疫不全症の治療は，抗体補充や幹細胞移植，酵素補充療法などである．将来的に，遺伝子治療も改良され，治療に含まれるだろう．

後天性免疫不全症は，感染症や栄養不良，播種性がん，移植の拒絶反応や自己免疫疾患に対する免疫抑制治療によって生じる．

AIDSは重篤な免疫不全であり，HIV感染によって引き起こされる．このレトロウイルスは，CD4陽性T細胞，マクロファージ，樹状細胞へ感染し，進行性に免疫系の機能障害を引き起こす．

HIVはCD4分子とケモカイン受容体ファミリーのコレセプターの両方へ結合し，細胞内へ侵入する．細胞の内部へ入ると，ウイルスゲノムはDNAへ逆転写され，細胞ゲノムへ挿入される．ウイルス遺伝子の転写とウイルスの複製は，通常，宿主細胞を活性化するシグナルによって刺激される．ウイルスは，感染細胞の細胞死と同時に産生される．

感染の急性期には，粘膜組織や記憶CD4陽性T細胞の細胞死や，ウイルスのリンパ節への伝播が起こる．その後，潜伏期には，リンパ組織でウイルスの複製が低いレベルで起こり，ゆっくりと，しかし進行性にT細胞が喪失する．T細胞の持続的活性化によって，T細胞自体の細胞死が促進し，感染の慢性期には，急速にT細胞は減少し免疫不全をきたす．

HIV感染者では，ウイルスによる直接的な細胞変性作用や，遊離したgp120などウイルス産物の毒性作用，および活性化誘導細胞死や細胞傷害性T細胞による感染CD4陽性細胞の細胞障害など間接的な作用によって，CD4陽性T細胞が減少する．

HIV感染患者では，HIVが貯留する組織がいくつかある．それらは，短命の活性化CD4陽性T細胞，長期生存マクロファージ，超長期生存の潜伏感染した記憶T細胞などである．

HIVによるCD4陽性T細胞の減少によって，さまざまな日和見感染微生物に対する易感染性が亢進する．さらに，HIV感染患者は，カポジ肉腫やエプスタイン・バーウイルス関連B細胞リンパ腫をはじめとする腫瘍と，脳症の頻度が増加する．このような合併症は，抗レトロウイルス療法によって著明に減少した．

HIVは非常に変異を起こしやすい．そのため，ウイルスは宿主免疫応答を回避し，薬物療法へ抵抗性を示すようになる．遺伝的多様性も，HIVに対する効果的なワクチン開発の課題となっている．HIV感染症では，ウイルス酵素阻害薬を併用することで治療が行われている．

参考文献

先天性（原発性）免疫不全症

Bogaert DJ, Dullaers M, Lambrecht BN, et al. Genes associated with common variable immunodeficiency: one diagnosis to rule them all? *J Med Genet.* 2016; 53: 575–590.

Casanova JL. Severe infectious diseases of childhood as monogenic inborn errors of immunity. *Proc Natl Acad Sci USA.* 2015; 35: 696–726.

Chen X, Jensen PE. MHC class II antigen presentation and immunological abnormalities due to deficiency of MHC class II and its associated genes. *Exp Mol Pathol.* 2008; 85: 40–44.

Conley ME, Casanova JL. Discovery of single-gene inborn errors of immunity by next generation sequencing. *Curr Opin Immunol.* 2014; 30: 17–23.

Fischer A, Hacein-Bey Abina S, Touzot F, Cavazzana M. Gene therapy for primary immunodeficiencies. *Clin Genet.* 2015; 88: 507–515.

Fischer A, Rausell A. Primary immunodeficiencies suggest redundancy within the human immune system. *Sci Immunol.* 2016; 1(6).

Grimbacher B, Warnatz K, Yong PF, et al. The crossroads of autoimmunity and immunodeficiency: lessons from polygenic traits and monogenic defects. *J Allergy Clin Immunol.* 2016; 137: 3–17.

Grom AA, Horne A, De Benedetti F. Macrophage activation syndrome in the era of biologic therapy. *Nat Rev Rheumatol.* 2016; 12: 259–268.

Haddad E, Leroy S, Buckley RH. B-cell reconstitution for SCID: should a conditioning regimen be used in SCID treatment? *J Allergy Clin Immunol.* 2013; 131: 994–1000.

Lavin MF. Ataxia-telangiectasia: from a rare disorder to a paradigm for cell signalling and cancer. *Nat Rev Mol Cell Biol.* 2008; 9: 759–769.

Notarangelo LD, Kim MS, Walter JE, Lee YN. Human RAG mutations: biochemistry and clinical implications. *Nat Rev Immunol.* 2016; 16: 234–246.

Parvaneh N, Casanova JL, Notarangelo LD, Conley ME. Primary immunodeficiencies: a rapidly evolving story. *J Allergy Clin Immunol.* 2013; 131: 314–323.

Picard C, Al-Herz W, Bousfiha A, et al. Primary immunodeficiency diseases: an update on the classification from the International Union of Immunological Societies Expert Committee for Primary Immunodeficiency 2015. *J Clin Immunol.* 2015; 35: 696–726.

HIVとAIDS

Altfeld M, Gale M Jr. Innate immunity against HIV-1 infection. *Nat Immunol.* 2015; 16: 554–562.

Brenchley JM, Price DA, Douek DC. HIV disease: fallout from a mucosal catastrophe? *Nat Immunol.* 2006; 7: 235–239.

Burton DR, Mascola JR. Antibody responses to envelope glycoproteins in HIV-1 infection. *Nat Immunol.* 2015; 16: 571–576.

Derdeyn CA, Silvestri G. Viral and host factors in the pathogenesis of HIV infection. *Curr Opin Immunol.* 2005; 17: 366–373.

Goulder PJ, Lewin SR, Leitman EM. Paediatric HIV infection: the potential for cure. *Nat Rev Immunol.* 2016; 16: 259–271.

Haase AT. Perils at mucosal front lines for HIV and SIV and their hosts. *Nat Rev Immunol.* 2005; 5: 783–792.

Haynes BF, Shaw GM, Korber B, et al. HIV-Host Interactions:

implications for Vaccine Design. *Cell Host Microbe.* 2016; 19: 292–303.

Hladik F, McElrath MJ. Setting the stage: host invasion by HIV. *Nat Rev Immunol.* 2008; 8: 447–457.

Johnston MI, Fauci AS. An HIV vaccine–evolving concepts. *NEJM.* 2007; 356: 2073–2081.

Jones RB, Walker BD. HIV–specific CD8 + T cells and HIV eradication. *J Clin Invest.* 2016; 126: 455–463.

McMichael AJ, Borrow P, Tomaras GD, et al. The immune response during acute HIV–1 infection: clues for vaccine development. *Nat Rev Immunol.* 2010; 10: 11–23.

Nixon DF, Aandahl EM, Michaelsson J. $CD4^{+}CD25^{+}$ regulatory T cells in HIV infection. *Microbes Infect.* 2005; 7: 1063–1065.

Stephenson KE, D'Couto HT, Barouch DH. New concepts in HIV–1 vaccine development. *Curr Opin Immunol.* 2016; 41: 39–46.

用語解説

1 型糖尿病　Type 1 diabetes mellitus

インスリンの欠損により特徴づけられる疾患であり，さまざまな代謝および血管の異常を引き起こす．インスリンの欠乏は，通常小児期おいて膵臓のランゲルハンス島のインスリン産生β細胞の自己免疫性の破壊により生じる．CD4 陽性 T 細胞および CD8 陽性 T 細胞，抗体，サイトカインが膵臓ランゲルハンス島細胞の傷害に関与している．1 型糖尿病は，インスリン依存型糖尿病ともよばれる．

2 シグナル仮説　Two-signal hypothesis

リンパ球の活性化には 2 つの異なるシグナルが必要であるという仮説であるが現在では広く受け入れられている．第 1 シグナルは抗原であり，第 2 シグナルは微生物生成物あるいは微生物に対する自然免疫応答の構成成分である．第 1 シグナルである抗原は免疫応答が特異的であることを保証する．第 2 シグナルである微生物あるいは自然免疫応答によるさらなる刺激は，自己抗原などの無害な物質ではなく，微生物や他の有害物質のような免疫応答が必要なものに対して確実に獲得免疫が誘導されることを保証する．第 2 シグナルは，共刺激とよばれ，しばしば B7 タンパク質などのプロフェッショナル抗原提示細胞上の膜分子により誘導される．

αβT 細胞受容体　αβT cell receptor(αβTCR)

最も一般的な T 細胞受容体であり，CD4 陽性および CD8 陽性 T 細胞の両方に発現している．αβT 細胞受容体は，MHC 分子に結合したペプチド抗原を認識する．α 鎖，β 鎖共に抗原結合部位を形成する超可変領域(V 領域)と定常領域(C 領域)をもつ．T 細胞受容体の V 領域および C 領域は，構造的に免疫グロブリンの V 領域および C 領域とそれぞれ相同性をもつ．

β2-ミクログロブリン　β2-Microglobulin

MHC クラス I 分子の軽鎖を構成するタンパク質である．β2-ミクログロブリンは MHC の外側で非多型性の遺伝子によりコードされる細胞外タンパク質である．構造的に免疫グロブリンのドメインと相同性がありすべてのクラス I 分子間において共通である．

γδT 細胞受容体　γδT cell receptor(γδTCR)

一般的な αβT 細胞受容体とは異なるタイプの T 細胞受容体であり，大部分は上皮バリア組織に存在するある種の T 細胞上に発現している．γδT 細胞受容体は，構造的に αβT 細胞受容体に似ているが，γδT 細胞受容体が認識する抗原の構造は十分に理解されておらず，多様性に富む MHC 分子－ペプチド複合体は認識しない．

ζ 鎖　ζ Chain

T 細胞受容体の一部として T 細胞に発現する膜貫通型タンパク質のことであり，その細胞質尾部に免疫受容体チロシン活性化モチーフを含んでおり，T 細胞活性化において ZAP-70 プロテインチロシンキナーゼと結合する．

ABO 血液型抗原　ABO blood group antigens

赤血球を含む多くの細胞に存在する細胞表面上のタンパク質や脂質に結合した糖質抗原のことである．これらの抗原の生成は，糖鎖抗原の合成に必要な酵素をコードするアレル(対立遺伝子)に依存するため個人により異なる．ABO 血液型抗原は，輸血反応およびアロ移植片の超急性拒絶反応の原因となるアロ抗原として作用する．

B-1 細胞　B-1 lymphocytes

通常の B 細胞より早く，個体発生の初期段階で発生する B 細胞のサブセットである．B-1 細胞は，結合部多様性が少ない限られた V 遺伝子レパートリーを発現し，T 細胞非依存的抗原(T 細胞の関与なしに B 細胞の抗体産生を誘導する抗原)に結合する IgM を分泌する．多くの B-1 細胞が，CD5(Ly-1)分子を発現する．

Bcl-2 ファミリータンパク質　Bcl-2 family proteins

Bcl-2 タンパク質と部分的な相動性をもつ細胞質およびミトコンドリア膜タンパク質ファミリーであり，ミトコンドリア外膜の浸透性に影響を与えることでアポトーシス(細胞死)を制御する．Bcl-2 ファミリータンパク質には，アポトーシス促進性(Bax，Bad，Bak など)，抗アポトーシス性(Bcl-2，Bcl-XL など)の因子が存在する．

Bcl-6　Bcl-6

胚中心 B 細胞および濾胞性ヘルパー T 細胞(T_{FH})の発達に必要な転写抑制因子である．

BLIMP-1　BLIMP-1

形質細胞の発生に必要な転写抑制因子である．

B 細胞　B lymphocyte

抗体分子を産生することができる唯一の細胞種であり，体液性免疫応答に関与する．B 細胞(B リンパ球)は，骨髄で発達し，成熟した B 細胞は二次リンパ組織のリンパ濾胞内に多くみられ，循環血液中には少数である．

B 細胞受容体　B cell receptor(BCR)

B 細胞上の細胞表面抗原受容体であり，膜結合型免疫グロブリン分子である．

B 細胞受容体複合体　B cell receptor complex(BCR complex)

B 細胞表面に発現する多タンパク質複合体であり，抗原を認識し，活性化シグナルを細胞内に伝える．B 細胞受容体複合体は，抗原との結合に重要な膜型免疫グロブリンおよびシグナル伝達を開始する Igα，Igβ タンパク質を含んでいる．

C1　C1

複数のポリペプチドの生化学的な連鎖反応からなる血清補体系を構成するタンパク質の 1 つである．抗原に結合した IgG 抗体や IgM 抗体の Fc 部に結合することで古典的経路を介した補体系の活性化を誘導する．

C1 インヒビター　C1 inhibitor(C1 INH)

補体活性化古典的経路の血漿タンパク質インヒビターである．C1 インヒビターは，セリンプロテアーゼインヒビター(セルピン：タンパク質分解酵素阻害分子)の 1 つであり，C1 の構成因子である C1r および C1s の通常の基質と構造的に類似している．C1 インヒビターの遺伝的欠損は，遺伝性血管性浮腫の原因となる．

C2 C2
補体活性化古典的経路に関与するタンパク質である．活性化されたC1によりタンパク質分解により切断され，C2aとなり古典的経路のC3転換酵素の一部を形成する．

C3 C3
補体系の中心をなすタンパク質であり，最も豊富に存在し，古典的経路および第二経路の両方のカスケードに関与する．C3は，補体活性化時にタンパク質分解により切断され，C3aとC3b断片を生じる．C3bは細胞および微生物表面に共有結合により付着する．またC3aはさまざまな向炎症活性をもつ．

C3 転換酵素 C3 convertase
補体活性化の古典的経路，レクチン経路，および第二経路の初期段階において生成される多タンパク質酵素複合体である．C3転換酵素はC3を切断し，C3aおよびC3bを生じる．

C4 C4
補体活性化古典的経路に関与するタンパク質であり，活性化したC1によりタンパク質分解を介して切断され，C4bとなる．C4bは，古典的経路のC3転換酵素の一部を形成する．

C5 C5
すべての補体活性化経路においてC5転換酵素により切断されるタンパク質のことであり，C5aとC5b断片を生じる．C5bは，膜侵襲複合体の形成を誘導する．またC5aは，さまざまな炎症を活性化する．

C5 転換酵素 C5 convertase
C3bが，C3転換酵素に結合することで生成される多タンパク質複合体のことである．C5転換酵素は，C5を切断し，補体活性化の後期段階を開始することで，膜侵襲複合体の形成および細胞の溶解を誘導する．

CD 分子群 CD molecules
“表面抗原分類（cluster of differentiation）：CDナンバー”により命名された免疫系細胞表面に発現する分子群である．CD分子のリストに関しては**付録Ⅲ**を参照．

CpG ヌクレオチド CpG nucleotides
主に微生物DNA中にみられる非メチル化シチジングアニン配列のことであり，自然免疫応答を刺激する．CpGヌクレオチドは，TLR9により認識され，哺乳類の自然免疫系を刺激するアジュバント特性をもつ．

CTLA-4 CTLA-4
活性化T細胞および制御性T細胞の表面に発現する免疫グロブリンスーパーファミリータンパク質であり，B7-1およびB7-2に高親和性に結合し，T細胞応答を抑制する重要な役割を果たす．CTLA-4は，制御性T細胞の機能および自己抗原に対するT細胞寛容にとって不可欠の役割を担う．

C(遺伝子)断片 C(constant region)gene segments
免疫グロブリンおよびT細胞受容体遺伝子座のDNA配列のことであり，免疫グロブリンの重鎖，軽鎖およびT細胞受容体α，β，γ，δ鎖の不変部をコードする．

C 型レクチン C-type lectin
カルシウム依存的な糖鎖結合タンパク質の大きなファミリーに属し，その多くが自然免疫および獲得免疫において重要な役割を果たす．例えば，可溶性のC型レクチン（例：マンノース結合レクチン，デクチン，コレクチン，フィコリン）は微生物の糖鎖構造に結合し，貪食あるいは補体活性化を仲介する．

c-kit リガンド c-Kit ligand(stem cell factor)
造血，胸腺におけるT細胞発達の初期段階，およびマスト細胞の発達に必要なタンパク質のことである．c-kitリガンドは，骨髄や胸腺の間質（ストロマ）細胞により膜結合型および可溶性型として産生され，多能性幹細胞上のc-kit（受容体型チロシンキナーゼ）に結合する．

C 反応性タンパク質 C-reactive protein(CRP)
細菌感染に対する自然免疫応答に関与する血漿タンパク質であり，ペントラキシン（炎症性タンパク質）ファミリーメンバーに属する．C反応性タンパク質は，急性期反応物質であり，肺炎球菌の莢膜（細菌の細胞壁の外側に位置する被膜）に結合する．また，C1qにも結合することで補体系を活性化したり，貪食細胞のC1q受容体と相互作用することでオプソニンとして作用する．

DNA ワクチン DNA vaccine
タンパク質抗原をコードする相補的DNAを含む細菌由来の環状DNA（プラスミド）から構成されるワクチンである．DNAワクチンの作用機序としては，プロフェッショナル抗原提示細胞にプラスミドが導入され，発現した免疫原性ペプチドが特異的な反応を引き起こすと考えられる．さらに，プラスミドDNAに含まれるCpGモチーフがアジュバントとして機能する．

D(遺伝子)断片 Diversity(D)segments
免疫グロブリン重鎖およびT細胞受容体β，γ鎖遺伝子座の可変領域（V領域）と定常領域（C領域）の間に存在する短くコードされた配列のことであり，J（遺伝子）断片と共に，リンパ球成熟過程中に体細胞においてV（遺伝子）断片と再結合される．結果として再結合されたVDJ DNA断片は，第3番目の超可変領域（相補性決定領域）を含む抗原受容体V領域のC末端をコードする．D（遺伝子）断片の無作為な選択は，抗原受容体レパートリーの多様性に寄与する．

F(ab′)2 F(ab′)2
免疫グロブリン分子の一部のことであり（IgGのタンパク質分解により最初に生じる部分），2つの軽鎖と2つの重鎖断片（可変領域，第一定常領域，ヒンジ部を含む）からなる．F(ab′)2断片は，完全な二価の抗原結合領域を保持しているが，補体やFc受容体には結合できない．F(ab′)2断片は，抗体のエフェクター機能を活性化せず抗原への結合のみが必要される場合に，研究や医療応用に用いられる．

Fab Fab(fragment, antigen-binding)
抗体の一部の名称であり，IgGのタンパク質分解により最初に生じる部分である．軽鎖と可変領域・第一定常領域を含む重鎖断片からなる．Fab断片（すべての抗体から生成可能である）は，（一価ではあるが）抗原に結合することは可能であるが，細胞上のFc受容体や補体と相互作用することはできない．そのためFabは，抗体のエフェクター機能の活性化を起こさず抗原への結合のみが必要とされる場合に，研究や医療応用に用いられる（Fab′断片は，重鎖のヒンジ部を保持している）．

Fas Fas(CD95)
腫瘍壊死因子（TNF）受容体ファミリーに属する細胞死受容体である．T細胞や他の多くの細胞の表面に発現しており，アポトーシス（細胞死）を引き起こす一連の反応を開始する．この反応は，Fasが活性化したT細胞上に発現するFasリガンドに結合することで開始される．Fas依存的リンパ球細胞傷害は，自己寛容の維持に重要である．Fas遺伝子の変異は，全身性自己免疫疾患の原因となる（**細胞死受容体**も参照）．

Fas リガンド Fas ligand(CD95 ligand)
活性化したT細胞上に発現する膜タンパク質であり，腫瘍壊死因子（TNF）ファミリーメンバーである．Fasリガンドは，細胞死受容体である Fas に結合し，Fas を発現する細胞に対してアポトーシス（細胞死）を引き起こすシグナル経路を活性化する．Fas リガンド遺伝子の変異は，マウスにおいて全身性自己免疫疾患の原因となる．

Fc　Fc（fragment，crystalline）
IgG のタンパク質分解により分離できる抗体分子の 1 つの領域であり，2 本の重鎖がジスルフィド結合した C 末端領域のみを含む．免疫グロブリン分子の Fc 領域は，細胞表面受容体や C1q 補体タンパク質に結合することでエフェクター機能を引き起こす（Fc 断片は結晶化しやすい傾向があることから，crystalline［結晶性］と命名された）．

Fcγ 受容体　Fcγ receptor（FcγR）
IgG 分子の C 末端定常領域特異的な細胞表面受容体である．複数の異なる Fcγ 受容体が存在し，マクロファージおよび好中球による貪食を仲介する高親和性 Fcγ 受容体Ⅰ，B 細胞や血球系細胞の抑制性シグナルを誘導する低親和性 Fcγ 受容体 BⅡ，ナチュラルキラー細胞の抗体依存的な活性化に関与する低親和性受容体Ⅲ A などが含まれる．

FcεRI　FcεRI
マスト細胞，好酸球，好塩基球上に発現する IgE 分子の C 末端定常領域が結合する高親和性受容体である．通常，マスト細胞上の FcεRI は，IgE 抗体で占められており，抗原を介した IgE-FcεRI 複合体の架橋反応がマスト細胞を活性化し，即時型過敏反応を開始させる．

Fc 受容体　Fc receptor
免疫グロブリン分子の C 末端定常領域特異的な細胞表面受容体である．Fc 受容体は，通常マルチチャネルタンパク質複合体であり，シグナル伝達に関与する部分と免疫グロブリン（Ig）結合部を含む．異なる IgG サブクラス，IgE，IgA に特異的な複数の種類の Fc 受容体が存在する．Fc 受容体は，抗体が結合した抗原の貪食，抗原によるマスト細胞の活性化，ナチュラルキラー細胞の抗体依存的な活性化など抗体によるあらゆる細胞依存的なエフェクター機能を仲介する．

FK506　FK506
アロ移植片拒絶反応を防止するために用いられる免疫抑制薬（タクロリムスとしても知られる）であり，シクロスポリンと同様に T 細胞サイトカイン遺伝子転写を阻害することにより機能する．FK506 は，FK506 結合タンパク質とよばれる細胞質タンパク質と結合し，その複合体はカルシニューリンと結合することで，転写因子 NFAT の活性化と核移行を抑制する．

FoxP3　FoxP3
フォークヘッドファミリー転写因子であり，CD4 陽性制御性 T 細胞に発現しその分化に必要とされる．マウスおよびヒトにおける *FoxP3* 遺伝子の変異は，CD25 陽性制御性 T 細胞の欠如により多臓器における自己免疫疾患を引き起こす．

GATA-3　GATA-3
ナイーブ T 細胞から Th2 細胞への分化を促進する転写因子である．

G タンパク質　G proteins
グアニンヌクレオチドに結合するタンパク質のことであり，結合するグアノシン二リン酸（GDP）のグアノシン三リン酸（GTP）への置換を触媒する交換分子としての役割を果たす．GTP に結合した G タンパク質は，異なるシグナル伝達経路においてあらゆる細胞酵素を活性化することができる．三量体 GTP 結合タンパク質は，多くの細胞表面受容体（ケモカイン受容体など）の細胞質側の領域と会合する．他の可溶性低分子量 G タンパク質（Ras および Rac など）は，アダプタータンパク質によりシグナル伝達経路に動員される．

G タンパク質共役受容体ファミリー　G protein-coupled receptor family
ホルモン，脂質炎症性メディエーター，ケモカインに対する受容体の多様なファミリーのことであり，三量体 G タンパク質を介して細胞内シグナルを伝達する．

H-2 分子　H-2 molecule
マウスの MHC 分子のことである．マウス MHC はもともと H-2 遺伝子座とよばれていた．

HLA　HLA
ヒト白血球抗原を参照．

HLA-DM　HLA-DM
抗原提示の MHC クラスⅡ経路において重要な役割を果たすペプチド交換分子である．HLA-DM は，特殊なエンドソーム顆粒である MHC-Ⅱコンパートメント（MⅡC）に存在し，MHC クラスⅡ分子から CLIP（クラスⅡ分子関連インバリアント鎖ペプチド）を解離させることで，MHC クラスⅡ分子への他のペプチドの結合を促進するように働く．HLA-DM は，MHC 領域内の遺伝子によりコードされ，構造的に MHC クラスⅡ分子に類似しているが多型ではない．

IL-1 受容体アンタゴニスト　IL-1 receptor antagonist（IL-1Ra）
単核の貪食細胞により産生される IL-1 の天然の阻害因子であり，構造的に IL-1 と相同性があるため IL-1 と同じ受容体に結合するが，生物学的に不活性であるため，IL-1 の作用に対して抑制的に働く．IL-1RA は，IL-1 産生の異常により生じる自己免疫症候群の治療薬として用いられる．

JAK-STAT シグナル経路　JAK-STAT signaling pathway
Ⅰ型およびⅡ型サイトカイン受容体へのサイトカインの結合により開始されるシグナル経路である．この経路では，受容体会合ヤーヌスキナーゼ（チロシンキナーゼ）の活性化，JAK を介したサイトカイン受容体細胞質尾部のチロシンリン酸化，STAT（シグナル伝達兼転写活性化因子）のリン酸化受容体鎖への結合，STAT の二量体化と核移行，STAT の標的遺伝子の調節領域への結合とそれに伴う標的遺伝子の転写活性化という連続した反応を生じる．

J（遺伝子）断片　Joining（J）segments
すべての免疫グロブリンおよび T 細胞受容体遺伝子座における可変（V）領域遺伝子断片と定常（C）領域遺伝子断片の間の短いコード配列のことであり，リンパ球の発達段階において D（遺伝子）断片と共に，体細胞的に V（遺伝子）断片と再結合される．結果として生じた再結合 VDJ DNA は，3 つ目の超可変領域を含む抗原受容体 V 領域の C 末端側をコードする．異なる J（遺伝子）断片のランダムな使用は，抗原受容体レパートリーの多様性に寄与する．

J 鎖　J（joining）chain
多量体 IgM および IgA 抗体の尾部にジスルフィド結合した小さなポリペプチドであり，これらの抗体の経上皮輸送に関与している．

Lck　Lck
T 細胞の CD4 分子および CD8 分子の細胞質尾部と非共有結合する Src ファミリー非受容体チロシンキナーゼのことであり，抗原誘導性 T 細胞活性化の初期のシグナル伝達に関与する．Lck は，T 細胞受容体の CD3 タンパク質および ζ タンパク質の細胞質尾部のチロシンリン酸化を惹起する．

M1 マクロファージ　M1 macrophages
古典的マクロファージ活性化を参照．

M2 マクロファージ　M2 macrophages
代替マクロファージ活性化を参照.

MAP キナーゼ経路　Mitogen-activated protein (MAP)kinase cascade
Ras タンパク質の活性化型により開始され，最後はMAP キナーゼである3つのセリン／スレオニンキナーゼの一連の活性化を引き起こすシグナル伝達カスケードのことである．MAP キナーゼは，次に他の酵素，転写因子をリン酸化および活性化する．MAP キナーゼは，T 細胞受容体およびB 細胞受容体への抗原結合により活性化されるいくつかのシグナル経路のうちの1つである．

MHC 拘束性　MHC restriction
T 細胞の1つの特性であり，T 細胞は外来性のペプチド抗原がMHC 分子の特定のアレル(対立遺伝)子型に結合したときにのみそれらを認識する．

MHC テトラマー　MHC tetramer
ある特定のMHC- ペプチド断片複合体を特異的に認識するT 細胞を同定し定量するための試薬である．試薬はMHC(通常クラスⅠ分子)-ペプチド複合体をビオチン化しそれを蛍光標識したアビジン分子に結合させ四量体にしたものである．MHC テトラマーに結合したT 細胞は，フローサイトメーターにより検出することができる．

M 細胞　M cells
腸管のパイエル板を覆う特殊な胃腸粘膜上皮細胞であり，パイエル板への抗原の輸送に関与している．

NF-κB　Nuclear factor κB(NF-κB)
c-Rel タンパク質に相同性のあるホモ二量体あるいはヘテロ二量体タンパク質で構成される転写因子のファミリーである．NF-κB タンパク質は，自然免疫応答および獲得免疫応答の両方にかかわる多くの重要な遺伝子の転写誘導に必要である．

NOD 様受容体　NOD-like receptors(NLRs)
細胞質マルチドメインタンパク質ファミリーであり，病原体関連分子パターン(PAMPs)や傷害関連分子パターン(DAMPs)を感知し，シグナル複合体を形成するために他のタンパク質を動員し，炎症を促進する．

Notch 1　Notch 1
リガンドが結合した後にタンパク質分解酵素によって切断される細胞表面シグナル受容体であり，切断された細胞内部分は，核へ移行し，遺伝子の発現を調節する．Notch1 シグナルは，T 細胞前駆体のαβT 細胞系への系列決定にとって重要である．

N ヌクレオチド　N nucleotides
リンパ球の発達過程において免疫グロブリンあるいはT 細胞受容体のV，D，J(遺伝子)断片間の接合部にランダムに付加されるヌクレオチドのことである．このヌクレオチドの付加(最大で20 個まで)は，末端デオキシヌクレオチド転移酵素により制御され，抗体およびT 細胞受容体レパートリーの多様性に寄与する．

***N*- フォルミルメチオニン　*N*-Formylmethionine**
(ミトコンドリア内でのタンパク質合成を除いて)哺乳類のタンパク質合成には用いられない，すべての細菌タンパク質合成を開始するアミノ酸のことである．また，*N*- フォルミルメチオニンは，感染における自然免疫系のシグナルとして用いられる．*N*- フォルミルメチオニン含有ペプチドに対する特異的な受容体は，好中球上に発現し，その活性化を引き起こす．

PD-1　PD-1
CD28 に相同性がある抑制性受容体であり，活性化したT 細胞に発現し，さまざまな細胞に発現するB7 タンパク質ファミリーメンバーであるPD-L1 およびPD-L2 に結合する．PD-1 は，繰り返しの継続的な刺激(例：慢性感染あるいはがん)によりT 細胞において発現が上昇する．またモノクローナル抗体によるPD-1 の阻害は，抗腫瘍免疫応答を促進する．

P ヌクレオチド　P nucleotides
再構成した免疫グロブリンおよびT 細胞受容体遺伝子のVDJ 接合部の短い反復性ヌクレオチド配列のことであり，体細胞組換えの間にヘアピンDNA の非対称性な切断を仲介するRAG-1 とRAG-2 により生成される．P ヌクレオチドは，抗原受容体の接合部多様性に寄与する．

Ras　Ras
内在性のGTPase 活性をもつ21kD のグアニンヌクレオチド結合タンパク質(G タンパク質)ファミリーメンバーであり，さまざまな種類の細胞において多くの異なるシグナル伝達経路に関与する．変異*ras* 遺伝子は，腫瘍形質転換を伴う．T 細胞の活性化過程において，Ras はチロシンリン酸化を受けたアダプタータンパク質により細胞膜へ動員され，GDP-GTP 変換因子により活性化される．GTP 結合型Ras は，MAP キナーゼカスケードを活性化し，*fos* 遺伝子の発現およびAP-1(活性化タンパク質)転写因子の会合を引き起こす．

Rh 血液型抗原　Rh blood group antigens
赤血球の細胞膜上に発現するタンパク質アロ抗原の複雑なシステムであり，輸血反応および新生児溶血性疾患の原因となる．臨床的に最も重要なRh 抗原は，D 抗原とよばれる．

RIG 様受容体　RIG-like receptors(RLRs)
自然免疫系にかかわる細胞質受容体であり，ウイルスRNA を認識しⅠ型インターフェロンの産生を誘導する．最も解明されている2 つのRLR は，RIG-I(レチノイン酸誘導型遺伝子Ⅰ)とMDA5(メラノーマ分化関連遺伝子5)である．

RORγT(レチノイン酸受容体関連オーファン受容体γT)
RORγT (retinoid-related orphan receptor γT)
Th17 細胞および3 型自然リンパ球(ILC3)に発現し，それらの細胞の分化に必須の転写因子である．

SCID マウス　SCID mouse
骨髄前駆細胞からの成熟初期段階の阻害によりB 細胞およびT 細胞を欠損するマウス系統のことである．SCID マウスは，二本鎖DNA 切断の修復に必須のDNA 依存性タンパク質キナーゼ酵素構成因子の変異により生じる．この酵素構成因子の欠損により，遺伝子再編成における免疫グロブリンおよびT 細胞受容体遺伝子の異常な結合が起こり抗原受容体の発現不全を生じる．

SH2 ドメイン　Src homology 2 (SH2)domain
シグナル伝達に関与する多くのタンパク質に存在する約100 アミノ酸残基からなる三次元ドメイン構造のことであり，リン酸化チロシンへの結合を介して他のタンパク質との特異的な非共有結合性の相互作用を可能にする．それぞれのSH2 ドメインは，固有の結合特異性を有しており，標的タンパク質のリン酸化チロシンに隣接するアミノ酸残基により決定される．T 細胞およびB 細胞の初期のシグナルに関与するいくつかのタンパク質は，SH2 ドメインを介して互いに相互作用する．

SH3 ドメイン　Src homology 3 (SH3)domain
シグナル伝達に関与する多くのタンパク質に存在する約60 アミノ酸残基からなる三次元ドメイン構造のことであり，タンパク質とタンパク質の結合を仲介する．SH3ドメインは，プロリン残基に結合し，同一タンパク質上のSH2ドメインと協働的に機能する．例えば，Rasに特異的なグアニンヌクレオチド交換因子Sosは，SH2およびSH3ドメイン両方をもっており，それらのドメインは，アダプタータンパク質Grb-2への結合に関与する．

Srcファミリーキナーゼ　Src family kinases

Srcチロシンキナーゼに相同性のあるプロテインチロシンキナーゼファミリーのことであり，免疫細胞において，免疫受容体チロシン活性化モチーフのチロシン残基のリン酸化を介して免疫受容体の下流のシグナルを開始させる．LckおよびLynは，T細胞およびB細胞においてそれぞれ代表的なSrcファミリーキナーゼである．

STING　STING(Stimulator of IFN Genes)

小胞体膜上に局在するアダプタータンパク質であり，いくつかの細胞質DNAに対するセンサー分子が転写因子IRF3を活性化しI型インターフェロン遺伝子発現を誘導するために利用される．

Syk　Syk

T細胞がもつZAP-70に類似した細胞質内プロテインチロシンキナーゼであり，抗原によるB細胞活性化の初期シグナル伝達過程において重要な因子である．Sykは，B細胞受容体複合体のIgαおよびIgβ鎖の細胞質尾部のリン酸化チロシンに結合し，シグナル伝達にかかわる他の因子を動員するアダプタータンパク質をリン酸化する．

TAPトランスポーター　Transporter associated with antigen processing(TAP)

ATP依存的なペプチド輸送体のことであり，細胞質から小胞体内のMHCクラスI分子との会合部位へのペプチドの能動輸送に関与する．TAPトランスポーターは，TAP-1，TAP-2ポリペプチドからなるヘテロ二量体分子であり，両方ともMHC遺伝子によりコードされる．ペプチドは，MHCクラスI分子の安定した会合に必要であるため，TAPを欠損した動物では，細胞表面のMHCクラスI分子をほとんど発現せず，結果としてCD8陽性T細胞の発達と活性化が減退する．

T-bet　T-bet

ナイーブT細胞からTh1細胞への分化を促進するT-boxファミリー転写因子のことである．

Th17細胞　Th17 cells

CD4陽性ヘルパーT細胞の1つのサブセットのことであり，IL-17，IL-22を含む特定の炎症性サイトカインを分泌する．Th17細胞は細菌や真菌に対する感染防御作用をもつ一方で，自己免疫疾患や他の炎症性疾患における炎症応答を引き起こす．

Th1細胞　Th1 cells

CD4陽性ヘルパーT細胞の1つのサブセットのことであり，IFN-γを含む特定のサイトカインを分泌する．主な機能としては，貪食細胞を介した感染(特に細胞内微生物)に対する防御を促進することである．

Th2細胞　Th2 cells

CD4陽性ヘルパーT細胞の1つのサブセットのことであり，IL-4，IL-5，IL-13を含む特定のサイトカインを分泌する．主な機能としては，IgEと好酸球／マスト細胞による免疫応答を促進することである．

TNF受容体関連因子　TNF receptor-associated factors(TRAFs)

II型腫瘍壊死因子受容体(TNF-RII)，リンフォトキシン(LT)-β受容体，CD40を含むTNF受容体ファミリー受容体の細胞質ドメインと相互作用するアダプター分子ファミリーである．これらの受容体は，それぞれ異なったTRAF(TNF受容体関連因子)と結合する細胞質モチーフをもち，他のシグナル分子の会合を誘導し，転写因子AP-1およびNF-κBを活性化する．

TNF受容体スーパーファミリー　Tumor necrosis factor receptor superfamily(TNFRSF)

構造的に相同性のある膜貫通型タンパク質群の大きなファミリーのことであり，TNFスーパーファミリータンパク質に結合し，増殖，分化，アポトーシス(細胞死)，炎症性遺伝子発現を調節するシグナルを発生させる(**付録II**参照)．

TNFスーパーファミリー　Tumor necrosis factor superfamily (TNFSF)

構造的に相同性のある膜貫通型タンパク質群の大きなファミリーのことであり，応答細胞において増殖，分化，アポトーシス(細胞死)，炎症性遺伝子発現などのさまざまな機能を調節する．TNFスーパーファミリーメンバーは，通常細胞膜内において，あるいは細胞膜からタンパク質分解によって細胞外に放出された後にホモ三量体を形成し，ホモ三量体TNF受容体スーパーファミリー(TNFRSF)に結合し，さまざまなシグナル経路を開始させる(**付録II**参照)．

Toll様受容体(TLR)　Toll-like receptor

自然免疫系のパターン認識受容体ファミリーのことであり，多くの細胞の細胞表面およびエンドソームに発現している．TLRは，エンドトキシン(菌体内毒素)，ウイルスRNAを認識し，炎症および抗ウイルスに関与する遺伝子の発現を誘導するシグナルを伝達する．

T細胞　T lymphocyte

獲得免疫系における細胞性免疫に重要な役割を果たす細胞である．T細胞は胸腺で成熟し，血中を循環し，二次リンパ組織に集合し，さらに末梢の抗原曝露部位に動員される．T細胞は，抗原受容体(T細胞受容体)を発現し，自己MHC分子に結合した外来タンパク質由来のペプチド断片を認識する．T細胞の機能的サブセットには，CD4陽性ヘルパーT細胞およびCD8陽性細胞傷害性T細胞が含まれる．

T細胞依存性抗原　T-dependent antigen

B細胞とヘルパーT細胞の両方を抗体産生に必要とする抗原のことである．T細胞依存性抗原は，T細胞により認識されるエピトープ(抗原決定基)とB細胞により認識される他のエピトープを含むタンパク質抗原である．ヘルパーT細胞の産生するサイトカインや細胞表面上分子が，B細胞の増殖および抗体産生細胞への分化を促進する．T細胞依存的抗原に対する体液性免疫では，アイソタイプスイッチ，親和性成熟，記憶細胞の出現などが起こる．

T細胞受容体　T cell receptor(TCR)

CD4陽性T細胞上およびCD8陽性T細胞上にクローン性に分布する抗原受容体であり，抗原提示細胞の細胞表面自己MHC分子に結合した外来ペプチドを認識する．T細胞受容体の最も一般的な形は，α鎖およびβ鎖とよばれる2つのジスルフィド結合した膜貫通型ポリペプチド鎖のヘテロ二量体である．α鎖，β鎖はそれぞれ，1つのN末端免疫グロブリン様可変領域，1つの免疫グロブリン様定常領域，疎水性膜貫通領域，および短い細胞質領域を含んでいる(もう1つの比較的まれなT細胞受容体は，γ鎖とδ鎖からなり，数少ないT細胞サブセットに発現し，αβ鎖とは異なる型の抗原を認識する)．

T細胞受容体トランスジェニックマウス　T cell receptor (TCR) transgenic mouse

ある特定の単一の抗原に対する特異性の明らかなT細胞受容体(遺伝子再構成された機能的なα鎖およびβ鎖遺伝子から成る)をトランスジーンとして発現する遺伝子改変マウスのことである．内在性T細胞受容体遺伝子のアレル(対立遺伝子)排除のため，T細胞受容体トランスジェニックマウスのほとんどあるいはすべてのT細胞は，同一の抗原特異性をもち，さまざまな研究の目的のために役立っている．

T 細胞非依存性抗原 T-independent antigen
多糖および脂質などの非タンパク質抗原は，抗原特異的ヘルパーT 細胞を必要とせず抗体応答を刺激できる．通常，T 細胞非依存性抗原は B 細胞の膜型免疫グロブリンをクロスリンクできる同一のエピトープを複数含み，したがって細胞を活性化することができる．T 細胞非依存性抗原に対する体液性免疫応答は，ヘルパー T 細胞からのシグナルを必要とする 2 つのプロセス，すなわち重鎖アイソタイプスイッチおよび高親和性成熟をほとんど示さない．

V(D)J リコンビナーゼ V(D)J recombinase
RAG-1 および RAG-2 タンパク質の複合体であり，リンパ球抗原受容体遺伝子組換えを触媒する．

V 遺伝子断片 V gene segments
免疫グロブリン重鎖および軽鎖，あるいは T 細胞受容体 α，β，γ，δ 鎖の可変領域をコードする DNA 配列のことである．それぞれの抗原受容体遺伝子座は，多くの異なる V 遺伝子断片を含み，機能的な抗原受容体遺伝子を形成するリンパ球の成熟過程において，それらの遺伝子のうち 1 つが下流の D(遺伝子)断片あるいは J(遺伝子)断片と組み直される．

XBP-1 XBP-1
小胞体ストレス応答や形質細胞の分化に必要な転写因子である．

X 連鎖高 IgM 症候群 X-linked hyper-IgM syndrome
CD40 リガンド遺伝子の変異により生じるまれな免疫不全症のことであり，B 細胞重鎖アイソタイプスイッチおよび細胞性免疫の不全により特徴づけられる．患者は，化膿菌および原虫感染の両方に罹患する．

X 連鎖無 γ グロブリン血症 X-linked agammaglobulinemia
ブルトン型無 γ グロブリン血症ともよばれる免疫不全症のことであり，初期 B 細胞成熟の障害および血清免疫グロブリンの欠損により特徴づけられる．患者は，化膿菌感染に罹患する．この疾患は，B 細胞成熟過程のシグナル伝達にかかわる酵素である Btk(ブルトンチロシンキナーゼ)をコードする遺伝子の変異や欠損により生じる．

ZAP-70 キナーゼ Zeta-associated protein of 70kD(ZAP-70)
B 細胞の Syk に類似した細胞質内プロテインチロシンキナーゼであり，抗原依存性 T 細胞活性化の初期シグナル過程において重要である．ZAP-70 は，T 細胞受容体複合体の ζ 鎖および CD3 鎖の細胞質尾部のリン酸化チロシンに結合し，アダプタータンパク質をリン酸化することでシグナルカスケードの他の構成因子を動員する．

アイソタイプ Isotype
重鎖の 5 つの異なる型により決定される 5 種類の抗体のうちの 1 つのことである．抗体のアイソタイプには，IgM，IgD，IgG，IgA，IgE が含まれ，それぞれのアイソタイプは異なるエフェクター機能を果たす．さらなる構造的多様性により IgG および IgA には異なるサブタイプが存在する．

アジュバント Adjuvant
主として，抗原曝露部位における抗原提示細胞(APCs)の集積および活性化を促進することで T 細胞や B 細胞の活性化を促進する物質のことである．抗原とは区別される．アジュバントは，APCs による T 細胞活性化共刺激因子やサイトカイン産生を促したり，あるいは APCs 細胞表面上のペプチド-MHC 複合体の発現をより持続させる．

アダプタータンパク質 Adaptor protein
他のシグナル分子を動員するために架橋あるいは足場として機能する細胞内シグナル伝達経路に関与するタンパク質である．リンパ球抗原受容体あるいはサイトカイン受容体シグナル伝達過程において，アダプター分子は，チロシン残基のリン酸化を受けることで，SH2 ドメインを含む他のタンパク質に結合できる．T 細胞活性化にかかわるアダプター分子には，LAT，SLP-76，Grb-2 が含まれる．

アトピー Atopy
さまざまな環境性抗原に反応して IgE 抗体を産生し，強い即時型過敏反応(アレルギー反応)を引き起こす個体の傾向(体質)のことである．花粉やハウスダストなどの環境性抗原に対するアレルギーをもつ人々は，アトピーといわれる．

アドレッシン Addressin
異なる解剖学的部位に存在する内皮細胞上に発現する接着分子であり，組織特異的なリンパ球のホーミングを誘導する．粘膜アドレッシン細胞接着分子 1(MadCAM-1)は，腸壁のパイエル板に発現するアドレッシンの一例であり，腸管ホーミング T 細胞上の $\alpha_4\beta_7$ インテグリンに結合する．

アナジー(免疫応答不顕性) Anergy
抗原刺激に対して応答しない状態のことである．リンパ球アナジー(クローナルアナジーともよばれる)は，抗原特異的な T 細胞および B 細胞クローンが抗原に応答しない状態であり，自己抗原に対する免疫寛容を維持するための機序の 1 つである．臨床的には，抗原に対する T 細胞依存性の遅延型皮膚反応の欠如をアナジーと称している．

アナフィラキシー反応 Anaphylaxis
全身性のマスト細胞および好塩基球の活性化による即時型過敏反応の重篤な型のことであり，それらの細胞から放出されたメディエーターにより気管支収縮，組織の浮腫，循環虚脱を生じる．

アナフィラトキシン Anaphylatoxins
補体活性化過程において生じる C5a，C4a，C3a 補体断片のことである．アナフィラトキシンは，特異的な細胞表面受容体に結合し，好中球の走化性を刺激したり，マスト細胞を活性化することで急性炎症を促進する．

アビディティー Avidity
抗体と抗原のように 2 つの分子間の相互作用の強さの総和のことである．アビディティーは，親和性と相互作用の結合価に依存する．したがって，10 個の抗原結合部位をもつ五量体 IgM 抗体の多価抗原に対するアビディティーは，同じ抗原に対する二量体 IgG 分子のアビディティーよりもはるかに大きいと考えられる．アビディティーは，(細胞表面分子間の多くの結合相互作用を介する)細胞間相互作用の強さを表す場合にも用いられる．

アポトーシス Apoptosis
細胞内カスパーゼの活性化，DAN 切断，核の凝縮と断片化，細胞膜のブレブ形成により特徴づけられる細胞死のプロセスのことであり，炎症反応を伴わない細胞断片の貪食処理を引き起こす．この種の細胞死は，リンパ球の発達，感染に対する免疫応答後の恒常状態への復帰，自己抗原に対する免疫寛容の維持，細胞傷害性 T 細胞およびナチュラルキラー細胞による感染細胞の傷害において重要である．

アルサス反応 Arthus reaction
以前に免疫された動物または抗原特異的な抗体の静脈内投与が行われた動物に対して，抗原を皮下注射することで生じる実験的免疫複合体誘導性血管炎の限局型のことである．循環する抗体が，注射された抗原に結合し，免疫複合体を形成し，注射部位の小動脈管壁に沈着することによって壊死を伴う局所の皮膚血管炎を生じる．

アレル(対立遺伝子) Allele
特定の染色体座に存在する同一遺伝子の異なる型のうちの1つのことである．ある遺伝子座においてヘテロ接合体である個体は，異なる2つのアレル(対立遺伝子)をもち，それぞれに異なる染色体対の異なる番号上に存在し，一方が母親から，もう一方が父親から遺伝する．もしある集団内において，ある特定の遺伝子にさまざまな種類のアレル(対立遺伝子)が存在した場合，その遺伝子(座)は，多型であるという．MHC 遺伝子には，多くのアレル(対立遺伝子)が存在する(すなわち，それらには高度に多様性がある)．

アレルギー Allergy
即時型過敏反応により生じる疾患であり，しばしば食物アレルギー，ハチ毒アレルギー，ペニシリンアレルギーなど，その疾患を引き起こす抗原(アレルゲン)の種類に従って命名される．これらすべての状況は，IL-4 を産生するヘルパー T 細胞により刺激された IgE 産生の結果であり，これに続いてアレルゲンおよび IgE 依存的なマスト細胞の活性化を生じる．

アレルゲン Allergen
即時型過敏(アレルギー)反応を誘発する抗原のことである．アレルゲンは，タンパク質あるいはタンパク質に結合した化学物質であり，アトピーの個体において IgE 抗体反応を誘導する．

アロ抗血清(同種反応性) Alloantiserum
以前に1つあるいは複数のアロ抗原に曝露された個体のアロ抗体を含む血清のことである．

アロ抗原(同種抗原) Alloantigen
1つの種においてある個体には存在するが，他の個体には存在しない細胞抗原あるいは組織抗原のことであり，アロ移植片上の異物として認識される．アロ抗原は，通常，多型遺伝子の生成物である．

アロ抗体(同種抗体) Alloantibody
アロ抗原(すなわち，1つの種のある個体には存在するが他の個体には存在しない抗原)に特異的な抗体のことである．

アロタイプ Allotype
ある個体の抗体にはみられるが，他の個体の抗体にはみられない特定の抗原決定基を共有する抗体分子の特性である．そのような抗原決定基は，**アロトープ**とよばれる．特定のアロトープを共有する抗体は，同一のアロタイプに属する．アロタイプは，しばしばアロトープと同意語として用いられる．

アロ反応性(同種反応性) Alloreactive
アロ抗原に反応性があることである．つまりある個体の T 細胞あるいは抗体が，遺伝的に同一でない別の個体の細胞あるいは組織上の抗原を認識することを意味する．

アンカー残基 Anchor residues
MHC 分子のペプチド結合溝内のポケットに適合するアミノ酸残基の側鎖のことである．側鎖は，MHC 分子内の相補的アミノ酸残基に結合し，MHC 分子溝内においてペプチドを固定する役割を果たす．

移植 Transplantation
ある個体から別の個体へ，あるいは同一の個体においてある部位から別の部位へ細胞，組織，器官(すなわち移植片)を移すプロセスのことである．移植は，組織や器官の機能障害がある，あらゆる疾患の治療に用いられる．個体間における移植の主な障害は，移植片に対する免疫応答(拒絶)である．

移植片 Graft
ある部位から取り除かれ，別の部位へ移される組織や器官のことである．通常は異なる個人間で移植される．

移植片拒絶 Graft rejection
器官あるいは組織移植片に対する特異的な免疫応答であり，炎症，傷害，生着不全を引き起こす．

移植片対宿主病 Graft-versus-host disease
骨髄移植を受けた患者(レシピエント)に起こる疾患であり，宿主細胞上のアロ抗原に対して骨髄移植片の成熟 T 細胞が反応することで生じる．この疾患では多くの場合，皮膚，肝臓，腸に影響を与える．

移植片動脈硬化症 Graft arteriosclerosis
血管内膜の平滑筋細胞の増殖により生じる動脈移植片の閉塞のことである．このプロセスは，移植後6ヵ月～1年以内にみられ，血管に富んだ組織の移植片慢性拒絶の原因となる．この機序は，血管壁のアロ抗原に対する慢性的な免疫応答であると考えられる．移植片動脈硬化症は，急速進行型動脈硬化症ともよばれる．

一次移植片拒絶反応 First-set rejection
過去にドナーからの移植を受けたことがない，あるいはドナーからの組織アロ抗原にさらされたことがない個体におけるアロ移植片拒絶反応である．一次移植片拒絶反応は，通常移植から1～2週間程度で発症する．

一次免疫応答 Primary immune response
個体への外来抗原の最初の曝露後に起こる獲得免疫応答のことである．一次応答は，二次応答あるいは複数の外来抗原への曝露時に比べると相対的にゆっくりとした動態を示し，また小規模であるという特徴がある．

一酸化窒素 Nitric oxide
幅広い活性をもつ分子であり，マクロファージにおいては摂取された細菌を傷害するための殺菌作用をもつ物質として機能する．

一酸化窒素合成酵素 Nitric oxide synthase
L-アルギニンから血管作動性および殺菌作用をもつ化合物である一酸化窒素を合成する酵素ファミリーのメンバーの1つである．マクロファージは，あらゆる微生物あるいはサイトカイン刺激により活性化の状態となり，この酵素の誘導型(inducible nitric oxide synthase：iNOS)を発現する．

一本鎖抗体 Single-chain variable fragment(single chain Fv)
免疫グロブリン重鎖 V ドメインおよび軽鎖 V ドメインの両方を含む遺伝子操作された一本鎖ポリペプチドのことであり，特異性が明らかな抗体の結合部を形成する．実験試薬あるいはキメラ抗原受容体の腫瘍抗原結合部として用いられる．

イディオタイプ Idiotype
特定のイディオトープ抗体を共有することにより定義される抗体あるいは T 細胞受容体のグループの特性のことである．すなわち，特定のイディオトープを共有する抗体は，同一のイディオタイプに属する．イディオタイプは，免疫グロブリン分子により発現されるイディオトープの集合を表現するためにも用いられ，しばしばイディオトープと同意語として用いられる．

イムノトキシン Immunotoxins
がん治療に用いられる試薬であり，がん細胞表面に発現する抗原特異的な抗体にリシンあるいはジフテリア毒素などの強力な細胞毒素を共有結合させたものからなる．そうした試薬は，正常細胞に傷害を与えることなくがん細胞を特異的に標的とし傷害することが期待されるが，安全で効果的なイムノトキシンは，まだ開発されていない．

インターフェロン Interferons

もともとはウイルス感染を阻害する能力から命名されたサイトカインのサブグループであるが，他の重要な免疫調節機能も担っている．インターフェロン-αおよびインターフェロン-βを含むⅠ型インターフェロンの主な機能は，細胞内におけるウイルスの増殖を阻害することであり，インターフェロン-γともよばれるⅡ型インターフェロンは，マクロファージおよびさまざまな他の種類の細胞を活性化する(**付録Ⅱ**参照)．

インターフェロン制御因子 Interferon regulatory factors(IRFs)

炎症性および抗ウイルス関連遺伝子の発現に重要な転写因子のファミリーのことである．例えば，IRF3(インターフェロン制御因子3)は，TLRシグナルにより活性化され，Ⅰ型インターフェロン(ウイルス感染から細胞を防御するサイトカイン)の産生を促進する．

インターロイキン Interleukins

発見された順番または分子の特徴により，末尾に連続した番号をつけて命名された多数のサイトカインである(例：IL-1，IL-2など)．いくつかのサイトカインは，もともとの生物学的活性により命名されたため，インターロイキンという名称をもたない(**付録Ⅱ**参照)．

インテグリン Integrins

ヘテロ二量体細胞表面タンパク質であり，その主な機能は，他の細胞あるいは細胞外マトリックスへの接着を促進することである．インテグリンは，抗原提示細胞とT細胞の相互作用および白血球の血液から組織への遊走にとって重要である．白血球インテグリンのリガンド結合活性は，ケモカイン受容体に結合したケモカインによるシグナルに依存する．免疫系において2つの重要なインテグリンは，VLA-4(very late antigen 4：インテグリン$\alpha 4\beta 1$)およびLFA-1(lecukocyte function-associated antigen 1：インテグリン$\alpha L\beta 2$)である．

インバリアント鎖 Invariant chain(I_i)

非多型タンパク質であり，小胞体において新たに合成されたMHCクラスⅡ分子に結合することで蓋をする．インバリアント鎖は，小胞体に存在するペプチドが，MHCクラスⅡのペプチド結合溝内に結合するのを防いでおり，そのようなペプチドは，MHCクラスⅠ分子と結合するために残っている．インバリアント鎖は，MHCクラスⅡ分子の折りたたみや会合を促進し，新たに形成されたMHCクラスⅡ分子を特殊なエンドソーム顆粒であるMHC-Ⅱコンパートメント(MⅡC)へ誘導し，そこでペプチド断片と置き換わる．

インフラマソーム Inflammasome

単核貪食細胞，樹状細胞および他の種類の細胞の細胞質の多タンパク質複合体のことであり，不活性型のプロIL-1β前駆体がタンパク質分解され活性型IL-1βが生成される．NLRP3(NOD様パターン認識受容体)，ASC(アポトーシス関連スペック様カード受容体)アダプター，プロカスパーゼ1などのインフラマソーム複合体の形成は，さまざまな微生物生成物，細胞傷害関連分子，結晶により刺激される．

ウィスコットアルドリッヒ症候群 Wiskott-Aldrich syndrome

湿疹，血小板減少，および細菌感染への易感染性がみられる免疫不全に特徴づけられるX連鎖疾患のことである．欠陥遺伝子は，シグナルカスケードおよびアクチン細胞骨格の調節にかかわる細胞内タンパク質をコードしている．

ウイルス Virus

原始的な偏性の細胞内寄生有機体あるいは感染性の粒子であり，タンパク質の外殻に包まれ，ときにはエンベロープ膜に囲まれた単純な核酸ゲノムからなる．多くの病原性動物ウイルスにより，幅広い疾患を生じる．ウイルスに対する体液性免疫応答は，細胞への感染防御に効果的であり，ナチュラルキラー細胞および細胞傷害性T細胞はすでにウイルスに感染した細胞を傷害するために必要である．

ウエスタンブロット Western blot

生物サンプル内における，あるタンパク質の存在を検出するための免疫学的手法である．方法は，電気泳動によるサンプル内のタンパク質の分離，毛管現象(吸い取り法：ブロッティング)による電気泳動ゲルからメンブレンへのタンパク質配列の転写，最終的に目的とするタンパク質に特異的な抗体(酵素的にあるいは放射性ラベルしたもの)の結合を介した目的タンパク質の検出である．

ウラシル*N*グリコシラーゼ Uracil *N*-glycosylase(UNG)

DNAからウラシル残基を取り除く酵素のことであり，DNA内にアルカリ感受性無塩基部位を生成する．ウラシル*N*グリコシラーゼ(UNG)は，アイソタイプスイッチにおいて重要な酵素であり，UNG突然変異のホモ接合のヒトは，高IgM症候群を引き起こす．

エピトープ Epitope

抗体あるいはT細胞受容体が結合する高分子抗原の特異的な部位のことである．タンパク質抗原がT細胞によって認識される場合，エピトープはT細胞受容体による認識に必要なMHC分子に結合したペプチド断片である．**抗原決定基**と同意語である．

エピトープ拡大 Epitope spreading

自己免疫において，もともとは1つのエピトープを標的とした免疫応答が多様なエピトープに対する免疫応答に発展することである．自己寛容の破綻が促進したり，最初の応答によって引き起こされた炎症により組織(自己)抗原がさらに放出されて引き起こされる．

エフェクター細胞 Effector cells

サイトカインを分泌する(例：ヘルパーT細胞)，微生物を傷害する(例：マクロファージ)，微生物が感染した宿主細胞を傷害する(例：細胞傷害性T細胞)，あるいは抗体を分泌する(例：分化したB細胞)等のように免疫応答においてエフェクター機能を果たす細胞のことである．

エフェクター相 Effector phase

外来抗原が傷害されたり不活性化される免疫応答の段階である．例えば，体液性免疫応答においてエフェクター相は，抗体依存的な補体活性化および抗体や補体によりオプソニン化された細菌の捕食により特徴づけられる．

エプスタイン・バーウイルス Epstein-Barr virus(EBV)

ヘルペスウイルスファミリーに属する二本鎖DNAウイルスであり，感染性単核球症の原因因子であり，ある種のB細胞悪性腫瘍および上咽頭がんと関連がある．エプスタイン・バーウイルスは，CR2(CD21)への特異的な結合を介してB細胞およびいくつかの上皮細胞に感染する．

炎症 Inflammation

感染や細胞傷害に対する血流に富む組織における複雑な反応であり，血管外への血漿タンパク質および白血球の蓄積を伴う．急性炎症は，自然免疫応答の一般的な結果であり，局所の獲得免疫応答は，さらに炎症を促進する．炎症は，感染を制御したり組織修復を促進することで防御的機能を果たす一方，組織傷害や疾患を引き起こすこともある．

炎症性腸疾患 Inflammatory bowel disease(IBD)

潰瘍性大腸炎やクローン病などを含む疾患の一群であり，胃腸管の慢性炎症により特徴づけられる．炎症性腸疾患(IBD)の原因は不明であるが，腸管内共生細菌に対するT細胞応答の制御不全により引き起こされる可能性がある．IBD は，IL-2，IL-10 あるいは T 細胞受容体 α 鎖の遺伝子欠損マウスにおいて発症する．

エンドソーム　Endosome

細胞内の膜結合型の小胞であり，抗原プロセシング過程において細胞外タンパク質が取り込まれる．エンドソームは，酸性の pH 状態にあり，タンパク質を MHC クラスⅡ分子に結合するペプチドに分解するタンパク質分解酵素を含んでいる．MⅡC とよばれる MHC クラスⅡが豊富なエンドソームのサブセットは，抗原プロセシングおよびクラスⅡ経路を介した抗原提示に特異的な役割を果たす（エンドソームは，すべての細胞にみられ，抗原提示とは関係ない細胞外タンパク質の内在化に関与する）．

エンドトキシン　Endotoxin

グラム陰性菌の細胞壁の構成成分の 1 つである．リポ多糖（LPS）ともよばれ，死んだ細菌から放出され，貪食細胞，内皮細胞，樹状細胞，バリア上皮細胞など多くの異なる細胞に発現する TLR4 に結合することで自然免疫炎症応答を刺激する．エンドトキシンは，脂質成分および炭水化物（多糖）の部分からなる．

エンハンサー　Enhancer

遺伝子中の制御性ヌクレオチド配列であり，プロモーターの上流あるいは下流に位置しており，転写因子と結合することでプロモーターの活性を増加させる．免疫系細胞では，エンハンサーは，サイトカインのような免疫応答の多くのエフェクタータンパク質をコードする遺伝子の転写を誘導する細胞表面シグナルを統合する．

エンベロープ糖タンパク質　Envelope glycoprotein（Env）

レトロウイルスによりコードされる膜糖タンパク質であり，感染細胞の細胞膜上やウイルス粒子の宿主細胞由来被覆膜上に発現している．エンベロープ糖タンパク質は，しばしばウイルスの感染性に必要とされる．ヒト免疫不全ウイルス（HIV）のエンベロープ糖タンパク質は，gp41 および gp120 を含んでおり，それらは T 細胞上の CD4 およびケモカイン受容体にそれぞれ結合し，ウイルスと T 細胞膜の融合を仲介する．

大型顆粒リンパ球　Large granular lymphocyte

血液中の細胞型の形態学的外観に基づいたナチュラルキラー細胞の別名である．

オートクライン因子　Autocrine factor

ある細胞が産生する分子がその細胞自身に作用することをオートクラインといい，それにかかわる分子のことを指す．例えば，IL-2 は，オートクライン因子として働く T 細胞増殖因子であり，IL-2 を産生する T 細胞自身の有糸分裂活性を促進する．

オートファジー　Autophagy

リソソームの異化作用により細胞が自身の構成成分を分解する生理的なプロセスである．オートファジー（自食）は，感染に対する自然免疫防御に役割を果たしており，オートファジーを制御する遺伝子の多型は，いくつかの自己免疫疾患のリスクにつながる．

オプソニン　Opsonin

微生物表面に付着し，好中球やマクロファージの表面受容体により認識され，微生物の貪食効率を増加させる分子である．オプソニンには，貪食細胞上の Fcγ 受容体によって認識される IgG 抗体，1 型補体受容体 CR1（CD35）および白血球インテグリン Mac-1 により認識される補体タンパク質フラグメントなどが含まれる．

オプソニン化　Opsonization

標的微生物の貪食のために，その表面に IgG あるいは補体断片などのオプソニンを付着させるプロセスのことである．

外部寄生虫　Ectoparasites

ダニなどの動物の体表で生存する寄生虫である．自然免疫および獲得免疫の両者が，しばしば幼虫期の外部寄生虫を傷害することで，これらの寄生虫に対する防御的役割を果たしている．

獲得免疫　Adaptive immunity

リンパ球が中心的役割を担い，感染性因子への曝露によって誘導される免疫応答のことである．自然免疫と対照的に，獲得免疫は，さまざまな異なる高分子に対する精緻な特異性と同一の微生物（病原菌）への繰り返しの曝露に対しより強く応答する能力（記憶）により特徴づけられる．獲得免疫は，特異的免疫あるいは後天的免疫ともよばれる．

カスパーゼ　Caspase

システイン残基に活性化部位をもつ細胞内プロテアーゼ（タンパク質分解酵素）であり，基質の C 末端（カルボキシル末端）側のアスパラギン酸残基を切断する．ほとんどのカスパーゼは，細胞のアポトーシス（細胞死）を引き起こす酵素カスケードの構成因子であるが，カスパーゼ 1 は，インフラマソームの一部であり，サイトカイン IL-1 および IL-18 の不活性型前駆体を活性型へプロセシングし炎症を誘導する．

活性化 T 細胞核内因子　Nuclear factor of activated T cells（NFAT）

IL-2，IL-4，TNF および他のサイトカイン遺伝子の発現に必要な転写因子である．4 つの異なる NFAT は，それぞれ別々の遺伝子によりコードされ，NFATp および NFATc が T 細胞において発見されている．細胞質の NFAT は，カルシウム／カルモジュリン依存的に活性化され，カルシニューリンによる脱リン酸化が，NFAT の核移行を可能にし，IL-2，IL-4 および他のサイトカイン遺伝子の制御領域にある共通結合配列に結合する．通常 NFAT は，AP-1 などの他の転写因子と結合する．

活性化タンパク質 1　Activation protein 1（AP-1）

2 つのタンパク質の二量体からなる DNA 結合性の転写因子ファミリーであり，二量体タンパク質はロイシンジッパーとよばれる互いに共通な構造モチーフを介して結合する．最もよく特徴づけられる AP-1 因子は，c-Fos および c-Jun タンパク質からなる．AP-1 は，サイトカイン遺伝子などの免疫系に重要な多くの異なる遺伝子の転写制御に関与する．

活性化誘導型（シチジン）デアミナーゼ（AID）　Activation-induced (cytidine) deaminase（AID）

DNA のシチジンからウラシルへの変換を触媒する B 細胞に発現する酵素のことである．AID は，抗体の体細胞超変異，親和性成熟，免疫グロブリンクラススイッチに必要とされる．

活性化誘導細胞死　Activation-induced cell death（AICD）

活性化リンパ球のアポトーシス（細胞死）のことであり，一般的に T 細胞に対して用いられる用語である．

活性酸素種　Reactive oxygen species（ROS）

スーパーオキシドアニオン，ヒドロキシル・ラジカル，過酸化水素を含むきわめて反応性に富む酸素の代謝産物であり，活性化した貪食細胞により産生される．活性酸素種は，取り込まれた細菌を傷害するオキシハロゲン化物を形成するために貪食細胞により用いられる．また活性酸素種は細胞から放出され炎症応答の促進あるいは組織傷害を生じる．

カテプシン　Cathepsins

幅広い基質特異性をもつチオールおよびアスパラギン酸プロテアーゼであり，抗原提示細胞のエンドソームに豊富に存在し，外来タンパク質抗原から MHC クラスⅡ分子に結合するペプチド断片を生成するために重要な役割を果たす．

カテリシジン Cathelicidins
好中球および種々のバリア上皮細胞により産生されるポリペプチドであり，微生物に対する直接的な毒性，白血球の活性化，リポ多糖（LPS）の中和など自然免疫応答におけるさまざまな機能を担う．

化膿菌 Pyogenic bacteria
多形核白血球（膿を生じさせる）に富む炎症反応を引き起こすグラム陽性ブドウ球菌および連鎖球菌などの細菌のことである．これらの細菌に対する抗体反応は，自然免疫のエフェクター機序の効果を著しく促進させ感染を除去する．

過敏症 Hypersensitivity diseases
免疫応答により引き起こされる疾患のことである．過敏症は，自己抗原に対する免疫応答によって生じる自己免疫疾患および微生物やアレルゲンなどの外来抗原に対する制御不能または過剰な免疫応答により生じる疾患を含む．過敏症において生じる組織傷害は，微生物に対する防御のための免疫系に用いられる同一のエフェクター機序に起因する．

可変領域 Variable region
免疫グロブリン重鎖，軽鎖あるいはT細胞受容体α，β，γ，δ鎖の細胞外N末端領域のことであり，リンパ球のすべてのクローン間で異なっており抗原特異性に関与する可変アミノ酸配列を含む．抗原結合可変配列は，拡張したループ構造（超可変領域断片）に局在する．

カポジ肉腫 Kaposi sarcoma
血管細胞の悪性腫瘍であり，後天性免疫不全症候群の患者（エイズ患者）において高頻度に生じる．カポジ肉腫は，カポジ肉腫関連ヘルペスウイルス（ヒトヘルペスウイルス8）による感染と関連がある．

顆粒球コロニー刺激因子 Granulocyte colony-stimulating factor (G-CSF)
感染局所において活性化T細胞，マクロファージ，内皮細胞により産生されるサイトカインのことであり，骨髄に作用し，免疫応答により消費された好中球を補うために，好中球の産生を増加し，それらの好中球を動員する．

顆粒球単球コロニー刺激因子 Granulocyte-monocyte colony-stimulating factor (GM-CSF)
活性化T細胞，マクロファージ，内皮細胞，間質線維芽細胞により産生されるサイトカインのことであり，骨髄に作用し，好中球および単球の産生を増加させる．顆粒球単球コロニー刺激因子は，マクロファージ活性化因子でもあり，樹状細胞の成熟を促進する．

カルシニューリン Calcineurin
細胞質のセリン／スレオニンフォスファターゼ（リン酸モノエステル加水分解酵素）であり，転写因子NFATを脱リン酸化することで，NFATの核移行を可能にする．カルシニューリンは，抗原認識反応中にT細胞受容体シグナルを介して生じるカルシウムシグナルにより活性化される．シクロスポリンおよびFK506などの免疫抑制薬は，カルシニューリン活性を阻害することで機能する．

幹細胞 Stem cell
絶え間なく増殖し，さらなる幹細胞および異なる多彩な系統の細胞を生み出す未分化の細胞のことである．例えば，すべての血液細胞は，共通の造血幹細胞から発生する．

間接的抗原提示 Indirect antigen presentation (or indirect allorecognition)
移植免疫において，レシピエント（受け手側）の抗原提示細胞によるドナー（同種異系）MHC分子の抗原提示経路のことであり，微生物タンパク質を提示するのと同じ機序で起こる．同種異系のMHCタンパク質は，レシピエントのプロフェッショナル抗原提示細胞によりプロセシングを受け，レシピエント自身のMHC分子を介して同種異系由来MHC分子由来のペプチドが宿主（レシピエント）のT細胞に提示される．間接的抗原提示とは対照的に，直接的抗原提示では，レシピエントのT細胞によりプロセシングを受けていない移植細胞の表面上の同種異系MHC分子の認識が行われる．

関節リウマチ Rheumatoid arthritis
主には関節に対する炎症性傷害，およびしばしば血管，肺，他の組織の炎症により特徴づけられる自己免疫疾患である．CD4陽性T細胞，活性化B細胞，形質細胞が炎症関節裏層（滑膜）にみられ，IL-1およびTNFなどの非常に多くの炎症性サイトカインが，滑液（関節液）に存在する．

がん胎児性抗原 Carcinoembryonic antigen (CEA，CD66)
高度に糖化された膜タンパク質であり，結腸，膵臓，胃，乳房における多くのがんにおいて発現が増加し，その結果，血清中のレベルが上昇する．血清がん胎児性抗原レベルは，治療後の転移性がんの持続あるいは再発の指標として用いられる．

がん胎児性抗原 Oncofetal antigen
ある種のがん細胞および正常に発育している胎児（成人ではなく）の組織に非常に高く発現しているタンパク質のことである．これらのタンパク質に対する特異的な抗体は，しばしば腫瘍の組織病理学的な同定，あるいは患者の腫瘍増殖の進行を検査するために用いられる．CEA（carcinoembryonic antigen：がん胎児性抗原[CD66]）およびα-フェトプロテインは，ある特定のがんに一般的に発現する2つのがん胎児性抗原である．

寛容 Tolerance
抗原曝露により引き起こされる抗原特異的リンパ球の不活性化あるいは細胞死の結果として生じる抗原に対する獲得免疫系の不応答性のことである．自己抗原に対する寛容は，獲得免疫系の正常な特性であるが外来抗原に対する寛容も抗原曝露の特定の状況下で起こりうる．

寛容原（免疫寛容原） Tolerogen
免疫応答を誘導する免疫原とは対照的に，免疫寛容を誘導する抗原のことである．多くの抗原が，それらがどのように投与されるかにより寛容原あるいは免疫原になりうる．抗原を寛容原化する投与例には，アジュバントなしで投与された大量のタンパク質および経口投与された抗原などがある．

記憶 Memory
初の抗原曝露に対する応答と比較して，その抗原に対する繰り返しの曝露へのより迅速で，より大きくより効果的に応答する獲得免疫系の特性のことである．

記憶リンパ球 Memory lymphocytes
ナイーブリンパ球の抗原刺激により誘導される記憶B細胞および記憶T細胞のことであり，抗原が除去された後も長期間にわたり機能的な休止状態で生存する．記憶リンパ球は，2度目および後続の抗原への曝露に対する迅速かつ強化された（すなわち，記憶[メモリー]あるいはリコール）応答を仲介する．

気管支喘息 Bronchial asthma
通常，肺において繰り返される即時型過敏反応により引き起こされる炎症性疾患であり，間欠性で可逆的な気道閉塞，好酸球の増加を伴う慢性の気管支炎症，気管支平滑筋細胞肥大および気道過敏性を引き起こす．

キメラ抗原受容体 Chimeric antigen receptor(CAR)
組換え免疫グロブリン可変遺伝子とT細胞受容体および共刺激受容体の両方のシグナルドメインを含む細胞質尾部を遺伝子操作によってコードさせ，腫瘍抗原特異的な結合部をもつよう人為的に作製された受容体のことである．T細胞が，キメラ抗原受容体(CAR)を発現すると，これらの細胞は，CARの細胞外ドメインが認識する細胞を殺傷できる．CARを発現するT細胞の養子移入によってある種のがんの治療に成功している．

逆転写酵素 Reverse transcriptase
ヒト免疫不全ウイルス(HIV)などのレトロウイルスによりコードされる酵素であり，RNAの鋳型からウイルスゲノムのDNAコピーを合成する．精製された逆転写酵素は，メッセンジャーRNAから目的の遺伝子をコードする相補的DNA(cDNA)をクローニング(単離および増幅)するために分子生物学研究において広く用いられる．逆転写酵素阻害薬は，HIV-1感染治療薬として用いられている．

急性期タンパク質 Acute-phase proteins
IL-1，IL-6，TNFなどの炎症性サイトカインに反応して主に肝臓で合成されるタンパク質であり，全身性炎症反応症候群の一端として感染後，短時間に血漿濃度が増加する．例として，C反応性タンパク質，補体タンパク質，フィブリノゲン，血清アミロイドAタンパク質などがある．急性期タンパク質は，微生物に対する自然免疫応答においてさまざまな役割を果たす．急性期反応物質ともよばれる．

急性期反応 Acute-phase response
感染に対する初期の自然免疫応答の一端として起こる反応であり，急性期反応物質とよばれるいくつかのタンパク質の血漿濃度の上昇がみられる．

急性拒絶 Acute rejection
T細胞，マクロファージ，抗体を介した血管および実質の傷害を伴う移植片拒絶の1つの反応であり，通常移植後数日あるいは数週間で発症するが，免疫抑制薬の作用が不十分な場合には，より遅い段階で発症することがある．

共刺激(副刺激，補助刺激)因子 Costimulator
自然免疫刺激に応答して抗原提示細胞の表面上に発現する分子のことであり，ナイーブT細胞活性化のための抗原刺激以外のセカンドシグナルを与える．最もよく知られる共刺激因子は，活性化T細胞に発現するCD28に結合する抗原提示細胞上のB7分子(CD80およびCD86)である．受容体に結合する他の共刺激因子は，活性化T細胞上に発現し，エフェクター応答を促進する．

胸腺 Thymus
縦隔前部に位置する両葉性(二葉性)臓器であり，骨髄由来前駆細胞からT細胞が成熟する場である．胸腺組織は，外皮質と内部髄質に分かれており，間質胸腺上皮細胞，マクロファージ，樹状細胞，あらゆる成熟段階の多数のT細胞前駆細胞(胸腺細胞)を含んでいる．

胸腺細胞 Thymocyte
胸腺に存在する成熟T細胞の前駆細胞のことである．

胸腺上皮細胞 Thymic epithelial cells
胸腺の皮質および髄質間質に豊富に存在する上皮細胞のことであり，T細胞の発達に重要な役割を果たしている．正の選択のプロセスにおいて，胸腺上皮細胞表面上のMHC分子に結合した自己のペプチドを弱く認識する成熟T細胞はプログラム細胞死から免れる．

キラー細胞免疫グロブリン様受容体 Killer cell Ig-like receptors (KIRs)
ナチュラルキラー(NK)細胞に発現する免疫グロブリンスーパーファミリー受容体であり，HLA-A，HLA-B，HLA-C分子の異なるアレル(対立遺伝子)を認識する．キラー細胞免疫グロブリン様受容体(KIR)の中には，その細胞質尾部に免疫受容体抑制性チロシンモチーフ(ITIM)を含むシグナル構成要素を保有しており，これらがNK細胞を不活化する抑制性シグナルを伝達する．KIRファミリーメンバーの中には，ITIMsを保有しないが，他のポリペプチドを含む免疫受容体活性化チロシンモチーフ(ITAM)と会合する短い細胞質尾部を保有しており活性化受容体として機能するものがある．

近交系マウス系統 Inbred mouse strain
同腹子の繰り返しの交配により樹立されるマウスの系統のことであり，すべての遺伝子座においてホモ接合性であることにより特徴づけられる．近交系のあらゆるマウスは，同一系統の他のすべてのマウスと遺伝的に同一(同系)である．

組み合わせの多様性 Combinatorial diversity
B細胞，T細胞の発達過程で免疫グロブリンおよびT細胞受容体遺伝子座DNAの体細胞遺伝子組換えにおける異なるV, D, J(遺伝子)断片の多くのさまざまな組み合わせにより生じる免疫グロブリンおよびT細胞受容体特異性の多様性のことである．組み合わせの多様性は，結合多様性と併せて，限られた数のDNA遺伝子断片から多数の異なる抗原受容体遺伝子を生み出すための1つの機序である．

組換えシグナル配列 Recombination signal sequences
抗原受容体遺伝子座におけるV，D，J(遺伝子)断片に隣接してみられる特異的なDNA配列のことであり，V(D)J遺伝子組換えの間にRAG-1/RAG-2複合体により認識される．認識配列は，V，D，Jコード配列に隣接したヘプタマーとよばれる7ヌクレオチドからなる高度に保存された区間と，それに続く厳密に12あるいは23ヌクレオチドからなる非保存領域であるスペーサー，ノナマーとよばれる9ヌクレオチドからなる高度に保存された区間から構成される．

クラスⅡ関連インバリアント鎖ペプチド Class II-associated invariant chain peptide(CLIP)
MHCクラスⅡ分子のペプチド結合溝内に存在するインバリアント鎖のペプチドのことであり，ペプチド結合溝内に細胞外タンパク質抗原から産生されるペプチドが近接する前にHLA-DM分子の作用により取り除かれる．

グランザイムB Granzyme B
細胞傷害性T細胞およびナチュラルキラー細胞の顆粒内に存在するセリン・プロテアーゼ酵素のことであり，エクソサイトーシス(開口分泌)により放出され，標的細胞に入り，カスパーゼをタンパク質分解することで活性化させる．さらにいくつかの基質を分解し，標的細胞のアポトーシス(細胞死)を誘導する．

クローナルアナジー Clonal anergy
実験的に誘導されるT細胞クローンの抗原不応答性状態のことで，抗原認識時にT細胞活性化に重要な付加的シグナル(共刺激シグナル)を付与しないことで誘導される．クローナルアナジーは，自己抗原に対する寛容機序の1つのモデルと考えられており，B細胞にもあてはまると思われる．

クローン Clone
単一の共通な前駆体に由来する細胞集団のことであり，もとの細胞と同じ多くの遺伝子型および表現型特徴を維持する．獲得免疫において，リンパ球の単一クローンのすべての細胞は再構成した同一の免疫グロブリンあるいはT細胞受容体遺伝子を原則的に共有している．しかしながらB細胞クローン内の異なる細胞の免疫グロブリ

ン *V* 遺伝子ではVDJ遺伝子再構成後に起こる体細胞突然変異のために配列に違いがみられることがある．

クローン拡大 Clonal expansion
1つの抗原に特異的なリンパ球数がおよそ千倍～十万倍に増加することである．ナイーブT細胞およびB細胞が抗原刺激に引き続いて増殖することに起因する．クローン拡大は，リンパ組織で起こり，感染根絶のため，数少ないナイーブ前駆細胞から十分な数の抗原特異的エフェクターT細胞および形質細胞を生成するために必要である．

クローン除去 Clonal deletion
胸腺の未熟なT細胞あるいは骨髄の未熟なB細胞におけるリンパ球寛容の機序であり，それらの未熟リンパ球は自己抗原を認識した結果アポトーシス(細胞死)が誘導される．

クローン選択説 Clonal selection hypothesis
すべての個人が莫大な数のクローンに由来するリンパ球を保有するという免疫系の基本的な考え方(もはや仮説ではない)のことである．それぞれのクローンは1つの前駆細胞から発生しており1種類の抗原受容体を発現し異なる抗原決定基を認識し応答することができる．抗原が侵入すると抗原はすでに存在している抗原特異的なクローンを選択し活性化する．

クローン無視 Clonal ignorance
リンパ球不応答性の機構の1つであり，自己抗原特異的なリンパ球が生存し機能していても自己抗原を免疫系が無視し自己寛容となる

クロスプレゼンテーション Cross-presentation
樹状細胞が，ウイルス感染細胞あるいは腫瘍細胞に対する抗原特異的なナイーブCD8陽性T細胞を活性化する機序のことである．クロスプレゼンテーションは，例えば，感染した(しばしばアポトーシスを起こした)細胞が樹状細胞により取り込まれ微生物抗原がプロセシングされMHCクラスⅠ分子と会合し提示されたときに起こるが，これは貪食された抗原がMHCクラスⅡ分子と会合し提示される一般的なルールとは異なっている．樹状細胞は，T細胞の共刺激(MHC分子以外の異なる受容体相互作用を介したT細胞の活性化)も行う．クロスプライミングともよばれる．

蛍光表示式細胞分取器 Fluorescence-activated cell sorter(FACS)
フローサイトメーターの応用技術であり，細胞が蛍光プローブに結合する割合や量をもとにして，細胞混合群から特定の細胞を精製するために用いる．細胞は，最初に表面抗原特異的な抗体などの蛍光標識されたプローブで染色される．その後，細胞を1つずつレーザーにより発生した入射ビームを備えた蛍光光度計を通過させ，蛍光シグナルの測定強度に従って強さと方向性が変化する電磁場を利用して，異なるコレクションチューブに回収される．

経口免疫寛容 Oral tolerance
抗原特異的なT細胞のアナジー(免疫応答不顕性)あるいはトランスフォーミング増殖因子β(transforming growth factor-β：TGF-β)などの免疫抑制性サイトカインの産生の結果として抗原経口投与後にその抗原に対する全身性の体液性免疫応答および細胞性免疫応答が抑制されることである．経口免疫寛容は，食物抗原および腸管腔に共生的に生存する微生物に対する免疫応答を防ぐための機序の1つと考えられている．

形質芽細胞 Plasmablast
形質細胞の前駆体で循環している抗体分泌細胞のことであり，骨髄や他の組織に存在する．

形質細胞 Plasma cell
卵型，偏在性の核，核周辺光輪を含む形態学的な特徴をもつ最終分化した抗体産生B細胞のことである．

血管作用性アミン Vasoactive amines
ヒスタミンなどアミン基をもつ低分子量の非脂質化合物のことであり，マスト細胞の細胞質顆粒に蓄積し，そこから放出され，即時型過敏反応(アレルギー反応)の多くの生物学的効果を引き起こす(生体アミンともよばれる)．

血管新生 Angiogenesis
自然免疫系および獲得免疫系の細胞により産生されるさまざまなタンパク質により制御される新生血管形成のことであり，しばしば慢性炎症に伴う．

結合部多様性 Junctional diversity
抗体およびT細胞受容体レパートリーにおける多様性のことであり，V，D，J(遺伝子)断片間の結合部にランダムに付加，あるいは除去されるヌクレオチド配列に起因する．

血小板活性化因子 Platelet-activating factor(PAF)
マスト細胞および上皮細胞を含む複数の種類の細胞の膜リン脂質由来の脂質メディエーターのことである．血小板活性化因子(PAF)は，気管支収縮，血管拡張，血液漏出を引き起こす．PAFは喘息の重要なメディエーターの1つかもしれない．

血清 Serum
血液あるいは血漿が凝固した際に残る無細胞の液体のことである．血液抗体は血清分画内にみられる．

血清アミロイドA Serum amyloid A(SAA)
感染および炎症時に血清濃度が著しく増加する急性期タンパク質のことであり，主に肝臓においてIL-1および腫瘍壊死因子(TNF)により合成が誘導される．血清アミロイドAは，白血球走化性，貪食作用，内皮細胞への接着を活性化する．

血清学 Serology
血液(血清)抗体およびそれら抗体と抗原との反応に関する研究分野のことである．血清学という用語は，しばしば血清中の微生物特異的な抗体を検出することによる感染症の診断を指すために用いられる．

血清型 Serotype
ある特定の感染性微生物において抗原性が異なる種類(サブセット)のことであり，血清学的(すなわち血清抗体)検査により他の種類と区別される．微生物(例：インフルエンザウイルス)の1つの血清型に対する体液性免疫は別の血清型に対して防御的ではない．

血清病 Serum sickness
血液への多量のタンパク質抗原の注入により生じる疾患のことであり，特に腎臓と関節における血管壁の抗原－抗体(免疫)複合体の沈着により特徴づけられる．免疫複合体の沈着は，補体結合および白血球動員を誘導し，その後糸球体腎炎および関節炎を誘導する．血清病は，もともとはジフテリアの予防のために抗毒素抗体を含む血清注射を受けた患者に発症する疾患とされていた．

血清変換 Seroconversion
感染時あるいはワクチン接種した血清において，微生物特異的な抗体が産生され検出可能になることである．

ケモカイン Chemokines
構造的に相同性のある低分子量のサイトカインの大きなファミリーであり，白血球走化性を促進し，活性化白血球インテグリンを

介して血液から組織への白血球の遊走を調節し，リンパ器官内部で異なるサブセットのリンパ球および抗原提示細胞の空間的構造を維持している．

ケモカイン受容体　Chemokine receptors
ケモカインに対する細胞表面受容体であり，白血球の遊走を刺激するシグナルを伝達する．少なくとも19種類の異なる哺乳類ケモカイン受容体が存在し，それぞれが異なるケモカインに結合する．これらすべての受容体は，7回膜貫通型αヘリックス，Gタンパク質共役型受容体ファミリーメンバーである．

原虫　Protozoa
真核単細胞微生物のことであり，その多くが人体寄生虫であり，病気を引き起こす．病原体原虫の代表的な例としては，アメーバ赤痢を引き起こす赤痢アメーバ，マラリアを引き起こすマラリア原虫，リーシュマニア症を引き起こすリューシュマニアを含む．原虫は自然免疫および獲得免疫の両方を刺激する．これら多くの原虫に対する効果的なワクチンを開発することは，困難であることが明らかとなっている．

原発性免疫不全　Primary immunodeficiency
先天性免疫不全を参照．

コインヒビター　Coinhibitor
抗原提示細胞あるいは組織細胞が発現する細胞表面タンパク質のことであり，エフェクターT細胞の共抑制受容体に結合し，抗原および共刺激によるT細胞の活性化を阻害するシグナルを誘導する．例としては，さまざまな種類の細胞に発現するPD-L1があり，エフェクターT細胞のPD-1に結合する．PD-L1/PD-1経路は，抗腫瘍および抗ウイルスT細胞応答を促進するために治療の標的とされる．

好塩基球　Basophil
構造的および機能的にマスト細胞に類似した骨髄由来の顆粒球の一種であり，血液内に存在し体内を循環する．マスト細胞同様，多くの炎症性メディエーターを含む顆粒をもっており，IgEに対する高親和性Fc受容体を発現する．抗原が存在する組織局所に動員された好塩基球は，即時型過敏反応に関与するものと考えられる．

抗血清　Antiserum
ある抗原に対して以前に免疫され，その抗原特異的な抗体を含む個体の血清のことである．

抗原　Antigen
抗体あるいはT細胞受容体に結合する分子のことである．抗体に結合する抗原はあらゆる分子を含む．大部分のT細胞受容体は，MHC分子と複合体を形成したタンパク質のペプチド断片とのみ結合する．ペプチドリガンドおよびペプチドリガンドが由来するタンパク質は，**T細胞抗原**とよばれる．

抗原決定基　Determinant
抗体あるいはT細胞受容体が結合する高分子抗原の特異的部位のことである．T細胞によるタンパク質抗原認識の場合，抗原決定基はT細胞受容体が認識するMHC分子に結合したペプチド部位である．**エピトープ**と同意語である．

抗原提示　Antigen presentation
抗原提示細胞の表面上でMHC分子に結合したペプチドを提示することであり，T細胞受容体による特異的な認識およびT細胞の活性化を可能にする．

抗原提示細胞　Antigen-presenting cell（APC）
細胞表面上にMHC分子と会合するタンパク質抗原のペプチド断片を提示し，抗原特異的なT細胞を活性化する細胞のことである．抗原提示細胞は，ペプチド-MHC分子複合体を提示するのに加え，T細胞を最適に活性化するための共刺激因子も発現する．

抗原プロセシング　Antigen processing
細胞外あるいは細胞質内に由来するタンパク質抗原を，細胞内でペプチドに変換し，それらのペプチドをT細胞に提示するためMHC分子に会合させることである．

抗原変異　Antigenic variation
微生物に発現する抗原が，さまざまな遺伝的機序により変化するプロセスのことであり，したがって微生物が免疫応答から巧妙に逃れることに利用される．抗原変異の一例には，インフルエンザウイルスの表面タンパク質である赤血球凝集素（HA）およびノイラミニダーゼの変化があり，毎年新たなワクチンの使用を余儀なくされる．

交差適合試験　Cross-matching
不適合な輸血反応あるいは移植片拒絶の可能性を最小限にするためのスクリーニングテスト（ふるい分け試験）のことである．交差適合試験では，輸血あるいは組織同種移植を必要とする患者は，ドナーの細胞表面抗原（通常は血液型抗原あるいはMHC抗原）に対してあらかじめ抗体が存在するかどうか検査される．この試験では，レシピエント（受け手側）の血清とドナー（提供者）の白血球あるいは赤血球を混ぜ合わせ，凝集反応あるいは補体依存的な細胞溶解の有無が検討される．

好酸球　Eosinophil
骨髄由来の顆粒球の1つであり，即時型過敏反応の遅発相反応の炎症部位に豊富に存在し，アレルギー疾患における多くの病態に関与する．好酸球は，蠕虫を含む細胞外寄生虫に対する防御にとって重要である．

恒常性　Homeostasis
獲得免疫系において，抗原応答によって新たなリンパ球が発生し個々のクローンが著しく拡大するにもかかわらず，リンパ球の定数および多様性レパートリーが維持されることである．恒常性は，リンパ球の細胞死および不活性化を制御するいくつかの経路により獲得される．

合成ワクチン　Synthetic vaccine
リコンビナント（組換え）DNAに由来する抗原から構成されるワクチンのことである．B型肝炎ウイルスおよび単純ヘルペスウイルスに対する合成ワクチンが現在使用されている．

酵素結合免疫吸着法　Enzyme-linked immunosorbent assay（ELISA）
固相化した抗原を定量化する方法のことであり酵素を共有結合させた抗原特異的抗体を用いる．抗原に結合する抗体の量は，存在する抗原の量に比例し共役酵素による透明な基質から有色の生成物への変換を分光光度法で測定することで決定する．

抗体　Antibody
免疫グロブリンともよばれ，B細胞により産生される糖タンパク質分子の一種であり，しばしば高い特異性および親和性で抗原に結合する．抗体の基本的な構造単位は，同一な2本の重鎖および同一な2本の軽鎖から構成される．重鎖および軽鎖のN末端可変領域が抗原結合部位を形成する一方で，重鎖のC末端定常領域は，免疫系において他の分子と機能的に相互作用する．すべての個体が，何百万もの異なる抗体を保有しており，それぞれの抗体が別々の抗原結合部位をもっている．分泌された抗体は，抗原の中和，補体の活性化，白血球依存的な微生物の傷害などのあらゆるエフェクター機能を担う．

抗体依存性細胞傷害 Antibody-dependent cell-mediated cytotoxicity(ADCC)
ナチュラルキラー細胞が，IgGに被覆された細胞を標的とするプロセスのことであり，結果として抗体に被覆された細胞の溶解を生じる．ナチュラルキラー細胞膜上にIgGの定常領域特異的な受容体(FcγRⅢ[CD16])が発現しており，IgGとの結合を仲介する．

抗体産生細胞 Antibody-secreting cell
分泌型免疫グロブリンを産生する分化したB細胞のことである．抗体産生細胞は，抗原に反応してナイーブB細胞から発生し，骨髄や脾臓およびリンパ節に存在する．しばしば形質細胞と同意語として用いられる．

抗体フィードバック Antibody feedback
分泌されたIgG抗体による抗体産生の抑制的な制御のことで，抗原－抗体複合体が，B細胞膜免疫グロブリン(抗原受容体)およびFcγRⅡb(Fcγ受容体の一種)に同時に結合した際に起こる．これらの状況下では，FcγRⅡbの細胞質尾部は，B細胞内に抑制性のシグナルを伝達する．

抗体レパートリー Antibody repertoire
ある個体が有するさまざまな特異性を示す抗体のレパートリーのことである．

好中球 Neutrophil(polymorphonuclear leukocyte：PMN)
小葉(小片)に分葉した核および分解酵素に満ちた細胞質顆粒球により特徴づけられる貪食細胞のことである．好中球(多形核白血球)は，最も豊富に存在するタイプの循環白血球であり，細菌感染に対する急性炎症応答における主要な細胞種である．

後天性免疫不全 Acquired immunodeficiency
通常，感染(例：エイズなど)により出生後(後天的)に獲得される免疫系の不全のことであり，遺伝的欠陥には関係しない．続発性免疫不全と同意語である．

後天性免疫不全症候群(エイズ) Acquired immunodeficiency syndrome(AIDS)
CD4陽性T細胞の減少により特徴づけられる，ヒト免疫不全ウイルス(HIV)感染により生じる疾患のことであり，細胞性免疫に深刻な欠陥をもたらす．臨床的に，エイズには日和見感染，悪性腫瘍，衰弱，脳症(脳障害)が含まれる．

高内皮細静脈 High endothelial venule(HEV)
リンパ球が，血液から二次リンパ組織の間質に移動する部位に存在する特殊な小静脈のことである．高内皮細静脈の内面は比較的大きなサイズの内皮細胞で覆われ，それらは脈管管腔に突出し，ナイーブB，T細胞および記憶B，T細胞の結合に関与する特有の接着分子を発現する．

抗レトロウイルス療法 Antiretroviral therapy(ART)
ヒト免疫不全ウイルス(HIV)に対する併用化学療法であり，通常ヌクレオチド逆転写酵素阻害薬およびウイルスプロテアーゼ阻害薬あるいは非ヌクレオチド逆転写酵素阻害薬のどちらか一方の2種類からなる．抗レトロウイルス療法は，1年間以上もの間，血漿ウイルス力価を検出レベル以下に減少させ，ヒト免疫不全症の進行を遅らせることが可能である．高度強力レトロウイルス療法(highly active antiretroviral therapy：HAART療法)ともよばれる．

呼吸バースト Respiratory burst
スーパーオキシドアニオン，ヒドロキシ・ラジカル，過酸化水素などの活性酸素中間体が好中球およびマクロファージにより産生されるプロセスのことである．呼吸バーストは，食細胞酸化酵素により仲介され，インターフェロン-γ，腫瘍壊死因子(TNF)などのサイトカインあるいはリポ多糖(LPS)などの細菌生成物といった炎症性メディエーターにより引き起こされる．

骨髄 Bone marrow
骨の中心腔内の組織のことであり，成人において未熟なリンパ球を含むすべての循環血液細胞を生成する場であり，B細胞の成熟の場でもある．

骨髄移植 Bone marrow transplantation
造血幹細胞移植を参照．

骨髄由来免疫抑制細胞 Myeloid-derived suppressor cells
抗腫瘍免疫応答を抑制する未熟な骨髄前駆細胞の不均一な細胞集団のことであり，リンパ組織，血液，担がん動物の腫瘍，がん患者にみられる．これらの細胞は，マウスではLy6CあるいはLy6G，およびCD11bを，ヒトではCD33，CD11b，CD15を発現する．

古典的マクロファージ活性化 Classical macrophage activation
インターフェロン-γ，Th1細胞，TLRリガンドによるマクロファージの活性化のことであり，炎症性および殺菌性のフェノタイプ(表現型)を誘導する．古典的活性化マクロファージは，M1マクロファージともよばれる．

コレクチン Collectins
コラーゲン様ドメインおよびレクチン(すなわち糖結合)により特徴づけられるマンノース結合レクチンを含むタンパク質ファミリーのことである．コレクチンは，微生物パターン認識受容体として作用することで自然免疫系において役割を果たし，C1qに結合することで補体系を活性化するものと考えられる．

コレセプター Coreceptor
膜免疫グロブリンあるいはT細胞受容体が抗原に結合するのと同時に，その抗原に結合するリンパ球表面受容体のことである．最適なリンパ球活性化に必要なシグナルを伝達する．T細胞の受容体であるCD4およびCD8は，T細胞受容体が多型MHC残基および提示されたペプチドに結合すると同時にMHC分子の非多型部分に結合する．CR2は，B細胞上のコレセプターであり，膜上の免疫グロブリンが抗原に結合するのと同時に，その抗原を被覆している補体に結合する．

コロニー刺激因子 Colony-stimulating factors(CSFs)
骨髄前駆細胞の拡大および分化を促進するサイトカインのことである．コロニー刺激因子は，赤血球，顆粒球，単球，リンパ球の成熟に必要不可欠である．コロニー刺激因子の例としては，顆粒球単球コロニー刺激因子(GM-CSF)，顆粒球コロニー刺激因子(G-CSF)，IL-3が含まれる．

混合型リンパ球反応 Mixed lymphocyte reaction(MLR)
ある個体のT細胞が他の個体の血液細胞上のMHC抗原に対して試験管内で示すアロ反応のことである．混合型リンパ球反応は，CD4陽性T細胞およびCD8陽性T細胞の増殖とサイトカイン分泌反応を含む．

コンジェニックマウス系統 Congenic mouse strains
1つの異なる遺伝子座を除いて互いにすべての遺伝子座が同一である近交系マウス系統のことであり，そのような系統は，戻し交雑育種(backcrossbreeding)を繰り返し特定の形質をもったマウスを選択することにより生み出される．ある特定のMHCアレル(対立遺伝子)のみ異なるコンジェニックマウス系統は，MHC分子の機能を同定するのに役立っている．

サイクリック GMP-AMP 合成酵素　Cyclic GMP-AMP synthase
セカンドメッセンジャーとしてサイクリック GMP-AMP を生成する細胞内 DNA センサーであり，I 型インターフェロン合成を誘導するために STING アダプターを用いる．

サイトカイン　Cytokines
さまざまな細胞から産生・分泌されるタンパク質であり，炎症応答や免疫応答を仲介する．サイトカインは，免疫系の細胞間相互作用における主要なメディエーターである（**付録Ⅱ**参照）．

細胞死受容体　Death receptors
さまざまな種類の細胞上に発現する細胞膜受容体であり，リガンドが結合すると Fas 結合デスドメインタンパク質（Fas-associated protein with death domain：FADD）アダプタータンパク質を動員し，カスパーゼ 8 の活性化を介してアポトーシス（細胞死）を誘導するシグナルを伝達する．FAS，TRAIL，TNFR を含むすべての細胞死受容体は，TNF 受容体スーパーファミリーに属する．

細胞質内 DNA センサー　Cytosolic DNA sensors（CDSs）
細胞質において微生物の二重鎖 DNA を検出し，I 型インターフェロン産生や自食（オートファジー）などを含む抗微生物応答を開始するシグナル経路を活性化する分子のことである．

細胞傷害性 T 細胞　Cytotoxic（cytolytic）Tlymphocyte（CTL）
ウイルスおよび他の細胞内微生物に感染した宿主細胞を認識し傷害することを主要なエフェクター機能とする T 細胞の一種である．通常，細胞傷害性 T 細胞は，CD8 を発現し，MHC クラス I 分子により提示された微生物ペプチドを認識する．細胞傷害性 T 細胞による感染細胞の殺傷には，感染細胞の細胞質内への細胞質顆粒内容物の輸送が関与しており，感染細胞のアポトーシスを引き起こす．

細胞性免疫　Cell-mediated immunity（CMI）
T 細胞により仲介される獲得免疫応答のことであり，貪食細胞により取り込まれた，あるいは非食細胞に感染したさまざまな微生物（病原菌）に対する防御機構としての役割を果たす．細胞性免疫応答には，CD4 陽性 T 細胞を介した貪食細胞の活性化および CD8 陽性細胞傷害性 T 細胞を介した感染細胞の殺傷が含まれる．

細胞内寄生性細菌　Intracellular bacterium
細胞内（通常はエンドソーム内）で生存あるいは複製する細菌のことである．ヒト結核菌などの細胞内寄生性細菌に対する主要な防御は，T 細胞が関与する細胞性免疫である．

サプレッサー（抑制性）T 細胞　Suppressor T cells
T 細胞の活性化および機能を阻害する T 細胞サブセットのことである．サプレッサー T 細胞を明確に同定することは困難であるため，現在ではこの言葉は広くは用いられていない．免疫応答を制御する機能をもつより明確に同定されている T 細胞は，**制御性 T 細胞**である．

三次リンパ組織　Tertiary lymphoid organ
リンパ球や抗原提示細胞の集合体であり，B 細胞濾胞および T 細胞領域に組織化されている．関節リウマチ患者の関節滑膜などの慢性炎症部位で発達する．

ジアシルグリセロール　Diacylglycerol（DAG）
抗原によるリンパ球活性化の際に，フォスフォリパーゼ C による加水分解により細胞膜リン脂質フォスファチジルイノシトール 4,5 二リン酸から生じるシグナル分子のことである．ジアシルグリセロールの主な機能は，活性型転写因子の生成に関与するプロテインキナーゼ C とよばれる酵素を活性化することである．

自家移植片　Autologous graft
ドナーとレシピエントが同一の個体である組織あるいは器官移植片のことである．自家骨髄および自家皮膚移植は，臨床医学において行われる．

糸球体腎炎　Glomerulonephritis
糸球体基底膜における血中循環抗原抗体複合体の沈着あるいは糸球体に発現する抗原への抗体の結合などの免疫病理学的な機序により，しばしば引き起こされる腎糸球体の炎症のことである．抗体は，補体および貪食細胞を活性化することで炎症応答を惹起し，腎不全を引き起こす．

シグナル伝達兼転写活性化因子（STAT）　Signal transducer and activator of transcription（STAT）
I 型および II 型サイトカイン受容体へのサイトカインの結合に応じてシグナル分子および転写因子として機能するタンパク質ファミリーメンバーである．STAT は，細胞質において不活性の単量体として存在しており，架橋したサイトカイン受容体の細胞質尾部へと動員され，JAK によりチロシンリン酸化される．リン酸化した STAT タンパク質は，二量体となり核へと移行し，さまざまな遺伝子のプロモーター領域の特定の配列に結合し，それらの転写を促進する．異なる STAT ファミリーは，別々のサイトカインにより活性化される．

シクロスポリン　Cyclosporine
T 細胞の活性化を抑制することでアロ移植片拒絶反応を防ぐための免疫抑制薬として広く用いられるカルシニューリン阻害薬である．シクロスポリン（シクロスポリン A ともよばれる）は，シクロフィリンとよばれる細胞質タンパク質に結合し，シクロスポリン－シクロフィリン複合体はカルシニューリンに結合し，抑制することで，転写因子 NFAT の活性化および核移行を阻害する．

自己 MHC 拘束性　Self MHC restriction
T 細胞が胸腺で成熟中に遭遇した MHC 分子によって提示された抗原だけを認識できる（拘束性）ことである．

自己寛容　Self-tolerance
自己抗原に対する獲得免疫系の不応答性のことであり，主にこれらの抗原への曝露により誘導される自己反応性リンパ球の不活化あるいは細胞死の結果である．自己寛容は，正常な免疫応答の基本的な特徴であり，自己寛容の破綻は自己免疫疾患を引き起こす．

自己抗体　Autoantibody
自己抗原特異的な抗体のことである．自己抗体は，細胞や組織に傷害を与え，全身性エリテマトーデスなどの全身性自己免疫疾患において過度に産生される．

自己免疫　Autoimmunity
自己抗原に対して獲得免疫系が応答している状態のことであり，自己寛容機序が破綻した際に起こる．

自己免疫疾患　Autoimmune disease
寛容の破綻により生じる疾患のことであり，獲得免疫系が自己抗原に反応し，細胞傷害および組織傷害を引き起こす．自己免疫疾患は，1 つの組織あるいは器官に対する免疫応答（例：多発性硬化症，甲状腺炎，1 型糖尿病），あるいは数多くの全身的に存在する抗原に対する免疫応答（例：全身性エリテマトーデス）により引き起こされる．

自己免疫制御因子　Autoimmune regulator（AIRE）
胸腺髄質上皮細胞において末梢組織タンパク質抗原の発現を刺激するために機能するタンパク質のことである．ヒトおよびマウスにおける *AIRE* 遺伝子の変異は，胸腺における組織抗原の不完全な発現により，これらの抗原に特異的なT細胞の排除や制御性T細胞の生成がうまくいかないため，組織特異的な自己免疫疾患を生じる．

自然抗体　Natural antibody

環境中および胃腸管に普遍的に存在する細菌特異的なIgM抗体のことであり，その大部分はB-1細胞により産生される．正常な個体は，感染の徴候なしに自然抗体をもっており，これらの抗体は，上皮バリアを通過した微生物（病原菌）に対するあらかじめ形成された防御機構としての役割を果たす．これらの抗体のいくつかは，ABO血液型抗原と交差反応し，輸血反応の原因となる．

自然免疫　Innate immunity

感染が存在する前から備わっている機序に依存する感染防御のことであり，微生物（病原体）に対して早急に応答することができ，繰り返しの感染に対して基本的に同じ方法で対応する．自然免疫系は，上皮バリア，貪食細胞（好中球，マクロファージ），ナチュラルキラー細胞，補体系，サイトカイン（大部分が樹状細胞によりつくられる），単核食細胞を含み，自然免疫細胞の多くの活動を調節し協調させる．

自然リンパ球　Innate lymphoid cells(ILCs)

骨髄において共通リンパ球系幹細胞から発生し，リンパ球形態をもち，T細胞受容体は発現しないがT細胞と類似したエフェクター機能を果たす細胞のことである．ナチュラルキラー細胞は，細胞傷害性T細胞と類似した機能をもつ自然リンパ球（ILC）の一種である．1型自然リンパ球（ILC1），2型自然リンパ球（ILC2），3型自然リンパ球（ILC3）よばれる3つのヘルパーILCサブセットは，サイトカインを産生し，CD4陽性エフェクターT細胞のサブセットであるTh1，Th2，Th17と同じようにそれぞれ異なる転写因子を発現する．

実験的自己免疫性脳脊髄炎　Experimental autoimmune encephalomyelitis(EAE)

中枢神経系の自己免疫性脱髄性疾患である多発性硬化症の動物モデルのことである．実験的自己免疫性脳脊髄炎は，アジュバントと混合された神経のミエリン鞘（例：ミエリン塩基性タンパク質）の構成因子で免疫されたげっ歯動物において誘導される．この疾患は，大部分がミエリン鞘特異的なサイトカイン分泌性CD4陽性T細胞により引き起こされる．

重鎖アイソタイプスイッチ（クラススイッチ）　Heavy-chain isotype (class)switching

B細胞が産生する抗体のアイソタイプ（クラス）をIgMからIgG，IgE，あるいはIgAへと変換させるプロセスのことである（抗体の抗原特異性は変化しない）．重鎖アイソタイプスイッチは，ヘルパーT細胞が産生するサイトカインおよびCD40リガンドにより誘導され，B細胞のVDJ（遺伝子）断片とその下流の重鎖遺伝子断片の再編成が行われる．

重症複合型免疫不全症　Severe combined immunodeficiency(SCID)

B細胞およびT細胞の両方が発達しないまたは適切に機能しない免疫不全症であり，それゆえ体液性免疫および細胞性免疫の両方が障害されている．重症複合型免疫不全症の小児は，通常生後1年の間に感染により治療されない限り死亡する．SCIDには，いくつかの異なる遺伝的原因がある．

樹状細胞　Dendritic cells

上皮およびリンパ組織にみられる骨髄由来の細胞であり，形態学的に細い膜状の突起により特徴づけられる．多様な機能をもつ多くの樹状細胞サブセットが存在する．古典的な樹状細胞は，歩哨細胞として機能し，ナイーブT細胞を活性化するための抗原提示細胞となり，タンパク質抗原に対する獲得免疫応答の開始に重要である．未熟な（休止）古典的樹状細胞は，自己抗原に対する寛容の誘導にとって重要である．形質細胞様樹状細胞は，ウイルス曝露に応答して多量のI型インターフェロンを産生する．

受動免疫　Passive immunity

ある抗原に免疫のある個体から得られた抗体あるいはリンパ球の移入により，別の個体において確立されるその抗原に対する免疫のことである．移植を受けるレシピエントは，以前にその抗原への曝露あるいは抗原応答なしにその抗原に対して免疫をもつことができる．受動免疫の例としては，以前に免疫されていない個体に対して，ある特定の微生物毒素あるいはヘビ毒特異的な抗体を含むヒトの血清を移入することである．

腫瘍浸潤リンパ球　Tumor-infiltrating lymphocytes(TILs)

外科的に切除された固形腫瘍の腫瘍内およびその周囲の炎症性浸潤物から分離されるリンパ球のことであり，細胞傷害性T細胞およびナチュラルキラー細胞が豊富に存在する．がん患者における実験的治療では，腫瘍浸潤リンパ球を試験管内で高濃度のIL-2存在下で増殖させ，担がん患者に養子移入する．

主要組織適合遺伝子複合体　Major histocompatibility complex(MHC)

T細胞が認識するペプチドを結合する高度に多型性を示す分子をコードする遺伝子を含む大きな遺伝子座のことである（ヒトでは第6染色体上，マウスでは第17染色体上に存在する）．主要組織適合遺伝子複合体遺伝子座は，サイトカイン，抗原プロセシングにかかわる分子，補体タンパク質をコードする遺伝子も含む．

主要組織適合遺伝子複合体分子　Major histocompatibility complex (MHC)molecule

MHC遺伝子座内の遺伝子によりコードされるヘテロ二量体タンパク質であり，T細胞による認識のためのペプチド提示分子として機能する．構造的に異なる2つの型のMHC分子が存在する．MHCクラスI分子は，大部分の有核細胞上に存在し，細胞質タンパク質由来ペプチドに結合し，CD8陽性T細胞により認識される．MHCクラスII分子は，樹状細胞，マクロファージ，B細胞に限定され，エンドサイトーシスにより取り込まれたタンパク質由来のペプチドに結合し，CD4陽性T細胞により認識される．

主要組織適合遺伝子複合体分子クラスI　Class I major histocompatibility complex (MHC)molecule

T細胞による抗原認識のため，抗原提示細胞の表面上でタンパク質抗原ペプチド断片を結合し提示する多型ヘテロ二量体膜タンパク質の2種類の型のうちの1つである．MHCクラスI分子は通常，細胞質タンパク質に由来するペプチドを提示し，CD8陽性T細胞による抗原認識に関与する．

主要組織適合遺伝子複合体分子クラスII　Class II major histocompatibility complex (MHC)molecule

T細胞による抗原認識のために，抗原提示細胞の表面上でタンパク質抗原ペプチド断片を結合し提示する多型ヘテロ二量体膜タンパク質の2種類の主要なクラスのうちの1つである．MHCクラスII分子は通常，貪食小胞あるいはエンドサイトーシス小胞へ取り込まれた細胞外タンパク質由来のペプチドを提示し，CD4陽性T細胞による抗原認識に関与する．

受容体編集　Receptor editing

骨髄において自己抗原を認識する未熟B細胞において，その免疫グロブリンの特異性を変化させるプロセスのことである．受容体編集は，*RAG*遺伝子の再活性，さらなる軽鎖VJ遺伝子再編成，新たな免疫グロブリン軽鎖産生を含み，細胞に異なる免疫グロブリン受容体を発現させ自己反応性を喪失させる．

腫瘍特異的移植抗原 Tumor-specific transplantation antigen (TSTA)
実験的動物腫瘍細胞上に発現する抗原のことであり，腫瘍移植片の免疫学的拒絶反応の誘導により検出できる．腫瘍特異的移植抗原は，もともとは化学的に誘発されたげっ歯動物の肉腫を用いた実験において移植された腫瘍の細胞傷害性T細胞を介した拒絶反応を刺激することから同定された．

腫瘍特異的抗原 Tumor-specific antigen
特定の腫瘍にのみ発現していて正常細胞には発現していない抗原のことである．腫瘍特異的抗原は，抗腫瘍免疫応答にとって標的抗原として機能すると考えられる．

腫瘍免疫 Tumor immunity
腫瘍の成長あるいは進行に対する免疫系の防御のことである．自然に発生する腫瘍に対する免疫応答は頻繁に認められるが，腫瘍はしばしばこれらの応答から逃れる．PD-1などのT細胞抑制分子を標的とした新規治療が，T細胞による抗腫瘍免疫応答の促進に効果的であることが証明されている．

シュワルツマン反応 Shwartzman reaction
細菌のリポ多糖(LPS)およびTNFの病理学的影響を解析するための動物モデルであり，LPS静脈注射を24時間間隔で2度ウサギに行うことによって作製する．2度目の注射の後，播種性血管内凝固症候群および微小血管の好中球，血小板の閉塞が観察される．

傷害関連分子パターン Damage-associated molecular patterns (DAMPs)
傷害を受けた細胞および死細胞から産生，放出される内因性分子のことであり，パターン認識受容体に結合し，自然免疫応答を刺激する．例としては，炎症関連タンパク質high-mobility group box 1 (HMGB1)，細胞外ATP，尿酸が含まれる．

上皮内リンパ球 Intraepithelial lymphocytes
皮膚上皮および粘膜上皮に存在するT細胞のことであり，通常多様性の限られた抗原受容体を発現する．これらのリンパ球の一部は，インバリアントナチュラルキラーT(iNKT)細胞とよばれ，非多型MHCクラスI様分子と会合した糖脂質などの微生物生成物を認識する．他には，γδT細胞とよばれ，MHC分子に結合していないさまざまな非ペプチド抗原を認識する．上皮内T細胞は，自然免疫のエフェクター細胞であると考えられており，サイトカイン産生，貪食細胞の活性化および感染細胞の傷害により宿主防御において機能を果たす．

シングルポジティブ胸腺細胞 Single-positive thymocyte
胸腺に存在する成熟過程のT細胞前駆細胞のことであり，CD4あるいはCD8分子のどちらか一方(両方ではない)を発現する．シングルポジティブ胸腺細胞は，主に胸腺髄質にみられ，胸腺細胞がCD4分子およびCD8分子両方を発現するダブルポジティブ段階から成熟したものである．

新生児Fc受容体 Neonatal Fc receptor (FcRn)
母体IgGの胎盤および新生児腸上皮への輸送を仲介するIgG特異的なFc受容体のことであり，成人においては，貪食細胞および内皮細胞による異化作用からIgG分子を保護することで血液内でのIgG分子の長い半減期を助長する．

新生児期免疫 Neonatal immunity
哺乳類において免疫系が完全に発達する前の生後1ヵ月における感染に対する受動的な体液性免疫のことである．新生児期免疫は，母親由来の抗体が出生前に胎盤から胎児の血液循環へ輸送される，または摂取された母乳から腸上皮を通って輸送されることで付与される．

蕁麻疹 Urticaria
即時型過敏反応のとき微小血管から真皮への体液および血漿タンパク質の漏出によって生じる局所的で一過的な皮膚の腫れおよび発赤のことである．

親和性 Affinity
(抗体などの)分子の1つの結合部位と(抗原などの)リガンドとの間の結合の強さのことである．リガンドYに対する分子Xの親和性は，解離定数(K_d)で表され，K_dとは溶液中に存在する50%の分子Xの結合部位を占めるのに必要なリガンドYの濃度のことである．K_dがより小さい場合には，より強いあるいはより高い親和性の相互作用を示すので，ある分子の結合部位を占めるために必要なリガンドは比較的低濃度となる．

親和性成熟 Affinity maturation
T細胞依存性抗体反応において特異的な抗原に対する抗体の親和性が増加するプロセスのことである．親和性成熟は，免疫グロブリン遺伝子の体細胞変異により生じ，リンパ組織の胚中心で起こり，その後最も親和性の高い抗体を産生するB細胞が選択的に生き残る．

スイッチ組換え Switch recombination
免疫グロブリンアイソタイプスイッチの基本的な分子機構であり抗体産生B細胞において再構成されたVDJ(遺伝子)断片が，下流のC遺伝子と結合し，その間のC遺伝子などは削除される．スイッチ組換えにおける遺伝子再構成は，CD40およびサイトカインにより引き起こされ，個々の重鎖C遺伝子座の5′末端のイントロンに存在するスイッチ領域(S領域)とよばれるヌクレオチド配列が関与する．

スーパー抗原 Superantigens
個体においてVβT細胞受容体遺伝子の特定のセットあるいはファミリーを発現するすべてのT細胞に結合し活性化するタンパク質のことである．スーパー抗原は，抗原提示細胞のMHCクラスII分子の非多型領域に結合することによりT細胞に提示され，それらはT細胞受容体Vβドメインの保存された領域と相互作用する．ブドウ球菌エンテロトキシン(腸管に作用して，生体に異常反応を引き起こす毒素)の一部は，スーパー抗原である．スーパー抗原の重要性は，多くのT細胞を活性化することができるという点であり，結果的に大量のサイトカイン産生を誘導し，敗血性ショックに似た臨床的な症候群をもたらす．

スカベンジャー受容体 Scavenger receptors
マクロファージに発現する細胞表面受容体ファミリーのことであり，もともとは酸化あるいはアセチル化された低比重リポタンパク質粒子のエンドサイトーシス(食作用)を仲介する受容体として定義された．さまざまな微生物に結合しその貪食も仲介する．

制御性T細胞 Regulatory T cells
他のT細胞の活性化を抑制するT細胞集団のことであり，自己抗原に対する末梢寛容を維持するために必要である．大部分の制御性T細胞は，CD4陽性であり，IL-2受容体α鎖(CD25)，CTLA-4，転写因子FoxP3を発現する．

成熟B細胞 Mature B cell
IgMおよびIgGを発現する機能的なナイーブB細胞のことであり，骨髄ではB細胞成熟の最終段階であり，その後，末梢リンパ器官に分布する．

生殖細胞系列配置 Germline organization
非リンパ系細胞あるいは未熟なリンパ球における抗原受容体遺伝子座の可変(V)，多様性(D)，結合(J)，定常(C)領域遺伝子断片の遺伝性配列のことである．成熟中のB細胞あるいはT細胞において，生殖細胞系列は，機能的な免疫グロブリンあるいはT細胞受容体遺伝子を形成するために体細胞組換えにより修飾される．

精製抗原(サブユニット)ワクチン Purified antigen (subunit)vaccine
微生物の精製抗原あるいはサブユニットから構成されるワクチンのことである．このタイプのワクチンの例としては，ジフテリアおよび破傷風トキソイド，肺炎球菌およびインフルエンザ菌の多糖類ワクチン，B型肝炎およびインフルエンザウイルスに対する精製ポリペプチドワクチンが含まれる．精製抗原ワクチンは，抗体およびヘルパーT細胞応答を刺激するものと考えられるが，それらは一般的に細胞傷害性T細胞応答を引き起こさない．

正の選択 Positive selection
自己MHC分子に結合するT細胞受容体をもつ胸腺の成熟中のT細胞(胸腺細胞)はプログラム細胞死から免れるが，その受容体が自己MHC分子を認識しない胸腺細胞はそのまま死滅するプロセスのことである．正の選択は，成熟T細胞が自己MHC拘束性であることを保証するとともに，CD8陽性T細胞は，MHCクラスⅠ分子とペプチドの複合体に，CD4陽性T細胞は，MHCクラスⅡ分子とペプチド複合体に特異的であることを保証する．

赤脾髄 Red pulp
多数の赤血球，マクロファージ，樹状細胞，わずかなリンパ球，形質細胞の存在部に散りばめられた洞様毛細血管から構成される脾臓の解剖学的および機能的な部分のことである．赤脾髄マクロファージは，血中の微生物，他の外来粒子，傷害を受けた赤血球を除去する．

接触過敏症 Contact sensitivity
ある種の化学物質が皮膚に接触したときに起こるT細胞誘導性遅延型過敏反応のことである．ニッケルイオン，ツタウルシのウルシオール，多くの治療薬を含む接触過敏症を誘発する物質は，抗原提示細胞表面上の自己タンパク質に結合しそれらを修飾することでCD4陽性あるいはCD8陽性T細胞に認識される．

接着分子 Adhesion molecule
他の細胞や細胞外マトリックスとの接着性の相互作用を促進する機能をもつ細胞表面分子のことである．白血球は，セレクチン，インテグリン，免疫グロブリンスーパーファミリーメンバーなどのさまざまな種類の接着分子を発現し，これらの分子は，自然免疫および獲得免疫における細胞遊走(移動)，細胞活性化に重要な役割を果たす．

ゼノ移植片(異種移植片) Xenograft (xenogeneic graft)
レシピエントと異なる種に由来する器官あるいは組織移植片のことである．ゼノ移植片のヒトへの移植(例えば，ブタからヒトへの移植)は，免疫拒絶に関する特殊な問題により，まだ実用的ではない．

ゼノ抗原(異種抗原) Xenoantigen
他種からの移植片中に存在する抗原のことである．

ゼノ反応性(異種反応性) Xenoreactive
他種由来の移植片に存在する抗原(ゼノ抗原)認識によって惹起されるT細胞あるいは抗体による免疫反応のことである．T細胞は，異種MHC分子そのものまたは自己MHC分子に結合した異種タンパク質由来のペプチドを認識すると考えられる．

セレクチン Selectin
白血球の内皮細胞への接着を媒介する3つの別々であるが密接に関連した糖鎖結合タンパク質である．それぞれのセレクチン分子は，細胞外カルシウム依存性レクチン領域を含む類似したモジュール構造をもった一本鎖の膜貫通型糖タンパク質である．セレクチンには，白血球に発現するL-セレクチン(CD62L)，血小板および活性化内皮細胞に発現するP-セレクチン(CD62P)，活性化内皮細胞に発現するE-セレクチン(CD62E)がある．

染色体転座 Chromosomal translocation
ある染色体の断片が，別のもう1つの部分に転移する染色体異常のことである．リンパ球の多くの悪性疾患は，免疫グロブリンあるいはT細胞受容体遺伝子座，および細胞性がん遺伝子を含む染色体断片に関与する染色体転座と関連がある．

全身性エリテマトーデス Systemic lupus erythematosus(SLE)
女性に多くみられ，発疹，関節炎，糸球体腎炎，溶血性貧血，血小板減少症，中枢神経系障害により特徴づけられる慢性の全身性自己免疫疾患のことである．全身性エリテマトーデスの患者では，多くの異なる自己抗体，特に抗DNA抗体が発見されている．全身性エリテマトーデスの多くの症状は，自己抗体とそれらに特異的な抗原からなる免疫複合体(それらの複合体は，微小血管内に沈着する)の形成のためである．全身性エリテマトーデスにおける自己寛容破綻の作用機序は，明らかにされていない．

全身性炎症反応症候群 Systemic inflammatory response syndrome (SIRS)
播種性の細菌感染や熱傷などの広範囲の炎症をきたす状況の患者で認められる全身性の変化のことである．全身性炎症反応症候群の軽症型では，好中球増加，発熱，血漿中の急性反応物質の上昇がみられる．これらの変化は，リポ多糖(LPS)などの細菌産物により誘導される自然免疫系のサイトカインにより引き起こされる．重症型では，播種性の血管内凝固，成人呼吸窮迫症候群，ショック状態になると考えられる．

選択的免疫グロブリン欠損 Selective immunoglobulin deficiency
1つもしくは複数の免疫グロブリンのクラスあるいはサブクラスの欠損により特徴づけられる免疫不全症のことである．IgA欠損が，最もよくみられる選択的免疫グロブリン欠損であり，ついでIgG3欠損，IgG2欠損と続く．これらの免疫不全症患者は，細菌感染へのリスクが増加することがあるが，多くの場合正常(不顕性)である．

蠕虫 Helminth
寄生虫の一種である．蠕虫感染症では，しばしば好酸球主体の炎症性浸潤とIgE産生を特徴とするTh2応答が引き起こされる．

先天性免疫不全 Congenital immunodeficiency
自然免疫系あるいは獲得免疫系に関与する何らかの要素が遺伝的に欠損しているため易感染性を引き起こす免疫不全のことである．先天性免疫不全症は，幼年期の初期に頻繁に発症するが，中年期以降に臨床的に見出されることもある．**原発性免疫不全症**と同意語である．

セントロサイト Centrocytes
二次リンパ器官の胚中心の明領域に存在するB細胞のことであり，暗領域において増殖するセントロブラストの子孫細胞である．高親和性免疫グロブリンを発現するセントロサイトは，生存するために正の選択を受け，アイソタイプスイッチおよび長寿命形質細胞，記憶B細胞へとさらなる分化を経る．

セントロブラスト Centroblasts
二次リンパ器官の胚中心の暗領域に存在する急速に増殖するB細胞のことであり，数千もの子孫細胞を生じ，活性化誘導シチジンデアミナーゼ(AID)を発現し，V遺伝子の体細胞変異を受ける．セントロブラストは，胚中心の明領域のセントロサイトに分化する．

走化性 Chemotaxis
化学的濃度勾配により方向づけられる細胞の移動のことである．さまざまな組織内におけるリンパ球の移動は，しばしばケモカインとよばれる低分子量サイトカインの勾配により方向づけられる．

造血 Hematopoiesis
骨髄および胎児肝臓での多能性幹細胞から赤血球，白血球，血小板を含む成熟血液細胞が発生することである．造血は，骨髄間質細胞，T 細胞および他の細胞により産生されるさまざまな異なるサイトカイン増殖因子により制御される．

造血幹細胞 Hematopoietic stem cell
継続的に分裂し，さらなる幹細胞および多様に分化した系統の細胞を生じさせる未分化の骨髄細胞のことである．骨髄の造血幹細胞は，リンパ球系，骨髄系，赤血球系の細胞を生じる．

造血幹細胞移植 Hematopoietic stem cell transplantation
血液あるいは骨髄から採取した造血幹細胞の移植のことであり，造血あるいはリンパ球系疾患，悪性疾患の治療のために臨床的に行われる．また，造血幹細胞移植は，動物におけるさまざまな免疫学的実験にも用いられる．

相補性決定領域 Complementarity-determining region (CDR)
免疫グロブリンおよび T 細胞受容体の短い遺伝子断片で，個々の抗体あるいは T 細胞受容体間で大きく異なる配列を含む領域である．この領域が抗原と接触する(**超可変領域**ともよばれる)．それぞれの抗原受容体ポリペプチド鎖の可変領域には，3 つの相補性決定領域が存在し，完全な免疫グロブリンあるいは T 細胞受容体分子には 6 つの相補性決定領域が存在する．これらの超可変断片は，結合抗原の三次元構造に相補的な表面を形成するループ構造をとる．

即時型過敏反応 Immediate hypersensitivity
アレルギー疾患の原因となる免疫応答の一種であり，抗原を介した IgE 依存的な組織マスト細胞の活性化に依存する．マスト細胞は，血管透過性，血管拡張，内臓平滑筋収縮，局所炎症を引き起こすメディエーターを放出する．

続発性免疫不全 Secondary immunodeficiency
後天性免疫不全を参照．

組織タイピング Tissue typing
アロ移植片のドナーとレシピエントの適合性を調べる目的のために個々において発現する特定の MHC アレル(対立遺伝子)を決定することである．組織タイピングは，HLA タイピングともよばれ，通常，HLA アレル(対立遺伝子)の(ポリメラーゼ連鎖反応を基盤とした)分子学的シークエンシング，あるいは血清学的方法(抗 HLA 抗体のパネルを用いた個々の細胞の溶解)により行われる．

体液性免疫 Humoral immunity
B 細胞による抗体産生を主体とする獲得免疫応答の一種である．体液性免疫は，細胞外微生物およびそれらの毒素に対する主要な防御機構である．

体細胞組換え Somatic recombination
リンパ球の成熟過程で抗原受容体の可変領域をコードする機能的な遺伝子が形成される DNA 組換えのことである．お互いに初期には離れた部位に存在している限られた数の遺伝性(生殖細胞系の)DNA 配列のセットが，酵素による介在配列の削除および再結合により 1 つになる．このプロセスは，成熟過程の B 細胞あるいは T 細胞にのみ起こり，RAG-1 タンパク質および RAG-2 タンパク質により行われる．V(D)J 遺伝子再編成ともよばれる．

体細胞突然変異 Somatic hypermutation
濾胞性ヘルパー T 細胞からのシグナルに応答して胚中心 B 細胞に生じる免疫グロブリン重鎖および軽鎖の高頻度突然変異のことである．抗原に対する抗体の親和性の増加をもたらす変異は，それらの抗体を産生する B 細胞が選択的に生存することに優位さを与え，体液性免疫応答の親和性成熟を引き起こす．

代替 L 鎖 Surrogate light chains
プレ B 細胞において，免疫グロブリン μ 重鎖と会合し，プレ B 細胞受容体を形成する 2 つの非可変性タンパク質のことである．2 つの代替 L 鎖(軽鎖)タンパク質は，軽鎖 V 領域と相同性のある V プレ B タンパク質，およびジスルフィド結合により μ 重鎖と共有結合している λ5 を含む．

代替マクロファージ活性化 Alternative macrophage activation
IL-4 および IL-13 によるマクロファージの活性化のことであり，インターフェロン-γ および TLR リガンドによる古典的マクロファージ活性化とは対照的に，抗炎症性，組織修復性の表現型を誘導する．

対立遺伝子排除 Allelic exclusion
免疫グロブリン重鎖，軽鎖および T 細胞受容体 β 鎖をコードする 2 つのアレル(対立遺伝子)のうち，1 つのみが排他的に発現することである．対立遺伝子排除は，1 つの染色体上の抗原受容体遺伝子座の再構成によって産生されたタンパク質が，対応する別の染色体上に存在する抗原受容体遺伝子座の再構成を阻害するときに起きる．この特性は，個々のリンパ球が 1 つの抗原受容体を発現することを保証し，リンパ球の 1 つのクローンが発現するすべての抗原受容体は，同一の特異性をもつ．T 細胞受容体 α 鎖遺伝子座では対立遺伝子排除はみられないため，いくつかの T 細胞は 2 つの異なる種類の T 細胞受容体を発現する．

多価 Multivalency
多価性を参照．

多価性 Polyvalency
1 つの抗原分子や細胞表面あるいは粒子上に複数の同一なエピトープが存在することである．細菌の莢膜多糖類などの多価抗原は，しばしばヘルパー T 細胞非依存的に B 細胞を活性化することができる．**多価**と同意語である．

多型 Polymorphism
ある集団において，2 つもしくはそれ以上の遺伝子の代替形態あるいは変異体が，一定の頻度で存在することである．多型遺伝子のそれぞれ共通した変異体は，アレル(対立遺伝子)とよばれ，1 つの個体は，1 つの遺伝子にそれぞれ両親から遺伝した 2 つの異なるアレル(対立遺伝子)をもっている．MHC 遺伝子は，哺乳類のゲノムにおいて最も多型な遺伝子であり，なかには数千種ものアレル(対立遺伝子)をもつものも存在する．

脱感作 Desensitization
アレルギーである個人に対して低用量の抗原の反復的な投与を行う，即時型過敏反応(アレルギー)の治療方法のことである．このプロセスは，しばしば後の抗原への環境曝露に対する重篤なアレルギー反応を予防するが，その機序はよく理解されていない．

多発性骨髄腫 Multiple myeloma
抗体産生 B 細胞の悪性腫瘍のことであり，しばしば免疫グロブリンあるいは免疫グロブリン分子の一部を分泌する．多発性骨髄腫により産生されるモノクローナル(単クローン性の)抗体は，抗体構造の初期の生化学的解析にとって重要であった．

ダブルネガティブ胸腺細胞 Double-negative thymocyte
胸腺において CD4 および CD8 ともに発現しない成熟過程の T 細胞サブセットである．大部分のダブルネガティブ胸腺細胞は初期の成熟段階であり抗原受容体を発現していない．これらの細胞は，CD4 あるいは CD8 のどちらか一方を発現するシングルポジティブ T 細胞へとさらなる分化を遂げる前に，中間体であるダブルポジティブ段階において CD4 および CD8 の両方を発現する．

ダブルポジティブ胸腺細胞 Double-positive thymocyte
胸腺において CD4 および CD8 をともに発現する成熟過程の T 細胞サブセットのことであり，成熟過程の中間体である．ダブルポジティブ胸腺細胞は，T 細胞受容体を発現しており，選択のプロセスを経て，CD4 および CD8 のどちらかを発現するシングルポジティブ T 細胞へと成熟する．

多様性 Diversity
どの個体においても異なる抗原特異性をもつ数多くの白血球が存在する．多様性とは獲得免疫系の基本的な特性であり，リンパ球の抗原受容体（抗体および T 細胞受容体）の抗原結合部構造の可変性の結果である．

単核性貪食細胞 Mononuclear phagocytes
共通の骨髄系統をもちその主要な機能が貪食である細胞のことである．これらの細胞は，獲得免疫応答の認識段階および活性化段階において補助細胞として機能し，また自然免疫・獲得免疫においてはエフェクター細胞として機能する．単核性貪食細胞は，単球とよばれる不完全な分化状態で血中を循環し，組織に落ち着いた後，マクロファージへと成熟する．

単球 Monocyte
骨髄由来の循環血液細胞の一種であり，組織マクロファージの前駆体である．単球は炎症部位に積極的に動員されマクロファージへと分化する．

チェックポイント阻害 Checkpoint blockade
PD-1，PD-L1 および CTLA4 などの T 細胞抑制性分子特異的な阻害抗体によるがん免疫治療のことであり，患者の抗腫瘍 T 細胞応答を増強する．この方法によって他の治療に対して反応がみられなかった幅広い種類の転移性がんを効果的に治療することに成功している．

チェディアック・東症候群 Chédiak-Higashi syndrome
まれな常染色体劣性免疫不全症である．好中球およびマクロファージ内のリソソームに影響を与えるあらゆる種類の細胞質顆粒の欠損，細胞傷害性 T 細胞およびナチュラルキラー細胞の顆粒の欠損に起因する．患者は，化膿菌に対して易感染性を示す．

遅延型過敏反応 Delayed-type hypersensitivity（DTH）
T 細胞依存的なマクロファージの活性化および炎症により組織傷害を生じる免疫応答である．抗原の皮下注射に対する遅延型過敏反応は，しばしば細胞性免疫（例：ヒト結核菌への免疫のための精製ツベルクリンタンパク体皮膚試験）の解析に用いられる．

致死的ヒット Lethal hit
細胞傷害性 T 細胞が標的細胞に結合し不可逆的な傷害をもたらす事象を表すために用いられる用語である．致死的ヒットは，細胞傷害性 T 細胞顆粒球エクソサイトーシス（開口分泌），標的細胞の細胞質へのパーフォリン依存的アポトーシス誘導性酵素（グランザイム）の放出を含む．

遅発相反応 Late-phase reaction
即時型過敏反応の構成要素であり，マスト細胞脱顆粒後の 2 ～ 4 時間後に起こり，好酸球，好塩基球，好中球，リンパ球の炎症性浸潤により特徴づけられる．この遅発相炎症反応が何度も繰り返されると組織傷害が引き起こされる．

中枢性免疫寛容 Central tolerance
未熟な自己反応性リンパ球の自己抗原の認識とそれによって誘導されるそれらの細胞死あるいは不活性化の結果として，中枢リンパ器官において誘導される自己寛容のことである．中枢性免疫寛容は，骨髄あるいは胸腺で発現する自己抗原に対する高親和性受容体をもつリンパ球の発生を防いでいる．

中枢リンパ器官 Generative lymphoid organ
未成熟な前駆細胞からリンパ球が発達する器官である．骨髄および胸腺は，主要な中枢リンパ器官であり，B 細胞および T 細胞がそれぞれで発達する．

超可変領域 Hypervariable region
抗原と接触しループ構造を形成する抗体や T 細胞受容体タンパク質の可変領域内の短い部位のことであり，およそ 10 個のアミノ酸残基から形成される．それぞれの抗体の重鎖と軽鎖，あるいはそれぞれの T 細胞受容体鎖（α 鎖，β 鎖）内には 3 つの超可変ループ（相補性決定領域［CDR］）が存在する．異なる抗体および T 細胞受容体間における違いの多くは，これらのループ内に存在する．

腸管関連リンパ組織 Gut-associated lymphoid tissue（GALT）
消化管粘膜内に存在するリンパ球および抗原提示細胞の集合体のことであり，腸の微生物叢や摂取した抗原に対する獲得免疫応答が引き起こされる場である（**粘膜関連リンパ組織**も参照）．

超急性拒絶反応 Hyperacute rejection
移植後数分～数時間で始まるアロ移植片あるいはゼノ移植片拒絶反応の型のことであり，移植片血管の血栓閉塞症により特徴づけられる．超急性拒絶反応は，宿主循環内に以前から存在する抗体がドナーの内皮抗原（血液型抗原，MHC 分子など）に結合することにより引き起こされ，補体系を活性化する．

直接的抗原提示 Direct antigen presentation（or direct allorecognition）
移植片に存在する抗原提示細胞による細胞表面同種異系（アロ）MHC 分子の移植片レシピエント T 細胞への提示のことであり，アロ反応性 T 細胞の活性化を引き起こす．アロ MHC 分子の直接的な認識では，自己 MHC 分子と外来ペプチドを認識する T 細胞受容体が，ペプチドが付加されたアロ MHC 分子と交差反応する．直接的抗原提示はアロ移植片に T 細胞が強く応答する原因の一部となる．

定常領域 Constant（C）region
免疫グロブリンあるいは T 細胞受容体ポリペプチド鎖の一部であり，異なるクローン間において配列が変化せず，抗原への結合には関与しない．

ディジョージ症候群 DiGeorge syndrome
先天性奇形により生じる選択的な T 細胞欠損症であり，第 3，第 4 鰓弓に由来する複数の臓器の発生異常を特徴とし，胸腺，副甲状腺の低形成を生じる．

ディフェンシン Defensins
皮膚，消化管，肺およびその他の臓器の上皮バリア細胞や好中球顆粒において産生されるシステインが豊富なペプチドのことであり，さまざまな細菌および真菌を殺傷する広域抗生物質として機能する．ディフェンシンの合成は，TLR などの自然免疫系の受容体および IL-1，TNF などの炎症性サイトカインの刺激に応答して増加する．

デクチン Dectins
樹状細胞に発現するパターン認識受容体であり，真菌細胞壁糖質を認識し，炎症を促進し獲得免疫応答を増強するシグナル伝達を誘導する．

天然痘　Smallpox

天然痘ウイルスにより引き起こされる疾患のことである．天然痘は，ワクチン接種により予防できることが示された最初の感染症であり，世界的なワクチン接種計画により根絶された最初の疾患である．

同系移植　Syngeneic graft

遺伝的に同一であるドナーからレシピエントへの移植のことである．同系移植では，拒絶反応は起こらない．

同系の　Syngeneic

遺伝的に同一であること．近交系のすべての動物および一卵性双生児は，同系である．

同種異系移植　Allogeneic graft

同一種ではあるが遺伝的に同一ではないドナーから移植患者への器官あるいは組織移植のことである．

動脈周囲リンパ鞘　Periarteriolar lymphoid sheath（PALS）

脾臓の小さな細動脈周囲のリンパ球の集簇のことであり，リンパ濾胞に隣接している．動脈周囲リンパ鞘は，主にT細胞を含み，その2/3がCD4陽性T細胞，残りの1/3がCD8陽性T細胞である．タンパク質抗原に対する体液性免疫応答では，B細胞が動脈周囲リンパ鞘と濾胞の接合部分において活性化され，胚中心を形成するため濾胞内へと移動する．

特異性　Specificity

獲得免疫系の基本的特徴，すなわち免疫応答は，異なる抗原あるいは高分子抗原の小さな部位を区別することができるということである．この優れた特異性は1つの分子にのみ結合する（たとえ密接に関連する分子であっても，他の分子には結合しない）リンパ球受容体のおかげである．

毒素性ショック症候群　Toxic shock syndrome

ショック，皮膚剥離，結膜炎，下痢により特徴づけられる急性疾患であり，タンポンの使用と関連があり，黄色ブドウ球菌のスーパー抗原により引き起こされる．

トランスジェニックマウス　Transgenic mouse

特異的なDNA配列をマウス受精卵の前核に挿入することによりゲノム中に導入された外来遺伝子を発現するマウスのことである．導入遺伝子は，染色体切断点にランダムに挿入され，その後単純なメンデル形質として遺伝される．組織特異的な制御配列をもつ導入遺伝子の設計により，特定の組織にのみ特定の遺伝子を発現するマウスを作製することが可能である．トランスジェニックマウスは，さまざまなサイトカイン，細胞表面分子，細胞内シグナル分子の機能を研究するために免疫学的研究分野において広く用いられる．

貪食　Phagocytosis

マクロファージ，好中球を含む自然免疫系の特定の細胞が，完全なままの微生物などの（直径0.5μm以上の）大きな粒子を飲み込むプロセスのことである．細胞は，エネルギーおよび細胞骨格依存的なプロセスにより自身の細胞膜の伸長により粒子を取り囲む．この過程は，摂取した粒子を含むファゴソーム（食胞）とよばれる細胞内小胞の形成を生じさせる．

ナイーブリンパ球　Naive lymphocyte

以前に抗原に出くわしていない成熟B細胞あるいはT細胞のことである．ナイーブリンパ球が抗原により刺激されると，抗体産生B細胞，サイトカイン産生ヘルパーT細胞，標的細胞を殺傷する細胞傷害性T細胞などのエフェクターリンパ球へと分化する．ナイーブリンパ球は，以前に活性化されたリンパ球とは異なる表面マーカーおよび再循環パターンをもっている（“ナイーブ”という用語は，免疫されていない個体のことも表現する）．

ナチュラルキラーT細胞　Natural killer T cells（NKT cells）

T細胞受容体およびナチュラルキラー細胞に特徴的ないくつかの表面分子を発現するリンパ球の数少ないサブセットである．ある種のナチュラルキラーT細胞は，インバリアントナチュラルキラーT（iNKT）細胞とよばれ，多様性が非常に限られたαβT細胞抗原受容体を発現し，CD1分子により提示された脂質抗原を認識する．ナチュラルキラーT細胞の生理学的機能はいまだによく理解されていない．

ナチュラルキラー細胞　Natural killer（NK）cells

自然免疫応答において微生物（病原菌）に感染した細胞を直接的な溶解機構およびインターフェロン-γ産生により殺傷する機能をもつ自然リンパ球のサブセットのことである．ナチュラルキラー（NK）細胞は，免疫グロブリン受容体あるいはT細胞受容体のようなクローン性の抗原受容体を発現せず，NK細胞の活性化は細胞表面刺激性受容体および抑制性受容体により制御されており抑制性受容体は自己MHC分子を認識する．

生ワクチン　Live virus vaccine

生きているが非病原性の（弱毒化した）ウイルスから構成されるワクチンである．弱毒化ウイルスでは，ウイルスのライフサイクルあるいは病原性を阻害する変異を生じている．ウイルスの生ワクチンは，実際に受容細胞に感染しているため免疫応答を効果的に誘導することができ，野生型のウイルス感染に対する防御に有効である．一般的に用いられるウイルスの生ワクチンは，セービン株経口ポリオウイルスワクチンである．

肉芽腫　Granuloma

活性化マクロファージおよびT細胞の集団から構成される炎症性組織のことであり，通常，線維化と関連がある．肉芽腫性炎症は，慢性遅延型過敏反応の1つの型であり，しばしばヒト結核菌およびある種の菌類に対する応答，あるいは容易に貪食されない微粒子抗原に対する応答である．

二次移植片拒絶反応　Second-set rejection

同一のドナーから以前に移植あるいは輸血を受けることにより，そのドナーの組織アロ抗原に感作された個体におけるアロ移植拒絶反応のことである．一次移植片拒絶反応（以前にドナーのアロ抗原に感作されていない個体に起こる拒絶反応）とは対照的に，二次移植片拒絶反応は，急速であり，免疫記憶の結果として3～7日間程度で発症する．

二次免疫応答　Secondary immune response

2度目の抗原曝露で生じる獲得免疫応答のことである．二次応答は1度目の曝露で生じる一次免疫応答に比べより急速で大きな反応として特徴づけられる．

ヌードマウス　Nude mouse

胸腺の成熟が起こらないマウスの系統であり，それゆえT細胞および毛嚢が欠如する．ヌードマウスは，免疫系および疾患におけるT細胞の役割を同定するために実験的に用いられる．

ネオエピトープ　Neoepitope

化学的な修飾あるいはタンパク質の場合にはコード遺伝子の変異により新たに変化した高分子の一部のことであり，その新たな構造は抗体あるいはT細胞により認識される．変異タンパク質によりコードされたネオエピトープは，腫瘍特異的T細胞応答の主要な誘導因子である．

粘膜関連インバリアントT細胞 Mucosal-associated invariant T (MAIT) cells

非多型MHCクラスⅠ関連分子により提示される真菌および細菌リボフラビン代謝産物特異的なインバリアントαβT細胞受容体を発現するT細胞のサブセットのことである．ほとんどの粘膜関連インバリアントT細胞は，CD8陽性であり，微生物リボフラビン誘導体あるいはサイトカインのどちらかにより活性化され，炎症性および細胞傷害性機能を有する．粘膜関連インバリアントT細胞は，ヒトの肝臓におけるすべてのT細胞の50%を占める．

粘膜関連リンパ組織 Mucosa-associated lymphoid tissue (MALT)

消化管および気道粘膜内のリンパ球，樹状細胞および他の種類の細胞の集合であり，抗原に対する獲得免疫応答の場である．粘膜関連リンパ組織は，上皮リンパ球（主にT細胞）やB細胞豊富な粘膜上皮下の消化管のパイエル板あるいは咽頭扁桃のようなリンパ球の集積した組織を含む．

粘膜固有層 Lamina propria

腸および気道などの粘膜組織の上皮下部の疎性結合組織の層のことであり，粘膜固有層において樹状細胞，マスト細胞，リンパ球，マクロファージが侵入病原体に対して免疫応答を引き起こす．

粘膜免疫系 Mucosal immune system

消化管および気道などの粘膜表面を通って体内に侵入する微生物に対する応答および防御として機能する一方，粘膜上皮の外面上で生存する共生生物への寛容も維持する免疫系の一部である．粘膜免疫系は，パイエル板のような組織化された粘膜関連リンパ組織，また粘膜固有層にびまん性に分布した細胞から構成される．

能動免疫 Active immunity

外来抗原への曝露によるリンパ球の活性化により誘導される獲得免疫応答のことであり，免疫された個体自身が抗原への応答に能動的役割を担う．能動的に免疫された個体から，抗体あるいはリンパ球を別個体に与えて獲得免疫応答を誘導する“受動免疫”とは対照的である．

ノックアウトマウス Knockout mouse

1つあるいはそれ以上の遺伝子が選択的に破壊されたマウスのことであり，相同的組換え技術により作製される．サイトカイン，細胞表面受容体，シグナル分子，転写因子をコードする機能的遺伝子が欠損したノックアウトマウスは，免疫系におけるこれらの分子の役割について豊富な情報を提供する．

バーキットリンパ腫 Burkitt lymphoma

組織学的特性により診断される悪性のB細胞腫瘍であるが，ほとんどの場合，免疫グロブリン遺伝子座および第8染色体の*MYC*遺伝子を含む染色体の相互転座がみられる．アフリカのバーキットリンパ腫の多くの場合では，エプスタイン・バーウイルス感染と関連がある．

パーフォリン Perforin

細胞傷害性T細胞およびナチュラルキラー（NK）細胞の顆粒に存在するタンパク質のことである．パーフォリンが，活性化された細胞傷害性T細胞およびNK細胞の顆粒から放出されると，隣接した感染細胞の膜に入り込み，アポトーシスによる感染細胞の細胞死を誘導する．

パイエル板 Peyer's patches

小腸の粘膜固有層の組織化されたリンパ系器官のことであり，パイエル板において腸内病原菌および他の摂取された抗原に対する免疫応答が開始されると考えられる．パイエル板は，大部分がB細胞から構成され（少数のT細胞および他の細胞からも構成される），それらすべてが，しばしば胚中心を伴い，リンパ節でみられるのと同様に濾胞内に配置される．

敗血症性ショック Septic shock

血流を介して全身に広がる細菌感染の重症合併症のことであり（敗血症），血管虚脱，播種性血管内凝固症候群，代謝障害により特徴づけられる．この症候群は，リポ多糖（LPS）あるいはペプチドグリカンなどの細菌細胞壁構成因子の影響によるものであり，さまざまな細胞のTLRに結合し，腫瘍壊死因子（TNF），IL-12を含む炎症性サイトカインの発現を誘導する．

胚中心 Germinal centers

T細胞依存的な体液性免疫応答の間に発生するリンパ器官の特殊な構造のことであり，広範なB細胞の増殖，アイソタイプスイッチ，体細胞突然変異，親和性成熟，記憶B細胞の発生，長期生存形質細胞の誘導が起こる．胚中心は，脾臓，リンパ節，粘膜関連リンパ組織のリンパ濾胞内において明るく染色された領域として現れる．

ハイブリドーマ Hybridoma

正常リンパ球と不死化したリンパ腫細胞株の融合あるいは体細胞交雑に由来する細胞株のことである．抗原の特異性が明らかな正常B細胞と骨髄腫細胞株の融合により作製されたB細胞ハイブリドーマは，モノクローナル抗体を産生するために用いられる．特異性が明らかな正常T細胞とT細胞腫瘍細胞株の融合により作製されたT細胞ハイブリドーマは，一般的に研究に用いられる．

白脾髄 White pulp

主に動脈周囲リンパ鞘に配置されたリンパ球，濾胞および他の白血球から構成される脾臓の一部分のことである．脾臓の残りの部分は，貪食細胞で覆われ血液で満たされた洞様毛細血管によって構成され赤脾髄とよばれる．

パターン認識受容体 Pattern recognition receptors

病原体関連パターンおよび傷害関連パターンを認識する自然免疫系のシグナル受容体のことであり，自然免疫応答を活性化する．例としては，Toll様受容体，NOD様受容体が含まれる．

裸リンパ球症候群 Bare lymphocyte syndrome

MHCクラスⅡ分子の発現異常により特徴づけられる免疫不全症のことであり，抗原提示および細胞性免疫の異常を引き起こす．この疾患は，MHCクラスⅡ遺伝子転写を調節する因子をコードする遺伝子の突然変異により生じる．

白血球接着不全症 Leukocyte adhesion deficiency (LAD)

貪食細胞およびリンパ球の組織への動員にとって必要な白血球接着分子の発現不全により生じる感染合併症を伴う免疫不全症のまれなグループの1つである．白血球接着不全症タイプ1（LAD-1）は，β2インテグリンの一部であるCD18タンパク質をコードする遺伝子の変異による．LAD-2は，上皮セレクチンの白血球リガンドの合成にかかわるフコース輸送体をコードする遺伝子の変異により生じる．

白血病 Leukemia

血液細胞へと分化する骨髄前駆細胞から生じる悪性疾患であり，通常多くの白血病細胞が骨髄を占拠し，しばしば血流を循環する．リンパ性白血病はB細胞あるいはT細胞前駆細胞に，骨髄性白血病は顆粒球あるいは単球前駆細胞に，赤白血病は赤血球前駆細胞に由来する．

ハプテン Hapten

抗体には結合できるが，獲得免疫応答を刺激するために高分子（担体）に結合しなければならない小さな化学物質のことである．例えば，ジニトロフェノール(DNP)単体で免疫しても，抗 DNP 抗体応答は刺激しないが，DNP と共有結合したタンパク質による免疫は，抗 DNP 抗体応答を刺激する．

ハプロタイプ Haplotype

片親から遺伝する MHC アレル(対立遺伝子)の組み合わせのことであり，したがって単一の染色体上に存在する．

パラクライン因子 Paracrine factor

ある細胞から産生されて，その細胞の近傍にいる細胞に作用する分子のことである．ほとんどのサイトカインが，パラクライン因子として作用する．

ヒスタミン Histamine

マスト細胞の顆粒内に蓄えられた生体アミンのことであり，即時型過敏反応の重要なメディエーターの 1 つである．ヒスタミンは，さまざまな組織の特異的な受容体に結合し，血管透過性，気管支および腸管平滑筋の収縮を増加させる．

脾臓 Spleen

左上腹部に存在する二次リンパ器官のことである．脾臓は血液感染性抗原に対する獲得免疫応答の主要な場である．脾臓の赤脾髄は，オプソニン化された抗原および損傷した赤血球を取り込む活性化貪食細胞に覆われた血液の充満した洞様毛細血管から構成される．脾臓の白脾髄は，リンパ球および B 細胞が活性化されるリンパ濾胞を含む．

ヒト化抗体 Humanized antibody

マウスモノクローナル抗体の抗原結合部位とヒト抗体の定常領域から構成されるモノクローナル抗体のことであり，組換えしたハイブリッド遺伝子によってコードされる．ヒト化抗体は，ヒトにおいてマウスモノクローナル抗体ほど抗抗体応答を誘導する可能性が高くない．それらは炎症性疾患，がん，移植拒絶の治療に臨床的に用いられる．

ヒト白血球抗原 Human leukocyte antigens(HLA)

ヒト細胞の表面に発現する MHC 分子のことである．ヒト MHC 分子は，別の個体の細胞(例：母親あるいは輸血レシピエント)に曝露した個体由来中の血清抗体が存在する白血球表面のアロ抗原として最初に同定された(**主要組織適合遺伝子複合体[MHC]分子**も参照)．

ヒト免疫不全ウイルス Human immunodeficiency virus(HIV)

ヒト免疫不全症候群の病原体因子である．ヒト免疫不全ウイルスは，CD4 発現ヘルパー T 細胞，マクロファージ，樹状細胞を含むさまざまな細胞に感染するレトロウイルスであり，免疫系の慢性進行性破壊を引き起こす．

皮膚免疫系 Cutaneous immune system

皮膚における自然免疫系および獲得免疫系の構成要素で，病原体への応答や共生微生物との恒常性を維持するため特別な方法で相互に機能し合っている．皮膚免疫系の構成要素は，ケラチノサイト(角化細胞)，ランゲルハンス細胞，真皮樹状細胞，上皮内リンパ球，真皮リンパ球を含む．

病原性 Pathogenicity

微生物が疾患を引き起こす能力のことである．病原性には，毒素の産生，宿主免疫応答の刺激，宿主細胞代謝への影響などを含む多様な機序が関与している．

病原体関連分子パターン Pathogen-associated molecular patterns (PAMPs)

微生物により産生されるが，哺乳類(宿主)細胞によっては産生されない分子構造パターンであり，自然免疫系により認識され，自然免疫系を活性化する．例としては，細菌のリポ多糖(LPS)，ウイルス二本鎖 RNA が含まれる．

ピロトーシス Pyroptosis

細胞膨張，細胞膜の完全性の消失，IL-1α などの炎症性メディエーターの放出により特徴づけられるカスパーゼ 1 のインフラマソームによる活性化により誘導されるマクロファージおよび樹状細胞のプログラム細胞死のことである．ピロトーシスは，細胞質へ侵入する特定の微生物の死を誘導し，炎症による細菌のクリアランスを促進する一方，敗血症性ショックにも寄与する．

ヒンジ領域 Hinge region

免疫グロブリン重鎖の最初の 2 つの定常ドメインの間にある領域のことであり，多様な立体配座をとることができるため，2 つの抗原結合部の方向性に柔軟性を与えることができる．ヒンジ領域のおかげで，抗体分子は 2 つのエピトープに 2 つの抗原結合部が届く距離範囲内で同時に結合できる．

ファゴソーム Phagosome

細胞外環境から摂取した微生物あるいは粒状物質を含む膜に結合した細胞内小胞のことである．ファゴソームは，貪食過程において形成され，リソソームなどの他の小胞構造と融合し，摂取した物質の酵素分解を誘導する．

フィコリン Ficolins

コラーゲン様ドメインおよびフィブリノゲン様糖質認識ドメインを含む六量体の自然免疫系血漿タンパク質のことである．グラム陽性菌の細胞壁構成因子に結合し，それらをオプソニン化し補体を活性化する．

フィトヘマグルチニン Phytohemagglutinin(PHA)

植物により産生される糖結合タンパク質あるいはレクチンのことであり，T 細胞受容体を含むヒト T 細胞表面分子と架橋結合することで，T 細胞の多クローン性活性化および凝集を誘導する．フィトヘマグルチニンは，T 細胞の活性化を研究するために実験免疫学において頻繁に用いられる．臨床医学において，フィトヘマグルチニンは，患者の T 細胞が機能的であるか評価するために，あるいは核型データを得る目的で T 細胞有糸分裂を誘導するために用いられる．

フォスファターゼ Phosphatase(protein phosphatase)

タンパク質の特定のアミノ酸残基の側鎖からリン酸基を取り除く酵素のことである．CD45 およびカルシニューリンなどのリンパ球のタンパク質フォスファターゼは，さまざまなシグナル伝達分子および転写因子の活性を調節する．いくつかのタンパク質フォスファターゼは，フォスフォチロシン残基特異的であり，その他のタンパク質フォスファターゼは，フォスフォセリンおよびフォスフォスレオニン残基特異的である．

フォスフォリパーゼ Cγ Phospholipase Cγ(PLCγ)

イノシトール三リン酸およびジアシルグリセロールという 2 つのシグナル分子を生成するために細胞膜リン脂質フォスファチジルイノシトール二リン酸の加水分解を触媒する酵素のことである．フォスフォリパーゼ Cγ は，抗原受容体への抗原の結合によりリンパ球において活性化される．

負の選択 Negative selection

自己反応性抗原受容体を発現する成熟中のリンパ球が排除されるプロセスのことであり，自己寛容の維持に寄与する．成熟過程の T 細胞(胸腺細胞)の負の選択は最もよく理解されており，胸腺抗原提示細胞に結合したペプチドと自己 MHC 分子に高親和性に結合する胸腺細胞がアポトーシス(細胞死)することによって引き起こされる．

ブルトンチロシンキナーゼ　Bruton tyrosine kinase(Btk)
B細胞の成熟にとって必須のTecファミリーチロシンキナーゼである．ブルトンチロシンキナーゼをコードする遺伝子の変異は，B細胞のプレB細胞段階以降の成熟障害により特徴づけられる疾患であるX連鎖無γグロブリン血症を引き起こす．

プレB細胞　Pre-B cell
細胞質免疫グロブリンμ重鎖および免疫グロブリン軽鎖ではなく代替L鎖の発現により特徴づけられる造血組織にのみ存在する成熟中のB細胞のことである．μ鎖および代替L鎖から構成されるプレB細胞受容体は，プレB細胞の成熟B細胞へのさらなる成熟を刺激するシグナルを伝達する．

プレB細胞受容体(pre-BCR)　Pre-B cell receptor
プレB細胞段階の成熟中のB細胞に発現する受容体のことであり，免疫グロブリンμ重鎖およびインバリアント代替L鎖から構成される．pre-BCRは，pre-BCR複合体を形成するためにIgαおよびIgβシグナル伝達タンパク質と会合する．pre-BCRは，成熟中のB細胞の増殖と継続する成熟を刺激するために必要であり，有効なμ重鎖VDJ再編成を保証するチェックポイントとしての役目を果たす．pre-BCRが，特定のリガンドに結合するかについてはわかっていない．

プレTα　Pre-Tα
単一の細胞外免疫グロブリン様ドメインをもつインバリアント膜貫通タンパク質であり，プレT細胞受容体を形成するためにプレT細胞においてT細胞受容体β鎖と会合する．

プレT細胞　Pre-T cell
T細胞受容体α鎖あるいはCD4，CD8ではなくT細胞受容体β鎖の発現により特徴づけられる胸腺の成熟段階にあるT細胞のことである．プレT細胞において，T細胞受容体β鎖は，pre-TCRの一部として細胞表面にみられる．

プレT細胞受容体(pre-TCR)　Pre-T cell receptor
プレT細胞の表面に発現する受容体のことであり，T細胞受容体β鎖およびインバリアントプレTαタンパク質から構成される．この受容体は，pre-TCR複合体を形成するためにCD3およびζ分子と会合する．この複合体の機能は，B細胞成熟におけるpre-BCRの機能と類似している．すなわちさらなる増殖，抗原受容体遺伝子再編成，他の成熟に関する出来事を刺激するシグナルを伝達する．pre-TCRが特定のリガンドに結合するかどうかはわかっていない．

プロB細胞　Pro-B cell
骨髄における成熟中のB細胞のことであり，B細胞系統に系列決定された最も初期の細胞である．プロB細胞は，免疫グロブリンを産生していないが，CD19およびCD10などのB細胞系に限られた表面分子の発現により他の未熟な細胞と区別できる．

プロT細胞　Pro-T cell
骨髄から由来したばかりの胸腺皮質に存在する成熟中のT細胞のことであり，T細胞受容体分子，CD3分子，ζ鎖分子，CD4分子，CD8分子は発現していない．プロT細胞は，ダブルネガティブ胸腺細胞ともよばれる．

プロウイルス　Provirus
宿主細胞ゲノム中に組み込まれたレトロウイルスのゲノムのDNAコピーからウイルス遺伝子が転写され，ウイルスゲノムが増幅される．ヒト免疫不全ウイルス(HIV)プロウイルスは，長期間不活性のまま留まることができ，免疫系から免れHIVの潜伏感染が成立する．

フローサイトメトリー　Flow cytometry
フローサイトメーターという特殊化した装置を必要とする細胞集団の表現型を解析する手法のことであり，懸濁液中の個々の細胞が示す蛍光発光を検出できる．それにより蛍光プローブが結合した分子を発現した細胞の数や割合を測定できる．細胞懸濁液を蛍光ラベルした抗体あるいは他のプローブと培養し，1度に細胞を1つずつ蛍光光度計を通過させ，このときレーザーにより発生した入射ビームをあてて，それぞれの細胞に結合したプローブ量を測定する．

プログラム細胞死　Programmed cell death
アポトーシスを参照．

プロスタグランジン　Prostaglandins
多くの種類の細胞においてシクロオキシゲナーゼ経路を介してアラキドン酸に由来する炎症性脂質メディエーターの一群であり，血管拡張，気管支収縮，走化性活性をもつ．マスト細胞により生成されるプロスタグランジンは，アレルギー反応の重要なメディエーターである．

プロテアソーム　Proteasome
広範囲なタンパク質分解活性をもつ大きな多タンパク質酵素複合体のことであり，ほとんどの細胞の細胞質にみられ，細胞質タンパク質からMHCクラスⅠ分子に結合するペプチドを生成する．タンパク質は，ユビキチン分子の共有結合によりプロテアソームによる分解の標的となる．

プロテインキナーゼC　Protein kinase C(PKC)
多くの異なるタンパク質基質のセリン，スレオニン残基のリン酸化を仲介する酵素のアイフォームのことであり，転写因子活性化を誘導するさまざまなシグナル伝達経路を促進する．T細胞およびB細胞において，プロテインキナーゼCは，抗原受容体活性化反応に応答して生成されるジアシルグリセロールにより活性化される．

プロテインチロシンキナーゼ　Protein tyrosine kinase(PTK)
タンパク質のチロシン残基のリン酸化を仲介する酵素のことであり，リン酸化チロシン依存的にタンパク質間相互作用を促進する．プロテインチロシンキナーゼは，免疫系細胞において多くのシグナル伝達経路に関与する．

プロフェッショナル抗原提示細胞　Professional antigen-presenting cells(professional APCs)
T細胞を活性化する抗原提示細胞を表すためにしばしば用いられる用語であり，樹状細胞，単核の食細胞，B細胞を含み，それらすべての細胞がMHCクラスⅡ分子および共刺激因子を発現することができる．最初のT細胞応答開始にとって最も重要なプロフェッショナル抗原提示細胞は，樹状細胞である．

プロモーター　Promoter
転写を開始するタンパク質が結合する遺伝子の転写開始位置に近接した5′側のDNA配列のことである．プロモーターという言葉は，しばしばエンハンサー(転写因子が結合し，転写開始効率を増加させる基本的な転写複合体が相互作用する付加的配列)を含む遺伝子の5′制御領域全体を意味するために用いられる．別のエンハンサーは，イントロン中の遺伝子の5′側あるいは3′側のプロモーターから遠く離れたところに位置する．

分子擬態　Molecular mimicry
自己抗原と交差反応する抗原を含む微生物の感染によって引き起こされると想定されている自己免疫機序の1つのことである．このような微生物に対する免疫応答は，自己組織に対する反応をもたらす．

分泌因子　Secretory component
ポリ免疫グロブリン受容体の細胞外ドメインがタンパク質分解により切断されたものであり，粘膜分泌物中にIgA分子に結合した状態で存在している．

ペプチド結合溝　Peptide-binding cleft
T細胞に提示するためのペプチドが結合するMHC分子の一部のことである．裂孔は，八本鎖のβプリーツシートで構成されるフロアー上に対をなすαヘリックスから構成される．別々のMHCアレル(対立遺伝子)によってアミノ酸残基が異なる“多型残基”は，この裂孔の近傍に位置している．

ヘルパーT細胞　Helper T cells
T細胞の1つの分類であり，その主な機能は，マクロファージを活性化し，細胞性免疫における炎症を促進し，体液性免疫応答におけるB細胞の抗体産生を促進することである．これらの機能は，分泌されるサイトカイン，およびT細胞のCD40リガンドのマクロファージあるいはB細胞のCD40への結合により引き起こされる．ほとんどのヘルパーT細胞は，CD4分子を発現する．

辺縁帯　Marginal zone
マクロファージを含む脾臓リンパ濾胞の末梢領域のことであり，多糖抗原の捕獲に特に優れている．そのような抗原は，辺縁帯マクロファージの表面上に長期間存在し，特異的なB細胞により認識されるか濾胞に輸送される．

辺縁帯B細胞　Marginal zone B lymphocytes
脾臓の辺縁帯に限定的にみられるB細胞のサブセットのことであり，限られた特異性をもつIgM抗体を産生することで血液感染性の微生物抗原に迅速に対応する．

扁桃　Tonsils
咽頭扁桃腺(咽頭扁桃)，口蓋扁桃，舌扁桃を含む鼻咽頭および中咽頭のバリア上皮直下に位置する被嚢に部分的に覆われた二次リンパ器官のことである．扁桃は，上気道および上部消化管における微生物に対する獲得免疫応答を開始する場である．

ペントラキシン　Pentraxins
5つの同一な球形のサブユニットを構成する血漿タンパク質のファミリーのことであり，急性期反応物質C反応性タンパク質を含む．

放射免疫測定　Radioimmunoassay
溶液中の抗原の濃度を定量するための感度および特異性の高い免疫学的手法のことで放射性ラベルした抗原特異的な抗体に依存する．通常，2種類の抗原特異的抗体が用いられる．1つ目の抗体は，ラベルされていないが固相担体に結合し，そこに溶液中の抗原が結合し固定される．固定された抗原に結合し放射性崩壊の実験観測装置により測定される2つ目のラベルされた抗体の量は，試験溶液中の抗原の濃度に比例する．

膨疹・潮紅反応　Wheal-and-flare reaction
即時型過敏反応部位の皮膚における局所的な腫れおよび発赤のことである．膨疹は，血管透過性の増加を反映し，潮紅は，局部血流量の増加に起因し，それら両方の変化は，活性化真皮マスト細胞から放出されるヒスタミンなどのメディエーターに起因する．

ホーミング受容体　Homing receptor
リンパ球の細胞表面に発現する接着分子のことであり，リンパ球の再循環および組織へのホーミングにおいて異なる方向性を決定する．ホーミング受容体は，特異的な血管床の内皮細胞表面に発現するリガンド(アドレッシン)に結合する．

補体　Complement
自然免疫応答および獲得免疫応答の重要なエフェクター機能を生じさせるために，互いにまたは他の免疫系分子と相互作用する血清および細胞表面タンパク質群のことである．補体系の古典的経路，第二経路，レクチン経路は，抗原－抗体複合体，微生物表層，微生物に結合する血漿レクチンそれぞれにより活性化され，炎症性メディエーターやオプソニンを生成するタンパク質分解酵素カスケードから構成される．3つのすべての経路が，細胞膜に挿入される共通の最終産物である細胞溶解複合体(膜侵襲複合体：MAC)の形成を誘導する．

補体活性化古典的経路　Classical pathway of complement activation
体液性免疫，炎症性メディエーターの産生，抗原の貪食のためのオプソニン，細胞を破壊する溶解複合体の形成などに関与する補体系のエフェクター経路である．古典的経路は，抗原－抗体複合体のC1分子への結合により開始され，C4およびC2タンパク質のタンパク質分解性切断を誘導し，古典的経路C3転換酵素を生成する．第二経路およびレクチン経路だけでなく，古典的経路も膜侵襲複合体を形成し終結する．

補体活性化第二経路　Alternative pathway of complement activation
補体系の抗体非依存的な活性化経路のことであり，C3タンパク質のC3b断片が微生物の細胞表面に結合した際に活性化が起こる．第二経路は，自然免疫系の構成要素であり，微生物の直接的な溶解だけでなく，感染に対する炎症応答も仲介する．古典的経路およびレクチン経路だけでなく第二経路も膜侵襲複合体(membrane attack complex：MAC)を形成し終結する．

補体活性化レクチン経路　Lectin pathway of complement activation
マンノース結合レクチン(MBL)など血流を循環するレクチンに細菌多糖類が結合することにより引き起こされる補体活性化経路のことである．MBLは，構造的にC1qに類似しており，C1r-C1s酵素複合体(C1qのような)あるいはマンノース結合タンパク質関連セリンエステラーゼとよばれる別のセリンエステラーゼを活性化する．C4の分解により開始されるレクチン経路の残りのステップは，古典的経路と同じである．

補体受容体1　Complement receptor type 1(CR1)
補体C3bおよびC4b断片の受容体である．貪食細胞は，補体受容体1を介してC3bあるいはC4bにより被覆された粒子を内部へ取り込む．赤血球上の補体受容体1は，循環系からの免疫複合体の排除に働く．補体受容体1は，補体活性化の調節因子でもある．

補体受容体2　Complement receptor type 2(CR2)
B細胞および濾胞性樹状細胞に発現する受容体であり，C3d，C3dg，iC3bを含むC3補体タンパク質の分解断片に結合する．補体受容体2は，抗原によるB細胞の活性化を増強することにより，また胚中心において抗原抗体複合体の捕捉を促進することにより体液性免疫応答を刺激するよう機能する．補体受容体2は，エプスタイン・バーウイルスの受容体でもある．

ポリIg受容体　Poly-Ig receptor
上皮細胞を通って腸管腔へIgAおよびIgMを輸送する粘膜上皮細胞に発現するFc受容体のことである．

ポリクローナル活性化因子　Polyclonal activators
抗原特異性を示さずに多くのクローンのリンパ球を活性化することができる化学物質のことである．ポリクローナル活性化因子の例としては，B細胞活性化のための抗IgM抗体，抗CD3抗体，細菌のスーパー抗原，T細胞活性化のためのフィトヘマグルチニンが含まれる．

ポリメラーゼ連鎖反応　Polymerase chain reaction(PCR)
最大でおよそ1kbまでの長さの特異的なDNA配列をコピーし，増幅する迅速な手法のことであり，分子生物学のすべての分野において調製技術および分析技術として広く用いられる．この手法は，特異的なDNAを増幅するために，そのDNAの端の配列に相補的な短いオリゴヌクレオチドプライマーを使用し，DNAの熱変性，アニーリング，伸長の反復的なサイクルを含む．

マイコバクテリウム　Mycobacterium
好気性細菌属のうち貪食細胞内で生存可能で病原性をもつ多くの種のことである．ヒト結核菌などのマイコバクテリウムに対する主要な宿主防御は細胞性免疫である．

膜侵襲複合体　Membrane attack complex（MAC）
補体タンパク質 C5，C6，C7，C8，および多数の C9 の重合を含む補体カスケードの最終的な構成要素の細胞溶解複合体のことであり標的細胞の膜に形成される．膜侵襲複合体は，細胞に致死的なイオン変化および浸透圧変化を引き起こす．

マクロファージ　Macrophage
自然免疫応答および獲得免疫応答において重要な役割を果たす造血系に由来する貪食細胞である．マクロファージは，内毒素（エンドトキシン）などの微生物産物およびインターフェロン-γなどの T 細胞サイトカインにより活性化される．活性化マクロファージは，微生物を貪食および殺傷し，炎症性サイトカインを分泌し，ヘルパー T 細胞に抗原を提示する．マクロファージは，炎症局所において動員されたばかりの血中単球由来の細胞，および胎児の造血臓器由来の長寿命な組織細胞を含む．組織マクロファージは，それぞれに異なった名前が与えられ，特異的な機能を果たす．中枢神経系のミクログリア（小膠細胞），肝臓のクッパー細胞，肺の肺胞マクロファージ，骨の破骨細胞が含まれる．

マスト細胞　Mast cell
即時型過敏性（アレルギー）反応を引き起こす主要なエフェクター細胞である．マスト細胞は，骨髄に由来し大部分の組織で血管に隣接して存在し，IgE に対する高親和性 Fc 受容体を発現し，無数のメディエーターで満ちた顆粒を含んでいる．IgE が結合したマスト細胞 Fcε 受容体の抗原誘導性架橋反応は，顆粒内容物および新たな合成物の放出，他のメディエーターの分泌を引き起こし，即時型過敏反応を誘導する．

末梢性免疫寛容　Peripheral tolerance
末梢組織に存在し，通常は中枢リンパ器官には存在しない自己抗原への不応答性のことである．末梢性免疫寛容は，リンパ球の活性化に必要な十分量の共刺激因子がない抗原認識，あるいは自己抗原による持続的で反復的なリンパ球への刺激により誘導される．

末梢リンパ器官（組織）　Peripheral lymphoid organs and tissues
リンパ球および補助細胞が集合した器官・組織であり，脾臓，リンパ節，粘膜関連リンパ組織などがある．獲得免疫が開始される場である．

慢性移植拒絶　Chronic rejection
正常な組織構造の欠損を伴う線維化によって特徴づけられるアロ移植片拒絶反応のことであり慢性的に起こる．多くの場合，慢性拒絶の主たる病理学的所見は，移植片動脈硬化（graft arteriosclerosis）とよばれる内膜平滑筋細胞の増殖により生じる移植片内の動脈閉塞である．

慢性肉芽腫症　Chronic granulomatous disease
多形核白血球，マクロファージによる微生物の殺傷に必要な食細胞酸化酵素複合体の構成要素をコードする遺伝子の変異により生じるまれな遺伝的免疫不全症のことである．この疾患は，再発性の細胞内細菌感染および真菌感染により特徴づけられ，しばしば慢性的な細胞性免疫応答および肉芽腫の形成を伴う．

マンノース結合レクチン　Mannose-binding lectin（MBL）
細菌細胞壁のマンノース残基に結合し，マクロファージによる細菌の貪食を促進するオプソニンとして作用する血漿タンパク質のことである．マクロファージは，マンノース結合レクチン（MBL）に結合可能な C1q に対する表面受容体を発現しており，MBL はオプソニン化された細菌の取り込みを促す．

マンノース受容体　Mannose receptor
マクロファージに発現する糖結合受容体（レクチン）のことであり，細菌細胞壁のマンノース残基およびフコース残基に結合し，その細菌の貪食を促進する．

未熟 B 細胞　Immature B lymphocyte
骨髄前駆細胞から生じたばかりの膜型 IgM 陽性 IgD 陰性 B 細胞のことであり，抗原に応答して増殖あるいは分化はせず，むしろアポトーシスあるいは機能的に反応しない状態となる．この特性は，骨髄に存在する自己抗原特異的な B 細胞の負の選択にとって重要である．

免疫　Immunity
免疫系の細胞や組織が担う疾患（通常は感染症）に対する防御反応のことである．より広い意味では，免疫は微生物および非感染性の分子を含む外来物質に応答する能力のことをいう．

免疫応答　Immune response
個体レベルで起こる外来物質に対する組織的かつ協調的な反応のことであり，免疫系の細胞および分子により惹起される．

免疫応答遺伝子　Immune response（Ir）genes
メンデルの法則に従って遺伝し，単純な合成ペプチドに対して抗体を産生する動物の能力を制御するげっ歯類の近交系の遺伝子としてもともとは定義された．現在では，免疫応答遺伝子は，T 細胞にペプチドを提示する MHC クラスⅡ分子をコードする多型遺伝子であり，T 細胞の活性化およびタンパク質抗原に対するヘルパー T 細胞依存性の B 細胞応答に必要であることが知られている．

免疫監視　Immune surveillance
免疫系の生理的な機能の 1 つとして，形質転換した細胞クローンが腫瘍へと成長する前，あるいは腫瘍を形成した後に認識し殺傷することがあるとする概念のことである．“免疫監視”という用語は，外来抗原（例：微生物抗原）を発現する，必ずしも腫瘍細胞とは限らない細胞を検出し傷害する T 細胞の機能を表現する一般的な意味としてもしばしば用いられる．

免疫寛容　Immunologic tolerance
寛容を参照．

免疫グロブリン　Immunoglobulin（Ig）
抗体と同意語（**抗体**を参照）．

免疫グロブリン α 鎖　免疫グロブリン β 鎖　Igα and Igβ
B 細胞上の膜免疫グロブリンの表面発現およびシグナル機能に必須の β タンパク質である．Igα と Igβ は互いにジスルフィド結合によりつながり，細胞質尾部で膜免疫グロブリンと非共有的に相互作用することで B 細胞受容体複合体を形成する．Igα および Igβ の細胞質ドメインは，免疫受容体チロシン活性化モチーフを保有しており，抗原誘導性 B 細胞活性化の初期シグナル伝達に関与する．

免疫グロブリン軽鎖　Immunoglobulin light chain
抗体分子における 2 種類のポリペプチド鎖のうちの 1 つのことである．抗体の基本的な構造単位は，同一な 2 つの軽鎖を含み，それぞれが同一な 2 つの重鎖のうちの 1 つとジスルフィド結合している．それぞれの軽鎖は，1 つの可変（V）免疫グロブリンドメインおよび 1 つの定常（C）免疫グロブリンドメインから構成される．κ および λ とよばれる 2 つの軽鎖アイソタイプが存在し，両方とも機能的に同一である．ヒトの抗体のおよそ 60％が κ 軽鎖，およそ 40％が λ 軽鎖である．

免疫グロブリン重鎖　Immunoglobulin heavy chain
抗体分子における2種類のポリペプチド鎖のうちの1つのことである．抗体の基本的な構造単位は，同一な2つのジスルフィド結合した重鎖および同一な2つの軽鎖である．それぞれの重鎖は，1つの可変免疫グロブリンドメインおよび3つあるいは4つの定常免疫グロブリンドメインから構成される．IgM，IgD，IgG，IgA，IgEを含む異なる抗体のアイソタイプは，それらの重鎖定常領域の構造的な違いにより区別される．重鎖定常領域は，補体活性化あるいは貪食細胞とのかかわりなどのエフェクター機能を担う．

免疫グロブリンスーパーファミリー　Immunoglobulin superfamily
免疫グロブリンドメインあるいは免疫フォールド（折りたたみ構造）とよばれる球形の構造モチーフを含むタンパク質（最初に抗体において見出された）の大きなファミリーのことである．抗体，T細胞受容体，MHC分子，CD4，CD8を含む免疫系の重要な多くのタンパク質は，このスーパーファミリーのメンバーである．

免疫グロブリンドメイン　Immunoglobulin domain
免疫グロブリン，T細胞受容体，MHC分子を含む免疫系の多くのタンパク質にみられる三次元の球形の構造モチーフのことである．免疫グロブリンドメインは，内部のジスルフィド結合も含めておよそ110アミノ酸残基の長さであり，2層のβプリーツシートを含み，それぞれの層が3～5本の逆平行のポリペプチド鎖から構成される．免疫グロブリンドメインは，免疫グロブリンVドメインあるいはCドメインのどちらに相同性が近いかに基づいて，V様ドメインあるいはC様ドメインに分類される．

免疫系　Immune system
免疫すなわち外来生物に対する防御を提供するために共同で機能する分子，細胞，組織，および器官のことである．

免疫蛍光染色　Immunofluorescence
蛍光プローブで標識した抗体を使用することにより分子を検出する技術である．例えば，免疫蛍光顕微鏡では，特異的な表面抗原を発現する細胞は，蛍光色素が結合した抗原特異的な抗体により染色され，蛍光顕微鏡により可視化される．

免疫原　Immunogen
免疫応答を誘導する抗原のことである．すべての抗原が，免疫原ではない．例えば，低分子量化合物（ハプテン）は，抗体に結合することはできるが，それらが高分子（担体）と結合しない限り，免疫応答を刺激することはできない．

免疫シナプス　Immunologic synapse
T細胞と抗原提示細胞が相互作用する場所に組織される膜タンパク質の集合体のことであり，T細胞側のT細胞受容体複合体，CD4，CD8，共刺激受容体，インテグリンおよびそれらに結合する抗原提示細胞側のペプチド-MHC複合体，共刺激因子，インテグリンリガンドを含む．免疫シナプスは，T細胞と抗原提示細胞間の双方向性で機能的な応答に必要でありT細胞から抗原提示細胞への分泌産物の特異的な輸送を促進する．細胞傷害性T細胞からその標的細胞への顆粒球内容物の輸送なども含まれる．

免疫受容体チロシン活性化モチーフ　Immunoreceptor tyrosine-based activation motif（ITAM）
シグナル伝達に関与する免疫系においてさまざまな膜タンパク質の細胞質尾部にみられるチロシン-x-x-ロイシン配列（xは，特定されていないアミノ酸）の2つのコピーからなる保存されたタンパク質モチーフのことである．免疫受容体チロシン活性化モチーフ（ITAM）は，T細胞受容体のζタンパク質およびCD3タンパク質，B細胞受容体のIgαタンパク質およびIgβタンパク質，いくつかの免疫グロブリンFc受容体に存在する．これらの受容体にリガンドが結合すると，ITAMsのチロシン残基がリン酸化され，細胞活性化シグナル伝達経路の伝播に関与する他の分子のための結合部位を形成する．

免疫受容体チロシン抑制化モチーフ　Immunoreceptor tyrosine-based inhibition motif（ITIM）
B細胞のFcγRⅡB，ナチュラルキラー細胞のキラー細胞免疫グロブリン様受容体などの免疫系におけるさまざまな抑制性受容体の細胞質尾部にみられる6つのアミノ酸（イソロイシン-x-チロシン-x-x-ロイシン）モチーフのことである．これらの受容体にリガンドが結合すると，免疫受容体チロシン抑制化モチーフのチロシン残基がリン酸化され，プロテインチロシンフォスファターゼのための結合部位を形成し，他のシグナル伝達経路を抑制するように機能する．

免疫性炎症　Immune inflammation
抗原に対する獲得免疫の結果としての炎症のことである．炎症部位の細胞浸潤物には，T細胞サイトカインの作用の結果として動員される好中球，マクロファージなどの自然免疫系の細胞が含まれる．

免疫組織化学　Immunohistochemistry
目的の抗原に特異的な酵素結合抗体を用いることにより組織切片における抗原の存在を検出する技術のことである．酵素は，抗体が存在する部位，すなわち抗原の局在する部位において，無色の基質を有色の不溶性物質に変換し，沈殿させる．組織切片における有色の沈殿物，したがって抗原の位置は，通常の光学顕微鏡により観察される．免疫組織化学は，診断病理学および研究のあらゆる分野におけるルーチンの技術である．

免疫沈降　Immunoprecipitation
分子を抗体に結合させ，抗原－抗体複合体不溶性物質を生成し，二次抗体で沈降させるか，あるいは不溶性の粒子またはビーズへ一次抗体を結合させることで溶液中から分子を分離する技術のことである．

免疫特権部位　Immunologically privileged site
免疫応答から隔絶されていたり，免疫応答を恒常的に抑制している体の部位のことである．眼の前房，精巣，脳は，免疫特権部位の例である．

免疫複合体　Immune complex
抗原に結合する抗体分子の多分子複合体のことである．それぞれの抗体分子は，最低でも2つの抗原結合部位をもっており，多くの抗原が多価であるため，免疫複合体は，大きさが大幅に変化する．免疫複合体は，補体系古典的経路，Fc受容体を介した貪食細胞の活性化などの体液性免疫のエフェクター機序を活性化する．血管壁あるいは腎糸球体における循環免疫複合体の沈着は，炎症および疾患を誘導する．

免疫複合体病　Immune complex disease
血管壁における抗原抗体複合体の沈着により引き起こされる炎症性疾患のことであり，局所の補体活性化および炎症をもたらす．微生物抗原に対する抗体の過剰な産生，あるいは全身性エリテマトーデスなどの自己免疫疾患における自己抗体産生の結果として，免疫複合体は形成されると考えられる．腎糸球体の特殊な毛細血管基底膜における免疫複合体の沈着は，糸球体腎炎を引き起こし，腎臓の機能を破綻させる．動脈壁における免疫複合体の全身的な沈着は，血栓症およびさまざまな組織への虚血性障害を伴う血管炎を引き起こす．

免疫不全　Immunodeficiency
後天性免疫不全および先天性免疫不全を参照．

免疫ブロット法　Immunoblot
濾紙などの固体マトリックスに結合した（すなわちブロットされ

た)抗原の存在を検出するため，抗体を用いる解析手法のことである(ウエスタンブロット法としても知られる).

免疫ペルオキシダーゼ法　Immunoperoxidase technique
組織切片における抗原の存在を確認するためホースラディッシュペルオキシダーゼ結合抗体が用いられる一般的な免疫組織化学的方法のことである．ペルオキシダーゼ酵素は，無色の基質を光学顕微鏡により観察可能な不溶性の茶色い生成物へと変換する．

免疫偏向　Immune deviation
ある一連のサイトカイン産生を示すT細胞応答から，他のサイトカイン産生を示すT細胞応答へと転換することである．例えば，マクロファージの炎症性機能を刺激するTh1サイトカイン産生から好酸球およびマクロファージの抗炎症性機能を活性化するTh2サイトカイン産生へとT細胞応答が転換することなどがある．

免疫優性エピトープ　Immunodominant epitope
天然タンパク質により免疫された個人においてその応答の大部分を引き起こすタンパク質抗原のエピトープのことである．タンパク質ペプチドの中の免疫優性エピトープは，抗原提示細胞内においてタンパク質分解により生成され，MHC分子に強く結合しT細胞を刺激すると考えられる．

免疫抑制　Immunosuppression
基礎疾患や移植拒絶反応，自己免疫疾患の予防あるいは治療のための薬により意図的に誘導される獲得免疫系あるいは自然免疫系の1つあるいはそれ以上の構成因子の抑制のことである．一般的に用いられる免疫抑制薬は，T細胞のサイトカイン産生を阻害するシクロスポリンである．

免疫療法　Immunotherapy
免疫応答を促進あるいは抑制する治療薬を用いた疾患の治療のことである．例えば，がん免疫療法は，腫瘍抗原への能動的免疫応答の促進あるいは受動免疫を確立するための抗腫瘍抗体または抗腫瘍T細胞の投与である．

モノクローナル抗体　Monoclonal antibody
B細胞ハイブリドーマ(1つの正常B細胞と不死化したB細胞腫瘍株の融合により得られる細胞株)により産生される1つの抗原に特異的な抗体のことである．モノクローナル抗体は，研究，臨床診断，治療において幅広く用いられる．

ヤーヌスキナーゼ　Janus kinases(JAKs)
IL-2，IL-3，IL-4，インターフェロン-γ，IL-12などの受容体を含むいくつかの異なるサイトカイン受容体の細胞質尾部に会合するチロシンキナーゼのファミリーのことである．サイトカインの結合および受容体の二量化に応答して，ヤーヌスキナーゼ(JAKs)は，シグナル伝達兼転写活性化因子(STATs)の結合を可能にするためサイトカイン受容体をリン酸化し，さらにSTATsをリン酸化することで活性化させる．異なるJAKキナーゼは，異なるサイトカイン受容体と会合する．

輸血　Transfusion
循環血液細胞，血小板，血漿をある個体から別の個体へ移植することである．輸血は，出血による失血を治療するために，あるいは産生不良もしくは過剰破壊がもたらす1つ以上の血液細胞の欠損を治療するために行われる．

輸血反応　Transfusion reactions
輸血された血液製剤に対する免疫応答のことであり，通常は，ABO式血液型抗原あるいは組織適合性抗原に結合するレシピエントのもつ抗体により引き起こされる輸血反応は赤血球の血管内溶解を引き起こし，重篤な場合には腎障害，発熱，ショック，播種性血管内凝固症候群を起こす．

ユビキチン化　Ubiquitination
ユビキチンとよばれる小さなポリペプチドが1つあるいは複数個，特定のタンパク質へ共有結合することである．ユビキチン化は，リソソームあるいはプロテアソームによる標的タンパク質の分解のために利用される．プロテアソームによるタンパク質分解は，MHCクラスⅠ経路の抗原プロセシングおよび提示における重要なステップである．

養子移入　Adoptive transfer
ある個体の細胞を体外で増殖，活性化した後，別の個体に移入あるいは同一の個体に戻すプロセスのことである．養子移入は，免疫応答において特定の細胞集団(例：T細胞)の役割を明らかにするために研究に用いられる．臨床的に，腫瘍特異的T細胞および腫瘍抗原提示樹状細胞の養子移入ががん治療に用いられており，また制御性T細胞の養子移入は，自己免疫疾患および移植拒絶反応の治療法として検討されている．

ラパマイシン　Rapamycin
アロ移植片拒絶反応を防ぐために臨床的に用いられる免疫抑制薬である(シロリムスともよばれる)．ラパマイシンは，インターロイキン-2を介したT細胞増殖に必要な経路を含むさまざまな代謝，細胞増殖経路において鍵となるシグナル分子であるラパマイシン標的分子(mTOR)とよばれるタンパク質の活性化を抑制する．

ランゲルハンス細胞　Langerhans cells
微生物(病原菌)や皮膚から侵入する抗原を捉え，所属リンパ節へ抗原を輸送することが主な機能である皮膚の真皮層に網目のように存在する未熟な樹状細胞のことである．リンパ節への遊走の間に，ランゲルハンス細胞は，成熟樹状細胞へと分化し，ナイーブT細胞に対して効率的に抗原を提示する．

リコンビナーゼ活性化遺伝子1・2　Recombination-activating genes 1 and 2(RAG1 and RAG2)
RAG-1およびRAG-2タンパク質をコードする遺伝子であり，V(D)Jリコンビナーゼ(組換え酵素)を産生し，成熟過程のB細胞およびT細胞に発現する．RAGタンパク質は，組換えシグナル配列に結合し，機能的な免疫グロブリンおよびT細胞受容体遺伝子を形成するDNA組換えに必須である．そのため，RAGタンパク質は，抗原受容体の発現，およびB細胞，T細胞の成熟に必要である．

リソソーム　Lysosome
貪食細胞に豊富に存在する膜に結合した，酸性細胞小器官(オルガネラ)のことであり，細胞外環境および細胞内由来のタンパク質を分解するタンパク質分解酵素を含んでいる．リソソームは，抗原プロセシングのMHCクラスⅡ経路に関与している．

リポ多糖(LPS)　Lipopolysaccharide
エンドトキシンと同意語である．

リューシュマニア　*Leishmania*
マクロファージに感染し多くの組織において慢性炎症性疾患を引き起こす偏性細胞内寄生原虫のことである．マウスのリーシュマニア感染は，いくつかのサイトカインおよびそれらを産生するヘルパーT細胞サブセットのエフェクター機能を研究するためのモデル系となっている．大型リーシュマニア(*Leishmania major*)に対するTh1応答および関連するインターフェロン-γの産生は感染を制御するが，IL-4の産生を伴うTh2応答は播種性の致命的な疾患を引き起こす．

リンパ管系 Lymphatic system
もともとは血液に由来するリンパ液とよばれる組織液を集め胸管を通って循環へと戻す全身の脈管系のことである．リンパ節は，これらの脈管に散りばめられておりリンパ液中に存在する抗原を捕獲し保持する．

リンパ球再循環 Lymphocyte recirculation
血液から二次リンパ器官へ，そして再度血液へと戻るというナイーブリンパ球の継続的な移動のことである．

リンパ球成熟 Lymphocyte maturation
多能性骨髄幹細胞が末梢リンパ組織に存在する成熟した抗原受容体を発現するナイーブB細胞およびナイーブT細胞へと発達するプロセスのことである．このプロセスは，骨髄（B細胞）および胸腺（T細胞）の特殊な環境で起こる．リンパ球分化と同意語である．

リンパ球ホーミング Lymphocyte homing
循環血中のリンパ球サブセットが特定の組織部位へ優先的に遊走することである．リンパ球ホーミングは異なる組織における内皮接着分子およびケモカインの選択的な発現により調節される．例えば，あるリンパ球は，優先的に腸粘膜に存在し，それはケモカインCCL25および内皮接着分子MadCAMにより制御される．CCL25およびMadCAMは，腸管に発現し，それぞれ腸管ホーミングリンパ球上のCCR9ケモカイン受容体およびインテグリン$\alpha4\beta1$に結合する．

リンパ球遊走 Lymphocyte migration
リンパ球が循環血液中から末梢組織へ移動することである．

リンパ球レパートリー Lymphocyte repertoire
個体レベルでの抗原受容体の全体的な集まりを表し，すなわちB細胞およびT細胞により示されるさまざまな抗原特異性のことである．

リンパ腫 Lymphoma
通常リンパ系組織において生じそれらの間で拡散するB細胞あるいはT細胞の悪性腫瘍のことである．他の非リンパ系組織にも拡散しうる．リンパ腫はそれらが由来した正常リンパ球の表現型特徴を発現することが多い．

リンパ節 Lymph node
リンパ液中の抗原に対する獲得免疫応答が開始される全身のリンパ管に沿って位置する小さな結節性で被嚢性のリンパ球が豊富な器官のことである．二次あるいは末梢リンパ器官であるリンパ節は，防御的免疫応答の誘導を最大化するためにB細胞，T細胞，樹状細胞，マクロファージおよび抗原の相互作用を調節する特殊な解剖学的構造をもつ．リンパ節はフィルター機能も持っており組織液中の微生物および他の潜在的に害となる成分の捕獲も行う．

リンパ組織誘導細胞 Lymphoid tissue inducer cells
造血系に由来する自然リンパ球の一種であり，リンフォトキシン－α（LTα）およびLTβの産生を介してリンパ節および他の二次リンパ器官の発達を刺激する．

リンパ濾胞 Lymphoid follicle
リンパ節あるいは脾臓におけるB細胞が豊富に存在する領域のことであり，抗原誘導性B細胞増殖および分化の場である．抗原に対するT細胞依存性のB細胞応答において，胚中心は濾胞内で形成される．

リンフォカイン Lymphokine
リンパ球により産生されるサイトカイン（免疫応答の可溶性タンパク質メディエーター）の旧名のことである．

リンフォカイン活性化キラー細胞 Lymphokine-activated killer (LAK) cells
高濃度のIL-2へ曝露されることで腫瘍細胞に対する高い細胞傷害活性をもつようになったナチュラルキラー細胞のことである．試験管内において作製されたリンフォカイン活性化キラー細胞は，がん治療を受ける担がん患者に養子移入される．

リンフォトキシン Lymphotoxin（LT，TNF-β）
腫瘍壊死因子（TNF）と相同性があり，同一の受容体に結合するT細胞により産生されるサイトカインのことである．TNF同様，リンフォトキシンは，内皮および好中球活性化を含む向炎症性効果をもつ．リンフォトキシンは，リンパ器官の正常な発達にとっても重要である．

レアギン Reagin
即時型過敏反応を媒介するIgE抗体のことである．

ロイコトリエン Leukotrienes
多くの種類の細胞においてリポキシゲナーゼ経路により産生されるアラキドン酸由来の炎症性脂質メディエーターの種類である．マスト細胞はロイコトリエンC4（LTC4）を豊富に産生し，その分解産物であるLTD4およびLTE4は，平滑筋細胞の特異的な受容体に結合し持続的な気管支収縮を引き起こす．ロイコトリエンは，気管支喘息の病理学的過程に関与する．LTC4，LTD4，LTE4は，かつてアナフィラキシー遅延反応性物質とよばれた物質を構成する．

濾胞 Follicle
リンパ濾胞を参照．

濾胞性樹状細胞 Follicular dendritic cells（FDCs）
補体受容体およびFc受容体を発現し，二次リンパ組織のリンパ濾胞に存在する細胞であり，濾胞構造に不可欠である網目を形成する長い細胞質突起をもつ．濾胞性樹状細胞は，B細胞認識のために，その細胞表面に抗原を提示し，親和性成熟のプロセスにおいて，高親和性膜免疫グロブリンを発現しているB細胞の活性化および選択に関与する．濾胞性樹状細胞は，非造血系細胞である（骨髄由来ではない）．

濾胞性ヘルパーT細胞 T follicular helper（Tfh）cell ／ Follicular helper T cell（Tfh cell）
リンパ濾胞に存在するCD4陽性ヘルパーT細胞サブセットの1つで多様性に富んでいる．濾胞性ヘルパーT細胞は，胚中心反応におけるB細胞へのシグナル伝達に重要であり，体細胞高頻度突然変異，アイソタイプスイッチ，記憶B細胞および長寿命形質細胞の産生を促進する．濾胞性ヘルパーT細胞は，CXCR5，ICOS，IL-21およびBcl-6を発現する．

ワクチン Vaccine
微生物抗原を調製した製剤であり，しばしばアジュバントを結合させ，微生物感染に対する防御免疫を誘導するために個体に投与される．抗原は，生きてはいるが無毒な微生物，死滅した微生物，微生物の精製された高分子成分，あるいは微生物抗原をコードする相補的なDNAを含むプラスミドなどが用いられる．

付録 I サイトカイン

サイトカインとサブユニット	主な供給細胞	サイトカイン受容体とサブユニット*	主な標的細胞と生物学的効果
I型サイトカインファミリーメンバー			
インターロイキン-2 (IL-2)	T細胞	CD25(IL-2Rα) CD122(IL-2Rβ) CD132(γc)	T細胞：増殖，エフェクター細胞または記憶T細胞への分化，制御性T細胞への発達，生存，機能の促進 NK細胞：増殖，活性化 B細胞：増殖，抗体産生(in vitro)
インターロイキン-3 (IL-3)	T細胞	CD123(IL-3Rα) CD131(βc)	未熟造血系前駆細胞：すべての造血系細胞の成熟誘導
インターロイキン-4 (IL-4)	CD4陽性T細胞(Th2，Tfh)，マスト細胞	CD124(IL-4Rα) CD132(γc)	B細胞：IgEへのアイソタイプスイッチ T細胞：Th2への分化，増殖 マクロファージ：代替経路活性化，IFN-γ依存性古典的経路活性化の阻害
インターロイキン-5 (IL-5)	CD4陽性T細胞(Th2)，2型自然リンパ球	CD125(IL-5Rα) CD131(βc)	好酸球：活性化，発生の増加
インターロイキン-6 (IL-6)	マクロファージ，内皮細胞，T細胞	CD126(IL-6Rα) CD130(gp130)	肝臓：急性期タンパク質の放出 B細胞：抗体産生細胞の増殖 T細胞：Th17への分化
インターロイキン-7 (IL-7)	線維芽細胞，骨髄間質細胞	CD127(IL-7R) CD132(γc)	未熟リンパ球系前駆細胞：T細胞とB細胞の早期前駆細胞の増殖 T細胞：ナイーブ細胞と記憶細胞の生存
インターロイキン-9 (IL-9)	CD4陽性T細胞	CD129(IL-9R) CD132(γc)	マスト細胞，B細胞，T細胞，組織細胞：生存と活性化
インターロイキン-11 (IL-11)	骨髄間質細胞	IL-11Rα CD130(gp130)	血小板の産生
インターロイキン-12 (IL-12)： IL-12A(p35) IL-12B(p40)	マクロファージ，樹状細胞	CD212(IL-12Rβ1) IL-12Rβ2	T細胞：Th1細胞への分化 NK細胞とT細胞：IFN-γ合成，細胞傷害活性の増加
インターロイキン-13 (IL-13)	CD4陽性T細胞(Th2)，NKT細胞，2型自然リンパ球，マスト細胞	CD213a1(IL-13Rα1) CD213a2(IL-13Rα2) CD132(γc)	B細胞：IgEへのアイソタイプスイッチ 上皮細胞：粘液産生の増加 マクロファージ：代替経路活性化
インターロイキン-15 (IL-15)	マクロファージ，その他の細胞型	IL-15Rα CD122(IL-2Rβ) CD132(γc)	NK細胞：増殖 T細胞：記憶CD8陽性細胞の生存と増殖
インターロイキン-17A(IL-17A) インターロイキン-17F(IL-17F)	CD4陽性T細胞(Th17)，3型自然リンパ球	CD217(IL-17RA) IL-17RC	上皮細胞，マクロファージと他の細胞型：サイトカインとケモカイン産生増加，GM-CSFとG-CSF産生
インターロイキン-21 (IL-21)	Th2細胞，Th17細胞，Tfh細胞(濾胞性ヘルパーT細胞)	CD360(IL-21R) CD132(γc)	B細胞：活性化，増殖，分化 Tfh細胞：発達 Th17細胞：発生の増加

つづく

サイトカインとサブユニット	主な供給細胞	サイトカイン受容体とサブユニット*	主な標的細胞と生物学的効果
インターロイキン-23（IL-23）：IL-23A（p19）IL-12B（p40）	マクロファージ，樹状細胞	IL-23R CD212（IL-12Rβ1）	T細胞：Th17細胞への分化と増殖
インターロイキン-25（IL-25，IL-17E）	T細胞，マスト細胞，好酸球，マクロファージ，粘膜上皮細胞	IL-17RB	T細胞とさまざまな他の細胞型：IL-4，IL-5，IL-13の発現
インターロイキン-27（IL-27）：IL-27（p28）EBI3（IL-27B）	マクロファージ，樹状細胞	IL-27Rα CD130（gp130）	T細胞：Th1細胞への分化促進，Th17細胞への分化を抑制 NK細胞：IFN-γ産生誘導？
幹細胞因子（SCF：c-kitリガンド）	骨髄間質細胞	CD117（KIT）	多能性造血幹細胞：すべての造血系細胞の成熟誘導
顆粒球-単球コロニー刺激因子（GM-CSF）	T細胞，マクロファージ，内皮細胞，線維芽細胞	CD116（GM-CSFRα） CD131（βc）	未成熟前駆細胞とコミットメントされた前駆細胞，成熟マクロファージ：顆粒球と単球の成熟誘導，マクロファージの活性化
単球コロニー刺激因子（M-CSF，CSF1）	マクロファージ，内皮細胞，骨髄細胞，線維芽細胞	CD115（CSF1R）	コミットメントされた造血系前駆細胞：単球の成熟誘導
顆粒球コロニー刺激因子（G-CSF，CSF3）	マクロファージ，線維芽細胞，内皮細胞	CD114（CSF3R）	コミットメントされた造血系前駆細胞：顆粒球の成熟誘導
胸腺間質性リンパ球新生因子（TSLP）	角化細胞，肺胞上皮細胞，線維芽細胞，平滑筋細胞，内皮細胞，マスト細胞，マクロファージ，顆粒球と樹状細胞	TSLP受容体 CD127（IL-7R）	樹状細胞：活性化 好酸球：活性化 マスト細胞：サイトカイン産生 T細胞：Th2への分化誘導
Ⅱ型サイトカインファミリーメンバー			
IFN-α（多種類のタンパク質）	形質細胞様樹状細胞，マクロファージ	IFNAR1 CD118（IFNAR2）	すべての細胞：抗ウイルス状態，MHCクラスⅠ発現増加 NK細胞：活性化
IFN-β	線維芽細胞，形質細胞様樹状細胞	IFNAR1 CD118（IFNAR2）	すべての細胞：抗ウイルス状態，MHCクラスⅠ発現増加 NK細胞：活性化
インターフェロン-γ（IFN-γ）	T細胞（Th1，CD8陽性T細胞），NK細胞	CD119（IFNGR1） IFNGR2	マクロファージ：古典的経路の活性化（微生物傷害作用の増加） B細胞：オプソニン化能および補体結合能力をもつIgGサブクラスへのアイソタイプスイッチ（マウスで確立されている） T細胞：Th1への分化誘導 さまざまな細胞：MHCクラスⅠとクラスⅡ分子の発現増加，T細胞への抗原プロセシングと抗原提示の増加
インターロイキン-10（IL-10）	マクロファージ，T細胞（主に制御性T細胞）	CD210（IL-10Rα） IL-10Rβ	マクロファージ，樹状細胞：IL-12，共刺激因子，MHCクラスⅡの発現抑制
インターロイキン-22（IL-22）	Th17細胞	IL-22Rα1または IL-22Rα2 IL-10Rβ2	上皮細胞：ディフェンシン産生，バリア機能増強 肝細胞：生存
インターロイキン-26（IL-26）	T細胞，単球	IL-20R1IL-10R2	不明
インターフェロン-λs（Ⅲ型インターフェロン）	樹状細胞	IFNLR1（IL-28Rα） CD210B（IL-10Rβ2）	上皮細胞：抗ウイルス状態
白血病抑制因子（LIF）	胚性栄養外胚葉，骨髄間質細胞	CD118（LIFR） CD130（gp130）	幹細胞：分化抑制
オンコスタチンM	骨髄間質細胞	OSMR CD130（gp130）	内皮細胞：造血サイトカイン産生を制御 がん細胞：増殖の抑制

サイトカインとサブユニット	主な供給細胞	サイトカイン受容体とサブユニット*	主な標的細胞と生物学的効果
TNF スーパーファミリーサイトカイン†			
腫瘍壊死因子(TNF, TNFSF1)	マクロファージ，NK 細胞，T 細胞	CD120a(TNFRSF1) または CD120b(TNFRSF2)	内皮細胞：活性化(炎症，凝固) 好中球：活性化 視床下部：発熱 筋肉，脂肪：異化(悪液質)
リンフォトキシン-α(LTα，TNFSF1)	T 細胞，B 細胞	CD120a(TNFRSF1) または CD120b(TNFRSF2)	TNF と同じ
リンフォトキシン-αβ(LTαβ)	T 細胞，NK 細胞，濾胞性 B 細胞，リンパ系誘導細胞	LTβR	リンパ組織間質細胞と濾胞性樹状細胞：ケモカイン発現とリンパ器官の新生
BAFF(CD257, TNFSF13B)	樹状細胞，単球，濾胞性樹状細胞，B 細胞	BAFF-R(TNFRSF13C) または TACI(TNFRSF13B) または BCMA(TNFRSF17)	B 細胞：生存，増殖
APRIL(CD256, TNFSF13)	T 細胞，樹状細胞，単球，濾胞性樹状細胞	TACI(TNFRSF13B) または BCMA(TNFRSF17)	B 細胞：生存，増殖
破骨細胞分化抑制因子(OPG，TNFRSF11B)	骨芽細胞	RANKL	骨芽細胞前駆細胞：破骨細胞への分化を抑制
IL-1 スーパーファミリーサイトカイン			
インターロイキン-1α(IL-1α)	マクロファージ，樹状細胞，線維芽細胞，内皮細胞，角化細胞，肝細胞	CD121a(IL-1R1) IL-1RAP または CD121b(IL-1R2)	内皮細胞：活性化(炎症，凝固) 視床下部：発熱
インターロイキン-1β(IL-1β)	マクロファージ，樹状細胞，線維芽細胞，内皮細胞，角化細胞	CD121a(IL-1R1) IL-1RAP または CD121b(IL-1R2)	内皮細胞：活性化(炎症，凝固) 視床下部：発熱 肝臓：急性期タンパク質の合成 T 細胞：Th17 への分化
インターロイキン-1 受容体アンタゴニスト(IL-1RA)	マクロファージ	CD121a(IL-1R1) IL-1RAP	さまざまな細胞：IL-1 の競合的阻害
インターロイキン-18(IL-18)	単球，マクロファージ，樹状細胞，クッパー細胞，角化細胞，軟骨細胞，滑膜線維芽細胞，骨芽細胞	CD218a(IL-18Rα) CD218b(IL-18Rβ)	NK 細胞と T 細胞：IFN-γ の合成 単球：GM-CSF，TNF，IL-1β の発現 好中球：活性化，サイトカインの放出
インターロイキン-33(IL-33)	内皮細胞，平滑筋細胞，角化細胞，線維芽細胞	ST2(IL1RL1) IL-1 受容体アクセサリータンパク質(IL1RAP)	T 細胞：Th2 の発達 自然リンパ球(ILCs)：2 型自然リンパ球の活性化
その他のサイトカイン			
トランスフォーミング増殖因子-β(TGF-β)	T 細胞(主に制御性 T 細胞)，マクロファージ，他の細胞型	TGF-β R1 TGF-β R2 TGF-β R3	T 細胞：増殖とエフェクター機能の抑制，Th17 と制御性 T 細胞への分化 B 細胞：増殖抑制，IgA 産生 マクロファージ：活性化の抑制，血管新生因子の刺激 線維芽細胞：コラーゲン合成の増加

APRIL：増殖誘導リガンド(aproliferation-inducing ligand)，BAFF：TNF ファミリーに属する B 細胞活性化因子(B cell-activating factor belonging to the TNF family)，BCMA：B 細胞成熟タンパク質(B cell maturation protein)，CSF：コロニー刺激因子(colony-stimulating factor)，IFN：インターフェロン(interferon)，IgE：免疫グロブリン E(immunoglobulin E)，ILCs：自然リンパ球(innate lymphoid cells)，MHC：主要組織適合遺伝子複合体(major histocompatibility complex)，NK 細胞：ナチュラルキラー細胞(natural killer cell)，OSMR：オンコスタチン M 受容体(oncostatin M receptor)，RANK：NF-κB 活性化受容体 κB(receptor activator for nuclear factor[訳者注：原著では nuclear factor κB ligand と表記されているが，誤りだと思われるため日本語版では ligand を削除し receptor activator for nuclear factor とした])，RANKL：NF-κB 活性化受容体リガンド(RANK ligand)，TACI：膜透過性活性化因子とカルシウムモジュレーターとシクロフィリンリガンド相互作用物質(transmembrane activator and calcium modulator and cyclophilin ligand interactor)，TNF：腫瘍壊死因子(tumor necrosis factor)，TNFSF：TNF スーパーファミリー(TNF superfamily)，TNFRSF：TNF 受容体スーパーファミリー(TNF receptor superfamily)

＊ほとんどのサイトカイン受容体は，異なるポリペプチド鎖から構成される二量体または三量体であり，それらのいくつかは異なるサイトカインに対する受容体として共有されている．各々のサイトカインに対する機能的な受容体(サイトカイン結合とシグナル伝達)を構成するポリペプチドの組み合わせをリストアップした．それぞれのサブユニットポリペプチドの機能についてはリストアップしていない．

†すべての TNF スーパーファミリー(TNFSF)メンバーは細胞表面膜貫通タンパク質として発現されるが，この表には，主にタンパク質加水分解によって可溶性サイトカインとして放出され活性能を有するサブユニットのみをリストアップした．この表には，厳密にいえばサイトカインではない主に膜結合型として機能するその他の TNFSF メンバーはリストアップしていない．これらの膜結合型 TNFSF メンバーと，それらが結合する受容体(TNFRSF)を以下に示す．

OX40L(CD252，TNFSF4)：OX40(CD134，TNFRSF4)，CD40L(CD154，TNFSF5)：CD40(TNFRSF5)，FasL(CD178，TNFSF6)：Fas(CD95，TNFRSF6)，CD70(TNFSF7)：CD27(TNFRSF27)，CD153(TNFSF8)：CD30(TNFRSF8)，TRAIL(CD253，TNFSF10)：TRAIL-R(TNFRSF10A–D)，RANKL(TNFSF11)：RANK(TNFRSF11)，TWEAK(CD257，TNFSF12)：TWEAKR(CD266，TNFRSF12)，LIGHT(CD258，TNFSF14)：HVEM(TNFRSF14)，GITRL(TNFSF18)：GITR(CD357 TNFRSF18)，4-IBBL：4-IBB(CD137)．

付録 II 代表的なCD分子群の主な特徴

以下のリストは本文で言及されている代表的なCD分子群を含む．多くのサイトカインとサイトカイン受容体は，CD番号を割り当てられているが，本書ではより一般的なサイトカインの呼称を用いている．付録IIでは代表的なものをリストアップした．完全な最新のCD分子群のリストは，http://www.hcdm.org に載っている．

CD番号（別名）	分子構造，ファミリー	主な発現細胞	既知または提唱されている機能
CD1a～d	49 kD，MHCクラスI様免疫グロブリンスーパーファミリー，β_2-ミクログロブリンと会合	胸腺細胞，樹状細胞（ランゲルハンス細胞を含む）	非ペプチド抗原（脂質と糖脂質）を一部のT細胞へ抗原提示
CD1e	28 kD，MHCクラスI様分子，β_2-ミクログロブリンと会合	樹状細胞	CD1aと同じ
CD2（LFA-2）	50 kD，免疫グロブリンスーパーファミリー	T細胞，NK細胞	接着分子（CD58と結合），T細胞活性化，細胞傷害性T細胞とNK細胞依存性細胞傷害
CD3γγ	25～28 kD，TCR複合体のCD3δとCD3εと会合，免疫グロブリンスーパーファミリー，細胞質側末端にITAM	T細胞	T細胞抗原受容体の細胞表面発現とT細胞抗原受容体によるシグナル伝達
CD3δ	20 kD，TCR複合体のCD3δとCD3εと会合，免疫グロブリンスーパーファミリー，細胞質側末端にITAM	T細胞	T細胞抗原受容体の細胞表面発現とT細胞抗原受容体によるシグナル伝達
CD3ε	20 kD，TCR複合体のCD3δとCD3γと会合，免疫グロブリンスーパーファミリー，細胞質側末端にITAM	T細胞	T細胞抗原受容体の細胞表面発現とT細胞抗原受容体によるシグナル伝達
CD4	55 kD，免疫グロブリンスーパーファミリー	MHCクラスII拘束性T細胞，一部のマクロファージ	MHCクラスII拘束性抗原誘導T細胞活性化におけるコレセプター（MHCクラスII分子に結合），胸腺細胞の発達，HIVに対する受容体
CD5	67 kD，スカベンジャー受容体ファミリー	T細胞，B-1 B細胞サブセット	シグナル伝達分子，CD72に結合
CD8α	34 kD，ホモダイマーまたはCD8βとヘテロダイマーを形成して発現	MHCクラスI拘束性T細胞，樹状細胞のサブセット	MHCクラスI拘束性抗原誘導T細胞活性化におけるコレセプター（MHCクラスI分子に結合），胸腺細胞の発達
CD8ββ	34 kD，CD8αとヘテロダイマーを形成して発現，免疫グロブリン（Ig）スーパーファミリー	MHCクラスI拘束性T細胞	CD8αと同じ
CD10	100 kD，II型膜タンパク質	未熟または一部の成熟B細胞，リンパ球前駆細胞，顆粒球	メタロプロテアーゼ，免疫系における機能は不明
CD11a（LFA-1α鎖）	180 kD，CD18と非共有結合しインテグリンLFA-1を形成	白血球	細胞と細胞の接着，ICAM-1（CD54），ICAM-2（CD102），ICAM-3（CD50）と結合
CD11b（Mac-1，CR3）	165 kD，CD18と非共有結合しインテグリンMac-1を形成	顆粒球，単球，マクロファージ，樹状細胞，NK細胞	iC3b被覆粒子の貪食，好中球と単球の内皮細（CD54と結合）または細胞外マトリックスタンパク質への接着

つづく

CD 番号（別名）	分子構造，ファミリー	主な発現細胞	既知または提唱されている機能
CD11c(p150，95，CR4αα鎖)	145 kD，CD18 と非共有結合しインテグリン p150，95 を形成	単球，マクロファージ，顆粒球，NK 細胞	CD11b と同様の機能
CD14	53 kD，GPI 結合	樹状細胞，単球，マクロファージ，顆粒球	LSP 複合体または LSP 結合タンパク質と結合し TLR4 へ LPS を提示する，LSP 誘導マクロファージ活性化のために必要とされる
CD16a(FcγγRIIIA)	50 ～ 70 kD，膜貫通型タンパク質，免疫グロブリンスーパーファミリー	NK 細胞，マクロファージ	IgG の Fc 領域に結合，貪食と抗体依存性細胞傷害
CD16b(FcγγRIIIB)	50 ～ 70 kD，GPI 結合，免疫グロブリンスーパーファミリー	好中球	IgG の Fc 領域に結合，免疫複合体媒介好中球活性化における FcγγRII との相互作用
CD18	95 kD，CD11a，CD11b，CD11c と非共有結合し β_2 インテグリンを形成	白血球	CD11a，CD11b，CD11c を参照
CD19	95 kD，免疫グロブリンスーパーファミリー	ほぼすべての B 細胞	B 細胞活性化，CD21，CD81 とコレセプター複合体を形成し，B 細胞抗原受容体複合体からのシグナルと相互作用するシグナルを伝達する
CD20	35 ～ 37 kD，細胞膜 4 回貫通型タンパク質ファミリー(TM4SF)	B 細胞	B 細胞の活性化と制御における役割をもつ可能性あり，カルシウムイオンチャネル
CD21(CR2，C3d 受容体)	145 kD，補体活性化の制御因子	成熟 B 細胞，濾胞性樹状細胞	補体フラグメント C3d に対する受容体，CD19 と CD81 とコレセプター複合体を形成し，B 細胞における活性化シグナルを伝達，エプスタイン・バー(EB)ウイルス受容体
CD22	130 ～ 140 kD，免疫グロブリンスーパーファミリー，シアロアドヘシン(sialoadhesin)ファミリー，細胞質側末端に ITIM	B 細胞	B 細胞活性化を制御，接着分子
CD23(FcεRIIB)	45 kD，C 型レクチン	活性化 B 細胞，単球，マクロファージ	低親和性 Fcε 受容体，IL-4 によって発現，機能は不明
CD25(IL-2 受容体 α 鎖)	55 kD，IL-2Rββ鎖(CD122)，IL-2Rγ鎖(CD132)と非共有結合し，高親和性 IL-2 受容体を形成	活性化 T 細胞，活性化 B 細胞，制御性 T 細胞(Treg)	IL-2 に結合し，低濃度の IL-2 に対しても反応を促進する
CD28	44 kD 鎖のホモダイマー，免疫グロブリンスーパーファミリー	T 細胞(ヒトにおけるすべての CD4 陽性細胞と>50%の CD8 陽性細胞，マウスにおけるすべての成熟 T 細胞)	共刺激因子 CD80(B7-1)，CD86(B7-2)に対する T 細胞受容体
CD29	130 kD，CD49a ～ d 鎖と非共有結合しインテグリン VLA(β_1 インテグリン)を形成	T 細胞，B 細胞，単球，顆粒球	白血球の細胞外マトリックスタンパク質と内皮細胞への接着(CD49 を参照)
CD30(TNFRSF8)	120 kD，TNFR スーパーファミリー	活性化 T 細胞，B 細胞，NK 細胞，単球，ホジキン病における Reed-Sternberg 細胞	不明
CD31(血小板／内皮細胞接着分子 1 [PECAM-1])	130 ～ 140 kD，免疫グロブリンスーパーファミリー	血小板，単球，顆粒球，B 細胞，内皮細胞	血管内皮細胞を通過する白血球遊走に関与する接着分子
CD32(FcγRII)	40 kD，免疫グロブリンスーパーファミリー，細胞質側末端に ITIM，A 型，B 型，C 型は異なる遺伝子にコードされるが，相同性のある遺伝子産物である	B 細胞，マクロファージ，樹状細胞，顆粒球	凝集 IgG に対する Fc 受容体，B 細胞や他の細胞における活性化を阻止する抑制型受容体としても機能する

CD 番号（別名）	分子構造，ファミリー	主な発現細胞	既知または提唱されている機能
CD34	105 ～ 120 kD，シアロムチン	造血細胞の前駆細胞，高内皮細静脈（HEV）の内皮細胞	細胞と細胞の接着？
CD35（1 型補体受容体，CR1）	190 ～ 285 kD（4 つの多型対立遺伝子産物），補体活性化ファミリーの制御因子	顆粒球，単球，赤血球，B 細胞，濾胞性樹状細胞，一部の T 細胞	C3b と C4b に結合，C3b または C4b 被覆粒子と免疫複合体の貪食を促進，補体活性化を制御
CD36	85 ～ 90 kD	血小板，単球，マクロファージ，内皮細胞	酸化低比重リポタンパク質（LDL）に対するスカベンジャー受容体，血小板接着，アポトーシス細胞の貪食
CD40	44 ～ 48 kD 鎖のホモダイマー，TNFR スーパーファミリー	B 細胞，マクロファージ，樹状細胞，内皮細胞	CD154（CD40L）に結合，T 細胞媒介 B 細胞，マクロファージ，樹状細胞活性化における役割
CD43	95 ～ 135 kD，シアロムチン	白血球（循環している B 細胞を除く）	細胞と細胞の接着？
CD44	80 ～> 100 kD，高度にグリコシル化	白血球，赤血球	ヒアルロン酸に結合，内皮細胞と細胞外マトリックスへの白血球接着に関与
CD45（白血球共通抗原［LCA］）	多くのアイソフォームをもつ，180 ～ 220 kD（CD45R を参照），プロテインチロシンフォスファターゼ受容体ファミリー，Ⅲ型フィブロネクチンファミリー	造血細胞	チロシンフォスファターゼは T，B 細胞活性化を制御する
CD45R	CD45RO：180 kD，CD45RA：220 kD，CD45RB：190，205，220 kD のアイソフォーム	CD45RO：記憶 T 細胞，B 細胞サブセット，単球，マクロファージ CD45RA：ナイーブ T 細胞，B 細胞，単球 CD45RB：B 細胞，T 細胞サブセット	CD45 を参照
CD46（膜コファクタータンパク質［MCP］）	52 ～ 58 kD，補体活性化ファミリー制御因子	白血球，上皮細胞，線維芽細胞	補体活性化を制御
CD47	47 ～ 52 kD，免疫グロブリンスーパーファミリー	すべての造血細胞，上皮細胞，内皮細胞，線維芽細胞	白血球の接着，遊走，活性化，貪食細胞に対する“Don't eat me”シグナル
CD49d	150 kD，CD29 と非共有結合しインテグリン VLA-4（$\alpha_4\beta_1$ インテグリン）を形成	T 細胞，単球，B 細胞，NK 細胞，好酸球，樹状細胞，胸腺細胞	白血球の細胞外マトリックスと内皮細胞への接着，VCAM-1 と MadCAM-1 に結合，フィブロネクチンとコラーゲンに結合
CD54（ICAM-1）	75 ～ 114 kD，免疫グロブリンスーパーファミリー	T 細胞，B 細胞，単球，内皮細胞（サイトカイン誘導性）	細胞と細胞の接着，CD11aCD18（LFA-1）と CD11bCD18（Mac-1）のリガンド，ライノウイルス受容体
CD55（崩壊促進因子［DAF］）	55 ～ 70 kD，GPI 結合，補体活性化ファミリー制御因子	広範囲	補体活性化を制御
CD58（リンパ球機能関連抗原 3［LFA-3］）	55 ～ 70 kD，GPI 結合または内在性膜タンパク質	広範囲	白血球の接着，CD2 に結合
CD59	18 ～ 20 kD，GPI 結合	広範囲	C9 結合，補体膜侵襲複合体形成を阻害
CD62E（E-セレクチン）	115 kD，セレクチンファミリー	内皮細胞	白血球と内皮細胞の接着
CD62L（L-セレクチン）	74 ～ 95 kD，セレクチンファミリー	B 細胞，T 細胞，単球，顆粒球，一部の NK 細胞	白血球と内皮細胞の接着，末梢リンパ節へナイーブ T 細胞を誘導
CD62P（P-セレクチン）	140 kD，セレクチンファミリー	血小板，内皮細胞（顆粒膜内に存在し，活性化すると細胞表面に移行）	白血球と内皮細胞，血小板の接着，CD162 と結合（PSGL-1）
CD64（FcγRI）	72 kD，免疫グロブリンスーパーファミリー，非共有結合を介して共通 FcRγ 鎖と会合	単球，マクロファージ，活性化好中球	高親和性 Fcγ 受容体，貪食，ADCC，マクロファージ活性化に関与

つづく

CD番号(別名)	分子構造，ファミリー	主な発現細胞	既知または提唱されている機能
CD66e(がん胎児性抗原[CEA])	180～220 kD，免疫グロブリンスーパーファミリー，CEAファミリー	大腸上皮細胞とその他の上皮細胞	接着？ がん進行の臨床マーカー
CD69	23 kD，C型レクチン	活性化B細胞，T細胞，NK細胞，好中球	細胞表面のS1PR1に結合し，その細胞表面発現量を減少させることによって，リンパ節内で活性化したばかりのリンパ球の滞留を促進する
CD74(MHCクラスⅡインバリアント鎖[I_i])	33，35，41 kDアイソフォーム	B細胞，樹状細胞，単球，マクロファージ，その他のMHCクラスⅡ発現細胞	新たに合成されたMHCクラスⅡ分子に会合し，細胞内ソーティングに関与する
CD79a(Igαα)	33，45 kD，CD79bとダイマー形成，免疫グロブリンスーパーファミリー，細胞質側末端にITAM	成熟B細胞	B細胞抗原受容体複合体の細胞表面発現とシグナル伝達に必須
CD79b(Igβ)	37～39 kD，CD79aとダイマー形成，免疫グロブリンスーパーファミリー，細胞質側末端にITAM	成熟B細胞	B細胞抗原受容体複合体の細胞表面発現とシグナル伝達に必須
CD80(B7-1)	60 kD，免疫グロブリンスーパーファミリー	樹状細胞，活性化B細胞，マクロファージ	T細胞活性化のための共刺激因子，CD28とCD152(CTLA-4)のリガンド
CD81(抗増殖性抗原標的1[TAPA-1])	26 kD，細胞膜4回貫通型タンパク質ファミリー(TM4SF)	T細胞，B細胞，NK細胞，樹状細胞，胸腺細胞，内皮細胞	B細胞活性化，CD19とCD21とコレセプター複合体を形成し，B細胞抗原受容体複合体からのシグナルと相互作用するシグナルを伝達する
CD86(B7-2)	80 kD，免疫グロブリンスーパーファミリー	B細胞，単球，樹状細胞，一部のT細胞	T細胞活性化のための共刺激因子，CD28とCD152(CTLA-4)のリガンド
CD88(C5a受容体)	43 kD，7回膜貫通Gタンパク質共役型受容体ファミリー	顆粒球，単球，樹状細胞，マスト細胞	C5a補体フラグメントの受容体，補体誘導性炎症における役割
CD89(Fcα受容体[FcαR])	55～75 kD，免疫グロブリンスーパーファミリー，非共有結合を介して共通FcRγ鎖と会合	顆粒球，単球，マクロファージ，T細胞サブセット，B細胞サブセット	IgAに結合，IgA依存性細胞傷害作用を誘導
CD90(Thy-1)	25～35 kD，GPI結合，免疫グロブリンスーパーファミリー	胸腺細胞，末梢T細胞(マウス)，CD34陽性造血前駆細胞，ニューロン	T細胞のマーカー，機能は不明
CD94	43 kD，C型レクチン，NK細胞上に存在，共有結合を介してその他のC型レクチン分子(NKG2)と会合	NK細胞，CD8陽性T細胞サブセット	CD94/NKG2複合体はNK細胞抑制受容体として機能する，HLA-E(MHCクラスⅠ)に結合する
CD95(Fas)	45 kD鎖ホモトリマー，TNFRスーパーファミリー	広範囲	Fasリガンドに結合，アポトーシス細胞死を引き起こすシグナルを伝達
CD102(ICAM-2)	55～65 kD，免疫グロブリンスーパーファミリー	内皮細胞，リンパ球，単球，血小板	CD11aCD18(LFA-1)のリガンド，細胞と細胞の接着
CD103(α_Eインテグリンサブユニット)	25 kDと150 kDサブユニットからなるヘテロダイマー，β_7インテグリンサブユニットと非共有結合，$\alpha_E\beta_7$インテグリンを形成	上皮内リンパ球，その他の細胞型	T細部を粘膜に誘導し，滞留させる役割，Eカドヘリンに結合
CD106(血管細胞接着分子1[VCAM-1])	100～110 kD，免疫グロブリンスーパーファミリー	内皮細胞，マクロファージ，濾胞性樹状細胞，骨髄間質細胞	内皮細胞に細胞接着，CD49dCD29(VLA-4)インテグリンの受容体，リンパ球のトラフィッキングと活性化に関与

CD 番号（別名）	分子構造，ファミリー	主な発現細胞	既知または提唱されている機能
CD134(OX40, TNFRSF4)	29 kD, TNFR スーパーファミリー	活性化 T 細胞	T 細胞上の CD252 の受容体，T 細胞の共刺激因子
CD141(BDCA-3，C 型レクチンドメインファミリー 9A [CLEC9A]，トロンボモジュリン)	60 kD，EGF 様ドメイン	クロスプレゼンテーション時の樹状細胞，単球，内皮細胞	トロンビンに結合し，血液凝固を防ぐ
CD150(シグナル伝達リンパ球活性化分子 [SLAM])	37 kD，免疫グロブリンスーパーファミリー	胸腺細胞，活性化リンパ球，樹状細胞，内皮細胞	B 細胞と T 細胞の相互作用を制御，リンパ球の活性化
CD152(細胞傷害性 T 細胞関連タンパク質 4 [CTLA-4])	33，50 kD，免疫グロブリンスーパーファミリー	活性化 T 細胞，制御性 T 細胞	制御性 T 細胞の抑制機能を調節，T 細胞の反応を抑制，抗原提示細胞上の CD80(B7-1)と CD86(B7-2)に結合
CD154(CD40 リガンド [CD40L])	32 ～ 39 kD 鎖のホモトリマー（ホモ三量体），TNFR スーパーファミリー	活性化 CD4 陽性 T 細胞	B 細胞，マクロファージ，内皮細胞の活性化，CD40 のリガンド
CD158(キラー細胞 Ig 様受容体 [KIR])	50，58 kD，免疫グロブリンスーパーファミリー，KIR ファミリー，細胞質側尾部に ITIMs または ITAMs	NK 細胞，T 細胞サブセット	適切な HLA クラスⅠ分子との相互作用により，NK 細胞の抑制または活性化
CD159a(NKG2A)	43 kD，C 型レクチン，CD94 とヘテロダイマーを形成	NK 細胞，T 細胞サブセット	適切な HLA クラスⅠ分子との相互作用により，NK 細胞の抑制または活性化
CD159c(NKG2C)	40 kD，C 型レクチン，CD94 とヘテロダイマーを形成	NK 細胞	適切な HLA クラスⅠ分子との相互作用により，NK 細胞の抑制または活性化
CD162(P-セレクチン糖タンパク質リガンド 1 [PSGL-1])	120 kD 鎖のホモダイマー，シアロムチン	T 細胞，単球，顆粒球，一部の B 細胞	セレクチン(CD62P，CD62L)のリガンド，内皮細胞への白血球接着
CD178(Fas リガンド [FasL])	31 kD サブユニットのホモトリマー，TNF スーパーファミリー	活性化 T 細胞	CD95(Fas)のリガンド，アポトーシス細胞死を引き起こす
CD206(マンノース受容体)	166 kD，C 型レクチン	マクロファージ	病原体の高マンノース含有糖タンパク質に結合，マクロファージの糖タンパク質に対するエンドサイトーシス，または細菌，真菌，その他の病原体に対する貪食作用の誘導
CD223(リンパ球活性化遺伝子 3 [LAG3])	57.4 kD，免疫グロブリンスーパーファミリー	T 細胞，NK 細胞，B 細胞，形質細胞様樹状細胞	MHC クラスⅡに結合，T 細胞の活性化を抑制する
CD244(2B4)	41 kD，免疫グロブリンスーパーファミリー，CD2/CD48/CD58 ファミリー，SLAM ファミリー	NK 細胞，CD8 陽性 T 細胞，$\gamma\delta$T 細胞	CD148 の受容体，NK 細胞の細胞傷害活性を調節
CD247(TCRζ 鎖)	18 kD，細胞質側尾部に ITAMs	T 細胞，NK 細胞	TCR と NK 細胞活性化受容体のシグナル伝達鎖
CD252(OX40 リガンド)	21 kD，TNF スーパーファミリー	樹状細胞，マクロファージ，B 細胞	CD134(OX40，TNFRSF4)のリガンド，T 細胞の共刺激因子
CD267(TACI)	31 kD，TNFR スーパーファミリー	B 細胞	サイトカイン BAFF と APRIL の受容体，B 細胞生存を制御
CD268(BAFF 受容体)	19 kD，TNFR スーパーファミリー	B 細胞	BAFF の受容体，B 細胞生存を制御
CD269(B 細胞成熟抗原 [BCMA])	20 kD，TNFR スーパーファミリー	B 細胞	BAFF と APRIL の受容体，B 細胞生存を制御
CD273(PD-L2)	25 kD，免疫グロブリンスーパーファミリー，B7 の構造ホモログ	樹状細胞，単球，マクロファージ	PD-1 のリガンド，T 細胞活性化を抑制

つづく

CD番号（別名）	分子構造，ファミリー	主な発現細胞	既知または提唱されている機能
CD274(PD-L1)	33 kD，免疫グロブリンスーパーファミリー，B7の構造ホモログ	白血球，その他の細胞	PD-1のリガンド，T細胞活性化を抑制
CD275(ICOSリガンド)	60 kD，免疫グロブリンスーパーファミリー，B7の構造ホモログ	B細胞，樹状細胞，単球	ICOS(CD278)に結合，T細胞共刺激
CD278(誘導共刺激因子[ICOS])	55～60 kD，免疫グロブリンスーパーファミリー，CD28の構造ホモログ	活性化T細胞	ICOS-L(CD275)に結合，T細胞共刺激
CD279(PD1)	55 kD，免疫グロブリンスーパーファミリー，CD28の構造ホモログ	活性化T細胞，活性化B細胞	PD-L1とPD-L2に結合，T細胞活性化を抑制
CD303(BDCA2, CLEC4C)	25 kD, C型レクチンスーパーファミリー	形質細胞様樹状細胞	微生物の糖質に結合，樹状細胞活性化を抑制
CD304(BDCA4, ニューロピリン)	103 kD，補体結合型，血液凝固第Ⅴ/Ⅷ因子，メプリンドメイン	形質細胞様樹状細胞，多くの細胞型	血管内皮細胞増殖因子(VEGF)Aの受容体
CD314(NKG2D)	42 kD，C型レクチン	NK細胞，活性化CD8陽性T細胞，NKT細胞，一部の骨髄細胞	MHCクラスⅠ，MHCクラスⅠ様分子MIC-A，MIC-B，Rae1，ULBP4と結合，NK細胞とCTL活性化に関与
CD357(GITR, TNFRSF18)	26 kD, TNFRスーパーファミリー	CD4陽性T細胞，CD8陽性T細胞，制御性T細胞	T細胞寛容と制御性T細胞機能に関与？
CD363(1型スフィンゴシン-1-フォスフェイト受容体1[S1PR1])	42.8 kD，7回膜貫通Gタンパク質共役型受容体ファミリー	リンパ球，内皮細胞	スフィンゴシン-1-フォスフェイトに結合し，リンパ球のリンパ系組織外遊走を媒介
CD365(A型肝炎ウイルス細胞受容体1[HAVCR1]，TIM-1)	38.7 kD，免疫グロブリンスーパーファミリー，T細胞膜貫通，免疫グロブリン，ムチンファミリー	T細胞，腎臓と睾丸	いくつかのウイルスに対する受容体，T細胞反応の調節
CD366(A型肝炎ウイルス細胞受容体2[HAVCR2]，TIM-3)	33.4 kD，免疫グロブリンスーパーファミリー，T細胞膜貫通，免疫グロブリン，ムチンファミリー	T細胞，マクロファージ，樹状細胞，NK細胞	いくつかのウイルスに対する受容体，アポトーシス細胞のホスファチジルセリンに結合，T細胞反応を抑制
CD369(C型レクチンドメインファミリー7[CLEC7A]，DECTIN1)	27.6 kD，C型レクチン	樹状細胞，単球，マクロファージ，B細胞	真菌，細菌細胞壁グルカン特異的パターン受容体

ADCC：抗体依存性細胞傷害(antibody-dependent cell-mediated cytotoxicity)，APRIL：増殖誘導リガンド(a proliferation-inducing ligand)，BAFF：TNFファミリーに属するB細胞活性化因子(B cell-activating factor belonging to the TNF family)，CTL：細胞傷害性T細胞(cytotoxic T lymphocyte)，EGF：表皮細胞増殖因子(epidermal growth factor)，GITR：グルココルチコイド誘導性TNFR関連(glucocorticoid-induced TNFR-related)，GPI：グリコシルフォスファチジルイノシトール(glycophosphatidylinositol)，ICAM：細胞間接着分子(intercellular adhesion molecule)，Ig：免疫グロブリン(immunoglobulin)，IL：インターロイキン(interleukin)，ITAM：免疫受容活性化チロシンモチーフ(immunoreceptor tyrosine-based activation motif)，ITIM：免疫受容体チロシン抑制化モチーフ(immunoreceptor tyrosine-based inhibition motif)，LFA：リンパ球機能関連抗原(lymphocyte function-associated antigen)，LPS：リポポリサッカライド(lipopolysaccharide)，MadCAM：粘膜アドレシン細胞接着分子(mucosal addressin cell adhesion molecule)，MHC：主要組織適合遺伝子複合体(major histocompatibility complex)，NK細胞：ナチュラルキラー細胞(natural killer cells)，TACI：膜貫通型活性化因子とカルシウムモジュレーターとシクロフィリンリガンド相互作用物質(transmembrane activator and CAML interactor)，TCR：T細胞受容体(T cell receptor)，TLR：Toll様受容体(Toll-like receptor)，TNF：腫瘍壊死因子(tumor necrosis factor)，TNFR：TNF受容体(TNF receptor)，VCAM：血管細胞接着分子(vascular cell adhesion molecule)，VLA：非常に遅い活性化(very late activation)

いくつかのCD番号の小文字接尾語は，複数の遺伝子または構造的に関連したファミリーのタンパク質であることを表している．

付録 III

免疫学でよく用いられる実験技術

免疫学的方法を用いた解析技術は，研究室ならびに臨床現場で広く使われており，その多くは，抗体(antibody)の使用を基にしている．加えて，近年の分子生物学的方法を用いた解析技術の多くが免疫系について理解することに大きく貢献し，さらに疾患の免疫学的特徴を明らかにしその診断に役立てるために使用されつつある．これらの解析技術については本書の中でしばしば言及してきた．この付録では，免疫学で最も一般的に用いられている解析技術の基礎的原理を説明する．さらに，B 細胞(B lymphocyte)と T 細胞(T lymphocyte)応答に関する研究に用いられている解析技術について要約する．さまざまな解析技術方法の詳細は，研究マニュアルや研究論文などで見つけられる．

抗体を使用する実験法

抗体は，特定の抗原(antigen)に対して非常に優れた特異性(specificity)を有しているので，抗体を用いて抗原の検出，精製，定量を行うことができる．抗体は，ほぼすべてのタイプといってもいいくらいの高分子や小さな化学物質に対して産生可能なので，溶液中または細胞内のどのような分子の研究においても，抗体の特異性を利用した技術を使用することができる．モノクローナル抗体作製法(**第5章**参照)は，望みうるほぼすべての特異性をもつ抗体をつくり出せる能力をもつまでに著しく高められている．歴史的には，抗体を使用する多くの実験技術は，抗体と特異的抗原が溶液中あるいはゲル内で大きな免疫複合体(immune complex)を形成する能力を用いて，形成された免疫複合体をさまざまな光学的方法によって検出していた．これらの方法は，研究の初期には非常に重要であったが，現在では，固相化した抗体や抗原を用いたより簡便な方法にほぼ取って代わられている．

免疫測定法による抗原の定量

抗原濃度を定量する免疫学的方法は，感度と特異性においてきわめて良好であり，研究や臨床応用での標準的な技術となっている．現在，すべての新しい免疫化学的定量法は，標示(indicator)(または標識[label])分子を使って定量された純度の高い抗原や抗体の使用に基づいている．抗原あるいは抗体を放射性同位元素で標識すると，放射性崩壊を検出する装置を用いて定量することができる．Rosalyn Yalow とその同僚により最初に始められたこの測定方法は，**放射免疫測定**(**ラジオイムノアッセイ**[radioimmunoassay：RIA])とよばれる．現在では，抗原あるいは抗体は酵素と共有結合を介して結合されており，その酵素が無色な基質を有色の生成物に変換する割合を分光光度計で測定し，定量することができる．この分析方法は，**酵素免疫吸着**(**エライザ**[enzyme-linked immunosorbent assay：ELISA])とよばれる．RIA や ELISA にはいくつかの方法があるが，最も多く使用されているのは，サンドイッチ測定法(sandwich assay)である(**図 A.1**)．サンドイッチ測定法では，濃度を測定しようとする抗原の異なるエピトープ(epitope)(抗原決定基)を認識する 2 種類の抗体を使用する．まず，プラスチック製マイクロプレートのウェルなどの一連の固体支持体に，1 つの抗体を一定量結合させる．次に，濃度を測定したい抗原溶液と，抗原濃度が既知の標準溶液を各ウェルに添加し結合させる．結合しなかった抗原を洗浄により除去し，酵素が結合してある，または放射線標識されている，もう 1 種類の抗体(二次抗体)を加えて抗原と結合させる．抗原が 2 種類の抗体の橋渡しをするので，試料や標準溶液中の抗原量が多ければ多いほど，酵素を結合した二次抗体，あるいは放射線標識された二次抗体が多量に結合する．標準溶液で得られた結果から，二次抗体の結合曲線を抗原濃度の関数として作製し，それを用いて試料溶液中の抗原濃度を測定することができる．この測定で使用する抗体が 2 種類ともモノクローナル抗体の場合には，これらの抗体の抗原決定基が部分的にでも重なっていないことが重要であり，もし抗原決定基が一部でも重複していると，二次抗体は抗原と結合することができない．サンドイッチ ELISA 法は，酵素処理で発色した産物を携帯用分光光度計によって，または妊娠検査などの一般的に使用されるケースでは目視によって速やかに測定できるので，家庭用検査またはベットサイドで多く用いられている．

感染の指標として，患者の試料中に特定の微生物(例：ヒト免疫不全ウイルス[human immunodeficiency virus：HIV]または B 型肝炎ウイルス)に特異的な抗体が存在しているか，免疫化学的定量法を用いて調べることは臨床上重要な検査である．この場合，抗体を結合させてあるマイクロプレートのウェルに，飽和量の抗原を加えるか，あるいはウェルに直接抗原を結合させて，さらに連続希釈した患

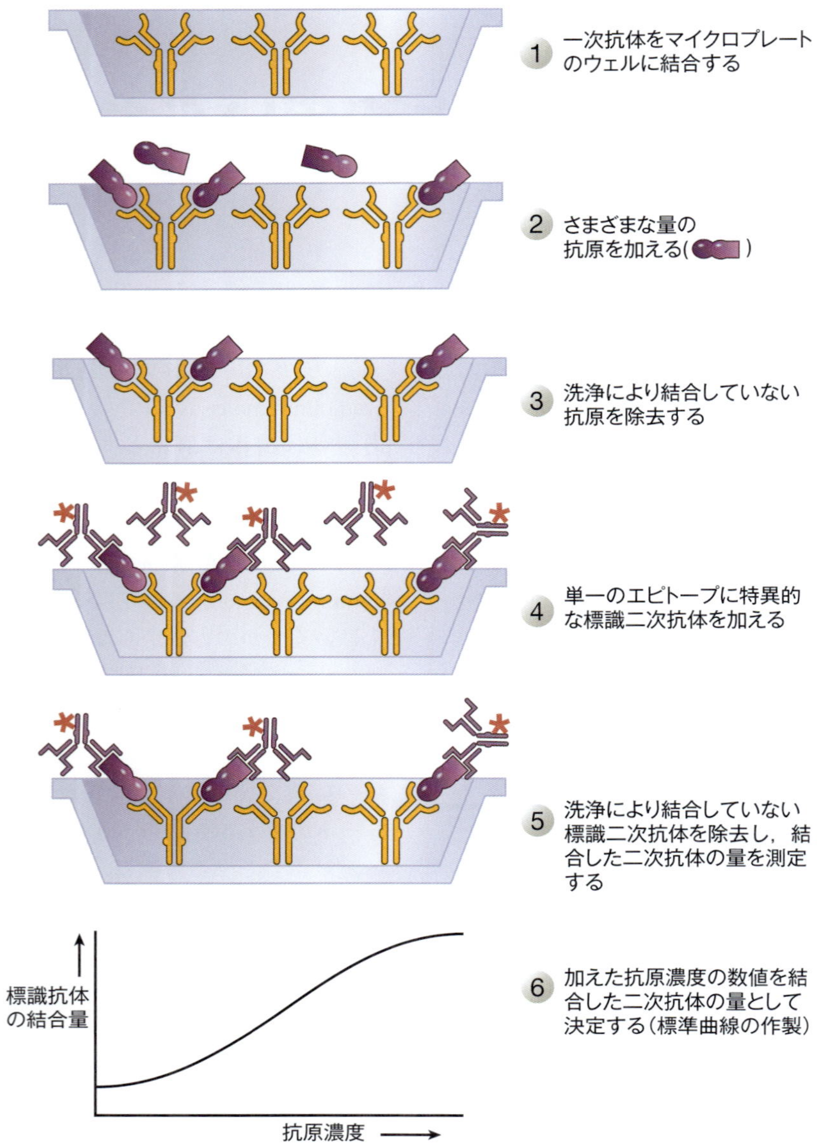

図 A.1 サンドイッチ酵素免疫吸着法と放射免疫測定
一定量の固定化された一次抗体に，抗原を結合させる．次に抗原決定基(determinant)と重複しない，もう 1 種類の標識された二次抗体の抗原との結合は，抗原濃度が増えるにつれて，増加し，抗原量の定量が可能となる．

者の血清(serum)をウェルに加えて抗原と結合させる．固定化抗原に結合した患者の抗体量は，酵素結合または放射線標識した抗ヒト免疫グロブリン(immunoglobulin：Ig)抗体を用いて測定する．

タンパク質の精製と同定

抗体は，タンパク質を同定したりその性質を調べる時や混合物から特定のタンパク質を精製する時に用いることができる．タンパク質の同定または精製する目的で一般的に使用される 2 つの方法は，免疫沈降(immunoprecipitation)と免疫親和性クロマトグラフィー(immuno-affinity chromatography)である．ウエスタンブロット(Western blot)は，生物試料中にどのようなタンパク質が存在しているか，またその大きさがどれくらいかを測定する目的で広く使用されている技術である．

免疫沈降法と免疫親和性クロマトグラフィー

免疫沈降法は，タンパク質混合物中の 1 つのタンパク質抗原に対して特異的な抗体を使用する場合，この特異的抗原を同定する目的で用いられる技術である(**図 A.2A**)．通常では，タンパク質混合液(一般的には特定の細胞の界面活性剤溶解物[detergent lysate])に抗体を加え，さらに共有結合的にアガロースビーズに結合したブドウ球菌プロテ

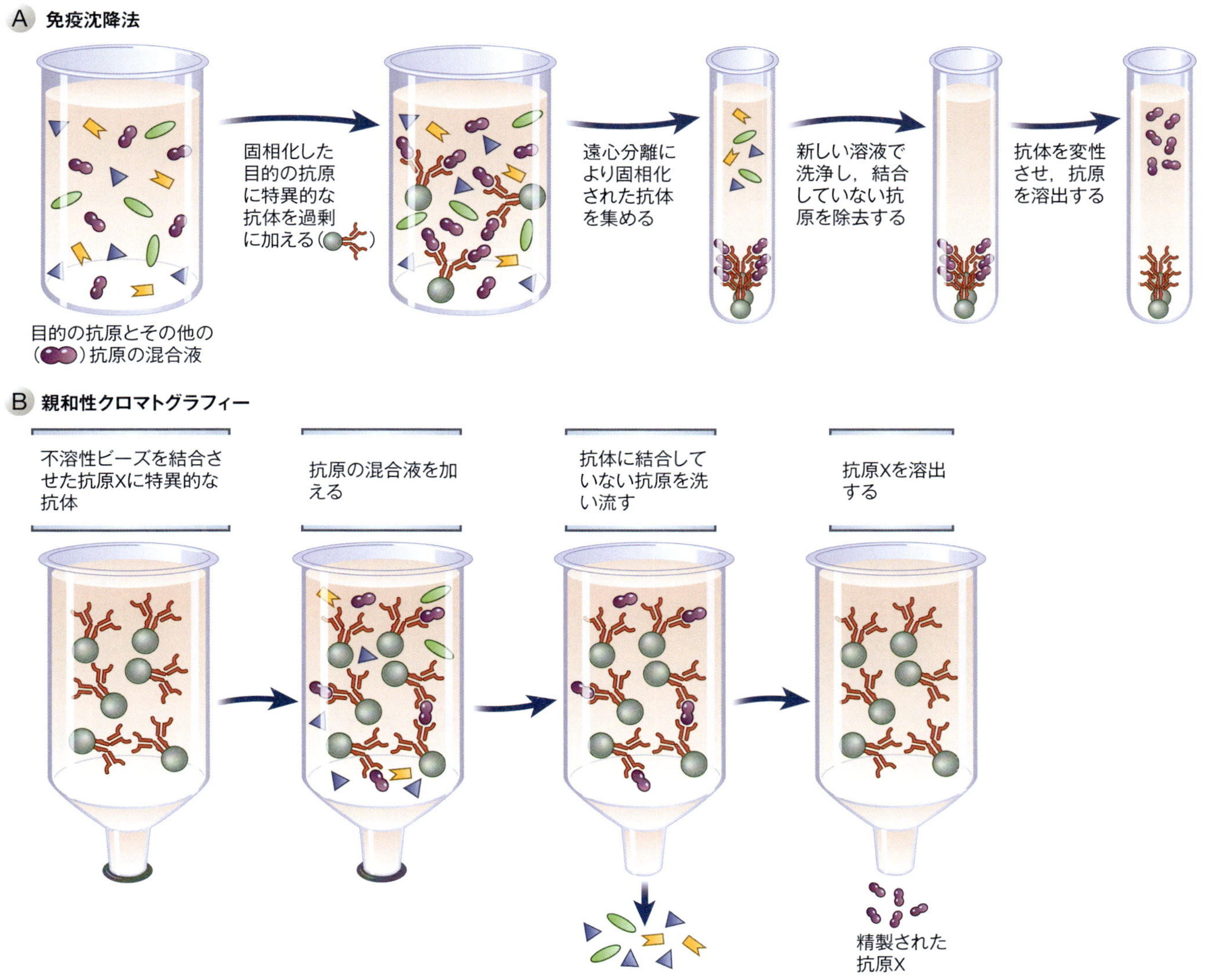
A 免疫沈降法
固相化した目的の抗原に特異的な抗体を過剰に加える( )
遠心分離により固相化された抗体を集める
新しい溶液で洗浄し，結合していない抗原を除去する
抗体を変性させ，抗原を溶出する
目的の抗原とその他の( )抗原の混合液
B 親和性クロマトグラフィー
不溶性ビーズを結合させた抗原Xに特異的な抗体
抗原の混合液を加える
抗体に結合していない抗原を洗い流す
抗原Xを溶出する
精製された抗原X

図 A.2　免疫沈降法と親和性クロマトグラフィーによる抗原の分離

(A)特定の抗原は，不溶性のビーズに結合した抗原に特異的な抗体を加えることにより，血清またはその他の溶液中の抗原から精製することができる．抗体に結合していない抗原は，洗浄除去後，目的の抗原を抗体－抗原結合の親和性を低下させるように，溶液の pH またはイオン強度を変化させて回収する．免疫沈降法は，抗原の精製，定量，同定の方法として使用される．免疫沈降法により精製された抗原は，ドデシル硫酸ナトリウム－ポリアクリルアミドゲル電気泳動により，しばしば分析される．(B)親和性クロマトグラフィーは，免疫沈降法と同じ原理に基づいているが，通常は，抗体が不溶性マトリックスまたはビーズに固定化され，カラムに充填されている点が異なっている．この方法は，可溶性抗原の分離(図示されている)，あるいは固定化された抗原に特異的な抗体の精製でしばしば用いられる．

イン A(staphylococcal protein A)(あるいはプロテイン G)を混合液に加える．抗体の Fab 部分は，標的タンパク質と結合し，抗体の Fc 部分は，ビーズ上のプロテイン A またはプロテイン G により捕捉される．そのあと，抗体と結合しない不必要なタンパク質をビーズの洗浄(界面活性剤の追加と遠心分離を繰り返すことにより)により除去する．抗体に認識され結合した特異的なタンパク質は，強い変性剤(ドデシル硫酸ナトリウムなど)の使用によりビーズから溶出されることで抗体から分離される．さらに，このタンパク質は，ドデシル硫酸ナトリウム－ポリアクリルアミドゲル電気泳動(sodium dodecyl sulfate–polyacrylamide gel electrophoresis：SDS–PAGE)により分離される．タンパク質は，電気泳動のあとポリアクリルアミドゲルをタンパク質染色法により，あるいはウエスタンブロット法(後に記述した)により検出する．もし，元の混合物に放射性標識されたタンパク質が含まれていれば，抗体によって免疫沈降された特異的タンパク質は，乾燥 SDS–ポリアクリルアミドゲルを X 線写真に曝露することで，オートフルオログラフィー(autofluorography)またはオートラジオグラフィー(autoradiography)によって検出できる．

親和性クロマトグラフィーの変法である免疫親和性クロマトグラフィーは，不溶性の支持体に結合した抗体を用いて溶液から抗原を精製するための方法である(**図 A.2B** 参照)．目的の抗原に特異的な抗体は，一般的には，アガロースビーズなどの個体支持体に共有結合させカラムに充填する．抗原の入った混合物がビーズを通過すると，抗体に認識され結合する．結合していない分子を洗浄除去した後，抗体に結合した抗原を，pH の変化，高塩濃度への曝露，または他の疎水結合を弱め水溶性を高めた（カオトロピック［chaotropic］）条件をつくり，抗原と抗体の結合を阻害させて溶出させる．同じような方法は，培養上清または血清などの体液から抗体精製するのに用いられ，この場合，最初に抗原をビーズに結合させておき，培養上清や血清を通過させる．

ウエスタンブロット法

ウエスタンブロット法（**図 A.3**）は，タンパク質混合物中のある特定のタンパク質，または他の分子の相対量および分子量の同定や決定のために使用される．最初に，混合物を SDS-PAGE などにより分離し，さまざまなタンパク質のゲル内での最終的な泳動位置を分子の大きさによって振り分ける．泳動によって分離されたタンパク質は，電気泳動により，ポリアクリルアミドゲルからメンブレンへ移され，その結果メンブレンにはゲルに存在するタンパク質の高分子配列がそのまま複製される．SDS は移動のプロセスの間にタンパク質から離れるので，本来の抗原決定基は，タンパク質がリフォールドされた（再度折りたたまれた）状態で復元される場合が多い．メンブレン上のタンパク質抗原の位置は，そのタンパク質に特異的な非標識抗体（一次抗体）を結合させ，さらに一次抗体と結合する標識二次抗体を用いて検出することができる．この方法により，抗原の大きさと量に関する情報を得ることができる．一般的には二次抗体プローブは，化学発光シグナルを生成する酵素で標識され，写真フィルム上に像を残す．近赤外フルオロフォア（蛍光色素分子）もまた，抗体を標識するのに用いられ，励起光の刺激により惹起される発光は酵素で標識した二次抗体と比較して，より正確に抗原の定量を行うことができる．この技術の感度と特異性は，粗タンパク質混合物の代わりに，免疫沈降法により精製したタンパク質から始めることにより増加する．この一連の手技は，特にタンパク質とタンパク質の相互作用の検出に役立つ．例えば，リンパ球の膜の 2 つの異なるタンパク質の物理的な会合を立証するには，一方のタンパク質に特異的な抗体を用いて膜抽出物を免疫沈降し，次にもう片方のタンパク質に特異的な標識抗体をプローブとしてウエスタンブロット法を行う．2 つのタンパク質が会合していれば，免疫沈降法で共沈した結合タンパク質をウエスタンブロット法で検出しうる．

タンパク質をゲルからメンブレンへ移す技術は，ウエスタンブロット（ブロッティング［Western blotting］）とよばれるが，これは一種のジョークから生まれた．DNA を分離ゲルからメンブレンに毛細管移動によりブロットした最初の科学者の名前はサザン（Southern）であったため，この技術はその後サザンブロッティング［Southern blotting］）とよばれるようになった．それから派生して，RNA をゲルからメンブレンへ移す技術はノーザンブロッティング（Northern blotting）とよばれ，タンパク質をゲルからメンブレンへ移す技術はウエスタンブロッティングという用語になった．

細胞と組織における抗原の標識と検出

ある細胞の細胞表面あるいは細胞内に発現された抗原に対する特異的な抗体は，組織または細胞浮遊液におけるこれらの細胞を同定し，またこれらの細胞を混合された細胞集団から分離するために一般的に使用される．これらの方法では，抗体は放射性標識，または酵素結合，あるいは最も一般的には蛍光標識され，検出器はその結合した抗体を同定するために使用される．磁気ビーズに結合した抗体は，特異的な抗原を発現している細胞を物理的に分離するのに用いられる．

フローサイトメトリー

細胞の系統，成熟段階，あるいは活性化状態は，細胞表面や細胞内に発現する異なる分子の発現を解析することで決定されうる．通常，この技術は，ある分子を特異的な蛍光プローブを用いて標識し，細胞から放出される蛍光を定量することによって行われる（**図 A.4**）．フローサイトメーターとは，浮遊液における個々の細胞上の蛍光を検出し，蛍光プローブが結合した分子を発現している細胞の数を測定するための専用装置である．細胞浮遊液を蛍光標識プローブと反応させた後，ある細胞集団のそれぞれの細胞に結合したプローブの量を，レーザー発生入射ビームと共に細胞を 1 個ずつ蛍光高度計に通すことにより測定する．異なる細胞集団の特定の分子の相対的な量は，それぞれの集団を同じプローブを用いて染色し，放出される蛍光量を測定することにより比較することができる．フローサイトメトリー（flow cytometry）解析を行う前に，細胞浮遊液は，適切に選択された蛍光プローブで染色する．多くの場合，これらのプローブは細胞表面分子に対する抗体であり特異的な蛍光色素で標識されている．あるいは，細胞質内分子も細胞膜の透過性を一時的に亢進させることにより，標識抗体が細胞膜を通過して細胞内へ入ることが可能となり染色することができる．抗体だけでなく，細胞質内のイオン濃度と酸化還元電位についても，さまざまな蛍光指示薬を用いて，フローサイトメトリーにより検出することができる．細胞周期についての研究も，ヨウ化プロピジウムなどの DNA 結合性蛍光プローブを用いたフローサイトメトリー解析により行うことができる．アポトーシス細胞は，

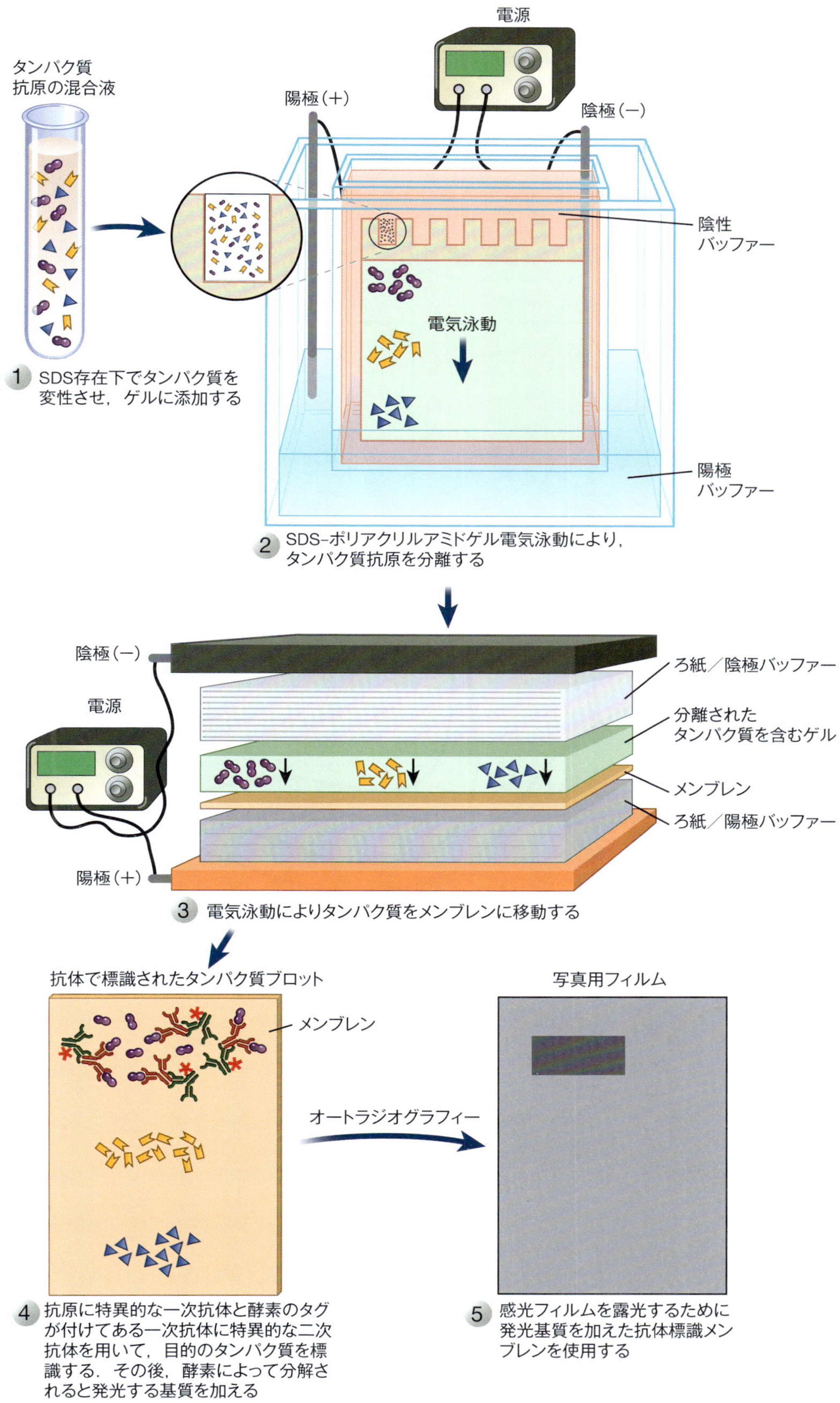

図 A.3　ウエスタンブロット法による抗原の特徴解析

ドデシル硫酸ナトリウム（SDS）- ポリアクリルアミドゲル電気泳動により分離され，メンブレンに移動したタンパク質抗原は，ホースラディッシュペルオキシダーゼ（horseradish peroxidase）のような酵素，あるいは蛍光色素分子（fluorophore）などの酵素と結合する二次抗体により検出される結果となる．

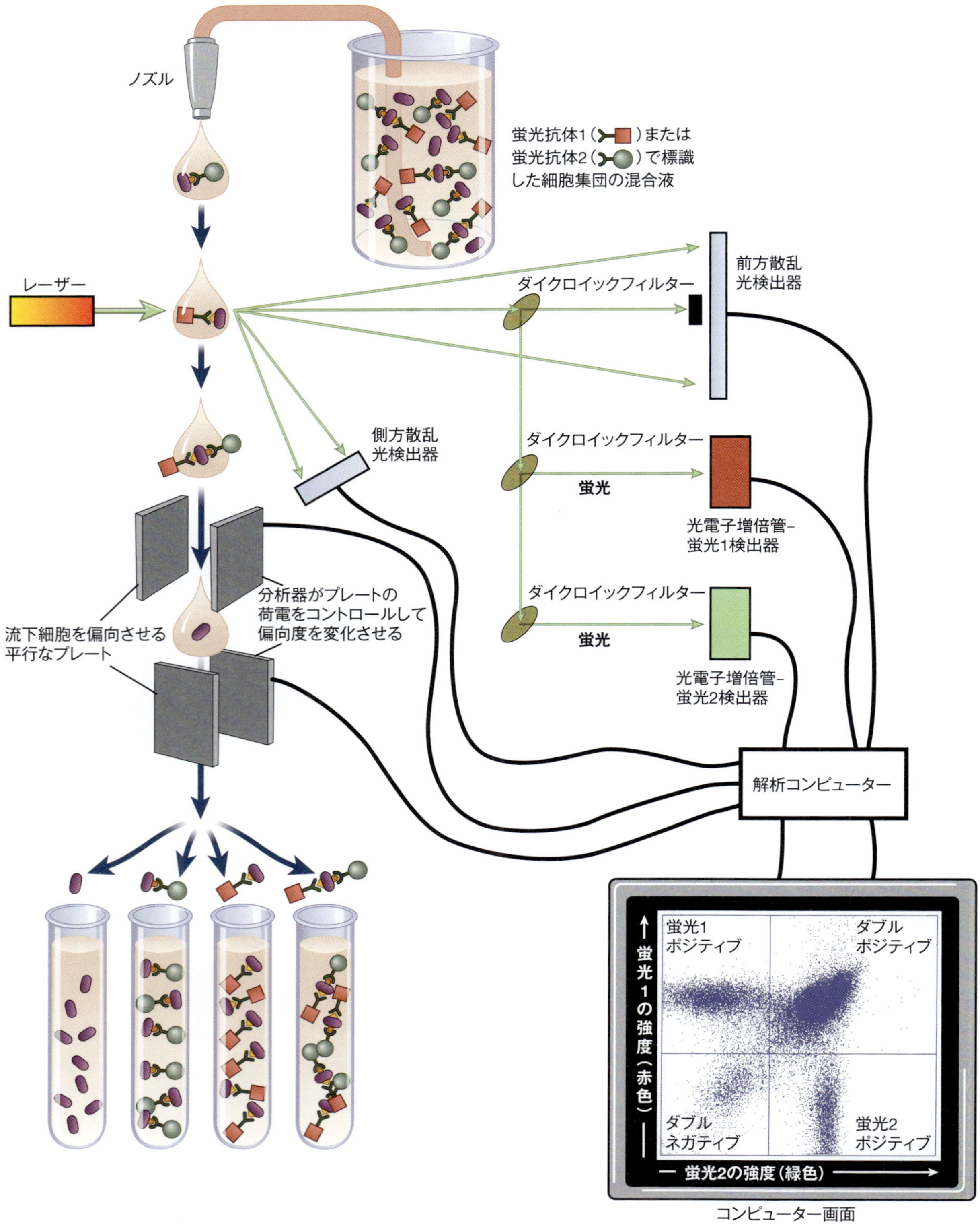

図 A.4　フローサイトメトリーと蛍光表示式細胞分取の原理

入射レーザービームは，波長が指定されており，サンプルから発生する光は，前方散乱光および側方散乱光について解析され，同様に，抗体に結合させた２つ以上の波長をもった蛍光色素標識に対応する蛍光も同様に解析する．ここで図示した分析例では，２種類の抗原マーカーを用いている（２色ソーティング）．最新の装置では，３種類以上の異なる色のプローブを利用した細胞集団の分析および分離がルーチンに可能となっている．

アネキシンV(annexin V)などの死細胞の表面上の異常に露出しているリン脂質に結合する蛍光プローブによって同定できる．現代のフローサイトメーターは，異なる抗体や他のプローブに結合された3色以上の異なる蛍光シグナルをごく普通に検出できる．この技術は，1つの細胞における多くの異なる組み合わせの分子の発現を同時に解析することを可能にする．蛍光シグナルを検出することに加えて，フローサイトメーターは，前方散乱光および側方散乱光を測定することもでき，これはそれぞれ細胞の大きさおよび内部構造の複雑さを反映する．この情報は，異なる細胞の型を同定するのにしばしば使用される．例えば，リンパ球と比較して，好中球(neutrophil, polymorphonuclear leukocyte：PMN)は細胞質に顆粒をもつので側方散乱光が大きく，また単球(monocyte)はサイズが大きいので前方散乱光が大きくなる．

質量分析(mass spectrometry)と1細胞流量計技術であるフローサイトメーターを組み合わせたマスサイトメトリー(mass cytometry)とよばれる抗体を基盤とした技術が新しく開発された．この目的のために使用される市販の装置は**CyTOF**とよばれ，TOFは飛行時間型(time-of-flight-type)のマスサイトメーターであることを示している．標的の分子に対する特異抗体は，ある1つの重金属で標識され，それぞれの特異的抗体につき異なる重金属を用いている．これらの抗体は，解析される細胞集団と反応させた後，抗体を結合した細胞は，個々の細胞に対して質量分析を行うCyTOF測定器で解析される．光標識とは異なり，重複することがない多くの異なる重金属標識を質量解析によって解析できるので，1細胞について約100種類の異なる分子を検出することが可能である．

サイトカインビーズアッセイ

これらの方法では，1つの溶液中の多くの異なるサイトカイン(cytokines)濃度を同時に測定できる．異なる微小なビーズはアロフィコシアニン(allophycocyanin：APC)などの異なる量の蛍光分子で標識され，そのビーズには事前に単一のサイトカインに特異的な抗体を結合しておく．それぞれの抗サイトカインに特異的な抗体に結合したビーズは，APC蛍光強度とサイズに基づき，区別することができる．これらのビーズは，複数のサイトカインが入っている血清やリンパ球培養上清などの試験溶液に混合される．個々のサイトカインは，1つの特定のサイズと蛍光強度をもつビーズにだけ結合する．各々のサイトカインに特異的なビオチン化検出抗体を加えることにより，抗体－抗原のサンドイッチが形成され，形成されたサンドイッチを検出するためにフィコエリトリン(PE)結合ストレプトアビジンを加える．そのビーズは，2つのレーザーをもつフローメーターによって同時に解析される．1つのレーザーは，サイトカインを検出できるビーズを特定する．もう1つのレーザーはPE蛍光シグナルの強度を測定し，これはビーズに結合したサイトカイン量に直接的に関連付けることができる．サイトカイン濃度が既知の標準溶液が，測定された試料中のサイトカイン濃度を決定するために用いられる．

細胞の純化

蛍光活性化セルソーター(fluorescent activated cell sorter：FACS)は，ある細胞集団を，それらに結合する蛍光プローブの種類と蛍光強度により分離するフローサイトメーターの応用的な装置である．この技術は，蛍光シグナルの測定強度により強さと方向が変化する電磁場を用いて細胞を偏向制御することによりなされる(**図A.4**参照)．ex vivoの実験では，細胞を蛍光色素が結合した抗体で標識して用い，動物実験の場合では，緑色の蛍光タンパク質(green fluorescent protein：GFP)などの蛍光タンパク質をコードするトランスジーンの発現を標識に用いて行われる(トランスジェニック技術については後に記載する)．

特定の表現型の細胞を精製する目的で一般的に使用されるもう1つの技術は，磁気ビーズに結合した抗体を用いる方法である．これらの“免疫磁気試薬”は使用される抗体の特異性に依存して特定の細胞と結合し，結合した細胞は強力な磁石により浮遊液から取り出すことができる．

免疫蛍光染色と免疫組織化学(immunohistochemistry)

抗体は，組織内または細胞のある分画に存在する抗原の解剖的な分布を同定するのに使用される．そのため組織あるいは細胞は，蛍光色素または酵素で標識された抗体と反応させ，標識の位置を適切な顕微鏡を用いて決定し，抗原の位置を推定する．この方法の最も初期の方法は，免疫蛍光染色(immunofluorescence)とよばれ，蛍光色素で標識された抗体を，細胞の単層培養細胞あるいは組織の凍結切片に結合させた．染色された細胞または組織は，蛍光色素で標識した抗体を検出するために，蛍光顕微鏡を用いて解析された．蛍光顕微鏡は，感度は高いがシグナル／ノイズ比が小さいため，細胞や組織の詳細な構造を同定するための理想的な装置ではない．この問題は，光学的区分技術により焦点外からの蛍光を除去する**共焦顕微鏡**(confocal microscopy)，焦点以外での蛍光の発生を防止する**2光子顕微鏡**(two-photon microscopy)などの新技術により克服された．あるいは，抗体を酵素に結合させ，無色の基質を有色の不溶性基質に変換することで，その酵素の場所が着色する．その後，通常の光学顕微鏡を使用して，染色された細胞あるいは組織における抗体の局在を観察する．この方法で最も一般的な方法は，ホースラディッシュペルオキシダーゼ(horseradish peroxidase)酵素を使用する方法であり，一般に免疫ペルオキシダーゼ法(immunoperoxidase technique)とよばれる．一般的に使用されるもう1つの酵素は，アルカリフォスファターゼ(alkaline phosphatase)である．異なる酵素を異なる抗体に結合すると，それぞれの抗原を同時に2色で観察することができる．他の方法では，抗体を金コロイド(colloidal gold)などの電子高密度プローブに結合して，抗体の位置を電子顕微鏡により，細胞小器官レベルまで決定することができる．この方法は免疫電子顕微鏡法(immunoelectron microscopy)とよばれている．異なる大きさの金粒子は，超微細構造レベルで異なる抗原の局在を同時に同定する目的で用いられている．

免疫学的手法を用いた顕微鏡法の検出感度は，サンドイッチ法(sandwich technique)の使用により増強させることができる．例えば，目的とする抗原に特異的なマウス抗体をホースラディッシュペルオキシダーゼで標識する代わりに，非標識一次抗体に結合する二次抗体(例：ウサギ抗マウスIg抗体)にこの酵素を結合して利用することができる．抗原特異的な一次抗体を標識して使用する場合は，直接法とよばれ，二次抗体，三次抗体を標識して使用する場合は，間接法とよばれる．また，間接法では抗体以外の分子が使用されることがある．例えば，ブドウ球菌の産生するプロテインA(IgGと結合する)，あるいはアビジン(avidin)(一次抗体に標識したビオチン[biotin]に結合する)は蛍光色素や酵素を結合できる．

抗原抗体相互作用の測定

抗原に対する抗体の親和性(affinity)を知ることは，多くの状況で重要である．例えば，実験試薬や治療薬としてモノクローナル抗体(monoclonal antibody)の有効性は，その親和性に依存している．抗原に対する抗体の親和性は，抗原が小さい場合(例えばハプテン[hapten])には平衡透析法(equilibrium dialysis)とよばれる方法により直接測定できる(**図A.5**)．この方法では，抗体溶液を多孔性セルロースの半透膜に閉じ込め，抗原を含む溶液に浸す(**半透膜**[semipermeable membrane]は，抗原などの小分子は自由に膜孔を通過することができるが，抗体などの高分子は通過することができない膜である)．抗体が半透膜内に存在しない場合は，半透膜内の抗原の濃度が正確に外側と等しくなるまで，浸している溶液中の抗原が半透膜内に侵入していく．このシステムを動的平衡という別の観点からみると，抗原が半透膜内へ入る速度と，半透膜内から外へ出る速度は等しいということになる．しかし，抗体が半透膜内に存在すると，平衡状態に達した時には膜の内側の抗原量は，抗体に結合した量だけ増加している．この現象は，抗体に結合していない抗原だけが半透膜を通過して拡散することから引き起こされ，また平衡状態に達した時は，抗体に結合していない抗原濃度が膜の内側と外側で等しくなるためである．半透膜内の抗原の増加量は，抗原濃度，抗体濃度，結合相互作用の解離定数(K_d)に依存する．K_dは分光法または別の方法などで，抗原と抗体の濃度を測定することで算出できる．

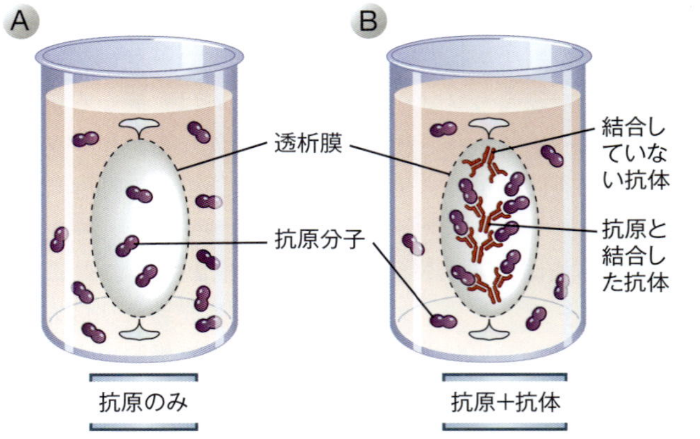

図A.5 平衡透析法による抗原－抗体結合の分析

透析膜内の抗原量は，抗体が存在しない場合(A)と比べ，抗体が存在している場合(B)では増加する．本文で述べたように，抗原の抗体への結合により生じる差は，抗体の抗原に対する親和性の測定に利用される．この実験は，抗原が自由に透析膜を通過できる小分子(例：ハプテン)の場合だけ行うことができる．

K_dを決定する代わりの方法は，抗原抗体複合体の会合速度および解離速度の測定である．これらの速度は，一部は抗体と抗原の濃度および相互作用の親和性(affinity)に依存する．濃度以外のすべてのパラメータは速度定数として要約でき，抗体や抗原の濃度と実際の会合速度および解離速度を測定すると，それぞれオンレイトコンスタント(on-rate constant[K_{on}])，およびオフレイトコンスタント(off-rate constant[K_{off}])の両方を実験的に計算することができる．K_{off}/K_{on}比は，親和性に関連していないすべてのパラメータが相殺されることにより，解離定数K_dとまったく等しい値となる．このようにK_dは，平衡状態の時に平衡透析法により測定することができる．また非平衡状態の時にはレイトコンスタントから算出することもできる．

より一般に現在使用されている抗原－抗体相互作用の動力学を測定するもう1つの方法は，表面プラズモン共鳴(surface plasmon resonance)である．Biacore(Uppsala, Sweden)のような特殊なバイオセンサー機器は，金属膜上に固定された抗原を通過する抗体の親和性を測るために，この光学的な方法を使う．光源は，特定の角度(共鳴)でプリズムを通して，金属膜上に焦点が合わされ，その反射光は表面のプラズモン共鳴の情報を提供する．抗原に対する抗体の吸着は，表面のプラズモン共鳴の情報を変え，この変化により親和性に関する情報を得ることができる．

トランスジェニックマウスと遺伝子ターゲティング

特定の遺伝子産物の機能的な役割を in vivo で研究するために，互いに関連する 3 つの重要な方法がある．①ある組織において特定の遺伝子を異所性に発現させる従来のトランスジェニックマウスの作製，②特定の遺伝子の機能を欠損させるノックアウトマウスの作製，③生殖細胞系に存在する特定の遺伝子をその遺伝子を変化させた改良版と入れ替えるノックインマウスの作製である．ノックイン手法は，正常遺伝子型を突然変異遺伝子型に変えるか，あるいは突然変異遺伝子型を正常遺伝子型に“修正する”(correct)か，どちらかである．これらの遺伝子工学的に作製されたマウスの技術は，リンパ球の発達，活性化，寛容(tolerance)など多くの生物学的現象を分析するために広く使用されてきた．

従来のトランスジェニックマウスの作製では，マウス受精卵の前核にトランスジーン(導入遺伝子)とよばれる外来性 DNA の塩基配列を導入し，その卵を偽妊娠させた雌マウスの卵管内に移植する．通常，遺伝子の 200 〜 300 コピーのトランスジーンが前核内に注入された場合，生まれるマウスの約 25％はトランスジェニックマウスとなる．1 〜 50 コピーのトランスジーンが染色体のランダムな切断部位に 1 列に並んで挿入され，その後単純なメンデルの法則により遺伝していく．通常，DNA 複製の前に組み込みが起こるので，大部分(約 75％)のトランスジェニック仔マウスは，生殖細胞を含むすべての細胞にトランスジーンを有している．ほとんどの場合，外来性 DNA の組み込みは内在性遺伝子の機能に影響しない．またトランスジーンを保有するそれぞれの初代のトランスジェニックマウスは，ヘテロ接合体であるので，そこからホモ接合体系を繁殖させることができる．

トランスジェニック技術が非常に有用な点は，ある特定の組織において選択的に遺伝子を発現することが可能な点である．それは通常その特定の組織における発現を制御している DNA 配列をトランスジーンに付与することで行われる．例えば，リンパ球系プロモーター(promoter)とエンハンサー(enhancer)は，再構成された抗原受容体遺伝子などをリンパ球内で過剰発現させるために用いられ，また膵島の β 細胞内での遺伝子発現には，インスリンプロモーターが使用される．免疫系の研究でこれらの方法の有用性の例は，本書の多くの章で挙げられている．トランスジーンは，薬やホルモン(テトラサイクリンやエストロゲンなど)に応答するプロモーターエレメントの制御により発現させることができる．これらの場合，トランスジーンの転写は，誘導薬剤の投与により，自由にコントロールできる．

単一遺伝子障害の動物モデルを開発したり，ある遺伝子の in vivo での重要な機能を同定するための最も強力な方法は，ノックアウトマウスの作製である．これは標的遺伝子に突然変異を導入あるいは標的遺伝子を欠損させることによって行う．この技術は相同組換えの現象に基づいている．もし外来性遺伝子が，電気穿孔(エレクトロポレーション)法により細胞に挿入されると，外来性遺伝子は細胞のゲノムにランダムに組み込まれる．しかし，外来性遺伝子に内在性遺伝子の 1 つと相同性のある塩基配列が含まれていると，外来性遺伝子は，選択的に相同な内在性配列と組換えを起こして置き換わる．相同組換えを受けた細胞の選別には，薬剤に基づいた選別法が用いられる．細胞に挿入される相同的 DNA のフラグメント(断片)は，典型的にはネオマイシン耐性(*neo*)遺伝子とウイルスチミジンキナーゼ(*tk*)遺伝子をもつベクターに挿入される(**図 A.6A**)．このターゲティング(標的導入)ベクターは，*neo* 遺伝子はつねに染色体 DNA に挿入されるが，*tk* 遺伝子は，(ランダムな挿入の場合とは対照的に)相同組換えが起こった時は必ず失われるように作製する．ベクターを細胞に導入し，細胞をネオマイシンとガンシクロビル(チミジンキナーゼにより代謝されて，致死的な化合物に変化する薬剤)で培養する．遺伝子がランダムに組み込まれた細胞は，ネオマイシンに対して耐性を示すが，ガンシクロビルにより死滅するのに対し，相同組換えが起こった細胞は *tk* 遺伝子が失われているので，両方の薬剤に耐性である．この正負の選択法により，挿入された遺伝子と内在性遺伝子との間に相同組換えが行われたことが保証される．通常，内在性遺伝子の中央部に DNA が挿入されると，コード配列が分断され，その遺伝子の発現および機能は失われる．加えて，ターゲティングベクターは，相同組換えにより内在性遺伝子のエクソンがいくつか欠失するようにデザインされていることが多い．

標的遺伝子の欠損や突然変異導入が行われたマウスを作製するには，最初にマウス胚性幹(ES)細胞(embryonic stem[ES]cell)株の遺伝子を欠損するためのターゲティングベクターが使用される．ES 細胞は，マウス胚に由来する多能性幹細胞であり，培養液中での増殖と分化誘導が可能であり，マウス胚盤細胞に組み入れることができる．これを偽妊娠母マウスに移植すると，分娩日まで妊娠が継続される．重要な点は，ES 細胞が正常に成熟組織へ発達し，ES 細胞に導入された外来性遺伝子を発現することである．このように特定の遺伝子を欠損するようにデザインされたターゲティングベクターを ES 細胞に挿入し，(1 つの染色体に)相同組換えが起こったコロニーを前述のように(**図 A.6B** 参照)，薬剤で選別する．目的とする組換えが起こったかどうかは，サザンブロットハイブリダイゼーションあるいはポリメラーゼ連鎖反応(polymerase chain reaction：PCR)などの DNA 解析技術によって確認する．選択された ES 細胞を胚盤胞に注入し，それを偽妊娠雌マウスに移植する．生まれたマウスは，ヘテロ接合体性の遺伝子欠損または突然変異のためにキメラとなるが，これは組織の一部がES細胞に由来し，その他の組織は正常な胚盤胞に由来するからである．また生殖細胞は，通常キメラであるが，これらの細胞は一倍体(haploid)であるので，その中の一部だけが欠損(突然変異)遺伝子の染色体コピーを保持している．もしキメラマウスを正常(野生型)マウスと交配させ，突然変異染色体を含む精子または卵子が，野生型の配偶子と融合すると，このような接合子に由来する仔マウスのすべての細胞が，突然変異のヘテロ接合体になる(いわゆる生殖細胞系列への伝達)．このようなヘテロ接合的マウス同士を交配すれば，単純なメンデル型分離の法則に従った頻度で，突然変異のホモ接合的が得られる．このようなノックアウトマウスでは，標的遺伝子の発現が欠損している．

相同組換え(homologous recombination)を利用すれば，ある正常の遺伝子をその遺伝子の改変遺伝子(あるいは別の遺伝子)と置き換えて，ノックインマウスを作製できる．例えば，ノックインマウスは，ある遺伝子すべての欠損ではなくその遺伝子の1塩基の変化がもたらす生物学的影響を評価することに使用できる．原理的にノックインの手法は，不完全な遺伝子を正常なものと入れ替えるのに使用されることもできる．従来のトランスジェニックマウスの場合のようなランダムな部位への挿入ではなく，ノックイン戦略の活用によりゲノム中の特定部位にある遺伝子を挿入することも可能である．ノックイン手法は，特定のエンハンサー領域あるいはプロモーター領域など，特定の内在性DNA塩基配列により制御されるトランスジーンの発現が望ましい時に使用される．この場合，ターゲティングベクターは，目的とする生成物をコードしている外来性遺伝子と一緒に，相同組換えを起こすために必要な内在遺伝子と相同性のある遺伝子配列を含む．

通常の遺伝子ターゲティングの戦略は，免疫学研究で大きな有用性があることがわかっているが，この手法にはいくつかの限界がある．①発生段階における1つの遺伝子の突然変異が，他の遺伝子産物の発現変化により補償され，その結果標的遺伝子の機能が覆い隠されてしまうかもしれない．②通常の遺伝子ノックアウトマウス(knockout mouse)では，ある遺伝子がある1つの組織だけ，あるいは発育のある一時期だけ重要である場合には，簡単には評価することができない．③*neo* 遺伝子などの機能的選別マーカー遺伝子は，永久に動物ゲノム内に導入されたままであり，この変更が，動物の表現型に予測できない結果をもたらすかもしれない．これらの欠点の多くを克服することができる遺伝子ノックアウト技術の重要な改良は，コンディショナル(条件付き)ターゲティング手法である．

一般的に使用されるコンディショナル(条件付き)ターゲティング手法は，バクテリオファージ由来の**Cre/*loxP* 組換えシステム**(Cre/*loxP* recombination system)を利用して行われる．Cre酵素は，***loxP*** とよばれる34bp(塩基対)の配列モチーフを認識するDNAリコンビナーゼであり，同一方向の2つの *loxP* 配列に挟まれた遺伝子部分の削除を行う．*loxP* 配列を付加した遺伝子をもつマウスを作製するには，*neo* 耐性遺伝子および標的遺伝子配列を2つの *loxP* 配列で挟んだターゲティングベクターを構築する．これらのベクターをES細胞にトランスフェクションし，

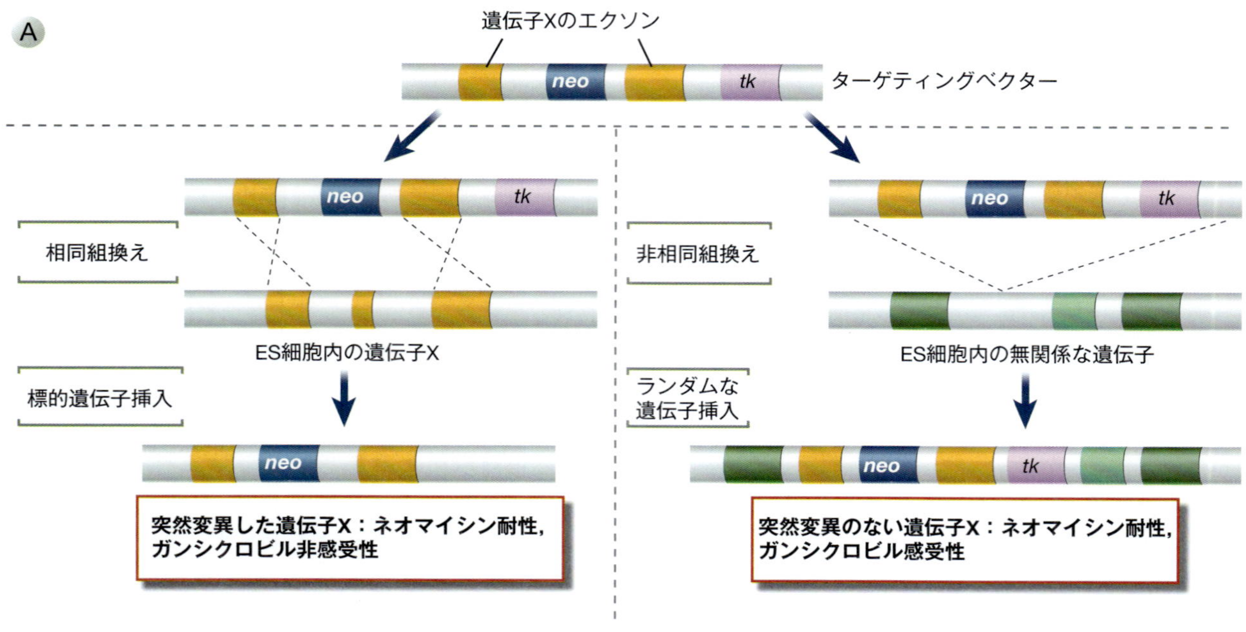

図 A.6 遺伝子ノックアウトの作製

(A)胚性幹細胞(ES細胞)の遺伝子Xの欠損は，相同組換えにより行われる．遺伝子Xの2つのエクソンと相同的な塩基配列と，それらに遺伝子をもつターゲティングベクターを，ES細胞にトランスフェクションする．遺伝子Xのエクソンのうちの1つが，相同組換えで，*neo* による置換あるいは欠損を受ける．ベクターのチミジンキナーゼ遺伝子(*tk*)は，ランダムな非相同組換えが起きた場合だけ，ゲノムに挿入される．

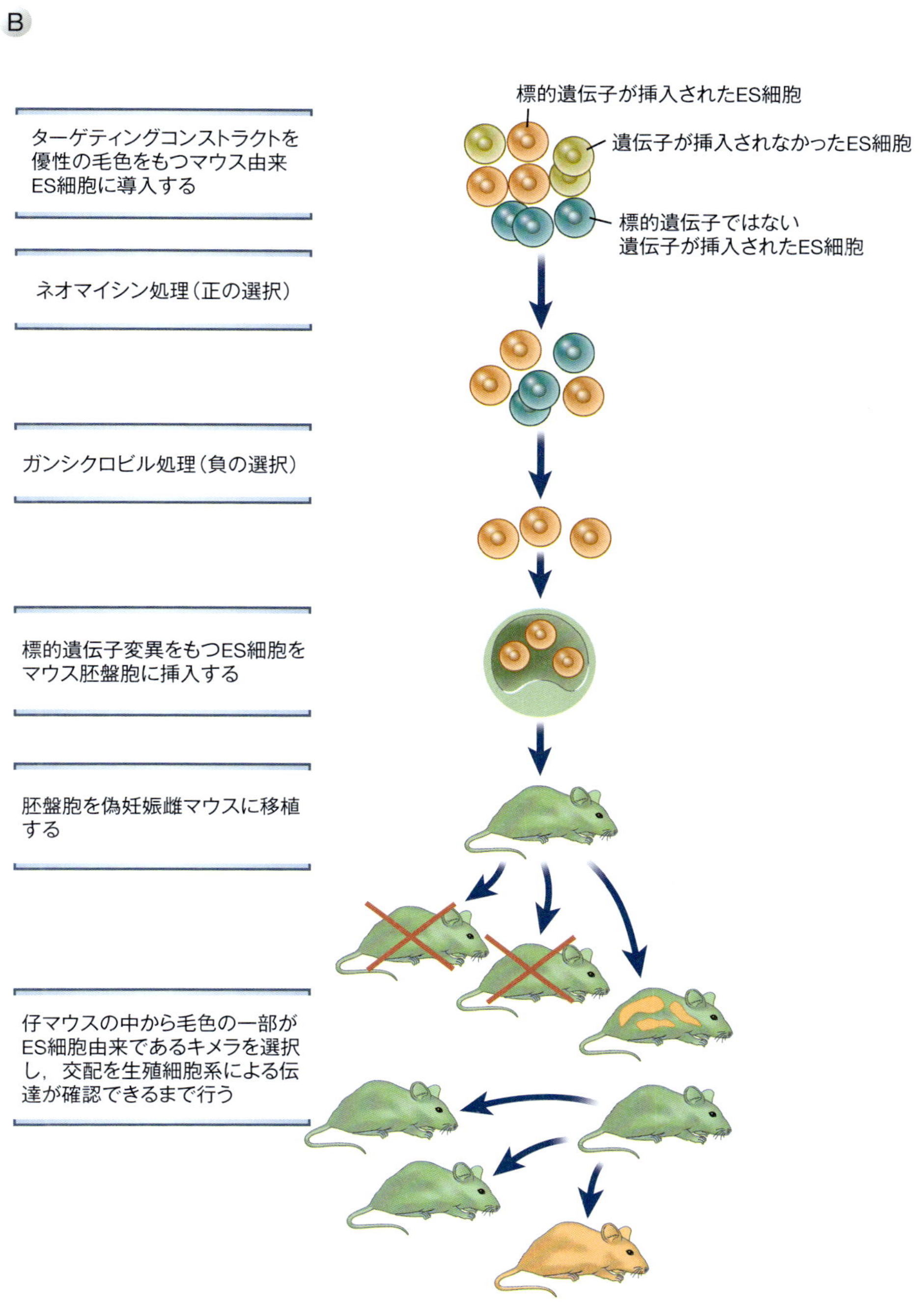

図 A.6 つづき　(B)ターゲティングベクターをトランスフェクションされた ES 細胞を，ネオマイシンとガンシクロビルを用いて，標的遺伝子トランスフェクション(相同組換え)の行われた細胞だけが生存できるようにして選別する．これらの細胞を胚盤胞へ注入し，これを偽妊娠マウスの子宮へ移植する．遺伝子 X に標的突然変異を受けた ES 細胞に，組織の一部が由来するキメラマウスが成育する．これらのキメラマウスは，ES 細胞と胚盤胞に由来するそれぞれの系統の毛色が，まだらになっているので確認できる．もし突然変異が生殖細胞にあれば，さらに交配して，その突然変異を遺伝的に継続させていくことができる．

通常のノックアウトマウスの作製法で，*loxP* が導入されているが，まだ機能を失っていない標的遺伝子を有するマウスが作製される．次に *cre* 遺伝子を導入されたもう 1 つの系統のマウスと，*loxP* に挟まれた標的遺伝子をもつマウスとを交配する．仔マウスでは，Cre リコンビナーゼが発現し，標的遺伝子の欠損が誘導される．正常な遺伝子配列と *neo* 遺伝子の両方が削除される．重要なことは，さまざまなプロモーターをもつ *cre* トランスジーンを用いることで *cre* 遺伝子の発現およびそれによる標的遺伝子の欠損を，特定の組織や指定された時間に選択的に導入できることである．例えば，Cre 発現がリゾチームのプロモーターによってドライブされる *cre* トランスジェニックマウス(transgenic mouse)を用いることで，マクロファージ(macrophage)と顆粒球だけの遺伝子を選択的に削除できる．また，制御性 T 細胞(regulatory T cells)における遺伝子を選択的に欠損することは，*foxp3* プロモーターによっ

て *cre* 発現がドライブされるトランスジェニックマウスを利用することで達成できる．あるいは，ステロイド誘導性プロモーターを利用して，マウスにデキサメタゾンを投与した後にだけ，Cre の発現とその後の遺伝子欠失を生じさせることができる．この技術については，コンディショナル変異マウスを作製するために，他にも多くの工夫がなされている．Cre/*loxP* 技術は，ノックインマウスの作製にも用いることができる．この場合，*loxP* 配列は，*neo* 遺伝子と標的遺伝子配列を挟むように置かれるが，ノックインする遺伝子配列は挟まれないように，ターゲティングベクターを作製する．したがって，*cre* 誘導遺伝子欠損の後も外来遺伝子（exogeneous gene）は，ゲノム内の標的配列部位に残存する．

遺伝子ノックイン技術は，特定のタンパク質がその機能を損なうことなく蛍光分子を同時に発現するレポーターマウスの作製に使用されてきた．これは，ある特定のタンパク質をコードする内在性の遺伝子をその特定のタンパク質と蛍光レポータータンパク質（両方とも本来の内在的なプロモーターとエンハンサーの制御下）とを共にコードするトランスジーンと入れ替えることにより作製される．特定の免疫細胞サブセットを in vivo で可視化することを可能にするレポーターマウスは開発されている．例えば，IL-17 タンパク質と同時に蛍光タンパク質をも発現する IL-17 細胞（Th17 cells）をもつマウスである．これらの細胞は生体蛍光顕微鏡を用いることで可視化が可能になる．レポータージーンを発現する細胞は生きたまま単離し ex vivo で機能的な解析を行うことができるため通常の方法では細胞を殺さないと発現を解析できないような核内転写因子の研究も可能である．例えば，転写因子 Foxp3 と同時に緑色蛍光タンパク質（GFP）を発現するレポーターマウスのリンパ節（lymph node）から FACS ソーティングによって制御性 T 細胞を生きたまま単離できる．

細胞株や ES 細胞に遺伝子変異を導入するための新しい方法の 1 つに，**CRISPR-**（Clustered Regularly Interspaced Short Palindromic Repeats）**Cas9**（CRISPR-associated nuclease 9）システムとよばれる外来 DNA に対する防御として細菌が有しているシステムを利用する方法がある．この遺伝子編集法では，ガイド RNA を標的とする DNA 配列にハイブリダイズさせ，それを指標に Cas9 ヌクレアーゼが標的 DNA の 2 本鎖を切断する．そのような切断は遺伝子を破壊するが，共に導入した標的シークエンスの変異型プラスミドにより相同組換えが起こり，目的とするノックイン変異が得られる．これは，細胞株または実験動物の生殖細胞にノックインまたはノックアウト変異を導入する最も迅速な方法である．

T 細胞応答解析法

T 細胞活性化において生じる細胞内の事象についての現在の知識は，異なる T 細胞集団を特定の刺激により活性し，その応答を検出するさまざまな実験的手技に基づいている．in vitro の実験により，抗原により刺激された時に T 細胞で起こる変化に関する多くの情報が明らかとなった．より最近では in vivo での抗原刺激に対する T 細胞増殖，サイトカイン発現，空間的な移動を研究するためのいくつかの技術も開発された．新しい実験的な手法は，特にナイーブ T 細胞活性化，および免疫応答が減弱した後の抗原特異的記憶 T 細胞の空間的な局在を明らかにする研究に役立っている．

T 細胞のポリクローナルな活性化

T 細胞のポリクローナル活性化因子（polyclonal activators）は，非特異的に，多くのあるいはすべての T 細胞受容体（T cell receptor：TCR）複合体と結合し，抗原提示細胞（antigen-presenting cell：APC）におけるペプチド-主要組織適合遺伝子複合体（major histocompatibility complex：MHC）と同様に T 細胞を活性化する．ポリクローナル活性化因子は，ヒトの血液または実験動物のリンパ組織から分離された T 細胞を in vitro で活性化するために主として用いられる．またポリクローナル活性化因子は，抗原に対する特異性が不明な T 細胞を活性化するためにも使われ，さまざまな抗原特異性をもつナイーブ T 細胞全体を個々の抗原特異的 T 細胞応答が検出できないくらい弱い時でも免疫応答を誘導できる．コンカナバリン A とフィトヘマグルチニン（phytohemagglutinin：PHA）などのレクチンとよばれる多量体炭水化物結合植物タンパク質は，ポリクローナル T 細胞活性化因子としてよく使用されているものの 1 つである．これらレクチンは，T 細胞表面の TCR と CD3 を含む糖タンパク質の糖鎖に特異的に結合することで，T 細胞を活性化する．TCR あるいは CD3 タンパク質におけるインバリアントフレームワーク（枠組み）エピトープに特異的な抗体もまた，T 細胞のポリクローナル活性化因子として機能する．これらの抗体は，適切な活性化応答を誘導するため，固体表面やビーズへ固定化したり，二次抗体でクロスリンクすることが必要とされる．可溶性のポリクローナル活性化因子は，通常は抗原提示細胞により提供される共刺激シグナルを提供しないので，それらは，抗 CD28 あるいは抗 CD2 などの，共刺激因子（costimulator）の受容体に対する抗体と一緒に使用される．その他のポリクローナル刺激因子として，スーパー抗原（superantigens）があり，特定の型の TCRβ 鎖を発現するすべての T 細胞を活性化する（**第 16 章**，**図 16.3** 参照）．どのような抗原特異性をもった T 細胞でも，TCR 複合体からのシグナルを模倣したPMA（フォルボールエステル）とイオノマイシン（カルシウムアイオノフォア）のような薬剤によって活性化することができる．

ポリクローナルなT細胞集団における抗原特異的な活性化

ある特定の抗原に対する特異性をもつT細胞のポリクローナルな集団は，その抗原に対する免疫後，血液や末梢リンパ器官（peripheral lymphoid organs）から得られる．抗原で免疫すると，抗原特異的T細胞数が増加し，その後，抗原とMHC適合性の抗原提示細胞によってin vitroでT細胞を再刺激する．この方法は異なるTCRを発現する感作T細胞集団における抗原誘導活性化研究に用いられているが，ナイーブ（非感作）T細胞の応答解析には利用できない．

単一の抗原特異性をもつT細胞集団の抗原特異的な活性化

同一のTCRを発現するT細胞のモノクローナル集団は，T細胞の機能的，生化学的，分子生物学的解析に有用である．これらのモノクローナル集団の制約は，組織培養系で長期的に維持されている点であり，そのため，in vivoにおける正常T細胞とは異なる表現型を示す可能性があることである．免疫学の実験で多用されるモノクローナルT細胞集団の1つに単一抗原特異的T細胞クローン（clone）がある．このクローンは，感作個体からポリクローナルT細胞のところで述べたようにT細胞を単離し，前述したポリクローナルT細胞のようにin vitroにおいて，MHC適合性の抗原提示細胞と一緒に抗原で反復的に感作し，半固体培地あるいは液体培地において限界希釈法により単一抗原反応性細胞をクローニングすることにより得られた．すべての細胞がクローン細胞系で同一の受容体をもち，既知の抗原-MHC複合体に対する応答性で選択されたものなので，これらの細胞を用いることで抗原特異的応答を容易に測定することができる．ヘルパーT細胞クローンと細胞傷害性T細胞クローンの両方が，マウスとヒトから樹立されている．T細胞活性化の研究において使用されるその他のモノクローナルT細胞集団には，B細胞ハイブリドーマ（hybridoma）のような抗原特異的T細胞ハイブリドーマ（**第5章**，**図5.9** 参照），およびT細胞由来の腫瘍細胞株があり，T細胞白血病（leukemia）あるいはT細胞リンパ腫（lymphoma）をもった動物，またはヒトから悪性T細胞を除去後，in vitroで樹立された．腫瘍由来細胞株のいくつかは，機能的TCR複合体を発現するが，これらの抗原特異性は知られていないため，通常ポリクローナル活性化因子で刺激され実験に使用されている．ヒトT細胞白血病細胞由来Jurkat細胞株は，T細胞シグナル伝達を研究するモデルとして広く使用されている腫瘍株の例である．

TCRトランスジェニックマウス（TCR transgenic mice）は，同一の抗原特異性を有する同一の表現型をもった正常T細胞をもち，in vitroおよびin vivoの実験系に広く使用されている．既知の特異性を有する再構成された単一のTCRのα鎖およびβ鎖遺伝子をトランスジーンとしてマウスに発現させると，成熟T細胞の大部分がそのTCRを発現する．もしTCRトランスジェニックマウスを，RAG-1あるいはRAG-2欠損マウスに交配すると内在性*TCR*遺伝子は発現せず，100％のT細胞は，トランスジェニック*TCR*遺伝子のみを発現するようになる．TCRトランスジェニックマウスのT細胞は，in vitroおよびin vivoにおいて，単一のペプチド抗原で活性化され，そのTCRに対する特異的抗体により同定できる．TCRトランスジェニックマウスのユニークな利点の1つは，十分な数の抗原特異性が判明しているナイーブT細胞が分離できるので，初めて抗原に曝露された時のT細胞の機能的応答の研究に利用できることである．この利点により，in vitroにおいて，ナイーブT細胞の抗原活性化から，T_H1およびT_H2細胞などの機能的サブセットへの分化誘導条件についてについて研究することが可能である（**第9章**参照）．TCRトランスジェニックマウス由来のナイーブT細胞は，正常の同系の（syngeneic）レシピエントマウスへ注入することができ，これらはリンパ組織へホーミングする．レシピエントマウスは，その後トランスジェニックTCRが特異的に作用する抗原に曝露し，TCRトランスジェニックT細胞を検出する抗体を用いることにより，in vivoにおけるこれらの細胞の増加と分化を追跡することができ，マウスから単離してex vivoで抗原に対するリコール（二次）刺激応答を解析することもできる．

T細胞の機能的応答の定量化と解析法

T細胞の増殖は，他の細胞と同様に，培養細胞内で複製するDNAに取り込まれる^{3}Hチミジン標識量を測定することでin vitroで解析できる．チミジン取り込みにより，通常細胞分裂の速度に正比例するDNA合成の速度を定量的に測定することができる．in vivoにおける細胞増殖は，動物にチミジンの類似体ブロモデオキシウリジン（BrdU）を注射して，DNA合成の間に，BrdUをDNAに取り込んだ核を抗BrdU抗体で染色することにより測定できる．

蛍光色素もin vivoにおけるT細胞の増殖研究に用いることができる．T細胞は，親油性蛍光エステルとの化学反応でin vitroで標識した後，実験動物に移入する．色素は細胞に入り，共有結合をつくって細胞質タンパク質に結合すると，細胞から離れなくなる．この型の一般的に使用される色素は5,6カルボキシフルオレセイン－ジアセテート－スクシンイミジル－エステル(CFSE)があり，標準的なフローサイトメトリーにより細胞内で検出できる．T細胞が増殖(分裂)する時には，色素含有量は半減するので，in vivoにおいてレシピエントマウスのリンパ組織に養子移入したT細胞が分裂したかどうか，およびそれぞれのT細胞の増殖回数を推定することができる．

ペプチド-MHCテトラマー(四量体)(peptide-MHC tetramers)は，実験動物やヒト由来の血液あるいはリンパ組織から分離される抗原特異的T細胞を定量するために使用される．これらのテトラマーは，通常T細胞が抗原提示細胞の細胞表面で認識するペプチド-MHC複合体を4個含んでいる．テトラマーは，組換えDNA技術により，ビオチンとよばれる低分子を付加したMHCクラスⅠ分子で作製される．ビオチンは，アビジンとよばれるタンパク質に高親和性に結合し，ペプチド-MHCテトラマーの4つのアビジン分子は，4個のビオチン分子と結合する．このように，アビジンは，4個のビオチン標識MHCタンパク質と結合する基質を形成する．MHC分子は，目的とするペプチドを表出して安定化することができ，またアビジン分子は，FITCなどの蛍光色素で標識できる．このテトラマーは，溶液中であっても，ペプチド-MHC複合体に特異的なT細胞と結合する．この方法は，ヒトにおける抗原特異的T細胞の同定のための唯一可能な方法である．例えば，ペプチドを表出したHLA-A2テトラマーで血球を染色することにより，HIVペプチドに特異的な循環しているHLA-A2拘束T細胞を同定し定量することができる．同様の技術が，正常の個体および自己免疫疾患(autoimmune disease)患者において自己抗原に特異的なT細胞を同定し定量する場合に使用される．特定のトランスジェニックTCRと結合するペプチド-MHCテトラマーは，養子移入(adoptive transfer)および抗原刺激後のさまざまな組織におけるトランスジェニックTCRの定量にも利用されている．この技術は，現在MHCクラスⅠ分子で広く使用されている．それは，MHCクラスⅠ分子では，1本のポリペプチド鎖だけが多型であるので，安定したテトラマー分子をin vitroで作製できる．MHCクラスⅡ分子は，両鎖が多型であるので，適切な会合が必要であり，作製はさらに困難であるが，クラスⅡ－ペプチドテトラマーも作製されつつある．

サイトカイン分泌測定(cytokine secretion assay)は，リンパ組織に存在するサイトカイン分泌エフェクターT細胞の定量解析のために行われる．最も一般的に使用される方法は，サイトカインの細胞質内染色法と，シングルセル酵素免疫吸着法(single-cell enzyme-linked immunosorbent assays：ELISpot)である．この種の研究において，T細胞の抗原誘導性の活性化と分化は，in vivoで起こるが，その後in vitroで，T細胞を分離し，サイトカイン発現を検出できる．サイトカインの細胞質内染色では，細胞膜の透過性を高め，特定のサイトカインに特異的な蛍光色素標識抗体を細胞内へ入れ，染色された細胞をフローサイトメトリーにより分析する．特定の抗原に特異的なT細胞によるサイトカイン発現は，ペプチド-MHCテトラマーを使うか，TCRトランスジェニックT細胞の場合にはトランスジェニックTCRに特異的な抗体で染色することにより解析できる．CFSEと抗サイトカイン抗体の組み合わせにより，細胞分裂とサイトカイン発現の関係を解析することができる．ELISpot分析法では，血液またはリンパ組織から新たに分離したT細胞を特定のサイトカインに特異的な抗体でコートしたプラスチックウェル上で培養する．サイトカインは，個々のT細胞から分泌されるので，それぞれのT細胞の位置に対応した別々のスポットで抗体と結合する．そのスポットは，標準のELISA法(前述を参照)と同様に，酵素標識二次抗体を加えることにより可視化でき，スポット数は，サイトカイン分泌しているT細胞数を定量するために計測される．

B細胞応答解析法

ポリクローナルB細胞集団の活性化

クローン選択説(clonal selection hypothesis)が予言したように，ある特定の抗原に対する特異的なリンパ球は，個体内でほんのわずかしか存在しないため正常B細胞に対する抗原の作用を研究することは，技術的に困難である．この問題を回避する方法は，抗Ig抗体がすべてのB細胞上の膜型Ig分子の定常(C)領域に結合し，抗原特異的なB細胞上の膜型Igの超可変領域(hypervariable region)への抗原の結合と同じ生物学的な効果をもたらすという仮定に基づき，抗原の類似体として抗Ig抗体を使用することである．抗原特異的な刺激との正確な比較が可能な範囲内では，この仮定は概ね正しく，抗Ig抗体は有効な抗原モデルである．したがって，前述したように，抗CD3抗体が，T細胞ポリクローナルアクチベーターとして使用されるのと同様に，抗Ig抗体は，B細胞のポリクローナルアクチベーターとしてしばしば用いられる．

単一抗原特異的B細胞集団の抗原誘導活性化

B細胞への抗原の結合の効果を解析するために，研究者は，正常B細胞の複雑な集団のなかから抗原特異的なB細胞を分離したり，明確な抗原特異性をもつB細胞クローンの樹立を試みてきた．これらの努力は，ほとんど成功しなかった．しかし，実質的にすべてのB細胞が導入遺伝子として組み込まれた既知の抗原特異性をもった免疫グロブリン(Ig)遺伝子を発現するトランスジェニックマウスが作製され，このようなマウスでは，ほぼすべてのB細胞が同じ抗原に反応した．もう少し洗練された方法は，抗原受容体ノックインマウスの作製であり，ノックインマウスでは再構成されたIgHとIgL鎖遺伝子がそれらの内在性の遺伝子座に相同的に組み込まれた．このようなノックイン動物は，受容体編集(receptor editing)の研究にきわめて役立つことが明らかとなった．

B細胞増殖と抗体産生の測定法

B細胞活性化についての多くの知識は，さまざまな刺激によってB細胞を活性化させ，増殖・分化を正確に測定するin vitroの実験に基づいている．さまざまな抗原曝露を受けたマウスや同一の抗原受容体を発現するトランスジェニックマウスからB細胞を回収し，同様の解析をすることも可能である．

B細胞増殖は，前述したT細胞増殖と同様に，in vitroでは，CFSE標識あるいは^{3}H標識チミジン取り込み，またin vivoでは，BrdU標識により，それぞれ測定される．

抗体産生は，2種類の異なる方法で測定する．①免疫グロブリン分泌量は，リンパ球の培養上清中，あるいは免疫を受けた個体の血清中に蓄積する免疫グロブリン量を測定する．②シングルセルアッセイ(single-cell assay)は，ある特定の抗原特異性またはアイソタイプ(isotype)をもつ免疫グロブリンを分泌する集団に属する細胞数を測定する．最も正確かつ定量的で，また広く使用されている培養上清中あるいは血清試料中の総免疫グロブリン量の測定方法は，酵素免疫測定法ELISAである．抗原を固体支持体に結合させる方法を用いて，サンプル中の特定抗原に対する特異的な抗体の量をELISAで定量できる．それだけではなく，異なるH鎖またはL鎖を検出することができる抗Ig抗体を用いることにより，サンプル中の異なるアイソタイプの量を測定することができる．他の抗体レベルを測定する方法には，抗赤血球抗体を検出する赤血球凝集反応，および既知の細胞に対する抗体を検出するための補体依存性溶解測定がある．どちらの定量法も，抗原量(もしくは細胞)の量が一定であれば，抗体の濃度は細胞に結合した抗体の量を決定するので，抗体濃度は細胞の凝集あるいは補体(complement)の結合による細胞溶解に反映されることに基づいている．これらの定量法の結果は，サンプルを希釈して最も強い反応の50%，または反応のエンドポイントに達する希釈を，通常抗体価として表記することが一般的である．

抗体分泌のためのシングルセルアッセイは，ELISpot法である．この方法では，ウェルの底に抗原を結合させ，抗体産生細胞(antibody-secreting cell)を加え，分泌された抗原に結合した抗体をELISAの場合と同様に，酵素標識された抗Ig抗体を用いて半固形培地中で検出する．それぞれのスポットは，抗体分泌細胞部位を表している．シングルセルアッセイは，免疫グロブリンを分泌している細胞数を計測することはできるが，それぞれの細胞により，あるいはすべての細胞集団により分泌される免疫グロブリンの量を正確に定量化することはできない．ELISA法とELISpot法は，さまざまなハプテン部分をもつ抗原の使用により，抗体の親和性を評価するのに適している．このように親和性の成熟は，免疫応答の間の異なる時間にサンプリングされた検出用血清，あるいはB細胞を測定することにより評価できる．

免疫学的手法を用いた臨床診断検査

前述した多くの手技は，患者の免疫系の状態を測定するために，臨床検査室で使用されている．ここでは，免疫学的異常の初期診断のために，最も一般的に検査室で用いられているいくつかの検査を要約する．これらの検査によって見つけられた免疫学的異常は，多くの場合，分子遺伝学的解析などの専門的に高度な検査を用いて経過観察される．

フローサイトメトリーを用いた循環免疫細胞数とサブセットの測定

この検査は，血液中のB細胞，T細胞，ナチュラルキラー細胞(natural killer cells：NK cells)，T細胞サブセット(CD4陽性とCD8陽性)の総数を測定するために日常的に使用されている．ほかには，ナイーブと記憶T細胞セット(CD45RA陽性/RO陽性)，γδT細胞，アイソタイプスイッチした記憶B細胞(CD27陽性IgM陰性IgD陰性)，ヘルパーT細胞サブセット(Th1，Th2，Th17，Treg)の細胞集団を患者の状況に応じて検査する．

自然免疫(innate immunity)の測定法

好中球酸化バースト測定法(neutrophil oxidative burst assay)は，ジヒドロローダミン(dihydrorhodamine：DHR)を用いたフローサイトメトリー解析法で通常行われ，明確に慢性肉芽腫症(chronic granulomatous disease)を発症している患者の診断だけでなくこの病気のX遺伝子連鎖性のキャリアを検出するためにも使われる

ナチュラルキラー細胞活性測定法(NK cell cytotoxicity assays)は，ex vivoで標的細胞集団(例：MHC欠損細胞)に対するナチュラルキラー細胞傷害能を評価する．測定値が低いことはナチュラルキラー細胞機能不全を示唆し，頻回に感染(主にウイルス)を繰り返す患者の評価，血球貪食症候群(hemophagocytic lymphohistiocytosis：HLH)と疑われる患者の評価に有用である．

体液性免疫の測定法

血清タンパク質電気泳動(serum protein electrophoresis)は，免疫不全症(immunodeficiency)におけるガンマグロブリン減少ならびに，形質細胞(plasma cell)の悪性化または前がん性クローンの拡大(clonal expansion)によって生じる，モノクローナルな免疫グロブリンの上昇を明らかにできる．

IgG(サブクラスを含む)，IgA，IgM，IgE などの異なるクラスの**血清抗体量の測定**(serum levels of different antibody classes)は，通常，希釈した患者血液を異なるクラスの Ig 重鎖特異的抗体を混ぜ，小さい免疫複合体を形成させ，散乱する光を測定し定量化する免疫比濁法によって測定される．血清 IgG サブクラスの評価は，総 IgG 値が通常より低値(成人で≦400mg/dL)あるいは境界域である患者において特に有用である．

補体の量と機能(complement levels and function)は，感染や血管性浮腫を繰り返す患者，または自己免疫性疾患患者などの臨床現場で定量化する．再感染(特にナイセリア属のような莢膜をもつ細菌)においては，一次スクリーニング検査として CH50(血清補体価)が推奨され，CH50 が低値または測定できない場合は，より詳細な経路解析が追加される．CH50 は，補体結合性抗体でプレコートされたヒツジ赤血球の溶血を引き起こす患者の血清能力を測定する，古典的または分岐する経路の欠損を調べるスクリーニング検査の 1 つである．50%の赤血球を溶血する血清希釈液は CH50 になる．個々の補体タンパク質の定量は，免疫比濁法またはさまざまな ELISA 法で行われる．血管性浮腫を繰り返す患者においては，C4 値の測定が一次スクリーニング検査として推奨され，C4 が低い，または基本的に C1 インヒビター(C1 inhiBitor：C1 INH)の欠損が疑われた場合は C1 インヒビターの量や機能を続けて検査する．自己免疫疾患で，低い C3 または C4 値を検出することは免疫複合体の形成が続いていることを示す方法として有用である．

自己抗体スクリーニング(autoantibody screening)によってその特異性を検出することは臨床状況に応じて行われる．精製抗原や細胞に結合する免疫グロブリンを見つけるために，さまざまな技術を用いて患者血清が調べられる．

ワクチン反応(vaccine responses)は体液性免疫(humoral immunity)機能の評価のために定期的に測定される．ワクチン反応は血清の T 細胞依存性抗原(タンパク質または糖タンパク質．例えば，破傷風トキソイド，ジフテリアトキソイド，B 型ヘモフィラス・インフルエンザ菌に対するワクチン)と非 T 細胞依存性抗原(多糖類，ニューモバックス[Pneumovax])に特異的な IgG 価を測定することで決定する．IgG 抗体価は，通常，ワクチン接種後約 6 週間で測定する．抗体価が低かった場合は，B 細胞の免疫不全症の可能性を除外するためにさらなる評価を必要とする場合がある．

細胞性免疫の測定法

T 細胞変異中の V–D–J 遺伝子再構成によって形成される，**T 細胞受容体切除サークル**(T cell receptor excision circles：TRECs)の測定は，現在アメリカでほぼ義務に等しく行われる，新生児血液スクリーニングで測定される．TREC は，胸腺(thymus)から出てすぐの T 細胞の評価のために使用され，測定値が低いと重症複合型免疫不全症(severe combined immunodeficiency：SCID)のさらなる評価を必要とする．

T 細胞増殖測定法(T cell proliferation assays)は，T 細胞機能の評価のために行われ，ヤマゴボウマイトジェン(PWM)と PHA のようなマイトジェン，特異的抗原(カンジダ菌または破傷風トキソイドが通常用いられる)，あるいは抗 CD3／CD28 抗体によって ex vivo で細胞を刺激することにより評価する．これらの刺激への強い細胞増殖は T 細胞が正常であることを示す．

索　引

和文索引

欧文索引

監訳者略歴

中尾　篤人

1989(平成元)年	千葉大学医学部卒業
	千葉大学内科研修医(第二内科)
1991(平成 3)年	国保旭中央病院内科医員
1995(平成 7)年	スウェーデンウプサラ大学ルードウィック癌研究所研究員
2001(平成 13)年	順天堂大学医学部アトピー疾患研究センター講師
2003(平成 15)年	山梨大学医学部免疫学講座教授・順天堂大学医学部客員教授
2013(平成 25)年	山梨大学医学科長(兼任)
2017(平成 29)年	山梨大学医学部長(兼任)

アバス-リックマン-ピレ

分子細胞免疫学　原著第 9 版

2008 年 7 月 15 日　原著第 5 版第 1 刷発行
2014 年 11 月 20 日　原著第 7 版第 1 刷発行
2018 年 3 月 20 日　原著第 9 版第 1 刷発行

著　　者：Abul K. Abbas, Andrew H. Lichtman, Shiv Pillai
監　　訳：中尾　篤人
発 行 人：布川　治
発 行 所：エルゼビア・ジャパン株式会社
〒 106-0044　東京都港区東麻布 1-9-15　東麻布 1 丁目ビル
電話　03-3589-5024（編集）　03-3589-5290（営業）
URL　http://www.elsevierjapan.com/
組　　版：Toppan Best-set Premedia Limited
印刷・製本：大日本印刷株式会社

落丁・乱丁はお取り替え致します.　ISBN978-4-86034-917-2